BIODISPONIBILIDADE DE
NUTRIENTES

Silvia M. Franciscato Cozzolino

BIODISPONIBILIDADE DE
NUTRIENTES

7ª
EDIÇÃO
atualizada
e ampliada

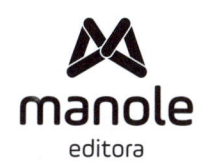

manole
editora

Editora responsável: Ana Maria da Silva Hosaka
Produção editorial: Patrícia Alves Santana
Capa: Ricardo Yoshiaki Nitta Rodrigues
Projeto gráfico: Departamento Editorial da Editora Manole
Diagramação: Luargraf Serviços Gráficos Ltda.

CIP-BRASIL. CATALOGAÇÃO NA PUBLICAÇÃO
SINDICATO NACIONAL DOS EDITORES DE LIVROS, RJ

B512
7. ed.

Biodisponibilidade de nutrientes / organização Silvia Maria Franciscato Cozzolino. - 7.
ed. - Barueri [SP] : Manole, 2024.

Inclui bibliografia e índice
ISBN 9788520460788

1. Nutrição. 2. Nutrigenômica. 3. Nutrição - Aspectos fisiológicos. I. Cozzolino,
Silvia Maria Franciscato.

| 24-91775 | CDD: 612.3 |
| | CDU: 612.3 |

Meri Gleice Rodrigues de Souza - Bibliotecária - CRB-7/6439

14/05/2024   16/05/2024

1ª edição – 2005
2ª edição – 2007
3ª edição – 2009; reimpressão – 2011
4ª edição – 2012; reimpressão – 2013
5ª edição – 2016
6ª edição – 2020; reimpressão – 2021
7ª edição – 2024

Editora Manole Ltda.
Alameda Rio Negro, 967, cj. 717
CEP 06454-000 – Barueri – SP – Brasil
Fone: (11) 4196-6000
www.manole.com.br
https://atendimento.manole.com.br/

Impresso no Brasil | *Printed in Brazil*

Dedico este livro a todos aqueles que almejam ampliar seus conhecimentos na área de Nutrição.

Sobre a organizadora

Silvia M. Franciscato Cozzolino

Nutricionista pela Faculdade de Saúde Pública da Universidade de São Paulo (FSP-USP). Mestre e Doutora em Ciência dos Alimentos, área de Nutrição Experimental, pela Faculdade de Ciências Farmacêuticas (FCF) da USP. Livre-docente e Professora Titular da FCF-USP. Foi responsável por disciplinas da área de Nutrição Humana tanto na graduação como na pós-graduação e orientadora dos programas de pós-graduação em Ciências dos Alimentos (FCF-USP) e Nutrição Humana Aplicada (FEA-FCF-FSP--USP). Foi coordenadora e presidente da comissão de pós-graduação do programa de pós-graduação Interunidades de Nutrição Humana Aplicada e presidente da Sociedade Brasileira de Alimentação e Nutrição de 1997 a 2003 e de 2006 a 2009. Pesquisadora nível 1A do CNPq e consultora científica de instituições públicas e privadas. Foi presidente do Conselho Regional de Nutricionistas da 3ª Região (CRN-3) e conselheira federal do Conselho Federal de Nutricionistas. Recebeu o prêmio Lieselotte Ornellas – Nutricionista Destaque no Brasil em 2020.

Sobre os colaboradores

Acsa Nara de A. Brito Barros
Nutricionista, especialista em Obesidade e Emagrecimento, mestre em Nutrição pela Universidade Federal do Rio Grande do Norte (UFRN). Atua como nutricionista na UFRN.

Adriana Gisele Hertzog da Silva
Nutricionista graduada pela New York University (EUA) e pela Universidade Paulista (Unip). Farmacêutica bioquímica graduada pela Universidade de São Paulo. Pós-graduada em Nutrição Clínica pela New York University (EUA). Doutoranda em Ciência dos Alimentos, área de Nutrição Experimental, pela Faculdade de Ciências Farmacêuticas da Universidade de São Paulo (FCF-USP).

Alessandro de Carvalho Cruz
Farmacêutico bioquímico pela Universidade Federal de Mato Grosso do Sul (UFMS). Mestre em Farmacologia pela Universidade Estadual de Campinas (Unicamp) e Doutor em Ciências Farmacêuticas pela Universidade Federal de Goiás (UFG). Professor de Ensino Superior da UNIFIMES/Medicina-Trindade.

Alexandre Rodrigues Lobo
Nutricionista, Mestre e Doutor em Ciência dos Alimentos, área de Nutrição Experimental, pela Faculdade de Ciências Farmacêuticas da Universidade de São Paulo (FCF-USP). Pós-doutorando junto ao Departamento de Alimentos e Nutrição Experimental da FCF-USP.

Aline Nogueira Queiroz
Nutricionista pela Universidade Paulista (Unip). Pós-graduada em Fitoterapia pelo Instituto Sejana Martins (Instituto SM). Mestranda em Nutrição e Saúde pela Faculdade de Nutrição (Fanut) da Universidade Federal de Goiás (UFG).

Amanda Batista da Rocha Romero
Nutricionista pela Universidade Federal do Piauí (UFPI). Especialista em Nutrição Clínica. Mestre em Alimentos e Nutrição pela UFPI. Doutora em Ciências de Alimentos pela Universidade de São Paulo (USP), área Nutrição Experimental, com ênfase no metabolismo de minerais, obesidade e resistência à insulina.

Amanda Souza Silva Sperb
Nutricionista graduada pela Universidade de Santa Cruz do Sul (Unisc). Especialista em Doenças Crônicas Não Transmissíveis pelo Instituto de Educação em Pesquisa do Hospital Moinhos de Vento. Mestre e Doutora pelo Programa de Pós-graduação de Ciências em Gastroenterologia e Hepatologia pela Universidade Federal do Rio Grande do Sul (UFRGS). Pós-doutoranda no Programa de Desenvolvimento Rural da UFRGS. Agente do Programa Na-

cional de Alimentação Escolar do Centro Colaborador em Alimentação e Nutrição do Escolar da UFRGS.

Ana Raquel Soares de Oliveira

Nutricionista pela Universidade Federal do Piauí (UFPI). Mestre e Doutora em Alimentos e Nutrição pela UFPI. Professora Adjunta do Curso de Nutrição da UFPI – *campus* Senador Helvídio Nunes de Barros.

Andrea Bonvini

Graduada em Nutrição pela Faculdade de Medicina do ABC. Especialista em Nutrigenômica e Nutrigenética Clínica pela Faculdade Unyleya. Doutora em Ciências pelo Programa de Ciência dos Alimentos da Universidade de São Paulo. Docente da Universidade Anhembi Morumbi.

Ariana Vieira Rocha

Nutricionista pela Faculdade São Lucas (FSL--RO). Mestre em Ciência dos Alimentos e Doutora em Ciências, área de Nutrição Experimental, pela Faculdade de Ciências Farmacêuticas da Universidade de São Paulo (FCF-USP). Nutricionista das clínicas EndoHealth e Endocentro, em São Paulo, e Mestieri, em Salto (SP).

Arthur Belarmino Garrido Júnior

Professor associado do Departamento de Gastroenterologia da Faculdade de Medicina da Universidade de São Paulo (FMUSP). Livre--docente de Cirurgia do Aparelho Digestivo pela FMUSP. Chefe do setor de Cirurgia da Obesidade do Hospital das Clínicas da FMUSP. Fundador e presidente honorário da Sociedade Brasileira de Cirurgia Bariátrica. Ex-presidente e membro do Comitê Executivo da Federação Internacional para a Cirurgia da Obesidade.

Audrey Yule Coqueiro

Nutricionista pelo Centro Universitário das Faculdades Metropolitanas Unidas (FMU). Doutora em Ciência dos Alimentos pela Universidade de São Paulo (USP). Nutricionista clínica, professora e palestrante convidada em cursos de graduação e pós-graduação. Pesquisadora do Hospital do Coração (HCor).

Bárbara Rita Cardoso

Nutricionista pela Universidade Federal de Santa Catarina (UFSC). Especialista em Nutrição Funcional pela Universidade Cruzeiro do Sul (Unicsul). Mestre em Nutrição Humana Aplicada pela Faculdade de Ciências Farmacêuticas da Universidade de São Paulo (FCF-USP). Doutora em Nutrição Experimental pela Faculdade de Ciências Farmacêuticas da Universidade de São Paulo (FCF-USP). Pós-doutorado pela FCF-USP, pelo The Florey Institute of Neuroscience and Mental Health, University of Melbourne – Austrália, e pela Deakin University – Austrália. *Senior Lecturer* no Department of Nutrition, Dietetics and Food – Monash University, Austrália.

Bruna De Martino Martella

Nutricionista graduada pela Universidade de Santa Cruz do Sul (Unisc). Especialista em Doenças Crônicas Não Transmissíveis pelo Instituto de Educação em Pesquisa do Hospital Moinhos de Vento. Mestre e Doutora pelo Programa de Pós-graduação de Ciências em Gastroenterologia e Hepatologia pela Universidade Federal do Rio Grande do Sul (UFRGS). Pós--doutoranda no Programa de Desenvolvimento Rural da UFRGS. Agente do Programa Nacional de Alimentação Escolar do Centro Colaborador em Alimentação e Nutrição do Escolar da UFRGS.

Bruna Zavarize Reis

Nutricionista. Mestre em Nutrição Humana Aplicada pela Universidade de São Paulo (USP). Doutora em Ciência dos Alimentos pela USP. Professora adjunta do Departamento de Nutrição da Universidade Federal do Rio Grande do Norte (UFRN). Professora Permanente do Programa de Pós-graduação em Nutrição da UFRN.

Carla Soraya Costa Maia

Nutricionista. Mestre e Doutora em Nutrição Humana pela USP. Professora associada do curso de graduação em Nutrição da Universidade Estadual do Ceará (Uece). Docente e coordenadora do programa de pós-graduação em Nutrição e Saúde da Uece.

Célia Colli

Graduada em Farmácia e Bioquímica. Mestre em Análises Clínicas e Toxicológicas e Doutora em Ciências dos Alimentos pela Universidade de São Paulo (USP). Professora doutora aposentada do Departamento de Alimentos e Nutrição Experimental da Faculdade de Ciências Farmacêuticas da USP (FCF-USP).

Cley Rocha de Farias

Doutorado em Endocrinologia pelo Hospital das Clínicas da Faculdade de Medicina da Universidade de São Paulo (HC-FMUSP). Especialista pela Sociedade Brasileira de Endocrinologia e Metabologia. Membro da diretoria do Instituto da Tireoide (Indatir). Especialização em Psicossomática Psicanalítica pelo Instituto Sedes Sapientiae de São Paulo.

Cristiane Cominetti

Nutricionista, Mestre e Doutora em Ciência dos Alimentos pela Faculdade de Ciências Farmacêuticas (FCF) da USP. Pós-doutora em Ciência dos Alimentos pela FCF-USP. Professora associada da Faculdade de Nutrição da Universidade Federal de Goiás (Fanut-UFG). Professora permanente do programa de pós-graduação em Nutrição e Saúde (PPGNUT) da Fanut-UFG. Coordenadora do PPGNUT-Fanut-UFG (gestão 2019-2021).

Daphne Santoro Leonardi de Carvalho

Nutricionista pela Faculdade de Medicina de Ribeirão Preto da Universidade de São Paulo (FMRP-USP). Especialização em Nutrição pelo Hospital das Clínicas de Ribeirão Preto-USP. Mestranda do Departamento de Patologia e Medicina Legal da FMRP-USP.

Déborah I. T. Fávaro

Bacharel em Química pela Universidade Estadual de Campinas (Unicamp). Mestre e Doutora em Tecnologia Nuclear pela Universidade de São Paulo (USP). Pesquisadora aposentada da Comissão Nacional de Energia Nuclear.

Denise Mafra

Professora Titular da Faculdade de Nutrição e dos programas de pós-graduação em Ciências Cardiovasculares, em Ciências Médicas e em Ciências da Nutrição da Universidade Federal Fluminense (UFF). Pós-doutora em Nefrologia na Université Claude Bernard Lyon I (França) e no Karolinska Institutet (Estocolmo, Suécia). Doutora e Mestre em Ciências dos Alimentos pela Faculdade de Ciências Farmacêuticas da Universidade de São Paulo (FCF-USP). Graduada em Nutrição pela UFSC.

Dennys Esper Cintra

Nutricionista pela Unifenas. Mestre em Ciência da Nutrição pela Universidade Federal de Viçosa (UFV). Doutor e Pós-doutor em Clínica Médica pela Unicamp. Especialista em Jornalismo Científico pelo Labjor-Unicamp. Coordenador do Centro de Estudos em Lipídios e Nutrigenômica e do Laboratório de Genômica Nutricional da Unicamp. Membro consultor da área clínica da Associação Brasileira de Nutrição (Asbran).

Dilina do Nascimento Marreiro

Nutricionista, Mestre e Doutora em Ciência dos Alimentos, área de Nutrição Experimental, pela Faculdade de Ciências Farmacêuticas da Universidade de São Paulo (FCF-USP). Professora Titular do Departamento de Nutrição da Universidade Federal do Piauí (UFPI).

Edson Gonçalves Moreira

Bacharel em Química pela Universidade de São Paulo, Mestre e Doutor em Ciências pela Universidade de São Paulo, pelo programa de Tecnologia Nuclear do Instituto de Pesquisas Energéticas e Nucleares, onde atua na área de estudos ambientais e da saúde, envolvendo aspectos metrológicos das técnicas de espectrometria de absorção atômica e análise por ativação com nêutrons.

Eric de Castro Tobaruela

Farmacêutico graduado pela Universidade Federal do Ceará (UFC). Mestre, Doutor e Pós--doutor em Ciências de Alimentos pela Faculdade de Ciências Farmacêuticas da Universidade de São Paulo (FCF-USP). Professor Doutor do Departamento de Ciência de Alimentos e Nutrição da Faculdade de Engenharia de Alimentos da Universidade Estadual de Campinas (FEA-Unicamp).

Fernanda Camboim Rockett

Nutricionista com especialização em Nutrição Clínica Personalizada pela Faculdade Monteiro Lobato. Mestre em Medicina – Ciências Médicas pela Universidade Federal do Rio Grande do Sul (UFRGS). Doutora pelo programa de pós-graduação em Ciência e Tecnologia de Alimentos da UFRGS.

Fernanda Carramaschi Gabriel

Nutricionista pela Faculdade de Saúde Pública da Universidade de São Paulo (USP). Mestrado pela Universidade de Iliinois em Chicago (EUA) na área de obesidade em todas as faixas etárias. Doutoranda no Instituto de Psiquiatria do Hospital das Clínicas da Faculdade de Medicina da USP, em que faz parte do grupo de pesquisa no Transtorno Bipolar.

Fernanda Grande

Nutricionista pela Universidade Federal de Viçosa (UFV). Especialização em Adolescência pela Universidade Federal de São Paulo (Unifesp) e em Obesidade pelo Instituto de Pesquisa, Capacitação e Especialização (IPCE). Mestre e Doutora em Ciências pelo programa Nutrição Humana Aplicada da Universidade de São Paulo. Consultora internacional na área de composição de alimentos na Food and Agriculture Organization of the United Nations (FAO).

Fernando Hélio Alencar

Médico e Doutor em Metabolismo e Nutrição pela Universidade Estadual Paulista (Unesp). Pesquisador do Instituto Nacional de Pesquisa do Amazonas (Inpa) e da Coordenação de Pesquisa em Sociedade, Ambiente e Saúde (Cosas). Docente da pós-graduação em Ciência de Alimentos da Universidade Federal do Amazonas (Ufam).

Fernando Salvador Moreno

Médico e Doutor em Medicina Interna pela Universidade de Düsseldorf (Alemanha). Pós--doutor pela Universidade de Toronto (Canadá). Professor Titular sênior e coordenador do Laboratório de Dieta, Nutrição e Câncer do Departamento de Alimentos e Nutrição Experimental da Faculdade de Ciências Farmacêuticas da Universidade de São Paulo (FCF-USP).

Flávia Troncon Rosa

Nutricionista graduada pelo Instituto de Biociências de Botucatu (IBB/Unesp). Mestre em Alimentos e Nutrição pela Faculdade de Ciências Farmacêuticas de Araraquara (FCFAR/Unesp). Doutora em Ciências Médicas pela Faculdade de Medicina de Ribeirão Preto (FMRP-USP). Professora Doutora na Universidade Estadual de Londrina (UEL).

Franco Maria Lajolo

Graduado em Farmácia e Bioquímica. Doutorado em Ciência dos Alimentos pela Universidade de São Paulo. Pós-doutorado pelo Massachusetts Institute of Technology (MIT, EUA). Membro titular da Academia de Ciências do Estado de São Paulo e da International Academy of Food Science and Technology. Professor sênior da USP. Professor Emérito da FCF-USP.

Gilberto Simeone Henriques

Nutricionista, Mestre e Doutor em Ciência dos Alimentos, área de Nutrição Experimental, pela Faculdade de Ciências Farmacêuticas da Universidade de São Paulo (FCF-USP). Professor associado da Universidade Federal de Minas Gerais (UFMG), curso de Nutrição.

Graziela Biude Silva Duarte

Nutricionista. Mestre e Doutora em Ciência dos Alimentos pela Faculdade de Ciências Farmacêuticas da Universidade de São Paulo (FCF-USP). Pós-doutoranda no Departamento de Nutrição da Faculdade de Saúde Pública da USP.

Hélio Vannucchi

Nutrólogo. Professor Titular sênior da Faculdade de Medicina de Ribeirão Preto da Universidade de São Paulo (FMRP-USP). Ex-presidente da Sociedade Brasileira de Alimentação e Nutrição (Sban) e da Sociedade Latino-Americana de Nutrição (Slan). Ex-coordenador do curso de Nutrição e Metabolismo da FMRP-USP.

Helyde Albuquerque Marinho

Farmacêutica bioquímica. Mestre em Ciência de Alimentos/Nutrição pela Universidade Federal do Amazonas/Instituto Nacional de Pesquisas da Amazônia (Ufam-Inpa). Doutora em Saúde Pública pela Universidade de São Paulo (FSP-USP). Pesquisadora titular do laboratório de Alimentação e Nutrição (LAN) do Inpa.

Isabela Saraiva de Almeida

Nutricionista pela Universidade Estadual do Ceará (Uece). Mestre em Ciência dos Alimen-

tos pela Faculdade de Ciências Farmacêuticas da Universidade de São Paulo (FCF-USP). Pós-graduada em Nutrição Pediátrica, Escolar e na Adolescência pela Universidade Gama Filho (UGF). Pós-graduada em Nutrição Clínica Funcional pela Universidade Cruzeiro do Sul (Unicsul).

Izabel de Arruda Leme

Nutricionista pela Universidade Norte do Paraná (Unopar). Mestre e Doutora em Ciências Médicas pela Faculdade de Medicina de Ribeirão Preto (FMRP-USP). Nutricionista vinculada ao Programa Nacional de Alimentação Escolar.

Janaina Lombello Santos Donadio

Nutricionista pela FSP-USP. Mestre e Doutora em Ciências dos Alimentos pela Faculdade de Ciências Farmacêuticas da Universidade de São Paulo (FCF-USP), com período sanduíche em Newcastle University (UK). Pós-doutora em Epidemiologia Genética do Câncer pela University of Illinois, Chicago (EUA). Estagiária de pós-doutorado no Laboratório de Cultivo Celular no FoRC (Food Research Center).

Jarlei Fiamoncini

Graduado em Ciências Biológicas com doutorado no Departamento de Fisiologia e Biofísica do Instituto de Ciências Biomédicas da Universidade de São Paulo (ICB-USP). Realizou pós-doutorados na mesma instituição, na Universidade Técnica de Munique (TUM) e no Instituto Francês de Pesquisa Agropecuária (INRA). Professor Doutor da Faculdade de Ciências Farmacêuticas da USP (FCF-USP).

Jéssica Elkfury

Nutricionista clínica. Mestre e Doutora pelo Programa de Pós-graduação em Ciências Médicas da UFRGS. Docente da Escola Técnica da Santa Casa. Membro da equipe da Clínica da Memória.

José Fernando Rinaldi de Alvarenga

Graduado em Farmácia Bioquímica pela Universidade Estadual Paulista (Unesp). Doutor em Alimentos e Nutrição pela Universidade de Barcelona (UB). Pós-doutorando na Universidade de São Paulo (USP).

José Luiz de Brito Alves

Nutricionista. Professor adjunto do Departamento de Nutrição da Universidade Federal da Paraíba (UFPB). Mestre em Nutrição pela Universidade Federal de Pernambuco (UFPE). Doutor em Neuropsiquiatria e Ciências do Comportamento pela UFPE.

Jossana Rodrigues Ruff

Doutora pelo Programa de Pós-graduação em Ciência dos Alimentos da Faculdade de Ciências Farmacêuticas da USP e integrante do laboratório de Dieta, Nutrição e Câncer.

Juliana Festa Ortega

Farmacêutica bioquímica pela Faculdade de Ciências Farmacêuticas da Universidade de São Paulo (FCF-USP). Doutora em Ciência dos Alimentos, área de Nutrição Experimental, pela FCF-USP.

Juliana Xavier de Miranda Cerqueira

Nutricionista licenciada pela Universidade Federal de Santa Catarina (UFSC). Mestre em Ciências dos Alimentos pela Faculdade de Ciências Farmacêuticas da Universidade de São Paulo (FCF-USP). Doutoranda em Internal Medicine e Nutrição Clínica pela Faculty of Medicine and Health Technology (Finlândia) e pela Faculdade de Ciências de Nutrição e Alimentação da Universidade do Porto (Portugal). Membro do Comitê de Programa Científico (Scientific Programme Committee – SPC) da Sociedade Europeia de Genética Humana (European Society of Human Genetics – ESHG) e consultante do comitê jovem ESHG-Young. Experiência com Genômica Nutricional em doenças multifatoriais. Experiência com estudos genômicos de larga escala (Genome-Wide Association Studies), modelos de previsão de risco genético e ferramentas de bioinformática para anotações *in silico* de marcadores genômicos que caracterizam os mecanismos biológicos pelos quais a variação genética modula fenótipos complexos.

Julio Tirapegui

Professor associado da Faculdade de Ciências Farmacêuticas da Universidade de São Paulo (FCF-USP). Bioquímico pela Universidad do Chile. Mestre, Doutor e Livre-docente pela USP. Pós-doutorado na Universidade de Londres (Inglaterra).

Kaluce Gonçalves de Sousa Almondes

Graduada em Nutrição pela Universidade Federal do Piauí (UFPI). Mestre e Doutora em Ciências dos Alimentos na área de Nutrição Experimental pela Faculdade de Ciências Farmacêuticas da Universidade de São Paulo (FCF-USP). Fundadora e consultora da Valor P Consultoria Estatística.

Karla Cristina Nogueira Maciel

Nutricionista pós-graduada em Nutrição Clínica pelo Centro Universitário São Camilo. Pós-graduada em Nutrição Ortomolecular pela Fapes-Saúde. Coordenadora do departamento científico da E4 Agência.

Kátia Rau de Almeida Callou

Docente do Departamento de Nutrição da Universidade Federal da Paraíba (UFPB). Mestre em Nutrição e Doutora em Ciências pela Universidade de São Paulo (USP). Especialista em Nutrição Clínica pela Universidade Gama Filho. Integra o grupo de pesquisa do CNPq intitulado Laboratório de Pesquisa em Saúde e o Núcleo Interdisciplinar de Estudos em Saúde e Nutrição do Centro de Ciências da Saúde da UFPB.

Kyria Jayanne Climaco Cruz

Nutricionista pela Universidade Federal do Piauí (UFPI). Especialista em Fitoterapia Aplicada à Nutrição. Mestre e Doutora em Alimentos e Nutrição pela UFPI. Professora Adjunta da UFPI.

Leila Leiko Hashimoto

Nutricionista formada pela Faculdade de Saúde Pública da Universidade de São Paulo (FSP-USP). Doutora em Ciências pela Faculdade de Ciências Farmacêuticas da USP (FCF-USP). Especializada em Nutrição Esportiva. Experiência acadêmica e clínica em Saúde Intestinal. Consultora científica, sobretudo nos temas de microbiota intestinal, nutrigenética, micronutrientes, fibras alimentares e edulcorantes. Autora de publicações científicas e capítulos de livros. Ministra palestras e aulas em cursos, webinars e congressos. Coordenadora da pós-graduação em Nutrição Clínica Aplicada à Gastroenterologia do Instituto LG/PUC-GO.

Liliane Viana Pires

Nutricionista pela Universidade Federal do Piauí (UFPI). Mestre e Doutora em Ciência dos Alimentos pela Faculdade de Ciências Farmacêuticas da Universidade de São Paulo (FCF-USP). Pós-doutora em Ciência dos Alimentos pela FCF-USP. Foi pesquisadora visitante no Instituto de Nutrición y Tecnología de los Alimentos da Universidade de Granada (Espanha). Docente da Universidade Federal de Sergipe (DNUT/UFS).

Lina Yonekura

Bacharel em Química pela Universidade Federal do Amazonas (Ufam). Mestre em Ciência de Alimentos pela Kagawa University. Doutora em Nutrição pela Ehime University (Japão). Pós-doutorados realizados no National Food Research Institute (Japão), na University of Nottingham (Inglaterra) e na Faculdade de Saúde Pública da Universidade de São Paulo.

Professora associada na Faculty of Agriculture, Kagawa University (Japão).

Livia de Almeida Alvarenga

Doutoranda no programa de pós-graduação em Ciências Médicas pela Universidade Federal Fluminense (UFF). Doutorado sanduíche na Wayne State University, Detroit (EUA). Mestre em Saúde e Nutrição pela Universidade Federal de Ouro Preto (Ufop). Especialista em Nutrigenômica e Nutrigenética na Prática Clínica pela Faculdade Unyleya. Graduada em Nutrição pela Universidade Federal de Juiz de Fora (UFJF).

Lucia de Fátima Campos Pedrosa

Nutricionista, Doutora em Ciência dos Alimentos, área Nutrição Experimental, pela Faculdade de Ciências Farmacêuticas da Universidade de São Paulo (FCF-USP). Professora Titular do Departamento de Nutrição da Universidade Federal do Rio Grande do Norte (UFRN).

Lucia Kiyoko Ozaki Yuyama (*in memoriam*)

Nutricionista, Mestre e Doutora em Ciência de Alimentos, área de concentração em Nutrição Experimental, da Faculdade de Ciências Farmacêuticas da Universidade de São Paulo (FCF-USP). Atuou como pesquisadora do Instituto Nacional de Pesquisas da Amazônia e da Coordenação de Pesquisas em Ciência da Saúde. Foi docente de pós-graduação no programa de Ciência de Alimentos da Universidade Federal do Amazonas.

Luciane Luca de Alencar Prado

Nutricionista, Mestre e Doutora em Ciências pela Faculdade de Ciências Farmacêuticas da Universidade de São Paulo (FCF-USP). Especialista em Nutrição Clínica e Nutrição em Saúde Pública. Experiência na área acadêmica em pesquisa e docente do nível técnico, superior e pós-graduação.

Luis Felipe Nunes de Oliveira
Nutricionista. Especialista em Nutrição Clínica Funcional. Mestrando pelo Programa de Pós-graduação em Nutrição e Saúde da Universidade Estadual do Ceará (UEC).

Manuella Conde Pereira Heine
Nutricionista pela Universidade Federal da Bahia.

Marcelo Macedo Rogero
Nutricionista pela Faculdade de Saúde Pública (FSP-USP). Especialista em Nutrição em Esporte pela Associação Brasileira de Nutrição (Asbran). Mestre e Doutor em Ciência dos Alimentos pela Faculdade de Ciências Farmacêuticas da Universidade de São Paulo (FCF-USP). Pós-doutor em Ciência dos Alimentos pela FCF-USP e pela Faculdade de Medicina da Universidade de Southampton (Inglaterra). Professor associado da FSP-USP.

Maria Aderuza Horst
Graduada em Nutrição pela Universidade Estadual do Centro-Oeste. Doutora e Pós-doutora em Ciência dos Alimentos pela Faculdade de Ciências Farmacêuticas da Universidade de São Paulo (FSF-USP). Pós-doutora pela Universidade Federal de São Paulo (Unifesp). Professora da Faculdade de Nutrição da Universidade Federal de Goiás (UFG).

Maria Dinara de Araújo Nogueira
Nutricionista. Mestre em Nutrição e Saúde pela Universidade Estadual do Ceará (UECE). Doutoranda em Saúde Coletiva pela UECE. Membra efetiva do Grupo de Estudos e Pesquisa em Micronutrientes e Doenças Crônicas (GMIC).

Maria Noêmia Souza de Alcântara
Nutricionista pela Universidade Federal de Goiás (UFG). Residente em Atenção ao Paciente Oncológico na Sociedade Beneficência e Caridade de Lajeado. Pós-graduada em Fisio-logia Aplicada ao Exercício e Nutrição Esportiva; Nutrição estética; Nutrição no contexto do emagrecimento e da obesidade.

Maritsa Carla de Bortoli
Graduada em Nutrição pela Universidade Federal do Paraná (UFPR). Mestre em Nutrição Humana Aplicada pela Universidade de São Paulo (USP) e Doutora em Ciência dos Alimentos, área de Nutrição Experimental, pela USP. Foi assessora técnica do Ministério da Saúde. Pesquisadora científica e diretora do Núcleo de Fomento e Gestão de Tecnologias da Saúde no Instituto de Saúde-SP.

Matheus Aragão Dias Firmino
Nutricionista pela Universidade Estadual do Ceará (UECE). Mestrando no Programa de Pós-graduação em Nutrição e Saúde pela UECE.

Mayara Storel Beserra de Moura
Nutricionista. Mestre em Ciências e Saúde e Doutora em Alimentos e Nutrição pela Universidade Federal do Piauí (UFPI). Especialização em nutrição clínica pela Faculdade de Tecnologia Internacional.

Myrian Abecassis Faber
Doutora em Biotecnologia pela Universidade Federal do Amazonas (Ufam). Mestre em Gestão e Auditoria Ambiental pela Universidad Politécnica de Catalunya (Espanha). Pós-graduada em Docência do Ensino Superior pela Universidade Federal do Rio de Janeiro (UFRJ) e em Didática do Ensino Superior pelo Centro Universitário Nilton Lins. Cinesióloga. Docente da Universidade Estadual do Amazonas (UEA).

Nadir do Nascimento Nogueira
Nutricionista, Mestre e Doutora em Ciência de Alimentos pela Faculdade de Ciências Farmacêuticas da Universidade de São Paulo (FCF-USP). Professora Titular do Departamento de

Nutrição da Universidade Federal do Piauí. Docente permanente e Orientadora, em nível de mestrado e doutorado, nos programas de pós-graduação em Ciências e Saúde e de Alimentos e Nutrição da Universidade Federal do Piauí. Ex-vice-reitora da UFPI.

Neuza Maria Miranda dos Santos

Graduada em Nutrição pela Universidade Federal da Bahia (UFBA). Mestre em Ciência de Alimentos pela Universidade de São Paulo (USP). Professora adjunta da UFBA.

Paula Garcia Chiarello

Nutricionista pela Faculdade de Saúde Pública da Universidade de São Paulo (FSP-USP). Mestre e Doutora pelo programa de pós-graduação em Alimentos e Nutrição Experimental da Faculdade de Ciências Farmacêuticas da USP (FCF-USP). Professora associada no Curso de Nutrição e Metabolismo da Faculdade de Medicina de Ribeirão Preto (FMRP-USP).

Paulo Victor Peçanha

Farmacêutico. Especialista em Farmácia Clínica e Atenção Farmacêutica pela Faculdade de Ciências Farmacêuticas da Universidade de São Paulo (FCF-USP). Conteudista e professor de cursos de Pós-graduação.

Pedro Miguel R. Simões

Nutricionista pela Universidade Federal de Minas Gerais (UFMG). Membro nível 1 da International Society for the Advancement of Kinanthropometry (ISAK).

Raquel Costa Silva Dantas Komatsu

Nutricionista pela Universidade Federal do Rio Grande do Norte (UFRN). Pós-graduada em Nutrição Clínica Funcional pela Universidade Cruzeiro do Sul (Unicsul). Mestre em Nutrição e Doutora em Ciências da Saúde pela UFRN. Bolsista de Desenvolvimento Tecnológico e Industrial (DTI-A) do CNPq em nível de pós-doutorado (UFRN).

Raquel Raizel

Graduada em Nutrição pela Universidade de Cuiabá. Especialista em Nutrição Esportiva e Clínica pelo Instituto Centro-Oeste de Pós-graduação (Icop) e em Exercício Físico e Nutrição na Saúde, na Doença e no Esporte pela Universidade Federal de Mato Grosso (UFMT). Mestre em Biociências pela UFMT. Doutora pelo programa de pós-graduação em Ciência dos Alimentos, área de Alimentos e Nutrição Experimental, pela Universidade de São Paulo (USP), com período sanduíche na Curtin University of Technology (Austrália).

Regina Márcia Soares Cavalcante

Nutricionista pela Universidade Federal do Piauí (UFPI). Administradora pela Universidade Estadual do Piauí (UESPI). Especialista em Saúde Pública pela UFPI. Mestre em Ciências e Saúde (PPCS-UFPI). Doutora em Alimentos e Nutrição (PPGAN-UFPI). Professora Adjunta do Curso de Nutrição da UFPI. Professora do Programa de Residência Multiprofissional em Saúde da UFPI-HU.

Renata Germano Borges de Oliveira Nascimento Freitas

Nutricionista clínica. Doutora pela Faculdade de Ciências Médicas da Universidade Estadual de Campinas (UNICAMP). Pós-doutora pela Faculdade de Saúde Pública da Universidade de São Paulo (FSP-USP).

Renato Heidor

Farmacêutico bioquímico pela Faculdade de Ciências Farmacêuticas da Universidade de São Paulo (FCF-USP). Mestre e Doutor em Nutrição Experimental pela FCF-USP. Pesquisador no Laboratório de Dieta, Nutrição e Câncer da FCF-USP.

Roberta Soares Lara

Proprietária e responsável técnica do Instituto de Nutrição Roberta Lara. Residência em Nutrição Clínica pelo Hospital das Clínicas da Faculdade de Medicina de Ribeirão Preto (HC-FMRP). Mestre e Doutora em investigação Biomédica, área de concentração Clínica Médica do HC-FMRP. Membro do Núcleo de Nutrição e Saúde Cardiovascular do Departamento de Aterosclerose da Sociedade Brasileira de Cardiologia (SBC) e do Comitê Científico do Life Sciences Institute (ILSI).

Roberto José Negrão Nogueira

Coordenador Clínico da Equipe Multidisciplinar de Terapia Nutricional do Hospital de Clínicas da Universidade Estadual de Campinas (EMTN HC-UNICAMP). Livre-docente da UNICAMP. Professor Doutor da Faculdade São Leopoldo Mandic.

Sancha Helena de Lima Vale

Nutricionista. Farmacêutica. Doutora em Ciência da Saúde. Professora adjunta do Departamento de Nutrição da Universidade Federal do Rio Grande do Norte (UFRN).

Silvia M. Franciscato Cozzolino

Nutricionista pela Faculdade de Saúde Pública da Universidade de São Paulo (FSP-USP). Mestre e Doutora em Ciência dos Alimentos, área de Nutrição Experimental, pela Faculdade de Ciências Farmacêuticas (FCF) da USP. Livre-docente e Professora Titular da FCF-USP. Foi responsável por disciplinas da área de Nutrição Humana tanto na graduação como na pós-graduação e orientadora dos programas de pós-graduação em Ciências dos Alimentos (FCF-USP) e Nutrição Humana Aplicada (FEA-FCF-FSP-USP). Foi coordenadora e presidente da comissão de pós-graduação do programa de pós-graduação Interunidades de Nutrição Humana Aplicada; e presidente da Sociedade Brasileira de Alimentação e Nutrição de 1997

a 2003 e de 2006 a 2009. Pesquisadora nível 1A do CNPq e consultora científica de instituições públicas e privadas. Foi presidente do Conselho Regional de Nutricionistas da 3ª Região (CRN-3) e conselheira federal do Conselho Federal de Nutricionistas. Recebeu o prêmio Lieselotte Ornellas – Nutricionista Destaque no Brasil em 2020.

Stéfany Rodrigues de Sousa Melo

Graduação em Nutrição (UFPI). Doutora em Alimentos e Nutrição Universidade Federal do Piauí (UFPI). Especialista em Nutrição com Ênfase em Obesidade e Emagrecimento e Mestrado (PPGAN-UFPI), com atuação em Bioquímica da Nutrição e ênfase em Doenças Crônicas e Micronutrientes. Professora do Curso de Nutrição do Centro Universitário do Paraíso (UniFAP – CE).

Thaynan dos Santos Dias

Nutricionista pela Universidade Estadual do Ceará (UECE). Especialização em Residência Multiprofissional em Urgência e Emergência pela Escola de Saúde Pública do Ceará Paulo Marcelo Martins Rodrigues (ESP/CE). Mestranda em Nutrição e Saúde pela UECE.

Túllia M. C. C. Filisetti

Farmacêutica bioquímica, mestre e doutora em Ciências dos Alimentos, área de Bromatologia, pela Faculdade de Ciências Farmacêuticas da Universidade de São Paulo (FCF-USP). Professora doutora aposentada do Departamento de Alimentos e Nutrição Experimental da FCF-USP.

Vanuska Lima da Silva

Nutricionista graduada pela Universidade de Santa Cruz do Sul (Unisc). Especialista em Doenças Crônicas Não Transmissíveis pelo Instituto de Educação em Pesquisa do Hospital Moinhos de Vento. Mestre e Doutora pelo Programa de Pós-graduação Ciências em Gastroenterologia e Hepatologia pela Universidade Federal do Rio Grande do Sul (UFRGS). Pós--doutoranda no Programa de Desenvolvimento Rural da UFRGS. Agente do Programa Nacional de Alimentação Escolar do Centro Colaborador em Alimentação e Nutrição do Escolar da UFRGS.

Vera Akiko Maihara

Bacharel em Química pela Universidade de São Paulo. Mestre e Doutora em Tecnologia Nuclear pelo Instituto de Pesquisas Energéticas e Nucleares (Ipen), onde atua como pesquisadora na área de Análise por Ativação com Nêutrons, com ênfase na determinação dos elementos essenciais e contaminantes presentes em alimentos e dietas.

Vera Lúcia Cardoso Garcia Tramonte

Formada em Ciências Biológicas pela Universidade de São Paulo (USP), *campus* Ribeirão Preto. Mestre em Ciências pela Faculdade de Medicina de Ribeirão Preto (FMRP-USP). Doutora em Ciência dos Alimentos, área de Nutrição Experimental, pela Faculdade de Ciências Farmacêuticas da USP (FCF-USP). Professora titular aposentada do Departamento de Nutrição da Universidade Federal de Santa Catarina (UFSC).

Verônica da Silva Bandeira Marques

Nutricionista. Mestre pela Universidade de São Paulo (USP), pelo programa de pós-graduação em Ciências dos Alimentos, área de Nutrição Experimental. Atuação em consultório com foco clínico em doenças crônicas não transmissíveis e na área hospitalar pelo Serviço de Nutrição do Hospital Geral de Guanambi. Docente do curso de Nutrição da UniFG (Centro Universitário Guanambi).

Sumário

Prefácio XXV
Apresentação XXVII

PARTE I
INTRODUÇÃO AO ESTUDO DA
BIODISPONIBILIDADEDE NUTRIENTES

CAPÍTULO 1   Biodisponibilidade: conceitos
e aplicabilidade 2
*Graziela Biude Silva Duarte, Silvia Maria
Franciscato Cozzolino*

CAPÍTULO 2   Recomendações de
nutrientes 10
*Cristiane Cominetti, Silvia M. Franciscato
Cozzolino*

CAPÍTULO 3   Genômica nutricional
e biodisponibilidade de nutrientes 43
*Cristiane Cominetti, Marcelo Macedo Rogero,
Maria Aderuza Horst*

CAPÍTULO 4   Metabolômica nutricional . . . 64
*José Fernando Rinaldi de Alvarenga, Jarlei
Fiamoncini*

CAPÍTULO 5   Expossômica: uma nova
abordagem em estudos nutricionais 77
*Carla Soraya Costa Maia, Maria Dinara de Araújo
Nogueira, Matheus Aragão Dias Firmino*

CAPÍTULO 6   Microbiota intestinal:
princípios e estratégias nutricionais para
modulação. 91
*Leila Leiko Hashimoto, Luciane Luca de Alencar
Prado, Silvia M. Franciscato Cozzolino*

CAPÍTULO 7   Biomarcadores para
nutrientes essenciais. 115
*Gilberto Simeone Henriques, Pedro Miguel R.
Simões, Silvia M. Franciscato Cozzolino*

PARTE II
BIODISPONIBILIDADE DE MACRONUTRIENTES

CAPÍTULO 8   Biodisponibilidade
de proteínas 148
*Audrey Yule Coqueiro, Andrea Bonvini,
Julio Tirapegui*

CAPÍTULO 9   Biodisponibilidade de
carboidratos 168
*Eric de Castro Tobaruela, Fernanda Grande,
Gilberto Simeone Henriques*

CAPÍTULO 10   Biodisponibilidade
de lipídios 193
Dennys Esper Cintra

CAPÍTULO 11   Fibra alimentar e seu efeito
na biodisponibilidade de minerais 213
*Alexandre Rodrigues Lobo, Célia Colli,
Tullia M. C. C. Filisetti*

PARTE III
BIODISPONIBILIDADE DE MICRONUTRIENTES

CAPÍTULO 12   **Vitamina A (retinol) e carotenoides** 234

Lina Yonekura, Helyde Albuquerque Marinho, Fernando Hélio Alencar, Lucia Kiyoko Ozaki Yuyama (in memoriam), Myrian Abecassis Faber

CAPÍTULO 13   **Vitamina D (calciferol)** 257

Cristiane Cominetti, Silvia M. Franciscato Cozzolino

CAPÍTULO 14   **Vitamina E (tocoferol)** 277

Verônica da Silva Bandeira Marques, Maritsa Carla de Bortoli, Silvia M. Franciscato Cozzolino

CAPÍTULO 15   **Vitamina K** 294

Raquel Costa Silva Dantas Komatsu, Bruna Zavarize Reis, Liliane Viana Pires

CAPÍTULO 16   **Vitamina C (ácido ascórbico)** 308

Vanuska Lima da Silva, Jéssica Elkfury, Silvia M. Franciscato Cozzolino

CAPÍTULO 17   **Vitamina B1 (tiamina)** 325

Vanuska Lima da Silva, Fernanda Camboim Rockett, Silvia M. Franciscato Cozzolino

CAPÍTULO 18   **Vitamina B2 (riboflavina)** . . 334

Hélio Vannucchi, Paula Garcia Chiarello, Daphne Santoro Leonardi de Carvalho

CAPÍTULO 19   **Vitamina B6** 343

Cristiane Cominetti, Silvia M. Franciscato Cozzolino

CAPÍTULO 20   **Niacina** 358

Flávia Troncon Rosa, Paula Garcia Chiarello, Hélio Vannucchi

CAPÍTULO 21   **Ácido fólico** 371

Denise Mafra, Livia de Almeida Alvarenga

CAPÍTULO 22   **Vitamina B12 (cobalamina)** 382

Denise Mafra, Livia de Almeida Alvarenga

CAPÍTULO 23   **Biotina e ácido pantotênico** 393

Hélio Vannucchi, Izabel de Arruda Leme, Paula Garcia Chiarello

CAPÍTULO 24   **Colina** 402

Mayara Storel Beserra de Moura, Nadir do Nascimento Nogueira, Regina Márcia Soares Cavalcante

CAPÍTULO 25   **Sódio, cloro e potássio** . . . 422

Amanda Batista da Rocha Romero, Bruna Zavarize Reis, Kátia Rau de Almeida Callou, Vera Lúcia Cardoso Garcia Tramonte

CAPÍTULO 26   **Cálcio** 435

Adriana Gisele Hertzog da Silva, Liliane Viana Pires, Silvia M. Franciscato Cozzolino

CAPÍTULO 27   **Fósforo** 458

Kátia Rau de Almeida Callou, José Luiz de Brito Alves, Adriana Gisele Hertzog da Silva

CAPÍTULO 28   **Magnésio** 472

Denise Mafra, Livia de Almeida Alvarenga, Silvia M. Franciscato Cozzolino

CAPÍTULO 29   **Ferro** 483

Luciane Luca de Alencar, Gilberto Simeone Henriques, Silvia M. Franciscato Cozzolino

CAPÍTULO 30   **Cobre** 505

Lucia de Fátima Campos Pedrosa, Acsa Nara de A. Brito Barros, Silvia M. Franciscato Cozzolino

CAPÍTULO 31   **Zinco** 517

Graziela Biude Silva Duarte, Sancha Helena de Lima Vale, Bruna Zavarize Reis, Silvia M. Franciscato Cozzolino

CAPÍTULO 32   **Selênio** 535

Janaina Lombello Santos Donadio, Graziela Biude Silva Duarte, Silvia M. Franciscato Cozzolino

CAPÍTULO 33   **Iodo** 552

Leila Leiko Hashimoto, Liliane Viana Pires, Gilberto Simeone Henriques

CAPÍTULO 34 Manganês 575

Janaina Lombello Santos Donadio, Adriana Gisele
Hertzog da Silva, Silvia M. Franciscato Cozzolino

CAPÍTULO 35 Boro 587

Liliane Viana Pires, Adriana Gisele Hertzog
da Silva, Silvia M. Franciscato Cozzolino

CAPÍTULO 36 Cromo 596

Adriana Gisele Hertzog da Silva, Ariana Vieira
Rocha

CAPÍTULO 37 Molibdênio 607

Adriana Gisele Hertzog da Silva, Liliane Viana
Pires, Silvia Maria Franciscato Cozzolino

CAPÍTULO 38 Elementos tóxicos 615

Vera Akiko Maihara, Déborah I. T. Favaro,
Edson Gonçalves Moreira

CAPÍTULO 39 Biodisponibilidade de
compostos bioativos de alimentos 641

Maria Aderuza Horst, Alessandro de Carvalho
Cruz, Franco Maria Lajolo

PARTE IV
NUTRIENTES EM SITUAÇÕES ESPECIAIS

CAPÍTULO 40 Nutrição e sistema imune . 674

Marcelo Macedo Rogero

CAPÍTULO 41 Distúrbios associados
ao glúten 694

Juliana Xavier de Miranda Cerqueira, Bárbara Rita
Cardoso

CAPÍTULO 42 Minerais e obesidade 710

Dilina do Nascimento Marreiro, Kyria Jayanne
Climaco Cruz, Stéfany Rodrigues de Sousa Melo,
Ana Raquel Soares de Oliveira

CAPÍTULO 43 Cirurgia bariátrica e
biodisponibilidade de micronutrientes . . 742

Aline Nogueira Queiroz, Maria Noêmia Souza de
Alcântara, Arthur Belarmino Garrido Júnior,
Cristiane Cominetti

CAPÍTULO 44 Micronutrientes
e resistência à insulina 769

Dilina do Nascimento Marreiro, Kyria Jayanne
Climaco Cruz

CAPÍTULO 45 Minerais e
diabetes mellitus 804

Liliane Viana Pires, Lucia de Fátima Campos
Pedrosa, Luciane Luca de Alencar

CAPÍTULO 46 Minerais e doença
cardiovascular 825

Roberta Soares Lara, Karla Cristina Nogueira
Maciel, Maritsa Carla de Bortoli

CAPÍTULO 47 Aspectos da quimioprevenção
do câncer com compostos bioativos
presentes nos alimentos 834

Renato Heidor, Jossana Rodrigues Ruff, Juliana
Festa Ortega, Fernando Salvador Moreno

CAPÍTULO 48 Micronutrientes e leucemia
linfoblástica aguda 856

Kaluce Gonçalves de Sousa Almondes, Thaynan
dos Santos Dias, Silvia M. F. Cozzolino

CAPÍTULO 49 Minerais e doença renal
crônica 869

Denise Mafra

CAPÍTULO 50 Selênio, iodo e glândula
tireoide 877

Carla Soraya Costa Maia, Cley Rocha de Farias,
Luis Felipe Nunes de Oliveira

CAPÍTULO 51 Nutrientes e a doença
de Alzheimer 891

Bárbara Rita Cardoso, Adriana Gizele Herzog da
Silva, Silvia M. Franciscato Cozzolino

CAPÍTULO 52 Atualização sobre nutrição no
transtorno afetivo bipolar 909

Fernanda Gabriel, Bruna De Martino Martella

CAPÍTULO 53 Biodisponibilidade
de nutrientes em dietas enterais 918

Renata Germano Borges de Oliveira Nascimento
Freitas, Roberto José Negrão Nogueira

CAPÍTULO 54 **Aspectos das interações fármacos-nutrientes**.................929

Renato Heidor

CAPÍTULO 55 **Biodisponibilidade de nutrientes na gestação** 956

Isabela Saraiva de Almeida, Graziela Biude Silva Duarte

CAPÍTULO 56 **Minerais e envelhecimento** 975

Vanuska Lima da Silva, Amanda Souza Silva Sperb, Silvia M. Franciscato Cozzolino

CAPÍTULO 57 **Nutrientes e exercício físico**................................995

Audrey Yule Coqueiro, Raquel Raizel, Paulo Victor Peçanha, Julio Tirapegui

CAPÍTULO 58 **Nutrientes e dietas vegetarianas**...................... 1016

Neuza Maria Miranda dos Santos, Manuella Conde Pereira Heine

Índice remissivo 1047

Prefácio

No intricado universo da nutrição, das ciências nutricionais, esta nova edição do livro organizado pela eminente Profa. Dra. Silvia Cozzolino e autores convidados emerge como um conceito fundamental, delineando a eficiência com que os nutrientes essenciais são absorvidos e utilizados pelo organismo humano. Esse fenômeno, que vai além da mera ingestão de alimentos, desempenha papel crucial na manutenção da saúde e no funcionamento ideal do corpo humano.

Este prefácio busca lançar luz sobre a biodisponibilidade de nutrientes, mergulhando nas complexidades de como os nutrientes viajam pelo sistema digestivo, são absorvidos e, finalmente, tornam-se disponíveis para cumprir suas diversas funções. A compreensão deste processo é vital não apenas para profissionais de saúde em nutrição, mas também para cada indivíduo que busca otimizar sua dieta e estilo de vida.

Ao longo destas páginas, exploraremos os fatores multifacetados que influenciam a biodisponibilidade, desde a matriz alimentar até os processos metabólicos individuais. Examinaremos como a interação entre diferentes nutrientes, métodos de preparo de alimentos e condições de saúde pode impactar significativamente a absorção e a utilização eficaz dos nutrientes.

Além disso, serão abordados os avanços científicos e tecnológicos que têm aprimorado a compreensão dessa dinâmica interação entre o que consumimos e como nosso corpo absorve e processa esses componentes vitais. Com as recentes descobertas e pesquisas nesta área, pretende-se fornecer uma visão abrangente sobre como as escolhas alimentares e os hábitos de vida podem ser otimizados para promover a biodisponibilidade nutricional ideal.

À medida que avançamos nessa jornada, é importante reconhecer que a biodisponibilidade de nutrientes não é uma ciência estática, mas sim um campo dinâmico que continua a evoluir com as descobertas científicas. Este prefácio serve como porta de entrada para a exploração mais profunda, convidando os leitores a se aprofundarem nas páginas subsequentes e a refletirem sobre como podem integrar esses conhecimentos em suas próprias vidas. Esta nova edição atualizada e ampliada pela Profa. Dra. Silvia Cozzolino, junto com os profissionais com maior sabedoria na área de ciências nutricionais do Brasil, certamente contempla todos os necessários conhecimentos relacionados à biodisponibilidade de nutrientes.

Que este rico material seja fonte de inspiração para uma abordagem mais informada e consciente em relação à ciências nutricionais, capacitando-nos a nutrir nosso corpo de maneira holística e equilibrada. Esta é uma obra de referência nacional e internacional com todos os conceitos atualizados para os estudiosos em ciências nutricionais.

Prof. Dr. Durval Ribas-Filho
Doutor em Medicina pela Fundação Faculdade
de Medicina RP/FAMERP/São Paulo.
Professor Titular de Nutrologia da Faculdade de Medicina
da Fundação Padre Albino/UNIFIPA/FAMECA/São Paulo.
Professor e Coordenador Científico do Curso Nacional de
Pós-graduação em Nutrologia no HSPE/IAMSPE/São Paulo.
Fellow da *The Obesity Society* – FTOS/USA.
Editor Associado das revistas científicas: *Nutrition &
Diabetes* (Nature – UK), *International Journal of Nutrology*
(IJN) e *Journal of Medical and Health Sciences* (JMHS).
Médico Especialista em Nutrologia, Clínica Médica e
Endocrinologia pelo Conselho Federal de Medicina (CFM).
Autor dos livros *Dicionário brasileiro de nutrologia, Obeso
acolhido, Livro-texto de obesidade, Tratado de nutrologia
e Nutrologia em medicina interna – suas interfaces.*

Apresentação

Caros leitores e estudiosos desse tema tão fascinante que engloba alimentos, alimentação e nutrição. Ao escrever esta introdução ao nosso livro *Biodisponibilidade de nutrientes*, que está caminhando para a sétima edição, não tenho palavras para descrever minha emoção, então me desculpem por colocar aqui um pouquinho da minha trajetória nesse mundo da ciência da nutrição. Jamais, em meus sonhos, poderia imaginar que chegaria onde cheguei, poder olhar pelo retrovisor de minha vida e contabilizar meus 73 alunos de mestrado e doutorado e tantos outros mais de iniciação científica, nossas pesquisas que puderam contribuir para o avanço dos conhecimentos na área de micronutrientes, a possibilidade de difundir esse conhecimento por meio de artigos científicos, livros publicados e inúmeras palestras proferidas no Brasil e no exterior. Foram 52 anos de atuação na Universidade de São Paulo, 50 dos quais na Faculdade de Ciências Farmacêuticas, que me acolheu e permitiu que eu desenvolvesse meus saberes na área dos micronutrientes. Não poderia deixar de lembrar aqui os professores Sergio Miguel Zucas, que me abriu as portas da Faculdade após minha participação no Campus Avançado da USP em Marabá, Pará, ao Doutor Irineu Strenger, coordenador do COSEAS-USP na época, que permitiu minha ida para a FCF, a Professora Maria Apparecida Pourchet Campos, que me aceitou no Departamento de Alimentos e Nutrição Experimental, e ao Professor Franco Maria Lajolo recém-chegado dos Estados Unidos, que me introduziu na pesquisa. Durante todo esse tempo, trabalhei com muito prazer, tudo foi construído com muito amor, pois acredito firmemente que na vida precisamos encarar nossos desafios como aprendizado, escolhermos sempre fazer o melhor e batalhar para conseguir o que desejamos. Ensinar para mim foi um objetivo de vida, tenho certeza de que pude transmitir aos meus alunos tudo aquilo que aprendi e sei que eles continuarão essa tarefa fazendo ainda melhor. Voltando a falar do nosso livro, nesta sétima edição, os temas foram revisados com a inclusão das pesquisas mais recentes e de três novos capítulos, "Expossoma: uma nova abordagem em estudos nutricionais", "Atualização sobre nutrição no transtorno bipolar" e "Microbiota intestinal: princípios e estratégias nutricionais para modulação", visando a enriquecer ainda mais o seu conteúdo com assuntos atuais e de ponta. Sempre valorizando a pesquisa científica, com a devida referência disponível para que o leitor possa conferir as afirmações que eventualmente possam ser discordantes. Portanto, espero mais uma vez que seja bem recebido por vocês, meus caros leitores e estudantes de nutrição, além de poder atingir outros profissionais da área de saúde. Finalizando, agradeço a todos os autores, meus ex-alunos e colegas, que como sempre contribuíram com seu conhecimento para tornar esse livro uma referência científica nesse campo.

Silvia M. Franciscato Cozzolino

PARTE I

INTRODUÇÃO AO ESTUDO DA BIODISPONIBILIDADE DE NUTRIENTES

CAPÍTULO 1

Biodisponibilidade: conceitos e aplicabilidade

Graziela Biude Silva Duarte
Silvia Maria Franciscato Cozzolino

A ciência da nutrição desempenha um papel fundamental ao aprofundar o conhecimento sobre a composição de nutrientes e compostos bioativos dos alimentos e a importância para o organismo humano. No entanto, para avaliar a adequação da ingestão desses nutrientes e compostos bioativos da dieta, é necessário compreender como tais elementos estão disponíveis para absorção e utilização pelo organismo humano. Além disso, é importante considerar nesse contexto a interação desses elementos entre si, bem como a influência de inúmeros fatores, como propriedades físico-químicas, matriz alimentar, presença ou ausência de outros componentes que podem potencializar ou inibir sua absorção, fatores relacionados ao indivíduo (idade, estado de saúde e fatores genéticos), já que podem interferir na eficácia de absorção e utilização desses nutrientes.[1]

CONCEITOS

O termo "biodisponibilidade" pode apresentar diferentes definições, a depender da área de pesquisa em que se aplica. Para a área da Farmacologia, a definição proposta pela *Food and Drug Administration* (FDA) refere-se à biodisponibilidade como a taxa e extensão com que compostos ativos presentes em um medicamento são absorvidos e tornam-se dis-

poníveis no local de ação.[2] Na área da nutrição, o termo começou a ser utilizado na década de 1980 a partir do conhecimento de que a simples presença do nutriente no alimento ou na dieta não era garantia de sua utilização pelo organismo. Nesse sentido, o termo "biodisponibilidade" passou a ser utilizado para indicar a proporção do nutriente que de fato é utilizada pelo organismo e aceita como um conceito. Ao longo dos anos e com os avanços nas pesquisas na área de biodisponibilidade de nutrientes, em 1997, na Conferência Internacional da Biodisponibilidade, realizada em Wageningen (Holanda), uma proposta para a redefinição do termo foi elaborada: "Biodisponibilidade é a fração de qualquer nutriente ingerido que tem o potencial para suprir demandas fisiológicas em tecidos-alvo".[3,4] Nessa conferência, diante das discussões sobre os avanços nas pesquisas de biodisponibilidade, o termo *slamanghi* foi proposto como um mnemônico (técnica de memorização) para representar fatores interferentes considerados relevantes na biodisponibilidade de carotenoides e aplicável aos demais nutrientes da área de biodisponibilidade.[4,5] No Quadro 1 estão representados os significados de cada letra desse termo.

Apesar dos avanços das pesquisas ao longo dos anos, a definição para biodisponibilidade de nutrientes ainda não foi unificada. No entanto,

QUADRO 1	Significado do termo *slamanghi*	
S	*Species*	Espécie
L	*Linkage*	Ligação molecular
A	*Amount consumed in a meal*	Quantidade consumida em uma refeição
M	*Matrix in which the nutrient is incorporated*	Matriz onde o nutriente é incorporado
A	*Attenuators of absorption and bioconversion*	Atenuantes da absorção e bioconversão
N	*Nutrient status of the host*	Estado nutricional do hospedeiro
G	*Genetic factors*	Fatores genéticos
H	*Host-related factors*	Fatores relacionados ao hospedeiro
I	*Interaction*	Interações

há um consenso de que se refere à fração de um nutriente ou composto bioativo ingerido que se torna disponível para uso para funções biológicas ou para armazenamento nos tecidos corporais.[6] Assim, a biodisponibilidade envolve a avaliação desde a disponibilidade desse nutriente ou composto para absorção pelo organismo até os processos de absorção, metabolismo, distribuição para utilização pelos tecidos-alvo e excreção.[7,8]

Os alimentos são constituídos por uma variedade de componentes que incluem os macronutrientes, os micronutrientes, os compostos bioativos e outros elementos. Esses componentes podem interagir física e quimicamente e encontram-se organizados em diferentes quantidades e formas que constituem a matriz alimentar e diferem amplamente entre os alimentos.[9] Assim, estudos demonstraram que a composição da matriz alimentar e os processos aos quais esses alimentos são submetidos podem influenciar a biodisponibilidade de nutrientes. Nesse sentido, considera-se que o primeiro fator de impacto na biodisponibilidade de nutrientes é a bioacessibilidade, que consiste na fração de um composto liberado da matriz alimentar para o lúmen gastrintestinal e disponível para absorção. Os alimentos precisam ser decompostos, e os nutrientes necessitam ser hidrolisados por enzimas antes de estes estarem prontos para absorção e serem liberados para utilização. Tal processo inicia-se com a mastigação e, em seguida, o alimento começa a ser digerido no estômago e segue para o intestino delgado, onde é predominantemente decomposto por meio da ação da bile, enzimas pancreáticas e outras secretadas pela mucosa intestinal. É importante destacar que a bioacessibilidade pode ser influenciada pela composição da matriz alimentar, a qual inclui fatores como pH, temperatura e textura da matriz, bem como possível sinergia ou antagonismo de diferentes componentes.[8,9]

Com o nutriente disponível para absorção, outros dois aspectos precisam ser considerados nos estudos de biodisponibilidade: a bioconversão e a bioeficácia. A bioconversão é definida como a fração do nutriente biodisponível convertido na sua forma ativa. Já a bioeficácia se refere à eficiência na qual os nutrientes ingeridos são absorvidos e convertidos na forma ativa do nutriente.[6,10] A utilização desses nutrientes pelo organismo ocorre por meio de processos metabólicos, e essas etapas são consideradas relevantes nas avaliações da biodisponibilidade de nutrientes. Nesse sentido, alguns termos foram propostos para definir tais processos:[11]

- Digestão (*digestion*): processo pelo qual o alimento é decomposto e os nutrientes são liberados para o lúmen do trato gastrintestinal.
- Absorção (*absorption*): proporção de nutrientes liberada no trato gastrintestinal que é absorvida por ele.

- Digestibilidade (*digestibility*): quantidade de nutrientes que desaparece do trato gastrintestinal durante o trânsito do alimento.
- Disponibilidade (*availability*): proporção de nutrientes absorvida em uma forma que pode ser utilizada para processos anabólicos.
- Utilização (*utilization*): proporção dos nutrientes absorvidos utilizada pelo organismo para funções metabólicas ou fisiológicas.

Na etapa de utilização desses nutrientes pelo organismo, surge outro conceito, denominado "bioatividade". Este termo abrange os eventos relacionados à forma como os nutrientes e compostos bioativos são transportados e alcançam os tecidos-alvo, bem como suas interações com biomoléculas, ações de metabolismo ou biotransformação e a resposta fisiológica que este pode desencadear.[7] Na Figura 1 estão demonstrados os conceitos envolvidos na biodisponibilidade de nutrientes.

⊡ FATORES QUE INTERFEREM NA BIODISPONIBILIDADE DE NUTRIENTES

A biodisponibilidade de nutrientes pode ser influenciada por diversos fatores, relacionados não só à dieta, mas também aos aspectos fisiológicos e metabólicos do indivíduo. O conhecimento e a compreensão dessas informações são de grande importância para que seja possível otimizar a utilização dos nutrientes, visando à prevenção de deficiências nutricionais e redução do risco de doenças. Na área de micronutrientes, por exemplo, esses fatores ainda representam um desafio na área de biodisponibilidade em virtude da complexidade envolvendo ampla variedade de fatores influenciadores, como interferentes da dieta, variações regionais e individuais, processos metabólicos, entre outros.

É importante ressaltar que os dados sobre fatores relacionados à dieta que afetam a biodisponibilidade de nutrientes devem sempre ser interpretados com cautela. Alguns nutrientes apresentam menor influência na biodisponibilidade do que outros (p. ex., macronutrientes) ou efeitos bastante limitados na biodisponibilidade, ou as dificuldades metodológicas ainda existentes dificultam a interpretação dos dados.[6] A seguir serão mencionados fatores que interferem na biodisponibilidade de nutrientes de uma forma geral e, nos próximos capítulos, esses aspectos serão abordados de modo mais detalhado e específico a cada nutriente.

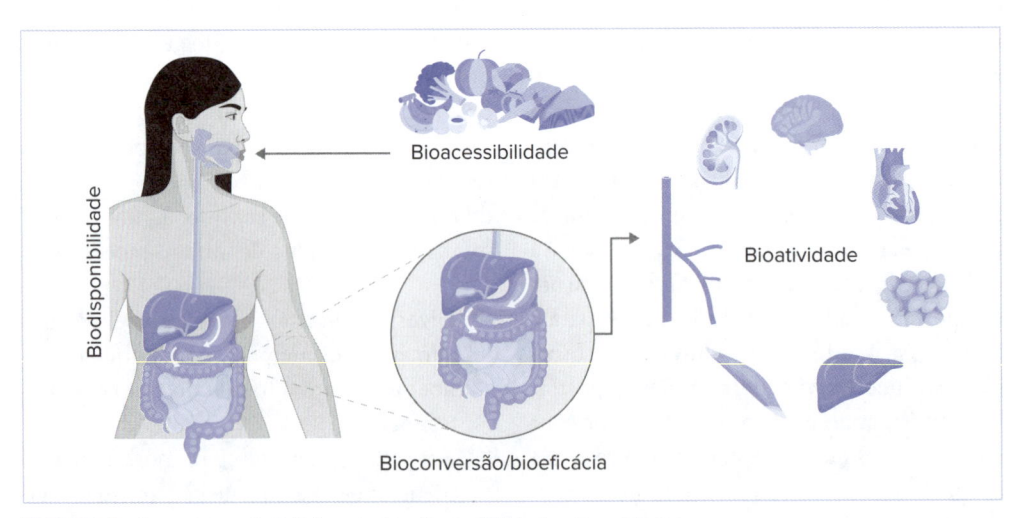

FIGURA 1 Aspectos e definições de biodisponibilidade de nutrientes.

A forma química do nutriente é um fator que pode interferir na absorção e utilização pelo organismo. Nesse sentido, o conhecimento da especiação química do nutriente e as formas presentes nos alimentos e na dieta são essenciais para compreender a biodisponibilidade.[4,6] Essa abordagem reconhece que diferentes fórmulas químicas de um mesmo nutriente podem ter impactos distintos na absorção e utilização pelo organismo. No caso do ferro, por exemplo, a fórmula heme é mais bem e mais rapidamente absorvida do que a fórmula não heme. Para o selênio, as fórmulas orgânicas seleniometionina e selecisteína são mais bem absorvidas quando comparadas com as fórmulas inorgânicas selenito e selenato.

A matriz alimentar pode conter compostos que podem prejudicar a absorção de alguns nutrientes. No caso dos carotenoides, por exemplo, em alguns vegetais esse nutriente pode ficar retido na matriz insolúvel ou na estrutura celular, reduzindo sua biodisponibilidade. A quantidade ingerida de determinado nutriente também pode exercer influência na biodisponibilidade, visto que em alguns casos pode ocorrer maior absorção mediante baixa reserva do nutriente, ou menor absorção em um cenário no qual o nutriente se encontra em concentrações adequadas ou em excesso.[4,6]

A biodisponibilidade de nutrientes também é influenciada por meio de interações que podem ocorrer entre os nutrientes e outros compostos presentes dos alimentos e/ou na dieta. Tais interações podem manifestar-se de forma benéfica ou prejudicial, resultando, respectivamente, em redução ou aumento da absorção do nutriente. O ferro e o zinco possuem mecanismos similares de absorção e sistemas de transporte, o que pode interferir na biodisponibilidade tanto de um como de outro.[10] Estudos mostram que a dose de cálcio via suplementação e o tempo de uso podem prejudicar a absorção do ferro.[10,12] Macronutrientes como os carboidratos podem estimular a fermentação intestinal

e aumentar a absorção de alguns micronutrientes, assim como os lipídeos são importantes para a absorção das vitaminas lipossolúveis. Em contrapartida, alguns tipos de fibras, como a pectina, podem interferir na absorção de carotenoides e vitamina E. Já a vitamina C é um importante potencializador da absorção de ferro quando ingerido na mesma refeição, em virtude da formação de um quelato de ferro-ascorbato no meio ácido do estômago que impede a formação de complexos com substâncias como o fitato ou o tanino. Compostos como o ácido fítico, o ácido oxálico e os taninos, presentes em alguns alimentos, reduzem a absorção de alguns micronutrientes, como o zinco, resultando na formação de complexos insolúveis e prejudicando a sua biodisponibilidade.[6,10]

A interação entre nutrientes e medicamentos pode ter impacto na biodisponibilidade de nutrientes. Essa interação pode ocorrer pelo fato de haver sítios de absorção similares no intestino, via efeitos na motilidade gastrintestinal, no metabolismo hepático e na excreção urinária. Nesse contexto, apesar da ampla possibilidade de interações, muitas destas ainda precisam ser mais bem esclarecidas para estabelecer se possuem efeito clinicamente relevante.[13]

Os alimentos que sofrem algum tipo de processamento, como moagem, descasque, refinamento, secagem, térmico, fermentação e fortificação, podem resultar em alterações no conteúdo de nutrientes e de compostos, podendo ter efeitos na biodisponibilidade. Durante o processo de moagem, por exemplo, pode haver perdas de nutrientes essenciais como o zinco e o ferro presentes nos grãos. Os processamentos térmicos e mecânicos, a moagem, a fermentação e o "deixar de molho", por exemplo, têm sido utilizados para redução de compostos com propriedades antinutricionais como o ácido fítico e os taninos, o que, como já mencionado, pode reduzir a biodisponibilidade de alguns nutrientes. Os métodos de cozimento e fritar em altas temperaturas podem resultar na perda de minerais e vitaminas, enquanto o processo de assar pode resultar na perda de proteínas de alto valor biológico pela indução da reação de Maillard.[6,10]

Diversos fatores relacionados ao indivíduo podem interferir na biodisponibilidade de nutrientes. A idade e o sexo têm influência na biodisponibilidade de nutrientes, visto que em algumas fases da vida, como na gestação e lactação e na infância, há maior demanda por determinados nutrientes. Alterações nas funções estomacal e intestinal podem interferir de forma significativa na digestão e absorção de nutrientes, especialmente micronutrientes. Indivíduos idosos, portadores de doenças como gastrite, atrofia gástrica, doenças intestinas, com alterações na permeabilidade intestinal, são considerados grupos de risco para possíveis deficiências de micronutrientes.[4,6] A genômica nutricional tem desempenhado um papel fundamental nos estudos de biodisponibilidade de nutrientes ao investigar os aspectos genéticos relacionados a variações no DNA, expressão de genes e eventos epigenéticos. Essas abordagens contribuem para elucidar os mecanismos envolvidos na absorção e no metabolismo de nutrientes e compostos bioativos, tanto nos aspectos de saúde como de doença, e assim possibilitar novas estratégias nutricionais, mais eficazes e personalizadas.

▣ MÉTODOS UTILIZADOS PARA AVALIAÇÃO DA BIODISPONIBILIDADE DE NUTRIENTES

Nos últimos anos, avanços foram feitos nas metodologias para avaliação da biodisponibilidade de nutrientes e compostos bioativos, impulsionadas pelo progresso contínuo na ciência da nutrição e nas tecnologias analíticas. Existe uma variedade de metodologias utilizadas atualmente, e a escolha delas pode depender do nutriente em específico e dos objetivos do estudo.

Os métodos *in vitro* são utilizados para simular condições fisiológicas e os processos digestivos no trato gastrintestinal humano (fase oral, gástrica e intestinal). Nessa abordagem, busca-se avaliar a capacidade de absorção do nutriente ou composto bioativo, considerando os diversos fatores influenciadores desse processo e que incluem a matriz alimentar, as condições fisiológicas do trato gastrintestinal (pH e enzimas, exemplo), as técnicas de processamento dos alimentos, as possíveis interações entre nutrientes e componentes alimentares, entre outros aspectos.[7,14] Esses métodos são considerados mais rápidos, de baixo custo e que permitem a análise de número maior de amostras e de condições experimentais. No entanto, a extrapolação dos dados para condições *in vivo* ainda é complexa e deve ser interpretada sempre com muita cautela.[15]

A partir do início da digestão do alimento, a bioacessibilidade de um nutriente ou composto bioativo pode ser avaliada por meio da solubilidade ou dialisabilidade. Os métodos *in vitro* podem ser classificados em estáticos e dinâmicos. Nos modelos estáticos é feita a simulação da reatividade bioquímica do trato gastrintestinal de forma sequencial, na qual o processo de agitação é aplicado como forma de condição com o objetivo de simular os movimentos peristálticos junto com temperatura e progresso das reações. A técnica de cultura de células pode ser utilizada um método *in vitro* estático, especificamente utilizando células Caco-2 que se assemelham às do intestino delgado com microvilosidades, *tight junctions* e diversas atividades enzimáticas e empregadas para investigar a absorção. Em muitos casos, essas células cultivadas são agregadas a um sistema de digestão para proporcionar uma representação mais realista das sequências dos processos.[7,9,16]

Os métodos dinâmicos visam a uma abordagem mais realista, por meio da simulação de variações de fatores como concentração de enzimas, pH, viscosidade, tamanho de partículas e distribuição de nutrientes, que ocorrem ao longo de cada etapa da digestão. Esses modelos fornecem uma compreensão mecanicista mais significativa da digestão ao avaliar a interação entre a dinâmica de fluidos digestivos, a mecânica do quimo e a cinética da bioacessibilidade de nutrientes. Há alguns modelos de sistemas dinâmicos *in vitro* desenvolvidos mais recentemente cuja finalidade é obter uma digestão mais realista no trato gastrintestinal humano: o sistema gástrico mecânico *in vitro* (*in vitro mechanical gastric system*, IMGS), o sistema dinâmico de estômago humano *in vitro* (*dynamic in vitro human stomach system*, DIVHS) e o modelo de simulação gástrica (*gastric simulation model*, GSM). Nesses modelos, a morfologia gástrica está na forma de J (*J-shape*), e as estruturas anatômicas, incorporadas em diferentes extensões. Além da simulação da peristalse, a morfologia e anatomia do estômago desempenham funções cruciais no processo de hidrólise enzimática para alimentos semissólidos ou sólidos, o que interfere na bioacessibilidade durante o processo digestivo.[14,16]

Com a elaboração de diversos modelos para simular o processo de digestão *in vitro*, que variam em grau de complexidade, automação e condições experimentais, surgiu a necessidade de uma harmonização para facilitar as comparações dos dados pela comunidade científica. A rede internacional INFOGEST atua no aprimoramento do conhecimento científico sobre como os alimentos são desintegrados durante a digestão. Um dos objetivos principais é comparar os modelos de digestão existentes, harmonizar as metodologias, validá-las em relação a dados *in vivo* e, por fim, propor diretrizes para novos experimentos. Nesse sentido, foi desenvolvido um protocolo de padronização para simular a digestão, que abrange tanto o método estático quanto o semidinâmico e vem sendo adotado por diversos grupos de pesquisa no mundo. O protocolo e mais informações podem ser acessados pelo *site* do grupo (*cost-infogest.eu/ ABOUT-Infogest*).[17-19]

Os métodos *in vivo* visam fornecer dados mais diretos sobre a biodisponibilidade de nutrientes ou compostos bioativos, que podem estar na forma natural ou sintética, utilizando modelos animais ou em seres humanos. A avaliação da estimativa da biodisponibilidade representativa da resposta desses modelos a um nutriente específico ou a uma dieta depende de fatores como estado nutricional e de saúde. Esses estudos envolvem técnicas consideradas mais sofisticadas e implicam maior custo, tempo e questões éticas, o que pode limitar o seu desenvolvimento. No caso dos estudos com animais, apesar de terem menor custo quando comparados com ensaios clínicos em humanos, é importante ressaltar que a interpretação dos dados obtidos deve ser feita com cautela ao extrapolar essas informações para o modelo humano.[11,20,21]

Das abordagens utilizados nos métodos *in vivo* está o método do balanço, na qual a quantidade ingerida (bioacessível/biodisponível) de um nutriente ou composto bioativo é comparada com a quantidade excretada. Outro método consiste na avaliação de metabólitos presentes no plasma, soro ou urina, após o consumo do alimento ou nutriente específico, sendo esses desfechos mais difíceis de reproduzir, em razão da complexa interação entre alimentos e o organismo humano.[14,16,20] Nesse contexto, algumas técnicas, como o uso de isótopos estáveis e a metabolômica, podem ser utilizadas. A técnica dos isótopos estáveis é usada nos estudos em nutrição há mais de 50 anos e persiste como método *in vivo* para avaliação da biodisponibilidade com o desenvolvimento das técnicas de espectrometria de massas e infravermelha, associados a uma variedade de traçadores marcados (^{13}C, ^{15}N, ^{2}H e ^{18}O) disponíveis comercialmente. Pode ser utilizada para determinar a taxa de absorção e utilização de água e nutrientes e é considerada não invasiva, sem envolver nenhum risco de radiação. Os compostos investigados são marcados com isótopos estáveis e administrados de forma oral, normalmente como parte de uma refeição de teste, ou de forma intravenosa. Após o período determinado no protocolo experimental, são coletadas amostras de urina, saliva ou sangue, e o enriquecimento do isótopo administrado no composto de interesse é medido utilizando as técnicas de espectrometria citadas anteriormente.[22] É uma abordagem útil na investigação de processos metabólicos complexos e para entender a dinâmica de utilização de nutrientes em diferentes condições fisiológicas. Já a metabolômica se refere às análises ou *screening*, com a finalidade de identificar vários metabólitos em biofluidos (soro, plasma ou urina), o que permite um avanço no entendimento das vias metabólicas e o quão dinâmicos e diversificados são esses compostos entre os indivíduos. A abordagem dessa técnica permite avaliar como cada indivíduo pode metabolizar diferentes alimentos e nutrientes de forma distinta.[23,24] A discussão sobre esse tema acontecerá de forma mais ampla e detalhada em outro capítulo.

PERSPECTIVAS FUTURAS E CONSIDERAÇÕES FINAIS

Os avanços na compreensão dos complexos processos envolvidos na biodisponibilidade de nutrientes e compostos bioativos têm impacto positivo e significativo na ciência da nutrição. O conhecimento aprofundado sobre os processos de absorção, digestão e metabolização dos nutrientes, por meio de novas técnicas analíticas, desempenha um papel fundamental para a recomendação de nutrientes. Essas informações são essenciais para o estabelecimento e ajustes de recomendações nutricionais, permitindo que os indivíduos atendam às suas necessidades nutricionais e fisiológicas de forma adequada, visando à promoção da saúde e prevenção de deficiências nutricionais. Além disso, a com-

preensão desses processos é importante para programas de fortificação de alimentos e o desenvolvimento de suplementos nutricionais ou nutracêuticos, pois os estudos de biodisponibilidade auxiliam na escolha das formas mais biodisponíveis dos nutrientes. Em iniciativas de saúde pública que envolvam programas de suplementação, esses estudos são essenciais para a determinação da forma e dosagem adequada do nutriente, garantindo que os objetivos sejam atingidos sem causar efeitos adversos.

Um aspecto promissor nessa área é a expansão das pesquisas que avaliam a influência de marcadores genéticos na biodisponibilidade de nutrientes, que podem desempenhar papel relevante na absorção e utilização de diferentes nutrientes e compostos bioativos. Esses estudos visam abrir novas oportunidades para a nutrição personalizada, permitindo abordagens mais direcionadas e eficazes. Além disso, a contínua evolução de tecnologias analíticas, na metabolômica e na espectrometria, oferece oportunidades de explorar de maneira mais abrangente os metabólitos e os compostos bioativos liberados durante a digestão. Essas ferramentas podem fornecer dados relevantes sobre as vias metabólicas e interações moleculares que influenciam a biodisponibilidade. Nesse sentido, a atuação da bioinformática para análise e interpretação dessa ampla quantidade de informações é de grande importância.

À medida que se aprofunda a compreensão nas nuances da biodisponibilidade de nutrientes, é essencial manter uma abordagem ampla e integrativa. Esse enfoque permitirá a abertura de novos caminhos para futuras pesquisas na área, os quais permitirão avaliar de modo mais preciso a biodisponibilidade de nutrientes.

REFERÊNCIAS BIBLIOGRÁFICAS

1. Schönfeldt HC, Pretorius B, Hall N. Bioavailability of nutrients. In: Caballero B, Finglas PM, Toldrá F, editores. Encyclopedia of Food and Health. Oxford: Academic Press; 2016. p. 401-6.

2. U.S. Food & Drug Administration. Guidance for Industry: Guideline for the format and content of the human pharmacokinetics and bioavailability section of an application. FDA; 1987.

3. Young V. Re-examination of the concept of bioavailability. In: Wageningen International Conference: Bioavailability; 28 de maio de 1998; Wageningen, Holanda.

4. Cozzolino SMF. Biodisponibilidade de minerais. Revi Nutr. 1997;10:87-98.

5. de Pee S, West CE. Dietary carotenoids and their role in combating vitamin A deficiency: a review of the literature. Eur J Clin Nutr. 1996:50 Suppl 3:S38-53.

6. Gibson RS. The role of diet-and host-related factors in nutrient bioavailability and thus in nutrient-based dietary requirement estimates. Food Nutr Bull. 2007;28(1 Suppl International):S77-100.

7. Fernández-García E, Carvajal-Lérida I, Pérez-Gálvez A. In vitro bioaccessibility assessment as a prediction tool of nutritional efficiency. Nutr Res. 2009;29(11):751-60.

8. Rein MJ, Renouf M, Cruz-Hernandez C, Actis-Goretta L, Thakkar SK, da Silva Pinto M. Bioavailability of bioactive food compounds: a challenging journey to bioefficacy. Br J Clin Pharmacol. 2013;75(3):588-602.

9. Marze S. Bioavailability of nutrients and micronutrients: advances in modeling and in vitro approaches. Annu Rev Food Sci Technol. 2017;8:35-55.

10. Singh P, Prasad S. A review on iron, zinc and calcium biological significance and factors affecting their absorption and bioavailability. J Food Compos Anal. 2023:105529.

11. Chungchunlam SMS, Moughan PJ. Comparative bioavailability of vitamins in human foods sourced from animals and plants. Crit Rev Food Sci Nutr. 2023:1-36.

12. Alencar LL, Henriques GS, Cozzolino SMF. Ferro. In: Cozzolino SMF, editor. Biodisponibilidade de nutrientes. 6. ed. Barueri: Manole; 2020.

13. Mason P. Important drug–nutrient interactions. Proc Nutr Society. 2010;69(4):551-7.

14. Wu P, Chen XD. Validation of bioaccessibility assays - a key aspect in the rational design of functional foods towards tailored bioavailability. Curr Opin Food Sci. 2021;39:160-70.

15. Melse-Boonstra A. Bioavailability of Micronutrients From Nutrient-Dense Whole Foods: Zooming in on Dairy, Vegetables, and Fruits. Front Nutr. 2020;7:101.

16. Cardoso C, Afonso C, Lourenço H, Costa S, Nunes ML. Bioaccessibility assessment methodologies and their consequences for the risk-benefit evaluation of food. Trends Food Sci Technol. 2015;41(1):5-23.

17. INRAE. About INFOGEST 2020. [acesso em janeiro de 2024]. Disponível em: https://www.cost-infogest. eu/ABOUT-Infogest.

18. Brodkorb A, Egger L, Alminger M, Alvito P, Assuncao R, Ballance S, et al. INFOGEST static in vitro simulation of gastrointestinal food digestion. Nat Protoc. 2019;14(4):991-1014.

19. Rodrigues DB, Marques MC, Hacke A, Loubet Filho PS, Cazarin CBB, Mariutti LRB. Trust your gut: Bioavailability and bioaccessibility of dietary compounds. Curr Res Food Sci. 2022;5:228-33.

20. Parada J, Aguilera J. Food microstructure affects the bioavailability of several nutrients. J Food Sci. 2007;72(2):R21-R32.

21. Thakur N, Raigond P, Singh Y, Mishra T, Singh B, Lal MK, Dutt S. Recent updates on bioaccessibility of phytonutrients. Trends Food Sci Technol. 2020;97:366-80.

22. Owino VO, Slater C, Loechl CU. Using stable isotope techniques in nutrition assessments and tracking of global targets post-2015. Proc Nutr Soc. 2017;76(4):495-503.

23. Picó C, Serra F, Rodríguez AM, Keijer J, Palou A. Biomarkers of nutrition and health: new tools for new approaches. Nutrients. 2019;11(5):1092.

24. Duarte GBSR, Cozzolino SMF. Biomarcadores: conceitos e aspectos gerais. In: Rossi L, Poltronieri F, editores. Tratado de nutrição e dietoterapia. 2. ed. Rio de Janeiro: Guanabara-Koogan; 2023.

CAPÍTULO 2

Recomendações de nutrientes

Cristiane Cominetti
Silvia M. Franciscato Cozzolino

▣ INTRODUÇÃO

Este capítulo visa apresentar os conceitos de recomendações nutricionais (*Dietary Reference Intakes* – DRI –, em português, Ingestão Diária Recomendada) para indivíduos saudáveis, que foram elaborados pelo comitê do Food and Nutrition Board (FNB) do Institute of Medicine (IOM), com a colaboração de cientistas canadenses e norte-americanos, considerando as populações desses países. Vale ainda lembrar que esses conceitos foram baseados nos informes publicados pelo IOM.[1-8]

▣ HISTÓRICO

Em 1941, o FNB definiu as *Recommended Dietary Allowance* (RDA) para a população dos EUA, com objetivo de "servir como meta para a boa nutrição e como padrão de medida, por meio do qual se poderia medir o progresso até o alcance da meta". Como proposto naquela época, ainda hoje se considera que a principal importância dos padrões de referência para ingestão de nutrientes seja avaliar e planejar dietas. Quando se avalia a dieta, considera-se a probabilidade de esta estar ou não adequada, e, quando se planeja a dieta, utiliza-se o padrão de referência de ingestão de nutrientes para traduzi-lo em alimentos que forneçam tais nutrientes em quantidades adequa-

das. As RDA foram reavaliadas periodicamente até 1989.[9] Da mesma forma, o Canadá estabeleceu a primeira recomendação para ingestão de nutrientes em 1938, as *Recommended Nutrient Intakes* (RNI), que também foram revisadas periodicamente até 1990.[10]

Após as duas últimas publicações, pelos EUA[9] e Canadá,[10] os cientistas desses países trabalharam em conjunto para revisar as recomendações existentes, tendo finalizado essa tarefa com o estabelecimento das DRI.[1-13]

▣ RECOMENDAÇÕES – DRI

O conjunto das DRI difere das RDA e das RNI anteriores em seu conceito, conforme descrito a seguir:

- Foram incluídos nas DRI valores de nutrientes visando à diminuição do risco de desenvolvimento de doenças crônicas não transmissíveis (DCNT), quando dados específicos de segurança e eficácia para o nutriente estavam disponíveis. Portanto, não se considerou apenas a ausência de sinais de deficiência, como anteriormente.
- Foram estabelecidos valores superiores de ingestão de nutrientes quando havia dados disponíveis sobre os riscos de efeitos adversos à saúde.

- Foram sugeridos mais estudos para o estabelecimento de recomendações de ingestão de compostos bioativos dos alimentos (CBA) que ainda não satisfazem os conceitos convencionais de nutrientes, mas que podem promover algum benefício à saúde quando consumidos regularmente (p. ex., carotenoides, flavonoides etc.).

O conjunto das DRI abrange quatro valores de referência de ingestão de nutrientes e os Intervalos de Distribuição Aceitável dos Macronutrientes (*Acceptable Macronutrient Distribution Ranges* – AMDR); tem maior abrangência que as RDA e foi concebido para substituí-las. Desse modo, as DRI podem ser utilizadas para planejar e avaliar dietas, definir rotulagem e planejar programas de orientação nutricional, entre outras ações. Para a construção de seus limites, conforme já mencionado, foram considerados também os dados relacionados à redução de risco para DCNT e, ainda, foi incluída, quando possível, a recomendação de que a ingestão diária não deve ultrapassar um limite máximo, para evitar riscos de efeitos adversos.

As DRI de cada nutriente referem-se a sua ingestão por indivíduos aparentemente saudáveis (à exceção das recomendações de ingestão de energia, publicadas em 2023),* ao longo do tempo. Para sua determinação consideraram-se os seguintes pontos:

- A informação disponível sobre o balanço do nutriente no organismo.
- O metabolismo nos diferentes estágios de vida.
- A diminuição do risco de doenças, considerando as variações individuais nas necessidades de cada nutriente.

---

* Na atualização dos cálculos das necessidades de energia publicada em 2023, considera-se "população em geral", incluindo indivíduos com sobrepeso, obesidade e outras DCNT.

- A biodisponibilidade.
- Os erros associados aos métodos de avaliação do consumo alimentar.

Alguns aspectos devem ser acrescentados quando se considera a aplicabilidade desses valores de referência para a população brasileira. No Brasil, em razão principalmente da falta de dados que permitam o estabelecimento de recomendações próprias, as DRI vêm sendo utilizadas para avaliação e planejamento de dietas,[12] embora alguns grupos ainda prefiram as recomendações da Food and Agriculture Organization (FAO)/World Health Organization (WHO)[13] ou ainda as estabelecidas para a comunidade europeia.[11,14] Entretanto, para qualquer uma das opções adotadas, é importante que haja uma avaliação crítica, por parte do profissional ou do pesquisador, na interpretação dos dados para a população local. Assim, alguns aspectos devem ser considerados, como:

- A ingestão alimentar com seus erros associados.
- As interações possíveis nas dietas considerando os hábitos alimentares das diferentes regiões.
- O grau de morbidade da população.
- As diferentes etnias.
- Os perfis antropométricos.

Ainda, sempre que possível, deve-se associar os dados disponíveis de ingestão alimentar com os perfis nutricional, bioquímico e clínico do indivíduo. Em resumo, não se deve utilizar simplesmente os valores de recomendação, mas avaliar se o valor apresentado pode ser aplicado para o grupo ou indivíduo de interesse.

DEFINIÇÕES DAS DRI

Como exposto anteriormente, foram estabelecidos quatro valores de referência, descritos a seguir.

Necessidade média estimada (*Estimated Average Requirement – EAR*)

A EAR é um valor de recomendação de ingestão diária de determinado nutriente que se estima suprir a necessidade de metade (50%) dos indivíduos saudáveis de um grupo de mesmo sexo e estágio de vida. Corresponde à mediana da distribuição das necessidades de um dado nutriente e coincide com a média quando a distribuição é simétrica.

Em relação à energia, há a *Estimated Energy Requirement* (Necessidade Energética Estimada, EER). A EER é a ingestão média de energia necessária para manter o equilíbrio energético de um indivíduo adulto saudável,* com idade, sexo, peso, estatura e nível de atividade física definidos e consistentes com boa saúde. Para crianças, gestantes e lactantes, a EER inclui as necessidades associadas à deposição de tecidos ou à secreção de leite em taxas consistentes com boa saúde.

Ingestão dietética recomendada (*Recommended Dietary Allowance – RDA*)

A RDA é a recomendação de ingestão diária de determinado nutriente suficiente para atender às necessidades nutricionais da maioria (97 a 98%) dos indivíduos saudáveis de um determinado grupo de mesmo sexo e estágio de vida. Para a determinação da RDA utiliza-se a EAR.

▣ ESTABELECIMENTO DA RDA

Para o estabelecimento da RDA é necessário que a EAR tenha sido determinada, isto é, que os dados disponíveis sejam suficientes para estabelecer um valor médio de recomendação que atenda às necessidades de 50% dos indivíduos do grupo considerado. Portanto, se não for possível obter a EAR, o valor de RDA também não poderá ser estabelecido.

Considerando a curva normal de distribuição das necessidades nutricionais, a RDA é situada a dois desvios-padrão positivos da EAR. Se os dados sobre a variabilidade das necessidades de determinado nutriente forem insuficientes para calcular o desvio-padrão, assume-se um coeficiente de variação (CV) de 10%. Assim, o valor de RDA = 1,2 EAR.

Ingestão adequada (*Adequate Intake – AI*)

Valores de AI são utilizados quando não há dados suficientes para a determinação da EAR e, consequentemente, da RDA. Pode-se dizer que a AI é um valor estimado, prévio à RDA. Baseia-se em valores de ingestão ajustados experimentalmente ou em aproximações da ingestão observada de nutrientes de um grupo de indivíduos aparentemente saudáveis. Esses valores devem ser reavaliados com base em novos estudos que proporcionem maior grau de confiabilidade.

Limite superior tolerável de ingestão (*Tolerable Upper Intake Level – UL*)

O UL é o valor mais alto de ingestão diária continuada de um nutriente que, aparentemente, não oferece risco de efeitos adversos à saúde para a maioria dos indivíduos de determinado estágio de vida e sexo. O estabelecimento dos valores de UL surgiu com o crescimento da prática de fortificação de alimentos e do uso de suplementos alimentares. Todavia, os valores de UL ainda não foram estabelecidos para todos os nutrientes e não devem ser utilizados como recomendação de ingestão.

---

* Na atualização dos cálculos das necessidades de energia publicada em 2023, considera-se "população em geral", incluindo indivíduos com sobrepeso, obesidade e outras DCNT.

ESTABELECIMENTO DO UL

O termo "ingestão tolerável" foi escolhido para evitar implicações com possíveis efeitos benéficos, uma vez que, à medida que a ingestão excede o UL, o risco de efeitos adversos aumenta. Em contrapartida, o termo tem a intenção de caracterizar o maior valor de ingestão que pode, com grande probabilidade, ser tolerado biologicamente. A ingestão de nutrientes por indivíduos saudáveis em valores superiores aos de RDA ou AI atualmente fixados aparentemente não traz benefícios.

UL são baseados na ingestão total de determinado nutriente proveniente dos alimentos, da água e de suplementos se os efeitos adversos estiverem associados à ingestão total. Entretanto, se os efeitos adversos estiverem associados apenas à ingestão de suplementos ou de alimentos fortificados, o valor de UL será baseado na ingestão do nutriente apenas dessas fontes, não na ingestão total. O UL se aplica ao uso diário crônico e, para muitos nutrientes, os dados são insuficientes para determiná-lo. Entretanto, isso não significa que não exista potencial para efeitos adversos resultantes da ingestão elevada. Quando os dados sobre efeitos adversos forem extremamente limitados, cuidados extras podem ser necessários.

Medida de risco e segurança alimentar

Medida de risco é uma garantia científica que tem como objetivo a caracterização da natureza e da probabilidade de resultados danosos pela exposição humana a agentes do meio ambiente. A caracterização do risco sempre contém informações qualitativas e quantitativas, incluindo discussão das incertezas científicas daquelas informações. No contexto dos valores de UL, os agentes de interesse são nutrientes e o meio ambiente refere-se aos alimentos, à água e às fontes não alimentares, como suplementos de nutrientes e preparações farmacológicas.

Executar uma avaliação de risco resulta na caracterização de uma relação entre exposição a um agente e a probabilidade de que efeitos adversos à saúde possam ocorrer em indivíduos da população exposta. Decidir se a magnitude da exposição é aceitável em circunstâncias específicas não é um componente da avaliação de risco; essa atividade é do domínio do controle de risco. Decisões de controle de risco dependem dos resultados de sua avaliação, mas podem também envolver a significância que o risco tem no que se refere à saúde pública, à praticabilidade técnica de encontrar vários degraus de controle de risco e aos custos econômicos e sociais desse controle. Pelo fato de não haver distinção única que seja definida cientificamente entre exposição segura e não segura, a avaliação de risco necessariamente incorpora componentes do que é saudável, tomando decisões práticas que não são dirigidas pelo processo de avaliação de risco.

A avaliação de risco necessita da organização de informações disponíveis geradas por estudos epidemiológicos e toxicológicos e da definição das incertezas relacionadas com dados e inferências feitas (p. ex., extrapolar para humanos os resultados de estudos realizados com animais).

O National Research Council (NRC) propõe um modelo de avaliação de risco contendo as etapas de determinação do UL para o nutriente, e a avaliação da distribuição da ingestão diária desse nutriente pela população em geral. Geralmente o risco é expresso como a fração da população que ingere em média uma quantidade acima do UL. Etapa importante não incluída nesse processo é a discussão sobre as recomendações para a redução do risco e da abrangência do chamado controle de risco.

Limiares

A principal característica do processo da avaliação de risco para substâncias não carcinogênicas é a aceitação duradoura de que nenhum risco de efeito adverso é esperado a menos que os limiares da dose (ou ingestão) sejam excedidos. O problema crucial é encontrar o método adequado para identificar o limiar de toxicidade para uma população humana tão grande e diversificada. Para dado efeito adverso, se fosse possível identificar a distribuição do limiar de toxicidade para a população, os valores de UL poderiam ser estabelecidos por meio da definição de pontos na extremidade inferior da curva de distribuição, os quais confeririam proteção a grupos específicos da população. Entretanto, os dados ainda não são suficientes para identificar a distribuição de limiares de toxicidade para todos os nutrientes e outros componentes dos alimentos. O método descrito para identificação dos limiares de toxicidade foi proposto para garantir que quase todos os indivíduos da população estejam protegidos, mas não se baseia na análise teórica de distribuição de limiares.

Com a utilização do modelo para derivar o limiar, entretanto, há maior confiança de que a quantidade indicada para o UL do nutriente ou componente do alimento se aproxime significativamente do extremo inferior de distribuição teórica, e esse extremo é que representará os membros mais sensíveis da população. Para alguns nutrientes poderá haver subpopulações que não serão incluídas na distribuição normal, em razão das vulnerabilidades extremas ou distintas para a toxicidade. Tais grupos, que necessitam de supervisão médica, podem não estar protegidos ao se estabelecer o valor de UL.

A Comissão da FAO/WHO para aditivos alimentares tem identificado fatores (chamados fatores de incertezas – UF) que verificam diferenças inter e intraespécies em resposta aos efeitos danosos de substâncias, e calculam também outras incertezas. UF são sempre utilizados para verificar a ingestão diária aceitável de aditivos alimentares e outras substâncias para as quais dados de efeitos adversos são considerados suficientes para atingir os padrões mínimos de qualidade e perfeição.

Quando possível, o UL baseia-se no *No Observed Adverse Effect Level* (NOAEL), que é o maior valor de ingestão (ou dose oral experimental) de um nutriente que não resultou em efeito adverso observado nos indivíduos estudados. O NOAEL é verificado para uma circunstância específica na identificação de dano e na avaliação da dose-resposta. Se não há dados adequados demonstrando o NOAEL, então o *Lowest Observed Adverse Effect Level* (LOAEL) pode ser utilizado. O valor de LOAEL é determinado pela ingestão mais baixa (ou dose oral experimental) na qual um efeito adverso tenha sido identificado. A derivação dos valores de UL a partir do NOAEL ou do LOAEL envolve uma série de escolhas sobre as quais fatores de risco devem ser utilizados para lidar com as incertezas. Fatores de incerteza são aplicados como maneira de lidar com as falhas nos dados e com o conhecimento incompleto sobre as inferências necessárias (p. ex., a variabilidade esperada nas respostas de uma população). Os problemas dos dados e inferências aparecem em todos os passos da avaliação do risco.

Os valores de UL não são, por si sós, uma descrição de risco para o ser humano. Para determinar se uma população está em risco, será necessário avaliar a ingestão ou a exposição e verificar a proporção da população cuja ingestão exceda o valor de UL.

Biodisponibilidade

A biodisponibilidade de um nutriente ingerido pode ser definida como sua acessibilidade aos processos metabólicos e fisiológicos normais. A biodisponibilidade influencia o efeito benéfico de um nutriente em valores fisiológicos de ingestão, mas também pode afetar a natureza e a gravidade da toxicidade quando a ingestão for excessiva. Fatores que afetam a biodisponibilidade incluem a concentração e a forma química do nutriente, o estado nutricional e a saúde do indivíduo e as perdas por excreção.

Dados de biodisponibilidade para nutrientes específicos precisam ser considerados e incorporados ao processo de avaliação do risco.

Alguns nutrientes, como o folato, podem ser mais lentamente absorvidos quando fazem parte de uma refeição do que quando ingeridos isoladamente. Formas suplementares de alguns nutrientes, como algumas vitaminas do complexo B, fósforo ou magnésio, podem necessitar de consideração especial se tiverem alta biodisponibilidade e, portanto, podem apresentar alto risco de efeitos adversos em quantidades equivalentes às de fontes naturais encontradas nos alimentos.

Interações entre nutrientes

Diversos efeitos adversos podem ocorrer como resultado de interações entre nutrientes. Os riscos potenciais dessas interações adversas aumentam quando existe desequilíbrio na ingestão dos nutrientes. A ingestão excessiva de um nutriente pode interferir na absorção, excreção, transporte, armazenamento, função ou metabolismo de um segundo nutriente. Fitatos, fosfatos e taninos estão entre os depressores mais potentes da biodisponibilidade de nutrientes, ao passo que os ácidos orgânicos, como os ácidos cítrico e ascórbico, são fortes promotores da absorção de alguns minerais e elementos-traço.

Embora seja crítico incluir o conhecimento de quaisquer dessas interações na avaliação do risco, é difícil avaliar a possibilidade de interações sem referência a um valor particular de ingestão. Essa dificuldade pode ser superada se o UL para o nutriente ou componente do alimento derivar de outras medidas de toxicidade. A avaliação pode então ser feita para verificar se a ingestão de um nutriente no valor do UL pode afetar a biodisponibilidade de outros nutrientes.

Possíveis interações adversas entre nutrientes, então, são consideradas parte da determinação dos valores de UL. Podem ser consideradas

tanto um ponto final crítico, no qual se deve basear a determinação do UL para o nutriente, quanto uma evidência que sustente o valor recomendado de UL com base em outro ponto extremo determinado.

Outros fatores que afetam a biodisponibilidade de nutrientes

Além das interações entre nutrientes, outras considerações são importantes para a avaliação de risco, como o estado nutricional do indivíduo e a forma de ingestão do nutriente, que devem, então, ser estudados. A absorção e a utilização da maioria dos minerais, elementos-traço e algumas vitaminas variam segundo o estado nutricional do indivíduo, particularmente com relação à ingestão de outros nutrientes específicos.

Minerais e elementos-traço frequentemente são menos rapidamente absorvidos quando fazem parte da alimentação do que quando ingeridos isoladamente ou quando presentes na água de beber. O oposto é verdadeiro para vitaminas lipossolúveis, cuja absorção depende da gordura presente na alimentação. Valores de UL precisam basear-se no nutriente como parte da alimentação total, incluindo a contribuição da água. Nutrientes provenientes de suplementos, que são ingeridos separadamente dos alimentos, necessitam de consideração especial, desde que, aparentemente, possam ter biodisponibilidade diferente e representar risco de efeito adverso para o indivíduo.

Passos para o desenvolvimento do UL

Identificação do risco:

- Evidência de efeitos adversos para o ser humano.
- Causalidade.
- Relevância dos dados experimentais.

- Mecanismos da ação tóxica.
- Qualidade e abrangência dos dados.
- Identificação de subpopulações distintas e altamente sensíveis.

Componentes da avaliação dose-resposta:

- Seleção dos dados.
- Identificação do NOAEL ou LOAEL e ponto final crítico.
- Avaliação das incertezas.
- Derivação dos UL.
- Caracterização da estimativa e considerações especiais.

Intervalos de Distribuição Aceitável dos Macronutrientes (*Acceptable Macronutrient Distribution Ranges – AMDR*)

As AMDR são faixas ou limites de distribuição aceitável de carboidratos, proteínas e lipídios (incluindo os ácidos graxos ômega 3 e 6). São expressas em percentual do valor energético total (VET) diário, associadas com redução do risco de DCNT e asseguram a ingestão adequada destes macronutrientes. As faixas percentuais para adultos são:

- Carboidratos: 45 a 65% do VET.
- Proteínas: 10 a 35% do VET.
- Lipídios: 20 a 35% do VET.
  - Ácido graxo linoleico (ômega 6): 5 a 10% do VET.
  - Ácido graxo alfalinolênico (ômega 3): 0,6 a 1,2% do VET.

▣ ESTIMATIVA DA NECESSIDADE ENERGÉTICA (*ESTIMATED ENERGY REQUIREMENT* – EER)

Conforme já mencionado, a EER é a estimativa da ingestão energética necessária para manter o balanço energético de indivíduos

saudáveis* de determinado sexo, idade, peso, estatura e nível de atividade física (NAF) condizente com a saúde. Em crianças, gestantes e lactantes, a EER inclui as necessidades para deposição de tecidos ou secreção de leite. A EER é derivada do gasto energético total (*Total Energy Expenditure* – TEE), avaliado pela técnica da água duplamente marcada (ADM) e que se refere à soma do gasto energético basal (GEB), do efeito térmico dos alimentos (ETA), do NAF, da termorregulação e da energia gasta com deposição de tecidos e secreção de leite.

Em 2005, o Comitê das DRI determinou a EER e o TEE a partir de equações de regressão e estipulou o NAF para redução do risco de DCNT e manutenção do peso corporal saudável com base em um índice de massa corporal (IMC) menor que 25 kg/m^2. As equações propostas em 2005 para determinar a EER de indivíduos adultos eram:

Homens a partir de 19 anos e idosos:

EER = 662 − (9,53 × idade em anos) + NAF (15,91 × peso em kg + 539,6 × estatura em metros)

Em que NAF refere-se ao nível de atividade física:
NAF = 1 para atividade sedentária.
NAF = 1,11 para atividade leve.
NAF = 1,25 para atividade moderada.
NAF = 1,48 para atividade intensa.

Mulheres a partir de 19 anos e idosas:

EER = 354 − (6,91 × idade em anos) + CAF (9,36 × peso em kg + 726 × estatura em metros)

---

* Na atualização dos cálculos das necessidades de energia publicada em 2023, considera-se "população em geral", incluindo indivíduos com sobrepeso, obesidade e outras DCNT.

Em que NAF refere-se ao nível de atividade física:

NAF = 1 para atividade sedentária.
NAF = 1,12 para atividade leve.
NAF = 1,27 para atividade moderada.
NAF = 1,45 para atividade intensa.

A descrição dos NAF abrangia quatro níveis:

1. Sedentário: atividades diárias de rotina (p. ex., tarefas domésticas).
2. Leve: atividades diárias de rotina + 30 a 60 minutos por dia de atividade moderada (p. ex., caminhar em velocidade entre 5 e 7 km/hora).
3. Moderado: atividades diárias de rotina + no mínimo 60 minutos por dia de atividade moderada.
4. Intenso: atividades diárias de rotina + no mínimo 60 minutos por dia de atividade moderada + 60 minutos por dia de atividade intensa ou 120 minutos por dia de atividade moderada.

Em 2023, a National Academies of Sciences, Engineering, and Medicine atualizou as DRI para energia com base nos pressupostos de que as populações dos EUA e Canadá têm apresentado desequilíbrios na ingestão e no gasto de energia nas últimas décadas, com tendência ao sobrepeso e obesidade em todos os grupos demográficos; e que novas evidências científicas avançaram o conhecimento sobre a ingestão e o gasto de energia por meio de análises de ADM. Assim, o estado de saúde daquelas populações foi considerado no estabelecimento das DRI para energia.

Para que as recomendações sejam mais inclusivas em relação aos indivíduos que têm ou estão em risco de desenvolver DCNT, a população-base agora é definida como "população em geral", incluindo indivíduos com sobrepeso, obesidade e outras doenças crônicas, diferentemente

da versão anterior, na qual se consideravam apenas indivíduos "aparentemente saudáveis". Além disso, a fonte de dados para ADM foi expandida para incluir bancos de dados que representam grupos populacionais mais diversos.

As EER de 2005 incorporavam o NAF (sedentário, leve, moderado e intenso) como uma variável, e os mesmos limiares de NAF foram usados para definir as categorias em todos os estágios de vida, exceto na infância. No entanto, evidências indicam que o NAF varia sobremaneira entre grupos etários, especialmente durante os primeiros 20 anos de vida. Portanto, no estabelecimento das EER atualizadas, uma abordagem estatística foi desenvolvida para incorporar a dependência da idade nas categorias de NAF. O comitê de 2023 utilizou métodos múltiplos para determinar as categorias de NAF, que foram definidas como: inativa, pouco ativa, ativa e muito ativa. As seguintes equações foram propostas:

Homens a partir de 19 anos de idade:

Inativos = 753,07 − (10,83 × idade) + (6,50 × estatura) + (14,10 × peso)
Pouco ativos = 581,47 − (10,83 × idade) + (8,30 × estatura) + (14,94 × peso)
Ativos = 1.004,82 − (10,83 × idade) + (6,52 × estatura) + (15,91 × peso)
Muito ativos = −517,88 − (10,83 × idade) + (15,61 × estatura) + (19,11 × peso)

Para todas as categorias, a idade é utilizada em anos, a estatura em centímetros e o peso em quilogramas.

Mulheres a partir de 19 anos de idade:

Inativas = 584,90 − (7,01 × idade) + (5,72 × estatura) + (11,71 × peso)
Pouco ativas = 575,77 − (7,01 × idade) + (6,60 × estatura) + (12,14 × peso)
Ativas = 710,25 − (7,01 × idade) + (6,54 × estatura) + (12,34 × peso)

> Muito ativas = 511,83 − (7,01 × idade) + (9,07 × estatura) + (12,56 × peso)

Para todas as categorias, a idade é utilizada em anos, a estatura em centímetros e o peso em quilogramas.

Em geral, a categoria "inativa" reflete um nível de TEE que cobre o GEB, o ETA e um nível mínimo de atividade física necessário para a vida independente. A categoria "pouco ativa" reflete um NAF além do mínimo, envolvendo mais locomoção e algumas atividades ocupacionais e recreativas. A categoria "ativa" envolve ainda mais locomoção, atividades ocupacionais ou recreativas. A categoria "muito ativa" engloba não apenas as demandas da vida diária, mas também a prática vigorosa de atividades ocupacionais ou recreativas (Tabela 1).

⊡ VALORES DE REFERÊNCIA DE MACRONUTRIENTES E FIBRAS ALIMENTARES

Os valores percentuais das AMDR para carboidratos e lipídios foram determinados com base em evidências que sugerem menor risco de doença coronariana associado à baixa ingestão de lipídios e maior de carboidratos, bem como em evidências de risco aumenta-

do para desenvolvimento de obesidade e suas complicações quando há ingestão elevada de lipídios. A EAR para carboidratos (Tabela 2) foi provisoriamente determinada com base na quantidade necessária para atender às demandas do cérebro, excluindo-se a produção adicional de glicose a partir de aminoácidos e triacilgliceróis, mesmo durante o jejum noturno. A RDA para crianças e adultos foi estipulada em 130 g/dia. Valores iguais ou inferiores a 25% do VET de açúcares de adição são sugeridos como adequados, com base na garantia de ingestão suficiente de micronutrientes essenciais que não são encontrados em alimentos e bebidas ricos em açúcares adicionados.

Não foram estabelecidas AMDR para fibras; no entanto, foram definidas três categorias de fibra para permitir maior flexibilidade ao conceito:

1. Fibra alimentar: são incluídos carboidratos não digeríveis e lignina intrínsecos e intactos em plantas, que não são digeridos e absorvidos no intestino delgado.
2. Fibra funcional: inclui carboidratos isolados ou purificados, não digeríveis e com efeitos fisiológicos benéficos em humanos.
3. Fibra total: representa a soma da fibra alimentar e da fibra funcional.

TABELA 1 Exemplos de atividades diárias associadas com categorias de NAF em adultos

AVD para todos os níveis de atividade	Inativo (NAF ~1,4)	Pouco ativo (NAF ~1,6)	Ativo (NAF ~1,75)	Muito ativo NAF ~2,05)
30 minutos de caminhada + ~90 minutos de atividade leve a moderada (tarefas domésticas, aspirar, catar folhas do gramado etc.)	Somente AVD	AVD + 60-80 minutos de caminhada (3-4 km/hora)	AVD + 30-50 minutos de caminhada (3-4 km/hora) + 45 minutos de ciclismo moderado + 40 minutos de tênis em dupla	AVD + 45 minutos de ciclismo moderado + ~25 minutos de corrida (~9,5 km/hora) + 60 minutos de tênis em duplas

AVD: atividades de vida diária; km/h: quilômetros por hora; NAF: nível de atividade física.
Faixas para as categorias de NAF: inativo: 1 ≤ NAF < 1,53; pouco ativo: 1,53 ≤ NAF < 1,68; ativo: 1,68 ≤ NAF < 1,85; muito ativo: 1,85 ≤ NAF < 2,50.
Fonte: modificada da Tabela 12-2 (IOM, 2002/2005). Extraído e traduzido de: NASEM (2023).

Tais definições de fibras foram a base para o estabelecimento dos valores de referência. Entretanto, EAR e RDA ainda não puderam ser determinadas para todos os estágios de vida. Por esse motivo, com base na ingestão energética e no nível de ingestão observado que reduz o risco de doença arterial coronariana (DAC), a AI de 14 g/1.000 kcal para fibra total foi estabelecida para todas as faixas etárias a partir de 1 ano de idade.

As recomendações de proteínas foram estabelecidas com base em estudos de balanço de nitrogênio, com proteína de boa qualidade. Não há evidências suficientes para sugerir um valor de UL para proteínas, bem como os dados necessários para delimitar um valor superior para a AMDR foram insuficientes. Assim, para adultos, a ingestão de proteínas pode variar de 10 a 35% do VET, com o limite superior tendo sido estabelecido como complementar às AMDR para carboidratos e lipídios e para garantir uma dieta nutricionalmente adequada.

Em relação aos lipídios totais, não há valores de referência estabelecidos para indivíduos com um ano idade ou mais, visto que não existem dados suficientes para determinar o nível de ingestão necessário para evitar a inadequação ou reduzir o risco de DCNT. No entanto, foi estimada uma AMDR para lipídios totais e para ácidos graxos linolênico e linoleico (Tabela 2). Embora o risco para surgimento de DAC esteja associado à ingestão de ácidos graxos saturados e de colesterol total, bem como às concentrações de colesterol em lipoproteínas de baixa densidade (LDL-c), não foi possível estabelecer um UL para esses lipídios. Isso se deve ao fato de que óleos e gorduras são fontes mistas de ácidos graxos, e o colesterol está presente em vários alimentos de origem animal. Já os ácidos graxos trans não são essenciais ao organismo humano e estão associados ao aumento das concentrações de LDL-c e ao risco de surgimento de DAC. Por isso, apesar de não ter sido

possível estabelecer valores de RDA ou AI e UL, indica-se limitar o consumo desses ácidos graxos o máximo possível. Por fim, ácidos graxos monoinsaturados cis não são essenciais e, então, não há valores de referência estabelecidos. Em contrapartida, os ácidos graxos linoleico e linolênico são essenciais e valores de AI para ambos foram determinados com base na ingestão de indivíduos saudáveis. No entanto, não houve evidências suficientes para estabelecer UL para esses ácidos graxos.

▣ VALORES DE REFERÊNCIA DE VITAMINAS, MINERAIS E ÁGUA

As Tabelas 3 a 6 trazem os valores de referência já estabelecidos para vitaminas lipossolúveis (A, D, E e K) e hidrossolúveis (vitaminas C e do complexo B), incluindo a colina; para minerais (boro, cálcio, cloro, cobre, cromo, ferro, flúor, fósforo, iodo, magnésio, manganês, molibdênio, níquel, potássio, selênio, sódio, vanádio e zinco) e para água. Para alguns desses micronutrientes e para recém-nascidos entre 0 e 12 meses de idade foram estabelecidos apenas os valores de AI. Quando havia dados suficientes, foram determinados valores de EAR e RDA para crianças com mais de 12 meses de idade, adolescentes, adultos, idosos, gestantes e lactantes.

As necessidades de vitamina A foram estabelecidas de forma a garantir os estoques hepáticos adequados e são expressas em atividade equivalente de retinol (*retinol activity equivalents*, RAE), que considera a eficácia de absorção do betacaroteno. O RAE para betacaroteno é de 12 mcg, e para o alfacaroteno e betacriptoxantina, de 24 mcg. Para a conversão em unidades internacionais (UI), tem-se:

- 1 UI de retinol = 0,3 mcg de retinol ou 0,3 mcg de RAE.
- 1 UI de betacaroteno em suplementos = 0,5 UI de retinol ou 0,15 mcg de RAE (0,3 × 0,5).

TABELA 2 Ingestões Dietéticas de Referência para macronutrientes e fibras

Categoria	Idade (anos)	Proteínas					Carboidratos				Fibras	Lipídios		AG linoleico[b]	AG alfalino-lênico[b]
		AI[a] (g/dia)	EAR (g/kg de PC/dia)	RDA (g/kg de PC/dia)	RDA (g/dia)	AMDR (%)	AI (g/dia)	EAR (g/dia)	RDA (g/dia)	AMDR (%)	AI (g/dia)	AI (g/dia)	AMDR (%)	AI (g/dia)	AI (g/dia)
Lactentes	0-0,5	9,1	–	–	–	–	60	–	–	–	–	31	–	4,4	0,5
	0,5-1	–	1	1,2	11	–	95	–	–	–	–	30	–	4,6	0,5
Crianças	1-3	–	0,87	1,05	13	5-20	–	100	130	45-65	19	–	30-40	7	0,7
	4-8	–	0,76	0,95	19	10-30	–		130	45-65	25	–	25-35	10	0,9
Meninos	9-13	–	0,76	0,95	34	10-30	–	100	130	45-65	31	–	25-35	12	1,2
	14-18	–	0,73	0,85	52	10-30	–	100	130	45-65	38	–	25-35	16	1,6
Meninas	9-13	–	0,76	0,95	34	10-30	–	100	130	45-65	26	–	25-35	10	1
	14-18	–	0,71	0,85	46	10-30	–	100	130	45-65	26	–	25-35	11	1,1
Homens	19-30	–	0,66	0,8	56	10-35	–	100	130	45-65	38	–	20-35	17	1,6
	31-50	–	0,66	0,8	56	10-35	–	100	130	45-65	38	–	20-35	17	1,6
	51-70	–	0,66	0,8	56	10-35	–	100	130	45-65	30	–	20-35	14	1,6
	> 70	–	0,66	0,8	56	10-35	–	100	130	45-65	30	–	20-35	14	1,6
Mulheres	19-30	–	0,66	0,8	46	10-35	–	100	130	45-65	25	–	20-35	12	1,1
	31-50	–	0,66	0,8	46	10-35	–	100	130	45-65	25	–	20-35	12	1,1
	51-70	–	0,66	0,8	46	10-35	–	100	130	45-65	21	–	20-35	11	1,1
	> 70	–	0,66	0,8	46	10-35	–	100	130	45-65	21	–	20-35	11	1,1
Gestantes[c]	< 18	–	0,88	1,1	71	10-35	–	135	175	45-65	28	–	20-35	13	1,4
	19-30	–	0,88	1,1	71	10-35	–	135	175	45-65	28	–	20-35	13	1,4
	31-50	–	0,88	1,1	71	10-35	–	135		45-65	28	–	20-35	13	1,4
Lactantes[c]	14-18	–	1,05	1,03	71	10-35	–	160	210	45-65	29	–	20-35	13	1,3
	19-30	–	1,05	1,03	71	10-35	–	160	210	45-65	29	–	20-35	13	1,3
	31-50	–	1,05	1,03	71	10-35	–	160	210	45-65	29	–	20-35	13	1,3

[a] Para criança de 0-6 meses de idade com peso de referência de 6 kg, a AI de 1,52 g/kg/dia foi baseada na estimativa do volume médio de leite ingerido (0,78 L/dia) e no conteúdo médio de proteína de leite humano de 11,7 g/L.

[b] AMDR para os ácidos graxos linoleico e alfalinolênico, a partir de 1 ano até > 70 anos de idade, bem como na gestação e lactação, são de 5-10% e 0,6-1,2%, respectivamente.

[c] EAR e RDA para gestação e lactação podem ser calculadas com base em g/kg/dia ou adicional de 21 e 25 g de proteína/dia, respectivamente.

AG: ácidos graxos; AI: ingestão adequada; AMDR: limites de distribuição aceitável de macronutrientes; EAR: necessidade média estimada; PC: peso corporal; RDA: ingestão dietética recomendada.

- 1 UI de betacaroteno da alimentação = 0,165 UI de retinol ou 0,05 mcg de RAE (0,3 × 0,165).
- 1 UI de outros carotenoides provitamina A da alimentação = a 0,025 mcg de RAE.

Em relação à vitamina C, as evidências sugerem que megadoses não reduzem a incidência de resfriado comum, mas podem diminuir a duração e a gravidade dos sintomas em alguns grupos populacionais. A ação anti-histamínica da vitamina C em doses farmacológicas pode ser responsável por esse benefício. Entretanto, ainda não há dados suficientes para estimar as necessidades de vitamina C com base no resfriado comum. Tabagistas têm concentrações reduzidas de vitamina C no plasma e nos linfócitos em comparação com não tabagistas, visto que o estresse oxidativo e outras diferenças metabólicas aumentam o *turnover* de ascorbato nos tabagistas. Nesse sentido, foi sugerido que tabagistas precisam de 35 mg por dia a mais de vitamina C do que não tabagistas.

A saúde óssea foi o indicador para a determinação dos valores de referência para vitamina D e cálcio em todas as faixas de idade e estados fisiológicos. Mulheres na pós-menopausa e homens com mais de 65 anos de idade apresentam perda óssea acelerada, pois a redução do estrógeno e da filtração glomerular afetam a conservação de cálcio. Por isso, os valores de referência foram aumentados para mulheres a partir dos 51 anos e para homens após os 70 anos de idade.

Para o ferro, a determinação da EAR considerou as perdas basais e menstruais, a necessidade do feto durante a gestação, o aumento da necessidade durante o período de crescimento para expansão do volume sanguíneo e/ou o aumento tecidual e o estoque de ferro. Dietas mistas dos EUA e Canadá têm biodisponibilidade de ferro estimada em 18% e por isso esse valor foi utilizado para estimar as necessidades de ferro para crianças com mais de 1 ano de idade, adolescentes e adultos, exceto gestantes.

Em relação ao sódio, sabe-se que o corpo humano pode sobreviver com ingestões extremamente baixas. Em condições de adaptação máxima, a quantidade mínima necessária para repor as perdas é de 0,18 g (8 mmol)/dia. Porém, é improvável que uma alimentação com esse nível de sódio seja adequada em outros nutrientes. Visto que as evidências científicas não foram suficientes para estabelecer valores de EAR e RDA, tem-se apenas a AI para esse nutriente. O valor de AI assegura a ingestão adequada de outros nutrientes e contempla perdas de sódio pela sudorese em indivíduos moderadamente ativos e em climas temperados. Todavia, a AI de sódio não é aplicável para indivíduos que apresentam perdas elevadas de sódio pelo suor. A partir dos 50 anos de idade, as necessidades de sódio diminuem com a redução da ingestão energética e, portanto, os valores de AI são mais baixos.

Em 2005, os efeitos adversos de ingestão elevada de sódio na pressão sanguínea fundamentaram o estabelecimento do valor de UL. Entretanto, em 2019, valores de UL para sódio não foram mantidos, com base na ausência de um indicador toxicológico específico para ingestão elevada. Em substituição ao UL foram estabelecidos os valores de ingestão para redução do risco de doenças crônicas (*chronic disease risk reduction intake*, CDRR). Os valores de AI não sofreram grandes alterações. Já para o potássio, os valores de AI foram substancialmente reduzidos, com diminuição de aproximadamente 50% em alguns estágios de vida.

A baixa ingestão de água está associada a algumas doenças crônicas, mas não há evidências suficientes para recomendar uma quantidade específica de ingestão para reduzir o risco dessas DCNT. Assim, o valor de AI para água foi estabelecido de forma a prevenir a desidratação e, em indivíduos saudáveis, o consumo diário em quantidades inferiores à AI não apresenta risco adicional. Dessa forma, os valores de AI não devem ser interpretados como necessidade específica.

TABELA 3 Ingestões Dietéticas de Referência para vitaminas lipossolúveis

Estágio de vida	Meses/ Anos	Vitamina A			Vitamina D[c]			Vitamina E[d]		Vitamina K	
		EAR (mcg RAE/dia)	RDA (mcg RAE/dia)	UL[b] (mcg/dia)	EAR (UI/dia)	RDA (UI/dia)	UL (UI/dia)	EAR (mg/dia)	RDA (mg/dia)	UL (mg/dia)	AI (mcg/dia)
Lactentes	0-6	400 (AI)[a]	–	600	400 (AI)	–	1000	4 (AI)	–	–	2
	6-12	500 (AI)[a]	–	600	400 (AI)	–	1500	5 (AI)	–	–	2,5
Crianças	1-3	210	300	600	400	600	2500	5	6	200	30
	4-8	275	400	900	400	600	3000	6	7	300	55
Meninos	9-13	445	600	1.700	400	600	4.000	9	11	600	60
	14-18	630	900	2.800	400	600	4.000	12	15	800	75
Meninas	9-13	420	600	1.700	400	600	4.000	9	11	600	60
	14-18	485	700	2.800	400	600	4.000	12	15	800	75
Homens	19-30	625	900	3.000	400	600	4.000	12	15	1.000	120
	31-50	625	900	3.000	400	600	4.000	12	15	1.000	120
	51-70	625	900	3.000	400	600	4.000	12	15	1.000	120
	> 70	625	900	3.000	400	800	4.000	12	15	1.000	120
Mulheres	19-30	500	700	3.000	400	600	4.000	12	15	1.000	90
	31-50	500	700	3.000	400	600	4.000	12	15	1.000	90
	51-70	500	700	3.000	400	600	4.000	12	15	1.000	90
	> 70	500	700	3.000	400	800	4.000	12	15	1.000	90
Gestantes	14-18	530	750	2.800	400	600	4.000	12	15	800	75
	19-30	550	770	3.000	400	600	4.000	12	15	1.000	90
	31-50	550	770	3.000	400	600	4.000	12	15	1.000	90
Lactantes	14-18	885	1.200	2.800	400	600	4.000	16	19	800	75
	19-30	900	1.300	3.000	400	600	4.000	16	19	1.000	90
	31-50	900	1.300	3.000	400	600	4.000	16	19	1.000	90

[a] A AI para recém-nascidos é expressa em mcg/dia.
[b] mcg/dia de vitamina A pré-formada.
[c] 40 UI de vitamina D = 1 mcg de colecalficerol.
[d] Baseado na ingestão de suplementos de alfatocoferol.
AI: ingestão adequada; EAR: necessidade média estimada; RAE: atividade equivalente de retinol; RDA: ingestão dietética recomendada; UI: unidades internacionais; UL: limite superior tolerável de ingestão.

TABELA 4 Ingestões Dietéticas de Referência para vitaminas hidrossolúveis

Estágio de vida	Meses/ anos	Vitamina C			Vitamina B1 (tiamina)		Vitamina B2 (riboflavina)		Vitamina B3 (niacina)[c]		
		EAR (mg/dia)	RDA (mg/dia)	UL (mg/dia)	EAR (mg/dia)	RDA (mg/dia)	EAR (mg/dia)	RDA (mg/dia)	EAR (mg/dia)	RDA (mg/dia)	UL (mg/dia)
Lactentes	0-6	40 (AI)[a]	–	–	0,2 (AI)[b]	–	0,3	–	2 (AI)[d]	–	–
	6-12	50 (AI)[a]	–	–	0,3 (AI)[b]	–	0,4	–	4 (AI)[e]	–	–
Crianças	1-3	13	15	400	0,4	0,5	0,4	0,5	5	6	10
	4-8	22	25	650	0,5	0,6	0,5	0,6	6	8	15
Meninos	9-13	39	45	1.200	0,7	0,9	0,8	0,9	9	12	20
	14-18	63	75	1.800	1,0	1,2	1,1	1,3	12	16	30
Meninas	9-13	39	45	1.200	0,7	0,9	0,8	0,9	9	12	20
	14-18	56	65	1.800	0,9	1,0	0,9	1,0	11	14	30
Homens	19-30	75	90	2.000	1,0	1,2	1,1	1,3	12	16	35
	31-50	75	90	2.000	1,0	1,2	1,1	1,3	12	16	35
	51-70	75	90	2.000	1,0	1,2	1,1	1,3	12	16	35
	> 70	75	90	2.000	1,0	1,2	1,1	1,3	12	16	35
Mulheres	19-30	60	75	2.000	0,9	1,1	0,9	1,1	11	14	35
	31-50	60	75	2.000	0,9	1,1	0,9	1,1	11	14	35
	51-70	60	75	2.000	0,9	1,1	0,9	1,1	11	14	35
	> 70	60	75	2.000	0,9	1,1	0,9	1,1	11	14	35
Gestantes	14-18	66	80	1.800	1,2	1,4	1,2	1,4	14	18	30
	19-30	70	85	2.000	1,2	1,4	1,2	1,4	14	18	35
	31-50	70	85	2.000	1,2	1,4	1,2	1,4	14	18	35
Lactantes	14-18	96	115	1.800	1,2	1,4	1,3	1,6	13	17	30
	19-30	100	120	2.000	1,2	1,4	1,3	1,6	13	17	35
	31-50	100	120	2.000	1,2	1,4	1,3	1,6	13	17	35

(continua)

[a] A AI também pode ser expressa como 6 mg/kg/dia.
[b] A AI também pode ser expressa como 0,03 mg/kg/dia.
[c] Para todas as categorias, a vitamina B3 (niacina) foi expressa como mg/dia de niacina equivalente (1 mg de niacina = 60 mg de triptofano), exceto para crianças de 0-6 meses de idade, em que foi utilizada niacina pré-formada.
[d] A AI também pode ser expressa como 0,2 mg/kg/dia.
[e] A AI também pode ser expressa como 0,4 mg/kg/dia.
AI: ingestão adequada; EAR: necessidade média estimada; RDA: Ingestão Dietética Recomendada; UL: limite superior tolerável de ingestão.

TABELA 4 Ingestões Dietéticas de Referência para vitaminas hidrossolúveis e colina (*continuação*)

Estágio de vida	Meses/ anos	Vitamina B$_5$ (ác. pantotênico)	Vitamina B$_6$ (piridoxina)			Vitamina B$_7$ (biotina)	Vitamina B$_9$ (folato)			Vitamina B$_{12}$ (cobalamina)		Colina	
		AI (mg/dia)	EAR (mg/dia)	RDA (mg/dia)	UL (mg/dia)	AI (mcg/dia)	EAR (mcg/dia)	RDA (mcg/dia)	UL (mcg/dia)[f]	EAR (mcg/dia)	RDA (mcg/dia)	AI (mg/dia)	UL (g/dia)
Lactentes	0-6	1,7 (AI)[a]	0,1 (AI)[b]	–	–	5 (AI)[d]	65 (AI)[e]	–	–	0,4 (AI)[g]	–	125 (AI)[8]	–
	6-12	1,8 (AI)[a]	0,3 (AI)[c]	–	–	6 (AI)[d]	80 (AI)[e]	–	–	0,5 (AI)[g]	–	150 (AI)[g]	–
Crianças	1-3	2	0,4	0,5	30	8	120	150	300	0,7	0,9	200	1
	4-8	3	0,5	0,6	40	12	160	200	400	1	1,2	250	1
Meninos	9-13	4	0,8	1	60	20	250	300	600	1,5	1,8	375	2
	14-18	5	1,1	1,3	80	25	330	400	800	2	2,4	550	3
Meninas	9-13	4	0,8	1	60	20	250	300	600	1,5	1,8	375	2
	14-18	5	1,0	1,2	80	25	330	400	800	2	2,4	400	3
Homens	19-30	5	1,1	1,3	100	30	320	400	1.000	2	2,4	550	3,5
	31-50	5	1,1	1,3	100	30	320	400	1.000	2	2,4	550	3,5
	51-70	5	1,4	1,7	100	30	320	400	1.000	2	2,4	550	3,5
	> 70	5	1,4	1,7	100	30	320	400	1.000	2	2,4	550	3,5
Mulheres	19-30	5	1,1	1,3	100	30	320	400	1.000	2	2,4	425	3,5
	31-50	5	1,1	1,3	100	30	320	400	1.000	2	2,4	425	3,5
	51-70	5	1,3	1,5	100	30	320	400	1.000	2	2,4	425	3,5
	> 70	5	1,3	1,5	100	30	320	400	1.000	2	2,4	425	3,5
Gestantes	14-18	6	1,6	1,9	80	30	520	600	800	2,2	2,6	450	3
	19-30	6	1,6	1,9	100	30	520	600	1.000	2,2	2,6	450	3,5
	31-50	6	1,6	1,9	100	30	520	600	1.000	2,2	2,6	450	3,5
Lactantes	14-18	7	1,7	2	80	35	450	500	800	2,4	2,8	550	3
	19-30	7	1,7	2	100	35	450	500	1.000	2,4	2,8	550	3,5
	31-50	7	1,7	2	100	35	450	500	1.000	2,4	2,8	550	3,5

[a] A AI também pode ser expressa como 0,2 mg/kg/dia.
[b] A AI também pode ser expressa como 0,014 mg/kg/dia.
[c] A AI também pode ser expressa como 0,033 mg/kg/dia.
[d] A AI também pode ser expressa como 0,7 mcg/kg/dia.
[e] Expresso como *dietary folate equivalents* ou folato equivalente da dieta (mcg de DFE) = mcg de folato do alimento + (1,7 × mcg de ácido fólico suplementado). As AI também podem ser expressas como 9,4 mcg/kg/dia DFE e 8,8 mcg/kg/dia DFE.
[f] mcg/dia de folato a partir de alimentos fortificados ou suplementos.
[g] A AI também pode ser expressa como 0,05 mcg/kg/dia.
[h] A AI também pode ser expressa como 18 mg/kg/dia.
[i] A AI também pode ser expressa como 17 mg/kg/dia.
AI: ingestão adequada; EAR: necessidade média estimada; RDA: ingestão dietética recomendada; UL: limite superior tolerável de ingestão.

TABELA 5 Ingestões Dietéticas de Referência para minerais

Estágio de vida	Meses/anos	Cálcio EAR (mg/dia)	RDA (mg/dia)	UL[a] (mg/dia)	Cobre EAR (mcg/dia)	RDA (mcg/dia)	UL (mg/dia)	Ferro EAR (mg/dia)	RDA (mg/dia)	UL (mg/dia)	Fósforo EAR (mg/dia)	RDA (mg/dia)	UL (g/dia)
Lactentes	0-6	200 (AI)	–	1.000	200 (AI)[b]	–	–	0,27	–	40	100	–	–
	6-12	260 (AI)	–	1.500	220 (AI)[c]	–	–	–	–	40	275	–	–
Crianças	1-3	500	700	2.500	260	340	1	6,9	11	40	380	460	3
	4-8	800	1.000	2.500	340	440	3	3	7	40	405	500	3
Meninos	9-13	1.100	1.300	3.000	540	700	5	4,1	10	40	1.055	1.250	4
	14-18	1.100	1.300	3.000	685	890	8	5,9	8	45	10.55	1.250	4
Meninas	9-13	1.100	1.300	3.000	540	700	5	7,7	11	40	1.055	1.250	4
	14-18	1.100	1.300	3.000	685	890	8	5,7	8	45	1.055	1.250	4
Homens	19-30	800	1.000	2.500	700	900	10	7,9	15	45	580	700	4
	31-50	800	1.000	2.500	700	900	10	6	8	45	580	700	4
	51-70	800	1.000	2.000	700	900	10	6	8	45	580	700	4
	> 70	1.000	1.200	2.000	700	900	10	6	8	45	580	700	3
Mulheres	19-30	800	1.000	2.500	700	900	10	6	8	45	580	700	4
	31-50	800	1.000	2.500	700	900	10	8,1	18	45	580	700	4
	51-70	1.000	1.200	2.000	700	900	10	8,1	18	45	580	700	4
	> 70	1.000	1.200	2.000	700	900	10	5	8	45	580	700	3
Gestantes	14-18	1.100	1.300	3.000	785	1.000	8	5	8	45	1.055	1.250	3,5
	19-30	800	1.000	2.500	800	1.000	10	23	27	45	580	700	3,5
	31-50	800	1.000	2.500	800	1.000	10	22	27	45	580	700	3,5
Lactantes	14-18	1.100	1.300	3.000	985	1.300	8	22	27	45	1.055	1.250	4
	19-30	800	1.000	2.500	1.000	1.300	10	7	10	45	580	700	4
	31-50	800	1.000	2.500	1.000	1.300	10	6,5	9	45	580	700	4

(continua)

[a] Baseado na ingestão de alimentos e suplementos de cálcio.
[b] A AI também pode ser expressa como 30 mcg/kg/dia.
[c] A AI também pode ser expressa como 24 mcg/kg/dia.
AI: ingestão adequada; EAR: necessidade média estimada; RDA: ingestão dietética recomendada; UL: limite superior tolerável de ingestão.

TABELA 5 Ingestões Dietéticas de Referência para minerais (*continuação*)

Estágio de vida	Meses/ anos	Iodo			Magnésio			Molibdênio			Selênio		
		EAR (mcg/ dia)	RDA (mcg/ dia)	UL (mcg/ dia)	EAR (mg/dia)	RDA (mg/dia)	UL[a] (mg/dia)	EAR (mcg/ dia)	RDA (mcg/dia)	UL (mg/dia)	EAR (mcg/ dia)	RDA (mcg/ dia)	UL (mcg/ dia)
Lactentes	0-6	110 (AI)	–	–	30 (AI)	–	–	2 (AI)[b]	–	–	15 (AI)[c]	–	45
	6-12	130 (AI)	–	–	75 (AI)	–	–	3 (AI)[b]	–	–	20 (AI)[d]	–	60
Crianças	1-3	65	90	200	65	80	65	13	17	0,3	17	20	90
	4-8	65	90	300	110	130	110	17	22	0,6	23	30	150
Meninos	9-13	73	120	600	200	240	350	26	34	1,1	35	40	280
	14-18	95	150	900	340	410	350	33	43	1,7	45	55	400
Meninas	9-13	73	120	600	200	240	350	26	34	1,1	35	40	280
	14-18	95	150	900	300	360	350	33	43	1,7	45	55	400
Homens	19-30	95	150	1.100	330	400	350	34	45	2	45	55	400
	31-50	95	150	1.100	350	420	350	34	45	2	45	55	400
	51-70	95	150	1.100	350	420	350	34	45	2	45	55	400
	> 70	95	150	1.100	350	420	350	34	45	2	45	55	400
Mulheres	19-30	95	150	1.100	255	310	350	34	45	2	45	55	400
	31-50	95	150	1.100	265	320	350	34	45	2	45	55	400
	51-70	95	150	1.100	265	320	350	34	45	2	45	55	400
	> 70	95	150	1.100	265	320	350	34	45	2	45	55	400
Gestantes	14-18	160	220	900	335	400	350	40	50	1,7	49	60	400
	19-30	160	220	1.100	290	350	350	40	50	2	49	60	400
	31-50	160	220	1.100	300	360	350	40	50	2	49	60	400
Lactantes	14-18	209	290	900	300	360	350	35	50	1,7	59	70	400
	19-30	209	290	1.100	255	310	350	36	50	2	59	70	400
	31-50	209	290	1.100	265	320	350	36	50	2	59	70	400

(continua)

[a] Baseado na ingestão de suplementos de magnésio.
[b] A AI também pode ser expressa como 0,3 mcg/kg/dia.
[c] A AI também pode ser expressa como 2,1 mcg/kg/dia.
[d] A AI também pode ser expressa como 2,2 mcg/kg/dia.
AI: ingestão adequada; EAR: necessidade média estimada; RDA: ingestão dietética recomendada; UL: limite superior tolerável de ingestão.

TABELA 5 Ingestões Dietéticas de Referência para minerais (*continuação*)

Estágio de vida	Meses/anos	Zinco			Boro	Cromo	Flúor		Manganês		Níquel	Vanádio
		EAR (mg/dia)	RDA (mg/dia)	UL (mg/dia)	UL (mg/dia)	AI (mcg/dia)	AI (mg/dia)	UL (mg/dia)	AI (mg/dia)	UL (mg/dia)	UL[a] (mg/dia)	UL[b] (mg/dia)
Lactentes	0-6	2 (AI)	–	4	–	0,2	0,01	0,7	0,003	–	–	–
	6-12	2,5	3	5	–	5,5	0,5	0,9	0,6	–	–	–
Crianças	1-3	2,5	3	7	3	11	0,7	1,3	1,2	2	0,2	–
	4-8	4	5	12	6	15	1	2,2	1,5	3	0,3	–
Meninos	9-13	7	8	23	11	25	2	10	1,9	6	0,6	–
	14-18	8,5	11	34	17	35	3	10	2,2	9	1	–
Meninas	9-13	7,0	8	23	11	21	2	10	1,6	6	0,6	–
	14-18	7,3	9	34	17	24	3	10	1,6	9	1	–
Homens	19-30	9,4	11	40	20	35	4	10	2,3	11	1	1,8
	31-50	9,4	11	40	20	35	4	10	2,3	11	1	1,8
	51-70	9,4	11	40	20	30	4	10	2,3	11	1	1,8
	> 70	9,4	11	40	20	30	4	10	2,3	11	1	1,8
Mulheres	19-30	6,8	8	40	20	25	3	10	1,8	11	1	1,8
	31-50	6,8	8	40	20	25	3	10	1,8	11	1	1,8
	51-70	6,8	8	40	20	20	3	10	1,8	11	1	1,8
	> 70	6,8	8	40	20	20	3	10	1,8	11	1	1,8
Gestantes	14-18	10	12	34	17	29	3	10	2	9	1	–
	19-30	9,5	11	40	20	30	3	10	2	11	1	–
	31-50	9,5	11	40	20	30	3	10	2	11	1	–
Lactantes	14-18	10,9	13	34	17	44	3	10	2,6	9	1	–
	19-30	10,4	12	40	20	45	3	10	2,6	11	1	–
	31-50	10,4	12	40	20	45	3	10	2,6	11	1	–

[a] mg/dia de sais solúveis de níquel.
[b] mg/dia de vanádio elementar.
AI: ingestão adequada; EAR: necessidade média estimada; RDA: ingestão dietética recomendada; UL: limite superior tolerável de ingestão.

TABELA 6 Ingestões Dietéticas de Referência para água e eletrólitos

Estágio de vida	Meses/ anos	Água	Cloro		Sódio[1]		Potássio[1,2]
		AI (L/dia)	AI (g/dia)	UL (g/dia)	AI (mg/dia)	CDRR (mg/dia)	AI (mg/dia)
Lactentes	0-6	0,7[a]	0,18	–	110[m]	–[2]	400
	6-12	0,8[b]	0,57	–	370	–	860[m]
Crianças	1-3	1,3[c]	1,5	2,3	800[m]	↓ se > 1.200[n]	2.000[m]
	4-8	1,7[d]	1,9	2,9	1.000[m]	↓ se > 1.500[n]	2.300[m]
Homens	9-13	2,4[e]	2,3	3,4	1.200[m]	↓ se > 1.800[n]	2.500[m]
	14-18	3,3[f]	2,3	3,6	1.500	↓ se > 2.300[n]	3.000[m]
	19-30	3,7[g]	2,3	3,6	1.500	↓ se > 2.300	3.400[m]
	31-50	3,7[g]	2,3	3,6	1.500	↓ se > 2.300	3.400[m]
	51-70	3,7[g]	2	3,6	1.500[m]	↓ se > 2.300	3.400[m]
	> 70	3,7[g]	1,8	3,6	1.500[m]	↓ se > 2.300	3.400[m]
Mulheres	9-13	2,1[h]	2,3	3,4	1.200[m]	↓ se > 1.800[n]	2.300[m]
	14-18	2,3[i]	2,3	3,6	1.500	↓ se > 2.300[n]	2.300[m]
	19-30	2,7[j]	2,3	3,6	1.500	↓ se > 2.300	2.600[m]
	31-50	2,7[j]	2,3	3,6	1.500	↓ se > 2.300	2.600[m]
	51-70	2,7[j]	2	3,6	1.500[m]	↓ se > 2.300	2.600[m]
	> 70	2,7[j]	1,8	3,6	1.500[m]	↓ se > 2.300	2.600[m]
Gestantes	14-18	3[k]	2,3	3,6	1.500	↓ se > 2.300[n]	2.600[m]
	19-30	3[k]	2,3	3,6	1.500	↓ se > 2.300	2.900[m]
	31-50	3[k]	2,3	3,6	1.500	↓ se > 2.300	2.900[m]
Lactantes	14-18	3,8[l]	2,3	3,6	1.500	↓ se > 2.300[n]	2.500[m]
	19-30	3,8[l]	2,3	3,6	1.500	↓ se > 2.300	2.800[m]
	31-50	3,8[l]	2,3	3,6	1.500	↓ se > 2.300	2.800[m]

[a] A partir do leite humano.
[b] A partir do leite humano, alimentos complementares e bebidas, dos quais: 0,6 L da água de líquidos e 0,2 L da água de composição de alimentos.
[c] 0,9 L de água dos líquidos.
[d] 1,2 L de água dos líquidos.
[e] 1,8 L de água dos líquidos.
[f] 2,6 L de água dos líquidos.
[g] 3 L de água dos líquidos.
[h] 1,6 L de água dos líquidos.
[i] 1,8 L de água de líquidos.
[j] 2,2 L de água de líquidos.
[k] 2,3 L de água de líquidos.
[l] 3,1 L de água de líquidos.
[m] Valor atualizado em comparação ao relatório das DRIs de 2005.
[n] Extrapolado do CDRR de adultos com base na Necessidade Energética Estimada para sedentários.
[1] UL não determinado em razão da falta de um indicador toxicológico específico para ingestão elevada.
[2] CDRR não determinado em razão da força de evidência insuficiente para causalidade e ingestão-resposta.
AI: ingestão adequada; CDRR: ingestão para redução do risco de doenças crônicas (*Chronic Disease Risk Reduction Intake*); UL: limite superior tolerável de ingestão.

⊡ UTILIZAÇÃO DAS DRI PARA AVALIAÇÃO DE INDIVÍDUOS E DE GRUPOS

Aplicação das DRI para indivíduos

Uma forma simples de abordar os aspectos gerais das DRI é utilizá-las na avaliação qualitativa, da seguinte forma:

- EAR: examina a possibilidade de inadequação da ingestão de determinado nutriente.
- RDA: ingestão habitual de determinado nutriente acima desse valor tem baixa probabilidade de inadequação.
- AI: ingestão habitual de determinado nutriente igual ou acima desse valor tem baixa probabilidade de inadequação.
- UL: ingestão habitual de determinado nutriente acima desse valor coloca o indivíduo em risco de efeitos adversos à saúde.

Entretanto, na prática, a aplicação da avaliação qualitativa pode ser limitada. Em vista disso, serão abordados em seguida alguns aspectos importantes para a aplicação das DRI para a avaliação da ingestão alimentar de indivíduos.

As DRI podem ser utilizadas a fim de avaliar a adequação aparente de ingestão alimentar de um indivíduo, ou seja, a quantidade suficiente para manter seu estado nutricional adequado. Esse foi o critério utilizado para definir a recomendação; contudo, as DRI não servem para avaliar precisamente a adequação de dietas de indivíduos nem para avaliar o estado nutricional exato.

O termo "recomendação" é entendido como a menor quantidade de ingestão continuada de determinado nutriente capaz de manter o estado nutricional em relação àquele nutriente adequado, segundo critério definido. Já o termo "ingestão habitual" é definido como a média de ingestão individual por longo período de tempo. Assim, com a avaliação da ingestão alimentar de apenas 1 dia não se obtém a ingestão habitual, e, em termos de populações, a avaliação de ingestão de mais dias envolveria custos muito altos e, na maioria das vezes, proibitivos.

Para a determinação da recomendação de ingestão individual exata de determinado nutriente seria necessário controle clínico rígido, no qual o indivíduo deveria consumir quantidades determinadas de dado nutriente por certo período, enquanto medidas bioquímicas e fisiológicas seriam determinadas. Nessa situação, seriam necessários vários dias de levantamento de dados, bem como de utilização de tabelas de composição de alimentos muito precisas. Assim, pode-se perceber que a medida exata seria praticamente impossível.

Entretanto, para alguns nutrientes mais estudados, já é possível saber com alguma precisão se determinada ingestão atende às necessidades individuais. Sempre que possível, a avaliação da adequação nutricional aparente deve considerar outros parâmetros, como antropométricos, índices bioquímicos (albumina sérica, nitrogênio ureico no sangue, creatinina, proteína ligadora de retinol, hemoglobina etc.), diagnósticos (doença renal, malabsorção etc.), estado clínico e outros fatores, entre eles a própria alimentação.

As DRI podem ser utilizadas para avaliação da adequação aparente ou do excesso de ingestão alimentar de um indivíduo. Para tanto, é necessário o conhecimento da ingestão média habitual e do valor da EAR para o nutriente a ser avaliado, considerando estágio de vida e sexo. Para os nutrientes que apresentam apenas AI, pode-se somente avaliar se os valores ingeridos são superiores ou inferiores à recomendação, o que sugere provável adequação quando superiores e incerteza quando inferiores. Para os nutrientes que apresentam UL, a ingestão habitual inferior aos valores determinados provavelmente não resultará em efeitos adversos. Entretanto, toda interpretação dos resultados deve ser cuidadosa, como todos os outros tipos de informações disponíveis.

◉ UTILIZAÇÃO DA EAR PARA INDIVÍDUOS

O primeiro passo para aplicação da EAR na avaliação da ingestão alimentar de indivíduos é a obtenção adequada de dados dessa ingestão (alimentos e suplementos), reconhecendo a imprecisão destes, em razão principalmente dos dados não relatados e da grande variação no consumo alimentar de um dia para o outro. Assim, devem ser considerados alguns fatores que afetam as variações no dia a dia:

- Variedade *versus* monotonia na escolha individual de alimentos.
- Dia da semana.
- Estação do ano.
- Férias e ocasiões especiais.
- Apetite (pode estar relacionado a mudanças de atividade física ou ciclo menstrual).

Observação: o número de dias considerados para avaliar a ingestão habitual varia de acordo com a precisão desejada da estimativa e do nutriente considerado. Quanto mais variável a ingestão, mais dias são necessários. Se um nutriente é encontrado em poucos alimentos em altas quantidades, será mais difícil obter a ingestão habitual comparada a nutrientes que estão presentes em pequena quantidade em grande número de alimentos.

A ingestão de vitamina A, por exemplo, varia muito de um dia para o outro, então seriam necessários meses ou talvez anos de avaliação para a compilação de dados mais precisos. Para a obtenção dos dados de consumo alimentar, vários métodos e instrumentos têm sido propostos e, mesmo com as numerosas possibilidades de erros, têm sido úteis para avaliar a ingestão habitual, desde que alguns cuidados sejam tomados. Entretanto, por causa da variação da ingestão dia a dia (intraindividual), a ingestão observada provavelmente não será a mesma da habitual. Por exemplo, a variação entre três dias de coleta será diferente de outros três dias em outro período, e ambas serão diferentes da verdadeira ingestão habitual.

A história alimentar pode resultar em menos erros na variação intraindividual, mas o tamanho do equívoco não poderá ser quantificado. É claro que a estimativa de ingestão habitual para um nutriente poderá resultar em sub ou superestimação, mas esse erro poderá ser avaliado se for conhecida a magnitude da variação intraindividual da ingestão para o nutriente específico. Acredita-se que a ingestão média observada do próprio indivíduo seja a melhor estimativa para a ingestão habitual do nutriente. Em alguns países, como os EUA, um conjunto de estimativas de variabilidade intraindividual tem sido obtido de vários inquéritos nacionais, e, dessa forma, a magnitude da variação dia a dia de um nutriente indicará se uma média observada de ingestão calculada de poucos dias é mais ou menos precisa para estimar a ingestão habitual de um nutriente por um indivíduo. Portanto, a média de ingestão observada e o conjunto estimado de variabilidade intraindividual de ingestão poderão ser utilizados na avaliação alimentar individual.

O segundo passo na avaliação do consumo alimentar individual é escolher a DRI apropriada para utilizar como padrão de referência. Para acessar a adequação da ingestão individual aparente é importante saber se a ingestão satisfaz as necessidades do indivíduo. Entretanto, essa informação da necessidade individual é rara ou mesmo indisponível. Portanto, a melhor estimativa para a recomendação individual não observável é a EAR. Um CV de 10% [desvio-padrão da recomendação dividido pela recomendação média $\times$ 100] tem sido assumido para a maioria dos nutrientes para os quais a EAR foi estabelecida. Se a recomendação para dado nutriente apresentar distribuição normal, um CV de 10% significa que cerca de 95% dos indivíduos deverão ter suas recomendações preenchidas entre 80 e 120% da EAR (mais ou menos dois desvios-padrão). Com um coeficiente de variação de 15%, a variação estaria entre 70 e 130% da EAR (p. ex., niacina). Quanto maior o CV, maior será a variação de valores possíveis para a recomendação individual daquele nutriente e maior a incerteza sobre a adequação da recomendação individual.

As RDA foram estabelecidas como meta para a ingestão individual, e pode-se assumir que um indivíduo tem ingestão adequada quando apresenta ingestão habitual acima dos valores propostos para a RDA. Entretanto, o contrário não é verdadeiro, ou seja, ingestão menor que a RDA não pode ser considerada sempre inadequada. A RDA, por definição, excede a recomendação verdadeira de quase todos os indivíduos, com exceção de 2 a 3%. Desse modo, muitos indivíduos com ingestão habitual abaixo da RDA ainda podem alcançar suas necessidades individuais. Portanto, a simples comparação da média de ingestão individual observada com o valor de RDA não é apropriada para avaliar a adequação da ingestão do nutriente. Nos casos em que a EAR não estiver disponível, será utilizada a AI; porém, a avaliação será ainda mais limitada.

O terceiro passo na avaliação individual envolve o número de dias de observação para se obter a ingestão habitual. Qual o grau de confiabilidade e qual o risco de efeitos adversos?

Quando se utiliza a EAR, comparar a ingestão individual com a recomendação para o nutriente é difícil por duas razões: é necessário conhecer a recomendação individual e a ingestão habitual do nutriente por longo período. Portanto, deve-se considerar:

- A EAR é a melhor informação disponível para a estimativa da recomendação individual.
- Existe variação interindividual nas necessidades. O desvio-padrão da recomendação é um indicador de quanto a recomendação individual para um nutriente pode desviar da necessidade média (EAR) da população.

- A ingestão média observada de um indivíduo é a melhor estimativa de sua ingestão habitual.
- Existe variação intraindividual na ingestão. O desvio-padrão intraindividual da ingestão é um indicador de quanto a ingestão observada pode desviar da ingestão habitual.

Assim, uma inferência sobre a adequação da ingestão alimentar individual pode ser feita por meio do cálculo da diferença entre a ingestão observada e a mediana da recomendação (D).

Assim, se D é a diferença entre a ingestão média (y) observada para o indivíduo e a mediana da recomendação (r) [EAR] de acordo com o estágio de vida e o sexo do indivíduo:

$$D = y - r$$

Se a diferença for grande e positiva, é provável que o indivíduo esteja com a ingestão adequada. Contrariamente, se a diferença for grande e negativa, isto é, se a ingestão observada for muito menor que a mediana da recomendação, é provável que a ingestão individual não esteja adequada. Se estiver entre as duas, há incerteza sobre a adequação da ingestão.

A pergunta que se segue é: quão grande é essa diferença para que se conclua com algum grau de confiança se essa ingestão está adequada ou não? Para responder a essa questão é necessário o conhecimento do desvio-padrão de D (DP_D). Este depende do número de dias disponíveis de medidas de ingestão individual, do desvio-padrão da recomendação (estimado em 10 ou 15% da EAR para a maioria dos nutrientes) e do desvio-padrão intraindividual da ingestão (esse valor pode ser obtido de inquéritos envolvendo grande número de indivíduos de grupos similares). Uma vez que D e DP_D são determinados, a probabilidade de que a ingestão esteja acima ou abaixo das recomendações pode ser obtida examinando a relação de D para DP_D (Tabela 7).

TABELA 7 Valores da razão D/DP_D e a probabilidade de concluir corretamente se a ingestão habitual está adequada ou inadequada

Critério	Conclusão	Probabilidade de conclusão correta
$D/DP_D > 2$	Ingestão habitual adequada	0,98
$D/DP_D > 1,65$	Ingestão habitual adequada	0,95
$D/DP_D > 1,50$	Ingestão habitual adequada	0,93
$D/DP_D > 1$	Ingestão habitual adequada	0,85
$D/DP_D > 0,50$	Ingestão habitual adequada	0,70
$D/DP_D > 0$	Ingestão habitual adequada (inadequada)	0,50
$D/DP_D > -0,50$	Ingestão habitual inadequada	0,70
$D/DP_D > -1$	Ingestão habitual inadequada	0,85
$D/DP_D > -1,50$	Ingestão habitual inadequada	0,93
$D/DP_D > -1,65$	Ingestão habitual inadequada	0,95
$D/DP_D > -2$	Ingestão habitual inadequada	0,98

Será reproduzido aqui o exemplo fornecido pelos autores das DRIs:[1]

> EAR magnésio (Mg) = 265 mg/dia (mulher de 31 a 50 anos, com ingestão habitual de 320 mg avaliada com base em três recordatórios alimentares). O desvio-padrão da recomendação para Mg é de 10%, o que resulta no valor de 26,5 mg/dia. A variação (DP) dia a dia para a ingestão de Mg para mulheres nessa faixa etária é de 85,9 mg/dia (com base em dados de inquéritos dos EUA). Nesse caso, o ideal seria dispor de dados individuais de consumo da população brasileira.

Os seguintes cálculos podem ser realizados para determinar se a ingestão de 320 mg/dia será adequada para essa mulher:

- Diferença (D) entre ingestão e EAR: 320 – 265 = 55 mg.
- Utilizando a fórmula para determinar o desvio-padrão de D (DP_D) verifica-se que:

O valor de DP_D é computado como segue:

$$DP_D = \left(\sqrt{Vr + V_{dia\ a\ dia}/n} \right)$$

Vr = variância da distribuição das necessidades no grupo.

$V_{dia\ a\ dia}$ = variância média da ingestão dia a dia do nutriente.

n = número de dias de avaliação da ingestão alimentar.

Ambas as variâncias (Vr e $V_{dia\ a\ dia}$) são computadas como o quadrado dos desvios-padrão correspondentes. Intuitivamente, quando o número de dias de ingestão (n) disponíveis do indivíduo aumenta, a variância da média de ingestão observada deveria diminuir (isto é, a acurácia da estimativa para y aumenta). Em resumo, as seguintes etapas são aplicadas para o cálculo:

1. O DP da ingestão diária para o magnésio em mulheres na faixa etária de 19 a 50 anos é 85,9 mg/dia (dados obtidos em tabela baseada em dados de inquéritos dos EUA); portanto, a variância da ingestão diária é o quadrado do DP ou 7.379 mg.
2. Dividindo 7.379 pelo número de dias de ingestão observados (3 dias) obtém-se 2.460.
3. Adicionando esse valor ao quadrado do DP da necessidade ($[26,5\ mg/dia]^2 = 702\ mg/dia$), o resultado é um valor de 3.162.
4. O DP_D é então obtido como raiz quadrada de 3.162, que é 56.

Portanto, D (55) dividido por DP_D (56) é pouco menor que 1, e, como um valor próximo de 1 implica 85% de probabilidade de concluir corretamente que essa ingestão é adequada para uma mulher dentro dessas categorias, pode-se, então, aceitar tal ingestão com esse grau de confiabilidade, mesmo que essa mulher ingira quantidade igual à RDA.

Para simplificar esse procedimento para profissionais da área de nutrição, instituições e agências podem desejar estabelecer valores fixos de ingestão que considerem adequados para dado nutriente. Apesar de a recomendação individual e a ingestão habitual não estarem disponíveis para a avaliação da adequação alimentar de indivíduos, algumas inferências sobre adequação individual podem ser feitas, de acordo com as diferenças entre a ingestão observada e a EAR. Essas inferências não devem ser adotadas quando a ingestão diária observada não tem distribuição normal ao redor da ingestão habitual individual.

Uma indicação de que a distribuição intraindividual não é normal ou simétrica pode ser obtida observando-se a grandeza do desvio-padrão da ingestão individual, desde que avaliada por mais de um dia. Quando esse desvio-padrão for tão alto que o CV é maior que 60 a 70%, esse critério não deve ser aplicado. Exemplos de nutrientes e CBA que geralmente estão nessa condição são vitamina A, carotenoides, vitamina E, vitamina C e folato, entre outros.

Também é possível calcular valores de ingestão de nutrientes observados com 85 a 97,5% de confiança de inadequação. Ingestões com alta probabilidade de inadequação estão abaixo das EAR.

Portanto, com finalidades práticas, pode-se considerar que a ingestão observada de um nutriente abaixo da EAR e, possivelmente, também aquelas entre EAR e RDA muito provavelmente necessitam ser melhoradas. Somente se a ingestão observada por grande número de dias estiver acima das RDA, ou se estiver bem acima das RDA por menor número de dias, pode-se ter alto nível de confiança de que a ingestão esteja adequada.

Fontes adicionais de erro nessas avaliações incluem:

- Não está claro se os CV entre 10 e 15% são estimativas seguras.
- O desvio-padrão da ingestão de um nutriente por um indivíduo é consideravelmente grande (ou pequeno) quando comparado com o utilizado para o cálculo proveniente de grandes inquéritos?
- Os dados de ingestão individual habitual são verdadeiros?

▣ UTILIZAÇÃO DA AI PARA INDIVÍDUOS

A AI representa uma ingestão (não uma recomendação) que provavelmente excede a atual (mas não conhecida) necessidade de quase todos os indivíduos saudáveis em um mesmo estágio de vida e sexo. Nesse aspecto é análoga à RDA; entretanto, em razão de sua natureza, pode frequentemente ser maior do que a RDA seria. Portanto, a única conclusão que pode ser obtida da avaliação pela AI é se a ingestão está acima ou abaixo desta. Assim, se um indivíduo apresentar ingestão habitual que excede a AI, pode-se concluir que quase certamente estará adequada, mas, se a ingestão estiver abaixo do valor da AI, não se pode estimar quantitativamente essa inadequação. Quando a EAR não pode ser determinada, não há informação sobre a distribuição de necessidades da população.

Há certas restrições em utilizar um modelo de cálculo semelhante ao detalhado anteriormente para avaliação da ingestão habitual em relação à AI. Há uma equação semelhante que utiliza as variabilidades das ingestões para determinar se a ingestão habitual de um indivíduo está acima da AI. A equação consiste em encontrar a diferença (D) entre a ingestão habitual média observada e o valor de AI do nutriente em questão. Em seguida, divide-se o valor encontrado pelo DP intraindividual dividido pela raiz quadrada da quantidade de dias de ingestão observada:

$$z = y - AI/DP_{intrap}/\sqrt{n}$$

Sendo:
y = média da ingestão observada durante determinado período.
AI = valor de referência estabelecido quando não há condições de estabelecer uma EAR.
DP_{intrap} = desvio-padrão intraindividual obtido em estudos que avaliam a ingestão alimentar de grupos populacionais.
n = número de dias utilizados para avaliar a ingestão.

Depois de realizado o cálculo, compara-se o valor obtido com aqueles da Tabela 8 para verificar o nível de confiança com o qual se pode concluir que a ingestão habitual do indivíduo está acima da AI para determinado nutriente. Como visto anteriormente, se o CV da ingestão diária de um nutriente ultrapassa os 60 a 70%, a equação não pode ser utilizada, pois a distribuição da ingestão não é normal. Nesses casos, somente é possível realizar interpretação qualitativa da ingestão média observada.

◉ UTILIZAÇÃO DO UL PARA INDIVÍDUOS

Ingestões iguais ou superiores àquelas determinadas para o UL observadas em grande número de dias sugerem risco potencial de efeitos adversos para o indivíduo. Entretanto, se a ingestão do nutriente pelo indivíduo for menor que o valor da UL, também observada por grande número de dias, provavelmente será segura.

Para saber com qual probabilidade de concluir corretamente que a ingestão habitual está

acima do UL, há uma equação semelhante à aplicada no caso das AI, com a mesma linha de construção.

Nesse caso, o UL é subtraído da ingestão média observada de um indivíduo. Da mesma maneira que anteriormente, a equação não pode ser utilizada quando o CV for maior do que 60 a 70% e, nesses casos, somente avaliações qualitativas da ingestão do indivíduo podem ser realizadas.

$$z = y - UL/DP_{intrap}/\sqrt{n}$$

Sendo:
y = média da ingestão observada durante determinado período.
UL = valor mais alto de ingestão diária continuada de um nutriente que provavelmente não promove efeitos adversos à saúde.
DP_{intrap} = desvio-padrão intraindividual obtido em estudos que avaliam a ingestão alimentar de grupos populacionais.
n = número de dias utilizados para avaliar a ingestão.

A seguir compara-se o valor obtido com aqueles da Tabela 8 para verificar o nível de confiança com o qual se pode concluir que a ingestão habitual do indivíduo está acima dos valores de UL para determinado nutriente. Porém, quando esse método é utilizado, é importante destacar que os valores estimados dos desvios-padrão da ingestão de indivíduos baseiam-se em dados de nutrientes provenientes apenas de alimentos, não incluindo aqueles de suplementos alimentares.

◉ APLICAÇÃO DAS DRI PARA GRUPOS

Na avaliação da ingestão alimentar de grupos, o conjunto das DRI deve ser interpretado da seguinte forma:

TABELA 8 Valores de z e nível de confiança associado para concluir que a ingestão habitual de um indivíduo é maior do que a AI ou menor do que o UL

Critério	Conclusão	Probabilidade de conclusão correta
z > 2	Ingestão habitual está adequada (excessiva)	0,98
z > 1,65	Ingestão habitual está adequada (excessiva)	0,95
z > 1,50	Ingestão habitual está adequada (excessiva)	0,93
z > 1,25	Ingestão habitual está adequada (excessiva)	0,90
z > 1	Ingestão habitual está adequada (excessiva)	0,85
z > 0,85	Ingestão habitual está adequada (excessiva)	0,80
z > 0,68	Ingestão habitual está adequada (excessiva)	0,75
z > 0,50	Ingestão habitual está adequada (excessiva)	0,70
z > 0	Ingestão habitual está adequada (excessiva/segura)	0,50
z > −0,50	Ingestão habitual está adequada (excessiva)	0,30 (70% de probabilidade de a ingestão habitual estar segura)
z > −0,85	Ingestão habitual está adequada (excessiva)	0,20 (80% de probabilidade de a ingestão habitual estar segura)
z > −1,00	Ingestão habitual está adequada (excessiva)	0,15 (85% de probabilidade de a ingestão habitual estar segura)

- EAR: utilizada para estimar a prevalência de ingestão inadequada de determinado nutriente dentro do grupo.
- RDA: não deve ser utilizada para avaliar a ingestão de nutrientes de grupos.
- AI: ingestão habitual média de determinado nutriente igual ou superior ao valor proposto implica baixa prevalência de ingestão inadequada.
- UL: utilizado para estimar a porcentagem da população em risco de efeitos adversos em razão da ingestão excessiva de determinado nutriente.

A base para avaliar a adequação da ingestão alimentar de um grupo em relação a dado nutriente é saber qual é a proporção de indivíduos no grupo que têm ingestão habitual desse nutriente inferior à recomendação. Esse dado é muito importante do ponto de vista da saúde pública, pois torna possível a implementação de programas para melhoria da qualidade de vida da população. Quanto maior o percentual de indivíduos com ingestão inferior ao recomendado, maior será a gravidade do problema.

Entretanto, se é difícil obter informações seguras sobre o consumo alimentar de indivíduos, pode-se supor que a dificuldade será ainda maior em relação a grupos. Indivíduos em um grupo apresentam variações tanto na quantidade média de nutrientes ingeridos quanto em suas necessidades de nutrientes. Para determinar com acurácia a proporção do grupo que tem ingestão habitual de um nutriente inferior à recomendação seriam necessárias tanto informações da ingestão habitual quanto das necessidades de nutrientes de cada indivíduo do grupo. Com essas informações, verificando quantos indivíduos não teriam ingestão suficiente para alcançar suas necessidades individuais, o cálculo seria direto. O problema nesse caso é que raramente a necessidade individual de um nutriente é conhecida. Portanto, a prevalência de ingestão inadequada pode somente ser aproximada utilizando outros cálculos, dentre os quais o método do ponto de corte da EAR é um dos mais utilizados.

Método do ponto de corte da EAR

Esse método é bastante direto e, surpreendentemente, pode algumas vezes ser tão acurado quanto o probabilístico. Com esse método, a prevalência de ingestão inadequada é simplesmente a proporção da população com ingestão abaixo da EAR. Entretanto, tal método não funciona, por exemplo, para avaliar adequação energética e de ferro para mulheres em idade fértil.

Condições para que o método seja aplicado:

- A ingestão dos nutrientes deve ser medida adequadamente.
- A prevalência de baixa ingestão real no grupo não deve ser nem muito baixa nem muito alta.
- A ingestão habitual de nutrientes estimada dos indivíduos deve ser independente de cada recomendação individual.
- A distribuição das recomendações de ingestão de nutrientes para os indivíduos deve ser simétrica.
- A variabilidade de ingestão entre os indivíduos no grupo deve ser maior que a variabilidade das recomendações individuais.

Os nutrientes que satisfazem esses critérios segundo as DRI são magnésio, fósforo, selênio, vitamina B1 (tiamina), vitamina B2 (riboflavina), niacina, vitamina B6 (piridoxina), folato (vitamina B9), vitamina B12 (cobalamina), vitamina C (ácido ascórbico) e vitamina E (alfatocoferol).

Sabe-se que a alimentação exerce efeito crônico sobre as condições de saúde de um indivíduo; portanto, é necessário estimar a distribuição das ingestões em longo prazo. Essa distribuição deve ter uma variância que reflita a variação das ingestões de indivíduo para indivíduo de determinado nutriente dentro do grupo. Na análise de dados de ingestão alimentar, a variância da distribuição é quase sempre muito elevada, pois considera as variações intraindividual e interindividual (indivíduo a indivíduo), o que fornece resultados de prevalência de inadequação provavelmente mais alta que a verdadeira (Figura 1). Nesses casos, é necessário ajustar a distribuição dos valores de ingestão, para que esta reflita somente a variabilidade entre os indivíduos do grupo (Figura 2).

Considerando a dificuldade em coletar diversos inquéritos alimentares, esses ajustes podem ser aplicados à média de poucos dias de ingestão de cada indivíduo no grupo. Para isso, é necessário obter ao menos dois recordatórios independentes de 24 horas (ou seja, coletados em dias não consecutivos) ou registros alimentares (de no mínimo 3 dias se os dados forem coletados em dias consecutivos) de ao menos alguns indivíduos no grupo.

Para excluir o efeito causado pela variabilidade intraindividual é necessário calcular o valor de ambas as variabilidades inerentes a dados de ingestão alimentar: a intraindividual (S_w^2) e a interindividual (S_b^2). A extensão dessas variações pode ser avaliada pela análise de variância (Anova), de acordo com as seguintes relações:

Variância intraindividual = $MQ_w = S_w^2 \rightarrow S_w^2 = MQ_w$.

Variância interindividual = $MQ_b = S_w^2 + k\, S_b^2 \rightarrow S_b^2 = (MQ_b - S_w^2)/k$ (Quadro 1).

QUADRO 1	Análise de variância (Anova)		
Interindividual	$n - 1$	MQb	$S_w^2 + kS_b^2$
Intraindividual	$n\,(k - 1)$	MQw	S_w^2
k: número de repetições; MQ: média quadrática; MQE: média quadrática esperada; n: número de indivíduos.			

A variância total (S_{obs}^2) de uma distribuição observada é dada pela soma das variâncias intra

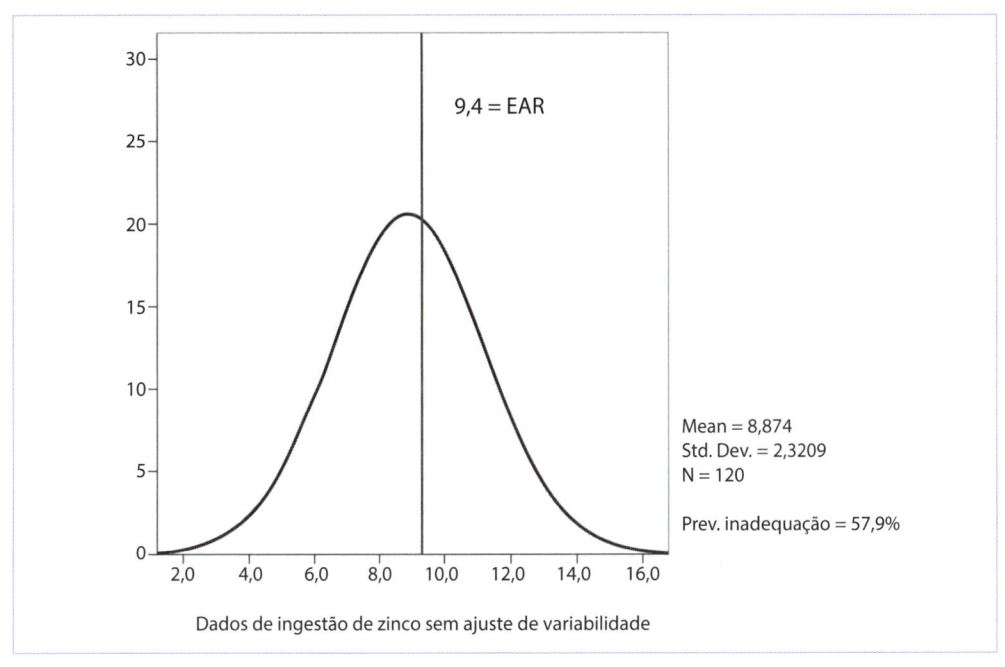

FIGURA 1   Distribuição não ajustada de ingestão de zinco em grupos de 40 indivíduos. Não remover a variabilidade individual resulta em uma curva de distribuição mais larga e achatada, com prevalência incorreta de ingestões inadequadas.

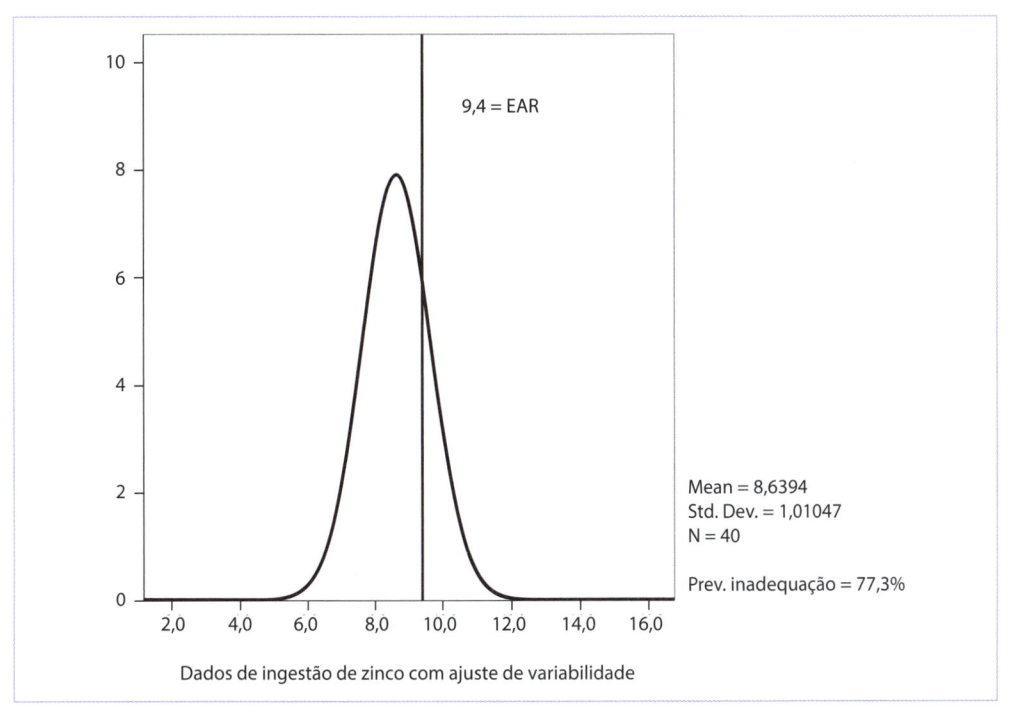

FIGURA 2   Distribuição ajustada de ingestão de zinco em grupos de 40 indivíduos. O ajuste reduz o desvio-padrão e fornece prevalência mais acurada de indivíduos com ingestões inadequadas.

e interindividuais, dividida pelo número de repetições:

$$S^2_{obs} = Sw^2 + (S_b^2) / k$$

Para obter a relação entre a razão do desvio-padrão observado e o desvio-padrão da variação interindividual (S_{obs}/S_b), rearranja-se a equação anterior:

$$S^2_{obs}/S_b^2 = [S_b^2 + (S_w^2/k)]/S_b^2 \to 1 + S_w^2/k(S_b^2)$$

Para simplificar, retira-se a raiz quadrada e obtém-se:

$$S_{obs}/S_b = 1 + [S_w^2/k(S_b^2)]^{1/2}$$

Para remover a variação intraindividual é possível utilizar a seguinte equação:

Valor ajustado do nutriente = média + (x_i – média) $\times S_b/S_{obs}$, em que:

média = ingestão média do grupo.
x_i = ingestão observada de cada indivíduo.
razão S_b/S_{obs} = inverso da equação S_{obs}/S_b, ou seja = 1 / [1 + $S_w^2/k(S_b^2)$]$^{1/2}$

A seguir, calcula-se a distribuição do nutriente ajustado com base nos valores da última equação. Por fim, verifica-se a prevalência de ingestões inadequadas com a seguinte equação:

$z = (EAR – média)/DP$, em que:

média = média ajustada do grupo.
DP = desvio-padrão da distribuição ajustada.

Para a realização desses cálculos é necessário que a distribuição da ingestão do nutriente seja normal. Nos casos em que a distribuição não é normal, deve-se aplicar uma transformação, geralmente a logarítmica, para remover a assimetria. Ao final dos cálculos compara-se o valor de z encontrado a uma tabela de distribuição normal padrão em que, para cada valor de z, há um valor de P correspondente, o qual determina a porcentagem de inadequação (Tabela 9).

Exemplo de cálculo de prevalência de ingestões inadequadas

Dados de ingestão de zinco foram obtidos de registros alimentares de 3 dias não consecutivos. O grupo foi constituído de 40 homens adultos. Esses cálculos foram realizados com o auxílio do *software* SPSS versão 13.0. Inicialmente, verificou-se a distribuição dos dados por meio do teste *One-Sample Kolmogorov-Smirnov*. O valor de *Asymp. Sig* foi menor que 0,05, determinando que a distribuição dos dados não era normal. Realizou-se, então, a transformação de todas as variáveis em seus logaritmos naturais e, novamente, após aplicação do mesmo teste, verificou-se que os dados passaram a apresentar distribuição normal. Na etapa seguinte, realizou-se a análise de variância (*One-Way* Anova) para obter as variações intra e interindividuais. O resultado desse teste foi o seguinte:

	Soma dos quadrados	Df	*Mean Square*	F	Sig.
Entre grupos	3,673	39	0,094	1,715	0,021
Dentro dos grupos	4,394	80	0,055		
Total	8,068	119			

TABELA 9   Distribuição normal padrão

z	P	z	P	z	P	z	P	z	P	z	P
-4,00	0,00003	-2,05	0,0202	-1,00	0,1587	0,00	0,5000	1,05	0,8531	2,10	0,9821
-3,50	0,00023	-2,00	0,0228	-0,95	0,1711	0,05	0,5199	1,10	0,8643	2,15	0,9842
-3,00	0,0013	-1,95	0,0256	-0,90	0,1841	0,10	0,5398	1,15	0,8749	2,20	0,9861
-2,95	0,0016	-1,90	0,0287	-0,85	0,1977	0,15	0,5596	1,20	0,8849	2,25	0,9878
-2,90	0,0019	-1,85	0,0322	-0,80	0,2119	0,20	0,5793	1,25	0,8944	2,30	0,9893
-2,85	0,0022	-1,80	0,0359	-0,75	0,2266	0,25	0,5987	1,30	0,9032	2,35	0,9906
-2,80	0,0026	-1,75	0,0401	-0,70	0,2420	0,30	0,6179	1,35	0,9115	2,40	0,9918
-2,75	0,0030	-1,70	0,0446	-0,65	0,2578	0,35	0,6368	1,40	0,9192	2,45	0,9929
-2,70	0,0035	-1,65	0,0495	-0,60	0,2743	0,40	0,6554	1,45	0,9265	2,50	0,9938
-2,65	0,0040	-1,60	0,0548	-0,55	0,2912	0,45	0,6736	1,50	0,9332	2,55	0,9946
-2,60	0,0047	-1,55	0,0606	-0,50	0,3085	0,50	0,6915	1,55	0,9394	2,60	0,9953
-2,55	0,0054	-1,50	0,0668	-0,45	0,3264	0,55	0,7088	1,60	0,9452	2,65	0,9960
-2,50	0,0062	-1,45	0,0735	-0,40	0,3446	0,60	0,7257	1,65	0,9505	2,70	0,9965
-2,45	0,0071	-1,40	0,0808	-0,35	0,3632	0,65	0,7422	1,70	0,9554	2,75	0,9970
-2,40	0,0082	-1,35	0,0885	-0,30	0,3821	0,70	0,7580	1,75	0,9599	2,80	0,9974
-2,35	0,0094	-1,30	0,0968	-0,25	0,4013	0,75	0,7734	1,80	0,9641	2,85	0,9978
-2,30	0,0107	-1,25	0,1056	-0,20	0,4207	0,80	0,7881	1,85	0,9678	2,90	0,9981
-2,25	0,0122	-1,20	0,1151	-0,15	0,4404	0,85	0,8023	1,90	0,9713	2,95	0,9984
-2,20	0,0139	-1,15	0,1251	-0,10	0,4602	0,90	0,8159	1,95	0,9744	3,00	0,9987
-2,15	0,0158	-1,10	0,1357	-0,05	0,4801	0,95	0,8289	2,00	0,9772	3,50	0,99977
-2,10	0,0179	-1,05	0,1469	0,00	0,5000	1,00	0,8413	2,05	0,9798	4,00	0,99997

A próxima fase dos cálculos foi estimar as variâncias intra e interindividuais com base nas equações descritas:

$S_w^2 = MQ_w$	$S_b^2 = (MQ_b - S_w^2)/k$	$S_{obs}/S_b = 1 + [S_w^2 / k(S_b^2)]^{1/2}$	$S_b/S_{obs} = 1 / S_{obs}/S_b$
$S_w^2 = 0,055$	$S_b^2 = (0,094 - 0,055)/3$	$S_{obs}/S_b = 1 + (0,055/3 \times 0,013)^{1/2}$	$S_b/S_{obs} = 1/1,5525$
	$S_b^2 = 0,013$	$S_{obs}/S_b = (2,4103)^{1/2}$	$S_b/S_{obs} = 0,644$
		$S_{obs}/S_b = 1,5525$	

Depois de obtidos esses dados, agruparam--se as médias de cada indivíduo para criar um novo banco de dados com os valores médios dos 3 dias de registro alimentar. Foi delineada uma nova estatística descritiva:

	n	Mínimo	Máximo	Média	Desvio-padrão
Log_Zn_mean Valid N (listwise)	40 40	1,85	2,66	2,1499	0,17719

Com esses valores, as variáveis de cada indivíduo puderam ser ajustadas por meio da equação:

Valor ajustado do nutriente = média + (x_i – média) $\times S_b/S_{obs}$
Valor ajustado do nutriente = 2,1499 + (Log_Zn_mean – 2,1499) $\times$ 0,644, em que Log_Zn_mean refere-se à média da ingestão de zinco de cada indivíduo, transformada em seu logaritmo natural (nesse caso).

Realizou-se esse cálculo para todos os indivíduos do grupo. Em seguida, foi realizada a reconversão das variáveis transformadas logaritimicamente para a unidade original e, com base em uma nova estatística descritiva desses dados reconvertidos, calculou-se a prevalência de ingestões inadequadas no grupo de estudo:

	n	Mínimo	Máximo	Média	Desvio-padrão
Log_Zn_mean Valid N (listwise)	40 40	7,06	11,95	8,6394	1,01047

De acordo com o exemplo, a prevalência de ingestões inadequadas é dada por:

z = (EAR – média)/DP
z = (9,4 – 8,6394)/1,01047 z = 0,750

Consultando a Tabela 9, verifica-se que o valor de P correspondente a z = 0,750 é igual a 0,7734, ou seja, aproximadamente 78% de prevalência de ingestões inadequadas nesse grupo. Se apenas os valores médios (sem ajustes) obtidos dos registros alimentares de cada indivíduo tivessem sido utilizados para a determinação da prevalência de inadequação, esta seria de aproximadamente 58%, isto é, subestimada (Figuras 1 e 2). Cabe destacar que a tabela de z refere-se apenas aos percentuais de adequação. Dessa forma, se o resultado de z for negativo, deve-se fazer o seguinte cálculo: 1 – P, para obter o valor corresponde ao percentual de inadequação.

A avaliação do consumo alimentar tanto de indivíduos quanto de grupos é suscetível a diversos erros, sendo a comparação de ingestões médias observadas com a RDA o principal deles. É comum a conclusão de que, quando ingestões médias observadas são iguais ou superiores a

RDA, estão adequadas. Mesmo que algumas vezes a ingestão média seja comparável com a RDA, esse tipo de conclusão é inadequado e, geralmente, promove resultados bastante distorcidos. Por definição, com exceção da energia, a ingestão média de determinado nutriente deve exceder os valores de RDA para que a prevalência de ingestões inadequadas seja baixa, devendo-se ainda considerar a variabilidade na ingestão habitual. Portanto, ainda que a média de ingestão de um grupo seja igual ou maior que a RDA, uma proporção dos indivíduos poderá apresentar ingestões menores que suas necessidades.

O mesmo acontece quando essas ingestões são comparadas a EAR, ou seja, se os valores forem iguais a esta, uma grande proporção da população apresentará prevalência elevada de ingestões inadequadas, o que está de acordo com a definição desse parâmetro. Dessa maneira, valores de ingestões médias observadas não devem ser utilizados na avaliação da prevalência de inadequação. Para evitar sub ou superestimativas é extremamente importante ajustar as distribuições das ingestões médias observadas, a fim de obter valores correspondentes às ingestões habituais e assim estimar mais precisamente a proporção de indivíduos em um grupo que apresenta ingestões inadequadas.

Minimizando erros potenciais na avaliação da ingestão individual de grupos

As DRI podem ser ajustadas para serem mais apropriadas para indivíduos ou grupos específicos. Por exemplo, ajustes devem ser feitos para peso corporal, ingestão de energia ou estado fisiológico. Na maioria dos casos, os ajustes não são necessários, porque a EAR já é calculada para as variações individuais.

A seguir, algumas sugestões para minimizar os erros de medidas de ingestão alimentar, recomendadas pelas DRI:

- Selecionar método apropriado.
- De todo alimento consumido, certificar-se:
  - Das omissões, adições e substituições de alimentos nos recordatórios.
  - Do consumo de água e medicamentos para a contribuição de nutrientes.
  - Da utilização de provas de memória para melhorar a acurácia.
  - Da manutenção das frustrações da entrevista a um mínimo.
  - Da manutenção da atmosfera da entrevista neutra com respeito aos valores sociais.
  - Do uso de entrevistadores com conhecimento de cultura e linguagem relacionada a alimentos.
- Determinar o mais acuradamente possível os tamanhos das porções consumidas:
  - Utilizar alimentos ou modelos de porções.
  - Capacitar os avaliadores para usar esses modelos.
- Determinar o uso de suplementos.
- Considerar se a ingestão pode variar sistematicamente como resultado de:
  - Sazonalidade ou periodicidade do uso do alimento.
  - Doenças sistemáticas ou crônicas.
  - Transições alimentares rápidas.
- Considerar a unidade de observação:
  - Individual.
  - Familiar.
  - Populacional.
- Utilizar dados acurados de composição de alimentos, considerando:
  - Variabilidade nas concentrações de nutrientes nos alimentos conforme consumidos.
  - Valores de nutrientes que faltam no banco de dados ou baseados em cálculos no lugar de análises químicas.
  - Inclusão de alimentos específicos da cultura nas tabelas.

Dados de ingestão alimentar são obtidos por meio do uso de uma variedade de instrumentos que fornecem informações sobre tipos e quantidades dos alimentos e bebidas consumidos. Os que têm sido mais extensivamente utilizados e fortemente recomendados são: recordatório de 24 horas, registro alimentar e história alimentar quantitativa. A avaliação quantitativa necessita tanto da determinação acurada quanto da quantidade de alimentos consumidos pelo indivíduo e, ainda, da inclusão de todos os alimentos que contribuam para a ingestão de nutrientes, mesmo que de forma modesta.

Outros fatores a considerar: biodisponibilidade

Para nutrientes com grande variação de biodisponibilidade nos alimentos, a prevalência populacional de ingestão inadequada poderá ser imprecisa se a biodisponibilidade média do nutriente na alimentação, em função, provavelmente, do hábito alimentar, diferir da biodisponibilidade assumida pela EAR.

A distribuição da ingestão de nutrientes também poderá ser imprecisa se a biodisponibilidade variar dentro da população, mas não for considerada quando a ingestão do nutriente for estimada para cada indivíduo. Os nutrientes e CBA que apresentam maior problema quanto à biodisponibilidade são zinco, niacina, ferro e carotenoides provitamina A.

▣ REFERÊNCIAS BIBLIOGRÁFICAS

1. Institute of Medicine (IOM). Dietary reference intakes: applications in dietary assessment. Washington, D.C.: National Academy Press; 2000.
2. Institute of Medicine (IOM). DRIs: dietary reference intakes: applications in dietary planning. Washington, D.C.: National Academy Press; 2003.
3. Institute of Medicine (IOM). DRIs: dietary reference intakes for calcium, phosphorus, magnesium, vitamin D, and fluoride. Washington, D.C.: National Academy Press; 1997.
4. Institute of Medicine (IOM). DRIs: Dietary reference intakes for thiamin, riboflavin, niacin, vitamin B6, folate, vitamin B12, pantothenic acid, biotin, and choline. Washington, D.C.: National Academy Press; 1998.
5. Institute of Medicine (IOM). DRIs: dietary reference intakes for vitamin C, vitamin E, selenium and carotenoids. Washington, D.C.: National Academy Press; 2000.
6. Institute of Medicine (IOM). DRIs: dietary reference intakes for vitamin A, vitamin K, arsenic, boron, chromium, copper, iodine, iron, manganese, molybdenum, nickel, silicon, vanadium and zinc. Washington, D.C.: National Academy Press; 2002.
7. Institute of Medicine. DRIs: dietary reference intakes for energy, carbohydrate, fiber, fat, fatty acids, cholesterol, protein, and amino acids. Washington, D.C.: National Academy Press; 2002.
8. Institute of Medicine (IOM). DRIs: dietary reference intakes: a risk assessment model for establishing upper intake levels for nutrients. Washington, D.C.: National Academy Press; 1998.
9. National Research Council (NRC). Recommended dietary allowances. 10. ed. Washington, D.C.: National Academy Press; 1989.
10. Health and Welfare Canada. Nutrition recommendations: the report of the scientific review committee. Ottawa: Canadian Government Publishing Centre; 1990.
11. Scientific Committee for Food. Nutrient and energy intakes for the European Community. Luxemburgo: Commission of the European Communities; 1993.
12. National Academies of Sciences, Engineering, and Medicine. Dietary Reference Intakes for Energy. Washington, DC: The National Academies Press. 2023. ttps://doi.org/10.17226/26818.
13. Institute of Medicine (IOM). Food and Nutrition Board (FNB). Dietary Reference Intakes for Sodium and Potassium (2019). The National Academies Press; 2019.
14. Fisberg RM, Slater Villar B, Marchioni DML, Martini LA. Inquéritos alimentares: métodos e bases científicos. Barueri: Manole; 2005.
15. Food and Agriculture Organization (FAO/OMS); World Health Organization (WHO). Human vitamin and mineral requirements. Roma; 2002.
16. Department of Health. Dietary reference values for food energy and nutrients for the United Kingdom. London: HMSO; 1991.
17. Cominetti C, Cozzolino SMF. Ingestões dietéticas de referência. In: Dutra-de-Oliveira JE, Marchini JS. Ciências nutricionais: aprendendo a aprender. 2. ed. São Paulo: Sarvier; 2008. p. 407-27.
18. Slater B, Marchioni DL, Fisberg RM. Estimando a prevalência da ingestão inadequada de nutrientes. Rev. Saúde Pública. 2004;38(4):599-605.

Genômica nutricional e biodisponibilidade de nutrientes

Cristiane Cominetti
Marcelo Macedo Rogero
Maria Aderuza Horst

◉ INTRODUÇÃO

A relação entre a alimentação e a saúde envolve aspectos relacionados à biodisponibilidade de nutrientes e de compostos bioativos de alimentos (CBA). Tais aspectos podem ser investigados em nível molecular por meio da aplicação de técnicas modernas de biologia molecular, como sequenciamento de nova geração (NGS – *next generation sequencing*), reação em cadeia da polimerase em tempo real (qPCR – *quantitative polymerase chain reaction*), plataformas de microarranjos – que possibilitam a avaliação da expressão de milhares de genes e microRNA (miRNA) simultaneamente – e espectrometria de massas, que permite a análise simultânea de milhares de metabólitos e outros compostos. Todos esses métodos possibilitam a realização de estudos de genômica nutricional.

Resumidamente, genômica nutricional é uma área de estudos da nutrição que avalia a interação entre a alimentação e o genoma e o impacto dessa relação no balanço entre saúde e doença. A genômica nutricional pode ser didaticamente subdividida em nutrigenética, nutrigenômica e epigenômica nutricional. Estudos de metabolômica também têm importância no cenário de biodisponibilidade. Tais aspectos estão contemplados neste capítulo, com enfoque na biodisponibilidade de nutrientes e de CBA.

◉ NUTRIGENÉTICA

As diferenças fenotípicas observadas entre seres humanos, incluindo aspectos relativos à composição corporal, ao risco para a ocorrência de doenças e às necessidades de nutrientes, são determinadas por apenas 0,5% de variações no genoma, ou seja, existe uma identidade de 99,5% na sequência de nucleotídeos do DNA de humanos.[1,2]

Quando variações genéticas ocorrem em frequência relativamente alta (em mais de 1% dos indivíduos de uma população), são conhecidas como polimorfismos, do latim *poli* = muitas; morfismo = formas. Do contrário, quando a prevalência é inferior a 1% na população, são classificadas como mutação. Os polimorfismos de nucleotídeo único (SNP, *single nucleotide polymorphism*) são o tipo mais comum de variação encontrada no genoma humano. No projeto *1.000 Genomas* (*The 1000 Genomes Project*), foram avaliados 2.504 indivíduos de 26 diferentes populações, e verificou-se que mais de 88 milhões de variações podem ocorrer ao longo do genoma humano, das quais 84,7 milhões foram representadas por SNP (> 95%) e 3,6 milhões, por polimorfismos do tipo inserção/deleção (INDEL).[3]

Um SNP refere-se à troca de apenas um nucleotídeo em determinada posição, a qual pode ocorrer ao longo de toda a molécula de DNA.[4,5] Quando a troca do nucleotídeo ocorre em um éxon (região codificadora do gene) (Figura 1), pode resultar ou não na alteração da estrutura e/ou função da proteína traduzida, em razão da degeneração do código genético, ou pode, ainda, dar origem a um códon de terminação da tradução (*stop codon*) prematuro (Figura 2).

Um polimorfismo pode ocorrer em outras regiões do DNA, como na região promotora ou regulatória dos genes e nas regiões 5' e 3' não traduzidas, o que pode influenciar a regulação da expressão gênica, de forma positiva (hiper-regulação) ou negativa (hiporregulação). SNP também ocorrem em íntrons, com possível influência na síntese da proteína, por meio de modificações no processo de *splicing*.[4-6] A identificação de um SNP por meio de sua nomenclatura é feita de diferentes maneiras, conforme exemplos descritos no Quadro 1.

Em relação ao impacto biológico atribuído a um SNP, sua ocorrência em homozigose ou em heterozigose tem, geralmente, grande relevância. Muitas vezes, a presença de apenas um alelo variante já é suficiente para promover efeitos positivos ou negativos do polimorfismo em determinado aspecto de saúde/doença.

No contexto da nutrição, a subárea da genômica nutricional que estuda as influências das variações no DNA nas necessidades nutricionais e as respostas individuais a componentes da alimentação é a nutrigenética. Tais aspectos são fundamentais no entendimento de como essas interações afetam o estado de saúde dos indivíduos e o risco de desenvolvimento de doenças.[4,7]

Nesse sentido, a distinção entre quais SNP têm real importância no contexto da nutrição é de extrema relevância, uma vez que nem todos os genes respondem às modificações na alimentação. Quando variações genéticas são encontradas em regiões codificadoras, devem estar relacionadas a proteínas-chave no metabolismo e com papel hierárquico nas cascatas

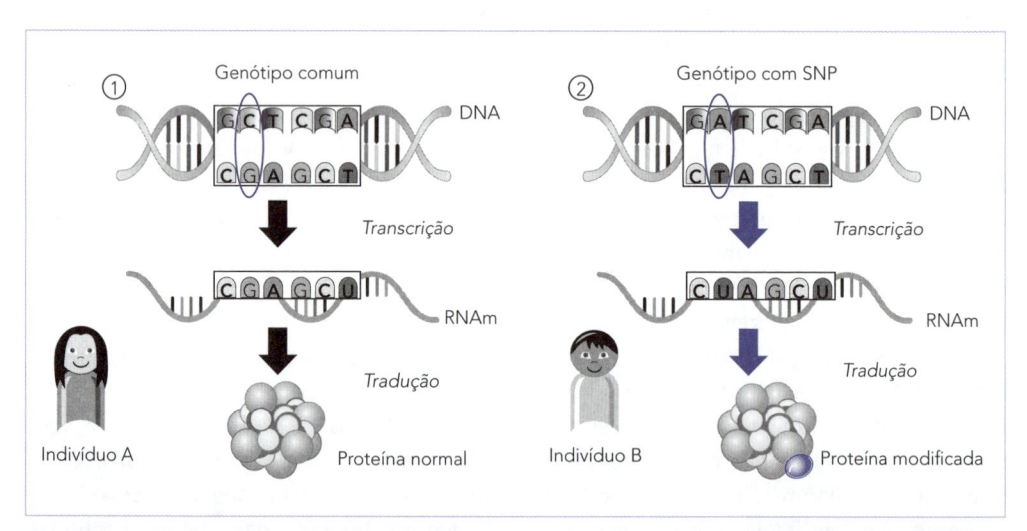

FIGURA 1 Polimorfismo de nucleotídeo único (SNP) em região codificadora: variações em nucleotídeos podem ocorrer ao longo de toda a sequência do DNA. (1) no genótipo comum, observa-se um códon GCT, transcrito em CGA no RNAm, o qual codifica uma arginina; (2) no genótipo com SNP, verifica-se a troca da citosina (C) por adenina (A) no segundo nucleotídeo do códon (em relação ao genótipo comum). O códon GAT será transcrito em CUA no RNAm, o qual codifica uma leucina, promovendo, portanto, modificação na proteína traduzida.

Fonte: Camp KM; Trujillo E, 2014.[4]

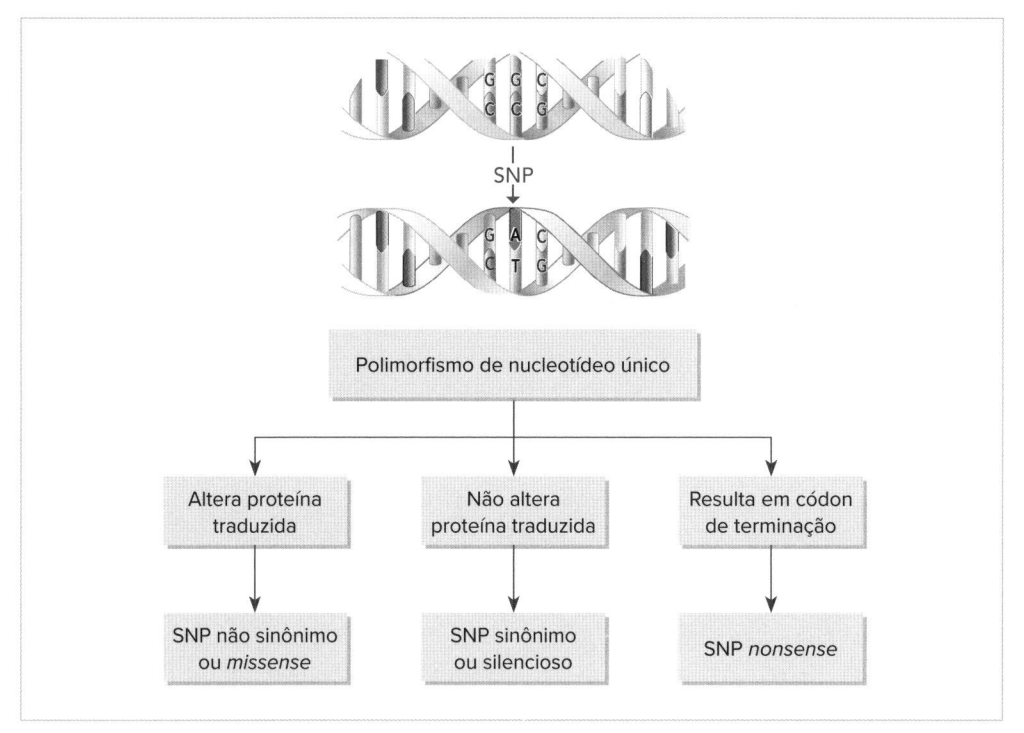

FIGURA 2 Possibilidades de polimorfismos em regiões codificadoras: quando a troca de nucleotídeo não altera o aminoácido codificado, o SNP é denominado sinônimo ou silencioso, pois não ocorre modificação na proteína traduzida (p. ex., AUU → AUC; ambos os códons dão origem ao aminoácido isoleucina). Se a troca de nucleotídeo resultar em alteração do aminoácido codificado, denomina-se SNP não sinônimo ou *missense* (p. ex., CAU → CGU, o primeiro codifica uma histidina e o segundo, uma arginina). Caso a troca de nucleotídeo dê origem a um códon de terminação da tradução ou *stop codon* prematuro, o SNP é denominado *nonsense* (p. ex., CAA → UAA, em que o primeiro codifica uma glutamina e o segundo é um códon de terminação).

biológicas, o que, possivelmente, resultará em consequências funcionais importantes. Além disso, é importante que a prevalência da variação genética na população de interesse não seja baixa e que seja possível combinar a avaliação de biomarcadores (sanguíneos, salivares, urinários etc.).[8]

Alguns polimorfismos têm relação importante com a biodisponibilidade de nutrientes e o consequente risco de alterações no metabolismo, o que pode resultar em maior ou menor propensão a algumas doenças, como é o caso de SNP relacionados ao metabolismo de vitaminas, minerais e CBA. Todavia, é importante ressaltar que o estudo da biodisponibilidade

e do metabolismo de nutrientes é complexo e influenciado por grande número de genes e polimorfismos. Serão aqui destacadas algumas variações genéticas relacionadas a tais aspectos, com destaque para nutrientes como vitamina D, folato, vitamina A, ferro, selênio e zinco.

Os eventos biológicos de maior relevância mediados pela vitamina D ocorrem a partir da interação entre a 1,25 di-hidroxivitamina D3 [1,25(OH)$_2$D$_3$] ou calcitriol (forma ativa) com o receptor de vitamina D (VDR) em tecidos-alvo.[9,10] Tal interação resulta na formação de um complexo capaz de regular a expressão de diversos genes. No entanto, a formação do complexo vitamina D-VDR pode ser influenciada

QUADRO 1	Exemplos de identificação de polimorfismos de nucleotídeo único	
Gene	**Identificação do SNP**	**Interpretação**
GPX1	1. rs1050450 2. C593T ou 593 C>T 3. Pro198Leu	1. Número de registro (do inglês register SNP) do polimorfismo. Pode ser utilizado para consulta detalhada em banco de dados público (http://www.ncbi.nlm.nih.gov/snp/). 2. Refere-se à troca de citosina por timina na posição 593 do gene. 3. Indica que a troca está localizada em um éxon, o que resulta na codificação de leucina em vez de prolina no códon 198 da proteína.
MT2A	-209 A/G ou -209 A>G ou A-209G	O sinal negativo indica que a troca de nucleotídeo ocorre na região promotora do gene. No exemplo, o SNP é o rs1610216.
VKORC1	1173 C>T ou C1173T (sem indicação de troca de aminoácidos)	Refere-se a SNP em um íntron, pois indica apenas a troca de nucleotídeo, sem referência à mudança de aminoácido. No exemplo, o SNP é o rs9934438.
VDR	Taq I Bsm I Apa I Fok I	Referem-se às enzimas de restrição utilizadas na avaliação das variações genéticas. Taq I refere-se ao SNP rs731236; Bsm I, ao SNP rs1544410; Apa I, ao SNP rs7975232; Fok I, ao SNP rs2228570.

GPX1: gene que codifica a enzima glutationa peroxidase 1; MT2A: gene que codifica a metalotioneína 2; VKORC1: gene que codifica a enzima vitamina K epóxido redutase subunidade 1; VDR: gene que codifica o receptor de vitamina D.

por variações no gene que codifica o receptor, as quais têm sido amplamente estudadas em relação ao risco de desenvolvimento de doenças, com destaque para o câncer.[11,12]

O SNP identificado pela enzima de restrição Fok I (rs2228570) está localizado no início da região de transcrição do VDR e promove a troca de uma timina por uma citosina (T/C), o que resulta na tradução de proteínas com diferenças na cadeia polipeptídica. Em indivíduos carreadores do alelo F (protetor), o VDR traduzido apresenta 424 aminoácidos em sua estrutura, ao passo que, em carreadores do alelo f (de risco), apresenta 427 aminoácidos e funcionalidade prejudicada.[13,14] Os polimorfismos Fok I, Taq I (rs731236), Bsm 1 (rs1544410), Apa I (rs7975232) e Tru91 (rs757343) são frequentemente analisados como haplótipos (por serem encontrados em locais próximos na sequência de nucleotídeos do VDR, tendem a ser herdados em conjunto). Todos esses SNP têm sido associados ao risco de desenvolvimento de diferentes doenças crônicas não transmissíveis relacionadas à nutrição (DCNT-RN), incluindo alguns tipos de câncer.[12-18]

Entretanto, fatores de estilo de vida e biológicos, como ingestão de cálcio e de vitamina D, ingestão energética, concentração sérica de $25(OH)D_3$, nível de exposição à luz solar, presença de obesidade, tabagismo, entre outros, são de grande importância na relação das variações no VDR com o risco de desenvolvimento de câncer e outras DCNT-RN. O impacto de diversas outras variações genéticas associadas ao risco ou à proteção em relação ao desenvolvimento de DCNT-RN deve ser considerado.

A saúde óssea está intimamente relacionada ao status de vitamina D e pode ser afetada pela presença de SNP no VDR. Em metanálise que avaliou 2.112 indivíduos caucasianos com fraturas e 4.521 controles, foi analisada a influência dos diferentes polimorfismos do gene do VDR, como Fok I, Bsm I, Apa I (C > A, rs17879735) e Taq I, sobre a densidade mineral óssea e o risco de fraturas. Os resultados sugerem que existe associação modesta, mas significativa, entre o genótipo TT do SNP BsmI e o risco de fratura, o que pode ocorrer em razão de alterações no metabolismo e na biodisponibilidade de vitamina D e de cálcio.[19]

Mulheres idosas diagnosticadas com insuficiência de vitamina D [concentração sérica de 25(OH)D$_3$ < 25 ng/mL], suplementadas durante 4 semanas com megadoses dessa vitamina (200.000 UI/dia) e carreadoras do genótipo *VDR* BsmI TT, apresentaram alterações menos pronunciadas nas concentrações de vitamina D, do hormônio da paratireoide (PTH), de proteína C reativa ultrassensível (PCR-us) e de alfa 1-glicoproteína ácida, em comparação às mulheres com genótipos CC ou CT.[20]

Além do *VDR*, os efeitos na saúde associados à vitamina D dependem de uma interação complexa com a proteína VDBP (*vitamin D-binding protein*), a qual se encontra no plasma e atua como transportadora primária de vitamina D. Além do transporte, a VDBP influencia significativamente a biodisponibilidade e a atividade da vitamina D. Concentrações mais elevadas de VDBP podem sequestrar a vitamina, limitando a sua disponibilidade e diminuindo potencialmente os seus efeitos benéficos. Em contrapartida, variações no gene que codifica a VDBP (*GC*) podem alterar a sua afinidade pela vitamina, contribuindo para diferenças individuais no *status* e nas funções da vitamina D.[21] Os SNP mais estudados no *GC* são o rs7041 (G>T, Glu432Asp) e o rs4588 (C>A, Thr436Lys), os quais alteram ligeiramente a estrutura da proteína transportadora e a habilidade de ligação à vitamina D, podendo, portanto, interferir na biodisponibilidade e no *status* da vitamina D, bem como nas respostas individuais à suplementação.[22,23]

Com relação ao metabolismo do folato e nutrigenética, é interessante destacar o papel da enzima metilenotetra-hidrofolato redutase (MTHFR), a qual catalisa a conversão do 5-10 metiltetra-hidrofolato (5,10 MTHF) em 5-metiltetra-hidrofolato (5 MTHF) no ciclo da metionina/homocisteína. Este último é o doador do grupamento metil para o processo de remetilação da homocisteína em metionina.[24]

O gene da MTHFR é um dos mais estudados em nutrigenética, e, entre as variações mais importantes, destaca-se o polimorfismo rs1801133 ou C677T, o qual resulta na codificação de valina em vez de alanina no códon 222 da proteína.[25,26] Nos indivíduos carreadores do alelo de risco em relação a esse SNP, a MTHFR sintetizada é mais termolábil e apresenta menor atividade (cerca de 30% inferior em carreadores do genótipo heterozigoto e de 65% em homozigotos para o alelo de risco T). Dessa forma, a biodisponibilidade do folato alimentar torna-se ainda mais importante, uma vez que as modificações na atividade enzimática são associadas a menores concentrações plasmáticas de ácido fólico, bem como a maiores concentrações plasmáticas de homocisteína, considerada fator de risco independente para doenças cardiovasculares.[27]

Nesse sentido, em metanálise com mais de 70 estudos caso-controle que incluíram número superior a 16 mil indivíduos, observou-se que os homozigotos para o alelo de risco em relação ao SNP *MTHFR* C677T apresentaram chance 21% maior de desenvolver doença isquêmica do miocárdio. Adicionalmente, a análise de outros 20 estudos prospectivos com quase 4 mil indivíduos revelou que um aumento de 5 μmol/mL nas concentrações plasmáticas de homocisteína resultou em risco 23% maior de ocorrência de doença isquêmica do miocárdio.[28]

Entretanto, é importante destacar os resultados de outra metanálise, que avaliou o impacto global do SNP *MTHFR* rs1801133 nas concentrações de homocisteína em uma amostra de mais de 114 mil indivíduos de diferentes etnias. As análises revelaram que, embora concentrações mais elevadas de homocisteína sejam encontradas em carreadores do alelo de risco, esse efeito depende de diversas covariáveis. As ingestões de folato e de vitamina B12 foram as principais covariáveis associadas; valores mais elevados atenuaram significativamente o impacto da presença do alelo de risco. Covariáveis como idade, sexo e outros fatores genéticos também influenciaram ligeiramente as concentrações de homocisteína. Com base nesses resultados, foi criado um modelo preditivo para as concentrações de homocisteína combinado às covariáveis e ao genótipo do SNP *MTHFR* rs1801133, o qual pode identificar indivíduos com maior probabilidade de apresentar concentrações elevadas de homocisteína.[29]

Outra vitamina muito estudada em nutrigenética é a vitamina A. De maneira geral, alimentos de origem animal fornecem vitamina A pré-formada, e os de origem vegetal são fontes de provitamina A ou carotenoides. Dentre os mais de 1.000 carotenoides existentes na natureza, os que se destacam como principais componentes da alimentação são o alfacaroteno, o betacaroteno, a betacriptoxantina, a luteína e o licopeno. Todavia, não são todos os carotenoides que apresentam atividade de provitamina A.[30]

Alguns fatores influenciam as taxas de conversão de determinados carotenoides (ex.: betacaroteno) em vitamina A, com destaque para a presença de outros componentes alimentares, a matriz alimentar e o método de preparo/processamento.[31] Além desses fatores, polimorfismos em genes que codificam enzimas necessárias a essa conversão, como a betacaroteno 15,15'-mono-oxigenase (BCMO1) e a retinaldeído redutase, podem influenciar de maneira significativa o processo. Nesse sentido, indivíduos podem apresentar diferenças importantes nas taxas de conversão e têm sido classificados como conversores deficientes e conversores normais.[32,33]

Os SNP mais estudados no gene *BCMO1* são o rs12934922 (A801T ou Arg267Ser) e o rs7501331 (C1139T ou Ala379Val). Já foi demonstrado que a combinação dos alelos 379Val e 267Ser reduz a atividade catalítica *in vitro* da BCMO1 em 57%. Além disso, mulheres com genótipo 379Val ou a combinação dos genótipos 379Val e 267Ser apresentaram capacidade de converter betacaroteno em vitamina A significativamente reduzida (-32% e -69%, respectivamente), o que influencia a sua biodisponibilidade. Assim, indivíduos que apresentem esses genótipos em relação a BCMO1 podem se beneficiar de maior ingestão de fontes de vitamina pré-formada.[34]

Além da conversão de carotenoides em vitamina A, há complexa interação entre aspectos genéticos e os processos de absorção intestinal e de armazenamento hepático dessa vitamina. Polimorfismos genéticos têm sido associados à vulnerabilidade de diferentes grupos étnicos à deficiência de vitamina A. Em artigo de revisão sobre o assunto, Suzuki e Tomita (2022) sugerem que vários genes, com destaque para o *CD36*, o *SCARB1* e o *LRAT1*, influenciam a absorção de betacaroteno e de retinol por indivíduos de diferentes etnias. Além disso, variações em genes como o *RBP4* e o *LIPC* podem prejudicar a capacidade de armazenamento hepático da vitamina A, aumentando potencialmente o risco de deficiência, principalmente em populações com ingestão alimentar limitada. Todavia, o impacto dessas variações genéticas pode diferir significativamente entre grupos étnicos em razão de suas histórias evolutivas e padrões alimentares únicos. Por exemplo, algumas populações africanas têm adaptações que melhoram a absorção de betacaroteno, enquanto as populações do Leste Asiático podem ser mais suscetíveis ao armazenamento deficiente relacionado a variantes genéticas específicas.[35]

A biodisponibilidade de minerais também pode ser influenciada, positiva ou negativamente, por variações genéticas. No caso do ferro, foi sugerido que diferenças de absorção na presença ou ausência de cálcio são bastante significativas, mesmo após a correção da biodisponibilidade em função do estado nutricional do indivíduo em relação ao ferro, o que sugere que existem outros fatores influenciadores.[36] Estudo de associação em escala genômica (*genome-wide association studies* – GWAS) revelou que polimorfismos no gene da transferrina (TF) influenciam o estado nutricional do indivíduo em relação ao ferro. Dois SNP no gene *TF*, um intrônico (rs3811647 – A/G) e outro na região codificadora (rs1799852 – C739T ou Leu247Leu), e um intrônico no gene *RAB6B* (rs2280673 – A/C), em combinação com a mutação C282Y no gene da proteína da hemocromatose humana (*HFE*), são responsáveis por cerca de 40% da variação nas concentrações séricas de TF atribuídas a causas genéticas.[37]

A matriptase-2 (MT-2) é uma enzima com expressão hepática codificada pelo gene *TMPRSS6* (serina protease transmembrana 6), que regula negativamente a produção de hepcidina. Essa proteína atua inibindo a absorção intestinal de ferro e a liberação do mineral por macrófagos e hepatócitos.[38] O SNP *TMPRSS6* rs855791 (T2321C ou Ala736Val) tem sido estudado como modulador de fenótipos de hemácias e da absorção e do risco de deficiência de ferro. Apesar de mais estudos serem necessários para compreender as implicações clínicas deste e de outros SNP no gene *TMPRSS6* e o potencial para estratégias personalizadas para tratamento da deficiência de ferro, estudo brasileiro observou que crianças em idade pré-escolar carreadoras do alelo T apresentaram risco aumentado de desenvolver anemia e deficiência de ferro, avaliadas por concentrações séricas mais elevadas de receptor solúvel de transferrina. Além disso, a presença do alelo T foi associada a valores mais baixos de volume corpuscular médio e hemoglobina corpuscular média.[39]

Com relação ao selênio, variações genéticas podem influenciar tanto a síntese de selenoproteínas quanto as funções da maquinaria necessária para que essa síntese ocorra, o que pode resultar em modificações na biodisponibilidade do mineral. O processo de incorporação da selenocisteína (Sec) em proteínas ocorre a partir da decodificação na região 3'UTR (*untranslated region* – região não traduzida de um RNAm) dos genes e depende, entre outros fatores, da recodificação de um códon de parada de tradução (UGA) mediada pelo elemento SECIS (do inglês, *selenocysteine insertion sequence*), com auxílio da proteína ligadora de SECIS (do inglês, *SECIS-binding protein 2* – SBP2) e do fator de elongação específico da selenocisteína (do inglês, *selenocysteine-specific elongation factor* – eF-Sec). Dessa forma, polimorfismos na região 3'UTR de genes que dependem da incorporação da Sec ou no gene que codifica a SBP2 podem se relacionar a alterações no metabolismo e na biodisponibilidade do selênio e a possíveis doenças associadas.[40,41]

O selênio ingerido por meio da alimentação é incorporado à selenoproteína P (SePP) no fígado, principal transportadora do selênio hepático para outros tecidos (até 60% do conteúdo total absorvido). A SePP também parece atuar como antioxidante, pois reduz a oxidação de lipoproteínas de baixa densidade (LDL) e a formação de hidroperóxidos.[42-44] Assim, polimorfismos no gene que codifica a SePP têm grande importância na distribuição de selênio para o cérebro, a próstata, os testículos e o cólon. Os SNP G→A na posição 25191 da região 3'UTR (rs7579) e Ala234Thr (rs3877899) no gene *SEPP1* parecem interferir na resposta do indivíduo à suplementação com selênio, com influência no padrão das isoformas plasmáticas da SePP e na atividade de outras selenoproteínas em linfócitos, eritrócitos e plasma.[45,46]

Ainda em relação ao selênio, variações genéticas associadas às glutationas peroxidases (GPx), com destaque para a GPx1, podem influenciar as funções dessas enzimas antioxidantes. O SNP *GPX1* Pro198Leu (rs1050450) tem sido associado à redução da atividade da enzima e ao maior risco de desenvolvimento de algumas doenças, como certos tipos de câncer, síndrome metabólica e doença de Keshan.[47,48]

Outro mineral de grande importância para a saúde humana é o zinco. Esse nutriente exerce influência em diversos aspectos do metabolismo de macronutrientes e nos processos de síntese e degradação de ácidos nucleicos, visto que é constituinte de aproximadamente 3 mil enzimas. O zinco atua nessas enzimas principalmente como catalisador, mas também pode apresentar função estrutural, de substrato ou de regulador da atividade enzimática.[49,50] Essas funções estão relacionadas com o papel do zinco nas respostas inflamatória e imune, bem como no estresse oxidativo, aspectos que podem ser associados ao maior risco de desenvolvimento de determinadas doenças.[51]

O transporte transmembrana e a homeostase sistêmica do zinco são coordenados por dois grandes grupos de proteínas transportadoras, as ZnT (do inglês, *zinc transporters* – 1 a 10), codificadas pelos genes *SLC30A*, e as ZIP (do inglês, *Zrt- and Irt-like proteins* – 1 a 14), codificadas pelos genes da família *SLC39A*.[52] Dessa forma, variações em genes que codificam essas proteínas transportadoras podem influenciar a biodisponibilidade do zinco, o estado nutricional do indivíduo em relação a esse mineral, bem como o estado de saúde geral.

Um exemplo de DCNT-RN associada ao zinco é o diabetes *mellitus* tipo 2 (DM2), uma vez que esse nutriente parece atuar diretamente nas vias intracelulares envolvidas com o metabolismo da insulina. Nesse contexto, o SNP 807 C/T ou Arg325Trp (rs13266634) no gene que codifica o ZnT8 (*SLC30A8*) foi associado ao aumento do risco de desenvolvimento de DM2.[53] Todavia, de forma interessante, o maior risco de desenvolver DM2 apresentado pelos indivíduos carreadores do alelo C foi dependente das concentrações plasmáticas de zinco, de forma que, a cada 10 µg/dL a mais nas concentrações do mineral, o risco de desenvolver a doença foi 22% menor nos indivíduos com genótipo TT, 17% inferior nos heterozigotos e apenas 7% menor nos homozigotos CC.[54]

Ainda em relação ao SNP rs13266634, foi realizado estudo que testou a suplementação de zinco (50 mg de zinco elementar, duas vezes ao dia, durante 14 dias) em homens e mulheres Amish com idade média de 52 anos, sem DM2 diagnosticado e de acordo com o genótipo (CT/TT n = 32 e CC n = 23) nas respostas agudas da insulina a uma carga de glicose intravenosa. Após o período de suplementação, os indivíduos que carreavam o genótipo CT/TT apresentaram melhoras de 15% e 14% na resposta da insulina após 5 e 10 minutos, respectivamente, da carga de glicose intravenosa em comparação ao período pré-suplementação. Em relação aos indivíduos CC, aqueles CT/TT também apresentaram resposta da insulina 26% superior nos 5 minutos após a carga de glicose. As razões pró-insulina:insulina e peptídeo C:insulina também foram menores nos indivíduos carreadores do alelo T, tanto em comparação ao período anterior à suplementação quanto às alterações observadas nos indivíduos carreadores do genótipo CC após a sobrecarga com glicose.[55]

Os dados apresentados demonstram a importância de variações genéticas na biodisponibilidade de nutrientes, no risco de desenvolvimento de doenças e nas respostas a protocolos de suplementação. Todavia, é necessário destacar que outros genes e polimorfismos podem estar envolvidos nesses aspectos e que os resultados dos estudos podem diferir entre populações de diferentes etnias.

NUTRIGENÔMICA

A nutrigenômica estuda o efeito de nutrientes e de CBA sobre a expressão gênica e, consequentemente, sobre o proteoma e o metaboloma. As interações que envolvem a nutrigenômica podem ocorrer de modos direto ou indireto. A regulação pelo modo indireto é representada pela capacidade que nutrientes e CBA têm de modular a ativação de vias de sinalização intracelulares. Nesse sentido, pode ocorrer aumento ou redução da translocação desses fatores de transcrição do citoplasma para o núcleo celular, sendo que a ligação desses fatores de transcrição na região promotora de genes específicos promove a transcrição gênica. No que concerne à regulação pelo modo direto, verifica-se que nutrientes ou CBA interagem diretamente como ligantes de receptores nucleares e, desse modo, promovem alteração da atividade transcricional dos genes.[4,7]

No tocante à biodisponibilidade de nutrientes, destaca-se que a homeostase do colesterol no organismo é mantida, em grande parte, pela síntese *de novo*, absorção/efluxo intestinal e excreções biliar e fecal. A proteína *Niemann--Pick C1-Like 1* (NPC1L1) media a absorção intestinal de colesterol e a reabsorção de colesterol biliar. De forma oposta à ação da NPC1L1, os transportadores cassetes de ligação de ATP (*ATP-binding cassette subfamily G members 5 and 8* – ABCG5 e ABCG8) promovem o efluxo de colesterol a partir dos enterócitos para o lúmen intestinal.[56,57]

O ABCG5 e o ABCG8 são expressos na membrana apical dos enterócitos, com regulação pelo receptor nuclear X hepático (*Liver X receptor* — LXR), o qual apresenta como ligantes diretos alguns metabólitos do colesterol (oxisteróis). Há dois tipos de receptores LXR, codificados por genes distintos: o LXR-alfa, mais comumente expresso no fígado e em macrófagos; e LXR-beta, expresso de forma ubíqua. O LXR combina-se com o RXR, formando um heterodímero, que se liga aos seus elementos de resposta (*LXR response elements* – LXRE) localizados na região promotora de genes-alvo. A ligação do oxisterol ao LXR favorece a interação de coativadores com o heterodímero LXR/RXR, o que promove o início da transcrição de diversos genes, como aqueles relacionados ao controle da absorção intestinal de colesterol (ABCG5 e ABCG8).[5,56-58]

A vitamina E, que atua como antioxidante lipossolúvel, está naturalmente presente em oito formas diferentes [(R,R,R)-α, -β, -γ, -δ-tocoferóis e (R,R,R)-α, -β, -γ, -δ-tocotrienóis], sendo que o (R,R,R)-α-tocoferol e o (R,R,R)-γ-tocoferol são as duas principais formas encontradas em alimentos.[59] Durante o processo de digestão de alimentos, a vitamina E é extraída da matriz ali-mentar e incorporada às micelas, juntamente com outros produtos oriundos da hidrólise de lipídios. No intestino delgado, as micelas se aproximam da membrana apical dos enterócitos, o que favorece a absorção dos produtos da digestão de lipídios, bem como da vitamina E. O transporte apical da vitamina E ocorre por meio das proteínas de membrana designadas receptor *scavenger* classe B tipo I (SR-BI) e da proteína NPC1L1. Posteriormente à absorção, a maior parte da vitamina E é incorporada nos quilomícrons, enquanto uma pequena parte é secretada, a partir da membrana basolateral, através do transportador cassete de ligação de ATP A1 (*ATP-binding cassette A1* – ABCA1). Nesse sentido, constata-se que as proteínas NPC1L1 e ABCA1 estão envolvidas nos mecanismos de absorção e efluxo de colesterol e de vitamina E, o que sugere a presença de vias comuns no metabolismo intestinal dessas duas moléculas.[59-61]

Além disso, a vitamina E pode reduzir a biossíntese *de novo* do colesterol por meio da atenuação da clivagem proteolítica pós-traducional do fator de transcrição designado proteína 2 ligadora ao elemento regulatório de esteróis (SREBP-2), o que reduz a translocação desse fator do retículo endoplasmático para o núcleo celular.[60] Em um estudo com cultura de células Caco-2 – modelo de células intestinais humanas – e suplementação de vitamina E, foi investigado o efeito do α-tocoferol e do γ-tocoferol na biossíntese de colesterol e no efluxo de colesterol através do transportador ABCA1, presente na membrana basolateral. O α-tocoferol e o γ-tocoferol reduziram tanto a síntese endógena quanto o efluxo de colesterol mediado pela apolipoproteína A1.[62] Entre os mecanismos moleculares relacionados aos efeitos citados, destaca-se que os tocoferóis, via SREBP-2, atenuaram a expressão de diversos genes relacionados à síntese de colesterol, bem como reduziram o efluxo de colesterol por meio da hiporregulação do gene que codifica a proteína citocromo P450 oxidase, o *CYP27A1* – tal fato acarreta redução da concentração intracelular de oxisteróis e, consequentemente, diminuição da expressão de genes-alvo do receptor LXR, incluindo a proteína ABCA1 (Figura 3).

Entre os nutrientes identificados em estudos de nutrigenômica que atuam de modo direto, destaca-se a vitamina D. O calcitriol regula a expressão gênica de forma direta, uma vez que transloca diretamente para o núcleo, onde se liga a seu receptor, o VDR. Esse complexo se liga em uma região do DNA conhecida como elemento de resposta à vitamina D (*vitamin D response element* – VDRE), forma um heterodímero com o RXR e, após a ligação de outros fatores de transcrição auxiliares e da RNA polimerase 2, ativa a transcrição de diversos genes. Entre os genes regulados pelo calcitriol, destacam-se aqueles envolvidos nos mecanismos relacionados à absorção intestinal de cálcio.[7,6,64] Cabe mencionar que existem duas potenciais fontes

de calcitriol para as células da mucosa intestinal, a partir da circulação sanguínea e por meio da síntese *de novo* em enterócitos. Esta última é conhecida como "calcitriol intrácrino", cuja síntese decorre do fato de células duodenais expressarem a enzima 1 alfa-hidroxilase, a qual converte 25OHD em calcitriol, que transloca do citoplasma para o núcleo e ativa o VDR.[65-67]

A absorção intestinal do cálcio ocorre por uma via saturável (transcelular) e outra via não saturável (difusão paracelular), sendo o mecanismo saturável predominante no intestino delgado proximal (duodeno e jejuno) e sob regulação nutricional e fisiológica, enquanto o mecanismo não saturável ocorre ao longo de todo o intestino. A absorção de cálcio pela via transcelular é dependente de energia, uma vez que pode ocorrer contra um gradiente de concentração.[68]

O percentual de cálcio absorvido a partir da alimentação está relacionado à quantidade

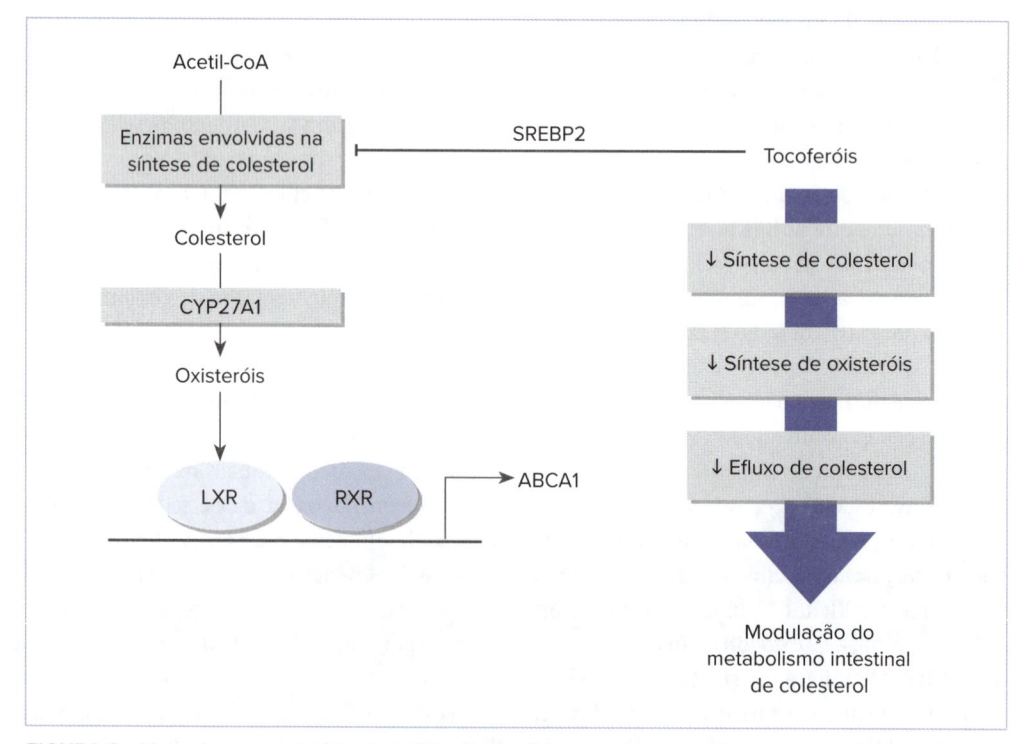

FIGURA 3 Mecanismo regulatório de tocoferóis na síntese e efluxo de colesterol em células intestinais.
Fonte: Landrier JF et al., 2010.[62]

total de cálcio ingerida e à eficiência do processo de absorção desse mineral. Nesse contexto, destaca-se o papel do calcitriol, o qual favorece a absorção de cálcio na membrana apical por meio do aumento da expressão gênica do canal de cálcio designado *transient receptor potential cation channel subfamily V member 6* (TRPV6). Além disso, o calcitriol também aumenta a expressão gênica da calbindina – proteína citoplasmática que se liga ao cálcio –, a qual participa do transporte de cálcio intracelular da região próxima à membrana apical até a membrana basolateral. É importante mencionar que estudos tanto em animais deficientes em vitamina D quanto *knockout* em relação ao *VDR* evidenciam redução significativa da expressão gênica e do conteúdo proteico de calbindina intestinal, o que comprova o papel relevante do calcitriol nos mecanismos de absorção intestinal do cálcio.[67,69,70]

Outro nutriente importante no contexto da nutrigenômica e biodisponibilidade é o ferro, mineral fundamental nos processos de oferta de oxigênio para os tecidos e na utilização do oxigênio em níveis celular e subcelular. Esse mineral atua como componente funcional de proteínas que contêm ferro, incluindo hemoglobina, mioglobina, citocromos e enzimas específicas. Quanto à absorção do ferro não heme pelos enterócitos, duas proteínas presentes na membrana apical dessas células estão envolvidas no transporte: o citocromo b duodenal (Dcyt b) e o transportador de metal divalente (DMT1). A Dcyt b é uma redutase férrica ligada à membrana apical que converte ferro férrico em ferro ferroso. Cabe ressaltar que o Dcyt b tem um sítio de ligação ao ácido ascórbico, potencial doador de elétrons. O ferro ferroso é transportado através da membrana apical dos enterócitos pelo DMT1, que pode também transportar outros íons divalentes. A expressão tanto de Dcyt b quanto de DMT1 é aumentada em indivíduos com deficiência em ferro.[71]

Em relação ao mecanismo de regulação da expressão do DMT1, verifica-se que o seu transcrito contém um elemento responsivo ao ferro (*iron-response element* – IRE) na região 3'UTR, que interage com proteínas regulatórias do ferro (*iron-responsive element-binding protein* – IRP) designadas IRP 1 e 2, presentes no citoplasma. Quando a concentração intracelular de ferro está baixa, as IRP 1 e 2 ligam-se à região 3' do RNAm da DMT1 e promovem a estabilidade desse transcrito, o que, por consequência, favorece o aumento da síntese da proteína DMT1. Por outro lado, quando há aumento da concentração intracelular de ferro no enterócito, as IRP 1 e 2 não se ligam ao IRE na região 3'UTR, o que acarreta menor estabilidade do transcrito e, desse modo, redução do conteúdo intracelular da proteína DMT1.[72]

Outro aspecto relacionado à concentração intracelular de ferro e regulação da expressão gênica refere-se à resposta molecular frente à hipóxia, mediada pelo fator de transcrição designado fator induzível por hipóxia (*hypoxia-inducible factor* – HIF), o qual se apresenta na forma de heterodímeros contendo uma subunidade alfa (HIF 1, 2 e 3alfa) e uma unidade beta constitutivamente expressa (HIF 1beta). Quando os valores de pressão de oxigênio são adequados (~21% O_2), as subunidades alfa são hidroxiladas, ubiquitinadas e, posteriormente, degradadas nos lisossomos. Contudo, em condições de hipóxia, as subunidades alfa são estabilizadas (ou seja, não hidroxiladas), o que permite que esse fator de transcrição transloque para o núcleo e interaja com a subunidade beta, resultando na ligação desse heterodímero na região promotora de genes envolvidos com a regulação da absorção intestinal de ferro.[73,74]

Cabe destacar que as enzimas que hidroxilam as subunidades alfa – o que resulta em subsequente degradação –, designadas prolil-hidroxilases, são dependentes de ferro. Portanto, quando a concentração de ferro é baixa, há redução da atividade da prolil-hidroxilase, e as subunidades da HIFalfa tornam-se mais estáveis. A redução da concentração intracelular de ferro em células intestinais promove aumento da expressão e da atividade do fator de transcrição HIF2alfa, cujos genes-alvo codificam as proteínas Dcyt b, DMT1 e ferroportina 1.[73,74]

Os CBA também estão envolvidos em mecanismos de nutrigenômica, os quais são dependentes da sua biodisponibilidade. As catequinas, que são monômeros de flavanóis, como a epicatequina, a epigalocatequina, a epicatequina galato (ECG) e a epigalocatequina-3-galato (EGCG), regulam a expressão gênica pelo modo indireto. A EGCG, o principal polifenol presente no chá verde (*Camellia sinensis*), tem ação anti-inflamatória, atenuando *in vitro* a ativação do fator nuclear kappa B (NF-κB), ao mesmo tempo que reduz a degradação do inibidor do kappa B (IκB)-alfa induzido pela ativação celular mediada pelo fator de necrose tumoral (TNF)-

-alfa (Figura 4). O mecanismo de ação anti-inflamatória da EGCG parece estar associado à diminuição da atividade da proteína quinase do inibidor do kappa B (IKK)-beta, a qual promove a fosforilação do IκB-alfa. Como consequência desse efeito sobre a via de sinalização do NF-κB, as catequinas reduzem a expressão gênica da enzima cicloxigenase (COX)-2. A EGCG atua como um CBA com ação anti-inflamatória na via das proteínas quinases ativadas por mitógenos (MAPK), reduzindo a fosforilação da p38. As catequinas também reduzem a expressão gênica da proteína c-jun amino terminal quinase (JNK) e da proteína ativadora 1 (AP-1).[75-78]

A partir de estudos de nutrigenômica, evidencia-se que um nutriente pode influenciar a sua própria biodisponibilidade por meio da regulação da expressão de genes envolvidos na

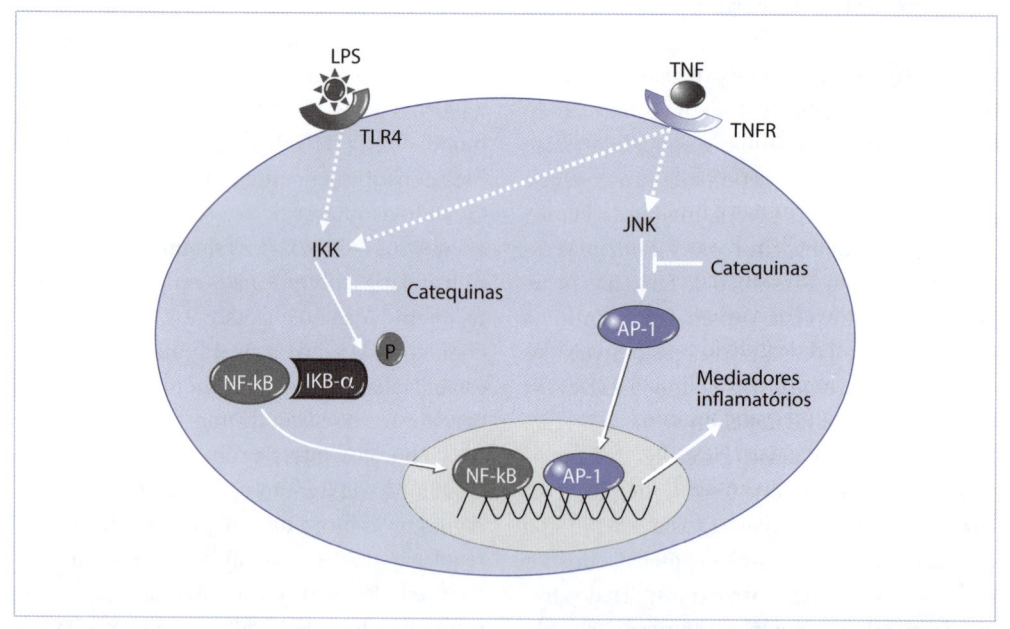

FIGURA 4 Vias de sinalização do fator nuclear kappa B (NF-kB) e da proteína ativadora 1 (AP-1). A presença de lipopolissacarídeos (LPS) estimula a via de sinalização do NF-kB, enquanto a presença do fator de necrose tumoral alfa (TNF-alfa) estimula tanto a via de sinalização do NF-kB quanto da AP-1. A ativação dessas vias resulta no aumento da expressão de genes que codificam proteínas envolvidas na resposta inflamatória. As catequinas promovem redução da resposta pró-inflamatória por meio da redução da ativação dos fatores de transcrição NF-kB e AP-1.

IkBα: inibidor do kB; IKK: quinase do inibidor do kappa B; JNK: c-Jun amino terminal quinase; TNFR: receptor do TNF-alfa; TLR-4: receptor do tipo Toll-4.

absorção, metabolismo e excreção, bem como um nutriente pode influenciar a biodisponibilidade de outro nutriente (por exemplo, vitamina D e cálcio). A compreensão desses mecanismos moleculares é relevante no tratamento de indivíduos que apresentem deficiência ou excesso de ingestão de nutrientes.

METABOLÔMICA

A metabolômica é um campo de estudo que se destaca no contexto das tecnologias "ômicas" e tem evoluído rapidamente na era pós-genoma. Essa abordagem permite análise ampla e abrangente de grande número de metabólitos presentes em amostras biológicas. Quando aplicada em estudos de genômica nutricional, a metabolômica proporciona compreensão aprofundada das complexas interações entre a alimentação e o organismo humano,[79] e é fundamental para a nutrição de precisão.

Estudos de metabolômica avaliam o conjunto de metabólitos que são gerados em um organismo sob determinadas circunstâncias, como em estudos de intervenção nutricional, e possibilitam determinar a biodisponibilidade de nutrientes e CBA. Esses estudos são de interesse para as investigações em nutrição, pois permitem avaliar vieses ou monitorar o consumo alimentar de indivíduos e populações, considerando componentes alimentares, qualidade alimentar, intervenções nutricionais ou modificações nutricionais. Nesse contexto, possibilitam melhor compreensão das implicações e alterações no metabolismo, mesmo que sutis, ocasionadas por padrões alimentares, alimentos, nutrientes e CBA em diferentes condições fisiológicas ou patológicas e, ainda, de acordo com diferentes genótipos.[80]

Estudos epidemiológicos que abordam o consumo alimentar, geralmente baseados em registros ou recordatórios alimentares, podem apresentar vieses em função do método empregado e pela omissão de informações fornecidas pelos participantes da pesquisa. A avaliação do consumo alimentar por meio de estudos de metabolômica tem potencial para minimizar esses erros, identificando biomarcadores nutricionais e possibilitando a confirmação das informações coletadas.[81] Ao avaliar o perfil metabolômico de indivíduos saudáveis e sua alimentação, pode-se realizar a comparação com o metaboloma de indivíduos não saudáveis e avaliar a influência de intervenções nutricionais. Isso permite estabelecer padrões de alimentação que promovam a saúde de indivíduos ou de determinadas populações. Dessa forma, a análise metabolômica pode ser aplicada para identificar a biodisponibilidade de nutrientes e de CBA relacionados à promoção da saúde.[82]

Soro, plasma e urina são os fluidos biológicos mais utilizados em estudos de metabolômica nutricional. A maioria dos metabólitos da urina é excretada mais rapidamente em comparação àqueles presentes no plasma e pode servir como biomarcador agudo de alimentos consumidos com frequência. Por exemplo, a excreção urinária de betaína-prolina apresenta pico dentro de algumas horas após a ingestão de frutas cítricas e é quase completamente excretada dentro de 14 horas.[83] Gibbons et al.[84] utilizaram a abordagem metabolômica para a quantificação da betaína-prolina urinária em indivíduos que consumiram café da manhã padronizado e com a ingestão de suco de laranja reduzida gradualmente ao longo das semanas. A concentração de betaína-prolina apresentou relação dose-resposta com a ingestão de suco de laranja em 24 horas e em jejum. Em um conjunto de testes, a ingestão prevista de suco de laranja mostrou excelente concordância com a ingestão verdadeira. Os autores concluíram que a expansão dessa abordagem para outros alimentos será importante para o desenvolvimento de medidas objetivas de consumo e para a determinação da biodisponibilidade de nutrientes e CBA.

Alguns estudos têm observado o aumento das concentrações de certos metabólitos em dietas que contêm muita carne vermelha, como a 1-metil-histidina e a 3-metil-histidina, o que sugere que esses metabólitos podem ser usados como biomarcadores do consumo desse alimento.[85-87] Em estudo realizado por Stella e colaboradores (2006),[87] a técnica de ressonância magnética de prótons (1H RM) foi utilizada para investigar os efeitos de três tipos de dieta: vegetariana, rica em proteínas e com baixo teor de proteínas. As análises revelaram que o aumento da ingestão proteica (dieta rica em carnes vermelhas) estava associado à elevação das concentrações urinárias de creatina, carnitina, acetil-carnitina e N-óxido de trimetilamina (TMAO, trimethylamine N-oxide). Por outro lado, as dietas com baixo teor proteico e vegetariana apresentaram perfil metabólico distinto, caracterizado pelo aumento das concentrações de p-hidroxifenilacetato, um cometabólito produzido pela microbiota intestinal humana. Esse estudo demonstrou o potencial de aplicação da metabolômica na identificação de biomarcadores de consumo alimentar e na compreensão dos efeitos das dietas no metabolismo humano. Tais evidências demonstram possibilidades de aplicação da metabolômica para estudos de biodisponibilidade de nutrientes e CBA.

▣ EPIGENÔMICA NUTRICIONAL

A epigenômica nutricional estuda a relação entre modificações epigenéticas e alimentação. O termo "epigenética" diz respeito a modificações reversíveis que podem ser herdadas durante a divisão celular e que acarretam alteração na expressão gênica e, consequentemente, no fenótipo, sem variações na sequência de nucleotídeos do DNA. Assim como acontece com a informação genética, as marcas epigenéticas devem ser transmitidas para a geração seguinte para serem qualificadas como informação epigenética verdadeira. Além disso, em contraste com a informação genética, que é altamente estável, a informação epigenética apresenta elevado grau de plasticidade e é inerentemente reversível.[88]

Muitas marcas epigenéticas, obtidas ainda na fase embrionária, são intimamente relacionadas com os mecanismos de *imprinting* genômico e programação metabólica e dinamicamente reguladas por meio da remodelação epigenética ao longo de toda a vida adulta do organismo. Sabidamente, o desenvolvimento de padrões epigenéticos é influenciado por fatores ambientais ainda na fase embrionária. Já foi comprovado que, em diferentes espécies, fatores ambientais, como temperatura ou presença de predadores, afetam o fenótipo da prole. Em humanos e ratos, a fisiologia do feto é influenciada pelos estados nutricional e emocional (especialmente o nível de estresse) da mãe.[89] Nesse contexto, tais eventos poderiam interferir na biodisponibilidade de nutrientes e CBA, em especial por influenciar o nível de expressão de genes que estão associados com a absorção e o metabolismo dessas substâncias.

Há alguns anos, discute-se sobre quais mecanismos ou sinalizações moleculares devem ser considerados, de fato, epigenéticos. Nesse sentido, Bonasio, Tu e Reinberg[88] sugerem três critérios para que um evento seja considerado epigenético: (1) ter mecanismo de autopropagação, isto é, caminhos que expliquem como a assinatura molecular é fielmente reproduzida após a replicação do DNA e a divisão celular; (2) ser hereditário, ou seja, apresentar forma de transmissão autossustentada para os descendentes; (3) ser reversível. Dessa forma, os mecanismos epigenéticos conhecidos são metilação do DNA; modificações pós-traducionais em histonas, como a acetilação e/ou metilação de resíduos de lisina; e regulação pós-transcricional mediada por miRNA.[90]

A modificação epigenética mais amplamente estudada em mamíferos é a metilação do DNA, que consiste na adição de grupos metil (CH_3) em citosinas seguidas de guaninas (ilhas CpG), encontradas frequentemente no genoma. A metilação fornece mecanismo estável de silenciamento gênico (quanto mais metilada a região regulatória de um gene, menor a sua expressão) com papel fundamental na regulação da expressão gênica e na organização da arquitetura da cromatina.[91] Em se tratando de metilação, tanto a escassez quanto o excesso de alguns nutrientes podem modular diretamente o epigenoma.[92] Por exemplo, o estado nutricional do indivíduo em relação ao ácido fólico, à vitamina B12, à metionina, à colina e à betaína pode influenciar o padrão de metilação do DNA. Isso ocorre especialmente porque esses nutrientes têm papel relevante na disponibilidade de grupamentos CH_3 e regulam coletivamente o metabolismo de um carbono (vias de transferência de grupamentos CH_3 entre moléculas biológicas).[93]

Há muitos estudos sobre a influência de nutrientes no padrão de metilação do DNA, conforme evidenciado em revisões sistemáticas.[94-97] Contudo, há escassez de informações sobre o papel da metilação na biodisponibilidade de nutrientes e de CBA. Coneyworth e colaboradores[98], em revisão acerca da associação entre o estado nutricional dos indivíduos em relação ao zinco e o envelhecimento, discutiram que o declínio no *status* desse mineral que ocorre com o envelhecimento, em razão de ingestão e/ou absorção reduzidas, pode estar associado ao processo de metilação de genes. A metilação da região promotora do gene do transportador ZnT5 (*SLC30A5*), essencial para absorção de zinco da alimentação, pode aumentar com o avanço da idade, o que ocasionaria redução na expressão do ZnT5 e, consequentemente, contribuiria para o declínio no *status* de zinco ao longo dos anos. Contudo, apesar de os autores afirmarem que estavam conduzindo um estudo com uma coorte de indivíduos adultos para testar tal hipótese, os resultados ainda não foram publicados. Estudo de associação em escala epigenômica (*epigenome-wide associa-*

tion study – EWAS) em amostras de sangue de indivíduos respondedores (n = 24) e não respondedores (n = 24) à suplementação de vitamina K (filoquinona) foi realizado para entender as bases moleculares da variabilidade observada nas respostas a tal intervenção. Os voluntários receberam 500 µg/dia de filoquinona durante 3 anos. A metilação diferencial do DNA foi encontrada em várias regiões, incluindo o *locus TMEM263*, com relações previamente desconhecidas com a absorção e o metabolismo da filoquinona. O estudo também traz uma análise direcionada para genes envolvidos no metabolismo lipídico. Nesse sentido, o padrão de metilação do gene *NPC1L1* foi associado à resposta à suplementação com filoquinona. Assim, foi possível concluir que existe forte correlação entre as assinaturas epigenômicas e a biodisponibilidade de vitamina K. Esse trabalho pode orientar pesquisas futuras e contribuir para o desenvolvimento de recomendações nutricionais personalizadas para a vitamina K.[99]

Com relação às modificações pós-traducionais em histonas, é importante contextualizar que estas são proteínas que se organizam em octâmeros proteicos, contendo duas moléculas de cada uma das quatro principais histonas: H2A, H2B, H3 e H4. Os complexos DNA-histonas são os componentes principais da cromatina; a unidade básica da cromatina é o nucleossomo (estrutura constituída por 147 pares de bases de DNA enovelado ao redor do octâmero de histonas). A estrutura dos nucleossomos é altamente conservada e repetida ao longo do genoma.[100] Há pelo menos 16 modificações pós-traducionais que ocorrem em histonas, e as principais são a metilação, a acetilação e a fosforilação de resíduos de aminoácidos específicos. Por essa razão, há na literatura a descrição do código das histonas, pois cada modificação influencia de maneira única o estado de compactação da cromatina e, consequentemente, a expressão gênica. Isso porque tais modificações são responsáveis por dois estados da cromatina, definidos conforme o nível de compactação da estrutura dos nucleossomos: a eucromatina e a heterocromatina.[101]

A eucromatina é pouco condensada e, em razão do aumento da acessibilidade ao DNA da estrutura do nucleossomo, geralmente representa regiões ativas de transcrição gênica. Em contraste, a heterocromatina é densamente enovelada e pode ser classificada em: (1) constitutiva ou permanentemente silenciada (que jamais é descompactada) e (2) facultativa, que representa a heterocromatina silenciada que pode tornar-se ativa em resposta a estímulos apropriados. Isso significa que, ao longo do ciclo de vida de uma célula, a conformação da cromatina é fluida, específica para cada tipo celular e propensa à reestruturação em resposta a sinais ambientais ou fisiológicos.[88]

De modo geral, a eucromatina ocorre em regiões com atividade transcricional elevada, caracterizada por altos níveis de acetilação e pela trimetilação das lisinas 4, 36 e 79 da histona H3 (H3K4me3, H3K36me3 e H3K79me3). A heterocromatina é, por sua vez, transcricionalmente inativa, caracterizada por baixos níveis de acetilação e frequente metilação das lisinas 9 e 27 de H3 (H3K9me3, H3K27me3) e da lisina 20 da histona H4 (H4K20).[102] Como esses estados estão ligados à expressão gênica, é plausível supor que podem também controlar o nível de expressão de enzimas e transportadores que influenciam a biodisponibilidade de nutrientes. Porém, da mesma forma que a metilação do DNA, ainda faltam estudos que abordam tal temática.

O terceiro mecanismo epigenético descrito é representado pelos miRNA, os quais são fragmentos de 18 a 25 nucleotídeos de RNA não codificante que atuam na fase pós-transcricional ao se ligarem com a sequência de bases nitrogenadas do RNAm-alvo e regulam negativamente a sua tradução.[103] A ligação entre miRNA e RNAm-alvo ocorre por complementariedade de suas sequências de bases nitrogenadas. Quando essa complementariedade é completa, o miRNA pode induzir à degradação do seu RNAm-alvo. Quando a complementaridade é incompleta, pode ocorrer a inibição da tradução, sem degradação do RNAm-alvo.

Os miRNA têm expressão tecido-específica e são capazes de controlar grande variedade de processos biológicos com papel importante na manutenção de padrões de expressão gênica global.[104] Por exemplo, o termo Let-7 define uma família de miRNA conhecida por seu papel no controle metabólico do organismo. Sabe-se que a glicose e a glutamina são nutrientes essenciais para o sistema imunológico – o aumento da glicólise e da glutaminólise faz parte do metabolismo que culmina na ativação de linfócitos B.[105] Ainda não está claro como esses dois nutrientes são regulados de maneira sincronizada para manter os níveis de energia necessários à síntese de anticorpos. Jiang e colaboradores[106] sugerem que a família Let-7 tem papel central em tal regulação. Em um trabalho que envolveu vários modelos de camundongos geneticamente modificados, com superexpressão ou *knockout* da família let-7 (*cluster* let-7a-1/let-7d /let-7f-1 – let-7adf), tanto a superexpressão quanto a deleção do let-7 resultaram na síntese alterada da imunoglobulina (Ig) M induzida por antígeno (TI) independente de células T (TI-IgM). Mecanisticamente, o *cluster* let-7adf atenua a captação celular e a utilização de nutrientes essenciais, incluindo glicose e glutamina. Os autores identificaram como alvos diretos do *cluster* let-7adf o RNAm que traduz a hexoquinase 2 (Hk2), enzima essencial na etapa inicial da via glicolítica, e o c-Myc. Este último, indiretamente, é responsável pela captação celular de glutamina, pois induz a ativação do transportador de glutamina SLC1A5, bem como favorece a sua metabolização, uma vez que ativa a enzima glutaminase, responsável pela hidrólise de glutamina, convertendo-a em glutamato e amônia.

Sabe-se que compostos fenólicos podem influenciar a expressão de miRNA. Del Saz-

-Lara e colaboradores[107] revisaram os efeitos epigenéticos de compostos fenólicos do azeite de oliva, concluindo que estes podem exercer efeitos protetores contra o desenvolvimento de câncer, de doenças cardiovasculares e de doenças neurodegenerativas por mecanismos epigenéticos, especialmente pela modulação da expressão de miRNA. O padrão de expressão de miRNA nos enterócitos também poderia modificar a expressão de proteínas responsáveis pela biodisponibilidade de nutrientes. Contudo, ainda não foram realizados estudos com tal abordagem.

◉ CONSIDERAÇÕES FINAIS

Estudos de genômica nutricional podem ser de grande valia para a elucidação de mecanismos de absorção, metabolismo e excreção de nutrientes e de CBA. Além disso, estudos de metabolômica podem auxiliar no estabelecimento de biomarcadores de ingestão de nutrientes e de CBA ou de padrões alimentares específicos, reduzindo vieses em estudos que avaliam a influência da alimentação em desfechos clínicos. O padrão de expressão de miRNAs também se apresenta como biomarcador de exposição nutricional promissor e pode estar associado ao diagnóstico e prognóstico de DCNT-RN. Dessa forma, com o avançar das pesquisas será factível sugerir intervenções nutricionais mais precisas, que auxiliem na correção de deficiências e carências nutricionais para promover a homeostase do organismo e, com isso, a saúde humana.

◉ REFERÊNCIAS BIBLIOGRÁFICAS

1. Levy S, Sutton G, Ng PC, Feuk L, Halpern AL, Walenz BP, et al. The diploid genome sequence of an individual human. PLoS Biol. 2007;5(10):e254.
2. NHGRI – National Human Genome Research Institute. Whole Genome Association Studies. 2011. Disponivel em: http://www.genome.gov/17516714. Acesso em: fev. 2024.
3. 1000 Genomes Project Consortium; Auton A, Brooks LD, Durbin RM, Garrison EP, Kang HM, Korbel JO, et al. A global reference for human genetic variation. Nature. 2015;526(7571):68-74.
4. Camp KM, Trujillo E. Position of the Academy of Nutrition and Dietetics: nutritional genomics. J Acad Nutr Diet. 2014;114(2):299-312.
5. Cominetti C, Rogero MM, Horst MA. Genômica nutricional: dos fundamentos à nutrição molecular. 1. ed. Barueri: Manole; 2017. 528p.
6. Tefferi A. Genomics Basics: DNA structure, gene expression, cloning, genetic mapping, and molecular tests. Semin Cardiothorac Vasc Anesth. 2006;10(4):282-90.
7. Cominetti C, Horst MA, Rogero MM. Brazilian Society for Food and Nutrition position statement: nutrigenetic tests. Nutrire. 2017;42:10.
8. Gillies PJ. Nutrigenomics: the Rubicon of molecular nutrition. J Am Diet Assoc. 2003;103(12 Suppl 2):S50-5.
9. Haussler MR, Haussler CA, Bartik L, Whitfield GK, Hsieh JC, Slater S, et al. Vitamin D receptor: molecular signaling and actions of nutritional ligands in disease prevention. Nutr Rev. 2008;66(10):S98-S112.
10. Ordovas JM, Mooser V. Nutrigenomics and nutrigenetics. Curr Opin Lipidol. 2004;15(2):101-8.
11. Bouillon R, Carmeliet G, Verlinden L, van Etten E, Verstuyf A, Luderer HF, et al. Vitamin D and human health: lessons from vitamin D receptor null mice. Endocr Rev. 2008;29(6):726-76.
12. Tuohimaa P, Tenkanen L, Ahonen M, Lumme S, Jellum E, Hallmans G, et al. Both high and low levels of blood vitamin D are associated with a higher prostate cancer risk: a longitudinal, nested case-control study in the nordic countries. Int J Cancer. 2004;108(1):104-8.
13. Guy M, Lowe LC, Bretherton-WD, Mansi JL, Peckitt C, Bliss J, et al. Vitamin D receptor gene polymorphisms and breast cancer risk. Clin Cancer Res. 2004;10(16):5472-81.
14. Sinotte M, Rousseau F, Ayotte P, Dewailly E, Diorio C, Giguère Y, et al. Vitamin D receptor polymorphisms (FokI, BsmI) and breast cancer risk: association replication in two case–control studies within French Canadian population. Endocr Relat Cancer. 2008;15(4):975-83.
15. Garland CF, Garland FC, Gorham ED, Lipkin M, Newmark H, Mohr SB, et al. The role of vitamin D in cancer prevention. Am J Public Health. 2006;96(2):252-61.
16. Gnagnarella P, Pasquali E, Serrano D, Raimondi S, Disalvatore D, Gandini S. Vitamin D receptor polymorphism FokI and cancer risk: A comprehensive meta-analysis. Carcinogenesis. 2014;35(9):1913-9.
17. Köstner K, Denzer N, Müller CS, Klein R, Tilgen W, Reichrath J. The relevance of vitamin D receptor (VDR) gene polymorphisms for cancer: a review of the literature. Anticancer Res. 2009;29(9):3511-36.

18. Li J, Li B, Jiang Q, Zhang Y, Liu A, Wang H, et al. Do genetic polymorphisms of the vitamin D receptor contribute to breast/ovarian cancer? A systematic review and network meta-analysis. Gene. 2018;677:211-27.

19. Ji GR, Yao M, Sun CY, Li ZH, Han Z. BsmI, TaqI, ApaI and FokI polymorphisms in the vitamin D receptor (VDR) gene and risk of fracture in Caucasians: a meta-analysis. Bone. 2010;47(3):681-6.

20. De Medeiros Cavalcante IG, Silva AS, Costa MJ, Persuhn DC, Issa CT, de Luna Freire TL, et al. Effect of vitamin D3 supplementation and influence of bsmi polymorphism of the VDR gene of the inflammatory profile and oxidative stress in elderly women with vitamin D insufficiency: Vitamin D3 megadose reduces inflammatory markers. Exp Gerontol. 2015;66:10-6.

21. Bouillon R, Schuit F, Antonio L, Rastinejad F. Vitamin D Binding Protein: A Historic Overview. Front. Endocrinol. 2020;10:910.

22. Rozmus D, Płomiński J, Augustyn K, Cieślińska A. rs7041 and rs4588 Polymorphisms in Vitamin D Binding Protein Gene (VDBP) and the Risk of Diseases. Int J Mol Sci. 2022;23(2):933.

23. Al-Daghri NM, Mohammed AK, Bukhari I, Rikli M, Abdi S, Ansari MGA, et al. Efficacy of vitamin D supplementation according to vitamin D-binding protein polymorphisms. Nutrition. 2019;63-64:148-54.

24. Chen NC, Yang F, Capecci LM, Gu Z, Schafer AI, Durante W, et al. Regulation of homocysteine metabolism and methylation in human and mouse tissues. FASEB J. 2010;24(8):2804-17.

25. Frosst P, Blom HJ, Milos R, Goyette P, Sheppard CA, Matthews RG, et al. A candidate genetic risk factor for vascular disease: a common mutation in methylenetetrahydrofolate reductase. Nat Genet. 1995;10(1):111-3.

26. Papa A, De-Stefano V, Danese S, Chiusolo P, Persichilli S, Casorelli I, et al. Hyperhomocysteinemia and Prevalence of Polymorphisms of Homocysteine Metabolism – Related Enzymes in Patients with Inflammatory Bowel Disease. Am J Gastroenterol. 2001;96(9):2677-82.

27. Liew SC, Gupta ED. Methylenetetrahydrofolate reductase (MTHFR) C677T polymorphism: epidemiology, metabolism and the associated diseases. Eur J Med Genet. 2015;58(1):1-10.

28. Wald DS, Law M, Morris JK. Homocysteine and cardiovascular disease: evidence on causality from a meta-analysis. Br Med J. 2002;325(7374):1-7.

29. Jin H, Cheng H, Chen W, Sheng X, Levy MA, Brown MJ, et al. An evidence-based approach to globally assess the covariate-dependent effect of the MTHFR single nucleotide polymorphism rs1801133 on blood homocysteine: a systematic review and meta-analysis. Am J Clin Nutr. 2018;107(5):817-25.

30. Lima ACS, Ferreira TJ, Horst MA. Compostos bioativos de alimentos. In: Cominetti C, Cozzolino SMF, organizadores. Bases Bioquímicas e Fisiológicas da Nutrição: das diferentes fases da vida, na saúde e na doença. 2. ed. Barueri: Manole; 2020.

31. Reis BZ, Yuyama L, Yonekura L, Aguiar JPL, Souza AS, Enriconi A, et al. Vitamina A. In: Cominetti C, Cozzolino SMF, organizadores. Bases Bioquímicas e Fisiológicas da Nutrição: das diferentes fases da vida, na saúde e na doença. 2. ed. Barueri: Manole; 2020.

32. Hendrickson SJ, Hazra A, Chen C, Eliassen AH, Kraft P, Rosner BA, et al. Beta-Carotene 15,15'-monooxygenase 1 single nucleotide polymorphisms in relation to plasma carotenoid and retinol concentrations in women of European descent. Am J Clin Nutr. 2012;96(6):1379-89.

33. Wang Z, Yin S, Zhao X, Russell RM, Tang G. Beta-Carotene-vitamin A equivalence in Chinese adults assessed by an isotope dilution technique. Br J Nutr. 2004;91(1):121-31.

34. Leung WC, Hessel S, Méplan C, Flint J, Oberhauser V, Tourniaire F, et al. Two common single nucleotide polymorphisms in the gene encoding beta-carotene 15,15'-monooxygenase alter beta-carotene metabolism in female volunteers. Faseb J. 2009;23(4):1041-53.

35. Suzuki M, Tomita M. Genetic Variations of Vitamin A-Absorption and Storage-Related Genes, and Their Potential Contribution to Vitamin A Deficiency Risks Among Different Ethnic Groups. Front Nutr. 2022;9:861619.

36. Benkhedda K, L'abbé MR, Cockell KA. Effect of calcium on iron absorption in women with marginal iron status. Br J Nutr. 2010;103(5):742-8.

37. Mathers JC, Méplan C, Hesketh JE. Polymorphisms affecting trace element bioavailability. Int J Vitam Nutr Res. 2010;80(4-5):314-8.

38. Béliveau F, Tarkar A, Dion SP, Désilets A, Ghinet MG, Boudreault PL, et al. Discovery and Development of TMPRSS6 Inhibitors Modulating Hepcidin Levels in Human Hepatocytes. Cell Chem Biol. 2019;26(11):1559-72.e9.

39. Silva NM, Lopes MP, Schincaglia RM, Coelho ASG, Cominetti C, Hadler MCCM. Anaemia and iron deficiency associate with polymorphism TMPRSS6 rs855791 in Brazilian children attending day care centres. Br J Nutr. 2024;131(2):193-201.

40. Crosley LK, Bashir S, Nicol F, Arthur JR, Hesketh JE, Sneddon AA. The single-nucleotide polymorphism (GPX4C718T) in the glutathione peroxidase 4 gene influences endothelial cell function: interaction with selenium and fatty acids. Mol Nutr Food Res. 2013;57(12):2185-94.

41. Méplan C, Hughes DJ, Pardini B, Naccarati A, Soucek P, Vodickova L, et al. Genetic variants in selenoprotein genes increase risk of colorectal cancer. Carcinogenesis. 2010;31(6):1074-9.

42. Burk RF, Hill KE. Selenoprotein P: An extracellular protein with unique physical characteristics and a role in selenium homeostasis. Annu Rev Nutr. 2005;25:215-35.

43. Fairweather-Tait SJ, Bao Y, Broadley MR, Collings R, Ford D, Hesketh JE, et al. Selenium in human health and disease. Antioxid Redox Signal. 2011;14(7):1337-83.

44. Steinbrenner H, Bilgic E, Alili L, Sies H, Brenneisen P. Selenoprotein P protects endothelial cells from oxidative damage by stimulation of glutathione peroxidase expression and activity. Free Radic Res. 2006;40(9):936-43.

45. Hesketh J. Nutrigenomics and selenium: gene expression patterns, physiological targets, and genetics. Annu Rev Nutr. 2008;28:157-77.

46. Méplan C, Crosley LK, Nicol F, Beckett GJ, Howie AF, Hill KE, et al. Genetic polymorphisms in the human selenoprotein P gene determine the response of selenoprotein markers to selenium supplementation in a gender-specific manner (the SELGEN study). FASEB J. 2007;21(12):3063-74.

47. Cominetti C, Bortoli MC, Abdalla DSP, Cozzolino SMF. Considerações sobre estresse oxidativo, selênio e utrigenética,. Nutrire. 2011;36(3):131-53.

48. Méplan C, Hesketh J. Functional aspects of the genomics of selenoproteins and selenocysteine incorporation machinery. In: Hatfield DL, Berry MJ, Gladyshev VN, editores. Selenium: its molecular biology and role in human health. 3. ed. Nova Iorque: Springer Science; 2012. p. 505-16.

49. Andreini C, Bertini I. A bioinformatics view of zinc enzymes. J Inorg Biochem. 2012;111:150-6.

50. Chasapis CT, Loutsidou AC, Spiliopoulou CA, Stefanidou ME. Zinc and human health: an update. Arch Toxicol. 2011;86(4):1-14.

51. Fukada T, Yamasaki S, Nishida K, Murakami M, Hirano T. Zinc homeostasis and signaling in health and diseases – Zinc signaling. J Biol Inorg Chem. 2011;16:1123-34.

52. Day KJ, Adamski MM, Dordevic AL, Murgia C. Genetic Variations as Modifying Factors to Dietary Zinc Requirements-A Systematic Review. Nutrients. 2017;9(2):E148.

53. Sladek R, Rocheleau G, Rung J, Dina C, Shen L, Serre D, et al. A genome-wide association study identifies novel risk loci for type 2 diabetes. Nature. 2007;445(7130):881-5.

54. Shan ZL, Bao W, Zhang Y, Rong Y, Wang X, Jin Y, et al. Interactions Between Zinc Transporter-8 Gene (SLC30A8) and Plasma Zinc Concentrations for Impaired Glucose Regulation and Type 2 Diabetes. Diabetes. 2014;63:1796-803.

55. Maruthur NM, Clark JM, Fu M, Linda Kao WH, Shuldiner AR. Effect of zinc supplementation on insulin secretion: interaction between zinc and SLC30A8 genotype in Old Order Amish. Diabetologia. 2015;58(2):295-303.

56. Wang B, Tontonoz P. Liver X receptors in lipid signalling and membrane homeostasis. Nat Rev Endocrinol. 2018;14(8):452-63.

57. Ma Z, Deng C, Hu W, Zhou J, Fan C, Di S, et al. Liver X Receptors and their Agonists: Targeting for Cholesterol Homeostasis and Cardiovascular Diseases. Curr Issues Mol Biol. 2017;22:41-64.

58. Moschetta A. Nuclear receptors and cholesterol metabolism in the intestine. Atheroscler Suppl. 2015;17:9-11.

59. Traber MG. Vitamin E regulatory mechanisms. Annu Rev Nutr. 2007;27:347-62.

60. Valastyan S, Thakur V, Johnson A, Kumar K, Manor D. Novel transcriptional activities of vitamin E: inhibition of cholesterol biosynthesis. Biochemistry. 2008;47(2):744-52.

61. Sen CK, Khanna S, Roy S. Tocotrienols: Vitamin E beyond tocopherols. Life Sci. 2006;78(18):2088-98.

62. Landrier JF, Gouranton E, Reboul E, Cardinault N, El Yazidi C, Malezet-Desmoulins C, et al. Vitamin E decreases endogenous cholesterol synthesis and apo-AI-mediated cholesterol secretion in Caco-2 cells. J Nutr Biochem. 2010;21(12):1207-13.

63. Fleet JC. The Role of Vitamin D in the Endocrinology Controlling Calcium Homeostasis. Mol Cell Endocrinol. 2017;453:36-45.

64. Song Y, Peng X, Porta A, Takanaga H, Peng J-B, Hediger MA, et al. Calcium transporter 1 and epithelial calcium channel messenger ribonucleic acid are differentially regulated by 1,25 dihydroxyvitamin D3 in the intestine and kidney of mice. Endocrinology. 2003;144(9):3885-94.

65. Christakos S, Dhawan P, Verstuyf A, Verlinden L, Carmeliet G. Vitamin D: metabolism, molecular mechanism of action, and pleiotropic effects. Physiol Rev. 2016;6:365e408.

66. Lieben L, Masuyama R, Torrekens S, Van Looveren R, Schrooten J, Baatsen P, et al. Normocalcemia is maintained in mice under conditions of calcium malabsorption by vitamin D-induced inhibition of bone mineralization. J Clin Invest. 2012;122:1803-15.

67. Pike JW, Christakos S. Biology and Mechanisms of Action of the Vitamin D Hormone. Endocrinol Metab Clin North Am. 2017;46(4):815-43.

68. Fleet JC, Schoch RD. Molecular Mechanisms for Regulation of Intestinal Calcium Absorption by Vitamin D and Other Factors. Crit Rev Clin Lab Sci. 2010;47(4):181-95.

69. Barbáchano A, Fernández-Barral A, Ferrer-Mayorga G, Costales-Carrera A, Larriba MJ, Muñoz A. The endocrine vitamin D system in the gut. Mol Cell Endocrinol. 2017;453:79-87.

70. Hoenderop JGJ, Nilius B, Bindels RJM. Calcium Absorption Across Epithelia. Physiol Rev. 2005;85(1):373-422.

71. Latunde-Dada GO, Van der Westhuizen J, Vulpe CD, Anderson GJ, Simpson RJ, McKie AT. Molecular and functional roles of duodenal cytochrome B (Dcytb) in iron metabolism. Blood Cells Mol Dis. 2002;29(3):356-60.

72. Gulec S, Anderson GJ, Collins JF. Mechanistic and regulatory aspects of intestinal iron absorption. Am J Physiol Gastrointest Liver Physiol. 2014;307(4):G397-409.

73. Anderson CP, Shen M, Eisenstein RS, Leibold EA. Mammalian iron metabolism and its control by iron regulatory proteins. Biochim Biophys Acta. 2012; 1823:1468-83.

74. Galy B, Ferring-Appel D, Kaden S, Grone HJ, Hentze MW. Iron regulatory proteins are essential for intestinal function and control key iron absorption molecules in the duodenum. Cell Metab. 2008;7:79-85.

75. Cheng HL, Kuo CY, Liao YW, Lin CC. EMCD, a hypoglycemic triterpene isolated from Momordica charantia wild variant, attenuates TNF-α-induced inflammation in FL83B cells in an AMP-activated protein kinase-independent manner. Eur J Pharmacol. 2012;689(1-3):241-8.

76. Marinovic MP, Morandi AC, Otton R. Green tea catechins alone or in combination alter functional parameters of human neutrophils via suppressing the activation of TLR-4/NFκB p65 signal pathway. Toxicol In Vitro. 2015;29(7):1766-78.

77. Ukil A, Maity S, Das PK. Protection from experimental colitis by theaflavin-3,3'-digallate correlates with inhibition of IKK and NF-kappaB activation. Br J Pharmacol. 2006;149(1):121-31.

78. Wheeler DS, Catravas JD, Odoms K, Denenberg A, Malhotra V, Wong HR. Epigallocatechin-3-gallate, a green tea-derived polyphenol, inhibits IL-1 beta-dependent proinflammatory signal transduction in cultured respiratory epithelial cells. J Nutr. 2004;134(5):1039-44.

79. LeVatte M, Keshteli AH, Zarei P, Wishart DS. Applications of Metabolomics to Precision Nutrition. Lifestyle Genom. 2022;15(1):1-9.

80. Gibbons H, Brennan L. Metabolomics as a tool in the identification of dietary biomarkers. Proc Nutr Soc. 2017;76(1):42-53.

81. Guasch-Ferré M, Bhupathiraju SN, Hu FB. The use of metabolomics in improving assessment of dietary intake. Clin Chem. 2018;64(1):82-98.

82. Kohlmeier M, De Caterina R, Fergunson LR, Görman U, Allayee H, Prasad C, et al. Guide and position of the International Society of Nutrigenetics/Nutrigenomics on personal nutrition: part2 – ethics, challanges and endeavours of precision nutrition. J. Nutrigenet Nutrigenomics. 2016;9:28-46.

83. Pujos-Guillot E, Hubert J, Martin J-F, Lyan B, Quintana M, Claude S, et al. Mass spectrometry-based metabolomics for the discovery of biomarkers of fruit and vegetables intake: citrus fruit as a case study. J Proteome Res. 2013;12:1654-9.

84. Gibbons H, Michielsen CJR, Rundle M, Frost G, McNulty BA, Nugent AP, et al. Demonstration of the utility of biomarkers for dietary intake assessment;

85. Cross AJ, Major JM, Sinha R. Urinary biomarkers of meat consumption. Cancer Epidemiol Biomarkers Prev. 2011;20(6):1107-11.

86. Dragsted LO. Biomarkers of meat intake and the application of nutrigenomics. Meat Sci. 2010;84(2):301-7.

87. Stella C, Beckwith-Hall B, Cloarec O, Holmes E, Lindon JC, Powell J, et al. Susceptibility of human metabolic phenotypes to dietary modulation. J Proteome Res. 2006;5(10):2780-8.

88. Bonasio R, Tu S, Reinberg D. Molecular signals of epigenetic states. Science 2000;330(6004):612-6.

89. Heijmans BT, Tobi EW, Stein AD, Putter H, Blauw GJ, Susser ES, et al. Persistent epigenetic differences associated with prenatal exposure to famine in humans. Proc Natl Acad Sci USA. 2008;105(44):17046-9.

90. Jones P, Baylin SB. The epigenomics of cancer. Cell. 2007;128(4):683-92.

91. Bogdanović O, Lister R. DNA methylation and the preservation of cell identity. Curr Opin Genet Dev. 2017;46:9-14.

92. Kussmann M, Van Bladeren PJ. The Extended Nutrigenomics - Understanding the Interplay between the Genomes of Food, Gut Microbes, and Human Host. Front Genet. 2011;2:21.

93. Anderson CP, Shen M, Eisenstein RS, Leibold EA. Mammalian iron metabolism and its control by iron regulatory proteins. Biochim Biophys Acta. 2012;1823(9):1468-83.

94. Amenyah SD, Hughes CF, Ward M, Rosborough S, Deane J, Thursby SJ, et al. Influence of nutrients involved in one-carbon metabolism on DNA methylation in adults-a systematic review and meta-analysis. Nutr Rev. 2020;78(8):647-66.

95. da Mota JCNL, Ribeiro AA, Carvalho LM, Esteves GP, Sieczkowska SM, Goessler KF, et al. Impact of Methyl-Donor Micronutrient Supplementation on DNA Methylation Patterns: A Systematic Review and Meta-Analysis of in vitro, Animal, and Human Studies. Lifestyle Genom. 2023;16(1):192-213.

96. Fareed MM, Ullah S, Qasmi M, Shityakov S. The Role of Vitamins in DNA Methylation as Dietary Supplements or Neutraceuticals: A Systematic Review. Curr Mol Med. 2023;23(10):1012-27.

97. Chávez-Hidalgo LP, Martín-Fernández-de-Labastida S, M de Pancorbo M, Arroyo-Izaga M. Influence of methyl donor nutrients as epigenetic regulators in colorectal cancer: A systematic review of observational studies. World J Gastroenterol. 2023;29(7):1219-34.

98. Coneyworth LJ, Mathers JC, Ford D. Does promoter methylation of the SLC30A5 (ZnT5) zinc transporter gene contribute to the ageing-related decline in zinc status? Proc Nutr Soc. 2009;68(2):142-7.

99. Westerman K, Kelly JM, Ordovás JM, Booth SL, DeMeo DL. Epigenome-wide association study reveals a mo-

lecular signature of response to phylloquinone (vitamin K1) supplementation. Epigenetics. 2020;15(8):859-70.

100. Allan J, Hartman PG, Crane-Robinson C, Aviles FX. The structure of histone H1 and its location in chromatin. Nature. 1980;288:675-9.

101. Kouzarides T. Chromatin modifications and their function. Cell, 2007;128:693-705.

102. Tan M, Luo H, Lee S, Jin F, Yang JS, Montellier E, et al. Identification of 67 histone marks and histone lysine crotonylation as a new type of histone modification. Cell. 2011;146(6):1016-28.

103. Bartel DP. MicroRNAs: Genomics, Biogenesis, Mechanism, and Function. Cell. 2004;116:281-97.

104. Krol J, Loedige I, Filipowicz W. The widespread regulation of microRNA biogenesis, function and decay. Nat Rev Genet. 2010;11(9):597-610.

105. Caro-Maldonado A, Wang R, Nichols AG, Kuraoka M, Milasta S, Sun LD, et al. Metabolic reprogramming is required for antibody production that is suppressed in anergic but exaggerated in chronically BAFF-exposed B cells. J Immunol. 2014;192(8):3626-36.

106. Jiang S, Yan W, Wang SE, Baltimore D. Let-7 Suppresses B Cell Activation through Restricting the Availability of Necessary Nutrients. Cell Metab. 2018; 27(2):393-403.

107. Del Saz-Lara A, López de Las Hazas MC, Visioli F, Dávalos A. Nutri-Epigenetic Effects of Phenolic Compounds from Extra Virgin Olive Oil: A Systematic Review. Adv Nutr. 2022;13(5):2039-60.

CAPÍTULO 4

Metabolômica nutricional

José Fernando Rinaldi de Alvarenga
Jarlei Fiamoncini

◘ INTRODUÇÃO

Assim como outras características fenotípicas, o estado de saúde é determinado por processos metabólicos dependentes da informação genética de cada indivíduo, das alterações no padrão de expressão gênica e no conteúdo de proteínas das células em resposta a fatores dietéticos e ambientais. A regulação do metabolismo dependente da expressão gênica e da tradução do RNAm é lenta quando comparada às alterações na concentração de metabólitos, sejam eles endógenos ou sintetizados a partir de compostos exógenos, como nutrientes e xenobióticos. Dessa forma, a expressão mais fiel dos processos metabólicos é dada pelo perfil de compostos (metabólitos) presentes nas células e fluidos biológicos.[1] A metabolômica é a análise dos metabólitos presentes em sistemas biológicos como biofluidos, células e tecidos, utilizando tecnologias baseadas em ressonância magnética (RM) e espectrometria de massas com o objetivo de caracterizar quali ou quantitativamente esse conjunto de compostos denominado metaboloma.[2]

A metabolômica é uma ciência jovem: o termo foi cunhado em 2001, pouco tempo após o termo "metabonômica" ter sido introduzido, em 1999. Apesar de diferirem ligeiramente no conceito, ambos são atualmente utilizados de forma intercambiável, sendo que "metabolômica" é o de uso mais frequente. A própria Socie-dade de Metabolômica (Metabolomics Society) foi criada apenas em 2004.[3,4] Com o passar dos anos, novos termos foram adicionados, como "foodômica" (*foodomics*), descrita como a disciplina que estuda a aplicação das tecnologias de "ômica" no campo dos alimentos e nutrição para melhorar o bem-estar, a saúde e a segurança do consumidor.[5] Ao mesmo tempo, o termo "nutrimetabolômica" (*nutrimetabolomics*) foi sugerido para caracterizar a resposta do metaboloma a padrões dietéticos.[6]

◘ O METABOLOMA NUTRICIONAL (*FOOD METABOLOME*)

O conjunto de metabólitos presentes em um organismo derivados de compostos oriundos dos alimentos é denominado metaboloma nutricional. À primeira vista, pode-se pensar que se trata dos compostos encontrados nos alimentos e que passam a compor o metaboloma do organismo que os ingeriu. Na verdade, o metaboloma nutricional é muito mais complexo e envolve, além dos compostos presentes nos alimentos que são absorvidos, todos os metabólitos derivados destes, sejam produzidos pela microbiota do trato gastrointestinal ou pelo metabolismo hepático, intestinal, renal etc. O metaboloma nutricional também inclui contaminantes como pesticidas e produtos gerados durante o processamento dos alimentos e compostos adicionados com o objetivo de melhorar suas características, como conservantes, aromatizantes e outros aditivos alimentares (Figura 1).[7] Dessa forma, a metabolômica nutricional integra a complexidade da composição da dieta e a variabilidade interindividual dos processos de digestão, absorção e metabolização dos alimentos, bem como a modulação desses processos pelos diferentes compostos alimentares, sejam eles nutrientes ou não.

ASPECTOS METODOLÓGICOS RELATIVOS À METABOLÔMICA NUTRICIONAL

Desenho experimental

A metabolômica nutricional pode atender a objetivos muito distintos, como a identificação de marcadores da ingestão de alimentos específicos ou de classes de alimentos; a identificação de metabólitos produzidos pela microbiota intestinal/metabolismo humano com base em um determinado composto de uma fonte alimentar; avaliar a cinética de metabolização de determinado composto, ou, ainda, explorar a relação entre o consumo de alimentos e efeitos benéficos à saúde.[6,8] O processo de elaboração do desenho experimental em metabolômica nutricional deve priorizar a hipótese desejada e levar em conta o tempo de estudo, conceitos éticos, recursos econômicos disponíveis e possíveis fatores de interferências como variáveis sazonais. Ademais, o levantamento bibliográfico referente a estudos pilotos prévios é aconselhável para determinar a população necessária para visualizar e confirmar a hipótese estudada estatisticamente.[8-10]

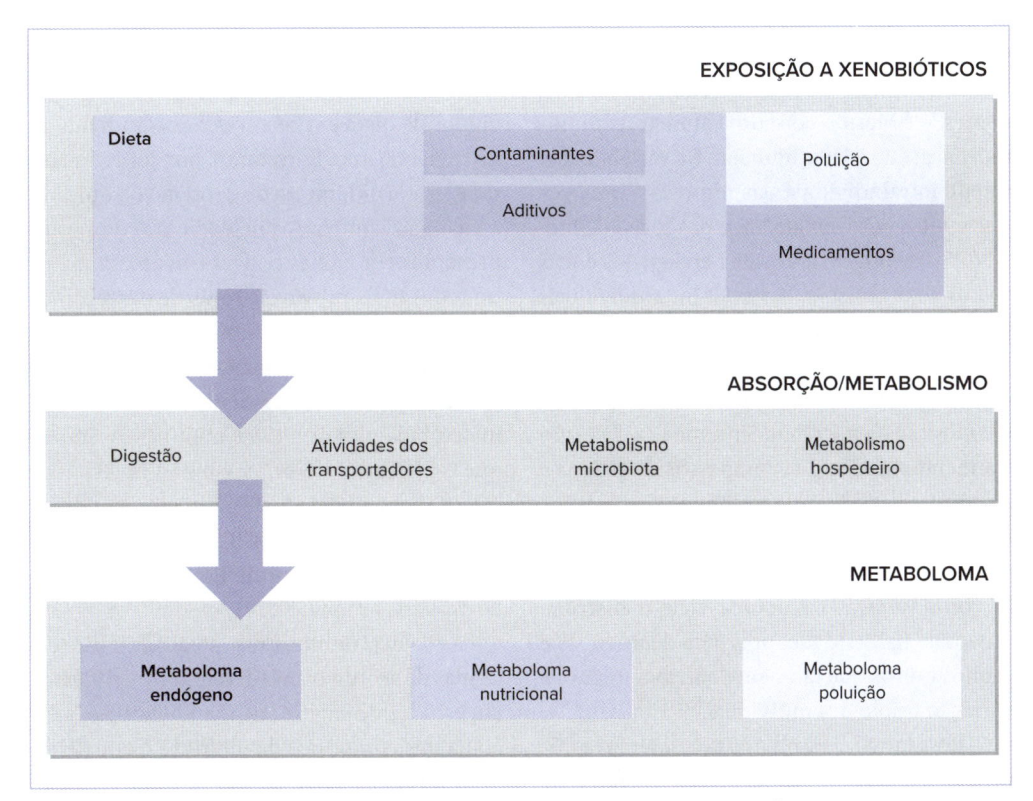

FIGURA 1   Relação entre dieta, fatores ambientais e metaboloma nutricional.[7]

Os desenhos experimentais mais difundidos na área de metabolômica nutricional são os estudos observacionais e os estudos intervencionais. Os estudos observacionais têm caráter exploratório a fim de investigar a relação entre o estado de saúde e o perfil nutricional de uma população. Esse tipo de desenho experimental está limitado a possíveis associações, não podendo construir uma relação de causa-efeito. Em contrapartida, as intervenções controladas e aleatorizadas são aceitas como o padrão-ouro para os estudos nutricionais, pois asseguram com precisão o consumo de determinado alimento para explorar sua relação causa-efeito.[11,12]

No caso de estudos com seres humanos, a seleção da população é um dos fatores decisivos e deve atender a critérios bem definidos. A população deve estar devidamente caracterizada em relação a seus hábitos alimentares, medidas antropométricas e estilo de vida. Iniciativas como o Consort desenvolveram guias para padronizar a caracterização de uma população em uma tentativa de uniformizar estudos independentes.[13,14] Mesmo com uma amostragem homogênea, outro fator limitante é a variabilidade inter e intraindividual das respostas, uma vez que muitas variáveis afetam a produção de metabólitos de origem alimentar, endógenos e seus efeitos no organismo. Variáveis interindividuais incluem características que diferenciam indivíduos, como fatores socioeconômicos, genéticos, étnicos, gênero e outros que afetam a digestão, a composição da microbiota intestinal, a absorção e a metabolização dos compostos dietéticos e a própria dieta de cada indivíduo. Fatores intraindividuais são aqueles que podem afetar as respostas de um indivíduo ao mesmo estímulo, como variação circadiana, ciclo menstrual, atividade física, idade, presença de doenças e muitos outros que também contribuem para a variação fisiológica individual.[8,15]

Dessa forma, a escolha de um desenho apropriado, a padronização da dieta e a seleção de controles apropriados para o experimento são importantes para a realização de um estudo de intervenção clínica. Estudos cruzados, nos quais o mesmo indivíduo serve de controle e também de teste para um determinado experimento, são os mais aceitos por permitirem maior grau de independência em relação à variação interindividual na análise dos resultados.[16]

Amostra

Compostos derivados da dieta, seus metabólitos e variações nos níveis endógenos de metabólitos podem ser encontrados potencialmente em todos os biofluidos, secreções e excreções humanas, incluindo sangue, urina, saliva, leite materno, fezes e outros.[17] A escolha da amostra e de seu processo de obtenção será dependente da pergunta de pesquisa e hipótese, mas, em virtude de facilidade, baixo custo e pouca invasão, os biofluidos mais utilizados em estudos de metabolômica nutricional são o plasma/soro e a urina. O plasma traz informações imediatas sobre absorção e transporte de compostos vindos da dieta e reflete mudanças individuais no metabolismo. Entretanto, por conter quantidades consideráveis de proteínas e lipídios, torna mais complexa a detecção de compostos presentes em baixas concentrações. A urina, uma das mais prováveis rotas de excreção de compostos endógenos e exógenos, acumula os metabólitos de xenobióticos, como fitoquímicos e aditivos alimentares. Ademais, a urina é uma matriz biológica de análise muito mais simples que o plasma, pelo processo não invasivo de coleta, disponibilidade de grandes quantidades de amostra e fácil processo de extração/análise dos metabólitos em razão do baixo conteúdo de proteínas e lipídios.

As coletas de amostras são geralmente realizadas de acordo com o desenho experimental: em estudos de cinética de metabolização, a escolha dos compostos de interesse é que determina o planejamento da amostragem, podendo variar desde poucas horas, como no caso dos monoterpenos, até alguns dias, como para os metabólitos de compostos como o licopeno. Em estudos mais longos, obtêm-se as amostras pontuais no início e no final da intervenção para buscar as diferenças no metabolismo dos participantes.[8,18,19]

Análise

Em consequência da grande diversidade química dos diferentes componentes do metaboloma, não existe um único protocolo de processamento de amostras e análise que seja suficientemente abrangente para cobrir sua totalidade. Por isso, combinam-se diferentes metodologias de extração e análise para maximizar o espectro de metabólitos detectados/quantificados.[20] Cada estratégia é definida de acordo com as características físico-químicas dos analitos de interesse e da técnica analítica que será empregada na detecção desses compostos, sendo as principais a RM e a espectrometria de massas.

Um dos principais desafios da metabolômica é controlar a variabilidade analítica para garantir a qualidade dos dados obtidos. Quando o número de amostras em um dado estudo é muito grande e o tempo de análise se estende por vários dias ou semanas, existe a possibilidade de que os equipamentos utilizados apresentem variações de *performance* (intensidade de sinal, ruído na linha de base, variação do tempo de retenção etc.), comprometendo a qualidade dos resultados. Portanto, a utilização de controles de qualidade (preparados a partir de quantidades equivalentes de todas as amostras) em cada lote de amostras ou *batch* de análise é imprescindível para assegurar a precisão e remover vieses pela deriva da *performance* dos equipamentos ao longo do tempo. Ademais as amostras devem ser aleatorizadas, balanceando entre casos × controles e outros subgrupos como classes de idade, gênero etc., para evitar desvios analíticos que podem influenciar a interpretação dos resultados.[8,21]

De forma bastante simples, as análises em metabolômica apresentam duas grandes estratégias: não dirigida e dirigida (*untargeted* e *targeted*). As análises não dirigidas são normalmente geradoras de hipóteses e buscam identificar diferenças qualitativas entre dois ou mais grupos de amostras (controle x tratamento; tempo 1 × tempo 2 etc.). Estas indicam a presença/ausência ou diferentes concentrações de analitos que não foram predeterminados antes da análise. Esse tipo de abordagem apresenta como vantagem uma visão global do metabolismo e de diferentes processos fisiológicos. Entretanto, é necessário o uso de técnicas analíticas de alta precisão para a identificação dos analitos. As análises dirigidas são geralmente quantitativas e empregadas quando existe um grupo de moléculas predeterminadas cuja concentração nas amostras se deseja conhecer. Nessa abordagem, são necessários o desenvolvimento e a validação de métodos, para uma acurada determinação dos metabólitos.[8,22,23]

Os avanços tecnológicos na área de instrumentação têm impulsionado o desenvolvimento da metabolômica nutricional, por permitirem a detecção de compostos presentes em concentrações muito baixas, mantendo-se a confiabilidade das análises. Esse progresso, porém, encontra fatores limitantes, que são a ausência de bases de dados espectrais de moléculas de baixo peso molecular e a carência de padrões isolados. Apesar de ser possível detectar uma quantidade muito grande de metabólitos de compostos de alimentos encontrados em baixas concentrações, ainda não existem padrões isolados para confirmar a identificação e realizar a quantificação da maioria dessas moléculas. Isso faz com que a identificação dos metabólitos detectados seja realizada de forma muito laboriosa, por meio de experimentos de fragmentação em espectrometria de massas ou da caracterização das moléculas por RM.[24] Segundo a Metabolomics Standard Initiative, considera-se padrão-ouro para confirmar a identificação de um determinado composto sua comparação com um padrão isolado. Dessa forma, a obtenção de padrões por meio de síntese ou isolamento de compostos presentes em alimentos e seus metabólitos em amostras biológicas é fundamental para o avanço da área.[25,26]

Análise dos dados

Se considerarmos que a ambição da metabolômica é detectar todos os metabólitos de uma amostra, podemos imaginar o alto volume de dados gerados nessas análises. Particularmente no caso da metabolômica não dirigida, em que os dados coletados não são predeterminados, pode-se extrair de cada amostra dezenas de milhares de moléculas. Para lidar com a complexidade dos dados coletados, utilizam-se ferramentas de bioinformática que buscam uniformizar as informações de diferentes amostras, removendo contaminações, ruídos e valores nulos.[25] Além disso, diferentes técnicas de processamento de dados, como a normalização e o escalonamento, também são aplicadas. Em busca de observar a similaridade ou diferença entre grupos de amostras e que se identifiquem variáveis discriminantes entre os grupos experimentais, são aplicadas diferentes estratégias como modelos estatísticos, *data mining* e validação/testes estatísticos.

Os testes estatísticos apresentam duas principais abordagens: a análise univariada e a multivariada. A univariada traz as técnicas clássicas de estatística em que a diferença entre os grupos é validada pelo *p-value*. Em virtude do grande número de comparações (por causa do grande número de metabólitos detectados na análise), são necessárias estratégias para reduzir o *False Discovery Rate* (FDR) aplicando testes de correções como Bonferroni, Benjamini-Hochberg, entre outros. As técnicas de estatística multivariada como análise de componentes principais (PCA) ou análise discriminante por mínimos quadrados parciais (PLS-DA) não utilizam o *p-value*, mas requerem a validação dos modelos gerados a fim de identificar moléculas discriminantes ou mais importantes para a diferenciação das amostras.[8,25,27,28] A aplicação de técnicas de inteligência artificial como *machine learning* (aprendizado de máquina) vem provando ser valiosa para lidar com dados mais complexos e a elaboração de modelos preditivos acurados.[29]

POSSIBILIDADES DA METABOLÔMICA NUTRICIONAL

A metabolômica nutricional pode ser vista como uma ferramenta de fenotipagem metabólica bastante minuciosa. Sua principal busca está na identificação de biomarcadores que, segundo o consórcio FoodBAll, é uma "medida objetiva usada para caracterizar a condição atual de um sistema biológico", e que foram classificados em três grandes classes por Ulaszewska et al.: marcadores de exposição/consumo, refletindo o nível de exposição a dietas e componentes alimentares nutrientes e não nutrientes; marcadores de efeito (estado de saúde), caracterizando a resposta do corpo humano a uma exposição; e de suscetibilidade/fator intrínseco, que caracterizam a resposta individual à exposição.[8]

Marcadores de exposição/consumo de alimentos

Grande parte da pesquisa em nutrição busca compreender a relação entre o consumo de alimentos ou compostos presentes neles e a manutenção da saúde.[25,4] Para isso, podem-se realizar estudos transversais, associando a ingestão de um alimento com parâmetros de interesse e estudos experimentais, nos quais um grupo de voluntários é suplementado com o alimento em questão. Podem-se ainda realizar estudos longitudinais, nos quais se acompanha a evolução do estado de saúde de uma população que apresenta alta ingestão de um alimento, comparada a uma população com baixa ingestão deste.[8]

Em todos esses casos, é fundamental que exista uma medida segura do padrão alimentar dos participantes do estudo. Para esse fim, o meio mais utilizado é o emprego de questionários de frequência alimentar, nos quais os participantes registram detalhadamente os alimentos consumidos. Entretanto, sabe-se que existe um viés nessa avaliação em virtude da dificuldade de percepção para mensurar as porções ingeridas e a tendência (mesmo que involuntária) a omitir a ingestão de alimentos que são considerados não saudáveis.[30] A alternativa a esse problema é a descoberta de marcadores de ingestão de alimentos, sejam eles compostos encontrados exclusivamente em um alimento ou classe de alimentos e seus metabólitos, cuja detecção em biofluidos é indicativa da sua ingestão. A busca por esse tipo de marcador tem sido o foco de muitos grupos de pesquisa e é uma tarefa de alta complexidade em consequência do pouco conhecimento sobre a composição dos compostos fitoquímicos de vários alimentos e seu metabolismo.[31]

Além disso, é importante que se conheça a cinética de metabolização desses compostos e a relação entre a quantidade de alimento consumida e a presença dos marcadores nos biofluidos. É muito raro que um determinado composto seja exclusivamente encontrado em um único tipo de alimento, portanto se busca um painel de marcadores, ou uma assinatura química dos diferentes itens da dieta. Além de marcadores de alimentos específicos, existe interesse também em marcadores associados a padrões alimentares, identificando, por exemplo, consumidores de uma dieta saudável ou não, ou ainda dietas ricas em determinado grupo de alimentos.[32]

A publicação de uma coletânea de artigos de revisão buscando os principais candidatos a biomarcadores relacionados à ingestão de alimentos e classes de alimentos segundo estudos clínicos intervencionais e observacionais foi publicada pelo FoodBAll Consortium (alguns exemplos no Quadro 1).[33-38] Recentemente, foi

publicada uma revisão da aplicabilidade/validade dos biomarcadores dietéticos em estudos epidemiológicos indicando os candidatos com o maior nível de validação:

- Para laticínios, os ácidos pentadecanoico e trans-9-hexadecanoico.
- Para vegetais em geral, alfacaroteno.
- Para frutas em geral, prolina betaína.
- Para leguminosas, genisteína e daidzeína.
- Para produtos cárneos, acetilcarnitina e 4-hidroxiprolina.
- Para o consumo de aves, 3-metil-histidina.
- Para o pescado, ácido 3-carboxi-4-metil--5-propil-2-furanopropanoico (CMPF) e ácido docosa-hexanoico.
- Para os cereais, em especial aveia e centeio, os alquilresorcinóis.
- Para chás, ácido 4-O-metilgálico.
- Para café, trigonelina.
- Para óleos e gorduras, ácido eicosapentaenoico (EPA) e ácido docosapentaenoico (DPA).[39]

Marcadores de estado de saúde

Os marcadores de estado de saúde servem para orientar o tratamento ou sinalizar a necessidade de medidas para prevenir o desenvolvimento de diferentes doenças. Nessa categoria, tem-se, por exemplo, a concentração plasmática de colesterol, do ácido úrico, de diferentes hormônios e muitos outros associados ao desenvolvimento de doenças específicas. Ademais, esses marcadores são apresentados em intervalos de valores relativos e atualmente ainda segue a discussão de um perfil saudável em relação aos biofluidos humanos. A metabolômica oferece a possibilidade de analisar com precisão e de forma cada vez mais acessível um número bastante alto de metabólitos endógenos, o que permite refinar esse conceito. A sensibilidade dos métodos baseados em espectrometria de massas e o avanço das bases de dados permitem

QUADRO 1 Possíveis candidatos a biomarcadores do consumo de alimentos ou classe de alimentos

Alimento	Tipo de amostra	Biomarcador	Desvantagens	Vantagens	Referência
Batata	Plasma/soro	Solanidina	Alcaloides glicosilados foram encontrados em tomate e bebidas alcoólicas		38
Batata	Soro	Alfa-solanina	Alcaloides glicosilados foram encontrados em tomate e bebidas alcoólicas		38
Batata	Soro	Alfachaconina	Alcaloides glicosilados foram encontrados em tomate e bebidas alcoólicas		38
Batata-doce roxa	Plasma/urina	Peonidin 3-caffeoylsophoroside-5-glucoside	Antocianinas acetiladas são encontradas em frutas vermelhas e repolho-roxo		38
Batata-doce roxa	Urina	Cyanidin 3-caffeoylsophoroside-5-glucoside	Antocianinas acetiladas são encontradas em frutas vermelhas e repolho-roxo		38
Mandioca	Urina	Linamarina	Encontrado em baixas quantidades em produtos como linhaça e manteiga de feijão		38
Nozes	Plasma/soro/eritrócitos	Ácido alfalinoleico	Ácido graxo encontrado em óleos vegetais como de linhaça e colza (canola)		11
Nozes	Plasma/urina	Urolitina A/isourolitina A/urolitina B/urolitina C	Encontrada baixa quantidade de metabólitos similares depois do consumo de romã, morango, framboesa e amora	Associado a marcadores de ácidos graxos, aumenta a especificidade do biomarcador	11
Nozes	Soro/urina	Ácido 5-hidroxiindole-3-acético	Derivado de serotonina também encontrado no consumo de banana	Associado a marcadores de ácidos graxos, aumenta a especificidade do biomarcador	11
Amêndoa	Plasmas/Soro/Eritrócitos	Alfatocoferol	Tocoferol também encontrado em sementes, óleos vegetais, verduras, cereais e tomate		11
Avelã	Plasma/soro/eritrócitos	Alfatocoferol	Tocoferol também encontrado em sementes, óleos vegetais, verduras, cereais e tomate		11
Pistache	Soro	Beta-sitosterol	Fitoesteroide encontrado em fontes de origem vegetal		11

(continua)

QUADRO 1 Possíveis candidatos a biomarcadores do consumo de alimentos ou classe de alimentos (*continuação*)

Alimento	Tipo de amostra	Biomarcador	Desvantagens	Vantagens	Referência
Pistache	Plasma/soro	Luteína-zeaxantina	Carotenoides também encontrados em diversas frutas, verduras e na gema de ovo		11
Castanha-do-pará	Plasma/urina	Selênio	Mineral encontrado em diferentes fontes de alimentos	Quantidades de selênio muito superiores a outros alimentos	11
Azeite de oliva	Plasma/células sanguíneas	Ácido oleico	Ácido graxo encontrado em outros óleos vegetais	Ácido graxo majoritário do azeite de oliva	11
Azeite de oliva extravirgem	Plasma/urina	Hidroxitirosol	Feniletanoide encontrado também em vinho tinto	Encontrada resposta dose--dependente e boa especificidade	11
Azeite de oliva extravirgem	Plasma/urina	Hidroxitirosol sulfato		Metabólito do hidroxitirosol	11
Azeite de oliva extravirgem	Plasma/urina	Hidroxitirosol acetato sulfato		Metabólito do hidroxitirosol	11
Azeite de oliva extravirgem	Urina	3-O-metilhidroxitirosol		Metabólito do hidroxitirosol	11
Óleo de linhaça	Plasma/soro/eritrócitos/plaquetas	Ácido alfalinoleico	Ácido graxo encontrado também em outros óleos vegetais de maior consumo	Maior conteúdo de ácido alfalinoleico comparado a outros óleos vegetais	11
Óleo de colza/canola	Plasma/plaquetas/leite materno	Ácido alfalinoleico	Ácido graxo encontrado também em óleo de linhaça		11
Óleo de girassol	Plasma/plaquetas	Ácido linoleico	Ácido graxo encontrado também em outros óleos vegetais		11
Maçã	Urina	Phloretin		Alta especificidade ao consumo de maçã e produtos de maçã	35
Maçã	Urina	Phloretin glucuronide		Metabólito do phloretin	35
Pera	Plasma	Arbutin		Usado como biomarcador na adulteração de produtos com pera	35
Chá	Urina	Epigalocatequina galato	Polifenol encontrado também no vinho tinto		30

(continua)

QUADRO 1 Possíveis candidatos a biomarcadores do consumo de alimentos ou classe de alimentos (*continuação*)

Alimento	Tipo de amostra	Biomarcador	Desvantagens	Vantagens	Referência
Chá	Urina	Epigalocatequina	Polifenol também encontrado em amêndoas	Metabólitos específicos aumentam especificidade como 4'-O-metil-1-epigalocatequina	30
Chá	Urina	Epicatequina galato	Polifenol encontrado também em uvas		30
Alho	Urina	S-allylmercapturic acid			26
Alho	Alento	Allyl methyl sulfide			26
Cebola/alho	Urina	N-acetyl-S-(2-carboxypropyl)cysteine		Possível biomarcador para a família *Allium*	26
Soja	Plasma/soro/urina	Genisteína		Maior conteúdo de genisteína comparado com outros alimentos	34
Soja	Plasma/soro/urina	Daidzeína		Maior conteúdo de daidzeína comparado com outros alimentos	34

que se quantifiquem marcadores que antes não poderiam ser detectados. Além disso, em muitos casos a metabolômica permite avaliar diferentes moléculas da via de síntese desses marcadores e não apenas uma molécula específica, auxiliando na compreensão de seu metabolismo.

A sensibilidade dos métodos analíticos e a diversidade de marcadores que podem ser avaliados por meio da análise metabolômica permitem identificar desequilíbrios no metabolismo que antecedem o desenvolvimento de doenças, permitindo seu diagnóstico precoce.[27,41] A caracterização dos metabólitos oriundos do metabolismo da glicose e proteínas tem se mostrado decisiva para fornecer conselhos dietéticos personalizados e mais precisos.[42] A combinação desses avanços com conceitos em farmacologia já é aplicada com sucesso na descoberta e no desenvolvimento de novos medicamentos.[40,43]

Nutrição personalizada

A variabilidade interindividual é um dos principais fatores limitantes para que se estabeleçam recomendações dietéticas generalistas para a população. Existem inúmeros exemplos na literatura que demonstram que diferentes indivíduos, mesmo que rigorosamente selecionados para apresentarem um fenótipo homogêneo, apresentam respostas distintas e muitas vezes opostas à mesma intervenção dietética, indicando que o modelo *one-fits-all* pode não ser adequado para explicar as respostas a uma intervenção dietética.[44,45] Mesmo a resposta glicêmica a uma mesma refeição pode apresentar resultados completamente distintos em diferentes indivíduos, e, quanto mais se aumenta o número de variáveis analisadas (como no caso da metabolômica), maior é a probabilidade de encontrar diferenças fenotípicas.[46,47]

A integração de dados ômicos, hábitos alimentares, antropométricos, atividade física e composição da microbiota aplicados a algoritmos de *machine learning* é capaz de prever precisamente a resposta glicêmica pós-prandial de cada indivíduo após um desafio dietético com uma refeição padronizada.[48] A metabolômica nutricional pode mostrar como cada indivíduo metaboliza diferentes alimentos e compostos alimentares. Também permite que se observe como diferentes vias do metabolismo intermediário são afetadas por uma intervenção ou desafio dietético. Além disso, tem-se reconhecido o valor da análise das respostas a desafios dietéticos (como refeições isoladas) ou intervenções nutricionais associadas à metabolômica como ferramenta diagnóstica do fenótipo metabólico de cada indivíduo – também chamado de metabotipo (*metabotype*).[27] Estudos vêm classificando metabotipos associados a polimorfismos e à microbiota intestinal, que explica por que somente parte da população apresenta efeitos benéficos ao consumir determinados alimentos/compostos bioativos[49] e como estratégia da prevenção de doenças cardiometabólicas.[50] A compreensão da diversidade de respostas e de metabotipos é o primeiro passo para que se alcance o conhecimento necessário para gerar recomendações dietéticas personalizadas.

▣ FUTURO DA METABOLÔMICA NUTRICIONAL

Considerando o estágio inicial da metabolômica e sua contribuição para o desenvolvimento de diversas áreas de pesquisa em nutrição, espera-se que nos próximos anos sua participação seja ainda mais relevante. Interpretar uma expressiva quantidade de dados e compreender de forma global os fatores envolvidos na modulação do perfil de metabólitos ainda é o maior desafio para a metabolômica nutricional. É necessária a atuação multidisciplinar entre especialistas em alimentos, nutrição, saúde e estatística para extrair o verdadeiro significado dos resultados gerados pelas tecnologias analíticas e de bioinformática.

Apesar dos rápidos avanços, vários desafios ainda devem ser superados, por exemplo:

- Estabelecer requisitos de qualidade no processamento de dados em metabolômica.
- Aprimorar as bases de dados em espectrometria de massas e RM para a identificação de marcadores.
- Aumentar a disponibilidade de substâncias padrões para confirmar a identificação de marcadores.
- Expandir o conhecimento sobre a composição dos alimentos e o metabolismo dos compostos alimentares.
- Compreender a participação da microbiota no metabolismo dos hospedeiros.
- Identificar marcadores de ingestão de alimentos com sensibilidade e seletividade.
- Desenvolver modelos preditivos acurados para estabelecer metabotipos e recomendações dietéticas considerando a individualidade de cada pessoa.

Por sua capacidade de identificar/quantificar a presença de muitos compostos derivados do metabolismo endógeno ou presentes na dieta e seus metabólitos, a metabolômica nutricional tornou-se uma ferramenta indispensável para o desenvolvimento de diversas áreas da nutrição. Sua contribuição já se faz sentir e com certeza assumirá maior importância no futuro, quando a descoberta e a validação de marcadores da ingestão de alimentos, marcadores do efeito de compostos dietéticos e marcadores do estado de saúde serão de grande valor para o desenvolvimento da nutrição e da medicina personalizada.

▣ REFERÊNCIAS BIBLIOGRÁFICAS

1. German JB, Bauman DE, Burrin DG, Failla ML, Freake HC, King JC, et al. Metabolomics in the opening decade of the 21st century: building the roads to individualized health. J Nutr. 2004;134(10):2729-32.
2. Manach C, Hubert J, Llorach R, Scalbert A. The complex links between dietary phytochemicals and human health deciphered by metabolomics. Mol Nutr Food Res. 2009;23:1303-15.
3. Fiehn O. Combining genomics, metabolome analysis, and biochemical modelling to understand metabolic networks. Comp Funct Genomics. 2001;2:155-68.
4. Nicholson JK, Lindon JC, Holmes E. Metabonomics: understanding the metabolic responses of living systems to pathophysiological stimuli via multivariate statistical analysis of biological NMR spectroscopic data. Xenobiotica. 1999;29:1181-9.
5. Cifuentes A. Food analysis and Foodomics. J Chromatogr A. 2009;1216(43):7109.
6. Mancano G, Mora-Ortiz M, Claus SP. Recent developments in nutrimetabolomics: from food characterisation to disease prevention. Curr Opin Food Sci. 2018;22:145-52.
7. Scalbert A, Brennan L, Manach C, Andres-Lacueva C, Dragsted LO, Draper J, et al. The food metabolome: a window over dietary exposure. Am J Clin Nutr. 2014;99(6):1286-308.
8. Ulaszewska MM, Weinert CH, Trimigno A, Portmann R, Andres Lacueva C, Badertscher R, et al. Nutrimetabolomics: an integrative action for metabolomic analyses in human nutritional studies. Mol Nutr Food Res. 2019;63(1):1-38.
9. Boushey C, Harris J, Bruemmer B, Archer SL, Van Horn L. Publishing nutrition research: a review of study design, statistical analyses, and other key elements of manuscript preparation, part 1. J Am Diet Assoc. 2006;106(1):89-96.
10. Boushey CJ, Harris J, Bruemmer B, Archer SL. Publishing nutrition research: a review of sampling, sample size, statistical analysis, and other key elements of manuscript preparation, part 2. J Am Diet Assoc. 2008;108(4):679-88.
11. Ros E, Martínez-González MA, Estruch R, Salas-Salvadó J, Fitó M, Martínez JA, et al. Mediterranean diet and cardiovascular health: teachings of the Predimed study. Adv Nutr. 2014;5(3):330S-336S.
12. Schwingshackl L, Missbach B, König J, Hoffmann G. Adherence to a Mediterranean diet and risk of diabetes: a systematic review and meta-analysis. Public Health Nutrition, Cambridge University Press. 2015;18:1292-9.
13. Madurasinghe VW, Eldridge S, Bower P, Hughes-Morley A, Collier D, Forbes G, et al. Guidelines for reporting embedded recruitment trials. Trials. 2016;17(1).
14. Moher D, Hopewell S, Schulz KF, Montori V, Gotzsche PC, Devereaux PJ, et al. Consort 2010 explanation.
15. Lampe JW, Chang JL. Interindividual differences in phytochemical metabolism and disposition. Seminars in Cancer Biology. 2007;17:347-53.
16. Rezzi S, Ramadan Z, Fay LB, Kochhar S. Nutritional metabonomics: applications and perspectives. J Proteome Res. 2007;6:513-25.
17. Gibney MJ, Walsh M, Brennan L, Roche HM, German B, van Ommen B. Metabolomics in human nutrition: opportunities and challenges. Am J Clin Nutr. 2005;82(3):497-503.

18. Ross AB, Vuong LT, Ruckle J, Synal HA, Schulze-König T, Wertz K, et al. Lycopene bioavailability and metabolism in humans: an accelerator mass spectrometry study. Am J Clin Nutr. 2011;93(6):1263-73.

19. Schmidt L, Göen T. R-Limonene metabolism in humans and metabolite kinetics after oral administration. Arch Toxicol. 2017;91(3):1175-85.

20. Yanes O, Tautenhahn R, Patti GJ, Siuzdak G. Expanding coverage of the metabolome for global metabolite profiling. Anal Chem. 2011;83(6):2152-61.

21. Want EJ, Wilson ID, Gika H, Theodoridis G, Plumb RS, Shockcor J, et al. Global metabolic profiling procedures for urine using UPLC-MS. Nat Protoc. 2010;5(6):1005-18.

22. Kwon YK, Higgins MB, Rabinowitz JD. Antifolate-induced depletion of intracellular glycine and purines inhibits thymineless death in E. coli. ACS Chem Biol. 2010;5(8):787-95.

23. Wikoff WR, Anfora AT, Liu J, Schultz PG, Lesley SA, Peters EC, et al. Metabolomics analysis reveals large effects of g ut microflora on mammalian blood metabolites. Proc Natl Acad Sci U S A. 2009;106(10):3698-703.

24. Ulaszewska MM, Weinert CH, Trimigno A, Portmann R, Andres Lacueva C, Badertscher R, et al. Nutrimetabolomics: an integrative action for metabolomic analyses in human nutritional studies. Mol Nutr Food Res. 2019;63(1):1800384.

25. Dunn WB, Erban A, Weber RJM, Creek DJ, Neumann S, Kopka J, et al. Mass appeal: metabolite identification in mass spectrometry-focused untargeted metabolomics. Metabolomics. 2013;44-66.

26. Viant MR, Kurland IJ, Jones MR, Dunn WB. How close are we to complete annotation of metabolomes? Curr Opin Chem Biol. 2017;36:64-9.

27. Fiamoncini J, Rundle M, Gibbons H, Thomas EL, Geillinger-Kästle K, Bunzel D, et al. Plasma metabolome analysis identifies distinct human metabotypes in the postprandial state with different susceptibility to weight loss-mediated metabolic improvements. Faseb J. 2018;32(10):5447-58.

28. Franceschi P, Giordan M, Wehrens R. Multiple comparisons in mass-spectrometry-based -omics technologies. TrAC – Trends in Analytical Chemistry. 2013;50:11-21.

29. Kirk D, Kok E, Tufano M, Tekinerdogan B, Feskens EJM, Camps G. Machine learning in nutrition research. Adv. Nutr. 2022;13(6):2573-89.

30. Neuhouser ML, Tinker L, Shaw PA, Schoeller D, Bingham SA, Horn L Van, et al. Use of recovery biomarkers to calibrate nutrient consumption self-reports in the Women's Health Initiative. Am J Epidemiol. 2008;167(10):1247-59.

31. Dragsted LO, Gao Q, Scalbert A, Vergères G, Kolehmainen M, Manach C, et al. Validation of biomarkers of food intake: critical assessment of candidate biomarkers. Genes Nutr. 2018;13(1):1-14.

32. Gibbons H, Carr E, McNulty BA, Nugent AP, Walton J, Flynn A, et al. Metabolomic-based identification of clusters that reflect dietary patterns. Mol Nutr Food Res. 2017;61(10).

33. Garcia-Aloy M, Hulshof PJM, Estruel-Amades S, Osté MCJ, Lankinen M, Geleijnse JM, et al. Biomarkers of food intake for nuts and vegetable oils: an extensive literature search. Genes Nutr. 2019;14(1):7.

34. Praticò G, Gao Q, Manach C, Dragsted LO. Biomarkers of food intake for Allium vegetables. Genes Nutr. 2018;13(1):34.

35. Rothwell JA, Madrid-Gambin F, Garcia-Aloy M, Andres-Lacueva C, Logue C, Gallagher AM, et al. Biomarkers of intake for coffee, tea, and sweetened beverages. Genes Nutr. 2018;13(1):1-18.

36. Sri Harsha PSC, Wahab RA, Garcia-Aloy M, Madrid-Gambin F, Estruel-Amades S, Watzl B, et al. Correction to: biomarkers of legume intake in human intervention and observational studies: a systematic review. Genes Nutr. 2018;13(1):1-16.

37. Ulaszewska M, Vázquez-Manjarrez N, Garcia-Aloy M, Llorach R, Mattivi F, Dragsted LO, et al. Food intake biomarkers for apple, pear, and stone fruit Lars Dragsted. Genes Nutr. 2018;13(1):1-16.

38. Zhou X, Gao Q, Praticò G, Chen J, Dragsted LO. Biomarkers of tuber intake. Genes Nutr. 2019;14(1):1-15.

39. Landberg R, Karra P, Hoobler R, Loftfield E, Huybrechts I, Rattner JI, et al. Dietary biomarkers-an update on their validity and applicability in epidemiological studies. Nutr Rev. 2023.

40. Brindle JT, Antti H, Holmes E, Tranter G, Nicholson JK, Bethell HWL, et al. Rapid and noninvasive diagnosis of the presence and severity of coronary heart disease using 1H-NMR-based metabonomics. Nat Med. 2002;8(12):1439-45.

41. Fiamoncini J, Donado-Pestana CM, Duarte GBS, Rundle M, Thomas EL, Kiselova-Kaneva Y, et al. Plasma metabolic signatures of healthy overweight subjects challenged with an oral glucose tolerance test. Frontiers in Nutrition. 2022;14(9):898782.

42. Brennan L, Roos B. Role of metabolomics in the delivery of precision nutrition. Redox Biol. 2023;65:102808.

43. Kohler I, Hankemeier T, van der Graaf PH, Knibbe CAJ, van Hasselt JGC. Integrating clinical metabolomics-based biomarker discovery and clinical pharmacology to enable precision medicine. Eur J Pharm Sci. 2017;109(May):S15-21.

44. O'Sullivan A, Gibney MJ, Connor AO, Mion B, Kaluskar S, Cashman KD, et al. Biochemical and metabolomic phenotyping in the identification of a vitamin D responsive metabotype for markers of the metabolic syndrome. Mol Nutr Food Res. 2011;55(5):679-90.

45. Brennan L, Roos B. Role of metabolomics in the delivery of precision nutrition. Redox Biol. 2023;65:102808.

46. Fiamoncini J, Yiorkas AM, Gedrich K, Rundle M, Alsters SI, Roeselers G, et al. Determinants of postprandial plasma bile acid kinetics in human volunteers. Am J

Physiol – Gastrointest Liver Physiol. 2017 Oct 1;313(4):G300-12.

47. Morris C, O'Grada C, Ryan M, Roche HM, Gibney MJ, Gibney ER, et al. Identification of differential responses to an oral glucose tolerance test in healthy adults. PLoS One. 2013;8(8).

48. Zeevi D, Korem T, Zmora N, Israelo D, Rothschild D, Weinberger A, et al. Personalized nutrition by prediction of glycemic response. Cell. 2015;163(5):1079-94.

49. Palmnäs M, Brunius C, Shi L, Rostgaard-Hansen A, Estanyol Torres N, González-Domínguez R, et al. Perspective: metabotyping – a potential personalized nutrition strategy for precision prevention of cardiometabolic disease. Adv. Nutr. 2020;11(3):524-32.

50. Iglesias-Aguirre C, Cortés-Martín A, Ávila-Gálvez MA, Giménez-Bastida JA, Selma MV, González-Sarrías A, et al. Main drivers of (poly)phenol effects on human health: metabolite production and/or gut microbiota-associated metabotypes? Food Funct. 2021;12:10324-55.

Expossômica: uma nova abordagem em estudos nutricionais

Carla Soraya Costa Maia
Maria Dinara de Araújo Nogueira
Matheus Aragão Dias Firmino

▣ INTRODUÇÃO

O termo "expossoma" foi citado pela primeira vez por Christopher Wild, em 2005,[1] em um contexto no qual a genética parecia ser a principal explicação para a origem de diversas doenças crônicas, desde as cardiometabólicas, cânceres, até as neurodegenerativas. Entretanto, apesar da alta prevalência de polimorfismos na população, a maioria dessas variantes genéticas é de baixa penetrância e só contribui para o aumento dessas doenças quando sujeitas a exposições ambientais.

O expossoma foi definido por Wild como um conjunto de exposições ambientais de um indivíduo desde o período pré-natal, passando por todas as fases da vida. Com o avanço de métodos precisos para o mapeamento de genes, o expossoma surgiu como uma necessidade de mapear também as exposições ambientais, compreendendo-se "ambientais" como "não genéticas", com a mesma precisão que se determina o genoma humano. A proposta é que o expossoma seja um complemento ao genoma no estudo sobre a etiologia das doenças não transmissíveis (DNT).[1,2]

Após essa primeira definição, a evolução da ciência a respeito do expossoma foi lenta e gradual. Com o passar dos anos a necessidade de avaliar coletivamente variadas exposições, como dieta, condições de moradia, qualidade do ar, interações sociais e escolhas relacionadas ao estilo de vida, foi ganhando espaço. O expossoma passou a ser entendido como uma interação entre fontes exógenas (ar, água, nutrientes, medicamentos) e processos endógenos, incluindo inflamação, peroxidação lipídica, estresse oxidativo, doenças existentes, infecções e microbiota intestinal.[3,4]

Com o avanço da ciência da exposição, novos estudos foram surgindo com o intuito de ampliar o conceito de expossoma, permitindo uma investigação mais tangível para efetivamente contribuir com a prevenção e a promoção da saúde pública. Nesse sentido, o conceito de expossoma mais recente diz: "Medida cumulativa das influências ambientais e respostas biológicas associadas ao longo da vida, incluindo exposições do meio ambiente, comportamento, dieta e processos endógenos".[5]

Esse conceito, embora relevante para a ciência ambiental, fornece também uma base para investigações sistemáticas nos ciclos da vida, incluindo as ciências nutricionais, visto que a dieta é uma das maiores fontes de exposição a produtos químicos. Os alimentos podem conter cerca de 500 aditivos alimentares, mais de 2 mil aromatizantes e muitos contaminantes naturais ou artificiais, como micotoxinas, pesticidas, medicamentos veterinários etc. Além disso, os alimentos frequentemente sofrem processamentos que alteram sua composição por meio de reações químicas, podendo ocasionar a formação de compostos carcinogênicos. Isso mostra que os alimentos vão além de fornecer energia e nutrientes essenciais, mas tornam-se benéficos ou prejudiciais de acordo com a qualidade e a quantidade de alimentos aos quais o indivíduo é exposto, aumentando o risco de desenvolvimento de várias doenças crônicas, como obesidade, diabetes, doenças cardiovasculares e doenças neurodegenerativas.[6,7]

Todas as diretrizes alimentares se baseiam em uma alimentação variada, a fim de proporcionar ao organismo um fornecimento adequado de todos os nutrientes essenciais e, em conjunto, diminuir o risco de exposição a componentes tóxicos e prejudiciais à saúde por meio da alimentação. A partir da interação complexa entre os alimentos e o ambiente, a nutrição torna-se ponto-chave no estudo do expossoma ao longo da vida, sendo determinante na prevenção e causa de doenças nas populações.

▣ EXPOSSOMA: CONCEITO E CATEGORIAS

Com o declínio das doenças infecciosas e o aumento das doenças não transmissíveis, uma transição demográfica e epidemiológica foi ocorrendo em diversos países do mundo em vários níveis de intensidade. Redução da mortalidade, menor taxa de natalidade e maior envelhecimento da população proporcionou maior incidência de doenças cardiovasculares, neurodegenerativas e cânceres. O aumento dessas doenças impactou os serviços de saúde, públicos e privados, acarretando alto custo em diagnóstico e tratamento.[8]

Com o avanço da ciência, da tecnologia e a crescente necessidade de entender melhor como o organismo funciona, na década de 1990, uma força-tarefa internacional criou um estudo de grande escala chamado "Projeto Genoma Humano (PGH)". Esse estudo teve como objetivo sequenciar todas as bases nitrogenadas do genoma humano, sendo uma descoberta que revolucionou diversas áreas de conhecimento, principalmente a genética e a biologia molecular.[9] Essas ferramentas foram desenvolvidas principalmente para determinar a suscetibilidade individual à DNT. Em paralelo a isso, observou-se uma escassez de investimentos para criação de ferramentas para avaliação das exposições ambientais.[2]

Apesar da possibilidade de explorar de forma abrangente o genoma humano, provavelmente 70 a 90% do risco de doenças independe de variações genéticas e são determinados de forma mais consistente pelas interações do indivíduo com o ambiente.[4] Portanto, o expossoma foi proposto como um complemento ao genoma, visto que o valor do estudo genético diminui quando há uma imprecisão na mensuração de dados ambientais, sem os quais não é possível estudar as interações gene-ambiente responsáveis pelo surgimento de diversas doenças.

A partir das publicações conceituais de Christopher Wild sobre expossoma no contexto do câncer, outros pesquisadores abordaram a importância do estudo do ambiente, além da genética, e como esses fatores poderiam ser mais bem mensurados e avaliados.[1,2]

Shapiro et al.[10] identificaram que gestantes que foram submetidas a níveis mais elevados do metal arsênio apresentaram um aumento significativo no risco de desenvolvimento de diabetes gestacional. Por sua vez, Carwile e Michels[11] estabeleceram uma associação entre concentrações urinárias mais elevadas de bisfenol A (BPA) e valores aumentados de circunferência da cintura e índice de massa corporal (IMC) em adultos.

Ademais, observou-se uma correlação positiva entre concentrações mais elevadas de césio, molibdênio, chumbo, platina, antimônio, tungstênio, ftalatos e arsênio com níveis aumentados de pressão arterial. No âmbito das doenças neurodegenerativas, evidências indicam que a exposição pré-natal a bifenilos policlorados, especialmente em relação aos metabólitos hidroxilados, está associada a prejuízo no desenvolvimento motor dos bebês.[12,13]

Entretanto, a ciência respondeu de forma lenta ao conceito de expossoma, e com isso a maioria das publicações voltadas para a temática é encontrada nos últimos 3 anos, apesar de o conceito inicial ter surgido em 2005 (Figura 1).

Partindo do conceito inicial do expossoma, é preciso considerar a natureza das exposições e suas mudanças ao longo do tempo. Com isso, três categorias amplas foram sugeridas para agrupar diferentes variáveis de exposição (Figura 2).

O expossoma interno compreende processos biológicos e bioquímicos internos ao organismo, como metabolismo, hormônios, morfologia corporal, microbioma, inflamação, peroxidação lipídica, estresse oxidativo, que podem ser afetados por exposições externas. Envolve variáveis que podem ser mensuradas a partir de tecnologias laboratoriais, como metabolômica, proteômica e lipidômica.[2,14]

Estudos que abordam o expossoma interno visam traçar um perfil de metabólitos endógenos e produtos químicos derivados de processos internos a partir de amostras de matrizes biológicas humanas, a fim de que essas técnicas possam ser reproduzidas e os biomarcadores encontrados possam ser utilizados em estudos futuros.[15]

O expossoma externo específico foca em exposições específicas em um nível individual, envolvendo a radiação, agentes infecciosos, contaminantes químicos, poluentes ambientais, comportamentos de saúde, como dieta, atividade física, tabagismo, ingestão de álcool, uso de medicamentos e produtos de consumo, como cosméticos.[2] Essa denominação tem sido bastante utilizada em estudos com desfechos de doenças alérgicas respiratórias e cutâneas, alergias alimentares, dermatite atópica e doenças reumatológicas com o intuito de compreender as respostas individuais às exposições.[16-19]

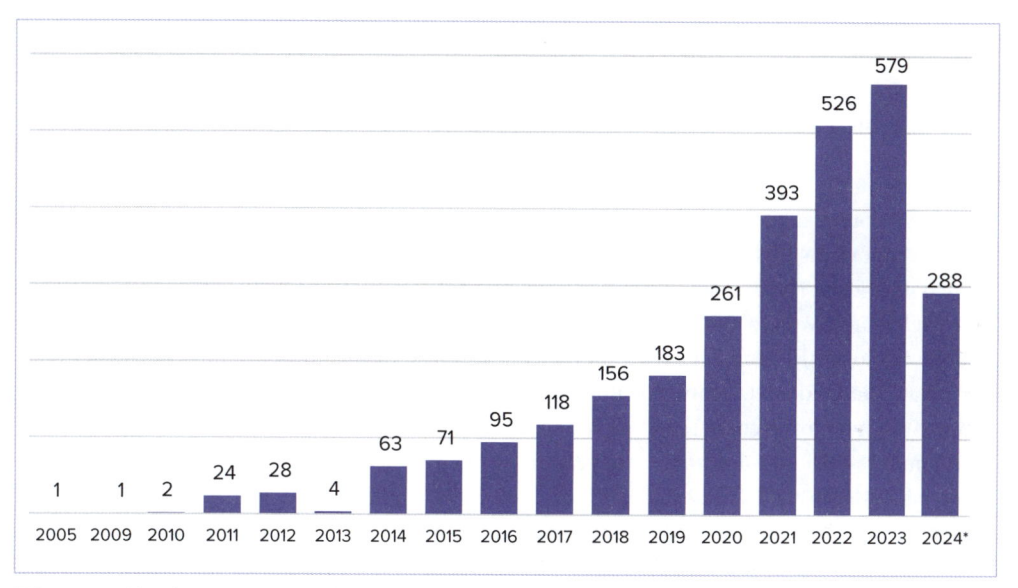

FIGURA 1 Histórico de publicações vinculadas ao termo "*exposome*".
* Até maio de 2024.
Fonte: PubMed. Acesso em: 20 Mai 2024.

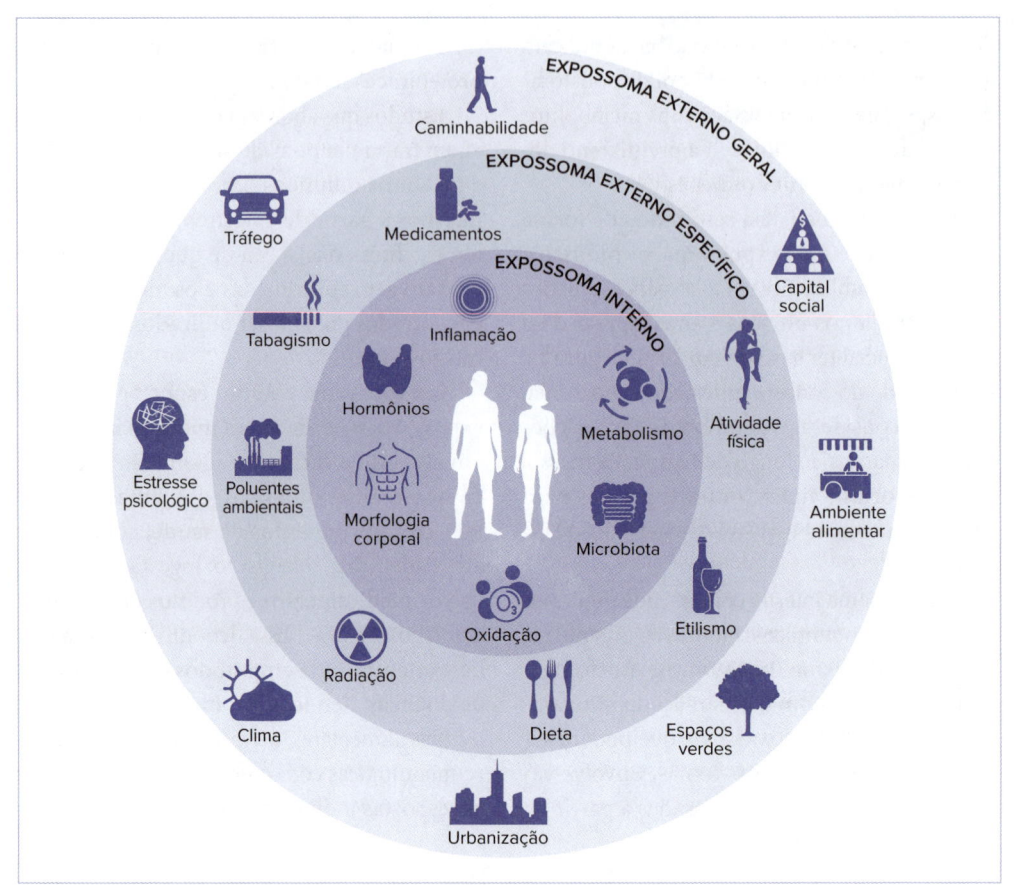

FIGURA 2 Três diferentes categorias do expossoma. O expossoma interno reflete como os processos biológicos e o metabolismo de um indivíduo são afetados por exposições externas. O expossoma externo específico reflete exposições individuais, enquanto o expossoma externo geral envolve as exposições mais amplas do ambiente sobre o indivíduo em nível coletivo.[2,14]

O expossoma externo geral inclui influências sociais, econômicas e psicológicas mais amplas sobre o indivíduo. Trata-se do espaço físico em que o indivíduo vive e trabalha, de suas relações e interações sociais, do ambiente físico-químico em que está inserido e do ambiente alimentar. O desenvolvimento e o curso das DNT são frequentemente relacionados com variáveis do expossoma externo geral. Fortes evidências mostram que a urbanização e áreas com privações socioeconômicas aumentam o risco de diabetes *mellitus* tipo 2 (DM2), enquanto locais com áreas verdes e boa caminhabilidade diminuem esse risco.[14] De fato, fatores de risco ambiental,

como mudanças climáticas, criação de cidades insalubres (incluindo a falta de espaços naturais e aptos para caminhar) e estresse psicossocial (incluindo a violência), contribuem de forma consistente para o surgimento de doenças crônicas, principalmente as cardiometabólicas.[20]

AVALIAÇÃO DO EXPOSSOMA

A mensuração do expossoma é um desafio diante de seu dinamismo com relação ao período da vida de um indivíduo e suas interações com o ambiente. Para que o expossoma fosse caracterizado seriam necessários estudos que avaliassem as exposições nas diferentes fases da vida ou mensurações transversais do perfil de exposição a fim de que fosse construído um monitoramento contínuo. Para avaliar a totalidade dessas exposições, algumas medições foram sendo estudadas nos últimos anos a fim de encontrar ferramentas mais concretas para aproximar o estudo do exposoma, como as tecnologias laboratoriais denominadas "ômicas", que, mesmo sem expressar a totalidade das exposições, vêm sendo aliadas à caracterização das exposições que o indivíduo sofre ao longo da vida.[2]

Os estudos de exposição baseados no monitoramento desses biomarcadores são denominados *top-down* ou descendentes e são realizados principalmente por amostragem de sangue, plasma e urina. Com essa abordagem é possível contabilizar compostos exógenos e endógenos diretamente dos indivíduos, entretanto não é possível identificar sua fonte. Em contrapartida a estratégia *bottom-up* ou ascendente, também utilizada nos estudos de exposoma, compreende análises de amostras de ar, água, fontes dietéticas de exposição, bem como a quantificação de produtos químicos nessas amostras. A vantagem dessa abordagem seria a ligação direta da exposição com sua fonte, entretanto não seria possível verificar as interações com o ambiente químico endógeno do indivíduo. Com isso, o ideal é que as duas abordagens fossem utilizadas a fim de serem complementadas.[2,21]

Com o avanço das tecnologias analíticas e a informática, o monitoramento biológico foi ganhando espaço na mensuração e avaliação do exposoma, destacando uma abordagem descendente como a mais adequada, considerando as mudanças que ocorrem nos níveis e fontes de exposição ao longo do tempo. Os métodos "ômicos" passaram a ser os mais utilizados na ciência das exposições. Ferramentas como transcriptômica, proteômica, metabolômica, lipidômica e epigenômica fornecem milhares de componentes individuais e surgem como complemento para entender melhor quais fatores podem ser determinantes no desenvolvimento de doenças, sendo possível mensurar a integração de uma ampla gama de exposições individuais em uma única medição.[3,22]

O estudo da genética humana tem como um dos objetivos centrais identificar os fatores de risco genéticos para doenças prevalentes e complexas, como DM 2 e esquizofrenia, e para doenças monogênicas raras, por exemplo, a fibrose cística e a anemia falciforme. Existem diversas metodologias e tecnologias para identificar os fatores de risco genéticos, sendo o estudo de associação genômica ampla (GWAS) o mais amplamente conhecido e usado para tal propósito. A finalidade desse tipo de ferramenta consiste na utilização dos fatores de risco genéticos para realizar previsões acerca da suscetibilidade às doenças, com o fato de desenvolver novas estratégias de prevenção e tratamento das comorbidades.[23]

Huang et al.[24] avaliaram 329 pacientes com dor ocular neuropática (DON) para poder identificar quais variantes genômicas podem predispor ao desenvolvimento desta comorbidade. A partir do GWAS foram encontrados genes com produtos proteicos que demonstram influência sobre a percepção sensorial.

A transcriptômica, também reconhecida como perfil de expressão gênica, é uma das metodologias de alto rendimento mais desenvolvidas e aplicadas rotineiramente. Essa ferramenta representa todas as moléculas de RNA, abrangendo o RNA mensageiro (RNAm), que compõe os blocos de construção para a tradução do DNA em aminoácidos para a formação das proteínas. O RNAm, em sua totalidade, é um espelho dos genes que são ativamente expressos em uma célula ou organismo em um momento específico. Dessa forma, proporciona dados sobre como os organismos respondem às mudanças no ambiente externo.[25]

Um estudo utilizando essa técnica identificou que a presença de 55 genes diferencialmente expressos (GDE) de biomarcadores foi compartilhada entre portadores de DM2 e fumantes. Esse achado sugere que as chances de complicações clínicas ou de outras comorbidades são maiores em indivíduos que apresentem simultaneamente DM2 e são fumantes ativos.[26] Já em outro estudo, foi possível identificar por meio da análise de transcriptômica o acúmulo de carotenoides e o desenvolvimento de cromoplastos em laranja em que o transportador de fosfato 4;2 de *Citrus sinensis* (CsPHT4;2) participa. O CsPHT4;2 não apenas influencia a produção de carotenoides, mas, de maneira curiosa, a relação inversa também se verifica, com a alteração na produção de carotenoides podendo impactar a expressão de CsPHT4;2.[27]

O BPA, composto bastante comum e que tem uma longa história na industrialização e é amplamente usado na indústria química, principalmente na confecção de recipientes plásticos. Assim como outros compostos químicos, o BPA é liberado de produtos em diversas condições ambientais e está presente nos alimentos, no ar, no solo e nos rios.[28] Em mulheres, a presença desse composto químico tem efeitos adversos no sistema reprodutivo, promovendo alterações na expressão no RNAm das vesículas extracelulares em células da granulosa primária.[29]

Em 1942, o termo epigenética foi usado pela primeira vez para descrever os mecanismos moleculares. Esses mecanismos epigenéticos desempenham um papel essencial na regulação do genoma, abrangendo modificações nas histonas, metilação do DNA, configuração da cromatina e organização nuclear, podendo ser transmitidos de uma geração para outra ou variar ao longo da vida do organismo em resposta a fatores ambientais. Variações na sequência linear do código genético, como polimorfismos (SNP), podem desempenhar um papel fundamental na explicação das diferenças interindividuais na estrutura e função, assim como fornecer informações sobre a suscetibilidade e resistência a doenças. O campo da epigenética, em constante evolução, está enriquecendo nossa compreensão das interações gene-ambiente, uma vez que os mecanismos epigenéticos exercem uma camada adicional de controle transcricional que regula a expressão gênica.[30,31]

A proteômica tem como objetivo não apenas a identificação, mas também a quantificação precisa das proteínas. Os procedimentos atuais na área de proteômica, fundamentados em espectrometria de massa (MS), apresentam a capacidade de detectar milhares de proteínas, incluindo suas modificações e localizações, em uma única análise.[32]

Essa ferramenta se mostra bastante útil para o processo de patogênese de diversas doenças, por exemplo a *Pythium insidiosum*, conhecida por ser o agente etiológico da pitiose. Uma doença potencialmente letal que afeta tanto os seres humanos quanto os animais, caracterizada por um diagnóstico difícil e por apresentar complexidades no âmbito terapêutico.[33] Em um estudo com 203 indivíduos portadores de DM2, a partir da aplicação da análise da proteômica, foi possível sugerir que o índice relação urinária afamina e creatinina pode ser útil para prever elevado risco desses pacientes desenvolverem nefropatia diabética.[34]

Novas ferramentas na pesquisa ambiental têm emergido nos últimos anos. De forma geral, tem ocorrido um rápido avanço nas tecnologias ômicas, englobando, por exemplo, a metabolômica baseada em espectrometria de massa de alta resolução ou *chips* epigenéticos. Os progressos atuais na metabolômica estão viabilizando não apenas a detecção de moléculas vinculadas a processos endógenos e ao metabolismo do indivíduo, mas também a identificação de compostos exógenos, assim como de seus metabólitos.[35] Além disso, com a evolução dos espectrômetros de massa cada vez mais sensíveis e de alta resolução, torna-se possível mensurar mais de 100 mil moléculas em uma única amostra. Esse avanço configura-se fundamental para medir potenciais padrões de perturbações biológicas, inclusive aquelas que podem ter persistido mesmo após o término da exposição.[36]

Em um estudo realizado por Murphy et al.,[37] a metabolômica não direcionada analisou 350 metabólitos a partir de amostras de plasma sanguíneo de 313 homens negros. O estudo destaca que os derivados e produtos aminoácidos, em conjunção com a função renal durante as fases iniciais do desenvolvimento da deficiência de mobilidade, são notáveis. Os resultados sugerem que os perfis metabólicos desempenham uma função crucial na identificação de indivíduos suscetíveis a experimentar declínio funcional.

Ademais, vários estudos têm tentado associar as estratégias *top-down bottom-up* para trazer a complexidade dos estudos de exposoma. Esses estudos, em geral, não avaliam todas as variáveis do expossoma, mas a partir de seus objetivos agrupam variáveis que contemplem as três categorias do expossoma (interno, externo específico, externo geral). Um exemplo claro dessa abordagem é um estudo realizado com a coorte francesa NutriNet-Santé, que avaliou 87 fatores do expossoma distribuídos em quatro domínios: socioeconômico (fatores sociais e de serviços de saúde); ambiente externo (poluentes atmosféricos, exposições domiciliares e ocupacionais); ambiente no início da vida (região; condições de nascimento e exposições na infância); estilo de vida (tabagismo, atividade física, dieta e composição corporal). O objetivo do estudo foi avaliar esses fatores agrupados e investigar a associação do expossoma e dos fenótipos de asma. Todos os dados foram coletados por meio de questionários e sistema de informações geográficas.[38]

Em Pequim, um estudo com mais de 80 mil pacientes, avaliou as associações entre o expossoma urbano ao risco de recorrência de infarto agudo do miocárdio (IAM). Para a análise foram incluídos 26 tipos de exposições urbanas, por exemplo, densidade populacional e de construção, diversidade do uso da terra, caminha-

bilidade, proporção de espaço verde, distância das estações de metrô, densidade dos pontos de ônibus, concentração anual de partículas finas (PM), densidade de restaurantes, varejistas de tabaco e álcool, redes de *fast-food*, confeitarias, lojas de frutas e legumes, hospitais gerais, farmácias, dentre outros. O Sistema de Vigilância de Doenças Cardiovasculares de Pequim foi usado para coletar dados referentes às características demográficas, *status* socioeconômico e comorbidades dos indivíduos. Os resultados encontrados sugerem que distâncias maiores até as estações de metrô e de concentração de PM em uma área de 500 metros estão, substancialmente, associadas ao risco aumentado de IAM recorrente.[39]

Dados da coorte *Human early-life exposome* (*Helix*) na Europa foram utilizados para descrever o expossoma no início da vida, avaliando seus padrões e sua variabilidade ao longo da infância em diferentes regiões. Fatores externos, como poluentes atmosféricos, radiação, meteorologia, ambiente construído, tráfego e ruído, foram estimados por modelos geoespaciais, enquanto as exposições químicas foram avaliadas a partir de amostras de sangue ou urina coletadas durante a gestação. Informações sobre o capital socioeconômico da família, dados de participação social e fatores de estilo de vida, como dieta materna e infantil, amamentação, atividade física, duração do sono e animais de estimação, foram coletadas por meio de questionários. A partir desses dados os autores identificaram que o expossoma no início da vida é variável de acordo com a localização e o período de vida, afirmando a complexidade que envolve esse tipo de avaliação.[40]

As categorias do expossoma também são utilizadas para agrupar estudos com diferentes variáveis de exposição em revisões de literatura. Uma revisão que utilizou uma abordagem expossômica para identificar fatores de risco para o desenvolvimento do DM2 mostrou evidências de que componentes do expossoma externo, como poluição do ar, ruído residencial e privação socioeconômica, aumentam o risco de DM2, impactando variáveis do expossoma interno, como a função endotelial, respostas inflamatórias e estresse crônico, enquanto a caminhabilidade e os espaços verdes (expossoma externo) reduzem esse risco, resultando em um efeito positivo sobre a resistência à insulina e o IMC.[14]

As exposições ambientais podem ser avaliadas de diversas formas, como sistemas de informação geográfica, sistemas de posicionamento global e tecnologias de geolocalização, estimando a concentração dos principais poluentes atmosféricos, principalmente por meio de dados de satélites. Detectores terrestres combinados com modelos estatísticos auxiliam na determinação de poluição relacionada ao tráfego, enquanto a poluição derivada do solo, água e ar geralmente é avaliada por múltiplas amostragens em posições geográficas diferentes por meio de análises detalhadas em espectrometria de massa. Exposições como estresse mental, hábitos alimentares e outros aspectos de estilo de vida são determinadas por questionários autoaplicáveis.[41]

◨ ESTUDOS NUTRICIONAIS E EXPOSSOMA

Desde as primeiras definições de expossoma, a dieta aparece como uma importante fonte de exposição a compostos químicos essenciais e tóxicos, sendo um componente do expossoma externo específico que permite a entrada não somente de nutrientes no organismo, mas também de diversos componentes prejudiciais, interagindo com processos endógenos, como inflamação, peroxidação, microbiota e doenças preexistentes.[2,4]

A mensuração do expossoma como ferramenta para entender melhor a etiologia das doenças vem se aprimorando ao longo dos últimos anos, e a metabolômica vem ganhando destaque, principalmente em estudos nutricionais. A metabolômica proporciona o estudo do fenótipo metabólico de um indivíduo, que é influenciado pelo genótipo, dieta, estilo de vida, saúde e exposição a xenobióticos, auxiliando na detecção de biomarcadores intermediários para risco de doenças e refletindo uma resposta do metabolismo à exposição.[42]

A partir das publicações de Wild[1,2] sobre o conceito de expossoma, a primeira citação envolvendo nutrição, metabolômica nutricional e expossoma foi realizada por Jones et al. em 2012. A dieta é provavelmente a maior fonte de exposição a produtos químicos, e com isso a metabolômica nutricional torna-se um componente fundamental no estudo do expossoma, impactando a expressão gênica e a modificação do epigenoma ao longo da vida.[6]

Em conformidade com o conceito inicial de expossoma, o expossoma alimentar caracteriza-se como a totalidade de exposições dietéticas ao longo da vida, o que o torna particularmente difícil de mensurar, dada a variação no consumo alimentar dos indivíduos em diferentes fases da vida e regiões geográficas. Diante dessa complexidade, a metabolômica nutricional busca determinar os metabólitos derivados da digestão dos alimentos, incluindo componentes alimentares e suplementos dietéticos (Figura 3).[7]

O uso da metabolômica na nutrição busca complementar o uso dos instrumentos tradicionais de avaliação dietética que apresentam vieses, principalmente de memória, comparando biomarcadores a valores de ingestão determinados por questionários a fim de fornecer uma medida mais direta da dose interna.[43] A partir da identificação e quantificação de metabólitos alimentares, vários biomarcadores dietéticos vêm sendo propostos e validados, auxiliando na caracterização do expossoma alimentar e sendo utilizados em diversos estudos de associação ampla da dieta (DWAS) que relacionam as exposições alimentares ao desenvolvimento de doenças.[44]

Estudos de associação ampla vêm sendo realizados como forma de medir uma grande

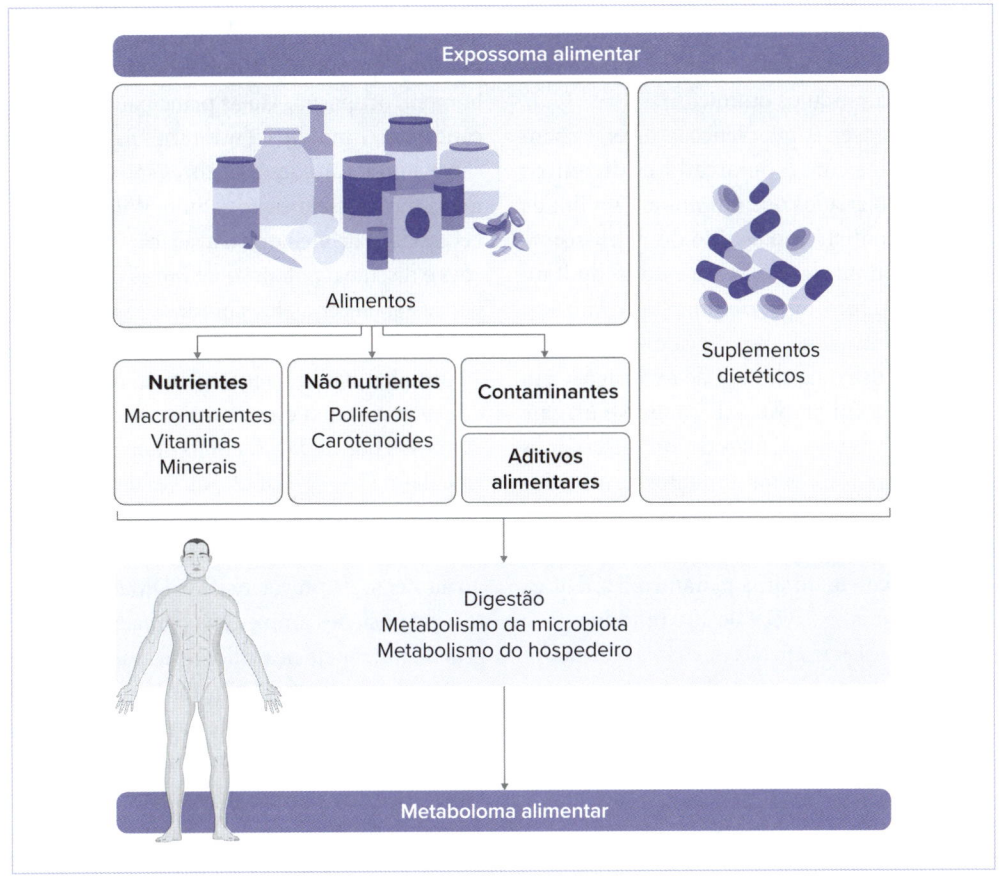

FIGURA 3 Expossoma alimentar e metaboloma alimentar. O expossoma alimentar representa todas as exposições dietéticas de um indivíduo ao longo da vida consumidos como parte da dieta (nutrientes, não nutrientes, contaminantes e aditivos alimentares) ou como suplementos dietéticos. O metaboloma alimentar é a parte do metaboloma humano que deriva diretamente da digestão dos alimentos, incluindo todos os compostos dietéticos e seus metabólitos.

Fonte: adaptada de Scalbert.[7]

diversidade de exposições e simultaneamente verificar sua associação com doenças. Quando as exposições avaliadas são exclusivamente derivadas da dieta, seja como alimentos ou componentes alimentares, podem ser denominados DWAS. Essa abordagem ampla já foi utilizada em diversos estudos, por exemplo, uma avaliação de dezenas de nutrientes e suplementos alimentares consumidos, em que vários fatores dietéticos foram associados a pressão arterial alterada,[45] uma identificação de fontes dietéticas específicas de exposição a elementos tóxicos em adultos e crianças[46] e no mapeamento da exposição a metais a partir de fontes dietéticas em gestantes.[47]

Os nutrientes e compostos alimentares modulam processos bioquímicos, tanto para neutralizar efeitos negativos das exposições como para potencializar efeitos benéficos, sendo incorporados diretamente nas vias metabólicas e participando de processos biológicos importantes, como transcrição gênica, metilação, síntese e reparo do DNA, transporte de proteínas e sinalização hormonal. Com essa variedade de processos, o expossoma alimentar e seus metabólitos derivados devem ser o alvo de intervenções em busca de neutralizar os desequilíbrios metabólicos prejudiciais causados principalmente pela exposição a produtos químicos.[48]

Visando a essas intervenções, diversos bancos de dados com biomarcadores dietéticos estão sendo criados nos últimos anos a fim de auxiliar cientistas no estudo do expossoma. Como exemplo se destaca o estudo de Raúl González-Domínguez et al.,[49] que validou uma plataforma metabolômica multianalítica para pesquisa quantitativa de exposições em larga escala em amostra de sangue e urina e com isso caracterizou mais de mil metabólitos relacionados a alimentos, produtos farmacêuticos, produtos químicos, poluentes ambientais e derivados da microbiota, bem como Jia et al.,[50] que desenvolveram uma plataforma analítica de expossoma sensível e de alto rendimento, e a partir da espectrometria de massa realizaram uma triagem de biomarcadores construindo um banco de dados com 818 biomarcadores urinários.

▣ EXPOSSOMA E DOENÇAS NÃO TRANSMISSÍVEIS

As DNT são a maior causa de morte no mundo, chegando a 70% dos óbitos, em grande parte causando mortes prematuras.[51] Apesar de sua gravidade, a prevenção e o tratamento das DNT vêm se mostrando um grande desafio. Mesmo com vários estudos populacionais sendo realizados para entender os determinantes da doença e identificar métodos para combatê-las, a incidência dessas doenças continua aumentando.

Tradicionalmente, fatores de risco modificáveis são os mais monitorados quando se trata de DNT.[52] Entretanto, com o aumento da popularidade do conceito de expossoma, diversos estudos surgiram nos últimos anos utilizando uma abordagem ampliada das exposições para verificar a relação entre fatores ambientais e desfechos de doenças. Em 2008, Wild já trazia

que as exposições ambientais, como radiação, produtos químicos naturais e produzidos pelo homem, ocupação, são as principais causas de câncer em humanos, entretanto a contribuição e a interação desses fatores são difíceis de mensurar. Nesse mesmo estudo, Wild aborda a necessidade de melhorar a avaliação das exposições e discute o potencial de novas tecnologias para estabelecer a plausibilidade biológica das associações entre exposição e dença.[53]

Estudos mais recentes trazem um compilado de evidências com uma abordagem exposômica em desfechos de DNT, como doenças cardiovasculares (DCV) e DM2. Fatores modificáveis, como excesso de peso e hábitos de vida pouco saudáveis, são descritos como a principal causa do aumento da prevalência de DM2, entretanto as exposições ambientais parecem ter uma grande influência nessa doença, mas sua mensuração é um desafio. Utilizando o conceito de expossoma e suas diferentes categorias, alguns componentes do expossoma externo, como os espaços verdes, a caminhabilidade e o aumento da prática de atividade física, diminuem o risco de desenvolvimento do DM2, bem como a redução do IMC e da resistência à insulina, que fazem parte do expossoma interno.[14]

Com relação às DCV, além dos fatores de risco tradicionais, evidências crescentes mostram que fatores físico-químicos presentes no ambiente têm contribuição significativa para o crescimento dessas doenças. Exposição a poluentes atmosféricos, ruídos, luz artificial durante a noite e alterações climáticas, incluindo calor extremo, tempestades no deserto e incêndios florestais, em sua maioria derivados da urbanização, estão associados ao aumento de fatores estressante e contribuem para o surgimento das DCV.[54,41] A urbanização também foi abordada em outra revisão realizada por Munzel,[55] na qual o autor traz uma frase que retrata perfeitamente a perspectiva do expossoma: "A genética carrega a arma, mas o meio ambiente puxa o gatilho". Com foco nas DCV, Munzel aborda o risco das exposições ambientais e a maneira como a ecologização pode melhorar a saúde pública, destacando o paradigma do expossoma e a saúde planetária.

Pesquisas nacionais de saúde também vêm sendo utilizadas para descrever associações entre o expossoma e desfechos em saúde. O excesso de peso é um problema global e está diretamente ligado ao surgimento de DNT, com isso um estudo de associação ampla do expossoma foi realizado nos EUA com foco no IMC em adolescentes. Dentre os fatores nutricionais, clínicos e ambientais avaliados, associações entre IMC, alanina aminotransferase, gama glutamil transferase, número de neutrófilos segmentados, triglicerídeos, ácido úrico e contagem de glóbulos brancos foram encontradas.[56]

O câncer, assim como as terapias oncológicas, exerce a capacidade de induzir alterações metabólicas sistêmicas, interagindo de maneira complexa com os efeitos metabólicos derivados da dieta e do exercício. Essas interações complexas têm o potencial de influenciar os desfechos do câncer, ao mesmo tempo que podem impactar na qualidade de vida do paciente. De fato, as células cancerígenas apresentam um metabolismo desregulado por conta da proliferação descontrolada. Fenótipos metabólicos e biomarcadores característicos dessa comorbidade podem ser usados para diagnóstico precoce.[57]

A contaminação alimentar é um problema grave, principalmente quando afeta a água. A Organização Mundial da Saúde (OMS) definiu parâmetros para a concentração de arsênio na água, reconhecendo que valores superiores a 10 mcg/L elevam o risco de câncer de pele. Estudos mostraram que determinados contaminantes, como o arsênio e os bifenilos policlorados (BPC), podem gerar esse tipo de comorbidade.[58]

No campo das doenças neurodegenerativas, é esperado que a prevalência de doenças como Alzheimer e Parkinson aumente de forma significativa nos próximos anos. Esse cenário

acarreta não apenas o comprometimento da qualidade de vida e a morbidade dos indivíduos afetados, mas também implica elevados custos socioeconômicos para os sistemas de saúde.[59] Desse modo, estudos metabolômicos vêm sendo realizados com o objetivo de prever e identificar melhor os fatores de risco para essas doenças.

Em um estudo piloto no qual foram analisadas as fezes de pacientes portadores da doença de Parkinson, constatou-se que pacientes com esse diagnóstico apresentaram níveis mais baixos de alanina betaína e nicotinamida. Esses metabólitos são produzidos diretamente pela microbiota intestinal, destacando o potencial papel da disbiose intestinal no desenvolvimento da DP.[60] Segundo diretrizes da OMS, no âmbito da nutrição, a principal recomendação preventiva deve ser uma dieta equilibrada do tipo "mediterrânea", que seja rica em polifenóis e acompanhada de treinamento aeróbico.[61]

CONSIDERAÇÕES FINAIS

A abordagem expossômica é promissora para auxiliar na identificação das relações entre as diversas exposições a que um indivíduo é submetido do nascimento à morte e as consequências em sua saúde, principalmente quando se trata de DNT. As exposições ambientais têm sido cada vez mais abordadas como determinantes no desenvolvimento de DNT, incluindo de forma importante os fatores dietéticos. De fato, a dieta é provavelmente a maior fonte de exposição a compostos químicos essenciais e tóxicos que o ser humano tem ao longo da vida, portanto a identificação de metabólitos provenientes do expossoma alimentar, o metaboloma, torna-se cada vez mais importante nos estudos epidemiológicos. Muitos desafios envolvem os estudos de expossoma, principalmente limitações relacionadas à mensuração das exposições. Por se tratar de uma área bastante recente, é necessário maior apropriação da temática pela nutrição, com o propósito de otimizar a utilização dessa metodologia importante na prevenção e no diagnóstico de diversas comorbidades. Como perspectivas futuras, o pesquisador Gary W. Miller traz em seus estudos que: "O expossoma representa uma nova ciência – uma nova forma de abordar como o ambiente influencia a saúde. Verdadeiramente uma nova disciplina. Como tal, o campo deve estabelecer e defender a sua identidade, desenvolver os seus princípios fundamentais e abrir um caminho a seguir".[14]

◉ REFERÊNCIAS BIBLIOGRÁFICAS

1. Wild CP. Complementing the genome with an "exposome": the outstanding challenge of environmental exposure measurement in molecular epidemiology. Cancer Epidemiol Biomarkers Prev. 2005;14(8):1847-50.
2. Wild CP. The exposome: from concept to utility. Int J Epidemiol. 2012;41(1):24-32.
3. Rappaport SM. Implications of the exposome for exposure science. J Expo Sci Environ Epidemiol. 2011;21(1):5-9.
4. Rappaport SM, Smith MT. Epidemiology: environment and disease risks. Science. 2010;330(6003):460-1.
5. Miller GW, Jones DP. The nature of nurture: refining the definition of the exposome. Toxicol Sci. 2014;137(1):1-2.
6. Jones DP, Park Y, Ziegler TR. Nutritional metabolomics: progress in addressing complexity in diet and health. Annu Rev Nutr. 2012;32:183-202.
7. Scalbert, A, Huybrechts, I, Gunter, MJ. The food exposome. In: Dagnino S, Macherone A. (eds). Unraveling the exposome. Springer eBooks. 2018;217-45.
8. McCracken K, Phillips DR. Demographic and epidemiological transition. International Encyclopedia of Geography: People, the Earth, Environment and Technology. 2017;1-8.
9. Góes AC de S, Oliveira BVX de. Projeto Genoma Humano: um retrato da construção do conhecimento científico sob a ótica da revista Ciência Hoje. Ciênc Educ (Bauru) [Internet]. 2014;20(3):561-77.
10. Shapiro GD, Dodds L, Arbuckle TE, Ashley-Martin J, Fraser W, Fisher M, et al. Exposure to phthalates, bisphenol A and metals in pregnancy and the association with impaired glucose tolerance and gestational diabetes mellitus: The MIREC study. Environ Int. 2015;83:63-71.
11. Carwile JL, Michels KB. Urinary bisphenol A and obesity: NHANES 2003-2006. Environ Res. 2011;111(6):825-30.
12. Shiue I, Hristova K. Higher urinary heavy metal, phthalate and arsenic concentrations accounted for 3-19%

of the population attributable risk for high blood pressure: US NHANES, 2009-2012. Hypertens Res. 2014;37(12):1075-81.
13. Berghuis SA, Soechitram SD, Hitzert MM, Sauer PJ, Bos AF. Prenatal exposure to polychlorinated biphenyls and their hydroxylated metabolites is associated with motor development of three-month-old infants. Neurotoxicology. 2013;38:124-30.
14. Beulens JWJ, Pinho MGM, Abreu TC, den Braver NR, Lam TM, Huss A, et al. Environmental risk factors of type 2 diabetes: an exposome approach. Diabetologia. 2022;65(2):263-74.
15. David A, Chaker J, Price EJ, Bessonneau V, Chetwynd AJ, Vitale CM, et al. Towards a comprehensive characterisation of the human internal chemical exposome: challenges and perspectives. Environ Int. 2021;156:106630.
16. Cecchi L, D'Amato G, Annesi-Maesano I. External exposome and allergic respiratory and skin diseases. J Allergy Clin Immunol. 2018;141(3):846-57.
17. Stefanovic N, Flohr C, Irvine AD. The exposome in atopic dermatitis. Allergy. 2020;75(1):63-74.
18. Moran TP. The external exposome and food allergy. Curr Allergy Asthma Rep. 2020;20(8):37.
19. Biton J, Saidenberg-Kermanac'h N, Decker P, Boissier MC, Semerano L, Sigaux J. The exposome in rheumatoid arthritis. Joint Bone Spine. 2022;89(6):105455.
20. Münzel T, Sørensen M, Hahad O, Nieuwenhuijsen M, Daiber A. The contribution of the exposome to the burden of cardiovascular disease. Nat Rev Cardiol. 2023;20(10):651-69.
21. Rappaport SM, Barupal DK, Wishart D, Vineis P, Scalbert A. The blood exposome and its role in discovering causes of disease. Environ Health Perspect. 2014;122(8):769-74.
22. Wagner F, Heidtke KR, Drescher B, Radelof U. Development and perspectives of scientific services offered by genomic biological resource centres. Brief Funct Genomic Proteomic. 2007;6(3):163-70.
23. Bush WS, Moore JH. Chapter 11: Genome-Wide Association Studies. Lewitter F, Kann M (eds.). PLoS Computational Biology. 2012;8(12):e1002822.
24. Huang JJ, Rodriguez DA, Slifer SH, Martin ER, Levitt RC, Galor A. Genome Wide Association Study of Neuropathic Ocular Pain. Ophthalmol Sci. 2023;4(2):100384.
25. Schirmer, K, Fischer, BB, Madureira, DJ, Smitha P. Transcriptomics in ecotoxicology. Anal Bioanal Chem. 2010;397:917-23.
26. Ripon Rouf ASM, Amin MA, Islam MK, Haque F, Ahmed KR, Rahman MA, et al. Statistical bioinformatics to uncover the underlying biological mechanisms that linked smoking with type 2 diabetes patients using transcritpomic and GWAS analysis. Molecules. 2022;27(14):4390.
27. Lu P, Wang S, Grierson D, Xu C. Transcriptomic changes triggered by carotenoid biosynthesis inhibitors and

role of Citrus sinensis phosphate transporter 4;2 (Cs-PHT4;2) in enhancing carotenoid accumulation. Planta. 2019;249(1):257-70.

28. Sun W, Xu T, Lin H, Yin Y, Xu S. BPA and low-Se exacerbate apoptosis and autophagy in the chicken bursa of Fabricius by regulating the ROS/AKT/FOXO1 pathway. Sci Total Environ. 2023;908:168424.

29. Wu H, Eckhardt CM, Baccarelli AA. Molecular mechanisms of environmental exposures and human disease. Nat Rev Genet. 2023;24(5):332-44.

30. Stricker SH, Köferle A, Beck S. From profiles to function in epigenomics. Nat Rev Genet. 2017;18(1):51-66.

31. Policarpi C, Dabin J, Hackett JA. Epigenetic editing: dissecting chromatin function in context. Bioessays. 2021;43(5):e2000316.

32. Välikangas T, Suomi T, Elo LL. A systematic evaluation of normalization methods in quantitative label-free proteomics. Brief Bioinform. 2018;19(1):1-11.

33. Chechi JL, Franckin T, Barbosa LN, Alves FCB, Leite AL, Buzalaf MAR, et al. Inferring putative virulence factors for Pythium insidiosum by proteomic approach. Med Mycol. 2019;57(1):92-100.

34. Kaburagi Y, Takahashi E, Kajio H, Yamashita S, Yamamoto-Honda R, Shiga T, et al. Urinary afamin levels are associated with the progression of diabetic nephropathy. Diabetes Res Clin Pract. 2019;147:37-46.

35. Vineis P, Robinson O, Chadeau-Hyam M, Dehghan A, Mudway I, Dagnino S. What is new in the exposome? Environ Int. 2020;143:105887.

36. Walker DI, Valvi D, Rothman N, Lan Q, Miller GW, Jones DP. The metabolome: a key measure for exposome research in epidemiology. Curr Epidemiol Rep. 2019;6:93-103.

37. Murphy RA, Moore S, Playdon M, Kritchevsky S, Newman AB, Satterfield S, et al. Metabolites associated with risk of developing mobility disability in the health, aging and body composition study. J Gerontol A Biol Sci Med Sci. 2019;74(1):73-80.

38. Guillien A, Bédard A, Dumas O, Julien Allègre, Arnault N, Bochaton A, et al. Exposome profiles and asthma among French adults. American Journal of Respiratory and Critical Care Medicine. 2022;206(10):1208-19.

39. Liu N, Deng Q, Hu P, Chang J, Li Y, Zhang Y, et al. Associations between urban exposome and recurrence risk among survivors of acute myocardial infarction in Beijing, China. Environ Res. 2023;238(Pt 2):117267.

40. Tamayo-Uria, L. Maitre, C. Thomsen, M.J. Nieuwenhuijsen, L. Chatzi, V. Siroux, et al. The early-life exposome: description and patterns in six European countries. 2019;123:189-200.

41. Münzel T, Mette Sørensen, Hahad O, Nieuwenhuijsen MJ, Daiber A. The contribution of the exposome to the burden of cardiovascular disease. Nature Reviews Cardiology. 2023;20;651-69.

42. German JB, Bauman DE, Burrin DG, Failla ML, Freake HC, King JC, et al. Metabolomics in the opening decade of the 21st century: building the roads to individualized health. J Nutr. 2004;134(10):2729-32.

43. Guasch-Ferré M, Bhupathiraju SN, Hu FB. Use of metabolomics in improving assessment of dietary intake. Clin Chem. 2018;64(1):82-98.

44. Brennan L, Hu FB. Metabolomics-based dietary biomarkers in nutritional epidemiology: current status and future opportunities. Mol Nutr Food Res. 2019;63(1):e1701064.

45. Tzoulaki I, Patel CJ, Okamura T, Chan Q, Brown IJ, Miura K, et al. A nutrient-wide association study on blood pressure. Circulation. 2012;126(21):2456-64.

46. Davis MA, Gilbert-Diamond D, Karagas MR, Li Z, Moore JH, Williams SM, et al. A dietary-wide association study (DWAS) of environmental metal exposure in US children and adults. PLoS One. 2014;9(9): e104768.

47. Lin PD, Cardenas A, Rifas-Shiman SL, Hivert MF, James-Todd T, Amarasiriwardena C, et al. Diet and erythrocyte metal concentrations in early pregnancy-cross-sectional analysis in Project Viva. Am J Clin Nutr. 2021;114(2):540-9.

48. Rushing BR, Thessen AE, Soliman GA, Ramesh A, Sumner SCJ, Members of the Exposomics Consortium: the exposome and nutritional pharmacology and toxicology: a new application for metabolomics. Exposome. 2023;3(1):osad008.

49. González-Domínguez R, Jáuregui O, Queipo-Ortuño MI, Andrés-Lacueva C. Characterization of the human exposome by a comprehensive and quantitative large-scale multianalyte metabolomics platform. Anal Chem. 2020;92(20):13767-75.

50. Jia S, Xu T, Huan T, Chong M, Liu M, Fang W, et al. Chemical isotope labeling exposome (CIL-Exposome): one high-throughput platform for human urinary global exposome characterization. Environ Sci Technol. 2019;53(9):5445-53.

51. Organização Mundial da Saúde OMS). Nonommunicable Diseases Progress Monitor 2020 [Internet]. Disponível em: https://www.who.int/publications/i/item/9789240000490. Acesso em: 15 dez. 2023.

52. Malta DC, Silva AG da, Gomes CS, Stopa SR, Oliveira MM de, Sardinha LMV, et al. Monitoramento das metas dos planos de enfrentamento das doenças crônicas não transmissíveis: resultados da Pesquisa Nacional de Saúde, 2013 e 2019. Epidemiologia e Serviços de Saúde. 2022;31(spe1).

53. Wild CP. Environmental exposure measurement in cancer epidemiology. Mutagenesis. 2008;24(2):117-25.

54. Münzel T, Hahad O, Sørensen M, Lelieveld J, Duerr GD, Nieuwenhuijsen M, et al. Environmental risk factors and cardiovascular diseases: a comprehensive expert review. Cardiovascular Research. 2021;118(14).

55. Münzel T, Sørensen M, Lelieveld J, Hahad O, Al-Kindi S, Nieuwenhuijsen M, et al. Heart healthy cities: genetics loads the gun but the environment pulls the trigger. European Heart Journal. 2021;42(25):2422-38.

56. Haddad N, Andrianou X, Parrish C, Oikonomou S, Makris KC. An exposome-wide association study on body mass index in adolescents using the National Health and Nutrition Examination Survey (NHANES) 2003-2004 and 2013–2014 data. Scientific Reports. 2022;12(1).

57. Schmidt DR, Patel R, Kirsch DG, Lewis CA, Vander Heiden MG, Locasale JW. Metabolomics in cancer research and emerging applications in clinical oncology. CA Cancer J Clin. 2021;71(4):333-58.

58. Gracia-Cazaña T, González S, Parrado C, Juarranz Á, Gilaberte Y. Influence of the exposome on skin cancer. Actas Dermosifiliogr (Engl Ed). 2020;111(6):460-70.

59. Schäffer E, Piel J. The exposome in the context of preventive measures for Alzheimer's and Parkinson's diseases. Nervenarzt. 2023;94(10):892-903.

60. Talavera Andújar B, Aurich D, Aho VTE, Singh RR, Cheng T, Zaslavsky L, et al. Studying the Parkinson's disease metabolome and exposome in biological samples through different analytical and cheminformatics approaches: a pilot study. Anal Bioanal Chem. 2022;414(25):7399-419.

61. Organização Mundial da Saúde (OMS). Redução do risco de declínio cognitivo e demência: diretrizes da OMS [Internet]. www.who.int. 2019. Disponível em: https://www.who.int/publications/i/item/9789241550543. Acesso em: 15 dez. 2023.

CAPÍTULO 6

Microbiota intestinal: princípios e estratégias nutricionais para modulação

Leila Leiko Hashimoto
Luciane Luca de Alencar Prado
Silvia M. Franciscato Cozzolino

◉ INTRODUÇÃO

A relação simbiótica entre a microbiota intestinal e o hospedeiro garante o desenvolvimento adequado no organismo humano. A microbiota apresenta funções metabólicas (digestão e absorção de nutrientes, síntese de vitaminas, regulação glicêmica, produção de ácidos graxos de cadeia curta), tróficas (proliferação e nutrição de enterócitos, desenvolvimento de vilos e criptas intestinais, produção de muco) e protetoras (competição contra patógenos e desenvolvimento do sistema imune).

Distúrbios na composição microbiana levam a alterações em sua funcionalidade, ativação forçada de células imunológicas e inflamação crônica em diferentes tecidos. Por esse motivo, a disbiose intestinal tem sido indicada como um dos fatores de risco na etiologia de doenças crônicas, como doença inflamatória intestinal, diabetes, obesidade, doenças autoimunes, entre outras.

Nesse sentido, diversas opções terapêuticas foram revisadas para modulação da microbiota intestinal alterada, como dieta, prebióticos e probióticos. A dieta é considerada o fator de maior impacto na modificação da composição microbiana. Entre todos os nutrientes, destaca-se o papel dos prebióticos, sobretudo as fibras prebióticas, em estimular o crescimento de bactérias marcadoras de saúde, como *Bifidobacterium*, *Lactobacillus*, *Faecalibacterium prausnitzii*, *Roseburia* e *Akkermansia muciniphila*. Os probióticos também são alternativas amplamente estudadas pelos benefícios à barreira intestinal, modulação do sistema imune, redução do risco de infecções, recuperação das proporções de bactérias benéficas do intestino, entre outras.

◉ FUNDAMENTOS SOBRE MICROBIOTA

O termo "microbiota" teve origem no início do século XX, quando foi observado que uma ampla variedade de microrganismos, incluindo bactérias, fungos, leveduras e vírus, coexistem em diferentes áreas do corpo humano, como cavidade oral, pele, pulmão e intestino. Também conhecida como o órgão oculto, a microbiota humana apresenta 150 vezes mais informação genética do que o genoma humano.[1]

Sendo assim, a microbiota intestinal é definida por uma vasta comunidade de microrganismos, cerca de 100 trilhões, que engloba bactérias (comensais, patogênicas e simbióticas), vírus, arqueas, fungos e helmintos que habitam o intestino humano. O material genético desses microrganismos é denominado microbioma. Considerando apenas o ambiente oral e gastrintestinal, são mais de 45 milhões de genes de microrganismos participando de várias funções protetoras, metabólicas e estruturais, que se associam e complementam o genoma humano.[2,3] Quanto maior a diversidade do ecossistema, mais capaz ele é de manter suas funções e resistir a mudanças adversas do ambiente. Essa teoria é denominada de "hipótese do seguro", aplicável em grande parte dos ecossistemas naturais e que desempenha papel protetor, evitando a redução de sua funcionalidade.[4]

No contexto do intestino humano, a hipótese do seguro sugere que a ampla diversidade da microbiota intestinal, ou seja, a vasta comunidade de microrganismos que reside no intestino é essencial para a manutenção e o equilíbrio microbiano estável, assim como a integridade da barreira mucosa intestinal do hospedeiro. A complexidade desse ecossistema de comunidades bacterianas é marcada por sua capacidade de autorregeneração, fenômeno também conhecido como resiliência. Portanto, a microbiota intestinal tem a habilidade de restabelecer seu equilíbrio após perturbações externas, como infecções por patógenos ou tratamentos com antibióticos.[4] A Figura 1 apresenta de forma esquemática os fenômenos que ocorrem na microbiota em relação a perturbações e resiliência.

◼ FUNÇÕES E IMPORTÂNCIA AO ORGANISMO

A microbiota intestinal é considerada determinante na manutenção da saúde humana. Como já descrito, ela apresenta funções metabólica, trófica e protetora. De modo mais específico, está envolvida na fermentação de alimentos, fornecimento de nutrientes às células intestinais e metabolização de produtos não digeridos da dieta, como proteínas e fibras alimentares, proteção contra patógenos, estimulação à resposta imunológica e produção de vitaminas.[1,3,5]

A microbiota intestinal saudável e madura engloba funções de fermentação anaeróbica de carboidratos complexos não digeridos, resultando na degradação dos glicosaminoglicanos e seguinte produção de ácidos graxos de cadeia curta (AGCC), do inglês *short-chain fatty acids* (SCFA). Os principais produtos da fermentação de fibras prebióticas são ácidos butírico, propiônico e acético, que desempenham inúmeras funções intestinais e sistêmicas. O butirato é o principal substrato energético para as células epiteliais do intestino. Em razão da produção desses ácidos orgânicos, há a redução do pH luminal, o que permite maior solubilização e capacidade absortiva de minerais, como cálcio e magnésio, no intestino. Além disso, a microbiota realiza a biossíntese de alguns aminoácidos essenciais, como triptofano e vitaminas como biotina (B7), cobalamina (B12) e vitamina K.[6]

Com relação à função imune, a microbiota intestinal atua como componente significativo no desenvolvimento da mucosa e da barreira intestinal. Os AGCC estimulam a expressão de proteínas das junções apertadas do intestino (*tight junctions*), mantendo sua integridade e reduzindo a translocação de substâncias estranhas para dentro da barreira intestinal. Ademais, atuam na resistência da colonização de patógenos externos, por meio de componentes estruturais e metabólitos, que estimulam o hospedeiro a produzir vários compostos antimicrobianos, incluindo padrões moleculares associados (AMP) como catelicidinas, lectinas do tipo C e (pro) defensinas pelas células hospedeiras de Paneth. Esse processo é mediado pelo mecanismo PRR (padrões moleculares associados ao receptor de reconhecimento de padrões), como o *Toll-like receptor* (TLR) e competindo por locais de fixação e fontes de nutrientes.[1]

Outro mecanismo utilizado pela microbiota intestinal para limitar o crescimento excessivo de patógenos é a produção de IgA secretora (SIgA) na mucosa. A indução de SIgA contra bactérias intestinais potencialmente patogênicas ocorre por meio de um mecanismo de amostragem mediado por células M. As SIgA são

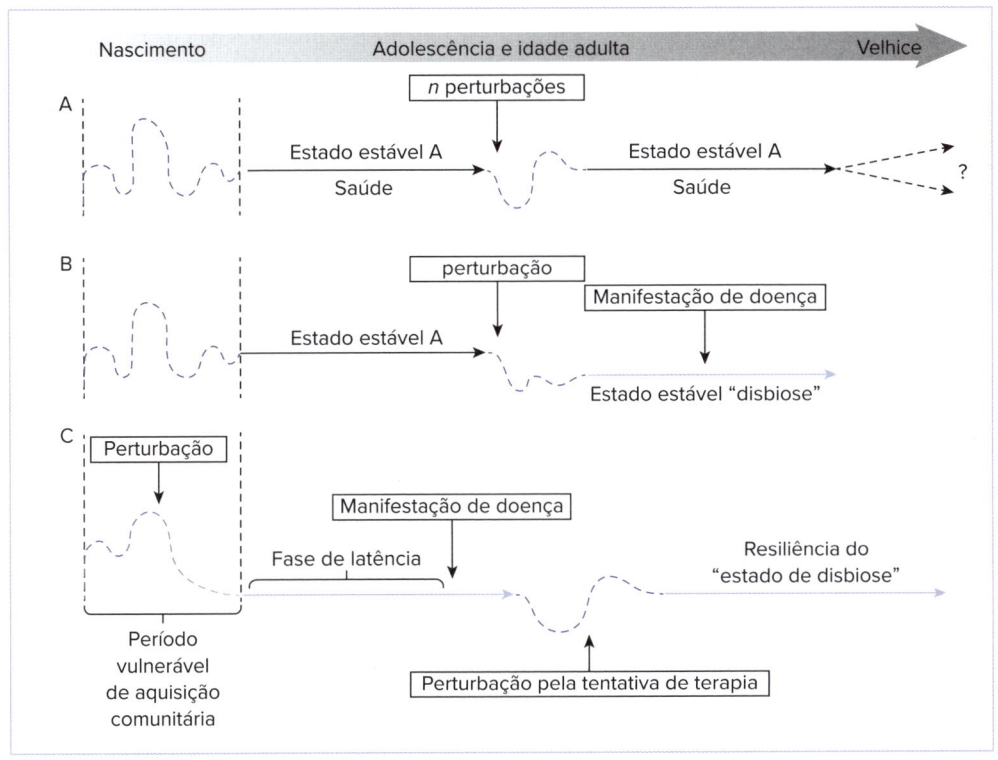

FIGURA 1 Representação esquemática dos fenômenos de resiliência tanto em condições saudáveis quanto em situações de doença: (A) o início da vida é caracterizado pela formação da microbiota intestinal, concomitantemente ao desenvolvimento dos sistemas do organismo humano, como neural e imune. A partir dos 3 a 5 anos de vida, a composição microbiana atinge o estado de equilíbrio e, assim, permanece relativamente estável ao longo da vida em um indivíduo saudável. Apesar de estável, a microbiota pode ser submetida a pequenas flutuações constantes e, mesmo diante de grandes perturbações externas, tem a notável capacidade de restaurar o seu estado funcional (estado estável A). Esse fenômeno é conhecido como resiliência; (B) quando não são aplicadas estratégias para modulação e recuperação da microbiota, há uma mudança permanente para o estado disbiótico, o que pode acarretar maior risco de desenvolvimento de doenças relacionadas à disbiose; (C) as perturbações durante o período vulnerável dos primeiros anos de vida podem exercer alterações duradouras na estrutura do ecossistema microbiano, possivelmente causando uma predisposição a doenças crônicas, que se manifestam após a fase de latência. É possível que tais mudanças precoces levem à resiliência de comunidades disbióticas, o que tornaria particularmente difíceis as tentativas de restaurar o estado fisiológico normal.
Fonte: Sommer et al., 2017.[4]

ancoradas na camada externa do muco do cólon, interagindo com mucinas e bactérias intestinais, proporcionando proteção imunológica contra patógenos, ao mesmo tempo que mantêm uma relação mutuamente benéfica com os comensais. A interação PRR-MAMP desencadeia a ativação de diversas vias de sinalização essenciais para promover a função da barreira mucosa, a produção de AMP, mucinas e IgA, contribuindo

para a proteção do hospedeiro contra patógenos invasores e prevenindo o crescimento excessivo de seus próprios comensais.[7]

▣ BARREIRA INTESTINAL E *LEAKY GUT*

A barreira intestinal é uma estrutura altamente dinâmica e responde a estímulos internos e externos, como citocinas, bactérias e fatores dietéticos. É composta por cinco camadas principais.[8,9] (Figura 2):

1. Microbiota intestinal comensal.
2. Muco.
3. Proteínas de defesa, como AMP e SIgA.
4. Células epiteliais intestinais (IEC).
5. Células do sistema imunológico de imunidade inata e adaptativa.

A camada de muco é a primeira linha de defesa física que as moléculas externas encontram ao chegar ao lúmen intestinal. É responsável por impedir o contato direto entre a microbiota e as células epiteliais. O muco é constituído principalmente por proteínas de mucina altamente glicosiladas, que formam uma peneira a base de gel em todo o epitélio intestinal.[9] As células caliciformes presentes no intestino delgado e grosso secretam a mucina 2 (MUC2), proteína mais abundante do muco e que desempenha importante papel na redução do risco de doenças inflamatórias intestinais, como evidenciado pelo desenvolvimento espontâneo de colite em camundongos *knockout* para MUC2.[11]

As IEC também expressam mucinas transmembranas, que permanecem ligadas à superfície apical e contribuem para a formação do glicocálix juntamente com os glicolipídios. Enquanto o intestino delgado apresenta uma única camada de gel de muco, o cólon contém

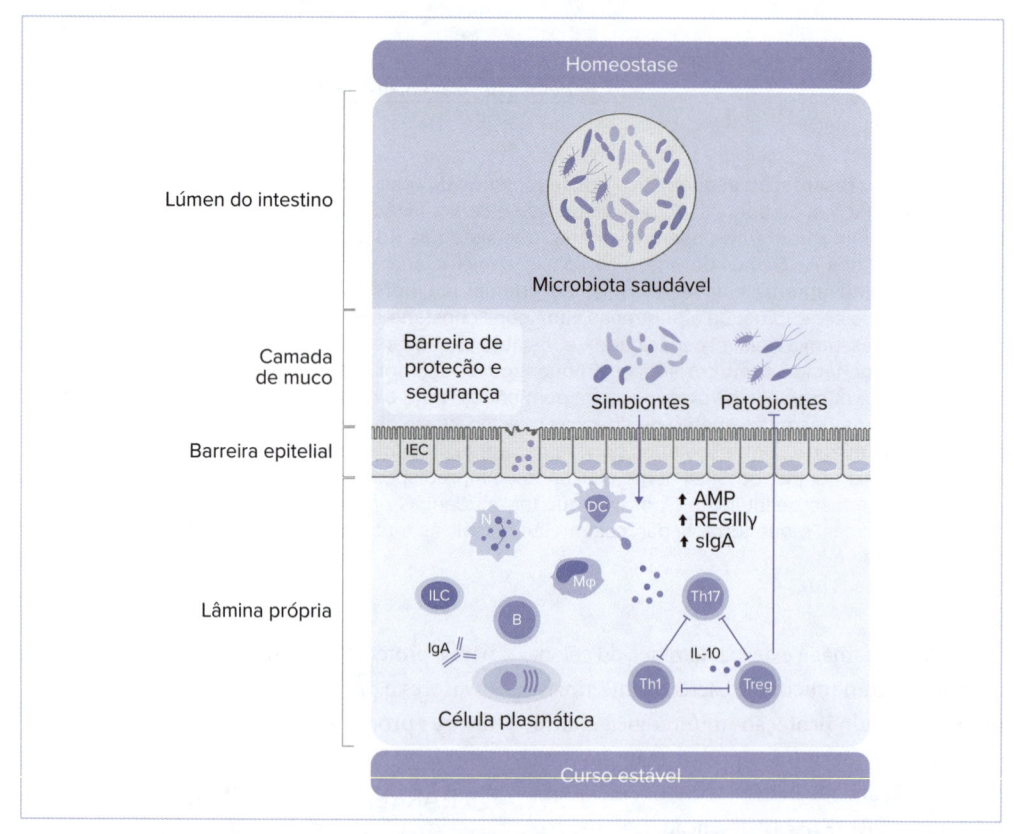

FIGURA 2 Representação da barreira intestinal: sua estrutura, a partir do lúmen, seguido da camada protetora de muco, posteriormente a barreira física composta pelas células epiteliais intestinais e, por fim, a lâmina própria onde estão.
Fonte: Pickard et al., 2017.[10]

duas camadas: uma externa e solta, que permite a colonização em longo prazo de bactérias comensais, e outra camada interna densa, desprovida de bactérias. Os reguladores imunológicos, como AMP e moléculas de SIgA, são liberados no gel de muco para reforçar a separação física da microbiota como um gradiente do epitélio ao lúmen, e apresentam concentrações mais altas no intestino delgado, pela menor densidade da camada de muco. A composição da camada de muco pode afetar a microbiota intestinal e determinar as funções do gel de muco.[9]

As células epiteliais, logo abaixo da camada de muco, são integrantes determinantes da barreira física de proteção intestinal. Um conjunto de células-tronco pluripotentes residentes nas criptas dá origem a cinco tipos distintos de células, incluindo enterócitos absortivos, células caliciformes, células enteroendócrinas, células de Paneth e células microdobradas, que juntas formam uma monocamada contínua e polarizada que separa o lúmen da lâmina própria.[9]

A integridade desse epitélio intestinal e o transporte de moléculas entre as células são regulados por um importante complexo proteico juncional, altamente dinâmico, seletivamente permeável, formado dentro de domínios lipídicos da membrana plasmática.[9] Para a formação do epitélio, as células estão ligadas à membrana por meio de três grupos de junções intercelulares (Figura 3): junções intercelulares, junções de âncora e junções comunicantes.

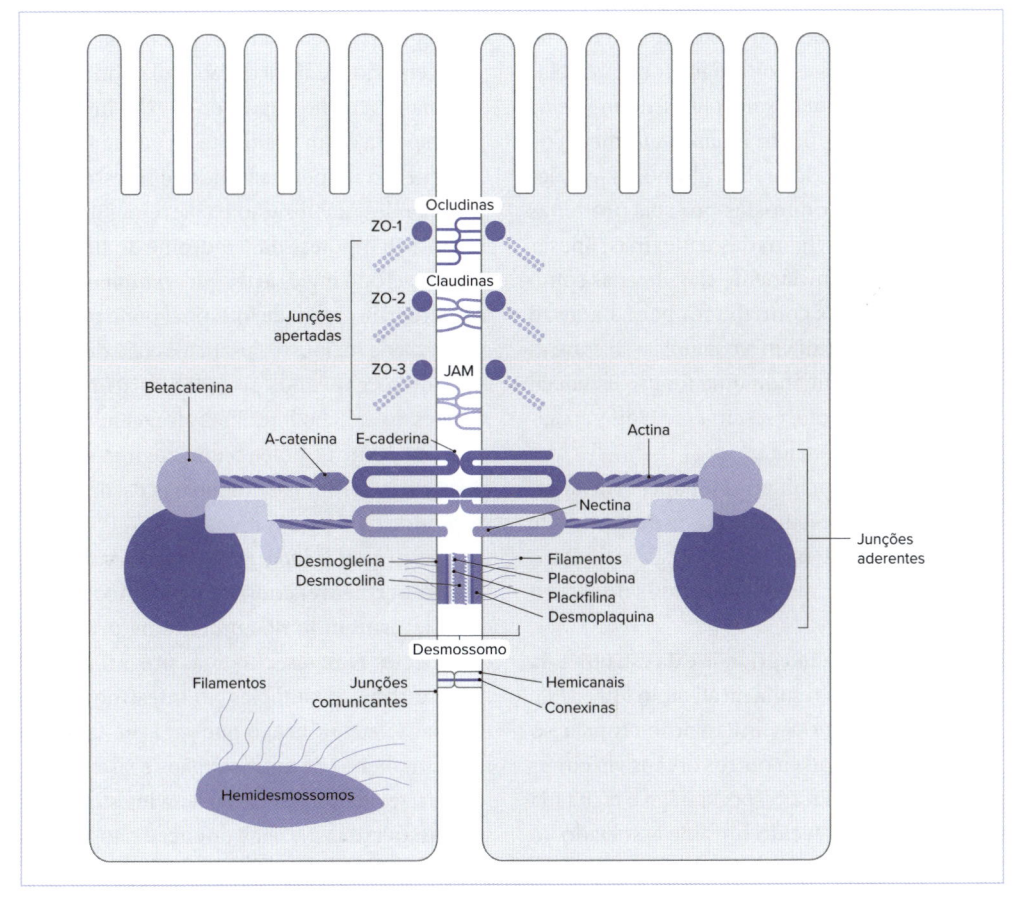

FIGURA 3 Representação das junções intercelulares do epitélio intestinal.
Fonte: Aleman et al., 2023.[12]

As proteínas de junção apertada (*tight junctions* – TJ) resultam da união de diversas proteínas situadas na região apical do epitélio, entre células adjacentes, e regulam a permeabilidade da via de transporte paracelular, limitando a passagem de íons e solutos. As junções aderentes (*adherens junctions* – AJ) regulam a adesão entre células adjacentes através de moléculas de adesão transmembrana das cateninas e complexos proteicos associados ao citoesqueleto de actina. As AJ estão localizadas na membrana lateral abaixo das TJ e são necessárias para montar e manter articulações firmes. A E-caderina é uma das isoformas de caderina encontradas nos tecidos epiteliais, desempenhando um papel crucial em processos celulares, como a proliferação celular, o estabelecimento da polaridade celular e a remodelação do citoesqueleto de actina. Os desmossomos são junções intercelulares compostas por desmocolinas, desmogleína e caderinas que podem atuar como meios de sinalização intracelular. Por último, as junções comunicantes, compostas por seis proteínas transmembrana chamadas conexinas, apesar de não serem tecnicamente classificadas como junções, estreitas contribuem para a adesão célula-célula e permitem a comunicação entre as células, desempenhando uma função essencial no desenvolvimento, crescimento e diferenciação das células epiteliais.[12]

As TJ desempenham um papel crucial no controle da permeabilidade da via de transporte paracelular, mantendo a polaridade e limitando a passagem de moléculas através do espaço intercelular.[9,12,13]

A alteração da integridade e da estrutura da barreira intestinal resulta na ativação forçada de células imunológicas e inflamação crônica no intestino, propagada a outros órgãos via circulação sanguínea. Essa resposta é ágil e facilitada pela presença do tecido linfoide associado ao intestino (do inglês *gut-associated lymphoid tissue* – GALT), localizado logo abaixo da barreira epitelial do intestino. Esse complexo linfoide concentra cerca de 70% das células imunes do organismo.

Nesse contexto, foi observado que a disbiose em indivíduos com obesidade pode modificar o funcionamento da barreira intestinal e do GALT, possibilitando a passagem de componentes estruturais de bactérias, como o LPS. Isso, por sua vez, ativa vias inflamatórias, comprometendo ainda mais o estado inflamatório presente na obesidade.[14]

A regulação dessa barreira pode ser mediada por fatores dietéticos para prevenir ou reduzir diferentes distúrbios inflamatórios, embora os mecanismos precisos subjacentes dessa regulação dietética ainda não estejam completamente elucidados.[13]

A permeabilidade intestinal, relevante causa de irregularidade intestinal, é definida como a passagem não mediada de moléculas hidrofílicas de tamanho médio através do epitélio intestinal, em resposta a um gradiente de concentração. O aumento na permeabilidade intestinal representa desestabilização na barreira intestinal. Segundo a hipótese da "síndrome do intestino permeável", do inglês *leaky gut syndrome* (SGL), a hiperpermeabilidade intestinal pode permitir a entrada de toxinas, de partículas não digeridas e de microrganismos prejudiciais através das junções do epitélio intestinal, alcançando a corrente sanguínea e potencialmente impactando os sistemas hormonais, imunológicos, nervosos, respiratórios e reprodutivos.[15]

Sendo assim, *leaky gut* ou síndrome do intestino permeável consiste no afrouxamento das TJ, resultando no aumento da produção de espécies reativas, citocinas pró-inflamatórias e outras substâncias no intestino para a circulação sanguínea, o que gera prejuízos ao funcionamento de outros órgãos e sistemas.[15]

As irregularidades na barreira intestinal têm sido associadas a várias doenças não apenas gastrintestinais, como doença inflamatória intestinal (DII), síndrome do intestino irritável, doença celíaca, carcinoma de cólon, mas também distúrbios extraintestinais como esclerose múltipla, doença hepática gordurosa não alcoólica, obesidade, diabetes tipo 2, doença de Parkinson, depressão, entre outras.[9]

Diferentes moléculas marcadoras, individualmente ou em conjunto, podem ser empregadas para analisar os fluxos intestinais, a depender da carga e do tamanho das moléculas, avaliando mecanismos de permeabilidade distintos. Em linhas gerais, o deslocamento de moléculas do lúmen intestinal para o espaço subepitelial pode ser categorizado em duas vias distintas: transcelular e paracelular.[9]

O método padrão para avaliação da função da barreira intestinal, *in vivo*, é a administração oral de dois açúcares não metabolizados, a lactulose e o manitol. O aumento da absorção da lactulose está relacionado ao comprometimento da barreira epitelial paracelular, enquanto a constante absorção de manitol reflete a capacidade basal de absorção intestinal, independentemente da função da barreira. Desse modo, a razão lactulose/manitol na urina é um índice de ruptura da barreira intestinal.[16] Outra abordagem amplamente utilizada em estudos *in vitro* e ensaios clínicos é a análise de sucralose e do ácido 51 Cr-etilenodiaminotetracético (EDTA), uma vez que não são metabolizadas por bactérias.[17]

Outros métodos que avaliam a permeabilidade intestinal incluem a determinação da resistência elétrica da membrana celular, que reflete a permeabilidade iônica entre as células, método especialmente aplicável em estudos *in vitro* e *ex vivo*. Além disso, outros biomarcadores relacionados ao dano epitelial, como citrulina, proteínas de ligação a ácidos graxos (FABP) e LPS, têm sido usados como um índice indireto de diminuição da barreira intestinal.[18]

Complementarmente, um marcador aplicável na prática clínica é a dosagem dos níveis séricos ou fecais de zonulina. Descoberta por Alessio Fasano em 2000, a zonulina é uma proteína sintetizada nas células intestinais e hepá-

ticas e regula reversivelmente a permeabilidade intestinal. Alta concentração de zonulina indica o aumento da permeabilidade intestinal, uma vez que induz a quebra das TJ e a produção de citocinas pró-inflamatórias.[19]

COMPOSIÇÃO DA MICROBIOTA INTESTINAL

A composição da microbiota varia de acordo com a sua localização no organismo humano. Até o momento, não houve definição única em termos taxonômicos profundos da constituição de uma microbiota intestinal saudável em humanos. Tal fato é explicado pela alta variabilidade interindividual. A distribuição relativa de bactérias intestinais e arqueas é singular para cada indivíduo, influenciada em parte pela diversidade ao nível de cepa, pelas disparidades nas taxas de crescimento microbiano e pelas variações estruturais nas sequências genéticas microbianas.[6]

Além disso, foram identificadas assinaturas microbianas específicas em cada país, sugerindo que a microbiota intestinal é moldada principalmente por fatores ambientais, como a dieta e o estilo de vida, e possivelmente também pela genética do hospedeiro.[7]

Ademais, fatores como o tipo de parto ao nascer, receber ou não leite materno, exercem influência na formação inicial da microbiota intestinal, que gradualmente amadurece durante a infância em resposta a diversas exposições ambientais. Porém, posteriormente, tende a manter relativa estabilidade que abrange desde o final da infância, passando pela adolescência, até a idade adulta, estabelecendo a resiliência da microbiota, como discutido anteriormente, até que ocorra a diminuição da diversidade com o envelhecimento. Assim, a diversidade microbiana aumenta do período infantil até a idade adulta e diminui em idades mais avançadas, especialmente acima dos 70 anos.[6]

De modo geral, a microbiota intestinal é composta por 6 filos: Firmicutes e Bacteroidetes,

Actinobacteria, Proteobacteria, Fusobacteria e Verrucomicrobia, sendo os dois primeiros mais abundantes. Em relação aos gêneros, os mais abundantes são: *Akkermansia muciniphila, Bacteroides, Veillonella* e *Clostridium clostridium*.[19] Os fungos intestinais (microbiota intestinal) mais estudados são *Candida, Saccharomyces, Malassezia* e *Cladosporium*. Além de bactérias e fungos, a microbiota intestinal humana também contém vírus, fagos e arqueas, principalmente *Methanobrevibacter smithii*.[1]

Com o avanço da idade, as alterações na dieta e no sistema imune afetam potencialmente a composição da microbiota intestinal humana. Especificamente, os idosos tendem a apresentar sobretudo a diminuição de *Bifidobacterium*, que possui um papel na estimulação do sistema imunológico e na redução do estado inflamatório. Por outro lado, é observado o aumento de *Clostridium* e *Proteobacteria*, bactérias relacionadas ao estado de doença.[1]

Outro aspecto relevante são as condições físico-químicas distintas ao longo de todo o trato gastrintestinal. Por exemplo, as bactérias do grupo Proteobactérias, como *Enterobacteriaceae*, são predominantes no intestino delgado, onde o tempo de trânsito é breve e a concentração de bile é mais elevada. Enquanto no cólon, o fluxo mais lento e o pH moderado é mais propício para comunidades microbianas maiores, especialmente do tipo anaeróbico como *Bacteroidaceae, Prevotellaceae* e *Rikenellaceae*, do filo Bacteroidetes.[1] Em termos gerais, comunidades microbianas intestinais saudáveis são caracterizadas pela alta diversidade de táxons, pela riqueza genética microbiana significativa e núcleos funcionais de microbiomas estáveis.[21]

Contudo, é importante observar que apenas a alta diversidade e a riqueza bacteriana intestinal, isoladamente, não são indicadores imparciais de saúde intestinal, visto que a riqueza bacteriana é influenciada, por exemplo, pelo tempo de trânsito intestinal. O tempo prolongado pode resultar no aumento da riqueza,

mas não necessariamente indica uma microbiota intestinal saudável. Assim, é necessário um levantamento mais amplo para a avaliação da composição da microbiota intestinal.[6]

⊡ FATORES QUE INFLUENCIAM SUA COMPOSIÇÃO

A composição da microbiota pode ser modificada em resposta às pressões seletivas exercidas pelo hospedeiro e pelo ambiente. Sugere-se que organismos que não desempenham funções benéficas sejam controlados e, em determinadas circunstâncias, possam ser eliminados.[7]

O estilo de vida, como a prática de atividade física, impacta na diversidade e produção de bactérias produtoras de AGCC da microbiota.[22] A dieta exerce um grande efeito na microbiota intestinal. Estudos metatranscriptômicos revelaram que a microbiota ileal é impulsionada pela capacidade dos membros microbianos de metabolizar açúcares simples, refletindo a adaptação da microbiota à disponibilidade de nutrientes no intestino delgado. A formação da microbiota do cólon está sujeita à disponibilidade das fibras alimentares. Dietas extremas baseadas apenas em animais ou apenas em vegetais resultam em amplas alterações na microbiota intestinal humana.[7]

A influência da fibra prebiótica foi demonstrada em um estudo cruzado mostrando que dietas combinadas com alto teor de amido resistente ou fibra polissacarídica não amilácea (farelo de trigo) resultaram no enriquecimento forte e reprodutível de diferentes espécies bacterianas no intestino humano.[23]

Os métodos de alimentação também podem afetar a abundância de alguns grupos bacterianos na microbiota intestinal dos bebês. Por exemplo, oligossacarídeos fucosilados presentes no leite humano podem ser utilizados por *Bifidobacterium longum* e várias espécies de *Bacteroides*, permitindo-lhes superar outras bactérias, como *E. coli* e *Clostridium perfringens*.[24]

Há diferença significativa entre a microbiota de bebês amamentados com leite materno, que apresentam maior abundância de *Bifidobacterium* spp., em comparação com bebês alimentados com fórmula. Além disso, a microbiota infantil alimentada com fórmula tem níveis alterados de outros grupos, como *E. coli*, *Clostridium difficile*, *Bacteroides fragilis* e lactobacilos.[7]

Por outro lado, a microbiota de bebês desnutridos é imatura, disbiótica e contém maior número de enteropatógenos, como *Enterobacteriaceae*. Bebês da África rural, com uma dieta predominante em amido, fibra e polissacarídeos vegetais, abrigam uma microbiota abundante nos filos Bacteroidetes (57,7%) e Actinobacteria (10,1%) – destacando exclusivamente a presença de alguns produtores de *Prevotella*. Em contraste, entre as crianças europeias, cuja dieta é rica em açúcar, amido e proteína animal, a abundância desses grupos é reduzida para apenas 22,4% e 6,7%.[25]

Dados semelhantes de redução na produção de AGCC foram observados em indivíduos saudáveis que consumiam grandes quantidades de carboidratos simples e pouca fibra alimentar. Essa alteração teve impacto na saúde desses indivíduos, uma vez que os AGCC estão relacionados a mecanismos anti-inflamatórios.[26]

Restaurar a diversidade exige a administração de fibras alimentares juntamente com os táxons bacterianos anteriormente ausentes. Pesquisas com ratos gnotobióticos demonstraram que certas espécies microbianas podem ser empregadas para corrigir deficiências de crescimento associadas à microbiota de crianças desnutridas. Essa descoberta levanta a possibilidade de utilizar essas espécies como uma intervenção terapêutica para neutralizar os impactos adversos da desnutrição.[7]

Alguns fatores impactam por período prolongado, caso não seja realizada a devida intervenção. Um exemplo é a presença de desnutrição grave na primeira infância, relacionada com a diminuição relativa de certas bactérias na microbiota intestinal na fase adulta. No entanto, sem intervenções clinicamente controladas para restaurar a abundância e a diversidade das comunidades microbianas intestinais em doenças crônicas, torna-se difícil determinar se a alteração na microbiota intestinal é uma causa subjacente da doença ou uma adaptação secundária a estados crônicos não transmissíveis.[6]

Outro aspecto de impacto significativo na composição da microbiota intestinal é o uso de antibióticos, que compromete o metabolismo, promovendo a expansão de populações patogênicas. Um exemplo desse desequilíbrio se dá pela utilização de fucose e ácido siálico liberados pela microbiota intestinal por bactérias como *S. typhimurium*, *C. difficile* e *E. coli*, que são relacionadas a doenças, favorecendo sua expansão no intestino.[1,7]

Apesar da modificação que a microbiota intestinal apresenta ao longo da vida, a sua formação impacta no resultado desse processo, já que a presença de desnutrição grave na primeira infância foi relacionada com a diminuição relativa de certas bactérias na microbiota intestinal. No entanto, sem intervenções clinicamente controladas para restaurar a abundância e a diversidade das comunidades microbianas intestinais em doenças crônicas, torna-se difícil determinar se a alteração na microbiota intestinal é uma causa subjacente da doença ou uma adaptação secundária a estados crônicos não transmissíveis.[6]

🔲 COMPOSIÇÃO DA MICROBIOTA E TIPOS DE DISBIOSE

São cerca de 160 espécies de microrganismos, incluindo Firmicutes, Actinobacteria, Pseudomonadota, Fusobacteria e Verrucomicrobia. Os filos de bactérias Firmicutes e Bacteroidetes constituem 90% da microbiota intestinal humana. Mais de 200 gêneros diferentes de bactérias representam o filo Firmicutes, dos quais estão inclusos *Lactobacillus*, *Clostridium*, *Enterococcus* e *Ruminococcus*. O filo Bacteroidetes é caracterizado principalmente pelos gêneros *Bacteroides* e *Prevotella*.[27]

Os vírus também compõem a microbiota intestinal, desempenhando possíveis funções imunológicas. Destacamos os vírus que infectam células hospedeiras e os bacteriófagos que impactam bactérias, estes últimos os mais prevalentes entre os vírus intestinais. Estudos mostraram que apenas com 1 g de fezes foi possível isolar pelo menos 10^9 partículas semelhantes a vírus, e muitos deles ainda aguardam identificação. Os vírus mais comuns na microbiota intestinal incluem vírus de DNA de fita dupla da ordem *Caudovirales* (*Podoviridae*, *Siphoviridae* e *Myoviridae*) e bacteriófagos de DNA de fita simples (*Microviridae*).[27]

Apesar do crescente interesse dos fungos presentes no intestino humano, a maioria ainda não foi completamente caracterizada. Entre os tipos de fungos mais comuns estão *Candida*, *Cladosporium*, *Cryptococcus* e *Saccharomyces*. Em 1 g de fezes foram observadas 10^2 a 10^4 células fúngicas. Entretanto, em algumas amostras foram identificadas *Malassezia* spp., *Eurotiales* spp., *Botrysphaeriales* spp. e *Filobasidiales* spp. Estudo conduzido por Hoffman et al. (2013)[27] mostrou correlação diretamente proporcional entre os fungos *Candida* e *Saccharomyces* e as bactérias *Methanobrevibacter archaea* e *Prevotella*. Esses microrganismos são mais comumente encontrados em pessoas com dieta rica em carboidratos simples. Por outro lado, indivíduos com dieta rica em ácidos graxos apresentaram aumento no número de *Candida*, indicando que *Prevotella* e *Ruminococcus* fermentam os açúcares produzidos pela *Candida*, enquanto se usam os produtos da fermentação bacteriana para sintetizar metano e dióxido de carbono, apresentando assim uma relação simbiótica entre os microrganismos *Prevotella*, *Ruminococcus*, *Candida* e *Methanobrevibacter*.[28]

◙ TIPOS DE DISBIOSE

A disbiose consiste em qualquer aumento, redução ou modificação na composição da microbiota que interfere na homeostase do corpo.[27] Anteriormente, utilizava-se o conceito simplório de desequilíbrio de bactérias benéficas e potencialmente patogênicas. A definição mais recente indica quatro tipos de disbiose:

- Redução de bactérias marcadoras de saúde.
- Aumento de bactérias potencialmente patogênicas.
- Redução da diversidade e riqueza microbiana.
- Desproporção dos filos.

Os quatro tipos de disbiose podem estar presentes simultaneamente no indivíduo. Entre as bactérias marcadoras de saúde, podemos destacar *Lactobacillus*, *Bifidobacterium*, *Faecalibacterium prausnitzii*, *Roseburia*, *Eubacterium rectale* e *Akkermansia muciniphila*. Cada uma delas apresenta características, mecanismos de ação e benefícios diferentes. A redução da abundância dessas bactérias resulta em declínio das funções da microbiota, como ações anti-inflamatórias, manutenção da integridade da barreira intestinal, equilíbrio do sistema imune e competição contra patógenos.

As bactérias com o potencial patogênico podem ser primárias (normalmente não fazem parte da microbiota) ou oportunistas (constituintes comuns da microbiota e que podem oferecer risco em indivíduos imunocomprometidos). Esses microrganismos têm diferentes mecanismos que facilitam a patogenicidade e garantem a sobrevivência do patógeno, como capacidade de adesão na mucosa intestinal, facilidade de multiplicação e disseminação, mecanismos de sobrevivência e de sequestro de nutrientes, especialmente ferro, para o seu crescimento. Por tais habilidades, esses patógenos promovem inflamação do epitélio intestinal e sistêmica. Exemplos dessas bactérias incluem *Escherichia coli, Bacteroides fragilis, Clostridium difficile, Fusobacterium* e bactérias do filo Proteobacteria.

O terceiro tipo de disbiose é a redução da diversidade e riqueza microbiana, marcadores importantes de saúde intestinal. O índice de diversidade reflete quantas espécies diferentes se encontram em uma amostra, considerando a uniformidade com que elas estão distribuídas. Para calcular a diversidade, os índices de Shannon-Weaver e de Simpson são os mais utilizados. A diversidade adequada indica um repertório amplo de bactérias para desempenhar as funções da microbiota. A riqueza de uma comunidade microbiana é caracterizada pelo número de espécies presentes.[29]

Por fim, a desproporção entre os filos bacterianos é um dos tipos de disbiose mais frequentes, e a relação entre Firmicutes/Bacteroidetes um marcador comum nos estudos científicos.

Outro fator relevante é a abundância de Proteobacteria indicando a presença de bactérias pró-inflamatórias na microbiota.[29]

🔲 IMPACTO DA DISBIOSE AO ORGANISMO

A disbiose está relacionada ao desenvolvimento de DII que compreendem um conjunto de distúrbios imunomediados, até o momento, sem causa completamente elucidada, mas caracterizada por inflamação crônica no trato gastrintestinal, com manifestações intra e extraintestinais (Quadro 1). Entre as principais DII estão doença de Crohn (DC), retocolite ulcerativa (RCU), com diferentes características. A DC é uma inflamação transmural, ou seja, pode atingir toda a espessura da parede intestinal, diferente da RCU, de inflamação limitada à mucosa do reto e às vezes no cólon proximal. No entanto, a apresentação clínica de

QUADRO 1	Relação entre doenças crônicas, microrganismos patogênicos e vias de sinalização	
Doença	**Microrganismos**	**Vias de sinalização**
Doenças cardiovasculares	*T. forsythia, P. gingivalis*	Mediadores inflamatórios IL-6, CRP, LPS, SCFA
Câncer	*P. gingivalis, F. nucleatum*	Vias de sinalização MAPK e NF-κB, inflamação crônica induzida e produção de oncometabólitos
	E. coli, B. fragilis	Vias de sinalização NF-κB, JAK1/STAT3, PI3K, Wnt/β-catenina
Diabetes *mellitus* tipo 2	*R. faecis, F. prausnitzii, C. coccoides, E. rectale*	Aumento das citocinas pró-inflamatórias IL-1β, IL-6 e TNF-α, diminuição das citocinas anti--inflamatórias IL-10 e IL-13, via TLR4/MyF88, vias NF-kB, IL-6 e TNF-a, inflamação mediada por Th14/IL-17, vias TNF-α, IL-6, IFN-γ e IL-17A
Doenças respiratórias	*S. pneumoniae, H. influenzae, M. catarrhalis, F. prausnitzii, R. mucilaginosa, M. salivarium*	Inflamação mediada por Th17/IL-17 Vias TNF-α, IL-6, IFN-γ e IL-17A
Doença inflamatória intestinal	*E. coli, H. pylori*	IL-6, TNF-α, CXCL2
Doenças renais	*P. gingivalis, T. denticola*	TMAO
Doenças hepáticas	*Gamaproteobacteria, Erysipelotrichia, P. gingivalis*	

Fonte: Fiocchi, 2018.[30]

ambas é heterogênea em relação à progressão e gravidade.[30]

FORMAS DE AVALIAÇÃO DA MICROBIOTA

Dada a relevância da saúde intestinal para o funcionamento do organismo, a análise do microbioma pode ser um importante direcionador das estratégias assertivas e eficazes de modulação intestinal. A primeira etapa de avaliação do microbioma deve incluir anamnese detalhada, investigando os fatores influenciadores da composição da microbiota. Entre eles, destacam-se idade, sexo, histórico pessoal de doenças, uso de medicamentos (antibióticos, protetores estomacais, laxantes, anti-inflamatórios, corticoides etc.), nível de estresse, sono, prática de atividade física, tipo de parto em que nasceu, se recebeu aleitamento materno ou fórmula infantil, suplementos usados recentemente, tabagismo e ingestão de bebidas alcoólicas. Para mapear os sinais e sintomas relacionados com a disbiose intestinal, recomenda-se a investigação em todos os órgãos, uma vez que a disbiose intestinal pode alterar o funcionamento de diversos sistemas (Quadro 2).

O funcionamento intestinal em estudos científicos e na prática clínica é avaliado pela consistência das fezes, frequência e facilidade de evacuação, peso das fezes, sensação de plenitude ou dor ao evacuar. A escala de Bristol é uma classificação visual do formato e da consistência das fezes em sete categorias (Quadro 3), desenvolvida pelo Dr. Ken Heaton na Universidade de Bristol em 1997. Os tipos 3 e 4 da escala representam o trânsito intestinal adequado e a

QUADRO 2	Principais sinais e sintomas da disbiose intestinal
Órgãos	Principais sintomas
Cabeça	Dor, tontura, insônia, distúrbios de humor
Pele	Alergia, acne, coceira, dermatite, queda de cabelo, unhas fracas
Nariz	Corrimento, sinusite, rinite, excesso de muco
Boca	Dor, halitose, aftas, cárie
Pulmão	Resfriados frequentes, asma, bronquite, alergia
Estômago	Dor, refluxo, estufamento, azia, náuseas, eructação
Intestino	Estufamento, diarreia, constipação, flatulência, cólica, intolerâncias alimentares, dor ao defecar
Geniturinário	Infecções urinárias de repetição, candidíase, coceira vaginal
Outros	Fadiga, alterações de apetite, alterações de peso

QUADRO 3	Escala de Bristol	
Tipo 1	Pequenos fragmentos duros, semelhantes a nozes	
Tipo 2	Em forma de salsicha, mas com grumos	
Tipo 3	Em forma de salsicha, com fissuras à superfície	
Tipo 4	Em forma de salsicha ou cobra (mais finas), mas suaves e macias	
Tipo 5	Fezes fragmentadas, mas em pedaços com contornos bem definidos e macias	
Tipo 6	Em pedaços esfarrapados	

evacuação normal. As fezes em escala de Bristol 1 e 2 indicam fezes mais endurecidas, sinal de constipação e trânsito digestivo lento. As categorias 5 e 6 apresentam sinal de trânsito intestinal acelerado e consistência mais amolecida ou aquosa.

Além da consistência e frequência das evacuações, o estudo coprológico funcional compreende as análises macroscópicas, microscópicas e bioquímicas para detecção precoce de sangramento gastrintestinal, distúrbios hepáticos, biliares e gástrico e síndromes de má absorção. Entre as técnicas laboratoriais aplicadas, é possível avaliar:

- Exame macroscópico: formato, consistência, cor, odor, viscosidade, presença de larvas, pus ou muco.
- Exame microscópico: resíduos alimentares de origem animal e vegetal (amido, fibras musculares, gorduras), os produtos de origem intestinal e alguns cristais.
- Exame bioquímico: marcadores inflamatórios, presença de gordura, excesso de hidrogênio, amônia, pH fecal, presença de substâncias redutoras, Imunoglobulina A (IgA).
- Exame microbiológico: flora iodófila (presença de *Clostridium* e outras bactérias fermentativas) e detecção de microrganismos potencialmente patogênicos e parasitas.

O exame padrão-ouro para avaliação da disbiose é o sequenciamento genético do microbioma intestinal. Essa análise determina a quantidade e diversidade de bactérias em uma amostra fecal. As duas principais metodologias metagenômicas utilizadas para avaliar o microbioma intestinal são a análise direcionada do gene 16S rRNA e a análise completa do genoma (*shotgun*). A comparação dessas duas técnicas é apresentada no Quadro 4.

O sequenciamento do gene 16S rRNA é uma técnica baseada em extrair e amplificar um gene marcador de bactérias e arqueas. Essa região contém porções hipervariáveis (1 a 9) que permitem identificar níveis taxonômicos e a filogenia desses microrganismos. Essa é a metodologia mais utilizada para identificação da composição global de bactérias nos estudos científicos, em razão de baixo custo, eficiência de tempo de análise e disponibilidade de banco de dados bem estabelecidos e curados. Uma limitação é a sua menor capacidade de identificar níveis taxonômicos de maior profundidade, como espécies e cepas.

Por sua vez, a análise completa do genoma (*shotgun*) permite identificar todo o DNA microbiano da amostra, incluindo bactérias, fungos, arqueas e vírus ao mesmo tempo. Além disso, é capaz de determinar o potencial funcional dos microrganismos. Por se tratar de uma

QUADRO 4	Comparação das características das principais técnicas metagenômicas	
	16S rRNA	*Shotgun*
Leitura	Região do gene 16S rRNA	Todo o DNA microbiano
Cobertura taxonômica	Bactérias e arqueas	Bactérias, fungos, vírus e arqueas
Taxonomia e perfil funcional	Identifica taxonomia dos microrganismos	Identifica taxonomia e capacidade funcional da microbiota
Profundidade	Menor profundidade: atinge nível de gênero e algumas espécies	Maior profundidade: atinge nível de espécies e algumas cepas
Banco de dados	Bem estabelecido e curado	Relativamente novo

técnica com maior volume de dados e de maior profundidade, apresenta custo mais elevado.

ESTRATÉGIAS PARA MODULAÇÃO INTESTINAL

Ao identificar a presença de disbiose intestinal, é possível avaliar e elencar as principais estratégias para equilibrar as proporções de bactérias. A intervenção mais eficaz e duradoura de modulação intestinal é a terapia nutricional, capaz de vencer a resiliência e a plasticidade da microbiota. Essas duas características indicam que a microbiota é capaz de ser modificada, mas tende a retornar ao seu estado anterior quando cessados os estímulos de intervenção. Portanto, se um indivíduo inicia a ingestão de um suplemento nutricional e a interrompe, a composição da microbiota tende a retornar ao que era antes da suplementação.

O estilo de vida possui forte impacto sobre a microbiota. A atividade física pode ter vários efeitos, como aumento da diversidade da microbiota, estimulação de espécies bacterianas capazes de produzir ácidos graxos de cadeia curta e modular a imunidade da mucosa. A intensidade e duração do exercício são fatores-chave para determinar a magnitude do efeito sobre as bactérias intestinais.

Scheiman et al.[31] compararam as características da microbiota intestinal, ingestão alimentar e composição corporal em homens sedentários, fisiculturistas e corredores de longa distância. Apesar de o tipo de atividade física não ter afetado a diversidade da microbiota, observaram-se diferenças significativas na abundância de bactérias entre os grupos. Em fisiculturistas, os gêneros *Clostridium*, *Eisenbergiella*, *Faecalibacterium*, *Haemophilus* e *Sutterella* estavam super-representados, enquanto *Bifidobacterium*, *Parasutterella* e microrganismos produtores de AGCC eram menos abundantes em comparação aos sedentários e corredores. Essas diferenças podem ser decorrentes da menor ingestão de carboidratos e fibras alimentares no grupo de fisiculturistas, favorecendo as bactérias tolerantes à bile e que utilizam proteínas para seu metabolismo.

O ritmo circadiano e o sono também podem controlar a composição das bactérias intestinais. A microbiota e seus metabólitos exibem ritmicidade diurna, que responde predominantemente ao ciclo de jejum e alimentação. Os horários de alimentação (fase diurna × fase noturna) parecem modificar a composição de espécies bacterianas, como *Lactobacillus reuteri*, *Peptococcaceae* e *Bacteroides acidifaciens*. A curta duração e fragmentação do sono estão associadas ao crescimento excessivo de bactérias intestinais específicas e seus produtos, possivelmente pela ativação do eixo HPA (hipófise-pituitária-adrenal).[32]

INFLUÊNCIA DO PADRÃO ALIMENTAR NA MICROBIOTA INTESTINAL

A dieta é responsável por pelo menos 20% da variabilidade da microbiota em humanos e 50% em camundongos, enfatizando a necessidade de incluir mudanças na alimentação como base da modulação intestinal.[33]

Segundo David et al.,[34] a microbiota responde rapidamente a grandes mudanças na alimentação, como uma dieta estritamente composta por produtos de origem animal ou vegetal. Apesar disso, os hábitos alimentares de longo prazo têm maior impacto na composição de bactérias intestinais.

Os padrões alimentares mais investigados quanto ao seu impacto na estrutura e função da microbiota são o ocidental, mediterrâneo, vegetariano e restritivos, como a dieta cetogênica. As proporções dos componentes alimentares, como carboidrato, proteína, gordura, fibras alimentares, minerais e compostos fenólicos, estimulam de formas variadas o crescimento de bactérias com potencial benéfico ou prejudicial à saúde humana (Figura 4).[35]

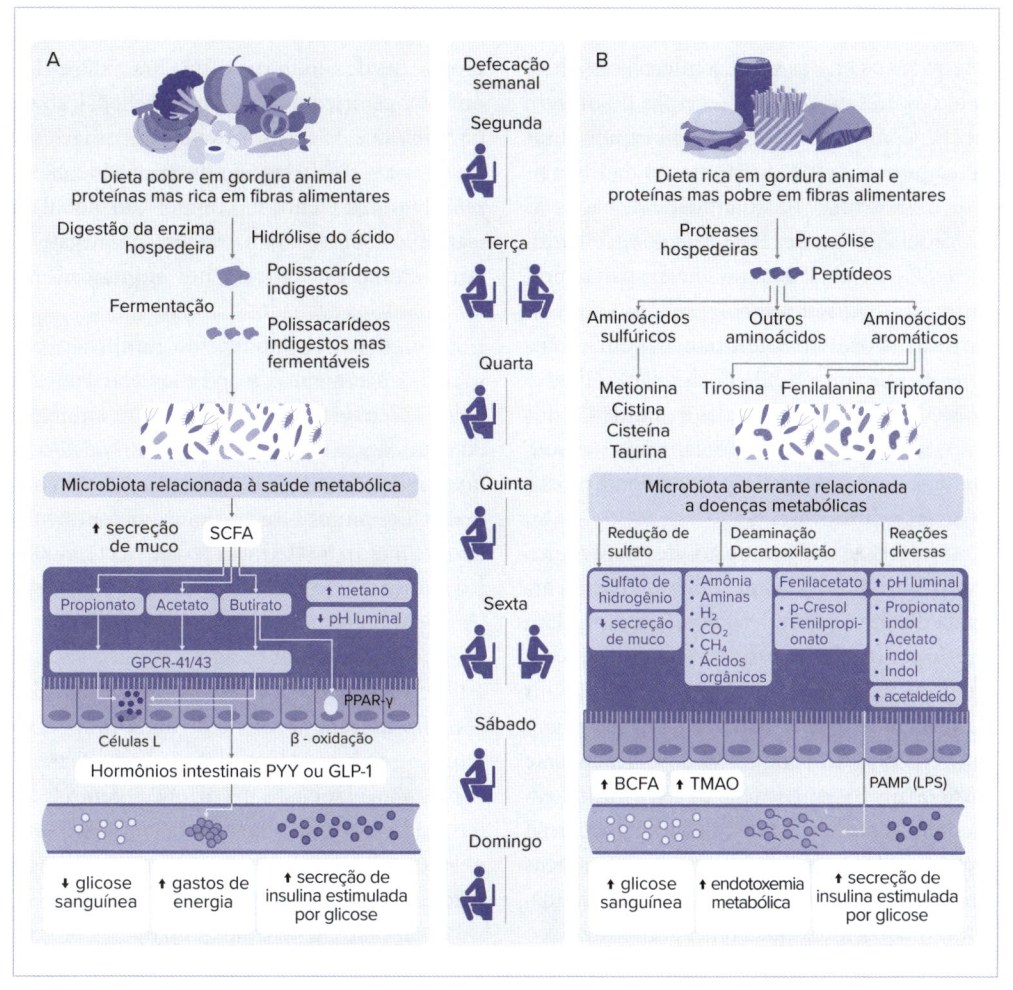

FIGURA 4 Impacto da dieta na microbiota intestinal e no metabolismo do hospedeiro.
Fonte: Fan e Pedersen, 2021.[6]

A fonte, a qualidade e o tipo de alimentos de cada dieta moldam a microbiota intestinal e impactam as interações hospedeiro-micróbios. Fontes de carboidratos digeríveis, como amido e açúcar, aumentam a abundância de *Clostridia*, *Bacilli*, Proteobacteria, *Prevotella* e *Lactobacillus*, levando a repercussões metabólicas negativas, como aumento da inflamação intestinal, hiperpermeabilidade intestinal, redução da camada de muco e desregulação dos mecanismos de fome e saciedade. Por outro lado, os carboidratos complexos são utilizados pelas bactérias produtoras de AGCC, que reduzem a inflamação intestinal, nutrem as células intestinais e participam da homeostase metabólica.[36]

Ao comparar dietas ricas em grãos integrais (GI) e grãos refinados, Vanegas et al.[36] observaram que a dieta GI, contendo 40 g de fibras alimentares/dia, promoveu maior abundância de *Lachnospira*, produtora de AGCC, e menor da bactéria pró-inflamatória *Enterobacteriaceae*. Além disso, alterações nas quantidades de acetato e AGCC totais foram significativamente maiores no grupo GI.

A origem das proteínas da dieta também determina os efeitos sobre a microbiota intestinal e o metabolismo. Proteínas de origem vegetal, como as encontradas em leguminosas e oleaginosas, levam ao aumento da diversidade microbiana e da quantidade de bactérias marcadoras de saúde (*Bifidobacterium* e *Lactobacillus*) e à redução de potenciais patógenos, como *Clostridium perfringens*.[38] Em contrapartida, as proteínas animais beneficiam as espécies tolerantes à bile *Bacteroides*, *Alistipes* e *Bilophila*, sendo associadas ao aumento dos níveis de N-óxido de trimetilamina (TMAO), composto pró-aterogênico que aumenta o risco de doença cardiovascular.

O TMAO é um composto pró-aterogênico produzido a partir da metabolização de L-carnitina dietética pela microbiota intestinal. Um estudo robusto com uma coorte de 2.600 indivíduos investigou a relação entre os níveis plasmáticos de TMAO e o risco cardiovascular.[39] Houve associação significativa dose-dependente entre os níveis sanguíneos de L-carnitina e o risco de eventos cardiovasculares na população avaliada. Assim, discute-se que alimentos ricos em L-carnitina, sobretudo a carne vermelha, podem contribuir para o aumento do risco cardiovascular, mediado pelo metabolismo microbiano.

As carnes vermelha e processada também expõem o ambiente intestinal e a microbiota a inflamação local, aumento da permeabilidade intestinal e alterações na expressão gênica de proteínas das junções apertadas. Os produtos da fermentação de proteínas, como amônia, compostos fenólicos e substâncias tóxicas, promovem danos ao DNA, afetando a homeostase e a renovação das células epiteliais no cólon, e podem estar associados à carcinogênese colorretal.[39]

Diversos estudos clínicos têm sugerido que dietas com alto teor de gordura aumentam o total de bactérias anaeróbicas e a contagem de *Bacteroides*.[38] Em um estudo clínico controlado com duração de 6 meses, compararam-se diferentes proporções de gordura na dieta (20%, 30% e 40% do valor calórico total) sobre a composição da microbiota e os perfis metabolômicos fecais.[41] Embora as três dietas não tivessem sido capazes de induzir efeitos na composição global da microbiota, observaram-se alterações negativas em bactérias específicas e nos biomarcadores inflamatórios avaliados.

A dieta com baixo teor de gordura foi associada ao aumento da diversidade α avaliada pelo índice de Shannon (p = 0,03), aumento da abundância de *Blautia* (p = 0,007) e *Faecalibacterium* (p = 0,04), enquanto a dieta com maior teor de gordura foi associada a aumento de *Alistipes* (p = 0,04), *Bacteroides* (p < 0,001) e diminuição de *Faecalibacterium* (p = 0,04). Os metabólitos p-cresol e indol, resultantes do metabolismo de aminoácidos e conhecidos por estarem associados a distúrbios cardiovasculares, diminuíram no grupo de dieta com baixo teor de gordura. Além disso, a dieta rica em gordura foi associada ao enriquecimento fecal em ácido araquidônico e à via de biossíntese de lipopolissacarídeos (LPS), bem como ácido araquidônico fecal após a intervenção.[41]

Mani et al.[42] indicaram que o tipo e a origem da gordura ofertada na dieta afetam diferentemente os níveis séricos de LPS. Porcos alimentados com óleo de coco (rico em ácidos graxos saturados, sobretudo ácidos láurico, mirístico e palmítico) apresentaram maiores concentrações de LPS circulante do que aqueles que receberam óleo vegetal (rico em ácidos graxos poli-insaturados, com alto teor de ácido araquidônico) e óleo de peixe (rico em ômega-3). Além disso, os autores discutem que os tipos de gordura modificam de formas distintas a capacidade de transporte da endotoxina para dentro do epitélio intestinal, como observado em um experimento *ex vivo* com LPS marcado com isotiocianato de fluoresceína. A intervenção com óleos ricos em ômega-3 atenuou a permeabilidade de LPS em comparação ao óleo de coco.

Dieta mediterrânea

A dieta mediterrânea é alvo de estudo em diversos contextos de doença e foi reconhecida como um dos padrões alimentares com maiores benefícios à saúde humana, como efeitos anti-inflamatórios, antioxidantes, melhora da sensibilidade à insulina e redução na mortalidade por todas as causas.[35] Seus benefícios são atribuídos à sua alta qualidade nutricional, estimulando o consumo de vegetais, frutas, legumes, oleaginosas, GI, laticínios fermentados e azeite de oliva extravirgem. Evidências emergentes mostraram que os efeitos benéficos da dieta mediterrânea podem ser parcialmente mediados por mudanças favoráveis na microbiota intestinal.[43]

No estudo de Zhu et al.,[44] a dieta mediterrânea foi comparada com uma dieta do tipo *fast food* para avaliar os efeitos na microbiota intestinal e seus metabólitos em homens saudáveis.

A dieta *fast food* continha alto teor de gordura saturada e quantidade insuficiente de fibras alimentares (12 g/dia). Já a dieta mediterrânea apresentava alta quantidade de vegetais, cereais integrais, oleaginosas e 60 g de fibra alimentar por dia. Em só 4 dias de intervenção, houve aumento de bactérias fermentadoras de fibras (*Lachnospiraceae* e *Butyricicoccus*) com a dieta mediterrânea. Além disso, foi capaz de aumentar metabólitos benéficos para células neuronais, como ácido láctico-3-indol e ácido propiônico-3-indol. Observou-se, por outro lado, a redução de bactérias tolerantes à bile (*Collinsella*, *Parabacteroides* e *Bilophila wadsworthia*) com a dieta *fast food*. De maneira semelhante, a dieta mediterrânea foi fortemente associada a uma composição microbiana degradadora de fibras (*Ruminococcus* e *Faecalibacterium*) no trabalho de Turpin et al.[45] Um achado relevante do estudo foi a redução dos níveis fecais de calprotectina,

QUADRO 5 Resumo dos efeitos de componentes dietéticos da dieta mediterrânea na microbiota intestinal e na saúde humana

Componente dietético da dieta mediterrânea	Alimentos	Efeitos na microbiota intestinal	Benefícios de saúde humana
Fibras alimentares	Vegetais, frutas e cereais integrais	↑ diversidade ↑ bifidobactéria e produtoras de AGCC (*Clostridium leptum* e *Eubacterium rectale*)	Melhor saúde cardiometabólica, sensibilidade à insulina, e reduz o risco de desenvolver carcinoma colorretal
Polifenóis	Azeite de oliva extravirgem, vinho, uvas	Aumento das bactérias ácido-lácticas; ↓ *H. pylori*	Melhoria do estado de saúde inflamatório, oxidativo, endotelial e metabólico geral; redução do risco de úlcera gástrica
PUFA (incluindo ômega-3)	Peixes, frutos do mar e nozes	↓ espécies de Firmicutes e *Blautia*	Melhoria do estado inflamatório e imunológico; melhor barreira epitelial intestinal
Selênio, fitato, zinco, magnésio, cálcio e vitamina B6	Legumes e frutas frescas	Mudanças nos AGCC fecais, regulação da expressão gênica das proteínas das *tight junctions*, ↑ diversidade e *Lactobacillus*	Possível impacto no risco cardiometabólico

Adaptado de Barber et al., 2023.[43]

marcador de inflamação subclínica do intestino e que aumenta o risco de desenvolvimento de DII.

O clássico estudo PREDIMED-Plus avaliou o impacto da dieta mediterrânea na perda de peso e composição da microbiota intestinal de homens e mulheres (idade 55-75 anos) com síndrome metabólica no período de 1 ano.[46] Quanto aos parâmetros metabólicos, observou-se a redução do índice de massa corpórea, glicemia de jejum, hemoglobina glicada e triglicerídeos em comparação ao início do estudo (p < 0,05). Diversos gêneros bacterianos mudaram com a intervenção, indicando um efeito global da dieta mediterrânea. A redução de *Haemophilus*, *Coprococcus* e outros gêneros foi associada aos parâmetros de adiposidade, incluindo peso corporal, circunferência da cintura e índice de massa corpórea. Alterações na abundância de *Lachnospiraceae* NK4A136 foram positivamente associadas a alterações na adesão à dieta.

Dietas vegetariana e vegana

As dietas *plant-based* são caracterizadas pelo alto teor de fibras alimentares e outros compostos bioativos, como carotenoides, polifenóis, isoflavonas, licopeno, fitoestrógenos, que promovem a gliconeogênese intestinal, termogênese, nutrição dos enterócitos, integridade da barreira intestinal e secreção de hormônios sacietógenos (GLP-1 e PYY). Em geral, essa dieta também promove um consumo reduzido de sódio, gordura saturada, amônia, fenóis e compostos relacionados com a lipogênese, inflamação intestinal e sistêmica, redução da oxidação lipídica e aumento do estoque lipídico.[47]

No contexto da microbiota intestinal, a dieta *plant-based* é capaz de promover aumento de bactérias marcadoras de saúde e fermentadoras de fibras (*Bifidobacterium*, *Lactobacillus*, *Ruminococcus*, *Eubacterium rectale*, *Roseburia*) e redução de bactérias potencialmente inflamatórias e patogênicas (*Bacteroides*, *Clostridium*

perfringens e *histolyticum*), de acordo com estudos clínicos e revisões sistemáticas.[48,49]

Um estudo brasileiro comparou a composição da microbiota intestinal de indivíduos que seguiam dietas onívoras, lacto-ovovegetarianas e vegetarianas estritas. A dieta onívora apresentou um perfil mais inflamatório em comparação às dietas vegetariana e vegana, com base na concentração de LPS sérico e proteína C reativa. As dietas vegetarianas, com maior teor de fibras, estimularam maior crescimento de bactérias fermentadoras desses carboidratos, como *Faecalibacterium*, *Roseburia* e *Prevotella*, em comparação à dieta onívora.[50]

⬛ SUPLEMENTAÇÃO: PREBIÓTICOS E PROBIÓTICOS

Recentemente, os suplementos de maior interesse para equilibrar a comunidade microbiana no trato gastrintestinal são os prebióticos e probióticos.[51] O Quadro 6 apresenta o resumo dos principais tipos e exemplos desses suplementos.

Prebióticos

Os prebióticos são definidos pela *International Scientific Association for Probiotics and Prebiotics* (ISAAP) em 2017 como "substrato utilizado seletivamente por microrganismos hospedeiros, conferindo um benefício à saúde".[52] Essa definição expande o conceito de prebióticos além das fibras prebióticas, como era antes. Outros prebióticos incluem oligossacarídeos do leite humano, ácidos graxos poli-insaturados e ácido linoleico conjugado, polifenóis e fitoquímicos (Figura 5). É importante destacar que nem todas as fibras alimentares apresentam ação prebiótica.

Os prebióticos estimulam o crescimento e a atividade de bactérias benéficas, como *Bifidobacterium* e *Lactobacillus*, e reduzem o crescimento de bactérias potencialmente patogênicas. A produção de AGCC é uma das funções centrais

QUADRO 6	Principais tipos e efeitos de prebióticos e probióticos	
Suplementos	**Principais tipos**	**Efeitos na microbiota intestinal e saúde humana**
Prebióticos	Inulina, fruto-oligossacarídeos (FOS), galacto-oligossacarídeos (GOS), fibra de chicória, polifenóis, ômega-3, vitamina D	Melhora a função digestiva e intestinal, auxilia na imunidade, na absorção de minerais (cálcio, magnésio, ferro etc.) e na regulação dos mecanismos de fome e saciedade, metabolismo energético e glicêmico
Probióticos	Espécies de *Lactobacillus* e *Bifidobacterium*, *Saccharomyces boulardii*, *Bacillus clausii*	Melhora a função imune, auxilia na digestão de nutrientes (sobretudo fibras), equilíbrio da microbiota e produção de vitaminas

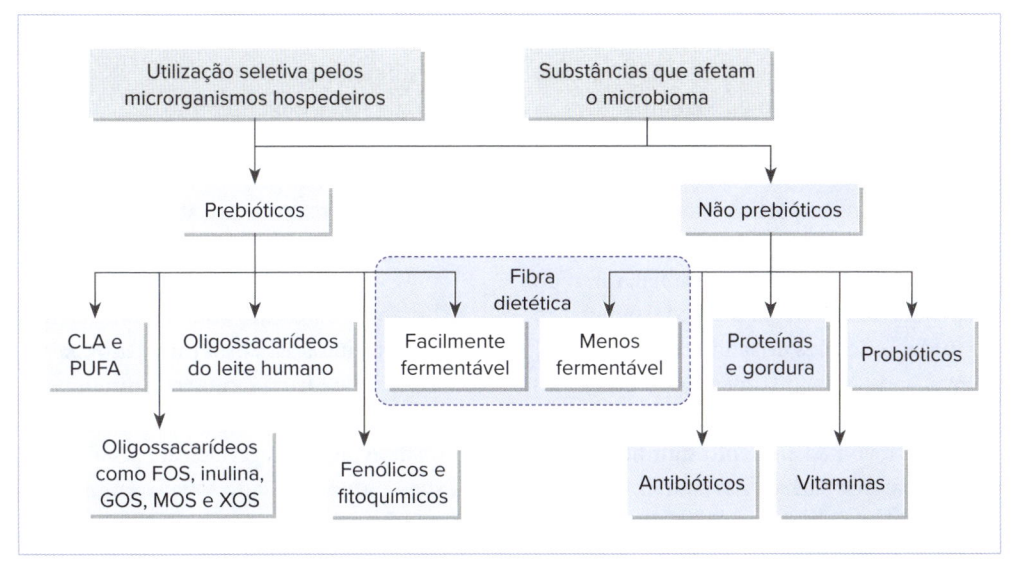

FIGURA 5 Definição e exemplos de prebióticos.

CLA: ácido linoleico conjugado; FOS: fruto-oligossacarídeos; GOS: galacto-oligossacarídeos; MOS: mananoligossacarídeos; PUFA: ácido graxo poli-insaturados; XOS: xilo-oligossacarídeos.

Fonte: Gibson et al., 2017.[52]

dos prebióticos, fornecendo energia às células epiteliais do intestino, regulando o sistema imune e melhorando a função barreira.[53] Em alimentos, as fibras prebióticas inulina e FOS podem ser encontradas naturalmente em cebola, alho, banana, raiz de chicória e alcachofra de Jerusalém. Para aumentar o consumo diário, essas fibras podem ser adicionadas em alimentos e bebidas, como iogurtes, pães, biscoitos e achocolatados.[54]

Uma recente metanálise, composta por oito ensaios clínicos randomizados, investigou os efeitos da suplementação de FOS sobre a microbiota de crianças e adultos.[55] A contagem de *Bifidobacterium* spp. aumentou significativamente com a ingestão de FOS, sobretudo quando a duração da intervenção era superior a 4 semanas. As doses de suplementação de FOS variaram entre 2,5 e 15 g por dia. A abundância de *Bifidobacterium* foi maior em doses superiores a 5 g de FOS por dia.

Os polifenóis e fitoquímicos foram incluídos na última atualização da ISAAP como prebióticos. Mais de 700 antocianinas foram identificadas até o momento, a maioria derivada de 6 tipos (forma aglicona), incluindo cianidina, delfinidina, pelargonidina, peonidina, petunidina e malvidina. Além de regularem a cor das plantas, as antocianinas têm capacidade antioxidante e anti-inflamatória.[56]

Shu et al.[56] publicaram uma revisão sistemática e metanálise de ensaios clínicos aleatórios com a suplementação de extratos ricos em antocianinas na composição da microbiota intestinal. As intervenções dos estudos incluíram extrato de mirtilo, pó de *cranberry* liofilizado, extrato de cereja de Montmorency e até mesmo o fruto brasileiro juçara, nativo da Mata Atlântica. A duração média da suplementação dos ensaios variou de 4 a 9 semanas, e a dose de antocianinas tomada pelos participantes variou de 40 a 790 mg/dia. A revisão não identificou efeitos consistentes na microbiota intestinal, variando a depender da estratégia utilizada, população de estudo, condições de saúde e outros fatores.

Avaliando individualmente o estudo de Jamar et al. ,[57] a ingestão de 5 g de juçara liofilizada por 6 dias levou ao aumento significativo no acetato fecal (p = 0,038) e nas abundâncias relativas de *Akkermansia mucinipihila* (↑ 239,6%), *Bifidobacterium* spp. (↑ 182,6%) e *Clostridium coccoides* (↑ 214%) em indivíduos obesos, independentemente do conteúdo total de fibras da fruta. Esses resultados foram atribuídos à sua composição rica em polifenóis, sobretudo antocianinas cianidina-3-rutinosídeo e cianidina-3-glicosídeo e ácidos graxos monoinsaturados (MUFA).

Probióticos

O termo "probiótico" é definido pela ISAAP como "microrganismos vivos que, quando administrados em quantidades adequadas, conferem um benefício ao hospedeiro".[58] *Bifidobacterium* e *Lactobacillus* são os dois gêneros probióticos mais estudados em estudos experimentais e clínicos. Os resultados demonstraram que a administração de probióticos é um alvo terapêutico potencial para saúde e diversas condições clínicas no hospedeiro,[54] como:

- Redução da incidência de diarreia associada a antibióticos.
- Controle do desconforto digestivo, inclusive na síndrome do intestino irritável.
- Diminuição de cólicas e eczema em bebês.
- Tratamento da diarreia infecciosa aguda em crianças.
- Modulação da comunidade bacteriana do intestino.
- Ajuda a reduzir os sintomas de má digestão de lactose.
- Diminuição do risco e da duração de infecções dos tratos respiratório, intestinal e vaginal.

Alimentos e bebidas fermentadas, como iogurtes, produtos lácteos fermentados, *kombucha*, chucrute e *kimchi*, contêm naturalmente microrganismos vivos. Entretanto, não atendem ao nível de evidência sugerido para probióticos, pois sua composição microbiana em grande parte não foi caracterizada e seus efeitos à saúde não foram confirmados. A Agência Nacional de Vigilância Sanitária (Anvisa) determina a quantidade mínima viável para os probióticos entre 10^8 e 10^9 unidades formadoras de colônia (UFC) na recomendação diária do produto pronto para consumo. Quanto à comprovação de eficácia, a documentação deve incluir o laudo de análise do produto que comprove a quantidade mínima viável do microrganismo até o final do prazo de validade e o teste de resistência da cultura utilizada no produto à acidez gástrica e aos sais biliares.[59]

Os probióticos são nomeados por gênero, espécie e cepa, por exemplo: *Lactobacillus rhamnosus* GG. A designação da cepa é importante, uma vez que diferentes cepas da mesma espécie podem ter efeitos diferentes à saúde. Ou seja, o efeito do probiótico é a cepa-dependente. A dose consumida também é determinante; doses mais altas não necessariamente trazem maiores benefícios que doses mais baixas de probióticos. A dose do probiótico deve corresponder àquela que conferiu efeitos em um estudo científico em uma população específica.[59]

Diversas metanálises reuniram ensaios clínicos randomizados em humanos para esclarecer os efeitos dos probióticos em doenças gastrintestinais, erradicação de *Helicobacter pylori*, enterocolite necrosante em neonatos prematuros, mortalidade por covid-19, ansiedade, dermatite atópica, obesidade mórbida, transtorno do espectro do autismo, entre outros. A metanálise publicada por Ritchie e Romanuk[60] analisou 74 estudos com mais de 10 mil pacientes e concluiu que os probióticos são benéficos no tratamento e na prevenção de doenças gastrintestinais.

Mais recentemente, a eficácia de probióticos, prebióticos e simbióticos foi avaliada em metanálises com pacientes com síndrome do intestino irritável (SII).[60] Os probióticos aumentaram significativamente a taxa de resposta global, a taxa de alívio subjetivo e a taxa de alívio da dor abdominal (p < 0,00001), sobretudo com doses > 10^9 UFC/dia e duração de 4 semanas. A eficácia dos prebióticos e simbióticos na SII permaneceu incerta, pela deficiência de estudos clínicos randomizados disponíveis. Quanto à fórmula, probióticos mistos e isolados de *Bifidobacterium*, *Lactobacillus* e *Saccharomyces* mostraram efeitos significativos nos estudos.

Na erradicação de *H. pylori*, a combinação do probiótico *Saccharomyces boulardii* com a terapia tripla padrão (omeprazol + amoxicilina + claritromicina) apresentou menor incidência de eventos adversos totais, diarreia e náusea em comparação ao grupo que recebeu apenas a antibioticoterapia.[62] A maioria dos estudos tinha a dosagem de 500 mg/dia de *S. boulardii* por um período de 14 dias. A metanálise revela também que a taxa de erradicação da bactéria foi maior no grupo que teve a suplementação do probiótico. Uma possível explicação para tal efeito é que *S. boulardii* produz AGCC, que inibem o crescimento de *H. pylori*. Além disso, esse probiótico tem alta capacidade de aderência na mucosa gástrica, prevenindo a adesão e colonização do patógeno.

Além do contexto de doenças gastrintestinais, sabe-se que a disbiose também traz repercussões sistêmicas ao organismo humano. A suplementação probiótica foi investigada como ferramenta terapêutica para dermatite atópica em adultos em uma revisão sistemática.[63] As espécies que apresentaram maiores efeitos foram *Lactobacillus salivarius*, *Lactobacillus acidophilus* e *Lactobacillus plantarum*. Nenhum benefício foi observado com *Lactobacillus fermentum*. Os pacientes com doença moderada a grave apresentaram melhores resultados após a probioticoterapia em comparação àqueles com doença leve.

O eixo intestino-cérebro está emergindo como alvo de terapias para melhorar direta ou indiretamente doenças mentais, como ansiedade e depressão. Os mecanismos mais estudados são regulação da inflamação, resposta imunológicas do eixo HPA e produção de metabólitos no intestino. Não há consenso quanto à eficácia clínica de probióticos e simbióticos na melhora da ansiedade, sobretudo pela ampla variabilidade na dose, duração do tratamento e escolha de cepas probióticas.[64]

Em contrapartida, a suplementação com probióticos melhorou significativamente os sintomas em pacientes com depressão leve ou moderada em comparação com aqueles no grupo placebo.[65] Em relação aos probióticos, *Lactobacillus casei*, *Lactobacillus acidophilus* e *Bifidobacterium* (por exemplo, *B. longum*, *B. bifidum*, *B. breve*) são cepas comuns contidas em cápsulas probióticas nos estudos avaliados. O sexo foi outro fator que influenciou significativamente a eficácia da intervenção, conforme demonstrado pelos resultados do subgrupo e da metarregressão. Mulheres relataram efeitos mais fortes no alívio dos sintomas depressivos.

Para que as terapias com prebióticos e probióticos sejam implementadas na prática clínica do profissional da saúde, é necessário investigar mais a fundo os benefícios das suplementações em diferentes condições clínicas. O trabalho de McFarland et al.[66] no conceituado periódico médico *The Journal of the American Medical Association* (JAMA) sugere recomendações para melhorar a qualidade de estudos clínicos e revisões sistemáticas com probióticos e, assim, auxiliar nas decisões clínicas para uso desse suplemento.

▣ CONSIDERAÇÕES FINAIS

A importância da microbiota intestinal para a saúde humana é reforçada desde estudos experimentais até metanálises. Dada essa associação, inúmeros trabalhos procuram investigar a utilidade terapêutica da modulação da microbiota intestinal em contextos de doença crônicas, como obesidade, diabetes *mellitus* tipo 2, câncer, DII, depressão, ansiedade, entre outras. Os padrões alimentares desempenham papel significativo na formação e equilíbrio do microbioma intestinal ao longo da vida, e as dietas mediterrânea e *plant-based* apresentam melhores resultados em aumentar bactérias marcadoras de saúde. Outra estratégia amplamente estudada é a suplementação com prebióticos e probióticos para modificar beneficamente a composição da microbiota. Resultados promissores já foram reportados, sendo necessárias mais pesquisas de alta qualidade para entender os mecanismos associados e as aplicações dos prebióticos e probióticos na manutenção da saúde geral e nas condições clínicas.

▣ REFERÊNCIAS BIBLIOGRÁFICAS

1. Hou K, Wu ZX, Chen XY, Wang JQ, Zhang D, Xiao C, et al. Microbiota in health and diseases. Signal Transduct Target Ther. 2022; 23(7):135.
2. Vemuri R, Shankar EM, Chieppa M, Eri R, Kavanagh K. Beyond Just Bacteria: Functional Biomes in the Gut Ecosystem Including Virome, Mycobiome, Archaeome and Helminths. Microorganisms. 2020;8(4):483.
3. Adak A, Khan MR. An insight into gut microbiota and its functionalities. Cell Mol Life Sci. 2019;76(3):473-93.
4. Sommer F, Anderson J, Bharti R, Raes J, Rosenstiel P. The resilience of the intestinal microbiota influences health and disease. Nat Rev Microbiol. 2017;15:630-8.
5. Macfarlane S, Macfarlane GT. Regulation of short-chain fatty acid production. Proc Nutr Soc. 2003;62(1):67-72.
6. Fan Y, Pedersen O. Gut microbiota in human metabolic health and disease. Nat Rev Microbiol. 2021;19(1):55-71.
7. Thursby E, Juge N. Introduction to the human gut microbiota. Biochem J. 2017;474(11):1823-36.
8. Di Tommaso N, Gasbarrini A, Ponziani FR. Barreira Intestinal na Saúde e Doenças Humanas. Jornal Internacional de Pesquisa Ambiental e Saúde Pública. 2021;18(23):12836.
9. Vancamelbeke M, Vermeire S. The intestinal barrier: a fundamental role in health and disease. Expert Rev Gastroenterol Hepatol. 2017;11(9):821-34.
10. Pickard JM, Zeng MY, Caruso R, Núñez G. Gut microbiota: Role in pathogen colonization, immune responses, and inflammatory disease. Immunol Rev. 2017;279(1):70-89.
11. Van der Sluis M, De Koning BA, De Bruijn AC, Velcich A, Meijerink JP, Van Goudoever JB, et al. Muc2-deficient mice spontaneously develop colitis, indicating that MUC2 is critical for colonic protection. Gastroenterology. 2006;131(1):117-29.
12. Aleman RS, Moncada M, Aryana KJ. Leaky Gut and the Ingredients That Help Treat It: A Review. Molecules. 2023;7;28(2):619.
13. Suzuki T. Regulation of the intestinal barrier by nutrients: the role of tight junctions. Anim Sci J. 2020;91(1):e13357.
14. Gomes AC, Hoffmann C, Mota JF. The human gut microbiota: Metabolism and perspective in obesity. Gut Microbes. 2018;9(4):308-25.
15. Obrenovich M. Leaky Gut, Leaky Brain? Microorganisms. 2018;6:107.
16. Usuda H, Okamoto T, Wada K. Leaky Gut: Effect of Dietary Fiber and Fats on Microbiome and Intestinal Barrier. Int J Mol Sci. 2021;22:7613.
17. Bischoff SC, Barbara G, Buurman W, Ockhuizen T, Schulzke JD, Serino M, et al. Intestinal permeability--a new target for disease prevention and therapy. BMC Gastroenterol. 2014;14:189.
18. Galipeau HJ, Verdu EF. The complex task of measuring intestinal permeability in basic and clinical science. Neurogastroenterol Motil. 2016;28(7):957-65.
19. Fasano A. All disease begins in the (leaky) gut: role of zonulin-mediated gut permeability in the pathogenesis of some chronic inflammatory diseases. F1000Res. 2020.
20. Amabebe E, Robert FO, Agbalalah T, Orubu ESF. Obesidade induzida por disbiose microbiana: papel da

microbiota intestinal na homeostase do metabolismo energético. Ir J Nutr. 2020;123:1127-37.

21. Rothschild D, Weissbrod O, Barkan E, Kurilshikov A, Korem T, Zeevi D, et al. Environment dominates over host genetics in shaping human gut microbiota. Nature. 2018;555(7695):210-5.

22. Campaniello D, Corbo MR, Sinigaglia M, Speranza B, Racioppo A, Altieri C, et al. How Diet and Physical Activity Modulate Gut Microbiota: Evidence, and Perspectives. Nutrients. 2022;14(12):2456.

23. Walker AW, Ince J, Duncan SH, Webster LM, Holtrop G, Ze X, et al. Dominant and diet-responsive groups of bacteria within the human colonic microbiota. ISME J. 2011;5(2):220-30.

24. Yu ZT, Chen C, Kling DE, Liu B, McCoy JM, Merighi M, et al. The principal fucosylated oligosaccharides of human milk exhibit prebiotic properties on cultured infant microbiota. Glycobiology. 2013;23:169-77.

25. De Filippo C, Cavalieri D, Di Paola M, Ramazzotti M, Poullet JB, Massart S, et al. Impact of diet in shaping gut microbiota revealed by a comparative study in children from Europe and rural Africa. Proc Natl Acad Sci. U S A. 2010;107:14691-6.

26. Wu GD, Chen J, Hoffmann C, Bittinger K, Chen Y-Y, Keilbaugh SA, et al. Linking long-term dietary patterns with gut microbial enterotypes. Science. 2011;334:105-8.

27. Banaszak M, Górna I, Woźniak D, Przysławski J, Drzymała-Czyż S. Association between Gut Dysbiosis and the Occurrence of SIBO, LIBO, SIFO and IMO. Microorganisms. 2023;11(3):573.

28. Hoffmann C, Dollive S, Grunberg S, Chen J, Li H, Wu GD, et al. Archaea and Fungi of the Human Gut Microbiome: Correlations with Diet and Bacterial Residents. PLoS One. 2013;8(6):e6601.

29. Kim BR, Shin J, Guevarra R, Lee JH, Kim DW, Seol KH, et al. Deciphering Diversity Indices for a Better Understanding of Microbial Communities. J Microbiol Biotechnol. 2017;27(12):2089-93.

30. Fiocchi C. Inflammatory bowel disease : complexity and variability need integration. Front Med (Lausanne). 2018;5:75.

31. Scheiman J, Luber JM, Chavkin TA, MacDonald T, Tung A, Pham LD, et al. Meta-omics analysis of elite athletes identifies a performance-enhancing microbe that functions via lactate metabolism. Nat Med. 2019;25:1104-9.

32. Matenchuk BA, Mandhane PJ, Kozyrskyj AL. Sleep, circadian rhythm, and gut microbiota. Sleep Med Rev. 2020;53:101340.

33. Leeming ER, Johnson AJ, Spector TD, Le Roy CI. Effect of Diet on the Gut Microbiota: Rethinking Intervention Duration. Nutrients. 2019;11(12):2862.

34. David LA, Maurice CF, Carmody RN, Gootenberg DB, Button JE, Wolfe BE, et al. Diet rapidly and reproducibly alters the human gut microbiome. Nature. 2014;505(7484):559-63.

35. Perler BK, Friedman ES, Wu GD. The Role of the Gut Microbiota in the Relationship Between Diet and Human Health. Annu Rev Physiol. 2023;85:449-68.

36. Jamar G, Ribeiro DA, Pisani LP. High-fat or high-sugar diets as trigger inflammation in the microbiota-gut-brain axis. Crit Rev Food Sci Nutr. 2021;61(5):836-54.

37. Vanegas SM, Meydani M, Barnett JB, Goldin B, Kane A, Rasmussen H, et al. Substituting whole grains for refined grains in a 6-wk randomized trial has a modest effect on gut microbiota and immune and inflammatory markers of healthy adults. Am J Clin Nutr. 2017;105(3):635-50.

38. Singh RK, Chang HW, Yan D, Lee KM, Ucmak D, Wong K, et al. Influence of diet on the gut microbiome and implications for human health. J Transl Med. 2017; 15(1):73.

39. Koeth RA, Wang Z, Levison BS, Buffa JA, Org E, Sheehy BT, et al. Intestinal microbiota metabolism of L-carnitine, a nutrient in red meat, promotes atherosclerosis. Nat Med. 2013;19(5):576-85.

40. Abu-Ghazaleh N, Chua WJ, Gopalan V. Intestinal microbiota and its association with colon cancer and red/processed meat consumption. J Gastroenterol Hepatol. 2021;36(1):75-88.

41. Wan Y, Wang F, Yuan J, Li J, Jiang D, Zhang J, et al. Effects of dietary fat on gut microbiota and faecal metabolites, and their relationship with cardiometabolic risk factors: a 6-month randomised controlled-feeding trial. Gut. 2019;68(8):1417-29.

42. Mani V, Hollis JH, Gabler NK. Dietary oil composition differentially modulates intestinal endotoxin transport and postprandial endotoxemia. Nutr Metab (Lond). 2013;10(1):6.

43. Barber TM, Kabisch S, Pfeiffer AFH, Weickert MO. The Effects of the Mediterranean Diet on Health and Gut Microbiota. Nutrients. 2023;15(9):2150.

44. Zhu C, Sawrey-Kubicek L, Beals E, Rhodes CH, Houts HE, Sacchi R, et al. Human gut microbiome composition and tryptophan metabolites were changed differently by fast food and Mediterranean diet in 4 days: a pilot study. Nutr Res. 2020;77:62-72.

45. Turpin W, Dong M, Sasson G, Raygoza Garay JA, Espin-Garcia O, Lee SH, et al. Mediterranean-Like Dietary Pattern Associations With Gut Microbiome Composition and Subclinical Gastrointestinal Inflammation. Gastroenterology. 2022;163(3):685-98.

46. Muralidharan J, Moreno-Indias I, Bulló M, Lopez JV, Corella D, Castañer O, et al. Effect on gut microbiota of a 1-y lifestyle intervention with Mediterranean diet compared with energy-reduced Mediterranean diet and physical activity promotion: PREDIMED-Plus Study. Am J Clin Nutr. 2021; 114(3):1148-58.

47. Losno EA, Sieferle K, Perez-Cueto FJA, Ritz C. Vegan Diet and the Gut Microbiota Composition in Healthy Adults. Nutrients. 2021;13(7):2402.

48. Sun C, Li A, Xu C, Ma J, Wang H, Jiang Z, et al. Comparative Analysis of Fecal Microbiota in Vegetarians and Omnivores. Nutrients. 2023;15(10):2358.

49. Sidhu SRK, Kok CW, Kunasegaran T, Ramadas A. Effect of Plant-Based Diets on Gut Microbiota: A Systematic Review of Interventional Studies. Nutrients. 2023;15(6):1510.

50. Franco-de-Moraes AC, de Almeida-Pititto B, da Rocha Fernandes G, Gomes EP, da Costa Pereira A, Ferreira SRG. Worse inflammatory profile in omnivores than in vegetarians associates with the gut microbiota composition. Diabetol Metab Syndr. 2017;9:62.

51. Karim MR, Iqbal S, Mohammad S, Lee JH, Jung D, Mathiyalagan R, et al. A review on Impact of dietary interventions, drugs, and traditional herbal supplements on the gut microbiome. Microbiol Res. 2023;271:127346.

52. Gibson GR, Hutkins R, Sanders ME, Prescott SL, Reimer RA, Salminen SJ, et al. Expert consensus document: The International Scientific Association for Probiotics and Prebiotics (ISAPP) consensus statement on the definition and scope of prebiotics. Nat Rev Gastroenterol Hepatol. 2017;14(8):491-502.

53. Ji J, Jin W, Liu SJ, Jiao Z, Li X. Probiotics, prebiotics, and postbiotics in health and disease. MedComm (2020). 2023;4(6):e420.

54. Antony MA, Chowdhury A, Edem D, Raj R, Nain P, Joglekar M, et al. Gut microbiome supplementation as therapy for metabolic syndrome. World J Diabetes. 2023;14(10):1502-13.

55. Dou Y, Yu X, Luo Y, Chen B, Ma D, Zhu J. Effect of Fructooligosaccharides Supplementation on the Gut Microbiota in Human: A Systematic Review and Meta-Analysis. Nutrients. 2022;14(16):3298.

56. Shu C, Wu S, Li H, Tian J. Health benefits of anthocyanin-containing foods, beverages, and supplements have unpredictable relation to gastrointestinal microbiota: A systematic review and meta-analysis of random clinical trials. Nutr Res. 2023;116:48-59.

57. Jamar G, Santamarina AB, Casagrande BP, Estadella D, de Rosso VV, Wagner R, et al. Prebiotic potencial of juçara berry on changes in gut bacteria and acetate of individuals with obesity. Eur J Nutr. 2020;59(8):3767-78.

58. Hill C, Guarner F, Reid G, Gibson GR, Merenstein DJ, Pot B, et al. The International Scientific Association for Probiotics and Prebiotics consensus statement on the scope and appropriate use of the term probiotic. Nat Rev Gastroenterol Hepatol. 2014;11(8):506-14.

59. Oliveira L. Probióticos, prebióticos e simbióticos: definição, benefícios e aplicabilidade industrial. Belo Horizonte: Fundação Centro Tecnológico de Minas Gerais; 2014.

60. Ritchie ML, Romanuk TN. A meta-analysis of probiotic efficacy for gastrointestinal diseases. PLoS One. 2012;7(4):e34938.

61. Zhang WX, Shi LB, Zhou MS, Wu J, Shi HY. Efficacy of probiotics, prebiotics and synbiotics in irritable bowel syndrome: a systematic review and meta-analysis of randomized, double-blind, placebo-controlled trials. J Med Microbiol. 2023;72(9).

62. Liu LH, Han B, Tao J, Zhang K, Wang XK, Wang WY. The effect of Saccharomyces boulardii supplementation on Helicobacter pylori eradication in children: a systematic review and meta-analysis of Randomized controlled trials. BMC Infect Dis. 2023;23(1):878.

63. Husein-ElAhmed H, Steinhoff M. Effects of probiotic supplementation in adult with atopic dermatitis: a systematic review with meta-analysis. Clin Exp Dermatol. 2023;49(1):46-52.

64. Zhao Z, Xiao G, Xia J, Guo H, Yang X, Jiang Q, et al. Effectiveness of probiotic/prebiotic/synbiotic treatments on anxiety: A systematic review and meta-analysis of randomized controlled trials. J Affect Disord. 2023;343:9-21.

65. Zhang Q, Chen B, Zhang J, Dong J, Ma J, Zhang Y, et al. Effect of prebiotics, probiotics, synbiotics on depression: results from a meta-analysis. BMC Psychiatry. 2023;23(1):477.

66. McFarland LV, Hecht G, Sanders ME, Goff DA, Goldstein EJC, Hill C, et al. Recommendations to Improve Quality of Probiotic Systematic Reviews With Meta-Analyses. JAMA Netw Open. 2023;6(12):e2346872.

CAPÍTULO 7

Biomarcadores para nutrientes essenciais

Gilberto Simeone Henriques
Pedro Miguel R. Simões
Silvia M. Franciscato Cozzolino

◼ INTRODUÇÃO

Biomarcadores podem ser definidos como medidas parametrizadas de indicadores biológicos que, por meio de amostras de sangue, urina, cabelo ou saliva, conseguem representar determinada condição do indivíduo, como processos biológicos normais, processos patogênicos, respostas medicamentosas, respostas fisiológicas a estímulos, dentre outros. A depender de sua sensibilidade e dos dados que certificam sua validade, podem ser aplicados tanto no âmbito populacional quanto no individual, com maior certeza e eficácia, além de fornecer um meio de prever condições de forma mais segura e padronizada. Em geral, constituem um caminho importante para o entendimento das relações entre a ingestão de nutrientes e a determinação de seu estado nutricional, além de constituir parâmetro para a manutenção de um organismo saudável.[1]

Segundo o conceito de biomarcador nutricional proposto primeiramente por Solomons há mais de 30 anos, pode ser definido objetivamente como um indicador bioquímico da ingestão dietética, ou do estado nutricional de um indivíduo ou população, ser um índice preditivo do metabolismo de certo nutriente, ou mesmo um marcador da consequência ou da resposta biológica à ingestão desse nutriente.[2]

Para o Instituto Nacional de Saúde Americano, um biomarcador constitui "toda característica que pode ser objetivamente mensurada e avaliada como um indicador de processos biológicos normais, processos patogênicos ou respostas farmacológicas a intervenções terapêuticas".[3]

Potischman[4] definiu um biomarcador como "qualquer espécime biológico que seja um indicador do estado nutricional em relação à ingestão ou ao metabolismo dos constituintes da dieta. Pode ser um índice bioquímico, funcional ou clínico, que reflita o estado de um nutriente essencial, ou outro constituinte dietético".

Um biomarcador dietético ideal deveria refletir de maneira precisa a ingestão e ter especificidade e sensibilidade para ser aplicável a qualquer população que fosse alvo de estudo. Na realidade, os biomarcadores reconhecidos até o momento não se encaixam perfeitamente nessa categoria, mas são indicadores funcionais e, mesmo que de forma discutível, têm servido como preditores mais ou menos acurados da ingestão de nutrientes e do estado nutricional de indivíduos, utilizados tanto para estudos de consumo como epidemiológicos e da biodisponibilidade de nutrientes.[5] A grande vantagem da determinação de biomarcadores específicos para nutrientes é que eles são mensurados de maneira objetiva, com métodos analíticos bem definidos, o que os torna independentes dos erros e ruídos associados aos sujeitos e aos métodos de determinação dos nutrientes nas dietas.

Atualmente, dada a complexidade da relação entre ingestão alimentar e estado de saúde/doença, tem se desenvolvido uma compreensão mais integrativa do conceito de biomarcador em relação ao estado nutricional e à saúde, com foco em biomarcadores de saúde regulados nutricionalmente. O conceito é que a ingestão seja quantificada não apenas em relação ao que é ingerido, mas também em relação à resposta biológica que essa ingestão evoca. Por exemplo, o perfil lipídico, uma vez determinado, reflete a ingestão dessa classe de macronutriente, mas também se correlaciona fortemente com o ambiente nutricional e pode ser determinado pelo genótipo e pela condição de saúde individual. Da mesma forma, uma modificação proteica específica pode ser uma resposta fisiológica que também reflete uma ingestão. O desenvolvimento desse novo tipo de biomarcador, os biomarcadores nutricionais integrativos, reconhece e reforça a ligação íntima entre nutrição e metabolismo (Figura 1).[6]

Em geral, a natureza dos biomarcadores pode ser considerada de acordo com sua aplicação, como sendo de recuperação, preditivos, de concentração, de tempo e de repleção (Quadro 1). Marcadores de recuperação classicamente são os mais utilizados para corroborar a precisão e a exatidão de dados epidemiológicos coletados de dietas. São exemplos os métodos da água duplamente marcada (utilizada para medidas da taxa metabólica e gasto energético total) e o método do nitrogênio urinário total, utilizado para medir o consumo de proteínas e de potássio. São baseados no conceito de balanço entre aquilo que foi ingerido e o que foi excretado dentro de um determinado intervalo de tempo e são, portanto, preditivos apenas desse período.

Os biomarcadores de concentração são sem sombra de dúvida os mais disponíveis e mais utilizados e cujos métodos analíticos geralmente são mais viáveis economi-

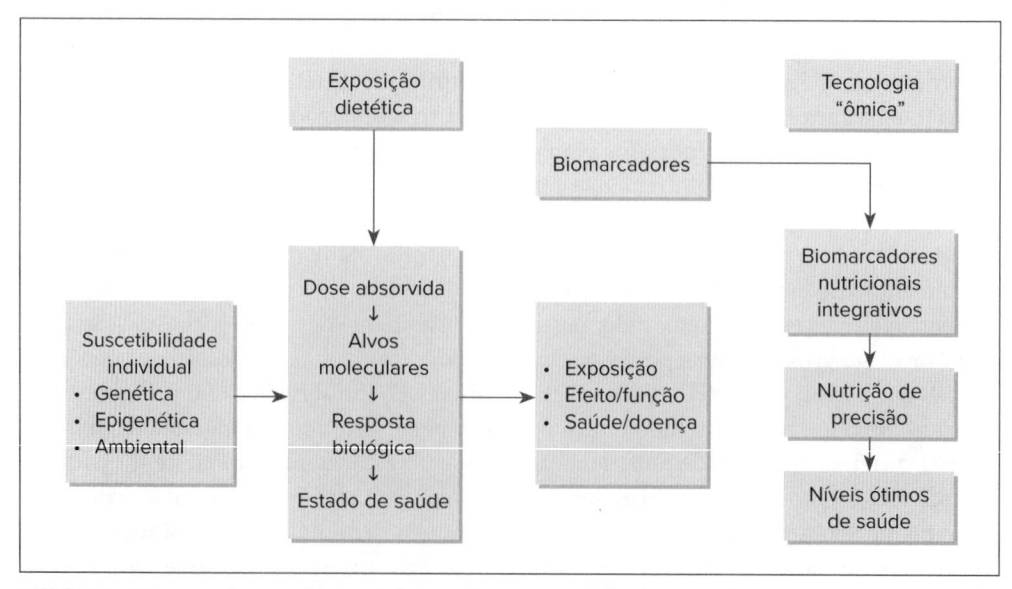

FIGURA 1 Biomarcadores nutricionais integrativos e a nutrição de precisão.

QUADRO 1	Definição de biomarcadores segundo suas categorias e seus empregos
Categorias de biomarcadores	**Definição**
Recuperação	São produtos biológicos diretamente ligados à ingestão que não são sujeitos à homeostase ou a diferenças interindividuais. São baseados na excreção após determinado período de tempo (p. ex., nitrogênio urinário, potássio e água duplamente marcada dentre os mais conhecidos).[7] Utilizados para medir a taxa metabólica, o gasto energético total, a ingestão de proteínas, entre outros.
Concentração	São biomarcadores ligados à ingestão, mas que só são capazes de mostrar a concentração do nutriente e não a ingestão total, em razão da influência do metabolismo e das características pessoais (idade, sexo, estilo de vida, peso, alimentação) que interferem na absorção e na concentração.[7]
Reposição	São diretamente ligados aos biomarcadores de concentração, dos quais diferem, pois fazem referência a produtos em que as informações dos bancos de dados não são disponíveis, ou ainda não são suficientes, como aflatoxinas, fitoestrogênios ou outros biomarcadores mais recentes.[8]
Tempo/exposição	São biomarcadores baseados na ingestão alimentar, levando em consideração o tempo de exposição, curto (referente a horas/dias), médio (referente a dias/meses) ou crônico (referentes a meses/anos), que ajudam na mensuração da ingestão dietética e na categorização desses indivíduos.[5,9]
Preditivos	Biomarcadores relacionados à ingestão, semelhantes aos de concentração, mas com elevada correlação tempo-resposta.[7]

camente. São exemplos as dosagens séricas de micronutrientes – vitaminas e minerais, lipídios séricos e eletrólitos urinários, além de dosagens enzimáticas órgão-específicas. Também podem servir de comparação com os métodos mais usuais de determinação do consumo de nutrientes.[10] Esses biomarcadores não podem ser traduzidos em valores absolutos de consumo, mas guardam correlações com a quantidade ingerida de determinado nutriente proveniente dos alimentos, ainda que essas correlações possam ser relativamente baixas (abaixo de 60%) quando comparadas aos marcadores de recuperação (geralmente correlações acima de 80%). Já os biomarcadores de repleção são muito parecidos com os de concentração, ou mesmo uma subclasse desses, para os quais ainda não há informações plenamente confiáveis, tais como alguns compostos bioativos recentemente pesquisados, como xantinas, fitoestrógenos e alguns tipos de carotenoides, ou mesmo fatores metabolômicos (enzimas ou fatores de transcrição).[8]

Uma aplicação comum dos biomarcadores de concentração e repleção é a estimativa das associações entre o consumo de determinadas dietas e o risco do desenvolvimento de doenças.[4] Esse tipo de abordagem tem sido muito utilizado em estudos populacionais prospectivos de coorte, nos quais amostras biológicas são coletadas antes da instalação de determinada doença ou em estudos clínicos controlados com ou sem intervenção, com o objetivo de observar determinado tratamento dietético ou mesmo suplementações de nutrientes e sua influência sobre o risco ou a progressão da doença. A ideia por trás desse tipo de estratégia utilizando biomarcadores dietéticos é a de obter uma classificação de indivíduos mais suscetíveis à exposição para determinado nutriente da dieta que possa ser fortemente correlacionado com os dados dela obtidos.

Há que considerar que as concentrações de substâncias medidas no sangue ou em outras amostras biológicas devem ser decompostas em uma série de metabólitos, originários de modificações sofridas durante o processo de absorção, influências da microbiota intestinal (bioconversão, liberação de componentes ativos da dieta, circulação êntero-hepática), interações entre nutrientes no lúmen intestinal, reciclagem de nutrientes pelos tecidos, metabolismo e padrões de excreção, além de questões pertinentes à bioacessibilidade e à biodisponibilidade do nutriente.

Metodologias convencionais para acessar o estado nutricional de indivíduos relativo a micronutrientes podem servir tanto como padrões comuns de diagnóstico quanto para padrões ouro de determinação, o que implica representarem com elevada fidedignidade a situação real da concentração e distribuição do elemento analisado no organismo, ou pelo menos que permita, quando analisado em um determinado compartimento, mensurar de forma relativa, porém segura, a provável quantidade retida e a quantidade transitoriamente circulante desse elemento. Infelizmente, para a maioria dos micronutrientes, esse tipo de padrão ainda é bastante escasso. Considera-se, portanto, que, na maior parte das vezes, o que se tem são parâmetros que ao longo do tempo, com o acúmulo de dados gerados em análises de diferentes populações, têm sido validados, procurando-se estabelecer limites destes como marcadores, até que de fato possam expressar o estado nutricional. Para tanto é necessário que sejam empreendidos estudos de validação desses parâmetros, construindo uma relação entre situações-teste (geralmente desafios controlados com nutrientes) e as respostas esperadas em alvos específicos que se deseja identificar ou caracterizar (p. ex., suplementando zinco é possível aumentar a expressão da enzima conversora de angiotensina testicular e consequentemente otimizar o processo de fertilização).[11]

Portanto, torna-se fundamental perguntar quais biomarcadores de fato são capazes de refletir mudanças no estado nutricional. Para tanto, seus estudos de validação têm mantido o foco nas evidências que demonstram que, ao modificar a ingestão do micronutriente, o biomarcador é de tal maneira sensível que também altera sua concentração ou conformação. Há que considerar também o quanto o biomarcador é capaz de refletir o estado nutricional e qual o significado fisiológico desse fato, além da fronteira que determina o ponto no qual, mediante uma determinada concentração em compartimentos do organismo, um marcador passa a indicar uma condição patológica ou mesmo de carência nutricional.[12]

Nessas circunstâncias, as metodologias mais apropriadas para a validação de biomarcadores para micronutrientes são os estudos de dose-resposta e os estudos de depleção seguidos de repleção, ambos desenvolvidos em circunstâncias controladas, por longos períodos de tempo para permitir a acomodação de processos homeostáticos e adaptações, para que, no momento da medida do biomarcador, este reflita apenas o estado nutricional verdadeiro e não condições transitórias decorrentes de adaptações metabólicas. O objetivo principal desses estudos de validação é responder a perguntas como: esse marcador serve como parâmetro de avaliação do estado nutricional intra e interindividual? Há evidências de que a deficiência do nutriente e consequente menor expressão do biomarcador seja relacionada a menor eficiência? Qual a relação dose-resposta de um biomarcador com variações no estado nutricional relativo a um dado micronutriente?

Embora todas essas perguntas sejam relativamente simples de responder quando o parâmetro apresenta dados consolidados, é necessário ainda considerar que vários fatores podem influenciar positivamente ou negativamente a medida de biomarcadores dietéticos. Esses fatores encontram-se sumarizados no Quadro 2.

QUADRO 2 Fatores que podem afetar a medida e a utilização de biomarcadores em estudos individuais e populacionais

Variabilidade genética	▪ Genes que podem afetar os modelos de ingestão dietética, o sabor, a atração por tipos específicos de alimentos ou grupos de alimentos. ▪ Variação biológica da absorção de nutrientes, metabolismo, reciclagem tecidual e excreção. ▪ Variação epigenética e interações gene-gene.
Fatores fisiológicos ou do estilo de vida	▪ Fumar, consumir álcool, exercício físico, gênero, idade, peso e tamanho corporal, *status* socioeconômico. ▪ Influência da microbiota do cólon (bioconversão, liberação de compostos bioativos da dieta). ▪ Circulação êntero-hepática dos nutrientes (p. ex., fitoestrógenos, ligninas). ▪ Desordens metabólicas ou inflamatórias, estresse, doenças ocultas ou mal diagnosticadas.
Fatores da dieta	▪ Tamanho ou frequência de consumo de um determinado tipo de nutriente. ▪ Interações nutriente-nutriente. ▪ Biodisponibilidade do nutriente, influência da matriz alimentar.
Qualidade e quantidade da amostra biológica	▪ Tipo de amostra coletada para a análise de biomarcadores (p. ex., sangue total, plasma, soro, urina). ▪ Condições da coleta da amostra, transporte, tratamento, condições de estocagem, tempo de estocagem. ▪ Variações diurnas, entre dias da semana ou de estações do ano.
Metodologia analítica utilizada	▪ Precisão, exatidão, limites de detecção da técnica analítica eleita. ▪ Variações interlaboratoriais do método utilizado.

Fonte: Jablonska et al.[13]

▣ NOVOS BIOMARCADORES BASEADOS NAS "ÔMICAS" – NUTRIGENÔMICA, PROTEÔMICA LIPIDÔMICA E METABOLÔMICA

Com o advento da nutrigenômica, que se ocupa de verificar como os componentes da dieta influenciam a transcrição de genes, a expressão de proteínas e o metabolismo (Figura 2), e da nutrigenética, cujo objeto é a maneira como determinada composição genômica afeta a resposta a uma determinada dieta e seus componentes, abre-se nova fronteira para a determinação de biomarcadores. Assim, será seguro assumir que a variabilidade genética, a interação genes/dieta/nutrientes e entre genes (interações epistáticas) poderão resultar em respostas diferenciadas a fatores dietéticos, levando a mudanças no metabolismo dos nutrientes e no comportamento de biomarcadores moleculares. O Quadro 3 sugere uma classificação desses biomarcadores de acordo com os diferentes níveis de detecção molecular.

Alguns exemplos disso, sobre os quais já há evidências, mas que necessitam de ampliação de dados analíticos em diferentes populações, são o folato e o gene *MTHFR* (metiltetraidrofolato redutase), a vitamina D e o gene *VDR* (receptor de vitamina D), e o ferro com o gene *HFE* (hemocromatose). Todos eles são bons candidatos a biomarcadores nutricionais em nível molecular, que podem, com alto grau de sensibilidade, refletir a exposição dietética aos nutrientes e que sugerem fortemente que a validade de alguns biomarcadores dietéticos populacionais ou individuais pode estar relacionada à carga genética ou a outras características correlatas.[14]

Outra família de genes que tem sido recentemente colocada no foco da discussão dos biomarcadores genômicos são as sirtuínas (SIRT), descobertas em 1990, sendo inicialmente referidas como diacetilases classe III

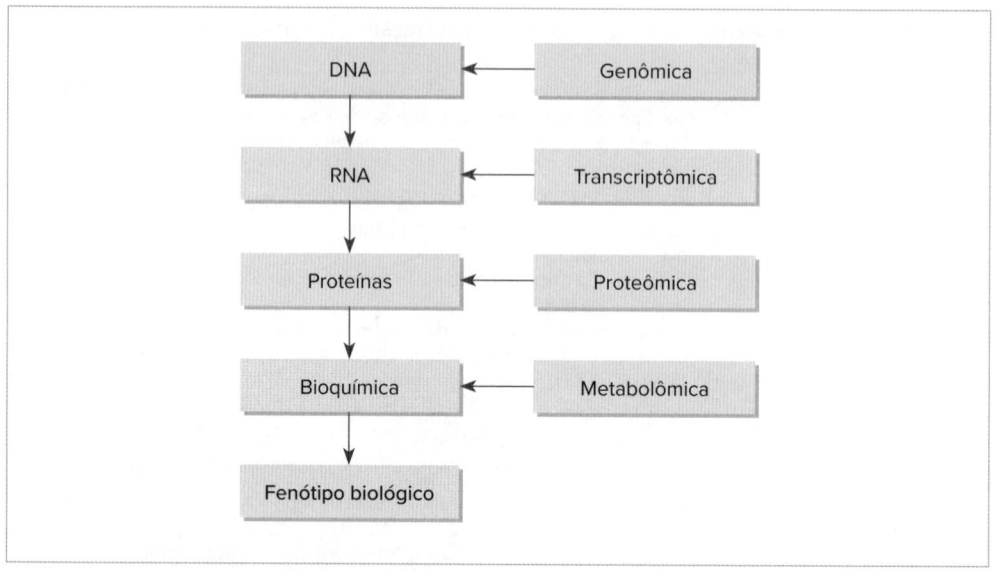

FIGURA 2 Domínios de investigação molecular, segundo o tipo de biomolécula e sua expressão.

QUADRO 3	Classificação dos novos biomarcadores baseados em "ômicas"
Biomarcadores genéticos	São baseados em mudanças do DNA, principalmente polimorfismos de um único nucleotídeo (SNP). Exemplo: polimorfismos na enzima lactase (LCT).
Biomarcadores epigenéticos	São biomarcadores baseados nos principais reguladores epigenéticos: metilação de DNA e modificação de histonas. Exemplos: hiper ou hipometilação do DNA de genes específicos dependente da ingestão alimentar; nível de circulação de microRNA associados com doenças nutricionais.
Biomarcadores transcriptômicos	São baseados na diferença de expressão do RNA de determinados genes. Exemplo: diferenças no perfil de expressão gênica apresentadas por indivíduos seguindo a dieta mediterrânea comparados a outros que não a seguem.
Biomarcadores proteômicos	São baseados no estudo do proteoma. Exemplos: análise do proteoma de participantes em dietas com baixa de folato, e participantes controles.
Biomarcadores lipidômicos	São baseados no estudo da lipidômica. Exemplo: perfil lipidômico do plasma humano em pacientes com DM2 em dietas com alto teor de gordura *versus* alto teor de carboidratos.
Biomarcadores metabolômicos	Baseado no estudo do proteoma. Exemplo: o perfil urinário de 1H NMR em sujeitos seguindo a dieta mediterrânea em comparação com sujeitos seguindo dieta com baixo teor de gordura.
DM2: diabetes *mellitus* tipo 2.	

NADC-dependentes, conservadas no processo evolutivo, com influências em diversas doenças degenerativas relacionadas com o envelhecimento, como câncer, diabetes, doenças neurodegenerativas, dentre outras.[15] Atualmente, estudos apontam uma forte relação da expressão dessa família de genes com o envelhecimento, de forma positiva, relacionado à longevidade, e a uma variedade de processos celulares, que vão desde o metabolismo energético até a resposta ao estresse oxidativo.

Esse é um gene que já foi encontrado em diversos organismos, de leveduras e bactérias a seres humanos, mas nem sempre da mesma forma. O genoma humano consegue codificar 7 tipos de sirtuínas, que são categorizadas em grupos de I a IV.[16] Dentro destes, o grupo SIRT1 tem sido associado ao aumento da gliconeogênese, da mobilização de gorduras, da secreção de insulina e da regulação de oxidação de ácidos graxos no fígado,[17] sendo ainda capaz de inibir a glicólise.[18-21] Estudos *in vivo* demonstraram que a restrição calórica regula as concentrações da proteína SIRT1 em tecidos de mamíferos, tais como músculo, cérebro, tecido adiposo e rim. No tecido adiposo branco, SIRT1 mostrou desacetilar e inibir o PPAR-gama. Esse receptor nuclear, induzido por ácidos graxos, ativa a síntese de gordura e a adipogênese. Assim, a inibição do PPAR por SIRT1 levou à perda de gordura.

Uma diminuição no tecido adiposo geralmente diminui a relação leptina/adiponectina, favorecendo a sensibilidade à insulina e correlacionando-se a um envelhecimento saudável. Estudos adicionais mostraram que a relação entre a restrição calórica e os genes SIRT2 de leveduras sugere um caminho no qual a restrição calórica afeta a respiração, na forma de um subproduto NAD^+, enquanto reduz as concentrações de seu par oxidado (NADH). O NADH inibe a sirtuína, afetando a razão $NAD^+/NADH$ da célula, que por sua vez influencia profundamente a atividade do SIRT2.[22]

Em se tratando do próximo nível molecular, com o avanço das técnicas analíticas como a espectrometria de massa (MS), foi possível estabelecer análises extremamente refinadas do produto da expressão gênica, seja no que tange aos aspectos qualitativos ou quantitativos. Um biomarcador proteômico é um marcador associado à condição de determinada proteína que é capaz de representar processos biológicos normais, de doenças ou de respostas a intervenções.[23] Tais biomarcadores são ainda capazes de expressar

o metabolismo e a regulação de nutrientes, além de esclarecer o papel de diversas substâncias bioativas sobre os sistemas de defesa imunológica, antioxidante e na apoptose celular.[24] Esses tipos de biomarcadores e as técnicas físico-químicas e moleculares de quantificá-los elevam o patamar de uso dessas ferramentas como preditoras de doenças degenerativas ainda em estágios iniciais, com base na avaliação dessas proteínas em nível celular e molecular.[25-27]

A pesquisa da proteômica avançada investiga o metabolismo de nutrientes (síntese e catabolismo) e a regulação, o transporte de nutrientes, o metabolismo de nutrientes em tecidos específicos, o papel de substâncias bioativas, minerais e moléculas orgânicas essenciais, no crescimento, transdução de sinal, defesa celular contra estresse oxidativo, proliferação e diferenciação celular, apoptose e expressão gênica induzida em resposta a nutrientes e outros fatores dietéticos.[24] A proteômica tem a vantagem sobre os microarranjos de cDNA de quantificar o produto funcional da expressão gênica (a proteína) e permite a identificação de certas modificações que podem estar relacionadas à ativação ou inativação de proteínas por influência ou controle de intervenções dietéticas. Trata-se de uma tecnologia central em pesquisas nutricionais pós-genômicas para avaliar os efeitos da composição da dieta, nutrientes específicos e componentes não nutrientes no genoma e no metabolismo dos mamíferos.

No terceiro e mais complexo nível de integração de marcadores encontra-se a metabolômica. Esta pode ser definida como o estudo dos metabólitos provenientes dos processos fisiológicos, sendo estes úteis para fornecer uma imagem mais completa do metabolismo humano de forma individualizada,[28] permitindo que não só o metabolismo seja observado, mas também os resultados das intervenções realizadas. Permite, por suas técnicas analíticas refinadas e de alto poder de resolução, ampliar a pesquisa com novos componentes alimentares cujos dados de inter-relação com o metabolismo são pouco definidos ou de difícil exploração.

Estudos de coorte com grandes amostras, como o *Predimed* (*Prevención con dieta mediterránea*), financiado pelo governo espanhol em 2013 e com 7.447 indivíduos observados por 5 anos, têm utilizado a metabolômica para a detecção de novos biomarcadores de ingestão. Em um dos recortes foi avaliado o efeito da intervenção com a dieta mediterrânea (suplementada com azeite extravirgem ou nozes) em uma subamostra de participantes não diabéticos. Foram examinados perfis urinários dos sujeitos por RM de H^1), no início e após 1 e 3 anos de acompanhamento. Em comparação com o grupo de controle (dieta com baixo teor de gordura), os resultados mais relevantes encontrados para os grupos que ingeriram a dieta mediterrânea foram a identificação de um perfil característico relacionado com o metabolismo dos carboidratos (3-hidroxibutirato, citrato, e cis-aconitato), creatina, creatinina, aminoácidos (prolina, N-acetilglutamina, glicina, aminoácidos de cadeia ramificada e metabólitos derivados), lípidios (ácido oleico e subérico) e cometabólitos microbianos (fenilacetilglutamina e p-cresol). Esses resultados mostraram que a aplicação da metabolômica baseada em resultados de ressonância magnética (RM) tornou possível a classificação dos indivíduos em relação a seu padrão alimentar, bem como mostrando a resposta em relação a intervenções dietéticas específicas.[25]

Uma das variantes importantes da metabolômica, a lipidômica tem ganhado grande destaque na literatura e parece ser um dos mais promissores braços de pesquisa aplicada na área. Trata-se da análise quantitativa e qualitativa dos componentes lipídicos do soro, do plasma, dos tecidos, do corpo inteiro ou de células específicas. Lipídios são metabólitos essenciais que têm muitas funções celulares cruciais e podem fornecer uma leitura direta do estado metabólico celular. O conteúdo lipídico total em uma célula é chamado de lipidoma. A lipidômica está focalizada na identificação completa e na quantificação de todos os lipídios e na caracterização de suas interações com outros lipídios e proteínas, bem como na expressão proteica associada com o metabolismo lipídico e função, regulação gênica em resposta a uma estimulação ou perturbação.[29]

Esse braço aparentemente forte da metabolômica fornece uma ferramenta poderosa para o desenvolvimento de biomarcadores lipídicos, sobretudo para o estudo de estados de doença. É importante ressaltar que essa abordagem nos permite rastrear o metabolismo celular, quantificando as mudanças de classes individuais de lipídios, subclasses e espécies moleculares que refletem as diferenças metabólicas. Como as vias e redes do metabolismo lipídico têm sido extensivamente estudadas,[29] quaisquer alterações nas quantidades lipídicas podem, simultaneamente, revelar variações de diferentes graus nas concentrações enzimáticas, atividades e/ou padrões de expressão gênica.

A lipidômica usa os princípios e técnicas da química analítica para estudar o conteúdo lipídico completo de uma célula, que é conhecido como lipidoma. Técnicas lipidômicas baseadas em MS, como cromatografia líquida acoplada do espectro de massa, lipidômica *shotgun*, MS de imagem e mobilidade iônica, são as mais promissoras e utilizadas pela lipidômica. Permitem o conhecimento das vias e redes metabólicas lipídicas, associadas a ferramentas de bioinformática, que têm se tornado essenciais para o estudo do metabolismo lipídico. As aplicações da lipidômica para o estudo do metabolismo lipídico ampliam a compreensão dos mecanismos moleculares que sustentam os estados de doença metabólica, considerando o aumento da incidência de doenças crônicas não transmissíveis.

O Quadro 4 mostra resumidamente as funções metabólicas individuais de diferentes classes de lipídios, sendo todos eles elegíveis como possíveis biomarcadores na lipidômica, à medida que as técnicas analíticas avançam.

A determinação acurada de biomarcadores torna-se fundamental para o futuro do diagnóstico do estado nutricional, ampliando a personalização das condutas clínicas e reforçando o conceito de "nutrição de precisão", que poderá ser alcançado como resultado de uma rigorosa análise nutrigenômica que con-

QUADRO 4   Biomoléculas elegíveis como marcadores lipidômicos
Componentes da membrana
▪ Glicerofosfolipídios de colina (incluindo todas as subclasses) (PC)
▪ Glicerofosfolipídios de etanolamina (incluindo todas as subclasses) (PE)
▪ Fosfatidilinositol (PI)
▪ Fosfatidilglicerol (PG)
▪ Ácido fosfatídico (PA)
▪ Fosfatidilserina (PS)
▪ Esfingomielina (SM)
▪ Cardiolipina (CL)
▪ Colesterol
▪ Galactosilceramida (GalCer)
▪ Glucosilceramida (GluCer)
▪ Glicolipídios
▪ Sulfatidil sulfatida
▪ Gangliosídios
Armazenamento de energia e metabolismo
▪ Ácidos graxos não esterificados (Nefa)
▪ Triacilglicerol (TAG)
▪ Diacilglicerol (DAG)
▪ Monoacilglicerol (MAG)
▪ Acil-CoA
Acilcarnitina

(continua)

QUADRO 4   Biomoléculas elegíveis como marcadores lipidômicos *(continuação)*
Sinalização
▪ Todos os lisolipídios
▪ DAG
▪ MAG
▪ Acil-CoA
▪ Acilcarnitina
▪ NEFA
▪ Eicosanoides e outros ácidos graxos oxidados
▪ Ceramida
▪ Esfingosina
▪ Esfingoide-1-fosfato (S1P)
▪ Psicossina
▪ Esteroides
▪ N-acil etanolamina
Outras funções especiais
▪ Plasmalogênio (antioxidante)
▪ Acilcarnitina (transporte lipídico)
▪ CL (respiração mitocondrial)
▪ PS (cofator, substrato de síntese de PE)
Fonte: Wethi et al.[9]

sidera a composição genética do indivíduo, sua modulação epigenética e seu fenótipo molecular.[6,30]

Uma vez que a saúde de um indivíduo depende das informações contidas em seu genoma e de como ele é expresso ao longo de sua vida (epigenoma, metiloma, transcriptoma, proteoma e metaboloma), a avaliação dinâmica da fisiologia e do estado de saúde mediante uma análise integrada de todos esses fatores é o que é chamado de "perfil ômico pessoal integrado" (iPOP).[9] Os iPOP podem se tornar uma ferramenta preventiva e diagnóstica, podendo acompanhar e, até certo ponto, prever a evolução do estado de saúde e avaliar a robustez metabólica. Além disso, ele poderá ajudar a melhorar a avaliação do risco de doenças e fornecer dados diagnóstico de alta qualidade, aperfeiçoar o monitoramento de doenças e terapias direcionadas, além de melhorar a compreensão dos fatores biológicos associados a esses processos. Porém, a disponibilidade de tais informações requer ferramentas poderosas para integração e interpretação que ainda não estão disponíveis.[6]

▣ BIOMARCADORES, BIOACESSIBILIDADE E BIODISPONIBILIDADE

Uma aplicação previsível e relevante de biomarcadores está ligada à mensuração da biodisponibilidade dos micronutrientes. Esta última pode ser definida como a eficiência com a qual um componente da dieta é utilizado sistemicamente dentro de vias metabólicas normais. Pode ser expressa como uma porcentagem da ingestão total e reconhecidamente é influenciada por fatores da dieta e externos.

Um método para entender a biodisponibilidade é olharmos para o passo que a antecede, a bioacessibilidade. Esta é definida como a quantidade de um nutriente ingerido que está disponível para absorção no intestino após a digestão. Assim, certa quantidade de um constituinte alimentar que está presente no intestino, como consequência da liberação desse constituinte da matriz sólida do alimento, estará apta a atravessar a barreira intestinal. Nesses termos, a biodisponibilidade depende estritamente da bioacessibilidade.

Concretamente a biodisponibilidade pode ser entendida como um circuito no qual o nutriente que se encontra intrínseca ou extrinsecamente ligado à matriz físico-química alimentar é liberado a partir de sua interação com o trato gastrointestinal durante o processo digestório, estando, pois, bioacessível e podendo então ser ligado e captado por estruturas ligadas à mucosa intestinal em diferentes regiões absortivas, transferido para o meio interno por meio da transposição ao longo da membrana da borda em escova por

transportadores transcelulares ou paracelulares para a circulação portal, sistêmica ou linfática, distribuído então em lotes circulantes (*pools*) que atingirão tecidos-alvo, onde serão sequestrados para funções metabólicas ou estocados para posterior utilização. Finalmente, o que não for nem utilizado nem estocado estará disponível para excreção pelas vias renal, hepatobiliar ou intestinal.[31]

Com base nessa definição de circuito, é fácil entender que mensurar a biodisponibilidade não é uma tarefa das mais fáceis. Tanto que poucos estudos de alguns micronutrientes são realmente conclusivos no que diz respeito a sua biodisponibilidade verdadeira e muitos dados infelizmente ou são provenientes de amostras de pequeno porte, utilizam padronização metodológica duvidosa ou contêm grande variabilidade e ruído, imprimindo graus razoáveis de incerteza às mensurações realizadas e pouca fidedignidade aos dados encontrados. Considerando esse grau de incerteza, para a determinação da necessidade fisiológica de um nutriente tem-se utilizado mais comumente o conceito de bioeficácia, que expressa a eficiência com a qual um nutriente ingerido ou seu componente bioativo é absorvido, refletindo tão somente a biodisponibilidade na matriz alimentar e no trato gastrointestinal. Se por um lado esse parâmetro é mais confiável e simples de mensurar, traz consigo uma série de dúvidas quanto ao real aproveitamento dos nutrientes após a etapa absortiva, suas ações e trocas nos tecidos-alvo e as adaptações fisiológicas ocasionadas tanto pelo excesso quanto pela escassez de determinado componente da dieta, tanto para crianças quanto para adultos ou mesmo em situações fisiológicas específicas como a gravidez e a lactação.

É necessário também entender que há várias outras fontes de incerteza e variabilidade para que valores de biodisponibilidade sejam determinados. Elas incluem diferenças interindividuais, de adaptação fisiológica a determinado componente da dieta, expressão de polimorfismos, idade, gênero, maturação dos sistemas fisiológicos, além de fontes de incerteza na mensuração da dieta ingerida, da exposição aos nutrientes, das medidas dos estoques corpóreos, bem como de metodologias analíticas que nem sempre apresentam limites de quantificação e detecção adequados e com graus de significância apropriados à coleta de dados confiáveis. Há que notar que uma tendência muito comum e que pode conduzir a erros de grande magnitude reside na extrapolação de dados de biodisponibilidade encontrados em uma determinada população, utilizados para inferir fenômenos observados em outra (p. ex., dados obtidos em adultos sendo utilizados para aplicação em crianças, de homens para mulheres etc.).[32]

Dentro dos processos que levam à mensuração da biodisponibilidade está o estabelecimento de biomarcadores, ou seja, moléculas mensuráveis que podem definir o *status* de um determinado nutriente, e marcar seus pontos de corte, ou seja, o intervalo padrão no qual se pode considerar "normal" ou "adequado" o nível de uma dada substância ou elemento químico no organismo.

O Institute of Medicine (IOM)[33] define um ponto de corte para um biomarcador como uma medida quantitativa especificada usada para demarcar a presença ou ausência de uma condição relacionada à saúde, frequentemente usado em medidas de interpretação obtidas de análises que utilizam como material biológico o sangue e seus componentes.

Os pontos de corte geralmente refletem o estado de saúde da população e são necessários para traduzir, estratificar e distinguir com segurança o espectro de resultados que representa e demarca a deficiência ou excesso, obtido de uma análise de biomarcadores.[34,35]

A existência ou demarcação mais precisa dos pontos de corte são importantes para a tomada de decisão em relação aos padrões de cuidados ou programas baseados em evidências, e são importantes para comparar dados entre estudos, regiões e países.[36]

Os métodos utilizados para identificar um ponto de corte raramente são documentados na literatura, e os pontos de corte ótimos são frequentemente escolhidos de maneira não muito sistemática – às vezes, selecionados estrategicamente para minimizar o valor de p e melhorar a significância estatística relacionada aos desfechos do fator prognóstico.[32,37]

Idealmente, um ponto de corte distingue com precisão indivíduos com valores ideais daqueles com valores subótimos. Em situações reais, no entanto, os valores nas áreas deficiente e ótima geralmente são categorizados corretamente, mas o *status* daqueles na área de deficiência subclínica é de difícil interpretação e muitas vezes leva a classificações errôneas.[38]

Uma opção é usar a abordagem da "zona cinzenta", o que implica fornecer dois pontos de corte separados por essa zona.[39] Nesse método, o primeiro ponto de corte é escolhido para incluir a quase certeza da deficiência, e o segundo ponto de corte é escolhido para excluir a quase certeza de deficiência.[40] Quando os valores dos biomarcadores caem na zona cinzenta (sugerindo deficiência subclínica), ferramentas de avaliação adicionais podem ser usadas para validar os resultados. Essa opção resulta em menor perda de informação e parece ser mais útil do que o resultado binário dos extremos historicamente utilizados.[39,40]

Os pontos de corte representam uma referência em relação a quais intervenções, que tipo de vigilância e levantamentos em nível clínico e populacional devem ser medidos e qual o espectro de sua representatividade. Quando os pontos de corte são inconsistentes, o que mede pode e deve ser contestado. Os resultados encontrados são classificados como "bons" e "ruins", distinguindo assim pessoas com problemas nutricionais de pessoas saudáveis. Eles são importantes para ajudar a aproximar o que sabemos na teoria do que é possível realizar na prática em intervenções e analisar os resultados obtidos.[36] O problema crucial está em definir pontos de corte passíveis de validação e acreditação, visto que há uma enorme variação metabólica inter e intrapessoal dentro dos estudos, de modo que é grande a dificuldade em encontrar valores que sirvam para todas as pessoas com a mesma sensibilidade e especificidade.

Como exemplo do desafio para determinar pontos de corte, pode-se citar os biomarcadores para a vitamina B12. As inconsistências na literatura para os pontos de corte para biomarcadores de vitamina B12 podem ser atribuídas a uma variedade de fatores, incluindo a falta de um padrão ouro, se 2 ou 3 desvios-padrão de uma média de referência foram usados para definir o ponto de corte, e a população da qual a distribuição foi obtida.[41-43] Dependendo do ponto de corte, a prevalência de deficiência de vitamina B12 pode ser tão baixa quanto 3% ou tão alta quanto 26%.[44] Da mesma forma, os pontos de corte do ácido metilmalônico são bastante variáveis, e a literatura relata pontos de corte variando de 210 a 480 nmol/L, às vezes até dentro dos mesmos métodos laboratoriais.[42] A validade das concentrações séricas de vitamina B12 como biomarcadores do *status* da vitamina B12 tem sido questionada há algum tempo.[33] Aproximadamente 2,5 a 5,2% dos pacientes diagnosticados com deficiência de vitamina B12 têm valores normais espúrios (> 148 pmol/L).[33,45] Entretanto, 20 a 40% dos idosos apresentam concentrações baixas de vitamina B12 sérica, mas nenhum sinal clínico ou metabólico de deficiência de vitamina B12.[43,46] O descompasso entre os pontos de corte séricos de vitamina B12 e a presença de deficiência ou suficiência complica a interpretação dos dados de *status* dessa vitamina em populações e dificulta a comparação.

As pesquisas para descoberta de novos biomarcadores que sejam confiáveis para a medida do estado nutricional real de um micronutriente devem necessariamente passar pela mensuração correta de sua biodisponibilidade, ou pelo menos da melhor aproximação possível, reduzindo ao máximo as incertezas a eles atribuídos. Devem ser apresentados de forma clara com as limitações das medidas, o intervalo de confiança possível quando da extrapolação de dados, os graus de incerteza e variabilidade a eles associados. Encontrar biomarcadores confiáveis e de mensuração simples é sem dúvida um caminho para acessar de maneira correta e abrangente a disponibilidade de um nutriente quando em processo de interação com as estruturas fisiológicas.

Biomarcadores de zinco

O zinco é um metal necessário a múltiplos processos metabólicos como íon estrutural, regulador ou catalítico. A homeostase desse metal, seja no nível celular, tecidual ou de corpo inteiro, é rigorosamente controlada para manter as funções metabólicas em uma ampla faixa de ingestão, dificultando a avaliação da insuficiência ou do excesso de zinco. O Painel de Especialistas em zinco do BOND (Biomarcadores de Nutrição para o Desenvolvimento)[2] recomenda três medições para estimar o estado nutricional de zinco: ingestão de zinco na dieta, concentração de zinco no plasma e altura para crianças em crescimento e desenvolvimento. Dados insuficientes estão disponíveis sobre as respostas de zinco de cabelo, urina, unha e sangue a mudanças no zinco dietético para recomendar esses biomarcadores para avaliar o *status* de zinco. Dos indicadores funcionais potenciais do zinco, o crescimento é o único recomendado até o momento.

Zinco no plasma e nos eritrócitos

O zinco é um exemplo de metal de transição que durante muitos anos, por ausência de técnicas analíticas de execução e custo viáveis, teve sua mensuração limitada a parâmetros de baixa sensibilidade, tais como sua concentração no plasma e até mesmo nos eritrócitos. Não há dúvidas de que esses parâmetros foram sendo consagrados com o passar do tempo por seu largo uso e por responderem, pelo menos parcialmente, aos desafios dos estudos de dose-resposta com concentrações crescentes de oferta do mineral e daqueles que têm como objetivo mensurar seu estado nutricional em diferentes populações. Geralmente esses parâmetros mantêm uma correlação adequada com o modelo trivariado de absorção do zinco (ingestão do metal, absorção, ingestão de fitato), mas são insuficientes para explicar outros parâmetros de biodisponibilidade, uma vez que mostram pouca correlação com a excreção endógena de zinco e possíveis inibidores de sua absorção, tais como EDTA, cálcio e ferro.[47] Embora os argumentos sejam bastante convincentes para colocar em xeque esses parâmetros isoladamente como biomarcadores elegíveis da biodisponibilidade de zinco, há que considerar que são relativamente fáceis de mensurar e a um custo acessível. Os valores médios padrão para a medida de zinco no plasma são de 75 a 110 mcg/dL, e para o zinco no eritrócito são de 40 a 44 mcg/g de hemoglobina (Hb).

Particularmente, as concentrações plasmáticas de zinco são responsivas à ingestão muito baixa na dieta e à suplementação do metal. Elas também mudam com alterações no equilíbrio de zinco no corpo inteiro e sinais clínicos de sua deficiência. Os pontos de corte do zinco plasmático estão disponíveis para identificar indivíduos e populações em risco de deficiência. No entanto, existem limitações em seu uso para avaliar o estado nutricional dos indivíduos em relação ao zinco. As con-

centrações plasmáticas respondem menos ao zinco suplementar fornecido em alimentos do que a um suplemento administrado entre as refeições, há considerável variabilidade interindividual quando o zinco é alterado na dieta, e as concentrações circulantes são influenciadas pelo consumo recente de refeições, a hora do dia, na presença de inflamação e de concentrações de certos medicamentos e hormônios.

Dados obtidos em diferentes populações demonstram a larga variabilidade dos valores encontrados para o zinco no plasma e nos eritrócitos. Nogueira e Cozzolino (2003)[48] encontraram mudanças na concentração plasmática de zinco em mulheres grávidas, com diminuição dessas concentrações mesmo após suplementação com o metal (média de 49 mcg/mL). Marreiro e Cozzolino (2004)[49] também encontraram valores de zinco no plasma e no eritrócito diminuídos em crianças obesas. Marques e Cozzolino (2006)[50] verificaram uma diminuição significativa nas concentrações eritrocitárias de zinco de indivíduos com síndrome de Down (média de 36 mcg Zn/g Hb em portadores de Down). Essa diminuição não foi acompanhada de mudanças no zinco plasmático. Cominetti e Cozzolino (2006)[51] relataram concentrações plasmáticas e eritrocitárias limítrofes de zinco em pacientes submetidos à cirurgia bariátrica (média de 65 mcg/dL no plasma e de 40 mcg/g de Hb nos eritrócitos, respectivamente). Mafra e Cozzolino (2004),[52] estudando pacientes com doença renal, encontraram concentrações limítrofes de zinco no plasma (média de 74 mcg/ dL) e um aumento significativo nas concentrações de zinco eritrocitário (média de 49 mcg/g Hb). Pedrosa e Cozzolino (1993),[53] mensurando o zinco no plasma de crianças diabéticas, depararam com concentrações plasmáticas elevadas (média de 105 mcg/dL) associadas à elevada excreção urinária do metal. Henriques (2005),[54] em estudo experimental com ratos jovens cuja ração era deficiente em zinco, encontrou valores médios de 48 mcg/dL de zinco no plasma e uma eventual conservação do zinco eritrocitário com média de 42 mcg/g de Hb.

Zinco ligado a proteínas e enzimas

Tão importantes quanto a medida sérica do zinco são o entendimento e a possibilidade de mensuração das estruturas orgânicas às quais ele se liga nos compartimentos biológicos, com as quais mantém intensa atividade bioinorgânica. No Quadro 5 pode-se visualizar algumas das mais importantes estruturas até o momento estudadas e com nível de evidência alto em relação à dependência da ligação de átomos de zinco. Em seguida, para ilustrar essa relação, será utilizado o exemplo das metalotioneínas (MT) e da enzima conversora de angiotensina (ECA).

QUADRO 5 Exemplos de algumas metaloenzimas nas quais o zinco atua como fator catalítico, cocatalítico ou estrutural	
Tipo de átomo de zinco	Enzimas
Catalítico	Álcool desidrogenase, fosfatase alcalina, carboxipeptidase A, enzima conversora de angiotensina (germinal), anidrase carbônica II
Cocatalítico	Cobre-zinco superóxido dismutase, fosfatase alcalina (com dois átomos de zinco e um de magnésio), fosfolipase C, nuclease P1, leucina aminopeptidase
Estrutural	Aspartato carbamoiltransferase, proteínas dedos de zinco (Zif268), ferredoxina

Metalotioneínas

As metalotioneínas (MT), proteínas de baixo peso molecular e ricas em enxofre (S) (em virtude de seu alto conteúdo de resíduos do aminoácido cisteína), foram exaustiva-mente estudadas pelas ciências toxicológicas desde seu descobrimento e caracterização como "proteínas de cádmio" em 1957. Recentemente, o conjunto de conhecimentos acumulados pela bioinorgânica e pela química de coordenação envolvendo metais essenciais e utilizando como modelos experimentais diversas espécies de mamíferos vem despertando a atenção dos pesquisadores em nutrição experimental, na tentativa de elucidar a implicação de moléculas orgânicas na manutenção da homeostase e da biodisponibilidade dos metais nos organismos vivos.[55]

A constante de dissociação média das Zn-7-MT encontra-se em valores muito próximos aos de várias metaloenzimas dependentes de zinco já descritas, o que é compatível com as observações de que, sob determinadas condições, algumas formas de MT contendo esse metal servem como doadoras de zinco para apoenzimas nele deficientes, restaurando sua atividade catalítica. Um exemplo dessa propriedade importante das MT pode ser visualizado na transferência de íons metálicos para a glutationa peroxidase (GSH-Px) ou para a timulina em animais de laboratório.[56]

Maior importância foi dada ao zinco e a sua regulação pelas MT em nível molecular desde a descoberta de átomos do metal como constituintes de pelo menos 6 proteínas indispensáveis aos processos de replicação e transcrição, entre elas TFIIIa, receptor de glicocorticoides e receptor de estrogênio. De maneira interessante, os sítios de ligação ao zinco nessas proteínas regulatórias também se encontram em níveis altamente organizados, como as estruturas *zinc finger* do TFIIIa, as *zinc twists* do receptor de glicocorticoides e as *zinc clusters* encontradas em GAL4, uma proteína regulatória encontrada em leveduras.[57]

Baseando-se nos estudos anteriores, nos quais se observou que em tecidos de ratos a síntese de RNA mensageiro (mRNA) para MT é diretamente proporcional à ingestão alimentar de zinco, Sullivan e Cousins[58] determinaram que um ensaio experimental baseado na medida das concentrações de mRNA para MT serviria como um indicador da ingestão de zinco e provavelmente do estado nutricional do zinco em seres humanos. Ter-se-ia assim uma medida baseada na regulação transcricional de um gene responsivo ao metal, ou seja, em função da ligação do zinco a uma região específica do gene, sinalizando o início da síntese de mRNA.

Utilizando a técnica de transcrição reversa, por intermédio da enzima transcriptase reversa, seguida da amplificação do gene por meio da técnica de reação em cadeia da polimerase (RT-PCR), os autores[58] avaliaram a possibilidade de empregar o mRNA extraído de monócitos de seres humanos. Os resultados mostraram que, assim como já havia sido demonstrado nas duas últimas décadas em animais de laboratório, os níveis celulares de MT modificam-se em resposta ao zinco alimentar ingerido, ou seja, o zinco é um indutor direto da expressão do mRNA também em seres humanos. O mRNA para MT em monócitos, assim como a medida das concentrações de MT em eritrócitos pelo método de ELISA, pode servir como um indicador usual da ingestão de zinco em seres humanos. Especula-se que esses métodos também poderiam ser utilizados como indicadores da deficiência de zinco, bastando para tanto avaliar a responsividade do mRNA de MT de monócitos à depleção e a variações na ingestão de zinco alimentar.

Em se tratando de tecidos animais, a proteína é mais abundante em tecidos parenquimatosos como fígado, rins, pâncreas e intestinos. O estado nutricional do organismo em relação a esse mineral é o maior determinante das concentrações hepáticas de MT, e sua deficiência é provavelmente a única condição capaz de reduzi-las. As concentrações plasmáticas de MT são reduzidas para valores não detectáveis em ratos submetidos a rações deficientes em zinco. A hipozincemia induzida pelo estresse é uma das principais razões que explicam as baixas concentrações de zinco no plasma, portanto deve ser interpretada com cuidado e não deve ser tomada unicamente para o diagnóstico da deficiência de zinco. Se as concentrações desse mineral e de MT no plasma estiverem baixas, a deficiência de zinco poderá então ser confirmada.[59]

De maneira mais significativa que no plasma, as MT são encontradas nas células do sangue, e sua concentração diminui de maneira dose-dependente com a redução das concentrações alimentares de zinco, podendo servir como um indicador mais sensível e específico do estado nutricional de zinco que o plasma.

Enzima conversora de angiotensina

A enzima conversora de angiotensina, descoberta em 1954 por meio de sua detecção no plasma de equinos[60] é uma metaloprotease (dipeptidil carboxipeptidase) dependente de zinco, que catalisa a hidrólise de dipeptídeos carboxiterminais com base em oligopeptídeos como a angiotensina I (AI) e a bradicinina (BK). Possui duas isoformas, uma distribuída sistemicamente, encontrada em grandes concentrações na superfície luminal das células endoteliais vasculares, que é composta de uma cadeia polipeptídica simples e longa (150 a 180 Kd), coordenando dois átomos de zinco, em dois domínios distintos, dos quais apenas um sítio se relaciona à função catalítica. Já a isoforma testicular da enzima conversora de angiotensina, isolada e sequenciada a partir da obtenção do DNA complementar (cDNA), é um polipeptídeo constituído de 732 resíduos de aminoácidos, incluindo um peptídeo sinalizador amino-terminal de 21 resíduos de aminoácidos. Os primeiros 67 aminoácidos da ECA testicular são exclusivos dessa isoforma, caracterizando uma extremidade aminoterminal diferente entre as duas isoformas, enquanto o restante da proteína é idêntico à metade carboxiterminal da enzima sistêmica.

Em estudos nos quais a deficiência de zinco foi induzida em ratos pré-púberes, a expressão da ECA, EC 3.4.15.1, foi grandemente reduzida e sua atividade não foi restaurada após um período de 7 dias de repleção com o mineral, apontando para uma correlação negativa entre a idade do animal e os efeitos da deficiência do zinco sobre a expressão e a atividade da ECA em sua isoforma testicular. Estudando a transcrição do RNA mensageiro (mRNA) que codifica para a ACE testicular, Stallard e Reeves (1997)[61] concluíram que a deficiência de zinco em ratos adultos pode levar à redução do RNA mensageiro (mRNA) que codifica para a ACE. Consequentemente, a queda da atividade da enzima está diretamente associada à diminuição de sua concentração.

Henriques (2001),[62] em estudo sobre o efeito da suplementação com zinco sobre a indução de MT, encontrou concentrações expressivas dessa MT nos testículos de ratos jovens, acompanhados da manutenção das concentrações teciduais de zinco. Em grupos de animais que receberam rações nas quais a biodisponibilidade do metal era menor, essa manutenção se fez à custa da diminuição da concentração de zinco nos fêmures dos animais, sugerindo uma redistribuição do *pool* de zinco para tecidos em que há maior síntese e expressão de MT e metaloenzimas. As MT, particularmente por suas baixas constantes de dissociação, são as grandes responsáveis pelo fornecimento de átomos de zinco para proteínas como as CRIP nos enterócitos e fatores de transcrição como TFIIIa.

A sensibilidade dessa isoforma da ECA a variações na ingestão de zinco alimentar amplia os horizontes na busca da caracterização de parâmetros bioquímicos que sejam capazes de representar significativamente o estado nu-

tricional referente a esse mineral. Sua escolha para avaliação da biodisponibilidade reúne características importantes que a diferenciam das demais metaloenzimas dependentes de zinco e de sua isoforma sistêmica. Entre estas se encontram a maneira única e peculiar de coordenar apenas um átomo de zinco, sua localização em um tecido com funções bem definidas que sofre controle regulatório endócrino por meio de mecanismos extensamente estudados e elucidados e seu provável intercâmbio com outras MT, apontando, inclusive, a tendência a mobilizar o zinco em situações nas quais a deficiência do metal pudesse vir a implicar prejuízos a funções primordiais como a espermatogênese. Assim, mais investigações devem ser direcionadas à observação dos efeitos da suplementação de zinco alimentar, objetivando um entendimento mais amplo dos três efeitos – deficiência, reposição e suplementação –, bem como de suas correlações e implicações nos processos de aproveitamento e utilização do mineral pelos organismos vivos, consequentemente aumentando o conhecimento a respeito de sua biodisponibilidade.

Estudos conduzidos no Brasil comprovaram a eficiência e a sensibilidade da técnica de RT-PCR para a detecção da expressão gênica da isoforma testicular da ECA como parâmetro das quantidades de zinco administradas pela dieta e consequentemente do estado nutricional de zinco em um tecido-alvo (Figuras 3 e 4).[54]

A sensibilidade das isoformas dessas metaloenzimas às variações de ingestão de zinco alimentar torna estratégica a busca da caracterização de parâmetros bioquímicos que sejam capazes de representar significativamente o estado nutricional referente a esse metal essencial. Sua escolha para avaliação da biodisponibilidade reúne características importantes, tornando-as biomarcadores para o metal.

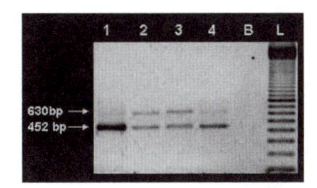

FIGURA 3 Eletroforese em gel de agarose a 1,5% dos produtos de PCR dos genes da GAPDH (452 bp) e da ECA testicular (630 bp) gerados com base no cDNA sintetizado do RNA total de amostras de um grupo de animais deficientes em zinco.

B: controle de reagentes; L: marcador de peso molecular (100 bp).

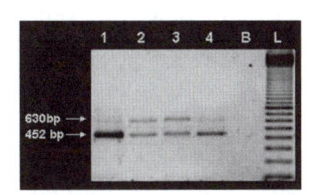

FIGURA 4 Eletroforese em gel de agarose a 1,5% dos produtos de PCR dos genes da GAPDH (452 bp) e da ECA testicular (630 bp) gerados com base em cDNA sintetizado do RNA total de amostras de um grupo de animais suplementados com zinco.

B: controle de reagentes; L: marcador de peso molecular (100 bp).

Biomarcadores de ferro

O ferro, pela riqueza de sua espectroscopia, de seus estados de oxidação e propriedades bioinorgânicas, tem sido ao longo dos tempos um dos metais mais bem estudados e para o qual há biomarcadores bem definidos e métodos de detecção precisos e validados. Para que se possa entender a lógica do estabelecimento de biomarcadores para o metal, é necessário entender que o metabolismo de ferro difere de outros metais, uma vez que não há um controle fisiológico de sua excreção. A homeostase do ferro corporal é essencialmente mantida pelo controle de sua absorção intestinal (principalmente na porção do duodeno) e pela liberação das reservas corporais, reguladas conforme a necessidade do organismo. Cerca de 90% das necessidades

diárias de ferro são obtidas de fonte endógena, ou seja, do compartimento circulatório de células vermelhas.[45,63] Cerca de 1 a 2 mg de ferro é absorvido diariamente pelos enterócitos duodenais para reposição dos estoques biológicos, mas há uma demanda fisiológica diária de 20 a 25 mg de ferro para o desempenho de funções como a eritropoiese, entre outras, que são supridas pelo mecanismo de reciclagem endógena do ferro.[64]

Deve-se levar em consideração também que o ferro dietético se encontra sobre duas formas: heme (proveniente da hemoglobina e mioglobina de alimentos de origem animal) e não heme (presente em tecidos vegetais e animais). Estima-se que o ferro heme contribua com 10 a 15% do total de ferro consumido em populações que consomem carne, mas, em virtude de sua melhor absorção (entre 15 e 35%), supõe-se que essa forma contribua com 40% do total de ferro absorvido. O ferro não heme (Fe^{3+}), apesar de menos absorvido, está presente em maior concentração na dieta.[65]

Como a deficiência de ferro sempre foi muito prevalente e considerada um problema grave de saúde pública, o estabelecimento de biomarcadores para o metal sempre foi uma meta prioritária nos estudos de nutrição. Portanto, a delimitação de parâmetros que pudessem refletir de forma fidedigna o estado nutricional do ferro sempre foi influenciada e permeada pelo conceito de carência do metal. Considerando que a carência de ferro ocorre no organismo progressivamente em três estágios – um primeiro no qual há a depleção dos estoques de ferro, o que representa um período de maior vulnerabilidade em relação ao balanço marginal de ferro, podendo progredir até uma deficiência mais grave; um segundo estágio no qual a deficiência de ferro instala-se, com uma eritropoiese ferro-deficiente, caracterizando-se por alterações bioquímicas que refletem a insuficiência de ferro para a produção normal de hemoglobina e outros compostos férricos, ainda que a concentração de hemoglobina não esteja reduzida; e um terceiro e último estágio, no qual se tem a anemia ferropriva propriamente dita com diminuição drástica das concentrações de hemoglobina –, é necessário que na avaliação do estado nutricional relativo ao ferro se utilizem parâmetros combinados, garantindo uma avaliação correta do estado nutricional relativo ao ferro de indivíduos ou populações.[66]

Ferro nos eritrócitos e em outras células sanguíneas

Dosagem dos índices hematimétricos e de hemoglobina

São os indicadores que primeiro sinalizam uma possível anormalidade. O volume corpuscular médio (VCM), que avalia o tamanho dos eritrócitos, apesar de não ser específico para a deficiência de ferro, em associação com o índice CHCM e com a hemoglobina corpuscular média (HCM), pode refletir a quantidade relativa de hemoglobina no eritrócito médio.[45]

O índice de anisocitose (ou RDW – *red cell distribution width*) pode auxiliar na diferenciação entre anemia ferropriva e beta--talassemia heterozigótica, ambas anemias microcíticas. Na anemia ferropriva, em geral, as hemácias microcíticas apresentam uma variabilidade no grau de redução de seu tamanho, com um valor de RDW mais elevado do que na beta-talassemia heterozigótica, na qual o grau de microcitose em geral é maior e mais homogêneo. Os valores de referência vão de 11 a 14.[67]

Apesar de serem comumente utilizados para avaliar a deficiência de ferro, os índices de células vermelhas (hematimétricos) são mais úteis em diagnosticar a carência de ferro após a manifestação da anemia, uma vez que células hipocrômicas e microcíticas aparecem em maior quantidade no sangue após um

decréscimo na concentração de hemoglobina. Em relação à sensibilidade, tais índices são intermediários entre aqueles que avaliam a eritropoiese ferro-deficiente e os que detectam anemia.[67]

O estágio final da carência de ferro (no qual a anemia ferropriva está definitivamente instalada) associa-se a um significativo decréscimo na concentração de hemoglobina. Esse é, portanto, o parâmetro universalmente utilizado para definir anemia. Porém, não possui boa especificidade e sensibilidade para avaliar o estado nutricional do indivíduo relativo ao ferro, uma vez que pode se encontrar alterado em condições de infecção e inflamação, hemorragia, hemoglobinopatias, desnutrição proteico-calórica, deficiência de folato e/ou vitamina B12, uso de medicamentos, desidratação, gestação e tabagismo. Além disso, a concentração de hemoglobina é limitada por sua ampla variabilidade entre indivíduos (sexo, faixa etária e raça). Em crianças, a concentração de hemoglobina modifica-se com o progredir da idade, exibindo diferenças significativas no padrão das mudanças entre os sexos.[68-70] Tem-se observado que o hematócrito fornece informações similares à concentração de hemoglobina, podendo ser utilizado conjuntamente no diagnóstico de anemia. A Organização Mundial da Saúde (OMS) adotou como valores de referência para o diagnóstico de anemia concentrações de hemoglobina em homens, mulheres em idade fértil e gestantes com valores inferiores a 13, 12 e 11 g/dL, respectivamente.[71]

Zincoprotoporfirina eritrocitária

Durante o processo da biossíntese do heme, uma redução na disponibilidade do ferro resulta no excesso de protoporfirina livre dentro da célula. O zinco substitui o ferro no anel de protoporfirina IX, formando a zincoprotoporfirina (ZPP), que permanece no eritrócito e é passível de medição, sendo, portanto, um indicador funcional da utilização do ferro durante o processo de maturação. A avaliação da ZPP é um teste simples, usa quantidade muito pequena de sangue e pode ser medido no sangue total usando-se um hematofluorômetro. Esse teste não está ainda totalmente automatizado e consiste na colocação de uma gota de sangue numa lâmina de vidro que é inserida no instrumento, sendo medida a fluorescência da ZPP. Doenças crônicas que reduzem a concentração de ferro sérico, mas não seus estoques, aumentam a concentração de protoporfirina. Outras causas que cursam com aumento da ZPP são envenenamento por chumbo e anemia hemolítica. O ponto de corte usualmente utilizado para a zinco-protoporfirina, acima do qual caracterizaria uma deficiência de ferro, é 60 mcmol/mol de heme, variando entre 40 e 70 mcmol/mol de heme.[72,73]

Alguns equipamentos hematológicos fornecem a porcentagem de eritrócitos hipocrômicos circulantes, considerados indicadores diretos da deficiência funcional de ferro. Valores reduzidos detectam a eritropoese deficiente de ferro antes do aparecimento da microcitose. Do mesmo modo, a redução do conteúdo de hemoglobina nos reticulócitos (células que darão origem aos eritrócitos) precede a porcentagem de hemácias hipocrômicas e acontece poucos dias após a instalação da deficiência de ferro. Nessa fase, a eritropoese já estará comprometida, mas as concentrações de hemoglobina ainda estão preservadas. Entretanto, o uso desse parâmetro ainda está limitado a poucos sistemas automatizados.

Ferro no plasma
Ferritina sérica

A ferritina é uma proteína globular, cuja função primordial é a de acumular o ferro intracelular, protegendo a célula dos efeitos tóxicos do metal livre e constituindo uma reserva de ferro rapidamente mobilizável. A dosagem de ferritina sérica (FS) é um parâmetro utilizado para avaliar as reservas corporais de ferro, sendo considerada medida útil por apresentar forte correlação com o ferro em depósito nos tecidos (fígado e baço), além do fato de ser avaliada por métodos com alta precisão. Acredita-se que 1 mcg/L de FS corresponda a 8 a 10 mg de ferro em estoque em um indivíduo adulto.[67,70] Valores reduzidos na concentração de FS são um forte indicador de depleção de ferro, e valores elevados podem ser observados na presença de infecções, neoplasias, doenças hepáticas, leucemias, ingestão de álcool e hipertireoidismo.[68] A concentração de ferritina circulante varia de 15 a 300 mcg/L. Os valores de normalidade são superiores nos homens (15 a 300 mcg/L) em relação às mulheres em idade fértil (15 a 200 mcg/L). Após a menopausa, esses valores são similares para ambos os sexos. Na criança (< 15 anos), valores inferiores a 12 mcg/L são indicativos da deficiência de ferro.

O método utilizado na determinação da FS deve ser especificado, pois existem achados que apontam diferenças significativas entre os valores na FS quando determinada por diferentes métodos. Os métodos mais usuais para determinação da FS são imunoenzimáticos, utilizando anticorpos antiferritina humana, por meio de técnicas de Elisa ou eletroquimioluminescência, disponibilizados em *kits* comerciais. A automatização dessas técnicas tem assegurado resultados confiáveis e rápidos a um custo bastante razoável.[72]

É importante ressaltar que a FS não deve ser usada como único parâmetro na avaliação do estado nutricional relativo ao ferro, uma vez que enfrenta limitações quanto à determinação da prevalência de anemia, especialmente na infância e na gestação, nas quais os valores médios observados frequentemente se encontram próximos aos considerados deficientes.

Transferrina sérica

É uma proteína de transporte que carreia o ferro no plasma e no líquido extracelular para suprir as necessidades teciduais. A medição de receptores de transferrina como parâmetro para avaliação dos *status* de ferro tem sido proposta atualmente, mesmo na ausência da anemia. Esses receptores se encontram aumentados na deficiência de ferro, nas anemias hemolíticas autoimunes e nas beta-talassemias; e se apresentam reduzidos em anemias aplásicas.[72] Estudos apontam uma boa sensibilidade desses receptores, sendo demonstrada uma boa correlação entre eles com outros parâmetros, como ferro sérico (FeS) e FS.[74]

Estudos realizados em gestantes apontam a vantagem desse parâmetro em detectar a deficiência de ferro nesse tipo de população. Os achados mostram que a concentração de receptores de transferrina, ao contrário dos outros parâmetros, não é afetada pela gestação nem por processos infecciosos e inflamatórios.[74] O nível médio de receptores de transferrina em indivíduos com anemia por deficiência de ferro é de 18 mg/L.

Ferro sérico

O ferro é transportado no plasma pela transferrina. Para determinar a concentração do ferro circulante, este deve ser dissociado da proteína transportadora pela adição de um ácido que vai precipitar a proteína. O ferro liberado será então quantificado pela adição de um cromógeno, resultando numa reação de cor. Na redução das reservas corporais de ferro há um correspondente declínio da concentração do ferro sérico (FeS).[70] Esse é um parâmetro bastante utilizado, apesar de muito instável, já que a concentração de FeS é alterada, podendo se reduzir após o desencadeamento de processos inflamatórios agudos ou crônicos, processos neoplásicos e após infarto agudo do miocárdio.[67] Altas concentrações são encontradas na doença hepática, anemia hipoplásica, eritropoese ineficaz e sobrecarga de ferro. O intervalo de referência normal depende principalmente do método utilizado e, em geral, varia entre 75 e 175 mcg/dL (13 a 31 mcmol/L) em homens adultos, e aproximadamente entre 65 e 165 mcg/dL (12 a 29 mcmol/L) nas mulheres. A determinação do FeS isoladamente é de valor limitado, devendo ser analisada em combinação com os outros parâmetros, como a saturação da transferrina e a FS.[75]

Receptor solúvel da transferrina

Este biomarcador tem sido apontado como um bom indicador funcional do estado nutricional do indivíduo relativo ao ferro porque não sofre as influências sistêmicas a que estão sujeitos o ferro sérico e a ferritina. A síntese do receptor solúvel de transferrina (sTfR) é regulada pela concentração de ferro nos tecidos, e, durante a fase de depleção de estoques, as concentrações de sTfR permanecem inalteradas. Entretanto, quando ocorre a diminuição do ferro funcional há o estímulo para a síntese de transferrina e as concentrações de sTfR elevam-se. Indivíduos com insuficiência renal crônica podem apresentar quantidades diminuídas de sTfR, já que a atividade eritropoética, em geral, está reduzida em virtude da síntese inadequada de eritropoetina pelos rins. Valores elevados de sTfR são encontrados na deficiência de ferro e quando a atividade eritropoética está acelerada, como em diversos tipos de anemias hemolíticas hereditárias e adquiridas.[70]

A principal indicação para a dosagem do sTfR é visando à diferenciação entre anemia ferropriva e anemia por inflamação (ou anemia de doença crônica), já que esse parâmetro está elevado na primeira e normal na segunda. Os valores de referência variam de acordo com o método utilizado, não havendo até o momento uma padronização deles. A determinação do sTfR pode ser realizada por testes imunoenzimáticos, como teste de Elisa, e por nefelometria.[70]

Capacidade total de ligação do ferro

É uma medida indireta da transferrina circulante. Na deficiência de ferro há um aumento na síntese de transferrina, cuja capacidade de ligação estará elevada. Havendo diminuição da síntese de transferrina, como acontece na ocorrência de um processo inflamatório, ou aumento do ferro circulante como na hemocromatose, a capacidade de ligação do ferro (CTLF) estará reduzida, fornecendo assim evidência para diferenciação das duas situações. Porém, deve ser avaliada criteriosamente, uma vez que pode se encontrar dentro da faixa de normalidade quando ambas, inflamação e deficiência, coexistem. A faixa normal de CTLF varia entre 45 e 70 mcmol/L (250 a 390 mcg/dL). Em consequência da reduzida especificidade e sensibilidade da concentração do FeS e da CTLF, costuma-se considerar a relação entre as duas medidas (FeS/CTLF), ou seja, a saturação da transferrina (ST).[70]

Saturação de transferrina

A saturação de transferrina (ST) é definida como a relação em FeS/CTLF, que é expressa em porcentagem. Normalmente essa relação é de 16 a 50% e valores inferiores a 16% são indicativos de um déficit de suprimento de ferro para o desenvolvimento das células vermelhas. A especificidade do teste é limitada, porque tanto o ferro como a CTLF apresentam valores reduzidos na inflamação. Alguns autores sugerem que a ST é mais útil na identificação da sobrecarga de ferro (ST > 55%) do que em sua deficiência. A ST é de grande valor no diagnóstico diferencial de talassemia e da anemia ferropriva. Ambas as doenças apresentam microcitose e hipocromia, mas a ST é invariavelmente elevada na talassemia.

Uma avaliação precisa e eficaz, em nível populacional, frequentemente necessita da combinação dos diferentes parâmetros apontados, no sentido de aumentar a especificidade do diagnóstico da deficiência de ferro. Não existe, porém, parâmetro ou combinação ideal para o diagnóstico do estado nutricional de ferro. A escolha do parâmetro a ser utilizado depende de diversos fatores, entre os quais algumas características inerentes ao indivíduo ou grupo populacional (idade, gestação), a prevalência e a gravidade da deficiência de ferro, a incidência de doenças inflamatórias e infecciosas e a frequência de doenças hematológicas (hemoglobinopatias, leucemias etc.).[70,73]

Hepcidina

Em 2006, Ganz et al.[76] relataram de forma bastante contundente o papel de um hormônio denominado hepcidina na regulação do metabolismo do ferro corpóreo. A molécula é responsável pela coordenação, utilização e armazenamento desse mineral no organismo. Tem papel central na inibição da absorção intestinal e na liberação do ferro por macrófagos e enterócitos, mediando as trocas do ferro entre o fígado e o intestino.[77] A hepcidina atua geralmente por meio do receptor, ferroportina, proteína presente nos enterócitos, macrófagos e hepatócitos, necessária ao transporte do Fe^2 para o plasma.[77] Quando as concentrações de hepcidina estão baixas, as moléculas de ferroportina são expressas na membrana plasmática e exportam ferro. Quando as concentrações de hepcidina aumentam, esta se liga às moléculas de ferroportina, induzindo sua internalização e degradação, e o ferro liberado diminui progressivamente. É fato relevante que a síntese de hepcidina é regulada homeostaticamente pela anemia e pela hipóxia, além de ser influenciada por inflamação e estresse oxidativo. Não é à toa que sua dosagem sérica em locais como enterócitos e hepatócitos tem sido recomendada como biomarcador do estado nutricional e da fisiologia do ferro, complementando os indicadores mais utilizados de reservas corporais de ferro total, como o ferro e a ferritina séricos, além de outros, como receptor de transferrina, saturação de transferrina e zinco protoporfirina.

Biomarcadores de cobre

Assim como o ferro, o cobre também exerce intensa atividade espectroscópica e diferentes estados de oxidação, o que implica grande versatilidade em suas aplicações nos sistemas biológicos. Muitas metaloenzimas que possuem cobre em seu sítio de coordenação e que dele dependem para seu funcionamento pleno foram identificadas em seres humanos. São responsáveis por uma série de reações metabólicas importantes em diferentes tecidos-alvo no organismo. Dietas contendo baixas concentrações de cobre reduzem a atividade dessas metaloenzimas cupro-dependentes. Verificaram-se também como consequência da depleção de cobre defeitos na síntese de tecido conjuntivo com consequências vasculares e problemas ósseos, anemia associada com a má utilização do ferro e disfunções no sistema nervoso central. Há também evidências que sugerem disfunções imunológicas na deficiência de cobre.[78]

Dentre os principais sistemas enzimáticos em que o cobre participa, o das amino-oxidases participa de reações importantes, com efeitos extremamente diferentes. Por exemplo, a diamino oxidase desativa a histamina liberada durante reações alérgicas; já a monoamino oxidase (MAO) é importante na degradação de serotonina, formando metabólitos que podem ser excretados, e no metabolismo das catecolaminas. Inibidores da MAO são usados como drogas antidepressivas. A lisil oxidase usa a lisina e a hidroxilisina encon-

tradas no colágeno e elastano como substratos pós-traducionais necessários ao desenvolvimento do tecido conjuntivo, incluindo os que compõem ossos, pulmões e sistema circulatório. As ferroxidases são enzimas de cobre encontradas no plasma, com função de oxidação do ferro do estado ferroso para o férrico ($Fe^{2+} \rightarrow Fe^{3+}$), que é necessária para a ligação do ferro à transferrina. A ferroxidase I, também chamada de ceruloplasmina, é a proteína de cobre predominante no plasma e tem função antioxidante. A ferroxidase II, também encontrada no plasma humano, está intimamente ligada à fixação do ferro em tecidos-alvo. A citocromo C oxidase é uma enzima de unidade submúltipla nas mitocôndrias que catalisa a redução de O_2 para H_2O. Isso estabelece um gradiente de prótons de alta energia necessário à síntese de ATP. Essa enzima de cobre é particularmente abundante em tecidos de grande atividade metabólica, incluindo o coração, o cérebro e o fígado. A dopamina-beta monoxigenase usa ascorbato, cobre e O_2 para converter dopamina em norepinefrina, produzida em células glandulares neurológicas e adrenais. L-dopa, um precursor da dopamina, é um metabólito usado na formação de melanina, e produzido pela oxidação de tirosina por meio da enzima do cobre tirosinase. A alfa--amidato mono-oxigenase (a-AE), também chamada de peptidil-glicina a-AE, usa o cobre e o ascorbato para remover dois carbonos de um terminal C glicina de peptídeos. A superóxido dismutase (SOD) de cobre/zinco (Cu/Zn SOD) usa dois átomos de cobre para a conversão do ânion superóxido (O_2+) em H_2O e O_2.

A enzima encontra-se em alta concentração no citosol e, com a isoforma mitocondrial que contém magnésio, atua como defesa contra danos oxidativos de radicais superóxido que, se não forem controlados, podem levar à formação de outras espécies reativas de O_2, danosas aos tecidos. O cobre também faz parte de metaloproteínas como a ceruloplasmina e as metalotioneínas. A ceruloplasmina apresenta múltiplas funções, como a de transporte do cobre no sangue, atividade antioxidante, oxidase e ferroxidase, além de ser promotora do crescimento celular.[79]

Tanto os marcadores enzimáticos quanto outros parâmetros de avaliação do estado nutricional dos indivíduos relativo ao cobre têm sido estabelecidos por meio da mensuração dos efeitos da deficiência do metal em adultos. Entre os indicadores utilizados para diagnosticar sua deficiência incluem-se as concentrações de cobre plasmático diminuídas, concentração e atividade da ceruloplasmina e SOD de cobre e zinco dos eritrócitos diminuídas, lipoproteína de baixa densidade (LDL) aumentada, lipoproteína de alta densidade (HDL) diminuída, e outras que têm se mostrado sensíveis à repleção com o mineral.

Também como no caso do ferro, a grande disponibilidade de candidatos a marcadores com possibilidade de mensuração e a pouca especificidade de cada um deles tem levado ao consenso de que para avaliar o estado nutricional dos indivíduos relativo ao cobre é necessário que sejam consideradas não apenas as concentrações séricas do metal e de algumas proteínas que o carreiam, mas também a atividade enzimática em tecidos-chave do metabolismo, como fígado e rins. Nenhum indicador isolado pode prover uma base adequada para estimar a necessidade de cobre, como será visto a seguir.[80]

Concentrações séricas de cobre

A concentração sérica de cobre é um indicador da deficiência de cobre, e encontra-se muito baixa em indivíduos com deficiência no metal. O limite mínimo no qual se pode considerar a concentração normal de cobre sérico é de 10 umol/L (porém com variações de 10 a 25 umol/L). Essas concentrações em geral são sensíveis à suplementação com cobre e voltam rapidamente ao normal após ingestões agudas. Enquanto a concentração sérica é considerada um índice de deficiência de cobre, ela não costuma refletir adequadamente a ingestão alimentar do metal, pois costuma haver mecanismos de homeostase por meio da troca de cobre livre no soro e o ligado à ceruloplasmina, que pode mascarar a quantidade real circulante de cobre biodisponível.[80]

Concentração de ceruloplasmina

A concentração de ceruloplasmina também é um indicador confiável da deficiência de cobre, carreando cerca de 60 a 95% do cobre sérico, portanto mudanças na concentração sérica de cobre estão intimamente ligadas à concentração de ceruloplasmina no sangue. A ceruloplasmina diminui para valores críticos com a deficiência de cobre, geralmente abaixo de 180 mg/L, e reage rapidamente à repleção com o metal.[81] Assim como o cobre sérico, a sensibilidade ao cobre alimentar (em níveis normais de ingestão) é baixa. Geralmente, a proteína é sensível à ingestão apenas até atingir um platô, além do qual sua concentração não mais se modifica. A ceruloplasmina é uma proteína de fase aguda e aumenta consideravelmente com a presença de várias condições patológicas, dentre elas doenças hepáticas, alguns tipos de câncer, doenças inflamatórias, infarto do miocárdio, entre outras.[82] Também está sensivelmente aumentada na gravidez e durante o uso de contraceptivos orais, podendo dessa forma mascarar o verdadeiro estado nutricional do indivíduo relativo ao cobre.

Atividade eritrocitária da superóxido dismutase

A atividade eritrocitária da SOD, apesar de não ser tão específica quanto as concentrações séricas de cobre ou ceruloplasmina, pode ser um indicador confiável do estado nutricional dos indivíduos relativo ao cobre, podendo ser um indicador mais sensível. Não sofre alterações de viés como as proteínas do soro, no entanto pode aumentar em situações que produzem estresse oxidativo. Existe uma limitação grave para seu uso, pois os métodos de análise não são totalmente padronizados e validados, portanto não há certificação sobre o que considerar como valor normal para a atividade de SOD. Seu uso, pois, está restrito a estudos controlados nos quais as quantidades de cobre ingerido podem ser mensuradas precisamente.[79]

Concentração plaquetária de cobre e atividade plaquetária de citocromo oxidase

Alguns estudos sugerem que tanto a concentração plaquetária de cobre quanto a atividade plaquetária da citocromo-oxidase podem responder mais rapidamente a ingestões alimentares muito baixas de cobre do que os indicadores já discutidos. Em geral, tem-se detectado que ambos os indicadores diminuem drasticamente quando há ingestões marginais de cobre (em torno de 570 mcg/cobre/dia). A concentração plaquetária de cobre aumenta após a repleção com o metal, acompanhada mais tardiamente da atividade plaquetária da enzima citocromo oxidase.[83] Por seu maior nível de sensibilidade, quando comparado ao cobre sérico, as concentrações de ceruloplasmina e da atividade de SOD eritrocitária, as dosagens plaquetárias de cobre e de citocromo-oxidase têm sido recomendadas para estudos controlados, nos quais se deseja aferir mudanças pontuais nas quantidades ingeridas de cobre alimentar.

Cobre urinário

A excreção de cobre pela urina é extremamente baixa e não contribui significativamente para o balanço do metal, porém foram encontradas reduções significativas no cobre urinário quando as dietas ingeridas continham quantidades muito baixas do metal, associadas a mudança drástica em outros parâmetros de aferição do estado nutricional de cobre.[84] Vale ressaltar que, assim que a ingestão alimentar aumenta, o cobre urinário passa a não responder a aumentos na concentração do metal ingerido. Novamente, em estudos controlados, uma redução na excreção de cobre urinário pode ser usada como evidência de ingestão inadequada do metal.

Atividade de lisil oxidase (LO), peptidil-glicina alfa-amidato mono-oxigenase (PAM) e diamino oxidase (DAO)

A atividade dessas três enzimas tem sido bastante estudada como potenciais biomarcadores de cobre. A atividade de lisil oxidase em células epiteliais diminui significativamente com baixas ingestões de cobre na dieta e é sensível à repleção com o metal. A atividade de peptidil-glicina alfa-amidato mono-oxigenase (PAM) em soro de ratos é sensível a ingestões alimentares do metal.[85] Indivíduos portadores da doença de Menkes, que apresentam como sintoma principal uma grave deficiência de cobre (resultado de falhas metabólicas no transporte do metal), possuem concentrações plasmáticas elevadas de PAM quando comparados a indivíduos controle sadios. Essas evidências colocam a PAM como um biomarcador elegível do estado nutricional relativo ao cobre. Por fim, a atividade da diamino oxidase (DAO), outra cuproenzima, aumentou significativamente quando suplementos contendo 2 e 6 mg[86] de cobre foram administrados diariamente, um resultado que sugere que a enzima pode ser sensível a aumentos no cobre de origem alimentar. Porém, descobriu-se que condições patológicas do trato gastrointestinal e danos oxidativos inespecíficos podem afetar a atividade da DAO, o que torna limitado, *a priori*, seu uso como indicador do estado nutricional relativo ao metal.

Razão cobre-zinco

Cobre e zinco estão intimamente relacionados no que tange à ligação às MT, porque, apesar de o zinco induzir a síntese dessas proteínas, o cobre entra na célula deslocando o zinco de seus sítios de coordenação, por sua característica mais eletronegativa, que resulta em uma ligação mais forte. A razão cobre-zinco (RCZ), em face de uma intercorrência clínica, pode estar inversamente associada à recuperação da homeostase e, quando acima de dois, reflete um estado inflamatório. Por isso, há que levar em conta a redução do zinco plasmático e/ou albumina, proteína majoritariamente responsável por seu transporte, bem como o aumento de cobre plasmático e/ou ceruloplasmina (CP).[87,88]

Ressalta-se que não existem parâmetros de pontos de corte dessa relação bem estabelecidos para a RCZ em diferentes faixas etárias. Entretanto, é sabido que, a partir de estudos caso-controle em que os grupos controle são de adultos saudáveis, uma RCZ ideal é aquela que se encontra próxima de 1, ou seja, a razão molar cobre-zinco é igual a 1. Em geral tem sido utilizada uma interpretação em escala entre 1 e 2, ou seja, entre a razão molar cobre-zinco 1/1 e 1/2, sendo esta segunda considerada extremamente desfavorável, uma vez que a eletronegatividade do cobre é bem maior e sua capacidade de varredor "scavenger" é maior à medida que a razão molar cresce. Razões acima de 1,3 já são relacionadas com efeitos como maiores níveis de inflamação, e acima de 1,5 aparecem sinais crônicos de deficiência de zinco.[50]

Um estudo com 1.090 participantes saudáveis e sem comprometimento funcional (média de idade de 74,6 ± 8,7 anos) do projeto ZincAge apontou que um fator determinante da RCZ é a redução de zinco plasmático.

A partir de um modelo de regressão linear múltipla, ajustado para os confundidores, esse decréscimo foi mais fortemente relacionado à idade, enquanto associações positivas foram encontradas com a albumina (ALB), o ligante de quimiocina 5 e a ingestão de zinco. Além disso, a RCZ foi positivamente associada com marcadores de inflamação sistêmica como a concentração plasmática de PCR e a velocidade de hemossedimentação (VHS) e idade e negativamente associada com concentrações séricas de ALB.[89]

Valores plasmáticos elevados de PCR e VHS também foram correlacionados com uma elevada RCZ, bem como uma baixa concentração de ALB em estudo prospectivo (duração de 3,5 anos) com 218 indivíduos totalmente independentes com idade maior que 70 anos. Os resultados também apontaram que:

- A RCZ foi maior em mulheres do que em homens e aumentou com o avançar da idade, com as concentrações mais altas detectadas em octo e nonagenários, resultado de um declínio progressivo de zinco plasmático.
- A RCZ foi significativamente maior em todos os grupos de idosos do que nos grupos de adultos jovens.
- O tabagismo, a hipertensão arterial sistêmica (HAS) e a medicação anti-inflamatória não foram associados à RCZ.
- Octo e nonagenários com índice de massa corporal (IMC) > 25 kg/m² apresentaram menor RCZ.
- Indivíduos com doença cardiovascular (DCV) estável apresentaram RCZ mais alta do que aqueles sem, especialmente pelo aumento de cobre.
- Sobretudo indivíduos que morreram no intervalo de 3,5 anos de acompanhamento possuíam RCZ significativamente maior quando comparados àqueles que não faleceram ao longo do estudo.

Ademais, a correlação entre RCZ e ALB, bem como IMC, sugere que essas associações também são reguladas por componentes nutricionais em idosos mais longevos. Por isso, a RCZ pode ser considerada importante indicador inflamatório-nutricional preditor de mortalidade por todas as causas, em pessoas acima de 70 anos.[90]

Biomarcadores de selênio

O selênio é incorporado em 25 selenoproteínas, com atividades biológicas como: proteção contra a peroxidação lipídica, sequestro de espécies reativas de oxigênio, metabolismo dos hormônios tireoidianos, regulação de células T imunitárias e modulação de resposta inflamatória.

As selenoproteínas mais abundantes no sangue são a selenoproteína P, que representa 50% dos átomos de selênio no plasma, e a glutationa peroxidase (GPx), que responde por 10 a 30% desse elemento circulante, dependendo do estado nutricional dos indivíduos.

Há 25 genes que codificam para selenoproteínas devidamente conhecidos e mapeados em humanos, com uma grande variedade de funções biológicas. Várias das selenoproteínas, que incluem as do tipo P e W e a GPx 1, 3 e 4, têm sido amplamente utilizadas como biomarcadores de selênio.[91]

Biomarcadores funcionais só são úteis se puderem ser medidos em tecidos facilmente acessíveis, tais como o sangue. Atualmente, o marcador mais promissor parece ser a selenoproteína P, que parece atingir um platô após 2 a 4 semanas de suplementação com o metal, em testes com cobaias e humanos, e está bem correlacionada com o selênio encontrado no plasma, independentemente do estado nutricional do indivíduo. A selenoproteína P normalmente representa cerca de metade do selênio no plasma e é geralmente mais sensível

do que outras selenoproteínas, como as GPx, tanto na deficiência como na suplementação. Além disso, a resposta da selenoproteína P para as diferentes formas de selênio proveniente da ingestão alimentar parece ser semelhante.[13]

Biomarcadores de selênio foram recentemente objeto de revisões sistemáticas, em que a resposta de cada biomarcador para níveis diferentes de depleção ou suplementação foi determinada e avaliada para diferentes grupos populacionais. No entanto, para a maioria dos biomarcadores havia uma escassez de dados para o subgrupo significativo de dose-resposta ou análise. O selênio no plasma foi o biomarcador mais comumente medido nos estudos encontrados, e que responderam positivamente à intervenção com suplementação, tal como sangue total e selênio dos eritrócitos, selenoproteína P plasmática e plaquetas, além da atividade das isoformas de GPx, embora com significativa heterogeneidade em cada caso.[92]

Combs et al.[93] revisaram o uso e a interpretação de biomarcadores do selênio à luz da compreensão atual do metabolismo desse mineral. Dividiram esses marcadores em quatro categorias relevantes para nutrição e saúde humana: avaliação do consumo/exposição ao selênio, avaliação do risco de deficiência nutricional de selênio, avaliação da adequação de selênio à redução de risco para câncer e avaliação do risco de toxicidade de selênio (Figura 5).

As funções nutricionais de selênio parecem ser representadas pelo acionamento das selenoproteínas, e esse tipo de vinculação torna possível a mensuração da exposição ao selênio pela avaliação com base no conteúdo de selênio dos espécimes acessíveis (p. ex., plasma, urina, cabelo/unhas e células bucais) se a forma dominante de selênio ingerida é conhecida.

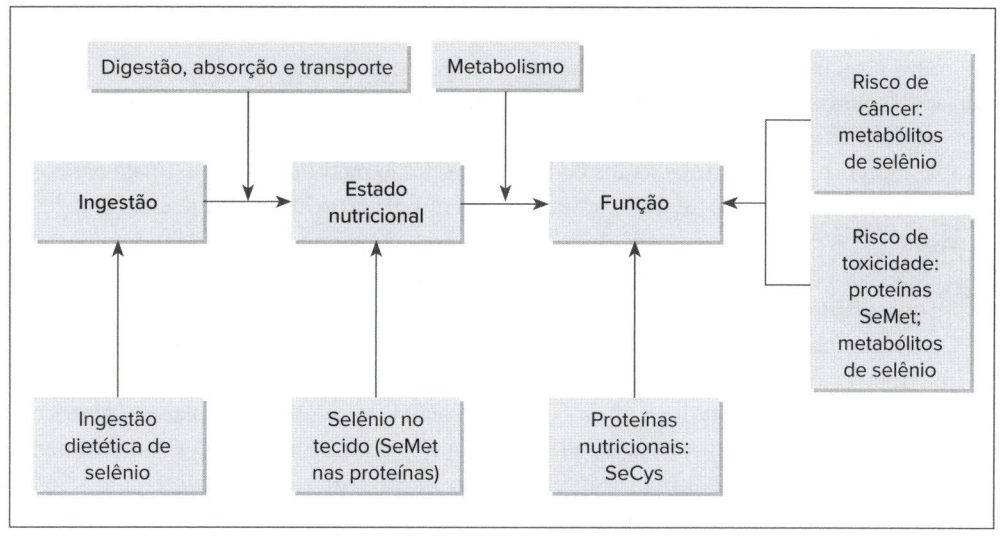

FIGURA 5 Tipos de biomarcadores disponíveis para avaliar a ingestão, *status* e função do selênio.

Selênio no plasma

O selênio plasmático, embora não seja geralmente considerado um biomarcador ideal do *status* de selênio, é o mais amplamente utilizado na literatura. Resultados demonstram que, em geral, o selênio no plasma aumenta significativamente após a suplementação com o mineral, mostrando-se um bom biomarcador para adultos de ambos os sexos.

Selênio plasmático é claramente um biomarcador útil do estado nutricional de selênio em muitas situações diferentes, como descrito nos estudos, porém são necessárias maiores investigações que avaliem a fonte de respostas heterogêneas causadas pela suplementação com o metal. Até o momento, são consideradas normais concentrações de selênio plasmático da ordem de 60 a 120 mcg de selênio/L de plasma.[94]

Selênio nos eritrócitos

Os dados encontrados na literatura mais recente sugerem que o selênio dos eritrócitos pode constituir-se uma opção mais refinada e sensível de biomarcador do estado nutricional de selênio, sendo apontado como um indicador expressivo do estado do selênio corporal a longo prazo, porém mais estudos com maior sensibilidade são necessários para confirmar essa situação e explorar as razões para as diferentes respostas observadas em diferentes situações fisiológicas. Têm-se adotado como referência valores na ordem de 100 mcg/g de hemoglobina.[95]

Selênio no sangue total

Os dados sugerem que o selênio no sangue total é um biomarcador de baixa especificidade do estado nutricional de selênio, apresentando grande heterogeneidade de resposta quando comparado a outros marcadores de selênio. Esse biomarcador não apresenta diferenças significativas quando comparado aos valores encontrados para o selênio eritrocitário, podendo refletir o selênio incorporado ao organismo em longo prazo.[95]

Selênio urinário

Os dados de estudos com populações distintas e com número significativo de análises sugerem que o selênio urinário pode ser um marcador útil de selênio, quando complementados com dados da dieta e/ou suplementação dos indivíduos analisados. É sem dúvida um marcador importante da excreção do metal, mas deve-se ressaltar que só é significativo quando comparado/correlacionado aos dados de ingestão. Os valores aceitos de excreção urinária de selênio são de 30 a 40 mcg de selênio/L.[96]

GPx plasmática

Com a participação de um maior número de indivíduos e de variabilidade de características fisiológicas, os estudos com a GPx plasmática têm demonstrado que a atividade dessa enzima é um marcador importante de selênio, podendo refletir o estado nutricional dos indivíduos relativo ao metal.

A atividade GPx1 e GPx4 plaquetárias é considerada um reflexo exato do estado nutricional dos indivíduos relativo ao selênio, embora a resposta da atividade de GPx1 em plaquetas atinja um platô, quando a concentração de selênio no plasma é relativamente baixa, ou seja, em torno de 100 mcg/mL. Assim, a utilização da atividade GPx plaquetária como um biomarcador do estado nutricional de selênio é potencialmente limitada em populações com baixa concentração de selênio corpóreo.[97]

GPx em outros compartimentos sanguíneos

Alguns estudos avaliaram a atividade da GPx nos compartimentos sanguíneos como, plaquetas e eritrócitos, encontrando relevância significativa no aumento dos índices de GPx quando o selênio foi ingerido como suplemento em animais de experimentação, porém os autores afirmam serem necessários mais estudos para melhor analisar a função da GPx nas plaquetas e eritrócitos como biomarcadores de selênio.[13]

Selenoproteína P

Após a absorção, o selênio dietético, na forma de selenocompostos, é captado pelo fígado e reduzido a seleneto (HSe⁻), o qual será utilizado na biossíntese das selenoproteínas, em especial da SelP hepática. É importante mencionar que a SelP realiza o transporte de selênio para os tecidos extra-hepáticos e representa 60 a 70% do conteúdo total desse oligoelemento no plasma, estando o restante presente principalmente sob a forma da selenoproteína GPx3 (20 a 30%).[98] A selenoproteína P, pela presença no eixo hepatocirculatório, pode ser um biomarcador útil na marcação do selênio presente na circulação. Labunskyy et al.[99] sugeriram um efeito estatisticamente significativo da suplementação com selênio sobre selenoproteína P, no entanto não foram encontrados estudos suficientes para explorar as razões para a heterogeneidade dos dados encontrados.[100] Outros estudos confirmam que é um biomarcador relativamente viável em populações com ingestão de selênio relativamente baixa a moderada, mas não em populações com alta ingestão de selênio, nas quais a suplementação do mineral foi iniciada antes dos estudos realizados na área.[91]

Outros biomarcadores de selênio

A presença do selênio em importantes sistemas biológicos, destacadamente os de controle metabólico, suscita a possibilidade da eleição de novos biomarcadores para o estado nutricional dos indivíduos relativo ao mineral. Porém, moléculas orgânicas promissoras como a tri-iodotiroxina plasmática, a relação da tiroxina (T3:T4) e homocisteína plasmática total não se mostraram estatisticamente relevantes nos estudos que as analisaram como biomarcadores para determinar as quantidades de selênio corpóreo.

Determinou-se a pouca probabilidade de que a relação T3:T4 plasmática, as concentrações plasmáticas de tiroxina ou de homocisteína total sejam biomarcadores específicos de selênio, pois as concentrações desses três parâmetros bioquímicos podem ser alteradas por outros componentes alimentares e fatores externos. Por exemplo, a homocisteína plasmática pode ser alterada pela ingestão de folato e de vitamina B12 e a relação T3:T4 plasmática e a tiroxina podem ser alteradas pela ingestão de iodo, de certas drogas e em decorrência de várias doenças.[31]

CONSIDERAÇÕES FINAIS

O estabelecimento de biomarcadores confiáveis e que reflitam de forma fidedigna o estado nutricional dos indivíduos relativo a macro e micronutrientes essenciais ao ser humano está baseado em parâmetros biológicos de maior ou menor especificidade cuja mensuração vem sendo aprimorada à medida que métodos quimiométricos têm sua sensibilidade aumentada e o nível de refinamento de técnicas que utilizam biologia molecular ou outras tecnologias que envolvem o uso de sistemas *in vitro* e *in vivo* são integradas de forma a mimetizar o comportamento fisiológico.

O conhecimento do estado da arte de biomarcadores apresentado neste capítulo, seja utilizando técnicas moleculares para acessar a transcrição e a expressão de macromoléculas com base na genômica e na metabolômica, seja para os minerais essenciais como zinco, ferro, cobre e selênio, deixa claro que esse é um longo caminho a ser percorrido, que passa necessariamente pelo detalhado conhecimento da bioacessibilidade e da biodisponibilidade e suas diversas interfaces, além da variabilidade de interações e respostas impressas pelos polimorfismos apresentados pelos diferentes tipos celulares humanos, que compõem sistemas de interação com os nutrientes. Entendê-los e entender suas variantes em diferentes populações e as influências de variáveis ambientais como a ingestão de nutrientes é de suma importância para que se possa determinar as necessidades reais por um elemento e o impacto de sua ingestão e aproveitamento sobre o estado nutricional humano.

REFERÊNCIAS BIBLIOGRÁFICAS

1. Hooper L, Ashton K, Harvey J, Decsi T, Fairweather-Tait S. Assessing potential biomarkers of micronutrient status by using a systematic review methodology: methods. Am J Clin Nutr. 2009;89(Suppl):1953S-9S.
2. Lee S, Srinivasan B, Vemulapati S, Mehta S, Erickson D. Personalized nutrition diagnostic at the point-ofneed. Lab Chip. 2016;16:2408-17.
3. Gibson RS. Validity in dietary assessment methods: principles of nutritional assessment. New York: Oxford University Press; 2005. p.149-96,
4. Potischman N, Freudenheim JL. Biomarkers of nutritional exposure and nutritional status: an overview. J Nutr. 2003;133(Suppl 3):873S-874S.
5. Pande S, Kratasyuk VA, Medvedeva NN, Kolenchukova OA, Salmina AB. Nutritional biomarkers: current view and future perspectives. Crit Rev Food Sci Nutr. 2018;58(18):3055-69.
6. Picó C, Serra F, Rodríguez AM, Keijer J, Palou A. Biomarkers of nutrition and health: new tools for new approaches. Nutrients. 2019;11(5).
7. Kuhnle GGC. Nutritional biomarkers for objective dietary assesment. J Sci Food Agric. 2012;92(6):1145-9.
8. Grace PB, Taylor JI, Low YL, Luben RN, Mulligan AA, Botting NP, et al. Phytoestrogen concentrations in serum and spot urine as biomarkers for dietary phytoestrogen intake and their relation to breast cancer risk in European prospective investigation of cancer and nutrition-norfolk. Cancer Epidemiol Biomarkers Prev. 2004;13:698-708.
9. Wethi S, Brietzke E. Recent advances in lipidomics: analytical and clinical perspectives. Prostaglandins & Other Lipid Mediators. 2017;128-129:8-16.
10. Bingham S, Luben R, Welch A, Low YL, Khaw KT, Wareham N, et al. Associations between dietary methods and biomarkers, and between fruits and vegetables and risk of ischaemic heart disease, in the EPIC Norfolk Cohort Study. Int J Epidemiol. 2008;37:978-98.
11. Rutjes AWS, Reitsma JB, Coomarasamy A, Khan KS, Bossuyt PMM. Evaluation of diagnostic tests when there is no gold standard: a review of methods. Health Technol Assess. 2007;11:50.
12. Fairweather-Tait SJ, Harvey L, Heath AL, Roe M. Effect of SNPs on iron metabolism. Genes Nutr. 2007;2:15-9.
13. Jablonska E, Gromadzinski J, Reszka E, Wasowicz W, Sobala W, Szeszenia-Dabrowska N, et al. Association between GPx1 Pro198Leu polymorphism, GPx1 activity and plasma selenium concentration in humans. Eur J Nutr (Epub ahead of print 5 May 2009).

14. Kaput J. Nutrigenomics research for personalized nutrition and medicine. Curr Opin Biotechnol. 2008;19:110-20.

15. Tao R, Coleman MC, Pennington JD, Ozden O, Park SH, Jiang H, et al. Sirt3-mediated deacetylation of evolutionarily conserved lysine 122 regulates MnSOD activity in response to stress. Mol Cell. 2010;40:893-904.

16. North BJ, Marshall BL, Borra MT, Denu JM, Verdin E. The human Sir2 ortholog, SIRT2, is an NADC-dependent tubulin deacetylase. Mol Cell. 2003;11:437-44.

17. Haigis MC, Sinclair DA. Mammalian sirtuins: biological insights and disease relevance. Annu Rev Pathol. 2010;5:253-95.

18. Nemoto S, Fergusson MM, Finkel T. Nutrient availability regulates SIRT1 through a fork head dependent pathway. Science. 2004;306:2105-8.

19. Nie Y, Erion D, Yuan Z, Dietrich M, Shulman G, Horvath T, Gao Q. STAT3 inhibition of gluconeogenesis is downregulated by SirT1. Nat Cell Biol. 2009;11: 492500.

20. Rodgers JT, Lerin C, Haas W, Gygi SP, Spiegelman BM, Puigserver P. Nutrient control of glucose homeostasis through a complex of PGC-1a and SIRT1. Nature. 2005;434:113-8.

21. Rodgers JT, Puigserver P. Fasting-dependent glucose and lipid metabolic response through hepatic sirtuin 1. Proc Natl Acad Sci. 2007;104:12861-6.

22. Sinclair DA, Guarente L. Unlocking the secrets of longevity genes. Sci Am. 2006;294:48-57.

23. Mischak H, Allmaier G, Apweiler R, Attwood, Baumann M, Benigni A, et al. Recommendations for biomarker identification and qualification in clinical proteomics. Sci Transl Med. 2010;2:42-45.

24. Wang TJ, Gona P, Larson MG, Tofler GH, Levy D, Newton-Cheh C, et al. Multiple biomarkers for the prediction of first major cardiovascular events and death. N Engl J Med. 2006;355:2631-9.

25. Corella D, Ordovás JM. Biomarkers: background, classification and guidelines for applications in nutritional epidemiology. Nutr Hosp. 2015;31(Supl. 3):177-88.

26. Fuchs D, Winkelmann I, Johnson IT, Mariman E, Wenzel U, Daniel H. Proteomics in nutrition research: principles, technologies and applications. Br J Nutr. 2005;94:302-14.

27. Trayhurn P. Proteomics and nutrition: a science for the first decade of the new millennium. Br J Nutr. 2000;83:1-2.

28. Gibbons H, O'Gorman A, Brennan L. Metabolomics as a tool in nutritional research. Curr Opin Lipidol. 2015;26:30-4.

29. Han X. Lipidomics for studying metabolism. Nature Reviews Endocrinology. 2016;12:668-79.

30. Ramos-Lopez O, Milagro FI, Allayee H, Chmurzynska A, Choi MS, Curi R, et al. Guide for current nutrigenetic, nutrigenomic and nutriepigenetic approaches for precision nutrition involving the prevention and management of chronic diseases associated with obesity. J Nutrigenet Nutrigenomics. 2017;10:43-62.

31. Ashton K, Hooper L, Harvey LJ, Hurst R, Casgrain A, Fairweather-Tait SJ. Methods of assessment of selenium status in humans: a systematic review. Am J Clin Nutr. 2009;89:2025S-39S.

32. Budczies J, Klauschen F, Sinn BV, Gyorffy B, Schmitt WD, Darb-Esfahani S, et al. Cutoff finder: a comprehensive and straightforward web application enabling rapid biomarker cutoff optimization. PLoS One. 2012;7:e51862.

33. Institute of Medicine (IOM). Dietary Reference Intakes for calcium and vitamin D. Washington, D.C.: National Academies Press; 2010.

34. Klee GG. Clinical interpretation of reference intervals and reference limits: a plea for assay harmonization. Clin Chem Lab Med. 2004;42:752-7.

35. Raghavan R, Ashour FS, Bailey R. A review of cutoffs for nutritional biomarkers. American Society for Nutrition. 2016;7:12-20.

36. Stoltzfus RJ. Rethinking anaemia surveillance. Lancet. 1997;349:1764-6.

37. Altman DG, Lausen B, Sauerbrei W, Schumacher M. Dangers of using "optimal" cutpoints in the evaluation of prognostic factors. J Natl Cancer Inst. 1994;86:829-35.

38. Perkins NJ, Schisterman EF. The inconsistency of "optimal" cutpoints obtained using two criteria based on the receiver operating characteristic curve. Am J Epidemiol. 2006;163:670-5.

39. Ray P, Le Manach Y, Riou B, Houle TT. Statistical evaluation of a biomarker. Anesthesiology. 2010;112: 1023-40.

40. Cannesson M, Le Manach Y, Hofer CK, Goarin JP, Lehot JJ, Vallet B, et al. Assessing the diagnostic accuracy of pulse pressure variations for the prediction of fluid responsiveness: a "gray zone" approach. Anesthesiology. 2011;115:231-41.

41. Bailey RL, Carmel R, Green R, Pfeiffer CM, Cogswell ME, Osterloh JD, et al. Monitoring of vitamin B-12 nutritional status in the United States by using plasma methylmalonic acid and serum vitamin B-12. Am J Clin Nutr. 2011;94:552-61.

42. Carmel R. Biomarkers of cobalamin (vitamin B-12) status in the epidemiologic setting: a critical overview of context, applications, and performance characteristics of cobalamin, methylmalonic acid, and holotranscobalamin II. Am J Clin Nutr. 2011;94:348S-58S.

43. Yetley EA, Pfeiffer CM, Phinney KW, Bailey RL, Blackmore S, Bock JL, et al. Biomarkers of vitamin B-12 status in NHANES: a roundtable summary. Am J Clin Nutr. 2011;94:313S-21S.

44. Yetley EA, Johnson CL. Folate and vitamin B-12 biomarkers in NHANES: history of their measurement and use. Am J Clin Nutr. 2011;94:322S-31S.

45. Hunt JR, Beiseigel JM. Dietary calcium does not exacerbate phytate inhibition of zinc absorption by women from conventional diets. Am J Clin Nutr. 2009;89:839-43.

46. Carmel R. Current concepts in cobalamin deficiency. Annu Rev Med. 2000;51:357-75.

47. Casgrain A, Collings R, Harvey LJ, Boza JJ, Fairweather-Tait S. Micronutrient bioavailability research priorities. Am J Clin Nutr. 2010;91(Suppl):1423S-9S.

48. Nogueira NN, Cozzolino SMF. Mudanças na concentração plasmática de zinco e ácido fólico em adolescentes grávidas submetidas a diferentes esquemas de suplementação. Cad Saúde Pública. 2003;19(1):155-60.

49. Marreiro DN, Fisberg RM, Cozzolino SMF. Zinc nutritional status and its relationships with hyperinsulinemia in obese children and adolescents. Biological Trace Element Research (USA). 2004;100:137-49.

50. Marques RC, Marreiro DN. Metabolic and functional aspects of zinc in Down syndrome. Revista de Nutrição. 2006;19(4).

51. Cominetti C. Avaliação do estado nutricional relativo ao zinco de pacientes submetidos à cirurgia bariátrica (gastroplastia com derivação em Y de Roux) [tese]. São Paulo: Universidade de São Paulo; 2006.

52. Mafra D, Cozzolino SMF. Importância do zinco na nutrição humana. Rev Nutr (Campinas). 2004;17(1):79-87.

53. Pedrosa LFC, Cozzolino SMF. Efeito da suplementação com ferro na biodisponibilidade de zinco em uma dieta regional do Nordeste do Brasil. Rev Saúde Pública. 1993;27(4):266-70.

54. Henriques GS, Silva AGH, Hirata RDC, Hirata MH, Cozzolino SMF. Transcrição reversa na determinação da expressão do mRNA para a enzima conversora de angiotensina testicular em animais tratados com zinco. Revista de Nutrição (Campinas-). 2005;18(6):705-814.

55. Fraústo da Silva JJR, Williams RJP. Zinc: Lewis acid catalysis and regulation. In: Fraústo da Silva JJR, Williams RJP (eds.). The biological chemistry of the elements: the inorganic chemistry of life. New York: Oxford University Press; 1994. p.299-318.

56. Plum LM, Rink L, Haase H. The essential toxin: impact of zinc in human health. Int J Environ Res Public Health. 2010;7:1342-65.

57. Valee BL, Auld DS. Zinc coordination, function and structure of zinc enzymes and other proteins. Biochemistry (Washington). 1990;29:5647-59.

58. Sullivan VK, Cousins RJ. Competitive reverse transcriptase-polymerase chain reaction shows that dietary zinc supplementation in human increases monocyte metallothionein mRNA levels. J Nutr (Philadelphia). 1997;127:694-8.

59. Chmielnicka J, Sowa B. Variations in metallothionein, Zn, Cu and Fe concentrations and ceruloplasmin activity in pregnant rat dams and their fetuses. Ecotox Environ Safety. 2000;46(2):130-6.

60. Skeggs LT, Marsh WH, Kahn JR, Shumway NP. The existence of two forms of hypertensin. J Exp Med. 1954;99(3):275-82.

61. Stallard L, Reeves PG. Zinc deficiency in adult rats reduces the relative abundance of testis-specific angiotensin-converting enzyme mRNA. J Nutr. 1997;127:25-9.

62. Henriques GS, Cozzolino SMF. Determination of metallothionein levels in tissues of young rats fed zinc-enriched diets. Revista de Nutrição (Campinas). 2001;14(3):163-9.

63. Oates PS. The role of the hepdicin and ferroportin in iron absorption. Histol Histopathol. 2007;22:791-804.

64. Chaston T, Chung B, Mascarenhas M, Marks J, Patel B, Krai SK, et al. Evidence for differential effects of hepcidin in macrophages and intestinal epithelial cells. Gut. 2008;5:374-82.

65. Martínez-Navarrete N, Camacho MM, Martínez-Lahuerta J, Martínez-Monzó J, Fito P. Iron deficiency and iron fortified food: a review. Int. Food Res. 2002;35:225-31.

66. Paiva AA, Rondó PHC, Guerra-Shinohara EM. Parâmetros para avaliação do estado nutricional de ferro. Revista de Saúde Pública (São Paulo). 2000;34(4):4216.

67. Grotto HZW. Diagnóstico laboratorial da deficiência de ferro. Revista Brasileira de Hematolologia e Hemoterapia. 2010;32 (Suppl 2). Disponível em: https://www.scielo.br/j/rbhh/a/LcXsgjK5XPGyWmVGM9KKY6f/abstract/?lang=pt. Acesso em: 15 fev. 2024.

68. Beard JL, Dawson H, Piñero DJ. Iron metabolism: a comprehensive review. Nutr Rev. 1996;54:295-31.

69. Beaton GH, Corey PN, Steele C. Conceptual and methodological issues regarding the epidemiology of iron deficiency. Am J Clin Nutr. 1989;50:575-88.

70. Cook JD. Diagnosis and management of iron-deficiency anaemia. Best Pract Res Clin Haematol. 2005;18(2):319-32.

71. Organización Mundial de la Salud (OMS). Anemias nutricionales. Ginebra; 1972 (Serie de Informes Técnicos, 456).

72. Hunt JR, Zito CA, Johnson LK. Body iron excretion by healthy men and women. Am J Clin Nutr. 2009;89:1792-8.

73. International Nutritional Anemia Consultive Group (INACG). Measurement of iron status [report]. Washington, D.C., 1985.

74. Van Den Broek NR, Letsky EA, White SA, Shenkin A. Iron status in pregnant women: which measurements are valid? Br J Haematol. 1998;103(3):817-24.

75. Hristiva EM, Henry JB. Intermediários metabólicos, íons inorgânicos e marcadores bioquímicos do metabolismo ósseo. In: Henry JB (ed.). Diagnósticos clínicos e tratamento por métodos laboratoriais. 20.ed. Barueri: Manole; 2008.

76. Ganz T. Hepcidin and its role in regulating systemic iron metabolism. Am J Hematol. 2006;1:29-35.

77. Deicher R, Hörl WH. New insights into the regulation of iron homeostasis. Eur J Clin Invest. 2006;36:301-9.

78. Turnlund JR, Jacob RA, Keen CL, Strain JJ, Kelley DS, Domek JS, et al. Long-term high copper intake: effects on indexes of copper status, antioxidant status, and immune function in young men. Am J Clin Nutr. 2004;79:1037-44.

79. Harvey LJ, Ashton K, Hooper L, Casgrain A, Fair-weather-Tait SJ. Methods of assessment of copper status in humans: a systematic review. Am J Clin Nutr. 2009;89(Suppl):2009S-24S.

80. Danzeisen R, Araya M, Harrison B, Keen C, Solioz M, Thiele D, et al. How reliable and robust are current biomarkers for copper status? Br J Nutr. 2007;98:676-83.

81. Danks DM. Copper deficiency in humans. Annu Rev Nutr. 1988;8:235-57.

82. Mason KE. A conspectus of research on copper metabolism and requirements of man. J Nutr. 1979;109:1979-2066.

83. Milne DB, Nielsen FH. Effects of a diet low in copper on copper-status indicators in postmenopausal women. Am J Clin Nutr. 1996;63:358-64.

84. Turnlund JR, Keyes WR, Kim SK, Domek JM. Long--term high copper intake: effects on copper absorption, retention, and homeostasis in men. Am J Clin Nutr. 2005;81:822-8.

85. Bach Kristensen M, Hels O, Morberg C, Marving J, Bugel S, Tetens I. Pork meat increases iron absorption from a 5-day fully controlled diet when compared to a vegetarian diet with similar vitamin C and phytic acid content. Br J Nutr. 2005;94:78-83.

86. Kehoe CA, Turley E, Bonham MP, O'Connor JM, Mc-Keown A, Faughnan MS, et al. Responses of putative indices of copper status to copper supplementation in human volunteers: the Foodcue project. Br J Nutr. 2000;84:151-6.

87. Malavolta M, Giacconi R, Piacenza F, Santarelli L, Cipriano C, Costarelli L, et al. Plasma copper/zinc ratio: an inflammatory/nutritional biomarker as predictor of all-cause mortality in elderly population. Biogerontology. 2010;11(3):309-19.

88. Malavolta M, Piacenza F, Basso A, Giacconi R, Costarelli L, Mocchegiani E. Serum copper to zinc ratio: relationship with aging and health status. Mech Ageing Dev. 2015;151:93-100.

89. Giacconi R, Costarelli L, Piacenza F, Basso A, Rink L, Mariani E, et al. Main biomarkers associated with age-related plasma zinc decrease and copper/zinc ratio in healthy elderly from ZincAge study. Eur J Nutr. 2017;56(8):2457-66.

90. Wacewicz M, Socha K, Soroczyńska J, Niczyporuk M, Aleksiejczuk P, Ostrowska J, et al. Selenium, zinc, copper, Cu/Zn ratio and total antioxidant status in the serum of vitiligo patients treated by narrow-band ultraviolet-B phototherapy. J Dermatolog Treat. 2018;29(2):190-5.

91. Van Ommen B, Fairweather-Tait S, Freidig A, Kardinaal A, Scalbert A, Wopereis S. A network biology model of micronutrient related health. Br J Nutr. 2008;99(Suppl 3):S72-80.

92. Fairweather-Tait SJ, Collings R, Hurst R. Selenium bioavailability: current knowledge and future research requirements. Am J Clin Nutr. 2010;91(Suppl):1484S-91S.

93. Combs GF, Trumbo PR, McKinley MC, Milner Studenski J, et al. Biomarkers in nutrition: new frontiers in research and application. N Y Acad Sci. 2013;1278:110.

94. Burk RF, Norsworthy BK, Hill KE, Motley AK, Byrne DW. Effects of chemical form of selenium on plasma biomarkers in a high-dose human supplementation trial. Cancer Epidemiol Biomarkers Prev. 2006;15:804-10.

95. Hassan AM. Selenium status in patients with aspirin--induced asthma. Ann Clin Biochem. 2008;45:508-12.

96. Pedrero Z, Madrid Y. Novel approaches for selenium speciation in foodstuffs and biological specimens: a review. Anal Chim Acta. 2009;634:135-52.

97. Méplan C, Crosley LK, Nicol F, Worgan GW, Mathers JC, Arthur JR, et al. Functional effects of a common single-nucleotide polymorphism (GPX4c718t) in the glutathione peroxidase 4 gene: interaction with sex. Am J Clin Nutr. 2008;87:1019-27.

98. Fairweather-Tait SJ, Bao Y, Broadley MR, Collings R, Ford D, Hesketh JE, et al. Selenium in human health and disease. Antioxid Redox Signal. 2011;14(7)1337-83.

99. Labunskyy VM, Hatfield DL, Gladyshev VN. Selenoproteins: molecular pathways and physiological roles. Physiol Rev. 2014;94(3):739-77.

100. Duntas LH, Benvenga S. Selenium: an element for life. Endocrine. 2015;48(3):756-75.

101. Jenab M, Slimani N, Bictash M, Ferrari P, Bingham SA. Biomarkers in nutritional epidemiology: applications, needs and new horizons. Human Genetics; 2009.

102. Kazi Tani LS, Gourlan AT, Dennouni-Medjati N, Telouk P, Dali-Sahi M, Harek Y, et al. Copper isotopes and copper to zinc ratio as possible biomarkers for thyroid cancer. Front Med. 2021;8:698167.

PARTE II

BIODISPONIBILIDADE DE MACRONUTRIENTES

CAPÍTULO 8

Biodisponibilidade de proteínas

Audrey Yule Coqueiro
Andrea Bonvini
Julio Tirapegui

◼ INTRODUÇÃO

A proteína foi o primeiro nutriente considerado indispensável para o organismo. Assim como os lipídios e os carboidratos, tem átomos de carbono, hidrogênio e oxigênio em sua composição, entretanto é o único nutriente que tem átomos de nitrogênio (16%), enxofre e alguns outros minerais, como fósforo, ferro e cobalto.

As proteínas são formadas por combinações de aminoácidos proteinogênicos em diversas proporções, cumprindo funções estruturais, reguladoras, de defesa, de transporte nos fluidos biológicos, entre outras.

Diversos fatores podem influenciar a biodisponibilidade de proteínas, como a conformação estrutural, a presença de compostos antinutricionais, o efeito das condições de processamento, a interação com outros nutrientes, entre outros. Logo, na avaliação da qualidade nutricional de proteínas não se deve considerar apenas sua composição de aminoácidos indispensáveis, mas principalmente a capacidade de utilização deles pelo organismo.

Em vista da importância dessa temática no contexto da nutrição, este capítulo objetiva sintetizar o conhecimento disponível acerca da biodisponibilidade de proteínas, bem como abordar aspectos importantes no tocante à ciência das proteínas.

◼ UNIDADES BÁSICAS DAS PROTEÍNAS: AMINOÁCIDOS

Os aminoácidos representam a unidade estrutural básica das proteínas e são constituídos por um átomo de carbono alfa ligado covalentemente a um átomo de hidrogênio, a um grupamento amino (contento hidrogênio), a um grupamento carboxila e a um grupamento lateral (grupo R), sendo este responsável pela caracterização do aminoácido em relação às diferentes propriedades físico-químicas (Figura 1).

De acordo com o arranjo tetraédrico dos ligantes do carbono alfa, esses quatro grupamentos podem ocupar dois diferentes arranjos espaciais (estereoisomeria). A isomeria óptica dos aminoácidos é especificada pelo sistema D, L (dextrogiro/levogiro), no qual essas moléculas estão alinhadas à configuração absoluta do D-gliceraldeído ou do L-gliceraldeído (Figura 2). Em proteínas, os aminoácidos são exclusivamente estereoisômeros L, enquanto os estereoisômeros D são encontrados apenas em pequenos peptídeos, como na parede celular bacteriana e em peptídeos antibióticos.

Os aminoácidos podem ser classificados em diversas categorias, de acordo com suas propriedades físico-químicas e nutricionais. Com base na capacidade de interação das cadeias laterais com a água, os aminoácidos podem apresen-

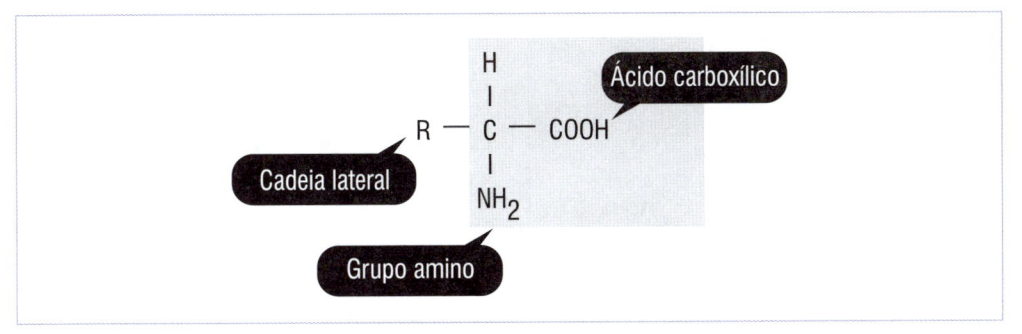

FIGURA 1   Fórmula estrutural dos aminoácidos.

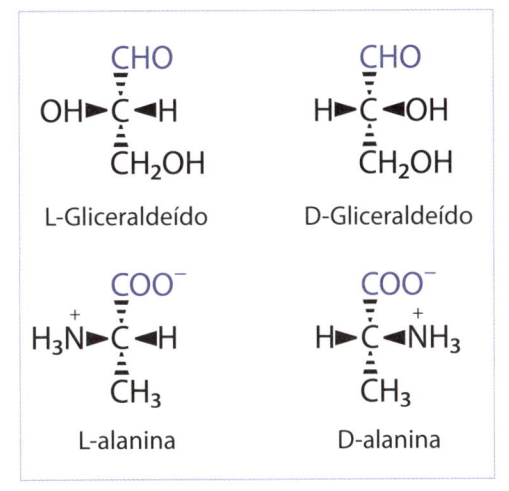

FIGURA 2   Configuração D e L da alanina em comparação ao gliceraldeído.

tar características hidrofóbicas ou hidrofílicas (Quadro 1). A polaridade da cadeia lateral do aminoácido, que poderá ser alterada por vários fatores, determinará seu comportamento em solução e sua tendência a reagir com outros componentes presentes tanto nos alimentos quanto no trato gastrointestinal.

Do ponto de vista nutricional, os aminoácidos podem ser classificados como indispensáveis, condicionalmente indispensáveis e dispensáveis. Os aminoácidos indispensáveis são aqueles que não são sintetizados pelo organismo humano, devendo ser obtidos por meio da dieta. Em contrapartida, os dispensáveis podem ser produzidos endogenamente a partir de subs-

tâncias disponíveis para as células, em uma velocidade proporcional à demanda para atender ao crescimento normal.[1]

QUADRO 1 Aminoácidos hidrofóbicos e hidrofílicos	
Hidrofóbicos	
Apolares com cadeias laterais alifáticas: alanina, isoleucina, leucina, metionina, prolina e valina	Polares carregados: ácido aspártico, ácido glutâmico, arginina, histidina e lisina
Apolares com cadeias laterais aromáticas: fenilalanina, triptofano e tirosina	
Polares não carregados: serina, treonina, asparagina, glutamina, glicina e cisteína	

Os aminoácidos condicionalmente indispensáveis são aqueles que podem ser essenciais ao organismo em determinado estado fisiológico de desenvolvimento ou em uma condição clínica específica. Como exemplo, destaca-se a glutamina, o aminoácido mais abundante do organismo, normalmente considerada dispensável, porém, em determinadas condições patológicas, como na sepse, considerada indispensável, tendo em vista que nesses casos a síntese endógena não é capaz de suprir a demanda orgânica.[2]

No Quadro 2 são apresentados os aminoácidos categorizados como indispensáveis, condicionalmente indispensáveis e dispensáveis.

QUADRO 2 Classificação nutricional dos aminoácidos		
Indispensáveis	Condicionalmente indispensáveis	Dispensáveis
Fenilalanina	Glicina	Alanina
Triptofano	Prolina	Ácido aspártico
Valina	Tirosina	Ácido glutâmico
Leucina	Serina	Asparagina
Isoleucina	Cisteína	
Metionina	Cistina	
Treonina	Taurina	
Lisina	Arginina	
Selenocisteína	Histidina	
	Glutamina	
Fonte: Tirapegui.[3]		

Antigamente, pensava-se que existissem apenas 20 aminoácidos proteinogênicos, porém evidências indicaram a existência de outros dois aminoácidos – a selenocisteína (21º aminoácido) e a pirrolisina (22º aminoácido). Não obstante, estudos estão sendo desenvolvidos com o intuito de investigar a possibilidade da existência de mais aminoácidos proteinogênicos.[4-6]

Proteínas são moléculas orgânicas formadas da ligação peptídica entre aminoácidos, sendo sua estrutura constituída de diferentes combinações de aminoácidos proteinogênicos (Figura 3), o que resulta em moléculas com ampla diversidade funcional. As proteínas podem ser classificadas sob diferentes critérios, por exemplo, de acordo com sua função, estrutura e composição:

- Função: as proteínas podem desempenhar diversas funções de acordo com o perfil aminoacídico de sua composição, como hormônios (insulina), enzimas (tripsina), proteínas contráteis (actina e miosina), proteínas estruturais (colágeno), proteínas de reserva nutritiva (caseína), entre outras (Figura 4).
- Estrutura: dependendo e sua conformação, isto é, de sua configuração espacial, as proteínas podem apresentar diferentes níveis de complexidade estrutural, desde as mais simples (primária) até a mais complexa (quaternária).
- Composição: classificadas com base no produto de sua hidrólise, podem ser simples, quando resultam somente em aminoácidos, ou compostas, quando também liberam outros componentes orgânicos ou inorgânicos, designados como grupos prostéticos.

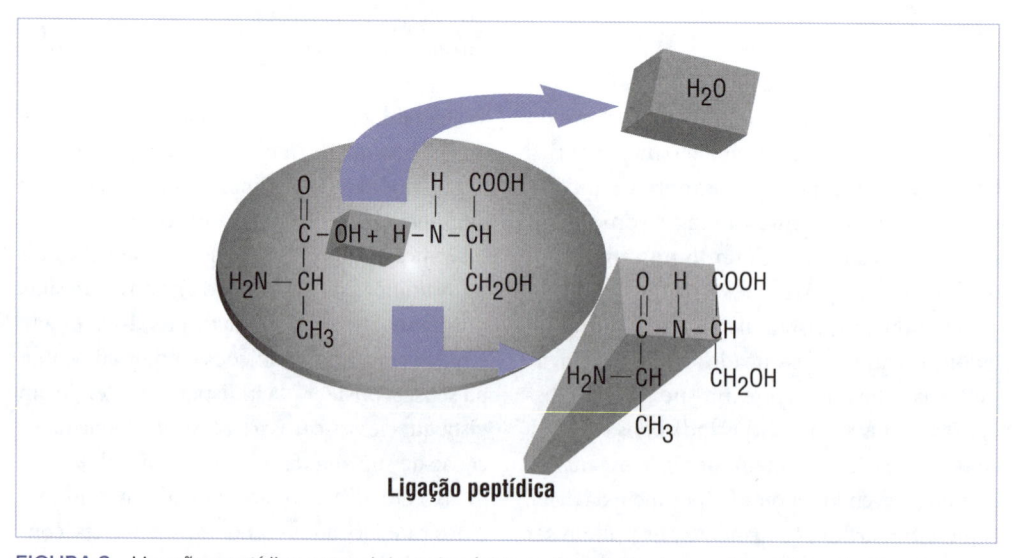

Ligação peptídica

FIGURA 3 Ligação peptídica entre dois aminoácidos e formação de um dipeptídeo: alanil-serina.

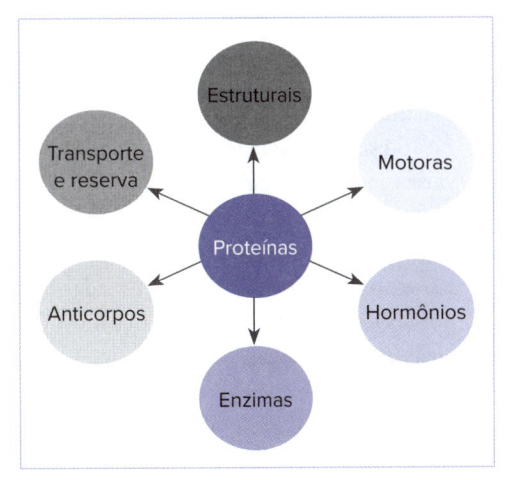

FIGURA 4   Principais funções biológicas das proteínas.

Especificamente em relação à biodisponibilidade, a classificação de maior interesse é a que considera a qualidade nutricional da proteína, definida por seu conteúdo de aminoácidos indispensáveis. De acordo com essa classificação, as proteínas podem ser completas, parcialmente incompletas ou totalmente incompletas.

Exemplos de proteínas completas são aquelas derivadas de alimentos de origem animal, como carnes, peixes, aves, leite e ovos, que apresentam todos os aminoácidos indispensáveis em quantidades adequadas ao crescimento e manutenção do organismo.

As proteínas parcialmente incompletas são as que fornecem aminoácidos em quantidade suficiente apenas para a manutenção orgânica, como algumas proteínas provenientes de leguminosas, oleaginosas e cereais. As leguminosas são as mais adequadas, contendo de 10 a 30% de proteínas, eventualmente apresentando alguma deficiência em aminoácidos sulfurados, como metionina e cisteína. Os cereais apresentam teor proteico menor que o das leguminosas, de 6 a 15% em média, sendo geralmente deficientes em lisina.

Apesar da deficiência em aminoácidos indispensáveis específicos, as proteínas vegetais contribuem consideravelmente para a ingestão proteica total da população, uma vez que representam as fontes proteicas de menor custo e, portanto, de maior consumo, sobretudo nos países de menor nível socioeconômico.

Além disso, na dieta normal de um indivíduo, vários tipos de alimentos são consumidos simultaneamente, podendo ocorrer um efeito complementar em termos de aminoácidos indispensáveis. Desse modo, o consumo de cereais (arroz, trigo, milho) e leguminosas (feijão, soja, ervilhas) em uma mesma refeição e em proporções balanceadas pode apresentar valor nutricional, do ponto de vista proteico, equivalente àquele apresentado pelas proteínas de origem animal.

Por fim, proteínas totalmente incompletas, como a gelatina e a zeína, seriam aquelas que não fornecem aminoácidos indispensáveis em quantidade suficiente nem mesmo para a manutenção do organismo.

▣ FATORES QUE AFETAM A DIGESTIBILIDADE DE PROTEÍNAS E A BIODISPONIBILIDADE DE AMINOÁCIDOS PARA O ORGANISMO

Conformação estrutural da proteína

Embora a composição de aminoácidos indispensáveis seja um indicador da qualidade nutricional de uma proteína, a extensão pela qual o organismo irá utilizá-los dependerá inicialmente do resultado da ação de enzimas proteolíticas na hidrólise da cadeia polipeptídica. Esse processo caracteriza a digestibilidade, que é a proporção de nitrogênio ingerido que será absorvida após a ingestão.

A conformação estrutural de uma proteína influencia sua hidrólise pelas proteases. Proteínas nativas são, em geral, hidrolisadas em menor proporção que proteínas parcialmente desnaturadas. As proteínas podem apresentar quatro níveis de configuração estrutural:

1. Estrutura primária: refere-se à sequência linear na qual os aminoácidos que constituem a cadeia estão unidos por ligações covalentes, conhecidas por ligações peptídicas. Nessa sequência, todos os resíduos de aminoácidos apresentam-se na configuração L.
2. Estrutura secundária: é o arranjo espacial dos átomos da cadeia polipeptídica no qual dois padrões de repetição são possíveis, isto é, alfa-hélice ou folha pregueada, em geral estabilizada por pontes de hidrogênio. O percentual da cadeia polipeptídica assume, em cada uma dessas estruturas, uma característica específica da proteína.
3. Estrutura terciária: refere-se ao arranjo espacial da cadeia polipeptídica obtida da interação de regiões com estrutura regular (alfa-hélice ou folha pregueada). Do ponto de vista energético, a formação dessa estrutura envolve a otimização de várias interações (hidrofóbicas, eletrostáticas, Van der Waals e pontes de hidrogênio), de forma que a energia livre das moléculas seja a mínima possível. O arranjo geométrico mais importante que acompanha a redução da energia livre, durante a formação da estrutura terciária, é o posicionamento da maioria dos resíduos hidrofóbicos no interior da estrutura proteica, assim como dos resíduos hi-

drofílicos, especialmente aqueles carregados nas interfaces externas.
4. Estrutura quaternária: trata-se da configuração espacial de proteínas formadas por várias cadeias polipeptídicas iguais ou diferentes. A formação dessas estruturas oligoméricas é o resultado de interações "proteína-proteína" específicas, estabilizadas por pontes de hidrogênio, interações hidrofóbicas e eletrostáticas.

As estruturas das proteínas são apresentadas na Figura 5.

A importância da estrutura proteica na biodisponibilidade de aminoácidos para o organismo está relacionada, sobretudo, ao acesso das enzimas digestivas (proteases) à cadeia polipeptídica, uma vez que, quanto menor a complexidade estrutural, mais fácil se torna a ação dessas enzimas proteolíticas na clivagem de ligações peptídicas específicas, com consequente liberação de peptídeos e aminoácidos para o processo de absorção.

Um dos fatores que alteram a conformação espacial das proteínas baseando-se em seu estado nativo é o processo conhecido como desnaturação. Nele a ação de diferentes agentes químicos ou físicos, como temperatura, irradiação, pressão, solventes orgânicos, pH e outros,

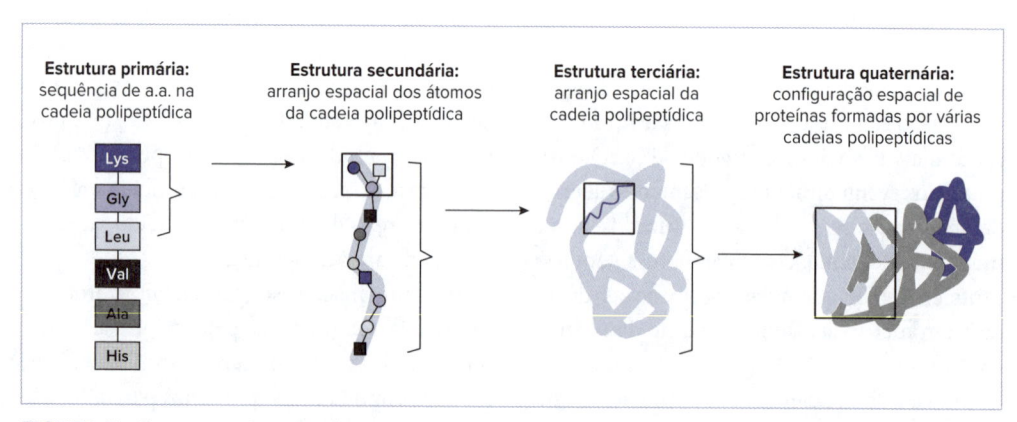

FIGURA 5 Estruturas das proteínas.

a.a.: aminoácidos.

tem por consequência a ruptura das interações que mantêm as estruturas mais complexas que envolvem as cadeias polipeptídicas. Desse modo, promove o "desenrolamento da molécula" e reduz a configuração original nativa a uma estrutura linear, dependendo do agente desnaturante utilizado e da intensidade do processo de desnaturação.

Logo, pode-se afirmar que, em geral, a desnaturação sob condições controladas facilita o acesso das enzimas proteolíticas à cadeia polipeptídica, resultando no aumento de sua digestibilidade e na melhor utilização de seus aminoácidos pelo organismo. Além disso, o tratamento térmico traz efeitos benéficos, incluindo a inativação de toxinas de origem proteica, como a toxina botulínica produzida pelo *Clostridium botulinum* e a enterotoxina do *Staphylococcus aureus*, a inativação de enzimas responsáveis por alterações sensoriais negativas, o aumento da vida útil do alimento, entre outros.

Fatores antinutricionais

Fatores antinutricionais são compostos naturalmente presentes em alimentos que interferem negativamente na atividade de determinadas enzimas digestivas, reduzindo a digestibilidade e a qualidade nutricional das proteínas.[7]

A maior parte dos isolados e concentrados de proteínas vegetais contém inibidores de tripsina e quimiotripsina, tipo Kunitz e Bowman-Birk, e lectinas. Os inibidores impedem a completa hidrólise das proteínas provenientes de plantas, oleaginosas e leguminosas pelas proteases pancreáticas, pois podem se complexar com enzimas digestivas, reduzindo sua atividade biológica.

Lectinas são glicoproteínas que se ligam às células da mucosa intestinal e interferem na absorção de aminoácidos. Lectinas e inibidores de proteases do tipo Kunitz são termolábeis, ao passo que inibidores do tipo Bowman-Birk se mantêm estáveis sob condições de processamen-

to térmico. Portanto, proteínas vegetais tratadas termicamente são, em geral, mais facilmente digeridas que isolados proteicos nativos, apesar de conterem ainda algum resíduo do tipo Bowman-Birk.

Proteínas vegetais também contêm outros fatores antinutricionais, como taninos e fitatos. Taninos, que são produtos condensados de polifenóis, reagem covalentemente com grupamentos épsilon-amino dos resíduos de lisina, inibindo a quebra dessa ligação peptídica catalisada pela tripsina. Por essa razão, não se recomenda o hábito inglês de misturar chá, rico em polifenóis, com leite, fonte de aminoácidos para o organismo.

Em relação às proteínas de origem animal, destaca-se a albumina do ovo, que apresenta em sua constituição cerca de 11% de ovomucoide e 0,1% e ovoinibidores, ambos com atividade antitríptica. O leite contém vários tipos de inibidores de proteases que, assim como os presentes nos ovos, podem ser inativados pelo calor.

Processamento e complexação com outros nutrientes

Proteínas sofrem alterações químicas significativas quando expostas a temperaturas extremamente altas e pH alcalino. Essas alterações podem reduzir sua digestibilidade e, consequentemente, seu aproveitamento pelo organismo. Reações com açúcares redutores e grupamentos épsilon-amino diminuem a digestibilidade dos resíduos de lisina. Exemplo clássico é representado pela conhecida reação de Maillard ou "reação de escurecimento não enzimático", que, entre as várias alterações químicas induzidas pelo processamento térmico, é aquela que apresenta o maior impacto sensorial e nutricional.

A reação de Maillard refere-se a um complexo conjunto de reações iniciadas pela interação entre aminas e resíduos carbonila, as quais sob elevada temperatura decompõem-se e, eventualmente, condensam-se em compostos insolúveis de coloração marrom conhecidos por "melanoidinas".

Algumas das carbonilas derivadas da sequência de reações do escurecimento não enzimático reagem rapidamente com aminoácidos livres, o que resulta na degradação dos aminoácidos em aldeídos, amônia e dióxido de carbono, sendo essa reação conhecida por "degradação de Strecker". Os aldeídos contribuem para o desenvolvimento dos aromas durante a reação de escurecimento. Na "degradação de Strecker", cada tipo de aminoácido resulta em um aldeído específico com aroma diferenciado.

Essa reação reduz o valor nutricional da proteína, e alguns de seus produtos podem ser tóxicos. Uma vez que o grupamento épsilon-amino da lisina é a maior fonte de aminas primárias em proteínas, ele está frequentemente envolvido na reação amina-carbonila e, em geral, sofre a maior perda de biodisponibilidade quando essa reação ocorre.

O escurecimento não enzimático não causa apenas as maiores perdas de lisina, mas também provoca a oxidação de vários outros aminoácidos indispensáveis, especialmente metionina, tirosina, histidina e triptofano. Ligações cruzadas de proteínas por compostos carbonila produzem escurecimento, reduzindo sua solubilidade e digestibilidade.

Além dos açúcares redutores, outros aldeídos e cetonas presentes nos alimentos podem fazer parte das reações carbonila-amina. Notavelmente, o gossipol na semente de algodão, o glutaraldeído adicionado às rações proteicas para controlar a desaminação no rúmen e aldeídos, especialmente o malonaldeído, provenientes da oxidação de lipídios, podem reagir com os grupos amino das proteínas. Aldeídos bifuncionais, como os malonaldeídos, podem formar ligações cruzadas e polimerizar proteínas. Isso resulta na insolubilização, na perda da digestibilidade e da biodisponibilidade da lisina, e na perda das propriedades funcionais das proteínas.

Em geral, outras reações que envolvem proteínas em alimentos, reduzindo sua biodisponibilidade para o organismo, seriam:

- Ligações cruzadas e polimerização decorrente da interação com radicais livres produzidos pela oxidação de lipídios insaturados presentes no alimento.
- Interação com compostos fenólicos, como ácido hidroxibenzoico, catecóis, gossipol e outros derivados de tecidos vegetais, que durante o processo de maceração são oxidados e, em pH alcalino, levam à formação de "quinonas". Estas, por sua vez, são altamente reativas e interagem com sulfidrilas e grupamentos amino das proteínas, resultando, em certos casos, na formação de compostos de coloração marrom e elevado peso molecular, conhecidos como "taninos". Reações "quinona-grupos amino" decrescem a digestibilidade e a biodisponibilidade dos resíduos lisina e cisteína ligados à proteína.
- Solventes orgânicos halogenados, frequentemente usados na extração do óleo e de fatores antinutricionais, podem reagir, sobretudo com resíduos cisteína, histidina e metionina das proteínas.
- Reações de nitritos com aminas secundárias e, em alguma extensão, com aminas primárias e terciárias resultam na formação de "N-nitrosaminas", que estão entre os compostos mais carcinogênicos formados em alimentos. Os nitritos, usados no processamento de alimentos cárneos para melhorar a coloração e prevenir o crescimento bacteriano, reagem principalmente com os resíduos prolina, histidina, triptofano, arginina, tirosina e cisteína, em condições ácidas e sob elevada temperatura.

DIGESTÃO DAS PROTEÍNAS

A digestão das proteínas começa no estômago, com a pepsina secretada no suco gástrico, seguida pela ação das enzimas proteolíticas provenientes do pâncreas e da mucosa do intestino delgado.

Essas enzimas não são secretadas na forma ativa, senão como proenzimas ou zimogênios. Posteriormente, pela ação de outros compostos, são ativadas pela perda de uma pequena parte da cadeia polipeptídica por meio de uma hidrólise parcial. Assim, por exemplo, o ácido clorídrico do estômago desnatura as proteínas e transforma o pepsinogênio em pepsina. Essa enzima inicia a clivagem das proteínas dos alimentos, principalmente as ligações peptídicas que envolvem aminoácidos aromáticos e leucina.

As proenzimas pancreáticas são ativadas pela enteroquinase do suco intestinal, que transforma o tripsinogênio em tripsina por meio de hidrólise. Esse processo é continuado por uma ativação em cascata das outras proenzimas pancreáticas pela ação da tripsina. A secreção de enzimas proteolíticas parece ser regulada pela presença de proteína da dieta no intestino delgado.

Algumas plantas, como feijão e soja crus, possuem inibidores de tripsina que inibem a tripsina intestinal e estimulam, em consequência, a secreção de mais proteína pelo pâncreas, produzindo alterações metabólicas que resultam até mesmo em redução do crescimento. Esses fatores antinutricionais devem ser inativados termicamente e sua presença deve ser controlada, sobretudo em produtos industrializados.

Os eventos que ocorrem no intestino durante a digestão de proteínas estão bem estabelecidos. As enzimas do suco pancreático mostram uma grande especificidade, especialmente nas ligações adjacentes à lisina ou à arginina (tripsina) ou em aminoácidos aromáticos (quimotripsina) e, ainda, nos que contêm aminoácidos alifáticos neutros (elastase).

Entre as exopeptidases, ou enzimas que liberam aminoácidos da cadeia polipeptídica, incluem-se as carboxipeptidases, que liberam o aminoácido com a carboxila livre, e as aminopeptidases, que liberam aqueles com os grupos NH_2 livres.

As aminopeptidases e as dipeptidases são sintetizadas nas microvilosidades da mucosa intestinal e completam a digestão dos peptídeos em aminoácidos. Com estes, existe também absorção direta de dipeptídeos nas células da mucosa intestinal. Todo esse processo é controlado primeiro pela chegada do alimento ao trato intestinal e pela presença dos diferentes hormônios gastrointestinais responsáveis pela estimulação das secreções do suco gástrico, pancreático e intestinal. Entre esses hormônios, é necessário ressaltar, sobretudo, a gastrina do estômago, a secretina e a colecistoquinina-pancreozimina, secretadas pelas células da mucosa intestinal, ao lado de outros hormônios gastrointestinais locais.

ABSORÇÃO INTESTINAL DE AMINOÁCIDOS, DIPEPTÍDEOS E TRIPEPTÍDEOS

Grande parte da proteína que entra no intestino, de origem dietética ou endógena, é digerida e absorvida na forma de aminoácidos. A absorção intestinal de aminoácidos ocorre por diversos sistemas:

- Transferência passiva por difusão simples, que é o sistema de absorção predominante para aminoácidos hidrofóbicos (como glicina, alanina, valina, leucina e prolina), sendo dependente do gradiente de concentração.
- Cotransporte, como o cotransporte com o sódio (Na^+), que é um dos sistemas preferenciais para a absorção de aminoácidos na bordadura em escova.
- Transferência passiva por difusão facilitada, considerado o principal sistema de transpor-

te dos aminoácidos do enterócito para a circulação sanguínea, entre outros.[8,9]

É válido salientar que a absorção intestinal (transportadores) depende das características de cada aminoácido, sendo, portanto, variável em relação à forma de transporte e à velocidade de absorção. Aminoácidos com características químicas similares podem competir pelos mesmos transportadores, afetando a absorção uns dos outros. Por exemplo: o triptofano pode inibir a absorção de histidina, a fenilalanina pode inibir a absorção de triptofano e a leucina pode inibir a absorção de isoleucina. Em contrapartida, alguns aminoácidos, como a glicina, apresentam afinidade por diversos transportadores intestinais, favorecendo sua absorção.[8,9]

Até o início da década de 1950, acreditava-se que os aminoácidos eram os únicos produtos da digestão de proteínas, porém estudos evidenciaram que uma grande proporção de dipeptídeos e tripeptídeos é gerada após a digestão de proteínas. Esses compostos são absorvidos por transportadores intestinais de dipeptídeos e tripeptídeos, como o transportador de oligopeptídeos 1 (PepT-1), de forma mais rápida e eficiente quando comparada à absorção de aminoácidos livres. O PepT-1 está presente na membrana apical dos enterócitos, sendo encontrado em todos os organismos vivos (de bactérias a humanos) e tendo como substratos cerca de 400 dipeptídeos e 8 mil tripeptídeos.[10-12]

Rogero et al.[2] administraram glutamina livre e o dipeptídeo L-alanil-L-glutamina (forma conjugada dos aminoácidos glutamina e alanina) para ratos e observaram que, 30 minutos após a suplementação, a concentração de glutamina no plasma era significativamente maior no grupo suplementado com o dipeptídeo (2,56 ± 0,46 mmol/L) comparado com os animais que receberam glutamina livre (2,03 ± 0,23 mmol/L). Os autores atribuíram esses resultados ao fato de os dipeptídeos serem absorvidos de forma mais rápida e eficaz por meio do transportador

PepT-1, quando em comparação ao transporte de aminoácidos livres.

◉ METABOLISMO DE PROTEÍNAS – ANABOLISMO E CATABOLISMO

Após a absorção intestinal, os aminoácidos são transportados diretamente ao fígado pelo sistema porta. Esse órgão exerce um papel importante como modulador da concentração de aminoácidos plasmáticos. Cerca de 20% dos aminoácidos que entram no fígado são liberados para a circulação sistêmica, cerca de 50% são transformados em ureia e 6% em proteínas plasmáticas. Os aminoácidos liberados na circulação sistêmica são depois metabolizados pelos músculos esqueléticos, pelos rins e por outros tecidos.

O fígado é o órgão regulador do catabolismo de aminoácidos indispensáveis, com exceção dos de cadeia ramificada, que são oxidados principalmente no músculo esquelético. No fígado, parte dos aminoácidos é usada na síntese de proteínas que são secretadas, como albumina e fibrina, e na síntese de proteínas de vida média mais curta, como enzimas, necessárias ao catabolismo dos aminoácidos que ficam na própria célula hepática. A Figura 6 esquematiza a participação do fígado no metabolismo das proteínas.

O destino do aminoácido em cada tecido varia de acordo com as necessidades fisiológicas daquele tecido, havendo um equilíbrio dinâmico das proteínas tissulares com os aminoácidos ingeridos pela dieta e os aminoácidos circulantes (Figuras 7 e 8).

O corpo de um adulto de 70 kg contém por volta de 10 a 13 kg de proteína, que estão distribuídos nos diferentes tecidos do organismo. Não há reservas de proteínas em humanos, logo sua perda resulta em alterações da estrutura celular, prejudicando a funcionalidade dos tecidos.

A maior parte da proteína do organismo é encontrada no músculo esquelético e a menor parte no *pool* de proteínas viscerais. Este último compreende tanto as proteínas presentes no soro

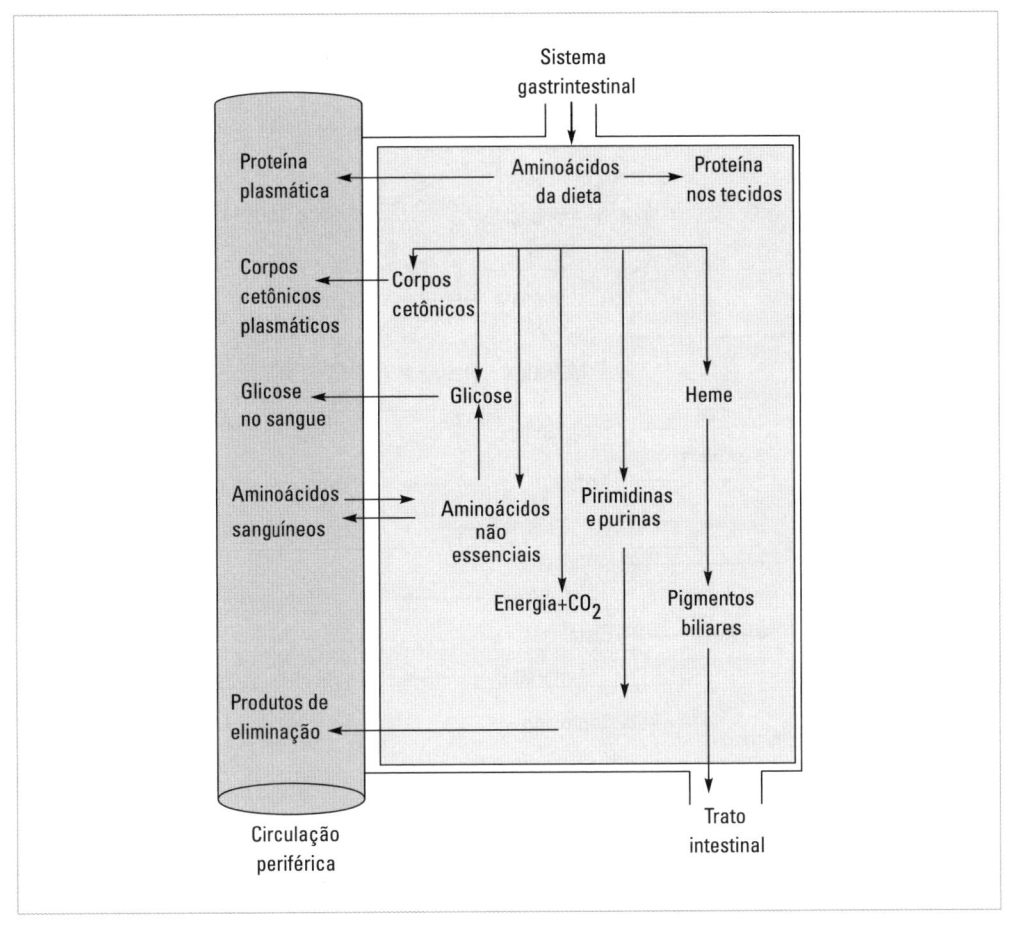

FIGURA 6 Participação do fígado no metabolismo proteico.

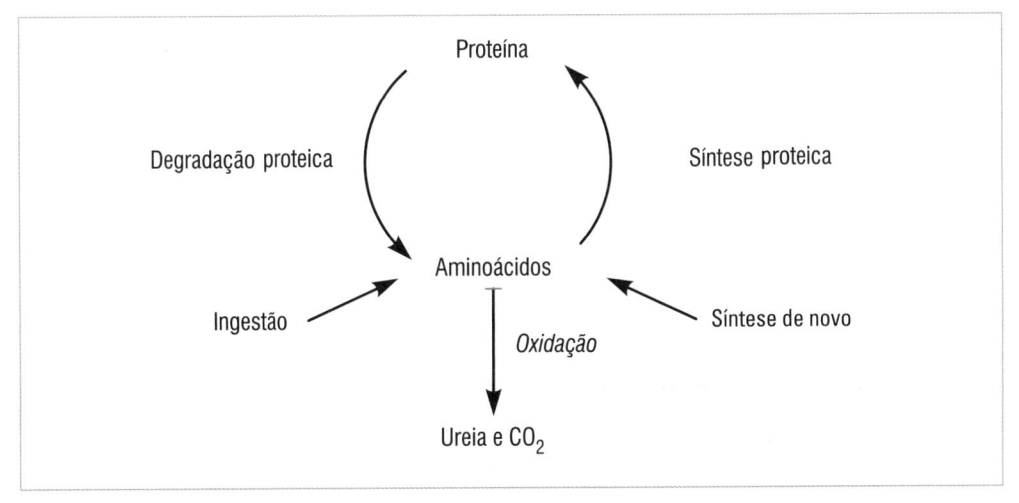

FIGURA 7 Principais funções dos aminoácidos.

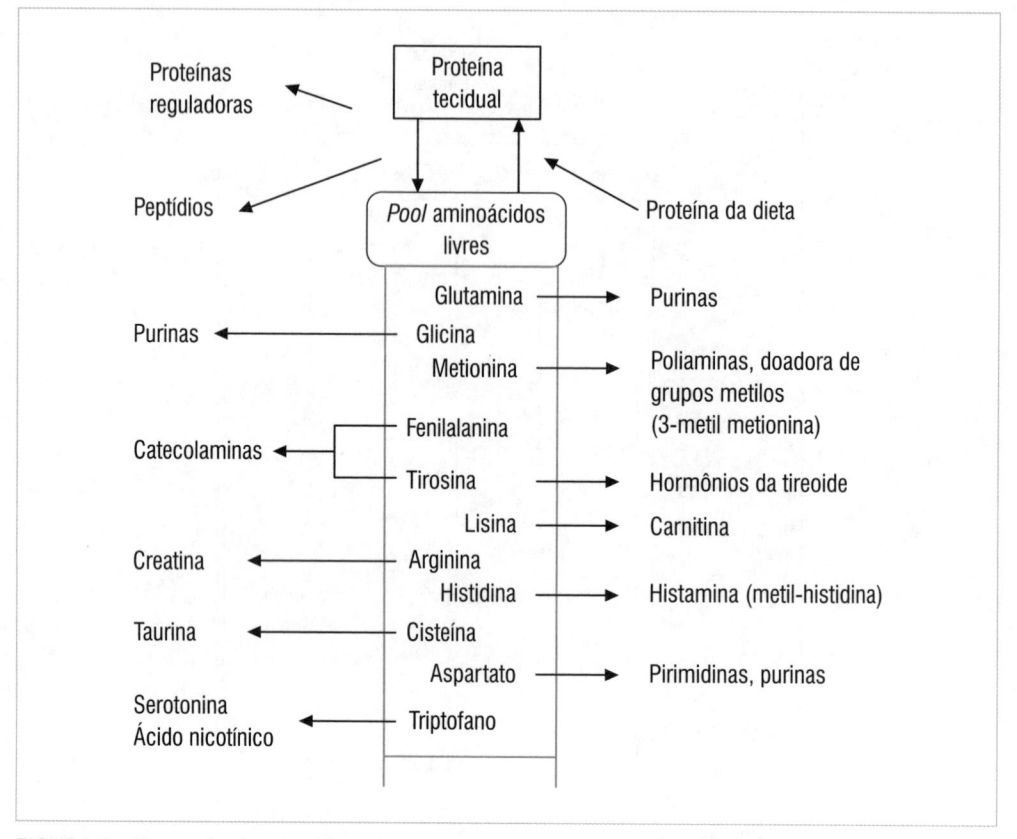

FIGURA 8 Formação de compostos fisiologicamente importantes derivados de aminoácidos.

quanto as provenientes do fígado, rins, pâncreas e coração. As proteínas do músculo esquelético, denominadas também proteínas somáticas, e as proteínas das vísceras constituem as proteínas disponíveis do organismo. As outras proteínas componentes do organismo são encontradas no tecido conectivo intracelular e na estrutura não celular da cartilagem.

Há um processo dinâmico contínuo de síntese e catabolismo proteico, específico em cada tecido, denominado *turnover* proteico. A vida média de uma proteína corresponde ao tempo que o organismo leva para renovar a metade da quantidade dessa proteína. Certas enzimas intracelulares têm vida média de algumas horas; já a hemoglobina, por exemplo, tem vida média de 120 dias e o colágeno, de cerca de 365 dias.

A velocidade do *turnover* proteico depende da função da proteína e do tipo de tecido ou órgão. A taxa média diária de proteína renovada no adulto é da ordem de 3% do total proteico do organismo. Na pele, perdem-se e renovam-se 5 g de proteínas por dia; no sangue, 25 g; no trato intestinal, cerca de 70 g; no tecido muscular, ao redor de 75 g por dia (Figura 9).

Para a síntese proteica, é necessário que todos os aminoácidos proteinogênicos estejam disponíveis ao mesmo tempo. Todos os indispensáveis devem estar presentes, enquanto os dispensáveis devem ser fornecidos como tal, ou pelo menos o esqueleto carbônico e grupos amino, derivados de outros aminoácidos, devem estar disponíveis pelo processo de transaminação (Figura 10).

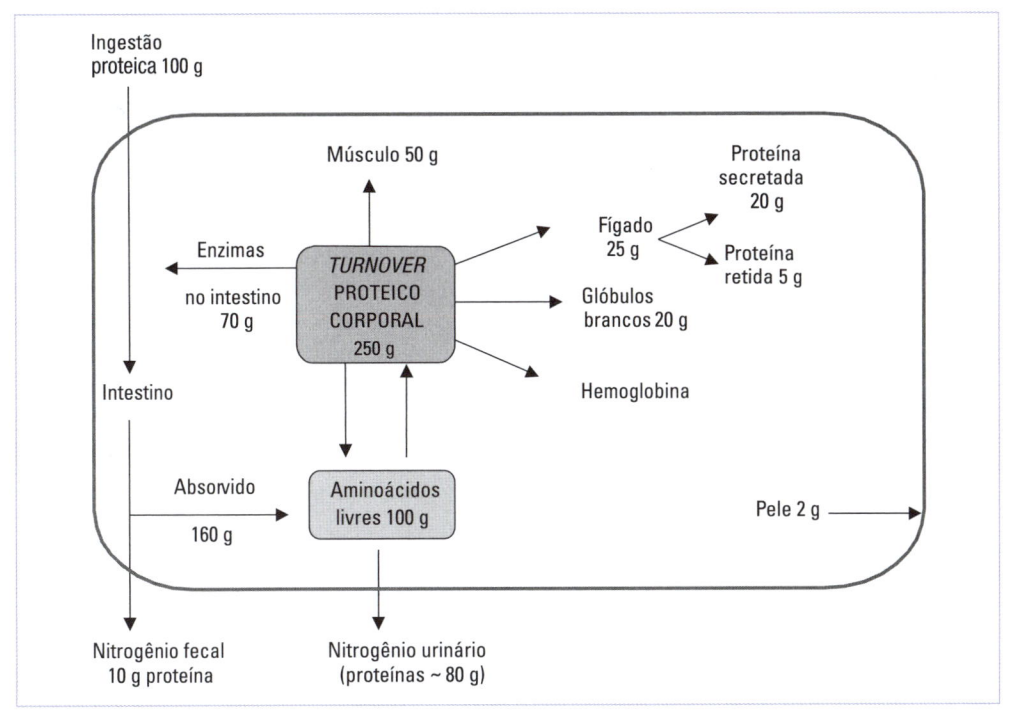

FIGURA 9 *Turnover* proteico diário corporal em um indivíduo de 70 kg.

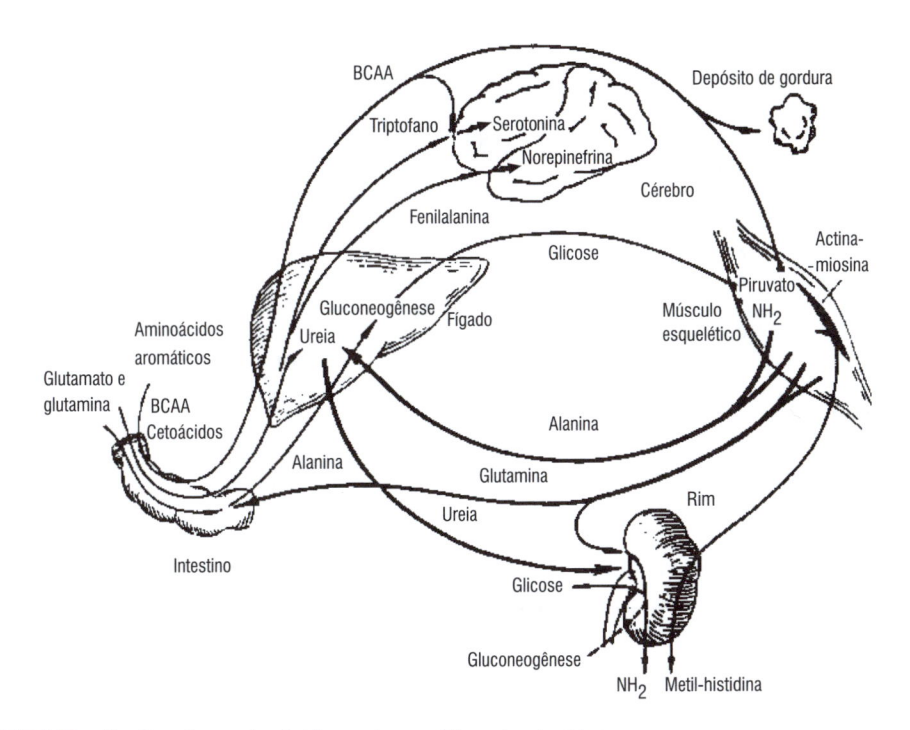

FIGURA 10 Destino dos aminoácidos entre os diferentes tecidos.

A síntese de uma proteína é controlada no nível celular pelo ácido desoxirribonucleico (DNA), o material genético (genes) do núcleo celular. O DNA funciona como molde para a síntese de várias formas de ácido ribonucleico (RNA) que participam da síntese proteica (Figura 11).

Com relação ao catabolismo de proteínas e aminoácidos, antes da oxidação do esqueleto carbônico do aminoácido o grupo amino deve ser separado. Esse processo é realizado pela desaminação oxidativa, com consequente formação do cetoácido, processo que ocorre principalmente no fígado (Figura 12).

O esqueleto carbônico é convertido nos mesmos compostos intermediários formados durante o catabolismo da glicose e dos ácidos graxos. Esses compostos podem ser transportados para tecidos periféricos, os quais entram no ciclo de Krebs para produzir adenosina trifosfato (ATP). Podem também ser utilizados para sintetizar glicose de lipídios. Aproximadamente 58% da proteína consumida pode, dessa maneira, ser convertida em glicose. A maioria dos aminoácidos, particularmente a alanina, é glicogênica.

O grupo amino, gerado pelo processo de desaminação, é liberado como amônia, que é transportada ao fígado, onde será convertida em

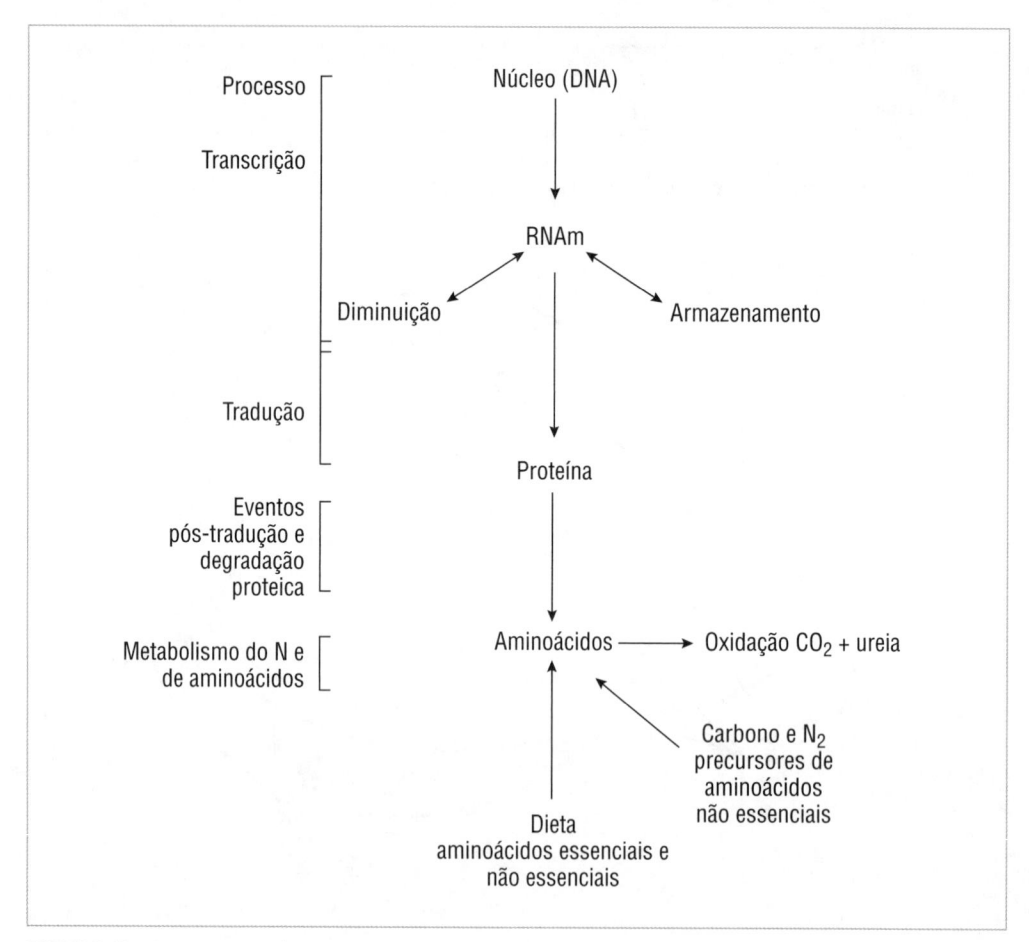

FIGURA 11 Esquema da síntese proteica.

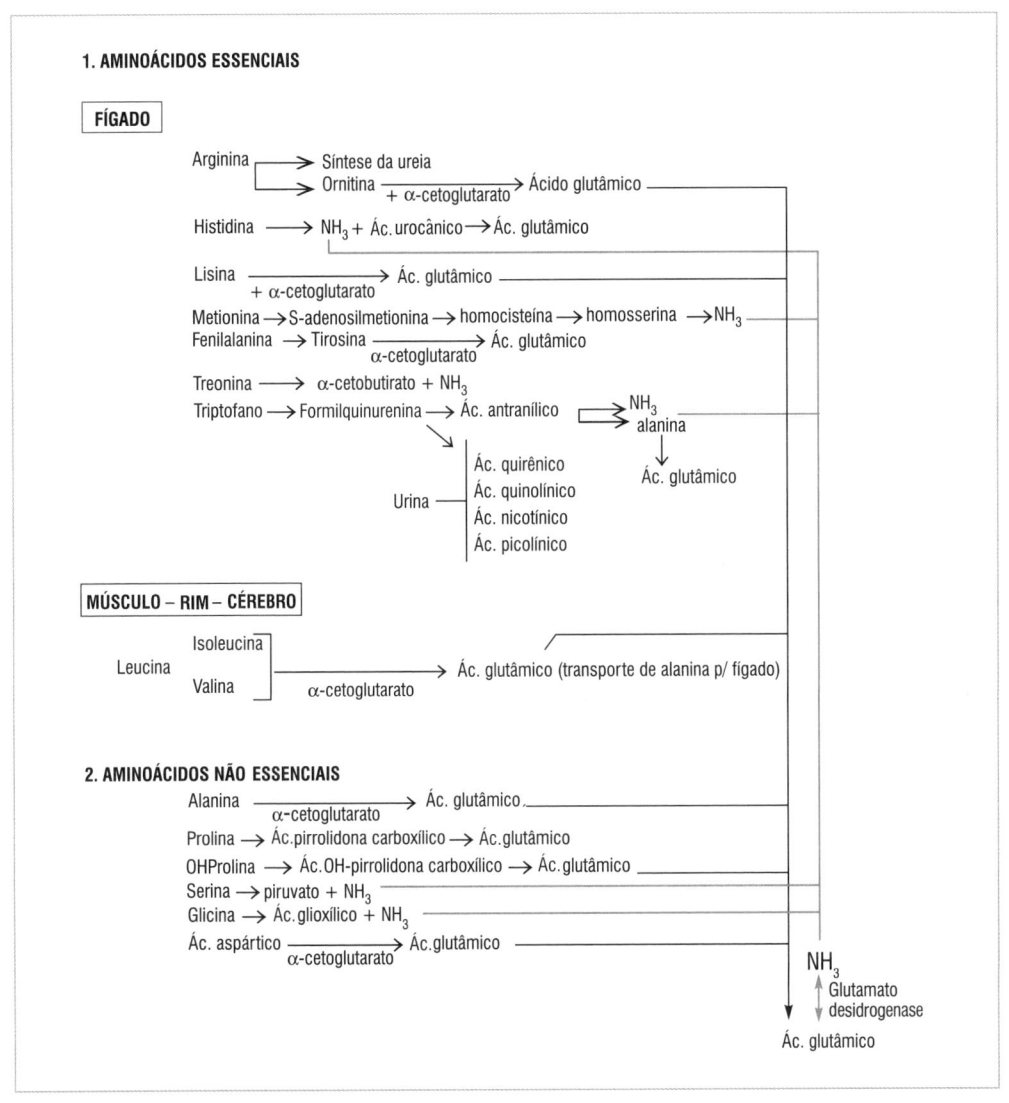

FIGURA 12 Oxidação dos aminoácidos.

ureia e dessa forma eliminada pela urina (Figura 13). Pelo fato de a amônia ser altamente tóxica, é transportada em combinação com ácido glutâmico, formando a glutamina.

Os hormônios participam tanto do mecanismo de síntese como da degradação proteica. O hormônio de crescimento estimula a síntese proteica, aumentando assim a concentração de proteína nos tecidos. No período de intenso crescimento em crianças, o hormônio de crescimento é regulado pela somatomedina C ou *insulin-like growth factor-1* (IGF-1), sintetizada por vários órgãos, especialmente pelo fígado. A insulina também estimula a síntese proteica, acelerando o transporte de aminoácidos através da membrana celular. A diminuição da produção de insulina resulta em redução da síntese proteica. A testosterona é outro hormônio que estimula a síntese proteica durante o período de crescimento.

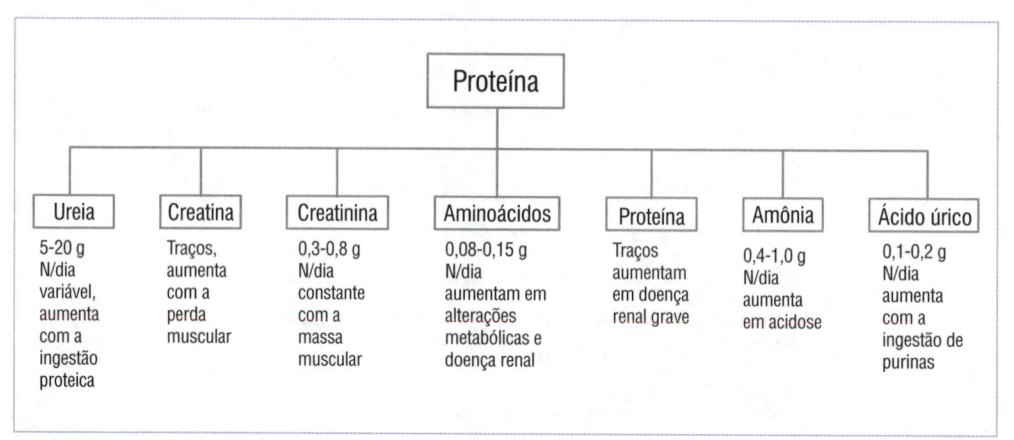

FIGURA 13 Eliminação de nitrogênio (N) na urina normal e as circunstâncias nas quais aumenta a excreção.

Os glicocorticoides estimulam a degradação proteica muscular, fornecendo substrato para a gliconeogênese e para a cetogênese. A tiroxina afeta indiretamente o metabolismo proteico, aumentando sua velocidade em todas as células e, consequentemente, a velocidade das reações anabólicas e catabólicas das proteínas. Em doses fisiológicas e com adequada ingestão energética e de aminoácidos, a tiroxina aumenta a síntese proteica. No entanto, em situações de deficiência energética ou em elevadas doses (não fisiológicas), a tiroxina tem efeito contrário, ou seja, catabólico no metabolismo proteico.

▣ NECESSIDADES DE PROTEÍNAS E DE AMINOÁCIDOS

O conceito de necessidades de aminoácidos e proteínas tem sido objeto de muitas discussões em várias reuniões de especialistas, e vem sofrendo modificações ao longo do tempo. A necessidade de uma proteína é a quantidade que deve ser ingerida pelo ser humano em determinado período de tempo para contrabalançar os gastos orgânicos nesse mesmo período.

Dois métodos fisiológicos, o fatorial e o do balanço, têm sido usados para avaliar as necessidades de nitrogênio ou de proteína no homem.

O método fatorial consiste em somar todas as perdas diárias obrigatórias de nitrogênio pelo organismo (nitrogênio endógeno urinário, nitrogênio metabólico fecal, suor, descamação, ar expirado) quando submetido a uma dieta sem proteína (aproteica). A essas necessidades de manutenção somam-se as quantidades necessárias à formação de novos tecidos nos casos de crianças em crescimento, na lactação e na gestação. Essa soma representa as necessidades de nitrogênio do indivíduo por dia.[13]

O método do balanço nitrogenado (BN) indica se houve perda ou retenção de nitrogênio no organismo, as quais podem ser determinadas pela subtração da ingestão total de nitrogênio pelas perdas de nitrogênio urinário, fecal e outras. O BN consiste na determinação direta da quantidade mínima de proteína necessária para obter equilíbrio nitrogenado em não gestantes e adultos.[13]

Como fator limitante, pode-se assinalar que há poucos dados disponíveis sobre os valores de BN nos diversos grupos etários submetidos às várias proteínas. Esse método também é passível de erros técnicos associados, por exemplo, à dificuldade de avaliação precisa de perdas através da pele, transpiração e outros fatores. No entanto, os dois métodos se equivalem e chegam a valores similares para as necessidades proteicas.[13]

De acordo com o Comitê de Peritos da OMS, FAO e ONU, a quantidade mínima de perdas de nitrogênio urinário tem sido estimada em 37 mg N/kg de peso corporal para homens adultos.

Na dieta aproteica, a perda de nitrogênio nas fezes é representada pelas enzimas e células descamativas do intestino que não foram completamente digeridas e reabsorvidas. Essa quantidade é de 12 mg N/kg de peso corporal. A soma das perdas de nitrogênio urinário, fecal, cutâneo e outras rotas menores é de cerca de 54 mg N/kg de peso corporal para um adulto. Assim, o valor médio de perdas diárias de nitrogênio é de 0,34 g de proteína/kg de peso corporal.

O relatório da Organização Mundial da Saúde (OMS) e da Organização das Nações Unidas para Alimentação e Agricultura (FAO) sugere um coeficiente de variação individual de 15% para as perdas do nitrogênio na urina e nas fezes. Consequentemente, um adicional de 30% (duas vezes o coeficiente de variação de 15%) é agregado para cobrir as perdas individuais de 97,5% da população. Com essa soma, o limite superior da quantidade de proteína a ser substituída chega a ser 0,45 g/kg de peso corporal, e mais 30% seriam necessários para cobrir as perdas na eficiência da utilização proteica, passando as necessidades proteicas diárias para 0,59 g/kg de peso corporal.

Como esses estudos têm por base a proteína do ovo, considerada de alto valor biológico, e a maioria da população consome dietas mistas (valor proteico comparativo por volta de 75%), o valor de 0,59 passaria para 0,79 g/kg/dia, resultando finalmente em 56 g de proteína para um homem de 70 kg, ou 44 g para uma mulher de 55 kg.

Além dos valores recomendados para ingestão diária de proteína, foram desenvolvidas também recomendações de ingestão diária de aminoácidos indispensáveis para adultos. Dessa forma, a dieta deve suprir a necessidade proteica do indivíduo, bem como suas necessidades de aminoácidos específicos (Tabela 1).

Recentemente, pesquisadores têm questionado a adequabilidade da recomendação proteica, principalmente para idosos. Estudos indicam que a recomendação proteica atual é insuficiente para promover a recuperação de doenças e manter a saúde e a funcionalidade em idosos, sendo necessário o aumento do aporte diário de proteínas.[14-16]

Um interessante estudo denominado *Prot-Age*, realizado pela European Union Geriatric Medicine Society (EUGMS), recomendou a ingestão proteica diária de 1 a 1,2 g/kg de peso corporal para idosos acima de 65 anos, a fim de manter a massa muscular e sua funcionalidade. Para idosos engajados em exercícios físicos aeróbios ou de força, sugere-se que a ingestão seja superior a 1,2 g/kg de peso corporal/dia, levando em consideração fatores individuais do paciente, incluindo sua tolerância à ingestão de proteínas.[14]

TABELA 1 Recomendação diária de aminoácidos indispensáveis para adultos

Aminoácido indispensável	mg/kg/dia
Leucina	39
Lisina	30
Valina	26
Fenilalanina + tirosina	25
Isoleucina	20
Treonina	15
Histidina	10
Metionina	10
Cisteína	4
Triptofano	4

Fonte: WHO/FAO.[17]

Além do fator atividade física, a presença de doenças agudas e crônicas aumenta a necessidade proteica, sendo recomendado de 1,2 a 1,5 g/kg/dia, excetuando-se na doença renal crônica em tratamento conservador. Em casos de doenças graves associadas à má nutrição, sugere-se a ingestão ainda maior de proteínas, contemplando pelo menos 2 g/kg de peso corporal/dia.[14] Logo, é possível que as recomendações proteicas sejam revisadas e atualizadas no futuro, especialmente para esse grupo populacional.

É necessário assinalar que uma condição fundamental para garantir as necessidades de proteína de um organismo é que estejam satisfeitas suas necessidades energéticas. A deficiência energética faz com que o organismo desvie as proteínas de suas funções plásticas ou reparadoras normais para produzirem energia.

CONDIÇÕES CLÍNICAS ASSOCIADAS AO METABOLISMO PROTEICO

Desnutrição proteico-energética (DPE)

A desnutrição é definida como um estado patológico de diferentes graus de intensidade e variadas manifestações clínicas, sendo resultado da deficiente assimilação dos componentes dos alimentos.

O comitê de peritos em nutrição da FAO/OMS definiu a desnutrição proteico-energética (DPE) como o "espectro de situações patológicas que provêm da falta, em várias proporções, de proteínas e calorias, ocorrendo mais frequentemente em pré-escolares e comumente associada a infecções".

A DPE pode, quanto à origem, ser primária (dietética) ou secundária (condicionada). Na desnutrição primária, o consumo inadequado de nutrientes é o determinante. A forma secundária é causada por fatores diferentes da ingestão alimentar deficiente, como a interferência na ingestão, absorção e utilização dos nutrientes em consequência de alguma afecção ou de necessidades nutricionais aumentadas.

Independentemente da forma clínica encontrada, na DPE há sempre deficiência proteica. Mesmo nos casos em que há ingestão proteica adequada, a deficiência calórica faz as proteínas serem utilizadas para fins energéticos.

A DPE é muito menos comum e menos grave em adultos. Já sua ocorrência em crianças compromete a velocidade de crescimento e desenvolvimento, muitas vezes com alterações irreversíveis caso a deficiência nutricional ocorra durante a gestação e a lactação ou nos primeiros anos de vida.

Estados patológicos, como infecção, parasitismo e deficiências nutricionais, como de vitamina A e ferro, são situações agravantes. O sinergismo entre desnutrição e infecção é bem conhecido: a infecção acarreta desnutrição por vários mecanismos, sendo, talvez, o aumento do catabolismo o efeito mais importante.

A DPE provoca uma variedade de alterações clínicas decorrentes de deficiência proteica e energética, normalmente acompanhadas de alterações fisiológicas, trauma e estresse.

Na recuperação do desnutrido, em geral, é necessário tratar inicialmente o episódio agudo, suprimir outras doenças associadas, como infecção, e, finalmente, administrar uma dieta adequada. Com a recuperação nutricional, geralmente desaparecem as lesões anatômicas, há normalização das funções, correção das alterações bioquímicas plasmáticas e o acúmulo normal das reservas de nutrientes.

Marasmo e *kwashiorkor*

O marasmo é uma deficiência crônica de energia. Em estados avançados é caracterizado por perda da massa muscular e ausência de gordura subcutânea. Pode ser encontrado em crianças de todas as idades e usualmente é causado pela deficiência na alimentação durante o período de lactação ou pelo uso de fórmulas muito diluídas.

O *kwashiorkor* é encontrado em crianças no último período de lactação, desmame e após o desmame, geralmente de 1 a 4 anos de vida. Está associado com deficiência crônica de proteínas, que leva a um quadro de hipoalbuminemia, edema e esteatose hepática. A gordura subcutânea é geralmente preservada, no entanto a perda muscular é mascarada pelo edema.

O marasmo-*kwashiorkor* apresenta uma mistura da sintomatologia dos dois estados comentados anteriormente. Nesse caso, a perda de gordura subcutânea é acentuada, especialmente quando o edema é reduzido nas primeiras etapas do tratamento.

Sarcopenia

A perda de massa muscular durante o envelhecimento, processo conhecido como sarcopenia, é responsável por diversas alterações de saúde e redução da capacidade funcional do idoso. A perda da massa muscular se inicia, aproximadamente, aos 40 anos de idade, consistindo em uma redução anual de cerca de 0,8% do conteúdo muscular. No entanto, a partir dos 60 anos, essa taxa é aumentada para 1,5% ao ano.[18]

O processo de sarcopenia é acompanhado por modificações complexas na composição corpórea, como alterações nos tipos de fibra muscular, balanço nitrogenado negativo e aumento do percentual de gordura corporal. Evidências científicas apontam a sarcopenia como importante causa de disfunção endócrina, resistência à insulina, deficiências nutricionais e doenças crônicas não transmissíveis (DCNT), as quais são consideradas a segunda principal causa de mortalidade no país.[18,19]

Além do aumento no risco de comorbidades, a sarcopenia é responsável pela redução da capacidade funcional, imobilidade e aumento da permanência ao leito. De modo geral, esse quadro promove redução da qualidade de vida durante o envelhecimento.[18,20]

Nesse cenário, o aumento do consumo alimentar de proteínas, seja proveniente de alimentos ou de suplementos, tem sido considerado uma importante estratégia na redução do risco e tratamento da sarcopenia.[18] É válido destacar a importância da composição da proteína da dieta, levando em consideração fatores como a digestibilidade e a composição aminoacídica.

O soro do leite (*whey protein*) é considerado uma importante fonte de proteínas, apresentando maior teor de aminoácidos indispensáveis, incluindo a leucina (aminoácido vinculado ao metabolismo proteico), quando comparado à caseína, ao colágeno e à proteína da soja. Além disso, a biodisponibilidade de aminoácidos do soro do leite é superior em comparação a essas fontes, permitindo que a suplementação com essa proteína seja bastante utilizada com fins de hipertrofia muscular e outras alegações de saúde, como melhora da função imune.[18,21]

No entanto, evidências recentes sugerem que intervenções para atenuar a sarcopenia, como a ingestão de proteínas e a prática de exercícios físicos, sejam menos efetivas em induzir o aumento de massa muscular em idosos, comparado com adultos saudáveis. Esse desfecho estaria vinculado à redução da capacidade digestiva e absortiva com o envelhecimento, bem como à redução da sensibilidade à insulina (hormônio com importante potencial anabólico) e da fosforilação da proteína *mammalian target of rapamycin* (mTOR), que desencadeia a cascata de ativação enzimática responsável pela síntese de proteínas. A sinergia entre essas situações nos idosos tem sido denominada "resistência anabólica".[18]

No intuito de superar a resistência anabólica, é proposto o aumento do consumo de proteínas e de aminoácidos específicos, como a leucina, responsável pela ativação da via da mTOR. Entretanto, essa estratégia pode ser comprometida pela redução do consumo alimentar comum em idosos, sendo necessária a suplementação proteica ou com aminoácidos.[18]

Yang et al. (2012)[16] constataram que a suplementação com 20 g de *whey protein*, contendo 2 g de leucina, após o exercício físico é suficiente para promover anabolismo proteico em idosos. Esse valor representa o dobro do necessário para jovens saudáveis.[22] Nesse contexto, observou-se que a necessidade proteica é superior em idosos, no intuito de permitir a adequada recuperação de doenças, manter a funcionalidade e a saúde.[14]

Quando o consumo alimentar for suficiente, não é necessária a suplementação. Para esses pacientes, sugere-se o fracionamento de alimentos proteicos durante o dia, visto que o consumo de refeições fartas pode diminuir o apetite por longos períodos, prejudicando a ingestão alimentar e proteica.[18] A combinação de alimentos também é uma estratégia interessante, podendo aumentar a qualidade da proteína consumida. Um exemplo clássico é o consumo simultâneo de arroz e feijão, permitindo a ingestão de todos os aminoácidos indispensáveis em proporções adequadas.[23]

Finalmente, embora a definição de sarcopenia seja a perda de massa muscular durante o processo de envelhecimento, termos como "eutrofia sacorpênica" e "obesidade sarcopênica" podem ser utilizados para indivíduos de todas as idades, indicando que, apesar de o paciente apresentar-se eutrófico ou obeso, há uma reduzida massa muscular ("sarcopenia"), quando em comparação com a porcentagem de gordura corporal.

▣ CONSIDERAÇÕES FINAIS

A proteína é um macronutriente indispensável ao organismo humano, desempenhando diversas funções biológicas de extrema importância. Logo, a ingestão desse nutriente em quantidades adequadas é de suma relevância. Além da questão quantitativa, deve-se levar em consideração a qualidade da proteína, no que concerne a seu teor e à biodisponibilidade de aminoácidos indispensáveis.

Vale salientar que para o completo aproveitamento das proteínas é preciso que sejam satisfeitas as respectivas necessidades dos outros nutrientes, como os carboidratos e lipídios. Dessa forma se garante que as proteínas sejam destinadas à síntese proteica, como reparação e manutenção dos tecidos, e ao processo de crescimento e desenvolvimento.

▣ REFERÊNCIAS BIBLIOGRÁFICAS

1. Tirapegui J. Nutrição, metabolismo e suplementação na atividade física. 2.ed. São Paulo: Atheneu; 2012.
2. Rogero MM, Tirapegui J, Pedrosa RG, De Oliveira Pires IS, De Castro IA. Plasma and tissue glutamine response to acute and chronic supplementation with L-glutamine and L-alanyl-L-glutamine in rats. Nutr Res. 2004;24(4):261-70.
3. Tirapegui J. Nutrição: fundamento e aspectos atuais. 3.ed. São Paulo: Atheneu; 2013.
4. Labunskyy VM, Hatfield DL, Gladyshev VN. Selenoproteins: molecular pathways and physiological roles. Physiol Rev. 2014;94:739-77.
5. Lobanov AV, Kryukov GV, Hatfield DL, Gladyshev VN. Is there a twenty third amino acid in the genetic code? Trends Genet. 2006 Jul;22(7):357-60.
6. Zhang Y, Gladyshev VN. High content of proteins containing 21st and 22nd amino acids, selenocysteine and pyrrolysine, in a symbiotic deltaproteobacterium of gutless worm Olavius algarvensis. Nucleic Acids Res. 2007;35:4952-63.
7. Bollini R, Carnovale E, Campion B. Removal of antinutritional factors from bean (Phaseolus vulgaris L.) seeds. Biotechnol Agron Soc Environn. 1999;3:217-9.
8. Broer S. Amino acid transport across mammalian intestinal and renal epithelia. Physiol Rev. 2008;88:249-86.
9. Frenhani PB, Burini RC. Mecanismos de absorção de aminoácidos e oligopeptídios: controle e implicações na dietoterapia humana. Arq Gastroenterol. 1999;36(4).
10. Daniel H, Kottra G. The proton oligopeptide cotransporter family SLC15 in physiology and pharmacology. Eur J Physiol. 2004;447:610-8.
11. Leibach FH, Ganapathy V. Peptide transporters in the intestine and the kidney. Annu Rev Nutr. 1996;16399-119.
12. Rubio-Aliaga I, Daniel H. Peptide transporters and their roles in physiological processes and drug disposition. Xenobiotica. 2008;38(7-8):1022-42.
13. Tirapegui J, Ribeiro SML. Avaliação nutricional: teoria e prática. São Paulo: Guanabara Koogan; 2009.
14. Bauer J, Biolo G, Cederholm T, Cesari M, Cruz-Jentoft AJ, Morley JE, et al. Evidence-based recommendations for optimal dietary protein intake in older people: a

position paper from the PROT-AGE study group. JAMDA. 2013;14:542-59.

15. Tang M, McCabe GP, Elango R, Pencharz PB, Ball RO, Campbell WW. Assessment of protein requirement in octogenarian women with use of the indicator amino acid oxidation technique. The American Journal of Clinical Nutrition. 2014;891-8.

16. Yang Y, Breen L, Burd NA, Hector AJ, Churchward--Venne TA, Josse AR, et al. Resistance exercise enhances myofibrillar protein synthesis with graded intakes of whey protein in older men. British Journal of Nutrition. 2012;108:1780-8.

17. WHO/FAO. Protein and amino acid requirements in human nutrition. WHO Technical Report Series. 2007;935.

18. Lancha Júnior AH, Zanella Júnior R, Tanabe SGO, Andriamihaja M, Blachier F. Dietary protein supplementation in the elderly for limiting muscle mass loss. Amino Acids. 2017;49(1):33-47.

19. Cuppari L. Nutrição nas doenças crônicas não transmissíveis. Barueri: Manole; 2009.

20. Phillips SM. A brief review of critical processes in exercise-induced muscular hypertrophy. Sports Medicine. 2014;44(1):71-7.

21. Borack MS, Reidy RT, Husaini SH, Markofski MM, Deer RR, Richison AB, et al. Soy-dairy protein blend or whey protein isolate ingestion induced similar post exercise muscle mechanistic target of rapamycin complex 1 signaling and protein synthesis responses in older men. The Journal of Nutrition. 2016:2468-75.

22. Moore DR, Robinson MJ, Fry JL, Tang JE, Glover EI, Wilkinson SB, et al. Ingested protein dose response of muscle and albumin protein synthesis after resistance exercise in young men. The American Journal of Clinical Nutrition. 2009;89:161-8.

23. Cozzolino SMF, Cominetti C. Bases bioquímicas e fisiológicas da nutrição, nas diferentes fases da vida, na saúde e na doença. Barueri: Manole; 2013.

CAPÍTULO 9

Biodisponibilidade de carboidratos

Eric de Castro Tobaruela
Fernanda Grande
Gilberto Simeone Henriques

◼ INTRODUÇÃO

A classe de compostos orgânicos denominados carboidratos desempenha um papel importante no corpo humano, atuando como fonte de energia, ajudando a controlar o metabolismo da glicose e da insulina no sangue, participando do metabolismo lipídico e auxiliando na fermentação colônica. Estudados sob os mais diferentes prismas científicos desde então, reconheceu-se a necessidade de elucidar os processos de digestão e absorção dos diferentes tipos de carboidratos, os quais o homem foi capaz de obter do ambiente, processar, acrescer a sua alimentação habitual e, finalmente, aproveitar as frações absorvidas como substratos para seu metabolismo. Dessa noção clássica de biodisponibilidade, em que se baseou a grande maioria dos estudos dos nutrientes até pouco tempo atrás, emergiu um corpo de conhecimentos mais específicos e direcionados que destacam não apenas as transformações e interações a que o nutriente está sujeito ao entrar em contato com as estruturas e as secreções do trato gastrointestinal, mas também seu potencial fisiológico de suprir demandas em determinados tipos celulares.

Com base nessa nova conceituação, o estudo dos carboidratos alcançou grande desenvolvimento, ocupando páginas de destaque na literatura científica e culminando, nos anos 2000, com a caracterização de algumas de suas frações como integrantes de um grupo de nutrientes com propriedades funcionais reconhecidas.

◼ CLASSIFICAÇÃO DOS CARBOIDRATOS

Em razão de sua importância como nutrientes que há séculos predominam como fonte de energia em vários tipos de dieta em todo o mundo, os carboidratos mereceram a atenção de estudiosos de diversas áreas, desde a fisiologia vegetal até a nutrição humana. Consequentemente, cada uma dessas áreas desenvolveu e acrescentou conceitos e classificações a respeito dos carboidratos à medida que os métodos analíticos avançavam, e com o desenvolvimento de modelos experimentais reprodutíveis e confiáveis que mimetizassem as condições fisiológicas naturais tanto *in vitro* quanto *in vivo*. A classificação química clássica surgiu dentro dessa perspectiva, na qual carboidratos são moléculas orgânicas que apresentam a fórmula empírica $(CH_2O)_n$, possuindo como grupo funcional o radical aldeído (chamados poli-hidroxialdeídos) ou cetona (chamados poli-hidroxicetonas), bem como seus derivados.[1] No entanto, para que se pudesse estabelecer maiores aplicações à ciência dos alimentos e à nutrição, fez-se necessário ampliar essa classificação química, associando-a ao alto poder de resolução das técnicas de química analítica, organizando as moléculas de carboidratos de acordo com seu grau de polimerização (GP), ou seja, o número de unidades de monossacarídeos, e então subdividindo-as segundo seus tipos de ligações glicosídicas e características químicas específicas.

Ao longo dos anos, tais critérios têm sido utilizados no desenvolvimento de modelos para a classificação dos carboidratos, sendo as classificações preconizadas pela Food and Agriculture Organization (FAO)[2] dos EUA e por Cummings e Englyst[3] duas das mais importantes (Quadro 1).

Em 1998, a FAO publicou seu modelo para classificação segundo GP, classificando tais nutrientes em três grandes grupos: açúcares (GP 1-2), oligossacarídeos (GP 3-9) e polis-

QUADRO 1 Classificação química e características fisiológicas dos carboidratos[2,3]

FAO (1998)			Carboidratos (exemplos)	Cummings e Englyst[10]	
GP	Grupos	Subgrupos		Tipos de carboidrato	GP
1-2	Açúcares	Monossacarídeos	Glicose	Monossacarídeos	1
			Frutose		
			Galactose		
		Polióis	Xilitol		
			Manitol		
			Sorbitol		
		Dissacarídeos	Sacarose	Dissacarídeos	2
			Maltose		
			Lactose		
		Polióis	Maltitol		
			Isomalte		
			Lactitol		
3-9	Oligossacarídeos	Maltoligossacarídeos	Maltodextrinas	Oligossacarídeos	3-10
		Outros oligossacarídeos	Rafinose		
			Estaquiose		
			Frutoligossacarídeos		
> 9	Polissacarídeos	Amido	Amilose	Amido	Polissacarídeos	> 10
			Amilopectina		
		Polissacarídeos não amido	Celulose	Polissacarídeos não amido	
			Hemicelulose		
			Pectinas		
			Inulina	Polissacarídeos de armazenamento	
			Guar		
			Ispaghula	Gomas de plantas, exsudatos e mucilagens de sementes	
			Sterculia		
			Karaya		

GP: grau de polimerização.

sacarídeos (GP > 9). Entretanto, sabendo que a classificação dos carboidratos segundo GP é química, Cummings e Englyst[3] (bem como outros autores) propuseram modificações na classificação preconizada inicialmente pela FAO, reagrupando carboidratos de GP 1 e 2 em diferentes grupos e subgrupos. Outra divergência conceitual consiste no GP limite para o grupo dos oligossacarídeos, havendo classificações que preconizem 9 ou 10 unidades monossacarídicas.

Na década de 1990, aproveitando o embasamento do grande número de estudos experimentais que utilizaram sistemas de digestão enzimática *in vitro*, ou que contaram com a colaboração de indivíduos ileostomizados (até o momento, o modelo *in vivo* válido é o mais fidedigno para a simulação do processo de digestão de carboidratos), foi possível acrescentar à classificação por GP dados significativos a respeito da digestibilidade, da absorção e dos possíveis efeitos fisiológicos decorrentes do consumo regular de carboidratos com diferentes arranjos moleculares, o que enfim a torna mais interessante do ponto de vista nutricional.[4]

Um dos principais desafios ao tentar classificar carboidratos é a dificuldade em conciliar aspectos químicos, como o GP, e possíveis efeitos fisiológicos. Qualquer classificação baseada puramente em estrutura química dificulta o estabelecimento da relação entre os carboidratos e os possíveis efeitos decorrentes de seu consumo, uma vez que cada um dos grupos de carboidratos está relacionado com mais de um efeito fisiológico, e o oposto também é observado.[5]

Tendo em vista esses aspectos, foram desenvolvidos novos termos e conceitos, capazes de abranger grupos e subgrupos de carboidratos com efeitos fisiológicos similares,[4,6] tais como os conceitos de carboidratos disponíveis, carboidratos não disponíveis, fibra alimentar e amido resistente (AR). Os conceitos de carboidrato disponível e não disponível foram propostos inicialmente por McCance e Lawrence[7] após perceberem que nem todos os carboidratos po-

dem ser digeridos, metabolizados e "utilizados", fornecendo energia para o organismo humano.

Esse conceito revelou-se importante, pois evidenciou o fato de alguns carboidratos não serem digeridos e absorvidos no intestino delgado, podendo ser fermentados pela microbiota ao atingirem o intestino grosso. No entanto, o conceito de carboidrato não disponível deve ser utilizado com cuidado, pois mesmo os carboidratos que não são digeridos podem ser capazes de fornecer energia ao organismo por meio dos ácidos graxos de cadeia curta (AGCC) produzidos durante o processo de fermentação.[2,7]

MONO E DISSACARÍDEOS

Os carboidratos mais abundantes contidos em uma dieta são os monossacarídeos, glicose (alfa-D-glicopiranosil) e frutose (beta-D-frutofuranosil), além da sacarose, um dissacarídeo composto por uma unidade de glicose unida a uma unidade de frutose por uma ligação glicosídica alfa-(1→2). A lactose é outro dissacarídeo bastante comum, embora sua quantidade na dieta dependa da frequência de ingestão de leite e derivados lácteos. Entre os dissacarídeos, a lactose é uma exceção, pois é o único açúcar com esse GP que contém uma ligação beta-(1→4) entre uma unidade de glicose e outra de galactose. A betagalactosidase (EC 3.2.1.23) é uma das únicas enzimas com isomeria beta sintetizada em quantidades suficientes pelo trato gastrointestinal (TGI) humano, embora parte da população adulta no mundo apresente deficiência.

Trealose e maltose são dois dissacarídeos compostos por duas unidades de glicose. A trealose possui uma ligação glicosídica alfa-(1→1), enquanto a maltose possui uma alfa-(1→4). A trealose é naturalmente encontrada em leveduras, cogumelos e algumas plantas[8-10] e é usada na indústria de alimentos como substituto da sacarose em produtos nos quais se deseja baixa doçura,[10] enquanto a maltose é largamente utilizada na indústria de alimentos e está presente em grande número de processados, mas em baixas concentrações nos alimentos *in natura*.[11,12]

Os polióis, carboidratos derivados de álcoois, como sorbitol, maltitol, manitol e xilitol, estão presentes em pequenas quantidades nos alimentos, como ingredientes de alimentos para fins nutricionais específicos, ou mesmo como artifício tecnológico, conferindo propriedades específicas a determinados produtos alimentícios processados industrialmente.

Os açúcares simples (mono e dissacarídeos), em geral, conferem sabor doce aos alimentos, tornando-os agradáveis ao paladar humano, além de serem largamente utilizados pela indústria de alimentos como conservantes, conferindo textura e sabor característicos a produtos de panificação e biscoitos. Glicose e outros açúcares redutores são os substratos iniciais das reações de Maillard, cujos produtos conferem aroma e sabor característicos a alguns tipos de alimentos.

Digestibilidade e biodisponibilidade de mono e dissacarídeos

Juntos, mono e dissacarídeos são os carboidratos mais simples que existem e são capazes de rapidamente se tornar glicose disponível às células de diversos tecidos do organismo, constituindo um grupo denominado em 1929, por McCance e Lawrence,[7] carboidratos glicêmicos, termo não mais utilizado. Atualmente, em vez de classificar os carboidratos como simples ou complexos, recomenda-se verificar não somente seu GP, mas também o tipo de ligação (se houver) entre as unidades de monossacarídeos, a disposição de suas cadeias (consequentemente, a disposição espacial da molécula orgânica) e a possibilidade de o carboidrato se tornar glicose rapidamente disponível. Baseando-se nesse tipo de avaliação mais criteriosa, é possível reunir um número de características e informações que nos permitem classificar os carboidratos em questão como disponíveis ou não disponíveis.

Efetivamente, todas essas variáveis convergem para a avaliação do papel fisiológico e do aproveitamento verdadeiro das mais diversas frações de carboidratos pelos diferentes organismos que delas dependem para sua sobrevivência, reforçando a importância do aumento da amplitude do conceito de biodisponibilidade em todos os níveis de classificação atribuídos aos nutrientes essenciais.

OLIGOSSACARÍDEOS

A posição intermediária dos oligossacarídeos, entre as moléculas mais simples de mono e dissacarídeos e os longos arranjos espaciais dos polissacarídeos, manteve essa classe de carboidratos longe do cenário de evidência científica durante décadas. Enquanto Widdowson e McCance[13] desenvolveram os métodos para análise de açúcares redutores, sacarose e amido, em 1935, as frações de oligossacarídeos obtiveram reconhecimento e uma classificação científica fundamentada apenas na década de 1980.[14] A partir de então, avolumaram-se os estudos a respeito de seus papéis fisiológicos e de suas características funcionais.

Por definição, oligossacarídeos são carboidratos com GP de 3 a 9, embora a nomenclatura bioquímica da International Union of Pure and Applied Chemistry (Iupac) de 1982 considere oligossacarídeos todos os carboidratos que contenham de 3 a 10 unidades monoméricas. A principal divergência conceitual acerca dos oligossacarídeos consiste no GP limite para esse grupo de carboidratos, havendo classificações que preconizem 9 ou 10 unidades monossacarídicas. Apesar disso, a maioria dos pesquisadores e das agências regulamentadoras da legislação de alimentos considera os polissacarídeos carboidratos com grau de polimerização superior a 9.[3]

Carboidratos com cadeias com essas características incluem os tri e os tetrassacarídeos, como rafinose e estaquiose, maltodextrinas, pirodextrinas, frutoligossacarídeos (FOS) e galactoligossacarídeos (GOS), que são altamente solúveis em água. Maltodextrinas são oligossacarídeos produzidos a partir da hidrólise do amido e são particularmente importantes para a indústria de alimentos por suas propriedades funcionais desejáveis (p. ex., solubilidade) em relação ao amido íntegro.[11,15,16] Esses oligossacarídeos, adicionados aos alimentos durante o processamento, atuam como agentes espessantes, estabilizantes e/ou umectantes.[15-17]

Em geral, os oligossacarídeos resultantes da hidrólise do amido são parcialmente digeridos e absorvidos no TGI humano, o que não ocorre com os polímeros formados por frutose e galactose, considerados oligossacarídeos não digeríveis. Tal classificação baseia-se nas constatações quali e quantitativas da presença intacta desses carboidratos nos efluentes coletados de indivíduos ileostomizados e da comprovação de efeitos prebióticos no cólon, cujo parâmetro de avaliação é a presença do nutriente íntegro como substrato disponível aos processos de fermentação e ao desenvolvimento de microrganismos que normalmente compõem a microbiota intestinal. Rafinose e estaquiose são exemplos de oligossacarídeos não digeríveis, pois apresentam um e dois monômeros de galactose, respectivamente. Uma vez que o organismo humano não produz a enzima (alfagalactosidase; EC 3.2.1.22) que atua em sua hidrólise, ambos passam intactos pelo intestino delgado e são fermentados pela microbiota residente no cólon humano, sendo esse o motivo da flatulência causada pelo consumo de feijão (e outras leguminosas) não demolhado.[18]

Ao tratar-se do efeito prebiótico, atribuído a classes específicas de oligossacarídeos, é indispensável que sejam detalhados alguns aspectos bioquímicos e nutricionais dos frutanos, como FOS tipo inulina, que vêm sendo largamente caracterizados e reconhecidos como de grande importância para a manutenção da integridade do TGI humano.

Frutoligossacarídeos, uma classe importante, mas ainda pouco conhecida de carboidratos

Ao contrário dos GOS, encontrados naturalmente apenas no leite, os frutanos (inulina e FOS) são carboidratos de reserva natural encontrados em quantidades variáveis em diversos componentes de uma dieta normal.[19] Fazem parte da fração de carboidratos de armazenamento dos vegetais, razão pela qual são encontrados em mais de 36 mil espécies de plantas.[4]

A inulina é composta de várias unidades (monômeros) de frutose, unidas, sobretudo, mas não necessariamente, por ligações beta-(2→1). O primeiro monômero da cadeia, em geral, é um resíduo de glicose ou frutose e tipicamente o último resíduo da cadeia é uma glicose, formando uma ligação beta-(1→2) com o resíduo imediatamente anterior de frutose, assim como na sacarose.[20,21] O GP da inulina pode variar de 2 a 60 unidades de frutose, portanto alguns tipos não são classificados como oligossacarídeos.[22]

Os FOS compõem um subgrupo da inulina, caracterizando-se por apresentar moléculas com GP menor que 10 e por conter unidades de glicose ao término de sua cadeia. Por apresentarem apenas ligações do tipo beta, inulina e FOS escapam da digestão típica de outras frações de carboidratos, atingindo, praticamente intactas, as regiões mais distais do TGI, fato pelo qual apresentam características de fibra alimentar e valor energético reduzido.[23]

Sua obtenção pode ser feita basicamente de duas maneiras: sintetizadas da sacarose ou extraídas de fontes naturais, como raízes de chicória (*Chicorium intybus*) ou de alcachofra-de-jerusalém (*Helianthus tuberosus*). Por este último processo, as raízes são colhidas, cortadas e lavadas. A inulina é então extraída da raiz, com o auxílio de um processo de difusão em água fervente, e purificada durante a secagem. O produto resultante apresenta GP médio de 10 a 12, com comprimento variando entre 2 e 60 unidades. O pó de inulina, obtido no final do processo, contém frequentemente de 6 a 10% de açúcares na forma de glicose, frutose e sacarose.[24] Há ainda um tipo de inulina, denominado inulina de alto desempenho, cujo GP é maior (em média 25) e cuja quantidade de monômeros varia de 11 a 60 unidades. Esse produto tem a capacidade de ser um substituto de gorduras quase duas vezes maior que a inulina comum, sem, no entanto, aumentar o poder adoçante do alimento.

Em geral, os FOS são obtidos do mesmo processo de extração da inulina, acrescido de uma etapa complementar de hidrólise, utilizando-se uma inulinase (EC 3.2.1.7), que quebra as ligações beta-(2→1) das cadeias de inulina, resultando em cadeias com GP médio de 4 unidades e comprimento de 2 a 10. Os FOS podem também ser produzidos a partir da sacarose, por meio de reações de transfrutosilação mediadas pela enzima betafrutofuranosidase (EC 3.2.1.26), que liga moléculas adicionais de frutose a uma molécula de sacarose que inicia a cadeia. Esses produtos de síntese caracterizam-se por conter várias unidades de frutose unidas por ligações beta-(2→1), apresentando um resíduo de glicose ligado à extremidade terminal da cadeia.[25]

Propriedades funcionais dos frutoligossacarídeos e sua inclusão como componentes da fibra alimentar

Além de apresentarem diferenças sutis em seu perfil bioquímico, os frutanos tipo inulina apresentam diferenças nítidas em suas propriedades funcionais.

Em razão de sua cadeia mais comprida, a inulina é menos solúvel que os FOS, produtos de sua hidrólise parcial, formando cristais quando solubilizada em água. Isso faz com que ela seja um substituto excelente de gordura em diversos produtos alimentícios, nos quais se deseja manter as características proporcionadas pela gordura. Os FOS conferem consistência a produtos lácteos e umedecem bolos e produtos de confeitaria, diminuem o ponto de congelamento de sobremesas geladas, tornam crocantes biscoitos com baixo conteúdo de gordura e atuam como um ligante em barras de cereais ou granola.

FOS podem também ser encontrados em associação com adoçantes de alta intensidade em substituição ao açúcar, desenvolvendo um padrão de doçura mais equilibrado e mascarando o gosto residual de adoçantes como aspartame e acessulfame K. Sua cadeia de oligômeros mais curta lhes confere qualidades funcionais similares às da sacarose ou do xarope de glicose, sendo mais solúveis e apresentando cerca de 30 a 50% do poder adoçante do açúcar de mesa.

Assim como os GOS, tanto a inulina quanto os FOS podem ser considerados ou mesmo classificados como componentes da fibra alimentar, uma vez que, tanto do ponto de vista analítico quanto do fisiológico, as comprovações são evidentes.[26,27] Por conseguinte, tais compostos são largamente empregados em alimentos com a finalidade de aumentar seu conteúdo de fibra alimentar.

Porém, deve-se ressaltar que, se, por um lado, esses oligômeros apresentam propriedades comuns aos tipos mais conhecidos e caracterizados de fibra alimentar, por outro, têm pequenas, mas significativas, diferenças que refletem em suas ações fisiológicas como frações resistentes à digestão. Assim, apesar de não serem digeridos pelas enzimas do TGI, sua capacidade de aumentar o bolo alimentar e a viscosidade do conteúdo luminal é inferior à de outros tipos de carboidratos, como a celulose, a goma guar e as glucomananas.[28] Observou-se que as ações sobre a diminuição do colesterol e glicemia séricos, associadas à ingestão de alimentos contendo frutanos, são significativamente menos pronunciadas para GOS, FOS e inulina do que para outros componentes da fibra alimentar.[29]

Efeito prebiótico dos frutoligossacarídeos

O grande potencial fermentativo com a consequente produção de AGCC e diminuição do pH torna os frutanos carboidratos importantes para a manutenção da complexa microbiota existente no cólon, cuja variabilidade atinge centenas diferentes tipos de bactérias cultiváveis, benéficas ou não.[30] Esses atributos são também comuns ao grupo maior, classificado como fibra alimentar, e reforçam a necessidade de inclusão dos frutanos nesse grupo, ainda que apresentem algumas características peculiares. Inulina e FOS podem então ser conceituados como prebióticos,[31] pois seus componentes não digeríveis estimulam o crescimento seletivo e a atividade de bactérias como as dos gêneros *Bifidobacterium* e *Lactobacilli*, permitindo-lhes competir com bactérias patogênicas por substratos, em um ambiente favorável.[25]

FOS e GOS são prebióticos autênticos. Por definição, prebióticos são ingredientes de alimentos que beneficiam o organismo do hospedeiro, seletivo para determinadas espécies de bactérias, gerando seletividade no cólon e possíveis benefícios à saúde e ao bem-estar dos indivíduos. Para ser classificado como prebiótico, o ingrediente que está contido em determinada matriz alimentar não deve ser hidrolisado nem absorvido na parte superior do TGI, estando disponível intacto na região do cólon, onde deve ser seletivamente fermentado por um número limitado de espécies de bactérias potencialmente benéficas. Sob condições normais de homeostase, a microbiota intestinal desempenha o papel importante de prevenir a colonização de patógenos, além de exercer funções benéficas em níveis local e sistêmico, como aumentar a tolerância à lactose, fornecer AGCC como substrato energético para as células do hospedeiro, neutralizar toxinas, funcionar como fator antitumorigênico e estimular o sistema imunológico intestinal. O consumo de carboidratos não digeríveis, componentes da fibra alimentar, é uma das maneiras pelas quais se pode aumentar a massa fecal, com base no aumento da massa microbiana no cólon.[27]

Os AGCC, predominantemente acetato, propionato e butirato, além de contribuírem para a já mencionada diminuição do pH no cólon, que por si só é um dos fatores que garantem a seletividade e o predomínio de algumas espécies bacterianas sobre outras, ainda são utilizados como fonte de energia pelas células da mucosa intestinal. Há ainda evidências científicas da metabolização de acetato e de propionato em outros tecidos do organismo humano e do papel do butirato como regulador do crescimento e da diferenciação celular.[32] Estudos recentes sugerem que a produção desses AGCC está relacionada à melhora de diversos efeitos fisiológicos, como a melhora da função intestinal, da absorção de minerais, da regulação do metabolismo lipídico e glicêmico, além de reduzir o risco de desenvolvimento de câncer de cólon.[33] Ainda em relação ao processo de fermentação, a quantidade de energia gerada das frações de carboidratos que atingem intactas o cólon é da ordem de 2 kcal/g, contra 4 kcal/g fornecidas pelos carboidratos disponíveis.[5,27]

Todo esse conjunto de possíveis efeitos benéficos à saúde do hospedeiro baseia-se no princípio da seletividade, orquestrada pela produção de substratos durante o processo de fermentação, alterando a composição da microbiota intestinal e, por conseguinte, reduzindo significativamente a população de microrganismos patogênicos ou prejudiciais à saúde dos indivíduos.

Comprovação do efeito prebiótico dos frutoligossacarídeos

Estudos *in vitro* demonstram que tanto a inulina quanto os FOS passam por um processo específico de fermentação,[34] fato corroborado por estudos realizados com seres humanos, comprovando-se o efeito bifidogênico *in vivo* dos frutanos. Gibson et al.[35] analisaram amostras de fezes de oito voluntários submetidos a dietas controladas em períodos predeterminados. Nesse estudo, indivíduos saudáveis receberam, durante 15 dias, alimentação suplementada com 15 g de sacarose, que mais adiante foi substituída por 15 g de FOS pelo mesmo período, seguido por um terceiro e último período com 15 g de sacarose. Os resultados obtidos mostraram que o consumo regular de FOS, em substituição à sacarose, provocou aumento significativo do gênero *Bifidobacterium* e, simultaneamente, diminuição também significativa dos gêneros *Bacteroides*, *Fusobacterium* e *Clostridium*. Fenômeno semelhante foi observado em outros estudos nos quais se utilizou inulina em vez de FOS.[36]

Dados de estudos *in vitro* comprovam que os frutanos são fermentados com maior eficiência em homogenatos de fezes humanas, porém culturas puras e bactérias que sabidamente estão presentes nas fezes humanas, como *Bifidobacteria*, *Klebsiella*, *Enterococcus*, *Bacteroides* e *Clostridium*, também são capazes de metabolizar esses carboidratos. A utilização de culturas mistas, objetivando mimetizar as condições reais encontradas no intestino grosso, tem demonstrado que o crescimento de *Bifidobacteria* é estimulado de tal maneira que esse gênero prevalece em abundância muito superior à de outras espécies.[32]

Finalmente, os estudos *in vivo* confirmam grande parte das evidências e expectativas obtidas dos resultados dos estudos *in vitro*, demonstrando que os frutanos do tipo inulina são metabolizados por bactérias anaeróbias que constituem normalmente a microbiota do cólon. Em contrapartida, embora estudos em humanos[37] e animais[38,39] demonstrem que o consumo regular de FOS está associado ao crescimento de *Bifidobacteria*, nenhuma conclusão consistente foi estabelecida a respeito do consumo desses prebióticos e seu efeito direto em metabolismos específicos, tal como o metabolismo da glicose.[37,40,41] Paralelamente, a fermentação colônica dos substratos prebióticos produz AGCC, que são os principais ânions presentes no lúmen intestinal de humanos e de todas as outras espécies de mamíferos. Além dos já citados acetato, propionato e butirato, ocorre a formação de outros produtos oriundos da digestão de carboidratos, como lactato, etanol, succinato, formato, valerato e caproato. Embora estudos continuem sendo realizados para a confirmação de todos os benefícios do consumo de FOS do tipo inulina, dados existentes na literatura científica já demonstram uma série de benefícios potenciais à saúde, reiterando a existência do efeito prebiótico e sua contribuição para o desenvolvimento do conceito de alimentos funcionais.

▣ POLISSACARÍDEOS

Do ponto de vista químico, os polissacarídeos são carboidratos cujo GP é maior que 9, podendo variar de centenas até milhares de unidades monoméricas. A melhor definição e a atribuição da devida importância às cadeias intermediárias dos oligossacarídeos contribuíram para que o amido, considerado o polissacarídeo de reserva de maior abundância encontrado nos tecidos vegetais, pudesse ser caracterizado mais detalhadamente, tanto bioquímica quanto nutricionalmente, e diferenciado dos polissacarídeos não amido.

Quando analisados segundo a composição de sua cadeia monomérica, os polissacarídeos podem ser classificados em homopolissacarídeos ou heteropolissacarídeos.[42] Homopolissacarídeos são polissacarídeos que contêm apenas um tipo de monossacarídeo em sua estrutura, sendo o amido seu principal representante, enquanto heteropolissacarídeos contêm dois ou mais tipos de monossacarídeos, por exemplo, parte da pectina componente da parede celular da polpa e da casca de frutas.[42] Apesar de a estrutura mais abundante da pectina consistir em homopolissacarídeos lineares de ácido galacturônico, essa macromolécula também contém estruturas heteropoliméricas ramificadas compostas por ácido galacturônico e outros monossacarídeos: ramnose, arabinose e galactose.[43] Por serem componentes da fibra alimentar, polissacarídeos não amido serão mais bem abordados no Capítulo 9, "Fibra alimentar e seu efeito na biodisponibilidade de minerais", enquanto amidos serão detalhadamente caracterizados a seguir.

Os amidos são alfaglucanos e consistem em duas porções homopoliméricas distintas: amilose e amilopectina. A amilose é uma cadeia linear de glicose unida por ligações alfa-(1→4), enquanto a amilopectina apresenta estrutura ramificada na qual os numerosos monômeros de glicose são unidos por ligações alfa-(1→6) nas ramificações. A amilopectina é formada por um número significativamente maior de unidades de glicose se comparada às cadeias de amilose, apresentando disposição espacial bem mais complexa. A organização molecular do amido caracteriza-se pela formação de duplas hélices, determinando regiões mais cristalinas alternadas por regiões amorfas, nas quais há aumento de densidade das ramificações. A disposição espacial das moléculas de amido determina modelos bem típicos de estrutura cristalina para diferentes grânulos provenientes dos mais diversos tipos de vegetais, bem como pode refletir o resultado da submissão do amido a diferentes condições físico-químicas por meio de tratamentos tecnológicos desenvolvidos com base no conhecimento de suas propriedades.[4]

Classificação físico-química do amido

Técnicas analíticas com poder de resolução cada vez maior tornaram possível a utilização de medidas físicas, como a difração de raios X para definir modelos distintos de difração, para os diferentes tipos de amido. Os do tipo A são os amidos termodinamicamente estáveis e característicos dos cereais. Os amidos que apresentam características intermediárias, encontrados, por exemplo, na banana, na batata e nos demais tubérculos, são classificados como do tipo B; e, finalmente, os do tipo C são os encontrados nas leguminosas.

Diferentes tipos de amido e sua digestibilidade

Apesar dessas diferenças estruturais, todos os tipos de amido são passíveis de degradação pela alfa-amilase humana, embora determinem comportamentos diferentes durante os processos de digestão e de absorção, caracterizando suas propriedades fisiológicas. É bastante conhecido o fato de que a extensão da digestão do amido no intestino delgado é variável e que disso decorrem as quantidades substanciais de resíduos de amido resistentes à digestão que atingem a região do cólon, tornando-se substratos para os processos de fermentação.

Com base em sua digestibilidade, Englyst et al.[44] propuseram classificar o amido de acordo com a velocidade e a extensão de hidrólise *in vitro*, como: amido rapidamente digerido, amido lentamente digerido e AR. Os amidos de rápida e lenta digestão são aqueles digeridos pelas alfa-amilases salivar e pancreática (EC 3.2.1.1) e degradados à glicose para posterior absorção, enquanto o AR é toda fração de amido que escapa à ação das enzimas digestivas.

Em virtude de sua propriedade de resistir à digestão humana e à possibilidade de ser fermentado no intestino grosso pela microbiota presente, o AR é incluído na definição de fibra alimentar, uma vez que se comporta de maneira similar aos outros componentes da fibra, diferenciando-se apenas pela ligação tipo alfa existente entre os monômeros de glicose.[45] O termo AR considera basicamente quatros tipos de amido:[44]

1. AR1: amido fisicamente inacessível na matriz do alimento. Essencialmente, se a forma física do alimento dificulta o acesso da alfa-amilase pancreática, a digestão do amido é retardada no intestino delgado. Isso ocorre quando o amido está contido em estruturas vegetais íntegras, muito bem "empacotadas", como grãos e sementes; e quando paredes celulares muito rígidas, que contêm grandes quantidades de celulose ou outros polissacarídeos não amido, impedem a homogeneização e a dispersão dos grânulos de amido.

2. AR2: amido com alta concentração de amilose. Um fator constitutivo importante que influencia a digestibilidade de diferentes tipos de amido é a relação entre o conteúdo das frações de amilose e amilopectina. Aqueles que contêm grandes quantidades de amilopectina ou que são um arranjo de cadeias ramificadas mais complexo facilitam o acesso das enzimas responsáveis por sua degradação e, consequentemente, têm maior digestibilidade que outros cujo arranjo molecular é mais simples em virtude da maior proporção de cadeias lineares de amilose. Grânulos de amido que possuem modelos de difração de raios X do tipo B e C, como os provenientes de batatas, bananas e leguminosas, em geral, são mais resistentes à digestão pelas amilases do que grânulos do tipo A, em sua maioria provenientes de cereais.

3. AR3: amido retrogradado. Fenômenos físico-químicos, como a gelatinização (isto é, dispersão e homogeneização do amido na matriz alimentar provenientes do acréscimo de temperatura) e a retrogradação (isto é, recristalização do amido causada pelo resfriamento de grânulos anteriormente gelatinizados), envolvem principalmente a porção ramificada do amido (amilopectina) e exercem grande influência sobre suas características de digestibilidade.[46]

4. AR4: amido quimicamente modificado, resistente em virtude das interações existentes entre seus componentes. Quando, por característica própria de manufatura, determinado produto contém o amido em forma compacta, acomodando suas moléculas em um espaço limitado de tal forma que, consequentemente, reduz a superfície de contato com os sistemas enzimáticos implicados em sua degradação.

▣ DIGESTÃO E ABSORÇÃO DOS CARBOIDRATOS

Por serem nutrientes que, em uma dieta normal, devem contribuir com 45 a 65% da energia disponível,[47] deduz-se que no organismo existem mecanismos de digestão e absorção suficientemente eficientes para o máximo aproveitamento dos carboidratos. Esses mecanismos, aos poucos, têm sido elucidados, e sua maior parte localiza-se ao longo do intestino delgado, mais especificamente na membrana dos enterócitos e na camada inextensível de água, que estabelece uma interface entre o lúmen e a região apical das células da mucosa intestinal.

Duas classes de proteínas são as grandes responsáveis por todo o processo de digestão e absorção de carboidratos: enzimas glicolíticas e proteínas transportadoras. A interação estrutural e funcional entre esses componentes principais, associada à translocação de íons sódio, aos gradientes de osmolalidade, à presença de proteínas transportadoras na membrana e no glicocálix celular e, em alguns casos, ao gasto de energia, permite ao organismo humano obter quantidades de carboidratos suficientes para a manutenção de sua integridade.

Etapas iniciais da digestão de carboidratos

Durante a digestão dos alimentos, os componentes da matriz alimentar sofrem na boca o impacto mecânico da mastigação, sendo simultaneamente misturados com a secreção salivar, proveniente predominantemente das glândulas parótidas, submaxilares ou mandibulares e sublinguais, e que contêm alfa-amilase salivar ou ptialina (EC 3.2.1.1), enzima alfa-(1→4) glicosidase, responsável pelo início da hidrólise das moléculas de amido. O que ocorre na boca, em termos de ação enzimática, restringe-se à quebra parcial das longas cadeias polissacarídicas do amido, permanecendo intactos todos os carboidratos com menor GP, que são então conduzidos ao estômago juntamente com os produtos parcialmente hidrolisados do amido. Estes, por sua vez, permanecem hidratados no conteúdo gástrico e tornam-se mais viscosos, proporcionando o incremento do bolo alimentar do estômago e aumentando a captação de água. A ação da alfa-amilase salivar na maioria das vezes é bloqueada pelo simples contato com o ambiente ácido característico do estômago. Entretanto, moléculas de amido remanescentes (ou parcialmente digeridas) e proteínas presentes na matriz alimentar podem tamponar a acidez gástrica, permitindo a manutenção da atividade da alfa-amilase salivar.[48]

O processo de mistura do bolo alimentar é bastante efetivo, dispersando os carboidratos solúveis no conteúdo ácido, e os movimentos peristálticos dirigem os componentes líquidos em direção ao antro gástrico, represando-os e determinando assim a fluidez do quimo prestes a atingir o duodeno. O esvaziamento gástrico é controlado pela regulação da osmolalidade e da acidez do quimo. Em pH muito baixos e soluções hipertônicas, ocorre diminuição da taxa de esvaziamento do estômago.[49] As mudanças ocorridas com os carboidratos no estômago são de suma importância para a continuação dos processos de digestão e de absorção que se darão, subsequentemente, no intestino delgado, pois determinarão as estruturas conformacionais das moléculas de carboidratos que se apresentarão aos sistemas enzimáticos e transportadores que possibilitarão seu aproveitamento (Figura 1).

Digestão e absorção de carboidratos no intestino delgado

O quimo, que contém mono, di e oligossacarídeos, com fragmentos maiores provenientes da digestão do amido, ao atingir a primeira porção do intestino delgado, sofre a ação da alfa-amilase pancreática (EC 3.2.1.1) e das glicosidases sintetizadas pelos enterócitos e ancoradas nas vilosidades da borda em escova. Os produtos resultantes dessa atuação eficiente de diferentes sistemas enzimáticos são monossacarídeos, sobretudo glicose e frutose, e resíduos com pequeno GP, como maltose, isomaltose e dextrinas.

No ambiente da borda em escova ocorre o fenômeno denominado Crane[50] de "contatos de membrana", no qual as glicosidases encontram-se posicionadas estrategicamente próximas aos sistemas transportadores na membrana dos enterócitos, reduzindo a um curto lapso temporal o final do processo de digestão e a imediata captação intracelular dos substratos de interesse, processo permeado por um grau significativo de seletividade.

Além da alfa-amilase pancreática, outras três enzimas apresentam intensa atividade na borda em escova: lactase (lactase-Phlorizina-hidrolase – LPH; EC 3.2.1.108 e 3.2.1.62); sacarase-isomaltase (SI; EC 3.2.1.48 e 3.2.10) e maltase-glicoamilase (MGA; EC 3.2.1.20 e 3.2.1.3). Lactases clivam as ligações glicosídicas beta-(1→4) específicas das moléculas de lactose, enquanto SI clivam as ligações glicosídicas alfa-(1→2) e alfa-(1→6) e MGA clivam ligações alfa-(1→4), presentes em diversos monômeros de glicose.[51] O desenvolvimento ontogenético dessas enzimas foi elucidado[52] e ocorre a partir da décima semana de gestação. No caso da alfa-amilase pancreática, sua atividade máxima só é atingida por volta do sexto mês de vida do recém-nascido (Figura 2).

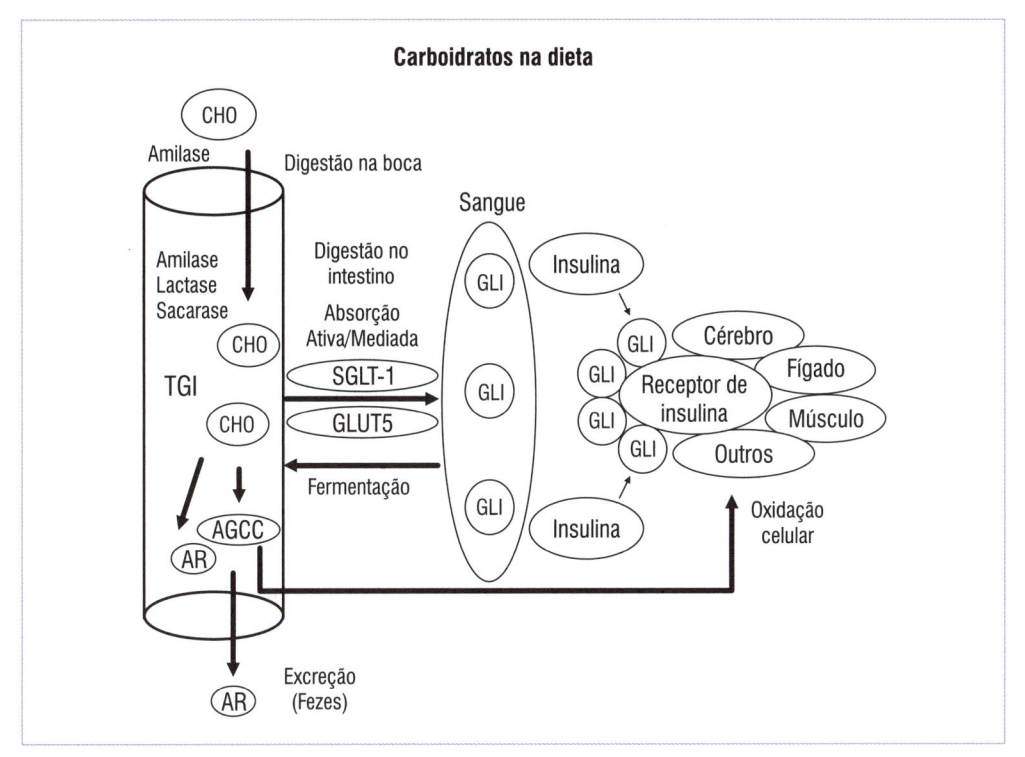

FIGURA 1   Representação da digestão e absorção dos carboidratos, seus produtos, destinos metabólicos e resíduos excretados.

AGCC: ácidos graxos de cadeia curta; AR: amido resistente; CHO: carboidratos; GLI: glicose; GLUT5: transportador de frutose; SGLT-1: transportador de sódio e glicose; TGI: trato gastrointestinal.

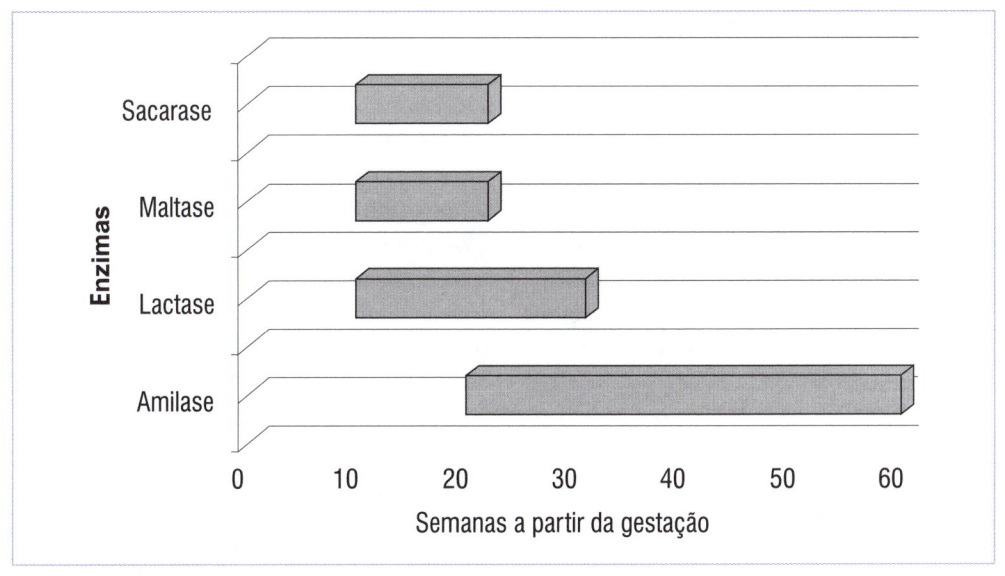

FIGURA 2   Período de desenvolvimento ontogenético das enzimas responsáveis pela digestão de carboidratos.

Características do processo de hidrólise

As três principais dissacaridases estão sujeitas a um controle transcricional regulado pela disponibilidade de substratos na borda em escova. Tanto SI quanto MGA são transcritas em etapas que envolvem a síntese de um precursor de cadeia única com massa molecular de aproximadamente 210 kDa, produzido no retículo endoplasmático rugoso, que é glicosilado na extremidade amino-terminal. Os chamados pró-SIh e pró-MGAh são transportados ao complexo de Golgi, onde sofrem ainda algumas modificações, como clivagem de alguns sinalizadores e adição de carboidratos que posteriormente servirão para o reconhecimento e a inserção das isoformas ativas das enzimas no glicocálix celular. É importante ressaltar que, durante todo o transporte intracelular, os sítios catalíticos dessas enzimas estão glicosilados, o que praticamente inibe a função hidrolítica. Além disso, tomando o exemplo da SI, existem dois sítios catalíticos com afinidades por diferentes substratos, porém essa atividade só se concretizará quando, finalmente, o pró-Sih for translocado para a membrana apical da célula intestinal, nela se inserindo, parte ancorado no glicocálix e parte como proteína integral que estabelece o contato entre os meios intra e extracelular. Nesse ponto, o pró-Sih é clivado em sacarase e isomaltase por proteases pancreáticas, que se mantêm ligadas não covalentemente, atingindo o estágio máximo de desenvolvimento e sendo capazes de clivar vários substratos, como sacarose, isomaltose, maltose, maltotriose, amilose e dextrinas.

Com a lactase acontece processo semelhante: síntese de um precursor, posterior inserção na membrana e clivagem das moléculas que impedem o acesso ao sítio catalítico da enzima em sua conformação definitiva. Porém, deve-se ressaltar que a hidrólise enzimática da lactose é lenta, sendo o fator limitante para sua absorção, e apenas parte dos indivíduos adultos mantém a atividade dessa enzima em proporções adequadas à digestão completa do dissacarídeo, fato que tem sido motivo de incessantes estudos científicos, que apontam para problemas desde a síntese do precursor até os mecanismos de seu transporte intracelular.[53] Esses problemas, no entanto, parecem atingir apenas pequena proporção de lactentes, período no qual a atividade máxima dessa enzima é fundamental para o aproveitamento do carboidrato constituinte do leite materno (Figura 3).

Características dos sistemas transportadores

Como já foi citado, há uma proximidade muito grande entre as enzimas da borda em escova e o sistema de transportadores. Este último é composto por proteínas sintetizadas nos enterócitos de acordo com a disponibilidade de monossacarídeos específicos na região da borda em escova. Em geral, quanto maior a quantidade de carboidratos disponíveis, maior a síntese e a inclusão de proteínas transportadoras na membrana dos enterócitos, e vice-versa. A absorção de monossacarídeos como glicose, galactose e frutose ilustra bem os diferentes mecanismos de transporte identificados nas células epiteliais absortivas da borda em escova. Glicose e galactose compartilham um transportador comum, denominado SGLT-1 (*sodium glicose transporter 1*), que é responsável pelo transporte ativo desses dois monossacarídeos, concomitantemente a quantidades equimolares de sódio, contra um gradiente de concentração, em direção ao citoplasma dos enterócitos, com consequente gasto de ATP.[49]

Uma vez dentro da célula intestinal, os íons sódio são trocados por íons potássio, pelo mecanismo clássico de atuação da bomba de sódio e potássio (Na^+/K^+–ATPase), localizada na membrana basolateral, e a glicose é bombeada para o espaço intracelular por meio de outro

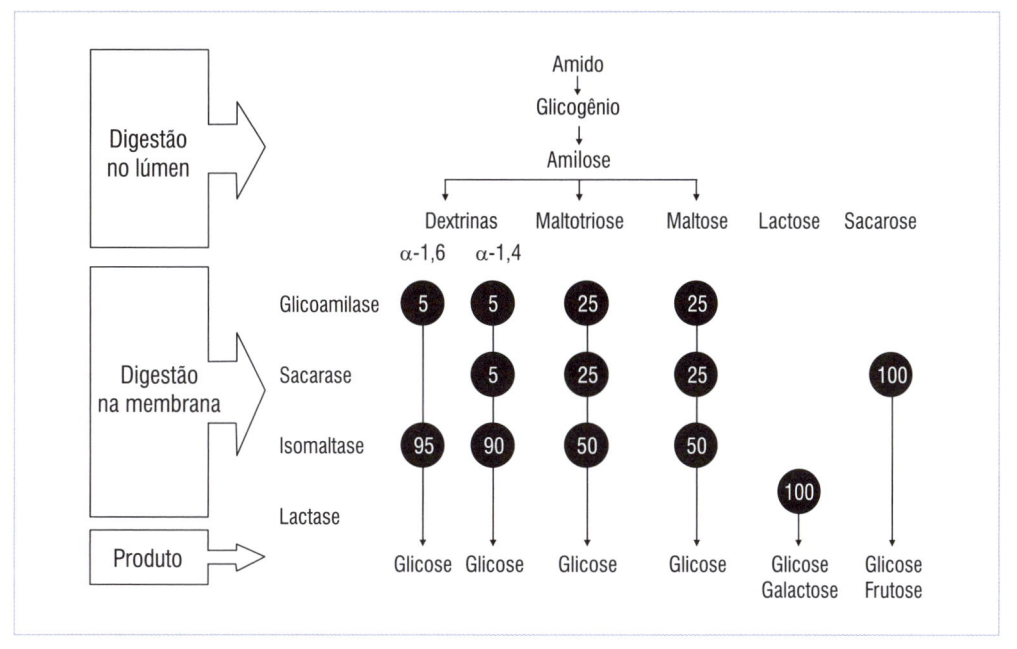

FIGURA 3 Resumo do processo de hidrólise dos carboidratos, demonstrando as diferentes afinidades das enzimas por determinados substratos.

transportador, também localizado na membrana basolateral, denominado GLUT2 (*glucose transporter* 2), transportador de glicose preferencialmente expresso no fígado (membranas sinusoidais), nos rins (células tubulares), no intestino delgado (enterócitos) e nas células beta pancreáticas secretoras de insulina. Já a frutose é absorvida com o auxílio de um transportador específico e diferente do SGLT-1, denominado GLUT5, que também se localiza na membrana apical dos enterócitos. Porém, o tipo de transporte envolvido não implica gasto energético (ATP), sendo, portanto, um tipo de transporte facilitado.

Um detalhe interessante e peculiar da absorção de frutose encontra-se no fato de que ela apresenta grande dependência da presença de outros carboidratos no lúmen intestinal. Quando a frutose é administrada com glicose, galactose, sacarose ou amido, sua absorção é significativamente maior que quando administrada isoladamente. Isso acontece porque aproximadamente 90% da frutose que entra no enterócito é metabolizada e a frutose restante sai dos enterócitos e entra na circulação novamente pela ação do GLUT2 e do GLUT5. O GLUT2 pode ser recrutado transitoriamente para auxiliar na absorção do excesso de frutose, porém é incapaz de transportar esse monossacarídeo sem a presença da glicose, embora o mecanismo para isso seja atualmente desconhecido.[54]

Esse fato tem levado vários pesquisadores a tentar elucidar o mecanismo de absorção da frutose, havendo indícios da existência de uma rede complexa envolvendo não apenas o GLUT2 e o GLUT5, mas também a cinética de absorção de glicose e sacarose e as trocas iônicas nelas envolvidas, que são geradoras de um gradiente osmótico a favor da absorção de frutose.[54,55]

Além dos transportadores citados, diversos outros (GLUT1, GLUT3, GLUT4 e SGLT-2) estão relacionados ao armazenamento, transporte e metabolismo dos carboidratos. Novos transportadores vêm sendo identificados ao longo das últimas décadas (do GLUT6 ao GLUT14), nem todos com seu funcionamento completamente esclarecido. A variedade de propriedades e locais de expressão desses transportadores revela uma complexidade muito maior envolvida na fisiologia dos carboidratos em relação ao que se imaginava quando os primeiros transportadores foram caracterizados.[42,56]

Ainda sobre o transporte de glicose, é interessante notar comportamentos adaptativos dos enterócitos, tanto no que diz respeito a modificações nos mecanismos de síntese proteica (isto é, síntese da proteína transportadora) quanto na capacidade de transporte da membrana, capazes de modular o processo de captação do nutriente. Os enterócitos possuem, portanto, estratégias de transporte específicas, como o aumento do número de transportadores, com consequente aumento da síntese proteica e expressão dos transportadores na membrana, e aumento da taxa de retorno do transportador, possibilitando que o uso contínuo dos transportadores se dê em ritmo mais acelerado (maior *turnover*). Também foram descritas estratégias de transporte não específicas, que envolvem a possibilidade de hipertrofia (maior área) e hiperplasia (maior número) celular, colaborando para o aumento das taxas de transporte da glicose (Figura 4).

Finalmente, as interações que ocorrem na interface entre o lúmen intestinal e a membrana das células intestinais são um fator primordial e a principal explicação para a grande biodisponibilidade dos carboidratos, que, em última instância, serão convertidos em glicose, estando aptos a serem metabolizados pelo organismo.

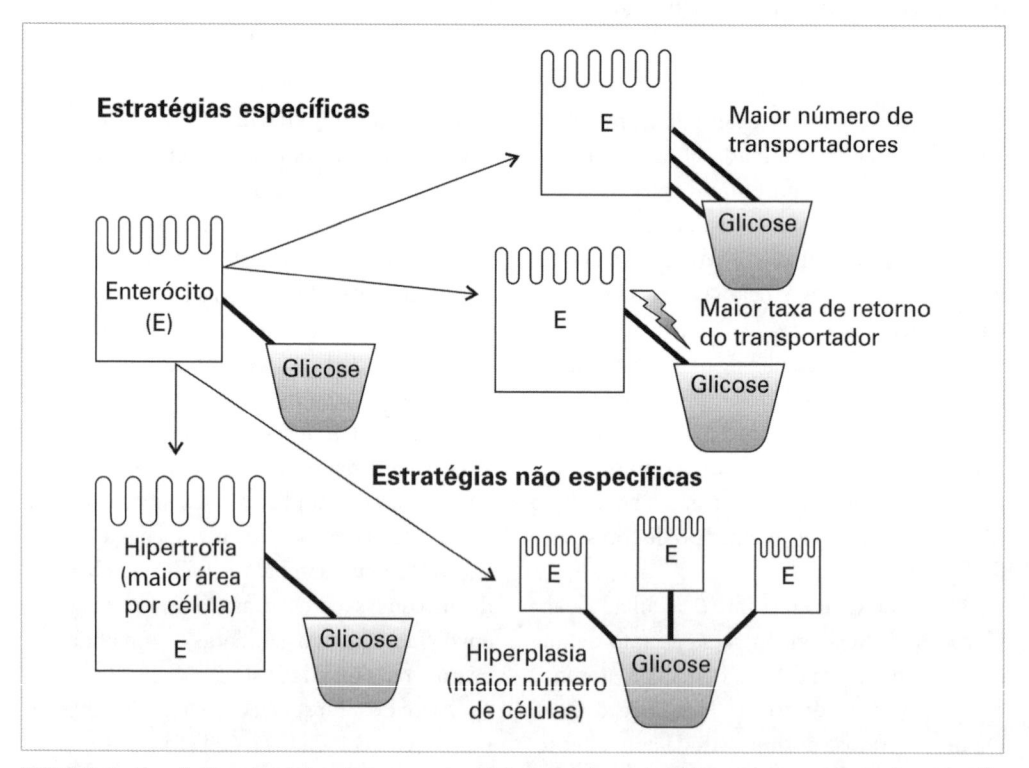

FIGURA 4 Possíveis estratégias de transporte adotadas pelos enterócitos para o aumento da captação de glicose.

MÁ-ABSORÇÃO E INTOLERÂNCIA A CARBOIDRATOS

Carboidratos digeríveis (di, oligo e polissacarídeos) são hidrolisados em monossacarídeos no lúmen intestinal, por enzimas específicas, antes de serem transportados através da membrana em escova dos enterócitos para o interior celular. Em condições normais, a maior parte desses carboidratos é completamente absorvida antes de chegar ao cólon. Entretanto, diversas condições podem resultar no comprometimento da absorção no intestino delgado, o que pode provocar um influxo osmótico de líquido para o intestino delgado, causando distensão intestinal e rápida propulsão para o cólon. Além disso, os carboidratos não absorvidos podem ser rapidamente fermentados pela microbiota intestinal, gerando AGCC que interferem na função gastrointestinal.[54] Nesse contexto, os principais sintomas, relatados por pacientes, relacionados à má-absorção e à intolerância a carboidratos são dor abdominal, cólicas, flatulência, náusea e diarreia osmótica.[56]

Enquanto a intolerância a um carboidrato é causada pela redução ou ausência da atividade de uma enzima específica, sua má-absorção pode ser causada por diversos fatores: quantidade e qualidade dos carboidratos ingeridos; motilidade gastrointestinal; taxa de esvaziamento gástrico; capacidade de resposta do intestino delgado a uma carga osmótica; capacidade metabólica da microbiota intestinal; capacidade compensatória do cólon em reabsorver água e AGCC. Dessa forma, a má-absorção de um carboidrato pode não estar necessariamente relacionada a alteração de atividade enzimática, podendo ser devida à absorção insuficiente do carboidrato pelos enterócitos em relação à quantidade luminal, além de poder ser causada por metabolização intracelular insuficiente, resultando em altas concentrações intracelulares e consequente diminuição de absorção. O carboidrato não absorvido passa então para o cólon e é fermentado da mesma maneira que em pacientes que apresentam intolerância a ele.[54]

Dentre os quadros clínicos de intolerância a carboidratos, o relacionado à lactose é o mais comumente encontrado na sociedade, podendo se manifestar sob três formas distintas: intolerância à lactose congênita, hipolactasia primária do adulto e hipolactasia secundária a doenças. A diferença entre a intolerância à lactose congênita e a hipolactasia primária do adulto é molecular: na primeira, a enzima lactase está ausente ou inativa (quando não diagnosticada precocemente pode levar ao óbito); na segunda, a enzima lactase inicialmente apresenta expressão normal, mas diminui ao longo da vida.[56] A hipolactasia secundária a doenças como enterites, doença celíaca e doenças inflamatórias intestinais ocorre quando estas levam a danos na borda em escova na mucosa do intestino delgado ou aumento do tempo de trânsito intestinal.[56]

APLICAÇÃO DO CONHECIMENTO SOBRE BIODISPONIBILIDADE DE CARBOIDRATOS PARA A ESTRUTURAÇÃO DOS CONCEITOS DE ÍNDICE E CARGA GLICÊMICA DOS ALIMENTOS

Com base no desenvolvimento de metodologias que permitiram elucidar os detalhes da digestão e da absorção dos carboidratos, tornou-se claro que apenas o conhecimento da composição de nutrientes de um determinado alimento era insuficiente para prever e compreender seu efeito fisiológico, como componente de uma dieta. Acrescente-se a isso o fato de que, no início da década de 1980, acentuou-se o fenômeno de transição epidemiológica nos países denominados economicamente desenvolvidos, com o surgimento de altas taxas de incidência e prevalência de doenças crônicas não transmissíveis, como diabetes *mellitus* tipo 2 (DM2), doenças cardiovasculares, obesidade e dislipidemias. Esse quadro reforçou a necessidade da caracterização das propriedades ainda pouco evidenciadas dos carboidratos, como sua forma na matriz alimentar, o tamanho de suas moléculas, a natureza dos polissacarídeos, o efeito do processamento e a presença de fatores antinutricionais.

O DM2, reconhecido como fator-chave da síndrome metabólica de complexidade variável, não atribuído apenas a um distúrbio do metabolismo de carboidratos, é uma das maiores causas de morte e do desenvolvimento de enfermidades dele decorrentes, não só nos países desenvolvidos como também nos países em desenvolvimento. Sendo o DM2 uma síndrome que partilha íntima relação com o metabolismo dos principais nutrientes da dieta, parece evidente a grande preocupação nos meios clínico e científico em pesquisar e caracterizar elementos que possam compor dietas cuja função primordial (nutrir) possa vir a ser associada a benefícios metabólicos e, consequentemente, de bem-estar ou mesmo de sua contribuição para o não agravamento da doença, o que para os indivíduos diabéticos significa o retardo no aparecimento das complicações tardias associadas.

Com base nessa filosofia e conhecendo as propriedades físico-químicas e fisiológicas das diferentes frações de carboidratos, um grupo de pesquisadores canadenses liderados por Jenkins et al.[57] propôs o estabelecimento do conceito de índice glicêmico (IG) dos alimentos. O conceito foi elaborado com base na classificação sistemática dos alimentos segundo o aumento da glicose sanguínea produzido pelo carboidrato disponível de um determinado alimento em relação a um alimento referência. O IG é expresso como porcentagem e pode ser definido como a razão entre o aumento da área sob a curva glicêmica (isto é, a resposta da glicose sanguínea), causado pela ingestão de uma porção de 25 ou 50 g de carboidratos disponíveis em um alimento teste, e o aumento da área sob a curva glicêmica produzido pela ingestão da mesma quantidade de carboidrato disponível

presente em um alimento referência (solução de glicose ou pão branco de farinha de trigo). Aritmeticamente, o IG pode ser expresso da seguinte maneira:

$$IG = \frac{\text{Aumento da área na curva glicêmica do alimento teste}}{\text{Aumento da área na curva glicêmica do alimento padrão}} \times 100$$

em que:

IG = índice glicêmico.

Na prática, o método de determinação do IG funciona administrando-se, separadamente, a indivíduos saudáveis ou diabéticos, porções de um alimento teste que contenha 25 ou 50 g de carboidrato disponível e, em um segundo momento, o correspondente à mesma quantidade de carboidrato disponível em um alimento referência, geralmente pão branco de farinha de trigo, admitindo-se ainda o uso de glicose, muito embora esse monossacarídeo apresente uma resposta glicêmica mais acentuada, podendo causar distorções no cálculo da ponderação entre o alimento teste e o referência. Amostras de sangue são colhidas no período de jejum que precede o consumo de cada um dos alimentos (teste ou referência) e aos 15, 30, 45, 60, 90 e 120 minutos após sua ingestão, no caso de indivíduos sadios, e em intervalos de 30 minutos durante um período de 3 horas, no caso de indivíduos diabéticos. Com base na coleta desses dados é possível traçar a curva de resposta glicêmica para cada alimento. A área sob a curva (*area under the curve* – AUC) de resposta glicêmica é expressa como um percentual da resposta média do mesmo indivíduo à ingestão do alimento padrão, e então os valores são ponderados para se obter o IG dos alimentos. Um exemplo de curva de resposta glicêmica, acompanhada da dedução aritmética do cálculo da área de incremento sob a curva, pode ser visto na Figura 5.

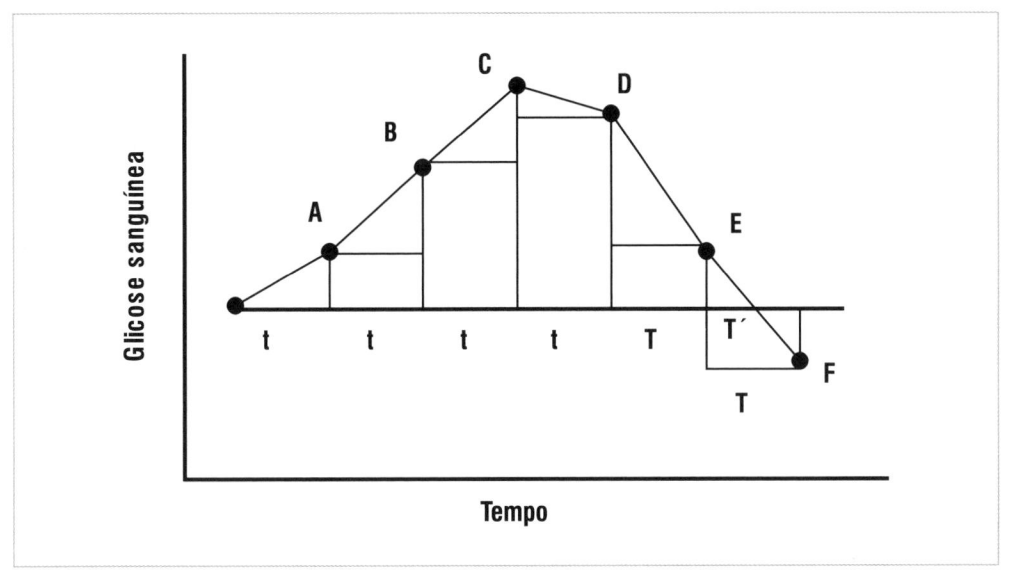

FIGURA 5   Aspecto geral de uma curva de resposta glicêmica, com a indicação das áreas dos triângulos utilizadas para o cálculo do incremento sob a curva, determinando o índice glicêmico dos alimentos.

Dentre as variáveis que afetam os valores do IG, destacam-se o tamanho da porção do alimento teste, a frequência de repetição do teste e as diferentes equações matemáticas utilizadas para calcular a área de incremento sob a curva glicêmica.[58]

$$\text{Área de incremento} = \left[A + B + C + \frac{D}{2} \right] \frac{t + (D + E)}{2} + \frac{E^2 T}{2(E + F)}$$

É importante ressaltar que, além da composição química de cada alimento, o IG considera também a influência da matriz alimentar e as propriedades fisiológicas dos alimentos no processo de digestão e absorção, portanto o IG é uma característica individual de cada alimento. Assim, alimentos que contêm carboidratos que podem ser rapidamente digeridos e absorvidos serão classificados como alimentos de alto IG (IG ≥ 70%, considerando a glicose como referência), enquanto alimentos contendo carboidratos digeridos e absorvidos lentamente são considerados de baixo IG (IG < 55%, considerando a glicose como referência).[59] Alimentos com baixo IG devem ser incluídos no contexto de uma alimentação saudável, no entanto esse índice não deve ser utilizado como um critério isolado para guiar escolhas alimentares.[60] Tanto o IG quanto a composição química do alimento devem ser utilizados como critérios na escolha dos alimentos, uma vez que alimentos com baixo IG podem apresentar quantidades elevadas de gordura.[60]

Em 1995, foi publicada a primeira edição da tabela internacional de IG, contendo 565 itens compilados de publicações científicas. Nessa tabela foram apresentados os valores de IG para cada alimento (com glicose ou pão branco usados como alimento referência); o tipo e o número de sujeitos testados; o alimento referência e o período utilizado; e a fonte dos dados.[61] Em 2002, foi publicada uma nova tabela revisada[62] contendo aproximadamente 1.300 itens, representando mais de 750 tipos diferentes de alimentos. Nela foram incluídos três itens que não eram apresentados na tabela anterior: os valores de carga glicêmica (CG), o tamanho da porção de cada alimento (peso em g ou volume em mL) e a quantidade de carboidrato em cada alimento (em g/porção). Para muitos alimentos havia mais de dois valores publicados, portanto a média dos valores de IG foi calculada. Essa variação dos valores de IG para alimentos aparentemente similares pode ser reflexo tanto de fatores metodológicos quanto de diferenças nas características químicas e físicas dos alimentos. Uma das explicações para tal fato reside na possibilidade de que dois alimentos processados, apesar de similares, possam apresentar ingredientes diferentes ou mesmo ser preparados de modo distinto, resultando em diferenças significativas na velocidade de digestão e, por conseguinte, no valor do IG. Outra razão da variação do IG de alimentos aparentemente similares entre os laboratórios são os diferentes métodos de teste utilizados. Diferenças nos métodos incluem o tipo de amostra de sangue utilizado (capilar ou venoso), o período experimental e as porções dos alimentos. Outra razão importante é o método utilizado para determinar a quantidade de carboidrato nos alimentos testados. Uma nova versão da tabela internacional de IG foi publicada em 2021 listando mais de 4 mil alimentos, um aumento de 61% no número de itens em relação à edição anterior (2008). Apesar de a nova versão da tabela melhorar a qualidade e a quantidade dos dados de IG, Atkinson et al.[63] destacaram que os testes de IG de alimentos regionais devem continuar sendo uma prioridade, visando à inclusão de novos alimentos e à determinação de possíveis variações regionais em alimentos comuns, como pão, arroz e batatas.[63]

Ao longo dos anos, desde a proposição desse conceito, muitas discussões têm sido realizadas a respeito das limitações na interpretação dos dados e da aplicabilidade do índice, não apenas restrito a alimentos individualmente, mas às fontes de carboidratos contidos em dietas mistas.

Como se pode observar no exemplo do Quadro 2, é possível estimar o IG de uma mistura de alimentos, levando em conta o valor médio do IG de cada um dos componentes alimentares da mistura, baseando-se na quantidade total de carboidratos fornecida por cada alimento. Dados conclusivos apontam para um grau de correlação altamente significativo entre os valores observados para o IG nessas misturas de alimentos.[64,65]

Estudando alimentos típicos da dieta brasileira, Menezes et al.[66] encontraram correlação positiva com alto nível de significância entre a digestibilidade *in vitro* do amido e a resposta glicêmica em animais e em humanos. Os valores de glicose plasmática pós-prandial de alguns alimentos, testados em modelo animal, podem ser observados no Quadro 3.

Em 2008, a American Diabetes Association (ADA)[67] publicou algumas recomendações e intervenções nutricionais para diabéticos em níveis de evidência científica que constituem até o momento informações seguras sobre a aplicação do efeito glicêmico dos alimentos no contexto da dieta.

O pleno entendimento e a diferenciação da interpretação do significado dos valores de resposta glicêmica e da sua transposição para valores de IG permitiram concluir que a variabilidade atribuída a essa medida em diferentes sujeitos é devida a diferenças intraindividuais,[68] o que significa que o método é válido quando aplicado em diferentes indivíduos de uma população, corroborando os dados de vários estudos que levaram ao estabelecimento de tabelas internacionais de IG e potencializando o uso de uma ferramenta importante no estudo das propriedades funcionais (fisiológicas) dos carboidratos.

Carga glicêmica

Como o IG é um método que compara o comportamento glicêmico de alimentos com a

QUADRO 2	Exemplos de cálculo de IG de uma mistura de alimentos[16,65]		
	Carboidrato	Índice glicêmico do alimento	Índice glicêmico da dieta
Exemplo 1			
Aveia integral	30 (57,7)	73	42,1
Suco de laranja	16 (30,8)	59	18,2
Leite (2%)	6 (11,5)	48	5,5
Total	**52 (100)**	–	**65,8**
Exemplo 2			
Flocos de milho	30 (57,7)	121	69,8
Suco de laranja	16 (30,8)	59	18,2
Leite (2%)	6 (11,5)	48	5,5
Total	**52 (100)**	–	**93,5**
Os valores entre parênteses significam a representação porcentual de cada alimento em relação ao total de carboidratos da dieta.			

QUADRO 3	Variabilidade da glicose pós-prandial em ratos[66]				
Grupo	Glicose plasmática (min)				Área sob a curva (mmol x min/L)
	30	60	120	180	
Pão francês	6,5 ± 1,3	7,4 ± 0,6	4,8 ± 1	4,1 ± 0,5	992,5 ± 107,6
Polenta	6,6 ± 1	7,7 ± 0,5	5,5 ± 0,5	4,6 ± 0,6	1.068 ± 70,5
Canjica	5,4 ± 0,9	6,0 ± 1	5,5 ± 0,4	4,0 ± 0,5	903,0 ± 112,5
Mandioca	5,6 ± 0,5	6,0 ± 0,4	4,5 ± 0,5	4,2 ± 0,4	872,0 ± 31,8
Feijão (carioca)	5,0 ± 0,7	5,5 ± 0,6	4,6 ± 0,5	4,3 ± 0,5	849,0 ± 76,4
Farinha de milho	6,5 ± 1,3	6,5 ± 1,3	6,5 ± 1,3	6,5 ± 1,3	972,8 ± 55,7
IG: índice glicêmico.					

mesma quantidade de carboidratos disponíveis, padronizados em 25 ou 50 g, muitas vezes sua operacionalização prática é difícil, pois costuma não refletir o consumo habitual de carboidratos, cujas porções variam de acordo com o perfil de ingestão, dentro de determinado grupo de indivíduos avaliados. Com base nesse fato, Salmeron et al.[48] propuseram o conceito de CG, cujo objetivo é relacionar o IG com a forma e a quantidade em que o alimento é consumido no âmbito de determinada dieta. A CG pode ser obtida pelo produto do IG do alimento multiplicado pela quantidade de carboidrato disponível presente na porção consumida, dividido por 100:

$$CG = \frac{IG \times g \text{ de carboidrato contida no alimento consumido}}{100}$$

em que:

CG = carga glicêmica;

IG: índice glicêmico.

Observa-se que, com a ponderação representada pela CG, é possível corrigir eventuais distorções apresentadas pelos valores brutos do IG, pois experimentalmente tem sido constatado que nem todo alimento de alto IG apresenta também alta CG. Com base nos procedimentos descritos anteriormente é possível classificar o IG e a CG dos alimentos em baixo, médio e alto.[69] Os valores utilizados nessa classificação podem ser observados no Quadro 4.

QUADRO 4 Classificação do índice glicêmico e da carga glicêmica do alimento[69]		
Classificação	IG	CG
Baixo	< 55%	< 10
Médio	56-69	11-19
Alto	> 70%	> 20
CG: carga glicêmica; IG: índice glicêmico.		

A CG também pode ser calculada para alimentos em uma dieta mista, pelo somatório dos valores de CG dos alimentos que a compõem, utilizando a glicose como alimento de referência. Para alimentos analisados separadamente, valores de CG menores ou iguais a 10 são considerados baixos, e maiores ou iguais a 20 são considerados altos. Para dietas mistas, uma CG de até 80 é considerada baixa e valores maiores ou iguais a 120 configuram CG alta. Por ser um índice que varia com o tamanho da porção consumida, não possui tabelas padronizadas, muito embora existam adaptações baseadas nos números de porções de alimentos consumidos ao dia, recomendados por guias alimentares, sendo, pois, de grande valia para a aplicação da avaliação do efeito glicêmico dos alimentos no âmbito do consumo diário de alimentos em diferentes tipos de dieta.

◉ ÍNDICE INSULINÊMICO

A busca por índices preditivos do comportamento fisiológico dos carboidratos e sua aplicação no controle de doenças, como o DM2, tem levado ao aprimoramento das técnicas de mensuração da biodisponibilidade e à aplicação simultânea de vários parâmetros para avaliação do impacto do consumo quali e quantitativo dos carboidratos da dieta. Um bom exemplo disso é o surgimento do índice insulinêmico (II) dos

alimentos. Seguindo a tendência do IG e da CG provocada pelos alimentos que contêm concentrações e tipos diferentes de carboidratos, esse índice é a resposta insulinêmica provocada por determinado alimento teste comparada à mesma resposta obtida de um alimento referência (assim como no IG, geralmente o pão branco), ambas medidas em curvas de resposta via coleta de sangue periférico em período pós-prandial.

Geralmente, utiliza-se o incremento dos níveis insulinêmicos sob uma curva do tipo AUC em um intervalo de 120 minutos, calculando a área trapezoidal e tendo como linha de base a concentração de jejum.[70]

Com base na mensuração da resposta hormonal, e somando esses resultados aos das reações provocadas na curva glicêmica por determinado alimento, é possível entender mais precisamente a demanda insulinêmica provocada por diferentes tipos de alimentos e aferir se a contagem dos carboidratos e a CG estimada provocam de fato uma mobilização proporcional do hormônio hipoglicemiante, sinalizando diferentes graus de impacto sobre o controle glicêmico e sobre a destinação e o uso dos carboidratos em nível metabólico.[71] Nesse contexto, o IG é uma propriedade inerente do alimento, enquanto o II é dependente do estado metabólico do consumidor. Lan-Pidhainy e Wolever[72] observaram valores de IG similares após o consumo dos mesmos alimentos por indivíduos saudáveis, com hiperinsulinemia e DM2, evidenciando que o IG é independente do estado metabólico dos indivíduos. Em contrapartida, o II dos mesmos alimentos foi dependente do estado metabólico do consumidor, tendo sido influenciado por seu controle glicêmico, sua sensibilidade à insulina e sua capacidade de excretar insulina. Por fim, Bao et al.[50] mediram o II de 38 alimentos e em seguida os agruparam formando 13 diferentes tipos de dietas mistas com o objetivo de testar sua resposta insulinêmica. Esses autores concluíram que, assim como para o IG, as respostas hormonais também são mais precisas e fáceis de mensurar quando os alimentos são analisados separadamente.

Quando compõem uma dieta mista, os efeitos de interação dos diferentes tipos de nutrientes contidos nas várias matrizes alimentares presentes influenciam tanto o comportamento direto sobre curva glicêmica quanto o indireto sobre a curva insulinêmica. Porém, com os dados das médias ponderadas de resposta insulinêmica de cada componente individual da dieta, foi possível medir mais precisamente a resposta pós-prandial do organismo a diferentes valores de ingestão de carboidratos, que, somados aos dados já consolidados do IG, podem contribuir para o melhor entendimento da biodisponibilidade desse grupo de macronutrientes, suas implicações fisiológicas e o impacto de seu consumo em diferentes tipos de dietas sobre a saúde humana.

▣ RECOMENDAÇÕES NUTRICIONAIS PARA OS CARBOIDRATOS

Os carboidratos são, proporcionalmente, a maior fonte de calorias da qual dispõem os seres humanos antes mesmo de seu nascimento. Ainda no estágio fetal, a demanda cerebral de glicose é significativamente grande, tanto por parte do concepto quanto da mãe. Nesse caso, a meta a ser atingida em caráter prioritário deve ser a provisão de quantidades de carboidratos disponíveis capazes de manter o suprimento adequado de glicose ao sistema nervoso central, sem a necessidade de sua produção adicional por meio da metabolização de proteínas ou triacilgliceróis.

Ao longo do desenvolvimento humano, esse parâmetro deverá ser sempre levado em conta para o estabelecimento das necessidades de carboidratos. Outros parâmetros mais específicos, como crescimento, composição do leite humano e necessidade de energia para o metabolismo,

também são úteis para a avaliação da demanda por um macronutriente essencialmente energético que, associado à oxidação de ácidos graxos e de aminoácidos, fornece a quantidade de ATP necessária à manutenção das principais reações metabólicas do organismo.[73]

A recomendação para a ingestão de carboidratos ao longo do ciclo de vida do ser humano apresenta pequena variabilidade, como pode ser observado na Tabela 1.

TABELA 1 Ingestão de referência (AI, EAR e RDA) em g/dia, segundo os estágios de vida

Idade	AI	EAR	RDA
0-6 meses	60	—	—
7-12 meses	95	—	—
1-70 anos	—	100	130
> 70 anos*	—	100	130
Gestantes (14-50 anos)	—	135	175
Lactantes (14-50 anos)	—	160	210

* Não há diferença entre a ingestão recomendada para homens e mulheres.
AI: ingestão adequada; EAR: necessidade média estimada; RDA: ingestão dietética recomendada.
Fonte: IOM.[74]

No entanto, em fases iniciais do desenvolvimento (p. ex., no primeiro ano de vida), e em situações fisiológicas especiais, como gravidez e lactação, é marcante o aumento gradual da necessidade de carboidratos pelo organismo. Isso reforça a importância da manutenção de uma ingestão adequada e percentualmente bem distribuída dentro da variação aceitável na distribuição de macronutrientes (AMDR). No caso dos carboidratos, de 45 a 65% das necessidades energéticas diárias devem ser fornecidas por meio da ingestão desse macronutriente. A AMDR está associada a uma redução no risco de desenvolvimento de doenças crônicas, além de favorecer a ingestão adequada de nutrientes essenciais.[74]

▣ REFERÊNCIAS BIBLIOGRÁFICAS

1. Styryer LS. Biochemistry. 4. ed. Nova York: W. H. Freeman and Company; 1995.
2. Food and Agriculture Organization of the United Nations (FAO). Carbohydrates in human nutrition. Report of an FAO/WHO Expert Consultation on Carbohydrates. Roma: FAO; 1998.
3. Cummings JH, Englyst HN. Gastrointestinal effects of food carbohydrate. Am J Clin Nutr. 1995;61:938S-45S.
4. Asp NG. Classification and methodology of food carbohydrates as related to nutritional effects. Am J Clin Nutr. 1995;61:930S-7S.
5. Food and Agriculture Organization of the United Nations (FAO). Food energy: methods of analysis and conversion. Report of a Technical Workshop. Roma: FAO; 2002.
6. Englyst HN, Hudson GJ. The classification and measurement of dietary carbohydrates. Food Chem. 1996;57:15-21.
7. Mccance RA, Lawrence RD. The carbohydrate content of foods. London: Her Majesty's Stationery Office; 1929.
8. Cummings JH, Stephen AM. Carbohydrate terminology and classification. Eur J Clin Nutr. 2007;61:S5.
9. Goldfein KR, Slavin JL. Why sugar is added to food: food science 101. Compr Rev Food Sci Food Saf. 2015;14,:644-56.
10. Schiraldi C, Di Lernia I, De Rosa M. Trehalose production: exploiting novel approaches. Trends Biotechnol. 2002;20:420-5.
11. BeMiller JN, Whistler RL. Carbohydrates. 3. ed. Food Chem. 1996; p.157-224.
12. Izydorczyk MS. Understanding the chemistry of food carbohydrates. Food Carbohydr Chem Phys Prop Appl. Boca Raton, FL: Taylor & Francis Group, LLC; 2005:9-73.
13. Widdowson EM, Mccance RA. The available carbohydrate of fruits: determination of glucose, fructose, sucrose and starch. Biochem J. 1935;29(1):151-6.
14. IUB-Iupac. Joint Commission on Biochemical Nomenclature (JCBN). Abbreviated terminology of oligossaccharide chains. Recommendations 1980. Biol Chem. 1982;257:3347-51.
15. Sajilata M, Singhal R. Specialty starches for snack foods. Carbohydr Polym. 2005;59:131-51.
16. Takeiti CY, Kieckbusch TG, Collares-Queiroz FP. Morphological and physicochemical characterization of commercial maltodextrins with different degrees of dextrose-equivalent. Int J Food Prop. 2010;13:411-25.
17. Hofman DL, van Buul VJ, Brouns FJPH. Nutrition, health, and regulatory aspects of digestible maltodextrins. Crit Rev Food Sci Nutr. 2016;56.
18. Granito M, Frias J, Doblado R, Guerra M, Champ M, Vidal-Valverde C. Nutritional improvement of beans (Phaseolus vulgaris) by natural fermentation. Eur Food Res Technol. 2002;214:226-31.
19. van Loo J, Coussement P, de Leenheer L, Hoebregs H, Smits G. On the presence of inulin and oligofructose as natural ingredients in the Western diet. CRC Crit Rev Food Sci Nutr. 1995;35:525-52.
20. Carpita NC, Kamabus J, Housle TL. Linkage structure of fructans and fructan oligomers from Triticum aestivum and Festuca "arundinacea" leaves. J Plant Physiol. 1989;134:162-8.
21. Roberfroid MD. Concepts in functional foods: the case of inulin and oligofructose. J Nutr. 1999;(129): 1398S-401S.
22. Roberfroid MD. Inulin-type fructans: functional food ingredients. J Nutr. 2007;11(Suppl 137):2493S-2502S.
23. Knudsen KEB, Hessov I. Recovery of inulin from Jerusalem artichoke (Helianthus tuberosus L.) in the small intestine of man. Br J Nutr. 1995;74:101-13.
24. Niness K. Inulin and oligofructose: what are they? J Nutr. 1999;129:1402S-6S.
25. Roberfroid MD, Delzenné NM. Dietary fructans. Annu Rev Nutr. 1998;18:117-43.
26. Lee S, Prosky L. International survey on dietary fiber: definition, analysis and reference materials. J Assoc Off Anal Chem Int. 1995;78:22-36.
27. Roberfroid MD. Dietary fiber, inulin and oligofructose: a review comparing their physiological effects. Crit Rev Food Sci Nutr. 1993;33:103-48.
28. Schneeman BO. Fiber, inulin and oligofructose: similarities and differences. J Nutr. 1999;129:1424S-7S.
29. Kok N, Roberfroid M, Robert A, Delzenne N. Involvement of lipogenesis in the lower VLDL secretion induced by oligofructose in rats. J Nutr. 1996;126:881-90.
30. Gallagher D, Stallings WH, Blessing LL, Busta FF, Brady LJ. Probiotics, cecal microflora and aberrant crypts in the rat colon. J Nutr. 1996;126:1362-71.
31. Gibson GR. Dietary modulation of the human gut microflora using the prebiotics oligofructose and inulin. J Nutr. 1999;129:1438S-41S.
32. Gibson GR, Roberfroid MD. Dietary modulation of the human colonic microbiota: introducing the concept of prebiotics. J Nutr. 1995;125:1401-12.
33. Dávila I, Gullón B, Alonso JL, Labidi J, Gullón P. Vine shoots as new source for the manufacture of prebiotic oligosaccharides. Carbohydrate Polymers. 2019;207:34-43.
34. Wang X, Gibson GR. Effects of the in vitro fermentation of oligofructose and inulin by bacteria growing in the human large intestine. J Appl Bacteriol. 1993;75:373-80.
35. Gibson GR, Beatty ER, Wang X, Cummings JH. Selective stimulation of bifidobacteria in the human colon by oligofructose and inulin. Gastroenterology. 1995;108:975-82.
36. Kleesen B, Sykura B, Zunft HJ, Blaut M. Effects of inulin and lactose on fecal microflora, microbial activity, and bowel habit in elderly constipated persons. Am J Clin Nutr. 1997;65:1397402.

37. Dewulf EM, Cani PD, Claus SP, Fuentes S, Puylaert PGB, Neyrinck AM, et al. Insight into the prebiotic concept: lessons from an exploratory, double blind intervention study with inulin-type fructans in obese women. Gut. 2013;62:1112-21.

38. Bingyong M, Gu J, Li D, Cui S, Zhao J, Zhang H, et al. Effects of different doses of fructooligosaccharides (FOS) on the composition of mice fecal microbiota, especially the bifidobacterium. Composition Nutrients. 2018;10:1105.

39. Shang Y, Kumar S, Thippareddi H, Kim WK. Effect of dietary fructooligosaccharide (FOS) supplementation on ileal microbiota in broiler chickens. Poult Sci. 2018;97(10):3622-34.

40. Liu F, Li P, Chen M, Luo Y, Prabhakar M, Zheng H, et al. Fructooligosaccharide (FOS) and galactooligosaccharide (GOS) increase bifidobacterium but reduce butyrate producing bacteria with adverse glycemic metabolism in healthy young population. Scientific Reports. 2017;7:11789.

41. Liu F, Prabhakar M, Ju J, Long H, Zhou H-W. Effect of inulin-type fructans on blood lipid profile and glucose level: a systematic review and meta-analysis of randomized controlled trials. Eur J Clin Nutr. 2017;71:9-20.

42. Nelson DL, Cox MM. Lehninger principles of biochemistry. 5. ed. New York: W. H. Freeman; 2008.

43. Mohnen D. Pectin structure and biosynthesis. Curr Opin Plant Biol. 2008;11:266-77.

44. Englyst HN, Kingman SM, Cummings JH. Classification and measurement of nutritionally important starch fractions. European Journal of Clinical Nutrition. 1992;46:S33-S50.

45. Englyst HN, Macfarlane GT. Breakdown of resistant and readily digestible starch by human gut bacteria. Journal of the Science of Food and Agriculture. 1986;37:699-706.

46. Crane RK. Intestinal absorption of sugars. Physiol Rev. 1960;40:789-825.

47. Instituto Brasileiro de Geografia e Estatística (IBGE). Análise do consumo alimentar pessoal no Brasil. In: Pesquisa de Orçamentos Familiares (POF) 2008-2009. Rio de Janeiro: IBGE; 2011. p.70.

48. Salmeron J, Manson JE, Stampfer MJ, Colditz GA, Wing AL, Willett WC. Dietary fiber, glycemic load, and risk of non-insulin dependent diabetes mellitus in women. Journal of the American Medical Association. 1997;27:472-7.

49. Southgate DAT. Digestion and metabolism of sugars. Am J Clin Nutr. 1995;62:203S-11S.

50. Bao J, de Jong V, Atkinson F, Petocz P, Brand-Miller JC. Food insulin index: physiologic basis for predicting insulin demand evoked by composite meals. Am J Clin Nutr. 2009;45:1-7.

51. Lim J, Pullicin AJ. Oral carbohydrate sensing: beyond sweet taste. Physiology & Behavior. 2019;202:14-25.

52. Semenza G. Anchoring and biosynthesis of stalked brush border membrane proteins: glycosidases and peptidases of the enterocyte and renal tubuli. Annu Rev Cell Biol. 1986;2:255-313.

53. Lentze MJ. Molecular and cellular aspects of hydrolysis and absorption. Am J Clin Nutr. 1995;61:946S-51S.

54. Fernández-Bañares F. Carbohydrate maldigestion and intolerance. Nutrients. 2022;14:1923.

55. Riby JE, Fujisawa T. Fructose absorption. Am J Clin Nutr. 1993;58:748S-53S.

56. Ross AC, Caballero B, Cousins RJ, Tucker KL, Ziegler TR. Nutrição moderna de Shils na saúde e na doença. 11. ed. Barueri: Manole; 2016.

57. Jenkins DJA, Wolever TM, Taylor RH, Barker H, Fielden H, Baldwin JM, et al. Glycemic index of foods: a physiological basis for carbohydrate exchange. Am J Clin Nutr. 1981;34:362-6.

58. Wolever TMS. The glycemic index: methodology and clinical implications. Am J Clin Nutr. 1991;54:846-54.

59. Augustin LSA, Kendall CWC, Jenkins DJA, Willett WC, Astrup A, Barclay AW, et al. Glycemic index, glycemic load and glycemic response: An International Scientific Consensus Summit from the International Carbohydrate Quality Consortium (ICQC). Nutrition, Metabolism and Cardiovascular Diseases. 2015;25(9):795-815.

60. Atkinson FS, Foster-Powell K, Brand-Miller JC. International tables of glycemic index and glycemic load values: 2008. Diabetes Care. 2008;31:2281-3.

61. Foster-Powell K, Brand-Miller JC. International tables of glycemic index. Am. J. Clin. Nutr. 1995;62:871S-90S.

62. Foster-Powell K, Holt SHA, Brand-Miller JC. International tables of glycemic index and glycemic load values. Am J Clin Nutr. 2002;76:5-56.

63. Atkinson FS, Brand-Miller JC, Foster-Powell K, Buyken AE, Goletzke J. International tables of glycemic index and glycemic load values 2021: a systematic review. Am J Clin Nutr. 2021;114:1625-32.

64. Wolever TMS, Jenkins DJA. Application of the glycemic index to mixed meals. Lancet. 1985;2:944.

65. Wolever TMS. The use of the glycemic index in predicting the blood glucose response to mixed meals. Am J Clin Nutr. 1986;43:167-72.

66. Menezes EW, Lajolo FM, Seravalli EAG, Vannucchi H, Moreira EAM. Starch availability in Brazilian foods: in vivo and in vitro assays. Nutr Res. 1996;16(8):1425-36.

67. American Dietetic Association (ADA). Nutrition recommendations and interventions for diabetes: a position statement of the American Diabetes Association. Diabetes Care. 2008;31:S61-S78.

68. Wolever TMS. The glycemic index: variation between subjects and predictive difference. J Am Coll Nutr. 1989;8:235-47.

69. Harvard School of Public Health (HSPH). The nutrition source carbohydrates and the glycemic load. Disponível em: https://www.hsph.harvard.edu/nutritionsour-

ce/carbohydrates/carbohydrates-and-blood-sugar/. Acesso em: 8 jan. 2024.

70. Frid AH, Nilsson M, Holst JJ, Björck IME. Effect of whey on blood glucose and insulin responses to composite breakfast and lunch meals in type 2 diabetic subjects. Am J Clin Nutr. 2005;82:69-75.

71. Liu S, Willet WC. Dietary glycemic load and atherothrombotic risk. Curr Atheroscler Rep. 2002;4,6: 454-61.

72. Lan-Pidhainy X, Wolever TMS. Are the glycemic and insulinemic index values of carbohydrate foods similar in healthy control, hyperinsulinemic and type 2 diabetic patients? Eur J Clin Nutr. 2011;65:727-34.

73. National Academy of Science (NAS). Carbohydrates. In: Dietary Reference Intakes for energy, carbohydrates, fiber, fat, protein and amino acids (macronutrients). Washington, D.C.: [s.n.]; 2002. p.6.12-6.23.

74. Institute of Medicine (IOM). Dietary Reference Intakes for energy, carbohydrate, fiber, fat, fatty acids, cholesterol, protein, and amino acids. Washington, D.C.: National Academy Press; 2005.

CAPÍTULO 10

Biodisponibilidade de lipídios

Dennys Esper Cintra

⊡ INTRODUÇÃO

A discussão sobre biodisponibilidade de lipídios tem se tornado tema cada vez mais relevante e, naturalmente, complexa. O tema não pode ser tratado de maneira generalizada, uma vez que o termo "lipídio" abrange enorme classe de substâncias. E, justamente pela dimensão do tema, a literatura científica ainda apresenta grandes lacunas para a compreensão dos mecanismos absortivos, de liberação à corrente sanguínea e aproveitamento dessas substâncias pelo organismo de humanos e animais.

A ideia da complexidade do tema é apresentada sob o ponto de vista da categorização química dessas moléculas. A unidade fundamental de um lipídio é o ácido graxo. De forma geral, os ácidos graxos podem ser separados pela presença ou ausência de insaturações, em que os principais representantes são os ácidos graxos saturados (AGS), monoinsaturados (AGMI) e poli-insaturados (AGPI). Também é possível classificar esses compostos de acordo com o tamanho da cadeia carbônica de cada ácido graxo, como os ácidos graxos de cadeia curta (AGCC), de cadeia média (AGCM) e de cadeia longa (AGCL). Ainda, podem ser classificados de acordo com a família a que pertencem, por exemplo, os ácidos graxos da família ômega 3 (ω3), ômega 6 (ω6), ômega 7 (ω7) e ômega 9 (ω9). É possível até mesmo classificar os ácidos graxos de acordo com seu ponto de fusão: os AGS tendem a se manter sólidos, enquanto os AGM ou AGP insaturados são líquidos à temperatura ambiente.[1]

A justificativa para a existência dessa grande lacuna em relação à assertividade dos mecanismos absortivos é compreensiva. Isso ocorre justamente pelo fato de haver mecanismos específicos envolvidos na digestão, absorção, metabolização, distribuição e aproveitamento pela célula de um determinado órgão/tecido. Entretanto, tais mecanismos também parecem ser específicos de acordo com cada tipo de ácido graxo, com base nas características químicas já descritas. Posto isso, este capítulo tem o objetivo de trazer o que há de mais moderno e relevante sobre a capacidade absortiva e de aproveitamento pelo organismo sobre os lipídios e seu impacto para a biodisponibilidade.

⊡ CLASSIFICAÇÃO DOS ÁCIDOS GRAXOS

Ácidos graxos saturados, monoinsaturados e poli--insaturados

As características químicas estruturais de um ácido graxo podem interferir em seu aproveitamento, tanto pelo trato digestório quanto, posteriormente, pelas células. Portanto, justifica-se um inicial debate estrutural a fim de compreender mais à frente sua importância.

É possível classificar os ácidos graxos de acordo com a presença e a quantidade de insaturações (duplas-ligações) entre os carbonos que formam sua estrutura. Quando ligações simples ocorrem entre um carbono e outro (...C2C...), a cadeia é denominada *saturada*. Quando uma dupla-ligação é inserida ao longo dessa cadeia (...C5C...), a denominação passa a ser *monoinsaturada*. Quando a dupla-ligação se repete ao longo da cadeia (...C5C2C2C5C...), a estrutura é classificada como *poli-insaturada*.

Dentre os AGPI, ainda se distinguem os pertencentes às famílias "ômega". As letras gregas alfa (α) e ômega (ω) indicam os átomos de carbono proximais e distais na molécula em relação ao grupo carboxila (CH_3). O carbono indicado na posição alfa é o que está mais próximo do grupo carboxila, enquanto o carbono ômega, o mais afastado (Figura 1).

Outra característica importante para definição de ácidos graxos da família ômega se deve à posição sobre a qual incide a primeira dupla-ligação. Por exemplo, se a primeira dupla-ligação estiver localizada no carbono de número 6, contando a partir do carbono ômega, então se trata de um ácido graxo da família ômega 6.

Caberá posteriormente definir apenas de qual membro da família se trata, se linoleico (C18:2) ou araquidônico (C20:4), dentre os mais estudados.

Ácidos graxos de cadeia curta, média e longa

A literatura científica diverge ligeiramente sobre a nomenclatura normativa no tocante ao tamanho das cadeias de ácidos graxos. Os AGCC estão entre 2 e 6 carbonos. São considerados AGCM os ácidos graxos que possuem entre 8 e 12 carbonos, contudo alguns autores consideram o ácido graxo de 14 carbonos como também de cadeia média. Para fins didáticos, neste capítulo também serão considerados como de cadeia média os ácidos graxos com 14 carbonos. Então, são considerados de cadeia longa as estruturas compreendidas entre 16 e 24 carbonos. Ainda é possível debater sobre a existência de ácidos graxos de cadeia muito longa, mas não há consenso na literatura. O tamanho da cadeia também é fator determinante para a absorção do ácido graxo e de suas funções, como descrito adiante.

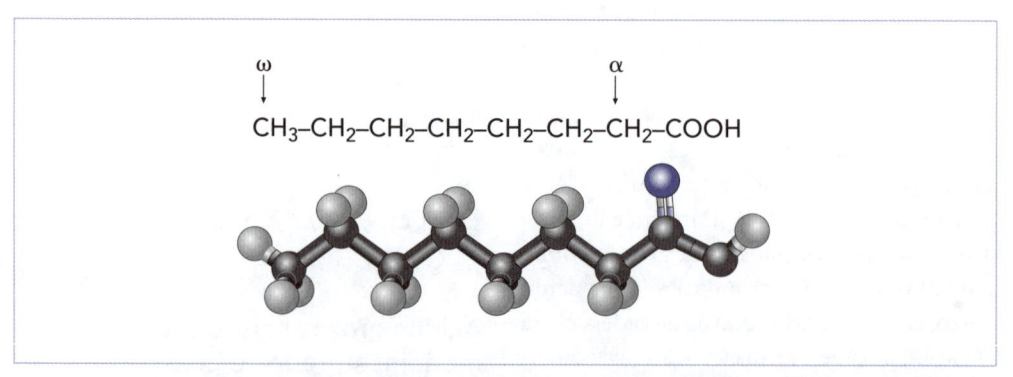

$$\omega \qquad\qquad\qquad\qquad\qquad \alpha$$
$$CH_3-CH_2-CH_2-CH_2-CH_2-CH_2-CH_2-COOH$$

FIGURA 1 Estrutura básica de um ácido graxo. Da direita para a esquerda, o ácido graxo é formado por um carbono ligado a dois oxigênios (carboxila) e, consecutivamente, a uma série de outros carbonos sequenciais. A partir desse ponto, a próxima ligação carbônica é chamada de alfa (α). Dessa forma, o último carbono da estrutura é chamado de ômega (ω).

DIGESTÃO DOS ÁCIDOS GRAXOS

Nas dietas ocidentais, a presença de lipídios corresponde a 30 a 40% do valor calórico total diário. Nos EUA isso pode chegar a 50%. Aproximadamente 95% dos lipídios presentes nos alimentos estão no formato de triacilglicerol (Figura 2), sendo o mais consumido por humanos e animais. Os outros 5% de substâncias com características lipídicas encontrados na dieta são fosfolipídios, ácidos graxos livres, fitosteróis e colesterol. O triacilglicerol (TG) é uma molécula que contém três ácidos graxos unidos a uma molécula de glicerol (Figura 2).

Lipase lingual

Ainda na boca, a lipase lingual é liberada pelas glândulas serosas, na cavidade de Von Ebner, próximas às papilas circunvaladas. Em crianças, a biodisponibilidade de lipídios é garantida inicialmente pela ação da lipase lingual, que se mistura ao leite materno, iniciando-se ali a fragmentação lipídica. Esse passo é fundamental, uma vez que a funcionalidade da lipase pancreática ainda é limitada em crianças, em comparação aos adultos.[2] A lipase atua principalmente hidrolisando AGCC na posição Sn-3 do TG (Figura 2).

Lipase gástrica

A lipase gástrica é produzida no estômago, pelas células localizadas em sua porção fúndica. Assim como a lipase lingual, a gástrica é capaz de hidrolisar também a posição Sn-3 do TG, tendo como alvo tanto os AGCC quanto os AGCM. Em 2018, Rowat et al.[3] desenvolveram o trabalho em que mediram o pH da região de inserção da sonda de ostomia, a fim de determinar o tipo de emulsão lipídica a ser infundido, a depender da acidez local. Isso se deve ao fato de as enzimas, lipase lingual e gástrica, atuarem de forma ótima entre o pH de 3 a 7. Tanto nos momentos de secreção ácida excessiva, quando o pH se encontra por volta de 2, quanto na porção logo abaixo do duodeno, com pH em torno de 8, as enzimas perdem sua função. A estratégia de mensuração do potencial hidrogeniônico antes da infusão dietética melhorou a eficiência de aproveitamento calórico das dietas, impactado pela maior biodisponibilidade, ao menos no que se refere a lipídios.[3]

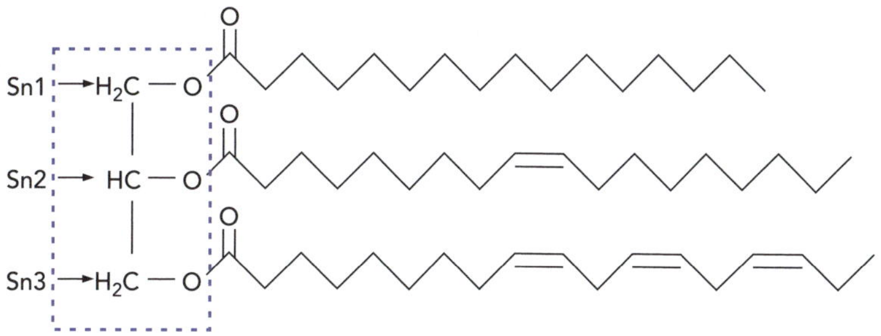

FIGURA 2   Estrutura química do triacilglicerol. A região contida pela linha tracejada mostra a estrutura da molécula de glicerol. A essa molécula podem se ligar ácidos graxos quaisquer (saturados, mono ou poli), de forma aleatória, nas posições SN1, SN2 e SN3. Se a estrutura estiver completamente conjugada com ácidos graxos, então será chamada de triacilglicerol. Se apenas dois ácidos graxos estiverem ligados ao glicerol, então, diacilglicerol, e se apenas um ácido graxo, monoacilglicerol. Se a estrutura lipídica estiver livre do glicerol, a ela se dará o nome de ácido graxo.

IMPORTÂNCIA:

Tanto o grau de insaturação de uma molécula de ácido graxo quanto seu tamanho podem interferir em seu processo absortivo. Quando uma molécula de ácido graxo recebe uma dupla-ligação, ocorre alteração conformacional em sua estrutura. A molécula ganha curvatura em cada ponto de inserção da ligação dupla. O grau de curvatura da molécula pode influenciar sua absorção. Mas tão importante quanto sua absorção, a curvatura influencia em seu transporte após a absorção. Assim, cadeias "retas", característica das gorduras saturadas, são transportadas com mais facilidade.

Exemplo de ácidos graxos e suas (in)saturações:

- Ácido graxo saturado, de cadeia média, com 12 carbonos e nenhuma insaturação (C12:0)

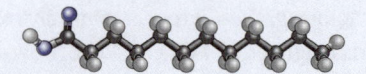

- Ácido graxo insaturado, de cadeia longa, com 18 carbonos e 1 insaturação (C18:1)

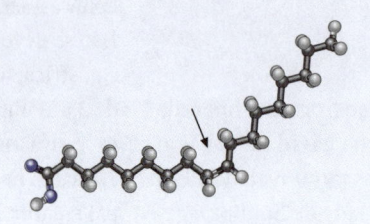

- Ácido graxo insaturado, de cadeia longa, com 22 carbonos e 6 insaturações (C22:6)

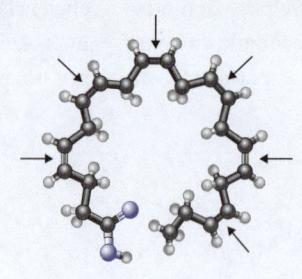

Nas figuras acima, as setas indicam os pontos de insaturação. De forma interessante, a inserção dessas ligações é capaz de alterar o ponto de fusão do ácido graxo. A temperatura para a fusão de cada ácido graxo também é capaz de interferir em sua absorção.

Lipase pancreática

Do total de TG consumidos na dieta, 30% chegam à porção inicial do jejuno já na forma de ácidos graxos livres e emulsificados por sais biliares. Dos 70% restantes, outras enzimas e substâncias participam do processo de hidro-lização, garantindo muito de sua absorção até a porção ileal do intestino.

As gotículas lipídicas que chegam ao intestino apresentam-se em tamanho grande (± 25.000 Angstrons) e com característica hidrofóbica (apolar). Portanto, devem ser reduzidas e ter seu caráter de polaridade alterado para a travessia da barreira aquosa do colonócito. A lipase pancreática é a grande responsável pela separação da porção glicerol do ácido graxo. Essa enzima é liberada na porção inicial do duodeno, pelo ducto pancreático, e atua especificamente nas posições Sn1 e Sn3. Assim, as moléculas lipídicas que chegam ao duodeno ainda no formato de TG podem ser separadas da estrutura inicial e dispersas em moléculas cada vez menores como diacilglicerol, monoacilglicerol e, por fim, ácidos graxos livres e glicerol. As moléculas de ácidos graxos ligadas ao glicerol na posição Sn2 são resistentes à digestão pela lipase pancreática e permanecem como monoacilglicerol.[4]

Posteriormente ao processo de redução, os sais biliares são capazes de organizar o conjunto de substâncias presentes durante a digestão lipídica (colesterol, fosfolipídios, monoacilglicerol e ácidos graxos livres), formando uma importante estrutura, a micela. A micela é uma estrutura pequena (± 300 Angstrons) e organizada. Dentro de sua estrutura esférica, as substâncias são dispostas de forma que a porção apolar de cada uma esteja voltada para o interior da micela, enquanto a porção polar se mantém voltada para fora. O tamanho reduzido da micela e a polaridade externa tornam essa pequena estrutura permeável à barreira aquosa superficial do colonócito.[5] Posteriormente, a micela dispersa seu conteúdo à membrana celular, que utilizará agora mecanismos específicos para captar cada substância (fosfolipídios, colesterol, sais biliares e ácidos graxos).

Do ponto de vista de biodisponibilidade, ressalta-se o fato de que, na presença de concentrações satisfatórias de ácidos biliares, a formação de micelas chega a 97%, com alta possibilidade absortiva de seu conteúdo. Contudo, pacientes com fluxo irregular de bílis, seja por colangite ou submetidos a colecistectomia, apresentarão capacidade formadora de micelas apenas entre 40 e 50%. As características desse quadro são diversas. Entre as principais, no que tange à biodisponibilidade, estão a redução da absor-

ção de lipídios, a esteatorreia e a deficiência de vitaminas lipossolúveis.

De forma interessante e importante, não existe apenas um mecanismo absortivo. Ao longo do tempo as ciências da nutrição descreveram estratégias absortivas, mas recentemente houve incremento nas possibilidades, nas quais uma forma não exclui a outra. É exatamente esse o ponto que reforça a ideia de que a absorção desse tipo de nutriente é tão fundamental que não poderia haver apenas uma maneira de captação.

ABSORÇÃO INTESTINAL DE ÁCIDOS GRAXOS

Existem diversos mecanismos que explicam o processo de absorção de ácidos graxos pela membrana celular dos enterócitos. Independentemente do tipo de processo, todos são influenciados pelo tamanho da cadeia carbônica do lipídio. Assim, AGCC e alguns AGCM se encontram mais prontamente biodisponíveis comparados aos AGCL. Inicialmente serão demonstradas as primeiras proposições mecanísticas para compreensão da absorção de lipídios, ainda em âmbito fisiológico.

Ácidos graxos de cadeia curta

Em 1981, Rubsamen e Engelhardt[6] descreveram em ovelhas a primeira proposta mecanística para absorção dos AGCC, por meio da difusão não iônica. As moléculas de AGCC seriam absorvidas em sua forma protonada, pela dependência da bomba hidrogênio-potássio-ATPase ($H^+K^+ATPase$). Esse mecanismo se demonstrou relevante, pois, quando ocorre o bloqueio experimental dessa bomba, a absorção dos AGCC é reduzida de forma significante.[7] Já o mecanismo de troca iônica postulado para explicar a absorção dos AGCC ocorre a partir da permuta desses ácidos e do íon bicarbonato por meio da troca iônica. Sua absorção parece ser diretamente proporcional à concentração de íons bicarbonato no lúmen, contudo esse é um mecanismo que ainda apresenta controvérsias.

Ácidos graxos de cadeia média

A solubilização intestinal de AGCC ou AGCM é facilitada quando comparados aos AGCL. Estudos evidenciaram que não há exigência da lipase pancreática para que os AGCC ou AGCM sejam absorvidos. Investigações em animais e humanos com deficiência secretória de lipase demonstraram que, mesmo sob tal condição, a capacidade absortiva se mantém preservada. Dessa forma, foi compreendido que poderia haver mecanismo paralelo ou alternativo ao demonstrado anteriormente, responsável pela manutenção parcial, mas relevante, da absorção dessas espécies lipídicas.

Os triacilgliceróis contendo ACGM podem ser absorvidos de forma direta no enterócito, sendo hidrolisados no citosol a partir de lipases intracelulares. Um procedimento dietoterápico que corrobora essa proposição vem do fato de que pacientes submetidos a cirurgias com ressecção intestinal extensas e, portanto, desabsortivas apresentam melhora em seu quadro energético quando suplementados com AGCM.[7] A primeira demonstração dessas observações clínicas partiu de um estudo de caso com dois pacientes, os quais se apresentavam em quadro importante de desnutrição após procedimento de ressecção. A suplementação com TCM (triglicerídeos de cadeia média) preveniu a intensificação da desnutrição e encerrou a esteatorreia. A longo prazo, a suplementação influenciou na recuperação do estado nutricional dos pacientes. Ainda, atenta-se a este estudo que o AGCC predominante na mistura era o caprílico (C8:0) e não o láurico (C12:0) ou mirístico (C14:0).[7]

Ácidos graxos de cadeia longa

Os AGCL, no formato de ácidos graxos livres ou monoacilglicerol, necessitam de transpor-tadores de membrana para internalização ao citosol. A proteína ligadora de ácidos graxos (FABP) foi caracterizada no epitélio intestinal de roedores ao longo da década de 1970, mas apenas em 1987 Sweetser et al. caracterizaram sua expressão gênica e seu conteúdo proteico no intestino de humanos. Não de maneira surpreendente, ambas as isoformas encontradas em roedores e humanos apresentam elevada homologia entre si (cerca de 82%), o que aproxima muito os achados em roedores dos observados em humanos, ao menos no que toca a sua função como receptora intestinal de lipídios.[8]

A FABP induz translocação dos AGCL para o citosol. Ressalta-se aqui a importância de que a FABP encontrada na superfície do enterócito não seja confundida com as FABP abundantemente encontradas no citoplasma dessas mesmas células e em células de outros tecidos. Após a entrada do ácido graxo no enterócito, outra proteína do tipo FABP se liga ao ácido graxo e o transporta pelo interior celular. A FABP citosólica é amplamente distribuída pelas células intestinais e de tecidos como fígado, coração e músculo, enquanto as FABP de superfície são menos abundantes.[9] Mais adiante será abordada a ação das FABP na dispersão intracelular de lipídios.

Outro receptor foi descrito envolvido na captação de AGCL, o transportador de ácidos graxos (FAT). Os transcritos (RNAm) de FAT são encontrados dispersos ao longo do intestino, contudo em maior concentração no jejuno do que no duodeno, mas com baixa ocorrência no íleo. Além disso, o estômago e o ceco não expressam FAT. Nos locais apontados, a proteína FAT é encontrada na superfície de aproximadamente 2/3 das vilosidades (no jejuno), mas são indetectáveis nas criptas e nas células submucosas. Um experimento interessante demonstrou que o próprio conteúdo lipídico da dieta pode regular a expressão gênica e o conteúdo proteico da FAT, em que a dieta rica em AGCL, contendo óleo de girassol, aumentou a expressão da

FAT, enquanto uma dieta contendo AGCM não causou alteração.[10]

Hidroxiácidos graxos e ácidos graxos de cadeia ramificada

Os ácidos graxos de cadeia ramificada estão associados a hidroxiácidos graxos. Para que essa definição se faça compreensível para não químicos, deve-se compreender por partes. Hidroxiácidos graxos, ou simplesmente ácidos graxos hidroxilados, são ácidos graxos que apresentam um grupamento hidroxila (OH) funcional agregado à cadeia carbônica principal do ácido graxo (Figura 3). Esses ácidos graxos podem ser saturados ou insaturados. Por exemplo, de acordo com a União Internacional de Química Pura e Aplicada (Iupac), a nomenclatura de um ácido graxo saturado, de 14 carbonos, com hidroxila funcional incidindo sobre o segundo carbono, seria ácido 2-hidroxitetraenoico, ou, pela nomenclatura trivial, ácido hidroximirístico, com a abreviatura 2-OH-14:0. Esses ácidos graxos podem se combinar com outros ácidos graxos, formando ramificações, daí o nome "ácidos graxos ramificados" ou "ácidos graxos de cadeia ramificada".

Recentemente descobertos, os ácidos graxos ramificados de hidroxiácidos graxos (do inglês, *branched fatty acid esters of hydroxy fatty acids* [FAHFA]) são uma classe natural de lipídios que têm demonstrado potencial terapêutico no diabetes tipo 2, ações antitumorais e anti-inflamatórias, além de proteção cardiovascular e hepática.[11] No início foram identificados endogenamente, por meio de reações metabólicas no tecido adiposo de animais e humanos.[12] Posteriormente, foram identificados em alimentos como leite materno,[13] amêndoa, noz, amendoim e azeite de oliva.[14] Curiosamente, um estudo apontou a presença de alguns desses ácidos graxos mesmo em alimentos pobres em gordura, como a aveia, e ausência em outros gordurosos, como o abacate. A aveia apresentou 3,7 vezes mais desses hidroxiácidos graxos quando comparada ao abacate.[15] Dada sua recente descoberta, ainda são escassos os dados que demonstram a presença desses ácidos graxos em outros alimentos, entendendo-se, portanto, que em breve é possível que a variedade alimentar seja incrementada.

Até aqui os FAHFA foram descritos de forma generalizada, mas é importante deixar claro que essa é uma categoria de ácidos graxos, formada por diversos membros. Os exemplos são numerosos, uma vez que os ácidos graxos hidroxilados são combinados a ácidos graxos tradicionais, podendo formar centenas de combinações aleatórias. Por exemplo, o ácido palmítico (C16:0) pode ser combinado com outro ácido palmítico, na posição 9 (carbono 9), formando então a ramificação (Figura 3), cuja nomenclatura será 9-PAHPA (*9-palmitic acid hidroxy palmitic acid*), sendo este um dos mais estudados. Ácidos graxos diferentes também podem ser combinados, como o oleico (C18:1) conectado à posição 9 do palmítico, formando o 9-OAHPA (*9-oleic acid hidroxy palmitic acid*). Assim, a ciência vem se debruçando sobre essas novas composições lipídicas no intuito de compreender a ação de cada uma sobre possíveis efeitos benéficos ou deletérios em humanos e animais.

Do ponto de vista da biodisponibilidade, quando uma substância dessas é adquirida a partir da alimentação, portanto, os mecanismos envolvidos em sua absorção, biodisponibilidade, distribuição e bioacessibilidade são compreendidos como os mesmos utilizados para os ácidos graxos tradicionais. Assim, são digeridos no intestino por lipases e ácidos biliares, transportados da membrana apical à basolateral dos enterócitos pelos transportadores intracelulares tradicionais, distribuídos do fígado aos tecidos pela albumina majoritariamente e captados pelas células a partir dos receptores acoplados

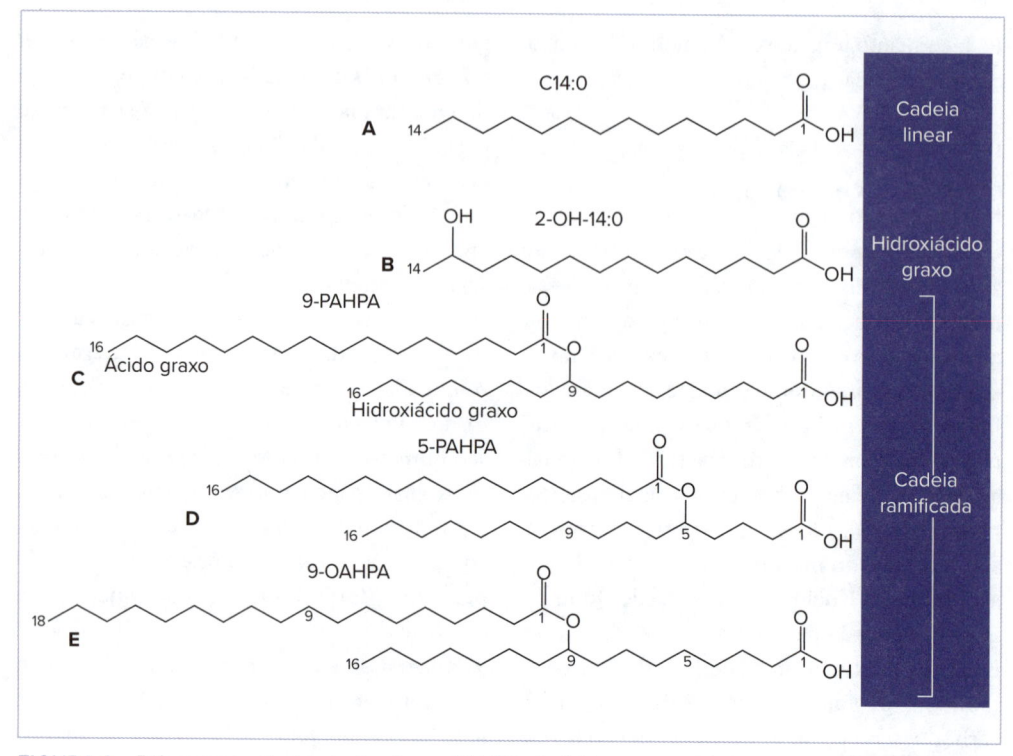

FIGURA 3 Diferenças estruturais de alguns FAHFA. A: ácido graxo mirístico, contendo 14 carbonos e nenhuma insaturação (C14:0). B: hidroxiácido graxo mirístico, contendo hidroxila funcional no segundo carbono. C: ácido graxo ramificado de hidroxiácido graxo, em que uma molécula de ácido palmítico (C16:0) está acoplada a outro ácido palmítico, e a ligação se faz pelo carbono 9. D: idem à imagem C, mas com a conexão sendo realizada no quinto carbono. A diferença entre pontos de conexão pode definir funções diferentes para essas substâncias. E: ácido graxo ramificado de hidroxiácido graxo, em que uma molécula de ácido oleico (C18:0) está acoplada ao ácido palmítico, e a ligação se faz pelo carbono 9.

9-PAHPA: *9-palmitic acid hidroxy palmitic acid*; FAHFA: ácidos graxos ramificados de hidroxiácidos graxos.

à proteína G.[16] É possível que outros receptores e transportadores participem do processo, mas por enquanto sem descrição detalhada.

Ácidos graxos ramificados de hidroxiácidos graxos, saturados ou insaturados são encontrados na circulação de animais e humanos, mas principalmente agregados aos tecidos adiposos branco e marrom, numa proporção de 100 e 150 ng/g, respectivamente. Tecidos como fígado, rins e pâncreas apresentam concentração média de 10 a 20 ng/g. Em todos esses tecidos, o FAHFA mais comum é o 9-PAHSA, ou seja,

um ácido esteárico hidroxilado na posição 9, agregado a um ácido palmítico. Outros tecidos também apresentam FAHFA, contudo em concentrações diminutas, na ordem de picogramas por g.[17] Em princípio, o receptor GPR40 tem sido constantemente identificado como a proteína responsiva à ampla gama de FAHFA. Os principais FAHFA capazes de ativar o GPR40 são 5-PAHSA, 9-PAHSA, 10-PAHSA, 5-POHSA, 10-POHSA, 12-POHSA, 5-OAHSA, 10-OAHSA, 12-OAHSA, 13-OAHSA, 9-SAHSA, 12-SAHSA e 13-SAHSA.[16]

Mecanismos moleculares de captação de ácidos graxos

Receptores acoplados à proteína G (GPCR)

Os receptores acoplados à proteína G, os GPCR, são uma superfamília de receptores, com mais de 800 membros descritos, para os mais diversos ligantes. Uma pequena parcela apresenta afinidade para ácidos graxos. Nenhum deles apresenta especificidade para um tipo único de ácido graxo, no entanto eles não são promíscuos como as proteínas FAT ou FABP. O tamanho da cadeia carbônica dos ácidos graxos parece ser o mais importante fator em relação a seu reconhecimento pelo receptor. Atualmente se considera a capacidade dos receptores GPR41

e GPR43 de reconhecer AGCC; GPR84, AGCM; e GPR40 e GPR120/GPR119, os AGCL.

Na primeira década dos anos 2000 foram descobertos receptores de superfície celular capazes de reconhecer ácidos graxos em geral.[18-21] Os receptores acoplados à proteína G, ou simplesmente GPCR, são proteínas que estão na superfície de diversos tipos celulares, inclusive enterócitos. Apresentam 7 domínios transmembrana e sua porção intracelular se acopla à proteína G (Figura 4). Como seus ligantes ainda não eram conhecidos, os receptores permaneciam designados como "órfãos". Posteriormente, os receptores foram sendo testados e paulatinamente "deorfanizados", conforme cada ácido graxo ligante ia sendo identificado.[21-24]

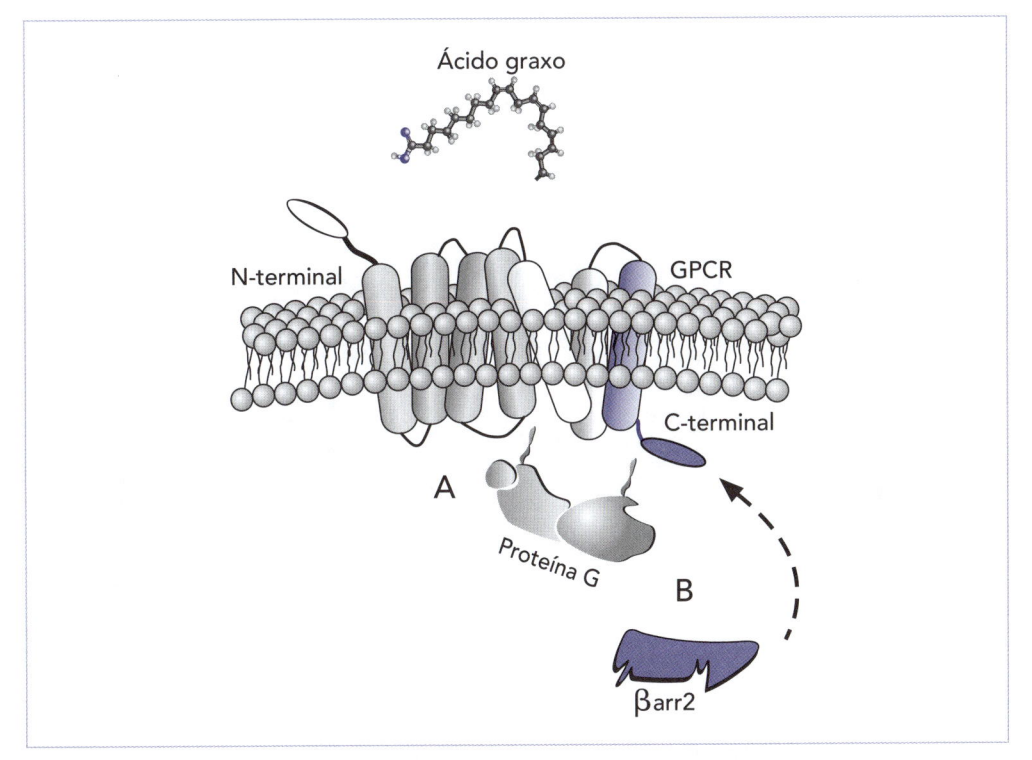

FIGURA 4 Estrutura do receptor acoplado à proteína G. O ácido graxo circulante se liga ao receptor e induz alteração conformacional na porção N-terminal da proteína. A: a alteração conformacional se propaga à porção C-terminal, que atinge a proteína G, acoplando-a. A sinalização clássica via proteína G é disparada. B: após alteração conformacional, alguns tipos de GPCR são capazes de, em paralelo, ativar a proteína beta-arrestina 2 (barr2), que é atraída ao GPCR e também acoplada.

Atualmente, é possível afirmar que, de forma contundente, cada receptor descrito reconhece uma família de ácidos graxos. No entanto, é muito provável que existam receptores específicos para cada tipo também específico de ácido graxo, cabendo às ciências nutricionais tal descrição, num futuro a médio prazo. Por se tratar de tema ainda na fronteira do conhecimento e, portanto, ainda em fase transitória de firmação mecanística na literatura científica, em breve poderá apresentar modificações de sua significância. A seguir, os receptores da família dos GPCR, descritos com a função de reconhecimento de ácidos graxos.

GPR41 e GPR43

Em 2003, Brown et al.[23] descreveram os ligantes para os receptores GPR41 e GPR43. Assim, AGCC são capazes de se ligar a esses receptores (Figura 5). Acredita-se que os receptores sejam responsáveis também por parte do mecanismo absortivo de AGCC, internalizando-os ao enterócito. Apesar de não haver dúvidas sobre a capacidade de ligação dos AGCC a esses receptores, bem como a influência sobre a sinalização intracelular mediada por essas ligações, o mecanismo de controle da absorção por meio de sua internalização junto aos AGCC permanece incerto. Acredita-se que, ao se ligarem à superfície do GPR41/43, a proteína intracelular beta-arrestina 2 (βarr2) seja atraída para a base do receptor e force sua internalização, que arrasta consigo, consecutivamente, os AGCC que estavam conectados externamente. Esse mecanismo já está provado para ácidos graxos de cadeia mais longa,[25] mas ainda não para os de cadeia curta e média.

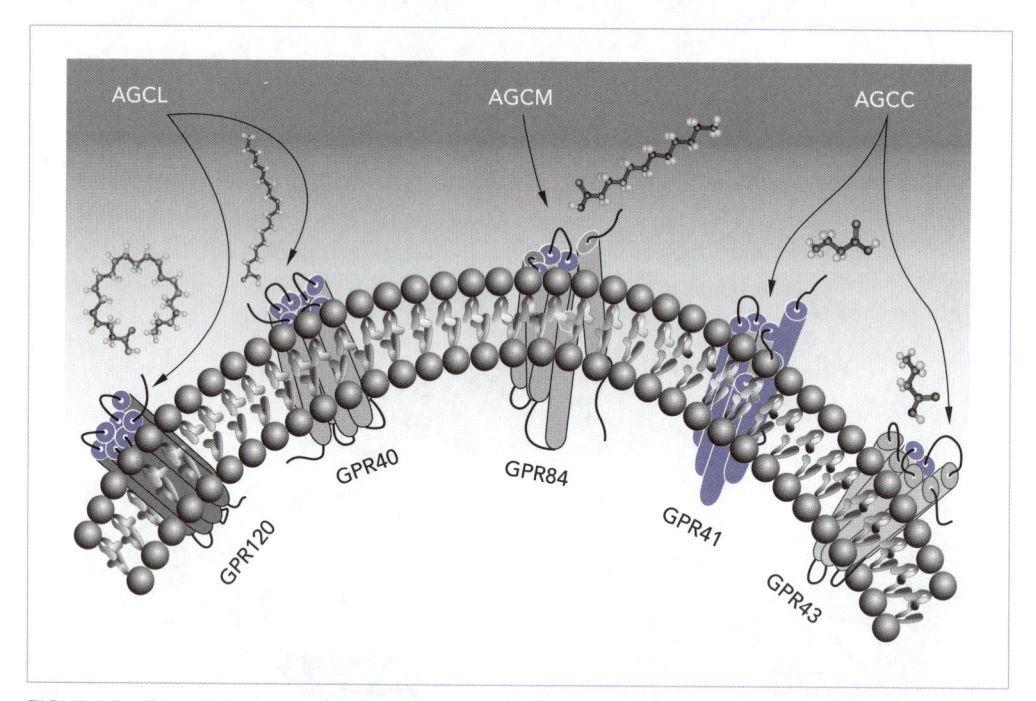

FIGURA 5 Receptores acoplados à proteína G. GPR120: receptor principal dos ácidos graxos docosa--hexaenoico (DHA), eicosapentaenoico (EPA) e alfalinolênico (ALA); reconhece também o ácido graxo oleico, mas com menor intensidade.

GPR40: reconhecedor principal dos ácidos graxos monoinsaturados oleico e palmitoleico; reconhece também os ácidos graxos ômega 3, mas com menor intensidade. GPR84: reconhecedor principal de ácidos graxos de cadeia média. GPR41 e 43: reconhecedores principais dos ácidos graxos de cadeia curta.

AGCC: ácido graxo de cadeia curta; AGCL: ácido graxo de cadeia longa; AGCM: ácido graxo de cadeia média.

GPR84

Assim como os outros GPCR, o receptor GPR84 já era conhecido desde 2001, mas foi deorfanizado apenas em 2006, como sendo capaz de reconhecer AGCM[21] (Figura 5). Mas em 2001 a descrição de algumas de suas ações intracelulares foi descrita, mesmo sem a definição de seus agonistas. Identificado inicialmente na superfície de granulócitos, foi rapidamente associado à função imune, por conduzir sinalização primordialmente pró-inflamatória, característica desse tipo celular em questão.[26] Sequencialmente, foi identificado presente também em outras células do sistema imune inato. Presentes na superfície do enterócito,[27] o GPR84 apresenta especificidade para os ácidos graxos de C9:0 a C12:0. As investigações junto ao GPR84 ainda são incipientes, relacionando sua atividade às ações modulatórias no sistema imune, mas sem profundidade em mecanismos de captação de ácidos graxos.

GPR40 e GPR120

Os receptores GPR40 e GPR120 foram descritos também ao longo da década de 2000. Em 2008 o GPR40 foi deorfanizado, mas foi em 2010 que isso foi feito com robustez de detalhes, incluindo a deorfanização do GPR120, ambos descritos no trabalho de Oh et al.[25] (Figura 5). Os receptores são expressos em diversos tipos celulares, mas também ao longo de todo o trato digestório, incluindo as papilas valadas da língua. Diferentemente do GPR84, o GPR40 e o GPR120 estão altamente envolvidos na captação intestinal de AGCL.

O GPR40 apresenta elevada afinidade para o reconhecimento do ômega 9 (C18:1), enquanto o GPR120 reconhece melhor os ácidos graxos da família ômega 3 (C18:3; C20:5 e C22:6). Esses receptores apresentam 10% de homologia entre si, o que faz com que haja parcial reconhecimento desses ácidos graxos por ambos os receptores, ou seja, tanto o GPR120 pode reconhecer ômega 9 quanto o GPR40 reconhece ômega 3. No en-

saio de ligação (*binding*) realizado neste estudo, foi determinado que o GPR120 reconhece com força maior o ácido graxo docosa-hexaenoico (DHA) (C22:6), seguido pelo eicosapentaenoico (EPA), oleico (C18:1) e palmitoleico (C16:1). Em 2012 também foi demonstrada a capacidade de reconhecimento do ácido alfalinolênico (C18:3) por ambos os receptores, mas primordialmente o GPR120.[27]

Em relação aos ácidos graxos ômega 6, linoleico (C18:2) e araquidônico (C20:4), existem divergências na literatura científica, uma vez que parece não haver receptores do tipo GPCR determinados para sua captação, ao menos com clareza. Enquanto algumas evidências distanciam a relação entre o GPR120/40 e a captação do ômega 6, outras aproximam. Ao menos por enquanto, compreende-se que os GPR120/40 podem até participar da captação de ômega 6, mas não de forma significativa. Uma vez sendo um ácido graxo de extrema importância e essencial, certamente há outros mecanismos capazes de responder por sua captação intensa, provavelmente associados ainda às proteínas FABP.

Considerações finais sobre a captação intestinal de ácidos graxos e a biodisponibilidade

Em condições experimentais, o bloqueio farmacológico ou genético dos receptores abordados neste capítulo mostra que há redução na captação de ácidos graxos, mas não sua ablação total. Isso significa a existência de outros mecanismos envolvidos na absorção desse macronutriente fundamental. Além disso, todos os mecanismos funcionam em paralelo, de forma que, quando um mecanismo falha (por erros genéticos inatos), outros participam, mantendo a captação ou até mesmo assumindo incremento em sua atividade, no sentido de compensação absortiva.

O conceito de biodisponibilidade de qualquer nutriente não está exclusivamente associado ao fato de sua absorção intestinal. Para que esse conceito seja completo, não basta que o nutriente alcance a corrente sanguínea; é preciso que seja distribuído corretamente aos tecidos que dele necessitam e que nesses tecidos haja sua incorporação ou, ao menos, que o nutriente exerça sua ação sinalizatória. Dessa forma, os conceitos empregados neste capítulo no que tange à biodisponibilidade de lipídios seguem agora para o âmbito celular, em que se parte do princípio de que o nutriente foi corretamente captado no intestino e distribuído ao organismo por meio da circulação.

◻ BIODISPONIBILIDADE E BIOACESSIBILIDADE DE ÁCIDOS GRAXOS AO MEIO INTRACELULAR

Quando disponível na corrente sanguínea, em circulação ou não junto a uma molécula transportadora como a albumina, a molécula de ácido graxo cedo ou tarde adentrará a célula. São diversos os mecanismos responsáveis por sua absorção, contudo uma célula pode possuir mais de um mecanismo absortivo, mas não todos os mecanismos. Isso significa dizer que células de um determinado tecido expressam genes responsáveis por proteínas receptoras de ácidos graxos de forma diferente em relação a outro tecido. Por exemplo, o GPR120 pode ser expresso em células como tecido adiposo, músculo esquelético, fígado, entre outros, mas, enquanto sua presença é abundante no tecido adiposo, é quase insignificante na musculatura esquelética. Ainda, enquanto neurônios apresentam receptores como os GPCR e FABP, as ilhotas pancreáticas apresentam esses e outros mecanismos adjacentes. Mais uma vez, a diversidade mecanística contida em um mesmo grupo celular indica a relevância da captação desse importante nutriente, como será visto a seguir.

Processo absortivo celular

Após o processo absortivo que ocorre ao longo do trato digestório, os ácidos graxos alcançam a corrente sanguínea e são distribuídos pelo organismo como um todo. Com relação à célula que fará sua absorção, diferentes receptores ou mecanismos podem executar tal função, inclusive de forma simultânea, ou seja, diferentes mecanismos podem coexistir num mesmo tipo celular. Nem todos os receptores são destinados à absorção. Alguns simplesmente, ao menos por ora, induzem sinalização celular, como será visto a seguir.

Em virtude da alta afinidade da molécula lipídica do ácido graxo com a bicamada lipídica das células, durante algum tempo foi mantida a hipótese de que os ácidos graxos ou qualquer molécula lipofílica simplesmente se solubilizariam na membrana e, assim, tomariam o interior celular. Com base nessa ideia coletiva, surge a demonstração científica, por meio de modelos biofísicos, que conseguiu elucidar uma das primeiras hipóteses de absorção dos ácidos graxos, o mecanismo *flip-flop*.

Flip-flop

Um dos primeiros mecanismos propostos para elucidar a captação celular de ácidos graxos foi denominado *flip-flop*. Foram os estudos de biofísica que se esforçaram para traçar essa proposição, de extrema complexidade, porém cada vez mais evidenciada em diversos estudos. A dificuldade em estudar esse tipo de interação, e as demais que serão apresentadas, deve-se ao fato de que a gordura, mesmo em ambiente microscópico, continua como gotícula líquida. Comparativamente, as proteínas são estruturas cristalizáveis, sendo relativamente simples os estudos que envolvem interações proteína-proteína. Ainda sem a possibilidade de cristalização ou solidificação da estrutura lipídica, a maioria dos mecanismos propostos para sinalização mediada por lipídios é demonstrada de maneira indireta, assim como este.

A membrana da célula é apresentada em formato de bicamada lipídica, formada por ácidos graxos unidos a uma estrutura fosfórica e a um glicerol (Figura 6A). O sistema *flip-flop* funciona quando um ácido graxo livre no meio extracelular se aproxima da membrana celular e se integra à primeira porção da bicamada. Isso ocorre quando o ácido graxo se conecta à cabeça fosfórica do fosfolipídio, tomando o lugar de outro ácido graxo que já estava nessa posição. Esse ácido graxo que perdeu a posição

se integra na outra fase da bicamada, na direção do citoplasma. Mas, agora, o ácido graxo que perdeu sua posição anterior é liberado para o interior da célula, e lá fica disposto. Por isso o sistema é chamado de *flip* (primeira fase da camada lipídica) *flop* (segunda fase da camada lipídica) (Figura 6B).[28] Todo esse sistema de trocas de ácidos graxos é coordenado por um intrincado complexo enzimático, presente na membrana celular, chamado de *flipases*.[29]

Quando a molécula de ácido graxo, seja ele qual for, alcança o citoplasma, torna-se disponível para ser utilizado nos diversos sistemas. Contudo, no contexto de transporte entre camadas, vale ressaltar que esse sistema *flip-flop*

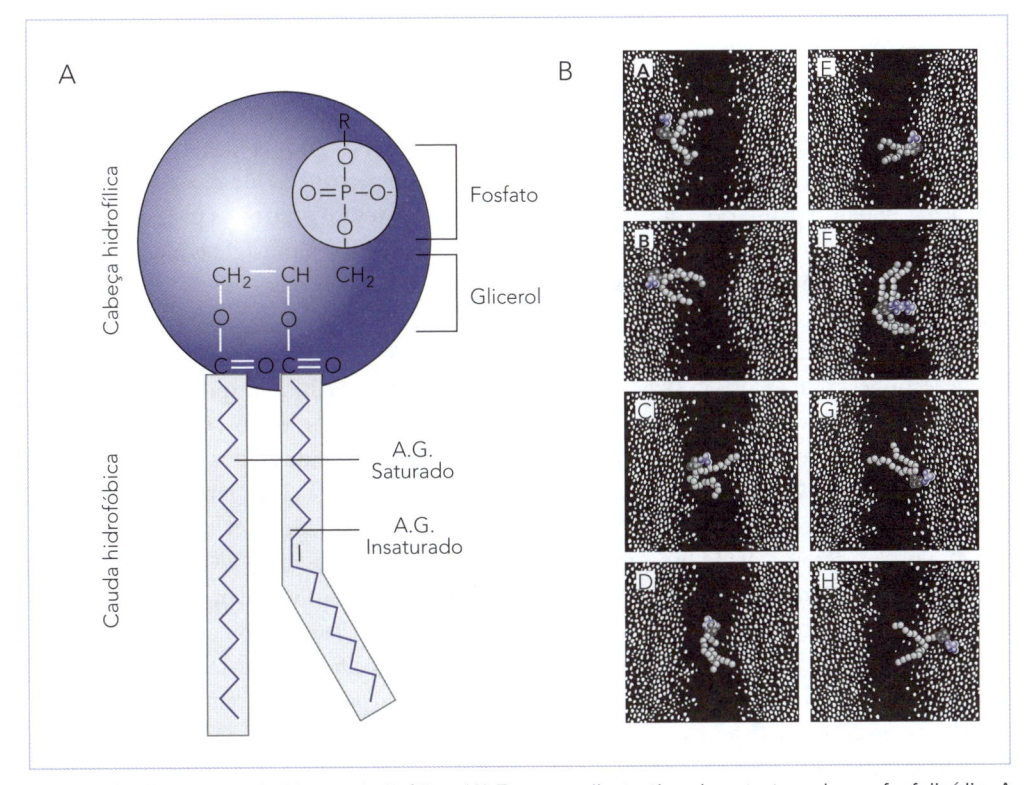

FIGURA 6 Estruturas da bicamada lipídica. (A) Esquema ilustrativo da estrutura de um fosfolipídio. A cabeça hidrofílica é formada por fosfato e glicerol, unidos à cauda hidrofóbica, constituída por duas moléculas de ácido graxo.[30] (B) Simulação computacional em escala atômica do sistema *flip-flop* em tempo real. As letras de A a H são variações no tempo, dentro de uma escala que se encontra abaixo do microssegundo (Ns).[31]

também ocorre para as bicamadas de recobrimento do retículo endoplasmático, das vesículas lipossômicas, mitocôndrias e núcleo celular.[29]

Proteínas ligadoras de ácidos graxos (FABP)

Assim como descrito no item "Ácidos graxos de cadeia longa", as FABP voltam a atuar no mecanismo de captação de ácidos graxos para o interior celular. Contudo, essas proteínas são expressas diferentemente de acordo com cada tecido. Mais especificamente nesse caso de captação de ácidos graxos pós-absorção intestinal, as FABP são capazes de modular o metabolismo, o crescimento celular, a diferenciação, a proliferação, o controle do processo inflamatório, entre outras funções. Independentemente da origem do ácido graxo, se alimentação ou metabolismo endógeno, os lipídios poderão utilizar esse grupamento de proteínas para se locomover de um compartimento celular a outro, como mitocôndrias, peroxissomos, retículo endoplasmático e núcleo.[32] Isso ocorre uma vez que os ácidos graxos são moléculas hidrofóbicas. Assim, as FABP auxiliam também no tráfego dos ácidos graxos pelo meio aquoso citoplasmático.[33]

É importante notar que essas proteínas, apesar de reconhecerem ácidos graxos, não são proteínas exclusivas; assim, funcionam como chaperonas, ligando-se em ácidos graxos saturados ou insaturados, ou ainda em substâncias similares como eicosanoides, endocanabinoides, monoacilgliceróis,[34] ácido lisofosfatídico, ácidos biliares, bilirrubina, selênio, retinoides e outras substâncias hidrofóbicas.[32,33] Um mesmo tecido pode expressar diferentes tipos de FABP, enquanto outros apresentam expressão de um tipo exclusivo. Existem atualmente 12 FABP descritas (FABP1-FABP12), sendo 10 em humanos. Entretanto, a seguir serão descritos apenas alguns exemplos associados a ácidos graxos essenciais.

FABP2

A isoforma intestinal (iFABP), ou simplesmente FABP2, é encontrada ao longo do intestino delgado, na porção citosólica, em concentrações elevadas, que correspondem a 2% de todas as proteínas citoplasmáticas do intestino. Liga-se aos ácidos graxos de cadeia longa com alta afinidade e direciona os ácidos graxos para o metabolismo local.[35] Sabe-se que essa proteína é uma das vias responsáveis pela captura e absorção do EPA no intestino. Em 2012, Pishva et al., diante do polimorfismo Ala54/Thr para o gene da FABP2, testaram a suplementação de EPA em pacientes hipertrigliceridêmicos. Houve maior incorporação de EPA no sangue dos pacientes e consecutiva redução de triglicérides nos portadores da mutação, em relação aos indivíduos que não portavam. Isso demonstrou que a mutação que incide sobre o gene da FABP2 era positiva, ou seja, aumentava a eficiência funcional da proteína. Como conclusão, o estudo sugere que pacientes hipertrigliceridêmicos que possuam a mutação descrita sejam os pré-selecionados ao uso da terapia hipotrigliceridemiante com EPA.[36]

FABP3

A isoforma FABP3 é expressa no citosol de miócitos e cardiomiócitos, e cuida do transporte intracelular de ácidos graxos, sinalização celular e transcrição gênica mediada por lipídios. Em 2012, Song et al. demonstraram que a superexpressão de FABP3 era capaz de inibir o crescimento celular, ativar apoptose e induzir diferenciação de precursores cardíacos em cardiomiócitos maduros. Essa proteína sarcoplasmática, por meio de seus ligantes lipídicos, pode influenciar a morfogênese cardíaca em embriões e controlar o metabolismo energético mitocondrial, por transportar ácidos graxos durante a produção de ATP.[37] A FABP3 também é expressa no cérebro e apresenta o triplo de afinidade pelo ácido araquidônico em relação a EPA e DHA.[33]

Animais nocautes para FABP3 apresentaram deficiência na incorporação do ácido araquidônico no cérebro, sem que haja aumento compensatório das FABP5/7, mostrando então a importância desse receptor no tecido cerebral.[33,38]

FABP4

A FABP4 apresenta elevada homologia em relação à isoforma 3, mas é expressa majoritariamente em adipócitos e macrófagos, cuidando do tráfego lipídico interno, armazenamento e sinalização celular. Ela é expressa na membrana celular e se liga a ácidos graxos não esterificados e os internaliza, entregando-os a diferentes organelas. A FABP4 se correlaciona positivamente com obesidade e estados de resistência à insulina e aterosclerose. Apesar de a FABP4 possuir pouca afinidade por ácidos graxos ômega 3, esses ácidos parecem regular, ao menos em parte, a produção desse receptor. Em 2016, Furuhashi et al. trataram pacientes obesos por 4 semanas com 4 g de EPA e DHA e avaliaram o conteúdo de FABP4 antes e depois do tratamento. Notou-se que o tratamento, além de reduzir as concentrações de triglicérides, reduziu também o conteúdo proteico da FABP4, apontando para essa proteína como alvo para estudos em dislipidemias.[39]

FABP5

A FABP5 é expressa na porção citosólica de células epidermais, sem atividade enzimática, e responsável por manter o metabolismo normal de queratinócitos e da pele como um todo. Essa proteína é capaz de reconhecer e se conectar a ácidos graxos saturados e insaturados e entregá-los ao receptor nuclear PPAR-gama (receptor associado proliferador de peroxissomos – gama). Enquanto os ácidos graxos saturados inibem a via de sinalização mediada por FABP5/PPAR-gama, os insaturados ativam.[40] A FABP5

é expressa em muitos tipos celulares tumorais, como câncer de pele, vesícula biliar, pâncreas, próstata, gástrico, pulmonar, entre outros, nos quais atua de forma crítica, ativando o receptor do fator de crescimento epidermal (EGFR). Está envolvida com o crescimento e sobrevivência celular, proliferação e controle da morte celular.[41] Essa isoforma apresenta afinidade elevada para o ácido graxo saturado esteárico (C18:0), em comparação aos insaturados em geral.[33]

Apesar de diversas evidências apontarem o fato de que a força de conexão do FABP5 está para ácidos graxos saturados (C18:0) e monoinsaturados (C18:1),[33] diversos outros trabalhos apontam para o reconhecimento do DHA e desempenho de função primordial na regulação da barreira hematoencefálica e da barreira retiniana. Dois trabalhos desenvolvidos por Pan et al. demonstraram que a suplementação de DHA em camundongos aumentou a expressão da FABP5 em células da barreira hematoencefálica[27] e também a incorporação dele no cérebro.[42] Ainda, em 2018, Tachikawa et al. demonstraram a essencialidade da FABP5 nas células de barreira retiniana (células do pigmento epitelial retiniano) para a incorporação do DHA na retina.[43] Dessa forma, a FABP5 parece participar do carreamento de DHA ao sistema nervoso central, contudo mais estudos são necessários a fim de clarear a constante de dissociação (Kd) do DHA ao FABP5, assim como sua (FABP5) capacidade de autorregulação.

FABP7

A FABP7 é expressa em células da glia e, apesar de se ligar a ácidos graxos, tem sua função coordenada por proteínas como a PKC (proteína quinase C) e pela MAPK/ERK1/2. Tem sido associada a alguns tipos de tumor, por estar superexpressa em biópsias de melanomas.[32] Essa isoforma apresenta força extrema de reconhecimento dos ácidos EPA, DHA e oleico em comparação aos demais saturados ou da família ômega 6.[33]

De forma panorâmica, foram apresentadas as proteínas ligadoras de ácidos graxos, com evidências associadas a alguns deles. Apesar de os efeitos de captação não serem marcantes, o mecanismo de ação desempenhado por esses receptores funciona em paralelo aos demais que serão mostrados na sequência, aumentando a amplitude de ação das espécies lipídicas.

Proteínas transportadoras de ácidos graxos (FATP)

A família das proteínas transportadoras de ácidos graxos (FATP) possui 6 membros (FATP1-FATP6), com diferenças em suas funções e no padrão de distribuição tecidual.[44] Entretanto, apenas o FATP1 apresenta descrição mecanística razoavelmente bem demonstrada na literatura científica.

FATP1

O FATP1 é expresso de forma abundante nos adipócitos e nas células do músculo esquelético e cardíaco, e em menor proporção nos demais tecidos. Está presente no cérebro, na membrana das células endoteliais que fazem parte da barreira hematoencefálica e também no interior celular, como na membrana mitocondrial. Não são específicos para um tipo exclusivo de ácido graxo, mas apresentam clara preferência pelos ácidos graxos de cadeia longa, como o oleico.[45] Em 2017, Ochiai et al. demonstram de forma interessante a capacidade da FATP1 de reconhecer o DHA, transportá-lo para o interior do sistema nervoso central, através da barreira hematoencefálica. Além disso, demonstraram que esse transporte pode ser estimulado por proteínas da via da insulina, quando estimuladas por esse hormônio.[46]

Na presença de insulina, a AKT, fosforilada e ativada, fosforila a vesícula intracelular que contém o FATP1. Essa vesícula é extrusada à membrana apical e incorporada para captação do DHA. Uma vez no interior da célula, o DHA pode ser acilado pela proteína CD36, ligado à FABP5, que conduz o DHA para metabolismo em organelas celulares ou o exporta via membrana basal.[45,46]

Em trabalho recente, Ochiai et al. (2019) demonstram que, em modelo de Alzheimer, a proteína amiloide pode interferir negativamente na expressão do FATP1, prejudicando a captação de DHA. Isso pode explicar, ao menos em parte, a redução na disponibilidade de ácidos graxos DHA no cérebro e líquor de pacientes portadores do Alzheimer.[47]

Proteína translocase CD36

A proteína CD36, também conhecida como ácido graxo translocase ou receptor *scavenger* (SR-B2), apresenta diversas funções importantes no organismo, principalmente no que tange à captação dos ácidos graxos ômega 3 e ômega 6. Contudo, sua função em relação à ação junto aos ácidos graxos insaturados ainda é inconclusiva na literatura. As evidências científicas são incongruentes: alguns trabalhos demonstram a influência positiva do ômega 3 sobre a expressão do CD36,[48] enquanto outros, sua redução.[49] Por exemplo, Pietsch et al. são categóricos ao afirmar que o ômega 3 reduz a expressão do CD36, mas não o ômega 6,[49] enquanto Phang et al. afirmam que os benefícios do ômega 3 não dependem de CD36.[50] Doege e Stahl elucidam a possibilidade de o CD36 apenas reconhecer e apresentar o ômega 3 às proteínas FATP. Ainda assim, é pouco relevante o papel das FATP sobre o ômega 3.[44] Por fim, é possível que o controle da expressão do CD36 seja mediado pelo ômega 3, mas por enquanto sem impacto claro para a fisiologia.

Proteína MFSD2A

A proteína MFSD2A (sem tradução em português: *major facilitator superfamily domain containing 2A*) é expressa abundantemente na superfície de células como fígado e cérebro e pouco expressa no tecido adiposo marrom. No fígado, sua expressão e ressíntese são reguladas de forma aguda, de acordo com o estado nutricional (jejum ou pós-prandial), enquanto no cérebro elas são constitutivamente ativas.[51] Em 2014, Nguyen et al. demonstraram a fundamental participação dessa proteína como a responsável pela captação de ácidos graxos ômega 3 na barreira hematoencefálica. Nesse estudo, os pesquisadores demonstraram que a ausência da proteína levou camundongos a perderem massa neuronal em regiões como o hipocampo e cerebelo, e apresentaram déficit cognitivo, ansiedade e microcefalia.[52] Não obstante, Guemez-Gamboa et al. demonstraram numa síndrome rara, em duas famílias, uma líbia e a outra egípcia, uma mutação para o gene do Mfsd2a. Como consequência, os nascidos apresentaram hidrocefalia grave e microcefalia, situações que progrediram rapidamente à morte das crianças.[53] Em 2016, Wong et al. demonstraram a presença do receptor na superfície de células pigmentares da retina, definindo a importância do receptor para a captação de ômega 3 para as células e para a função retiniana.[54]

De acordo com o conjunto de dados apresentados até este momento, no que toca ao receptor MFSD2A, apesar de apenas em meados de 2014 ter sido descrito com a função de captação de ômega 3 na barreira hematoencefálica, o número de trabalhos que evidencia sua localização e função aumentou, demonstrando sua essencialidade tanto em modelos animais quanto em humanos. Portanto, o MFSD2A se apresenta como importante alvo para estudos sobre ações mediadas pelo ômega 3.

Receptor ativado por proliferador de peroxissomos

O receptor ativado por proliferador de peroxissomos (PPAR) é uma proteína intracelular que apresenta habilidade de trânsito constante entre citoplasma e núcleo. Essa proteína se comporta como fator de transcrição e pode ser coordenada por diversos ligantes. Thoennes et al. trataram células da linhagem de câncer de mama (MCF7) com ácidos graxos ômega 3 e observaram importante alteração no padrão de expressão gênica dessas células, tendo atribuído parte dessa modulação a uma das isoformas dos PPAR, o PPAR-gama.[55] Em 2005, Li et al., ao induzirem inflamação em células HK2 (células de rim humano 2) com o uso de lipopolissacarídeo (LPS) bacteriano, observaram redução parcial do processo inflamatório quando coestimularam as células com ômega 3. Ao investigarem os mecanismos, foi proposto que o ômega 3 agiu por meio da ativação do PPAR-gama.[56] Também em 2005, Pascual et al. demonstraram a capacidade do PPAR-gama de estabilizar as porções P50 e P65 do NF-kappa-B, desestabilizadas pela condução do sinal inflamatório, oriundo dos receptores de citocinas e do TLR. Com a estabilização, não há migração ao núcleo, desse que é um dos mais importantes fatores de transcrição de genes que coordenam proteínas inflamatórias.[57]

Como visto, diversos são os mecanismos envolvidos no controle da absorção intestinal e tecidual dos ácidos graxos. Contudo, ainda que absorvidos e captados, diversos outros fatores podem interferir na forma como são metabolizados, para que sejam, de fato, aproveitados. Quaisquer situações que interfiram na capacidade do organismo de metabolizar os ácidos graxos poderão ser consideradas interferentes dos processos de biodisponibilidade, aumentando ou reduzindo seu aproveitamento. Ainda há muito por ser descoberto, como a participação de medicamentos, nutrientes, estado nutricional e doenças, condições capazes de interferir no aproveitamento dessas substâncias. Como exemplo, destaca-se a participação do sistema microssomal P450, composto por diversas proteínas com função enzimática, que trabalham com a finalidade generalista de detoxificar o organismo. Esse sistema é exaustivamente estudado na metabolização de medicamentos, mas com avanço constante na compreensão sobre sua participação também na metabolização de nutrientes. Assim, fazem parte desse sistema diversas proteínas, como as proteínas do citocromo, chamadas de CYP.

Por exemplo, em humanos, as enzimas hepáticas, renais e cardíacas CYP4A e CYP4F são capazes de hidroxilar o ácido araquidônico, transformando-o no 20-hidroxiperoxitetraenoico (20-HETE), molécula ativa oriunda do ômega 6, com robustas atividades no sistema imune. As enzimas da família da CYP2, como a CYP2J2 e a CYP2B19, induzem a epoxidação do ácido araquidônico, biotransformando-o em compostos envolvidos também com funções importantes ao organismo de mamíferos, como a produção dos eicosanoides prostaglandinas, prostaciclinas e tromboxanos. Estudos recentes demonstram a importância na ação das CYP na metabolização dos ácidos graxos em eicosanoides no trato digestório, pulmão e fígado, com extensão de suas ações às ilhotas pancreáticas para controle da secreção de insulina, e também no sistema nervoso, regulando a liberação de neuro-hormônios.[58]

As enzimas do complexo P450 também participam da bioconversão de ácidos graxos ômega 3 e de outros monoinsaturados e saturados. Contudo, os genes que codificam tais enzimas são altamente polimórficos e, portanto, apresentam grande variação em sua capacidade de resposta interindividual. Certos polimorfismos em algumas dessas enzimas já se associam ao risco de desenvolvimento de hipertensão e infarto do miocárdio. Além disso, o uso de medicamentos, ou mesmo a concomitância com nutrientes como os carotenoides, pode interferir na capacidade de funcionamento dessas enzimas, alterando sua capacidade bioconversora. Essa área investigativa se encontra em constante ascensão, mas ainda carente de elucidações mecanísticas que tragam luz à determinação de quais enzimas participam em cada processo, quais seus mecanismos de ação e, principalmente, quais os tipos minimamente previsíveis de interações alimento *versus* medicamento, e

mesmo alimento *versus* alimento, com potencial de interferência na biodisponibilidade desses importantes nutrientes, os ácidos graxos.

CONSIDERAÇÕES FINAIS

Como visto ao longo deste capítulo, os caminhos utilizados pelos lipídios para adentrar o ambiente celular, seja na primeira barreira, a intestinal, seja no momento pós-absortivo, são tão amplos que tornam o tema extremamente fascinante. Ainda há muito o que compreender sobre absorção lipídica e suas interações com receptores, organelas, transporte extra e intracelular etc. Isso se deve ao, como rapidamente mencionado no texto, caráter físico da gordura e à dificuldade metodológica em conseguir detectar a interação entre a estrutura de um lipídio com uma proteína ou açúcar, por exemplo.

Apesar de as técnicas de biologia molecular estarem bastante avançadas, enquanto esse dilema metodológico não for superado, dificilmente serão vistos grandes avanços nessa área de sinalização mediada por lipídios. De qualquer forma, os grandes avanços obtidos até aqui nos dão a clareza de que esse importante nutriente é muito mais intrigante do que se imaginava, e assim a ciência avança vigorosamente a fim de compreendê-lo.

REFERÊNCIAS BIBLIOGRÁFICAS

1. Guendouzi A, Mekelleche SM. Prediction of the melting points of fatty acids from computed molecular descriptors: a quantitative structure-property relationship study. Chem Phys Lipids. 2012;165:1-6.
2. Kulkarni B, Mattes RD. Lingual lipase activity in the orosensory detection of fat by humans. Am J Physiol Regul Integr Comp Physiol. 2014;306:R879-85.
3. Rowat AM, Graham C, Dennis M. Diagnostic accuracy of a pH stick, modified to detect gastric lipase, to confirm the correct placement of nasogastric tubes. BMJ Open Gastroenterol. 2018;5:e000218.
4. Brownlee IA, Forster DJ, Wilcox MD, Dettmar PW, Seal CJ, Pearson JP, et al. Physiological parameters governing the action of pancreatic lipase. Nutr Res Rev. 2010;23:146-54.

5. Pabois O, Lorenz CD, Harvey RD, Grillo I, Grundy MM-L, Wilde PJ, et al. Molecular insights into the behaviour of bile salts at interfaces: a key to their role in lipid digestion. J Colloid Interface Sci. 2019;556:266-77.

6. Rübsamen K, von Engelhardt W. Absorption of Na, H ions and short chain fatty acids from the sheep colon. Pflugers Arch. 1981;391:141-6.

7. Zurier RB, Campbell RG, Hashim SA, Van Itallie TB. Use of medium-chain triglyceride in management of patients with massive resection of the small intestine. N Engl J Med. 1966;274:490-3.

8. Sweetser DA, Birkenmeier EH, Klisak IJ, Zollman S, Sparkes RS, Mohandas T, et al. The human and rodent intestinal fatty acid binding protein genes: a comparative analysis of their structure, expression, and linkage relationships. J Biol Chem. 1987:16060-71.

9. Sacchettini JC, Hauft SM, Van Camp SL, Cistola DP, Gordon JI. Developmental and structural studies of an intracellular lipid binding protein expressed in the ileal epithelium. J Biol Chem. 1990;265:19199-207.

10. Poirier H, Degrace P, Niot I, Bernard A, Besnard P. Localization and regulation of the putative membrane fatty-acid transporter (fat) in the small intestine. comparison with fatty acid-binding proteins (FABP). Eur J Biochem. 1996;238:368-73.

11. An N, Wang Y, He DX, Mei PC, Zhu QF, Feng YQ. A dataset of branched fatty acid esters of hydroxy fatty acids diversity in foods. Sci Data. 2023 Nov 10;10(1):790.

12. Yore MM, Syed I, Moraes-Vieira PM, Zhang T, Herman MA, Homan EA, et al. Discovery of a class of endogenous mammalian lipids with anti-diabetic and anti--inflammatory effects. Cell. 2014 Oct 9;159(2):318-32.

13. Brezinova M, Kuda O, Hansikova J, Rombaldova M, Balas L, Bardova K, et al. Levels of palmitic acid ester of hydroxystearic acid (PAHSA) are reduced in the breast milk of obese mothers. Biochim Biophys Acta Mol Cell Biol Lipids. 2018 Feb;1863(2):126-31.

14. Takumi H, Kato K, Ohto NT, Nakanishi H, Kamasaka H, Kuriki T. Analysis of fatty acid esters of hydroxyl fatty acid in nut oils and other plant oils. J Oleo Sci. 2021;70(12):1707-17.

15. Liberati-Čizmek AM, Biluš M, Brkić AL, Barić IC, Bakula M, Hozić A, et al. Analysis of fatty acid esters of hydroxyl fatty acid in selected plant food. Plant Foods Hum Nutr. 2019 Jun;74(2):235-40.

16. Aryal P, Syed I, Lee J, Patel R, Nelson AT, Siegel D, et al. Distinct biological activities of isomers from several families of branched fatty acid esters of hydroxy fatty acids (FAHFAs). J Lipid Res. 2021;62:100108.

17. Benlebna M, Balas L, Gaillet S, Durand T, Coudray C, Casas F, et al. Potential physio-pathological effects of branched fatty acid esters of hydroxy fatty acids. Biochimie. 2021;182:13-22.

18. Brown AJ, Jupe S, Briscoe CP. A family of fatty acid binding receptors. DNA Cell Biol. 2005;24:54-61.

19. Fredriksson R, Höglund PJ, Gloriam DEI, Lagerström MC, Schiöth HB. Seven evolutionarily conserved human rhodopsin G protein-coupled receptors lacking close relatives. FEBS Lett. 2003;554:381-8.

20. Mancini AD, Poitout V. The fatty acid receptor FFA1/GPR40 a decade later: How much do we know? Trends Endocrinol Metab. 2013;24:398-40.

21. Wang J, Wu X, Simonavicius N, Tian H, Ling L. Medium--chain fatty acids as ligands for orphan G protein-coupled receptor GPR84. J Biol Chem. 2006;281:34457-4.

22. Briscoe CP, Tadayyon M, Andrews JL, Benson WG, Chambers JK, Eilert MM, et al. The orphan G protein--coupled receptor GPR40 is activated by medium and long chain fatty acids. J Biol Chem. 2003;278:1130-11.

23. Brown AJ, Goldsworthy SM, Barnes AA, Eilert MM, Tcheang L, Daniels D, et al. The orphan G protein-coupled receptors GPR41 and GPR43 are activated by propionate and other short chain carboxylic acids. J Biol Chem. 2003;278:11312-9.

24. Hirasawa A, Tsumaya K, Awaji T, Katsuma S, Adachi T, Yamada M, et al. Free fatty acids regulate gut incretin glucagon-like peptide-1 secretion through GPR120. Nat Med. 2005;11.

25. Oh DY, Talukdar S, Bae EJ, Imamura T, Morinaga H, Fan W, et al. GPR120 is an omega-3 fatty acid receptor mediating potent anti-inflammatory and insulin-sensitizing effects. Cell. 2010;142:687-98.

26. Yousefi S, Cooper PR, Potter SL, Mueck B, Jarai G. Cloning and expression analysis of a novel G-protein--coupled receptor selectively expressed on granulocytes. J Leukoc Biol. 2001;69:1045-52.

27. Recio C, Lucy D, Purvis GSD, Iveson P, Zeboudj L, Iqbal AJ, et al. Activation of the immune-metabolic receptor GPR84 enhances inflammation and phagocytosis in macrophages. Front Immunol. 2018;9.

28. Gurtovenko AA, Vattulainen I. Molecular mechanism for lipid flip-flops. J Phys Chem B. 2007;111:13554-9.

29. Contreras F-X, Sánchez-Magraner L, Alonso A, Goñi FM. Transbilayer (flip-flop) lipid motion and lipid scrambling in membranes. FEBS Lett. 2010;584:1779-86.

30. Nelson DL. Princípios de bioquímica de Lehninger. Porto Alegre: Artmed; 2018.

31. Pan Y, Morris ER, Scanlon MJ, Marriott PJ, Porter CJH, Nicolazzo JA. Dietary docosahexaenoic acid supplementation enhances expression of fatty acid-binding protein 5 at the blood-brain barrier and brain docosahexaenoic acid levels. J Neurochem. 2018;146:186-97.

32. Amiri M, Yousefnia S, Forootan FS, Peymani M, Ghaedi K, Esfahani MHN. Diverse roles of fatty acid binding proteins (FABPs) in development and pathogenesis of cancers. Gene. 2018;676:171-83.

33. Liu R-Z, Mita R, Beaulieu M, Gao Z, Godbout R. Fatty acid binding proteins in brain development and disease. Int J Dev Biol. 2010;54:1229-39.

34. Haunerland NH, Spener F. Fatty acid-binding proteins-insights from genetic manipulations. Prog Lipid Res. 2004;43:328-49.

35. Bingold TM, Franck K, Holzer K, Zacharowski K, Bechstein WO, Wissing H, et al. Intestinal fatty acid binding protein: a sensitive marker in abdominal surgery and abdominal infection. Surg Infect. 2015;16:247-53.

36. Pishva H, Amini M, Eshraghian MR, Hosseini S, Mahboob SA. Effects of EPA supplementation on plasma fatty acids composition in hypertriglyceridemic subjects with FABP2 and PPARα genotypes. J. Diabetes Metab Disord. 2012;11:25.

37. Song GX, et al. Overexpression of FABP3 promotes apoptosis through inducing mitochondrial impairment in embryonic cancer cells. J. Cell. Biochem. 2012;113:3701-8.

38. De Santis ML, Hammamieh R, Das R, Jett M. Adipocyte-fatty acid binding protein induces apoptosis in DU145 prostate cancer cells. J Exp Ther Oncol. 2004;4:91-100.

39. Furuhashi M, Hiramitsu S, Mita T, Omori A, Fuseya T, Ishimura S, et al. Reduction of circulating FABP4 level by treatment with omega-3 fatty acid ethyl esters. Lipids Health Dis. 2016;15:5.

40. Kawaguchi K, Kinameri A, Suzuki S, Senga S, Ke Y, Fujii H. The cancer-promoting gene fatty acid-binding protein 5 (FABP5) is epigenetically regulated during human prostate carcinogenesis. Biochem J. 206;473:449-61.

41. Zhao G, Wu M, Wang X, Du, Zhang G. Effect of FABP5 gene silencing on the proliferation, apoptosis and invasion of human gastric SGC-7901 cancer cells. Oncol Lett. 2017;14:4772-8.

42. Pan Y, Scanlon MJ, Owada Y, Yamamoto Y, Porter CHJ, Nicolazzo JA. Fatty acid-binding protein 5 facilitates the blood-brain barrier transport of docosahexaenoic acid. Mol Pharm. 2015;12:4375-85.

43. Tachikawa M, Akanuma S-I, Imai T, Okayasu S, Tomohiro T, Hatanaka Y, et al. Multiplecellular transport and binding processes of unesterified docosahexaenoic acid in outer blood-retinal barrier retinal pigment epithelial cells. Biol Pharm Bull. 2018;41:1384-92.

44. Doege H, Stahl A. Protein-mediated fatty acid uptake: novel insights from in vivo models. Physiology. 2006;21:259-68.

45. Murphy EJ. The blood-brain barrier and protein-mediated fatty acid uptake: role of the blood-brain barrier as a metabolic barrier. J Neurochem. 2017;141:324-9.

46. Ochiai Y, Uchida Y, Ohtsuki S, Tachikawa M, Aizawa S, Terasaki T. The blood-brain barrier fatty acid transport protein 1 (FATP1/SLC27A1) supplies docosahexaenoic acid to the brain, and insulin facilitates transport. J Neurochem. 2017;141:400-12.

47. Ochiai Y, Uchida Y, Tachikawa M, Couraud P, Terasaki T. Amyloid beta impairs docosahexaenoic acid efflux by down-regulating fatty acid transport protein 1 (FATP 1/SLC 27A1) protein expression in human brain capillary endothelial cells. J Neurochem. 2019. jnc.14722.

48. Chorner Z, Barbeau P-A, Castellani L, Wright DC, Chabowski A, Holloway GP. Dietary α-linolenic acid supplementation alters skeletal muscle plasma membrane lipid composition, sarcolemmal FAT/CD36 abundance, and palmitate transport rates. Am J Physiol Integr Comp Physiol. 2016;311:R1234-R1242.

49. Pietsch A, Weber C, Goretzki M, Weber PC, Lorenz RL. N-3 but not N-6 fatty acids reduce the expression of the combined adhesion and scavenger receptor CD36 in human monocytic cells. Cell Biochem Funct. 1995;13:211-6.

50. Phang M, Thorne RF, Alkhatatbeh MJ, Garg ML, Lincz LF. Circulating CD36+ microparticles are not altered by docosahexaenoic or eicosapentaenoic acid supplementation. Nutr Metab Cardiovasc Dis. 2016;26:254-60.

51. Berger JH, Charron MJ, Silver DL. Major facilitator superfamily domain-containing protein 2a (MFSD2A) has roles in body growth, motor function, and lipid metabolism. PLoS One. 2012;7:e50629.

52. Nguyen LN, Ma D, Shui G, Wong P, Cazenave-Gassiot A, Zhang X, et al. Mfsd2a is a transporter for the essential omega-3 fatty acid docosahexaenoic acid. Nature. 2014;509:50-6.

53. Guemez-Gamboa A, Nguyen LN, Yang H, Zaki MS, Kara M, Ben-Omran T, et al. Inactivating mutations in MFSD2A, required for omega-3 fatty acid transport in brain, cause a lethal microcephaly syndrome. Nat Genet. 2015;47:809-13.

54. Wong BH, Chan JP, Cazenave-Gassiot A, Poh RW, Foo JC, Galam DLA, et al. Mfsd2a is a transporter for the essential ω-3 fatty acid docosahexaenoic acid (DHA) in eye and is important for photoreceptor cell development. J Biol Chem. 2016;291:10501-14.

55. Thoennes SR, Tate PL, Price TM, Kilgore MW. Differential transcriptional activation of peroxisome proliferator-activated receptor gamma by omega-3 and omega-6 fatty acids in MCF-7 cells. Mol Cell Endocrinol. 2000;160:67-73.

56. Li H, Zuan XZ, Powis SH, Fernando R, Mon WY, Wheeler DC, et al. EPA and DHA reduce LPS-induced inflammation responses in HK-2 cells: Evidence for a PPAR-γ-dependent mechanism. Kidney Int. 2005;67:867-74.

57. Pascual G, Fong AL, Ogawa S, Gamliel A, Li AC, Perissi V, Schunck W-H. A SUMOylation-dependent pathway mediates transrepression of inflammatory response genes by PPAR-gamma. Nature. 2005;437:759-63.

58. Konkel A, et al. Role of cytochrome P450 enzymes in the bioactivation of polyunsaturated fatty acids. Biochim Biophys Acta. 2011;1814(1):210-22.

59. Cintra DE, Ropelle ER, Moraes JC, Pauli JR, Morari J, Souza CT, et al. Unsaturated fatty acids revert diet-induced hypothalamic inflammation in obesity. PLoS One 7. 2012:e30571.

60. von Engelhardt W, Burmester M, Hansen K, Becker G, Rechkemmer G. Effects of amiloride and ouabain on short-chain fatty acid transport in guinea-pig large intestine. J Physiol. 1993;460:455-66.

CAPÍTULO 11

Fibra alimentar e seu efeito na biodisponibilidade de minerais

Alexandre Rodrigues Lobo
Célia Colli
Tullia M. C. C. Filisetti

⬚ INTRODUÇÃO

A fibra alimentar (FA) é descrita como uma classe de compostos de origem vegetal constituída sobretudo de polissacarídeos e substâncias associadas que, quando ingeridos, não sofrem hidrólise, digestão e absorção no intestino delgado de humanos.[1] Essa definição de natureza essencialmente fisiológica tem sido aceita, nos últimos anos, pela maioria dos pesquisadores que atuam nessa área da ciência. Polissacarídeos de origem animal, como a quitina e seus derivados, também podem ser incluídos na definição de FA.[1] No Brasil, segundo a Agência Nacional de Vigilância Sanitária (Anvisa) – Resolução RDC n. 360, de 23.12.2003 –, a FA é definida como "qualquer material comestível que não seja hidrolisado pelas enzimas endógenas do trato gastrintestinal humano".[2]

Algumas definições da FA foram propostas por vários órgãos internacionais, como *American Association of Cereal Chemists* (AACC),[3] *Association of Official Analytical Chemists* (AOAC), *Institute of Medicine* (IOM), *Agence Française de Sécurité Sanitaire des Aliments* (AFSSA), Comissão do *Codex Alimentarius* (CAC) e *Health Council of the Netherlands*. Todas foram baseadas em características fisiológicas da FA, mas com ênfases variáveis.[4]

Por exemplo, a definição da CAC, elaborada em 2006, especifica que o termo "fibra alimentar" se refere a "polímeros de carboidratos com grau de polimerização não inferior a três, que não são digeridos e nem absorvidos no intestino delgado". Assim, mono- e dissacarídeos foram excluídos dessa definição, o que não reflete, portanto, um grau médio de polimerização (GP) de uma mistura.

A FA pode ser composta de polímeros de carboidratos comestíveis de ocorrência natural no alimento consumido; de polímeros de carboidrato que foram obtidos de material alimentar bruto por método físico, enzimático ou químico; ou de polímeros de carboidratos sintéticos. Em geral, os estudos associam a FA com a diminuição do tempo de trânsito intestinal e aumento do volume fecal; à redução das concentrações sanguíneas de colesterol total ou de LDL-colesterol; à redução das concentrações sanguíneas pós-prandiais da glicose e/ou insulina. Mais recentemente, abriu-se um campo imenso de pesquisa quando foi descoberto que a FA pode ser fermentada no cólon intestinal, dependendo de sua composição em carboidratos e do tipo de bactérias nele presentes.

Pelas características de interferir positivamente em uma ou mais funções do organismo, a FA está incluída na categoria de alimento funcional. Segundo Roberfroid,[5] "um alimento pode ser considerado funcional se for demonstrado de maneira satisfatória que possa trazer benefícios a uma ou mais funções do organismo, colaborar para um estado nutricional adequado, para melhorar a saúde e o bem-estar, reduzindo o risco de doenças". Além disso, determinados componentes da fração FA estimulam o crescimento de bactérias benéficas, especialmente as bifidobactérias e os lactobacilos, podendo então ser denominados de prebióticos.[6]

PRINCIPAIS COMPONENTES DA FIBRA ALIMENTAR

Os componentes da FA estão presentes, na maioria das vezes, em dietas consumidas diariamente pelas populações e são encontrados, sobretudo, em vegetais – frutas, hortaliças e grãos integrais. Também podem ser extraídos de sementes, exsudatos de plantas, algas marinhas e raízes tuberosas (Quadro 1).

QUADRO 1 Fontes de fibras dos alimentos e seus principais componentes químicos

Tipos de fibras	Fontes usuais	Principais monossacarídeos
Celulose	Vários farelos, vegetais, presente em todas as plantas comestíveis	Gli
Betaglicanos	Grãos (aveia, cevada e centeio)	Gli
Hemicelulose	Grãos de cereais e em boa parte das plantas comestíveis	Xil, Man, Gli, Fuc, Ara, AGal, AGli
Pectinas	Frutas (maçã, limão, laranja, pomelo), vegetais, leguminosas e batata	Ara, Gal, AGal, Fuc, Ram
Frutanos[a]	Alcachofra, cevada, centeio, raiz de chicória, cebola, banana, alho, aspargo, *yacon* e alho-poró	Fru, Gli
Amido resistente	Banana-verde, batata (cozida/resfriada)	Gli
Quitina (quitosanas)	Fungos, leveduras, exoesqueleto de camarão, lagosta e caranguejo	Gli-amina, Gal-amina
Oligossacarídeos	Leite humano, leguminosas	Gli, Gal, Fuc, ácido siálico, N-acetilglicosamida
Polióis	Frutas e vegetais	Sorbitol, xilitol
Lignina	Plantas maduras	Álcool sinapílico, coniferílico, p-cumarílico
Ágar	Algas marinhas vermelhas	Gal, Gal-anidro, Xil, SO_4
Carragenanas	Algas marinhas vermelhas	Gal, Gal-anidro, SO_4
Ácido algínico	Algas marinhas marrons	AGli, AMan-anidro
Goma *karaya*	Exsudatos de plantas	Fuc, Gal, AGal, Ram
Goma tragacante	Exsudatos de plantas	Xil, Gal, AGal, Ram, Ara
Goma arábica	Exsudatos de plantas	Gal, Ara, Ram, AGli
Goma locuste	Sementes de plantas	Gal, Man
Goma guar	Sementes de plantas	Gal, Man
Goma *psyllium*	Sementes de plantas	Ara, Gal, AGal, Ram, Xil
Gomas xantanas	Microrganismos	Gli, AGli, Man

AGal: ácido galacturônico; AGli: ácido glicurônico; AMan: ácido manurônico; Ara: arabinose; Fru: frutose; Fuc: fucose; Gal: galactose; Gli: glicose; Man: manose; Ram: ramnose; Xil: xilose; [a]: inulina e frutoligossacarídeos (FOS).

A maior parte dessas fibras está presente na parede celular, no cimento intercelular (lamela média) e em determinados tecidos de reserva das plantas.[7] Além disso, proteínas de parede celular (p. ex., extensinas), cutina, suberina, compostos inorgânicos, oxalatos, fitatos, lignina e substâncias fenólicas de baixo peso molecular, normalmente presentes nos alimentos, estão associadas aos polissacarídeos da parede celular e interferem em sua estrutura química e, consequentemente, em seus efeitos fisiológicos. Em alguns casos, essa associação é física; em outros, essas moléculas estão covalentemente ligadas aos polissacarídeos.[8,9]

Outros compostos são incorporados aos alimentos com a finalidade de melhorar seus atributos sensoriais e suas características funcionais,[10] como lactulose, amido resistente, polidextrose, goma guar, lactose, rafinose e frutanos (inulina e frutoligossacarídeos) (Quadro 2). Proteínas não disponíveis e produtos de reações formadas durante o processamento dos alimentos (p. ex., compostos de Maillard e amido retrogradado) podem, também, estar presentes na fração FA e, consequentemente, provocar determinados efeitos fisiológicos no organismo.[11,12]

O conteúdo de FA também está relacionado com o grau de desintegração do alimento durante o processamento industrial, o preparo doméstico ou mesmo com a mastigação, dificultando ainda mais sua determinação em alimentos ou dietas. Além de se conhecer a quantidade de fibra presente no alimento ingerido, é importante saber de que forma ela se apresenta.[13] A FA foi classificada em solúvel (FAS) e insolúvel (FAI), em função de sua capacidade de solubilização nas soluções utilizadas no processo de quantificação. A FAI compreende a lignina, a celulose e a maior parte da hemicelulose; a FAS, as pectinas, betaglicanos, frutanos e gomas. As fibras viscosas que formam géis no intestino delgado (p. ex., pectinas e betaglicanos) e que afetam, principalmente, a absorção da glicose e da gordura são consideradas solúveis. Em contrapartida, fibras com baixo grau de fermentação e que agem diretamente no trânsito intestinal são consideradas insolúveis. Entretanto, tal distinção fisiológica foi considerada inadequada porque determinados tipos de FAI são fermentados e não agem diretamente no trânsito intestinal, e alguns tipos de FAS não afetam a absorção de glicose e gordura. Tendo em vista que a classificação em solúvel e insolúvel pode induzir a erros de interpretação, o relatório da FAO/WHO (*Carbohydrates in Human Nutrition*, Roma, Itália, 1998) recomendou que tais termos não sejam mais empregados. Por causa dessas considerações, os termos "solúvel" e "insolúvel"

QUADRO 2 Fontes de fibra alimentar produzidas industrialmente		
Tipos de fibras	**Obtenção dos produtos**	**Principais monossacarídeos**
Frutoligossacarídeos	Síntese enzimática a partir da sacarose Hidrólise enzimática parcial da inulina da raiz do almeirão	Fru, Gli
Amido resistente	Produtos de amido processado	Gli
Transgalactoligossacarídeos	Síntese enzimática a partir da lactose	Gal, Gli
Goma guar modificada	Hidrólise enzimática dos galactomananos de goma guar	Gal, Man
Polidextrose	Polimerização da glicose a quente na presença de vácuo, sorbitol e ácido cítrico	Gli
Maltodextrina resistente	Hidrólise ácida do amido de milho seguida de hidrólise enzimática	Gli
Fru: frutose; Gal: galactose; Gli: glicose; Man: manose.		

aparecerão em itálico quando forem referidos os trabalhos dos autores que ainda utilizam essa classificação.

▣ EFEITO DA FIBRA ALIMENTAR NO TRATO GASTRINTESTINAL

A FA atua ao longo do trato gastrintestinal, desde sua ingestão até sua excreção. O aumento do tempo de mastigação, provocado pela sua presença, induz um aumento do fluxo do suco gástrico, que, juntamente com a fibra hidratada pela saliva, resulta em aumento do volume do conteúdo estomacal e, com isso, acelera e mantém por mais tempo a sensação de saciedade do organismo.[14,15]

Polissacarídeos que produzem géis (p. ex., pectinas e goma guar), além de aumentarem a viscosidade do conteúdo estomacal, provocam retardo no processo fisiológico de esvaziamento gástrico.[16-20] A capacidade das fibras de captarem água está relacionada com sua estrutura tridimensional, com o pH e os eletrólitos presentes no meio. Essa propriedade está diretamente relacionada com o número de grupos polares livres (como OH),[11] sendo assim a capacidade de formação de géis é mais acentuada nas fibras *solúveis*. A presença de FA também provoca mudanças nas respostas dos diferentes hormônios presentes no lúmen intestinal, resultando, por exemplo, em diminuição da velocidade de esvaziamento gástrico.[21,22]

A FA estimula o trânsito do quimo ao longo do intestino delgado. Há uma relação direta entre o conteúdo de FA na dieta e a velocidade na qual os nutrientes são deslocados ao longo do trato gastrintestinal.[23,24] Se as dietas são ricas em celulose, o quimo formado desloca-se pelo tubo digestivo com maior rapidez quando comparado com o quimo formado de dietas que contêm menor quantidade desse polissacarídeo.[25] A fibra presente no jejuno dilui o conteúdo intestinal e retarda a absorção de nutrientes. No cólon, capta água, fixa cátions, dilui o conteúdo intestinal e é substrato para a microbiota presente no intestino.[25] No intestino grosso, o ceco e o cólon ascendente são responsáveis pela fermentação anaeróbia da fibra; o cólon descendente e o sigmoide, pelo armazenamento e continência do bolo fecal.

Sabe-se que alguns componentes da FA, no intestino grosso, estimulam a proliferação celular, razão pela qual provocam mudanças na composição e na funcionalidade da microbiota, causando alterações morfológicas na mucosa e estimulando a proliferação celular.[26] Em contrapartida, a fermentação, pela microbiota intestinal, dos polissacarídeos não absorvidos no intestino delgado desempenha papel importante na modulação da troca celular intestinal.[25] O grau de fermentabilidade da FA dependerá de especificidades do microrganismo (aqueles ricos em enzimas ativas em carboidratos – *CA-Zymes* –, principalmente glicosídeo-hidrolases e polissacarídeo-liases), e da FA (por ex., grau de polimerização, tamanho de partícula, solubilidade, viscosidade).[27] Os carboidratos não digeridos no intestino delgado são fermentados pelas bactérias do cólon, muitas vezes de forma cruzada (bactérias secundárias utilizam-se do substrato produzido pela fermentação de bactérias primárias), onde são produzidos gases (H_2, CO_2, CH_4), ácidos orgânicos, como fumarato, lactato e succinato, e ácidos graxos de cadeia curta (AGCC), dos quais os principais são acetato, propionato e butirato, produzidos em uma proporção molar de 60:25:15 mmol/L, respectivamente. Essa proporção, entretanto, não é constante e depende do tipo e da quantidade de substrato fermentado.[9,28-30]

Os AGCC são então rapidamente absorvidos (de 90% a 95%) e, em sua maioria, oxidados e convertidos em corpos cetônicos na mucosa colônica, como o butirato, ou alcançarão a circulação pela veia porta e serão metabolizados no fígado, como o propionato e o acetato. O propionato pode ser utilizado na gliconeogênese e inibir a síntese do colesterol pela inativação das enzimas 3-hidroxi-3-metilglutaril-CoA (HMG-

-CoA) redutase e sintase.[31,32] Parte do acetato (de 25% a 50%), entretanto, pode escapar dessa rota metabólica e, via circulação sistêmica, alcançar os tecidos periféricos, principalmente o tecido muscular.[33-35] O butirato, por sua vez, tem sido apontado como a principal fonte de energia para a mucosa colônica, atuando na proliferação e regulação da diferenciação e apoptose (morte celular programada) dos colonócitos.[36-40]

Observou-se que, em relação à velocidade do trânsito intestinal da massa fecal no cólon, existe uma relação inversa entre o volume e o tempo que esse material é retido no intestino grosso. Provavelmente, a grande quantidade de massa intraluminal provoca o estímulo da motilidade da parede do cólon.[25] É importante assinalar que nem todas as frações da FA têm efeitos similares sobre o hábito intestinal, inclusive o tamanho das partículas de FA pode influenciar no tempo de trânsito e no peso das fezes.[41-43] O cólon humano contém importante população de bactérias, sobretudo anaeróbias e sacarolíticas, que atuam fermentando diferentes substratos. A capacidade de retenção de água pelas fezes está inversamente relacionada com a capacidade de fermentação da FA no cólon.[25] Em consequência da menor digestibilidade e fermentabilidade da FA, haverá maior retenção de água e aumento no volume e peso das fezes. Deve-se considerar que a fração não hidrolisada da fibra representa, nos indivíduos com ingestão adequada de fibra, a maior parte do peso fecal, e que as bactérias representam só uma pequena parte dos sólidos nas fezes.[17,44] Portanto, à medida que aumenta a fermentação da FA, há diminuição do volume fecal;[42,44,45] dessa forma, a celulose, por ser pouco fermentável, é responsável por 60% ou mais do peso das fezes.[46,47]

▣ FATORES QUE INTERFEREM NO ESTUDO DA BIODISPONIBILIDADE DE MINERAIS

Não há nenhuma definição universalmente aceita sobre biodisponibilidade, porém a mais utilizada é: "a quantidade de um nutriente que está disponível para absorção na forma em que é fisiologicamente aproveitável". Vários fatores interferem na biodisponibilidade dos minerais, como sítios de absorção, fatores intrínsecos ao organismo e extrínsecos à dieta, e o tipo de delineamento ou metodologia utilizada para a sua avaliação.

Sítios de absorção: a maior parte dos minerais é absorvida no intestino delgado, principalmente no duodeno.[48] Selênio e cobre, no entanto, são absorvidos parcialmente no estômago.[49] Sódio, potássio e cloro, como eletrólitos, são permutados entre o lúmen intestinal e os tecidos ao longo de todo o intestino, e a maior parte dessas trocas ocorre no cólon. Além desses eletrólitos, vários estudos têm mostrado a relevância da absorção do cálcio, fósforo e magnésio, nessa região.[50] A absorção no cólon compensaria a inibição da absorção duodenal desses minerais no duodeno, provocada pela FA, seria compensada pela sua absorção no cólon.[51]

Fatores intrínsecos e fatores extrínsecos:[52] os fatores intrínsecos estão relacionados com as mudanças fisiológicas que ocorrem no organismo, de acordo com estágio de vida, gênero e condições de saúde. Fatores extrínsecos estão relacionados diretamente com a dieta do indivíduo. Dessa forma, a biodisponibilidade dos minerais pode ser reduzida pela presença de fibras *insolúveis*, fitatos, polifenóis, oxalatos, taninos e flavonoides,[53-58] ou aumentada, pela presença de fibras *solúveis*, ácido ascórbico, ácido cítrico, lactose e frutose.[59-64] Mudanças nas quantidades e/ou nas proporções de carboidratos, proteínas e lipídios em relação à concentração de FA presentes da dieta podem interferir na absorção dos minerais. Produtos alimentícios obtidos de grãos integrais e farelos podem também contribuir na ingestão de minerais nas dietas, uma vez que os tegumentos dos grãos são ricos em minerais. Pesquisas que avaliaram a biodisponibilidade de minerais na presença de diferentes fontes de FA mostraram resultados bastante contraditórios.

Diante desses fatos, foi sugerido que os farelos contêm minerais com diferentes graus de biodisponibilidade e/ou que as fibras podem interferir na biodisponibilidade desses minerais.[52,65]

Estudos epidemiológicos: os estudos epidemiológicos realizados em populações que consumiam fibra em suas dietas não mostraram efeitos adversos no aproveitamento dos minerais.[66] Em contrapartida, há muitas evidências da relação entre consumo FA e redução das doenças crônicas não transmissíveis.[67] Possivelmente, os melhores resultados de pesquisas de longa duração para verificar o efeito da FA na biodisponibilidade de minerais foram obtidos de indivíduos com hábitos vegetarianos. Vale lembrar que a recomendação diária de fibra aceita é de 25 a 35 g/d ou 1,5 g/100 kCal ou, ainda, 3 g/MJ.[68] Os minerais presentes nas dietas vegetarianas são, geralmente, menos biodisponíveis que nas dietas convencionais (onívaras) por causa da redução ou ausência das carnes, bem pela tendência a consumir mais presença de ácido fítico e outros inibidores de minerais associados a esses alimentos de origem vegetal (legumes e grãos integrais).[69] No entanto, em estudos de longa duração, realizados em indivíduos vegetarianos, não foram constatados prejuízos no aproveitamento de minerais em decorrência do elevado consumo de FA presente nos alimentos de origem vegetal. A diminuição na biodisponibilidade de minerais parece não ter consequências quando a ingestão de alimentos é abundante e variada. Nesse caso, não foi observada grande incidência de anemia por deficiência em ferro (Fe), mesmo que os estoques de Fe nos vegetarianos fossem menores quando comparados com indivíduos onívoros. O organismo dos vegetarianos se adapta à elevada ingestão de fibra (> 35 g/dia); dessa forma, o estado nutricional relativo aos minerais no organismo é equilibrado. Estudos em animais e humanos verificaram que a adaptação do organismo, decorrente da mudança da dieta, é importante

e tem implicações significativas nos estudos clínicos de curta duração.[70-73]

Estudos clínicos: diversas pesquisas em humanos e animais mostraram que a FA é responsável pela diminuição da biodisponibilidade de minerais, porém existem muitas controvérsias.[72] A maioria desses estudos foi feita em intervalos muito curtos e foram usadas técnicas de balanço não muito precisas. Para obter dados mais confiáveis são necessários vários meses de adaptação à nova dieta e o emprego de técnicas de balanço mais confiáveis, como a utilização de radioisótopos ou de isótopos estáveis; no entanto, poucos estudos preenchem esses critérios.[52]

Métodos analíticos utilizados: para o estudo da biodisponibilidade de minerais, as técnicas mais empregadas são as de balanço químico, de radioisótopos e de isótopos estáveis.[74,75] As técnicas de balanço químico não distinguem os minerais da dieta dos minerais de origem endógena, portanto, não é possível estabelecer corretamente o efeito da fibra na biodisponibilidade de minerais. As técnicas isotópicas (balanço de isótopos radioativos ou de balanço de isótopos estáveis) têm contribuído bastante para a compreensão do papel dos componentes da dieta na absorção e utilização de minerais pelo organismo, porém são técnicas pouco acessíveis à maioria dos pesquisadores. A biodisponibilidade dos minerais pode, também, ser avaliada pela concentração do mineral em determinados tecidos ou por meio de marcadores bioquímicos que sinalizam a concentração dos minerais no organismo.[46] Os métodos *in vitro* para a avaliação da biodisponibilidade de minerais também têm sido bastante utilizados.[75]

▣ INTERFERÊNCIA DA FIBRA ALIMENTAR NA BIODISPONIBILIDADE DE MINERAIS

Pesquisas mostram que a FA pode reduzir a biodisponibilidade de diversos minerais, particularmente dos metais bivalentes.[76,77] Para explicar esse efeito da fibra na biodisponibilidade dos minerais, foram propostos alguns mecanismos:[64]

- Diminuição do tempo do trânsito intestinal, o que provocaria diminuição tanto da absorção dos minerais da dieta como da reabsorção dos minerais endógenos.
- Aumento da espessura da camada de água estacionária das células da mucosa intestinal.
- Diluição do conteúdo intestinal e aumento do volume fecal.
- Formação de quelatos entre componentes da fibra e minerais.
- Alteração do transporte ativo (transcelular) e passivo (paracelular) dos minerais pela parede intestinal.
- Troca iônica.
- Retenção de íons nos poros da estrutura gelatinosa de alguns tipos de fibra.
- Aumento da secreção endógena de minerais.

Cada tipo de fibra exerce um efeito sobre a biodisponibilidade dos minerais por meio dos vários mecanismos citados anteriormente, porém nem todos os minerais são afetados de forma igual. A complexidade aumenta se for levado em consideração que a FA ingerida com os alimentos corresponde a um conjunto de fibras *solúveis* e *insolúveis* juntamente outras substâncias associadas, como fitatos, oxalatos, saponinas, fenólicos, taninos etc. Em contrapartida, a FA contém minerais, porém nem todos são biodisponíveis.[78]

A interação fibra-minerais está relacionada com o fato de que os componentes que fazem parte da FA se comportam de maneira diferente nos diversos segmentos do intestino. A maioria dos minerais é absorvida no intestino delgado, porém alguns podem ser absorvidos parcialmente pelo estômago (p. ex., cobre [Cu] e selênio [Se]) e pelo cólon (p. ex., cálcio [Ca]).[79] Nesse caso, por exemplo, é possível que a inibição da absorção do mineral, provocada por algum componente associado à fibra, não seja tão pronunciada se a FA for passível de fermentação no cólon.

As hemiceluloses têm capacidade de captar íons metálicos por causa da formação de enlaces com os grupos carboxílicos dos ácidos urônicos e/ou grupos hidroxila. Parece que o zinco (Zn) é o mais afetado, seguido do Cu,[80,81] porém os complexos que as hemiceluloses formam com esses metais são facilmente degradados.[82,83] A afinidade das hemiceluloses pelo Ca parece ser baixa no pH neutro do intestino.[69] Em humanos, tem sido observado que as hemiceluloses favorecem a eliminação fecal de Ca, sem alterar, porém, o Ca sérico nem provocar balanço negativo do mineral.[84] Os efeitos das hemiceluloses sobre o magnésio (Mg) parecem ser menos evidentes.[53] Em relação aos efeitos das hemiceluloses nos elementos-traço, a bibliografia mostra que há diminuição na absorção de Fe e Zn.[85]

Pesquisas realizadas em ensaios *in vitro* mostram que os grupos carboxílicos do ácido D-galacturônico das pectinas se ligam aos cátions bivalentes[86,87] e que o grau de metilação das pectinas influência na absorção do Zn.[10] Dessa forma, pectinas mais esterificadas não mostraram esse efeito na biodisponibilidade de Zn em humanos.[88] Há também uma interação entre a estrutura física da pectina e os minerais e essa interação independe de seu grau de esterificação.[57] Resultados de experimentos *in vitro* parecem contradizer o que foi dito anteriormente, pois tem-se observado que a pectina tem pouco efeito sobre a biodisponibilidade dos minerais, uma vez que é totalmente degradada no cólon e isso permite, como já foi comentado, que alguns minerais sejam absorvidos nessa porção do intestino.[82,85,89]

Em ensaios *in vitro* constatou-se que gomas, mucilagens e polissacarídeos relacionados são responsáveis pela retenção de minerais por meio da formação de complexos entre os metais e os grupos carboxílicos dos polissacarídeos.[85] Esses resultados foram confirmados em estudos em ratos, cujo efeito na biodisponibilidade dos minerais está intimamente relacionado ao grau de fermentação desencadeado pela microbiota intestinal. Dessa forma,[25] em ratos alimentados com rações contendo casca de *psyllium* (63 ± 15 mg/órgão), observou-se diminuição no Zn hepático em relação àqueles alimentados com rações contendo celulose (98 ± 20 mg/órgão) ou fibra de algaroba (105 ± 15 mg/órgão). Algumas gomas apresentam propriedades de troca iônica que alteram a absorção de cálcio.[90,91] Estudos realizados na Índia com adolescentes constataram que dietas suplementadas com determinado tipo de mucilagem provocam diminuição na absorção aparente e nas concentrações séricas de cálcio, ferro e fósforo.[92] Contudo, em outras populações, não se tem observado o efeito negativo das gomas na absorção de minerais, como Ca, Mg, Fe e Cu.[85]

Em relação às fibras *insolúveis*, a celulose pode reter os íons metálicos por meio dos grupos de hidroxila livres, porém com uma capacidade menor de fixá-los quando comparada com os outros componentes da fibra. Mesmo assim, a presença de celulose em rações pode provocar diminuição da absorção aparente de todos os minerais na fase de crescimento de ratos. O mecanismo responsável seria a diminuição do tempo de trânsito intestinal em decorrência do aumento da massa fecal.[93] Em contrapartida, segundo Behall,[94] a adição de celulose na dieta basal para humanos não afetou o balanço mineral aparente. Outros dados mostram que a ingestão de celulose interfere na absorção de Zn e Ca, em especial se acompanhada de elevada ingestão de fósforo (P), sobretudo se está sob a forma de fitato.[95]

▣ SUBSTÂNCIAS ASSOCIADAS À FIBRA ALIMENTAR

É difícil distinguir se os efeitos observados após ingestão de FA são decorrentes da fibra em si ou da ingestão simultânea de substâncias que a acompanham. Esse questionamento tem motivado diversas pesquisas no sentido de verificar o que pode afetar mais a biodisponibilidade dos minerais: a fibra ou o fitato, os polifenóis do café e do chá ou a fibra do pão integral que se consome simultaneamente, os oxalatos das verduras ou sua fibra etc.

A interação fibra-fitatos-minerais é complexa. Numerosos trabalhos atribuem aos fitatos um efeito de redução da absorção de Ca, Mg, Zn, Fe etc.[85,96-98] Os elementos que se mostraram mais vulneráveis são o Fe e o Zn. Isso, talvez, por ambos estarem deficientes nas dietas ou pelos indivíduos estarem em situações fisiológicas vulneráveis. Objetivamente, a capacidade dos fitatos em se ligarem aos íons metálicos está relacionada ao grau de fosforilação da molécula. Sandberg et al.,[88] em 1983, verificaram que o penta e o hexafosfato de inositol reduziam a solubilidade do Fe, porém isso não foi observado em moléculas de inositol com menos radicais de fosfatos. A associação do fitato com a fibra *insolúvel*, por exemplo, no pão integral, provoca uma redução da disponibilidade *in vitro* de Ca, Fe e, especialmente, Zn.[78] Contudo, se durante a fabricação do pão se introduz a fitase, a biodisponibilidade do mineral aumenta consideravelmente.[99] Além disso, pesquisas indicam que tanto as modificações nas concentrações dessas substâncias, relatadas como "antinutricionais", como nas concentrações de minerais por meio de técnicas de manipulação genética em plantas podem contribuir positivamente na biodisponibilidade de minerais.[100,101] O emprego dessa técnica mudou totalmente a abordagem feita para a avaliação das dietas até então.

Em humanos, dietas ricas em fibra e oxalatos estão relacionadas com a absorção negativa de Ca, Mg e Zn.[102] O mecanismo envolvido poderia ser a formação de complexos fibra-mineral-oxalato, mais difíceis de se romperem no trato gastrintestinal que os complexos oxalato-mineral ou fibra-mineral. Platt e Clydesdale[57] identificaram na lignina a existência de locais específicos com afinidade pelos minerais. Os autores observaram a existência de dois locais específicos para o Fe, nas condições de pH do duodeno; dois locais com elevada afinidade para o Cu, e de um ou dois locais para o Zn. O mecanismo proposto é a formação de fortes complexos multidentados com os íons metálicos de transição em união com os grupos metoxila e hidroxila que atuam como ligantes. Além disso, sua capacidade de troca iônica pode ter um papel na retenção de minerais.[103] Contudo, observou-se que a lignina afeta a absorção de Fe e Zn em proporção menor que as fibras solúveis. Há poucos estudos sobre os efeitos dos ácidos fenólicos, flavonoides, polifenóis, taninos, entre outros, na biodisponibilidade de minerais. Geralmente, considera-se que os taninos inibem a absorção de minerais.[104] Chá e café são infusões amplamente consumidas em todo o mundo e contêm grande variedade de compostos fenólicos, alguns dos quais não foram identificados ainda. O Fe, tradicionalmente, é considerado o elemento mais afetado pela ingestão de ambas as bebidas.[53,105,106] Além disso, a influência negativa que o chá exerce sobre esse metal é superior a do café.[107] Em contrapartida, a absorção real de Ca praticamente não se modifica na presença do café. O efeito mais evidente dessa bebida foi visto quando consumida de forma crônica, em que se nota aumento na eliminação urinária de Ca, provocando a diminuição em sua retenção corporal.[4,108] Com relação ao Cu foi visto que o chá favorece tanto sua solubilidade como sua absorção e retenção hepática.[109] Por isso, não se deve descartar a possível interação entre Fe e Cu. Os mecanismos diretos de interação entre compostos fenólicos e minerais não estão bem estabelecidos (conferir). Sabe-se que o efeito adstringente dos taninos está ligado à sua capacidade de precipitar proteínas e dessa forma poderia, indiretamente, diminuir a absorção de minerais. Brune et al.[53] mostram que há interação entre certos compostos fenólicos (ácido gálico, ácido tânico e ácido clorogênico) e o Fe.

As informações relacionadas sobre o efeito da FA com outros minerais são muito escassas.

◼ EFEITO FACILITADOR DA FIBRA ALIMENTAR NA BIODISPONIBILIDADE DE MINERAIS

A interferência de fitatos e de outros componentes associados à fração FA na absorção de alguns minerais[110-112] foi reavaliado a partir do momento em que se levou em consideração a passagem desses complexos para as porções distais do intestino. Pela fermentação bacteriana, frutanos (frutoligossacarídeos e inulina), galactoligossacarídeos, lactulose e outros oligossacarídeos resistentes, bem como polióis e amidos resistentes à digestão no intestino delgado, são intensamente metabolizados por microrganismos, proporcionando ambiente favorável para a absorção desses minerais no intestino grosso.[28,113-115] Esses efeitos, no entanto, estão intimamente relacionados à natureza do carboidrato fermentável e à concentração do mineral.

Efeitos positivos do consumo de frutanos e outros carboidratos fermentáveis na absorção de minerais, como Ca, Mg e Fe, foram amplamente investigados e demonstrados pela utilização de diferentes protocolos experimentais.[116-122]

A fermentação desses carboidratos no intestino grosso resulta na produção de AGCC, que, por sua vez, ocasiona diminuição no pH luminal e, dessa forma, há aumento da concentração de minerais ionizados (Figura 1).[61,114,123] Como consequência, ocorre aumento na solubilidade do mineral e em sua difusão passiva e ativa.[124,125] Além disso, os AGCC podem influenciar de maneira direta a absorção mineral, modificando a difusão de íons (p. ex., Ca-hidrogênio, Mg-hidrogênio) pela membrana do colonócito.[126] Uma vez no meio intracelular, os íons H^+ se dissociam dos AGCC e são secretados para o lúmen, ao passo que os minerais são rapidamente absorvidos. Trinidad et al.[126] demonstraram

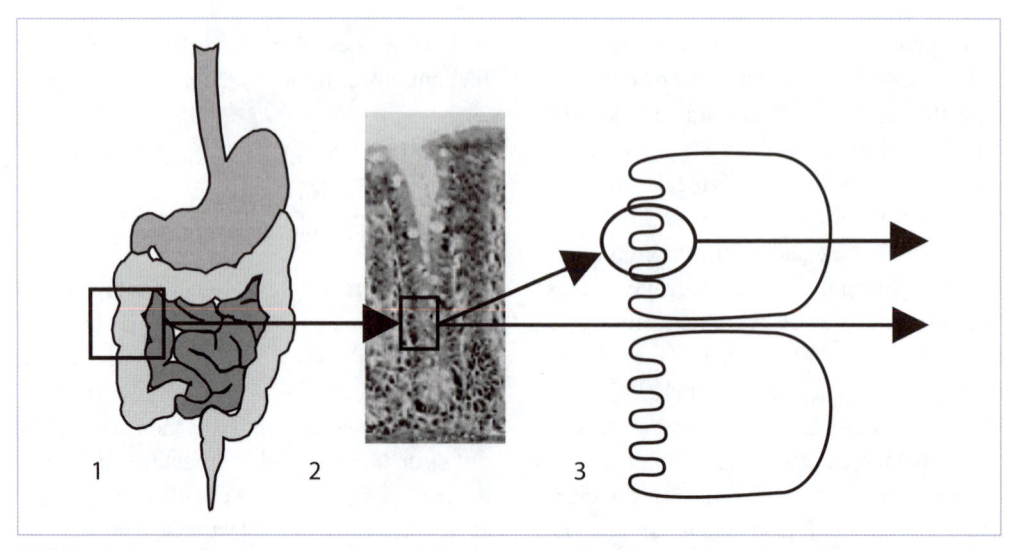

FIGURA 1 Prováveis mecanismos envolvidos na absorção de minerais no intestino grosso, após o consumo de carboidratos fermentáveis. Em 1, a produção de AGCC proporciona diminuição no pH e solubilização do mineral. Em 2, o desenvolvimento do ceco ocorre por causa da hiperplasia e hipertrofia nas células das criptas, acompanhado por maior fluxo sanguíneo na região. Esses dois mecanismos (1 e 2) poderiam estimular o fluxo de minerais pela via paracelular. Em 3, ocorre aumento da permeabilidade das junções oclusivas e difusão paracelular; também ocorre aumento da expressão dos genes ligados com o transporte de minerais, favorecendo a absorção pela via transcelular.

que o acetato e o propionato têm a capacidade de aumentar a absorção de Ca; o propionato, em virtude de sua maior solubilidade em lipídios, é absorvido mais rapidamente por meio de difusão direta, em uma forma protonada.

Outra hipótese foi sugerida por Mineo et al.,[127] que, por estudos realizados *in vitro*, demonstraram que vários tipos de carboidratos resistentes, incluindo diferentes dissacarídeos, promovem a absorção de Ca por meio do aumento da permeabilidade das junções oclusivas. Além disso, a fermentação de carboidratos no intestino grosso de ratos também é acompanhada por hipertrofia do ceco, e esse efeito poderia o aumento na superfície absortiva para os minerais (Figura 1).[58,79,114,128-133] Foi sugerido que o desenvolvimento na parede do ceco se deve à combinação entre hipertrofia e hiperplasia das células,[32] bem como a aumento de criptas em bifurcação.[134] Além disso, esses efeitos foram acompanhados por aumento do fluxo sanguíneo e vasodilatação das artérias do ceco.[58,122,129,135]

▣ POLISSACARÍDEOS RESISTENTES E BIODISPONIBILIDADE DE MINERAIS

Estudos com ratos demonstraram efeitos positivos no aproveitamento de minerais após o consumo de determinados tipos de amidos resistentes (AR).[112,122,136] O amido é classificado segundo sua estrutura físico-química e sua suscetibilidade à hidrólise enzimática. De acordo com Englyst et al.,[137] o amido divide-se em rapidamente digerível, lentamente digerível e AR à digestão no intestino delgado. Este AR, por sua vez, é constituído por quatro tipos de amido: o tipo 1, que representa o grânulo de amido fisicamente inacessível na matriz do alimento; o tipo 2, que compreende os grânulos de amido nativo, encontrados no interior da célula vegetal; o tipo 3, que consiste em polímeros de amido retrogradado (principalmente a amilose), que são produzidos quando o amido é resfriado após a gelatinização; e o tipo 4, que se evidencia quando o amido sofre modificações em sua estrutura química.[138] O AR é definido, em termos fisiológicos, como "a soma do amido e dos produtos da sua degradação que não são digeridos e absorvidos no intestino delgado de indivíduos sadios". Desse modo, essa fração do amido apresenta comportamento similar ao da FA e tem sido relacionada a efeitos benéficos no próprio local, prioritariamente no intestino grosso, e a efeitos sistêmicos, por meio de uma série de mecanismos. Em animais, o consumo de AR tem sido associado à intensa fermentação bacteriana nas regiões distais do intestino grosso, acompanhada por um aumento no peso e no fluxo sanguíneo da região do ceco.[58,114,136]

Younes et al.[58] verificaram aumento na absorção de Ca em ratos alimentados com rações suplementadas com AR e diferentes teores de Ca (3 e 6 g/kg). Foi observado aumento de 77% nos animais que recebiam rações com 6 g/kg de Ca. Lopez et al.[136] evidenciaram aumento na absorção aparente de Ca, Mg, Fe, Zn e Cu após o consumo de AR dos tipos 2 e 3. Por sua vez, Schulz et al.[139] verificaram diminuição do pH e elevação das concentrações de Ca na fase líquida do conteúdo do ceco e somente o consumo do tipo 2 proporcionou efeitos semelhantes na região do íleo. Ainda, segundo Lopez et al.,[112] a solubilização dos sais de Ca no ceco ocorre em resposta à acidificação luminal provocada pelos AGCC produzidos em resposta à fermentação do AR.

Além disso, o uso do AR tem sido estudado, na presença de determinados tipos de fibras, com a finalidade de avaliar os eventuais efeitos resultantes dessas interações na biodisponibilidade de minerais. Younes et al.[122] investigaram, em ratos, o efeito sinérgico do AR tipo 2 e da inulina em parâmetros relacionados à fermentação no ceco, à absorção intestinal e à concentração plasmática de Ca e Mg. Foi observado, no grupo de animais que consumia a mistura dos dois carboidratos, aumento significativo na concentração de Ca e Mg, na fase solúvel do conteúdo do ceco e na sua absorção intestinal, quando comparado com grupos que consumiam os carboidratos separadamente.

Lopez et al.[110] demonstraram, em ratos, que os efeitos inibitórios no equilíbrio mineral após o consumo de fitatos foram completamente sobrepujados após o consumo de AR. Tais resultados foram corroborados em outro estudo,[112] em que rações contendo farelo de trigo foram suplementadas com 20% de AR do tipo 2. De acordo com os autores, a fermentação bacteriana do AR no intestino grosso foi responsável pela quebra do complexo formado entre a fibra, o fitato presente no farelo de trigo e o mineral, permitindo que este último se tornasse prontamente disponível para a absorção.

Os mesmos efeitos observados na fisiologia do intestino grosso, após o consumo de AR, também foram observados em ratos após o consumo de pectina, incluindo pronunciada redução no pH e aumento no peso da parede e na concentração de AGCC na região do ceco. Tais efeitos, em princípio, poderiam influenciar positivamente a absorção mineral. Nesse sentido, Demigné et al.[114,135] verificaram, em ratos, aumento no deslocamento de minerais, incluindo K, Mg e Ca, do intestino delgado em direção ao ceco, no grupo de animais que recebia ração suplementada com 10% de pectina, quando comparado ao grupo-controle.

OLIGOSSACARÍDEOS RESISTENTES E BIODISPONIBILIDADE DE MINERAIS

Os oligossacarídeos, resistentes à digestão no intestino delgado, tem recebido considerável atenção, em virtude de seus efeitos positivos na biodisponibilidade de minerais, é o dos oligossacarídeos resistentes à digestão no intestino delgado. Entre estes, os frutanos são objeto da maioria dos estudos, os quais foram conduzidos utilizando-se diferentes protocolos experimentais.

Frutanos são carboidratos de reserva constituídos por uma ou mais (até setenta) unidades de frutose, ligadas (GFn) ou não (Fn) a uma molécula terminal de sacarose.[30,131] Podem apresentar estrutura linear ou ramificada, com moléculas unidas por ligações frutosil-frutose do tipo beta (2γ6), presentes em frutanos do tipo levano, ou ligações do tipo beta (2γ1), encontradas em frutanos do tipo inulina (Figura 2).[131,140] Por sua vez, frutanos do tipo inulina se dividem em dois grupos de componentes: a inulina e seus produtos de hidrólise (oligofrutose), e os FOS, sintetizados a partir da sacarose. Em geral, esses carboidratos são diferenciados por seu GP. O GP da inulina pode variar de 2 a 70 unidades monossacarídicas, com valor médio de dez. A oligofrutose e os FOS são termos sinônimos utilizados para descrever frutanos com GP menor que dez.[140,141]

Em 1993, Rémésy et al.[32] observaram aumento na concentração de Ca na fase solúvel do conteúdo do ceco em ratos alimentados com 15% de inulina. Esse efeito resultou em considerável elevação de sua absorção no ceco, quando comparado ao grupo-controle. Os autores atribuíram parte desse efeito à fermentação da inulina no intestino grosso, que resultou em um pH particularmente ácido no lúmen intestinal e que, por sua vez, aumentou a disponibilidade do Ca para a sua absorção.

⊡ EFEITOS SOBRE A MINERALIZAÇÃO ÓSSEA

A osteoporose é uma enfermidade crônica, multifatorial, relacionada à perda progressiva da massa óssea, geralmente de progressão assintomática até que haja fraturas. A ocorrência está na dependência do pico de massa óssea e da subsequente velocidade de perda óssea.[142,143] Durante a infância e a adolescência, a massa óssea se forma progressivamente e o acréscimo de Ca continua durante a fase de consolidação óssea, depois que a estatura adulta é alcançada. Ao término da consolidação, quando a quantidade máxima de osso foi acumulada, diz-se que o adulto atingiu sua massa óssea máxima (ou pico de massa óssea), embora sua cronologia possa variar com a idade do indivíduo e a região do esqueleto.[144,145] Tem sido sugerido que cerca de 80% da variação da massa óssea é predeterminada por fatores genéticos; contudo, fatores étnicos, ambientais, sociais e culturais constituem-se, também, em fatores associados à possibilidade do desenvolvimento da osteoporose. Outras evidências relativas de risco são atribuídas a tabagismo, alcoolismo, cafeína em altas doses, estresse emocional, doenças metabólicas, como diabetes *mellitus*, hipogonadismo e artrite reumatoide, baixa ingestão de Ca, além de condições que alterem sua absorção intestinal, como síndromes de má-absorção, pancreatite crônica e gastrectomias.[144,146]

Com base no conceito de que a osteoporose resulta de perda progressiva de massa óssea, tanto em densidade quanto em qualidade, e reconhecendo-se que essa perda é menor nos indivíduos que, durante a infância e a adolescência, conseguiram formar mais massa óssea, é conveniente afirmar que a prevenção da enfermidade deve ter início já na infância. Durante

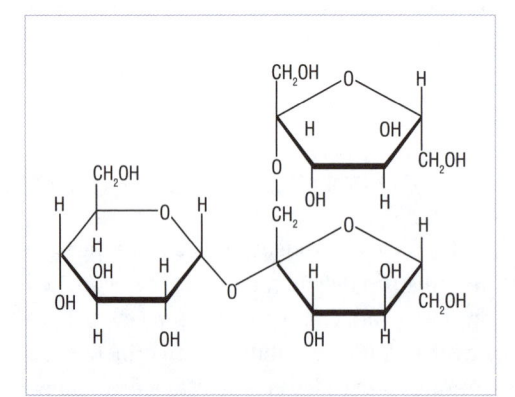

FIGURA 2 Representação da estrutura química geral dos frutanos: Zn e Cu em ratos após o consumo de inulina. Observou-se que esse efeito foi maior nos animais com 3 e 6 meses de idade, quando comparados com os de 11 e 21 meses.

esse período, a importância de uma dieta e de programas de exercícios adequados deve ser levada em consideração.[142]

Nesse sentido, estudos envolvendo os efeitos dos carboidratos fermentáveis na absorção intestinal de minerais têm sido conduzidos com a finalidade de avaliar a extensão da sua contribuição na mineralização óssea. Em 1998, Ohta et al.[120] verificaram que, em ratos submetidos à gastrectomia total, a densidade e o conteúdo mineral ósseo, no fêmur e na tíbia, eram significativamente maiores nos animais que consumiram dieta suplementada com 7,5% de FOS, em relação ao grupo-controle. Esse efeito foi corroborado em estudos posteriores, utilizando tomografia computadorizada e análises histomorfométricas, com ratos gastrectomizados,[147,148] submetidos a dietas suplementadas com 7,5% de FOS. Os estudos comprovaram, por meio da massa óssea e da estrutura do fêmur, a contribuição dos FOS na prevenção dos sintomas relacionados à gastrectomia.

Takahara et al.[149] verificaram valores médios significativamente maiores para o volume trabecular ósseo, da metáfise e do colo do fêmur, em ratos em crescimento que consumiram dieta suplementada com 5% de FOS (33,8 ± 5,91% e 78,3 ± 1,82%, respectivamente), em relação ao grupo-controle (25,3 ± 6,06% e 72,7 ± 5,17%, respectivamente). Roberfroid et al.[150] avaliaram por absorciometria de raios X de energia dupla (DEXA – *dual-energy x-ray absorptiometry*) a densidade mineral óssea do corpo total de ratos em crescimento alimentados com dietas suplementadas com diferentes teores de inulina (0, 5 e 10%) e Ca (0,2, 0,5 e 1%) ao longo de 22 semanas. De acordo com os autores, os efeitos foram mais pronunciados quando o teor de inulina na dieta aumentou de 0 para 5% (p < 0,001), independentemente do teor de Ca na dieta.

Esses efeitos também têm sido confirmados com outros carboidratos fermentáveis. Chonan e Watanuki[151] demonstraram que o consumo de 5% de galacto-oligossacarídeo (GOS), carboidra-to derivado da hidrólise bacteriana da lactose, resultou em aumento do conteúdo de Ca no fêmur e na tíbia de ratos sadios alimentados com rações suplementadas com 0,5% de Ca. Em animais ovariectomizados, o mesmo grupo de pesquisa[152] verificou que o conteúdo de Ca na tíbia e o peso das cinzas no fêmur foram, significativamente, maiores nos animais que consumiram os GOS em relação aos animais controle, prevenindo a perda óssea ocasionada pela ovariectomia.

Ratos alimentados com rações suplementadas com maltitol foram avaliados quanto ao conteúdo e à absorção intestinal de Ca e quanto à resistência óssea do fêmur.[153] Os autores observaram que a carga máxima necessária para a fratura do fêmur, medida por ensaio de flexão em 3 pontos, foi 13% maior nos animais que consumiram poliol que a dos animais do grupo-controle. As propriedades mecânicas também foram avaliadas no fêmur de ratos idosos alimentados com rações suplementadas com 10% de xilitol.[154] Outro estudo avaliou, em ratos, o efeito do consumo de anidrido de difrutose III associado a exercícios voluntários de corrida, na densidade e na resistência do fêmur e da tíbia.[155] Os autores observaram que a combinação do exercício físico com o consumo dos carboidratos fermentáveis aumentou aditivamente todos os parâmetros estudados.

Os mecanismos envolvidos no aumento da mineralização óssea após a suplementação com carboidratos fermentáveis (em especial, os frutanos) têm sido bastante discutidos. Zafar et al.[27] verificaram, em ratos, que o aumento significativo na absorção intestinal de Ca, nos animais que consumiam os frutanos, era decorrente da diminuição do *turnover* ósseo por meio da diminuição da reabsorção osteoclástica. Kruger et al.[156] observaram, em ratos em crescimento, diminuição significativa na excreção urinária de fragmentos do colágeno tipo I, um marcador bioquímico de reabsorção óssea, com o consumo de inulina, após 4 semanas de experimento.

O efeito inibidor da reabsorção óssea dos frutanos foi também observado por Nzeusseu et al.,[157] que demonstraram significante diminuição nos níveis séricos de telopeptídio-C.

⬚ EFEITOS NA BIODISPONIBILIDADE DE FERRO

O processo de absorção intestinal de Fe é regulado, em parte, por sua concentração intracelular. Em geral, íons Fe^{3+} chegam à membrana apical e são reduzidos por meio de uma redutase (Dcytb; citocromo b duodenal), a Fe^{2+}, que, por ser solúvel no pH do lúmen intestinal, é mais biodisponível.

Em seguida, é absorvido por uma proteína (DMT-1; transportador de metais divalentes-1), localizada na membrana apical das células intestinais.[158] O Fe pode ser armazenado como ferritina ou transferido para a membrana basolateral, onde será exportado pela ação coordenada da ferroportina, outro transportador de Fe, e a hefaestina, ferroxidase que converte o Fe novamente para a valência Fe^{3+}. O Fe então será transportado pela circulação ligado à transferrina, onde será distribuído pelos tecidos-alvo.[159] A quantidade de Fe transferida para a circulação é influenciada, por fim, pelas reservas de Fe no organismo. Dessa forma, quando os estoques de Fe se encontram reduzidos ou existe aumento na eritropoiese, a absorção intestinal de Fe é aumentada, basicamente, como consequência de alterações na expressão das proteínas Dcytb, DMT-1 e ferroportina. Essas alterações são reguladas pela hepcidina, u hormônio produzido pelo fígado que atua bloqueando a exportação do Fe pelas células intestinais, pela internalização e degradação da ferroportina no meio intracelular.[160]

A influência do consumo de frutanos na absorção intestinal e na biodisponibilidade de minerais, em particular na de Ca e Mg, foi estudada por grupos no Brasil e em outros países.[117,133,161,162] Os dados apontam aumento na biodisponibilidade mineral, possivelmente relacionado com alterações na especiação do mineral[163] e no aumento da absorção desses minerais[161] decorrente do aumento da superfície intestinal em consequência do aumento do número de células e de bifurcação das criptas intestinais. Além disso, verificou-se que outros minerais são afetados (Fe, Cu e Zn), sendo esse efeito influenciado pela matriz alimentar, mais especificamente na composição dos lipídios da dieta.[164]

Em relação ao Fe, Yasuda et al.[165] observaram aumento na eficiência da recuperação da hemoglobina em leitões alimentados com rações contendo 4% de frutanos purificados (inulina), efeito que se correlacionou com a concentração de Fe solúvel no conteúdo do intestino grosso dos animais. Esses efeitos confirmaram aqueles que haviam sido observados por Ohta et al.[166] em ratos anêmicos em decorrência da gastrectomia. Em estudo posterior, o mesmo grupo[167] verificou, por RT-PCR (reação em cadeia da polimerase em transcrição reversa) semiquantitativa, aumento na expressão de genes que codificam para proteínas envolvidas com o transporte e armazenamento de Fe, como o DMT-1 (transportador de metais divalentes), ferritina e receptor de transferrina, nos leitões alimentados com a inulina após 5 semanas de intervenção. Esses dados sugerem que a fermentação bacteriana desses carboidratos pode afetar a absorção transcelular no intestino, o transporte pelo sangue e o armazenamento intracelular de Fe.

⬚ CONSIDERAÇÕES FINAIS

O efeito da FA na biodisponibilidade dos minerais depende, sobretudo, da natureza da fibra (solúvel/insolúvel, fermentável/não fermentável) e da quantidade de FA consumida; da presença na dieta de compostos associados, como fitatos; e da homeostase do mineral estudado. A FA pode comprometer a biodisponibilidade de minerais, como Ca, Zn, Fe e Mg, sobretudo quando essas fibras estão associadas a fitatos, oxalatos e compostos fenólicos. Esse efeito adquire importância particular em determinados grupos vulneráveis da população, como idosos, gestantes, adolescentes e crianças e em indivíduos com ingestão deficitária de micronutrientes.

Prebióticos, como inulina, oligofrutose, FOS, glicoligossacarídeos e galactoligossacarídeos, estimulam a absorção e a retenção de minerais, em particular Mg, Ca e Fe. Esses efeitos parecem ser influenciados pela matriz alimentar, mais especificamente a composição em lipídios da dieta. Porém, a maioria dos experimentos foi realizada em ratos. Em humanos, observou-se efeito positivo dos prebióticos na absorção de Ca, principalmente em condições nas quais há maior necessidade desse mineral (p. ex., na adolescência e na pós-menopausa).[168-170]

Em 2017, A avaliação sistemática do padrão de consumo dietético em 195 países (GBD/ *Global Burden of Disease/Institute for Health Metrics and Evaluation*), entre outras conclusões importantes, mostrou que, ao contrário de outros riscos, o risco de inadequação dietética afetava as pessoas independentemente de idade, sexo e desenvolvimento socioeconômico de seu lugar de residência. E, ainda, que a ingestão inadequada de grãos, frutas e sódio era responsável por mais de 50% das mortes e 66% das DALY (*disability-adjusted life years*) atribuíveis à dieta.[171]

🔲 REFERÊNCIAS

1. Prosky L. What is dietary fibre? New look at the definition. In: McCleary BV, Prosky L. Advanced dietary fibre technology. Londres: Blackwell Science; 2001. p. 63-76.
2. Brasil. Resolução n. 360, de 23 de dezembro de 2003. Brasília, DF: Diário Oficial da União; 2003.
3. American Association of Cereal Chemists. Dietary Fiber Technical Committee. The definition of dietary fiber. Cereal Foods World. 2001;46:112-29.
4. Vaquero MP, Dokkum W, Hamer CJA, Schaafsma G. Bioavailability of calcium from breakfasts containing coffee. In vitro and in vivo determinations. Bioavailability. 1993;93:249-53.
5. Roberfroid MD. Defining functional foods. In: Gibson GR, Williams CM. Functional foods. Concept to product. Cambridge: Woodhead Publishing Limited; 2000. p. 9-28.
6. Gibson GR, Roberfroid M. Dietary modulation of human colonic microbiota. Introducing the concept of prebiotic. J Nutr. 1995;125:1401-12.
7. Champ M, Langkilde A-M, Brouns F, Kettlitz B, Collet YLB. Advances in dietary fibre characterization. 1. Definition of dietary fibre, physiological relevance, health benefits and analytical aspects. Nutr Res Rev. 2003;16:71-82.
8. Cho S, et al. The structure and chemistry of dietary fiber. In: Cho S, DeVries JW, Prosky L. Dietary fiber analysis and applications. Gaithersburg: AOAC International; 1997. p. 11-48.
9. Basson MD, Sgambati SA. Effects of short-chain fatty acids on human rectosigmoid mucosal colonocyte brush-border enzymes. Metabolism. 1998;47(2):133-4.
10. Bagheri S, Gueguen L. Effect of wheat bran and pectin on the absorption and retention of phosphorous, calcium, magnesium and zinc by the growing pig. Reprod Nutr Rev. 1985;25:705-16.
11. Capito SMP, Filisetti TMCC. Inulina: um ingrediente promissor. Cad Nutr. 1999;18:1-11.
12. Kritchevsky D. Dietary fibre in health and disease. In: Mccleary BV, Prosky L. Advanced dietary fibre technology. Londres: Blackwell Science; 2001. p. 149-61.
13. Peña MJ, Vergara CE, Carpita NC. The structures and architectures of plant cell walls define dietary fibre composition and textures of foods. In: McCleary BV, Prosky L. Advanced dietary fibre technology. Londres: Blackwell Science; 2001. p. 42-60.
14. Delargy HJ, O'Sullivan KR, Fletcher RJ, Blundell JE. Effects of amount and type of dietary fibre (soluble and insoluble) on short-term control of appetite. Int J Food Sci Nutr. 1997;47(1):67-77.
15. Urooj A, Vinutha SR, Puttaraj S, Leelavathy K, Rao PH. Effect of barley incorporation in bread on its quality and glycemic responses in diabetics. Int. J Food Sci Nutr. 1998;49(4):265-70.
16. Johansen HN, Bach Knudsen KE. Effects of reducing the starch content in oat-based diets with cellulose on jejunal flow and absorption of glucose over an isolated loop of jejunum in pigs. Br J Nutr. 1994;72:717-29.
17. Kritchevsky D. Dietary fiber. Ann Rev Nutr. 1988;8:30128.
18. Schönfeld J, Evans DF, Wingate DL. Effect of viscous fiber (guar) on postprandial motor activity in human small bowel. Dig Dis Sci. 1997;42(8):1613-7.
19. Torsdottir I, Alpsten M, Andersson H, Einarsson S. Dietary guar gum effects on postprandial blood glu-

cose, insulin and hydroxyproline in humans. J Nutr. 1989;119:1925-31.

20. Washington N, Harris M, Mussellwhite A, Spiller RC. Moderation of lactulose-induced diarrhea by psyllium: effects on motility and fermentation. Am J Clin Nutr. 1998;67(2):317-21.

21. Ellis PR, Roberts FG, Low AG, Morgan LM. The effect of high-molecular-weight guar gum on net apparent glucose absorption and net apparent insulin and gastric inhibitory polypeptide production in the growing pig: Relationship to rheological changes in jejunal digesta. Br J Nutr 1995;74:539-56.

22. Groop PH, Aro A, Stenman S, Groop L. Long-term effects of guar gum in subjects with non-insulindependent diabetes mellitus. Am J Clin Nutr. 1993;58:513-8.

23. Cherbut C, Albina E, Champ M, Doublier JL, Lecannu G. Action of guar gum on the viscosity of digestive contents and on the gastrointestinal motor function in pigs. Digestion. 1990;46:205-13.

24. Cherbut C, des Varannes SB, Schnee M, Rival M, Galmiche JP, Delort-Laval J. Involvement of small intestinal motility in blood glucose response to dietary fibre in man. Br J Nutr. 1994;71:675-85.

25. Ruiz-Roso B, et al. Influencia de la fibra dietaria (FD) en la biodisponibilidad de los nutrientes. In: Lajolo FM, Saura-Calixto F, Penna EW, Menezes EW. Fibra dietética en iberoamérica: tecnologia y salud. São Paulo: Varela; 2001. p. 345-70.

26. Nakamura T, Hasebe M, Yamakawa M, Higo T, Suzuki H, Kobayashi K. Effect of dietary fiber on bowel mucosal integrity and bacterial translocation in burned rats. J Nutr Sci Vitaminol. 1997;43(4):445-54.

27. Fu J, Zheng Y, Gao Y, Xu W. Dietary Fiber Intake and Gut Microbiota in Human Health. Microorganisms. 2022;10(12):2507.

28. Cummings JH, Englyst H. Gastrointestinal effects of food carbohydrate. Am J Clin Nutr. 1995;61(Suppl):938S-45S.

29. Cummings JH, Macfarlane GT. Gastrointestinal effects of prebiotics. Brit J Nutr. 2002;87:S145-S151.

30. Cummings JH, Roberfroid MB, Andersson H, Barth C, Ferro-Luzzi A, Ghoos Y, et al. A new look at dietary carbohydrate: chemistry, physiology and health. Eur J Clin Nutr. 1997;51(7):417-23.

31. Bush RS, Milligan LP. Study of mechanism of inhibition of ketogenesis by propionate in bovine liver. Can J Animal Sci. 1971;51:121-7.

32. Rémésy C, Levrat MA, Gamet L, Demigné C. Cecal fermentations in rats fed oligosaccharides (inulin) are modulated by dietary calcium level. Am J Physiol. 1993;264:G855-G862.

33. Cummings JH, Macfarlane GT, Englyst HN. Prebiotic digestion and fermentation. Am J Clin Nutr. 2001;73(Suppl):415S-20S.

34. Engelhardt WV. Absorption of short-chain fatty acids from the large intestine. In: Cummings JH, Rombeau JL, Sakata T, editores. Physiological and clinical aspects of short-chain fatty acids. Cambridge: Cambridge University Press; 1995. p. 149-70.

35. Rémésy C, Demigne C, Morand C. Metabolism of short-chain fatty acids in the liver. In: Cummings JH, Rombeau JL, Sakata T, editores. Physiological and clinical aspects of short-chain fatty acids. Cambridge: Cambridge University Press; 1995. p. 171-90.

36. Le Blay GM, Blottière HM, Ferrier L, Le Foll E, Bonnet C, Galmiche JP, et al. Short-chain fatty acids induce cytoskeletal and extracellular protein modifications associated with modulation of proliferation on primary culture of rat intestinal smooth muscle cells. Digest Dis Sci. 2000;45(8):1623-30.

37. Livesey G, Elia M. Short-chain fatty acids as an energy source in the colon: metabolism and clinical aplications. In: Cummings JH, Rombeau JL, Sakata T, editores. Physiological and clinical aspects of short-chain fatty acids. Cambridge: Cambridge University Press; 1995. p. 427-81.

38. Pryde SE, Duncan SH, Hold GL, Stewart CS, Flint HJ. The microbiology of butyrate formation in the human colon. FEMS Microbiol. Lett. 2002;27:133-9.

39. Sakata T. Effects of short-chain fatty acids on the proliferation of gut epithelial cells in vivo. In: Cummings JH, Rombeau JL, Sakata T, editores. Physiological and clinical aspects of short-chain fatty acids. Cambridge: Cambridge University Press; 1995. p. 289-305.

40. Smith JG, Yokoyama WH, German JB. Butyric acid from the diet: actions at the level of gene expression. Crit Rev Food Sci Nutr. 2003;133:1120-6.

41. Mcintyre A, Vincent RM, Perkins AC, Spiller RC. Effect of oat bran, ispaghula, and plastic particles on gastric emptying and small bowel transit in humans: The role of physical factors. Gut. 1997;40(2):223-7.

42. Pérez-Olleros L, García-Cuevas M, Ruiz-Roso B, Requejo A. Comparative study of natural carob fibre and psyllium husk in rats. Influence on some aspects of nutritional utilisation and lipidaemia. J Sci Food Agric. 1999;79:173-8.

43. Selvendran BJ, Stevens BJ, Du Pont MS. Dietary fiber: Chemistry, analysis, and properties. Adv Food Res. 1987;31:117-209.

44. Chen HL, Haack VS, Janecky CW, Vollendorf NW, Marlett JA. Mechanisms by wheat bran and oat bran increase stool weight in humans. Am. J. Clin. Nutr. 1998;68(3):711-9.

45. Mongeau R, Siddiqui IR, Emery J, Brassard R. Effect of dietary fiber concentrated from celery, parsnip, and rutabaga on intestinal function, serum cholesterol, and blood glucose response in rats. J Agric Food Chem. 1990;38:195-200.

46. Tetsuguchi M. Effects of curdlan and gellan gum on the surface structure of intestinal mucosa in rats. J Nutr Sci Vitaminol. 1997;43(5):515-27.

47. Topping DL. Soluble fiber polysaccharides: effects on plasma cholesterol and colonic fermentation. Nutr Rev. 1991;49:195-203.

48. Mertz W. Trace elements in human and animal nutrition. 5. ed. Nova Iorque: Academic Press; 1987.

49. Van Campen D, Mitchell EA. Absorption of Cu64, Zn65, Mo19, and Fe59 from ligated segments of the rat gastrointestinal tract. J Nutr. 1965;86:120-4.

50. Ammann P, Rizzoli R, Fleisch H. Calcium absorption in rat large intestine in vivo: availability of dietary calcium. Am J Physiol. 1986;251(14):G14-G18.

51. Godara R, Kaur AP, Bhat CM. Effect of cellulose incorporation in low fiber diet on fecal excretion and serum levels of calcium, phosphorous and iron in adolescent girls. Am J Clin Nutr. 1981;34:1083-6.

52. Gordon DT. Total dietary fiber and mineral absorption. In: Kritchevsky D, Bonfield C, Anderson JW. Dietary fiber: chemistry, physiology, and health effects. Nova Iorque: Plenum Press; 1990. p. 105-28.

53. Brune M, Rossander L, Hallberg L. Iron absorption and phenolic compounds: importance of different phenolic structures. Eur J Clin Nutr. 1989;43:547-58.

54. Elhardallou SB, Walker AF. Binding of iron by three starchy legumes in the presence of iron alone, with calcium or with calcium, zinc, magnesium and copper. Int J Food Sci. Nutr. 1992;43:61-8.

55. Hallberg L, Rossander L, Skånberg AB. Phytates and the inhibitory effect of bran on iron absorption in man. Am J Clin Nutr. 1987;45:988-96.

56. Liebman M, Doane L. Calcium, and zinc balances during consumption of high and low oxalate containing vegetables. Nutr Res. 1989;9:947-55.

57. Platt SR, Clydesdale FM. Mineral binding characteristics of lignin, guar gum, cellulose, pectin and neutral detergent fibre under simulated duodenal pH condition. J Food Sci. 1987;52:1414-9.

58. Younes H, Levrat MA, Demigné C, Rémésy C. Relationship between fermentations and calcium in the cecum of rats fed digestible or resistant starch. Ann Nutr Metab. 1993;37:311-9.

59. Coudray C, Demigné C, Rayssiguier Y. Effects of dietary fibres on magnesium ab sorption in animals and humans. J Nutr 2003;133:1-4.

60. Elhardallou SB, Walker AF. Binding of Ca by three starchy legumes in the presence of Ca alone, with calcium or with Fe, Zn, Mg and Cu. Food Chem. 1995;53:379-84.

61. Greger JL. Nondigestible carbohydrates and mineral bioavailability. J Nutr. 1999;129:1434S-5S.

62. Hazell T, Johnson IT. In vitro estimation of iron availability from a range of plant foods: influence of phytate, ascorbate and citrate. Br J Nutr. 1987;57:223-33.

63. Holbrook JT, Smith Jr JC, Reiser S. Dietary fructose or starch: effects on copper, zinc, iron, manganese, calcium and magnesium balances in human. Am J Clin Nutr. 1989;49:1290-4.

64. Schuette SA, Knowles JB, Ford HE. Effect of lactose or its component sugars on jejunal calcium absorption in adult man. Am J Clin Nutr. 1989;50:1084-7.

65. Guillon F, Cahmp M. Structural and physical properties of dietary fibres, and consequences of processing on human physiology. Food Res Int. 2000;33:233-45.

66. American Dietetic Association. Position of the American Dietetic Association: vegetarian diets. J Am Diet Assoc. 1997;97:1317-21.

67. McKeown NM, Fahey Jr GC, Slavin J, van der Kamp J-W. Fibre intake for optimal health: how can health care professionals support people to reach dietary recommendations? BMJ. 2022:378:e054370.

68. Nordic Nutrition Recommendations 2023. Integrating Environmental Aspects. Copenhague: Nordic Council of Ministers; 2023.

69. Hunt JR. Bioavailability of iron, zinc, and other trace minerals from vegetarian diets. Am J Clin Nutr. 2003;78:633S-639S.

70. Abdulla M, Aly KO, Andersson I, Asp NG, Birkhed D, Denker I, et al. Nutrient intake and health status of lacto vegetarians: chemical analysis of diets using the duplicate portion sampling techniques. Am J Clin Nutr. 1984;40:325-38.

71. Anderson BM, Gibson RS, Sabry JH. The iron and zinc status of long-term vegetarian women. Am J Clin Nutr. 1981;34:1042-48.

72. Cho SS, Clark G, Jenab M. The influence of wheat fiber and bran on mineral nutriture. In: Cho SS, Dreher ML, editores. Handbook of dietary fiber. Nova Iorque: Marcel Dekker, Inc.; 2001. p. 227-57.

73. Gibson RS, Anderson BM, Sabry JH. The trace mineral status of a group of postmenopausal vegetarians. J Am Diet Assoc. 1983;82:246-9.

74. Rao B. Methods for determination of bioavailability of trace minerals: A critical evaluation. J Food Sci. Tech. 1994;31:353-61.

75. Van Campen DR, Glahn RP. Micronutrient bioavailability techniques: Accuracy, problems and limitations. Field Crops Res. 1999;60:93-113.

76. Ruiz-Roso B, Pérez-Olleros L, García-Cuevas M. Influencia del consumo de fibra dietética sobre la utilización nutritiva de proteína y minerales. Nutr Hosp. 1999;14(1):7-13.

77. Southgate DAT. Effect of dietary fibre on the bioavailability of nutrients. Bioavailability. 1993;1:128-38.

78. Shaafsma G, Rodrigo MPV, Luten JB, van Dokkum W, Bos KD, Wolters MGE. In vitro availability of calcium, magnesium, iron, copper and zinc from white or brown bread separately or in combination with other foods. Rev Esp Cienc Tecnol Aliment. 1992;32:47-58.

79. Hara H, Konishi A, Kasai T. Contribution of the cecum and colon to zinc absorption in rats. J Nutr. 2000;130:83-9.

80. Claye SS, Idouraine A, Weber CW. In vitro mineral binding capacity of five fiber sources and their insoluble components for copper and zinc. Plant Foods Hum. Nutr. 1996;49(4):257-69.

81. Claye SS, Idouraine A, Weber CW. In vitro mineral binding capacity of five fiber sources and their inso-

luble components for magnesium and calcium. Food Chem. 1998;61(3):333-8.

82. Drews LM, Kies C, Fox HM. Effect of dietary fibre on copper, zinc, and magnesium utilization by adolescent boys. Am J Clin Nutr. 1979;32:1893-7.

83. Taper JL, Milam RS, McCallister MS, Bowen PE, Thye FW. Mineral retention in young men consuming soy-fibre-augmented liquid-formula diets. Am. J Clin Nutr. 1988;48:305-11.

84. McHale MA, Kies C, Fox HM. Calcium and magnesium nutritional status of adolescent humans fed cellulose or hemicellulose supplements. J Food Sci. 1979;44:1412-7.

85. Torre M, Rodriguez AR, Saura-Calixto F. Effects of dietary fiber and phytic acid on mineral availability. Crit Rev Food Sci Nutr. 1991;117:1-22.

86. Casterline JL, Ku Y. Binding of zinc to apple fibre, heat bran, and fiber components. J Food Sci. 1993;58:365-8.

87. Fukushima A, Ohta A, Sakai K, Sakuma K. Expression of calbindin-D9k, VDR and Cdx-2 messenger RNA in the process by which fructooligosaccharides increase calcium absorption in rats. J Nutr Sci Vitaminol. 2005;51(6):426-32.

88. Sandberg AS, Ahderinne R, Andersson H, Hallgren B. The effect of citrus pectin on the absorption of the nutrients in the small intestine. Hum. Nutr Clin Nutr. 1983;37C:171-83.

89. Cummings JH, Southgate DA, Branch WJ, Wiggins HS, Houston H, Jenkins DJ, et al. The digestion of pectin in human gut and its effect on calcium absorption and large bowel function. Br J Nutr. 1979;41:477-85.

90. Gulliford MC. Guar delays intestinal calcium absorption in man. Eur J Clin Nutr. 1988;42(5):451-4.

91. Tulung B, Rémésy C, Demigné C. Specifics effects of guar gum or gum arabic on adaptation of cecal digestion to high fiber in rat. J Nutr. 1987;117:1556-61.

92. Kawatra A, Bhat CM, Arora A. Effects of isabgol husk supplementation in low-fibre diet on serum levels and calcium, phosphorus and iron balance in adolescent girls. Eur J Clin Nutr. 1993;47:297-300.

93. Harmuth-Hoene AE, Scelenz R. Effect of dietary fiber on mineral absorption in growing rats. J Nutr. 1980;110:1774-84.

94. Behall KM. Mineral balance in adult men: effect of four refined fibers. Am J Clin Nutr. 1987;46:307.

95. Ismail-Beiji F, Faraji B, Reinhold JG. Binding of zinc and iron to wheat bread, wheat bran and their components. J Nutr. 1977;30:1721-5.

96. Couzy F, Mansourian R, Labate A, Guinchard S, Montagne DH, Dirren H. Effect of dietary phytic acid on zinc absorption in the healthy elderly assessed by serum concentration curve test. Br J Nutr. 1998;80:177-82.

97. International Life Science Institute; Gray J. Dietary fibre – Definition and analysis, physiology and health. ILI Europe; 2006.

98. Periago MJ, Ros G, Rincón F, Martínez C. Nutritional meaning of dietary fibre and phytic acid in meatbased homogenised weaning foods. Food Res Int. 1997;30(3/4):223-30.

99. Nävert B, Sandström B, Cederblad A. Reduction of the phytate content of bran by leavening in bread and its effect on zinc absorption in man. Br J Nutr. 1985;53:S9-S12.

100. Bouis HE. Micronutrient fortification of plants through plant breeding: can it improve nutrition in man at low cost? Proc Nutr Soc. 2003;62(2):403-11.

101. Moschen AR, Kaser A, Enrich B, Ludwiczek O, Gabriel M, Obrist P, et al. The RANKL/OPG system is activated in inflammatory bowel disease and relates to the state of bone loss. Gut. 2005;54:479-87.

102. Kelsay JL, Prather ES. Mineral balances of human subjects consuming spinach in a low-fiber diet and in a diet containing fruits and vegetables. Am J Clin Nutr. 1983;38:12-9.

103. Laszlo JA. Mineral binding properties of soy hull. Modelling mineral interactions with and insoluble dietary fiber source. J Agric Food Chem. 1986;35:593.

104. Bravo L. Polyphenols: chemistry, dietary sources, metabolism, and nutritional significance. Nutr Rev. 1998;56(11):317-33.

105. Christian C, Seshadri S. Counteracting the inhibitory effect of tea on the in vitro availability of iron from cereal meals. J Sci Food Agric. 1989;49:431-6.

106. Farkas CS, Le Riche WH. Effect of tea and coffee consumption on nonhaem iron absorption. Some question about milk. Hum Nutr Clin Nutr. 1987;41C:161-3.

107. Hallberg L, Rossander L. Effect of different drinks on the absorption of nonhaem iron from composite meals. Hum Nutr Appl Nutr. 1982;36A:116-23.

108. Whiting SJ, Whitney HL. Effect of dietary caffeine and theophylline on urinary calcium excretion in the adult rat. J Nutr. 1987;117:1224-8.

109. Vaquero MP, Veldhuizen M, Dokkum W, Hamer CJA, Schaafsma G. Copper bioavailability from breakfasts containing tea. Influence of the addition of milk. J Sci Food Agric. 1994;64:475-81.

110. Lopez HW, Coudray C, Bellanger J, Younes H, Demigné C, Rémésy C. Intestinal fermentation lessens the inhibitory effects of phytic acid on mineral utilization in rats. J Nutr. 1998;128:1192-8.

111. Lopez HW, Coudray C, Bellanger J, Levrat-Verny M-A. Resistant starch improves mineral assimilation in rats adapted to a wheat bran diet. Nutr Res. 2000;20:141-55.

112. Lopez HW, Coudray C, Levrat-Verny MA, Feillet-Coudray C, Demigné C, Rémésy C. Fructooligosaccharides enhance mineral apparent absorption and counteract the deleterious effects of phytic acid on mineral homeostasis in rats. J Nutr Biochem. 2000;11(10):500-8

113. Brommage R, Binacua C, Antille S, Carrié AL. Intestinal calcium absorption in rats is stimulated by dietary lactulose and other resistant sugars. J Nutr. 1993;123:2186-94.

114. Demigné C, Levrat MA, Younes H, Rémésy C. Interactions between large intestine fermentation and dietary calcium. Eur J Clin Nutr. 1995;49(3):S235-S238.

115. Younes H, Demigné C, Rémésy C. Acidic fermentation in the caecum increases absorption of calcium and magnesium in the large intestine of the rat. Brit J Nutr. 1996;75:301-14.

116. Baba S, Ohtsuki M, Takizawa T, Adachi T, Hara H. Fructooligosaccharides stimulate the absorption of magnesium from the hindgut in rats. Nutr Res. 1996;16(4):657-66.

117. Lobo AR, Colli C, Filisetti TMCC. Fructooligosaccharides improve bone mass and biomechanical properties in rats. Nutr Res. 2006;26:413-20.

118. Ohta A, Ohtuki M, Takizawa T, Inaba H, Adachi T, Kimura S. Effects of fructooligosaccharides on the absorption of magnesium and calcium by cecectomized rats. Int J Vitam Nutr Res. 1994;64:316-23.

119. Ohta A, Baba S, Takizawa T, Adachi T. Effects of fructooligosaccharides on the absorption of magnesium in the magnesium-deficient rat model. J Nutr Sci Vitaminol. 1994;40:171-80.

120. Ohta A, Ohtsuki M, Baba S, Takizawa T, Adachi T, Kimura S. Effects of fructooligosaccharides on the absorption of iron, calcium and magnesium in iron-deficient anemic rats. J Nutr Sci Vitaminol. 1995;41:281-91.

121. Ohta A, Sakai K, Takasaki M, Uehara M, Tokunaga T, Adachi T. Dietary heme iron does not prevent postgastrectomy anemia but fructooligosaccharides improve bioavailability of heme iron in rats. Int J Vitam Nutr Res. 1999;69(5):348-55.

122. Zafar TA, Weaver CM, Zhao Y, Martin BR, Wastney ME. Nondigestible oligosaccharides increase calcium absorption and suppress bone resorption in ovariectomized rats. J Nutr. 2004;134:399-402.

123. Van Dokkum W, Van Den Heuvel E. Nondigestible oligosaccharides and mineral absorption. In: Cho SS, Dreher ML. (eds.) Handbook of dietary fiber. Nova Iorque: Marcel Dekker; 2001. p. 259-67.

124. Bouglé D, Vaghefi-Vaezzadeh N, Roland N, Bouvard G, Arhan P, Bureau F, et al. Influence of short-chain fatty acids on iron absorption by proximal colon. Scand J Gastroenterol. 2002;37:1008-11.

125. Lutz T, Scharrer E. Effect of short-chain fatty acids on calcium absorption by the rat colon. Exp Physiol. 1991;76:615-8.

126. Trinidad TP, Wolever TM, Thompson LU. Effect of acetate and propionate on calcium absorption from the rectum and distal colon of humans. Am J Clin Nutr. 1996;63:574-8.

127. Mineo H, Hara H, Shigematsu N, Okuhara Y, Tomita F. Melibiose, difructose anhydride III and difructose anhydride IV enhance net calcium absorption in rat small and large intestinal epithelium by increasing the passage of tight junctions in vitro. J Nutr. 2002;132:3394-9.

128. Karbach U, Feldmeier H. The cecum is the site with the highest calcium absorption in rat intestine. Digest Dis Sci. 1993;38:1815-24.

129. Levrat MA, Rémésy C, Demigné C. Very acidic fermentations in the rat cecum during adaptation to a diet rich in amylase-resistant starch (crude potato starch). J Nutr Biochem. 1991;2:31-6.

130. Lobo AR, Filisetti TMCC. Bone mineral parameters in growing rats fed fructooligosaccharides. Rev Bras Cienc Farm. 2003;39(Suppl 2):67.

131. Roberfroid MB, Delzenne NM. Dietary fructans. Annu Rev Nutr. 1998;18:117-43.

132. Sakai K, Ohta A, Shiga K, Takasaki M, Tokunaga T, Hara H. The cecum and dietary short-chain fructooligosaccharides are involved in preventing postgastrectomy anemia in rats. J Nutr. 2000;130:1608-12.

133. Scholz-Ahrens K, Schaafsma G, van den Heuvel EG, Schrezenmeir J. Effects of prebiotics on mineral metabolism. Am J Clin Nutr. 2001;73(Suppl):459S-64S.

134. Lobo AR. Efeito dos frutanos (frutooligossacarídeos) na biodisponibilidade de cálcio e magnésio em ratos. 138 p. Dissertação (Mestrado) – Faculdade de Ciências Farmacêuticas, Universidade de São Paulo, 2004.

135. Demigné C, Levrat MA, Rémésy C. Effects of feeding fermentable carbohydrates on the cecal concentrations of minerals and their fluxes between the cecum and blood plasma in the rat. J Nutr. 1989;119:1625-30.

136. Lopez G, Levrat-Verny MA, Coudray C, Besson C, Krespine V, Messager A, et al. Class 2 resistant starches lower plasma and liver lipids and improve mineral retention in rats. J Nutr. 2001;131:1283-9.

137. Englyst HN, Kingman SM, Cummings JH. Classification and measurement of nutritionally important starch fractions. Eur J Clin Nutr. 1992;46(2):S33-S50.

138. Lobo AR, Lemos Silva GM. Amido resistente e suas propriedades físico-químicas. Rev Nutr. 2003;16(2):21926.

139. Schulz AG, Van Amelsvoort JM, Beynen AC. Dietary native resistant starch but not retrograded resistant starch raises magnesium and calcium absorption in rats. J Nutr. 1993;123:1724-31.

140. Carabin IG, Flamm WG. Evaluation of safety of inulin and oligofructose as dietary fiber. Regul Toxicol Pharm. 1999;30:268-82.

141. Roberfroid M, Slavin JL. Resistant oligosaccharides. In: Cho SS, Dreher ML, editores. Handbook of dietary fiber. Nova Iorque: Marcel Dekker; 2001. p. 125-45.

142. Associação Paulista de Medicina. Epidemiologia e prevenção das fraturas por osteoporose. São Paulo Med J. 1995;113(Supl 4):13-8.

143. Hegsted DM. Fractures, calcium, and the modern diet. Am J Clin Nutr. 2001;74:571-3.

144. Cashman KD. Calcium intake, calcium bioavailability and bone health. Brit J Nutr. 2002;87(Suppl 2):S169-S177.

145. Weaver C, Heaney RP. Cálcio. In: Shils ME, editor. Tratado de nutrição moderna na saúde e na doença. 9. ed. Barueri: Manole; 2003. p. 153-68.

146. Associação Paulista de Medicina. Osteoporose no Brasil: aspectos epidemiológicos e fatores de risco. São Paulo Med J. 1995;113(Suppl 4): 7-9.

147. Hirama Y, Morohashi T, Sano T, Maki K, Ohta A, Sakai N, et al. Frutooligosaccharides prevent disorders of the femoral neck following gastrectomy in growing rats. J Bone Miner Res. 2003;21:294-8.

148. Morohashi T, Sano T, Ohta A, Yamada S. True absorption in the intestine is enhanced by fructooligosaccharide feeding in rats. J Nutr. 1998;128:1815-8.

149. Takahara S, Morohashi T, Sano T, Ohta A, Yamada S, Sasa R. Fructooligosaccharide consumption enhances femoral bone volume and mineral concentrations in rats. J Nutr. 2003;77:449-57.

150. Roberfroid M, Cumps J, Devogelaer JP. Dietary chicory inulin increases whole-body bone mineral density in growing male rats. J Nutr. 2002;132:3599-602.

151. Chonan O, Watanuki M. The effect of 6'-galactooligosaccharides on bone mineralization of rats adapted to different levels of dietary calcium. Int J Vitam Nutr. Res. 1995;66(11):244-9.

152. Chonan O, Matsumoto K, Watanuki M. Effect of galactooligosaccharides on calcium absorption and preventing bone loss in ovariectomized rats. Biosci Biotechnol Biochem. 1995;59:236-9.

153. Goda T, Kishi K, Ezawa I, Takase S. The maltitol-induced increase in intestinal calcium transport increases the calcium content and breaking force of femoral bone in weanling rats. J Nutr. 1998;128:2028-31.

154. Matilla PT, Svanberg MJ, Jämsä T, Knuuttila MLE. Improved bone biomechanical properties in xylitol-fed aged rats. Metabolism. 2002;51(1):92-6.

155. Shiga K, Hara H, Okano G, Aoyama Y. Ingestion of water-soluble soybean fiber prevents gastrectomy induced iron malabsorption, anemia and impairment of voluntary running exercise performance in rats. J Nutr. 2003;133:1120-6.

156. Kruger MC, Brown KE, Collett G, Layton L, Schollum LM. The effect of fructooligosaccharides with various degrees of polymerization on calcium bioavailability in the growing rat. Exp Biol Med. 2003;228(6):683-88.

157. Nzeusseu A, Dienst D, Haufroid V, Depresseux G, Devogelaer J-P, Manicourt D-H. Inulin and fructo-oligosaccharides differ in their ability to enhance the density of cancellous and cortical bone in the axial and peripheral skeleton in growing rats. Bone. 2006;37(5):394-9.

158. Frazer DM, Anderson GJ. Iron imports I. Intestinal iron absorption and its regulation. Am J Physiol. 2005;289:G631-35.

159. Graham RM, Chua A-C-G, Herbison C-E, Olynyk J-K, Trinder D. Liver iron transport. World J Gastroenterol. 2007;13:472-536.

160. Darshan D, Anderson GJ. Liver-gut axis in the regulation of iron homeostasis. World J Gastroenterol. 2007;13:4737-45.

161. Lobo AR, Colli C, Alvares EP, Filisetti TMCC. Effects of fructans containing yacon (Smallanthus sonchifolius Poepp & Endl.) flour on caecum mucosal morphometry, calcium and magnesium balance and bone calcium retention in growing rats. Brit J Nutr. 2007;97:766-85.

162. Scholz-Ahrens KE, Schrezenmeir J. Inulin, oligofructose and mineral metabolism – experimental data and mechanism. Brit J Nutr. 2002;87(Suppl 2):S179-S186.

163. Lobo AR, Gaievski EHS, De Carli E, Alvares EP, Colli C. Fructo-oligosaccharides and iron bioavailability in anaemic rats: the effects on iron species distribution, ferroportin-1 expression, crypt bifurcation and crypt cell proliferation in the caecum. Br J Nutr. 2014;112(8):1286-95.

164. Lobo AR, Mancini Filho J, Alvares EP, Cocato ML, Colli C. Effect of dietary lipid and inulin-type fructans on mineral bioavailability in rats. Nutrition, no prelo, 2008.

165. Yasuda K, Roneker KR, Miller DD, Welch RM, Lei XG. Supplemental dietary inulin affects the bioavailability of iron in corn and soybean meal to young pigs. J Nutr. 2006;136:3033-8.

166. Ohta A, Ohtsuki M, Uehara M, Hosono A, Hirayama M, Adachi T, et al. Dietary fructooligosaccharides prevents postgastrectomy anemia and osteopenia in rats. J Nutr. 1998;128:485-90.

167. Tako E, Glahn RP, Welch RM, Lei X, Yasuda K, Miller DD. Dietary inulin affects the expression of intestinal enterocyte iron transporters, receptors and storage protein and alters the microbiota in the pig intestine. Brit J Nutr. 2008;99:472-80.

168. Cornes R, Sintes C, Peña A, Albin S, O'Brien KO, Abrams SA. Daily Intake of a Functional Synbiotic Yogurt Increases Calcium Absorption in Young Adult Women. J Nutr. 2022;152(7):1647-54.

169. Hughes RL, Alvarado DA, Swanson KS, Holscher HD. The Prebiotic Potential of Inulin-Type Fructans: A Systematic Review. Adv Nutr. 2022;13(2):492-529.

170. Costa G, Vasconcelos Q, Abreu G, Albuquerque A, Vilarejo J, Aragão G. Changes in nutrient absorption in children and adolescents caused by fructans, especially fructooligosaccharides and inulin. Arch Pediatr. 2020;27(3):166-9.

171. GBD 2017 Diet Collaborators. Health effects of dietary risks in 195 countries, 1990–2017: a systematic analysis for the Global Burden of Disease Study. Lancet. 2019;393(10184):1958-72.

BIODISPONIBILIDADE DE MICRONUTRIENTES

CAPÍTULO 12

Vitamina A (retinol) e carotenoides

Lina Yonekura
Helyde Albuquerque Marinho
Fernando Hélio Alencar
Lucia Kiyoko Ozaki Yuyama (*in memoriam*)
Myrian Abecassis Faber

◼ INTRODUÇÃO

A vitamina A foi a primeira vitamina lipossolúvel reconhecidamente relacionada às funções fisiológicas no processo visual, participando do grupo prostético das opsinas, proteínas sensíveis à luz na retina; exerce também um importante papel no fortalecimento do sistema imunológico e na integridade epitelial, além de reguladora, moduladora do crescimento e da diferenciação celular.[1] A cegueira noturna é um dos primeiros sintomas de deficiência em vitamina A (DVA), provavelmente a causa mais importante da cegueira evitável em crianças de vários países em desenvolvimento.[2] Mundialmente, a DVA está em segundo lugar entre as deficiências de micronutrientes,[2] ficando atrás apenas da deficiência de ferro.[3]

Várias substâncias possuem atividade biológica de vitamina A: vitamina A *pré-formada*, encontrada nos alimentos de origem animal sob a forma de retinoides, e *provitaminas*, ou precursores da vitamina A, constituídos por pigmentos carotenoides existentes sobretudo no reino vegetal de cor amarela, alaranjada ou vermelha.[4,5] Vitamina A é um termo genérico que se aplica aos retinoides que têm estrutura cíclica da betaionona: retinol todo-trans, retinal, éster de retinila e o ácido retinoico.[6]

Atualmente, vários estudos têm mostrado que alguns carotenoides apresentam atividade antioxidante,[7] principalmente por meio da depuração de oxigênio singlete e radicais peroxila. Alguns carotenoides também possuem atividade anticâncer, em virtude da modificação na expressão de várias proteínas e fatores de crescimento que participam da proliferação celular e da comunicação intercelular. Portanto, os carotenoides podem ser importantes não apenas em razão das funções como precursores de vitamina A, mas também como compostos bioativos.[8]

◼ INGESTÃO, ABSORÇÃO, BIODISPONIBILIDADE E METABOLISMO DA VITAMINA A

O termo "ingestão de vitamina A" geralmente é utilizado para designar todos os compostos com atividade de vitamina A presentes na dieta.[9]

O retinol é quimicamente instável e não é encontrado em grande quantidade em alimentos e tecidos. Há outra forma de vitamina A pré-formada, o 3-deidrorretinol (também chamado de vitamina A2), que é encontrada em peixes de água doce e anfíbios.[10] Esta pode ser reduzida para retinol *in vivo* e possui cerca de 30 a 40% da atividade biológica do retinol (vitamina A1).

Dos 600 carotenoides encontrados na natureza, menos de 10% são fontes potenciais de vitamina A, que devem possuir pelo menos um anel de betaionona não substituído para serem chamados de carotenoides provitamínicos A.[11,12] O de maior destaque é o betacaroteno, que possui dois anéis de betaionona, maior atividade de provitamina A e alta prevalência na natureza. O alfa e o gama carotenos e criptoxantina também são provitamina A, mas possuem cerca da metade da atividade em comparação ao betacaroteno, por terem somente um anel betaionona.

Em condições normais, cerca de 70 a 100% do retinol da dieta é absorvido. Porém, a absorção de carotenoides precursores de vitamina A é menos eficiente, em torno de 10 a 50%. A vitamina A pré-formada, bem como os carotenoides, depende da ingestão concomitante de lipídios para que sejam adequadamente absorvidos.[13] O processo de digestão e absorção da vitamina A e carotenoides inicia com a ruptura mecânica e enzimática da matriz alimentar na boca, continuando no estômago e no duodeno. Nesse processo, as moléculas de ésteres de retinila e carotenoides são liberadas, e em seguida incorporadas às gotículas de lipídios em emulsão no estômago (Figura 1).[12] Com a ação das lipases gástricas, uma parte dos lipídios, ésteres de retinila e de carotenoides é clivada, e a emulsão é estabilizada pelos produtos dessas hidrólises, juntamente com os peptídeos oriundos da digestão das proteínas. Há evidências de que parte da vitamina A e carotenoides inicialmente complexa com proteínas alimentares (como a betalactoglobulina) como meio de solubilização. A maior parte da digestão dos lipídios, vitamina A e carotenoides ocorre no duodeno, onde os lipídios e ésteres de retinila emulsionados são clivados pela lipase pancreática e pela *pancreatic lipase-related protein 2* (PNLIPRP2). Nessa etapa são produzidos retinol e carotenoides livres, bem como ácidos graxos livres e monoacilgliceróis, que, junto com os sais biliares, formam as micelas mistas, que são responsáveis pela solubilização de nutrientes lipossolúveis no lúmen intestinal. Ésteres de retinila podem também ser hidrolisados pela fosfolipase B na superfície das células da mucosa intestinal.

Retinoides e carotenoides incorporados em micelas mistas ou complexos proteicos solúveis atravessam a camada de muco e são absorvidos pelos enterócitos. O retinol livre, em concentrações fisiológicas, é absorvido via difusão facilitada por transportador ainda não identificado;[14] já os carotenoides são absorvidos via difusão mediada pelos receptores SR-BI (*scavenger receptor B1*) e CD36, embora o mecanismo ainda não tenha sido completamente elucidado. Em concentrações farmacológicas, retinoides e carotenoides parecem ser absorvidos por difusão simples[14] (Figura 2).

No interior dos enterócitos, ocorre a clivagem dos carotenoides pela betacaroteno 15,15' dioxigenase, produzindo retinal, que é logo complexado por meio da CRBP-II (*cellular retinol binding protein type-II*) e reduzido a retinol pela enzima retinal redutase. O retinol absorvido se liga à CRBP-II e segue o mesmo caminho metabólico, sendo reesterificado pela ação da enzima LRAT (*lecitin-retinol aciltransferase*) e secretado como um componente dos quilomícrons no sistema linfático (Figura 2).

Os quilomícrons seguem pelo ducto torácico e entram na circulação sanguínea, onde exercem a função de carreadores de ácidos graxos (na forma de triacilgliceróis) para os diversos tecidos, até o ponto em que ficam pobres em triacilgliceróis e passam a ser chamados de quilomícrons remanescentes. Os ésteres de retinila dos quilomícrons remanescentes entram no fígado pela veia porta e são captados, por meio de receptores específicos, pelas células do parênquima hepático, onde são hidrolisados a retinol, que então se une à *apo*-RBP (proteína ligadora de retinol) para que seja secretado (Figura 2).

A vitamina A é armazenada principalmente no fígado na ordem de 50 a 80% do total dessa vitamina no corpo. Quando as reservas

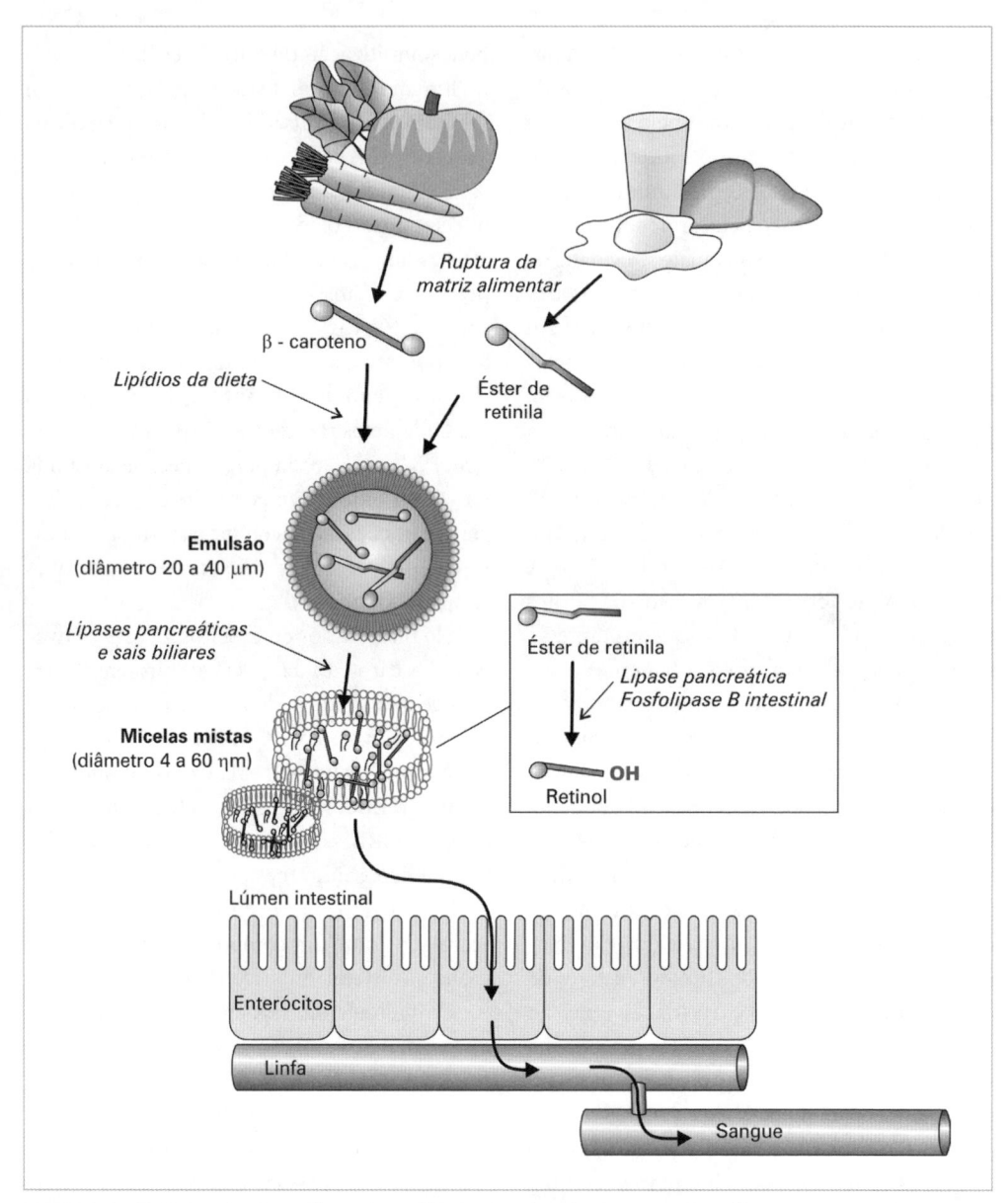

FIGURA 1 Estágios da digestão e absorção de vitamina A e betacaroteno.[12]

hepáticas da vitamina são adequadas, a maior parte do retinol recém-ingerido é transferida para as células estelares e armazenada como ésteres de retinila.

Normalmente, essa reserva é suficiente para vários meses. O éster predominante nas células estelares é o palmitato de retinila (76 a 82%), com pequena proporção de estearato (9 a 12%), oleato (5 a 7%) e linoleato (3 a 4%), refletindo o padrão de ácidos graxos da dieta.[15] A mobilização da vitamina A do estoque hepático ocorre por meio da hidrólise dos ésteres de retinila, seguida da associação do retinol resultante com a RBP e a transtirretina (TTR), e lançamento na circulação

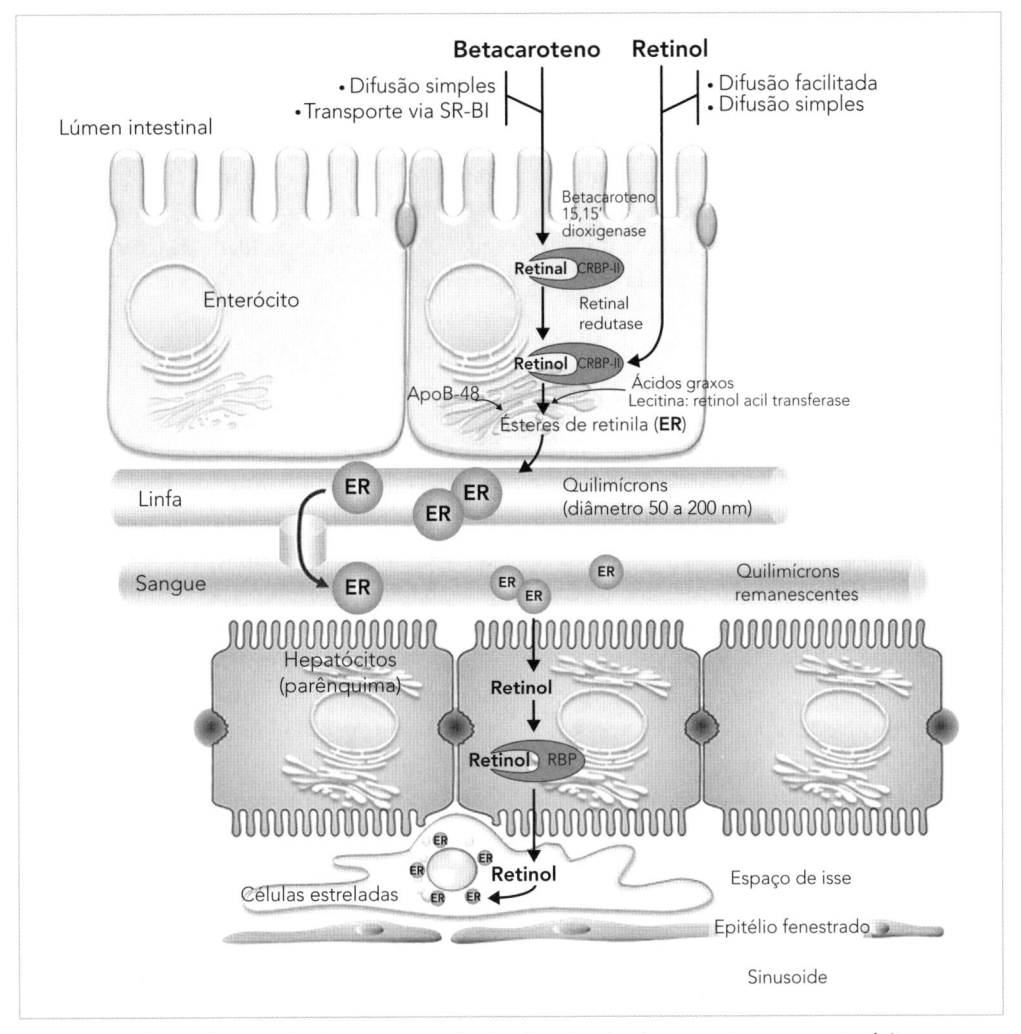

FIGURA 2 Captação, metabolismo e secreção de vitamina A e betacaroteno nos enterócitos.

na forma de complexo retinol-RBP-TTR. Várias células do corpo possuem receptores que reconhecem a RBP e assim podem captar o retinol da circulação. A secreção da RBP-TTR ocorre somente na forma *holo*, ou seja, após ligar-se com o retinol. Quando as reservas hepáticas dessa vitamina estão baixas, ocorre um acúmulo de RBP no fígado. Esse estado carencial de retinol é a base fundamental das provas de resposta relativa a uma dose (RDR), na qual o palmitato de retinila administrado via oral pode ser rapidamente liberado para a circulação na forma de retinol-RBP-TTR, um complexo proteico de alto peso molecular que é capaz de reduzir a perda do retinol no filtrado glomerular.

A quebra oxidativa central do betacaroteno origina duas moléculas de retinal. Entretanto, como verificado anteriormente, a atividade biológica do betacaroteno na base molar é consideravelmente mais baixa que aquela do retinol, não duas vezes maior, como seria esperado. Três fatores são responsáveis por esse fato:

1. A absorção de betacaroteno é cerca de 20 a 50% de uma dose-teste sob condições normais e diminui ainda mais quando aumenta a ingestão, chegando a 10% da quantidade ingerida. A absorção de caroteno dos alimentos depende tanto da integridade da parede celular das plantas quanto do conteúdo de gordura da dieta ou da refeição teste.

2. A caroteno dioxigenase tem atividade adequada para manter a recomendação de vitamina A proveniente de betacaroteno, mas, com o aumento da ingestão de carotenos e a adequação das reservas de vitamina A, a conversão de betacaroteno à vitamina A é reduzida.

3. O principal local de ação da betacaroteno-dioxigenase é a ligação central 15-15' do betacaroteno, mas clivagens assimétricas também podem ocorrer, levando à formação de 8', 10' e 12' apocarotenais. Estes são oxidados a ácido retinoico e não dão origem ao retinaldeído, influenciando, portanto, na biodisponibilidade.

CATABOLISMO E EXCREÇÃO DO RETINOL

Nas condições de ingestão moderada de retinol, e com reservas hepáticas abaixo de 70 mcmol/kg, o ácido retinoico é o metabólito mais abundante do retinol tanto no fígado quanto nos tecidos periféricos. Quando a ingestão aumenta e a concentração no fígado atinge valores superiores a 70 mcmol/kg, uma via diferente aumenta em importância no catabolismo do retinol recentemente absorvido nas células do parênquima hepático, a citocromo P450 microssomal – dependente de oxidação. Essas enzimas transformam o retinol em vários metabólitos polares, incluindo o 4-hidroxirretinol, que são dessa forma excretados na urina e na bile. Esse mecanismo permite a excreção do excesso de retinol. Porém, com ingestões muito altas esse sistema satura, podendo levar a um quadro de toxicidade por excesso de retinol. Os ésteres de retinila armazenados nas células estelares do fígado são vagarosamente liberados para as células do parênquima para o catabolismo, e o retinol tem efeito tóxico crônico considerável quando excede a capacidade de catabolismo e excreção.

RETINOL BINDING PROTEIN (RBP)

O retinol é liberado do fígado ligado a uma globulina, a RBP, responsável pela manutenção da vitamina A em solução aquosa e pelo transporte dessa vitamina para os tecidos periféricos.[16] Embora a RBP também possa se ligar ao ácido retinoico *in vitro*, o ácido retinoico liberado para a circulação pelo fígado é transportado ligado à albumina. A RBP liga 1 mol de retinol por mol de proteína.[17] Forma um complexo 1:1 com uma pré-albumina ligante de tiroxina (TTR) para evitar a perda pela urina, uma vez que o retinol ligado à pequena molécula de RBP seria filtrado pelos glomérulos. Receptores na superfície das células dos tecidos-alvo captam o retinol do complexo RBP-TTR, removem o resíduo carboxiterminal de arginina da RBP e, dessa forma, tornam a proteína inativa. Como resultado, a apo-RBP pode ser filtrada nos glomérulos. Uma pequena quantidade pode ser perdida na urina, mas a maioria é reabsorvida nos túbulos renais proximais, e é catabolizada por hidrolases do lisossomo. Essa parece ser a principal via para o catabolismo da RBP; a apoproteína não é reciclada.[1,18]

Quando a quantidade ingerida de vitamina A é maior do que a necessidade, a absorção não é completa e o excesso da vitamina é eliminado nas fezes. Em concentrações circulantes da vitamina muito baixas podem ocorrer sinais clínicos de xeroftalmia, apesar de as reservas hepáticas de retinol estarem adequadas. Isso ocorre por causa da síntese prejudicada da RBP pelo fígado, dificultando a liberação do retinol das reservas hepáticas. A deficiência em zinco prejudica a síntese da RBP e pode também ser causa secundária da deficiência em vitamina A funcional, que responde à suplementação com zinco.[19,20] O retinol captado pelos receptores de superfície da célula se liga a uma RBP intracelular, encontrada em muitos tecidos. O ácido retinoico também é captado do plasma por uma proteína ligadora de ácido retinoico intracelular encontrada em vários tecidos, mas não nos músculos, rins, intestino delgado, fígado, pulmões ou baço.[21]

▣ FUNÇÕES METABÓLICAS DA VITAMINA A

A vitamina A tem três funções metabólicas conhecidas: como grupo prostético dos pigmentos visuais, como carreador de unidades manosil na síntese de glicoproteínas hidrofóbicas e como um hormônio com ação no núcleo, no controle da proliferação e diferenciação celular.[22] O ácido retinoico tem função específica própria, distinta do retinol. Os testículos e o útero contêm RBP celular para retinol e ácido retinoico, e ambos são essenciais para a função desses órgãos. Embora o ácido retinoico garanta a síntese de testosterona, ele não garante a espermatogênese nem o desenvolvimento da placenta em experimentos com animais deficientes em vitamina A. O retinol e o ácido retinoico têm ações distintas nas células de ossos em cultura, portanto ambos são necessários para o desenvolvimento normal dos ossos. O retinol inibe a síntese de colágeno, ao passo que o ácido retinoico estimula a síntese de proteínas não colágenas dos ossos.[23]

Retinol e retinaldeído no ciclo visual

A vitamina A (11-cis-retinal) é um componente dos pigmentos visuais de cones e bastonetes, situados na retina, porção dos olhos sensível à luz. Os cones são responsáveis pela visão das cores em luminosidade intensa, e os bastonetes são responsáveis, principalmente, pela visão em luminosidade baixa e no escuro. A rodopsina, pigmento visual dos bastonetes na retina, consiste em 11-cis-retinal ligado especificamente à proteína opsina. O retinal-trans inativo, pela ação da retinal-redutase na presença da NADH, transforma-se em retinol-trans, também inativo na síntese da rodopsina.[24] Com o retinol-trans na circulação, a retina capta o retinol 11-cis, que é oxidado a retinal 11-cis por ação reversiva da redutase retinêmica na presença de NAD. O retinal 11-cis une-se então à opsina, ressintetizando a rodopsina – a forma mais importante para a iniciação do ciclo visual.[25] Nos processos de desintegração da rodopsina e isomerização do retinol, há liberação de energia, que ativa o nervo óptico e resulta na excitação nervosa que propicia a visão.[26] Quando há diminuição do retinol circulante, a reconstituição da rodopsina torna-se mais lenta, provocando a cegueira noturna, distúrbio funcional mais precoce da hipovitaminose A.[27]

Fosfato de retinil como um carreador manosil

Na síntese da maioria das glicoproteínas que contêm manose, o carreador intermediário da mistura de manosil é um polieno dolicol fosfato. O retinil fosfato manose parece estar envolvido especialmente na síntese de regiões hidrofóbicas de glicoproteínas.[28] A deficiência em vitamina A pode comprometer essa função, reduzindo a secreção de mucina e, consequentemente, levando à "liquefação" da córnea observada na xeroftalmia.[29]

Retinol e ácido retinoico na proliferação e diferenciação celular

Além das funções na visão, a vitamina A está relacionada com muitos processos fisiológicos, como proliferação e diferenciação celular, espermatogênese, desenvolvimento fetal, resposta imunológica, paladar, audição, apetite e crescimento. O ácido retinoico é inativo na manutenção da reprodução e no ciclo visual, mas promove o crescimento e a diferenciação celular. O mecanismo de ação do ácido retinoico na diferenciação celular foi esclarecido com a descoberta de seu primeiro receptor, o RAR-alfa-1, que mostra que o fator de transcrição nuclear pode ser ativado por meio do ácido retinoico todo-trans. No total foram identificados seis receptores de retinoides RAR e RXR, pertencendo à superfamília de receptores nucleares de hormônios.[30]

Há duas famílias de receptores nucleares de retinoides. A primeira caracterizada liga ácido retinoico, e foi chamada de RAR (receptores de ácido retinoico). Há três tipos: proteínas alfa, beat e gama-RAR. Não se sabe quando foi descoberto o ligante fisiológico para a segunda família de receptores retinoides, e, portanto, foi chamado de RXR (receptores de retinoide desconhecidos); novamente são proteínas alfa, beta e gama-RXR.[31] Os receptores existem sob diversas formas, não apenas como homodímeros RAR e RXR, mas também como heterodímeros RAR-RXR.

Os RXR podem formar heterodímeros com os receptores de calcitriol e hormônio da tireoide, bem como heterodímeros com pelo menos duas outras proteínas dedos de zinco, para os quais ligantes fisiológicos ainda não foram identificados, os receptores COUP e PPAR.[21] Da mesma forma que para outros receptores hormonais ativos, estas são proteínas dedos de zinco. A expressão de grande variedade de genes é modulada pela vitamina A. Entre os genes regulados por essa vitamina estão aqueles da queratina, colágeno e colagenase, todos importantes para o citoesqueleto e para a matriz extracelular, e os da fosfatase alcalina, ativadores de plasminogênio e fator de crescimento da epiderme.[32]

◙ DOENÇAS CARDIOVASCULARES

As doenças cardiovasculares (DCV) são consideradas a principal causa de morbidade e mortalidade nos países desenvolvidos. Ênfases indicam que a LDL oxidada (LDLox) é um precursor de risco para o incremento das DCV. Os carotenoides circulantes encontram-se geralmente associados a lipoproteínas em razão de suas características lipossolúveis.[33]

As condensações plasmáticas de carotenoides têm sido apontadas como fatores de risco para desenvolvimento de DCV. A alimentação e o consumo de suplementos de betacaroteno compõem marcadores de estudos prospectivos do tipo coorte.[34] Conhecidos principalmente como precursores de vitamina A, os carotenoides também são importantes supressores de radicais livres e agem como potentes antioxidantes.[35] A evidência para um papel de carotenoides na DCV surgiu de estudos que mostraram que o maior consumo de frutas e vegetais foi associado com menor risco de DCV.[36] Diferentemente, estudos prospectivos randomizados não mostraram benefício da suplementação de carotenoides sobre a DCV.[37] Corroborando essa informação, uma análise transversal composta por 894 membros do estudo de coorte *Kardiovize* revelou que o consumo de alimentos fontes de vitaminas (caroteno, zinco, selênio e vitaminas A e C)[38] associou-se com a diminuição de espessamento da camada profunda da carótida. Isso indica uma correlação negativa entre a densidade e a concentração plasmática de betacriptoxantina, luteína e zeaxantina e que esses carotenoides desempenham papel cardioprotetor.[18]

◙ DEFICIÊNCIA EM VITAMINA A (XEROFTALMIA)

A Organização Mundial da Saúde (OMS) estima que, por ano, 250 mil a 500 mil crianças pré-escolares perdem a visão, parcial ou totalmente, pela falta de vitamina A, e dois terços delas morrem dentro de poucos meses após ficarem cegas.[39] A deficiência em vitamina A é a causa mais comum de cegueira em crianças e a única que pode ser prevenida. Além da deficiência alimentar, a deficiência funcional também pode ocorrer, apesar das reservas da vitamina no fígado, como o resultado da síntese diminuída da RBP na desnutrição energético-proteica e na deficiência em zinco.[40]

A deficiência moderada resulta em dificuldade de adaptação ao escuro; com a progressão da deficiência, há inabilidade para enxergar no escuro, seguida da xerose conjuntival. Na conjuntiva a xerose é mais intensa, formando-se as manchas de Bitot,[41] depósitos de material espumoso, resultante do acúmulo de células epiteliais descamadas, fosfolipídios e bacilos saprófitas.

O declínio na produção de muco causa também metaplasia escamosa e queratinização das células epiteliais da conjuntiva, provocando ressecamento, enrugamento e espessamento da córnea (xeroftalmia). Com o progresso da deficiência, há queratinização da córnea. Nesse estágio a condição é ainda reversível, embora possa haver cicatrizes residuais da córnea. O estágio seguinte é a ulceração da córnea em decorrência do aumento da ação proteolítica, causando cegueira irreversível. A xeroftalmia é um dos maiores problemas de nutrição e saúde pública em muitos países em desenvolvimento, cerca de 190 milhões de indivíduos no mundo.[29] Estima-se que pelo menos 40 milhões de pré-escolares são deficientes em vitamina A, e cerca de 13,8 milhões apresentam sinais sugestivos da deficiência (DVA).[42]

Controle da deficiência em vitamina A

Há quatro tipos de programas para a prevenção de cegueira e morte de crianças menores de 5 anos ocasionadas por deficiência em vitamina A:[43]

1. Dose única de 60.000 mcg de acetato ou palmitato de retinol, em óleo ou como comprimidos dispersíveis em água. Pode ser administrada via oral ou intravenosa, e é repetida em intervalos de 4 a 6 meses. Metade da dose é dada para crianças menores de 1 ano. Essa dose pode provocar sinais transientes de intoxicação, afetando de 0,7 a 2,5% das crianças; a inclusão de 40 mg de tocoferol reduz essa toxicidade aguda do retinol.

2. Deve-se encorajar o consumo de vegetais[44] verdes folhosos e frutas e vegetais amarelo-alaranjados. Entretanto, a absorção e a utilização do caroteno de folhas verdes são relativamente baixas.

3. Enriquecimento de alimentos. A vitamina A pode ser adicionada a uma variedade de alimentos, mas, do ponto de vista da saúde pública, alimentos enriquecidos precisam ser cuidadosamente direcionados para grupos vulneráveis da população.[45] Há projetos em operação para enriquecimento de sal na Indonésia e glutamato monossódico nas Filipinas, que estão obtendo sucesso.

4. Encorajamento para horticultura. A produção doméstica de frutos ricos em carotenos aumentará também a ingestão de outros nutrientes.

Outros métodos direcionados à população em geral incluem a fortificação de alimentos básicos com vitamina A pré-formada (palmitato de retinila) ou carotenoides e a biofortificação de culturas como mandioca, arroz, milho e batata-doce com provitamina A.

ESTADO NUTRICIONAL DOS INDIVÍDUOS EM RELAÇÃO À VITAMINA A

O único método direto de medida do estado nutricional dos indivíduos em relação à vitamina A é por biópsia hepática e pela medida das reservas de ésteres de retinila. É um procedimento invasivo que não pode ser considerado para investigações de rotina e pesquisas de população. O estado nutricional do indivíduo pode também ser medido por testes funcionais, clínicos e bioquímicos.

Dose-resposta relativa (RDR)

O teste de RDR é um método indireto capaz de estimar as reservas hepáticas de vitamina A. Baseia-se no princípio de que pequenas doses de retinoides estimulam a liberação de holo-RBP, que são proporcionais à quantidade acumulada de apo-RBP, carreador proteico pré-formado no fígado de indivíduos com deficiência em vitamina A.[46] Após a coleta de uma amostra de sangue, em jejum, para dosagem do retinol (vitamina A no tempo zero, V0), é administrada, por via oral, uma solução de palmitato de retinila (450 a 1.000 mcg)[15] e, 5 horas depois, nova amostra de sangue é coletada para avaliação da concentração de retinol pós-suplementação (V5).[47] A RDR é calculada pela equação:

RDR = (vit A 5h − vit A jejum) × 100/vit A 5h

RDR superior a 20% é indicativo de reserva hepática inadequada de vitamina A. O ponto de corte e a classificação utilizados para se caracterizar como um problema de saúde pública (leve, moderada e grave) estão apresentados na Tabela 1.

A grande limitação do teste RDR é a influência de infecções e, provavelmente, a deficiência em proteína e as doenças hepáticas, pois as concentrações da RBP podem estar muito baixas para produzir resposta ao teste.

Resposta à dose de retinol modificada (MRDR)

O teste de resposta a uma dose de retinol modificada (MRDR) é semelhante ao RDR, com a diferença de que o palmitato de retinila é substituído pelo 3,4-didesidrorretinol (também conhecido como desidrorretinol, vitamina A2 e DR), composto natural e biologicamente ativo de vitamina A, que se liga à RBP sem alterar as concentrações do retinol. Uma amostra de sangue é tomada 5 horas após a administração da dose oral de 3,4-didesidrorretinol. A

TABELA 1 Indicadores biológicos de deficiência em vitamina A em crianças de 6 a 71 meses de idade e classificação como problema de saúde pública

Indicadores	Problemas de saúde pública		
	Leve	Moderado	Grave
Funcionais			
Cegueira noturna (presente 24-71 meses)a	> 0 a < 1%	≥ 1 a < 5%	≥ 5%
Bioquímico			
Retinol sérico (≤ 0,70 mmol/L)[a]	≥ 2 a < 10%	≥ 10 a < 20%	≥ 20%
Retinol no leite materno (≤ 1,05 mmol/L)[a]	< 10%	≥ 10 a < 25%	≥ 25%
RDR (≤ 20%)[a]	< 20%	≥ 20 a < 30%	≥ 30%
MRDR (≥ 0,06)[a]	< 20%	≥ 20 a < 30%	≥ 30%
+ S30DR (≥ 20%)[a]	< 20%	≥ 20 a < 30%	≥ 30%
Histológico			
CIC/ICT (anormal para 24-71 meses de idade)[a]	< 20%	≥ 20 a < 40%	≥ 40%

a Ponto de corte.
CIC: impressão citológica conjuntival; MRDR: resposta a uma dose de retinol modificada; RDR: resposta relativa a uma dose.
Fonte: DRI.[48]

principal desvantagem operacional do MRDR é o fato de o composto não estar disponível comercialmente. A relação molar é calculada da seguinte forma:

$$MRDR = SDR/SR$$

SR é a concentração sérica de retinol, e SDR, a concentração sérica do 3,4-didesidrorretinol.

O valor de MRDR superior a 0,06 é indicativo de uma reserva hepática inadequada de vitamina A. O ponto de corte e a classificação utilizados para caracterizar como um problema de saúde pública (leve, moderado e grave) estão apresentados na Tabela 1.

Dose de retinol sérico de 30 dias (S30DR)

É um dos indicadores bioquímicos mais utilizados no diagnóstico do estado nutricional do indivíduo relativo à vitamina A. Esse teste é similar ao RDR, sendo a segunda amostra coletada no tempo de 30 a 45 dias.[49] Tanto o RDR quanto o MRDR têm sido utilizados como indicadores de risco[20] em uma população, em especial para crianças de 6 a 71 meses de idade (Tabela 1). Apesar da baixa sensibilidade nos casos de depleção moderada das reservas hepáticas de vitamina A e dos processos infecciosos, tem se revelado fidedigna em situações nas quais as concentrações de vitamina A estão muito baixas ou em excesso. Concentração de retinol sérico inferior a 20 mcg/dL (0,70 mcmol/L) é considerada baixa (Tabela 1); no leite materno são indicativas de um quadro de hipovitaminose A (Tabela 1).

Outros indicadores

O método de diluição isotópica é considerado o melhor índice para avaliar o estado nutricional dos indivíduos em relação à vitamina A, pois mede as reservas corporais globais. Uma das limitações do método é o alto custo,

decorrente da utilização de isótopos estáveis e de equipamentos sofisticados.

O procedimento consiste em coletar uma amostra de sangue, seguida de uma injeção da vitamina A marcada com isótopos estáveis (^{13}C-retinol, ^{2}H4- ou ^{2}H8-acetato de retinila), e outra coleta após o equilíbrio do retinol marcado com o retinol presente no corpo (p. ex., 14 dias). As amostras são analisadas por cromatografia líquida ou gasosa acoplada à espectrometria de massas, para calcular a diferença de enriquecimento das reservas de retinol entre a *baseline* e o pós-dosagem.

Testes funcionais e clínicos

Em estudos de campo, sinais clínicos de deficiência em vitamina A, que incluem mancha de Bitot, xerose e ulceração da córnea e ceratomalácia, podem ser utilizados para identificar a deficiência em vitamina A. Segundo a OMS, a xeroftalmia pode ser considerada um problema de saúde pública quando as prevalências de cegueira e mancha de Bitot, em crianças de 6 a 71 meses, ultrapassam os percentuais de 1 e 0,5%, respectivamente. Para o comprometimento corneal ativo, a prevalência crítica é de 0,01%, e, para as sequelas cicatriciais, de 0,05%.

Os primeiros sinais de dano da córnea são detectados pela impressão citológica conjuntival (CIC), entretanto as anormalidades somente se desenvolvem quando as reservas hepáticas estão muito depletadas. A prevalência desse indicador abaixo do ponto de corte tem sido empregada para definir um problema de saúde pública, assim como a classificação em leve, moderada e grave (Tabela 1).

▣ FATORES QUE INTERFEREM NA BIODISPONIBILIDADE DE VITAMINA A E CAROTENOIDES

Há uma sequência de eventos que pode interferir na biodisponibilidade de carotenoides e sua bioconversão em vitamina A.[19] A proposta "slamanghi" descreve essa série de eventos. A estrutura e as propriedades físicas e químicas dos carotenoides em alimentos ou dieta são o primeiro passo para a determinação de seu aproveitamento pelo organismo.

A estrutura básica dos carotenoides é um tetraterpeno de 40 carbonos, simétrico e linear, formado a partir de 8 unidades isoprenoides de 5 unidades de carbonos. Esse esqueleto básico pode sofrer modificações por hidrogenação, desidrogenação, ciclação, migração da dupla ligação, encurtamento da extensão da cadeia, reordenamento, isomerização, introdução de funções oxigenadas ou por combinações desses processos, resultando em uma diversidade de estruturas. Os carotenoides hidrocarbonetos denominam-se carotenos, e os que contêm funções oxigenadas são conhecidos como xantofilas.[50]

Inserem-se nesse grupo os compostos alfacaroteno, gamacaroteno, betacriptoxantina e gamacriptoxantina com 50% da bioatividade do betacaroteno. Entretanto, fitoflueno, xi-caroteno e licopeno, pela ausência dos anéis beta em uma das extremidades da molécula, não exercem atividade provitamínica A; assim como para zeaxantina, luteína, violaxantina e astaxantina, em que os dois anéis beta são substituídos pelos radicais hidroxi, epóxi ou ceto.[51]

Dados sobre a bioconversão de vários carotenoides para retinol indicam que a bioconversão é a proporção biodisponível de carotenoides convertidos a retinol. Já a bioconversão dos carotenoides para vitamina A só poderá ocorrer após a absorção, que é modulada por outros fatores como os descritos a seguir.

Ligação molecular (*molecular linkage*)

A luteína esterificada ou os diésteres de luteína em alimentos são mais biodisponíveis que a luteína livre.[18] Os ésteres de carotenoides são facilmente liberados no intestino, portanto a ligação molecular pouco interfere na biodisponibilidade de carotenoides. A clivagem ocorre principalmente pela ação das lipases pancreáticas, embora esterases presentes na mucosa intestinal e no interior dos enterócitos possam também liberar a vitamina A, carotenoides e outras vitaminas lipossolúveis de seus ésteres.

Quantidade ingerida de carotenoides (*amount of carotenoids consumed in a meal*)

O conteúdo de provitamina A varia consideravelmente de um alimento para outro. Essas variações são constatadas em amostras de um mesmo alimento em razão de estágio de maturação, diferenças entre cultivares, variedades, efeito climático e geográfico, parte utilizada da planta, manejo pós-colheita, cocção e armazenamento. Portanto, além da quantidade, o tipo e a forma dos carotenoides na dieta são também variáveis que devem ser consideradas ao se avaliar a biodisponibilidade desses nutrientes.

Matriz alimentar (*matrix in which the carotenoid is incorporated*)

O rompimento e a liberação dos carotenoides da matriz alimentar constituem a primeira etapa da absorção. O betacaroteno dissolvido em óleo é absorvido mais facilmente que o betacaroteno de alimentos. Muitos dos estudos sobre o efeito da matriz alimentar e da biodisponibilidade de carotenoides têm demonstrado variações expressivas entre diferentes espécies[52] de betacaroteno de vegetais folhosos verde-escuros comparados com o betacaroteno purificado, que variaram de 19 a 34% para a cenoura e de 22 a 24% para o brócolis. O betacaroteno de frutos foi mais efetivo em aumentar a concentração de retinol e betacaroteno no plasma em 2,6 a 6 vezes, quando comparado com aqueles de vegetais verde-escuros.[47] Essas oscilações podem ser decorrentes da localização intracelular dos carotenoides.

A matriz celular intacta pode ser outro determinante da biodisponibilidade de carotenoides de vegetais. A homogeneização aumenta a biodisponibilidade de betacaroteno da cenoura em humanos, assim como o corte do espinafre aumenta a concentração plasmática de luteína em 14% quando comparado com a folha intacta.[18] A resposta plasmática pode ainda ser afetada pela duração de suplementação, captação e liberação dos carotenoides.[53] Estudos demonstram que a cocção aumenta o conteúdo de carotenoides em vegetais, possivelmente por causa da facilidade de extração da matriz[54] ocasionada pelo rompimento da parede celular da planta e pela descomplexação da proteína. O tratamento a vapor parece aumentar a concentração de carotenoides extraídos do espinafre e da cenoura. A retenção do betacaroteno em diferentes condições de cocção, como escaldado em água e a vapor, cozimento com tampa e sem tampa, ebulição e salteado, está detalhada nos estudos de Rodriguez-Amaya.[41]

A hipótese de que a cocção pode aumentar a biodisponibilidade de carotenoides tem sido testada e os resultados são controversos. Altas temperaturas aumentam a biodisponibilidade do licopeno do suco de tomate.[55] Exposição mais prolongada a altas temperaturas (ebulição) pode reduzir a biodisponibilidade de carotenoides dos vegetais pelo aumento da produção de isômeros ou produtos de oxidação. Por exemplo, a cenoura enlatada contém 73% de betacaroteno todo-trans, enquanto a cenoura fresca contém 100% de betacaroteno na configuração todo-trans. O valor relativo da vitamina A em isômeros cis de betacaroteno comparado com o betacaroteno todo-trans necessita de mais pesquisas.[55]

A principal causa da degradação dos carotenoides durante o processamento e o armazenamento dos alimentos é a oxidação enzimática ou não enzimática. A isomerização das provitaminas A trans a isômeros cis, especialmente com a utilização do calor, reduz o valor da vitamina A nos alimentos na mesma proporção que a oxidação. Portanto, o processamento dos alimentos afeta sobremaneira a absorção de carotenoides.

A encapsulação de carotenoides em estruturas como micro e nanoemulsões, lipossomos, hidrogéis e partículas lipídicas sólidas ajuda na preservação de compostos lipofílicos como a vitamina A e carotenoides, reduzindo sua exposição ao ar e, por consequência, a oxidação, assim como promove melhor dispersão da vitamina ao serem adicionados em alimentos (geralmente processados), bem como sua melhor absorção quando ingeridos.

Atenuantes da absorção e bioconversão (*attenuators on bioavailability of carotenoids*)

A absorção de carotenoides é similar à dos lipídios. O processo da absorção e, consequentemente, da biodisponibilidade dos carotenoides envolve a incorporação em emulsão e a liberação destes junto às micelas (Figura 1); produtos resultantes da digestão de lipídios (monoacilgliceróis, ácidos graxos livres e lisofosfolipídios) e sais biliares, portanto a formação destas é dependente da presença de lipídios no intestino.[1] A quantidade de 5 g de óleo em uma refeição parece ser suficiente para assegurar a captação dos carotenoides, refletindo no aumento significativo da absorção do retinol e dos carotenoides e na melhoria do estado nutricional dos indivíduos relativo à vitamina A. Entretanto, esse efeito benéfico dos lipídios sobre a absorção dessa vitamina não tem sido observado nos estudos de Borel.[52] Outros inibidores da biodisponibilidade de carotenoides são relatados na literatura, entre eles o olestra, um poliéster de sacarose e um substituto não absorvível do óleo que pode interferir na biodisponibilidade de carotenoides, principalmente os mais lipofílicos, como licopeno e betacaroteno. Do mesmo modo, a margarina enriquecida com esteróis[1] e a suplementação com pectina alimentar também reduzem a absorção de betacaroteno.[1] Foi demonstrado aind que, em indivíduos que consomem componentes lipossolúveis que não são absorvidos ou com absorção limitada, a concentração de carotenoides no plasma pode diminuir substancialmente. A fibra alimentar presente em vegetais é outro interferente da biodisponibilidade de carotenoides e vitamina A, por sua interação com sais biliares e lipídios, resultando em maior excreção fecal de ácidos biliares e diminuindo, assim, a absorção de lipídios e substâncias lipossolúveis como os carotenoides e o colesterol. Entretanto, os estudos são contraditórios.[1]

Algumas drogas inibem a absorção de lipídios, reduzindo assim a concentração sérica de carotenoides. Admite-se que o consumo de etanol resulte na depleção da vitamina A hepática em animais e humanos. Considerando que ambos, retinol e etanol, são álcoois, há um potencial para a sobreposição das vias metabólicas desses dois compostos e para a competição por enzimas similares.[19]

Estado nutricional dos indivíduos (*nutrient status of the host*)

A absorção de carotenoides no homem depende do estado nutricional dos indivíduos em relação à vitamina A e da quantidade de proteína e zinco ingeridos na dieta. A má-absorção de vitamina A pode ocorrer em casos de diarreia, infecções intestinais e infestações por parasitas. Isso demonstra que crianças com gastrenterites e infecções respiratórias apresentaram baixa absorção de vitamina A.[56] Da mesma forma, as parasitoses intestinais interferem na absorção dessa vitamina, em particular o *Ascaris lumbricoides*, que altera a morfologia da mucosa intestinal.[57] A limitação de proteína em dietas tem se refletido na atividade reduzida da dioxigenase em ratos e na produção limitada da RBP.

Da mesma forma, o zinco desempenha função essencial na síntese da RBP.[1]

Fatores genéticos (*genetic factors*)

Nos últimos anos, vários estudos mostraram o envolvimento de proteínas transportadoras/receptoras na absorção de lipídios e no metabolismo de lipoproteínas.[26] Dados experimentais obtidos de células[1] e de animais *knock outs* para genes específicos apontam para o envolvimento do receptor SR-BI na captação de carotenoides pelos enterócitos. Em humanos, constatou-se que a concentração plasmática de betacaroteno, alfacaroteno e betacriptoxantina está associada a polimorfismos no gene que codifica o receptor SR-BI, e que a luteína plasmática também está associada a polimorfismos genéticos da proteína transportadora CD36.[58] A existência de um mecanismo de absorção de carotenoides, via proteína transportadora, pode ser a explicação para a grande variabilidade interindividual na resposta plasmática após a ingestão de carotenoides, bem como para a interação competitiva entre carotenoides na absorção.

Fatores relacionados aos indivíduos (*host-related factors*)

Interações (*interactions*)
Ferro

Correlação entre hemoglobina e retinol sérico tem sido observada em gestantes e pré-escolares.[59] Baixa concentração de retinol plasmático e estoques normais de vitamina A no fígado têm sido constatados em ratos anêmicos, mesmo quando alimentados com ração rica em vitamina A. O estudo de biodisponibilidade do Programa Nacional de Suplementação de Vitamina A (PNSVA) no Brasil concluiu que a deficiência em ferro em ratos jovens altera a distribuição da vitamina A no fígado e no plasma. Por outro lado, há sugestão de que a deficiência em vitamina A prejudica a mobilização do ferro dos estoques e que a suplementação dessa vitamina aumenta a concentração de hemoglobina.[60]

Em estudo transversal com crianças na Tailândia, foi verificado que a concentração sérica de retinol estava correlacionada com a concentração de ferro sérico e ferritina. Estudo de intervenção entre adolescentes indonésios demonstrou que a suplementação concomitante de vitamina A e ferro foi mais efetiva no aumento da concentração de hemoglobina.

Zinco

O zinco é um elemento mineral essencial para a síntese da RBP e, portanto, para a mobilização e o transporte da vitamina A do fígado para a circulação. Em modelos animais, a concentração de retinol circulante e hepático declina na deficiência em zinco e aumenta com a repleção. Em humanos, os estudos são controversos, e há sugestões de que a ingestão de zinco pode afetar o estado nutricional relativo à vitamina A em indivíduos com desnutrição energético-proteica de moderada a grave.[61] O zinco pode ainda influenciar a conversão do betacaroteno em vitamina A por meio da retinal redutase, que é dependente do mineral. A interação entre zinco e vitamina A tem sido ainda postulada no ciclo visual, no qual ratos deficientes em zinco têm redução significativa na síntese da rodopsina, em função da síntese prejudicada da proteína, da opsina e da álcool desidrogenase, relatando a melhora da adaptação ao escuro em pacientes deficientes em zinco após a suplementação.

Carotenoides

Competição por absorção pode ocorrer no âmbito de incorporação nas micelas, captação intestinal e transporte linfático. Quando indivíduos recebiam doses concomitantes de betacaroteno purificado e luteína, havia redução significativa da absorção de luteína e, por conseguinte, da luteína sérica, quando comparada com aquela oferecida isoladamente.[18] Entretanto, doses concomitantes de luteína e betacaroteno aumentaram significativamente a concentração sérica de betacaroteno quando comparadas com o betacaroteno administrado isoladamente. Estudos demonstraram que o betacaroteno aumenta a absorção de licopeno.[55]

🔲 MÉTODOS PARA AVALIAR A BIODISPONIBILIDADE DE CAROTENOIDES

O rápido avanço na aplicação do método de diluição de isótopos estáveis para determinar a biodisponibilidade de carotenoides iniciou uma nova era para o entendimento da verdadeira atividade da provitamina A dos carotenoides de dietas.[62] Os indicadores mais usados serão vistos a seguir.

Soro/plasma

A resposta sérica ou plasmática, após a ingestão de carotenoides, tem sido amplamente utilizada para avaliar a biodisponibilidade de carotenoides por ser um procedimento simples. A comparação da biodisponibilidade relativa pode ser viabilizada entre diferentes carotenoides, formulações, preparações de alimentos, ou para carotenoides individuais. Entretanto, as limitações são:

- A resposta sérica para uma dose oral simples de carotenoides é altamente variável.
- A concentração de carotenoides no soro representa o balanço entre absorção intestinal[12] e liberação do estoque corporal.
- O soro humano contém concentração expressiva de carotenoides endógenos.
- A provitamina A dos carotenoides pode ser metabolizada para éster de retinila durante a absorção intestinal.[12]

Quilomícrons

A determinação da concentração de carotenoides em frações de lipoproteínas ricas em triacilgliceróis (quilomícrons e VLDL) permite diferenciar o nutriente recém-absorvido do *pool* endógeno e é utilizada para estimar a variabilidade inter e intrapessoal de absorção de betacaroteno e a conversão intestinal em éster de retinila.

Balanço

Comparação do consumo de carotenoides e excreção fecal é utilizada para estimar a absorção dos carotenoides, particularmente dos alimentos. A limitação do método é a degradação dos carotenoides e a secreção de carotenoides endógenos.

Isótopos estáveis

O emprego de métodos com isótopos estáveis tem possibilitado:

- Distinguir os carotenoides de fonte alimentar e os secretados por via endógena.
- Avaliar a extensão da conversão intestinal dos carotenoides para a vitamina A.
- Estimar a absorção absoluta e o metabolismo pós-absortivo.
- Utilizar baixas doses, suficientes para evitar influências de *pool* endógeno.

▣ MÉTODOS INDIRETOS DE AVALIAÇÃO DA BIODISPONIBILIDADE

Apesar de os métodos de avaliação da biodisponibilidade em humanos serem bastante limitados, grandes avanços foram feitos no desenvolvimento e na utilização de métodos rápidos para avaliações iniciais de bioacessibilidade e biodisponibilidade de carotenoides utilizando métodos *in vitro* e baseados em absorção em enterócitos (células Caco-2).[48] Esses métodos são comparativos, ou seja, fornecem dados de biodisponibilidade relativa a um padrão comparado às preparações contendo carotenoides e vitamina A em alimentos e matrizes artificiais. Como as avaliações não são feitas por meio de intervenção em humanos, esses métodos são indiretos e podem fornecer dados que nem sempre condizem com resultados obtidos em humanos, porém fornecem dados importantes em estágios iniciais de desenvolvimento de alimentos e matrizes carreadoras de vitamina A e carotenoides e podem ser utilizados para avaliar o mecanismo e o efeito de fatores que interferem em sua absorção.

Para a avaliação da bioacessibilidade, que é considerada a efetiva solubilização do carotenoide em micelas mistas, a digestão *in vitro* vem sendo cada vez mais utilizada. O método consiste em simular *in vitro* as fases gástrica e intestinal da digestão. Tipicamente, uma amostra do composto ou da preparação é dispersa em solução tampão pH 1 a 2 (contendo eletrólitos para se aproximar das condições fisiológicas), à qual se adiciona pepsina e se submete a agitação a 37°C por 1 hora. Após esse período o pH é ajustado para 6,5 a 7,5 e se adicionam sais biliares e pancreatina, seguido de agitação por 2 a 3 horas. Nesse estágio ocorre a formação das micelas mistas em virtude da digestão dos lipídios e da incorporação dos carotenoides nessas estruturas. As micelas são separadas do material não digerido por meio de ultracentrifugação ou de filtração (membranas de 0,2 mcm são as mais utilizadas), e a concentração de carotenoides é analisada por meio de cromatografia líquida.[63]

Para a avaliação da captação de compostos por enterócitos, o método mais utilizado é o que utiliza monocamadas de células Caco-2 cultivadas no fundo de placas multipoços.[64] O tempo de cultivo é geralmente de 3 semanas para que haja a formação de uma monocamada diferenciada com microvilos e junções celulares. As preparações contendo vitamina A ou carotenoide são diluídas em meio de cultura e incubadas junto às células. Após um período determinado, a monocamada é lavada com solução tampão fisiológica, coletada, extraída e analisada por cromatografia líquida para avaliar a concentração de carotenoide ou vitamina A incorporada nas células.

A captação de carotenoide no lúmen seguida de secreção basolateral pode ser avaliada utilizando-se células Caco-2 cultivadas em membranas porosas.[48] O sistema consiste em uma placa multipoços contendo insertos que criam um compartimento suspenso com fundo poroso sobre a cavidade principal. O interior da câmara suspensa é o lado apical, de onde as células captam os nutrientes, e o exterior (parte inferior) é o lado basolateral, por onde os enterócitos secretam os nutrientes, o que equivale à circulação sanguínea ou linfática. As células Caco-2 são cultivadas por 3 a 4 semanas e produzem monocamadas polarizadas.[48] Assim como no método para avaliar a captação, as preparações são aplicadas no lado apical e o lado basolateral recebe meio de cultura. Após a incubação, os meios de cultura apical e basolateral, assim como as células, são coletados e analisados por cromatografia líquida. Dessa forma se consegue avaliar a captação (células), a secreção (concentração no meio basolateral) e a estabilidade das preparações durante a incubação (meio apical e total de carotenoides por cavidade).

⬚ RECOMENDAÇÕES DE VITAMINA A

Poucos estudos diretos têm sido realizados para determinar as necessidades de vitamina A. A RDA[61] para homens adultos foi fixada em 900 mcg/dia de equivalentes de retinol, com recomendação fisiológica mínima de EAR[61] de 627 mcg/dia. Como os sinais da deficiência aparecem vagarosamente, acredita-se que os estudos de depleção/repleção superestimam as recomendações. Uma abordagem alternativa para determinar as recomendações é medir a razão fracional do catabolismo da vitamina pelo uso de um traçador radioativo. Determina-se então a ingestão que seria necessária para manter um nível apropriado de reservas hepáticas.

Equivalentes de retinol

Corretamente, a vitamina A contida nos alimentos é expressa em termos de equivalentes de retinol, ou seja, a soma das vitaminas provenientes do retinol pré-formado e dos carotenoides. Por causa da baixa absorção dos carotenos e da clivagem incompleta para gerar retinol, é geralmente aceito que 12 mcg de betacaroteno sejam equivalentes a 1 mcg de retinol ou equivalente de retinol (RE) ou uma atividade de equivalente de retinol (RAE), e que 24 mcg de outros carotenoides sejam equivalentes a 1 mcg de retinol (Quadro 1). A absorção e a oxidação do caroteno variam de acordo com a ingestão.

QUADRO 1   Fatores de conversão em equivalentes de retinol

FNB (2000) _____
1 Atividade de equivalente de retinol (RAE)
= 1 mcg de retinol todo-trans
= 12 mcg de betacaroteno todo-trans
= 24 mcg de outras provitaminas
A 1 UI Atividade de vitamina A
= 0,3 mcg de retinol todo-trans
= 3,6 mcg de betacaroteno todo-trans
= 7,2 mcg de outras provitaminas A

O betacaroteno do leite é mais absorvido que o de outros alimentos. Embora exista alguma evidência de que o betacaroteno e outros carotenoides possam ter ação antioxidante benéfica,[65] além de sua atividade provitamínica A, não há recomendações nutricionais visando a esse efeito. Em carnes em geral e peixes, cerca de 10% da vitamina A está nas formas de carotenoides e o restante como retinol, com traços de retinaldeído, ácido retinoico e glicosídeos de retinol; em aves, ovos e leite, 30% se encontram como carotenoides.

Na Tabela 2, estão apresentados os valores atualmente propostos pelos EUA e Canadá para a ingestão de vitamina A.

TABELA 2 Recomendações de ingestão para vitamina A e limites superiores toleráveis

Estágio de vida	EAR mcg/dia	RDA mcg/dia	UL mcg/dia
Lactentes			
0-6 meses	–	400 (AI)	600
7-12 meses	–	500 (AI)	600
Crianças			
1-3 anos	210	300	600
4-8 anos	275	400	900
Homens			
9-13 anos	445	600	1.700
14-18 anos	630	900	2.800
19-30 anos	625	900	3.000
31-50 anos	625	900	3.000
51-70 anos	625	900	3.000
> 70 anos	625	900	3.000
Mulheres			
9-13 anos	420	600	2.800
14-18 anos	485	700	3.000
19-30 anos	500	700	3.000
31-50 anos	500	700	3.000
51-70 anos	500	700	3.000
> 70 anos	500	700	3.000
Gestantes			
≤ 18 anos	530	750	2.800
19-50 anos	550	770	3.000
Lactantes			
≤ 18 anos	880	1.200	2.800
19-50 anos	900	1.300	3.000

AI: ingestão adequada; EAR: necessidade média estimada; RDA: ingestão dietética recomendada; UL: limite superior tolerável de ingestão.
Fonte: DRI.[48]

TOXICIDADE

O retinol é tóxico nas formas aguda e crônica. Na forma aguda, altas doses de retinol causam náuseas, vômitos e dor de cabeça, com aumento da pressão no fluido cerebrospinal, sinais que desaparecem dentro de poucos dias. Doses extremamente altas podem ser fatais. Doses únicas de retinol são oferecidas às crianças de países em desenvolvimento como medida profilática contra a deficiência em vitamina A. Cerca de 1% das crianças assim tratadas apresentam sinais transientes de toxicidade.

A toxicidade crônica de vitamina A é a causa mais geral de preocupação; ingestões habituais e prolongadas superiores a 7,5 a 9 mg/dia para adultos causam sinais de toxicidade, afetando o sistema nervoso central (causando dor de cabeça, náusea, ataxia e anorexia, todas associadas com o aumento da pressão do fluido cerebrospinal), o fígado (hepatomegalia, hiperlipidemia e mudanças histológicas, incluindo aumento da formação de colágeno), os ossos (dores nas articulações, espessamento dos ossos longos, hipercalcemia e calcificação de tecidos moles) e a pele (secura excessiva, escamação e rachaduras, descamação e alopecia).

Quando a ingestão de vitamina A aumenta, assim que as reservas hepáticas se tornam adequadas, há maior excreção de metabólitos na bile. Entretanto, a excreção biliar de metabólitos de retinol alcança um platô em concentrações relativamente baixas, e parece que essa é a explicação para o limiar tóxico relativamente baixo. A intoxicação por vitamina A está associada com a presença de ambos, retinol e éster de retinila, associados com albumina e lipoproteínas plasmáticas; a quantidade de retinol circulante ligado à RBP[17] não aumenta. Esse excesso de retinol no plasma não está sujeito à regulação normal da ligação com a RBP; uma das funções desta parece ser a de proteger os tecidos contra o retinol, bem como a de proteger o retinol da oxidação.

O ácido retinoico e alguns retinoides sintéticos utilizados em dermatologia são altamente teratogênicos. Há menos evidência do efeito teratogênico do retinol, mas há possibilidade de intoxicação fetal, e ingestão acima de 3.300 mcg/dia durante a gestação é associada com defeitos no nascimento. O período crítico é o primeiro mês de gestação, antes que o sistema RBP da placenta e fetal esteja totalmente desenvolvido, podendo haver captação não específica e descontrolada de retinol pelo feto. Depois que o sistema da RBP é desenvolvido, a captação fetal é firmemente controlada.[17] É recomendado pela Sociedade de Teratologia que suplementos de vitamina A na gestação não excedam 2.400 mcg/dia, ao passo que, no Reino Unido, o *Chief Medical Officer* tem se posicionado contra qualquer suplemento de vitamina A na gestação, exceto sob controle médico.

A conversão de carotenoides para retinol é muito limitada, portanto a intoxicação nesses casos é muito difícil. O acúmulo de carotenoides parece não ter efeitos adversos, embora o plasma, a gordura corporal e a pele possam apresentar hipercarotenemia. Um pequeno número de indivíduos que não possui dioxigenase sofre de carotenemia assintomática mesmo com baixa ingestão.

Segundo o Food and Nutrition Board (FNB)[61] e o Institute of Medicine, a ingestão segura calculada com base nos dados de NOAEL (*no observed adverse effect level*) e LOAEL (*lowest observed adverse effect level*), utilizados no estabelecimento dos valores de UL, foi respectivamente de 4.500 e 6.400 mcg/dia.

◩ SITUAÇÃO DA VITAMINA A NO BRASIL

A prevalência mundial de DVA indica tendência de declínio, mas ainda constitui um problema de saúde pública em vários países e em regiões brasileiras, sobretudo na região Nordeste do Brasil, identificada como a mais grave da América Latina. Estudos clínicos, bioquímicos e alimentares nessa região apontam a hipovitaminose A como principal causa da xeroftalmia.[29]

O Brasil é classificado pelo grupo de xeroftalmia como de classe 1, com problema de saúde pública significativo em parte ou em todo o país em relação à deficiência em vitamina A.[66]

Nas últimas décadas, evidências de hipovitaminose A e xeroftalmia têm sido documentadas, tendo como principais fatores de risco para a xeroftalmia corneal o desmame precoce, idade inferior a 12 meses, infecções e inadequação alimentar.[29] Concluem que a carência nutricional na região Nordeste é permanente e qualquer fator precipitante pode romper o frágil equilíbrio resultante das adaptações fisiopatológicas, como a desnutrição.[67]

Trabalhos no Rio de Janeiro mostram alta incidência de parâmetros bioquímicos baixos em relação à vitamina A na população, assim como em recém-nascidos. Na região Norte, a análise das pesquisas desenvolvidas na Amazônia, nas últimas décadas, registra os sinais clínicos da carência em vitamina A pela ocorrência de espessamento conjuntival e hiperqueratose folicular, notadamente em crianças pré-escolares,[68,69] residentes na área urbana de Manaus. Entretanto, há referência na literatura a respeito da inespecificidade desses sinais, podendo ser decorrentes de outros processos carenciais, como a deficiência em folato ou em ácidos graxos.

O diagnóstico bioquímico da carência em vitamina A foi introduzido na região amazônica a partir de 1981, sendo realizado em grupos isolados, identificados aleatoriamente, praticamente circunscritos à área urbana de Manaus. Concentrações inadequadas de retinol (36% dos indivíduos) e betacaroteno (61% dos indivíduos) no soro de 240 pré-escolares de um bairro pobre de Manaus, compatíveis com problema de saúde pública, também foram registradas.[1] O estudo desenvolvido recentemente por Marinho[58] evidenciou concentrações de retinol sérico compatíveis com problema de saúde pública em pré-escolares das cidades de Boa Vista, Manaus e Porto Velho. Parasitoses gastrointestinais (ascaridíase e giardíase), em virtude dos altos índices na região, podem ser vistas como agravantes da deficiência em vitamina A e de outras carências nutricionais.

Nesse sentido, Araújo et al.[49] já justificava a ótima acuidade visual do caboclo amazonense e a ausência de cegueira noturna, hemeralopia e xeroftalmia como devidas ao consumo elevado de peixe. Do ponto de vista científico, já está relativamente bem definida a composição dos carotenoides precursores da vitamina A na farinha de mandioca amarela.[10] Entretanto, na análise das potencialidades regionais dos nutrientes relacionados à vitamina A, além da ingestão de proteína, zinco e energia, devem ser considerados também os fatores responsáveis pela degradação da atividade provitamina A dos carotenoides, como a variedade dos cultivares, o processamento e o armazenamento. Há registro na literatura de degradação total da atividade dos carotenoides quando a farinha de mandioca amarela é armazenada por 6 meses em sacos plásticos transparentes, em temperatura ambiente e exposta à luz.

A farinha de pupunha armazenada em sacos de papel opaco para evitar a incidência de luz e mantida em condições ambientais com médias de temperatura e umidade relativa de 25,8°C e 84%, respectivamente, pelo período de 7 meses, demonstrou degradações significativas dos carotenoides.[10]

Nas últimas décadas, a análise evolutiva dos inquéritos nutricionais realizados na região Amazônica evidencia relativa adequação proteica, com alguns grupos populacionais recebendo praticamente o dobro da recomendação. Entretanto, a ingestão total de alimentos não garantiu as necessidades de energia.[10] Um estudo de maior abrangência realizado por Alencar et al.[10] sobre o consumo alimentar da população de baixa renda de Manaus (1.200 famílias) observou que a vitamina A e o zinco foram os nutrientes mais limitantes da dieta local. Outros autores também apontam consumo inadequado de vitamina A pré-formada ou de seus precursores em diferentes grupos populacionais, exceção registrada em operários do distrito industrial de Manaus e de pré-escolares de baixa renda matriculados em uma creche do Sesi/Manaus. Paradoxalmente a essa situação, Machado (2008)[70] cita o potencial nutricional dos frutos amazônicos, destacando-se abricó (*Mammea americana L.*), buriti (*Mauritia flexuosa L.*), tucumã (*Astrocaryum vulgare* Mart.) e pupunha (*Bactris gasipaes Kunth*), com elevado teor de caroteno. A maioria desses frutos é ingerida *in natura*, exceto a pupunha, que deve ser consumida após cocção, dada a presença de fatores antinutricionais. Mesmo passando por esse processo, o betacaroteno oriundo da pupunha é altamente biodisponível.

Não obstante, é notória também, na referida literatura, a ausência do hábito e/ou do costume da população amazônica, sobretudo a urbana,[71] de consumir frutas, legumes e hortaliças, o que ressalta a importância e a urgência da viabilização de um programa de educação nutricional junto a referida população, destacando as potencialidades dos alimentos regionais.

◉ FONTES DE VITAMINA A

Os alimentos que fornecem vitamina A pré-formada na forma ativa são os de origem animal, sendo as fontes mais ricas fígado, leite e derivados, e ovos. Os de origem vegetal contêm precursores da vitamina A que são os carotenoides, particularmente betacaroteno, com atividade provitamínica A de 100% (Tabelas 3 e 4).

TABELA 3 Conteúdo de vitamina A em alimentos

Alimento	Peso (g)	Vitamina A (ER)
Bife de fígado cozido	100	10.700
Bife de fígado de frango cozido	100	4.900
Óleo de fígado de bacalhau	13,6	4.080
Cenoura crua	72	2.025-3.800
Cenoura cozida fatiada	76	1.300-1.900
Batata-doce assada	60	1.310
Manga	207	805
Cenouras frescas	40	600
Melão-cantalupo	160	561
Couve cozida	90	502
Beterrabas frescas cozidas	72	367
Suco de tomate	242	283
Acelga cozida	88	275
Mostarda fresca cozida	70	212
Pimentão vermelho cortado	37	212
Espinafre cru	30	202
Damasco fresco	70	183
Marisco no vapor	100	171
Brócolis cozido	92	174
Ameixa seca	85	169
Coração de alcachofra cozido	84	149
Alface-romana	56	146
Molho de tomate enlatado	123	120
Manteiga ou margarina	14,2	109
Alface	56	106
Alga marinha crua	20	104
Damasco seco	14	101
Queijo *cheddar*	28,4	86
Ovo cozido	48-50	84
Queijo provolone suíço	28,4	73
Camarão cozido	100	66
Abacate	100	61
Melancia	152	56
Tomate cru	90	56
Couve-de-bruxelas fresca cozida	78	56
Ervilha-verde cozida	80	54
Suco de laranja fresco	248	50
Quiabo cozido	92	46

ER: equivalentes de retinol.
Fonte: Morais et al.[45]

TABELA 4   Conteúdo de vitamina A (ER) em frutos brasileiros

Alimento	Vitamina A (ER/100 g)
Abacate	61,20
Caqui	250
Abricó	241
Damasco seco	724
Manga	289
Polpa de acerola	720
Pupunha	1.500
Suco de laranja com cenoura	1.081,59
Pajurá	255
Piquiá	305
Tucumã	1.450
Umari	1.470

ER: equivalentes de retinol.
Fonte: Kana-Sop et al.;[19] Moritz e Tramonte.[55]

▣ REFERÊNCIAS BIBLIOGRÁFICAS

1. Soukoulis C, Bohn T. A Comprehensive overview on the micro and nanotechnological advances for enhancing the chemical stability and bioavailability of carotenoids. Crit Rev Food Sci Nutr. 2018;58(1):1-36.
2. Madhavan KN, Little Flower A, Archana K. Food-based interventions to modify diet quality and diversity to address multiple micronutrient deficiency. Frontiers in Public Health. 2016; p.3.
3. Andrew MP, Mendoza YA, Pereira D, Cerami C, Wegmuller R, Constable A, et al. Dietary strategies for improving iron status: balancing safety and efficacy. Nutrition Reviews. 2017;75(1):49-60.
4. Imai Y, Youn MY, Inoue K, Takada I, Kouzmenko A, Kato S. Nuclear receptors in bone physiology and diseases. Physiol Rev. 2013 Apr;93(2):481-523.
5. Núcleo de Estudos e Pesquisas em Alimentação (Nepa). Tabela Brasileira de Composição de Alimentos – TACO. 4.ed. 2017. Disponível em: http://www.cfn. org.br/wp-content/uploads/2017/03/taco_4_edicao_ ampliada_e_revisada.pdf. Acesso em: 3 de março de 2024.
6. Zanotto Filho A. Efeitos diferenciais do retinol e do ácido retinoico na proliferação, morte e diferenciação celular: o papel da mitocôndria e da xantina oxidase nos efeitos pró-oxidantes da vitamina A. 2009. Disponível em: https://www.lume.ufrgs.br/handle/10183/15500. Acesso em: 3 de março de 2024.
7. Mesquita SS, Teixeira CMLL, Servulo EFC. Carotenoides: propriedades, aplicações e mercado. Rev. Virtual Quim. 2017;9(2):672-88.
8. Valentini J, Passos CJS, Garcia SC, Davidson R, Lucotte M, Mertens F, et al. Blood antioxidant nutrients in riparian villagers of the Brazilian Amazon: its associations with wet/dry seasons and modulation by sociodemographic determinants. Cad Saúde Colet. 2016;24(1).
9. Alencar FH, Yuyama LKO, Rodrigues EF, Esteves AVF, Mendonça MMB, Silva WA. Magnitude da desnutrição infantil no Estado do Amazonas/AM – Brasil. Acta Amazonica. 2008;38(4):701-5.
10. Alencar FH, Yuyama LKO, Varejão M de JC, Marinho HA. Alimentary insecurity determinants and consequences at Amazonas: ecosystems influences. Acta Amaz. 2007;37(3):413-8.
11. Karnopp EVN, Vaz JS, Schafer AA, Muniz LC, Souza RLV, Santos I, et al. Food consumption of children younger than 6 years according to the degree of food processing. J Pediatr. 2016;93(1):70-8.
12. Yonekura L, Nagao A. Intestinal absorption of dietary carotenoids. Mol Nutr Food Res. 2007;51(1):107-15.
13. Cozzolino SMF. Biodisponibilidade de nutrientes. 3. ed. Barueri: Manole; 2009.
14. Reboul E. Proteins involved in fat-soluble vitamin and carotenoid transport across the intestinal cells: new insights from the past decade. Progress in Lipid Research. 2023;89:101208.
15. Sociedade Brasileira de Pediatria (SBP). Departamento Científico de Nutrologia da Sociedade Brasileira de Pediatria. Deficiência de vitamina A. Rio de Janeiro; 2007.
16. Reboul E. Absorption of vitamin A and carotenoids by the enterocyte: focus on transport proteins. Nutrients. 2013;5:3563-81.
17. Reboul E, Borel P. Proteins involved in uptake, intracellular transport and baso-lateral secretion of fat-soluble vitamins and carotenoids by mammalian enterocytes. Progress in Lipid Research. 2011;50(4):388-402.
18. Gericke J, Ittensohn J, Mihály J, Alvarez S, Alvarez R, Töröcsik D, et al. Regulation of retinoid-mediated signaling involved in skin homeostasis by RAR and RXR agonists/antagonists in mouse skin. PLoS One. 2013;8(4):e62643.
19. Kana-Sop MM, Gouado I, Achu MB, Van Camp J, Amvam Zollo PH, Schweigert FJ, et al. The influence of iron and zinc supplementation on the bioavailability of provitamin A carotenoids from papaya following consumption of a vitamin A-deficient diet. J Nutr Sci Vitaminol (Tokyo). 2015;61(3):205-14.
20. World Health Organization (WH). Global prevalence of vitamin A deficiency in populations at risk 1995-2005. Geneve: WH; 2009.
21. Ishida BK, Chapman MH. Carotenoid extraction from plants using a novel, environmentally friendly solvent. J Agric Food Chem. 2009;12.
22. Kurihayashi AY, Augusto RA, Escaldelai FMD, Martini LA. Estado nutricional de vitaminas A e D em crian-

ças participantes de programa de suplementação alimentar. Cadernos de Saúde Pública. 2015;31(3):531-42.

23. Filho AZ. Efeitos diferenciais do retinol e ácido retinoico na proliferação, morte e diferenciação celular [dissertação - Mestrado em Ciências Biológicas: Bioquímica]. Universidade Federal do Rio Grande do Sul; 2009.

24. Lima ABM, Garcez SL, Oliveira LK, Fonseca MMS, Paz SMRS, Paiva AA. Deficiência de vitamina A e aspectos associados aos níveis de retinol em estudantes de escolas públicas. Pontifícia Universidade Católica de Campinas. Revista de Nutrição. 2017;30 Issue 5.

25. Wahid F, Khan T, Shehzad O, et al. Phytochemical analysis and effects of Pteris vittata extract on visual processes. Journal of Natural Medicines. 2016;70, Issue 1:8-17.

26. Chen W, Chen G. The roles of vitamin A in the regulation of carbohydrate, lipid, and protein metabolism. J Clin Med. 2014;3:453-79.

27. Andrade LMS, Costa AP, Nunes ILV, Soares CM. Hipovitaminose A em crianças brasileiras. Anais VI CONGREFIP. Campina Grande: Realize, 2017. Disponível em: https://editorarealize.com.br/artigo/visualizar/27876. Acesso em: 3 de março de 2024.

28. Li Y, Wongsiriroj N, Blaner WS. The multifaceted nature of retinoid transport and metabolism. Hepatobiliary Surg Nutr. 2014;3(3):126-39.

29. Lima DB, Damiani LP, Fujimori E. Deficiência de vitamina A em crianças brasileiras e variáveis associadas. Rev Paul Pedatr. 2018;36(2).

30. Chatagnon A, Veber P, Morin V, Bedo J, Triqueneaux G, Sémon M, et al. RAR/RXR binding dynamics distinguish pluripotency from differentiation associated cis-regulatory elements. Nucleic Acids Res. 2015;43(10):4833-54.

31. Gunanti IR, Marks GC, Al-Mamun A, Long KZ. Low serum concentrations of carotenoids and vitamin E are associated with high adiposity in Mexican-American children. J Nutr. 2014;144(4):489-95

32. O'Boyle N, Sutherland E, Berry CC, Davies RL. Optimization of growth conditions for ovine airway epithelial cell differentiation at an air-liquid interface. PLoS One. 2018;13(3):e 0193998.

33. Atualização da Diretriz de Prevenção Cardiovascular da Sociedade Brasileira de Cardiologia – 2019. Disponível em: http://publicacoes.cardiol.br/portal/abc/portugues/aop/2019/aop-diretriz-prevencao-cardiovascular-portugues.pdf. Acesso em: 8 fev. 2024.

34. Kawaguchi R, Zhong M, Kassai M, Ter-Stepanian M, Sun H. Vitamin A transport mechanism of the multitransmembrane cell-surface receptor STRA6. Membranes (Basel). 2015;5(3):425-53.

35. Willcox BJ, Curb JD, Rodriguez BL. Antioxidants in cardiovascular health and disease: key lessons from epidemiologic studies. Am J Cardiol. 2008;101:75D-86D.

36. Ramesh KS, Shivraj HN, Se WP. Carotenoids from fruits and vegetables: chemistry, analysis, occurrence, bioavailability and biological activities. Food Res Int. 2015;76(Pt3):735-50.

37. Oliveira JM, Allert R, East CE. Vitamin A supplementation for postpartum women. Cochrane Database Syst Rev. 2016;2016(3):CD005944.

38. Bailey RL, West KP Jr, Black RE. The epidemiology of global micronutriente deficiencies. Ann Nutr Meab. 2015;66:22-6.

39. Souza MG, Flores RRR, Silva JP, Martins JA. Avaliação nutricional e dietética de pré-escolares da rede municipal de ensino. Temas em Saúde. 2019;19(3):74-85.

40. Li C, Wang LX. Chemoenzymatic methods for the synthesis of glycoproteins. Chem Rev. 2018;118(17):8359-413.

41. Shangjun J, Li DQ, Choudhry N. Optical coherence tomography of Bitot's spot in vitamin A deficiency. Spektrum der Augenheilkunde. 2017;31(6):264.

42. Miranda WD, Guimarães EAA, Campos DS, Antero LS, Beltão NRM, Luz ZMP. Programa Nacional de Suplementação de Vitamina A no Brasil: um estudo de avaliabilidade. Rev Panam Salud Publica. 2018;42:e182.

43. Zho LG, Zhang QL, Zhong JL, Zhang W, Tang WG, Xiang YB. Dietary, circulating beta-carotene and risk of all-cause mortality: a meta-analysis from prospective studies. Sci Rep. 2016;6:26983.

44. Mariath AB, Giachini RM, Lauda LG, Grillo PL. Estado de ferro e retinol sérico entre crianças e adolescentes atendidos por equipe da Estratégia de Saúde da Família de Itajaí, Santa Catarina. Ciência e Saúde Coletiva. 2010;15(2):509-16.

45. Morais DC, Sperandio N, Dutra LV, Franceschini SCC, Santos RHS, Priore SE. Indicadores socioeconômicos, nutricionais e de percepção de insegurança alimentar e nutricional em famílias rurais. Segurança Alimentar e Nutricional. 2018;25(2):1-11.

46. Pajuelo J, Miranda M, Zamora R. Prevalencia de deficiencia de vitamina A y anemia en niños menores de cinco años de Perú. Revista Peruana de Medicina Experimental y Salud Pública. 2015;32(2):245-51.

47. Castro M, Tatuszka P, Cox DN, Bowen J, Sanguansri L, Augustin MA, et al. Effects on plasma carotenoids and consumer acceptance of a functional carrot-based product to supplement vegetable intake: a randomized clinical trial. Journal of Functional Foods. 2019;60:103421.

48. Quanquan L, Rong L, Williams PA, Fang Z. Factors affecting the bioaccessibility of β-carotene in lipid-based microcapsules: digestive conditions, the composition, structure and physical state of microcapsules. Food Hydrocolloids. 2018;77:187-203.

49. Martins CB. A sociologia e suas interfaces com contextos local, nacional e global. Revista Sociedade e Estado. 2018;33(2).

50. Kalpana P, Krishnapura S. Bioavailability of micronutrients from plant foods: an update, critical reviews in food science and nutrition. 2016;56(10):1608-19.

51. Mesquita GF, Torquilho HS. O uso dos carotenoides para promoção da saúde. Perspectivas da Ciência e Tecnologia. 2016;8(2).

52. Rodriguez-Amaya DB, Kimura M, Godoy HT, Amaya-Farfan J. Updated Brazilian database on food carotenoids: factors affecting carotenoids composition. Journal of Food Composition and Analysis. 2008;21:445-63.

53. Wirth JP, Petry N, Tanumihardjo SA, Rogers LM, McLean E, Greig A, et al. Vitamin A supplementation programs and country-level evidence of vitamin A deficiency. Nutrients. 2017;9:190.

54. Mussagy CU, Winterburn J, Santos-Ebinuma VC, Pereira JFB. Production and extraction of carotenoids produced by microorganisms. Appl Microbiol Biotechnol. 2019;103(3):1095-14.

55. Moritz B, Tramonte VLC. Biodisponibilidade do licopeno. Rev Nutr. [Internet]. 2006 Apr;19(2):265-73. Disponível em: https://www.scielo.br/j/rn/a/R73YFswR-6qrGhWgDdcfwDJt/. Acesso em: 8 fev. 2024.

56. Xiao S, Li Q, Hu K, He Y, Ai Q, Hu L, et al. Vitamin A and retinoic acid exhibit protective effects on necrotizing enterocolitis by regulating intestinal flora and enhancing the intestinal epithelial barrier. Arch Med Res. 2018;49(1):1-9.

57. During A, Harrison EH. Mechanisms of provitamin A (carotenoid) and vitamin A (retinol) transport into and out of intestinal Caco-2 cells. J Lipid Res. 2007;48(10):2283-94.

58. Marinho HA, Xavier JJBN, Miranda RM, Castro JS. Estudos sobre carotenoides com atividade de provitamina "A" em cultivares de mandioca (Manihot esculenta) em ecossistema de terra firme de Manaus, Amazonas, Brasil. Acta Amazonica. 2016;26(3):127-36.

59. Ramalho A. Diagnóstico, tratamento e prevenção. São Paulo: Atheneu; 2009.

60. Pinheiro MM, Ciconelli RM, Martini LA, Genaro P, Ferraz MB. Estudo Brazos Nutricional. Universidade Federal de São Paulo/Faculdade de Saúde Pública da Universidade de São Paulo; 2007.

61. Dietary Reference Intakes (DRI): estimated average requirements. Food and Nutrition Board, National Academies of Sciences, Engineering, and Medicine; 2019.

62. Tang G. Bioconversion of dietary provitamin A carotenoids to vitamin A in humans. Am J Clin Nutr. 2010;91(Suppl):1468S-73S.

63. Rachel EK, Mark LF. Recent advances in the bioaccessibility and bioavailability of carotenoids and effects of other dietary lipophiles. Journal of Food Composition and Analysis. 2018;68:16-30.

64. During A, Dawson H, Harrison E. Carotenoid transport is decreased and expression of the lipid transporters SR-BI, NPC1L1, and ABCA1 is downregulated in Caco-2 cells treated with ezetimibe1,2. The Journal of Nutrition. 2005;135:2305-12.

65. Maugeri A, Hruskova J, Jakubik J, Kunzova S, Sochor O, Barchitta M, et al. Dietary antioxidant intake decreases carotid intima media thickness in women but not in men: a cross-sectional assessment in the Kardiovize study. Free Radic Biol Med. 2019;131:274-81.

66. Manual de Condutas Gerais do Programa Nacional de Suplementação de Vitamina A. Ministério da Saúde. Brasília, DF; 2013. Disponível em: http://bvsms.saude.gov.br/bvs/publicacoes/manual_condutas_suplementacao_vitamina_a.pdf. Acesso em: 8 fev. 2024.

67. Souza LCA, Santos VL, Oliveira RA, Félis KC, Moraes-Filho IM. Perfil nutricional de pré-escolares do programa mais educação na cidade de Goiânia-GO. Rev Cient Sena Aires. 2019;8(1):36-48.

68. Farias PKS, Silva VS, Silveira MF, Caldeira AP, Pinho L. Consumo habitual de alimentos fonte de vitamina A em pré-escolares da zona rural no Norte de Minas Gerais. Rev Nutr. [Internet]. 2015. Disponível em: https://www.scielo.br/j/rn/a/KH8cHGTRhm3xFZWwQ8QM9NK/abstract/?lang=pt. Acesso em: 8 fev. 2024.

69. Fundo das Nações Unidas para a Infância (Unicef). Crianças, alimentação e nutrição: crescendo saudável em um mundo em transformação. 2018. Disponível em: https://www.unicef.org/brazil/media/5566/file/Situacao_Mundial_da_Infancia_2019_ResumoExecutivo.pdf. Acesso em: 8 fev. 2024.

70. Machado Leitão A. Caracterização morfológica e físico-química de frutos e sementes de Astrocaryum aculeatum Meyer (Arecaceae) de uma floresta secundária [tese]. Universidade Federal do Amazonas; 2008.

71. Rodrigues EF, Araújo KKL, Alencar FH, Marinho HA, Lopes TM, Cardoso CRS, et al. Avaliação do estado nutricional de pré-escolares residentes na zona norte de Manaus-AM. In: VII Congresso Nacional da SBAN, Belo Horizonte. Anais do Sban. 2003;7:60-200.

72. Ambrósio, CLB, Campos FACS, Faro ZP. Carotenoides como alternativa contra a hipovitaminose A. Revista de Nutrição. 2006;19(2):233-43.

CAPÍTULO 13

Vitamina D (calciferol)

Cristiane Cominetti
Silvia M. Franciscato Cozzolino

▣ INTRODUÇÃO

Número significativo de pesquisadores tem sugerido que a vitamina D (calciferol) não deveria ser considerada uma vitamina, mas sim um pró-hormônio. A vitamina D é sintetizada na pele por via não enzimática, pela ação dos raios ultravioleta-radiação B (UV-B); porém, se a exposição do indivíduo à luz não for adequada, é essencial que seja fornecida por fontes alimentares ou por suplementos. As principais formas da vitamina D disponíveis na natureza são o ergocalciferol (vitamina D2) e o colecalciferol (vitamina D3). Entretanto, quando não se especifica a fonte para a vitamina D, entende-se que esta possa representar uma mistura das duas formas.[1] Outras formas menos comuns, como as vitaminas D4 (22-di-hidroergocalciferol) e D5 (sitocalciferol), também ocorrem na natureza. A vitamina D4 pode ser encontrada em pequenas quantidades em alguns tipos de cogumelos após serem expostos à radiação ultravioleta (UV), e a vitamina D5 pode ser sintetizada em quantidades-traço a partir de alguns esteróis, principalmente o 7-deidrositosterol.[2-5]

Para desempenhar suas funções, a vitamina D precisa ser transformada em seu metabólito ativo, o 1,25-di-hidroxicolecalciferol [1,25(OH)$_2$D3], também conhecido como calcitriol. Essa forma ativa regula a expressão de diversos genes, incluindo aqueles que codificam proteínas transportadoras de cálcio (Ca) e da matriz óssea. A vitamina D também modula a expressão de genes relacionados ao ciclo proteico, que diminuem a proliferação e aumentam a diferenciação de células de precursores osteoclásticos, de enterócitos, de queratinócitos etc. Essa propriedade pode explicar a ação da vitamina D na reabsorção óssea, no transporte intestinal de Ca e na pele. A vitamina apresenta, ainda, propriedades imunomoduladoras que podem alterar respostas a infecções *in vivo*.[6]

▣ FUNÇÕES METABÓLICAS DA VITAMINA D

Do ponto de vista evolutivo, a primeira função endócrina da 1,25(OH)$_2$D3 e do receptor de vitamina D (VDR) está relacionada à regulação de vias metabólicas, com destaque para o metabolismo energético. De fato, o transcriptoma humano modulado pela vitamina D em diversos tecidos abrange genes associados ao controle metabólico, incluindo o *PFKFB4*, que codifica a enzima bifuncional fosfofruto-2-quinase/frutose-2,6-bifosfatase 4, e o *FBP1*, que codifica a enzima frutose-1,6-bisfosfatase 1, ambas com papéis-chave nas reações da glicólise e da gliconeogênese.[7]

Nesse sentido, considerando que células de proliferação rápida de ambas as imunidades inata e adaptativa têm altas demandas de energia, a forma ativa da vitamina D e seu receptor são conhecidos como moduladores cruciais do sistema imunológico.[7] O VDR é expresso na maioria dos leucócitos e está associado ao controle de diversos mecanismos, como o estímulo da imunidade inata; a inibição da autoimunidade, da produção de interleucina por linfócitos T ativados e de imunoglobulina por linfócitos B ativados; e a diferenciação de células precursoras de monócitos.[8] Considerando que as vias que controlam o crescimento, a diferenciação e a apoptose de células do sistema imunológico são semelhantes àquelas das células tumorais malignas, especula-se que a vitamina D também apresente potencial de regular o destino destas.[7]

O calcitriol tem sido relacionado, ainda, com a secreção de insulina pelas células beta-pancreáticas, com a síntese e secreção de hormônios da tireoide e da paratireoide (PTH), e com a regulação da pressão arterial pelo sistema renina-angiotensina-aldosterona. Em todas essas ações, o papel do calcitriol parece estar relacionado à indução ou manutenção da síntese de calbindina D (e de outras proteínas ligadoras de Ca), e os efeitos são secundários ao aumento da utilização de Ca pelas células-alvo. Em nível molecular, no núcleo de diversas células, o complexo calcitriol-VDR forma um heterodímero com o receptor do ácido retinoico 9-cis (RXR, do inglês *retinoid X receptor*), o qual se liga aos elementos de resposta à vitamina D (do inglês, *vitamin D hormone response elements* – VDRE) e atua na regulação da expressão de muitos genes.[9]

No entanto, apesar de ter se desenvolvido posteriormente a outras funções no ciclo evolutivo, a principal função biológica da vitamina D em humanos é a manutenção das concentrações séricas normais de Ca e fósforo (P). Essa regulação ocorre em função da maior eficiência de absorção desses minerais no intestino delgado e pela regulação das atividades osteoblástica e osteoclástica das células ósseas. Portanto, o calcitriol age aumentando a absorção intestinal e reduzindo a excreção de Ca pelo aumento da reabsorção nos túbulos distais dos rins e pela mobilização dos minerais dos ossos.[9] Essas funções são mais bem estudadas e estabelecidas, uma vez que, ao contrário de outras ações, nenhuma outra molécula reguladora é capaz de substituir as ações da vitamina D nesses processos.[7]

▣ FORMAS DE VITAMINA D

Como já visto anteriormente, dois compostos têm as maiores atividades de vitamina D: o colecalciferol e o ergocalciferol. Este último é obtido de leveduras e de esteróis de plantas (ergosterol) e é utilizado para o enriquecimento e a fortificação de alimentos.[1]

O colecalciferol é formado na pele pela irradiação do 7-deidrocolesterol (7-DHC, do inglês *7-dehydrocholesterol*) pelos raios UV-B e pode ser encontrado na epiderme e na derme. Com a exposição aos raios UV-B, o 7-DHC é transformado em pré-calciferol (provitamina D3), de forma não enzimática. O pré-calciferol, pela ação da temperatura da pele, sofre isomerização para colecalciferol, o qual é absorvido pela circulação sanguínea (Figura 1). É importante ressaltar que a conversão não enzimática de 7-DHC em vitamina D3 na pele depende, indiretamente, da atividade da enzima 7-deidrocolesterol redutase (DHCR7, do inglês *7-dehydrocholesterol reductase*), a qual catalisa a conversão do 7-DHC em colesterol. Dessa forma, indivíduos com baixa atividade dessa enzima produzem vitamina D3 mesmo com exposição menos intensa aos raios UV-B, uma vez que apresentam mais 7-DHC na pele. Assim, o genótipo *DHCR7* é considerado importante determinante da quantidade de vitamina D3 produzida endogenamente.[10]

Embora a ingestão excessiva de vitamina D por via oral possa resultar em hipercalcemia,

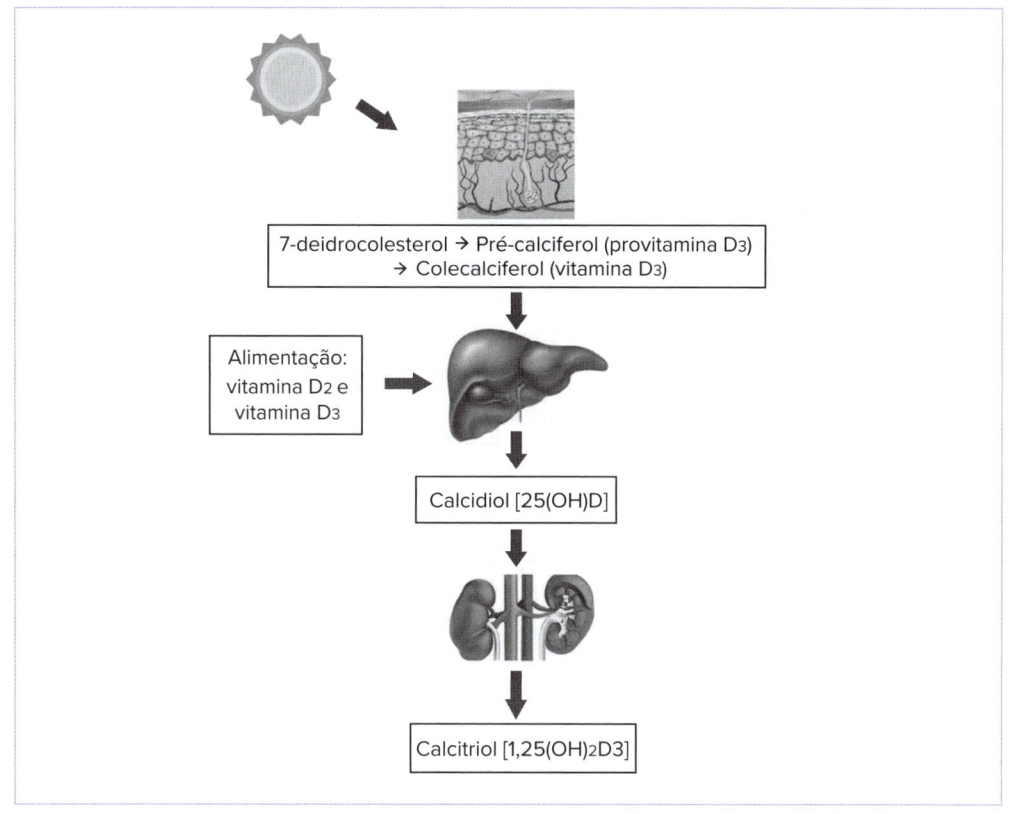

FIGURA 1   Via simplificada da ativação da vitamina D.

a exposição ao sol não resulta em intoxicação porque, em caso de excesso, o organismo transforma a vitamina D em metabólitos inativos para se proteger. Em regiões de clima temperado (40° N ou S), a intensidade de radiação UV-B está abaixo do limiar de inverno, não ocorrendo síntese cutânea significativa da vitamina nesse período.[11]

FISIOLOGIA DA ABSORÇÃO

Como a vitamina D é lipossolúvel, após ser ingerida, é incorporada aos quilomícrons nos enterócitos e absorvida pelo sistema linfático. A absorção é maior no intestino delgado, e estima-se que cerca de 80% sejam absorvidos. Portanto, considera-se que não há problema de absorção dessa vitamina em indivíduos saudáveis e com

ingestão adequada de lipídios. Doenças que promovem alterações no metabolismo lipídico podem prejudicar a absorção das vitaminas lipossolúveis e, portanto, também ter influência na biodisponibilidade da vitamina D.[12,13]

METABOLISMO DA VITAMINA D

Tanto o colecalciferol formado na pele quanto a vitamina D proveniente de fontes alimentares serão metabolizados para gerar o hormônio ativo, o calcitriol.[14] O primeiro passo do metabolismo da vitamina D no fígado é a hidroxilação na posição 25. Após a primeira hidroxilação, a vitamina D logo aparece na circulação como calcidiol [25(OH)D], que é a principal forma circulante e, também, a principal forma de armazenamento no organismo. O calcidiol tem meia-vida no soro de 10 dias a 3 semanas e tem sido utilizado nos tratamentos de raquitismo por apresentar atividade duas a cinco vezes maior que a da vitamina D.[15-17] O calcidiol deve sofrer nova hidroxilação nos túbulos proximais dos rins na posição 1, transformando-se em calcitriol. Assim como nos rins, a enzima calcidiol 1-hidroxilase pode ser encontrada na placenta, nas células ósseas, nas glândulas mamárias e nos queratinócitos. A enzima da placenta contribui de modo significativo para a obtenção do calcitriol fetal, mas não se sabe se este é fisiologicamente importante em outros tecidos.[18]

A concentração de calcitriol no soro permanece relativamente constante, variando de acordo com a regulação do Ca no organismo. Entretanto, até que a deficiência seja extrema, não ocorrem grandes variações no estado nutricional do indivíduo em relação a essa vitamina. Diferentemente, a concentração sérica de 25(OH)D cai abruptamente com a deficiência. A vitamina D é excretada preferencialmente pela bile e pode ser reabsorvida, embora se acredite que este não seja um mecanismo importante para sua conservação no organismo. Metabólitos mais solúveis de vitamina D, como o ácido calcitroico, são excretados pela via renal.[19]

Regulação do metabolismo da vitamina D

Como já descrito, a função mais bem estabelecida da vitamina D é relacionada à homeostase do Ca. O metabolismo dessa vitamina é regulado em nível de hidroxilação nos rins, que pode ocorrer tanto na posição 1 quanto na posição 24. Essa regulação ocorre por meio de alterações nas concentrações séricas de Ca e fosfato. O calcitriol pode agir reduzindo sua própria síntese, por meio da regulação positiva da expressão do gene que codifica a enzima calcidiol 24-hidroxilase e da regulação negativa do gene que codifica a enzima calcidiol 1-hidroxilase nos rins. Ao contrário, quando a

concentração de Ca no soro diminui, o PTH é secretado, e, como resposta, os rins aumentam a atividade da calcidiol 1-hidroxilase e diminuem a da 24-hidroxilase. Esse não é um efeito que envolve regulação da expressão gênica, mas é resultado de mudanças na atividade de enzimas, mediadas pela adenosina monofosfato-cíclico (AMPc).[11,18]

Calcitriol e altas concentrações de Ca reduzem a síntese do PTH. A calcitonina estimula a hidroxilação do 25(OH)D na posição 1, em nível renal, agindo para aumentar tanto a atividade da enzima existente (efeito dependente de AMPc) quanto a síntese desta. O Ca exerce seu efeito principal na síntese e na secreção do PTH; entretanto, os íons de Ca também têm efeito direto nos rins, reduzindo a atividade da calcidiol 1-hidroxilase. O fosfato também interfere no metabolismo do calcidiol. Durante o dia, há flutuação nas concentrações séricas de fosfato e de calcitriol. A alimentação com quantidades reduzidas de fosfatos pode resultar no aumento das concentrações circulantes de calcitriol. Acredita-se que a hidroxilação na posição 24 seja a etapa inicial para a degradação metabólica de 25(OH)D e de calcitriol.[11,18]

Receptores de calcitriol

Com exceção dos efeitos de curto prazo na absorção intestinal de Ca, todas as ações do calcitriol estão relacionadas à modulação da expressão gênica nas células-alvo que apresentam receptores para esse hormônio. O VDR é membro da família "dedos" de zinco de receptores de hormônios esteroides e tem sido identificado em grande número de tecidos.[20] Após ligar-se ao calcitriol (ou ao ergocalcitriol), o receptor é ativado e dimerizado, acoplando-se então ao VDRE no DNA, o que estimula a expressão de genes relacionados.[20,21]

O raquitismo por pseudodeficiência de vitamina D, doença autossômica recessiva rara decorrente de mutações no gene *CYP27B1*, que codifica a enzima 25-hidroxivitamina D3 1-α-hidroxilase, ocasiona a perda da função dessa enzima, o que impede a formação da 1,25(OH)$_2$D. A presença de mutações no gene que codifica o VDR resulta na expressão de um receptor com baixa afinidade para a 1,25(OH)$_2$D. Com isso, há menor capacidade do VDR de modular a expressão gênica, mesmo na presença de altas concentrações de 1,25(OH)$_2$D. Essa condição clínica é conhecida por raquitismo hereditário resistente à vitamina D, tipo II, e é caracterizada por hipocalcemia, hiperparatireoidismo secundário e raquitismo grave, com início na infância. O tratamento baseia-se na reversão da hipocalcemia e do hiperparatireoidismo secundário, com administração de altas doses de Ca por via oral ou intravenosa.[22] O melhor conhecimento dessa e de outras mutações poderá auxiliar na estimativa do pico de massa mineral óssea e do subsequente risco de desenvolvimento de osteoporose.

A principal resposta ao calcitriol é a indução da calbindina D (proteína ligadora de Ca). Nos ossos, a atividade da gamaglutamil carboxilase, dependente de vitamina K, também é induzida pela vitamina D. Diversos outros genes também são regulados pelo calcitriol.[21,23] No Quadro 1, podem-se verificar os tecidos nos quais receptores de calcitriol foram identificados. Além dos tecidos, os receptores também foram identificados em células tumorais.

Conforme exposto, já é reconhecido que o VDR regula a expressão de diversos genes, mas a regulação do gene que o codifica ainda é pouco elucidada. Além da modulação da expressão gênica, a vitamina D está relacionada a mecanismos epigenéticos. Vários genes envolvidos no metabolismo da vitamina D são regulados por mecanismos de silenciamento epigenético. Em contrapartida, o VDR está envolvido na regulação de eventos epigenéticos à medida que regula a expressão de modificadores e remodeladores de cromatina.[24]

Ação da vitamina D na absorção intestinal de cálcio e fósforo

A homeostase do Ca e do P no organismo é essencial para a manutenção da saúde. Em baixas concentrações séricas de Ca, a paratireoide secreta o PTH, que aumenta a atividade da enzima 25-hidroxivitamina D3 1-α-hidroxilase nos rins, o que conduz à elevação da produção do calcitriol. Com isso, o Ca sérico é normalizado por aumento da absorção no duodeno e jejuno. Já o P é absorvido no jejuno e íleo. Há, ainda, aumento da reabsorção de Ca pelos rins

QUADRO 1	Localização de receptores de calcitriol
Esqueleto	Osteoblastos, condrócitos
Sistema linfático	Linfócitos ativados T e B, macrófagos, monócitos, baço, timo, amígdalas, linfonodos
Trato gastrintestinal	Células epiteliais intestinais, glândula parótida, cólon, estômago
Trato urinário	Rins (túbulos distal e proximal), bexiga
Músculos	Esquelético, cardíaco e liso
Sistema nervoso	Cérebro (muitos centros), gânglios sensoriais, medula espinhal
Sistema reprodutivo	Epidídimo, testículos, ovários, ovoduto, útero, placenta, glândulas mamárias
Pele	Epiderme, fibroblasto, folículos de cabelo, queratinócitos, melanócitos, glândulas sebáceas
Sistema endócrino	Medula adrenal e córtex, pâncreas (células ß), pituitária, tireoide, paratireoide

no processo de filtração glomerular e mobilização do Ca dos ossos por meio da atividade de osteoclastos.[9]

O calcitriol no intestino delgado pode promover aumento rápido na absorção de Ca e P, bem como aumentar a expressão de calbindina D, que se liga ao Ca, permitindo a absorção desse mineral no intestino delgado. O incremento da captação de Ca pode ocorrer em razão do aumento da permeabilidade da membrana apical da mucosa intestinal para os íons Ca, associado a mudanças na topologia da membrana. Há também aumento da atividade da enzima fosfatase alcalina (hidrolisa os fosfatos orgânicos) e do sistema de transporte de fosfato dependente de sódio. A síntese da calbindina, induzida pelo calcitriol, permite acúmulo de Ca intracelular e seu posterior transporte. A transferência de Ca das células da mucosa para a membrana basolateral ocorre por meio da ATPase Ca-Mg; portanto, o magnésio (Mg) também participa da absorção normal de Ca.[9,18]

◻ BIODISPONIBILIDADE DE VITAMINA D

As principais fontes alimentares de vitamina D são os óleos de fígado de peixes, alimentos derivados do leite, como manteiga e queijos gordurosos; ovos e margarinas enriquecidos. Alguns leites processados, iogurtes e bebidas lácteas, normalmente pobres em vitamina D, podem ser fortificados. Dependendo da estação do ano, as concentrações de vitamina D nesses alimentos podem ser alteradas, sendo menores no inverno.[25] O conteúdo da vitamina pode ser aumentado em determinados alimentos, como gema de ovos, pela adição de colecalciferol à ração dos animais. Quando esse procedimento foi testado e a quantidade de colecalciferol aumentada de 62,4 para 216,4 mg/kg de ração, os ovos produzidos forneceram cerca de 7 vezes mais vitamina D.[26]

Atualmente, há bastante discussão sobre a relação entre fontes alimentares de vitamina D e quantidades sintetizadas pela exposição solar, pois acredita-se que a síntese cutânea seja mais significativa que aquela relacionada à ingestão alimentar. Nesse sentido, há dificuldades em predizer qual seria a quantidade de ingestão alimentar mais adequada por causa de restrições impostas por outros fatores relacionados à saúde (como o uso de filtros solares para a prevenção do câncer de pele), as quais, por sua vez, limitam a síntese adequada da vitamina. Considerando que essa prática vem aumentando, mesmo em países onde a incidência de radiação solar é adequada, é coerente ponderar os resultados do estudo de Heaney et al.[15] O objetivo foi estabelecer a relação quantitativa entre a ingestão constante de colecalciferol e as concentrações séricas de 25(OH)D. Observou-se que durante o inverno estadunidense 12,5 mcg (500 UI) ao dia de colecalciferol provenientes de fontes alimentares são necessários para manter aquelas concentrações em 70,3 nmol/L, previamente determinadas durante o outono. Já a quantidade proveniente de todas as fontes, incluindo alimentos, suplementos e estoques corporais, foi estimada em aproximadamente 96 mcg (3.800 UI) ao dia.[15] Na Tabela 1, podem ser observados alguns valores de vitamina D em alimentos.

Com relação à biodisponibilidade de diferentes fontes de vitamina D, sugere-se que tanto as formas farmacêuticas quanto aquelas de alimentos-fonte promovem aumentos semelhantes nas concentrações séricas de 25(OH)D. Holvik et al.[16] verificaram que doses de 10 mcg de colecalciferol fornecidos a adultos jovens norugueses na forma de comprimidos multivitamínicos ou em cápsulas contendo óleo de peixe, durante 1 mês, aumentaram as concentrações séricas da vitamina em 36 e 32 nmol/L, respectivamente, mesmo após o controle de diversas variáveis, como índice de massa corporal (IMC), sexo, etnia e idade.[16]

TABELA 1   Conteúdo de vitamina D em alimentos (100 g)

Alimento	Vitamina D (mcg)	Vitamina D (UI)
Atum ralado, em conserva (óleo)	8	320
Carne suína, média de diferentes cortes e preparos	1,12	44,8
Carne, bovina, fraldinha com gordura, grelhada/assada	0,14	5,6
Fígado bovino, grelhado	2,06	82,4
Frango, peito com pele, assado	0,1	4
Iogurte natural, média de diferentes amostras	0,08	3,2
Leite de vaca, integral UHT, média de diferentes amostras	1,19	47,6
Leite de vaca, integral, orgânico	0,1	4
Manteiga, média de várias amostras com e sem sal	0	0
Óleo de fígado de cação	250	10.000
Ovo de galinha, inteiro, cozido	1,8	72
Peru, peito sem pele, grelhado/assado	0,13	5,2
Queijo *cheddar*	0,6	24
Queijo minas frescal	2,11	84,4
Queijo, muçarela, média de diferentes amostras	0,43	17,2
Salmão fresco com pele, grelhado	4,04	161,6
Sardinha, assada	1,25	50
Tambaqui, grelhado	0,13	5,2
Tilápia, crua	4,2	168
Tilápia, filé sem pele, cozido	3,4	136

Fonte: TBCA.[29]

Natri et al.[27] compararam a biodisponibilidade do colecalciferol de pão branco e de centeio fortificados com a de um suplemento farmacológico. Mulheres jovens saudáveis residentes na Finlândia foram avaliadas, e todas as fontes forneceram 10 mcg/dia da vitamina. O aumento nas concentrações séricas de 25(OH) D promovido pela ingestão de ambos os pães apresentou a mesma efetividade do suplemento, demonstrando que a preparação dos pães e o conteúdo de fibras do pão de centeio não afetaram a biodisponibilidade do colecalciferol e que esse alimento também pode ser utilizado para fortificação.[27] Os mesmos resultados foram obtidos na avaliação da biodisponibilidade da vitamina D em cogumelos comestíveis (*Cantharellus tubaeformis*). Ambas as ingestões desse alimento liofilizado ou de suplemento forneceram

14 mcg/dia de ergocalciferol, e, após 3 semanas, o aumento nas concentrações séricas de 25(OH) D de mulheres jovens residentes na Finlândia foi significativo em relação ao grupo controle e não diferiu entre os grupos que consumiram o ergocalciferol proveniente dos cogumelos ou do suplemento, demonstrando boa biodisponibilidade da vitamina nesse tipo de alimento.[28]

É importante destacar que todos os cogumelos comestíveis contêm quantidades significativas de ergosterol que, quando exposto à radiação UV-B, é convertido em colecalciferol. Dependendo do tipo de cogumelo e da duração da exposição solar, o conteúdo de colecalciferol pode ser de até 25 mcg/g.[30] O método de preparo de cogumelos para consumo também parece interferir na quantidade retida de vitamina D2. Judprasong et al.[31] examinaram os efeitos do tratamento de 8 diferentes tipos de cogumelos comumente consumidos na Tailândia (*shimeji*-preto, *shimeji*-marrom, *enoki*, *houbi-take*, *shitake*, palha-de-arroz, *shimeji*-branco e orelha-de-pau) com UV-B no aumento das quantidades de vitamina D2. Posteriormente, os quatro cogumelos mais ricos em vitamina D2 foram preparados com diferentes técnicas culinárias para avaliar a retenção dessa vitamina. Os resultados da retenção de vitamina D2 foram de 89,3%, 73,2% e 68,2% quando refogados, fervidos e grelhados, respectivamente.[31]

Borel et al.,[30] em revisão de literatura acerca da biodisponibilidade da vitamina D, registraram que o ergocalciferol, usualmente adicionado a suplementos e a alimentos fortificados, parece ser absorvido com eficiência semelhante ao colecalciferol, e que o 25(OH)D apresenta melhor absorção que as formas não hidroxiladas. Além disso, a quantidade de gordura ingerida junto ao colecalciferol não parece alterar a biodisponibilidade dessa vitamina de maneira significativa. Entretanto, medicamentos para reduzir a absorção de gordura, como os poliésteres de sacarose e tetra-hidrolipstatina, podem diminuir a absorção de vitamina D. Os autores registraram, ainda, que a absorção de vitamina D parece sofrer pouca ou nenhuma redução com a idade e que há dados insuficientes quanto à influência da fibra alimentar, do tipo de vitamina D e de polimorfismos em genes que codificam proteínas envolvidas com a absorção intestinal da vitamina D sobre a biodisponibilidade desse micronutriente.

▣ RECOMENDAÇÕES DE INGESTÃO DE VITAMINA D E VALORES MÁXIMOS TOLERÁVEIS

As recomendações de ingestão diária de vitamina D foram baseadas nas necessidades de indivíduos idosos mantidos no interior de suas residências, sem exposição ao sol, e representam os valores que supostamente manterão as concentrações séricas de 25(OH)D iguais às observadas em indivíduos jovens com exposição solar adequada, no período de inverno. As recomendações de vitamina D podem ser expressas em microgramas (mcg) ou em unidades internacionais (UI). Considerando estudos realizados com animais, 1 mcg de vitamina D equivale a 40 UI. Como a atividade da 25(OH)D é cinco vezes maior, a relação deve ser 1 UI = 5 mcg de 25(OH) D.[19] Recomendações de ingestão e valores máximos tolerados de ingestão podem ser observados na Tabela 2.

Ilahi et al.[17] testaram a meia-vida e a resposta do calcidiol em relação a uma dose alta de colecalciferol (100.000 UI) em indivíduos estadunidenses saudáveis com exposição solar restrita e ingestão alimentar de vitamina D reduzida. Esses indivíduos foram acompanhados durante 4 meses, e concentrações séricas de calcidiol elevaram-se imediatamente de uma média inicial de 68 para 105 nmol/mL, com valor máximo verificado de 160,5 nmol/L. Os autores concluíram que essa dose é segura, eficaz e de baixo custo para ser fornecida a indivíduos com concentrações séricas de calcidiol moderadas, pois naqueles com valores séricos menores do que 50 nmol/L seriam necessárias doses ainda maiores.[17]

Atualmente, tem sido proposto aumento dos valores recomendados de ingestão diária de vitamina D. Essa tendência é embasada nos registros crescentes de deficiência de vitamina D até mesmo em países de clima tropical, em que grande parcela da população pode não atingir a recomendação preconizada somente com o consumo regular de alimentos e exposição solar.[32] Nesse contexto, a fortificação de alimentos amplamente consumidos configura-se como alternativa para a ingestão adequada desse micronutriente.[33]

▣ DEFICIÊNCIA DE VITAMINA D

A insuficiência e a deficiência de vitamina D são consideradas problemas de saúde pública

TABELA 2 Recomendações de ingestão diária e limite superior tolerável de ingestão de vitamina D

Estágio de vida	AI	EAR	RDA	UL
Recém-nascidos				
0-6 meses	400 UI (10 mcg)	–	–	1.000 UI (25 mcg)
6-12 meses	400 UI (10 mcg)	–	–	1.500 UI (38 mcg)
Crianças				
1-3 anos	–	400 UI (10 mcg)	600 UI (15 mcg)	250 UI (36 mcg)
4-8 anos	–	400 UI (10 mcg)	400 UI (10 mcg)	400 UI (10 mcg)
Mulheres e homens				
9-13 anos	–	400 UI (10 mcg)	600 UI (15 mcg)	4.000 UI (100 mcg)
14-18 anos	–	400 UI (10 mcg)	600 UI (15 mcg)	4.000 UI (100 mcg)
19-30 anos	–	400 UI (10 mcg)	600 UI (15 mcg)	4.000 UI (100 mcg)
31-50 anos	–	400 UI (10 mcg)	600 UI (15 mcg)	4.000 UI (100 mcg)
51-70 anos	–	400 UI (10 mcg)	600 UI (15 mcg)	4.000 UI (100 mcg)
> 70 anos	–	400 UI (10 mcg)	800 UI (15 mcg)	4.000 UI (100 mcg)
Gestantes e lactantes				
14-18 anos	–	400 UI (10 mcg)	600 UI (15 mcg)	4.000 UI (100 mcg)
19-30 anos	–	400 UI (10 mcg)	600 UI (15 mcg)	4.000 UI (100 mcg)
31-50 anos	–	400 UI (10 mcg)	600 UI (15 mcg)	4.000 UI (100 mcg)

AI: ingestão adequada; EAR: necessidade média estimada; RDA: ingestão dietética recomendada; UL: limite superior tolerável de ingestão.
Fonte: *Institute of Medicine*.[19]

em âmbito mundial, inclusive em países com incidência regular de luz solar durante todo o ano. O biomarcador mais utilizado para estimar o estado nutricional do indivíduo em relação à vitamina D é a concentração sérica de 25(OH) D3. No entanto, os pontos de corte para esse marcador ainda são controversos.[34]

Fatores como pele escura, idade avançada, pouca exposição à luz solar, obesidade, síndrome da má absorção e doença inflamatória intestinal podem contribuir para o aumento do risco para deficiência de vitamina D. A deficiência grave em adultos promove osteomalácia, condição caracterizada pela falha na mineralização da matriz orgânica dos ossos, que resulta em ossos fracos e sensíveis à pressão, fraqueza nos músculos proximais e frequência aumentada de fraturas.[35]

Em idosos, o estado nutricional em relação à vitamina D deficiente pode ser responsável pela menor absorção de Ca e, portanto, tem efeitos importantes no desenvolvimento da osteoporose, principalmente nas mulheres no período pós-menopausa.[12,36,37] Isso geralmente ocorre porque o envelhecimento é associado a concentrações reduzidas de 7-DHC na pele. Um indivíduo de 70 anos tem sua capacidade de síntese de vitamina D3 na pele reduzida em 75%.[18]

Em crianças, a deficiência de vitamina D pode resultar no raquitismo, com anormalidades ósseas; entretanto, atualmente, essa condição é rara em países em que há fortificação de alimentos. A obesidade também parece estar associada a concentrações reduzidas de vitamina D, e acredita-se que esta ocorra em razão do sequestro da vitamina pelos adipócitos. Algumas medicações, como antiepiléticos, corticosteroides e aquelas que reduzem a absorção de gorduras, também são relacionadas com a deficiência de vitamina D.[19]

Existem evidências de que a deficiência de vitamina D não seja associada apenas a problemas ósseos, mas também a risco elevado de desenvolvimento de diversos tipos de câncer, de diabetes *mellitus*, de hipertensão arterial e de obesidade.[38-42]

Vitamina D e câncer

A deficiência de vitamina D é principalmente reconhecida por sua relação com fraturas e alterações ósseas. Entretanto, estudos epidemiológicos, pré-clínicos e clínicos fornecem evidências dos efeitos protetores que essa vitamina exerce contra as transformações celulares que resultam no câncer. De acordo com Garland et al.,[43] a maior parte dos estudos observacionais revela que a vitamina D apresenta associações ao risco de desenvolvimento de câncer de cólon, mama, próstata e ovários. Segundo os autores, os índices de mortalidade por câncer de cólon ajustados para idade são maiores em áreas onde há pouca incidência de luz solar durante o inverno. Concentrações de 25(OH)D < 75 nmol/L foram associadas a um risco aproximadamente duas vezes maior de câncer de cólon e, também, à maior incidência de adenomas.

Com relação ao câncer de mama, os dados são semelhantes: em mulheres que se expõem regularmente à luz solar e que têm ingestões de vitamina D acima dos valores médios, a incidência desse tipo de câncer é significativamente menor. Aquelas que têm concentrações séricas de 1,25(OH)$_2$D nos quartis mais baixos apresentam risco 5 vezes maior de desenvolvimento de câncer de mama em relação àquelas nos quartis mais altos. Além disso, concentrações reduzidas de 1,25(OH)$_2$D também são associadas à progressão mais rápida do câncer de mama metastático.[43,44]

Os dados relativos ao câncer de próstata seguem a mesma tendência. Apesar de alguns estudos não encontrarem relações, em um estudo realizado com aproximadamente 20 mil homens finlandeses, aqueles com concentrações séricas de 25(OH)D menores que 40 nmol/L apresentaram incidência 70% mais alta em relação àqueles com valores séricos maiores do que 40 nmol/L.[45]

As possíveis explicações para as associações observadas entre concentrações séricas de vitamina D e risco de desenvolvimento de câncer fundamentam-se no fato de que o calcitriol exerce papel regulatório sobre genes envolvidos na transformação de células normais em cancerígenas, agindo no controle do ciclo celular, na apoptose, na adesão celular e na regulação da diferenciação e proliferação celulares.[39] Visto que o cistroma do VDR (conjunto completo de localizações genômicas, onde o receptor se liga para regular a expressão de genes) é composto por milhares de sítios de ligação, os quais são encontrados ao longo de todo o genoma, sabe-se que o calcitriol atua modulando também o epigenoma de células normais e cancerígenas em vários níveis, como na acessibilidade à cromatina e em modificações nas histonas.[7] Ainda no que se refere à associação entre vitamina D e câncer, a literatura destaca polimorfismos no gene que codifica o VDR, os quais têm sido associados ao desenvolvimento do câncer e outras doenças crônicas não transmissíveis.[44] Foram registradas associações significativas entre ocorrência de câncer de mama e a presença dos polimorfismos Fok1, Bsm1, Taq1, Apa1 e poly(A); entre câncer de próstata e polimorfismos Fok1, Bsm1, Taq1 e poly(A); entre melanoma e polimorfismos Fok1, Bsm1 e A-1210; entre câncer colorretal e polimorfismos Bsm1 e Fok1; entre câncer de ovários e polimorfismos Fok1 e Apa1; e entre carcinoma renal e polimorfismos Taq1 e Apa1.[46] Todavia, estudo com dados do UK Biobank e abordagem de randomização mendeliana em larga escala (74 polimorfismos genéticos), com objetivo de reavaliar de forma abrangente as associações entre concentrações de vitamina D e suscetibilidade ao câncer (10 tipos), não encontrou resultados significativos, à exceção do câncer de ovário.

Observou-se menor risco de desenvolvimento desse tipo de câncer em mulheres com concentrações geneticamente preditas mais elevadas de 25(OH)D, resultado que deve ser mais bem avaliado em estudos de intervenção. De forma geral, tais resultados não dão suporte à utilização generalizada da suplementação com vitamina D para a redução do risco de desenvolvimento do câncer, apesar de o potencial efeito benéfico, principalmente em tipos de câncer mais raros, não poder ser excluído.[47]

É importante destacar, ainda, que grande parte dos estudos sobre vitamina D e câncer reflete associações e não causa-efeito. Além disso, em metanálise que incluiu 30 estudos de suplementação com vitamina D (18.808 indivíduos com idades entre 58 e 77,5 anos e com período médio de seguimento entre 1 e 6,2 anos), não foram observadas evidências de redução nas taxas de incidência e de mortalidade por câncer. Ao contrário, muitas incertezas sobre os possíveis efeitos benéficos da vitamina D no câncer permanecem.[48]

Vitamina D e doenças metabólicas: diabetes *mellitus*, hipertensão arterial sistêmica e obesidade

Diversos estudos sugerem que a deficiência de vitamina D é fator de risco para a incidência de diabetes *mellitus* tipos 1 e 2. Algumas suposições podem contribuir para elucidar a relação entre a vitamina D e a função das células betapancreáticas. Um efeito direto estaria relacionado à ligação de sua forma circulante ativa a receptores nessas células. Considerando que a enzima 25-hidroxivitamina D3 1-α-hidroxilase se expressa nas células beta, pode ocorrer a ativação da vitamina D dentro dessas células, por meio da atividade dessa enzima.[49]

Indiretamente, os efeitos da vitamina D estariam relacionados às suas funções na regulação das concentrações extracelulares de Ca e no fluxo desse mineral para dentro das células betapancreáticas. Sabe-se que a secreção de insulina é um processo mediado pelo Ca; portanto, alterações na regulação de seu fluxo podem ser prejudiciais à função secretória das células pancreáticas e na ação propriamente dita da insulina. Dessa forma, tanto ingestões inadequadas de Ca quanto concentrações deficientes de vitamina D poderiam alterar o balanço entre os compartimentos intra e extracelular de Ca, afetando a liberação normal de insulina. Além disso, a vitamina D pode agir diretamente sobre a ação da insulina por estimular a expressão de receptores desta, o que pode aumentar sua sensibilidade.[50]

Outra explicação plausível para a relação entre vitamina D e diabetes *mellitus* tipo 1 aponta o papel desse micronutriente nas imunidades inata e adquirida. Concentrações adequadas de vitamina D no organismo humano parecem reduzir o processo de destruição autoimune das células betapancreáticas, responsáveis pela síntese e secreção de insulina. De acordo com estudos transversais e de coorte em relação ao diabete *mellitus* tipo 2, sugere-se que a vitamina D influencie a secreção e a sensibilidade à insulina.[38]

Ainda nesse sentido, outra possível relação entre a vitamina D e o diabetes *mellitus* baseia-se no fato de que essa doença é associada à inflamação sistêmica de baixo grau. Nesse caso, a vitamina pode melhorar a sensibilidade à insulina e promover a sobrevivência das células betapancreáticas pela modulação direta da geração e dos efeitos de citocinas pró-inflamatórias, as quais, em quantidades elevadas, podem promover disfunções nessas células por meio de apoptose.[50] Especificamente, a vitamina D interage com elementos de resposta na região promotora dos genes que codificam citocinas e interfere em fatores nucleares de transcrição envolvidos na geração e na ação dessas citocinas. A vitamina pode, ainda, regular a ativação do fator nuclear kappa B (NF-κB), o qual também é envolvido na modulação de genes que codificam citocinas pró-inflamatórias relacionadas à resistência à insulina. Além disso, interfere na geração de citocinas, regulando a expressão da calbindina, a qual, entre outros locais, também é encontrada nas células betapancreáticas. Ainda que não todos, a maioria dos estudos que avaliam associações entre concentrações séricas de vitamina D e diabetes *mellitus* confirma essas hipóteses.[49]

A deficiência de vitamina D também parece se associar a maiores riscos de desenvolvimento de diabetes gestacional, principalmente quando ocorre no primeiro trimestre de gestação.[51,52] Metanálise reforçou a associação positiva entre a deficiência de vitamina D e o risco para desenvolver diabetes durante a gestação e que a suplementação com vitamina D pode ser utilizada no controle do diabetes *mellitus* gestacional.[53]

Em relação à hipertensão arterial sistêmica (HAS) e concentrações séricas de vitamina D, as evidências são menos conclusivas do que aquelas observadas no câncer e no diabetes *mellitus*. Apesar dos resultados controversos com relação à necessidade de suplementação de vitamina D para o controle da pressão arterial, alguns estudos epidemiológicos e observacionais apontam associação entre esse micronutriente, a HAS e a aterosclerose.[40,54] Sugere-se que quanto maiores as concentrações da vitamina no soro, menores os valores médios de pressão sanguínea e, também, a prevalência de HAS.

Nesse sentido, Martini e Wood[55] realizaram uma revisão de estudos e destacaram os resultados de 3 investigações principais. A primeira delas avaliou mais de 12 mil indivíduos estadunidenses e verificou que a média de pressão arterial sistólica (PAS) observada nos pacientes classificados nos quintis mais altos de concentração sérica de 25(OH)D foi 3 mmHg menor em relação àquela apresentada por indivíduos nos quintis mais baixos. Nos mesmos critérios de estratificação, os valores para pressão arterial diastólica (PAD) foram 1,6 mmHg menores. Esses valores também foram intensificados em indivíduos idosos. Tais dados, considerados em conjunto, são de grande importância, pois até mesmo pequenas reduções nos valores de PAS podem ser relacionadas com riscos significativamente menores de mortalidade por doenças cardiovasculares.

No segundo estudo revisado por Martini e Wood,[55] em mais de 15 mil indivíduos estadunidenses adultos que participaram do *Third National Health and Nutrition Examination Survey* (NHANES III), as concentrações séricas de 25(OH)D foram mais baixas em mulheres, indivíduos idosos, e das etnias afro-americana e hispânica. Em indivíduos com obesidade, com HAS e com diabetes, constatou-se que nos quartis mais baixos de concentração sérica de vitamina D (< 52,5 nmol/mL) a prevalência de fatores de risco cardiovascular foi de 20,5% em comparação com 15,1% nos quartis mais altos (> 65 nmol/L), ou seja, houve diferença de 26%.

Outro ponto de interesse é a associação entre o estado nutricional dos indivíduos em relação à vitamina D e o surgimento da HAS. Essa questão foi avaliada em indivíduos estadunidenses (n~1.800) acompanhados durante 8 anos. Entre os homens, aqueles com concentrações séricas de 25(OH)D mais baixas apresentaram risco 6,1 vezes maior de desenvolver HAS nos primeiros 4 anos e 3,5 vezes maior em 8 anos de acompanhamento, em comparação àqueles com concentrações mais elevadas da vitamina. Nas mulheres, as mesmas análises evidenciaram riscos 2,7 e 1,7 vezes maiores de aparecimento de casos de HAS em 4 e 8 anos de acompanhamento, respectivamente. Acredita-se que a possível ação da vitamina D em relação ao controle da pressão sanguínea esteja associada à regulação da atividade do sistema renina-angiotensina, principalmente pela influência exercida sobre a regulação da expressão de genes específicos.[55-58]

Em relação a fatores de risco cardiovascular de forma geral, é importante destacar os resultados de um estudo de análise observacional e randomização mendeliana, em que foram caracterizadas as relações dose-resposta entre as concentrações de 25(OH)D e o risco de doença coronariana, acidente vascular cerebral (AVC) e mortalidade por todas as causas. Foram avaliados 33 estudos prospectivos, com 500.962 indivíduos sem histórico conhecido de doença coronariana ou AVC no início do estudo. Além disso, análises de randomização mendeliana foram feitas em 4 estudos de coorte de base populacional que avaliaram 386.406 indivíduos de meia-idade e ascendência europeia. Foram observadas associações inversas entre baixas concentrações de 25(OH)D e incidência de doença coronariana e AVC, bem como de mortalidade por todas as causas. No entanto, as concentrações geneticamente preditas de 25(OH)D não se associaram aos desfechos avaliados. Assim, sugeriu-se que reduções significativas nas taxas de mortalidade e morbidade cardiovascular em função da suplementação com vitamina D em baixas doses e em longo prazo, mesmo se direcionada a indivíduos com baixas concentrações de vitamina D, são improváveis.[59]

Já em relação à obesidade, a vitamina D parece estar associada diretamente a mecanismos de regulação da adipogênese no processo de diferenciação dos adipócitos. Baixas concentrações séricas dessa vitamina estimulam a liberação de mediadores inflamatórios que podem contribuir para o ganho de peso. Indivíduos com obesidade apresentam concentrações importantes de vitamina D armazenadas nos adipócitos e concentrações circulantes normalmente insuficientes.[60]

Os adipócitos expressam o VDR, que é sensível a mudanças nas concentrações de $1,25(OH)_2D3$. Além disso, os adipócitos expressam a enzima 25-hidroxivitamina D3 1-α-hidroxilase, responsável por ativar a vitamina D. Esta, por sua vez, pode inibir a ativação de fatores de transcrição adipogênicos e o acúmulo de gordura nos adipócitos durante a diferenciação celular.[9,21]

Em baixas concentrações circulantes de vitamina D, o Ca sérico é reduzido e pode induzir ao hiperparatireoidismo secundário. O aumento das concentrações de PTH está relacionado ao aumento de peso, uma vez que há maior concentração de Ca dentro dos adipócitos, o que aumenta a expressão da enzima ácido graxo sintase. Essa enzima acarreta aumento da deposição de lipídios nos adipócitos e redução da lipólise. Investiga-se, ainda, redução na oxidação lipídica e na termogênese em altas concentrações sanguíneas de PTH.[61]

Sugere-se, dessa forma, que indivíduos com obesidade ou em processo de perda de peso apresentem risco aumentado para deficiência em vitamina D. Uma revisão de ensaios clínicos randomizados comparou os efeitos da suplementação oral com vitamina D entre indivíduos com obesidade separados em três grupos: (1) sem intervenção para controle de peso, (2) com mudanças no estilo de vida e/ou uso de medicações para controle de peso, e (3) submetidos à cirurgia bariátrica. As concentrações séricas de 25(OH)D antes da suplementação variaram entre 7 e 27 ng/mL nos indivíduos do grupo 1; entre 15 e 29 ng/mL naqueles do grupo 2, e entre 15 e 24 ng/mL nos do grupo 3. De maneira geral, a suplementação com vitamina D em doses ≥ 1.600 a 2.000 UI/dia foi suficiente para elevar as concentrações séricas médias da 25(OH)D para valores ≥ 30 ng/mL nos indivíduos dos grupos 1 e 2. Já para os indivíduos do grupo 3, foram necessárias doses diárias superiores a 2.000 UI para atingir valores de 25(OH)D > 30 ng/mL. Cabe destacar que a suplementação não apresentou efeitos na perda de peso ou na melhora de parâmetros cardiovasculares e que ainda não há segurança para o estabelecimento de doses de referência para indivíduos com obesidade.[62]

Diante das associações observadas entre *status* da vitamina D e resistência à insulina, excesso de peso e HAS, alguns estudos têm investigado a relação entre a deficiência desse micronutriente e o desenvolvimento da síndrome metabólica. Entretanto, estudos de intervenção são necessários para elucidar o papel da vitamina nessa condição.[41]

AVALIAÇÃO DO ESTADO NUTRICIONAL DE INDIVÍDUOS EM RELAÇÃO À VITAMINA D

A concentração sérica de 25(OH)D é o melhor indicador do estado nutricional do indivíduo em relação à vitamina D, uma vez que representa toda a vitamina D disponível, incluindo aquela de fonte alimentar, da síntese cutânea, dos estoques no organismo, da proteína de transporte no sangue e do catabolismo.[63] Ainda, a meia-vida do 25(OH)D (2-3 semanas) é bastante superior àquela da 1,25(OH)$_2$D3 (6 horas). Em lactantes, recém-nascidos e crianças, a distribuição normal de 25(OH)D no soro varia de 20 a 37,5 nmol/L, dependendo da região. Entre os fatores importantes a se considerar na avaliação do estado nutricional do indivíduo em relação a essa vitamina, têm-se a localização geográfica, a estação do ano, a etnia e o padrão alimentar.[35,64,65]

Pouca informação está disponível sobre qual seria a melhor concentração para manter o metabolismo normal do Ca e o pico de massa óssea; portanto, mais estudos são necessários nesse sentido. Outro parâmetro que tem sido utilizado é a concentração de PTH no soro, inversamente relacionada à de 25(OH)D. Segundo Sauberlich,[65] o estado nutricional do indivíduo em relação à vitamina D pode ser obtido por meio dos parâmetros séricos: Ca total e Ca ionizado, fosfato inorgânico, enzima fosfatase alcalina, 25(OH)D, 1,25(OH)$_2$D e PTH. Indivíduos com deficiência de vitamina D geralmente têm baixas concentrações séricas de fosfato, de 25(OH)D e de 1,25 (OH)$_2$D, e elevadas da enzima fosfatase alcalina e do PTH. O Ca sérico pode estar baixo ou normal. Os valores sugeridos por Sauberlich como guias são:

- Concentração de 25(OH)D no soro:
  - Aceitável/desejável > 30 nmol/L.
  - Baixa < 25 nmol/L.
  - Deficiente < 12 nmol/L.
- Concentração de 1,25(OH)$_2$D no soro:
  - Aceitável/desejável 48 a 100 pmol/L.
- Toxicidade de vitamina D:
  - Concentração de 25(OH)D no soro > 200 nmol/L.

Entretanto, atualmente, um aumento nas concentrações séricas de 25(OH)D está sendo recomendado. Acredita-se que concentrações entre 75 e 80 nmol/L, aliadas a maior ingestão alimentar, estejam associadas à redução do risco de doenças crônicas não transmissíveis, entre elas a osteoporose, as doenças cardiovasculares, o diabetes e alguns tipos de câncer.[66]

Em 2017, a Sociedade Brasileira de Patologia Clínica e a Sociedade Brasileira de Endocrinologia e Metabologia (SBEM)[67] publicaram um posicionamento oficial a respeito dos intervalos de referência para as concentrações séricas de 25(OH)D. De acordo com o parecer, os grupos de risco para deficiência de vitamina D e que podem se beneficiar de concentrações séricas de 25(OH)D entre 30 e 60 ng/mL incluem indivíduos idosos, aqueles com fraturas ou quedas recorrentes, gestantes e lactantes, indivíduos com osteoporose (primária e secundária), com doenças osteometabólicas, como raquitismo, osteomalacia, hiperparatireoidismo; com doença renal crônica, com síndromes de má-absorção, como após cirurgia bariátrica e doença inflamatória intestinal; com sarcopenia, diabetes ou neoplasias malignas; indivíduos que utilizam medicações que possam interferir na formação e degradação da vitamina D, como terapia antirretroviral, glicocorticoides e anticonvulsivantes; indivíduos que não se expõem ao sol ou que tenham contraindicação à exposição solar, com obesidade e aqueles com pele de cor escura. No caso dessas três últimas circunstâncias, destaca-se que a dosagem da vitamina é indicada, mas que não há evidências concretas para a manutenção dos valores acima de 30 ng/mL.[67]

Com relação aos valores de referência, o posicionamento refere que as concentrações séricas ideais de 25(OH)D deverão ser estratificadas de acordo com a idade e características clínicas individuais. Para indivíduos saudáveis até 60 anos, sugere-se o valor de 20 ng/mL como desejável. Para a maioria dos grupos de risco citados anteriormente, a faixa de 30 a 60 ng/mL é recomendada. Por fim, refere-se que concentrações superiores a 100 ng/mL oferecem risco de toxicidade e hipercalcemia.[67]

TOXICIDADE

A ingestão excessiva de vitamina D, mas não a exposição excessiva ao sol, pode causar fraqueza, náuseas, perda de apetite, dor de cabeça, dores abdominais, cãibras e diarreia. Ainda mais grave, pode também causar hipercalcemia, com concentrações séricas de Ca atingindo 2,75 a 4,5 mmol/L (a variação normal é de 2,2 a 2,55 mmol/L). O limiar tóxico para adultos não foi estabelecido, mas a maioria dos pacientes diagnosticados com hipercalcemia ingeria doses de vitamina D acima de 250 mcg/dia (a ingestão recomendada é de 10 mcg/dia). A hipercalcemia é o fator desencadeante dos principais sintomas da toxicidade de vitamina D. Os sintomas iniciais envolvem alterações gastrintestinais, como diarreia, constipação intestinal, náuseas e vômitos. Em médio e longo prazos, o consumo excessivo de vitamina D pode desencadear anorexia, perda de massa óssea e aumento da frequência urinária noturna.[12]

Sabe-se que algumas crianças são sensíveis à hipercalcemia e à calcinose como resultado de ingestão habitual de 45 mcg/dia de vitamina D. A hipercalcemia persiste por muitos meses após a descontinuidade da ingestão elevada, por causa do acúmulo da vitamina no tecido adiposo e de sua liberação lenta para a circulação. Em concentrações séricas de Ca acima de 3,75 mmol/L, o músculo liso dos vasos sanguíneos pode se contrair anormalmente, podendo resultar em hipertensão e encefalopatia hipertensiva.[19,23,35]

A hipercalciúria pode também resultar na precipitação de fosfato de Ca nos túbulos renais e no desenvolvimento de cálculos urinários. A hipercalcemia também pode provocar calcinose, calcificação de tecidos moles, incluindo rins, coração, pulmões e vasos sanguíneos. Assume-se que esse efeito ocorra em função do aumento da entrada de Ca para os tecidos como resultado do aumento da síntese da calbindina D, em resposta à concentração sérica excessiva da vitamina e de seus metabólitos. Há estreita margem entre quantidades adequadas de vitamina D para garantir que o raquitismo seja prevenido e o limiar em que crianças vulneráveis possam desenvolver a hipercalcemia. Portanto, a quantidade adicionada em alimentos fortificados deve ser controlada para não colocar em risco crianças com baixo limiar para intoxicação e com risco de hipercalcemia e calcinose.[19,23,35]

A avaliação do estado nutricional do indivíduo em relação à vitamina D permite monitorar os casos de toxicidade em pacientes que recebem tratamento com essa vitamina, podendo demonstrar se os problemas relacionados ao Ca ocorrem em razão da deficiência ou da má absorção de vitamina D, da conversão para a forma ativa $1,25(OH)_2D$ ou, ainda, da disfunção da glândula paratireoide.[14] Hathcock,[68] revisando os valores de NOAEL (*no-observed-adverse-effect-level*) e LOAEL (*lowest-observed-adverse-effect-level*), apresentou, respectivamente, os seguintes valores para a vitamina D: 800 UI (20 mcg) e 2.000 UI (50 mcg).

CONSIDERAÇÕES PARA O BRASIL E AMÉRICA LATINA

No Brasil, a exposição solar ocorre praticamente durante todo o ano. Entretanto, com o aumento da incidência de câncer de pele, a utilização de protetores solares com fatores muito altos tem sido recomendada, o que pode limitar a disponibilidade da vitamina D. Assim, a fortificação dos alimentos com essa vitamina pode compor estratégias para controlar os efeitos negativos da deficiência, principalmente em populações com maior risco, como crianças e indivíduos idosos. Fatores étnicos também podem interferir na síntese da vitamina D, de maneira que indivíduos com cor da pele preta apresentam as menores concentrações de 25(OH)D e precisam se expor ao sol por um período duas vezes superior em relação a indivíduos com peles de cor mais clara. Desse modo, determinando as quantidades adicionadas na fortificação de alimentos de forma a não ultrapassar os limites superiores toleráveis fixados, mesmo com uma alimentação que contenha alimentos-fonte, é possível garantir ingestão alimentar adequada, com melhor aproveitamento do Ca, e potencialização da eficiência da vitamina D em funções ainda não totalmente esclarecidas.[33,35]

Os dados de ingestão alimentar de vitamina D de indivíduos brasileiros são escassos e, quando existentes, muitas vezes são provenientes de cálculos teóricos por meio de tabelas de composição de alimentos de outros países. Em contrapartida, estudos de avaliação do estado nutricional de indivíduos em relação à vitamina D no Brasil demonstram prevalência elevada de deficiência, principalmente em indivíduos idosos institucionalizados. Saraiva et al.[69] avaliaram 177 idosos institucionalizados e 243 atendidos em ambulatório na cidade de São Paulo, comparando-os com 141 adultos jovens quanto às concentrações séricas de 25(OH)D e de PTH. Cerca de 71% dos indivíduos do primeiro e 44% do segundo grupo apresentaram valores de 25(OH)D menores que aqueles considerados normais, e o hiperparatireoidismo secundário ocorreu em 72% e 54% dos indivíduos idosos nos grupos institucionalizado e ambulatorial, respectivamente. Apenas 1,2% e 4,2% desses indivíduos tinham concentrações séricas normais da vitamina. No grupo controle, as concentrações médias de 25(OH)D apresentaram-se dentro do limite de normalidade. De acordo com os autores, a prevalência de inadequação encontrada foi bastante expressiva, considerando a incidência de radiação solar elevada no país. Essa prevalência foi maior até mesmo em relação a países localizados em latitudes mais altas, como Nova Zelândia, Inglaterra e Alemanha, denotando a necessidade de incentivo à exposição solar, à suplementação individualizada com colecalciferol e à fortificação de alimentos para esse grupo populacional.[69]

Com relação à exposição solar, já havia sido verificada uma variação significativa na incidência de radiação UV e, por consequência, nas concentrações séricas de 25(OH)D durante as diferentes estações do ano na cidade de São Paulo. Concentrações deficitárias da vitamina foram observadas em 57% dos 214 indivíduos idosos avaliados. As maiores concentrações (67,2 nmol/L) foram verificadas no outono, e as menores (29,1 nmol/L), na primavera, ambas as estações subsequentes àquelas de maior e de menor incidência de radiação UV. A prevalência de concentrações séricas de vitamina D inadequadas também foi maior que a esperada em relação à de outros países com menor incidência de radiação solar.[70] Portanto, principalmente nessas populações mais suscetíveis à deficiência, a exposição ao sol de maneira segura deve ser incentivada em todas as estações do ano, mesmo em países tropicais como o Brasil.

Estudo realizado com 91 indivíduos idosos com HAS residentes no Nordeste do Brasil revelou prevalência de 4% e 33% de deficiência de vitamina D, ao considerar os pontos de corte < 20 ng/mL e < 30 ng/mL, respectivamente.[71] Outra pesquisa feita com 1.933 mulheres brasileiras na pós-menopausa, residentes nas regiões Nordeste, Sudeste e Sul e com baixa densidade óssea, observou que a prevalência de inadequação de vitamina D (< 50 nmol/L) aumentou progressivamente em latitudes mais ao sul, atingindo um pico de prevalência de 24,5% em Porto Alegre, mais que duas vezes superior àquele observado nas cidades de Recife e Salvador.[72]

Estudos com adolescentes também têm demonstrado prevalências preocupantes de deficiência de vitamina D. No Sudeste, foram avaliados 143 adolescentes, de ambos os sexos, que apresentaram concentrações (± desvio-padrão) de 74,6 (± 28,7) nmol/L de 25(OH)D e ingestão média de 144,0 (± 12,0) UI/dia de vitamina D (3,6 ± 0,3 mcg/dia). Apenas 16,5% dos adolescentes alcançaram os valores recomendados pelas *dietary reference intakes* (DRI). Os autores reforçam a necessidade de estabelecer um ponto de corte para a suficiência em vitamina D com o objetivo de reduzir o risco para complicações da hipovitaminose D na idade adulta.[73] Outra investigação, com 234 adolescentes brasileiras residentes na região Sul, revelou prevalência de 36,3% de deficiência (< 20 ng/mL), 54,3% de insuficiência (20 a 29 ng/mL) e 9,4% de adequação (≥ 30 ng/mL). Não foram encontradas diferenças entre as concentrações séricas médias de 25(OH)D nas 4 estações do ano. A presença dos alelos de risco para os polimorfismos Bsm1, Apa1 e Taq1 no *VDR* foi associada a menores concentrações séricas de 25(OH)D.[74]

Em metanálise geoespacial que avaliou 72 estudos realizados no Brasil (n = 340.476), verificou-se prevalência geral de deficiência e de insuficiência de vitamina D de 28,2% e 45,3%, respectivamente. As maiores prevalências de deficiência foram observadas nas regiões Sul e Sudeste, e de insuficiência, nas regiões Sudeste e Nordeste. Apesar de as prevalências de deficiência e insuficiência de vitamina D não terem diferido entre as faixas etárias avaliadas, a ocorrência mais elevada de deficiência foi observada em indivíduos idosos. A partir dos resultados obtidos, discute-se a necessidade de planejamento de políticas públicas de fortificação de alimentos com vitamina D.[75]

Metanálise realizada por pesquisadores brasileiros avaliou dados epidemiológicos do *status* de vitamina D em populações latino-americanas adultas saudáveis provenientes de 96 estudos (n = 227.758) realizados em 9 países (Argentina, Brasil, Chile, Colômbia, Equador, Paraguai, Peru, Uruguai e Venezuela). A prevalência global média de baixas concentrações de vitamina D [25(OH)D < 20 ng/mL] foi de 34,8%, com as maiores prevalências observadas em indivíduos idosos, mulheres, em latitudes mais elevadas e naqueles indivíduos avaliados durante o outono e o inverno. Com base nos resultados e nas limitações observadas, concluiu-se que há necessidade de realização de estudos robustos, com métodos, limiares e covariáveis padronizados para avaliar com mais precisão o *status* da vitamina D na América do Sul.[76]

A SBEM,[77] diante da importância da deficiência de vitamina D, apresentou uma atualização sobre o diagnóstico e o tratamento. Segundo as recomendações dessa sociedade, pacientes com quadro de raquitismo ou osteomalacia, com osteoporose, indivíduos idosos com história de quedas e fraturas, com obesidade, gestantes e lactentes, pacientes com síndromes de má absorção (fibrose cística, doença inflamatória intestinal, doença de Crohn, cirurgia bariátrica), com insuficiência renal ou hepática, com hiperparatireoidismo, que façam uso de medicações que interfiram no metabolismo da vitamina D, com doenças granulomatosas e linfomas ou sintomas de intoxicação por vitamina D devem realizar a mensuração das concentrações séricas de 25(OH)D.[77]

Especialistas consideraram faixas etárias menores, prática de exercícios físicos ao ar livre, suplementação oral de vitamina D, estação do ano (primavera e verão), residir em cidades litorâneas e ensolaradas e em latitudes mais baixas, fatores associados a maiores concentrações séricas de vitamina D. Apesar de estudos indicarem altas prevalências de hipovitaminose D, a SBEM não indica a suplementação generalizada dessa vitamina para toda a população.[77]

▣ REFERÊNCIAS BIBLIOGRÁFICAS

1. Jorde R, Grimnes G. Vitamin D and health: The need for more randomized controlled trials. J Steroid Biochem Mol Biol. 2015;148:269-74.
2. Phillips KM, Ruggio DM, Horst RL, Minor B, Simon RR, Feeney MJ, et al. Vitamin D and sterol composition of 10 types of mushrooms from retail suppliers in the United States. J Agric Food Chem. 2011;59(14):7841-53.
3. Phillips KM, Horst RL, Koszewski NJ, Simon RR. Vitamin D4 in mushrooms. PLoS One. 2012;7(8):e40702. Erratum in: PLoS One. 2021;16(6):e0253992.
4. Judprasong K, Chheng S, Chimkerd C, Jittinandana S, Tangsuphoom N, Sridonpai P. Effect of Ultraviolet Irradiation on Vitamin D in Commonly Consumed Mushrooms in Thailand. Foods. 2023;12(19):3632.
5. Silvestro D, Villette C, Delecolle J, Olsen CE, Motawia MS, Geoffroy P, et al. Vitamin D5 in Arabidopsis thaliana. Sci Rep. 2018;8(1):16348.
6. Food and Agriculture Organization; World Health Organization. Human vitamin and mineral requirements. 2002.
7. Carlberg C, Velleuer E. Vitamin D and the risk for cancer: A molecular analysis. Biochem Pharmacol. 2022;196:114735.
8. Kikuta J, Ishii M. Current Topics on Vitamin D. The effects of vitamin D on the immune system. Clin Calcium. 2015;25:359-65.
9. Deluca HF. Overview of general physiologic features and functions of vitamin D. Am J Clin Nutr. 2004;80 (suppl):1689S-1696S.
10. Prabhu AV, Luu W, Li D, Sharpe LJ, Brown AJ. DHCR7: A vital enzyme switch between cholesterol and vitamin D production. Prog Lipid Res. 2016;64:138-51.
11. Barger-Lux MJ, Heaney RP. Effects of above average summer sun exposure on serum 25-hydroxyvitamin D and calcium absorption. J Clin Endocrinol Metab. 2002;87:4952-6.
12. Alshahrani F, Aljohani N. Vitamin D: deficiency, sufficiency and toxicity. Nutrients. 2013;13:3605-16.
13. Wortsman J, Matsuoka LY, Chen TC, Lu Z, Holick MF. Decreased bioavailability of vitamin D in obesity. Am J Clin Nutr. 2000;72:690-3.
14. Trang HM, Cole DE, Rubin LA, Pierratos A, Siu S, Vieth R. Evidence that vitamin D3 increases serum 25-hydroxyvitamin D more efficiently than does vitamin D2. Am J Clin Nutr. 1998;68:854-8.
15. Heaney RP, Davies KM, Chen TC, Holick MF, Barger-Lux MJ. Human serum 25-hydroxycholecalciferol response to extended oral dosing with cholecalciferol. Am J Clin Nutr. 2003;77:204-10.
16. Holvik K, Madar AA, Meyer HE, Lofthus CM, Stene LC. A randomised comparison of increase in serum 25-hydroxyvitamin D concentration after 4 weeks of daily oral intake of 10 mg cholecalciferol from multi-vitamin tablets or fish oil capsules in healthy young adults. Br J Nutr. 2007;98:620-5.
17. Ilahi M, Armas LAG, Heaney RP. Pharmacokinetics of a single, large dose of cholecalciferol. Am J Clin Nutr. 2008;87:688-91.
18. Shils ME, Olson JA, Shike M, Ross AC, editores. Modern nutrition in health and disease. 9. ed. Baltimore: Lippincott Williams & Wilkins; 1998. p. 329-45.
19. Institute of Medicine. DRIs: Dietary Reference Intakes for calcium and vitamin D. Washington, D.C.: National Academy Press; 2011.
20. Kato S, Morita T. Current Topics on Vitamin D. Mechanism of molecular action of vitamin D via its nuclear receptor. Clin. Calcium. 2015;25:333-40.
21. Wang Y, Zhu J, DeLuca HF. Where is the vitamin D receptor? Arch. Biochem Biophys. 2012;523;(1):123-33.
22. Feldman D, Malloy P. Mutations in the vitamin D receptor and hereditary vitamin D-resistant rickets. Bonekey Rep. 2014;5:510.
23. Hannah SS, Norman AW. 1a-25(OH)2 Vitamin D3-regulated expression of the eukaryotic genome. Nutr Rev. 1994;52:376-82.
24. Fetahu IS, Höbaus J, Kállay E. Vitamin D and the epigenome. Front Physiol. 2014;5:164.
25. Hands ES. Nutrients in food. Baltimore: Lippincott Williams & Wilkins; 1999.
26. Mattila P, Lehikoinen K, Kiiskinen T, Piironen V. Cholecalciferol and 25-hydroxycholecalciferol content of chicken egg yolk as affected by the cholecalciferol of feed. J Agric Food Chem. 1999;47:4089-92.
27. Natri AM, Salo P, Vikstedt T, Palssa A, Huttunen M, Kärkkäinen MUM. Bread fortified with cholecalciferol increases the serum 25-hydro-xyvitamin D concentration in women as effectively as a cholecalciferol supplement. J Nutr. 2006;136:123-7.
28. Outila TA, Mattila PH, Piironen VI, Lamberg-Allardt CJ. Bioavailability of vitamin D from wild edible mushrooms (Cantharellus tubaeformis) as measured with a human bioassay. Am J Clin Nutr. 1999;69:95-8.
29. Tabela Brasileira de Composição de Alimentos (TBCA). Universidade de São Paulo (USP). Food Research Center (FoRC). Versão 7.2. São Paulo; 2023.
30. Borel P, Caillaud D, Cano NJ. Vitamin D bioavailability: state of the art. Crit Rev Food Sci Nutr. 2015;55:1193-205.
31. Judprasong K, Chheng S, Chimkerd C, Jittinandana S, Tangsuphoom N, Sridonpai P. Effect of Ultraviolet Irradiation on Vitamin D in Commonly Consumed Mushrooms in Thailand. Foods;12(19):3632.
32. Schmid A, Walther B. Natural vitamin D content in animal products. Adv Nutr. 2013;4:453-62.
33. Cashman KD. Vitamin D: dietary requirements and food fortification as a means of helping achieve adequate vitamin D status. J Steroid Biochem Mol Biol. 2015;148:19-26.
34. Zittermann A. Vitamin D in preventive medicine: are we ignoring the evidence? Br J Nutr. 2003;89:552-72.

35. Norman AW. Sunlight, season, skin pigmentation, vitamin D, and 25-hydroxyvita- min D: integral components of the vitamin D endocrine system. Am J Clin Nutr. 1998;67:1108-10.

36. Devine A, Wilson SG, Dick IM, Prince RL. Effects of vitamin D metabolites on intestinal calcium absorption and bone turnover in elderly women. Am J Clin Nutr. 2002;75:283-8.

37. Holick MF. Too little vitamin D in premenopausal women: why should we care? Am J Clin Nutr. 2002;76:3-4.

38. Harinarayan CV. Vitamin D and diabetes mellitus. Hormones. 2014;13:163-81.

39. Ingraham BA, Bragdon B, Nohe A. Molecular basis of the potential of vitamin D to prevent cancer. Curr Med Res Opin. 2008;24(1):139-49.

40. Min B. Effects of vitamin D on blood pressure and endothelial function. Korean J Physiol Pharmacol. 2013;17(5):385-92.

41. Querales MI, Cruces ME, Rojas S, Sánchez L. Association between vitamin D deficiency and metabolic syndrome. Rev Med Chil. 2010;138:1312-8.

42. Witham MD, Nadir MA, Struthers AD. Effect of vitamin D on blood pressure: a systematic review and meta-analysis. J Hypertens. 2009;27:1948-54.

43. Garland CF, Garland FC, Gorham ED, Lipkin M, Newmark H, Mohr SB, et al. The role of vitamin D in cancer prevention. Am J Public Health. 2006;96:252-61.

44. Khan MI, Bielecka ZF, Najm MZ, Bartnik E, Czarnecki JS, Czarnecka AM, et al. Vitamin D receptor gene polymorphisms in breast and renal cancer: current state and future approaches (review). Int J Oncol. 2014;44:349-63.

45. Ahonen MH, Tenkanen L, Teppo L, Hakama M, Tuohimaa P. Prostate cancer risk and prediagnostic serum 25-hydroxivitamin D levels (Finland). Cancer Causes Control. 2000;11:847-52.

46. Köstner K, Denzer N, Müller CSL, Klein R, Tilgen W, Reichrath J. The relevance of vitamin D receptor (VDR) gene polymorphisms for cancer: a review of the literature. Anticancer Res. 2009;29:3511-36.

47. Ong JS, Dixon-Suen SC, Han X, An J; Esophageal Cancer Consortium; 23 and Me Research Team; et al. A comprehensive re-assessment of the association between vitamin D and cancer susceptibility using Mendelian randomization. Nat Commun. 2021;12(1):246.

48. Goulão B, Stewart F, Ford JA, MacLennan G, Avenell A. Cancer and vitamin D supplementation: a systematic review and meta-analysis. Am J Clin Nutr. 2018;107(4):652-63.

49. Pittas AG, Lau J, Hu FB, Dawson-Hughes B. Review: the role of vitamin D and calcium in type 2 diabetes. A systematic review and meta-analysis. J Clin Endocrinol Metab. 2007;92(6):2017-29.

50. Peterson CA, Tosh AK, Belenchia AM. Vitamin D insufficiency and insulin resistance in obese adolescents. Ther Adv Endocrinol Metab. 2014;5:166-89.

51. Yue CY, Ying CM. Sufficience serum vitamin D before 20 weeks of pregnancy reduces the risk of gestational diabetes mellitus. Nutr Metab (Lond). 2020;17:89.

52. Xia J, Song Y, Rawal S, Wu J, Hinkle SN, Tsai MY, et al. Vitamin D status during pregnancy and the risk of gestational diabetes mellitus: A longitudinal study in a multiracial cohort. Diabetes Obes Metab. 2019;21(8):1895-905.

53. Zhang Y, Gong Y, Xue H, Xiong J, Cheng G. Vitamin D and gestational diabetes mellitus: a systematic review based on data free of Hawthorne effect. BJOG. 2018;125(7):784-93.

54. Parker J, Hashmi O, Dutton D, Mavrodaris A, Stranges S, Kandala N-B, et al. Levels of vitamin D and cardiometabolic disorders: systematic review and meta-analysis. Maturitas. 2010;65:225-36.

55. Martini LA, Wood RJ. Vitamin D and blood pressure connection: update on epidemiologic, clinical, and mechanistic evidence. Nutr Rev. 2008;66(5):291-7.

56. Forman JP, Giovannucci E, Holmes MD, Bischoff-Ferrari HA, Tworoger SS, Willett WC, et al. Plasma 25-hydroxyvitamin D levels and risk of incident hypertension. Hypertension. 2007;49:1063-9.

57. Martins D, Wolf M, Pan D, Zadshir A, Tareen N, Thadhani R, et al. Prevalence of cardiovascular risk factors and the serum levels of 25-hydroxyvitamin D in the United States: data from the Third National Health and Nutrition Examination Survey. Arch Intern Med. 2007;167:1159-65.

58. Scragg R, Sowers M, Bell C. Serum 25-hydroxyvitamin D, ethnicity, and blood pressure in the Third National Health and Nutrition Examination Survey. Am J Hypertens. 2007;20:713-9.

59. Emerging Risk Factors Collaboration/EPIC-CVD/Vitamin D Studies Collaboration. Estimating dose-response relationships for vitamin D with coronary heart disease, stroke, and all-cause mortality: observational and Mendelian randomisation analyses. Lancet Diabetes Endocrinol. 2024;12(1):e2-e11.

60. Cândido FG, Bressan J. Vitamin D: link between osteoporosis, obesity, and diabetes? Int J Mol Sci. 2014;15:6569-91.

61. Soares MJ, Murhadi LL, Kurpad AV, Ping-Delfos WLCS, Piers LS. Mechanistic roles for calcium and vitamin D in the regulation of body weight. Obes Rev. 2012;13:592-605.

62. Bassatne A, Chakhtoura M, Saad R, Fuleihan GE. Vitamin D supplementation in obesity and during weight loss: A review of randomized controlled trials. Metabolism. 2019;92:193-205.

63. Holick MF, Chen TC. Vitamin D deficiency: a worldwide problem with health consequences. Am J Clin Nutr. 2008;87:1080S-6S.

64. Gibson RS. Principles of nutritional assessment. Nova Iorque: Oxford University Press; 1990.

65. Sauberlich HE. Laboratory tests for the assessment of nutritional status. 2. ed. Boca Raton: CRC Press LLC; 1999.

66. Calvo MS, Whiting SJ. Public health strategies to overcome barriers to optimal vitamin D status in populations with special needs. J Nutr. 2006;136:1135-9.

67. Ferreira CES, Maeda SS, Batista MC, Lazaretti-Castro M, Vasconcellos LS, Madeira M, et al. Posicionamento Oficial da Sociedade Brasileira de Patologia Clínica/Medicina Laboratorial (SBPC/ML) e da Sociedade Brasileira de Endocrinologia e Metabologia (SBEM) – Intervalos de Referência da Vitamina D – 25(OH) D. J Bras Patol Med Lab. 2017;53(6):377-81.

68. Hathcock JN. Vitamin and mineral safety: a summary review. Washington, D.C.: Council for Responsible Nutrition; 1997.

69. Saraiva GL, Cendoroglo MS, Ramos LR, Araújo LMQ, Vieira JGH, Maeda SS, et al. Prevalência da deficiência, insuficiência de vitamina D e hiperparatireoidismo secundário em idosos institucionalizados e moradores na comunidade da cidade de São Paulo, Brasil. Arq Bras Endocrinol Metab. 2007;51(3):437-42.

70. Saraiva GL, Cendoroglo MS, Ramos LR, Araújo LMQ, Vieira JGH, Kunii I, et al. Influence of ultraviolet radiation on the production of 25 hydroxyvitamin D in the elderly population in the city of São Paulo (23 degrees 34'S), Brazil. Osteoporos Int. 2005;16:1649-54.

71. Parikh SJ, Yanovski JA. Calcium intake and adiposity. Am J Clin Nutr. 2003;77(2):281-7.

72. Arantes HP. Correlation between 25-hydroxyvitamin D levels and latitude in Brazilian postmenopausal women: from the Arzoxifene Generations Trial. Osteoporos Int. 2013;24:2707-12.

73. Santos BR, Mascarenhas LP, Satler F, Boguszewski MC, Spritzer PM. Vitamin D deficiency in girls from South Brazil: a cross-sectional study on prevalence and association with vitamin D receptor gene variants. BMC Pediatr. 2012;12:62.

74. Santos BR, Mascarenhas LPG, Satler F, Boguszewski MCS, Spritzer PM. Vitamin D deficiency in girls from South Brazil: a cross-sectional study on prevalence and association with vitamin D receptor gene variants. BMC Pediatr. 2012;12.

75. Pereira-Santos M, Santos JYGD, Carvalho GQ, Santos DBD, Oliveira AM. Epidemiology of vitamin D insufficiency and deficiency in a population in a sunny country: Geospatial meta-analysis in Brazil. Crit Rev Food Sci Nutr. 2019;59(13):2102-9.

76. Mendes MM, Gomes APO, Araújo MM, Coelho ASG, Carvalho KMB, Botelho PB. Prevalence of vitamin D deficiency in South America: a systematic review and meta-analysis. Nutr Rev. 2023;81(10):1290-309.

77. Sociedade Brasileira de Endocrinologia e Metabologia. Recomendações da Sociedade Brasileira de Endocrinologia e Metabologia (SBEM) para o diagnóstico e tratamento da hipovitaminose D. Arq Bras Endocrinol Metab. 2014;58:411-33.

CAPÍTULO 14

Vitamina E (tocoferol)

Verônica da Silva Bandeira Marques
Maritsa Carla de Bortoli
Silvia M. Franciscato Cozzolino

◼ INTRODUÇÃO

A vitamina E, descoberta em 1922 por Evans e Bishop, é o principal antioxidante da membrana celular, capaz de inibir a ação dos radicais livres e, dessa forma, reduzir a propagação da peroxidação lipídica. Entretanto, atualmente se sabe que a vitamina E tem outras funções além de sua indiscutível ação antioxidante. É solúvel em lipídios e, portanto, necessita desse nutriente para ser absorvida. A deficiência em vitamina E foi observada em animais experimentais, resultando em falha reprodutiva, danos hepáticos e renais e anormalidades neurológicas. Em humanos a deficiência é rara, mas pode ocorrer principalmente em crianças prematuras de baixo peso e em pacientes com problemas na absorção de gorduras. Como consequência dessa deficiência podem ocorrer disfunções neurológicas, entretanto os mecanismos moleculares envolvidos ainda não foram totalmente esclarecidos. Na atualidade, recomendam-se mais estudos, por exemplo, para verificar o papel da vitamina E na regulação da sinalização celular e na atividade gênica; o papel de proteínas que se ligam especificamente ao α-tocoferol e o transportam para destinos celulares e subcelulares; e o metabolismo de outros tocoferóis.[1-3]

◼ COMPOSTOS DE VITAMINA E

O termo "vitamina E" refere-se à família de oito compostos homólogos de ocorrência natural (Figura 1) sintetizados pelas plantas: os tocoferóis (α-, ß-, γ- e δ-), que têm uma cadeia lateral saturada, e os tocotrienóis (α-, ß-, γ- e δ-), que apresentam uma cadeia lateral insaturada, com três duplas-ligações. Além desses compostos, há a forma sintética da vitamina E, que consiste em uma mistura dos isômeros de ocorrência natural, tocoferóis e tocotrienóis, RRR-α-tocoferol (inicialmente chamado de d-α-tocoferol), α-tocoferol sintético, que consiste em oito isômeros possíveis em quantidades praticamente iguais, *all rac-α-tocoferol* (inicialmente chamado dl-α-tocoferol), ou seus ésteres. Quatro deles se encontram na forma estereoquímica 2R (RRR-, RSR-, RRS e SRR-α-tocoferol) e quatro, na forma estereoisomérica 2S (RSS-, SSR, SRS- e SSS-α-tocoferol).[4,5]

Considera-se, a propósito de estabelecer as recomendações nutricionais dessa vitamina, que as formas mais importantes sejam as derivadas do α-tocoferol natural (RRR-α-tocoferol) e as três outras formas estereoisoméricas 2R sintéticas (RSR-, RRS- e RSS-α-tocoferol). Outras formas naturais, como ß-, γ- e δ-tocoferóis e tocotrienóis, não contribuem para o suprimento das necessidades de vitamina E,

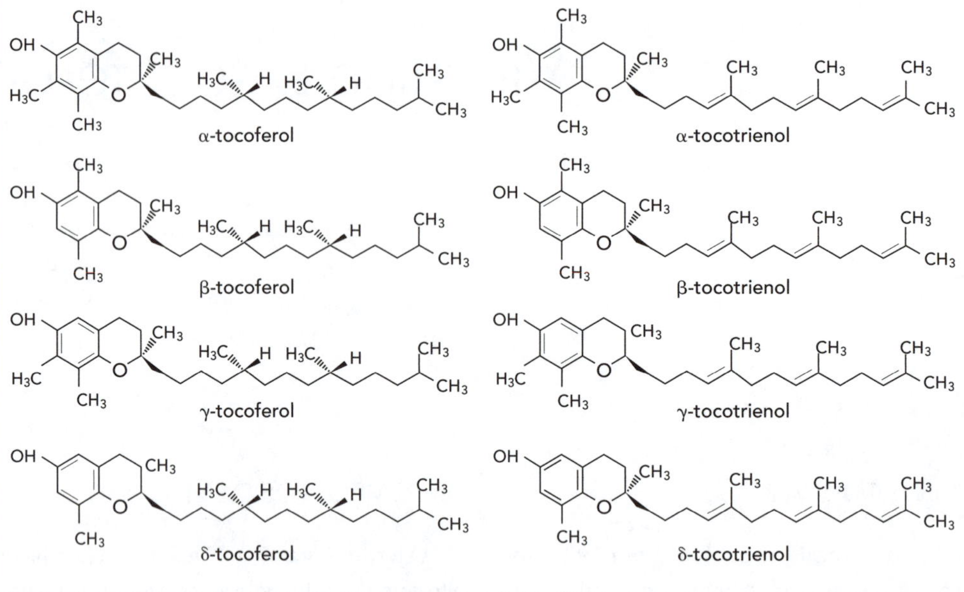

FIGURA 1 Família de oito compostos homólogos de ocorrência natural: os tocoferóis e tocotrienóis.[7]

pois, embora possam ser absorvidas, não são convertidas para α-tocoferol pelos humanos, além de serem fracamente reconhecidas pela proteína transportadora de α-tocoferol (α-TTP) no fígado. Essa foi uma mudança introduzida nas recomendações para a vitamina.[6]

Os compostos de vitamina E utilizados para a fortificação ou a suplementação de alimentos são mais estáveis na forma de ésteres, motivo pelo qual são encontrados principalmente em tais formas, em geral como acetato. A vitamina E sintética, diferentemente de outras vitaminas, não apresenta a mesma atividade biológica que a forma natural, em virtude da estrutura complexa de sua molécula.[5]

BIODISPONIBILIDADE DA VITAMINA E

Absorção e metabolismo[8-11]

Todas as oito formas de vitamina E são absorvidas do trato gastrintestinal e transpor-tadas via quilomícrons e HDL (lipoproteína de alta densidade) para o fígado, de modo que o α-tocoferol é separado e secretado preferencialmente dentro da VLDL (lipoproteína de muito baixa densidade) e da HDL na corrente sanguínea para distribuição no organismo.[10] No entanto, o mecanismo de absorção da vitamina E ainda não está totalmente claro, embora alguns resultados demonstrem que envolvem proteínas, necessitando ser mais investigados.[12,13] Aparentemente, todas as formas de vitamina E podem ser absorvidas pelas células intestinais, sem discriminação pela forma química. Entretanto, estudos mostram que pode haver alguma seletividade. O principal local de absorção é na parte proximal do intestino delgado, no jejuno, sendo dependente de uma função pancreática adequada, da secreção de bile e da formação de micelas – condições semelhantes às necessárias para a absorção de gorduras. Assim, qualquer dificuldade para tal atividade também terá influência na absorção da vitamina.[12,14]

Nas micelas, a vitamina E se solubiliza e, assim, pode ser transportada através da membrana da borda em escova para os enterócitos, possivelmente por difusão passiva. Os ésteres de tocoferol necessitam ser hidrolisados no intestino delgado antes de serem absorvidos. Eles Alcançam o fígado pelos quilomícrons remanescentes. No fígado, uma proteína específica, α-TTP, de 32 kDa, seletivamente escolhe o α-tocoferol entre os demais tocoferóis para incorporação nas VLDL. Portanto, embora o processo de absorção de todos os homólogos de tocoferol da dieta seja similar, a forma α predomina no sangue e nos tecidos.[13,15,16]

Foi demonstrada a interação do α-TTP com os fosfoinositídeos (principais componentes lipídicos das membranas biológicas) no transporte intracelular do α-tocoferol.[17]

Essa forma α também se acumula em tecidos extra-hepáticos, particularmente nos locais onde a produção de radicais livres é maior, como nas membranas das mitocôndrias e no retículo endoplasmático das células do coração e dos pulmões. A maior parte da vitamina E é metabolizada antes de ser excretada; outras formas ficam menos retidas e são excretadas na bile e na urina (como carboxietil hidroxicromanas – CEHC) ou por vias desconhecidas.[13]

A capacidade do plasma para aumentar a concentração de α-tocoferol é limitada, pois é altamente dependente do teor de lipídios circulantes. Em indivíduos com concentrações normais da vitamina em cerca de 25 mcmol/L, a concentração não pode aumentar mais que duas a três vezes, independentemente da quantidade e da duração da suplementação. Aparentemente isso não ocorre por causa da absorção limitada. Entretanto, o conteúdo recentemente absorvido substitui o anterior nas lipoproteínas plasmáticas, o que pode ser o fator limitante para a incorporação total.[2,13]

Um componente com uma cadeia lateral mais curta, mas com uma estrutura cromana intacta α-CEHC, foi identificado depois da suplementação com RRR-α-tocoferol. Esse metabólito é análogo ao metabólito de δ-tocoferol encontrado anteriormente em ratos e ao metabólito de γ-tocoferol (γ-CEHC) identificado na urina de humanos e proposto como fator natriurético (parece inibir o canal de potássio e aumentar a excreção de sódio). A estrutura cromana intacta das CEHC sugere que elas são derivadas de tocoferóis que não participaram de reações antioxidantes, e podem indicar excesso de ingestão de vitamina E.[6,18]

A otimização do preparo das amostras e dos procedimentos de detecção é desejável, porque, se analisadas de maneira confiável, as alfatocoferonolactonas poderiam ser biomarcadores sensíveis de estresse oxidativo.[2,18]

Outros fatores que interferem na biodisponibilidade

A eficiência da absorção da vitamina E depende de inúmeras variáveis, como:

- Matriz alimentar (se é óleo vegetal ou suplemento).
- A natureza e a quantidade de macronutrientes (quantidade de vitamina E consumida em uma refeição).
- A atividade das enzimas digestivas (depende do *status* nutricional do indivíduo).
- O transporte eficiente da vitamina E através da célula intestinal (capacidade de ligação com moléculas).
- Os fatores genéticos, por exemplo, mutações ou polimorfismos em genes envolvidos no metabolismo da vitamina E que interfiram na biodisponibilidade.[19]

Nos alimentos fontes de lipídios, como óleos vegetais, a absorção e, consequentemente, a biodisponibilidade da vitamina, são maiores. Para uso terapêutico e/ou profilático, as formas lipossolúveis são preferíveis às hidrossolúveis, isso considerando indivíduos adultos saudáveis e pacientes com absorção normal de gorduras.[19,20]

A absorção é aumentada por triacilgliceróis de cadeia média e inibida por ácidos graxos poli-insaturados. Este último efeito pode ser resultado de interações químicas entre tocoferóis e ácidos graxos poli-insaturados, ou seus produtos de peroxidação no lúmen intestinal, ou porque os ácidos graxos poli-insaturados ocupam relativamente mais espaço nas lipoproteínas e, dessa forma, deslocam o tocoferol ou inibem sua ligação.[6] A absorção da vitamina E por humanos tem variado de 20 a 86% em experimentos utilizando uma dose-teste.[20] A absorção do α-tocoferol é maior que a do γ-tocoferol. No intestino, os ésteres de SRR-α-tocoferol são hidrolisados mais vagarosamente que os de RRR-α-tocoferol. Os tecidos corporais têm preferência pela captação do RRR-α-tocoferol, e, em todos os tecidos, a retenção deste é muito maior que a de SRR α-tocoferol. Após a administração oral de acetato de tocoferol marcado com [²H], foi observada a marcação primeiro nos quilomícrons, depois nas VLDL, com posterior aumento do conteúdo de tocoferol nas LDL (lipoproteínas de baixa densidade) e HDL (lipoproteínas de alta densidade) e, finalmente, nas membranas dos eritrócitos.[6]

Absorção de vitamina E pelos tecidos

Há dois mecanismos para a absorção de vitamina E pelos tecidos: por meio da lipase lipoproteica, que libera a vitamina, hidrolisando os triacilgliceróis dos quilomícrons e VLDL, ou pode ser absorvida ligada às LDL por meio dos receptores dessas lipoproteínas. A quantidade que será retida nos tecidos pode depender das proteínas ligadoras, o que parece determinar as diferenças na atividade biológica. Embora a proteína ligadora de tocoferol seja citosólica, parece que sua função é transportar a vitamina para dentro da membrana, uma vez que a maior parte da vitamina E nos tecidos está associada com a membrana lipídica. Assim, em estudo recente foi mostrado que a absorção é realmente mediada, pelo menos em parte, por transportadores de membrana de colesterol, incluindo o receptor sequestrador de classe B do tipo I (SR-BI), molécula CD36 (CD36), transportador 1 do tipo NPC1 (NPC1L1) e cadeias de ligação da ATP A1 e G1 (ABCA1 e ABCG1).[21]

▣ FUNÇÕES METABÓLICAS DE VITAMINA E[6,8,13,16,22]

A principal função da vitamina E é atuar como antioxidante lipídico não enzimático tanto *in vitro* quanto *in vivo*. Entretanto, também protege a membrana da célula e desempenha papel importante na regulação da agregação plaquetária e na ativação da proteína quinase C. Espécies reativas de oxigênio muito ativas, como peróxidos de hidrogênio, superóxido e outros radicais de oxigênio, são formadas durante o metabolismo oxidativo normal. Assim, as quantidades aumentadas nos macrófagos ativados fazem parte da resposta normal à invasão bacteriana do organismo. Radicais livres têm um elétron não pareado, o que os torna altamente reativos.

Espécies reativas de oxigênio podem atuar sobre ácidos graxos poli-insaturados que se oxidam dando origem ao superóxido e ao radical hidroxila, gerando a partir destes os radicais alquilperoxil, os quais perpetuam a reação em cadeia de lipídios, com consequências potencialmente desastrosas para as membranas celulares, além do dano direto à membrana lipídica. Pode também ocorrer oxidação direta provocada pelos radicais livres em proteínas e ácidos nucleicos, e estes estão sujeitos a ataques de dialdeídos reativos, resultantes da dismutação (quebra) de radicais lipídicos alquilperoxil.

As modificações de proteínas podem resultar no desenvolvimento de doença autoimune, já que os anticorpos estão elevados contra proteínas modificadas, enquanto as modificações de DNA podem levar à mutagênese e à iniciação da carcinogênese. Uma variedade de compostos coletivamente conhecidos como antioxidantes pode interromper a reação em cadeia de peroxidação lipídica, e a vitamina E é um dos mais ativos, sendo o principal antioxidante lipossolúvel nos tecidos. No tecido endotelial, quando há um aumento nas concentrações de α-tocoferol a agregação plaquetária pode ser inibida. Já existem estudos que sugerem que esse processo dificulta a ação da proteína quinase C e aumenta a síntese de óxido nítrico.

O tocoferol age de maneira catalítica como um antioxidante na membrana, interagindo não enzimaticamente com o ascorbato na fase aquosa da superfície da membrana. O radical tocoferoxil formado pela reação do α-tocoferol com o radical peróxido lipídico pode ser reduzido novamente para α-tocoferol, pela reação com ascorbato, para gerar o radical monodeidroascorbato, que por sua vez pode ser reduzido novamente para ascorbato ou pode sofrer dismutação para gerar deidroascorbato e ascorbato.

A enzima dependente de selênio, glutationa peroxidase (GPx), reduz o peróxido de hidrogênio a água, e assim diminui a quantidade de peróxido disponível para a geração de radicais livres, enquanto a vitamina E está envolvida na remoção de produtos de ataque por tais radicais nos lipídios. Portanto, o selênio pode atenuar a deficiência em vitamina E, diminuindo as concentrações de precursores de radicais alquilperoxil lipídicos. Em contrapartida, na deficiência em selênio, a vitamina E tem um efeito protetor pela remoção dos radicais.

Na deficiência em vitamina E com selênio em quantidades adequadas, os tecidos com baixa atividade inata de GPx (p. ex., o sistema nervoso central; e, em ratos, a placenta) são especialmente suscetíveis à peroxidação lipídica, ao passo que tecidos com alta atividade de GPx não são. Entretanto, se, caso contrário, a vitamina E estiver adequada e o selênio inadequado, a

peroxidação da membrana lipídica será inibida, mas os tecidos com alta produção de peróxidos e baixa atividade congênita de catalase ainda estarão em risco de dano peroxidativo, especialmente as proteínas sulfidrílicas.

Na ausência de ascorbato, as concentrações fisiológicas de α-tocoferol têm menor atividade de varredura de radicais. Entretanto, o radical tocoferoxil pode ser reduzido a tocoferol pela reação com a glutationa, catalisada pela GPx, que é uma seleno-enzima. Então, além de seu papel na remoção de produtos da peroxidação lipídica, o selênio também tem papel direto na reciclagem de tocoferol. Os aminoácidos sulfurados metionina e cisteína têm efeito economizador de selênio e vitamina E, presumivelmente por permitir novamente o aumento da síntese da glutationa (GSH), e então reduzir a necessidade para redução e reciclagem de glutationa oxidada (GSSG). Quando a cisteína dos tecidos está limitante, pode reduzir a síntese de GSH, e então prejudicar a atividade da GPx.

◉ DEFICIÊNCIA EM VITAMINA E

Como relatado anteriormente, a deficiência em vitamina E é muito rara no ser humano.[22,23] Quando manifestada, pode ser de dois tipos:

1. Deficiência primária, decorrente da alteração específica no *status* de vitamina E.
2. Deficiência secundária, em que as baixas concentrações de vitamina E são secundárias a outras causas, como na má-absorção de lipídios ou no metabolismo e transporte de lipoproteínas.

Em geral, tanto o diagnóstico primário como o secundário de deficiência da vitamina E se manifesta principalmente com alterações no sistema nervoso central, podendo ser identificados como distúrbios neuropatológicos. Na maioria dos casos, a suplementação com doses elevadas de vitamina E atenua efetivamente a progressão da doença.[24] Vale ressaltar que, em revisão recente, observou-se que a administração apenas na forma α-tocoferol demonstrou prevenir doenças por deficiência desse nutriente.[25] Em estudos de depleção, muitos meses são necessários antes que apareça qualquer queda significativa na concentração do tocoferol circulante nos indivíduos, indicando que as reservas nos tecidos são relativamente grandes. A deficiência também ocorre por causa de anormalidades genéticas na α-TTP ou como resultado de síndromes de má-absorção de gordura. Deficiências genéticas na apolipoproteína B (apo-B) ou na α-TPP causam a síndrome de deficiência grave, cujos sintomas são principalmente neurológicos, e incluem perda dos reflexos do tendão, ataxia cerebelar, disartria e retardo mental. Além destas, pode ocorrer miopatia do esqueleto e, com frequência, observa-se retinite pigmentosa.[9,22]

Em prematuros, cujas reservas da vitamina são inadequadas, a deficiência em vitamina E provoca redução da vida média dos eritrócitos, que pode progredir aumentando a hemólise intravascular e causando anemia hemolítica. Quando as crianças são tratadas com oxigênio hiperbárico, há risco de danos na retina; suplementos de vitamina E podem ser fator de proteção, embora esses efeitos não sejam fortemente estabelecidos.

Em animais, a deficiência pode afetar o desenvolvimento fetal em fêmeas e produzir atrofia testicular em machos. Não há evidências de que a falta de vitamina E tenha qualquer efeito similar na fertilidade humana.

▣ INDICADORES PARA ESTIMAR AS RECOMENDAÇÕES DE VITAMINA E

Marcadores de peroxidação lipídica

Vários biomarcadores são propostos para medidas de peroxidação lipídica. Podem-se citar substâncias reativas ao ácido tiobarbitúrico (TBARS); malondialdeído; dienos conjugados; pentano; etano; e F2-isoprostanos (isômeros de prostaglandina F2). Geralmente, os marcadores de peroxidação lipídica estão elevados na depleção em vitamina E, retornando ao normal após a suplementação com tal vitamina. Entretanto, pelo fato de esses biomarcadores não serem específicos para a vitamina E, podendo outros antioxidantes apresentar efeitos semelhantes, eles não foram aceitos para o estabelecimento das recomendações da vitamina E. Outros marcadores, como produtos de oxidação de DNA ou proteínas, excreção de metabólitos de vitamina E, medidas das reservas da vitamina no organismo (biocinética), sintomas de deficiência, concentração no plasma e hemólise induzida por peróxido de hidrogênio, são utilizados, mas não trazem grande contribuição para o estabelecimento das necessidades dessa vitamina.

Relação entre vitamina E e doenças crônicas[21]

Doença cardiovascular

A aterosclerose e as complicações cardiovasculares associadas, como acidente vascular cerebral e infarto do miocárdio, são as principais causas de morbidade e mortalidade, principalmente nos países ocidentais.[23] O estresse oxidativo e a inflamação são eventos importantes na patogênese da aterosclerose. Estudos epidemiológicos sugerem uma forte associação entre a ingestão de antioxidantes, especialmente a vitamina E, e a redução da morbidade e da mortalidade por doença arterial coronariana. Isso se dá porque em pesquisas, principalmente com culturas de células e modelos animais, o α-tocoferol demonstrou ter atividade antioxidante e anti-inflamatória, e pôde inibir vários eventos biológicos envolvidos na aterosclerose. Já em estudos com humanos, a vitamina E pode, até certo ponto, prevenir as consequências causadas pela LDL oxidada, porém esse efeito ainda não foi demonstrado em testes clínicos de longo prazo.[26]

Em humanos, esses efeitos têm sido controversos.[23] Embora grande número de trabalhos tenha procurado demonstrar algum efeito da vitamina E em indivíduos com risco de doença cardiovascular, e estudos de longa duração tenham sido realizados para verificar a possível ação da vitamina na redução de eventos fatais, os dados obtidos até o momento não permitem afirmar com clareza que um suplemento de vitamina E poderia ser indicado com essa finalidade.[26-28]

Alguns estudos mostraram efeitos positivos; outros, nenhum efeito; e outros, ainda, efeitos negativos.[23,28] Gey[29] mostrou que há relação inversa entre concentrações de α-tocoferol do plasma e risco de doença isquêmica do coração, e sugeriu uma concentração plasmática desejável > 4 mmol de α-tocoferol/mol de colesterol (> 3,4 mcmol/g de lipídios plasmáticos totais). Entretanto, para manter a concentração plasmática conforme sugerido, haveria necessidade de ingestão de 17 a 40 mg de tocoferol equivalente/dia, quantidade significativamente maior que a ingestão média atual, e dificilmente obtida por meio de fontes alimentares. Em contrapartida, podem ser citados dois trabalhos conduzidos com pacientes diferentes e que relataram efeito pró-oxidante da vitamina E, o que reafirma a importância da cautela da suplementação com a vitamina.

O trabalho conduzido por Weinberg et al.[30] observou que fumantes que ingeriam dieta rica em ácidos graxos poli-insaturados, quando eram suplementados com vitamina E, sofriam aumento da oxidação lipídica, indicada por aumento nas concentrações plasmáticas de F2-isoprostanos. Já o trabalho de Winterbone et al.[31] demonstrou que, em pacientes diabéticos do tipo 2, a intervenção com grandes doses de vitamina E apresentou caráter pró-oxidante, com danos ao DNA. Ainda que esse estudo tenha apresentado algumas limitações, serve de ponto de partida para outros trabalhos na área. Portanto, há necessidade de mais pesquisas, com alto grau de controle sobre as variáveis do estudo, principalmente quanto às doses que devem ser utilizadas associadas aos efeitos esperado e às condições do paciente antes da suplementação, como seu estado nutricional relativo à vitamina E.[28]

Diabetes *mellitus*

Nos pacientes com diabetes *mellitus* (DM), a condição de comorbidade mais importante é provavelmente a aterosclerose. Essa condição pode acontecer em decorrência de diversos fatores, como hipertensão arterial, obesidade central e dislipidemias, que são mais comuns em diabéticos do que na população em geral.[32] Portanto, as doenças cardiovasculares estão entre as principais causas de morte de pacientes com diabetes nos estágios mais avançados. Ao se demonstrar que a vitamina E possibilitaria um efeito benéfico nas doenças cardiovasculares, poder-se-ia supor que também produzisse esse efeito para pacientes com diabetes.

Em relação ao diabetes, propõe-se que o desenvolvimento das complicações da doença esteja relacionado ao aumento do estresse oxidativo; no entanto, os trabalhos realizados não levam a uma conclusão definitiva sobre o efeito antioxidante da suplementação com vitamina E para esse grupo de pacientes. Contudo, recentemente um estudo com suplementação de vitamina E em pacientes com DM concluiu que essa vitamina pode ter ação no retardo de complicações tardias desenvolvidas nessa população, como retinopatia, úlcera nos pés e doenças cardiovasculares, mostrando que uma terapia em longo prazo pode ser efetiva.[33]

Portanto, a recomendação para suplementação com vitamina E para diabéticos ainda é prematura. Mais estudos são necessários para relacionar os efeitos benéficos da vitamina E nessa população no que se refere à redução da incidência do desenvolvimento e progressão de complicações como retinopatia, nefropatia e neuropatia.[32] No entanto, além de seu papel antioxidante, a vitamina E tem sido estudada com relação a seu efeito protetor na redução do risco de algumas doenças.

Em 2008, foi feita uma metanálise com o intuito de verificar o risco de incidência de diabetes do tipo 2 e a ingestão de frutas, verduras e antioxidantes. Nesse estudo foi observado que o risco para diabetes do tipo 2 era 13% menor quando havia ingestão adequada de vitamina E. Existem muitos mecanismos plausíveis para explicar o efeito protetor dessa vitamina sobre o risco do diabetes, mas os possíveis benefícios aparecem em uma faixa de ingestão que está disponível na dieta, sem a necessidade de suplementação. Entre os mecanismos citados por esse estudo estão as propriedades anti-inflamatórias da vitamina e as demonstrações *in vitro* de sua atuação aumentando a ação e a secreção da insulina, e, dessa forma, possivelmente protegendo as células pancreáticas do dano por radicais livres.[34]

Em 2013, foi realizado estudo com 1.046 indivíduos diabéticos submetidos a hemodiálise, com o intuito de avaliar a associação do estado nutricional em relação à vitamina E (por meio da avaliação das concentrações de α-tocoferol) com o infarto agudo do miocárdio, morte súbita ou morte por infecção, não tendo sido observada a associação.[35]

Em estudo randomizado recente com o objetivo de avaliar o papel da vitamina E na histologia da esteato-hepatite não alcoólica, em pacientes com diabetes tipo 2, não foi verificado resultado significativo com a suplementação com 400 UI da vitamina por 18 meses, uma vez que não houve alteração na histologia.[36]

As ações da vitamina E, tanto como antioxidante quanto como redutora do risco de doenças, em especial do diabetes, ainda necessitam de mais estudos.

Câncer

Os estudos relacionando suplementos de vitamina E com câncer, embora alguns teoricamente embasados, não têm apresentado resultados de associação positiva forte e ainda se mostram controversos, pois dependem do tipo de câncer, motivo pelo qual também não há indicações, até o momento, para a suplementação com vitamina E para esses pacientes.[37-39]

No entanto, nos últimos anos as pesquisas com a vitamina E mudaram sua direção. e os estudos sobre os tocotrienóis tornaram-se mais evidentes. Os tocotrienóis têm sido estudados por suas propriedades anti-hipertensivas, neuroprotetoras e anticarcinogênicas; neste último caso, o interesse por esses compostos é grande. As primeiras pesquisas datam do fim da década de 1990, e até hoje estudos revelam resultados prósperos nesse campo. Entretanto, a maioria das pesquisas ainda é feita com modelos animais e linhagens celulares humanas, e mais estudos sobre as propriedades anticarcinogênicas dos tocotrienóis são necessários.[4,40]

Função imune

Estudos demonstraram melhora no sistema imune, principalmente de indivíduos idosos, com suplementos de vitamina E. Embora não haja ainda recomendação de doses da vitamina E com essa finalidade, as evidências se mostram a favor dessa medida; entretanto, são recomendados mais estudos. As células imunológicas, por causa de seu conteúdo rico em ácidos graxos poli-insaturados, estão em constante risco de dano oxidativo. O dano ocasionado por radicais livres pode prejudicar definitivamente sua habilidade de resposta normal aos patógenos. Estudos com animais e seres humanos indicam que a deficiência em vitamina E pode prejudicar a função imune e que a suplementação com a vitamina pode melhorar a resposta imunológica e a resistência contra diversos patógenos. Entretanto, é importante ressaltar que a maioria das pesquisas com suplementação utiliza a vitamina E na forma de α-tocoferol. Contudo, no sistema imunológico evidências emergentes sugerem que outras formas de vitamina E, como os tocoferóis e os tocotrienóis, também poderiam ter funções imunomoduladoras potentes.[41] Estudos em animais demonstraram que a suplementação com vitamina E aumenta a resistência a infecções, inclusive ao vírus da *influenza*. É encorajador que um nutriente como a vitamina E possa reverter ou reduzir falhas na resposta imune; assim seria possível estabelecer uma estratégia de suplementação que fosse barata e prática, e que reduzisse os riscos das doenças relacionadas ao sistema imune, especialmente em idosos.[40,41]

Catarata

A catarata é uma das causas mais comuns quando se trata da perda de visão em pessoas idosas. Isso basicamente se deve ao acúmulo de proteínas danificadas por radicais livres. Em metanálise recente demonstrou-se que altas concentrações de vitamina E foram significativamente associadas com a redução do risco dessa doença.[42] Muitos estudos foram realizados sobre a influência da suplementação de várias vitaminas na incidência de catarata, e, embora alguns trabalhos tenham indicado que essa estratégia poderia diminuir o risco do desenvolvimento da doença, experimentos controlados somente com vitamina E, como o desenvolvido com mulheres por Christen et al.,[43] não conseguiram demonstrar esse efeito. Portanto, até o momento não se recomendam suplementos com essa finalidade.

Alterações do sistema nervoso central

A vitamina E proveniente da dieta pode atravessar a barreira hematoencefálica, estando assim disponível para diferentes áreas do cérebro. Como a manifestação da deficiência em vitamina E está relacionada a alterações no sistema nervoso central (SNC), muitos estudos procuram associar suplementos de vitamina E com esses estados, como mal de Parkinson, doença de Alzheimer, comprometimento cog-

nitivo, epilepsia e síndrome de Down, entre outros. Além disso, as doenças neurodegenerativas, definidas como a perda progressiva da população de neurônios e associadas com agregações proteicas, podem ser influenciadas pelo estresse oxidativo. Entretanto, as respostas também são bastante variadas, indicando novamente a necessidade de mais pesquisas.[23]

Existem evidências que encorajam o uso de antioxidantes na prevenção ou retardo da doença de Alzheimer, por acreditar que essa doença esteja relacionada ao dano oxidativo cerebral. Já foram realizados experimentos com culturas de células e com animais que indicam que a vitamina E e outros antioxidantes podem prevenir a morte celular induzida pelos radicais livres e diminuir a deterioração cognitiva. Estudos com seres humanos estão sendo realizados com o intuito de avaliar a eficiência da vitamina E nesses casos, mas os resultados ainda não são definitivos e, em alguns casos, apresentam-se controversos, com resultados negativos na intervenção com vitamina E.[44,45] Os tocotrienóis também têm sido estudados por sua capacidade neuroprotetora, e alguns resultados apontam para a necessidade de novas pesquisas sobre a influência desses compostos de vitamina E no desenvolvimento da doença de Alzheimer.[40]

As pesquisas envolvendo a vitamina E e a doença de Parkinson apresentam resultados controversos, e ainda são necessários mais estudos para definir o porquê de resultados tão discrepantes. No entanto, em uma pesquisa em que foram suplementadas altas doses de vitamina E e de vitamina C, os resultados foram promissores, com retardo na progressão da doença em cerca de 2 anos e meio, mas esses resultados ainda não puderam ser reproduzidos em outros estudos.[4] Com relação à vitamina E e o comprometimento cognitivo, a maioria dos resultados das investigações não apoia o uso de suplementos por nenhum indivíduo com essa deficiência ou mesmo com o envelhecimento normal.[38] Em se tratando da epilepsia, após suplementação oral duradoura observaram-se efeitos terapêuticos do α-tocoferol após sua administração, sugerindo, assim, aplicações promissoras de vitamina E na terapia de lesões neurológicas derivadas do processo patológico neuronal (excitotoxicidade) e ativação condicional de células neurogliais. Portanto, a perspectiva de novas pesquisas nessa área é aguardada pela comunidade científica.[23,27]

Doença inflamatória intestinal

Liu e Jiang,[46] em 2021, mostraram em estudos com animais, ao induzirem a colite, que, na doença inflamatória intestinal, tanto o α-tocoferol quanto o γ-tocoferol diminuíram o sangramento nas fezes, mostraram melhora significativa da diarreia e aumento de interleucina 6. Especificamente o γ-tocoferol exerceu efeito protetor sobre a microbiota intestinal, corroborando outro estudo realizado por Yang et al.,[47] em 2021, que utilizou a forma δ-tocotrienol em camundongos, e se verificou proteção tumoral. Houve inibição da proliferação de adenomas com aumento de espécies benéficas como o *Lactococcus* e Bacteroides, bactérias colonizadoras intestinais.

Covid-19

A SARS-CoV-2 é o vírus que causa a covid-19, doença cuja origem ainda não se pode afirmar, mas que afeta o sistema imune e leva a resposta inflamatória sistêmica exacerbada. Em situações mais graves, promove a síndrome respiratória aguda, disfunção de vários órgãos, choque séptico e, por fim, o óbito.[48] Não há um tratamento específico, portanto a estratégia mais assertiva é o fortalecimento do sistema imunológico por meio de uma alimentação balanceada que promova a ingestão adequada de nutrientes antioxidantes, que possam atuar na redução da inflamação e auxiliar no combate ao estresse oxidativo.[49,50]

A vitamina E faz parte do conjunto desses nutrientes, considerada um antioxidante exógeno, haja vista que atua no aumento da resistência a infecções respiratórias por meio da ativação das células T. Seu papel se dá na formação das sinapses imunes de células T virgens, além de proteger as membranas de células do sistema imunológico contra os danos oxidativos, visto que participa da modulação de eicosanoides e da síntese das prostaglandinas, neutralizando as espécies reativas de oxigênio e consequentemente prevenindo a peroxidação lipídica, fator que pode levar ao estresse oxidativo desencadeado pelo vírus SARS-CoV-2 em indivíduos com a doença.[48,51,52]

Ressalta-se que os estudos são limitados quando se trata da relação direta entre vitamina E e covid-19, entretanto a suplementação com essa vitamina pode ser usada de forma terapêutica indireta para aumentar a imunidade e reduzir as chances de mortalidade da doença, uma vez que a deficiência prejudica a função imunológica desse nutriente.[53,54]

▣ VITAMINA E EM ALIMENTOS E RECOMENDAÇÃO DE INGESTÃO

Como a ingestão de vitamina E está ligada à ingestão de lipídios, é difícil avaliar seu consumo. Normalmente as pessoas desconhecem as quantidades adicionadas na preparação dos alimentos. Entretanto, a ingestão diária ideal de vitamina E pode ser por meio de duas variáveis: ingestão de vitamina E suficiente para exercer suas funções biológicas, ou um segundo, uma alta ingestão que proporcione efeitos benéficos à saúde com o objetivo de prevenir doenças.[23] Quantidades elevadas de ácidos graxos poli-insaturados na dieta aumentam as necessidades de vitamina E, pois, quanto maior o número de ligações insaturadas, maior a possibilidade de peroxidação de ácidos graxos decorrentes da ação de radicais livres sobre eles. Considera-se que seja necessário de 0,4 a 0,5 mg vitamina E/g de ácido graxo poli-insaturado na dieta. Entretanto, esse não é um problema na prática, uma vez que os alimentos fontes de ácidos graxos poli-insaturados são também naturalmente ricos em tocoferóis e tocotrienóis. Os alimentos que contêm maiores concentrações de vitamina E são óleos vegetais e cereais integrais. Na Tabela 1 constam alguns valores para alimentos.[55]

A Sociedade Alemã de Nutrição (Deutsche Gesellschaft für Ernährung)[56] recomenda a ingestão diária de vitamina E desde bebês de 0 a 12 meses, variando entre 3 e 4 mg/dia, crianças de 1 a menores de 15 anos, variando de acordo com o sexo de 6 a 13 mg/dia. Para mulheres, de 12 mg/dia, e para homens, de 13 a 15 mg/dia, ambos entre 15 e 65 anos. Na gravidez, deve ser de 13 mg/dia; na amamentação, de 17 mg/dia. A quantidade necessária de vitamina E diminui em idosos a partir dos 65 anos, sendo recomendado para homens 12 mg/dia e para mulheres 11 mg/dia.

TABELA 1   Conteúdo de vitamina E em alimentos

Alimentos (100 g)	Vitamina E mg (α TE)
Abacate	0,02
Abóbora	1,91
Acelga crua	1
Alcachofra crua	0,19
Alface	0,18
Amaranto, grão	1,19
Amêndoa	25,6
Amendoim	7,84
Amora-preta fresca	1,17
Arroz integral	0,19
Atum-branco em óleo (enlatado)	1,04
Atum-branco em água (enlatado)	0,22
Avelã	15,3
Azeite de dendê	15,94
Azeite de oliva	18,39
Banana	0,09

(continua)

TABELA 1   Conteúdo de vitamina E em alimentos *(continuação)*

Alimentos (100 g)	Vitamina E mg (a TE)
Brócolis cozido	1,91
Caranguejo cozido	5,01
Carne de porco cozida	0,30
Castanha-do-brasil	6,29
Cenoura cozida	1,11
Cenoura crua	0,58
Chocolate ao leite	0,52
Couve cozida	1,08
Chia, semente	0,50
Espinafre cozido	2,08
Fígado de boi frito	1,60
Fígado de galinha frito	0,72
Folhas de mostarda cozida	2,53
Kiwi	2,80
Maçã com casca	0,18
Mamão papaia	0,23
Manga (polpa)	0,73
Morangos frescos	0,39
Nozes	NA
Óleo de amendoim	15,69
Óleo de canola	12,41
Óleo de coco	0,11
Óleo de milho	14,84
Óleo de soja	12,14
Ovo cozido	0,84
Pera	0,20
Pêssego	0,53
Pistache	2,86
Presunto cozido	0,06
Purê de batata	0,07
Quiabo cru	0,28
Quinoa, grão	2,44
Repolho-crespo cozido	0,79
Salmão cozido	3,33
Uva rubi	0,21
Vagem de ervilha crua	0,92

Fonte: TBCA.[55]

Na Tabela 2, pode-se verificar a recomendação para ingestão de vitamina E (DRI), elaborada para a população dos EUA e Canadá, baseada em estudos de indução da deficiência em humanos e na correlação entre a hidrólise dos eritrócitos induzida pelo peróxido de hidrogênio e a concentração de α-tocoferol no plasma.[6]

Existem evidências de que as concentrações séricas de α-tocoferol estão associadas com a redução do risco de doenças crônicas não transmissíveis, mas ainda não se estabeleceu a quantidade de vitamina E necessária para atingir essas concentrações. É possível que não sejam necessárias grandes doses suplementares da vitamina para atingir os valores ótimos de α-tocoferol no sangue, e que o consumo das recomendações individuais de 15 mg/dia seja suficiente. No entanto, tendo em vista que o consumo dos alimentos mais ricos em vitamina E, como sementes, óleos vegetais, incluindo azeite de oliva e óleo de girassol, não é muito popular, acredita-se que a suplementação possa ser necessária até mesmo para atingir as recomendações.[20,57]

◨ FATORES QUE INFLUENCIAM O TEOR DE VITAMINA E NOS ALIMENTOS[58]

Processo tecnológico para obtenção do alimento próprio para consumo

Os estudos mostram que o processamento tecnológico empregado para tornar o alimento próprio para consumo pode interferir no teor de vitamina E dos alimentos. Por exemplo, considerando os cereais, o descascamento, a moagem ou a prensagem, para remoção parcial ou integral das camadas da planta, pode ocasionar a perda especificamente de tocotrienóis.[59,60]

Quando a matéria-prima é submetida ao descascamento seguido de vários graus de moagem, como no caso das farinhas, estudos mostram que esse refinamento envolve a perda de vitamina E, como verificado no farelo de arroz, em que se observa a ausência total de γ-tocoferóis.[61] Ao contrário, na extração de óleos, o processo de prensagem, principalmente a quente, mostrou aumento dos teores de tocoferol quando comparados com a prensa a frio.[62]

TABELA 2   Recomendações de ingestão de vitamina E*

Fases da vida	AI (mg/dia α-tocoferol)	EAR (mg/dia α-tocoferol)	RDA (mg/dia α-tocoferol)	UL (mg/dia α-tocoferol)
0-6 meses	4	–	–	–
7-12 meses	5	–	–	–
1-3 anos	–	5	6	200
4-8 anos	–	6	7	300
9-13 anos	–	9	11	600
14-18 anos	–	12	15	800
19 a > 70 anos	–	12	15	1.000
Gestação	–	12	15	800
Lactação	–	16	19	800

* Estas recomendações foram baseadas na ingestão de compostos de vitamina E com atividade demonstrada para humanos, ou seja: RR-α-tocoferol, forma natural, e os isômeros sintéticos que possuem as formas 2R (RR-, RSR-, RRS- e RRR-α-tocoferol).
AI: ingestão adequada; EAR: necessidade média estimada; RDA: ingestão dietética recomendada; UL: limite superior tolerável de ingestão.
Fonte: IOM.6

Tratamento térmico

O tratamento térmico ao qual o alimento é exposto de acordo o tempo e temperatura, contribui para a perda ou aumento de algumas formas da vitamina E. Em estudo realizado com couve-flor submetida a três processos de cozimento: fervura, a vapor e por micro-ondas, observou-se que na fervura por 10 minutos a quantidade de vitamina E foi reduzida, contudo, quando se dobrou o tempo, os teores de vitamina E se elevaram nas amostras avaliadas. Em relação a outros tipos de vegetais (acelga, brócolis, malva, margarida, folha de perilla, espinafre e abobrinha), houve aumento de α-tocoferol, ao contrário das raízes avaliadas, como batata, batata-doce e cenoura, que apresentaram perdas.[63]

◩ AVALIAÇÃO DO ESTADO NUTRICIONAL DO INDIVÍDUO RELATIVO À VITAMINA E

O índice mais comumente utilizado para a avaliação do estado nutricional do indivíduo em relação à vitamina E é a concentração de α-tocoferol plasmático. Como o tocoferol é transportado pelas lipoproteínas do plasma, é melhor expressá-lo por mol de colesterol ou por mg de lipídios plasmáticos totais.

O dano peroxidativo resultante do estresse oxidativo causa diminuição da vida média dos eritrócitos e possivelmente precipita a anemia hemolítica e a deficiência em vitamina E. Tal efeito levou ao desenvolvimento de uma metodologia in vitro para medir o estado nutricional relativo à vitamina E, por meio da medida de hemólise dos eritrócitos, induzida pelo peróxido de hidrogênio diluído ou ácido dialúrico, expresso como uma razão de porcentagem da hemólise observada na incubação com água. Portanto, as medidas de produtos de peroxidação são utilizadas para verificar a funcionalidade antioxidante da vitamina, mas deve-se ressaltar que também podem ser afetadas por outros antioxidantes. A exalação de pentano proveniente do catabolismo de produtos de peroxidação de ácidos graxos poli-insaturados da família ômega 6 ou o etano proveniente dos ácidos graxos seria uma forma de medida da adequação funcional da ingestão de vitamina E, embora possa também ser afetada por outros fatores não relacionados. A infusão intravenosa de uma mistura lipídica rica em ácido linoleico estressa a capacidade antioxidante e resulta em um aumento do pentano exalado; este é mais marcante em indivíduos com estado nutricional deficiente em relação à vitamina E, e a administração dessa vitamina reduz a exalação de pentano. As concentrações de α-tocoferol abaixo de 2,2 mcmol/mol de colesterol ou 1,1 mcmol/g de lipídios plasmáticos totais estão associadas com o aumento da suscetibilidade dos eritrócitos para induzir a hemólise in vitro.

Segundo Sauberlich[24] (Tabela 3), os parâmetros mais utilizados são: grau de hemólise dos eritrócitos; concentração de tocoferol no plasma ou no soro;[64] concentração de tocoferol em eritrócitos, linfócitos ou plaquetas; e medidas de elaboração de produtos de peroxidação (p. ex., malondialdeído, TBARS, etano e pentano). Medidas de concentração de vitamina E em biópsias do fígado ou do tecido adiposo poderiam dar informações interessantes, embora, por razões óbvias, não sejam muito utilizadas.

◩ TOXICIDADE DA VITAMINA E

A vitamina E tem pouquíssima toxicidade, visto que diante das pesquisas não foi encontrado nenhum efeito adverso do consumo de vitamina E em alimentos.[6] O Conselho de Alimentação e Nutrição Americano estabeleceu UL para vitamina E com base no potencial de efeitos hemorrágicos (Tabela 3). Os UL aplicam-se a todas as formas de α-tocoferol suplementar, incluindo as oito formas de vitamina E, quando sintética, de modo que a administração segura da dose diária seja de até 1.000 mg em adultos, embora os dados sejam limitados, pois os es-

TABELA 3 Valores utilizados para a interpretação do estado nutricional relativo à vitamina E

Classificação	α-tocoferol soro/plasma mmol/L ou µg/mL		% hemólise nos eritrócitos
Deficiente	< 11,6	< 5	> 20
Baixo	11,6-16,2	5-7	10-20
Aceitável	> 16,2	> 7	< 20

α-tocoferol plasma/lipídios totais plasma (mcg/mg) aceitável: > $0,8 \times 10^{-3}$
α-tocoferol plasma/razão de colesterol plasma (mcg/mg) aceitável: > $2,22 \times 10^{-3}$
α-tocoferol soro/tocoferol plasma (mcmol/L) aceitável: > 11,6
Fonte: Azzi.[25]

tudos foram baseados em pequenos grupos de pessoas que utilizavam pelo menos 2.000 UI/dia por algumas semanas ou meses. A ingestão a longo prazo acima da UL aumenta o risco de efeitos adversos à saúde.[38]

Alguns estudos com animais têm mostrado efeito protetor de suplementos de tocoferol contra uma variedade de espécies geradoras de radicais livres, existindo alguma evidência de que quantidades relativamente altas de ingestão poderiam diminuir o risco de doença isquêmica do coração e algumas formas de câncer em seres humanos.

A Organização Mundial da Saúde (OMS) estabeleceu uma ingestão diária aceitável entre 0,15 e 2 mg α-tocoferol/kg de peso corporal, e ingestão habitual de suplementos de até 720 mg/dia (comparados com uma média de ingestão diária de 8 a 12 mg/dia). Nesses teores não foram apresentados efeitos adversos detectáveis. Kappus e Diplock[65] concluíram uma revisão sobre a segurança da vitamina E, afirmando que uma ingestão entre 100 e 300 mg/dia pode ser considerada completamente inofensiva, e riscos de efeitos adversos somente ocorreriam com ingestões acima de 3 g/dia. Segundo Hathcock,[66] o NOAEL (*no observed adverse effect level*) para vitamina E é de 1.200 IU (800 mg α-TE), e o LOAEL (*lowest observed adverse effect level*) ainda não foi estabelecido.

⊡ USO FARMACOLÓGICO DA VITAMINA E

Não há uso farmacológico estabelecido para a vitamina E, exceto para a proteção de crianças pré-termo expostas a altas pressões de oxigênio, que podem desenvolver a retinopatia da prematuridade; mesmo assim, o efeito protetor da vitamina E é controverso e seu uso não é rotineiramente recomendável.

Os suplementos de vitamina E têm o potencial de interagir com vários tipos de medicamentos, sendo, portanto, necessário que pessoas que fazem uso regular destes sejam acompanhadas por profissional de saúde. Podemos citar como exemplos: medicamentos anticoagulantes e antiplaquetários, que podem inibir a agregação plaquetária e antagonizar os fatores de coagulação dependentes da vitamina K; em pacientes com câncer em tratamento com quimioterapia ou radioterapia, a vitamina E pode reduzir a eficácia dessas terapias ao inibir o dano oxidativo celular para combate às células cancerígenas; indivíduos em uso de sinvastatina também não devem utilizar o suplemento, visto que pode diminuir as concentrações de HDL, este considerado o mais cardioprotetor.[38]

CONSIDERAÇÕES FINAIS

Ao pensar na utilização de um suplemento, é importante inicialmente avaliar o estado nutricional do indivíduo em relação ao nutriente específico, em seguida a fase da vida em que o ele se encontra, se apresenta alguma doença e quais os órgãos afetados, para a tomada de decisão consciente quanto a seu benefício.

REFERÊNCIAS BIBLIOGRÁFICAS

1. Evans HM, Bishop KS. On the existence of a hither to unrecognized dietary factor essential for reproduction. Science. 1922;56:650-1.
2. Brigelius-Flohé R, Kelly FJ, Salonen JT, Neuzil J, Zingg J-M, Azzi A. The European perspective on vitamin E: current knowledge and future research. Am J Clin Nutr. 2002;76(4):703-16.
3. Ulatowski L, Manor D. Vitamin E trafficking in neurologic health and disease. Annu Rev Nutr. 2013;33:87103.
4. Ahsan H, Ahad A, Iqbal J, Siddiqui WA. Pharmacological potential of tocotrienols: a review. Nutrition & Metabolism. 2014;11:52.
5. Niki E, Traber MG. A history of vitamin E. Ann Nutr Metab. 2012;61:207-12.
6. Institute of Medicine (IOM). DRI: Dietary Reference Intakes for vitamin C, vitamin E, selenium, and carotenoids. Washington, D.C.: National Academy Press; 2000. p.95-262. Disponível em: http://www.nap.edu. Acesso em: dez. 2023.
7. The structure of vitamin, E. Disponível em: https://www.omicsonline.org/articles-images/2155-9899-4-137-g001.html. Acesso em: abr. 2024.
8. Ceriello A. New insights on oxidative stress and diabetic complications may lead to a "casual" antioxidant therapy. Diabetes Care. 2003;26:1589-96.
9. Food and Agriculture Organization; Organização Mundial da Saúde (FAO/OMS). Human vitamin and mineral requirements. Disponível em: https://www.fao.org/3/y2809e/y2809e.pdf. Acesso em: abr. 2024.
10. Galli F, Azzi A, Birringer M, Cook-Mills JM, Eggersdorfer M, Frank J, et al. Vitamin E: emerging aspects and new directions. Free Radical Biology and Medicine. 2017;102:16-36.
11. Shils ME, et al. Modern nutrition in health and disease. 9. ed. Baltimore: Lippincott Williams & Wilkins; 1998. p.423-32; 459-66.
12. Reboul E, Soayfane Z, Gonçalves A, Cantiello M, Bott R, Nauze M, et al. Respective contributions of intestinal Niemann-Pick C1-like 1 and scavenger receptor class B type I to cholesterol and tocopherol uptake: in vivo v. In vitro studies. Br J Nutr. 2012;107:1296-304.
13. Traber MG. Mechanisms for the prevention of vitamin E excess. Journal of Lipid Research. 2013;54.
14. Mocchegiani E, Costarelli L, Giacconi R, Malavolta M, Basso A, Piacenza F, et al. Vitamin E: gene interactions in aging and inflammatory age-related diseases. Implications for treatment. A systematic review. Ageing Res Rev. 2014;14:81-101.
15. Kono N, Arai H. Intracellular transport of fat-soluble vitamins A and E. Traffic. 2015;16:19-34.
16. Traber MG. Vitamin E. In: Shils ME, et al. (eds.). Modern nutrition in health and disease. 9. ed. Baltimore: Lippincott Williams & Wilkins; 1998. p.347-62.
17. Kono N, Ohto U, Hiramatsu T, Urabe M, Uchida Y, Satow Y, et al. Impaired α-TTP-pips interaction underlies familial vitamin E deficiency. Science. 2013;340:1106-10.
18. Schultz M, Leist M, Petrizka M, Gassman B, Brigelius-Flohé R. Novel urinary metabolite of alpha tocopherol 2,5,7,8 tetramethyl-2 (2'-carboxyethyl)6-hydroxy chroman, as an indicator of an adequate vitamin E supply? Am J Clin Nutr. 1995;62:1527S-34S.
19. Borel P, Preveraud D, Desmarchelier C. Bioavailability of vitamin E in humans: an update. Nutr Rev. 2013;71(6):319-31.
20. Bates CJ, Heseker H. Human bioavailability of vitamins. Nutr Rev. 1994;7:93-128.
21. Reboul E. Vitamin E intestinal absorption: regulation of membrane transport across the enterocyte. IUBMB Life. 2018:1-8.
22. Rizvi S, Raza ST, Ahmed F, Ahmad A, Abbas S, Mahdi F. The role of vitamin E in human health and some diseases. Sultan Qaboos University Med J. 2014;14(2):157-65.
23. Kemnic TR, Coleman M. Vitamin E deficiency. 2023. In: StatPearls [Internet]. Treasure Island (FL): StatPearls Publishing; 2024.
24. Sauberlich HE. Laboratory tests for the assessment of nutritional status. 2. ed. Boca Raton: CRC Press; 1999 (CRC Series in Modern Nutrition).
25. Azzi A. Tocopherols, tocotrienols and tocomonoenols: many similar molecules but only one vitamin E. Redox Biology. 2019;26:1-4.
26. Ozkanlar SE, Akcay F. Antioxidant vitamins in atherosclerosis: animal experiments and clinical studies. Adv Clin Exp Med. 2012;21(1):115-23.
27. Lonn ME, Dennis JM, Stocker R. Actions of "antioxidants" in the protection against atherosclerosis. Free Rad Biol Med. 2012;53:863-84.
28. Singh U, Devaraj S, Jialal I. Vitamine E, oxidative stress, and inflammation. Rev Nutr. 2005;25:151-74.
29. Gey KF. Inverse correlation of vitamin E and ischaemic heart disease. In: Walter P, et al. (eds.). Elevated dosage of vitamins. Toronto: Hans Huber Publishers; 1989. p.224-31.

30. Weinberg RB, VanderWerken BS, Anderson RA, Stegner JE, Thomas MS. Pro-oxidant effect of vitamin E in cigarette smokers consuming a high polyunsaturated fat diet. Arterioscler Thromb Vasc Biol. 2001;21:1029-33.

31. Winterbone MS, Sampson MJ, Saha S, Hughes JC, Hughes DA. Pro-oxidant effect of α-tocopherol in patients with type 2 diabetes after an oral glucose tolerance test: a randomised controlled trial. Cardiovasc Diabetol. 2007;6:1-6.

32. Fardoun RZ. The use of vitamin E in type 2 diabetes mellitus. Clin Exper Hypert. 2007;29:135-48.

33. Jain ABE, Jain VA. Vitamin E, its beneficial role in diabetes mellitus (DM) and its complications. J Clin Diagn Res. 2012;6(10):1624-8.

34. Hamer M, Chida Y. Intake of fruit, vegetables, and antioxidants and risk of type 2 diabetes: systematic review and meta-analysis. J Hypert. 2008;25:2361-9.

35. Espe KM, Raila J, Henze A, Blouin K, Schneider A, Schmiedeke D, et al. Low plasma α-tocopherol concentrations and adverse clinical outcomes in diabetic hemodialysis patients. Clin J Am Soc Nephrol. 2013;8.

36. Bril F, Biernacki DM, Kalavalapalli S, Lomonaco R, Subbarayan S, Lai J, et al. Role of vitamin E for nonalcoholic steatohepatitis in patients with type 2 diabetes: a randomized controlled trial. Diabetes Care. 2019;42(8):1481-8.

37. Albanes D, Till C, Klein EA, Goodman PJ, Mondul AM, Weinstein SJ, et al. Plasma tocopherols and risk of prostate cancer in the selenium and vitamin e cancer prevention trial (select). Cancer Prev Res (Phila). 2014;7(9):886-95.

38. Office of Dietary Supplements, National Institutes of Health. Dietary supplement fact sheet: vitamin E. Disponível em: http://www.ods.od.nih.gov/factsheets/vitamine.asp. Acesso em: dez. 2023.

39. Vivarelli F, Canistro D, Cirillo S, Papi A, Spisni E, Vornoli A, et al. Co-carcinogenic effects of vitamin E in prostate. Scientific Reports. 2019;9:1636.

40. Sen CK, Khanna S, Roy S. Tocotrienols in health and disease: the other half of the natural vitamin E family. Mol Aspects Med. 2007;28:692-728.

41. Lewis ED, Meydani SN, Wu D. Regulatory role of vitamin E in the immune system and inflammation. IUBMB Life. 2018:1.

42. Zhang Y, Jiang W, Xie Z, Wu W, Zhang D. Vitamin E and risk of age-related cataract: phenol in patients with type 2 diabetes after an oral a meta-analysis. Public Health Nutrition. 2014;38:11.

43. Christen WG, Glynn RJ, Chew EY, Buring JE. Vitamin E and age-related cataract in a randomized trial of women. Ophthalmology. 2008;5:822-9.

44. Grundman M. Vitamin E and Alzheimer disease: the basis for aditional clinical trials. Am J Clin Nutr. 2000;71:630S-636S.

45. Ricciarelli R, Argellati F, Pronzato MA, Domenicotti C. Vitamin E and neurodegenerative diseases. Mol Aspects Med. 2007;28:591-606.

46. Liu KY, Jiang Q. Tocopherols and tocotrienols are bioavailable in rats and primarily excreted in feces as the intact forms and 13'-carboxychromanol metabolites. Journal of Nutrition. 2020;150:222-30.

47. Yang C, Zhao Y, Im S, Nakatsu C, Jones-Hall Y, Jiang Q. Vitamin E delta-tocotrienol and metabolite 13'-carboxychromanol inhibit colitis-associated colon tumorigenesis and modulate gut microbiota in mice. Journal of Nutritional Biochemistry. 2021;89:108567.

48. Iddir M, Brito A, Dingeo G, Fernandez Del Campo SS, Samouda H, La Frano MR, et al. Strengthening the immune system and reducing inflammation and oxidative stress through diet and nutrition: considerations during the covid-19 crisis. Nutrients. 2020;12(6):1562.

49. Pizzino G, Irrera N, Cucinotta M, Pallio G, Mannino F, Arcoraci V, et al. Oxidative stress: harms and benefits for human health. Oxid Med Cell Longev. 2017;2017:8416763.

50. Zhou F, Yu T, Du R, Fan G, Liu Y, Liu Z, et al. Clinical course and risk factors for mortality of adult inpatients with Covid-19 in Wuhan, China: a retrospective cohort study. Lancet. 2020;395(10229):1054-62.

51. Wu D, Meydani SN. Vitamin E: immune function, and protection against infection. In: Vitamin E in human health. Springer; 2019. p.371-84.

52. Zabetakis I, Lordan R, Norton C, Tsoupras A. Covid-19: o elo da inflamação e o papel da nutrição na mitigação potencial. Nutrientes. 2020;12(5):1466.

53. Shakoor H, Feehan J, Al Dhaheri AS, Ali HI, Platat C, Ismail LC, et al. Immune-boosting role of vitamins D, C, E, zinc, selenium and omega-3 fatty acids: could they help against Covid-19? Maturitas. 2021;143:1-9.

54. Diyya ASM, Thomas NV. Multiple micronutrient supplementation: as a supportive therapy in the treatment of Covid-19. Biomed Res Int. 2022;2022:3323825.

55. Tabela Brasileira de Composição de Alimentos (TBCA). Universidade de São Paulo (USP). Food Research Center (FoRC). Versão 7.2. São Paulo, 2023. Disponível em: http://www.fcf.usp.br/tbca. Acesso em: jan. 2024.

56. Vitamin E (tocoferol). Disponível em: https://www.dge.de/wissenschaft/referenzwerte/vitamin-e/. Acesso em: jan. 2024.

57. Bender DA, Bender AE. Nutrition, a reference handbook. Nova York: Oxford University Press; 1997.

58. Zaaboul F, Liu Y. Vitamin E in foodstuff: nutritional, analytical, and food technology aspects. Compr Rev Food Sci Food Saf. 2022;21(2):964-98.

59. Giordano D, Reyneri A, Marinaccio F, Locatelli M, Bordiga M, Travaglia F, et al. Bioactive compound content in special pigmented wheat varieties: the effect of pearling, environment and agricultural practices. 15th International Cereal and Bread Congress, Istanbul, 2016 (p.63-3).

60. Irakli M, Lazaridou A, Mylonas I, Biliaderis CG. Bioactive components and antioxidant activity distribution in pearling fractions of different greek barley cultivars. Foods. 2020;9:783.

61. Kim S-H, Yu B-R, Chung I-M. Changes in the contents and profiles of selected phenolics, soyasapogenols, tocopherols, and amino acids during soybean-rice mixture cooking: electric rice cooker vs electric pressure rice cooker. Food Chemistry. 2015;176:45-53.

62. Ghazani SM, García-Llatas G, Marangoni AG. Micronutrient content of cold-pressed, hot-pressed, solvent extracted and RBD canola oil: implications for nutrition and quality. European Journal of Lipid Science and Technology. 2014;116:380-7.

63. Lee S, Choi Y, Jeong HS, Lee J, Sung J. Effect of different cooking methods on the content of vitamins and true retention in selected vegetables. Food Science and Biotechnology. 2018;27:333-42.

64. Jargar JG, Hattiwale SH, Das S, Dhundasi SA, Das SK. A modified simple method for determination of serum α-tocopherol (vitamin E). J Clin Basic Physiol Pharmacol. 2012;19(1):45-8.

65. Kappus H, Diplock AT. Tolerance and safety of vitamin E: a toxicological position report. Free Radicals Biol Med. 1992;13:55-74.

66. Hathcock JN. Vitamin and mineral safety: a summary review. Washington, D.C.: Council for Responsible Nutrition; 1997.

CAPÍTULO 15

Vitamina K

Raquel Costa Silva Dantas Komatsu
Bruna Zavarize Reis
Liliane Viana Pires

◼ INTRODUÇÃO

A função mais conhecida da vitamina K está relacionada com sua atuação no processo de coagulação sanguínea, uma vez que essa vitamina participa como cofator da síntese de várias proteínas envolvidas nesse processo. O papel metabólico da vitamina K só foi elucidado em 1974, quando resíduos de gamacarboxiglutamato (Gla) foram encontrados nas proteínas dependentes de vitamina K. Essas proteínas estão relacionadas não só com a hemostasia, mas também com apoptose, mineralização óssea, homeostase de cálcio, controle de crescimento e transdução de sinal.[1] Atualmente, as proteínas osteocalcina e matriz Gla, que também são dependentes de vitamina K, são amplamente estudadas para avaliar o papel da vitamina na saúde óssea e na prevenção da calcificação vascular. Assim, o conhecimento das funções da vitamina K na manutenção da saúde humana tem avançado para determinação de sua relação na redução do risco de doenças crônicas, incluindo a osteoporose e a doença cardiovascular (DCV).

◼ COMPOSTOS COM ATIVIDADE DE VITAMINA K

A vitamina K é um termo que designa um grupo de compostos lipofílicos que apresentam atividade similar e têm em comum o anel 2-metil-1,4-naftoquinona em sua estrutura, também conhecido como menadiona. A forma mais simples da vitamina, apresentando apenas o anel, é a vitamina K3, que atua como um intermediário no metabolismo humano. Esta tem natureza hidrofílica e não é obtida por meio da dieta. Os compostos naturalmente presentes na dieta são encontrados em duas formas: filoquinona (vitamina K1) e menaquinona (vitamina K2). A filoquinona é encontrada principalmente nos alimentos de origem vegetal, constituindo cerca de 75 a 90% da fonte alimentar da vitamina K, além de ser um composto único com uma cadeia lateral de quatro resíduos isoprenoides. Em contrapartida, as menaquinonas são oriundas de alimentos de origem animal, possuindo cerca de 14 isoformas com cadeias laterais de comprimento variável (4 a 13 resíduos de isopreno). As menaquinonas são geralmente denotadas como MK-n, em que n significa o número de resíduos de isopreno, podendo variar de MK-4 a MK-13 (Figura 1).[2,3]

Com exceção da MK-4, as demais menaquinonas podem ser sintetizadas pelas bactérias intestinais, que produzirão diferentes isoformas da MK a depender da sua cepa. A vitamina K2 contribui com apenas 10 a 25% da ingestão total de vitamina K nas dietas ocidentais, mas, apesar disso, a principal forma da vitamina K

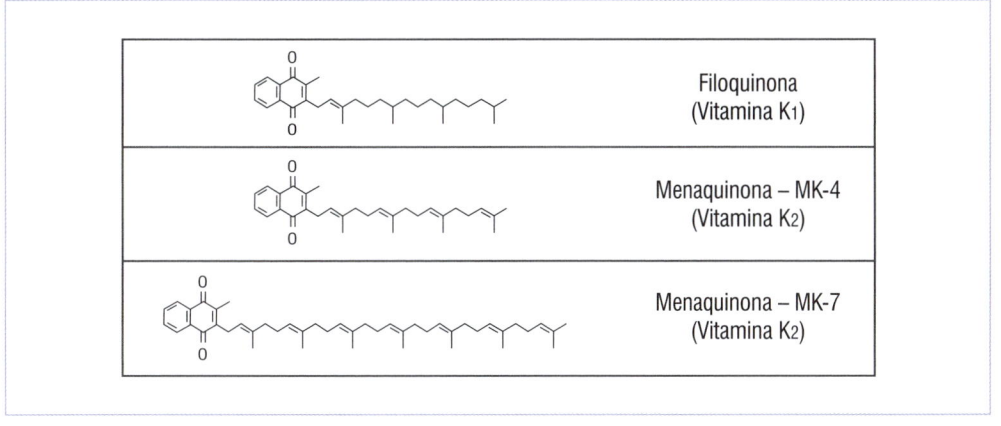

FIGURA 1   Estrutura química das principais formas dietéticas da vitamina K.

Fonte: adaptada de Beulens et al.[4]

presente nos tecidos dos mamíferos é a MK-4, que pode se originar da conversão da filoquinona, MK-7 e MK-9 dietéticas. É importante considerar que as diferenças estruturais desses compostos repercutem na biodisponibilidade, no metabolismo e até mesmo sobre os efeitos da vitamina K na saúde.[5,6]

⊡ FUNÇÃO FISIOLÓGICA DA VITAMINA K

O papel biológico mais conhecido da vitamina K está relacionado com sua atuação como cofator da reação de carboxilação dos resíduos de ácido glutâmico (Glu) em resíduos de ácido gamacarboxiglutâmico (Gla), presentes em uma classe de proteínas referidas como dependentes de vitamina K (VKDP). Essa reação é catalisada pela enzima microssomal gamaglutamil carboxilase (GGCX) e necessita de oxigênio, dióxido de carbono e do cofator hidroquinona (forma reduzida da vitamina K). Os resíduos específicos de Gla servem como pontos de união aos íons cálcio, necessários para transformar as proteínas dependentes de vitamina K em sua forma biologicamente ativa.[2]

Para que ocorra a gamacarboxilação do Glu, é necessário que a hidroquinona seja oxidada pela enzima carboxilase, dando origem à forma 2,3-epóxi da vitamina K. Então, por ação da enzima vitamina K epóxido redutase (VKORC1) e de outra enzima vitamina K redutase não conhecida, esse metabólito sofre redução em duas etapas e é convertido novamente a sua forma ativa, o que é conhecido como ciclo da vitamina K (Figura 2).[1,5]

Atualmente, são reconhecidas 18 proteínas dependentes de vitamina K. Resumidamente, sete proteínas estão envolvidas com a coagulação sanguínea (os fatores II, VII, IX, e X e as proteínas C, S e Z); quatro proteínas estão relacionadas à mineralização do tecido conjuntivo (proteína Gla da matriz, osteocalcina, proteína rica em Gla e nefrocalcina); quatro são receptores transmembrana (proteínas Gla 1-4 ricas em prolina); uma é a Gas6 (*Growth arrest-specific-6*), uma molécula sinalizadora semelhante ao fator de crescimento; uma se liga ao ácido hialurônico na matriz extracelular; e a última é a própria gamaglutamil carboxilase.[2]

Processos de coagulação

A via de coagulação é uma cascata de reações de clivagem proteolítica que visa à hemostasia, ou seja, o bloqueio de um sangramento ou hemorragia por meio da formação de um

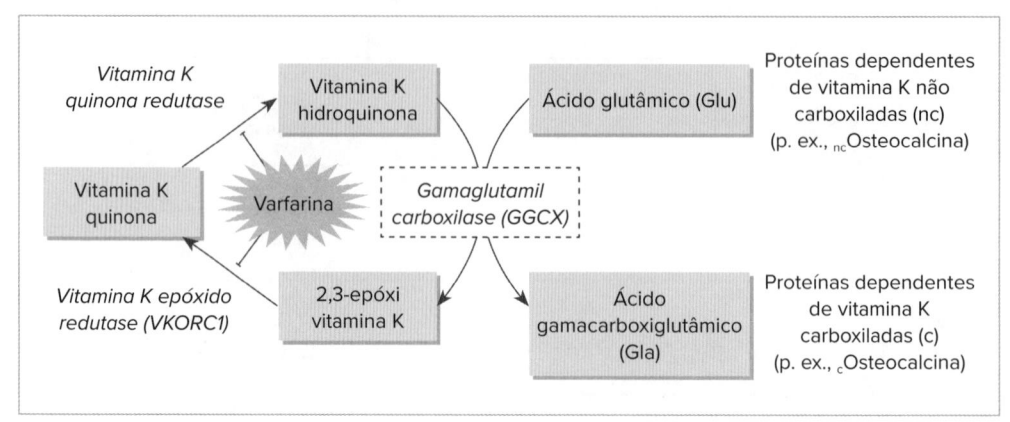

FIGURA 2 Ciclo da vitamina K.
Fonte: adaptada de Lyytinen e Linneberg.[3]

coágulo de fibrina. Uma série de fatores de coagulação compõe essa cascata e se apresenta em duas vias, intrínseca e extrínseca. Tais vias se originam separadamente, mas convergem para a ativação do fibrinogênio em fibrina, formando a tela de fibrina, que estabiliza o tampão plaquetário. A via intrínseca é clinicamente medida pelo tempo de tromboplastina parcial (TTP) e a via extrínseca pelo tempo de protrombina (TP). Para evitar a coagulação excessiva, existem alguns processos para manter o equilíbrio da cascata, os quais fazem parte do *feedback* negativo.[7]

Como dito anteriormente, entre as proteínas que participam desse processo existem 7 que necessitam de ativação pela vitamina K, pois a reação de carboxilação mediada pela vitamina permite que as proteínas se liguem ao cálcio, provocando a exposição do domínio de ligação aos fosfolipídios, que permitirá a ancoragem nas membranas de plaquetas e células endoteliais. Esta é considerada uma etapa crucial no processo, uma vez que na ausência ou inibição da regeneração da vitamina K a coagulação é inibida.[2]

O fígado é o principal local de síntese dessas proteínas, que são secretadas no sangue em resposta à lesão. Alguns dos fatores de coagulação dependentes de vitamina K são pró-coagulantes (o fator II, ou protrombina, e os fatores VII, IX e X), enquanto outros têm funções anticoagulantes (proteínas C, S e Z). Algumas das proteínas coagulantes também têm funções de sinalização, etapa essencial à ativação plaquetária para incorporação de plaquetas no coágulo de fibrina. Uma proteína que não é de coagulação, mas que realiza essa sinalização e depende de vitamina K, é a Gas6. Outro aspecto importante é que algumas dessas proteínas também têm sua expressão evidenciada em tecidos extra-hepáticos, onde demonstram funções adicionais, como é o caso da proteína S, que afeta a fagocitose; da proteína C, que regula a inflamação e a função de barreira; e da Gas6, que atua no controle do crescimento.[1]

Metabolismo ósseo

A vitamina K também tem se destacado por seu papel essencial na mineralização óssea. A composição do osso inclui matéria orgânica (colágeno tipo I, proteínas), matéria inorgânica e células (osteoblastos, osteócitos e osteoclastos). Para promover a resistência óssea, o fosfato de cálcio (hidroxiapatita cristalina) combina-se com colágeno tipo I por meio da atuação de proteínas, incluindo aquelas dependentes de vitamina K.[8]

A osteocalcina (proteína Gla do osso) é uma proteína dependente de vitamina K produzida principalmente pelos osteoblastos durante a formação óssea, sendo a proteína não colagenosa mais frequente na matriz extracelular do osso. Embora seu papel não esteja totalmente elucidado, ela parece regular o tamanho da hidroxiapatita, sendo crucial para o alinhamento de cristais de apatita às fibras de colágeno, o que a tornando essencial na resistência óssea.[2]

A transcrição e a tradução de osteocalcina é regulada pela 1,25-di-hidroxi-vitamina D, e a carboxilação de seus três resíduos de Glu depende da vitamina K. Em razão da carboxilação, a proteína passa a ter alta afinidade por íons cálcio, portanto, ao ser secretada pelas vesículas intracelulares para a matriz óssea, a osteocalcina carboxilada se une aos íons na hidroxiapatita. A descarboxilação da osteocalcina durante a reabsorção óssea promove sua liberação na circulação, e seus níveis se correlacionam com a densidade mineral óssea. Nos casos de fraturas ósseas, as concentrações de osteocalcina encontram-se elevadas na circulação. Com isso, sua dosagem no sangue constitui um importante marcador de qualidade óssea.[2,8]

Outra proteína de destaque é a proteína gamacarboxiglutâmica de matriz (MGP), que é expressa em condrócitos, fibroblastos e células musculares lisas vasculares. O principal papel dessa proteína consiste na inibição da calcificação, pois inibe a formação e a função de osteoclastos, da matriz óssea e da deposição de hidroxiapatita. Além de contribuir para o equilíbrio da saúde óssea, a MGP também evita a deposição de cálcio/fósforo nos vasos sanguíneos, sendo um mecanismo-chave na prevenção da calcificação vascular.[8,9]

Outras proteínas dependentes de vitamina K também têm sido evidenciadas por seu papel na mineralização óssea. A proteína rica em resíduo Gla recebe esse nome porque contém um grande conteúdo de resíduos de Gla (15 ou 16 sítios), característica que confere alta afinidade de ligação ao cálcio. Seu papel na mineralização ainda é controverso, mas sugere-se que essa proteína atue no desenvolvimento ósseo e na inibição da calcificação vascular. A proteína Gas6, apesar de apresentar resíduos Gla, não atua na calcificação, combinando-se com o cálcio, mas promove a atividade de absorção dos osteoclastos por ser um ligante para receptores de tirosina quinase, ou seja, contribui para a autofosforilação do receptor Tyro3 nos osteoclastos. Adicionalmente, essa proteína parece estar relacionada com a calcificação vascular e com a patogênese da inflamação e aterosclerose, no entanto os mecanismos envolvidos nesse papel requerem mais investigação.[8,9]

Outros mecanismos alternativos pelos quais a vitamina K reduz a perda óssea relacionada com a idade têm sido sugeridos por estudos *in vitro*, que indicaram que a MK-4 pode melhorar a mineralização óssea e diminuir sua ressorção mais eficazmente do que a filoquinona. A MK-4 difere estruturalmente da filoquinona na configuração de sua cadeia lateral, mas apresenta o mesmo anel naftoquinona, local ativo para as reações de gamacarboxilação. Isso sugere que MK-4 pode influenciar o *turnover* ósseo por um mecanismo diferente do observado pelas reações de gamacarboxilação. Existem evidências de que a vitamina K pode modular certas citocinas envolvidas nesse *turnover*, tais como a osteoprotegerina e a interleucina-6, o que pode ser um mecanismo adicional em que a vitamina K influencia o metabolismo ósseo.[9,10]

▣ ABSORÇÃO, METABOLISMO E EXCREÇÃO DA VITAMINA K

A absorção intestinal da vitamina K dietética se dá do mesmo modo que outros lipídios dietéticos, ou seja, ao atingir o lúmen do intestino delgado há a incorporação da vitamina à micela mista de sais biliares, produtos da lipólise pancreática e outros lipídios. As micelas são então absorvidas pelos enterócitos intestinais e incorporadas em quilomícrons, que são secretados no sistema linfático e depois liberados na corrente sanguínea. Portanto, a absorção intestinal da vitamina K requer a presença de gordura na dieta e a ação do suco pancreático no duodeno.[5]

Após a absorção intestinal, a filoquinona é captada principalmente pelo fígado por seu transporte predominante pelos quilomícrons. Em contrapartida, observa-se que as outras formas de vitamina K também estão presentes nas lipoproteínas de densidade muito baixa (VLDL) e nas partículas de lipoproteína de baixa densidade (LDL), que fazem o transporte do fígado para o tecido extra-hepático. Vale destacar que os receptores de lipoproteínas são essenciais na captação celular de vitamina K.[2]

A filoquinona é a maior fração da vitamina no plasma. No fígado, a proporção de menaquinona para filoquinona é de 90 e 10%, respectivamente. É relatado que o total de vitamina K no organismo é de cerca de 100 a 200 nmol (50 a 100 mcg), e sabe-se que o *turnover* no fígado é rápido, portanto as reservas da vitamina são depletadas rapidamente – cerca de 3 dias são suficientes para uma redução de 75%; entretanto, parece que outros tecidos também podem conservar a vitamina, como o adiposo e o ósseo.[3,11] A MK-4 está presente em concentrações muito mais elevadas do que a filoquinona nos tecidos, como pâncreas, glândulas salivares, cérebro e osso, e sua concentração nesses tecidos é, muitas vezes, dependente da ingestão de filoquinona.[12]

A vitamina é rapidamente catabolizada e excretada pelo fígado, cerca de 60 a 70% da vitamina K dietética é excretada como produtos catabólicos, mas esses processos ainda são pouco compreendidos. Os metabólitos principais de filoquinona e menaquinonas são conjugados de ácidos glucurônicos, que são excretados principalmente na bile e na urina, sugerindo-se que a medição da excreção urinária pode refletir parcialmente o estado de vitamina K no organismo.[5]

Outro aspecto a ser considerado é a síntese de menaquinonas pela microbiota intestinal. Medidas quantitativas de vitamina K em diferentes locais do intestino humano demonstraram que as menaquinonas estão presentes no cólon distal. As principais formas produzidas são MK-10 e MK-11 por *Bacteroides*, MK-8 por *Enterobacter e Escherichia coli,* MK-7 por *Veillonella* e MK-6 por *Eubacterium lentum*.[2,13] A presença de altas concentrações de MK-10 e MK-13 no fígado sugere, portanto, que essas formas são originadas da síntese intestinal.[14] Porém, a contribuição de menaquinonas para a manutenção do estado nutricional dos indivíduos relativo à vitamina K tem sido difícil de avaliar, mas foi demonstrado que elas são capazes de ser absorvidas e atingir a circulação sistêmica, mesmo que em pequena escala.[13] Acredita-se que a presença da microflora e de sais biliares no íleo terminal permita que as formas de vitamina K2 com grandes cadeias laterais sejam absorvidas, enquanto é improvável que essa absorção ocorra no cólon distal, uma vez que essas menaquinonas de cadeias longas estão fortemente ligadas às membranas bacterianas e, portanto, necessitam dos sais biliares para sua solubilização.[2]

▣ BIODISPONIBILIDADE

A biodisponibilidade da vitamina K da dieta está mais relacionada à filoquinona das plantas e às menaquinonas dos alimentos de origem animal, pois a fonte de vitamina K originada pelas bactérias intestinais no organismo é muito difícil de ser avaliada.[15]

Os estudos de biodisponibilidade de vitamina K de alimentos vegetais apontam que a biodisponibilidade é de cerca de 20%, ao passo que na forma de suplemento pode chegar a 80%. Entretanto, em alimentos em que a vitamina não está tão fortemente ligada, como nos óleos de soja e canola, a biodisponibilidade pode ser maior.[15]

Um artigo de revisão realizou um levantamento sobre a biodisponibilidade da vitamina K e observou que esta é fortemente influenciada pela matriz alimentar e ingestão de lipídio. A biodisponibilidade da filoquinona no espinafre cru é de 17%, e com o cozimento reduz para 4%. Entretanto, quando consumido com 25 g de manteiga, a biodisponibilidade do espinafre cozido aumenta para 13%. Já os brócolis cozidos apresentam alta biodisponibilidade da filoquinona, cerca de 63%.[15]

Quanto às menaquinonas, há pouca informação sobre a eficiência de absorção, transporte, distribuição e captação de suas diferentes isoformas pelas células. Um estudo comparou diferentes maneiras de suplementação de vitamina K (filoquinona, MK-4 e MK-9) e observou que a biodisponibilidade das menaquinonas foi menor que da filoquinona.[16] Vale ressaltar que as menaquinonas não competem com a filoquinona para a absorção.

Produtos alimentares de origem animal contêm baixas concentrações de filoquinona, mas podem fornecer quantidades razoáveis de menaquinonas. Entretanto, não existem estudos que avaliem a biodisponibilidade da vitamina K em alimentos de origem animal, portanto não é possível realizar uma comparação da biodisponibilidade da vitamina K entre alimentos de origem animal e vegetal.[15] Contudo, se considerarmos que as menaquinonas são usualmente consumidas em matrizes de alimentos que contêm mais gordura, é possível que isso contribua para sua melhor absorção e boa biodisponibilidade. No entanto, ainda não é possível afirmar que uma isoforma é melhor que outra quando se refere à vitamina K derivada do alimento.[15]

As menaquinonas sintetizadas pelas bactérias da microbiota intestinal aparentemente também apresentam baixa biodisponibilidade no organismo. Essa afirmação é sustentada porque o local de maior concentração é o cólon, no qual os sais biliares, cuja importância para absorção é relatada, não estão presentes.[13]

Interações de vitamina K com outros nutrientes

Doses elevadas de vitamina E (suplementos) podem antagonizar a ação da vitamina K, pois a carboxilase microssomal, dependente da vitamina K, pode ser inibida pelo alfatocoferol. A inibição da gamaglutamil carboxilase e de outras enzimas do ciclo da vitamina K também pode ocorrer por uma alta ingestão de gamatocoferol e ubiquinona-9, presentes em alto teor no óleo de milho, uma vez que esses componentes são estruturalmente relacionados à vitamina K.[17,18]

Schurgers et al.[18] analisaram os efeitos de uma dieta enriquecida com óleo de milho (24,6 mg de alfatocoferol e 126,2 mg de gamatocoferol em 100 g), óleo de girassol (85,3 mg de alfatocoferol e 8,8 mg de gamatocoferol em 100 g) ou óleo de oliva (20 mg de alfatocoferol e 1,7 mg de gamatocoferol em 100 g) sobre o *status* de vitamina K em adultos. Os autores observaram que todos os óleos ricos em vitamina E afetaram a absorção e/ou metabolismo da vitamina K, observado pela redução na concentração sérica de filoquinona e aumento na proporção de osteocalcina não carboxilada (ncOC).

Outros autores observaram efeito semelhante com a suplementação de vitamina E (1.000 UI/dia de alfatocoferol), observando impacto no metabolismo da vitamina K pelo aumento significativo da protrombina (fator II) não carboxilada (ncPIVKA-II).[19]

Interações de vitamina K com medicamentos

A principal interação medicamentosa com a vitamina K envolve o uso de anticoagulantes, como a varfarina (antagonista da vitamina K), pois seu mecanismo de ação é baseado na inibição de uma das enzimas que compõem o ciclo da vitamina K, a VKORC, acarretando a diminuição da quantidade de hidroquinona disponível e, consequentemente, prejudicando o processo de carboxilação (Figura 2). O uso crônico dessas drogas resulta em uma deficiência adquirida de vitamina K, com consequente diminuição na síntese de fatores coagulantes dependentes da vitamina K.[20]

Alterações na ingestão de vitamina K podem influenciar a eficácia dessas drogas. Dessa forma, os indivíduos em tratamento crônico com varfarina podem necessitar de aconselhamento dietético sobre a quantidade de vitamina K que deve ser ingerida para manutenção das concentrações sanguíneas. Isso porque a ingestão habitual de vitamina K, desde que seja elevada, pode modular a necessidade e a dosagem do medicamento nos pacientes que utilizam o anticoagulante. Assim, uma vez que a dose eficaz do medicamento foi estabelecida, esses indivíduos devem manter seus padrões alimentares e de suplementação normais.[20]

Pode-se citar ainda outras medicações importantes com potencial de afetar os níveis da vitamina K no organismo, como é o caso da colestiramina, que se liga aos ácidos biliares para promover sua excreção fecal, o que termina por prejudicar a absorção da vitamina; e os antibióticos de largo espectro, que inibem o crescimento de algumas bactérias produtoras de vitamina K.[2]

▣ FONTES DIETÉTICAS

As formas naturais da vitamina K incluem a filoquinona (K1) e a menaquinona (K2), sendo esta última sintetizada por bactérias da microbiota intestinal. A filoquinona está presente em alimentos de origem animal e vegetal, mas é o único análogo da vitamina encontrado em plantas, sendo predominantemente encontrado em vegetais e óleos vegetais.[21]

A quantidade de vitamina K nos alimentos pode variar de 0,1 mcg/100 g em peixes a 490 mcg/100 g em hortaliças. O grupo alimentar que contém a maior concentração de vitamina K é o dos vegetais folhosos verde-escuros,

como espinafre, brócolis, couve, chicória etc. A segunda maior fonte de vitamina K são os óleos e gorduras. Por isso, ao serem acrescentados aos alimentos ou preparações, contribuem para o aumento do teor da vitamina. A margarina pode conter até 93 mcg/100 g, enquanto os óleos vegetais de canola e soja de 71 a 184 mcg/100 g, sendo substancialmente superior ao conteúdo presente no óleo de coco (0,6 mcg/100 g).[21,22]

O leite e seus derivados não são considerados boas fontes de vitamina K, assim como os peixes, cereais e grãos. Na Tabela 1, estão apresentados valores de vitamina K em alimentos.

TABELA 1 Conteúdo de vitamina K em alimentos (mcg/100 g)

Alimentos	Vitamina K (mcg/100 g)
Acelga crua	152
Agrião	301
Alface-crespa	135
Arenque cozido*	0,1
Arroz integral cozido*	0,4
Arroz selvagem cozido*	0,5
Aveia em flocos*	2
Azeite de oliva*	60,2
Bacalhau cozido*	0,1
Batata assada*	0,3
Brócolis cozido	267
Carne bovina cozida*	4
Carne de porco assada*	6,2
Cebolinha	160
Cenoura crua*	13,2
Chicória cozida	226
Chicória crua	280
Coentro	258
Couve cozida	269
Couve crua	280
Couve-flor cozida	56
Endívia cozida	209
Endívia crua	176
Escarola cozida	155

(continua)

TABELA 1   Conteúdo de vitamina K em alimentos (mcg/100 g)

Alimentos	Vitamina K (mcg/100 g)
Escarola crua	174
Espinafre cozido	262
Espinafre cru	375
Farelo de aveia*	3,2
Feijão fava cozido*	2,9
Feijão-preto cozido*	3,3
Frango (coxa sem pele) cozida*	24
Frango (peito sem pele) cozido*	25,6
Grão-de-bico cozido*	4
Iogurte natural*	0,2
Leite em pó integral*	2,2
Leite integral*	1,3
Leite semidesnatado*	0,1
Linhaça*	3,7
Maçã com casca*	1,3
Manga*	4,2
Manjericão	335
Margarina*	93
Menta	364
Óleo de canola*	71,3
Óleo de coco*	0,6
Óleo de soja*	184
Pão de queijo*	32,4
Pão de trigo*	4,9
Queijo muçarela*	6,7
Queijo ricota*	3,7
Repolho cozido	244
Repolho cru	328
Rúcula	289
Salmão grelhado*	0,5
Salsão cozido	309
Salsão cru	295
Salsinha	491
Tilápia assada*	0,9
Tomate cru*	7,9
Uva*	14,6

* Dados provenientes da USDA.
Fonte: Faria et al.;[21] USDA.[22]

☐ NECESSIDADES DE VITAMINA K

A necessidade nutricional para vitamina K é mais comumente associada com quatro dos fatores de coagulação dependentes de vitamina K – fatores II, VII, IX e X –, que são sintetizados no fígado, diferentemente das demais proteínas dependentes de vitamina K, sintetizadas em tecidos extra-hepáticos, como a osteocalcina e a matriz Gla.[11,23] A determinação das recomendações de vitamina K é dificultada pela síntese bacteriana intestinal de menaquinonas, que parece contribuir para o atendimento da necessidade nutricional da vitamina.[24]

No fígado, as reservas não são mantidas por longo período, e a proporção armazenada é diferente para a forma de filoquinona em relação às de menaquinonas. Não há informação precisa sobre a efetividade das diferentes formas de vitamina K hepáticas na função de coagulação sanguínea. A existência de um *pool* maior de menaquinonas no fígado humano não necessariamente significa que a contribuição dessas formas seja proporcionalmente maior para a manutenção da suficiência dessa vitamina. Em contrapartida, a deficiência em filoquinona na dieta leva à deficiência em vitamina K mesmo sem alteração das concentrações de menaquinonas no fígado.[11,23]

A ingestão adequada (AI) para vitamina K é de 90 e 120 mcg/dia para mulheres e homens, respectivamente. Esses valores foram baseados em estimativas de ingestão de alimentos do estudo NHANES III (1988-1994).[11] Alguns autores especulam que a AI estabelecida parece não ser suficiente para atingir a completa carboxilação de todas as proteínas dependentes de vitamina K.[25] O entendimento ainda limitado das implicações fisiológicas observadas nos biomarcadores de vitamina K impede uma determinação mais precisa das recomendações dietéticas até o momento. Os valores propostos atualmente para a ingestão da vitamina K pelo Institute of

Medicine (IOM) e pela Organização Mundial da Saúde (OMS) estão na Tabela 2.

Pode-se observar que as recomendações apresentadas não são iguais, da mesma forma que não são para outros nutrientes, o que leva a acreditar que esses valores deverão ser revistos até que se chegue a conclusões definitivas sobre eles. Esse fato é ressaltado nas recomendações apresentadas pelo Comitê que estabeleceu as *Dietary Reference Intakes* (DRI), o qual propôs AI para a vitamina K até que mais dados estejam disponíveis para determinar EAR e RDA. Em contrapartida, a

Autoridade Europeia para a Segurança Alimentar (EFSA) recomenda a ingestão mínima de 1 mcg de filoquinona/kg de peso corporal por dia para todos os grupos populacionais, independentemente de idade e sexo.[26]

É importante ressaltar que o valor de UL para a vitamina K não foi estabelecido pela insuficiência de dados para sua estimativa. Na ausência desse parâmetro, recomenda-se cautela extra ao consumir níveis acima da ingestão recomendada.[11]

TABELA 2 Recomendação diária de vitamina K

Estágios de vida	OMS; FAO (2004)	IOM (2006)	
	RNI (mcg/dia)	AI (mcg/dia)	UL (mcg/dia)
Recém-nascidos e crianças			
0-6 meses	5	2	–
7-12 meses	10	2,5	–
1-3 anos	15	30	–
4-8 anos	20-25	55	–
Homens			
9-13 anos	35-55	60	–
14-18 anos	35-55	75	–
19-30 anos	65	120	–
31-50 anos	65	120	–
51-70 anos	65	120	–
> 70 anos	65	120	–
Mulheres			
9-13 anos	35-55	60	–
14-18 anos	35-55	75	–
19-30 anos	55	90	–
31-50 anos	55	90	–
51-70 anos	55	90	–
> 70 anos	55	90	–
Gestantes e lactantes			
≤ 18 anos			
55	75	–	
19-50 anos	55	90	–

AI: ingestão adequada; FAO: Organização das Nações Unidas para a Alimentação e a Agricultura; OMS: Organização Mundial da Saúde; RNI: ingestão recomendada de nutrientes; UL: limite superior tolerável de ingestão (não determinado pela insuficiência de dados).
Fonte: Shearer et al.;[11] WHO; FAO.[23]

◻ AVALIAÇÃO DO ESTADO NUTRICIONAL RELATIVO À VITAMINA K

Nenhum biomarcador de avaliação do *status* de vitamina K é considerado único para avaliar sua suficiência ou deficiência. A utilização de múltiplos biomarcadores é recomendada quando possível. Cada um dos biomarcadores reflete um aspecto diferente da ingestão, absorção e transporte da vitamina K, ou a função como cofator para gamacarboxilação das proteínas dependentes de vitamina K.[3]

A mensuração da concentração de filoquinona circulante no plasma sanguíneo ou no soro é o marcador mais utilizado para avaliação do estado nutricional da vitamina K, sendo considerado um biomarcador da ingestão recente de filoquinona. Entretanto, sua dosagem pode não representar o consumo habitual, além de excluir outros homólogos da vitamina K, o que representa uma desvantagem para esse método.[24] Quanto ao intervalo de referência, é observada em amostras de soro uma faixa de 0,15 a 1,55 mcg/L, e valores inferiores a 0,15 mcg/L indicam deficiência.[27] Entretanto, ainda não há consenso sobre qual concentração sérica de filoquinona reflete ingestão adequada, sendo indicado que a dosagem da vitamina seja após jejum e, por seu transporte em lipoproteínas ricas em triglicerídeos, os resultados devem ser ajustados pela concentração de triglicerídeos.[3]

Métodos indiretos para avaliar o *status* da vitamina K também são utilizados e incluem ensaios de coagulação, proteínas dependentes de vitamina K não carboxiladas e metabólitos urinários da vitamina K. A avaliação de ensaios de coagulação global, como o tempo de tromboplastina parcial ativada (TTPA) e o TP, deve ser utilizada com cautela, pois essa abordagem carece de sensibilidade e especificidade para indicar o *status* da vitamina K. Quando há deficiência de vitamina K, o TP só começará a subir acima do intervalo de referência quando a concentração de protrombina (fator II) totalmente carboxilada cair cerca de 50% no plasma, portanto é uma técnica que não sinaliza a deficiência da vitamina rapidamente. Entretanto, durante um evento hemorrágico, os ensaios de coagulação global podem indicar o envolvimento da vitamina K.[27]

As formas não carboxiladas (inativas) das proteínas dependentes de vitamina K podem indicar a baixa ingestão da vitamina, como é o caso da protrombina não carboxilada (ncPIVKA-II), da osteocalcina não carboxilada (ncOC) e da MGP não carboxilada (ncMGP). Tanto a ncOC quanto a ncMGP devem ser expressas considerando a proporção com a fração de sua proteína total (OC total e MGP total, respectivamente). Sugere-se que essas proteínas não carboxiladas aumentam sua concentração como reflexo da deficiência da vitamina K e que diminuem em resposta à suplementação. Assim, tais proteínas apresentam potencial para uso como biomarcadores do *status* da vitamina K, porém mais estudos são necessários para indicar sua aplicação na prática clínica.[3]

A avaliação da concentração urinária de resíduos de Gla (produzidos na metabolização das proteínas dependentes de vitamina K) e da concentração dos metabólitos da vitamina K também tem sido sugerida para avaliação de mudanças na ingestão dietética e do *status* da vitamina, porém os dados ainda são limitados e a relação com aspectos clínicos é desconhecida.[3,27]

Por fim, a recomendação atual da diretriz de micronutrientes da Sociedade Europeia de Nutrição Clínica e Metabolismo (ESPEN) é a de que o *status* da vitamina K deva ser avaliado por uma combinação da análise de biomarcadores com a avaliação da ingestão alimentar, uma vez que não há consenso sobre a aplicabilidade do biomarcador de forma isolada.[24]

▣ DEFICIÊNCIA EM VITAMINA K

A vitamina K é amplamente distribuída em vegetais de folhas verdes e em outros alimentos, sendo desconhecida a deficiência na dieta. No entanto, alguns grupos podem estar em risco para deficiência da vitamina K, como é o caso de indivíduos com restrição dietética ou má nutrição, indivíduos em nutrição parenteral total, que tenham doenças hepáticas, problemas gastrointestinais em que há má-absorção lipídica (como doença celíaca, fibrose cística, síndrome do intestino curto etc.), câncer, doença renal, neonatos, idosos. O uso de medicações como antibióticos e anticoagulantes, o consumo excessivo de álcool, cirurgias e a ingestão usual de megadoses de vitaminas A e E também estão relacionados à deficiência.[2,3,24]

Classicamente, a deficiência em vitamina K resulta no prolongamento do tempo de protrombina e, eventualmente, na doença hemorrágica, como resultado da diminuição de síntese de proteínas de coagulação sanguínea dependentes de vitamina K. Embora a síntese de osteocalcina também seja prejudicada, os efeitos na coagulação sanguínea predominam. Indivíduos que estão em terapia anticoagulante estão em maior risco de deficiência da vitamina K e defeitos de coagulação, devendo, portanto, ser monitorados.[2,24]

Crianças de até 6 meses possuem baixas concentrações plasmáticas de protrombina e de outros fatores de coagulação dependentes de vitamina K (cerca de 30 a 60% da concentração do adulto, dependendo da idade gestacional) e baixas reservas hepáticas de vitamina K, como resultado da barreira da placenta que limita o aproveitamento fetal da vitamina. Após as primeiras 6 semanas de vida pós-natal, a concentração plasmática desses fatores de coagulação aumenta gradualmente; entretanto, nesse meio-tempo, as crianças ainda estão sujeitas ao risco da doença hemorrágica do recém-nascido.[28] A concentração de vitamina K do leite materno é relativamente baixa, e na primeira infância a microbiota intestinal, que nesse estágio é sobretudo de *Lactobacillus* e do *Bifidobacterium* sp., não traz contribuição significativa para o *status* da vitamina.[11] Dessa forma, é recomendado que crianças recém-nascidas recebam uma dose profilática de 1 mg de vitamina K1 (filoquinona) via intramuscular nas primeiras horas após o nascimento, protocolo adotado em diversos países, incluindo o Brasil.[29,30]

Muitos antibióticos, se administrados por períodos prolongados, podem causar deficiência em vitamina K, resultando em defeitos de coagulação. Isso pode ser resultado da diminuição na contribuição da microbiota intestinal na síntese de menaquinonas. Acredita-se que cerca de metade das necessidades pode ser derivada da síntese bacteriana, entretanto uma avaliação nesse sentido é difícil em virtude de outros fatores que poderiam estar associados, como o estado nutricional geral dos indivíduos submetidos a essa terapia.[11,13,23]

Adicionalmente, o mau desenvolvimento ósseo, osteoporose e aumento de DCV também parecem estar relacionados à deficiência da vitamina K.[4,9,31] Foi evidenciado que os baixos níveis séricos ou a ingestão insuficiente da vitamina K1 somados a altos níveis de ncOC estão associados a risco aumentado de fraturas e, ainda, que anticoagulantes cumarínicos também podem afetar a saúde óssea por inibição da reciclagem da vitamina K.[2] Uma metanálise de estudos observacionais aponta para a associação dos baixos níveis de vitamina K com o maior risco para DCV e mortalidade, acreditando-se que o papel preventivo da vitamina esteja relacionado a sua atuação na ativação da MGP, que regula a calcificação vascular.[32] Entretanto, mais estudos são necessários para que se possa estabelecer valores de referência ideais dos níveis da vitamina K ou de suas proteínas não carboxiladas na prevenção dessas doenças crônicas.

▣ TOXICIDADE

Não foi observado efeito adverso causado pela alta ingestão de vitamina K (filoquinona e menaquinonas) tanto por meio de alimentos quanto de suplementos, embora possa causar algum dano para pacientes com terapia anticoagulante.[11] Essa aparente segurança é respaldada pela administração clínica comum de filoquinona em doses de 10 a 20 mg/dia em pacientes com má-absorção crônica de gordura sem evidências de qualquer dano.[23]

Já a menadiona e seus derivados solúveis em água são altamente tóxicos, levando a danos hepáticos e causando icterícia, hiperbilirrubinemia, anemia hemolítica e encefalopatia bilirrubínica em bebês, portanto não é mais indicado o seu uso.[23,33]

▣ RELAÇÃO DA VITAMINA K COM DOENÇAS CRÔNICAS

Osteoporose

Muitas pesquisas atualmente são conduzidas para elucidar o papel da vitamina K no metabolismo ósseo e seu efeito na osteoporose. Alguns estudos demonstram baixas concentrações de filoquinona e menaquinona em pacientes com baixa densidade mineral óssea (DMO) e em pacientes com osteoporose. As concentrações de ncOC também são estudadas, e os resultados mostram correlação negativa com a DMO e, na mesma direção, melhor DMO com aumento da concentração de osteocalcina ativa (carboxilada).[4,9,34]

A suplementação de filoquinona (vitamina K1) parece ter um efeito maior na prevenção de fraturas ósseas em comparação com a menaquinona (vitamina K2). Em contrapartida, a menaquinona parece exercer maiores efeitos sobre a DMO, indicando que os subtipos da vitamina exercem diferentes efeitos no metabolismo ósseo.[9]

Uma metanálise de ensaios clínicos mostrou que a suplementação de MK-4 melhorou a DMO e reduziu a concentração de ncOC em pacientes com osteoporose em comparação ao grupo que recebeu placebo.[35] Em contrapartida, os resultados de uma metanálise conduzida por Mott et al.[36] mostraram que a suplementação de vitamina K parece ter pouco efeito sobre a DMO tanto em mulheres na pós-menopausa quanto com osteoporose. Os autores também não evidenciaram benefícios relacionados às fraturas vertebrais, entretanto observaram efeito potencialmente relevante nas fraturas clínicas no geral.

Diversos trabalhos sugerem que a suplementação com vitamina K apresenta efeito positivo sobre a DMO. Entretanto, a heterogeneidade em termos de população, intervenção, acompanhamento e resultados torna difícil chegar a uma conclusão definitiva. Parece que a cossuplementação com cálcio e vitamina D apresenta melhores resultados em termos de DMO e que a filoquinona pode ser mais efetiva se comparada às demais formas da vitamina.[37]

Doenças cardiovasculares

O interesse pela ação da vitamina K nas DCV teve início com a descoberta da osteocalcina e da matriz Gla nas placas de aterosclerose. Verificou-se que a baixa ingestão de vitamina K estava relacionada com a alta concentração de ncOC e com a presença de calcificação aterosclerótica na aorta abdominal.[9,38]

Células do músculo liso vascular desempenham papel central na calcificação, por sintetizar proteínas dependentes de vitamina K, como a proteína MGP. Essa proteína inibe a calcificação vascular por meio de uma variedade de mecanismos, incluindo a ligação de íons de cálcio e da matriz extracelular. Tem sido demonstrado que a atividade de regulação do cálcio da MGP depende da gamacarboxilação de resíduos Glu específicos que conferem uma mudança conformacional na proteína.[38] Em seres humanos, mutações no gene que codifica para a MGP são responsáveis pela síndrome de Keutel e são caracterizadas pela cartilagem anormal e pela calcificação da artéria coronária (CAC).[39] Tem sido proposto que a proteína Gas6, que é dependente de vitamina K, também está associada com a CAC por seu papel na apoptose de células de músculo liso vascular e na circulação.[38]

Na ausência de uma medida direta da quantidade de vitamina K nos vasos de indivíduos saudáveis, presume-se que qualquer papel da vitamina K dietética em retardar a progressão da CAC é mediado pela carboxilação de MGP. A varfarina, antagonista da vitamina K, inibe a gamacarboxilação da MGP, levando à CAC em ratos.[40] Além disso, observou-se que dietas ricas em vitamina K revertem a CAC e melhoram a elasticidade arterial em ratos tratados com varfarina.[41]

Duas metanálises evidenciaram que níveis elevados de ncMGP aumentam o risco de mortalidade por DCV e por todas as causas, enquanto a ingestão dietética de filoquinona e menaquinona não esteve associada com esses parâmetros.[32,42]

Outra metanálise observou que a suplementação com vitamina K promoveu discreta redução (−9,14%), porém significativa (p = 0,038), da progressão da calcificação vascular, indicando que pode ser uma estratégia de longo prazo para melhorar a saúde vascular e reduzir o risco de DCV.[31]

▣ REFERÊNCIAS BIBLIOGRÁFICAS

1. Berkner KL, Runge KW. Vitamin K-dependent protein activation: normal gamma-glutamyl carboxylation and disruption in disease. Int J Mol Sci. 2022;23(10):5759.
2. Mladěnka P, Macáková K, Kujovská Krčmová L, Javorská L, Mrštná K, Carazo A, et al. Vitamin K: sources, physiological role, kinetics, deficiency, detection, therapeutic use, and toxicity. Nutr Rev. 2022;80(4):677-98.
3. Lyytinen A, Linneberg A. Vitamin K: a scoping review for Nordic Nutrition Recommendations 2023. Food Nutr Res. 2023:67.
4. Beulens JWJ, Booth SL, Heuvel EGHM van den, Stoecklin E, Baka A, Vermeer C. The role of menaquinones (vitamin K2) in human health. Br J Nutr. 2013;110(8):1357-68.
5. Wang H, Ma Y. The potential of vitamin K as a regulatory factor of bone metabolism: a review. Nutrients. 2023;15(23):4935.
6. Tan J, Li Y. Revisiting the interconnection between lipids and vitamin K metabolism: insights from recent research and potential therapeutic implications: a review. Nutr Metab. 2024;21(1):6.
7. Chaudhry R, Usama SM, Babiker HM. Physiology, coagulation pathways. In: StatPearls [Internet]. Treasure Island (FL): StatPearls Publishing; 2023.
8. Zhang M, Zhang Q, Du P, Chen X, Zhang Y. Roles of vitamin K-dependent protein in biomineralization (review). Int J Mol Med. 2024;53(1):1-12.
9. Villa JKD, Diaz MAN, Pizziolo VR, Martino HSD. Effect of vitamin K in bone metabolism and vascular calcification: a review of mechanisms of action and evidences. Crit Rev Food Sci Nutr. 2017;57(18):3959-70.
10. Katsuyama H, Otsuki T, Tomita M, Fukunaga M, Fukunaga T, Suzuki N, et al. Menaquinone-7 regulates the expressions of osteocalcin, OPG, RANKL and RANK in osteoblastic MC3T3E1 cells. Int J Mol Med. 2005;15(2):231-6.
11. Institute of Medicine (IOM). Dietary Reference Intakes: the essential guide to nutrient requirements [Internet]. Washington, D.C.: National Academies Press. Disponível em: http://www.nap.edu/catalog/11537. Acesso em: 7 jan. 2024.
12. Shearer MJ, Bach A, Kohlmeier M. Chemistry, nutritional sources, tissue distribution and metabolism of vitamin K with Special reference to bone health. J Nutr. 1996;126:1181S-1186S.
13. Conly J, Stein K, Worobetz L, Rutledge-Harding S. The contribution of vitamin K2 (menaquinones) produced by the intestinal microflora to human nutritional requirements for vitamin K. Am J Gastroenterol. 1994;89(6):915-23.
14. Usui Y, Tanimura H, Nishimura N, Kobayashi N, Okanoue T, Ozawa K. Vitamin K concentrations in the plasma and liver of surgical patients. Am J Clin Nutr. 1990;51(5):846-52.
15. Chungchunlam SMS, Moughan PJ. Comparative bioavailability of vitamins in human foods sourced from animals and plants. Crit Rev Food Sci Nutr. 2023;0(0):1-36.
16. Schurgers LJ, Vermeer C. Differential lipoprotein transport pathways of K-vitamins in healthy subjects. Biochim Biophys Acta BBA – Gen Subj. 2002;1570(1):27-32.
17. Ronden JE, Soute BAM, Thijssen HHW, Saupe J, Vermeer C. Natural prenylquinones inhibit the enzymes of the vitamin K cycle in vitro. Biochim Biophys Acta

BBA - Protein Struct Mol Enzymol. 1996;1298(1):87–94.

18. Schurgers LJ, Shearer MJ, Soute BAM, Elmadfa I, Harvey J, Wagner KH, et al. Novel effects of diets enriched with corn oil or with an olive oil/sunflower oil mixture on vitamin K metabolism and vitamin K-dependent proteins in young men. J Lipid Res. 2002;43(6):878-84.

19. Booth SL, Golly I, Sacheck JM, Roubenoff R, Dallal GE, Hamada K, et al. Effect of vitamin E supplementation on vitamin K status in adults with normal coagulation status1234. Am J Clin Nutr. 2004;80(1):143-8.

20. Liu S, Shen G, Li W. Structural and cellular basis of vitamin K antagonism. J Thromb Haemost. 2022;20(9):1971-83.

21. Faria SA dos SC, Arruda VAS, Araújo E da S, Penteado MDVC. Vitamin K: content in food consumed in São Paulo, Brazil. Braz J Pharm Sci. 2017;53(2):e15197.

22. USDA. U.S. Department of Agriculture, Agricultural Research Service. 2019. FoodData Central. Disponível em: https://fdc.nal.usda.gov./ Acesso em: 14 jan. 2024.

23. WHO; FAO (orgs.). Vitamin and mineral requirements in human nutrition. 2. ed. Geneva: Rome: World Health Organization; Food and Agriculture Organization of the United Nations; 2004.

24. Berger MM, Shenkin A, Schweinlin A, Amrein K, Augsburger M, Biesalski HK, et al. Espen micronutrient guideline. Clin Nutr. 2022;41(6):1357-424.

25. Binkley NC, Krueger DC, Kawahara TN, Engelke JA, Chappell RJ, Suttie JW. A high phylloquinone intake is required to achieve maximal osteocalcin γ-carboxylation1,2,3. Am J Clin Nutr. 2002;76(5):1055-60.

26. EFSA Panel on Dietetic Products, Nutrition and Allergies (NDA), Turck D, Bresson JL, Burlingame B, Dean T, Fairweather-Tait S, et al. Dietary reference values for vitamin K. EFSA J. 2017;15(5):e04780.

27. Card DJ, Gorska R, Harrington DJ. Laboratory assessment of vitamin K status. J Clin Pathol. 2020;73(2):70-5.

28. Araki S, Shirahata A. Vitamin K deficiency bleeding in infancy. Nutrients. 2020;12(3):780.

29. Brasil. Atenção à saúde do recém-nascido: guia para os profissionais de saúde. Ministério da Saúde. Secretaria de Atenção à Saúde. Departamento de Ações Programáticas Estratégicas; 2012.

30. Sociedade Brasileira de Pediatria (SBP). Manual de alimentação: orientações para alimentação do lactente ao adolescente, na escola, na gestante, na prevenção de doenças e segurança alimentar. SBP, Departamento Científico de Nutrologia; 2018.

31. Lees JS, Chapman FA, Witham MD, Jardine AG, Mark PB. Vitamin K status, supplementation and vascular disease: a systematic review and meta-analysis. Heart. 2018 Dec 4;heartjnl-2018-313955.

32. Zhang S, Guo L, Bu C. Vitamin K status and cardiovascular events or mortality: a meta-analysis. Eur J Prev Cardiol. 2019;26(5):549-53.

33. Imbrescia K, Moszczynski Z. Vitamin K. In: StatPearls [Internet]. Treasure Island (FL): StatPearls Publishing; 2023.

34. Hao G, Zhang B, Gu M, Chen C, Zhang Q, Zhang G, et al. Vitamin K intake and the risk of fractures: a meta-analysis. Medicine (Baltimore). 2017;96(17):e6725.

35. Su S, He N, Men P, Song C, Zhai S. The efficacy and safety of menatetrenone in the management of osteoporosis: a systematic review and meta-analysis of randomized controlled trials. Osteoporos Int. 2019;30(6):1175-86.

36. Mott A, Bradley T, Wright K, Cockayne ES, Shearer MJ, Adamson J, et al. Effect of vitamin K on bone mineral density and fractures in adults: an updated systematic review and meta-analysis of randomised controlled trials. Osteoporos Int. 2019;30(8):1543-59.

37. Palermo A, Tuccinardi D, D'Onofrio L, Watanabe M, Maggi D, Maurizi AR, et al. Vitamin K and osteoporosis: myth or reality? Metabolism. 2017;70:57-71.

38. Lees JS, Mark PB, Witham MD. Vitamin K and vascular calcification. Curr Opin Nephrol Hypertens. 2021;30(4):430.

39. Hur DJ, Raymond GV, Kahler SG, Riegert-Johnson DL, Cohen BA, Boyadjiev SA. A novel MGP mutation in a consanguineous family: review of the clinical and molecular characteristics of Keutel syndrome. Am J Med Genet A. 2005;135A(1):36-40.

40. Price PA, Faus SA, Williamson MK. Warfarin causes rapid calcification of the elastic lamellae in rat arteries and heart valves. Arterioscler Thromb Vasc Biol. 1998;18(9):1400-7.

41. Schurgers LJ, Spronk HMH, Soute BAM, Schiffers PM, DeMey JGR, Vermeer C. Regression of warfarin-induced medial elastocalcinosis by high intake of vitamin K in rats. Blood. 2006;109(7):2823-31.

42. Chen HG, Sheng LT, Zhang YB, Cao AL, Lai YW, Kunutsor SK, et al. Association of vitamin K with cardiovascular events and all-cause mortality: a systematic review and meta-analysis. Eur J Nutr. 2019;58(6):2191-205.

CAPÍTULO 16

Vitamina C (ácido ascórbico)

Vanuska Lima da Silva
Jéssica Elkfury
Silvia M. Franciscato Cozzolino

◼ INTRODUÇÃO

A vitamina C, também conhecida como ácido ascórbico, L-ácido ascórbico, ácido deidroascórbico, ascorbato e vitamina antiescorbútica, desempenha inúmeras funções, sendo seu potencial antioxidante a mais conhecida.[1-3] A maioria das plantas e animais tem habilidade de sintetizar a vitamina C de D-glicose ou D-galactose via ácido glucurônico. O ascorbato é a forma biologicamente ativa da vitamina C e pode ser oxidado reversivelmente, formando semideidroascorbato e radical ascorbato. Este último, quando oxidado, forma o deidroascorbato. O semideidroascorbato pode ser bioquimicamente ativo, mas é mais provável que sua atividade esteja baseada na redução a ascorbato.[1] A ação do deidroascorbato se dá do mesmo modo, ou seja, de forma indireta.[2]

O ácido ascórbico na forma D-isoácido ascórbico também exerce atividade vitamínica, mas apenas 5% da atividade biológica do ascorbato *in vivo*. Não é um composto de ocorrência natural, mas é muito utilizado como antioxidante em substituição ao ácido ascórbico em carnes curadas e em uma variedade de alimentos.

◼ FUNÇÕES DA VITAMINA C

O ascorbato pode atuar como cofator ou cossubstrato para diferentes enzimas. Está envolvido na hidroxilação de prolina e lisina para a biossíntese de colágeno; na rota biossintética da carnitina, a qual é utilizada pela mitocôndria para transferência de elétrons na transmembrana na síntese de ATP; na síntese da norepinefrina, a partir da dopamina; e no metabolismo enzimático da tirosina. O Quadro 1 relaciona

QUADRO 1 Ácido ascórbico e função enzimática	
Prolina hidroxilase	Síntese de colágeno
Prolina pró-colágeno 2-oxoglutarato-3-dioxigenase	Síntese de colágeno
Lisina hidroxilase	Síntese de colágeno
Gamabutirobetaína 2-oxoglutarato 4-dioxigenase	Síntese de carnitina
Trimetil-lisina 2-oxoglutarato dioxigenase	Síntese de carnitina
Dopamina betamonoxigenase	Síntese de catecolaminas
Peptidil glicina alfa-amida monoxigenase	Amidação de peptídeo
4-hidroxilafenilpiruvato dioxigenase	Metabolismo da tirosina
Fonte: Levine.[3]	

a ligação do ácido ascórbico com diferentes funções enzimáticas.

A vitamina C também tem ação na conversão do colesterol em ácidos biliares e no metabolismo iônico de minerais. O papel do ácido ascórbico como agente redutor biológico pode ser ligado também à redução do risco de doenças crônicas não transmissíveis. Por ser solúvel em água, acredita-se que a vitamina C faça parte da primeira linha de defesa do organismo, e, por ter facilidade em doar elétrons, possui também função antioxidante. Sua ação pode ser em espécies reativas de oxigênio, nitrogênio, oxigênio singlete e hipoclorito. Os produtos de oxidação do ascorbato não apresentam toxicidade e são facilmente regenerados pelos redutores glutationa e NADP e/ou NADPH.[4]

Deve-se, ainda, salientar a ação não enzimática do ascorbato na absorção e no metabolismo do ferro e na inibição da formação de nitrosaminas (reações entre nitrito e aminas naturalmente presentes nos alimentos sob as condições ácidas do estômago). A segurança da utilização de nitratos e nitritos nos processos de cura da carne é questionada por causa da formação desses compostos, uma vez que em animais experimentais verificou-se que as nitrosaminas agem como carcinógenos potentes; contudo, não há evidências de danos para os seres humanos com a formação de tais compostos. O ascorbato pode prevenir a formação de nitrosaminas por meio de reações não enzimáticas com nitrito e outros compostos nitrosos, formando NO, NO_2 e N_2. Deve-se ressaltar que esse é um efeito do ascorbato, quando presentes ao mesmo tempo nitritos e aminas na dieta, e não um efeito relacionado ao estado nutricional dos indivíduos em relação à vitamina.

O ascorbato, sendo um agente redutor forte, afeta o potencial redox do organismo. Sua ação como antioxidante se dá em razão da capacidade de varrer os radicais, reagindo com o radical superóxido e um próton para gerar peróxido de hidrogênio, ou com um radical hidroxila para gerar água. Em cada instante, o produto formado é o radical monodeidroascorbato. Pode também reduzir o radical tocoferoxil, formado pela interação de alfatocoferol na membrana com peróxidos lipídicos. O ascorbato pode captar os radicais oxigênio, que de outra forma reagiriam para formar peróxidos lipídicos. Entretanto, em altas concentrações, o ascorbato pode ter ação pró-oxidante, reduzindo o oxigênio molecular a superóxido, podendo ser então oxidado a monodeidroascorbato. Em concentrações fisiológicas, Fe^{3+} e Cu^{2+} são reduzidos pelo ascorbato a Fe^{2+} e Cu^+, que são rapidamente reoxidados pela reação com peróxido de hidrogênio. O Cu^+ também reage com oxigênio molecular para gerar superóxido.

Em cultura de tecidos, o ascorbato tem ação citotóxica como resultado do dano ao DNA iniciado por radicais. Entretanto, alguns pesquisadores[5] relataram que voluntários mantidos com uma dieta deficiente em vitamina C por um período relativamente curto apresentaram o dobro do conteúdo de 8-hidroxiguanina no DNA do esperma, sugerindo aumento dos danos ao DNA pela ação do radical na ausência de quantidades adequadas de ascorbato. O ácido ascórbico atua também como antioxidante, prevenindo a peroxidação lipídica e a oxidação do LDL-colesterol. Parece que sua ação está relacionada com a varredura de radicais peroxil na fase aquosa, antes de eles terem iniciado a peroxidação lipídica, e pela regeneração da forma ativa da vitamina E.[6,7] Portanto, o ascorbato teria função de regenerar o alfatocoferol e dessa forma economizaria vitamina E;[8] entretanto, alguns pesquisadores não verificaram efeito do estado nutricional relativo à vitamina C no *turnover* de vitamina E, em experimentos com o porco-da-guiné. Eles sugeriram que a vitamina C não tem ação economizadora significativa de vitamina E, e que outros antioxidantes solúveis no plasma e no fluido extracelular também poderiam interagir com o radical tocoferoxil. Outro dado interessante é que, durante a oxidação de lipídios nos alimentos, a vitamina C é oxidada antes que haja qualquer perda significativa de vitamina E.[9]

◉ ABSORÇÃO E METABOLISMO DA VITAMINA C

A absorção de vitamina C ocorre por processo ativo, dependente de sódio, na membrana da borda em escova da mucosa intestinal e por um mecanismo independente de sódio, na membrana basolateral. Tanto o ascorbato quanto o deidroascorbato podem ser absorvidos pela mucosa bucal por processo passivo mediado por carreadores. A absorção intestinal de deidroascórbico é mediada por carreador seguida pela redução para ascorbato antes de seu transporte por meio da membrana basolateral. Em baixas concentrações de vitamina C, a absorção é rápida e eficiente, portanto, com alta biodisponibilidade, tendo-se proposto um sistema de transporte ativo mediado por carreadores.

Esse mecanismo de absorção começa a tornar-se saturado quando a concentração da vitamina na mucosa é maior que 6 mmol/L. Isso pode explicar o fato de que a proporção de vitamina C alimentar absorvida diminui com o aumento da ingestão.[10] Com ingestão normal (até 100 mg de vitamina C), cerca de 80 a 95% do ascorbato alimentar é absorvido. Quando as quantidades aumentam, a absorção diminui proporcionalmente à dose. Verificou-se que com ingestão de 1,5 g a absorção foi de 50%; com 6 g, cerca de 25%; e com 12 g foi de 16%.[11] O excesso de ascorbato não absorvido é substrato para o metabolismo de bactérias intestinais.

As concentrações de ácido ascórbico são reguladas, em nível celular, pelo transporte celular controlado e a regeneração enzimática do ácido ascórbico proveniente do deidroascorbato.[12,13] Cerca de 70% do ascorbato do sangue se encontra no plasma e nos eritrócitos, e o restante é encontrado nos leucócitos, que possuem habilidade marcada para concentrar o ascorbato.

Em indivíduos adequadamente nutridos e naqueles que recebem suplementos de ascorbato, a concentração dessa vitamina em eritrócitos, plaquetas e granulócitos é correlacionada com a concentração plasmática. Isso não ocorre nos leucócitos mononucleares, que são capazes de concentrar mais ou menos o ascorbato, independentemente da concentração plasmática. Na deficiência, com a queda da concentração plasmática de ascorbato, as concentrações nos leucócitos mononucleares, granulócitos e plaquetas ficam mais protegidas.

Ascorbato e deidroascorbato podem circular livres no organismo ou ligados à albumina. Cerca de 5% da vitamina C no plasma está como deidroascorbato. A captação dessas duas formas da vitamina pelos tecidos pode diferir. No caso do ascorbato, a captação ocorre por mecanismo ativo, ao passo que o deidroascorbato, pelo fato de ser lipofílico no pH fisiológico, pode também entrar nas células por difusão. Ambos os vitâmeros são carreados pelo sistema transportador de glicose, e concentrações altas de glicose, da ordem das observadas na hiperglicemia diabética, podem inibir a captação de ascorbato pelos tecidos. O ascorbato é encontrado em concentração milimolar no plasma e não existe armazenamento específico nos órgãos. Com exceção dos leucócitos (responsáveis por cerca de 10% do ascorbato total no sangue), os únicos tecidos que apresentam concentração significativa da vitamina são as glândulas adrenal e hipófise. Embora a concentração de ascorbato nos músculos seja relativamente baixa, em virtude de sua extensão, é o tecido que contém a maioria do *pool* corporal da vitamina, de 5 a 8,5 mmol (900 a 1.500 mg).

O acúmulo do ascorbato no organismo pode ocorrer por dois mecanismos distintos: ou ele é acumulado por transporte ativo (embora a proteína transportadora ainda não tenha sido isolada, sabe-se que está presente no cDNA), ou com base no transporte do deidroascorbato e na redução intracelular. O deidroascorbato é transportado por um ou mais transportadores de glicose e imediatamente reduzido a ascorbato no interior da célula. A velocidade de seu transporte é dez vezes superior à do ascorbato; no entanto, o transporte é limitado pela disponibilidade.[3]

A presença de grande quantidade de ácido ascórbico não absorvido no intestino pode causar diarreia ou desconforto intestinal. Esses sintomas são, algumas vezes, relatados por indivíduos que ingerem altas doses da vitamina. A absorção máxima é obtida com a ingestão de doses espaçadas de menos de 1 g ao longo do dia.[13] O destino de grande parte do ácido ascórbico ingerido é a excreção na urina, intacta ou na forma de deidroascorbato e dioxogulonato. O ascorbato e o deidroascorbato são filtrados pelos glomérulos e podem ser reabsorvidos por mecanismo de difusão facilitada, independentemente de sódio. O deidroascorbato reabsorvido é reduzido a ascorbato nos rins. Quando a filtração glomerular de ascorbato e deidroascorbato excede a capacidade do sistema de transporte, isto é, em uma concentração plasmática de ascorbato entre 70 e 85 mmol/L, a vitamina é excretada na urina em quantidades proporcionais à ingestão.

BIODISPONIBILIDADE

A biodisponibilidade da vitamina C é determinada medindo-se o aumento da concentração da vitamina no plasma, após uma dose oral, e fazendo a comparação com o aumento da concentração após a mesma dose administrada por via intravenosa. Alguns pesquisadores propuseram-se a estimar a biodisponibilidade indireta do ascorbato, em estudos nos quais a ingestão oral foi comparada com a excreção urinária, ou comparando a absorção das formas normalmente contidas nos alimentos com a de suplementos. Apesar de esses dados apresentarem resultados comparativos sobre a absorção de vitamina C, não podem ser usados como determinantes da biodisponibilidade.

No entanto, esses estudos apontam que sua biodisponibilidade é maior (perto de 100%) quando pequenas doses (p. ex., 30 mg/dia) são administradas a indivíduos com baixas concentrações plasmáticas de vitamina C.[14] Além disso, a forma como a vitamina é ingerida pode influenciar a absorção, com alguns relatos de uma melhor absorção quando ingerida com alimentos, por tempo de trânsito gastrointestinal mais longo.[15] Quanto à suplementação, há evidências de que a vitamina C lipossomal, administrada por via oral, é 1,77 vez mais biodisponível do que a vitamina C não lipossomal.[16]

DEFICIÊNCIA EM VITAMINA C

Embora não haja um órgão específico para o armazenamento de vitamina C no organismo, os sinais de deficiência em indivíduos bem nutridos só se desenvolvem após 4 a 6 meses de baixa ingestão (geralmente menores que 10 mg/dia), quando as concentrações plasmáticas e teciduais diminuem consideravelmente. Os primeiros sintomas de deficiência em vitamina C são equimoses e petéquias. As equimoses se tornam mais proeminentes, desenvolvendo hiperceratose folicular, seguida de hemorragia ocular. Fadiga e letargia são sintomas tardios.[17] Sintomas proeminentes são alterações do humor, incluindo depressão.

A deficiência em vitamina C, diferentemente da maioria das vitaminas, está associada a uma doença específica, o escorbuto, caracterizada por sangramento nas gengivas, comprometida cicatrização de feridas, anemia, fadiga, depressão e, em casos graves, morte.[18-20]

Os sintomas ocorrem quando o ascorbato corpóreo é depletado a ponto de as concentrações plasmáticas ficarem abaixo de 0,2 mg/100 mL. O escorbuto é raramente encontrado em países desenvolvidos, embora possa ocorrer em alcoolistas crônicos. A doença pode ser prevenida com o consumo de 10 a 15 mg de ácido ascórbico por dia.[8,19] Acredita-se que o nome escorbuto seja derivado do italiano *scorbutico*, que se refere a uma pessoa irritável, neurótica, descontente. A doença por deficiência certamente está associada com apatia e indisposição geral e, algumas vezes, com mudanças de conduta e no desenvolvimento psicomotor. Esses efeitos poderiam ser presumivelmente atribuídos ao prejuízo na síntese de catecolaminas, como resultado da baixa atividade da dopamina beta-hidroxilase. A maioria dos outros sintomas, como lassidão e fadiga, que precedem os sinais clínicos do escorbuto, pode ser atribuída aos efeitos da deficiência em ascorbato na síntese de colágeno, como resultado da diminuição da atividade de prolina e lisina hidroxilase, e da depleção da carnitina muscular como resultado da atividade diminuída de trimetil lisina e gamabutirobetaína hidroxilase.

A anemia também está frequentemente associada ao escorbuto e pode ser tanto macrocítica, isto é, indicativa de deficiência em folato, quanto hipocrômica, indicativa da deficiência em ferro. A deficiência em folato pode ocorrer porque as principais fontes de folato são também as de ascorbato; entretanto, tem-se sugerido que o ascorbato poderia manter as reservas normais de folato na forma reduzida. A deficiência em ferro no escorbuto pode ser secundária à menor absorção desse elemento, que seria facilitada pela presença de ascorbato, e à dificuldade na mobilização das reservas de ferro dos tecidos. Ao mesmo tempo, a hemorragia do escorbuto avançado causa considerável perda de sangue, o que pode levar à anemia. Há evidências de que os eritrócitos, nesses casos, têm meia-vida mais curta que o normal, possivelmente como resultado do dano peroxidativo às membranas lipídicas por causa da diminuição da função do ascorbato na redução dos radicais tocoferoxil.

A hipovitaminose C é definida pela concentração plasmática abaixo de 23 mcM/L (ou 0,4 mg/dL).[21,22] Estima-se que 10% da população adulta de países industrializados seja acometida pela deficiência dessa vitamina;[18,23] os subgrupos de maior vulnerabilidade são doentes acometidos por doenças do trato gastrointestinal, tabagistas e famílias de mais baixo nível socioeconômico. Portanto, os efeitos adversos da deficiência marginal de ácido ascórbico poderiam afetar um substancial número de indivíduos, os quais inadvertidamente apresentariam concentrações abaixo do normal de forma crônica, cujas repercussões clínicas são ainda desconhecidas.[24] As necessidades são maiores em períodos de gestação e lactação, nas doenças inflamatórias crônicas e agudas, após cirurgias e em pacientes com queimaduras graves. A diarreia aumenta a perda fecal, e a acloridria diminui a quantidade absorvida. Resfriados comuns aumentam a excreção urinária da vitamina.

FONTES DE VITAMINA C

O ascorbato é encontrado quase exclusivamente em alimentos de origem vegetal. A concentração estimada de vitamina C nos alimentos é afetada por diversos fatores: estação do ano, transporte, estágio de maturação, tempo de armazenamento e modo de cocção.[3,5,13,17,25] Produtos animais contêm pouca vitamina C, e grãos não a possuem. Essa vitamina pode ser sintetizada pela maioria dos mamíferos, embora não o seja por humanos, primatas, porcos-da-guiné e morcegos.[8] A Tabela 1 mostra alguns alimentos e seus respectivos valores de vitamina C.

PERDAS DE VITAMINA C

A vitamina C é rapidamente perdida na cocção dos alimentos, em virtude principalmente de sua solubilidade em água. Sempre que os alimentos de origem vegetal são ingeridos crus, a disponibilidade dessa vitamina é maior. A estocagem de alimentos frescos por um longo período também pode reduzir de forma significativa os teores de vitamina C. Cocção rápida (p. ex., suco pasteurizado por processo

TABELA 1 Conteúdo de vitamina C em alimentos

Alimento	Peso	Vitamina C (mg)
Suco de laranja-pera	250	183,4
Laranja-pera	100	52,2
Laranja-baía	96	53,3
Mamão papaia	140	114
Morango fresco	152	106,1
Kiwi	76	53,8
Melão	160	11,1
Manga palmer	207	135,6
Goiaba vermelha	100	89,1
Agrião	50	35,7
Brócolis cozidos frescos	92	43,2
Couve-flor cozida	62	13,5
Rúcula crua	50	28,9
Uva Itália	160	5,3
Tomate fresco cortado	90	13,9
Molho de tomate industrializado	123	3,9
Acerola crua, polpa	20	301
Melancia	152	7,5
Caju cru, polpa	50	128,5
Suco de limão-galego fresco	30	10,3
Alface lisa	56	12
Couve-manteiga refogada	50	35,6
Abacaxi fresco	78	25,8
Quiabo cru	92	5
Banana-ouro	118	8,7
Espinafre refogado fresco	90	6,2
Abacate	100	8,7
Cenoura crua	72	3,7
Cenoura cozida	100	Tr.
Pinhão cozido	100	27,7
Maçã com casca	128	5,1
Ameixa	85	6,5
Leite	245	Tr.

Tr.: traço.
Fonte: TBCA.[26]

HTST - *high temperature and short time*), baixas temperaturas e limitação do tempo de exposição ao ar durante a preparação dos alimentos ajudam a reduzir as perdas da vitamina.[17]

A estabilidade da vitamina C nos sucos de frutas é determinada pela natureza destes, sendo os sucos cítricos os mais ricos. Quantidades elevadas de flavonoides presentes nas frutas também podem diminuir as perdas da vitamina porque podem agir como inibidores da oxidação desta, complexando-se com os metais presentes nos sucos.[17]

AVALIAÇÃO DO ESTADO NUTRICIONAL DOS INDIVÍDUOS EM RELAÇÃO À VITAMINA C

Excreção urinária e teste de saturação

O catabolismo da vitamina C em humanos ocorre pela hidrólise irreversível do deidroascorbato a ácido dicetogulônico, seguida da oxidação para ácido oxálico. A excreção da vitamina C também pode ocorrer na forma de ácido lixônico, xilônico e de xilose, produtos da quebra do ácido dicetogulônico.[17] Assim, a vitamina é eliminada do organismo pela via urinária na forma de deidroascorbato, cetogulonato, 2-sulfato ascorbato e ácido oxálico. Quando consumida em altas doses (2 g/dia), é excretada principalmente como ácido ascórbico.[27] A excreção urinária de ascorbato cai para níveis indetectáveis na deficiência da vitamina e poderia ser um biomarcador da deficiência. Entretanto, não há referências para a interpretação das concentrações de ascorbato urinário, e, como pode ocorrer oxidação não enzimática do ascorbato com a formação de oxalato durante a análise de urina, a excreção urinária basal de ascorbato raramente é utilizada como índice de estado nutricional.

A capacidade dos túbulos renais para a reabsorção é saturada com concentrações plasmáticas da vitamina inferiores a 0,8 mg/dL, sendo a maioria desta perdida na urina dentro de um período de 24 horas.[17] É relativamente fácil calcular as reservas corpóreas de vitamina C: mede-se a excreção urinária após uma dose-teste de 500 mg de ascorbato durante 6 horas. Para que o resultado do método seja mais preciso, repete-se o teste diariamente até que haja recuperação completa. Desse modo, tem-se uma indicação do quanto as reservas estavam baixas. No entanto, quando os estoques de vitamina C estão depletados, pouca quantidade aparece na urina após uma dose-teste de vitamina C.

Concentração de ascorbato no sangue

A concentração plasmática é uma das medidas mais comuns para avaliar as reservas corpóreas de vitamina C, refletindo a ingestão pregressa ou depleção em virtude da baixa ingestão da vitamina; entretanto, as reservas nos tecidos podem estar adequadas. A concentração plasmática da vitamina C é correlacionada com a ingestão alimentar e a quantidade nos leucócitos dos indivíduos. As concentrações plasmáticas respondem mais rapidamente à ingestão atual, ao passo que as quantidades armazenadas nos leucócitos são de mobilização mais lenta, refletindo o conteúdo nos tecidos e o *pool* corpóreo.[13] Leucócitos contêm altas concentrações de vitamina C. Suas concentrações são maiores que as encontradas no plasma, no sangue total ou em eritrócitos. O conteúdo dessas células não é afetado pela ingestão pregressa e alcança suas menores concentrações quase simultaneamente ao aparecimento de sinais clínicos do escorbuto. Assim, esse pode ser considerado um meio apropriado para avaliar estoques teciduais. O sangue total e os eritrócitos são considerados indicadores menos sensíveis da deficiência em vitamina C.

◻ RECOMENDAÇÕES E INGESTÃO

A recomendação mínima para vitamina C foi estabelecida no estudo de Sheffield,[28] que mostrou que uma ingestão de 5 a 10 mg/dia era adequada para prevenir o desenvolvimento de escorbuto ou para curar os sinais clínicos. Entretanto, com esses valores de ingestão, os indivíduos tinham dificuldades na cicatrização de feridas, convencionando-se que a ingestão mínima necessária deveria ser de 20 mg/dia. Portanto, considerando as variações individuais, a recomendação estabelecida anteriormente foi de 30 mg/dia, embora, com valores de ingestão iguais ou inferiores a estes, a concentração plasmática ainda ficasse extremamente baixa, só aumentando com valores da ordem de 70 a 100 mg/dia, alcançando um patamar de 68 a 85 mmol/L-1 (12 a 15 mg)/L. Nessa concentração, o limiar renal é alcançado e a vitamina é excretada quantitativamente com o aumento da ingestão.

O ponto médio da região de subida da curva, em que a concentração do plasma aumenta mais ou menos linearmente com o aumento da ingestão, representa o estado no qual as reservas dos tecidos estão adequadas e o momento em que o ascorbato no plasma está disponível para transferência entre os tecidos. Isso corresponde a uma ingestão média de 40 mg/dia, e nesse patamar as reservas totais do organismo somam cerca de 900 mg (5,1 mmol). Essa foi a base da "ingestão de referência" no Reino Unido e na Comunidade Europeia. Sinais clínicos da deficiência são observados quando as reservas corporais totais de ascorbato estão abaixo de 1,7 mmol (300 mg). A base da ingestão dietética recomendada (RDA) (1989) de 60 mg foi a razão de *turnover* fracional médio observado de 3,2% de reservas corporais da ordem de 20 mg/kg de peso corpóreo/dia, admitindo-se uma absorção incompleta de ascorbato da dieta e variações individuais.

A divulgação dos valores das *Dietary Reference Intakes* (DRI) precedeu novos estudos de farmacocinética,[28,29] portanto não foram incorporadas as novas diretrizes para mulheres, as quais recomendam ingestão diária de 100 a 110 mg.[14]

As recomendações para vitamina C propostas pelos EUA[29] e pelo Canadá podem ser visualizadas nas Tabelas 2 e 3.

Em contrapartida, há uma "escola de pensamento" que acredita que as recomendações humanas para vitamina C são consideravelmente maiores que as discutidas. As megadoses foram iniciadas com Linus Pauling no ano de 1970,[28] que sugeriu uma recomendação de 1 a 2 g/dia para o ser humano. O excesso de vitamina C é excretado, portanto se acredita que seu consumo excessivo é inócuo. Alguns efeitos adversos foram encontrados com doses acima de 3 g/dia, como diarreia, distúrbios gastrointestinais, aumento da excreção de oxalato, formação de cálculo renal, aumento da excreção urinária de ácido úrico e efeitos pró-oxidantes.

Entretanto, com ingestão ao redor de 80 a 100 mg/dia já ocorre aumento quantitativo na excreção urinária de vitamina não metabolizada, indicando que com essa ingestão as reservas nos tecidos já estão saturadas. Portanto, é difícil justificar uma recomendação além da capacidade de armazenamento dos tecidos. Em indivíduos que fumam, foram encontradas concentrações reduzidas de vitamina C no plasma e nos leucócitos, possivelmente associadas à diminuição da absorção e à meia-vida da vitamina.[17] A razão de catabolismo do ascorbato é 40% maior em

TABELA 3 Valores diários recomendados de EAR e RDA para a vitamina C

Estágio da vida	EAR	RDA
Crianças e adolescentes		
1-3 anos	13 mg	15 mg
4-8 anos	22 mg	25 mg
9-13 anos	39 mg	45 mg
14-18 anos	63 mg	65 (M) 75 (H) mg
Homens		
19-30 anos	75 mg	90 mg
31-50 anos	75 mg	90 mg
51-70 anos	75 mg	90 mg
≥ 70 anos	75 mg	90 mg
Mulheres		
19-30 anos	60 mg	75 mg
31-50 anos	60 mg	75 mg
51-70 anos	60 mg	75 mg
≥ 70 anos	60 mg	75 mg
Gestantes		
14-18 anos	66 mg	80 mg
19-30 anos	70 mg	85 mg
31-50 anos	70 mg	85 mg
Lactantes		
14-18 anos	96 mg	115 mg
19-30 anos	100 mg	120 mg
31-50 anos	100 mg	120 mg

EAR: necessidade média estimada; RDA: ingestão dietética recomendada.
Fonte: Food and Nutrition Board.[29]

TABELA 2 Valores diários recomendados de AI para a vitamina C em crianças

Idade	AI
0-6 meses	40 mg/dia
7-12 meses	50 mg/dia

AI: ingestão adequada.
Fonte: Food and Nutrition Board.[29]

fumantes do que em não fumantes; portanto, as necessidades de vitamina C podem ser quase duas vezes as de não fumantes. Entretanto, também se observou que indivíduos fumantes ingerem menores quantidades de vitamina C quando comparados a não fumantes. Em razão do aumento do estresse oxidativo e do *turnover* metabólico da vitamina C, as necessidades da vitamina para tal grupo devem ser aumentadas em 35 mg/dia.[9] Outros grupos que necessitam maior atenção são pacientes com má-absorção por cirurgia bariátrica prévia ou doença de Crohn ou pacientes com estresse oxidativo crônico, como pacientes com diabetes, em diálise ou doença pulmonar obstrutiva crônica (DPOC), podendo ser necessária uma dose de reposição variando entre 200 e 500 mg/dia.[30]

▣ TOXICIDADE

Independentemente de a alta ingestão de ascorbato ter qualquer efeito benéfico, grande número de indivíduos consome habitualmente 1 a 5 g/dia dessa vitamina. Há pouca evidência de qualquer toxicidade dessa alta ingestão, embora alguns problemas potenciais possam existir. Sua suplementação é contraindicada em doenças relacionadas a disfunções sanguíneas, como talassemia, deficiência de glicose-6-fosfato desidrogenase (G6PD), doença falciforme e hemocromatose.[30] Doses de 1.000 mg consumidas diariamente não apresentam efeitos adversos conhecidos, ao passo que 2.000 mg ou mais podem causar gastrenterite transiente ou diarreia osmótica em alguns indivíduos. A maioria dos efeitos adversos atribuídos à vitamina C, incluindo litíases (pedras) renais de oxalato e excesso de ferro, não é estabelecida em uma base factual. Megadoses de vitamina C (500 mg/dia) podem afetar adversamente a disponibilidade da vitamina B12 dos alimentos, e indivíduos que ingerem doses de 1 g ou mais podem desenvolver deficiência em B12. A deficiência que ocorre como resultado de megadoses de vitamina C pode não responder à suplementação de vitamina B12.[31] O NOAEL (nível de efeito adverso não observado) é de mais de 1 g (talvez tão alto quanto 10 g), e o LOAEL (menor nível com efeito adverso observado) não foi estabelecido.[27,28]

Entretanto, quando a concentração do plasma atinge o limiar renal, a vitamina C é excretada mais ou menos quantitativamente com o aumento da ingestão, e não há evidências de que ingestões mais altas aumentem as reservas corpóreas acima de 110 mmoL/kg de peso corporal. Como o ascorbato é absorvido por transporte ativo, essa absorção é saturável, e, com o aumento da ingestão, uma proporção decrescente será absorvida. O ascorbato não absorvido no lúmen intestinal será um substrato para fermentação bacteriana, que pode explicar a diarreia e o desconforto relatados em alguns estudos com altas doses da vitamina.

Mais de 5% da população apresenta risco de desenvolvimento de litíases renais de oxalato. O risco deriva tanto do oxalato ingerido quanto do formado por via endógena, sobretudo do metabolismo de ascorbato e glicina. O processo de formação de cálculos não é bem entendido, e a concentração de oxalato na urina não é o principal fator. Indivíduos que têm cálculos renais de oxalato podem ter uma concentração de oxalato na urina menor que indivíduos que não os possuem. Embora algum oxalato urinário seja derivado do ascorbato do organismo, muito do oxalato encontrado na urina depois de alta ingestão de vitamina C pode ser resultado de sua formação não enzimática sob condição alcalina, podendo ocorrer na bexiga ou após a coleta de urina, portanto não é considerado fator de risco para a formação de cálculos nos rins.

Um recente (2022) multicêntrico estudo clínico randomizado (ECR) controlado por placebo investigou o efeito da suplementação intravenosa de vitamina C em adultos com sepse que estavam recebendo infusões de vasopressores na unidade de terapia intensiva (UTI) e encontraram um desfecho um tanto surpreendente. Os pacientes que receberam vitamina C intravenosa (na dose de 50 mg/kg) tiveram um risco maior de morte ou disfunção orgânica persistente (28 dias), quando comparados ao grupo placebo. Esses dados devem ser analisados cuidadosamente, dada a variabilidade de achados da literatura, porém indicam que a suplementação, principalmente em grupos mais vulneráveis, deve ser avaliada com cautela.[32]

▣ VITAMINA C *VERSUS* DOENÇAS

Câncer

Sabe-se que pacientes oncológicos, em geral, apresentam concentrações plasmáticas de ascorbato mais baixas do que adultos saudáveis[33] e a deficiência de vitamina C está associada a um risco aumentado de mortalidade por câncer.[34]

Grande número de estudos investiga a associação entre vitamina C e câncer. Apesar de vários resultados, há certa tendência a estabelecer uma associação inversa entre a vitamina C e alguns tipos de câncer, principalmente oral, esofágico e gástrico.[12] Em estudo com suplementação de vitamina C após diagnóstico de câncer de mama, foi observada associação com diminuição do risco de mortalidade.[35] Uma metanálise[36] com 21 estudos, incluindo cerca de 9 mil casos em adultos do sexo masculino nos EUA, evidenciou a associação entre risco de câncer de pulmão e ingestão de vitamina C dietética na dose de 100 mg/dia, apresentando uma redução de 7% no risco de câncer de pulmão. Apesar desses achados, ainda são conflituosos os resultados quando analisados estudos de causalidade e metanálise.[37,38] Contudo, ensaios clínicos randomizados cuja intervenção foi o suplemento de antioxidantes (vitaminas A, C, E e betacaroteno) de forma combinada ou isolada não demonstraram efeito protetor.[39-41] Atualmente há poucas evidências robustas (ensaios clínicos randomizados) de que a suplementação oral ou intravenosa de ácido ascórbico em pacientes oncológicos potencialize os efeitos antitumorais da quimioterapia ou reduza sua toxicidade.[42,43] Portanto, seria de relevância clínica e acadêmica avaliar o benefício de suplementos orais de vitamina C na redução do risco de câncer.

O papel da vitamina C na prevenção ou no retardo da progressão do câncer é apoiado, apenas, por estudos pré-clínicos. Sabe-se que a vitamina C, em dose farmacológica, direciona inúmeras vias críticas no câncer, modulando mecanismos de sobrevivência e crescimento das células neoplásicas.[43] De fato, a utilização de altas doses de vitamina C como adjuvante no tratamento oncológico apresenta uma história controversa, em razão não somente de resultados conflitantes nos primeiros ensaios clínicos, mas também da inexistência de biomarcadores associados e de lacunas remanescentes quanto a seu mecanismo de ação. Os achados contraditórios podem ser parcialmente explicados por diferenças relativas à via de administração, bem como à concentração milimolar de vitamina C. Cabe ressaltar que o efeito citotóxico da vitamina C para células cancerígenas é obtido apenas por sua administração parenteral e não por sua administração por via oral.[43]

O conhecimento sobre os efeitos dependentes da via de administração e da dose utilizada culminou na execução de ensaios clínicos com o objetivo de explorar a segurança e a eficácia da vitamina C intravenosa para tratar vários tipos de câncer como monoterapia ou terapia combinada. Na última década,[43] um número crescente de estudos demonstrou que concentrações milimolares de vitamina C farmacológica podem levar à apoptose de células cancerígenas *in vitro* e retardar o crescimento tumoral *in vivo*. No entanto, o mecanismo pelo qual algumas células cancerígenas são sensíveis à vitamina C, enquanto as células normais permanecem resistentes, é pouco conhecido. Dada a diversidade de processos afetados pela vitamina C, seu mecanismo de ação pode depender de inúmeros fatores, incluindo o tipo de neoplasia e a dependência do tumor a rotas específicas.

Discutem-se, atualmente, três vulnerabilidades distintas no câncer, que podem ser exploradas pelo ascorbato farmacológico: o desequilíbrio redox, a reprogramação epigenética e a regulação da detecção de oxigênio.[43,44] Embora os mecanismos e os biomarcadores preditivos precisem ser validados em ensaios clínicos bem controlados, essas novas descobertas sobre as propriedades anticancerígenas da vitamina C são promissoras para ajudar a identificar populações de pacientes que podem se beneficiar mais da terapia com altas doses de vitamina C, desenvolvendo estratégias eficazes de combinação e melhorando o delineamento geral de ensaios clínicos de vitamina C para vários tipos de neoplasias.

A vitamina C existe em diferentes formas redox, dependendo das condições biológicas. A vitamina C totalmente reduzida (ácido ascórbico ou ascorbato) pode ser oxidada em meio intra e extracelular. O ascorbato extracelular é oxidado por radicais livres ou espécies reativas de oxigênio (ROS) que produzem um intermediário radical fraco, o radical ascorbato, que, por sua vez, é totalmente oxidado em ácido desidroascórbico (DHA).[2] É geralmente aceito que células cancerígenas apresentam maior estresse oxidativo em comparação a células normais, em virtude da elevada taxa metabólica e de alterações mitocondriais apresentadas pelas primeiras.[45,46]

Embora as ROS possam facilitar o desenvolvimento do tumor, estimulando a proliferação celular e promovendo a instabilidade genética, o excesso de ROS também pode ser prejudicial para as células cancerígenas. Para compensar, as células cancerígenas geralmente aprimoram caminhos que ajudam a mitigar os efeitos tóxicos de ROS.[45] Com base na premissa de que ROS promovem o desenvolvimento do câncer, o tratamento antioxidante foi investigado como uma possível estratégia anticâncer. No entanto, resultados recentes de estudos clínicos e experimentais ainda não encontraram evidências unânimes quanto ao benefício do tratamento antioxidante na prevenção ou supressão do desenvolvimento do câncer. Em alguns casos, o tratamento antioxidante pareceu acelerar a progressão da doença e as metástases em modelos animais de adenocarcinoma de pulmão e melanoma[35,47] e aumentar o risco de câncer de próstata e pulmão em pacientes.[48-50] Em conjunto, tais achados indicam que certos tipos de câncer podem depender de antioxidantes para sobreviver e, portanto, podem ser vulneráveis a terapias pró-oxidantes.

As células tumorais exibem uma alta taxa de glicólise, mesmo em condições com amplo oxigênio, fenômeno descrito pela primeira vez por Otto Warburg, quase há um século.[51] Essa reprogramação metabólica, também conhecida como efeito Warburg, é essencial para a sobrevivência e a proliferação do tumor.[52] Logo, o racional para o uso do ascorbato farmacológico explora duas características comuns das células cancerígenas: as concentrações aumentadas de metais de transição instáveis, principalmente de ferro,[53] e sua crescente dependência da captação de glicose e glicólise.[51] Esses dois mecanismos não são mutuamente excludentes, podendo atuar sinergisticamente na toxicidade seletiva do ascorbato nas células cancerígenas.

Com base nos estudos pré-clínicos atuais, o ascorbato parece ser mais eficaz em pacientes com câncer com mutações nos genes KRAS, BRAF, TET2, IDH1,[43] os quais, possivelmente, poderiam ser usados como biomarcadores preditivos para a resposta terapêutica com ascorbato em ensaios clínicos. Evidências também apontam o uso da vitamina C após o diagnóstico de câncer de mama e um potencial benefício nas taxas de sobrevivência, no entanto a evidência ainda é preliminar.[54]

As evidências do efeito terapêutico do ácido ascórbico resumem-se a estudos *in vitro* e *in vivo*, os quais induziram, provavelmente, mudanças do estado oxidativo intracelular, reprogramação epigenética ou regulação da detecção de oxigênio, apoptose e necrose de células tumorais.[43,55] Contudo, os mecanismos específicos de ação pelos quais a vitamina C exerce esse efeito ainda não foram completamente elucidados. Novamente, qualquer efeito benéfico precisará ser demonstrado em estudos robustos de fase II.

Atualmente, encontram-se em andamento pelo menos 15 ensaios clínicos (sendo 11 Fase

II e 2 Fase III) delineados para avaliar a eficácia da vitamina C intravenosa como terapia anticâncer.[43] A compreensão dos mecanismos de ação poderá fornecer informações cruciais sobre quais amostras clínicas poderão beneficiar-se do ascorbato como opção terapêutica. Além disso, o tratamento com ascorbato farmacológico permitirá avaliar a presença de associações entre a resposta terapêutica e a progressão da doença para possibilitar a descoberta de possíveis biomarcadores, bem como elucidar mais refinadamente a farmacodinâmica do ascorbato.

Doenças respiratórias

Resfriado comum

Não há evidências de nenhum efeito significativo da suplementação com vitamina C para prevenção do resfriado comum, mas alguns estudos demonstram diminuição do período e da gravidade da doença, bem como a melhora dos sintomas.[18] Uma metanálise recente demonstrou uma redução de 8% na duração da doença em adultos (3 a 12%) e de 14% (7 a 21%) em crianças.[56,57]

Doença pulmonar obstrutiva crônica (DPOC)

A DPOC é uma doença caracterizada por limitação do fluxo aéreo, associada a sintomas respiratórios persistentes, tendo expressivo impacto na qualidade de vida do paciente. Sabendo da influência do estresse oxidativo na fisiopatologia dessa doença, investigou-se se a suplementação com vitamina C teria impacto positivo nos desfechos respiratórios associados e os resultados foram positivos. Lei Ting (2022), em sua revisão sistemática e metanálise, indica que a suplementação de mais de 400 mg/dia de vitamina C foi relacionada com uma melhora significativa na função pulmonar desses pacientes (avaliada por teste de espirometria).[58] No entanto, são ainda poucas as evidências, e deve-se ter cautela na interpretação dos resultados.

Covid-19

Diversos suplementos e compostos bioativos estão sendo investigados no tratamento da covid-19, seja em quadros agudos da doença ou sequelas tardias. Existem importantes ECR com vitamina C, no entanto os achados são controversos. Evidências apontam que a administração de vitamina C não teve nenhum efeito nos principais resultados de saúde em pacientes infectados por covid-19, em comparação com placebo/terapia-padrão.[59,60] Já outros achados encontraram uma associação entre suplementação de vitamina C e redução significativa na mortalidade hospitalar nessa população.[61] Esse mesmo estudo também encontrou associação relativamente divergente da anterior quando avaliados os pacientes internados na UTI, em permanência hospitalar prolongada, quando comparados com o grupo placebo.[61]

Portanto, sabendo que o efeito da vitamina C no sistema imune é complexo e que muitas vezes paradoxalmente está associado com redução da imunidade, faz-se necessário ter cautela na suplementação, por achados que associam a suplementação intravenosa de altas doses de vitamina C com maiores taxas de mortalidade em pacientes críticos.[62]

Doenças cardiovasculares

No cenário cardiovascular, as evidências são ainda conflitantes, com resultados ligando a alta ingestão de vitamina C e/ou concentrações elevadas no plasma com mortalidade reduzida por doenças cardiovasculares[63] e dados apontando ausência de efeito da suplementação.[64] Porém, conforme relatado anteriormente acerca de outras doenças, os dados são de difícil interpretação e há um provável benefício maior em indivíduos cujas concentrações séricas dessa vitamina são menores.[65] Além das variáveis de confusão conhecidas envolvidas nos desfechos cardiovasculares, a inconsistência nos achados também é oriunda da limitada compreensão dos mecanismos de ação pelos quais a vitamina C atua nas diferentes rotas fisiopatológicas que contribuem para as complicações dessas doenças.[66] Há especulações sobre o mecanismo dessa ação, sugerindo que a vitamina C poderia proteger os lipídios de membrana e os circulantes, diretamente pela interceptação da geração de radicais livres na fase aquosa, e, assim, prevenir a oxidação lipídica.[67]

A vitamina C exerce alguma influência nos constituintes do soro relacionados com o colesterol. Estudos com animais sugerem que a vitamina C estimula a atividade da 7-alfacolesterol hidrolase, enzima que regula a conversão do colesterol pelos ácidos biliares. Em humanos não há correlação consistente entre a vitamina C e o colesterol sérico total. No entanto, alguns estudos mostram que a vitamina está positivamente correlacionada ao HDL-colesterol. Evidências sugerem que a deficiência em ácido ascórbico pode ser um dos diversos fatores de risco que contribuem para as doenças cardiovasculares.[17]

O estresse oxidativo reduz a capacidade antioxidante do organismo; como reflexo, observa-se a diminuição nas concentrações séricas de ascorbato. Mediante inflamação sistêmica de baixa intensidade, como ocorre na maioria das doenças crônicas não transmissíveis (obesidade e doenças cardiovasculares, por exemplo), a diminuição nas concentrações de ascorbato está associada à integridade endotelial, bem como à função cardiovascular.[65] Há evidência sobre o papel do ácido ascórbico na melhora da vasodilatação tanto em humanos quanto em animais. O agrupamento de dados oriundos de 44 ensaios clínicos mostra que a suplementação de vitamina C melhora a função endotelial. Além disso, os autores demonstraram que o efeito da suplementação parece depender do estado de saúde, apresentando efeitos mais robustos nos indivíduos cujo risco cardiovascular era mais elevado.[68] Esse efeito é obtido por meio de uma série de mecanismos, contudo a melhora da função endotelial é, principalmente, devida

ao aumento da biodisponibilidade de óxido nítrico, possivelmente via redução da oxidação da tetraidrobiopterina (BH4) e do óxido nítrico sintetase endotelial (eNOs).[69] Portanto, estudos *in vivo* são necessários para a completa elucidação desses mecanismos.[70,71]

O papel antioxidante da vitamina C no processo aterosclerótico pode estar envolvido na inibição da modificação oxidativa da LDL-colesterol, não somente por "varrer" espécies reativas de oxigênio e nitrogênio, mas também, indiretamente, por aumentar a presença de vitamina E e glutationa nas membranas celulares.[72] Contudo, uma revisão sistemática analisando 35 artigos não demonstrou associação significativa entre vitamina C e o espessamento mediointimal (EMI) na artéria carótida,[73] um marcador de gravidade de aterosclerose subclínica.

A vitamina C, em associação com outros antioxidantes, como é o caso da vitamina E e da glutationa, é administrada para reduzir o estresse oxidativo, principalmente em indivíduos com diabetes, desempenhando assim papel importante na prevenção do desenvolvimento da aterosclerose.[72]

▣ TÉCNICAS PARA ANÁLISE DE VITAMINA C

Diversas técnicas analíticas colorimétricas estão disponíveis para medir a concentração de vitamina C em alimentos. Todavia, tais técnicas não possuem sensibilidade e especificidade adequadas para amostras biológicas, além de não serem eficientes para a avaliação do deidroascorbato, que é muito instável.

Tem-se utilizado métodos de HPLC (*high performance liquid chromatography*) para a detecção do deidroascorbato. Esses métodos, sobretudo a detecção eletroquímica, parecem ser altamente sensíveis e específicos para o deidroascorbato em amostras biológicas.[74]

A técnica de cromatografia líquida de ultraeficiência (UPLC) tem sido amplamente utilizada como método analítico em outros contextos, uma vez que abrevia o tempo de análise, melhora a eficiência do pico, apresenta melhor resolução e reduz o uso de solventes quando comparada ao HPLC.

Recentemente, a UPLC foi validada para a determinação de ácido ascórbico (AA) e ácido ascórbico total (TAA) em diferentes suplementos vitamínicos e sucos de frutas. As amostras dos sucos foram armazenadas por 24 horas e 48 horas após abertas, a fim de verificar a necessidade de determinação tanto de AA quanto de ácido deidroascórbico (DHAA) para mensurar a concentração de vitamina C nesses tipos de produtos. Os resultados foram muito similares ao padrão ouro, além de reduzir em 2,5 vezes o tempo de análise e em 10 vezes o consumo de solvente.[74]

VITAMINA C E DIETAS BRASILEIRAS

Os dados de ingestão de vitamina C em dietas brasileiras, obtidos por levantamentos de dietas consumidas por grupos específicos da população e calculados por meio de tabelas de composição de alimentos, mostram um perfil de considerável inadequação. Embora os frutos cítricos sejam abundantes no país, a diminuição da ingestão média dessa vitamina foi associada ao excesso de consumo de refrigerantes, *pizza*, biscoito recheado e carnes processadas.[75] Quanto à necessidade de ingestão maior que aquela preconizada pela RDA, deve-se ressaltar que a prevalência de anemia no Brasil é muito alta, principalmente em grupos de risco como crianças, mulheres em idade fértil e gestantes. Assim, ingestões de 80 a 100 mg/dia até 200 mg/dia como valor máximo, por meio de alimentos-fonte ou pela fortificação de alimentos, distribuídas nas refeições principais, e considerando a importância dessa vitamina no processo de absorção de ferro, não causariam efeitos adversos e poderiam ser benéficas. Fumantes, que também são considerados grupo de risco,

beneficiam-se de ingestão mais alta, conforme já referido. Entretanto, embora o valor do limite máximo de ingestão diária (UL) esteja muito acima da recomendação, 2 g/dia,[4] até o momento, os dados disponíveis não permitem indicar suplementos com finalidade de diminuição do risco de doenças crônicas não transmissíveis ou com ação no sistema imune, ou mesmo como antioxidante, já que o efeito pró-oxidante também já foi demonstrado.

CONSIDERAÇÕES FINAIS

A vitamina C tem funções de relevância no contexto de uma alimentação saudável. Ela pode atuar no sistema de defesa antioxidante em meio aquoso do nosso organismo, além de também poder atuar como pró-oxidante em determinadas condições, principalmente quando em excesso. No Brasil, a deficiência em geral só ocorre quando associada a doenças.

A disponibilidade da vitamina C nas dietas normalmente é alta.

REFERÊNCIAS BIBLIOGRÁFICAS

1. Drouin G, Godin J-R, Page B. The genetics of vitamin C loss in vertebrates. Curr Genomics. 2011;12(5):371-8.
2. Corti A, Casini AF, Pompella A. Cellular pathways for transport and efflux of ascorbate and dehydroascorbate. Archives of Biochemistry and Biophysics. 2010;500(2):107-15.
3. Levine M. Vitamin C. In: Present knowledge in nutrition. Washington, D.C: Ilsi Press; 1996. p.147-59.
4. National Academy of Sciences. National Research Council. Recommended Dietary Allowances. 10. ed. Nutr Today. 1989.
5. Jacob RA, Kelley DS, Pianalto FS, Swendseid ME, Henning SM, Zhang JZ, et al. Immunocompetence and oxidant defense during ascorbate depletion of healthy men. Am J Clin Nutr. 1991;54:1302S-9S.
6. Frei B, England L, Ames BN. Ascorbate is an outstanding antioxidant in human blood plasma. Proc Natl Acad Sci (USA). 1989;86(16):6377-81.
7. Golumbic C, Mattill HA. Antioxidants and the autoxidation of fats. XIII. The antioxygenic action of ascorbic acid in association with tocopherols, hydroquinones and related compounds. J Am Chem Soc. 1941.

8. Brody T. Ascorbic acid. In: Nutritional biochemistry. San Diego, CA: Academic Press; 1994. p.450-9.

9. Burton GW, Wronska U, Stone L, Foster DO, Ingold KU. Biokinetics of dietary RRR-α-tocopherol in the male guinea pig at three dietary levels of vitamin C and two levels of vitamin E: evidence that vitamin C does not "spare" vitamin E in vivo. Lipids. 1990.

10. Hornig D, Vuilleumier JP, Hartmann D. Absorption of large, single, oral intakes of ascorbic acid. Int J Vitam Nutr Res. 1980;50(3):309-14.

11. Rivers JM. Safety of high-level vitamin C ingestion. International Journal for Vitamin and Nutrition Research. Supplement = Internationale Zeitschrift fur Vitamin- und Ernahrungsforschung. Supplement. 1989;30:95-102.

12. May JM, Mendiratta S, Hill KE, Burk RF. Reduction of dehydroascorbate to ascotbate by the selenoenzyme thioredoxin reductase. J Biol Chem. 1997;272(36): 22607-10.

13. Shils ME, Olson JA, Shike M, Ross C (eds.). Modern nutrition in health and disease. Baltimore, Maryland: Lippincott & Wilkins; 1998.

14. Levine M, Wang Y, Padayatty SJ, Morrow J. A new recommended dietary allowance of vitamin C for healthy young women. Proc Natl Acad Sci. 2001;98(17): 9842-6.

15. Davey MW, Montagu M Van, Inz D, Sanmartin M, Kanellis A, Smirnoff N, et al. PlantL-ascorbic acid: chemistry, function, metabolism, bioavailability and effects of processing. J Sci Food Agric. 2000;80(7):825-60.

16. Gopi S, Balakrishnan P. Evaluation and clinical comparison studies on liposomal and non-liposomal ascorbic acid (vitamin C) and their enhanced bioavailability. J Liposome Res. 2021;31(4):356-64.

17. Basu TK, Dickerson JWT. Vitamins in human health and disease. American Journal of Clinical Nutrition. 1997;66(3):714-714.

18. Carr AC, Maggini S. Vitamin C and immune function. Nutrients. 2017;9(11):1211.

19. Magiorkinis E, Beloukas A, Diamantis A. Scurvy: past, present and future. European Journal of Internal Medicine. 2011;22(2):147-52.

20. Padayatty SJ, Levine M. Vitamin C: the known and the unknown and Goldilocks. Oral Diseases. 2016;22(6): 463-93.

21. Institute of Medicine (IOM). Dietary Reference Intakes for vitamin C, vitamin E, selenium, and carotenoids. Washington, DC: National Academic Press; 2000.

22. Smith JL, Hodges RE. Serum levels of vitamin C in relation to dietary and supplemental intake of vitamin C in smokers and nonsmokers. Ann N Y Acad Sci. 1987;498-144-52.

23. Schleicher RL, Carroll MD, Ford ES, Lacher DA. Serum vitamin C and the prevalence of vitamin C deficiency in the United States: 2003-2004 National Health and Nutrition Examination Survey (NHANES). Am J Clin Nutr. 2009;90(5):1252-63.

24. Lykkesfeldt J, Poulsen HE. Is vitamin C supplementation beneficial? Lessons learned from randomised controlled trials. Br J Nutr. 2010;103(9):1251-9.

25. Bender DA, Bender AE. Nutrition, a reference handbook. Oxford University Press; 1997.

26. Tabela Brasileira de Composição de Alimentos (TBCA). Universidade de São Paulo (USP). Food Research Center (FoRC). Versão 7.2. São Paulo, 2023. Disponível em: http://www.fcf.usp.br/tbca. Acesso em: jan. 2024.

27. Hathcock J. Vitamin and mineral safety. 3. ed. Counc Responsible Nutr. 2013.

28. Krebs HA. The sheffield experiment on the vitamin C requirement of human adults. Proc Nutr Soc. 1953.

29. Food and Nutrition Board; Institute of Medicine; National Academies. DRI-2011(E+V). Dietary Reference Intakes (DRIs): vitamins and elements. Food Nutr Board; Inst Med Natl Acad. 2011.

30. Berger MM, Shenkin A, Schweinlin A, Amrein K, Augsburger M, Biesalski HK, et al. Espen micronutrient guideline. Clin Nutr. 2022;41(6):1357-424.

31. Mix JA. Do megadoses of vitamin C compromise folic acid's role in the metabolism of plasma homocysteine? Nutr Res. 1999;19:161-5.

32. Lamontagne F, Masse MH, Menard J, Sprague S, Pinto R, Heyland DK, et al. Intravenous vitamin C in adults with sepsis in the intensive care unit. N Engl J Med. 2022;386(25):2387-98.

33. Mayland CR, Bennett MI, Allan K. Vitamin C deficiency in cancer patients. Palliat Med. 2005;19(1):17-20.

34. Ullah MF, Bhat SH, Hussain E, Abu-Duhier F, Ahmad A, Hadi SM. Ascorbic acid in cancer chemoprevention: translational perspectives and efficacy. Curr Drug Targets. 2012;13(14):1757-71.

35. Gal K Le, Ibrahim MX, Wiel C, Sayin VI, Akula MK, Karlsson C, et al. Antioxidants can increase melanoma metastasis in mice. Sci Transl Med. 2015;7(308):308re8.

36. Luo J, Shen L, Zheng D. Association between vitamin C intake and lung cancer: a dose-response meta-analysis. Sci Rep. 2014;4:6161.

37. Fu Y, Xu F, Jiang L, Miao Z, Liang X, Yang J, et al. Circulating vitamin C concentration and risk of cancers: a Mendelian randomization study. BMC Med. 2021;19(1):171.

38. Tran D V., Luu XQ, Tran HTT, Myung SK. Dietary and supplementary vitamin C intake and the risk of lung cancer: a metaanalysis of cohort studies. Oncol Lett. 2024;27(1):10.

39. Bjelakovic G, Nikolova D, Simonetti RG, Gluud C. Antioxidant supplements for prevention of gastrointestinal cancers: a systematic review and meta-analysis. Lancet. 2004;364(9441):1219-28.

40. Gaziano JM, Glynn RJ, Christen WG, Kurth T, Belanger C, MacFadyen J, et al. Vitamins E and C in the prevention of prostate and total cancer in men: The

physicians' health study II randomized controlled trial. JAMA. 2009;301(1):52-62.

41. Lin J, Cook NR, Albert C, Zaharris E, Gaziano JM, Van Denburgh M, et al. Vitamins C and E and beta carotene supplementation and cancer risk: a randomized controlled trial. J Natl Cancer Inst. 2009;101(1):14-23.

42. Jacobs C, Hutton B, Ng T, Shorr R, Clemons M. Is there a role for oral or intravenous ascorbate (vitamin C) in treating patients with cancer? A systematic review. Oncologist. 2015;20(2):210-23.

43. Ngo B, Van Riper JM, Cantley LC, Yun J. Targeting cancer vulnerabilities with high-dose vitamin C. Nat Rev Cancer. 2019;19(5):271-82.

44. Gillberg L, Ørskov AD, Liu M, Harsløf LBS, Jones PA, Grønbæk K. Vitamin C: a new player in regulation of the cancer epigenome. Seminars in Cancer Biology. 2018;51:59-67.

45. Chio IIC, Tuveson DA. ROS in cancer: the burning question. Trends Mol Med. 2017;23(5):411-29.

46. Schieber M, Chandel NS. ROS function in redox signaling and oxidative stress. Curr Biol. 2014;24(10):R453-62.

47. Piskounova E, Agathocleous M, Murphy MM, Hu Z, Huddlestun SE, Zhao Z, et al. Oxidative stress inhibits distant metastasis by human melanoma cells. Nature. 2015;527(7577):186-91.

48. Klein EA, Thompson IM, Tangen CM, Crowley JJ, Lucia S, Goodman PJ, et al. Vitamin E and the risk of prostate cancer: the selenium and vitamin E cancer prevention trial (Select). JAMA. 2011;306(14):1549-56.

49. Omenn GS, Goodman GE, Thornquist MD, Balmes J, Cullen MR, Glass A, et al. Effects of a combination of beta carotene and vitamin A on lung cancer and cardiovascular disease. N Engl J Med. 1996;334(18):1150-5.

50. The Alpha-Tocopherol Beta Carotene Cancer Prevention Study Group. The effect of vitamin e and beta carotene on the incidence of lung cancer and other cancers in male smokers. N Engl J Med. 1994;52(7):242-5.

51. De Berardinis RJ, Chandel NS. Fundamentals of cancer metabolism. Sci Adv. 2016;2(5):e1600200.

52. Liberti MV, Locasale JW. The warburg effect: how does it benefit cancer cells? Trends in Biochemical Sciences. 2016;41(3):211-8.

53. Torti SV, Torti FM. Iron and cancer: more ore to be mined. Nat Rev Cancer. 2013;13(5):342-55.

54. Li Y, Lin Q, Lu X, Li W. Post-Diagnosis use of antioxidant vitamin supplements and breast cancer prognosis: a systematic review and meta-analysis. Clin Breast Cancer. 2021;21(6):477-85.

55. Park S. The effects of high concentrations of vitamin C on cancer cells. Nutrients. 2013;5(9):3496-505.

56. Hemilä H, Chalker E. Vitamin C for preventing and treating the common cold. Cochrane Database Syst Rev. 2013;2013(1):CD000980.

57. Ran L, Zhao W, Wang H, Zhao Y, Bu H. Vitamin C as a supplementary therapy in relieving symptoms of the common cold: a meta-analysis of 10 randomized controlled trials. Biomed Res Int. 2020;9:2020:8573742.

58. Lei T, Lu T, Yu H, Su X, Zhang C, Zhu L, et al. Efficacy of vitamin C supplementation on chronic obstructive pulmonary disease (COPD): a systematic review and meta-analysis. Int J Chron Obstruct Pulmon Dis. 2022;17:2201-16.

59. Rawat D, Roy A, Maitra S, Gulati A, Khanna P, Baidya DK. Vitamin C and Covid-19 treatment: a systematic review and meta-analysis of randomized controlled trials. Diabetes and Metabolic Syndrome: Clinical Research and Reviews. 2021;15(6):102324.

60. Migliorini F, Vaishya R, Eschweiler J, Oliva F, Hildebrand F, Maffulli N. Vitamins C and D and Covid-19 Susceptibility, severity and progression: an evidence based systematic review. Medicina (B Aires). 2022;58(7):941.

61. Olczak-Pruc M, Swieczkowski D, Ladny JR, Pruc M, Juarez-Vela R, Rafique Z, et al. Vitamin C supplementation for the treatment of Covid-19: a systematic review and meta-analysis. Nutrients. 2022;14(19):4217.

62. Patel JJ, Ortiz-Reyes A, Dhaliwal R, Clarke J, Hill A, Stoppe C, et al. IV Vitamin C in critically ill patients: a systematic review and meta-analysis. Crit Care Med. 2022;50(3):e304-12.

63. Pfister R, Sharp SJ, Luben R, Wareham NJ, Khaw KT. Plasma vitamin C predicts incident heart failure in men and women in European Prospective Investigation into Cancer and Nutrition – Norfolk prospective study. Am Heart J. 2011;162(2):246-53.

64. Jenkins DJA, Spence JD, Giovannucci EL, Kim Y in, Josse RG, Vieth R, et al. Supplemental vitamins and minerals for cardiovascular disease prevention and treatment. J Am Coll Cardiol. 2021;77(4):423-36.

65. Ashor AW, Siervo M, Lara J, Oggioni C, Mathers JC. Antioxidant vitamin supplementation reduces arterial stiffness in adults: a systematic review and meta-analysis of randomized controlled trials. J Nutr. 2014; 144(10):1594-602.

66. Li Y, Schellhorn HE. New developments and novel therapeutic perspectives for vitamin C. J Nutr. 2007;137(10):2171-84.

67. Sahyoun NR. Vitamin C: what do we know and how much do we need? Nutrition. 1997.

68. Ashor AW, Lara J, Mathers JC, Siervo M. Effect of vitamin C on endothelial function in health and disease: a systematic review and meta-analysis of randomised controlled trials. Atherosclerosis. 2014;235(1):9-20.

69. Porkert M, Sher S, Reddy U, Cheema F, Niessner C, Kolm P, et al. Tetrahydrobiopterin: a novel antihypertensive therapy. J Hum Hypertens. 2008;22(6):401-7.

70. Mortensen A, Lykkesfeldt J. Does vitamin C enhance nitric oxide bioavailability in a tetrahydrobiopterindependent manner? In vitro, in vivo and clinical studies. Nitric Oxide. 2014;36:51-7.

71. Schmidt TS, Alp NJ. Mechanisms for the role of tetrahydrobiopterin in endothelial function and vascular disease. Clin Sci. 2007;113(2):47-63.

72. Price KD, Price CSC, Reynolds RD. Hyperglycemia-induced ascorbic acid deficiency promotes endothelial dysfunction and the development of atherosclerosis. Atherosclerosis. 2001;158(1):1-12.

73. Hosseini B, Saedisomeolia A, Skilton MR. Association between micronutrients intake/status and carotid intima media thickness: a systematic review. J Acad Nutr Diet. 2017;117(1):69-82.

74. Klimczak I, Gliszczynska-Wiglo A. Comparison of UPLC and HPLC methods for determination of vitamin C. Food Chem. 2015;175:100-5.

75. Instituto Brasileiro de Geografia e Estatística (IBGE). Coordenação de Trabalho e Rendimento. Pesquisa de Orçamentos Familiares: 2008-2009. Análise do Consumo Alimentar Pessoal no Brasil. Biblioteca do Ministério do Planejamento, Orçamento e Gestão; 2011.

CAPÍTULO 17

Vitamina B1 (tiamina)

Vanuska Lima da Silva
Fernanda Camboim Rockett
Silvia M. Franciscato Cozzolino

🔲 INTRODUÇÃO

A vitamina B1, conhecida como tiamina, fator antiberibéri, aneurina e fator antineurítico, é formada por uma pirimidina substituída que está unida a um anel tiazol combinado por meio de uma ponte metilênica. Foi a primeira vitamina a ter sua estrutura química determinada. Apresenta ampla distribuição nos alimentos, mas na maioria em quantidades relativamente baixas.

A doença clássica da deficiência de tiamina (beribéri), que acomete o sistema nervoso periférico, é relatada há cerca de 1.300 anos. Tornou-se problema de saúde pública no século XIX com a introdução do arroz polido. Embora essa doença esteja praticamente erradicada, ocorrendo apenas focos isolados em algumas regiões do mundo, esse problema persiste, em especial entre povos cuja alimentação é rica em carboidratos, como refugiados e comunidades restritas. No Brasil, os casos mais recentes notificados ocorreram desde 2006 em adultos jovens.

A deficiência da tiamina pode levar de 2 a 3 meses para manifestar os sinais e sintomas, que inicialmente são leves, como insônia, nervosismo, irritação, fadiga, perda de apetite e energia, podendo evoluir para quadros mais avançados, como parestesia, edema de membros inferiores, dificuldade respiratória e cardiopatia.[1] Uma condição diferente, que afeta preferencialmente o SNC, a síndrome de Wernicke-Korsakoff, também por causa da deficiência em tiamina, ocorre nos países desenvolvidos, especialmente em indivíduos alcoólatras. A tiamina foi a primeira vitamina a ter uma função metabólica claramente definida como coenzima. Apesar disso, o mecanismo pelo qual a deficiência em tiamina resulta em lesões do sistema nervoso central (SNC) ou periférico ainda permanece obscuro. Além de seu papel já estabelecido como coenzima, a tiamina parece também atuar na transmissão nervosa.[1-4]

🔲 ABSORÇÃO E METABOLISMO DA TIAMINA

A absorção da tiamina dos alimentos pode se dar em sua forma livre ou como fosfato de tiamina, sendo hidrolisado por fosfatases intestinais. A tiamina livre é absorvida por um processo ativo independente de sódio, no duodeno e no jejuno, com pequena absorção no restante do intestino delgado. O sistema de transporte é saturável com concentrações relativamente baixas de tiamina (cerca de 2 mcmol/L), dependente de adenosina trifosfatase, limitando, portanto, a quantidade de tiamina que pode ser absorvida. Em altas concentrações, há alguma absorção passiva da vitamina, que representa menor contribuição. O etanol pode interferir apenas no processo de absorção por mecanismo ativo, sem afetar a difusão passiva. Em indivíduos adequadamente alimentados, o aumento de uma dose-teste de tiamina de 2,5 para 20 mg teve efeito negligível na concentração plasmática de B1 ou na excreção urinária. Contrariamente, a absorção passiva das alitiaminas solúveis em lipídios não é limitada.[5]

A absorção da tiamina é prejudicada no alcoolismo. A ATPase dependente de sódio e potássio na membrana basolateral, que se acredita ser responsável pelo efluxo ativo da vitamina para o fluido serosal, é inibida pelo etanol. Tanto a tiamina livre quanto o monofosfato de tiamina circulam no plasma; cerca de 60% do total é como monofosfato. Embora quantidade significativa de tiamina recentemente absorvida seja fosforilada no fígado, todos os tecidos podem captar ambas as formas, tiamina e monofosfato de tiamina, e são capazes de fosforilar essas tiaminas para di e trifosfato. Nos tecidos, a concentração de tiamina é variável, sem armazenamento apreciável. A tiamina que não está ligada à proteína plasmática (sobretudo albumina) é rapidamente filtrada nos glomérulos e aparentemente não ocorre reabsorção tubular de tiamina ou de pequenas quantidades de fosfato.

A diurese aumenta a excreção da vitamina e o suor pode conter 30 a 56 nmol de tiamina/L em condições climáticas muito quentes, o que pode representar perda significativa da vitamina. Uma pequena quantidade da vitamina é excretada na urina sem modificações, representando cerca de 3% de uma dose-teste, com pequenas quantidades de tiamina monofosfato e difosfato. Um dos maiores produtos de excreção é o tiocromo; a ciclização para o tiocromo é a base do método normal de determinação de B1, portanto a maioria das publicações de excreção é, de fato, de tiamina mais tiocromo. Além disso, a urina contém pequenas quantidades de tiamina dissulfito, formada pela oxidação da tiamina tiol, bem como cerca de 20 metabóli-

tos resultantes da oxidação da cadeia lateral e da quebra de pontes metileno, com oxidação de cadeias laterais, resultantes de produtos de pirimidina e tiazol.

O Quadro 1 apresenta algumas situações que aumentam a demanda metabólica de tiamina ou que interferem em sua biodisponibilidade.

▣ FUNÇÕES METABÓLICAS DA TIAMINA

A tiamina desempenha um papel importante no metabolismo de carboidratos e função neural.

Os estudos de Peters, nas décadas de 1920 e 1930, estabeleceram o papel de coenzima da tiamina difosfato na descarboxilação oxidativa de 2-oxoácidos e na transcetolase. A tiamina, em combinação com o fósforo, forma a coenzima tiamina pirofosfato (TPP), que atua como uma cocarboxilase. Essa forma é necessária para a descarboxilação oxidativa do piruvato, formando acetato e acetil coenzima A, componente principal da via de Krebs. De modo geral, a TPP é necessária para a descarboxilação de outros alfacetoácidos (ácido acetoglutárico e cetocarboxilatos), bem como no metabolismo de carboidratos, gorduras e proteínas; entretanto, os efeitos da deficiência em tiamina estão mais ligados ao metabolismo cerebral dos carboidratos.

Por suas funções essenciais no sistema nervoso, a tiamina é conhecida como vitamina antineurítica. A tiamina também tem sido utilizada no tratamento da acidose metabólica, que pode ocorrer em pacientes submetidos à nutrição parenteral. O difosfato de tiamina é a coenzima para três complexos multienzimáticos mitocondriais envolvidos na descarboxilação oxidativa de 2-oxoácidos, piruvato desidrogenase (EC 1.2.4.1) e 2-oxoglutarato desidrogenase (EC 1.2.4.2); na via metabólica central de geração de energia e na cadeia ramificada oxoácido desidrogenase (EC 1.2.4.4) e no catabolismo de leucina, isoleucina e valina.

QUADRO 1 Situações que interferem na demanda metabólica da tiamina	
Deficiências prováveis	**Situações**
Demanda metabólica e/ou fisiológica aumentada	Gravidez e lactação, atividade física intensa, doença intercorrente (câncer, febre, hipertireoidismo), dieta rica em carboidratos
Metabolismo prejudicado da tiamina	Insuficiência hepática
Absorção reduzida de tiamina	Cirurgia ou doença gastrintestinal, diarreia, vômitos
Aumento da eliminação da tiamina	Diálise e diuréticos de alça
Foto: Brasil.[1]	

A transcetolase é a enzima-chave na via da pentose fosfato do metabolismo de carboidratos. Catalisa a transferência de duas unidades de carbono de um doador cetose para um aceptor aldose açúcar. O doador de cetose forma um intermediário de transição com a tiamina difosfato, que sofre clivagem para liberar uma aldose de dois carbonos menores que o substrato cetose, deixando o difosfato de tiamina ligado à enzima di-hidroxietil. Esta reage com um aceptor aldose para formar uma cetose maior de dois carbonos. A via da pentose fosfato é o principal caminho do metabolismo de carboidratos em alguns tecidos e uma alternativa significativa para a glicólise em todos os tecidos. A importância principal dessa via é a produção de NADPH para uso nas reações biossintéticas (em especial da lipogênese) e na ressíntese de ribose para a síntese de nucleotídios.

Cerca de 2 a 3% da tiamina no tecido nervoso estão presentes como trifosfato, que não é um intermediário na formação ou no catabolismo de tiamina difosfato. A tiamina trifosfato também ocorre em quantidades significativas no músculo esquelético, especialmente em fibras musculares de contração rápida. Diferentemente do sistema nervoso, no qual o trifosfato é encontrado exclusivamente na fração da membrana, uma proporção significativa da tiamina trifosfato muscular se encontra no citosol.

O total de tiamina nas diferentes regiões do SNC é variável: o cerebelo tem a maior quantidade de tiamina, ainda que com menor razão de glicose e utilização de oxigênio. O desenvolvimento de anormalidades neurológicas na deficiência experimental de tiamina não ocorre ao mesmo tempo que o prejuízo da atividade da piruvato e da 2-oxoglutarato desidrogenase ou da atividade da transcetolase, e as regiões nas quais os distúrbios metabólicos são mais marcantes não são as mais vulneráveis a lesões anatômicas na deficiência. O trifosfato de tiamina no tecido nervoso está protegido na deficiência em tiamina. Ao passo que o conteúdo de tiamina no cérebro de animais deficientes diminui para cerca de 20% em relação aos níveis de grupos controle dentro de 4 semanas, com queda similar da tiamina livre, mono e difosfato, ocorre pouca perda de tiamina trifosfato. Sugere-se que o trifosfato de tiamina tem ação no sistema nervoso separada de sua função como coenzima de tiamina difosfato. Embora esse mecanismo não seja claro, ele aparentemente age na bomba iônica da membrana do nervo, possivelmente como doador de fosfato para a fosforilação de uma das proteínas do canal de sódio.

☐ FONTES ALIMENTARES, INGESTÃO E NECESSIDADES DE TIAMINA

Na Tabela 1 pode-se verificar o conteúdo de tiamina em alguns alimentos. Apesar de não serem as mais ricas, os grãos integrais são importantes fontes da vitamina. A necessidade média estimada (EAR) e a ingestão dietética recomendada (RDA) para a tiamina estão expostas na Tabela 2, segundo estágio de vida e sexo. Tanto gestantes quanto lactantes necessitam de

TABELA 1 Conteúdos de tiamina (vitamina B1) em alimentos

Alimentos	Peso (g)	Tiamina (mg)
Bisteca de porco grelhada	100	0,77
Cereal matinal de milho	100	0,76
Sardinha em conserva, óleo	100	0,42
Linguiça de porco grelhada	100	0,40
Pernil de porco assado	100	0,77
Gema de ovo de galinha cozida	50	0,09
Presunto	100	0,62
Castanha do Brasil	50	0,15
Amendoim cru	50	0,05
Semente de gergelim	20	0,19
Chocolate meio amargo	50	0,10
Castanha-de-caju torrada	50	0,15
Suco de laranja-lima	200	0,20
Biscoito doce maisena	25	0,25
Biscoito *cream cracker*	25	0,18
Flocos de milho, com sal	50	0,06
Batata-doce cozida	100	0,08
Batata-inglesa cozida	100	0,05
Cará cozido	100	0,12
Fígado bovino grelhado	100	0,21
Corvina, peixe, assada	100	0,11
Coração de frango grelhado	50	0,10
Salmão, filé grelhado, sem pele	100	0,23
Feijão-fradinho cozido	100	0,12
Manga	200	0,18
Almôndegas de carne bovina	150	0,20
Iogurte natural	250	0,10
Amêndoa torrada, com sal	50	0,15
Arroz integral cozido	100	0,08
Aveia em flocos crua	100	0,55
Pão francês	50	0,20
Leite de vaca	200	0,08
Abacaxi	100	0,17
Atemoia	100	0,09
Carambola	100	0,12
Cupuaçu	100	0,37
Beterraba cozida	100	0,09
Frango cozido	100	0,10
Peito de frango assado	100	0,12

Fonte: TACO.[6]

TABELA 2   Valores de DRIs para tiamina

Estágio de vida	EAR (mg/dia)	RDA (mg/dia)
Recém-nascidos e crianças		
0-6 meses	–	0,2 (AI)
7-12 meses	–	0,3 (AI)
1-3 anos	0,4	0,5
4-8 anos	0,5	0,6
Homens		
9-13 anos	0,7	0,9
14-70 anos	1	1,2
> 70 anos	1	1,2
Mulheres		
9-13 anos	0,7	0,9
14-18 anos	0,9	1
19-70 anos	0,9	1,1
> 70 anos	0,9	1,1
Gravidez e lactação		
14-50 anos	1,2	1,4

AI: ingestão adequada; EAR: necessidade média estimada; RDA: ingestão dietética recomendada.
Fonte: IOM.[6]

1,4 mg de tiamina/dia.[7] Um grupo que necessita de quantidades maiores é o de pacientes sob terapia renal, hemodiálise ou diálise peritoneal, além daqueles com síndrome de malabsorção.

A tiamina é bastante instável, podendo perder sua atividade a depender do modo de preparo e cozimento dos alimentos. Por ser uma vitamina hidrossolúvel e termolábil, pode ser perdida com o processamento, por exemplo, desde quando se lava o arroz antes do cozimento até durante o próprio processo de cozimento.[1,8]

Alguns estudos têm demonstrado que o conteúdo de fibras dietéticas e os compostos fenólicos presentes nos alimentos interferem na biodisponibilidade da tiamina.[8-10] Além disso, a ingestão de alimentos crus com alto teor de tiaminase (crustáceos, brotos, microrganismos e alguns peixes) pode contribuir com a deficiência dessa vitamina, embora esse risco seja reduzido quando os alimentos são cozidos.[8] Em contrapartida, a ingestão de frutas cítricas aumenta a biodisponibilidade da tiamina pelo teor de ácido cítrico e ascórbico.[8]

Um estudo que avaliou o teor de micronutrientes na alimentação da população brasileira encontrou ingestão média de 0,6 mg de tiamina/1.000 kcal entre 2008 e 2009.[11]

DEFICIÊNCIA EM TIAMINA

O tempo médio no qual o organismo consegue manter as reservas dessa vitamina varia de 2 a 3 meses; portanto, se a ingestão for deficiente nesse período, a deficiência poderá ser desenvolvida.[1]

Existem vários fatores de risco para o desenvolvimento de deficiência de tiamina, dentre eles desnutrição, síndrome de realimentação, cirurgia gastrintestinal e alcoolismo.[8]

A deficiência em tiamina afeta os sistemas nervoso e cardiovascular de maneira mais intensa e pode levar rapidamente à morte se não for corrigida. Pode resultar em três síndromes distintas: neurite crônica periférica, beribéri, que pode ou não estar associado a insuficiência cardíaca e edema; beribéri agudo pernicioso (fulminante), no qual a insuficiência cardíaca e as anormalidades metabólicas predominam, com pouca evidência de neurite periférica; e encefalopatia de Wernicke com psicose de Korsakoff, condição neuropsiquiátrica que responde à tiamina, associada especialmente ao alcoolismo ou ao abuso de narcóticos.

Em geral, uma deficiência aguda está envolvida com as lesões do SNC da síndrome de Wernicke-Korsakoff. O beribéri seco (doença não edematosa, mas com degradação muscular) está ligado a uma deficiência mais prolongada e presumivelmente menos grave, em geral associada a uma baixa ingestão alimentar, ao passo que a alta ingestão de carboidratos e a atividade física predispõem ao beribéri úmido (caracterizado pelo acúmulo de fluidos).[2,8,12] Entre as alterações metabólicas que ocorrem na deficiência em tiamina, pode-se enumerar:

- A ação da tiamina difosfato na piruvato desidrogenase resulta em prejuízo na conversão do piruvato para acetil-CoA, portanto há diminuição na entrada de piruvato no ciclo do ácido cítrico. Assim, a deficiência em tiamina em indivíduos com dieta rica em carboidratos leva ao aumento das concentrações plasmáticas de lactato e piruvato, o que pode levar à acidose lática, com ameaça à vida. Portanto, o aumento de lactato e piruvato no plasma, depois de uma dose-teste de glicose, é utilizado como meio de avaliar o estado nutricional dos indivíduos em relação à tiamina. Um defeito genético da piruvato desidrogenase é encontrado em crianças que apresentaram ataques intermitentes de ataxia cerebelar e elevação de lactato, piruvato e alanina na urina e no plasma. Ambos, sinais clínicos e danos neurológicos dessa doença, são diferentes daqueles observados na deficiência em tiamina, fornecendo evidências de que, embora a descarboxilação do piruvato esteja alterada na deficiência, não é este o fator prioritário para a lesão metabólica.

- A transcetolase é mais afetada pela deficiência que a piruvato desidrogenase, e a redução da atividade da transcetolase está correlacionada com a vulnerabilidade às lesões. Entretanto, a apotranscetolase é suscetível à proteólise, e o conteúdo dos tecidos da apoenzima cai na deficiência. A administração de tiamina em animais deficientes corrige os sinais clínicos, sem, entretanto, restaurar a atividade da transcetolase.

- Tiaminases e antagonistas da tiamina também podem diminuir a biodisponibilidade da vitamina. Enzimas tiaminolíticas são encontradas em uma variedade de microrganismos e alimentos. Compostos termoestáveis presentes nos alimentos (especialmente polifenóis) também causam quebra oxidativa da tiamina, assim como o sulfito, que é largamente utilizado no processamento dos alimentos. Em populações cuja ingestão de tiamina é baixa ou limítrofe, a colonização do trato gastrintestinal com microrganismos tiaminolíticos pode ser um fator para o desenvolvimento do beribéri. As tiaminases presentes em peixes crus também podem resultar em paralisia por causa da destruição da tiamina e podem ser importantes em regiões onde a principal fonte de tiamina das dietas seja proveniente de peixes crus ou fermentados. Polifenóis e tiaminases também podem provocar a deficiência, entre os quais se pode citar o ácido tânico do chá e a noz-de-areca, que são associados à deficiência humana em tiamina.

A obesidade, por si só, aumenta o risco de deficiência de tiamina, especialmente pelo baixo consumo de vegetais e alto de açúcares simples e alimentos processados, com prevalência estimada de 15,5 e 29% nos pacientes que procuravam a cirurgia bariátrica. Adicionalmente, alta taxa de deficiência de tiamina pós-cirurgia bariátrica foi relatada, particularmente associada ao *bypass* gastrintestinal.[8,13]

AVALIAÇÃO DO ESTADO NUTRICIONAL DOS INDIVÍDUOS EM RELAÇÃO À TIAMINA

O conteúdo total de tiamina estimado no organismo é de 30 mg. A tiamina tem uma meia-vida no organismo de 9 a 18 dias. Diariamente cerca de 1 mg é degradado nos tecidos. A necessidade diária está relacionada diretamente com a ingestão energética e, mais precisamente, com a dos carboidratos.[14]

Vários métodos são usados para avaliar o *status* de tiamina, incluindo a medição de tiamina urinária, a concentração de tiamina total no sangue ou soro e a medição da atividade da transcetolase eritrocitária (padrão-ouro).

Conforme descrito, a diminuição da atividade da piruvato desidrogenase na deficiência em tiamina resulta em aumento considerável da concentração plasmática de lactato e piruvato; portanto, as mudanças nas concentrações de lactato, piruvato e glicose depois de uma dose oral de glicose e exercício moderado podem ser uma forma de avaliação do estado nutricional. O teste não é específico para a deficiência em tiamina, uma vez que uma série de outras condições também pode resultar em acidose metabólica; além disso, é pouco utilizado para verificar o estado nutricional.

Embora haja vários metabólitos urinários de tiamina, uma quantidade significativa pode ser excretada inalterada, especialmente se a ingestão for adequada. A excreção de uma dose-teste de tiamina é utilizada como índice para avaliar o estado nutricional do indivíduo em relação à vitamina; assim, uma dose parenteral de 5 mg de tiamina (19 mcmol), em indivíduos bem nutridos, levará a uma excreção superior a 300 nmol da vitamina em 4 horas; já em indivíduos deficientes, a excreção será menor que 75 nmol.

A tiamina no sangue total não é um indicador sensível do estado nutricional. A ativação da apotranscetolase nos eritrócitos, lisados pela tiamina difosfato adicionada *in vitro*, tem se tornado o índice mais aceito do estado nutricional em relação à tiamina e, portanto, é mais amplamente utilizado. A apotranscetolase é instável, tanto *in vivo* quanto *in vitro*, portanto pode haver problemas na interpretação dos resultados, especialmente se as amostras forem armazenadas por tempo apreciável. Coeficiente de ativação maior que 1,25 é indicativo de deficiência, e menor que 1,15 é considerado adequado em relação ao estado nutricional.

Indivíduos em situação de desnutrição estão mais vulneráveis a desenvolver o beribéri, em especial os alcoolistas crônicos em função da diminuição do autocuidado e, consequentemente, da baixa ingestão de alimentos. Além disso, o álcool aumenta a demanda de vitaminas do complexo B, o que pode interferir no processo de absorção gastrintestinal de tiamina e alterar seu metabolismo intermediário.[1]

PERSPECTIVAS EM SAÚDE

Há uma síndrome anêmica, caracterizada por alguns aspectos clínicos, como anemia megaloblástica, diabetes *mellitus* e doença sensorial e neural progressiva, que responde a doses de tiamina. As células de pacientes com essa síndrome são sensíveis à deficiência em tiamina em nível nanomolar, e vários trabalhos mostram que doses farmacológicas da vitamina podem melhorar a anemia e o diabetes nesses casos.[15]

Uma proteína de membrana com afinidade submicromolar para tiamina está, possivelmente, envolvida na patogênese. Doses suplementares de tiamina podem ser utilizadas em casos de vômitos persistentes e náuseas graves em gestantes ou que possam provocar desidratação, cetose e perda de peso, entre outros distúrbios. Os mecanismos fisiopatológicos ainda não estão esclarecidos, mas são listados fatores hormonais, mecânicos e psicológicos.[16] A suplementação de tiamina é utilizada nos casos de internação hospitalar combinada a reposição hidroeletrolítica, antieméticos convencionais e apoio psicológico. Deficiências em tiamina que causem processos neurodegenerativos podem também provocar estresse oxidativo. A reversão dos efeitos da deficiência nessa vitamina por antioxidantes e a melhora de algumas formas de estresse oxidativo com doses suplementares de tiamina sugerem que essa vitamina pode ser um antioxidante de atuação específica e que a interação de processos dependentes de tiamina com estresse oxidativo pode ser crítica em processos neurodegenerativos.

A relação da tiamina com o câncer tem se mostrado controversa e necessita de esclarecimentos futuros. Associação significativa foi demonstrada entre o câncer e as baixas concentrações de tiamina no soro. Os estudos genéticos têm ajudado a identificar uma série de fatores que apontam uma relação da tiamina com o câncer, e a suplementação de tiamina poderia contribuir para maior sobrevivência do tumor, proliferação e resistência à quimioterapia.[17] Por promover a síntese do ácido nucleico ribose e a proliferação neoplásica por meio da via não oxidativa da transcetolase, questiona-se se a suplementação usual de tiamina em casos de câncer não poderia ser fator interferente na terapia anticâncer. Compostos antitiamina inibem significativamente a síntese de ribose e a proliferação celular in vitro e in vivo em vários tipos de neoplasias.[18,19] No entanto, alguns estudos têm sugerido que a tiamina pode apresentar alguns efeitos antitumorais, e destaca-se que a deficiência de tiamina pode ocorrer em pacientes com câncer e causar distúrbios graves, incluindo a encefalopatia de Wernicke. Portanto, o papel da tiamina no câncer ainda é controverso.[17]

Alguns estudos têm verificado o papel da tiamina na saúde mental; entretanto, ainda são escassos. Foram encontradas associações entre estado nutricional deficiente em tiamina e maiores chances de sintomas depressivos em adultos/idosos.[20]

O desenvolvimento da doença em pacientes infectados com o vírus da imunodeficiência humana (HIV) também tem sido relacionado ao estado nutricional do indivíduo relativo à tiamina, e esses indivíduos apresentam em geral deficiência da vitamina. Na deficiência grave esses pacientes apresentam encefalopatia de Wernicke e beribéri.[21,22] A suplementação com tiamina e piridoxina tem sido associada com melhora na sobrevida desses pacientes.[23] Portanto, essa suplementação pode beneficiar pacientes com HIV, mas é necessária uma investigação mais aprofundada sobre seu papel e os efeitos benéficos ao organismo relacionados com o quadro evolutivo do paciente.[23,24]

▣ TOXICIDADE

Por sua solubilidade em água, o excesso é rapidamente excretado na urina. Não há evidências de efeito tóxico da tiamina, embora altas doses por via parenteral sejam associadas com depressão respiratória em animais e choque anafilático em seres humanos. Alguns efeitos adversos incluem irritabilidade, insônia, taquicardia e fraqueza. Hipersensibilidade e dermatite de contato são documentadas em trabalhadores da área farmacêutica que manuseiam a tiamina. A absorção de tiamina é limitada, não podendo ser absorvidos mais que 10 mcmol (2,5 mg) em uma única dose; a tiamina livre é rapidamente filtrada pelos rins e excretada. Segundo Hathcock,[12] o NOAEL (no observed adverse effect level) da tiamina é de 50 mg/dia, enquanto o LOAEL (lowest observed adverse effect level) ainda não foi estabelecido.

Dados de trabalhos com dietas brasileiras não apontam para deficiência nessa vitamina.

Entretanto, considerando a importância da tiamina no metabolismo energético, deve-se estar atento também para o suprimento das necessidades da população para essa vitamina.

◉ REFERÊNCIAS BIBLIOGRÁFICAS

1. Brasil. Ministério da Saúde. Guia de consulta para a vigilância epidemiológica, assistência e atenção nutricional dos casos de beribéri. Brasília, 2012.
2. Bender DA, Bender AE. Nutrition, a reference handbook. New York: Oxford University Press; 1997. p.416-9.
3. Hands ES. Nutrients in food. Baltimore: Lippincott Williams & Wilkins; 2000.
4. Shils ME, Olson JA, Shike M, Ross AC, editores. Modern nutrition in health and disease. 9. ed. Baltimore: Lippincott Williams & Wilkins; 1998. p.381-90.
5. Bates CJ, Heseker H. Human bioavailability of vitamins. Nutr Res Rev. 1994;7:93-128.
6. Institute of Medicine (IOM). DRI's: Dietary Reference Intakes for thiamin, riboflavin, niacin, vitamin B6, folate, vitamin B12, pantothenic acid, biotin, and choline. Washington, D.C.: National Academic Press; 1998. Disponível em: http//www.nap.edu. Acesso em: 22 set. 2019.
7. Tabela Brasileira de Composição de Alimentos/Nepa (TACO). Unicamp. 4. ed. rev. e ampl. Campinas: Nepa – Unicamp; 2011.
8. Polegato B, Pereira AG, Azevedo PS, Costa NA, Zornoff LAM, Paiva SAR, et al. Role of thiamin in health and disease. Nutr Clin Pract. 2019;34(4):558-64.
9. Vannucchi H, Cunha S. Vitaminas do complexo B: tiamina, riboflavina, niacina, piridoxina, biotina e ácido pantotênico. Ilsi Brasil. 2009; p.1-10.
10. Zhang G, Ding H, Chen H, Ye X, Li H, Lin X, et al. Thiamine nutritional status and depressive symptoms are inversely associated among older Chinese adults. J Nutr. 2013;143(1):53-8.
11. Louzada M, Martins APB, Canella DS, Baraldi LG, Levy RB, Claro RM, et al. Impact of ultra-processed foods on micronutrient content in the Brazilian diet. Rev Saúde Pública. 2015;49(45).
12. Hathcock JN. Vitamin and mineral safety. Washington, D.C.: Council for Responsible Nutrition; 1997.
13. Lonsdale D. Thiamin. Adv Food Nutr Res. 2018;83: 1-56.
14. Lucif JR, et al. Vitaminas: abordagem nutrológica no uso e no abuso. In: Lopes AC. Diagnóstico e tratamento. Barueri: Manole; 2006.
15. Neufeld EJ, Fleming JC, Tartaglini E, Steinkamp MP. Thiamine-responsive megaloblastic anemia syndrome: a disorder of high affinity thiamine transport. Blood Cells Mol Dis. 2001;27:135-8.
16. Nelson-Piercy C. Treatment of nausea and vomiting in pregnancy: when should it be treated and what can be safely taken. Drug Saf. 1998;19:155-64.
17. Lu'o'ng KVQ, Nguyên LTH. The role of thiamine in cancer: possible genetic and cellular signaling mechanisms. Cancer Genomics Proteomics. 2013; 10(4):16985.
18. Boros LG, Brandes JL, Lee WN, Cascante M, Puigjaner J, Revesz E, et al. Thiamine supplementation to cancer patients: a double edged sword. Anticancer Res. 1998;18(1B):595-602.
19. Boros LG. Population thiamine status and varying cancer rates between wester, Asian and African countries. Anticancer Res. 2000;20(3B):2245-8.
20. Walter M, Marchezan E, Avila LA. Arroz: composição e características nutricionais. Cien Rural. 2008;38(4): 1184-92.
21. Mouly S, Khuong MA, Cabie A, Saimot AG, Coulad JP. Beri-beri and thiamine deficiency in HIV infection. Aids. 1996;10(8):931-2.
22. Tattevin P, Souala F, Revest M, Taussig D, Michelet C. Confusion, memory disorders, and ophthalmoparesis in a patient with Aids. Lancet. 2006;367:368.
23. Tang AM, Graham NMH, Saah AJ. Effects of micronutrient intake on survival in humanimmunodeficiency virus type 1 infection. Am J Epidemiol. 1998; 143(12):1244-56.
24. Lu'o'ng KVQ, Nguyên LTH. The role of thiamine in HIV infection. Int J Infect Dis. 2013;17(4):221-7.

CAPÍTULO 18

Vitamina B2 (riboflavina)

Hélio Vannucchi
Paula Garcia Chiarello
Daphne Santoro Leonardi de Carvalho

◉ INTRODUÇÃO

A riboflavina é uma vitamina hidrossolúvel que tem papel central como cofator redox no metabolismo gerador de energia. Isso significa que a riboflavina é essencial para a geração de energia na célula aeróbica, por meio da fosforilação oxidativa. A deficiência alimentar é relativamente comum, ainda que aparentemente nunca fatal. Essa vitamina pode ser sintetizada por bactérias presentes na microflora normal do intestino grosso. Na carência, há conservação muito eficiente e reutilização da vitamina nos tecidos. As coenzimas de riboflavina estão firmemente ligadas a enzimas, em alguns casos covalentemente, e o controle das flavinas nos tecidos ocorre no nível da síntese e do catabolismo de enzimas dependentes de flavina.

◉ METABOLISMO DA RIBOFLAVINA, FUNÇÕES E BIODISPONIBILIDADE

A riboflavina é precursora da flavina mononucleotídeo (FMN) e da flavina adenina dinucleotídeo (FAD) e pode ser encontrada na natureza sob sua forma livre.

Com exceção do leite e dos ovos, que contêm grandes quantidades de riboflavina livre relacionada a ligadores proteicos específicos, a maioria da vitamina nos alimentos está como coenzima de flavina ligada a enzimas, cerca de 60 a 90% como FAD, como é o caso da riboflavina presente no leite materno. A FAD e a riboflavina fosfato dos alimentos são hidrolisadas no lúmen intestinal por uma variedade de fosfatases para gerar a riboflavina livre, que é absorvida no intestino delgado superior por um mecanismo saturável dependente de sódio. Não há absorção de riboflavina contra gradiente de concentração, e o pico de concentração plasmática está relacionado apenas com doses acima de 40 a 50 mcmol (15 a 20 mg); além disso, a absorção de uma única dose alta de riboflavina é inexpressiva.

Embora as bactérias intestinais possam sintetizar a riboflavina e a excreção fecal da vitamina possa ser cinco ou seis vezes maior que a ingestão, acreditava-se que essa riboflavina sintetizada no intestino praticamente não seria absorvida. Entretanto, a identificação mais recente de carreadores específicos que possibilitam a absorção intestinal de riboflavina produzida por bactérias pode indicar um papel diferente para essa fonte de vitamina, o de regulação mais fina da homeostase corporal dessa riboflavina e de outras vitaminas, além dos estoques nos próprios colonócitos.

Grande parte da riboflavina absorvida é fosforilada na mucosa intestinal pela flavoquinase (EC 2.7.1.26) e entra na circulação sanguínea

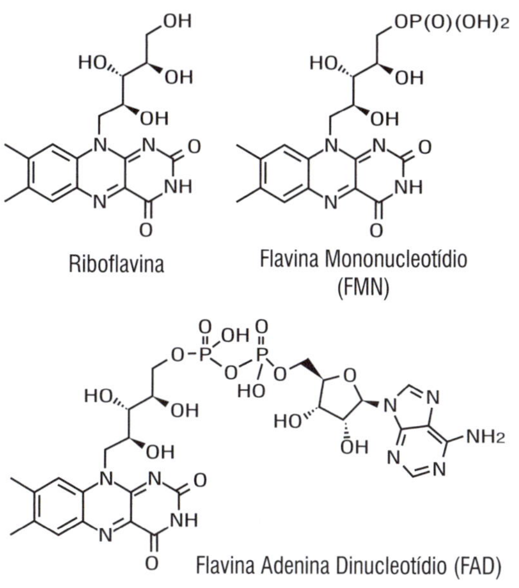

FIGURA 1 Fórmula molecular da riboflavina e derivados.

como riboflavina fosfato, embora isso não pareça ser essencial para a absorção da vitamina. A riboflavina livre administrada por via parenteral também é fosforilada na mucosa intestinal. Não está claro se esse é um resultado da reciclagem entero-hepática da vitamina ou simplesmente a tomada da riboflavina livre da circulação para dentro da mucosa intestinal. Cerca de 7% da riboflavina da dieta está covalentemente ligada a proteínas (sobretudo como riboflavina 8 alfa-histidina ou riboflavina 8 alfacisteína). Nem a riboflavina nem o aminoácido no complexo liberado por proteólise são biologicamente disponíveis, e, embora sejam absorvidos do trato gastrointestinal, posteriormente serão excretados na urina.

Entre outras funções, a riboflavina é essencial para a formação de eritrócitos, para a neoglicogênese e para a regulação das enzimas tireoideanas. Combina-se com o ácido fosfórico nos tecidos, fazendo parte de duas coenzimas: FMN e FAD, que participam dos processos de oxirredução nas células, sobretudo como

transportadoras de hidrogênio no sistema mitocondrial de transporte de elétrons. Atuam também como coenzimas das desidrogenases, que catalisam o primeiro passo na oxidação de alguns intermediários do metabolismo da glicose e dos ácidos graxos. Também está envolvida na ativação da vitamina B6.

Não há evidências de que haja reservas significativas de riboflavina; além da limitação na absorção, qualquer ingestão maior de riboflavina é excretada rapidamente. Portanto, assim que as necessidades metabólicas são atingidas, a excreção urinária da riboflavina e de seus metabólitos refletirá a ingestão até que a absorção intestinal seja saturada. Em animais depletados, a resposta máxima ao crescimento é encontrada com uma ingestão que representa cerca de 75% da saturação dos tecidos, e a ingestão para atingir a saturação desta é aquela na qual praticamente toda vitamina será quantitativamente excretada. A conservação da riboflavina nos tecidos é muito eficiente em situações de deficiência. A diferença entre a concentração mínima de flavina no fígado e o nível no qual ocorre a saturação é de apenas quatro vezes. No sistema nervoso central a diferença entre a deficiência e a saturação é de apenas 35%. A concentração de coenzimas de riboflavina nos tecidos parece estar sob o controle da atividade da flavoquinase e da síntese e do catabolismo de enzimas dependentes de flavina. Quase todas as vitaminas nos tecidos estão ligadas a enzimas, e a riboflavina livre fosfato e a FAD são rapidamente hidrolisadas em riboflavina. Se não é refosforilada, rapidamente é difundida para fora dos tecidos, sendo excretada. Na deficiência, a única perda de riboflavina dos tecidos se dá por meio da riboflavina ligada covalentemente à enzima, e mesmo assim em pequena quantidade.

▣ RECOMENDAÇÕES DE RIBOFLAVINA, FONTES ALIMENTARES E INGESTÃO

Com base em estudos de depleção e repleção, a quantidade mínima necessária de riboflavina tem variado de 0,5 a 0,8 mg/dia. Em estudos populacionais foram observados valores normais de atividade da glutationa redutase eritrocitária com ingestão habitual de 1,2 a 1,5 mg/dia. Com ingestão entre 1,1 e 1,6 mg/dia, a excreção urinária aumentou nitidamente, sugerindo que as reservas teciduais estavam saturadas. Em função do papel central das coenzimas de flavina no metabolismo gerador de energia, as referências de ingestão eram calculadas com base no gasto energético, entre 0,14 e 0,19 mg/MJ (0,6 e 0,8 mg/1.000 kcal). Entretanto, tendo em vista o grande número de reações dependentes de riboflavina, além daquelas do metabolismo de geração de energia, tornou-se difícil justificar essa base para o cálculo das recomendações. A ingestão dietética recomendada (RDA) calculada para a riboflavina, dentro da ingestão dietética de referência (DRI), está disposta na Tabela 1, segundo estágio de vida e sexo. Exercícios físicos podem aumentar as

TABELA 1 Valores de DRI para riboflavina

Estágios da vida	EAR (mg/dia)	RDA (mg/dia)
Recém-nascidos e crianças		
0-6 meses	–	0,3 (AI)
7-12 meses	–	0,4 (AI)
1-3 anos	0,4	0,5
4-8 anos	0,5	0,6
Homens		
9-13 anos	1,8	0,9
14-70 anos	1,1	1,3
> 71 anos	1,1	1,3
Mulheres		
9-13 anos	0,8	0,9
14-18 anos	0,9	1
19-70 anos	0,9	1,1
> 71 anos	0,9	1,1
Gestação	1,2	1,4
Lactação	1,3	1,6

DRI: ingestão dietética de referência; EAR: necessidade média estimada; RDA: ingestão dietética recomendada. Fonte: IOM.[1]

necessidades de riboflavina, assim como de piridoxina.

A riboflavina é amplamente distribuída nos alimentos (Tabela 2), mas em pequenas quantidades. Entre os alimentos-fonte pode-se destacar o leite e seus derivados e as vísceras, como fígado e rins. O óleo de peixe, os cereais e algumas frutas e verduras também apresentam quantidades apreciáveis de riboflavina.

Fontes proteicas de alto valor biológico são fontes de riboflavina e de outras vitaminas do complexo B. A biodisponibilidade da riboflavina varia com o processamento do alimento. O branqueamento, a moagem, a fermentação e o refino de alimentos podem resultar em perda da vitamina. A desidratação pela luz do sol para frutas e verduras pode foto-oxidar a riboflavina, dependendo da duração e da intensidade da exposição à luz solar. De maneira similar, o leite e os produtos lácteos devem ser protegidos

TABELA 2   Conteúdo de riboflavina em alimentos (mg/100 g)

Alimentos	mg/100 g	Alimentos	mg/100g
Fígado de boi cozido	4,1	Pistache	0,2
Levedo de cerveja	4,4	Farinha de aveia	0,2
Fígado de vitela cozido	3,4	Espinafre cozido	0,2
Fígado de galinha cozido	1,8	Ostra crua	0,2
Fígado de peru cozido	1,4	Soja verde cozida	0,2
Farelo de aveia	1,2	Carne de boi moída	0,2
Amêndoa	1	Massa fresca	0,2
Soja assada	0,8	Ameixa seca	0,2
Queijo *cottage*	0,7	Abacate	0,1
Cavala cozida	0,5	Manga	0,1
Ovo cozido	0,5	Banana	0,1
Queijo *cheddar*	0,4	Morangos frescos	0,1
Marisco no vapor	0,4	Tofu	0,1
Vitela cozida	0,4	Brócolis cozido	0,1
Lombo de porco cozido	0,3	Couve-de-bruxelas	0,1
Boi magro cozido	0,3	Semente de girassol	0,1
Cordeiro cozido	0,3	Alcachofra cozida inteira	0,1
Arenque cozido	0,3	Lentilha cozida	0,1
Iogurte com baixo teor de gordura	0,3	Leite sem gordura	0,1
Ostra cozida	0,3	Acelga-suíça	0,1
Frango/peru (carne escura cozida)	0,3	Peru (carne branca cozida)	0,1
Folha de beterraba	0,3	Massa cozida comum	0,1
Semente de abóbora	0,3	Suco de ameixa	0,1
Cogumelo cozido	0,3	Carne de frango cozida	0,1
Pão branco	0,3	Presunto cozido	0,1

Fonte: Hands.[2]

em embalagens opacas, especialmente da luz fluorescente de estabelecimentos comerciais, evitando não somente perdas em riboflavina, mas também em retinol, outra vitamina suscetível à luz ultravioleta (UV).

A fotólise da riboflavina leva à formação de lumiflavina (em solução alcalina) e lumicromo (em solução ácida ou neutra). Como a lumiflavina pode ser extraída por clorofórmio, a fotólise em solução alcalina, seguida pela extração com clorofórmio e pela determinação fluorimétrica, constitui a base dos métodos comuns de determinação da riboflavina. Só recentemente

foi demonstrado que apenas cerca de 25% da riboflavina urinária aparente é realmente riboflavina; o restante é uma variedade de derivados lumicromo.

A lumiflavina e o lumicromo resultantes também catalisam a oxidação da vitamina C; portanto, mesmo uma breve exposição do alimento à luz, que possibilita pequena perda de riboflavina, pode causar perdas consideráveis de vitamina C. Entretanto, isso não é de grande importância, uma vez que o leite não é fonte dessa vitamina. Lumiflavina e lumicromo também catalisam a oxidação de lipídios (para peróxidos lipídicos) e metionina (para metional), resultando no desenvolvimento de um sabor desagradável. A luz a 400 a 550 nm pode penetrar também em algumas embalagens não apropriadas, portanto estas devem incluir uma camada de proteção opaca para esse comprimento de onda, que atualmente já está em uso.

▣ DEFICIÊNCIA EM RIBOFLAVINA

A deficiência em riboflavina é relativamente comum, embora não haja uma doença específica que possa ser atribuída a ela. Geralmente a deficiência de riboflavina vem acompanhada de outras deficiências nutricionais. Uma série de estudos e pesquisas realizada no Reino Unido, nos EUA e na Europa relatou deficiência de riboflavina entre idosos, gestantes no terceiro trimestre de gestação e em pacientes com anemia, câncer e doenças cardiovasculares. Em caso de deficiência durante a lactação, haverá redução da concentração de riboflavina no leite materno. Assim, alguns grupos estão mais sujeitos a menor ingestão de riboflavina: grávidas/lactantes e lactentes; crianças em idade escolar, pela menor ingestão de laticínios e carne; idosos, pela maior demanda com o envelhecimento e pela menor eficiência absortiva dos enterócitos; nos atletas, pelo consumo de riboflavina em vias metabólicas exigidas no exercício vigoroso; e nos transtornos alimentares, pela combinação frequente de menor ingestão alimentar e aumento de exercícios físicos.

A deficiência é caracterizada por lesões nos cantos da boca (estomatite angular) e nos lábios (queilose), descamação dolorosa na língua, deixando-a vermelha, seca e atrófica (glossite), e dermatite seborreica, afetando especialmente as partes nasolabiais, com anormalidades na pele ao redor da vulva e do ânus. As lesões na boca podem responder tanto à riboflavina quanto à vitamina B6 em indivíduos aparentemente deficientes em riboflavina. Pode também aparecer conjuntivite com vascularização da córnea e opacidade do cristalino. Este último sinal é a única lesão da ariboflavinose cujas bases bioquímicas são conhecidas. A glutationa é importante para a manutenção da claridade normal do cristalino nas lentes, e a glutationa redutase é uma flavoproteína particularmente sensível à depleção de riboflavina.

Fotólise da riboflavina ocorre *in vivo* durante a fototerapia para tratar a hiperbilirrubinemia neonatal. Crianças sob esse tratamento apresentam evidências bioquímicas da deficiência na vitamina. Entretanto, o uso de suplementos de riboflavina para manter as concentrações plasmáticas não é recomendado, porque pode aumentar a fotólise da bilirrubina. Não há evidências de que a exposição humana normal à luz solar resulte em fotólise significativa da riboflavina, embora seja possível que os lumicromos encontrados na urina possam chegar por essa via.

O principal efeito da deficiência em riboflavina é no metabolismo lipídico. Animais deficientes em riboflavina têm razão metabólica baixa, comparada com os controles, e necessitam de ingestão alimentar 15 a 20% maior para manter o peso corporal. Uma alimentação rica em gordura provoca redução marcante no crescimento e maior necessidade de riboflavina para restaurá-lo. Algumas vezes, a deficiência em riboflavina pode estar associada à anemia hipocrômica microcítica, como resultado da absorção diminuída de ferro nessas condições. A explicação para esse mecanismo de ação está pautada no fato de que o Fe, para ser transportado pela transferrina, necessita estar na forma de Fe^{3+}, portanto deveria, para ser liberado da ferritina (forma de reserva de Fe), ser oxidado da forma Fe^{2+} para Fe^{3+}, sendo essa reação catalisada por uma enzima dependente de flavina. Portanto, na deficiência em riboflavina, grande proporção de uma dose-teste de Fe fica retida nas células da mucosa intestinal ligada à ferritina, sendo posteriormente perdida nas fezes. A depleção de riboflavina também diminui a oxidação de vitamina B6 alimentar para piridoxal; a piridoxina oxidase (EC 1.1.1.65) é uma flavoproteína muito sensível à depleção de riboflavina.

Não é claro em que extensão há uma deficiência funcional em B6 na deficiência em riboflavina. Greb et al.[3] mostraram que a deficiência em riboflavina prejudica o metabolismo hepático da vitamina B6. Portanto, na deficiência em riboflavina pode haver também alterações no metabolismo do triptofano. O distúrbio no metabolismo deste em tal deficiência, por causa da redução da quinurenina hidroxilase, pode também resultar na síntese reduzida de NAD do triptofano e ser um fator na etiologia da pelagra. Considerando ainda interações medicamentos/nutrientes, alguns compostos, como as fenotiazinas e a clorpromazina, utilizadas no tratamento de esquizofrenia, e medicamentos antidepressivos, como o imipramine, são análogos estruturais da riboflavina e inibem a flavoquinase. Embora não haja evidências de que pacientes tratados com esses medicamentos por períodos prolongados desenvolvam sinais clínicos de deficiência em riboflavina, o uso por longos períodos de clorpromazina está associado a uma redução na razão metabólica de riboflavina.

A deficiência de B2 pode ter associação com a hipertensão arterial por meio de seu papel no polimorfismo da MTHFR C677T (metilenotetraidrofolato redutase) e seu impacto no controle da pressão arterial, especialmente nessas populações com fator de risco genético. Nesses grupos a suplementação com riboflavina (o cofator da MTHFR) demonstrou reduzir a pressão arterial sistólica em até 13 mmHg, resposta com impacto clínico importante. No entanto, nem a ligação desse polimorfismo comum do folato (que afecta 10% das populações em todo o mundo) com a hipertensão, nem o importante papel da riboflavina na modulação do fenótipo da pressão arterial, são bem reconhecidos, e ambos justificam investigações mais aprofundadas. Dada a importância da riboflavina no metabolismo do ferro e do folato, também são necessários mais estudos para investigar a anemia relacionada com riboflavina na gravidez e o potencial papel da deficiência de riboflavina nas perturbações hipertensivas da gravidez.[4]

DETERMINAÇÃO DO ESTADO NUTRICIONAL DOS INDIVÍDUOS EM RELAÇÃO À RIBOFLAVINA

A excreção urinária de riboflavina e seus metabólitos pode ser utilizada como um índice de estado nutricional do indivíduo. Tanto a excreção basal quanto a excreção após uma dose-teste de riboflavina refletem o estado nutricional do indivíduo em relação a essa vitamina. A principal base experimental para estimar as necessidades de riboflavina é o rápido aumento na excreção quando os tecidos estão saturados. Entretanto, a excreção de riboflavina é correlacionada com a ingestão desta apenas quando os indivíduos são mantidos em balanço nitrogenado. Em pessoas com balanço nitrogenado negativo pode haver maior excreção urinária que a esperada, como resultado do catabolismo das flavoproteínas dos tecidos e perda de seus grupos prostéticos. Uma ingestão proteica necessária para a manutenção do balanço nitrogenado não afeta as recomendações de riboflavina ou os índices de estado nutricional, embora, como deveria ser esperado, mais riboflavina seja retida em indivíduos com balanço nitrogenado positivo, como resultado do aumento na síntese líquida de flavoproteínas.

A concentração plasmática não varia de forma segura com o estado nutricional. Bates[5] sugeriu que a riboflavina eritrocitária reflete mais a saturação dos tecidos, mas há poucos estudos para estabelecer valores de depleção e de deficiência. A glutationa redutase é especialmente sensível à depleção de riboflavina. A atividade da enzima nos eritrócitos pode também ser utilizada como um índice de estado nutricional, pois é um marcador bioquímico sensível às alterações de ingestão de riboflavina. A interpretação dos resultados pode ser complicada pela anemia, e é mais comum utilizar a ativação da glutationa-redutase dos eritrócitos pela FAD adicionada *in vitro*. Um coeficiente de ativação de 1 a 1,4 reflete estado nutricional adequado, e maior que 1,7 indica deficiência.

A piridoxina oxidase também é sensível à depleção de riboflavina. Em indivíduos eutróficos e em animais experimentais, a glutationa redutase eritrocitária e o coeficiente de ativação da piridoxina oxidase estão correlacionados, e ambos refletem o estado nutricional do indivíduo em relação à riboflavina. Em indivíduos com deficiência em glicose-6-fosfato deidrogenase (favismo), há aparente proteção da glutationa redutase eritrocitária, portanto mesmo na deficiência em riboflavina não há perda do cofator, e o coeficiente de ativação da glutationa redutase eritrocitária permanece dentro da variação normal. O mecanismo dessa proteção é desconhecido.

Tem sido proposta a utilização da enzima polifenoloxidase (PPO) como um biomarcador alternativo do coeficiente de ativação da glutationa redutase, pois estudos têm demonstrado que as células apresentam uma tendência a poupar FAD em detrimento da FMN e da riboflavina. Portanto, sob a condição de deficiência de riboflavina, a atividade de PPO, que é dependente de FMN, diminuiria antes mesmo que os níveis de glutationa redutase sofressem alguma mudança. No entanto, são necessários mais estudos que justifiquem a utilização desse método.

Estudos mais recentes mostram que a concentração de riboflavina também pode ser determinada por meio de HPLC (*high performance liquid cromatograph*) por método fluorimétrico, que permite uma análise rápida da concentração de riboflavina, sendo dessa forma muito útil para a avaliação do estado nutricional dos indivíduos em relação à riboflavina. Além disso, inúmeros métodos que fazem uso do HPLC têm

sido desenvolvidos para a determinação simultânea de riboflavina, FMN e FAD em amostras biológicas. Entretanto, o plasma tem sido mais utilizado, pois traduz melhor o estado nutricional dos indivíduos em comparação com o soro e o sangue total, por causa da capacidade do fibrinogênio de se ligar à riboflavina e à labilidade da enzima FMN fosforilada do sangue total.

Além da preocupação com efeitos adversos da deficiência da própria vitamina B2, deve-se atentar para suas inter-relações com outras vitaminas, por exemplo, com a piridixina (B6). A B2 pode ser um nutriente limitante para a manutenção de concentração adequada de vitamina B-6, em particular em adultos idosos, mesmo com uma ingestão alimentar aparentemente adequada em B6. A dependência metabólica entre as duas vitaminas é conhecida, e esses dados podem indicar a associação direta da riboflavina na manutenção da forma ativa da vitamina B6, ao menos em idosos.[6]

PERSPECTIVAS EM SAÚDE

Em um estudo que avalia as relações entre estado nutricional do indivíduo e malária, a desnutrição proteico-calórica foi associada com maior morbidade e mortalidade pela doença. Quanto aos micronutrientes, alguns dados sobre ferro mostram um tipo de agravamento nos índices malariométricos, mas melhoram significativamente o estado hematológico. O papel da riboflavina na malária ainda não está definido e mostra-se tanto protetor quanto exacerbador, mas certamente deve fazer parte de intervenções nutricionais de baixo custo como adjuvantes na prevenção e no tratamento da malária. Em estudos experimentais, a riboflavina mostra atividades de prevenção do estresse oxidativo e da toxicidade mitocondrial. A combinação da riboflavina com outras vitaminas envolvidas na regulação do metabolismo energético deu certa estabilidade à respiração mitocondrial e melhorou o efeito do quimioterápico tamoxifeno no tratamento de câncer de mama em ratos. Em humanos, alguns poucos trabalhos mostraram efeitos benéficos na deficiência de acetil-CoA desidrogenase, melhorando as atividades enzimáticas dos complexos I e II da cadeia transportadora de elétrons na mitocôndria. A riboflavina, assim como o ácido fólico, vitaminas B12 e B6 também mostram efeitos redutores nas concentrações de homocisteína plasmática, um aminoácido não essencial que, em excesso, pode aumentar o risco cardiovascular. Entretanto, parece que seus efeitos somente aparecem nos casos de hiper-homocisteinemia mais graves, nos casos de mutação em homozigose para o polimorfismo C677T do gene da metilenotetraidrofolato redutase (MTHFR).

Uma síndrome rara resultante do uso de um grupo de antirretrovirais usados para tratar o HIV (*nonnucleoside reverse transcriptase inhibitors* – NNRTI) pode causar deficiência da vitamina, e o tratamento é feito por suplementação da vitamina e descontinuidade da droga.

O uso local da riboflavina é utilizado na ectasia corneal, um estreitamento da córnea que acaba resultando em sua protusão e é tratada por uma reticulação das fibras da córnea. Nesse procedimento, o epitélio superficial é removido, e 0,1% de riboflavina é aplicada localmente por 30 minutos, e por mais 30 minutos há aplicação de luz UVA.

Revisões que abordam o uso de riboflavina como um nutriente neuroprotetor são cada vez mais frequentes e atestam seus efeitos especialmente contra a neuroinflamação, formação de espécies reativas de oxigênio, a excitotoxicidade do glutamato e do óxido nítrico, agentes envolvidos na fisiopatologia de várias doenças neurológicas, incluindo as por disfunções mitocondriais e as neurodegenerativas, como esclerose múltipla, doença de Parkinson e doença de Alzheimer, além das dores de cabeça como a enxaqueca.

A maior parte da produção científica ainda se limita aos estudos experimentais, mas alguns estudos clínicos oferecem avaliações de doses terapêuticas para certas condições. Para a profilaxia da enxaqueca, a Academia Americana de Neurologia considera o tratamento com riboflavina para diminuição do número de crises. Estudos clínicos em crianças e adultos encontraram redução de 59% na frequência de crises com o uso de doses próximas a 400 mg/dia de riboflavina.

A deficiência múltipla em acil-CoA (RR-MADD), responsiva à riboflavina, é uma doença gnética com várias manifestações clínicas e diversos graus de gravidade. O fenótipo mais comum é o tipo 3 (RR-MAD), quase sempre associado com mutações em uma flavoproteína transportadora de elétrons, a ETFDH. A suplementação de riboflavina, de 50 a 100 mg (3 vezes ao dia), quase sempre resulta em melhora clínica, associada a uma dieta pobre em gordura e evitando longos períodos de jejum. Mais estudos serão necessários para esclarecer os vários efeitos patológicos de cada mutação dessa flavoproteína, mas o uso precoce da vitamina pode evitar crises metabólicas mais graves em boa parte dos casos.

A ação da riboflavina na ativação da piridoxina e o envolvimento de ambas no metabolismo da homocisteína não deve ser desprezada como via plausível também na fisiopatologia de doenças neurológicas. Qualquer acúmulo em homocisteína por insuficiência vitamínica pode gerar consequências neurológicas.

O consumo de B2 e sua relação com a função cognitiva foi avaliada com base no banco de dados do NHANES (2011-2014) em um estudo transversal que incluiu adultos mais velhos. O desempenho cognitivo foi avaliado por 3 testes: *Consortium to Establish a Registry for Alzheimer's Disease* (Cerad), *Animal Fluency Test* (AFT) e *Digit Symbol Substitution Test* (DSST). A ingestão mais alta de vitamina B2, medida por dois recordatórios alimentares de 24 horas, foi correlacionada com pontuações mais elevadas em cada um dos testes. Em comparação com o quartil mais baixo, o quartil mais elevado de consumo de vitamina B2 estava relacionado com um aumento de 45,1 vezes nas pontuações do teste DSST. Essa possível relação do maior consumo de B2 com melhor desempenho de adultos idosos em alguns domínios da função cognitiva precisa ser mais bem avaliada em mais estudos a longo prazo.[7]

Revisões mostram estudos em que a vitamina B2 está envolvida e pode ser importante na prevenção e tratamento de várias condições clínicas; no entanto, pelo pequeno número de estudos disponíveis em seres humanos, especialmente de ensaios clínicos bem controlados, não há informações precisas sobre recomendações de dosagens para o tratamento ou profilaxia dessas condições.[8]

TOXICIDADE

Em virtude de sua baixa solubilidade e da limitada absorção pelo trato gastrointestinal, a riboflavina não tem toxicidade por via oral significativa ou mensurável. Em doses parenterais extremamente altas (300 a 400 mg/kg de peso corporal), pode haver cristalização da riboflavina nos rins por causa de sua baixa solubilidade. Segundo Hathcock,[9] o NOAEL (*no observed adverse effect level*) é de 200 mg/dia, ao passo que o LOAEL (*lowest observed adverse effect level*) ainda não foi estabelecido. O UL para a riboflavina não foi determinado por falta de dados sobre efeitos adversos.

REFERÊNCIAS BIBLIOGRÁFICAS

1. Institute of Medicine (IOM). DRIs: Dietary Reference Intakes for thiamin, riboflavin, niacin, vitamin B6, folate, vitamin B12, pantothenic acid, biotin, and choline. Washington, D.C.: National Academy Press; 1998.
2. Hands ES. Nutrients in food. Baltimore: Lippincott Williams & Wilkins; 2000.
3. Greb A, et al. Vitaminspur. In: Bender DA, Bender AE. Nutrition, a reference handbook. New York: Oxford University Press; 1997. p.79-80.
4. McNulty H, Pentieva K, Ward M. Causes and Clinical sequelae of riboflavin deficiency. Annu Rev Nutr. 2023;21:43:101-22.
5. Bates CJ. Flair concerted action on 10 status papers: riboflavin. Int J Vit Nutr Res. 1993;63:274-7.
6. Jungert A, McNulty H, Hoey L, Ward M, Strain JJ, Hughes CF, et al. riboflavin is an important determinant of vitamin B-6 status in healthy adults. J Nutr. 2020;150(10):2699-706.
7. Zhou L. Association of vitamin B2 intake with cognitive performance in older adults: a cross-sectional study. J Transl Med. 2023;21(1):870.
8. Suwannasom N, Kao I, Pruß A, Georgieva R, Bäumler. H Riboflavin: the health benefits of a forgotten natural vitamin. Int J Mol Sci. 2020;21:950.
9. Hathcock JN. Vitamin and mineral safety. Washington, D.C.: Council for Responsible Nutrition; 1997.

CAPÍTULO 19

Vitamina B6

Cristiane Cominetti
Silvia M. Franciscato Cozzolino

◉ INTRODUÇÃO

A vitamina B6 existe nas formas de piridoxina, piridoxal, piridoxamina, piridoxina 5'fosfato, piridoxal 5'fosfato (PLP), piridoxamina 5'fosfato (PMP) e ácido piridóxico (Figura 1). A piridoxina é a forma mais utilizada para a fortificação de alimentos e preparações medicamentosas.[1]

A vitamina B6 participa do metabolismo de aminoácidos, como uma coenzima nas reações de transaminação (interconversão e catabolismo de aminoácidos) e na síntese de aminoácidos não essenciais, na descarboxilação para gerar aminas biologicamente ativas, e em outras reações do metabolismo. A vitamina B6 é também necessária como cofator para a ação da glicogênio-fosforilase e de outras enzimas.[2-4]

A deficiência em vitamina B6 praticamente não existe, uma vez que ela está presente na maioria dos alimentos. Entretanto, a ingestão inadequada pode afetar o metabolismo de aminoácidos e, possivelmente, a ação dos hormônios esteroides. Algumas síndromes dependentes de vitamina B6 são relatadas em condições

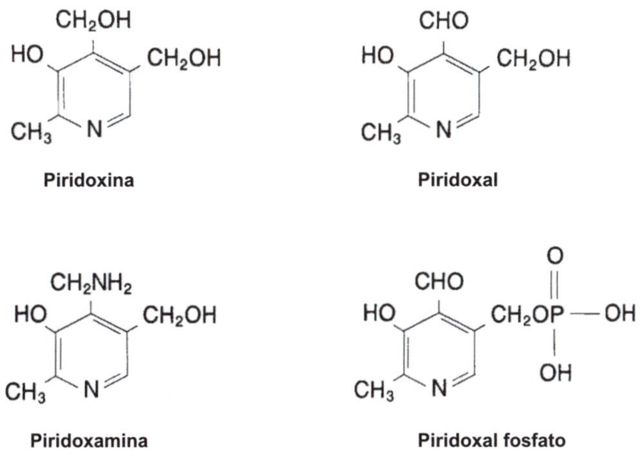

FIGURA 1 Formas da vitamina B6.

especiais, como em erros inatos do metabolismo, nos quais o defeito estaria no local de ligação da coenzima à enzima afetada. Do ponto de vista clínico, a deficiência em vitamina B6 é manifestada frequentemente por mudanças no sistema nervoso central. Eletroencefalogramas anormais foram observados em estudos de depleção; hiperirritabilidade e apoplexia convulsiva foram descritas em crianças; dermatite seborreica e eczema em regiões da boca, nariz e ouvidos, bem como estomatite angular, glossite e queilose foram observadas.[1]

◙ NOMENCLATURA

A vitamina B6 é um nome genérico para um grupo de seis compostos: álcool piridoxina, aldeído piridoxal, amina piridoxamina e seus 5'fosfatos. O PLP e a PMP constituem as formas coenzimáticas ativas, sendo o PLP a forma de interesse biológico. Tem sido descrito que o PLP teria ação de coenzima em cerca de 100 reações enzimáticas do organismo, das quais aproximadamente 40% são reações de transaminação e as demais envolveriam reações de carbonos alfa, beta ou delta de aminoácidos.[5] O ácido 4-piridóxico é o principal produto final do metabolismo da vitamina B6 em humanos e é biologicamente inativo.[4]

◙ BIODISPONIBILIDADE

Conforme mencionado, a maioria dos alimentos contém vitamina B6, e a absorção geralmente é alta. Entretanto, muitos alimentos de origem vegetal apresentam quantidade significativa de vitamina B6 na forma glicosilada, principalmente como piridoxina-5'-beta-D-glicosídeo, que se acredita ter metade da eficiência quando comparada às demais formas disponíveis.[3,6] Essa forma da vitamina pode ser absorvida, mas a hidrólise incompleta da ligação glicosídica é responsável pela menor biodisponibilidade. Outro aspecto importante é a interação metabólica entre o glicosídeo e a piridoxina. A piridoxina-5'-beta-D-glicosídeo atua como inibidor transitório fraco da utilização metabólica da piridoxina ingerida, provavelmente por inibição competitiva do transporte de piridoxina nos tecidos.[6] Produtos da reação do piridoxal com a lisina em proteínas que foram superaquecidas também podem reduzir a biodisponibilidade da vitamina B6.[3]

As perdas de vitamina B6 são altas no cozimento e no processamento (enlatados) de carnes e vegetais. A moagem do trigo para a fabricação da farinha pode resultar em perdas de 70 a 90%, e o congelamento de vegetais, de 35 a 55%. As carnes fornecem cerca de 40% das recomendações diárias de vitamina B6. Estudos sobre a biodisponibilidade da vitamina B6 realizados com seres humanos apresentaram os seguintes resultados para alguns alimentos: nozes (78%), banana (79%), brócolis (74%), couve-flor (63%), suco de tomate (25%), espinafre (22%), suco de laranja (9,4%) e cenoura (0%).[6]

Em uma alimentação mista, estima-se que a biodisponibilidade da vitamina B6 seja de aproximadamente 75%,[3] ao passo que alguns autores relatam variação em dietas norte-americanas da ordem de 61 a 81%.[1]

◙ INTERAÇÕES COM OUTROS NUTRIENTES

Como o piridoxal fosfato exerce papel relevante no metabolismo de aminoácidos, é muito provável que as necessidades de vitamina B6 sejam influenciadas pela ingestão de proteína. Já foi observado que uma ingestão proteica alta pode resultar no decréscimo nas concentrações de vitamina B6; entretanto, não se recomenda estimar as necessidades com base na ingestão de proteínas.[4]

Interações medicamentosas, alcoolismo e gestação

Alguns fármacos podem reagir com grupos carbonil, os quais, por sua vez, também podem interagir com o piridoxal fosfato. Medicamentos como a isoniazida, por exemplo, bem como contraceptivos orais com doses altas de estrógeno, podem diminuir as concentrações plasmáticas de piridoxal fosfato. Alcoolistas também apresentam baixas concentrações plasmáticas de piridoxal fosfato, uma vez que o acetaldeído compete com o piridoxal por proteínas de ligação, o que diminui a captação de piridoxal pelas células. Gestantes que apresentam pré-eclâmpsia ou eclâmpsia também têm concentrações plasmáticas menores de piridoxal fosfato e, portanto, necessitam de maiores quantidades dessa vitamina.[3,4]

⊡ ABSORÇÃO, METABOLISMO E EXCREÇÃO DA VITAMINA B6

Seres humanos e outros mamíferos não sintetizam vitamina B6 e, portanto, precisam obtê-la de fontes alimentares ou da síntese bacteriana no intestino grosso. A absorção da vitamina a partir das fontes alimentares se inicia com a hidrólise das formas fosforiladas no lúmen intestinal, que posteriormente serão absorvidas por difusão passiva. Dados obtidos de estudos com células Caco-2, entretanto, têm evidenciado a existência de um sistema especializado, mediado por carreador, para a absorção de piridoxina, que não é dependente de sódio, mas sim de pH ácido. Porém, a identidade molecular desse sistema de absorção de vitamina B6 e os genes envolvidos ainda não estão totalmente elucidados.[7]

Estudo experimental *in vitro* com células Caco-2 evidenciou interação complexa entre mecanismos ativos e passivos no transporte através das células epiteliais intestinais, dependendo da concentração da vitamina B6. Embora baixas concentrações favoreçam o transporte ativo mediado por transportadores, concentrações elevadas podem envolver uma combinação de processos ativos e passivos.[8] Mais recentemente, com base no conhecimento de que os transportadores SLC19A2 e SLC19A3 transportam tiamina carregada positivamente, além de substâncias como a metformina, pesquisadores investigaram se a seletividade de carga se estende a outras moléculas, como a vitamina B6. Essa possibilidade foi avaliada em estudo *in vitro* com células renais de cães, células embrionárias renais humanas e células Caco-2. Em comparação a células-controle, observou-se expressão estável dos dois transportadores nas células renais de cães e expressão transitória nas células renais humanas, o que resultou em indução significativa, porém saturável, da captação de piridoxina em pH 5,5. O silenciamento do gene que codifica o SLC19A3 nas células Caco-2 resultou em redução significativa da captação da piridoxina, o que sugere que tais transportadores apresentam capacidade de transportar a vitamina B6 em condições mais ácidas. Esses resultados são úteis para direcionar novos estudos sobre o papel desses transportadores nos processos fisiopatológicos que envolvem a vitamina B6.[9]

A maior parte da piridoxina absorvida é liberada para a circulação portal como piridoxal, após desfosforilação na superfície serosa. Diferentemente de outras vitaminas do complexo B, não parece haver limite para a absorção de vitamina B6, visto que doses extremamente altas são bem absorvidas.[4] A vitamina B6 absorvida é então direcionada para o fígado, embora outros tecidos também possam absorver compostos não fosforilados da circulação. No metabolismo, essa vitamina se encontra como ésteres de fosfato. Os fosfatos de piridoxina e de piridoxamina são oxidados para piridoxal fosfato. Todos os tecidos apresentam atividade de piridoxina quinase, mas a piridoxina fosfato oxidase é encontrada apenas no fígado, rins e cérebro, com baixa atividade nos eritrócitos.[3-5,7] A piridoxina fosfato oxidase é uma flavoproteína e é sensível à deficiência em vitamina B2 (riboflavina). A ativação da apoenzima eritrocitária pela riboflavina fosfato *in vitro* pode ser utilizada como índice para a avaliação do estado nutricional do indivíduo em relação à riboflavina.[1]

A piridoxina é rapidamente convertida em piridoxal fosfato no fígado e em outros tecidos. No entanto, o piridoxal fosfato não consegue atravessar as membranas celulares e, portanto, é excretado na maioria dos tecidos como piridoxal ligado à albumina. Grande parte do piridoxal fosfato livre no fígado é hidrolisada em piridoxal. O piridoxal livre pode deixar a célula ou pode ser oxidado para ácido 4-piridóxico por ação da aldeído-desidrogenase (que se expressa em todos os tecidos) e pela aldeído-oxidase hepática e renal. O piridoxal livre que permanece no fígado é rapidamente oxidado em ácido 4-piridóxico. Tecidos extra-hepáticos podem absorver tanto piridoxal quanto piridoxal fosfato do plasma.[3-5,7,10]

O ácido 4-piridóxico é o principal produto de excreção da vitamina B6, representando aproximadamente metade dos compostos encontrados na urina, e sua excreção reflete mais a ingestão recente do que as reservas dessa vitamina nos tecidos. Pequenas quantidades de piridoxal e de piridoxamina são também excretadas na urina, embora grande parte da vitamina ativa que é filtrada nos glomérulos possa ser reabsorvida nos túbulos renais. Em doses muito elevadas de piridoxina, a maioria é excretada inalterada na urina. A vitamina B6 também pode ser excretada nas fezes; porém, em menor proporção. Entretanto, a avaliação dessa rota de excreção é dificultada pela possibilidade de síntese da vitamina no intestino grosso.[11]

▣ FUNÇÕES METABÓLICAS DA VITAMINA B6

A vitamina B6 atua como coenzima em mais de 100 reações enzimáticas envolvidas no metabolismo de aminoácidos, carboidratos, neurotransmissores e lipídios. Os compostos metabolicamente ativos são o PLP e a PMP, sendo que a PMP atua em menor proporção. O grupo carbonila é a porção reativa na enzima glicogênio fosforilase e no processo de reciclagem dos receptores dos hormônios esteroides. É também uma coenzima para a síntese de alfa-aminolevulinato, substância que catalisa a biossíntese do heme, e para a cistationina betassintase e a cistationinase, envolvidas na transulfuração da homocisteína para cisteína. Ainda, o PLP funciona como coenzima na catálise direta das reações de fosforilação.[4]

O PLP tem papel bem definido no metabolismo lipídico, como coenzima na descarboxilação da fosfatidilserina, o que resulta na formação da fosfatidiletanolamina e, posteriormente, da fosfatidilcolina. Há alguma evidência de que o PLP esteja envolvido no metabolismo de ácidos graxos poli-insaturados, com base na observação de que quando animais depletados em linoleato são repletados, há grande formação de araquidonato se eles receberem também suplementos de vitamina B6. Há também evidências de que a síntese de carnitina é dependente de piridoxal fosfato.[4,5]

Vitamina B6, doenças genéticas e polimorfismos

Em uma revisão sobre a relevância da terapia com altas doses de vitaminas em doenças genéticas, Ames et al.[12] mencionam que um terço das mutações genéticas ocorre porque a enzima correspondente tem baixa afinidade de ligação com a coenzima, resultando em um índice mais baixo de reação. Aproximadamente 50 doenças genéticas humanas podem ser tratadas ou melhoradas pela administração de altas doses do componente vitamínico da coenzima correspondente, o que, no mínimo, restaura a atividade enzimática. O PLP é utilizado por 112 das 3.870 enzimas catalogadas. A seguir se descreve uma relação de enzimas que utilizam PLP como cofator e são envolvidas em doenças genéticas humanas:

- Ornitina aminotransferase (OAT): proteína de matriz mitocondrial dependente de PLP que catalisa a quebra da ornitina em ácido deltapirrolino-5-carboxílico, o qual é então convertido em prolina. Alterações nessa enzima provocam *atrofia giratória da coroide e retina*, uma doença autossômica recessiva que afeta indivíduos de todas as idades. A doença é caracterizada por degeneração coriorretinal lenta e progressiva que resulta em cegueira. A OAT alterada se acumula em 10 a 15 vezes e parece ser responsável pela maior parte da atrofia. Esse acúmulo é diminuído quando os pacientes recebem altas doses de piridoxina. O índice verdadeiro de resposta pode ser maior que 5%.
- Cistationina betassintase (CBS): esta enzima catalisa a conversão da homocisteína em cistationina, e essa reação é dependente de PLP. Indivíduos que apresentam uma forma alterada dessa enzima acumulam homocisteína no sangue e exibem grande índice de sintomas que parecem ocorrer em razão da toxicidade dessa substância, incluindo retardo mental, problemas vasculares e esqueléticos e deslocamento do nervo óptico e da objetiva. Nessa situação, observou-se que a atividade enzimática deficiente ocorre por causa da afinidade diminuída de uma apoenzima defeituosa por seu cofator e que a atividade pode ser restaurada pelo aumento da concentração intracelular de PLP. Em doses farmacológicas, esse defeito é sensível à piridoxina, apresentando retorno completo às concentrações plasmáticas e urinárias normais de metionina e de homocisteína dos pacientes. Parece que, em geral, cerca de metade dos pacientes com deficiência em CBS responde à piridoxina. Sugere-se que doses de 500 mg/

dia de piridoxina durante 2 anos parecem ser seguras, mas não devem exceder 1.000 mg/dia. A terapia com vitamina B6 também pode ser útil em pais heterozigóticos de pacientes deficientes em CBS, por também apresentarem concentrações maiores de homocisteína.

- Ácido gama-aminolevulínico eritroide sintase específico: esta enzima, com seu cofator PLP, catalisa a condensação da glicina e succinil-CoA para a forma de ácido alfa-aminolevulínico, que é um índice limitante de primeiro grau na série de reações que incorpora o heme à hemoglobina. Defeitos nessa enzima são responsáveis pela forma mais comum de anemia sideroblástica herdada, a qual é ligada ao cromossomo X. O ferro é transportado para a mitocôndria combinado ou não com o heme. Deficiências no heme promovem depósitos de ferro nas mitocôndrias dos eritroblastos e aumentam os sideroblastos anelados na medula. Aproximadamente um terço dos pacientes com anemia sideroblástica respondem à piridoxina, com doses variando de 50 a 600 mg/dia.
- Quinureninase: a quinureninase é envolvida na degradação do triptofano e é dependente de PLP. Esta enzima catalisa a conversão de quinurenina e 3-hidroxiquinurenina em ácido antranílico e ácido 3-hidroxiantranílico, respectivamente. Mutações no gene que codifica a quinureninase causam retardo mental em crianças e excesso de produção urinária de 3-hidroxiquinurenina e quinurenina (e seus metabólitos ácido xanturênico e quinurênico). Essa condição pode ser revertida com doses menores ou iguais a 30 mg/dia de piridoxina.
- Ácido glutâmico descarboxilase: converte o ácido glutâmico em ácido gama-aminobutírico, o neurotransmissor inibitório mais importante no sistema nervoso central (até um terço das sinapses cerebrais utilizam o ácido

gama-aminobutírico como sinal inibitório). Alterações nessa enzima provocam apoplexia em recém-nascidos; porém, ainda não está totalmente claro se essa apoplexia ocorre em função de dois pequenos ácidos gama-aminobutíricos ou de dois ácidos glutâmicos maiores. A anormalidade metabólica nessa alteração pode estar na ligação entre a ácido glutâmico descarboxilase (apoenzima) e o PLP. A apoplexia pode ocorrer em consequência de muitos defeitos genéticos diferentes, mas a sensibilidade cumulativa à piridoxina parece ser de 3%. Quocientes de inteligência são menores em pacientes que apresentam alterações nessa enzima, e a quantidade de piridoxina administrada deve ser ajustada para melhorar a capacidade intelectual. Um medicamento para asma (teofilina) diminui as concentrações de PLP e pode causar apoplexia por diminuir a produção de ácido gama-aminobutírico.

- Gamacistationase: converte a cistationina em cisteína e alfacetobutirato, completando a transferência do enxofre da homocisteína à cisteína. Alterações nessa enzima resultam em aumento da excreção de cistationina pela urina e acúmulo nos tecidos. Características clínicas podem incluir retardo mental, convulsões, trombocitopenia, diabetes *insipidus* nefrogênico e diabetes *mellitus*. Altas doses de piridoxina podem diminuir marcadamente as concentrações de cistationina na urina e no sangue de pacientes com alterações na enzima, pois estão associadas com a reativação da enzima defeituosa e maior redução na excreção urinária de cistationina.

- Alanina-glioxilato aminotransferase: enzima hepática que utiliza o PLP como cofator para transferir o grupo amino da alanina para o glioxilato, formando serina e piruvato. Uma hiperoxalúria primária causada por deficiência funcional em alanina-glioxilato aminotransferase peroxissomal

provoca acúmulo de glioxilato, que é convertido em oxalato, resultando em depósitos renais de oxalato de cálcio e em falência renal. Doses farmacológicas de piridoxina reduzem a excreção urinária de oxalato, e sugere-se que aproximadamente 30% dos pacientes com hiperoxalúria primária tipo I respondem à piridoxina.

- Aminoácido – L-aromático descarboxilase: enzima homodimérica que contém PLP e sintetiza dois neurotransmissores importantes: dopamina e serotonina. Sua deficiência é uma alteração metabólica inata recessiva autossômica caracterizada por deficiência combinada em serotonina e dopamina. Aparentemente, altas doses de piridoxina podem ser benéficas.

- Beta-alanina betacetoglutarato transaminase: é envolvida na formação de semialdeído malônico a partir da beta-alanina. Crianças com deficiência nessa enzima apresentam síndrome de Cohen, que envolve hipotonia, obesidade na meia-infância, deficiência mental, anomalias faciais, orais, oculares e de membros inferiores e superiores. Uma menina que apresentou as características da síndrome foi sensível à administração de 100 mg/dia de piridoxina durante 1 mês, com normalização do eletroencefalograma e diminuição da letargia; a continuação do tratamento resultou em melhor aproveitamento intelectual.

Além das enzimas descritas, algumas doenças genéticas também estão relacionadas com o metabolismo da vitamina B6, como o autismo, a discinesia tardia e a epilepsia dependente de piridoxina. No autismo, alteração de desenvolvimento que envolve interações sociais prejudicadas e comportamento diferente dos padrões, ocorrem modificações em enzimas que necessitam de PLP ou que atuam no metabolismo de serotonina e dopamina. Característica importante no autismo é a elevação da serotonina sanguínea total, que é encontrada em mais de 30% dos pacientes. Concentrações aumentadas de ácido homovanílico (produto da quebra da dopamina) também são observadas em vários pacientes com autismo. Outras enzimas envolvidas no processo metabólico desses neurotransmissores podem ser responsáveis pelas diferentes formas de autismo. Ainda, enzimas envolvidas com o metabolismo da homocisteína podem estar relacionadas ao autismo. De fato, metanálise que avaliou 31 estudos realizados com crianças com alguma forma de autismo de diferentes países (n = 1.642 casos x 1.662 controles saudáveis) encontrou concentrações elevadas de homocisteína naquelas com a doença.[13] Assim, a utilização de suplementos de vitamina B6 e outras vitaminas do complexo B pode auxiliar na redução tanto da excreção do ácido homovanílico quanto do acúmulo de homocisteína no sangue. Entretanto, mais estudos nessa área são necessários.

A discinesia tardia ocorre como efeito colateral do uso de drogas neurolépticas por longos períodos para atenuação de alterações psicóticas, como esquizofrenia. Caracteriza-se por alteração neurológica que provoca movimentos rápidos, repetitivos e incontrolados. A relação entre suscetibilidade para discinesia tardia e variações nos genes que codificam a dopamina e a serotonina é foco de exploração. Sugere-se que o metabolismo alterado de neurotransmissores derivados de aminoácidos é responsável por essa condição. Assim, o envolvimento do PLP no metabolismo da dopamina, da serotonina e do ácido gama-aminobutírico pode ser a razão para a aplicação clínica da piridoxina no tratamento da discinesia tardia. Estudos com pacientes com esquizofrenia mostraram que a piridoxina em altas doses pode ser eficaz na redução dos sintomas da doença;[14,15] entretanto, em razão da baixa qualidade de evidência, mais estudos são imprescindíveis.

Já a epilepsia dependente de piridoxina é uma doença autossômica recessiva rara classificada como epilepsia metabólica. Nessa condição, os indivíduos afetados geralmente apresentam convulsões graves no período pré-natal, neonatal e/ou pós-natal, não responsivas aos medicamentos antiepiléticos convencionais. Em contrapartida, doses farmacológicas de vitamina B6, aliadas a alimentação restrita em arginina e lisina, são capazes de controlar as convulsões.[16]

Embora a piridoxina exerça papel importante na melhora de muitos casos de doenças genéticas que envolvem enzimas em que o PLP atua como cofator, há um limite para a administração dessa vitamina. Apesar de a dosagem de centenas de miligramas ser considerada segura, podem ocorrer efeitos neurotóxicos com o uso de doses muito elevadas. Assim, mesmo considerando que essa administração é farmacológica, recomenda-se evitar doses maiores que 1.000 mg/dia de piridoxina.[12]

Vitamina B6 e câncer

Estudos em modelos *in vitro* e em animais têm sugerido que a vitamina B6 atua na redução da incidência de alguns tipos de tumores. Por exemplo, em estudo em que ratos foram suplementados com vitamina B6, observou-se redução na incidência de tumores de cólon. O valor mínimo de piridoxina que preveniu a formação dos tumores foi de 7 mg/kg, e a maior supressão foi observada com doses de 14 e 35 mg/kg. Produtos de oncogenes relacionados à proliferação celular nas criptas colônicas também foram significativamente reduzidos pelas altas doses de vitamina B6, o que pode ter sido responsável pelo efeito antitumoral. Animais alimentados com altas doses de vitamina B6 apresentaram concentrações significativamente menores de marcadores de estresse oxidativo.[17] De fato, estudo *in vitro* com monócitos tratados com peróxido de hidrogênio mostrou que o piridoxal fosfato e a piridoxamina reduziram a produção de radical superóxido, a peroxidação lipídica e o potencial transmembrana mitocondrial.[18]

Em estudo *in vitro* que avaliou os efeitos da piridoxina e do piridoxal no crescimento de células de câncer pancreático, observou-se que o tratamento com concentrações superiores a 2,5 mM de piridoxina inibiu o crescimento celular a partir do 4º dia de tratamento, em comparação às células-controle. Nas células tratadas com piridoxal em concentrações superiores a 0,5 mM houve efeito inibitório de crescimento a partir do 2º dia de tratamento.[19] Já em estudo com células mamárias responsivas ao estrógeno (MCF-7), observou-se que a supressão do crescimento celular induzido por piridoxal (0,5 mM) foi dependente da proteína p53.[20]

Estudos com humanos também têm sugerido que a vitamina B6 se associa com menores riscos de desenvolvimento de alguns tipos de câncer. Um estudo norueguês avaliou a associação entre marcadores do *status* e do metabolismo da vitamina B6 e a incidência de câncer de pulmão em uma coorte de 6.539 adultos acompanhados por um período médio de 11,9 anos. Observou-se que indivíduos com concentrações séricas mais baixas de vitamina B6 apresentaram risco aumentado de câncer de pulmão, independentemente do sexo, da idade, do tabagismo, do consumo de álcool e de outros fatores de risco. A relação entre as concentrações séricas de 3-hidroxi-xantina e xantina foi preditora independente da incidência de câncer. Indivíduos com relação mais baixa entre esses marcadores apresentaram risco aumentado de desenvolver câncer de pulmão, independentemente do sexo, da idade, do tabagismo, do consumo de álcool e de outros fatores de risco para câncer.[21]

Diversas revisões sistemáticas e metanálises também têm sugerido associações entre a vitamina B6 e câncer. Em geral, os estudos mostram que a ingestão de vitamina B6 e as concentrações sanguíneas de PLP são associadas com menores riscos de desenvolvimento de câncer colorretal, renal, de esôfago, de mama, de próstata e de carcinomas gastrointestinais. Sugere-se, também, que a suplementação com vitamina B6 é segura e pode ser benéfica para pacientes com câncer.[22-27] Entretanto, em razão da heterogeneidade da maior parte dos estudos incluídos nas revisões, bem como do fato de as relações de causa-efeito não poderem ser delineadas a partir de estudos observacionais, ainda são necessários mais estudos, principalmente ensaios randomizados controlados e bem delineados para melhor avaliação dos possíveis efeitos da vitamina B6 no câncer.

Estudos *in vitro* mais antigos sugeriram que o piridoxal fosfato modula a expressão gênica em resposta aos hormônios esteroides. Foi demonstrado que a depleção aguda de vitamina B6 em células HeLa S3 resultou no aumento da expressão dos genes de receptores androgênicos, de estrógeno e de progesterona em resposta à ação hormonal (60 a 90% para os receptores androgênicos e de progesterona, e 85% para o receptor de estrógeno), ao passo que a suplementação com piridoxal fosfato promoveu a redução da expressão desses genes após estímulo hormonal (35 a 40% para os receptores androgênicos e de progesterona, e 30% para o receptor de estrógeno).[28,29] Assim, essa pode ser uma área promissora no estudo entre vitamina B6 e câncer, principalmente aqueles induzidos por hormônios.

▣ RECOMENDAÇÕES DE VITAMINA B6 E FONTES ALIMENTARES

A maioria dos estudos sobre necessidades e recomendações de ingestão de vitamina B6 baseia-se no desenvolvimento de anormalidades do metabolismo do triptofano e da metionina durante a depleção e a normalização durante a repleção, com a ingestão gradual da vitamina. Sabendo que a principal função da vitamina B6 é atuar no metabolismo de aminoácidos, supõe-se que a ingestão proteica afetará suas recomendações. Adultos mantidos com dietas deficientes em vitamina B6 desenvolveram anormalidades do metabolismo do triptofano e da metionina mais rapidamente. Segundo o Institute of Medicine (IOM),[4] a ingestão dietética recomendada (RDA) para adultos foi derivada de pontos de corte para indicadores bioquímicos que não estavam devidamente ligados à insuficiência clínica ou fisiológica, sobretudo pela dificuldade dessa determinação, conforme discutido anteriormente. Entretanto, ingestão acima de 0,5 mg/dia não está relacionada a nenhum sinal clínico de deficiência, e acredita-se que 1 mg/dia seja suficiente para a maioria dos indivíduos adultos, podendo ser aumentada quando a ingestão proteica for muito elevada.[4]

Há algumas tentativas de estimar as recomendações de vitamina B6 em função do tamanho de suas reservas totais no organismo e de seu *turnover*. Estudos de curta duração utilizando traçadores isotópicos sugerem um conteúdo corporal total de vitamina B6 entre 160 e 600 mcmol (40 e 150 mg), com meia-vida de 33 dias. Essa estimativa indica recomendação mínima de 0,6 a 2,27 mg de vitamina B6 por dia. Porém, cerca de 80% do total corporal da vitamina B6 encontra-se associado a glicogênio fosforilase no músculo esquelético, com um *turn-over* relativamente lento. Com base em estudos com traçadores de meias-vidas mais longas, Coburn[30] sugeriu reservas totais de 250 mg ou 15 nmol (3,7 mcg)/g de peso corporal, com perda de cerca de 0,13% ao dia e recomendação mínima de 0,02 mcmol (5 mcg)/kg de peso corporal – cerca de 350 mcg/dia para um adulto de 70 kg. Essa quantidade é consideravelmente menor que a recomendação para normalizar o metabolismo do triptofano e da metionina nos estudos de depleção/repleção, e poderia refletir a diluição de pequenas reservas associadas com o metabolismo de aminoácidos, que apresentam *turnover* rápido, com as reservas maiores e mais estáveis associadas com a glicogênio-fosforilase.

Recomendações para crianças

Estimativas para crianças representam um problema, e há necessidade de mais pesquisas.

O leite humano, que deve ser assumido como adequado à nutrição infantil, fornece apenas 2,5 a 3 mcg de vitamina B6/g de proteína, muito inferior à recomendação para adultos, e não há razões para que crianças tenham necessidades menores.[4]

Uma primeira aproximação para o estabelecimento das necessidades de vitamina B6 para crianças surgiu de estudos com pacientes que apresentavam convulsões como resultado de deficiência provocada pelo superaquecimento de fórmulas infantis. Com ingestão de 60 mcg/dia a incidência de convulsões foi de 0,3%. O fornecimento de 260 mcg/dia de vitamina B6 previne ou cura as convulsões, mas para normalizar o metabolismo do triptofano há necessidade de 300 mcg/dia. Essa recomendação provavelmente está superestimada, visto que a piridoxil-lisina, formada pelo aquecimento da vitamina com proteínas, possui atividade antivitamínica, e poderia, portanto, resultar em recomendação aparente maior. As ingestões recomendadas para vitamina B6 estão listadas na Tabela 1 e as fontes alimentares, na Tabela 2.

▣ DEFICIÊNCIA EM VITAMINA B6

A deficiência clínica em vitamina B6 é rara, pois ela é bem distribuída nos alimentos e a microbiota intestinal sintetiza quantidades relativamente grandes, que parecem ser absorvidas e, portanto, disponíveis. Entretanto, uma proporção significativa de indivíduos em populações desenvolvidas apresenta evidências bioquímicas de estado nutricional inadequado em relação à vitamina B6.[3,5]

Alguns sintomas da deficiência grave em vitamina B6 podem incluir dermatite seborreica, anemia microcítica (em razão da síntese diminuída de hemoglobina), convulsões, depressão e confusão mental. As convulsões podem ser explicadas de duas maneiras: pela alteração na síntese de neurotransmissores, como dopamina, serotonina e gama-aminobutirato, ou pelo

TABELA 1 INGESTÕES DE REFERÊNCIA DA VITAMINA B6

Estágio de vida	EAR (mg/dia)	AI*/RDA (mg/dia)	UL (mg/dia)
Recém-nascidos			
0-6 meses	–	0,1*	–
7-12 meses	–	0,3*	–
Crianças			
1-3 anos	0,4	0,5	30
4-8 anos	0,5	0,6	40
Homens			
9-13 anos	0,8	1	60
14-18 anos	1,1	1,3	80
19-30 anos	1,1	1,3	100
31-50 anos	1,1	1,3	100
51-70 anos	1,4	1,7	100
> 71 anos	1,4	1,7	100
Mulheres			
9-13 anos	0,8	1	60
14-18 anos	1	1,2	80
19-30 anos	1,1	1,3	100
31-50 anos	1,1	1,3	100
51-70 anos	1,3	1,5	100
> 71 anos	1,3	1,5	100
Gestantes			
≤ 18 anos	1,6	1,9	80
19-50 anos	1,6	1,9	100
Lactantes			
≤ 18 anos	1,7	2	80
19-50 anos	1,7	2	100

AI: ingestão adequada; EAR: necessidade média estimada; RDA: ingestão dietética recomendada; UL: limite superior tolerável de ingestão.
Fonte: IOM.[4]

acúmulo de metabólitos anormais do triptofano no cérebro, o que ocorre na deficiência em vitamina B6.[4]

É aparente, na discussão sobre a ação do piridoxal fosfato nos hormônios esteroides, que a deficiência moderada em vitamina B6 poderia aumentar a resposta aos hormônios esteroides em tecidos-alvo. Tal fato pode ser importante na indução e no subsequente desenvolvimento de alguns tipos de câncer dependentes de hormônio, como os de mama e próstata, podendo, além disso, afetar o prognóstico. A suplementação com vitamina B6 poderia, então, atuar como coadjuvante em outras terapias nesses tipos de câncer. Há evidências de que o estado nutricional inadequado em relação à vitamina B6 está associado com o prognóstico negativo em mulheres com câncer de mama.[21]

TABELA 2   Conteúdo de vitamina B6 em alimentos (g/100 g)

Alimentos	Vitamina B6 (mg)
Banana-nanica	0,13
Acelga crua	0,16
Alcachofra cozida	0,08
Ameixa com casca	0,03
Ameixa seca	0,21
Amendoim torrado	0,21
Arroz integral cozido	0,07
Avelã crua	0,62
Batata-inglesa assada	0,19
Batata-doce sem casca, cozida	0,06
Cacau em pó	0,12
Camarão pitu frito	0,13
Canela em pó	0,16
Carne bovina cozida/grelhada	0,02
Castanha-do-brasil	0,44
Cenoura cozida	0,04
Cenoura crua	0,05
Cevada cozida	0,08
Couve-de-bruxelas cozida	0,18
Couve-flor cozida	0,04
Espinafre cozido	0,04
Farelo de trigo	1,33
Feijão-preto cozido	0,03
Manga Tommy Atkins	0,03
Melado de cana	0,20
Melão	0,02
Mix de castanhas com sal	0,35
Molho de tomate industrializado	0,07
Morango in natura	0,03
Noz-pecã	0,19
Quiabo cozido	0,01
Repolho-branco cru	0,07
Repolho roxo cru	0,06
Semente de abóbora torrada	0,04
Semente de girassol torrada	0,81
Suco de uva concentrado	0,05
Tomate	0,04
Uva	0,02

Fonte: TBCA.[31]

▣ AVALIAÇÃO DO ESTADO NUTRICIONAL DO INDIVÍDUO EM RELAÇÃO À VITAMINA B6

Concentração plasmática da vitamina

A concentração de piridoxal fosfato no plasma pode ser alterada em algumas condições: com o aumento da atividade da fosfatase alcalina, que causa redução em sua concentração; na gestação, quando também ocorre diminuição; e com aumento do piridoxal fosfato circulante em resposta ao exercício moderadamente intenso.[1,32]

Excreção urinária de vitamina B6

Parte da vitamina B6 biologicamente ativa é excretada na urina, e vários estudos avaliaram o estado nutricional de indivíduos em relação a essa vitamina por análise microbiológica da excreção. Entretanto, é difícil interpretar os resultados dessa medida, embora a excreção esteja diminuída na deficiência.[1]

Saturação de transaminases

A ativação da transaminase eritrocitária não responde à depleção aguda de vitamina B6 tão rapidamente quanto os outros índices. Em indivíduos com deficiência que receberam vitamina B6, houve queda esperada no coeficiente de ativação de transaminase, refletindo o aumento da saturação da enzima com a coenzima, visto que os eritrócitos circulantes são capazes de captar a vitamina do plasma e podem, então, responder a um aumento na disponibilidade da vitamina.[1]

Teste de sobrecarga de triptofano

Rose, em 1966, foi o primeiro a relatar a deficiência aparente em vitamina B6 em mulheres que ingeriam contraceptivos orais combinados de progesterona-estrógeno. Verificou-se aumento na excreção urinária de ácido xanturênico após a sobrecarga de triptofano, e normalização após a administração de uma dose relativamente alta de vitamina B6.[33]

Desde 1966, há muitos relatos de metabolismo anormal de triptofano em mulheres que ingerem contraceptivos orais ou com reposição hormonal na menopausa. Isso é interpretado como evidência da deficiência em vitamina B6 induzida por hormônio (estrógeno). Na maioria dos casos, o metabolismo do triptofano só é normalizado pela administração de suplementos de vitamina B6 na ordem de 20 a 50 mg/dia, valor 10 a 20 vezes maior que a recomendação. Parece que o estrógeno não causa deficiência em vitamina B6, mas, contrariamente, anormalidades do metabolismo do triptofano resultam em efeito direto do estrógeno ou de seus metabólitos em uma ou mais das enzimas do metabolismo do triptofano. Três possíveis sítios de ação foram identificados: triptofano oxidase, quinureninase e quinurenina hidroxilase.

Teste de sobrecarga de metionina

O metabolismo da metionina inclui duas vias dependentes de piridoxal fosfato: a da cistationina betassintase e a da cistationase. A cistationina betassintase é pouco afetada pela deficiência em vitamina B6, provavelmente porque tem alta afinidade por seu cofator e, possivelmente, também *turnover* lento. No entanto, a atividade da cistationase diminui na deficiência em vitamina B6 e há aumento no conteúdo da apoenzima inativa dos tecidos. Como resultado, na deficiência em vitamina B6 há aumento da excreção urinária de cistationina, tanto após sobrecarga de metionina quanto sob condições basais. A habilidade para metabolizar uma sobrecarga de metionina é, portanto, um teste válido para a medida do estado nutricional dos indivíduos em relação à vitamina B6.[34]

Homocisteína plasmática

O catabolismo da homocisteína ocorre por meio da transulfuração para cisteína, envolve duas enzimas dependentes de piridoxal fosfato e suas concentrações são influenciadas pela ingestão de vitamina B6, folato e vitamina B12. Os valores de homocisteína diferem entre raça e sexo; indivíduos afrodescendentes apresentam concentrações plasmáticas mais baixas de PLP e concentrações plasmáticas de homocisteína de jejum semelhantes às de indivíduos brancos. Porém, quando afrodescendentes foram submetidos a uma sobrecarga de metionina, o aumento nas concentrações de homocisteína no plasma foi significativamente menor, o que indica que esses indivíduos catalisam a transulfuração da homocisteína para cisteína de modo mais eficiente.[4] É possível que essa resposta esteja associada à presença do polimorfismo 844ins68 no gene que codifica a enzima cistationina betassintase.[35]

Kelly et al.[36] estudaram 320 indivíduos (180 casos e 140 controles); entre os casos, 171 apresentaram acidente vascular cerebral isquêmico e 9, acidente isquêmico transitório. A média nas concentrações de homocisteína não foi diferente entre os grupos; porém, as concentrações de PLP foram significativamente mais baixas nos casos em relação aos controles (39,97 nmol/L e 84,1 nmol/L, respectivamente), evidenciando associação inversa muito significativa entre PLP e acidente vascular cerebral, com influência protetora observada com concentrações mais altas de PLP, independentemente de outros fatores de risco vascular e da concentração de homocisteína. Os autores sugeriram que essa relação poderia ser mediada por outros mecanismos, além das concentrações elevadas de homocisteína, como inflamação aguda e crônica.

Em estudo posterior, Kelly et al.[37] analisaram as concentrações de homocisteína de jejum, de PLP e de proteína C-reativa (marcador de inflamação) de alta sensibilidade em

274 indivíduos (156 casos e 118 controles). As concentrações de PLP foram mais baixas e a proteína C-reativa apresentou-se mais alta em casos quando comparados com os controles, e nenhuma relação entre homocisteína e proteína C-reativa foi evidenciada. Porém, houve relação entre concentrações da vitamina B6 e inflamação, o que poderia explicar parcialmente a associação entre baixas concentrações de B6 e doença vascular.

Determinação de atividade de transaminase

A atividade de transaminase representa um teste bioquímico funcional que permite obter informações sobre o estado de deficiência ou o grau de depleção das reservas de vitamina B6. Já foi demonstrado que transaminases dependentes de PLP, como a aspartato aminotransferase (AST) e a alanina aminotransferase (ALT), estão diminuídas nos eritrócitos, leucócitos e plasma. A medida da evolução da atividade dessas enzimas estimulada pelo PLP *in vitro* pode ser considerada, então, um indicador satisfatório para a avaliação do estado nutricional do indivíduo em relação à vitamina B6.[1]

Na Tabela 3, são apresentados os índices do estado nutricional dos indivíduos em relação à vitamina B6.

▣ USO FARMACOLÓGICO E TOXICIDADE DA VITAMINA B6

Suplementos de vitamina B6 com concentrações entre 25 e 100 mg/dia, e algumas vezes superiores a 2.000 mg/dia ou maiores, são recomendados para uma variedade de condições, incluindo depressão pós-parto, depressão e outros efeitos colaterais associados com contraceptivos orais, hiperêmese da gestação, síndrome pré-menstrual e síndrome do túnel do carpo.[4,5,11]

Doses de 50 a 200 mg/dia de vitamina B6 têm efeito antiemético, e a vitamina é ampla-

TABELA 3   Índices do estado nutricional dos indivíduos em relação à vitamina B6

	Valores adequados
Vitamina B6 total no plasma	> 40 nmol (10 mcg)/L
Piridoxal fosfato no plasma	> 30 nmol (7,5 mcg)/L
Coeficiente de ativação eritrócito alanina aminotransferase	< 1,25
Coeficiente de ativação eritrócito aspartato aminotransferase	< 1,80
Eritrócito aspartato aminotransferase	> 0,13 unidade/L
Ácido 4-piridóxico na urina	> 3 mcmol/24 horas > 1,3 mmol/mol creatinina
Total de vitamina B6 na urina	> 0,5 mcmol/24 horas > 0,2 mmol/mol creatinina
Ácido xanturênico na urina após 2 g de triptofano	< 65 mcmol/24 horas de aumento
Cistationa na urina após 3 g de metionina	< 350 mcmol/24 horas de aumento

Fonte: Bender e Bender.[2]

mente utilizada isolada ou em conjunto com outros antieméticos, para minimizar a náusea associada com a radioterapia e para tratar a náusea da gestação. Porém, não há evidência de que a vitamina B6 tenha qualquer efeito benéfico na náusea da gestação, nem que mulheres que sofrem de náuseas pela manhã apresentem baixas concentrações de vitamina B6 se comparadas a outras gestantes.[4,5,11]

Embora, como já discutido, os estrógenos não causem deficiência em vitamina B6, a administração de suplementos da vitamina tem efeitos benéficos em alguns dos efeitos colaterais tanto de estrógenos administrados quanto de endógenos. Esses efeitos ocorrem em duas áreas principais: na normalização da tolerância à glicose, tanto em mulheres ingerindo contraceptivos orais (com altas doses de estrógeno) quanto no diabetes gestacional, e como antidepressivo.[4,5,11]

Toxicidade

Como uma vitamina hidrossolúvel que é rapidamente metabolizada e excretada, poder-se-ia esperar que a vitamina B6 não apresentasse toxicidade. Entretanto, estudos com animais demonstraram o desenvolvimento de lesões dermatológicas e de neuropatia periférica com ataxia, fraqueza muscular e falta de equilíbrio em cachorros recebendo 200 mg de vitamina B6/kg de peso corporal por 40 a 75 dias. Com uma dose de 50 mg/kg de peso corporal não há sinais de toxicidade, mas histologicamente há perdas da mielina nas raízes do nervo dorsal. Em doses maiores, podem ocorrer danos neurais mais amplamente distribuídos, com perda da mielina e degeneração de fibras sensoriais dos nervos periféricos da coluna dorsal. Os sinais clínicos da toxicidade de vitamina B6 em animais são revertidos após 3 meses com a descontinuidade da sobrecarga, mas a velocidade de condução dos nervos sensoriais, que diminui durante o desenvolvimento da neuropatia, não é totalmente recuperada.[3,4]

O mecanismo da neurotoxicidade da vitamina B6 não é conhecido. Sugere-se que altas concentrações de piridoxina competem com o piridoxal para a fosforilação; a piridoxina fosfato é oxidada para piridoxal fosfato apenas em poucos tecidos. O resultado disso poderia ser a depleção de piridoxal fosfato do nervo periférico e o acúmulo de piridoxina fosfato. É notável que nenhum dos pacientes com síndromes de dependência de vitamina B6, tratados com 50 a 100 mg/dia da vitamina, tenha apresentado desenvolvimento de neuropatia sensorial periférica.[4]

Segundo Hathcock,[11] o NOAEL (*no observed adverse effect level*) para a piridoxina é de 200 mg/dia, e o LOAEL (*lowest observed adverse*

effect level) é de 500 mg/dia. O UL (*tolerable upper intake level*) foi baseado em resultados da presença de neuropatia sensorial.

⬚ REFERÊNCIAS BIBLIOGRÁFICAS

1. Sauberlich HE. Laboratory tests for the assessment of nutritional status. 2. ed. CRC-Press; 1999.
2. Bender DA, Bender AE. Nutrition, a reference handbook. New York: Oxford University Press; 1997. p.416-9.
3. Food and Agriculture Organization; Organização Mundial da Saúde (FAO/OMS). Human vitamin and mineral requirements. 2002. Disponível em: http://www.fao.org/es/ESN/Vitrni/vitrni.html. Acesso em: 15 abr. 2015.
4. Institute of Medicine (IOM). DRIs: Dietary Reference Intakes for thiamin, riboflavin, niacin, vitamin B6, folate, vitamin B12, pantothenic acid, biotin, and choline. Washington, D.C.: National Academy Press; 1998. Disponível em: http://www.nap.edu. Acesso em: 15 abr. 2015.
5. Leklem JE. Vitamina B6. In: Shils ME, Olson JA, Shike M, Ross AC. Tratado de nutrição moderna na saúde e na doença. 9. ed. Barueri: Manole; 2003. p.439-48.
6. Gregory JF. Bioavailability of vitamin B6. Eur J Clin Nutr. 1997;51(Suppl 1):S43-S48.
7. Said HM. Recent advances in carrier-mediated intestinal absorption of water soluble vitamins. Annu Rev Physiol. 2004;66:419-46.
8. Zielinska-Dawidziak M, Grajek K, Olejnik A, Czaczyk K. Transport of high concentration of thiamin, riboflavin and pyridoxine across intestinal epithelial cells Caco-2. J Nutr Sci Vitaminol. 2008;54:423-9.
9. Yamashiro T, Yasujima T, Said HM, Yuasa H. pH-dependent pyridoxine transport by SLC19A2 and SLC19A3: implications for absorption in acidic microclimates. J Biol Chem. 2020;295(50):16998-7008.
10. Bates CJ, Heseker H. Human bioavailability of vitamins. Nutr Rev. 1994;7:93-128.
11. Hathcock JN. Vitamin and mineral safety: a summary review. Washington, D.C.: Council for Responsible Nutrition; 1997.
12. Ames BN, Elson-Schwab I, Silver EA. High-dose vitamin therapy stimulates variant enzymes with decreases coenzyme binding affinity (increased Km): relevance to genetic disease and polymorphisms. Am J Clin Nutr. 2002;75:616-58.
13. Ding R, Lin S, Chen D. The association of cystathionine β synthase (CBS) T833C polymorphism and the risk of stroke: a meta-analysis. J Neurol Sci. 2012;312(1-2):26-30.
14. Lerner V, Miodownik C, Kaptsan A, Bersudsky Y, Libov I, Sela BA, et al. Vitamin B6 treatment for tardive dyskinesia: a randomized, double-blind, placebo-con-

trolled, crossover study. J Clin Psychiatry. 2007;68(11):1648-54.

15. Adelufosi AO, Abayomi O, Ojo TM. Pyridoxal 5 phosphate for neuroleptic-induced tardive dyskinesia. Cochrane Database Syst Rev. 2015;(4):CD010501.

16. Van Karnebeek CD, Jaggumantri S. Current treatment and management of pyridoxine-dependent epilepsy. Curr Treat Options Neurol. 2015;17:335.

17. Komatsu S, Yanaka N, Matsubara K, Kato N. Antitumor effect of vitamin B6 and its mechanisms. Biochim Biophys Acta. 2003;1647:127-30.

18. Kannan K, Jain SK. Effect of vitamin B6 on oxygen radicals, mitochondrial membrane potential, and lipid peroxidation in H2O2-treated U937 monocytes. Free Rad Biol Med. 2004;36(4):423-8.

19. Plais DC, Han M-M, Huang R, Dong B-B, Li L. Vitamin B6 inhibits the growth of human pancreatic carcinoma. Nutr Res. 2003;23:673-9.

20. Minamino M, Oka T, Kanouchi H. Growth suppression and cell death by pyridoxal is dependent on p53 in the human breast cancer cell line MCF-7. Biosci Biotechnol Biochem. 2015;79:124-9.

21. Zuo H, Ueland PM, Eussen SJPM, Tell GS, Vollset SE, Nygard O, et al. Markers of vitamin B6 status and metabolism as predictors of incident cancer: The Hordaland Health Study. Int. J. Cancer. 2014;1-8.

22. Larsson SC, Orsini N, Wolk A. Vitamin B6 and risk of colorectal cancer: a meta-analysis of prospective studies. JAMA. 2010;303(11):1077-83.

23. Mocellin S, Briarava M, Pilati P. Vitamin B6 and cancer risk: a field synopsis and meta-analysis. J Natl Cancer Inst. 2017;109(3):1-9.

24. Ma JL, Zhao Y, Guo CY, Hu HT, Zheng L, Zhao EJ, et al. Dietary vitamin B intake and the risk of esophageal cancer: a meta-analysis. Cancer Manag Res. 2018;10:5395-410.

25. Clasen JL, Heath AK, Scelo G, Muller DC. Components of one-carbon metabolism and renal cell carcinoma: a systematic review and meta-analysis. Eur J Nutr. 2020;59(8):3801-13.

26. Zeng J, Gu Y, Fu H, Liu C, Zou Y, Chang H. Association between one-carbon metabolism-related vitamins and risk of breast cancer: a systematic review and meta-analysis of prospective studies. Clin Breast Cancer. 2020;20(4):e469-e480.

27. Van de Roovaart HJ, Stevens MM, Goodridge AE, Baden KR, Sibbitt BG, Delaney E, et al. Safety and efficacy of vitamin B in cancer treatments: a systematic review. J Oncol Pharm Pract. 2023 May 25:10781552231178686.

28. Allgood VA, Cidlowski JA. Vitamin B6 modulates transcriptional activation by multiple members of the steroid hormone receptor superfamily. J Biol Chem. 1992;267:3819-24.

29. Allgood VA, Powell-Oliver FE, Cidlowski JA. Vitamin B6 influences glucocorticoid receptor-dependent gene expression. J Biol Chem. 1990;265:12424-33.

30. Coburn SP. Location and turnover of vitamin B6 pools and vitamin B6 requirements of humans. Ann N Y Acad Sci. 1990;585:76-85.

31. Tabela Brasileira de Composição de Alimentos (TBCA). Universidade de São Paulo (USP). Food Research Center (FoRC). Versão 7.2. São Paulo, 2023. Disponível em: http://www.fcf.usp.br/tbca. Acesso em: 14 jan. 2023.

32. Wolters M, Hermann S, Hahn A. B vitamin status and concentrations of homocysteine and methylmalonic acid elderly German women. Am J Clin Nutr. 2003;78:765-72.

33. Rose DP. Excretion of xanthurenic acid in the urine of women taking progestogen-oestrogen preparations. Nature. 1966;210(5032):196-7.

34. Ueland PM, Mccann A, Midttun Ø, Ulvik, A. Inflammation, vitamin B6 and related pathways. Mol Aspects Med. 2017;53:10-27.

35. Franco RF, Elion J, Lavinha J, Krishnamoorty R, Tavella RH, Zago MA. Heterogeneous ethnic distribution of the 844ins68 in the cystathionine B synthase gene. Hum Hered. 1998;48:338-42.

36. Kelly PJ, Shih VE, Kistler JP, Barron M, Lee H, Mandell R, et al. Low vitamin B6 but not homocyst(e)ine is associated with increased risk of stroke and transient ischemic attack in the era of folic acid grain fortification. Stroke. 2003;3:e51-e54.

37. Kelly PJ, Kistler JP, Shih VE, Mandell R, Atassi N, Barron M, et al. Inflammation, homocysteine, and vitamin B6 status after ischemic stroke. Stroke. 2004;35:12-5.

CAPÍTULO 20

Niacina

Flávia Troncon Rosa
Paula Garcia Chiarello
Hélio Vannucchi

▣ INTRODUÇÃO

A niacina, ao contrário das demais vitaminas, foi descoberta em 1867 como um composto químico, o ácido nicotínico, produzido pela oxidação da nicotina muito antes de se pensar que tivesse alguma importância na nutrição. Sua função metabólica como parte da coenzima II (nicotinamida adenina dinucleotídeo fosfato – NADP) foi descoberta em 1935, novamente antes que sua significância nutricional fosse conhecida. Portanto, nunca se estabeleceu um número desse composto entre as vitaminas do grupo B. Embora possa ser convencionalmente colocada entre as vitaminas B2 e B6, não é correto se referir à niacina como vitamina B3, número originalmente conferido ao ácido pantotênico. Seu papel metabólico é como fonte de nicotinamida para a formação das coenzimas nicotinamida adenina dinucleotídeo (NAD) e NADP, as quais podem também ser sintetizadas *in vivo* pelo aminoácido essencial triptofano (Trp) em quantidade correspondente a 60:1. É comum considerar a pelagra uma doença por deficiência em niacina, e o Trp seu substituto quando a ingestão alimentar da vitamina é inadequada. Entretanto, isso não é estritamente correto, pois a pelagra deve ser considerada decorrente da deficiência de ambos os nutrientes, niacina e Trp. Embora a função mais conhecida da niacina seja o metabolismo gerador de energia, a coenzima nicotinamida nucleotídeo não está firmemente ligada a apenas uma enzima, sendo prontamente intercambiável através das células.[1,2]

▣ NIACINA DOS ALIMENTOS E BIODISPONIBILIDADE

Em humanos, a niacina é obtida de fontes dietéticas ou sintetizada a partir do Trp, sendo 2% do Trp dietético convertido em niacina pela via da quirunenina, principalmente no fígado. Em condições em que o metabolismo de Trp esteja normal, a ingestão desse aminoácido adequada e as necessidades de proteínas alcançadas, acredita-se que a síntese endógena seja capaz de suprir as necessidades dessa vitamina.[3,4]

Com relação às fontes alimentares de niacina, quantidades significativas são encontradas na carne (especialmente na carne vermelha), no fígado, nos legumes, no leite, nos ovos, nos grãos de cereais, nas leveduras, nos peixes e no milho. Embora leite e ovos contenham pequenas quantidades de niacina pré-formada, seu conteúdo em Trp provê niacina equivalente mais que suficiente. A carne vermelha é uma das melhores fontes, por sua abundância tanto em niacina pré-formada quanto em Trp. A nicotinamida é a forma predominantemente absorvida. Em tecidos animais, a hidrólise *post mortem* de NADP é extremamente rápida, portanto parece que a maior parte da niacina presente na carne já está na forma de nicotinamida livre; do contrário, enzimas presentes na mucosa intestinal desempenham essa função. Em fontes vegetais, a niacina está presente na forma de ácido nicotínico, que tende a ser convertido em NAD no intestino ou no fígado e, posteriormente, em nicotinamida, pela ação da enzima NAD glico-hidrolase, para distribuição aos tecidos. A niacina também está presente nos cereais, porém não é biologicamente disponível, uma vez que se encontra na forma esterificada (niacitina), presumivelmente uma forma de armazenamento de baixa biodisponibilidade.

No cálculo da ingestão de niacina, praticamente se ignora o conteúdo dos cereais; entretanto, cerca de 10% da quantidade presente pode ser biodisponível. No farelo de trigo, cerca de 60% da niacina está esterificada a polissacarídeos e o restante, a polipeptídeos e glicopeptídeos. A torrefação ou o tratamento dos cereais com álcalis levam à liberação do ácido nicotínico, motivo pelo qual no México, por causa da utilização de *tortillas* preparadas com milho que sofreu tratamento com solução de hidróxido de cálcio, a incidência de pelagra não é alta.

As Tabelas 1 e 2 relacionam os valores de niacina e niacina mais Trp, como equivalentes de niacina (EN), em alguns alimentos.

TABELA 1 Conteúdo de niacina em alimentos

Alimentos	mg/100 g	Alimentos	mg/100 g
Levedo de cerveja	38,1	Amêndoa	3,5
Fígado de vitela cozido	16,9	Peru cozido (carne escura)	3,4
Amendoim	14,6	Camarão cozido	2,6
Bife de fígado	14,4	Noz-macadâmia	2,1
Frango cozido (carne branca)	13,4	Ameixa	2
Cavala cozida	10,7	Abacate	1,9
Truta cozida	8,8	Semente de abóbora	1,8
Salmão cozido	8	Massa cozida	1,6
Vitela cozida	7,9	Batata cozida com casca	1,6
Frango cozido (carne escura)	7,1	Arroz integral cozido	1,5
Carneiro cozido	6,6	Arroz branco cozido	1,5
Peru cozido (carne branca)	6,2	Ervilha cozida	1,5
Fígado de peru cozido	5,9	Milho cozido	1,5
Gérmen de trigo	5,7	Lentilha cozida	1,4
Carne moída cozida	5,3	Molho de tomate	1,1
Rim bovino	5,3	Batata assada	1
Semente de girassol	5	Pêssego	1
Porco cozido	4,8	Alcachofra cozida	1
Cogumelos cozidos	4,4	Abóbora amassada cozida	1
Coração bovino cozido	4,1	Batata-doce	0,9
Bife	4,1	Ervilha-verde partida	0,9
Pão branco	4	Suco de ameixa	0,8
Farinha de milho	3,6	Manga	0,7
Ostra cozida	3,6	Melão cantalupo	0,6

Fonte: Hands ES, 2000.[5]

TABELA 2   Conteúdo de equivalentes de niacina em alimentos

Alimentos	mg/100 g	Alimentos	mg/100 g
Levedo de cerveja	38,1	Semente de girassol	5
Carne de frango magra	19,8	Queijo *cheddar*	4,9
Farelo de trigo	19,4	Fígado de frango	4,5
Amendoim	18,8	Avelã	4,2
Proteína isolada de soja	18,7	Noz	4,2
Fígado de vitela	16,9	Noz-pecã	4,2
Cavala	15,5	Coração bovino	4,1
Bife de fígado cozido	14,4	Chocolate *diet*	3,5
Truta cozida	13,3	Ovo cozido	2,7
Carneiro cozido	13,3	Ervilha partida cozida	2,4
Frango cozido (carne escura)	12,8	Queijo *cottage*	2,4
Salmão cozido	12,2	Lentilhas cozidas	2,4
Gérmen de trigo	12,1	Abacate	2,3
Peixe de água salgada cozido	12,1	Batata cozida com casca	2,3
Vitela cozida	11,8	Feijão-preto cozido (seco)	2,2
Carne de peru magra cozida	11,5	*Tofu*	2,1
Presunto cozido	10,9	Ameixa seca	2
Soja assada	10,1	Ervilha-verde cozida	2
Carne moída cozida	10,1	Farinha de milho	2
Semente de abóbora	10	Milho cozido	1,8
Peru cozido (carne escura)	9,1	Purê de batata	1,5
Amêndoa	8,8	Batata-doce	1,3
Carne bovina cozida	8,7	Broto de feijão cozido	1,3
Peixe	8,5	Couve cozida	1,2
Marisco no vapor	8,1	Espinafre cozido	1,2
Camarão cozido	7,4	Couve-de-bruxelas cozida	1,2
Farelo de aveia	6,8	Laranja	1,1
Queijo suíço	6,2	Vagem cozida	1,1
Rim bovino	6	Cenoura crua	1,1
Caju	6	Quiabo cozido	1,1
Fígado de peru	5,9	Brócolis cozido	1,1
Noz-macadâmia	5,6	Pêssego	1
Cogumelos cozidos	5,4	Alcachofra inteira cozida	1
Castanha-do-brasil	5,4	Leite desnatado	0,9
Farinha de milho	5,3	Leite integral	0,8
Pistache	5,3	Suco de tomate	0,7
Queijo provolone	5,3	Farinha de aveia cozida	0,7
Queijo americano	5,3	Manga	0,7
Cogumelo cru	5,1	Iogurte com pouca gordura	0,6

EN: niacina + triptofano/60.
Fonte: Hands ES, 2000.[5]

⊡ FUNÇÕES METABÓLICAS DA NIACINA

O termo "niacina" é um descritor genérico para dois compostos que têm a ação biológica da vitamina: ácido nicotínico e nicotinamida. O ácido nicotínico foi descoberto e nomeado como um produto de oxidação química de nicotina em 1867. Há uma confusão porque na literatura norte-americana se utiliza o nome "niacina" significando especificamente ácido nicotínico, ao passo que a amida é conhecida como nicotinamida. O nome "niacina" foi conferido em 1940, quando o papel da deficiência na etiologia da pelagra foi estabelecido e decidiu-se pela fortificação de alimentos com esse nutriente. Sentiu-se que o termo "ácido nicotínico" não era adequado para nomear uma substância que seria adicionada a alimentos, tanto por causa da fonética quanto da nicotina como pelo fato de ser um ácido. A principal função metabólica dessa vitamina é ser fonte de nicotinamida para a formação das coenzimas NAD e NADP. Essas coenzimas são carreadores universais de elétrons e passam por reações reversíveis de oxidação e redução em várias reações metabólicas. NAD participa de cerca de 400 reações catabólicas, como glicólise, no ciclo de Krebs, oxidação do etanol, entre outras. Nesses processos, a energia liberada pela oxidação de substratos é conservada por esses carreadores, que também doam esses elétrons em reações anabólicas. O NAD(P) participa em cerca de 30 dessas reações, incluindo defesa oxidativa e metabolismo endobiótico e xenobiótico do citocromo P450. Além de seu papel no metabolismo energético, a niacina atua na replicação, no reparo e na diferenciação de moléculas de DNA. Danos no DNA promovem aumento na atividade da enzima poli-ADP-ribose polimerase (PARP), responsável por clivar a ligação beta-N-glicosídica da NAD e catalisar a transferência de unidades de ADP-ribose da coenzima para proteínas aceptoras ou para a própria enzima e atuar em cascatas de sinalização celular regulando expressão gênica, sinalização de cálcio intracelular, secreção de insulina, reparo de DNA, progressão de ciclo celular, apoptose e envelhecimento.

⊡ ABSORÇÃO, METABOLISMO E EXCREÇÃO DA NIACINA[1,6,7]

A niacina é rapidamente absorvida tanto no estômago quanto no intestino delgado. Quando presente no lúmen intestinal na forma de coenzima NAD e NADP, não é absorvida como tal e precisa sofrer hidrólise para nicotinamida livre. Muitos transportadores parecem estar envolvidos na captação da niacina pelos enterócitos, sendo o transportador-3 aniônico orgânico humano (hOAT-3) o mais reconhecido, pelo transporte de concentrações fisiológicas dessa vitamina. Em altas doses farmacológicas de ácido nicotínico, o transportador de monocarboxilato acoplado ao sódio (SLC5A8 ou SMCT1) é ativado. O ácido nicotínico e a nicotinamida circulam livremente pelo sangue e seguem aos tecidos, onde são convertidos em NAD e NADP, conversão regulada pela concentração extracelular de nicotinamida. O excesso de nicotinamida no plasma é convertido a NAD, estocado pelo fígado ou metilado a N1-metilnicotinamida e excretado na urina juntamente com N-metil-2-piridona5-carboxamida e N-metil-4-piridona-5-carboxamida, produtos do metabolismo da niacina.

⊡ DEFICIÊNCIA DE NIACINA: PELAGRA

A doença pelagra foi primeiramente chamada de "o mal da rosa", nas Astúrias, na Espanha central, por Casal (1735). Ele observou que a condição estava aparentemente relacionada com a dieta e era distinta do escorbuto, da sífilis e de outras causas conhecidas de dermatites, aparentemente similares. O nome foi dado pelo médico italiano Frapolli, em 1771, para descrever o mais notável aspecto da doença, a aparência rugosa da pele, parecendo queimadura de sol. A pelagra se tornou comum na Europa, após a introdução do milho proveniente do Novo Mundo. Depois de ter se estabelecido que a pelagra era provocada por deficiência alimentar, o problema posterior foi descobrir de qual nutriente. O aumento da proteína na dieta foi eficiente, então se concluiu que essa doença decorria da deficiência proteica. Essa visão, e a posterior descoberta de que era por causa do Trp, permaneceu por algum tempo. Em 1938, Spies et al. verificaram que o ácido nicotínico podia curar a pelagra, e, depois disso, foi gradualmente aceito que era uma doença causada por deficiência em niacina.[1]

A pelagra é caracterizada por dermatite fotossensível, parecida com queimadura grave de sol, com um padrão de distribuição típico, semelhante a uma borboleta na face, afetando todas as partes da pele expostas à luz solar. Lesões similares na pele podem ocorrer em áreas não expostas à luz, porém sujeitas a pressões, como joelhos, cotovelo, pulso e tornozelo. A pelagra avançada também é acompanhada de demência (mais corretamente de depressão psicótica), e pode haver diarreia. A pelagra não tratada é fatal. Apesar do entendimento da bioquímica da niacina, não se pode explicar a dermatite fotossensível característica em termos das lesões metabólicas conhecidas. Não há relação aparente entre a disponibilidade reduzida de Trp e niacina com a sensibilidade da pele à luz ultravioleta. A única anormalidade bioquímica que é relatada na pele de pacientes com pelagra envolve o aumento do catabolismo do aminoácido histidina, levando à redução na concentração de ácido urocânico, um metabólito de histidina que é o principal composto que absorve os raios ultravioleta na pele normal. Acredita-se que o defeito esteja na síntese prejudicada da poli--ADP-ribose em resposta aos danos no DNA induzidos pela radiação ultravioleta. Outro traço característico da pelagra é o desenvolvimento da psicose depressiva, superficialmente similar à esquizofrenia e à psicose orgânica, mas clinicamente distinguível por fases lúcidas repentinas que se alternam com sinais psiquiátricos mais evidentes. Os sintomas também parecem ser causados pela formação inadequada da ADP-ribose cíclica e ácido niacínico adenina dinucleotídeo fosfato (NAADP+), levando à sinalização neural de cálcio alterada, fundamental para o funcionamento do sistema nervoso.

Além da baixa ingestão de niacina e Trp, a deficiência de outros nutrientes, como a riboflavina, a vitamina B6, o zinco e o ferro, pode contribuir para o surgimento da pelagra por serem cofatores de enzimas envolvidas no metabolismo do Trp, pela via das quinureninas. Carpenter e Levin,[8] em 1985, reexaminaram as dietas associadas ao desenvolvimento da pelagra nos Estados Unidos e mostraram que a ingestão total de Trp e niacina estava aparentemente normal. Sugeriram que a deficiência em riboflavina, ou em vitamina B6 (com diminuição da atividade de quinureninase), cofatores na conversão de Trp a ácido nicotínico, poderia também ser determinante da deficiência de niacina, quando a ingestão de Trp e niacina fosse limítrofe. Além dessas vitaminas envolvidas na síntese endógena de niacina a partir do Trp, a deficiência de ferro e zinco pode contribuir para a pelagra. Vannucchi e Moreno[9] mostraram que, quando indivíduos alcoólatras foram tratados com alimentação enteral definida, sem Trp e niacina, a adição de sais de zinco aumentou a excreção urinária de N1-metilnicotinamida e N-metil-2-piridona-5-carboxamida, com uma correspondente queda do Trp plasmático. Tal fato poderia refletir o papel do zinco nos receptores glicocorticoides (e outros hormônios esteroides). O aumento no metabolismo do Trp em resposta à suplementação com o zinco é presumivelmente em virtude do aumento na síntese de receptores e, portanto, aumento da sensibilidade para a indução da Trp dioxigenase pelo cortisol. A doença pelagra é ainda encontrada em alcoolistas, por apresentarem absorção intestinal diminuída, bem como ingestão alimentar inadequada.

Outra situação clínica que merece atenção são indivíduos portadores do vírus da imunodeficiência humana (HIV), especialmente aqueles com episódios frequentes de diarreia. Monteiro et al.[10] encontraram menor excreção urinária de N1-metilnicotinamida nesse grupo quando comparado a portadores do vírus sem diarreia, mas excreção semelhante ao grupo sem HIV com pelagra. A excreção desse metabólito abaixo da normalidade é indicativa de deficiência de niacina. Além disso, a ausência de patógenos intestinais e anormalidades morfológicas sugerem que essa diarreia esteja associada à deficiência de niacina. Anorexia nervosa, câncer, quimioterapia e distúrbios gastrintestinais, como a doença de Crohn, aumentam o risco de deficiência dessa vitamina.

▣ AVALIAÇÃO DO ESTADO NUTRICIONAL EM RELAÇÃO À NIACINA[11-14]

Atualmente, o método mais utilizado para avaliação do estado nutricional do indivíduo em relação à niacina baseia-se na medida da excreção urinária de N1-metilnicotinamida. Em contrapartida, a N-metil-2-piridona-5-carboxamida diminui rapidamente em indivíduos alimentados com dieta deficiente em niacina e cessa por várias semanas antes que os sinais clínicos da deficiência apareçam. Valores de N1-metilnicotinamida < 1,3 micromol/mmol de creatinina e de N-metil-2-piridona-5-carboxamida < 3,0 micromol/mmol de creatinina são indicativos de deficiência de niacina. Sugeriu-se ainda que um indicador do estado nutricional em relação à niacina poderia ser obtido determinando a razão de N-metil-2-piridona-5-carboxamida para N1-metilnicotinamida, na urina.

A razão desses dois metabólitos é relativamente constante, entre 1,3 e 4 em indivíduos bem nutridos, mesmo com a administração

de uma sobrecarga de Trp e niacina. Portanto, uma razão < 1,0 indicaria depleção das reservas.

Embora as coenzimas NAD e NADP tenham ação em grande número de reações de oxidação e redução, não podem ser utilizadas como meio de avaliação do estado nutricional de indivíduos em relação às reservas corporais de niacina, porque as coenzimas não estão firmemente ligadas às suas apoenzimas, como é o caso da tiamina pirofosfato, da riboflavina e do piridoxal fosfato. Estas agem como substrato das reações, ligando e deixando a enzima assim que a reação prossegue. No entanto, a determinação de NAD em eritrócitos parece ser tão sensível quanto medidas urinárias de N1-metilnicotinamida e N-metil-2-piridona-5-carboxamida. Fu et al.[11] demonstraram em humanos que a NAD nos eritrócitos cai durante a depleção de niacina e aumenta quando esta é fornecida. Já a NADP eritrocitária não é afetada, sugerindo que a razão NAD/NADP poderia ser um bom índice para avaliar o estado nutricional dos indivíduos em relação à niacina, com razão < 1 indicando deficiência.

Além dos marcadores bioquímicos, a avaliação da ingestão alimentar pode auxiliar na identificação de indivíduos em risco de desenvolvimento de deficiências nutricionais e permitir uma estratégia de ação preventiva. O conhecimento de biomarcadores para avaliação de nutrientes específicos pode facilitar essa triagem e auxiliar na avaliação do estado nutricional de indivíduos em relação ao nutriente. Estudos recentes encontraram correlação positiva entre a soma dos metabólitos urinários de nicotinamida (N1-metil-2-piridona-5-carboxamida, N1-metil-4-piridona-3-carboxamida e N1-metilnicotinamida) e a ingestão alimentar recente de niacina, tanto em mulheres jovens e idosas quanto em homens jovens. Os autores sugerem que a avaliação urinária desses metabólitos pode ser um potente biomarcador da ingestão de niacina, apesar de ainda serem necessários mais estudos para comprovação.

▣ RECOMENDAÇÕES DE INGESTÃO[15,16]

Todas as estimativas de recomendações de ingestão para niacina são baseadas em estudos desenvolvidos na década de 1950, mas há excelente concordância em relação à ingestão de referência proposta atualmente. Os estudos de depleção e repleção, que proporcionaram o estabelecimento das recomendações médias, também estabeleceram a equivalência do Trp alimentar e da niacina pré-formada. Com base na excreção urinária de metabólitos de niacina quando indivíduos são alimentados com quantidades variáveis de Trp, foi proposto que são necessários 60 mg deste para formar 1 mg de niacina pré-formada. Essa razão 60:1 foi deliberadamente subestimada para permitir uma variação individual e prover margem de segurança. Recomendação e ingestão de referência são expressas em EN, em que 1 mg de niacina equivalente se refere a 60 mg de Trp.

Para a prevenção da pelagra, são necessários 11,3 a 13,3 EN/dia. Mulheres que amamentam (cerca de 750 mL/dia de leite) necessitam de 17 mg/dia de niacina; durante a gestação, as necessidades aumentam em 30%, ficando em 18 mg/dia. A necessidade média estimada (EAR) e a ingestão dietética recomendada (RDA) de niacina atuais, segundo as ingestões diárias recomendadas (DRI), estão dispostas na Tabela 3, de acordo com sexo, idade e estágio de vida.

TABELA 3 Valores de ingestões diárias recomendadas para niacina

Estágio de vida	EAR (mg/dia)	RDA (mg/dia)	UL (mg/dia)
Recém-nascidos e crianças			
0-6 meses	—	2 (AI)	ND
7-12 meses	—	4 (AI)	ND
1-3 anos	5	6	10
4-8 anos	6	8	15
Homens			
9-13 anos	9	12	20
14-18 anos	12	16	30
19-70 anos	12	16	35
> 71 anos	12	16	35
Mulheres			
9-13 anos	9	12	20
14-18 anos	11	14	30
19-70 anos	11	14	35
> 71 anos	11	14	35
Gestantes			
≤ 18 anos	14	18	30
19-50 anos	14	18	35
Lactantes			
≤ 18 anos	13	17	30
19-50 anos	13	17	35

AI: ingestão adequada; EAR: necessidade média estimada; ND: não definido; RDA: ingestão dietética recomendada; UL: limite superior tolerável de ingestão.
Fonte: *Institute of Medicine*, 1998.[15]

Segundo o *Council for Responsible Nutrition*,[17,18] o NOAEL (*no-observed-adverse-effect level*) para o ácido nicotínico é de 500 mg (250 mg de liberação lenta) e de 1.500 mg para nicotinamida, e o LOAEL (*lowest-observed-adverse-effect-level*) é de 1.000 mg (500 mg de liberação lenta) para o ácido nicotínico e de 3.000 mg para a nicotinamida. Os limites superiores toleráveis de ingestão (UL) para niacina estão dispostos na Tabela 3, segundo estágio de vida, sexo e condições especiais.

Avaliando a ingestão de niacina e Trp da população brasileira, a deficiência parece improvável para a maioria dela. Ressaltam-se, entretanto, alguns surtos já observados em regiões muito pobres do Nordeste, que sobrevivem à seca com dietas muito monótonas à base de cereais, pobres em Trp e niacina.[19]

▣ USO FARMACOLÓGICO E TOXICIDADE DA NIACINA[20-28]

Para o tratamento da pelagra, doses fisiológicas de ácido nicotínico (15-20 mg/dia) e nicotinamida (300 mg/dia) são efetivas.[9,25,29] O ácido nicotínico é utilizado clinicamente em altas doses (1 a 3 g/dia) como agente hipolipemiante. Esse efeito envolve inibição da mobilização e lipólise de ácidos graxos livres (AGL); redução da síntese hepática de triglicerídeos e secreção de lipoproteína de muito baixa densidade (VLDL); inibição da conversão de VLDL em lipoproteína de baixa densidade (LDL); aumento nas concentrações séricas de HDL; gatilho para conversão de LDL pequenas e densas para moléculas grandes e de baixa densidade; aumento da apolipoproteína A1. No entanto, em razão de seus efeitos colaterais já descritos e de várias formulações distintas disponíveis no mercado, seu uso farmacológico deve ser feito com prudência e sob monitoração clínica cuidadosa. O ácido nicotínico em doses moderadas causa vasodilatação marcante, com enrubescimento, queimação e coceira da pele.

Doses únicas muito altas de ácido nicotínico podem causar vasodilatação suficiente para levar à hipotensão; depois da administração de 1 a 3 g de ácido nicotínico/dia durante vários dias, o efeito diminui gradualmente. Muitos ésteres de nicotinoil foram desenvolvidos para utilização em indivíduos mais sensíveis. A nicotinamida não possui o mesmo efeito, e, com ingestões acima de 1 g/dia, há evidências de toxicidade.

A Diretriz Brasileira de Dislipidemias e Prevenção da Aterosclerose (2017)[30] sugere o uso de ácido nicotínico, excepcionalmente, em pacientes com HDL-c baixo isolado, com ou sem hipertrigliceridemia, e como alternativa aos fibratos e estatinas (em pacientes intolerantes) ou em associação a esses fármacos em portadores de hipercolesterolemia, hipertrigliceridemia ou dislipidemia mista. Em relação à tolerabilidade, recomendam formulações de liberação intermediária, iniciando-se com doses de 500 mg ao dia e aumento gradual de 250 mg, em intervalos de 4 semanas, até alcançar a prescrição (1 a 2 g/dia). Essa posologia auxilia na prevenção de efeitos adversos como rubor e prurido, mas também parece prevenir alterações gastrintestinais, hiperglicemia e hiperuricemia. No entanto, os resultados de dois grandes estudos clínicos randomizados AIM-HIGH (*Atherothrombosis Intervention in Metabolic Syndrome with Low HDL/High Triglycerides: Impact on Global Health Outcomes*)[31] e HPS2THRIVE (*Heart Protection Study 2-Treatment of HDL to Reduce the Incidence of Vascular Events*)[32] não demonstraram benefícios clínicos em termos de redução de risco de ataque cardíaco ou enfarto com uso prolongado de niacina. Com base em dados como esses, as diretrizes para tratamento de dislipidemias, propostas pela *European Society of Cardiology* (ESC) e *European Atherosclerosis Society* (EAS),[33] em 2019, alegam que nenhuma medicação contendo ácido nicotínico está aprovada na Europa. Nos Estados Unidos, as diretrizes do *American College of Cardiology* e da American Heart Association (2018/2019)[34] também não incluem a niacina como opção de tratamento para redução de colesterol LDL.

Além disso, alguns trabalhos demonstraram que a niacina pode aumentar a glicemia de jejum e a resistência à insulina. Efeitos adversos mais raros incluem visão borrada (decorrente de edema macular), náuseas, vômitos e exacerbação de úlceras pépticas. Foram relatadas alterações em testes de função hepática, tolerância a carboidratos e metabolismo do ácido úrico, revertidos com a interrupção da administração. A hepatotoxicidade é rara, com o uso de doses de até 2.000 mg/dia.

Portanto, é importante ressaltar atenção quanto à administração de niacina em grupos vulneráveis, como pacientes com história de icterícia ou doenças hepáticas, doenças na vesícula biliar, diabetes, gota ou úlcera péptica; contraindicação em pacientes com hemorragia arterial e hipotensão grave.

Suplementos de Trp são empregados com algum sucesso no tratamento de doenças depressivas, aparentemente sem efeito adverso. Com base em dados que comprovam que deficiências marginais de niacina aumentam a taxa de dano cromossômico espontâneo, as recomendações futuras devem também considerar dosagens que busquem a estabilidade genômica.

▣ PERSPECTIVAS EM SAÚDE

Estudos demonstram que a niacina é capaz de auxiliar no controle da dislipidemia, especialmente por sua ação no aumento do colesterol HDL, redução na concentração de triglicerídeos (TG) plasmáticos e ação moderada na redução do colesterol LDL. Entretanto, estudos clínicos que avaliaram o uso de niacina associada a estatinas por tempo prolongado não encontraram redução de eventos cardiovasculares, mesmo em pacientes com concentrações lipídicas controladas.[2,31,32]

Os mecanismos da ação hipolipemiante ainda não estão claros, mas estudos sugerem que sejam mediados por um receptor de niacina expresso nos adipócitos (GPR109A ou HM74A). A ativação desses receptores resultaria na redução da lipólise e diminuição na liberação de ácidos graxos pelos adipócitos. A redução nas concentrações de TG diminuiria a concentração de colesterol VLDL e, consequentemente, de colesterol LDL. A ação da niacina sobre os TG tem sido atribuída à redução das concentrações de ApoC-III e pelo *clearance* de lipoproteínas ricas em TG induzido pela ApoE. No entanto, essa hipótese não justifica os efeitos sobre o colesterol HDL que parecem estar relacionados ao *clearance* de ApoA-I e, em parte, ao aumento da expressão ATP sintase cadeia-b, que atua como um receptor de HDL, conduzindo ao catabolismo de HDL mais lento.[35,36]

Metanálise publicada em 2014[35] foi realizada com o objetivo de investigar o efeito da niacina sobre os lipídios séricos, mas também sobre a glicemia em pacientes com diabetes tipo 2 (DM2). Ding, Li e Wen[35] encontraram redução das concentrações de colesterol LDL, apenas com doses altas (> 3 g), e a redução de TG foi alcançada quando a niacina foi oferecida associada às estatinas. No entanto, os autores ressaltam como limitação o pequeno número de ensaios clínicos randomizados disponíveis para inclusão na amostra.

O interesse em estudar o uso da niacina no tratamento da dislipidemia no DM2 deve-se ao tratamento com estatinas nem sempre alcançar resultados satisfatórios em relação à redução de TG e aumento do HDL. No entanto, há uma relutância em sua aplicação, pois alguns estudos demonstram modesto aumento da glicemia de jejum associada ao uso de niacina. Além disso, apesar de melhorar marcadores de dislipidemia, aumento de glicemia em jejum, resistência à insulina e aumento da incidência de diabetes foram observados em ensaios clínicos randomizados.[37] Duas possíveis causas para esse efeito no metabolismo glicídico são discutidas: 1) o aumento nas concentrações de AGL fora do tecido adiposo estaria ligado à resistência à insulina no tecido muscular; 2) a estimulação de receptores acoplados à proteína G (GPR109a) mediada pela niacina aumentaria a captação de glicose pelas células intestinais, contribuindo diretamente para alterações nas concentrações glicêmicas. A administração aguda de niacina resulta em rápida redução nos AGL e reversão de uma possível resistência à insulina. No entanto, a exposição contínua a altas doses promove um efeito rebote, com sobrecarga lipídica e resistência à insulina associada.[38] Nesse sentido, tanto as Diretrizes da Sociedade Brasileira de Diabetes (2017-2018)[39] como da *American Diabetes Association* (2019)[40] não recomendam a utilização de ácido nicotínico para redução do risco cardiovascular e tratamento da dislipidemia no paciente com diabetes. Meyer-Ficca e Kirkland (2018)[38] sugerem que ajustes no tempo de administração da niacina possam preservar a sensibilidade à insulina, pois estudos experimentais demonstraram que a infusão de niacina de forma intermitente manteve a redução das concentrações de AGL.

Em contrapartida, estudo randomizado, cruzado, com 16 homens com síndrome metabólica (SM), a coadministração de niacina de liberação rápida com refeições ricas em lipídios e contendo diferentes composições de ácidos graxos (saturados, monoinsaturados, monoinsaturados (Mufas) + poli-insaturados ômega-3 e sem lipídios) demonstrou que indivíduos com SM apresentaram respostas insulinêmicas e lipêmicas mais baixas e menor resistência à insulina pós-prandial quando receberam niacina em associação com refeições contendo Mufas ou Mufas + ômega-3 comparadas à refeição rica em gorduras saturadas. Esse estudo apresenta várias limitações, mas traz um olhar para a composição da dieta como ferramenta para contornar os efeitos adversos do uso da niacina no metabolismo glicídico.[41]

A niacina tem sido avaliada no tratamento da doença hepática gordurosa não alcoólica. Em pesquisas pré-clínicas, a niacina inibiu e reverteu a esteatose hepática e a inflamação e preveniu a fibrose por meio da redução do estresse oxidativo e outros possíveis mecanismos. Um estudo clínico não controlado em 39 pacientes hipertrigliceridêmicos com esteatose mostrou uma redução estatisticamente significativa da gordura hepática em 47%, além de reduções nas enzimas hepáticas e proteína C-reativa, quando tratados com niacina por 6 meses. Atuando nos estágios iniciais, ela pode atenuar o efeito cascata para os estágios mais avançados da doença, bem como tratar não apenas a doença hepática, mas também a dislipidemia, que muitas vezes ocorre em conjunto.[42]

Estudos experimentais em animais também têm investigado a ação da niacina na doença renal crônica (DRC). A administração em longo prazo determinou melhora na hipertensão, na proteinúria e no estresse oxidativo e suprimiu mediadores inflamatórios em ratos submetidos a nefrectomia parcial. Uma revisão sobre o papel da niacina na progressão da DRC sugere que, além dos benefícios no controle dos lipídios séricos, a niacina tenha impacto favorável no declínio da taxa de filtração glomerular (TFG), por agir sobre o estresse oxidativo, a inflamação e a função endotelial, bem como na redução nas concentrações de fósforo sérico pela redução da absorção intestinal do fósforo dietético.[43]

Com a progressão da DRC aparecem os distúrbios do metabolismo mineral e ósseo, sendo a hiperfosfatemia um fator de risco para o desenvolvimento de calcificação vascular, eventos cardiovasculares e aumento da mortalidade por induzir anormalidades endócrinas e metabólicas.[44] Dentre as drogas atualmente utilizadas estão a nicotinamida e o ácido nicotínico, que atuam inibindo o transportador de fósforo dependente de sódio (NaPi2b ou Ntp2b) no intestino. Com o objetivo de avaliar o efeito do tratamento com niacina (1.500 ou 2.000 mg) ou placebo em mudanças temporais em marcadores do metabolismo mineral, incluindo fosfato plasmático, fator de crescimento de fibroblastos 23 (FGF23) e hormônio paratireoidiano (PTH), Malhotra et al. (2018) selecionaram 352 indivíduos com DCR nos estágios 3 e 4 (TGF < 60 mL/min por 1.73 m^2) por 3 anos, cuja amostra fazia parte do estudo *AIM-HIGH Trial* (indivíduos com doença cardiovascular, baixo HDL e hipertrigliceridemia em uso de estatinas). O grupo randomizado para receber niacina apresentou redução estatisticamente significativa de fosfato sérico de 3,4 para 3,3 mg/dL, comparado ao aumento de 3,4 para 3,6 mg/dL no grupo placebo. No entanto, essa modesta redução não apresenta relevância clínica, e nenhum outro marcador do metabolismo mineral se alterou (FGF23 e PTH). Dessa forma, os autores não apoiam o uso de niacina isolada com objetivo de prevenir doença cardiovascular em indivíduos com DRC, mas sugerem que estudos futuros sejam conduzidos associando niacina ou nicotinamida a ligantes de fosfatos ou outras terapias para reduzir as concentrações de fosfato plasmático, no intuito de contornar as desordens do metabolismo ósseo em pacientes com DRC.

Estudos recentes têm sido direcionados a investigar o papel da niacina no processo de envelhecimento. Experimentos *in vitro* demonstraram que a redução nas concentrações intracelulares de NAD induzem senescência em nível celular, causam aumento de espécies reativas de oxigênio e incidência de câncer. Evidências de que as concentrações de NAD reduzem com o avanço da idade levantaram também a hipótese de relação da niacina com doenças neurodegenerativas associadas ao envelhecimento, como doença de Parkinson, Huntington e Alzheimer, bem como doenças neurológicas, como depressão, migrânea e lesões isquêmicas. Estudos estão em fase experimental deverão abrir novas perspectivas para tratamento ou controle de doenças do sistema nervoso central,[45] mas é crescente o conjunto de evidências destacando o papel fundamental da vitamina B3 na saúde neuronal. A biodisponibilidade da niacina é crucial para a sobrevivência e o funcionamento dos neurônios, e sua deficiência é reconhecidamente um fator patogênico para déficits neurológicos e demência, bem como para lesões neuronais e distúrbios psiquiátricos. Os mecanismos moleculares com a participação da niacina estão muitas vezes ligados entre si, o que dificulta a definição de seu modo de ação. Embora sejam necessárias mais pesquisas, pode-se especular que a ingestão dietética ideal da vitamina apoiará a saúde neuronal e retardará a neurodegeneração.[45]

A relação da niacina com o câncer ainda precisa ser elucidada, especialmente por ser precursor de NAD, envolvido em várias reações redox, atuando como agente oxidante e o NADH como agente redutor, onde podem ser interconvertidos, e portanto níveis elevados de NAD (NAD/NADH) inibem a produção de espécies reativas de oxigênio.[46] Uma segunda função do NAD é atuar como substrato para as sirtuínas, envolvidas nas reações de desacetilação e na manutenção da estabilidade genômica e na regulação das enzimas envolvidas na regulação epigenética,[47] e no reparo da excisão de bases.[48] Embora as evidências de uma função benéfica da niacina em determinados tipos de câncer pareçam sólidas, a interpretação de seus mecanismos de ação é complicada, pois eles podem ser atribuídos ao NAD/P como cofatores redox ou aos produtos gerados pela degradação da sirtuína.[49]

◉ REFERÊNCIAS BIBLIOGRÁFICAS

1. Bender DA, Bender AE. Nutrition, a reference handbook. Nova Iorque: Oxford University Press; 1997.
2. Schandelmaier S, Briel M, Saccilotto R, Olu KK, Arpagaus A, Hemkens LG, et al. Niacin for primary and secondary prevention of cardiovascular events. Cochrane Database Syst Rev. 2017;6(6):CD009744.
3. Fenech M. Micronutrients and genomic stability: a new paradigm for recommended dietary allowances (RDAs). Food Chem Toxicol. 2002;40(8):1113-7.
4. Guthrie HA, Picciano MF. Human nutrition. 7. ed. St Louis: Mosby Yearbook; 1995. p. 324-7.

5. Hands ES. Nutrients in food. Baltimore: Lippincott Williams & Wilkins; 2000.

6. Kamanna VS, Kashyap ML. Mechanism of action of niacin. Am J Cardiol. 2008;101:20B-26B.

7. Shils ME, editor. Modern Nutrition in Health and Disease. 9. ed. Baltimore: Lippincott Williams & Wilkins; 1998. p. 401-12.

8. Carpenter KJ, Levin WJ. A re-examination of the composition of diets associated with pellagra. J Nutr. 1985;115(5):543-52.

9. Vannucchi H, Moreno FS. Interaction of niacin and zinc metabolism in patients with alcoholic pellagra. Am J Clin Nutr. 1989;50:364-9.

10. Monteiro JP, da Cunha DF, Filho DC, Silva-Vergara ML, Santos VM, Costa Jr JC, et al. Niacin metabolite excretion in alcoholic pellagra and Aids patients with and without diarrhea. Nutrition. 2004;20(9):778-82.

11. Fu CS, Swendseid ME, Jacob RA, McKee RW, et al. Biochemical markers for assessment of niacin nutritional status in young men: levels of erythrocyte niacin coenzymes and plasma tryptophan. J Nutr. 1989;119(12):1945-9.

12. Fukuwatari T, Shibata K. Urinary water-soluble vitamins and their metabolite contents as nutritional markers for evaluating vitamin intakes in young Japanese women. J Nutr Sci Vitaminol. 2008;54:223-9.

13. Shibata K, Fukuwatari T, Ohta M, Okamoto H, Watanabe T, Fukui T, et al. Values of watersoluble vitamin in blood and urine of Japanese young men and women consuming a semi-purified diet based on the Japanese Dietary Reference Intakes. J Nutr Sci Vitaminol. 2005;51:319-28.

14. Tsuji T, Fukuwatari T, Sasaki S, Shibata K. Urinary excretion of vitamin B1, B2, B6, niacin, pantothenic acid, folate, and vitamin C correlates with dietary intakes of free-living elderly, female Japanese. Nutr Res. 2010;30(3):171-8.

15. Institute of Medicine. DRIs: Dietary Reference Intakes for thiamin, riboflavin, niacin, vitamin B6, folate, vitamin B12, pantothenic acid, biotin, and choline. Washington, D.C.: National Academy Press; 1998.

16. Kamanna VS, Kashyap ML. National Research Council. Recommended Dietary Allowances. 10. ed. Washington, D.C.: National Academy Press; 1989.

17. The Council for Responsible Nutrition. The safe use of supplements benefits good health. Washington, D.C.: Council for Responsible Nutrition Leaflet; 1999.

18. Hathcock JN. Vitamin and mineral safety. Washington: Council for Responsible Nutrition; 1997.

19. Padovani RM, Amaya-Farfán J, Colugnati FAB, Domene SMA. Dietary reference intakes: aplicabilidade das tabelas em estudos nutricionais. Rev Nutr. 2006;19(6):741-60.

20. Capuzzi MD, Morgan JM, Brusco Jr OA, Intenzo CM. Niacin dosing: relationship to benefits and adverse effects. Curr Atheroscler. 2000;2(1):64-71.

21. Cho K, Kim K, Rodriguez-Iturbe B, Vaziri ND. Niacin ameliorates oxidative stress, inflammation, proteinuria, and hypertension in rats with chronic renal failure. Am J Physiol Renal Physiol. 2009;297:F106-F113.

22. Guyton JR. Niacin in cardiovascular prevention: mechanisms, efficacy, and safety. Curr Opin Lipidol. 2007;18(4):415-20.

23. Guyton JR, Bays H E. Safety considerations with niacin therapy. Am J Cardiol. 2007;99(6A:22C-31C.

24. Lin Y, Mousa SS, Elshourbagy N, Mousa SA. Current status and future directions in lipid management: emphasizing low-density lipoproteins, high-density lipoproteins, and triglycerides as targets for therapy. Vasc Health Risk Manag. 2010;6:73-85.

25. Prakash R, Gandotra S, Singh LK, Das B, Lakra A. Rapid Resolution of Delusional Parasitosis in Pellagra with Niacin Augmentation Therapy. Gen Hosp Psychiatry. 2008;30(6):581-4.

26. Rader DJ. Effects of nonstatin lipid drug therapy on high-density lipoprotein metabolism. Am J Cardiol. 2003;91:18E-23E.

27. Sanyal S, Karas RH, Kuvin JT. Present-day uses of niacin: effects on lipid and non-lipid parameters. Expert Opin Pharmacother. 2007;8(11):1711-7.

28. Xydakis AM, Ballantyne CM. Combination therapy for combined dyslipidemia. Am J Cardiol. 2002;90:21K-29K.

29. World Health Organization; United Nations High Commissions for Refugees. Pellagra and Its Prevention and Control in Major Emergencies. Genebra: WHO; 2000.

30. Faludi AA, Izar MCO, Saraiva JFK, Chacra APM, Bianco HT, Afiune Neto A, et al. Atualização da Diretriz Brasileira de Dislipidemias e Prevenção da Aterosclerose – 2017. Arq Bras Cardiol. 2017;109(2)Supl.:1-76.

31. Boden WE, Probstfield JL, Anderson T, Chaitman BR, Desvignes-Nickens P, Koprowicz K, et al. The AIM-HIGH Investigators. Niacin in patients with low HDL cholesterol levels receiving intensive statin therapy. N Engl J Med. 2011;365(24):2255-67.

32. Landray MJ, Haynes R, Hopewell JC, Parish S, Aung T, Tomson J, et al. HPS2-THRIVE Collaborative Group. Effects of extended-release niacin with laropiprant in high-risk patients. N Engl J Med. 2014;371:203-12.

33. Mach F, Baigent C, Catapano AL, Koskinas KC, Casula M, Badimon L, et al. ESC Scientific Document Group, 2019 ESC/EAS Guidelines for the management of dyslipidaemias: lipid modification to reduce cardiovascular risk: The Task Force for the management of dyslipidaemias of the European Society of Cardiology ESC) and European Atherosclerosis Society (EAS). Eur Heart J. 2020;41(1):111-88.

34. Grundy SM, Stone NJ, Bailey AL, Beam C, Birtcher KK, Blumenthal RS, et al. 2018 AHA/ACC/AACVPR/ AAPA/ABC/ACPM/ADA/AGS/APhA/ASPC/ NLA/ PCNA guideline on the management of blood choles-

terol: a report of the American College of Cardiology/ American Heart Association Task Force on Clinical Practice Guidelines. J Am Coll Cardiol. 2019;73(24):e285-350.

35. Ding Y, Li Y, Wen A. Effect of niacin on lipids and glucose in patients with type 2 diabetes: A meta-analysis of randomized, controlled clinical trials. Clin Nutr. 2015;34(5):838-44.

36. Hernandez C, Molusky M, Li Y, Li S, Lin JD. Regulation of hepatic ApoC3 expression by PGC-1beta mediates hypolipidemic effect of nicotinic acid. Cell Metab. 2010;12(4):411-9.

37. Goldie C, Taylor AJ, Nguyen P, McCoy C, Zhao X-Q, Preiss D. Niacin therapy and the risk of new-onset diabetes: a meta-analysis of randomised controlled trials. Heart. 2016;102(3):198-203.

38. Meyer-Ficca M, Kirkland JB. Niacin. Adv Nutr. 2016;7(3):556-8.

39. Oliveira JEP, Montenegro Junior RM, Vencio S, editores. Diretrizes da Sociedade Brasileira de Diabetes 2017-2018. São Paulo: Clannad; 2017.

40. American Diabetes Association. 10. Cardiovascular disease and risk management: Standards of Medical Care in Diabetes 2019. Diabetes Care. 2019;42(Suppl. 1):S103-S123.

41. Montserrat-de la Paz S, Lopez S, Bermudez B, Guerrero JM, Abia R, Muriana FJ. Effects of immediate-release niacin and dietary fatty acids on acute insulin and lipid status in individuals with metabolic syndrome. J Sci Food Agric. 2018;98(6):21942200.

42. Kashyap ML, Ganji S, Nakra NK, Kamanna VS. Niacin for treatment of nonalcoholic fatty liver disease (NAFLD): novel use for an old drug? J Clin Lipidol. 2019,13(6):873-9.

43. Streja E, Kovesdy CP, Streja DA, Moradi H, Kalantar-Zadeh K, Kashyap ML. Niacin and Progression of CKD. Am J Kid Dis. 2015;65(5):785-98.

44. Malhotra R, Katz R, Hoofnagle AB, Bostom A, Rifkin DE, Mcbride R, et al. The Effect of Extended Release Niacin on Markers of Mineral Metabolism in CKD. Clin J Am Soc Nephrol. 2018;13(1):36-44.

45. Gasperi V, Sibilano M, Savini I, Catani MV. Niacin in the Central Nervous System: An Update of Biological Aspects and Clinical Applications. Int J Mol Sci. 2019;20(4):974.

46. Choi HJ, Jang SY, Hwang ES. High-dose nicotinamide suppresses ros generation and augments population expansion during CD8(+) T cell activation. Mol Cells. 2015;38:918-24.

47. Kirkland JB, Meyer-Ficca ML. Niacin. Adv Food Nutr Res. 2018;83:83-149.

48. Lohani M, Dhasmana A, Haque S, Dar SA, Jawed A, Wahid M, et al. Niacin deficiency modulates genes involved in cancer: Are smokers at higher risk? J Cell Biochem. 2019;120:232-42.

49. Peterson CT, Rodionov DA, Osterman AL, Peterson SN. B Vitamins and Their Role in Immune Regulation and Cancer. Nutrients. 2020;12(11):3380.

CAPÍTULO 21

Ácido fólico

Denise Mafra

Livia de Almeida Alvarenga

◉ INTRODUÇÃO

Folato (vitamina B9) é um termo genérico para compostos que têm atividade similar à do ácido pteroilglutâmico; é uma vitamina hidrossolúvel cuja forma biologicamente ativa é o ácido tetra-hidrofólico (THF), que participa em várias reações de transferência de carbono para a biossíntese de nucleotídeos essenciais para a síntese de DNA e RNA. Essa vitamina está metabolicamente relacionada com a vitamina B12, que também tem ação na transferência de carbonos. A deficiência em ambas as vitaminas tem efeitos clínicos semelhantes. Embora o folato esteja amplamente distribuído nos alimentos, sua deficiência é comum, acrescentando-se ainda o fato de que muitos medicamentos, como fenitoína, primidona, barbitúricos, metotrexato, nitrofurantoína ou sulfassalazina, podem causar depleção dessa vitamina.

O ácido fólico consiste em uma pterina reduzida ligada ao ácido p-aminobenzoico, formando o ácido pteroico (Figura 1). O grupo carboxila da porção do ácido p-aminobenzoico é ligado por uma ligação peptídica a um alfa-amino grupo de glutamato, formando pteroilglutamato (PteGlu). As coenzimas podem ter até 7 resíduos glutamatos adicionais ligados por ligações peptídicas, conhecidos como folato ou pteroil poliglutamato conjugados (PteGlun).

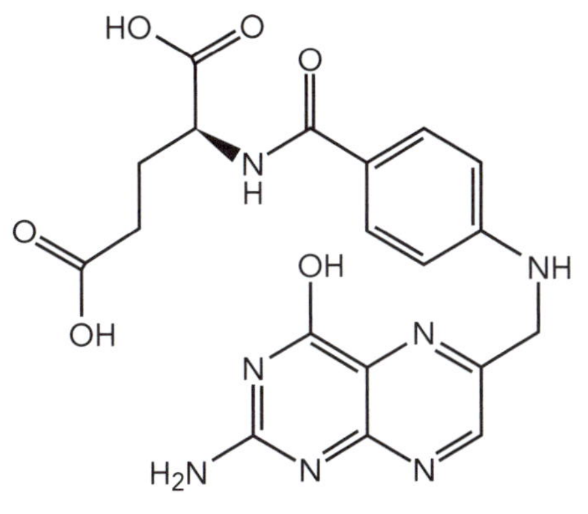

FIGURA 1 Estrutura química do ácido fólico.

Folato é o nome trivial preferido para pteroilglutamato, embora tanto folato quanto ácido fólico possam ser utilizados como termos genéricos para incluir vários poliglutamatos. O PteGlu2 é algumas vezes referido como ácido fólico diglutamato e o PteGlu3, como ácido fólico triglutamato, e assim por diante.

Em 1992, Weitman et al. descobriram que o ácido fólico poderia entrar nas células por endocitose via receptor, existindo três isoformas de receptores (FR): FR-a, FR-b e FR-g, já identificadas em tecidos humanos. No entanto, os receptores FR-g são encontrados somente em células hematopoiéticas, e os FR-a e FR-b são largamente encontrados em células neoplásicas humanas.[1] Com essa descoberta, o ácido fólico tem sido popularmente empregado em conjunto com drogas anticâncer para promover a entrada do medicamento na célula.[2]

▣ RECOMENDAÇÃO E FONTES ALIMENTARES

Estudos mais antigos de depleção/repleção para determinar a recomendação de folato, usando metiltetra-hidrofolato, sugeriam recomendação de 80 a 100 mcg/dia. No entanto, atualmente temos recomendações mais específicas de acordo com a idade (Tabela 1).

TABELA 1 Recomendações de ingestão de folato

Idade	RDA (ug/dia)
0-6 meses	65 (ingestão adequada)
7-12 meses	80 (ingestão adequada)
1-3 anos	150
4-8 anos	200
9-13 anos	300
> 14 anos	400
Gestantes	600
Lactantes	500

As reservas corporais totais de folato em adultos são de 17 mcmol (7,5 mg), com meia-vida biológica de 101 dias. Estudos de excreção urinária de acetamido-p-aminobenzoil glutamato em indivíduos mantidos em dietas livres de folato sugerem que há catabolismo de cerca de 170 nmol (80 mcg) de folato por dia. Durante a década de 1980, evidências acumuladas demonstraram que espinha bífida e outros defeitos do tubo neural estavam associados com a baixa ingestão de folato, e que o aumento da ingestão durante a gestação poderia ter papel protetor. Atualmente, a suplementação de folato no início da gestação está estabelecida, e diminuiu significativamente a incidência de defeitos no tubo neural. Entretanto, como o fechamento do tubo neural ocorre no 28° dia de gestação, antes de a mulher ter conhecimento da gestação, recomenda-se que toda mulher na idade fértil receba suplementos de folato. O defeito do tubo neural ocorre em cerca de 0,75 a 1% das gestações.

O folato é encontrado naturalmente nos alimentos, e o ácido fólico é a forma sintética da vitamina, que é usada em alimentos fortificados e em suplementos dietéticos. O ácido fólico apresenta biodisponibilidade melhor que a do folato encontrado nos alimentos *in natura*.[3]

Boas fontes de folato são: brócolis, espinafre, ervilhas, grãos, feijão, lentilha, laranja. Fígado bovino e gema de ovos também contêm folato (Tabela 2).[4,5] Koebnick et al. verificaram que dietas ricas em vegetais aumentavam as concentrações plasmáticas e eritrocitárias de folato.[6,7]

TABELA 2 Conteúdo de folato em alimentos

Alimento (100 g)	Folato (mcg)
Carnes e derivados	
Carne, frango, fígado, crua	608,32
Carne, boi, fígado, crua	285,28
Carne, frango, miúdos, cru (média de cortes – coração, fígado e moela)	230,50
Ovos e derivados	
Ovo, galinha, gema, crua (média de várias amostras)	150,96
Ovo, pata, gema, crua	147,82
Ovo, codorna, gema, crua	117,23
Leguminosas e derivados	
Feijão, fradinho (corda), cru	627,63
Grão-de-bico, cru	539,56
Feijão, rosinha, cru	521,31
Feijão, carioca, cru	521,25
Feijão, jalo, cru	511,95
Feijão, rajado, cru	503,49
Lentilha, crua	462,95
Feijão, guandu, grão, cru	458,12
Feijão, roxo, cru	449,74

(continua)

TABELA 2   Conteúdo de folato em alimentos (*continuação*)

Alimento (100 g)	Folato (mcg)
Leguminosas e derivados	
Feijão, preto, cru	432,60
Feijão, vermelho, cru	394
Feijão, branco, cru	388
Soja, grão, cru (média de diferentes variedades)	370,24
Tremoço, cru	357,97
Ervilha, grão, seca, partida, crua	268,74
Fava, grão, seco, crua	254
Amendoim, grão, cru	242,39
Vegetais e derivados	
Salsa, crua	185,50
Espinafre, folha, cru	181,48
Dill, endro, *in natura*	150
Coentro, folha, cru	133,31
Escarola, folha, crua	127,14
Caruru, folha, crua	126,65
Beterraba, sem casca, crua	122,87
Taioba, folha, crua	120,50
Catalonha, crua	113,26
Cheiro-verde (50% cebolinha verde, 50% salsa), cru	112,26
Chicória, crua	111,21
Almeirão, cru	110
Pimenta, vermelha, caiena, *in natura*	106
Hortelã, *in natura*	105
Cereais e derivados	
Quinoa, grão, crua	184
Amaranto, grão, cru	82
Milho, verde, grão, cru (média de diferentes amostras)	63,94
Trigo, grão, cru	41
Nozes e sementes	
Gergelim, semente, crua	97,85
Avelã, crua, sem sal	88
Cereais e derivados	

(continua)

TABELA 2   Conteúdo de folato em alimentos (*continuação*)

Alimento (100 g)	Folato (mcg)
Linhaça, semente	87,26
Pistache, cru, sem sal	51
Amêndoa, crua, sem sal	44
Noz, crua	38,52
Castanha-de-caju, crua, sem sal	25
Castanha do Brasil, crua	21,98
Macadâmia, crua, sem sal	11
Frutas e derivados	
Mangaba, polpa, sem casca, *Hancornia speciosa*	98,30
Avocado, polpa, *in natura*	81
Manga, Palmer, polpa, *in natura*	52,68
Manga, Haden, polpa, *in natura*	46,05
Manga, polpa, *in natura*	44,72
Goiaba, vermelha, inteira, com casca, *in natura*	43,37
Abacate, polpa, *in natura*	41,45
Goiaba, inteira, *in natura*	40,82
Mamão, formosa, polpa, *in natura*	40,51
Mamão, polpa, *in natura*	37,18
Manga, Tommy Atkins, polpa, *in natura*	36,88
Banana, *in natura* (média de 5 tipos – nanica (caturra ou d'água), da terra, maçã, ouro e prata)	23,59
Banana, da terra, *in natura*	23
Kiwi, *in natura*	22,94
Banana, maçã, *in natura*	22,88
Laranja, pera, *in natura*	22,87
Jaca, *in natura*	22,54
Banana, prata, *in natura*	22,38
Pajurá, polpa, *in natura*	21,85
Morango, *in natura*	21,80
Framboesa, *in natura*	21

Fonte: TBCA.[8]

BIODISPONIBILIDADE DE FOLATO

Cerca de 80% do folato da dieta está presente como poliglutamatos. A biodisponibilidade e, portanto, o valor nutricional dos vários poliglutamatos conjugados e dos derivados de folato não são conhecidos; valores variando de 40 a 70% de disponibilidade de pteroilmonoglutamato são relatados para diferentes alimentos.[9]

Os conjugados de folato são hidrolisados no intestino delgado pela hidrolase pteroilpoliglutamato [conjugase (EC 3.4.22.12)], uma peptidase dependente de zinco do suco pancreático, da bile e da mucosa da borda em escova. Como a conjugase é uma metaloenzima dependente de zinco, a deficiência desse mineral pode prejudicar a absorção do folato.

Após a absorção, o ácido fólico é reduzido a di-hidrofolato, e pela ação da enzima di-hidrofolato redutase é convertido a tetra-hidrofolato (THF), e depois convertido a 5-metil THF. No fígado, pode ocorrer a conversão do folato a poliglutamato para ser estocado, e uma parte pode ainda ser secretada na bile, sendo reabsorvida pelo intestino.[10] A biodisponibilidade do folato do leite ou de dietas nas quais o leite está presente é consideravelmente maior que aquela do folato livre. A maioria do folato alimentar sofre metilação e redução dentro da célula da mucosa intestinal, portanto o folato que entra na circulação portal é principalmente o 5-metiltetra-hidrofolato. Outros folatos nas formas monoglutamatos e deidrofolatos são também absorvidos; estes são reduzidos e metilados no fígado e secretados na bile. O fígado também capta vários folatos liberados pelos tecidos; e novamente eles são reduzidos, metilados e secretados na bile.

A biodisponibilidade do folato é, em grande parte, controlada pela absorção intestinal; o poliglutamilfolato (forma predominante nos alimentos) deve ser desconjugado no intestino delgado, dependendo, portanto, de ação enzimática. A absorção deve ocorrer em pH ótimo e é saturável. A estabilidade de um dos principais folatos alimentares (5-metiltetra-hidrofolato) é influenciada pelo pH gástrico, e a presença de ácido ascórbico tem maior efeito protetor, que ajuda a manter o folato em seu estado molecular funcional.[11] Além disso, outros fatores, como drogas (medicamentos) e suplementos com diferentes formas de folato, podem influenciar a biodisponibilidade desse nutriente.[12]

O metiltetra-hidrofolato encontra-se ligado à albumina na circulação, e é disponível para captação pelos tecidos extra-hepáticos. Pequenas quantidades de outras formas de folato também podem circular no plasma (cerca de 10 a 15% do folato no plasma estão na forma de 10-formiltetra-hidrofolato). A captação ocorre por processo mediado por carreador, formando poliglutamatos que não atravessam as membranas celulares.

O principal folato circulante é o metiltetra-hidrofolato, substrato fraco para a formação de poliglutamatos. É necessária a dimetilação, pela ação da metionina sintetase, para a tomada efetiva do folato. Na deficiência em B12, quando a atividade da metionina sintetase é prejudicada, há diminuição na retenção do folato nos tecidos. Sob condições normais, os folatos predominantes no fígado são pentaglutamatos, com pequenas quantidades de tetra e hexaglutamatos. A formação de poliglutamatos é controlada pela disponibilidade de folato; em animais deficientes, as formas hexa a octaglutamatos predominam, ao passo que em animais suplementados são as formas tri a pentaglutamatos que sobressaem no fígado.

Os eritrócitos contêm maiores concentrações de folato (poliglutamatos ligados à hemoglobina) que o plasma. A função dessa ligação não é conhecida, mas acredita-se ser a forma de armazenamento da vitamina em vez de representar um mecanismo de regulação da função da hemoglobina. O tetra-hidrofolato monoglutamato dimetilado é liberado pelos tecidos extra-hepáticos, e é transportado ao fígado ligado à proteína ligadora de folato no plasma. Os tecidos extra-hepáticos podem captar o tetra-hidrofolato livre, porém não podem captar o tetra-hidrofolato ligado a proteínas. No fígado, o tetra-hidrofolato é conjugado para ser armazenado ou remetilado e secretado na bile, da mesma forma que o folato absorvido recentemente.

Há pouca perda de folato pela urina, pois o folato plasmático está ligado à proteína (tanto proteína ligadora de folato quanto albumina para metiltetra-hidrofolato), o que reduz sua filtração glomerular. Além disso, a borda em escova da célula renal também tem grande concentração de proteína ligadora de folato, que pode reabsorver qualquer filtrado na urina. Entre os metabólitos do folato, o p-acetamidobenzoato e p-acetamidobenzoilglutamato são excretados na urina; pterina é excretada sem mudanças, como isoxantopterina e outros compostos biologicamente não ativos. O total diário de circulação entero-hepática do folato é equivalente a um terço da ingestão diária.

A perda fecal de folato é pequena, uma vez que a absorção de metiltetra-hidrofolato no jejuno é um processo muito eficiente. A excreção fecal de cerca de 450 nmol (200 mcg) de folato por dia representa a síntese pela flora intestinal e não reflete a ingestão.

▣ AVALIAÇÃO DO ESTADO NUTRICIONAL DO INDIVÍDUO COM RELAÇÃO AO FOLATO

A avaliação bioquímica mais comum é feita por medidas de concentração no soro e nos eritrócitos. O folato sérico reflete essencialmente a ingestão recente, e o eritrocitário representa os estoques teciduais em um período mais longo. Valores plasmáticos acima de 14 nmol/L ou eritrocitários acima de 360 nmol/L são considerados normais. Geralmente são feitas análises de vitamina B12 e folato ao mesmo tempo, pois a deficiência nas duas vitaminas pode provocar aumento nas concentrações de homocisteína (Hcy); além disso, a diminuição de folato leva à redução nas concentrações de vitamina B12, em virtude do bloqueio metabólico.[13] Na Tabela 3, observam-se alguns índices utilizados para avaliação do estado nutricional.

TABELA 3   Índices para avaliação do estado nutricional em relação ao folato e à vitamina B12

	Variação de referência		Deficiência	
	nmol/L	mcg/L	nmol/L	mcg/L
Folato soro	9,8-16,2	4,4-7,2	< 6,8	< 3
Folato eritrócito	420-620	185-270	< 320	< 140
Vitamina B12 sangue total	0,22-0,65	0,29-0,87	–	–
Vitamina B12 soro	0,14-0,52	0,19-0,69	< 0,075	< 0,10
Volume celular médio	–	–	> 100 fL	> 100 fL
Ácido metilmalônico soro	–	–	> 1 mcmol/L	> 1 mcmol/L
Homocisteína soro	–	–	> 20 mcmol/L	> 20 mcmol/L
FIGLU urina após 8 horas sobrecarga histidina	–	–	> 5 mcg/L	> 5 mcg/L
Excreção de vitamina B12 marcada (teste de Schilling)	16-45%	16-45%	< 5%	< 5%

Fonte: Herbert.[13]

FUNÇÕES DO FOLATO

A vitamina B9 atua em várias atividades biológicas, sendo essencial para formação e crescimento adequado. O folato tem importante papel na metilação do DNA, pois forma o S-a-denosil-L-metionina (SAM), doador universal do grupo metil (CH3). O folato na célula é convertido à 5,10-metiltetra-hidrofolato, e com o processo de demetilação o grupo metil é doado para o ciclo da metionina, que é convertida à SAM. Dessa forma, como é doador do grupo metil, o folato é importante no metabolismo, reprodução, desenvolvimento e manutenção da integridade genômica. O folato também é responsável por síntese de purinas e pirimidinas.[14,15]

DEFICIÊNCIA EM FOLATO

A deficiência em ácido fólico pode aumentar em situações como baixa ingestão, aumento da demanda durante crescimento, gravidez e lactação, má-absorção, hemólises e doenças como leucemias.[16] O etilismo crônico também está associado com a deficiência de folato. Algumas drogas induzem essa deficiência, como as quimioterápicas (p. ex., metotrexato), as antibacterianas (trimetoprima) e as antimaláricas (pirimetamina). Estas agem como inibidores da di-hidrofolato redutase, enzima necessária para a síntese de nucleotídeos e aminoácidos. Um número de drogas antiepilépticas, incluindo difenilidantoína (fenitoína) e, algumas vezes, fenobarbital e primidona, também pode causar deficiência em folato.

A deficiência em ácido fólico é relativamente comum; cerca de 8 a 10% da população de povos desenvolvidos tem reservas reduzidas. A anemia perniciosa afeta cerca de 0,13% da população, com ligeiro aumento nas mulheres. Essa deficiência produz anemia megaloblástica ou macrocítica com características semelhantes às da deficiência em vitamina B12. Entretanto, lesões de mucosa e outras manifestações clínicas, como defeitos no tubo neural ou hiper-homocisteinemia com danos vasculares, são bem conhecidas como consequência da deficiência em folato.[17] A deficiência em folato pode também estar associada com complicações durante a gravidez, como abortos espontâneos, sangramentos e pré-eclâmpsia. As deficiências em vitamina B12 e folato associam-se com a doença psiquiátrica, embora os mecanismos subjacentes não sejam claros. Insônia, esquecimentos e irritabilidade que foram desenvolvidos durante o desenvolvimento da deficiência em folato respondem bem à administração da vitamina.

Outros trabalhos têm observado correlação entre deficiência em ácido fólico e câncer colorretal. Como o folato tem papel na síntese, no reparo e na metilação do DNA, isso seria a base da explicação do papel dessa vitamina na redução do risco do câncer, pois a hipometilação do DNA está envolvida na carcinogênese.[18,19] A amplificação do receptor de folato, conhecido como FOLR1, está frequentemente correlacionada com aceleração na progressão do câncer e com prognósticos desfavoráveis para os pacientes. Atualmente, há indícios emergentes sugerindo que o FOLR1 desempenha papel não apenas nas vias metabólicas relacionadas ao carbono, mas também em vias de sinalização independentes, como sua atuação como fator de transcrição.[19]

HIPER-HOMOCISTEINEMIA

A forma ativa do ácido fólico, o 5-metil-tetra-hidrofolato, é essencial para a remetilação da Hcy, formando a metionina por meio da doação do grupo metil, e para a biossíntese dos deoxinucleotídeos necessários para replicação do DNA. Assim, a deficiência em folato influencia a concentração de Hcy. Em contrapartida, o aumento das concentrações de Hcy é associado com doença vascular precoce, metilação diminuída do DNA dos linfócitos em mulheres, retardo mental em crianças, problemas de desenvolvimento, alterações oclusivas e osteoporose.[20-22]

A hiper-homocisteinemia promove aterosclerose, em razão do aumento do estresse oxidativo, danos na função endotelial, indução de trombose e hipometilação do DNA. Além disso, é proposto que a hiper-homocisteinemia em si não é prejudicial, porém esse quadro clínico tem ação indireta na inibição de fluxos de metila durante a transmetilação da metionina. No processo bioquímico de transmetilação, a metionina é primeiramente transformada em S-adenosilmetionina, que é hidrolisada em Hcy. Então, na hiper-homocisteinemia ocorre aumento da concentração de S-adenosil-homocisteína, que é potente inibidor das reações de transmetilação.[23]

A hiper-homocisteinemia tem sido implicada no desenvolvimento e progressão da doença vascular. Em uma metanálise com estudos prospectivos foi evidenciado que a diminuição de 25% na concentração de Hcy no plasma foi associada a risco 11% menor de doença cardíaca isquêmica e risco 19% menor de acidente vascular cerebral (AVC).[24] Num estudo de coorte foi visto que o aumento na ingestão de folato foi relacionado com menor risco de eventos cardiovasculares totais.[25]

Defeitos no tubo neural

Encefalia e espinha bífida são defeitos de nascença de etiologia multifatorial, relacionadas ao fechamento do tubo neural, e o ácido fólico reduz a prevalência desses casos, sendo a administração indicada para gestantes preconcepção (até 12 semanas antes) de 600 mcg por dia.[26] No entanto, o mecanismo pelo qual o ácido fólico reduz o risco durante essa fase crucial do desenvolvimento do tubo neural embriônico ainda é desconhecido. Uma possível explicação é que, com a deficiência em ácido fólico, não haja metilação pós-traducional da

arginina e histidina no citoesqueleto, sendo isso necessário para a diferenciação do tecido neural. Estudos mostram que mulheres que tiveram complicações durante a gestação apresentaram autoanticorpos contra receptores de folato, que bloqueiam a entrada dessa vitamina na célula.[27] A causa do defeito no tubo neural é considerada multifatorial, porém o ácido fólico pode prevenir 70% desse defeito.[28]

Assim, o ácido fólico age como fator epigenético durante a gestação, podendo afetar a programação fetal e modular o padrão de metilação do DNA do genoma. Tanto seu excesso quanto sua deficiência podem causar desregulação na expressão de genes. Evidentemente, mais estudos sobre o papel da deficiência de folato ou sobre suplementação são necessários para entender as alterações epigenéticas causadas por esses dois fatores.[29]

Estimativas recentes mostram que, nos EUA e no Canadá, o consumo adicional de 100 a 150 mcg/dia de ácido fólico pela fortificação alimentar tem sido efetivo na redução da prevalência de defeitos no tubo neural.[30]

Anemia megaloblástica

A deficiência tanto em folato quanto em vitamina B12 resulta na anemia megaloblástica – liberação na circulação de eritrócitos imaturos em virtude de falha no processo normal de maturação na medula óssea. Pode também haver baixa contagem de leucócitos e plaquetas, bem como aumento do número de neutrófilos hipersegmentados. A deficiência em ferro pode mascarar a anemia megaloblástica por causa da deficiência em folato e vitamina B12. Em razão do dano neurológico que acompanha a deficiência em B12, a condição é geralmente conhecida como anemia perniciosa. A causa da megaloblastose é depressão da síntese de DNA como resultado da diminuição da atividade da timidilato sintetase, enzima dependente de folato, com síntese de RNA normal.

Depressão e demência

O ácido fólico também tem importante papel na síntese do tetra-hidrobiopterina, cofator essencial para hidroxilação da fenilalanina e triptofano, que estão envolvidos com a síntese de dopamina e noradrenalina. Alterações depressivas estão associadas a concentrações reduzidas de ácido fólico. Além disso, a terapia com antidepressivos e ácido fólico aumenta seu efeito terapêutico.[31] Concentrações elevadas de Hcy podem estar associadas com danos cognitivos e demência, e o ácido fólico pode agir como fator protetor, por meio do aumento da síntese de ácidos graxos poli-insaturados que são importantes na prevenção da demência e da doença de Alzheimer.[32] Além disso, a deficiência de folato pode ter importante papel no aumento do dano no DNA mitocondrial e nuclear, o que pode causar envelhecimento acelerado do cérebro.[33]

Doença renal crônica (DRC)

Sabe-se que o ácido fólico tem função importante no metabolismo da Hcy, sendo este o principal foco de tratamento da hiper-homocisteinemia. Indivíduos com DRC apresentam frequentemente deficiência de ácido fólico e elevadas concentrações plasmáticas de Hcy, e observa-se que a concentração elevada de Hcy está inversamente relacionada com o desenvolvimento da DRC, no entanto o mecanismo pelo qual essa relação acontece não está claro. Sabe-se que o indivíduo com DRC apresenta risco maior de desenvolver doenças cardiovasculares do que a população saudável, e, entre outros fatores, a hiper-homocisteinemia contribui para o aumento desse risco.[34] Vários estudos clínicos com suplementação de ácido fólico para esses pacientes já foram realizados; no entanto, a grande maioria mostrou resultados contraditórios sobre a redução da concentração de Hcy. A justificativa é a possível alteração no metabolismo do folato, o que gera resistência ao ácido fólico na DRC.[35-37]

▣ GENÉTICA E EPIGENÉTICA

As alterações genéticas relativas a genes que codificam enzimas-chave do metabolismo do folato podem afetar sua atividade, reduzindo assim sua disponibilidade. Com isso, ocorre aumento da necessidade de folato, o que contribui para o risco de doenças associadas a sua deficiência, como defeitos no tubo neural e doenças cardiovasculares. Foi descrito na literatura que o polimorfismo do gene da metiltetra-hidro folato redutase (MTHFR) (polimorfismo 677C→T) resulta em mudança de aminoácido da alanina para a valina (A222V), em local crítico para a atividade de ligação do dinucleotídeo da flavina adenina (FAD) e estabilidade da enzima. Com isso, um embrião em desenvolvimento, portador dessa mutação (polimorfismo homozigoto do TT), apresenta risco maior de ter defeitos no tubo neural e elevação da concentração plasmática de Hcy.[38]

Também foi evidenciado que o *status* de folato pode influenciar a expressão de microRNA (miRNA) por meio da metilação do DNA de genes codificadores para miRNA. Essa modulação pode resultar no envolvimento de miRNA na regulação da expressão de genes de enzimas relacionadas ao metabolismo do folato, alterando seu *status* e a disponibilidade de substratos para diferentes reações bioquímicas dependentes de folato.[39]

Além disso, evidências recentes sugerem que o estado nutricional relativo ao folato materno pode afetar o desenvolvimento cognitivo na infância, e que a metilação do DNA dependente de folato pode fornecer mecanismo biológico relacionado à cognição. De fato, um estudo realizado com amostras de sangue do cordão umbilical de recém-nascidos mostra que a suplementação de folato nas mães durante a gravidez resultou na metilação de genes importantes relacionados ao desenvolvimento do cérebro.[40]

Em outro estudo, porém dessa vez relacionado à obesidade com ratos suplementados com ácido fólico, foram observadas mudanças importantes na metilação do DNA após a suplementação, com considerável redução das concentrações de glicose e melhora da resistência à insulina.[38] O sequenciamento de imunoprecipitação de DNA metilado acusou metilação diferencial do DNA correspondendo a alterações na expressão gênica do tecido adiposo de Adcy3 e Rapgef4 em camundongos expostos a dieta contendo ácido fólico.[38,41]

◘ TOXICIDADE

O ácido fólico não é tóxico, mas deve haver certa preocupação pelo fato de que altas doses podem mascarar a anemia perniciosa. Entretanto, esse efeito é estabelecido apenas com ingestão superior a 5 mg. As evidências relacionadas com doses de 1 mg ou menores ocorrem quase inteiramente em casos de administração de ácido fólico injetável. Evidências científicas emergentes sugerem que o ácido fólico também pode reduzir o risco de aterosclerose e doenças do coração. A maioria dos pesquisadores concorda que a ingestão de 1.000 mcg de ácido fólico total, incluindo o folato dos alimentos, não apresenta riscos identificáveis de efeitos adversos conhecidos. Há alguma evidência de que a suplementação com folato acima de 350 mcg/dia pode prejudicar a absorção de zinco, e ingestão acima de 5 mg/dia tem sido associada com o aumento da frequência de crises em indivíduos epilépticos. Além disso, suplementos com altas doses de folato podem mascarar a anemia por deficiência em vitamina B12. Portanto, suplementos ricos em folato não são recomendados para vegetarianos estritos ou para idosos que estão em risco de deficiência em vitamina

B12. Alta ingestão de folato pode prevenir o desenvolvimento da anemia megaloblástica em indivíduos idosos com deficiência em vitamina B12 devida à atrofia gástrica, entretanto não evita a degeneração irreversível da medula espinhal. Como já mencionado, o folato em altas doses também poderia antagonizar a ação de anticonvulsivantes utilizados no controle da epilepsia (condição que afeta cerca de 2% da população), aumentando a frequência das crises. O valor de UL recomendado para o ácido fólico é 1.000 mcg/dia para adultos.

Os governos dos EUA e do Canadá instituíram programas nacionais de fortificação com ácido fólico para melhorar as dietas das mulheres em idade reprodutiva, evitando assim defeitos do tubo neural. Desde então, mais de 75 países também aderiram à prática de fortificação de alimentos com ácido fólico. A quantidade adicionada fica a critério do país. No entanto, essa prática vem sendo questionada em virtude da alta exposição ao ácido fólico de grupos que não são considerados de risco para a deficiência, como é o caso de crianças, homens e idosos.[3]

◘ PERSPECTIVAS DE SAÚDE

Mais estudos são necessários sobre a ingestão de folato na dieta brasileira, embora já esteja aprovada a normativa de obrigatoriedade de adição de ácido fólico nas farinhas de trigo e de milho comercializadas no país. Essa medida poderá ter impactos positivos na saúde da população, contribuindo para a redução do risco de defeitos do tubo neural e com a possibilidade de auxiliar na redução da concentração de Hcy.

Além disso, a epigenética é considerada um avanço da era pós-tradução do DNA humano, e mais estudos referentes a essa área são importantes para a prevenção de várias doenças, inclusive aquelas doenças referentes ao metabolismo do folato.

◉ REFERÊNCIAS BIBLIOGRÁFICAS

1. Weitman SD, Lark RH, Coney LR, Fort DW, Frasca V, Zurawski VR, et al. Distribution of the folate receptor GP38 in normal and malignant cell lines and tissues. Cancer Res. 1992;52:3396-401.

2. Assaraf YG, Leamon CP, Reddy JA. The folate receptor as a rational therapeutic target for personalized cancer treatment. Drug Resistance Updates. 2014;17:89-95.

3. Bailey RL, West Jr. KP, Black RE. The epidemiology of global micronutrient deficiencies. Ann Nutr Metab. 2015;66:22-33.

4. Hands ES. Nutrients in food. Baltimore: Lippincott Williams & Wilkins; 2000.

5. Bender DA, Bender AE. Nutrition, a reference handbook. Oxford University Press; 1997.

6. Koebnick C, Heins UA, Hoffmann I, Dagnelie PC, Leitzmann C. Folate status during pregnancy in women is improved by long-term high vegetable intake compared with the average Western Diet. J Nutr 2.001;131:733-39.

7. Ismail S, Eljazzar S, Ganji V. Intended and unintended benefits of folic acid fortification: a narrative review. Foods. 2023;12(8):1612.

8. Tabela Brasileira de Composição de Alimentos (TBCA). Universidade de São Paulo (USP). Food Research Center (FoRC). Versão 7.2. São Paulo, 2023. Disponível em: http://www.fcf.usp.br/tbca. Acesso em: 20 dez. 2023.

9. Sauberlich HE. Bioavailability of vitamins. Prog Food Nutr Sci. 1985;9:1-33.

10. Ratajczak AE, Szymczak-Tomczak A, Rychter AM, Zawada A, Dobrowolska A, Krela-Kazmierczak I. Does folic acid protect patients with inflammatory bowel disease from complications? Nutrients. 2021;13(11):4036.

11. Ng X, Lucock M, Veysey M. Physicochemical effect of pH and antioxidants on mono- and triglutamate forms of 5-methyltetrahydrofolate, and evaluation of vitamin stability in human gastric juice: implications for folate bioavailability. Food Chem. 2008;106:200-10.

12. Gregory JF. Case study: folate bioavailability. J Nutr 2001;131:1376S-82S.

13. Herbert V. Recommended dietary intakes (RDI) of folate in humans. Am J Clin Nutr. 1987;45:661-70.

14. Caffrey A, Irwin RE, McNulty H, Strain JJ, Lees-Murdock DJ, McNulty B, et al. Gene-specific DNA methylation in newborns in response to folic acid supplementation during the second and third trimesters of pregnancy: epigenetic analysis from a randomized controlled trial. Am J Clin Nutr 2018;107:566-75.

15. Menezo Y, Elder K, Clement A, Clement P. Folic acid, folinic acid, 5 methyl tetrahydrofolate supplementation for mutations that affect epigenesis through the folate and one-carbon cycles. Biomolecules. 2022;12(2):197.

16. Cantarella CD, Ragusa D, Giammanco M, Tosi S. Folate deficiency as predisposing factor for childhood leukaemia: a review of the literature. Genes Nutr. 2017;12:14.

17. Krishnaswamy K, Nair KM. Importance of folate in human nutrition. British Journal of Nutrition. 2001;85:S115-S124.

18. Pieroth R, Paver S, Day S, Lammersfeld C. Folate and its impact on cancer risk. Curr Nutr Rep. 2018;7:70-84.

19. Nawaz FZ, Kipreos ET. Emerging roles for folate receptor FOLR1 in signaling and cancer. Trends in Endocrinology & Metabolism. 2022;33:159-174.

20. Boushey CJ. A quantitative assessment of plasma homocysteine as a risk factor for vascular disease. JAMA. 1995;274:1049.

21. Guo H, Lee J-D, Ueda T, Shan J, Wang J. Plasma homocysteine levels in patients with early coronary artery stenosis and high risk factors. Jpn Heart J. 2003;44:865-71.

22. Jacob RA, Gretz DM, Taylor PC, James SJ, Pogribny IP, Miller BJ, et al. Moderate folate depletion increases plasma homocysteine and decreases lymphocyte DNA Methylation in Postmenopausal Women. J Nutr. 1998;128:1204-12.

23. Zaina S, Lindholm MW, Lund G. Nutrition and aberrant DNA methylation patterns in atherosclerosis: more than just hyperhomocysteinemia? J Nutr. 2005;135:5-8.

24. Homocysteine Studies Collaboration. Homocysteine and risk of ischemic heart disease and stroke. JAMA. 2002;288:2015.

25. Zhang B, Dong H, Xu Y, Xu D, Sun H, Han L. Associations of dietary folate, vitamin B6 and B12 intake with cardiovascular outcomes in 115664 participants: a large UK population-based cohort. Eur J Clin Nutr. 2023;77:299-307.

26. Green NS. Folic acid supplementation and prevention of birth defects. J Nutr 2002;132:2356S-60S.

27. Rothenberg SP, da Costa MP, Sequeira JM, Cracco J, Roberts JL, Weddon J, et al. Autoantibodies against folate receptors in women with a pregnancy complicated by a neural-tube defect. New England Journal of Medicine. 2004;350:134-42.

28. McLone DG. The etiology of neural tube defects: the role of folic acid. Child's Nervous System. 2003;19: 537-9.

29. Barua S, Kuizon S, Junaid MA. Folic acid supplementation in pregnancy and implications in health and disease. J Biomed Sci. 2014;21:77.

30. Berry RJ, Bailey L, Mulinare J, Blower C; Folic Acid Working Group. Fortification of flour with folic acid. Food Nutr Bull. 2010;31:S22-S35.

31. Abdelmaksoud A, Vojvodic A, Ayhan E, Donmezdil S, Jovicevic TV, Vojvodic T, et al. Depression, isotretinoin, and folic acid: a practical review. Dermatol Ther. 2019;32(6):e13104.

32. Chen H, Liu S, Ge B, Zhou D, Li M, Ma F, et al. Effects of folic acid and vitamin B12 supplementation on cognitive impairment and inflammation in patients with Alzheimer's disease: a randomized, single-blinded, placebo-controlled trial. J Prev Alzheimers Dis. 2021;1-8.

33. Fenech M. Folate, DNA damage and the aging brain. Mech Ageing Dev. 2010;131:236-41.

34. van Guldener C, Stam F, Stehouwer CDA. Hyperhomocysteinaemia in chronic kidney disease: focus on transmethylation. Clin Chem Labo Med. 2005;43(10):1026-31.

35. Matsumoto AK, Michelin AP, Semeão L de O, Sepúlveda-Loyola W, Pedrão JVL, Porto GM, et al. A randomized trial of short-term treatment with folic acid to reduce the oxidative stress of patients with chronic kidney disease. Curr Drug Metab. 2021;22:1139-50.

36. Xu X, Qin X, Li Y, Sun D, Wang J, Liang M, et al. Efficacy of folic acid therapy on the progression of chronic kidney disease. JAMA Intern Med. 2016;176:1443.

37. Jardine MJ, Kang A, Zoungas S, Navaneethan SD, Ninomiya T, Nigwekar SU, et al. The effect of folic acid based homocysteine lowering on cardiovascular events in people with kidney disease: systematic review and meta-analysis. BMJ. 2012;344:e3533-e3533.

38. Li W, Tang R, Ma F, Ouyang S, Liu Z, Wu J. Folic acid supplementation alters the DNA methylation profile and improves insulin resistance in high-fat-diet-fed mice. J Nutr Biochem. 2018;59:76-83.

39. Beckett EL, Veysey M, Lucock M. Folate and microRNA: bidirectional interactions. Clinica Chimica Acta 2017;474:60-6.

40. Caffrey A, Irwin RE, McNulty H, Strain JJ, McNulty BA, Ward M, et al. Gene-specific DNA methylation in newborns in response to folic acid supplementation during the second and third trimesters of pregnancy: epigenetic analysis from a randomized controlled trial. Am J Clin Nutr. 2018;107:566-75.

41. Li M-M, Yu J-T, Wang H-F, Jian T, Wang J, Meng X-F, et al. Efficacy of vitamins B supplementation on mild cognitive impairment and Alzheimer's disease: a systematic review and meta-analysis. Curr Alzheimer Res. 2014;11:844-52.

CAPÍTULO 22

Vitamina B12 (cobalamina)

Denise Mafra
Livia de Almeida Alvarenga

▣ INTRODUÇÃO

O termo vitamina B12 refere-se à família de substâncias compostas de anéis tetrapirrol ao redor de um átomo central de cobalto com um nucleotídeo unido a esse átomo. É a única entre todas as vitaminas que contém não só uma molécula orgânica complexa, mas também um elemento traço essencial, o cobalto. É também chamada de cobalamina e, dependendo de outros compostos ligados à molécula, pode ser encontrada na forma de metilcobalamina, hidroxicobalamina, aquacobalamina, cianocobalamina e deoxiadenosilcobalamina. Quimicamente, o termo vitamina B12 refere-se à hidroxicobalamina e à cianocobalamina. A forma predominante no soro é a metilcobalamina, e, no citosol, a deoxiadenosilcobalamina.[1]

A vitamina B12 é um cofator essencial para duas enzimas, a metilmalonil-CoA mutase (EC 5.4.99.2), que está envolvida na conversão dos ácidos propiônicos em succínico, necessária para o metabolismo dos lipídios, e a metionina sintetase, que controla dois processos importantes: síntese dos ácidos nucleicos e reações de metilação do organismo. A deficiência leva a duas grandes complicações: anemia megaloblástica e neuropatia. Outro evento relacionado à deficiência em B12 é o aumento das concentrações de homocisteína, o que pode contribuir para o desenvolvimento de aterosclerose. Seu papel no metabolismo celular está intimamente relacionado com o ácido fólico.[2]

Os valores plasmáticos normais devem ser acima de 400 pg/mL, sendo que os indivíduos idosos apresentam maior prevalência de deficiência.[3]

A cianocobalamina foi a primeira forma na qual a vitamina foi isolada, não sendo um vitâmero de ocorrência natural importante. No entanto, a estrutura da vitamina B12 nessa forma é mais estável à luz comparada aos outros vitâmeros e, portanto, comumente utilizada em preparações farmacêuticas (Figura 1). A fotólise de cianocobalamina em solução leva à formação de aquocobalamina e hidroxicobalamina, dependendo do pH. Se não for convertida para aquo ou hidroxicobalamina, a cianocobalamina pode ter ação antivitamínica, sendo envolvida nos danos neurológicos associados com a intoxicação crônica por cianeto, observados em partes do oeste da África, onde a base alimentar é a mandioca, rica em glicosídeos cianogênios.[4]

A hidroxicobalamina também é utilizada em preparações farmacêuticas, e sua retenção é melhor depois da administração parenteral. Pequenas quantidades de cianocobalamina são encontradas na circulação (cerca de 2% do total de B12 no plasma).

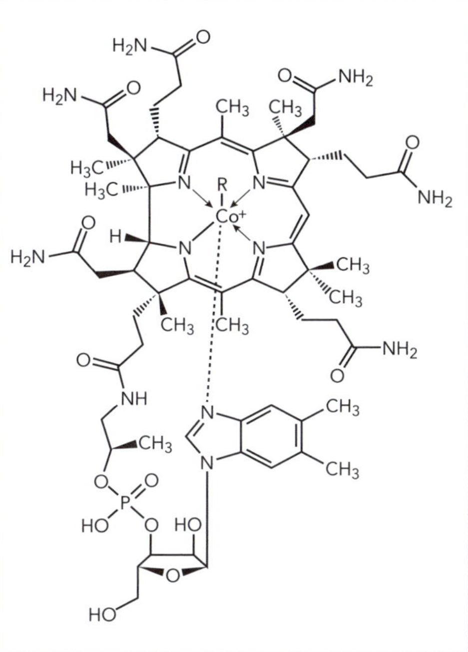

FIGURA 1   Estrutura química da vitamina B12.

⊡ ABSORÇÃO, BIODISPONIBILIDADE E METABOLISMO DE B12

A presença da vitamina B12 na alimentação geralmente está associada às proteínas dos alimentos, necessitando de liberação pelo ácido gástrico e pela pepsina no estômago. Após sua liberação da proteína do alimento, a vitamina B12 forma uma ligação com a haptocorrina (HC) (complexo cobalamina-HC) no estômago, a qual desempenha o papel de proteger a vitamina contra o ambiente ácido do estômago durante seu transporte para o intestino delgado.[5]

Um componente importante para o metabolismo da vitamina B12 é o chamado fator intrínseco (FI), sendo este uma glicoproteína produzida pelas células parietais (células oxínticas) localizadas no corpo e no fundo gástrico. O fator intrínseco desempenha papel crucial no transporte e absorção da vitamina B12 pelo íleo terminal.[5]

Assim, no duodeno, as proteases pancreáticas quebram o complexo cobalamina-HC.

Posteriormente, no íleo, forma-se o complexo FI-colabamina, que se une a seu receptor, facilitando assim a endocitose no lisossomo. No interior do lisossomo, o FI é degradado, e a vitamina B12 é liberada no citosol, sendo então transportada para a corrente sanguínea. A maior parte da vitamina B12 (80%) está associada à HC salivar, enquanto o restante está ligado à transcobalamina. Similarmente ao FI, a transcobalamina tem afinidade exclusiva pela vitamina B12. Notavelmente, apenas a transcobalamina é capaz de facilitar a captação nas células por meio da endocitose mediada pelo receptor de transcobalamina.[6] Assim, a vitamina B12 é armazenada na forma tecidual, maior parte no fígado, e liberada para outros tecidos quando necessária.

Em relação a absorção, aproximadamente 50% de uma dose única de 1 mcg de vitamina B12 é absorvida pelo intestino, enquanto apenas 20% de uma dose de 5 mcg e 5% de uma dose de 25 mcg são absorvidos. Essa variação está associada à quantidade limitada de receptores do FI na membrana dos enterócitos, os quais se regeneram ao longo de um período de cerca de 4 a 6 horas. Durante esse intervalo, a absorção de vitamina B12 é restrita. Para otimizar a absorção da vitamina B12, é recomendável distribuir sua ingestão ao longo do dia. Notavelmente, doses menores resultam em maior biodisponibilidade da vitamina B12.[7]

⊡ RECOMENDAÇÕES DE VITAMINA B12

A maioria das recomendações de vitamina B12 foi baseada em quantidades fornecidas por via parenteral para manter a saúde de pacientes com anemia perniciosa decorrente de problemas de absorção dessa vitamina. Tal fato superestima as recomendações normais, uma vez que não considera a circulação êntero-hepática da vitamina. Em populações com problemas de absorção, ela é excretada na bile com perda nas fezes, ao passo que em indivíduos saudáveis a B12 é reabsorvida quase completamente. A perda diária é de cerca de 0,1% das reservas corporais em indivíduos com circulação entero-hepática normal da vitamina; nessa base, a recomendação é de cerca de 1 a 2,5 mcg/dia.[8]

Os valores de NOAEL (*No Observed Adverse Effect Level*) foram fixados em 3.000 mcg, e o LOAEL (*Lowest Observed Adverse Effect Level*) não foi estabelecido.[9]

As recomendações propostas para EUA e Canadá estabelecem os valores constantes na Tabela 1.

TABELA 1   Recomendações de ingestão de vitamina B12

Idade	RDA (mcg/dia)
0-6 meses	0,4 (ingestão adequada)
7-12 meses	0,5 (ingestão adequada)
1-3 anos	0,9
4-8 anos	1,2
9-13 anos	1,8
> 14 anos	2,4
Gestantes	2,6
Lactantes	2,8

▣ FONTES E FUNÇÕES DA VITAMINA B12

Alimentos de origem animal são as únicas fontes naturais de vitamina B12, como produtos lácteos, carne, fígado, peixes e ovos, que adquirem a vitamina indiretamente das bactérias intestinais (Tabela 2). A biodisponibilidade da vitamina B12 de carne de peixe, carneiro e frango é, em média, 42%, 56 a 89% e 61 a 66%, respectivamente. A vitamina B12 de ovos parece ser pouco absorvida (< 9%) se comparada a outros produtos de origem animal. Ao redor de 50% da vitamina B12 alimentar é absorvida por indivíduos com função gastrointestinal normal. Cereais matinais fortificados parecem ser boas opções para vegetarianos e idosos.[10]

TABELA 2   Conteúdo de vitamina B12 em 100 g dos alimentos

Alimento (100 g)	Vitamina B12 (mcg)
Carnes (boi, frango e porco)	
Carne, boi, fígado, crua	58,34
Carne, frango, fígado, crua	17,15
Carne, porco, vísceras, cru (média de diferentes tipos)	10,88
Carne, frango, miúdos, cru (média de cortes – coração, fígado e moela)	8,77
Carne, frango, coração, crua	8
Carne, boi, fraldinha, com gordura, crua	5,58
Carne, boi, paleta, com gordura, crua	4,35
Carne, boi, paleta, sem gordura, crua	4,10
Carne, boi, língua, crua	3,74
Carne, boi, filé-*mignon*, sem gordura, cru	3,63
Carne, boi, ponta de agulha, crua	3,44
Carne, boi, quarto traseiro, crua (média de diferentes cortes)	3,44
Carne, boi, coxão mole (polpa, chã de dentro), sem gordura, crua	3,31
Carne, boi, capa de contrafilé, com gordura, crua	3,19
Carne, boi, peito, sem gordura, crua	3,17
Carne, boi, patinho, crua (média de várias amostras)	3,02
Carne, boi, acém, crua	2,81
Carne, boi, coxão duro (chã de fora), crua	2,78
Carne, picanha, crua (média de amostras com e sem gordura)	2,67
Carne, boi, capa de contrafilé, sem gordura, crua	2,45
Carne, boi, maminha, crua	2,25
Carne, boi, alcatra, crua (média de amostras frescas, resfriada, congelada)	2,24
Carne, boi, costela, crua	2

(continua)

TABELA 2   Conteúdo de vitamina B12 em 100 g dos alimentos (*continuação*)

Alimento (100 g)	Vitamina B12 (mcg)
Carne, boi, lagarto, crua (média diferentes amostras frescas, resfriadas, congeladas)	1,87
Carne, boi, músculo, sem gordura, cru	1,65
Carne, porco, paleta, crua	1,31
Carne, frango, moela, crua	1,24
Carne, frango, sobrecoxa, com pele, crua	0,68
Carne, frango, sobrecoxa, com pele, crua	0,68
Carne, frango, coxa e sobrecoxa, sem pele, crua	0,66
Carne, porco, crua (média de diferentes cortes)	0,63
Sangue, porco, cru	0,60
Carne, frango, coxa, sem pele, crua	0,57
Carne, porco, pernil, crua	0,55
Carne, porco, bisteca, crua	0,54
Carne, frango, coxa, com pele, crua	0,49
Carne, porco, costela, crua	0,48
Carne, frango, peito, com pele, crua	0,31
Carne, frango, inteiro, com pele, crua	0,29
Frango, asa, com pele, crua	0,27
Carne, frango, peito, sassami, crua	0,21
Carne, frango, pescoço, sem osso, com pele, cru	0,21
Carne, frango, peito, filé, crua	0,20
Carne, frango, peito, sem pele, crua	0,20
Leite e derivados	
Leite, vaca, integral, em pó (média de várias amostras)	3,23
Leite, vaca, desnatado, em pó	3,23
Leite, vaca, integral, instantâneo, em pó	3,23

(continua)

TABELA 2   Conteúdo de vitamina B12 em 100 g dos alimentos (*continuação*)

Alimento (100 g)	Vitamina B12 (mcg)
Leite, vaca, integral, em pó	3,23
Leite, vaca, integral, em pó, enriquecido com vitaminas A e E	3,16
Leite, vaca, semidesnatado, UHT	0,61
Leite, vaca, desnatado, UHT	0,55
Leite, vaca, integral, UHT (média de diferentes amostras)	0,51
Leite, vaca, desnatado, fluido (média de diferentes amostras)	0,51
Leite, vaca, integral, orgânico	0,43
Leite, vaca, integral, fluido	0,37
Queijo, prato	2,52
Queijo, muçarela (média de diferentes amostras)	2,45
Queijo, leite de vaca e búfala, muçarela	2,30
Queijo, tilst	2,10
Queijo, minas, padrão	1,82
Queijo, minas, padrão (média de diferentes amostras)	1,79
Queijo, gouda	1,54
Queijo, provolone	1,46
Queijo, minas, frescal	1,40
Queijo, parmesão, ralado	1,36
Queijo, gorgonzola	1,30
Queijo, minas, tipo parmesão	1,28
Queijo, fundido	1,22
Queijo, cheddar	1,10
Queijo, pasteurizado	1,03
Ovos	
Ovo, pata, gema, crua	9,98
Ovo, pata, inteiro, cru	5,02
Ovo, codorna, gema, crua	2,81
Ovo, pata, clara, crua	2,23
Ovo, galinha, gema, crua (média de várias amostras)	2,02
Ovo, codorna, inteiro, cru	1,63

(continua)

TABELA 2 Conteúdo de vitamina B12 em 100 g dos alimentos (*continuação*)

Alimento (100 g)	Vitamina B12 (mcg)
Ovo, codorna, clara, crua	0,87
Ovo, galinha, inteiro, cru (média de várias amostras)	0,87
Ovo, galinha, vermelho, inteiro, cru	0,85
Ovo, galinha, orgânico, inteiro, cru	0,83
Ovo, galinha, branco, inteiro, cru	0,80
Ovo, galinha, semiorgânico, inteiro, cru	0,79
Ovo, galinha, clara, crua	0,09
Pescados e frutos do mar	
Molusco, polvo, cru	20
Crustáceo, caranguejo, cru	15,92
Molusco, mexilhão, sururu, cru	14,41
Molusco, mexilhão, unha-de-velho, cru	14,40
Molusco, marisco, cru	11,96
Molusco, mexilhão, cru	11,38
Crustáceo, siri, azul, cru	10,42
Peixe, água salgada, atum, cru	8,19
Peixe, água salgada, sardinha, filé, crua	7,26
Peixe, água salgada, sardinha, inteira, crua	7,17
Peixe, água doce, corimba, cru	4,03
Peixe, água doce, tucunaré, filé, cru	4,03
Molusco, ostra, cru	3,63
Peixe, água doce, filé, cru (média de 7 espécies)	3,44
Crustáceo, lagosta, cru	3,20
Peixe, água salgada, salmão, sem pele, fresco, cru	3,13
Peixe, água salgada, filé/posta, cru (média de várias espécies)	2,96
Peixe, água salgada, corvina, crua	2,36
Peixe, água salgada, cru (média de 10 espécies)	2,28

(continua)

TABELA 2 Conteúdo de vitamina B12 em 100 g dos alimentos (*continuação*)

Alimento (100 g)	Vitamina B12 (mcg)
Peixe, água salgada, abadejo, filé, congelado, cru	1,63
Peixe, água doce, tilápia, filé, cru	1,58
Molusco, lula, músculo, cru	1,56
Peixe, água doce, pirarucu, cultivado em Rondônia, vários cortes, cru (média de pescados com diferentes pesos e cortes)	1,44
Peixe, água salgada, cação, cru (média de diferentes espécies)	1,18

Fonte: TBCA.[11]

A vitamina B12 funciona como cofator para duas enzimas, a metilmalonil-CoA mutase e a metionina sintetase. A metilmalonil-CoA mutase surge diretamente como intermediária no catabolismo da valina e é formada pela carboxilação de propionil-CoA originária do catabolismo de isoleucina, de colesterol e, raramente, de ácidos graxos com número ímpar de átomos de carbono.[12,13]

A metilmalonil-CoA mutase necessita de adenosilcobalamina para converter L-metilmalonil-CoA a succinil-CoA, em uma reação de isomerização. Na deficiência em B12, a atividade dessa enzima é muito reduzida, embora haja indução da apoenzima cerca de 1,5 a 5 vezes acima da observada em animais controle. Como resultado dessa diminuição na mutase, há acúmulo de metilmalonil-CoA. Esta é hidrolisada para gerar o ácido metilmalônico, que será excretado pela urina. O excesso de metilmalonil-CoA inibe a síntese de ácidos graxos a partir de acetil-CoA em concentrações da ordem das encontradas em tecidos de animais deficientes em B12. Quando em excesso, a metilmalonil-CoA mutase passa a ser substrato para a síntese de ácidos graxos de cadeia ímpar ramificados. Isso ocorre porque pode haver a reversão da reação mediada pela propionil-CoA carboxilase, que passa a catalisar a formação de propionil-CoA a partir de metilmalonil-CoA. Quando ocorre acúmulo de propionil-CoA, o ácido graxo sintetase passa a utilizá-la no lugar da acetil-CoA, e isso leva à formação de pequenas quantidades de ácidos graxos com número ímpar de carbonos.[14]

A propionil-CoA inibe a glutamato N-acetiltransferase (EC 2.3.1.1) competitivamente com respeito à acetil-CoA, formando N-propionilglutamato. Diferentemente do N-acetilglutamato, este não é um ativador da carbamil fosfato sintetase, sendo resultado da diminuição da síntese de ureia. Assim, a vitamina B12 pode estar associada com intolerância à proteína e concentração elevada de amônia no sangue. A acidúria metilmalônica também pode ocorrer sem qualquer evidência de deficiência em B12, como resultado de defeito genético, tanto na

metilmalonil-CoA mutase quanto na síntese de adenosilcobalamina.[15]

Em alguns casos, a condição é uma síndrome de dependência da vitamina e responde à ingestão muito alta da vitamina B12. Embora os pacientes apresentem retardo mental, falha no desenvolvimento, hipo ou hiperglicemia intermitente e intolerância à proteína, não desenvolvem anemia megaloblástica, nem degeneração neurológica associada com a deficiência em B12.

A vitamina B12 é cofator para metionina sintase, que promove transferência do grupo metil do 5-metiltetra-hidrofolato para formar homocisteína e em seguida metionina. O metabolismo da metionina e homocisteína está representado na Figura 2.

As deficiências em ácido fólico e/ou vitamina B12 são reconhecidas como causa não

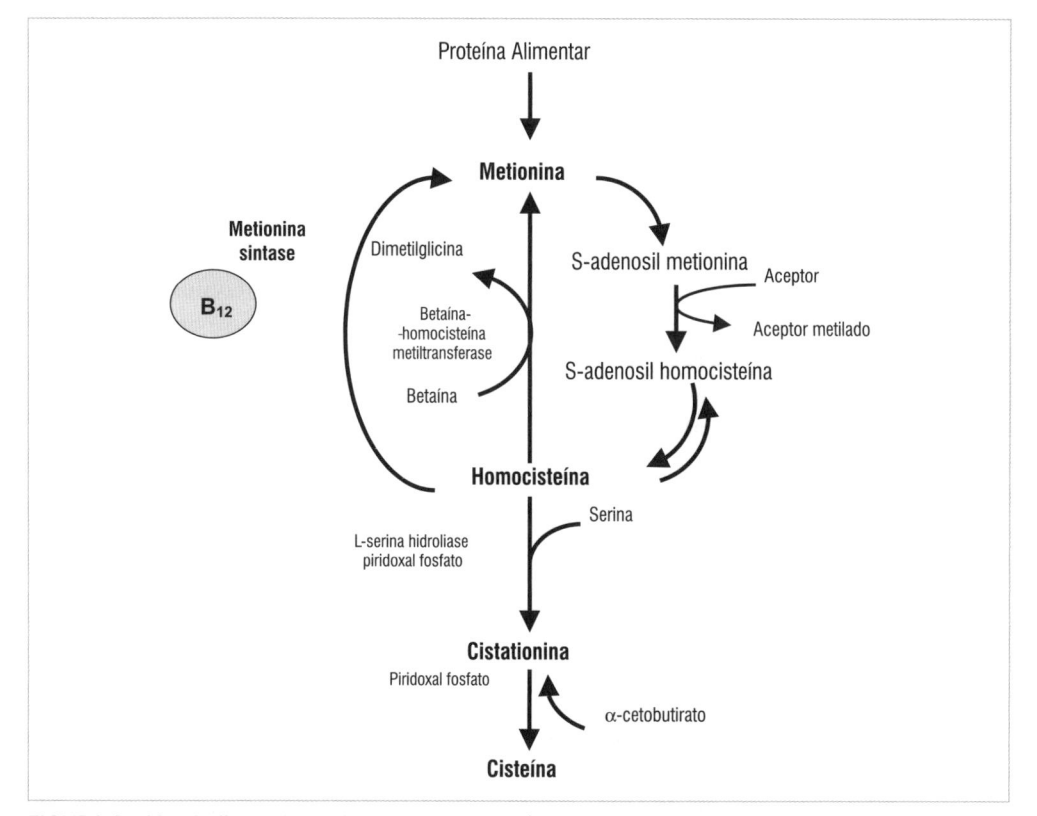

FIGURA 2 Metabolismo da metionina e homocisteína.

genética de homocisteinúria e/ou hiper-homocisteinemia.[16]

⬚ DEFICIÊNCIA EM VITAMINA B12

Diferentemente do folato, a deficiência alimentar em B12 é rara, pois, apesar de ser encontrada apenas em alimentos de origem animal, é produzida por algumas bactérias da flora intestinal como *Pseudomonas* spp. e *Klebsiella* spp. Entretanto, a anemia perniciosa é um tipo de anemia megaloblástica, caracterizada pela deficiência de vitamina B12 no organismo. A condição resulta principalmente da falta do FI[14,17]

Mais especificamente, as principais razões para a má-absorção de B12 são deficiência de fator intrínseco, a doença de Imerslund-Gräsbeck, a anemia perniciosa de Addison, obesidade, cirurgias bariátricas e gastrectomias. Outras causas envolvem condições como insuficiência pancreática, icterícia obstrutiva, espru tropical e doença celíaca, supercrescimento bacteriano, infestações parasitárias, síndrome de Zollinger-Ellison, doenças inflamatórias intestinais, enterite crônica resultante de radiação no íleo distal e a síndrome do intestino curto.[18]

A gastrite atrófica é um problema relativamente comum com o avanço da idade; nos primeiros estágios da deficiência, há dificuldade na secreção ácida, mas a secreção do fator intrínseco ainda é normal. Entretanto, em razão da falha na liberação da vitamina B12 das proteínas, pode ocorrer sua depleção.[19] Além disso, a insuficiência pancreática pode, também, ser um fator para o desenvolvimento da deficiência em vitamina B12, pela deficiência de protease pancreática, com dificuldade assim para quebrar o complexo cobalamina-HC, o que impede a transferência de cobalamina para o FI.[18]

Entretanto, a causa mais comum de deficiência da vitamina B12 é a má-absorção de cobalamina ligada ao alimento (FBCM), em virtude da diminuição na liberação de vitamina B12 das proteínas alimentares, pela diminuição da secreção de ácido clorídrico. Existem alguns estados patológicos que podem contribuir para a FBCM, como acloridria, gastrite, gastrectomia e uso de inibidores da bomba de prótons (PPI) ou antiácidos.[17]

O único grupo da população realmente em risco de deficiência alimentar é o dos vegetarianos estritos, que devem ser suplementados. Qualquer indivíduo que esteja seguindo dieta vegana ou vegetariana deve ter os valores de vitamina B12 regularmente avaliados, para identificar algum problema em potencial. Um processo útil para avaliar o estado nutricional dos indivíduos relativo à vitamina B12 na prática clínica é a combinação do histórico de dieta, teste de vitamina sérica e teste das concentrações séricas de homocisteína e ácido metilmalônico. A fortificação de produtos alimentícios com vitamina B12, particularmente alimentos comumente consumidos por vegetarianos, pode ser alternativa benéfica e viável para essa população.[20] No entanto, a raridade da deficiência em B12 entre indivíduos que não têm na alimentação fontes aparentes dessa vitamina sugere que quantidades significativas poderiam ser obtidas da flora intestinal.[21]

A insuficiência de vitamina B12 impacta diversos sistemas do corpo, e suas consequências variam em intensidade, desde fadiga leve até comprometimentos neurológicos graves. É relevante destacar que o armazenamento hepático de vitamina B12 pode atrasar a manifestação clínica por até uma década após o início da deficiência. A supressão da medula óssea é uma ocorrência frequente e pode potencialmente afetar todas as linhagens celulares, sendo a anemia megaloblástica a manifestação mais prevalente. Os sintomas comuns incluem fadiga fácil com leve esforço, palpitações e palidez da pele. Além disso, foram relatadas hiperpigmentação da pele, glossite e casos de infertilidade. Em situações de deficiência mais grave e prolongada, episódios de psicose podem ocorrer.[22]

As manifestações neurológicas resultam da desmielinização progressiva e podem abranger neuropatia periférica, arreflexia, perda da propriocepção e comprometimento do sentido vibratório. É importante salientar que a deficiência materna de vitamina B12 durante a gravidez ou amamentação pode resultar em defeitos do tubo neural, atraso no desenvolvimento, retardo de crescimento, hipotonia, ataxia e anemia nos bebês. Mulheres com alto risco ou deficiência devem considerar a suplementação de vitamina B12 durante a gravidez ou a amamentação como medida preventiva.[22]

Adicionalmente, a deficiência de vitamina B12 está associada à hiper-homocisteinemia. A vitamina B12, juntamente com o ácido fólico e a vitamina B6, desempenha papel crucial no metabolismo da homocisteína. A deficiência dessas vitaminas pode levar ao acúmulo de homocisteína, fator de risco para doenças cardiovasculares (DCV).

Assim, a vitamina B12 é essencial para a conversão da homocisteína em metionina, um processo conhecido como remetilação. Quando há deficiência de vitamina B12, o metabolismo da homocisteína é prejudicado, resultando em níveis elevados de homocisteína no sangue. Níveis elevados de homocisteína estão relacionados como fator de risco independente para DCV, já que a hiper-homocisteinemia pode levar a lesão do endotélio vascular, promoção de inflamação e contribuição para a formação de placas ateroscleróticas.

A adequada ingestão de vitamina B12 é considerada protetora contra a hiper-homocisteinemia e, por conseguinte, pode ter impacto benéfico na prevenção de DCV. Avaliações regulares das concentrações de homocisteína e vitamina B12 podem ser indicadas em pacientes com fatores de risco para DCV, sendo a suplementação de vitamina B12 recomendada para aqueles com deficiência, especialmente em casos de hiper-homocisteinemia.[23]

☑ AVALIAÇÃO DO ESTADO NUTRICIONAL DOS INDIVÍDUOS EM RELAÇÃO À VITAMINA B12

A determinação da cobalamina sérica é ainda o método-padrão para diagnóstico da deficiência de vitamina B12, definida como concentração sérica < 150 pg/mL (Figura 3).[24] Porém, a análise de substratos das duas enzimas dependentes de cobalamina (ácido metilmalônico e homocisteína) é, atualmente, a técnica mais acurada para avaliar a deficiência em cobalamina intracelular.

O ácido metilmalônico aumenta na deficiência em B12, mas não na deficiência em folato, ficando acima dos valores normais (0,1 a 0,4 mcmol/L), alcançando de 50 a 100 mcmol/L. A homocisteína é elevada tanto na deficiência em cobalamina quanto em folato e piridoxina. Pacientes com erros inatos do metabolismo de enzimas associadas à homocisteína também apresentam concentração mais elevada desta. Os valores normais de homocisteína dependem de vários fatores, entre eles sexo e idade, e, de forma geral, hiper-homocisteinemia pode ser considerada quando os valores estão acima de 15 mcmol/L.[25]

☑ EPIGENÉTICA

A epigenética é definida como alterações na expressão gênica do DNA sem mudanças em sua sequência, que podem estar relacionadas às interações gene-dieta. O mecanismo epigenético mais conhecido é a metilação do DNA, com a adição de grupos metil (-CH3) aos dinucleotídeos citosina-fosfato-guanina.[26] Os nutrientes envolvidos no metabolismo de um carbono, como folato e vitamina B12, por exemplo, também estão envolvidos na metilação do DNA pela regulação das concentrações da S-adenosilmetionina e inibição da metiltransferase S-adenosil-homocisteína.[27]

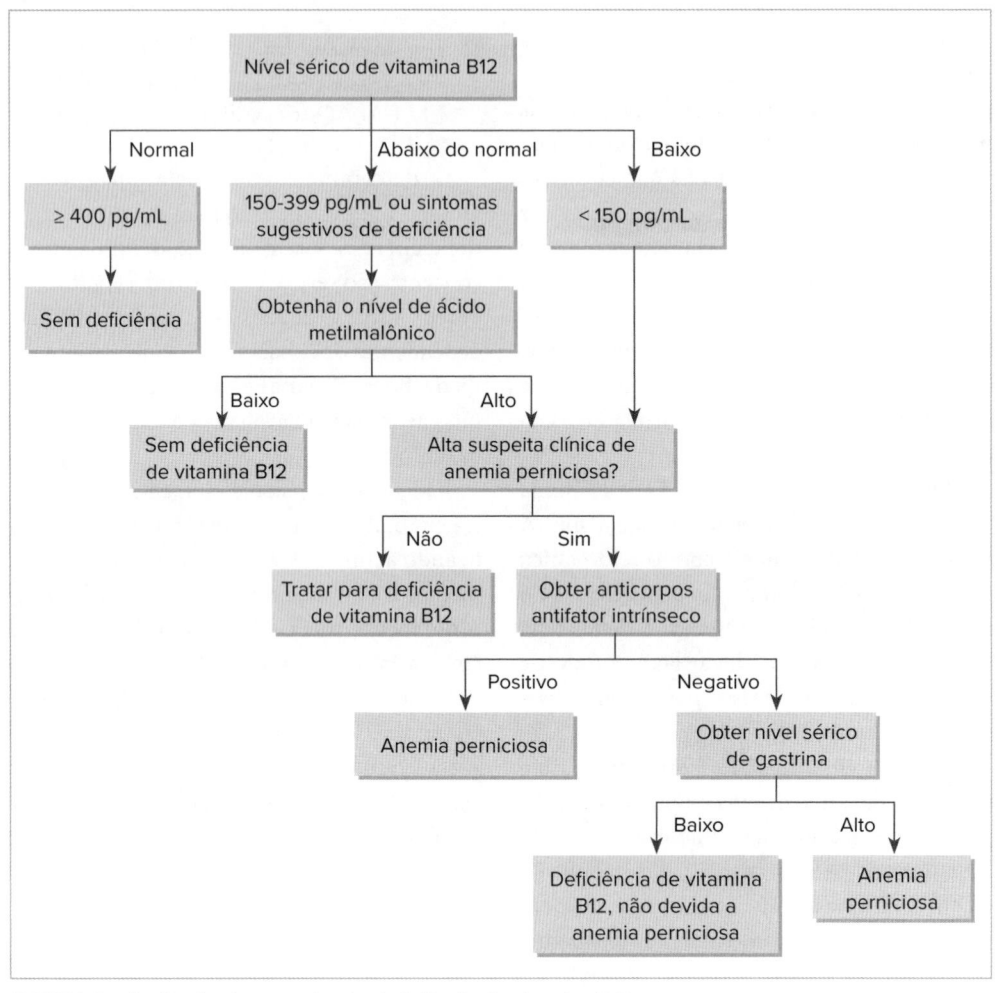

FIGURA 3   Avaliação de suspeita de deficiência de vitamina B12.
Fonte: adaptada de Langan e Goodbred.[24]

Assim, alguns estudos mostram que a deficiência da vitamina B12 pode ser responsável por uma série de alterações metabólicas relacionadas à hipometilação do DNA. Adaikalakoteswari et al. observaram que a deficiência da vitamina B12 em mulheres estava associada à hipometilação de genes envolvidos na regulação da biossíntese do colesterol.[15]

Em outro estudo de coorte com crianças do *Estudo de nutrição materna de pune* (*PMNP*) foi elucidado que a suplementação de cobalamina foi capaz de influenciar a regulação de vários genes (FTO, TCF7L2, CREBBP/CBP e SIRT1) associados ao diabetes tipo 2, metabolicamente importante via de metilação do microRNA.[28,29]

Kok et al. mostraram que a suplementação de ácido fólico e vitamina B12 em idosos foi capaz de metilar regiões do DNA relacionadas à carcinogênese (genes DIRAS3, ARMC8 e NODAL). A vitamina B12 por si só foi relacionada à metilação de 425 regiões do DNA. Assim, observa-se que a vitamina B12, assim como outras vitaminas do complexo B, desempenham funções importantes em relação à metilação do DNA, e sua deficiência pode gerar graves consequências aos indivíduos.[30]

NOVAS HIPÓTESES SOBRE A VITAMINA B12

Existem várias hipóteses recentes sobre as funções da vitamina B12 e sua relação com algumas doenças, mas ainda há muitas questões sem resposta, como: qual a explicação para concentrações elevadas de cobalamina em pacientes oncológicos? Isso seria um fator de risco ou de desenvolvimento de neoplasias? Existem também algumas questões sobre vitamina B12 e danos hepáticos.

Estudos têm observado que concentrações elevadas de vitamina B12 são preditoras de mortalidade em pacientes com câncer. Outros têm mostrado que o excesso de ingestão de vitamina B12 pode estar associado ao aumento do risco de câncer de pulmão e mudanças na metilação do DNA em vários genes envolvidos com carcinogênese. No entanto, existem muitas controvérsias sobre vitamina B12 e câncer.[31-33]

CONSIDERAÇÕES FINAIS

Vitamina B12 é essencial para funções básicas no organismo, como remetilação da homocisteína regenerar metionina, formação de eritrócitos, funções neurológicas e síntese do DNA. Sua deficiência pode causar graves consequências à saúde, como defeitos do tubo neural, doenças cardiovasculares, anemia, alteração cognitiva e osteoporose. A deficiência pode ser provocada pelo avanço da idade, dietas vegetarianas, alguns medicamentos e dietas restritas.

Apesar dos avanços no conhecimento sobre o metabolismo da vitamina B12, muitas perguntas ainda permanecem sem resposta, mas com certeza, com o ritmo do progresso científico, tais respostas virão em breve.

REFERÊNCIAS BIBLIOGRÁFICAS

1. Froese DS, Fowler B, Baumgartner MR. Vitamin B12, folate, and the methionine remethylation cycle: biochemistry, pathways, and regulation. J Inherit Metab Dis. 2019;42:673-85.
2. Halczuk K, Kaźmierczak-Barańska J, Karwowski BT, Karmanska A, Cieslak M. Vitamin B12: multifaceted in vivo functions and in vitro applications. Nutrients. 2023;15:2734.
3. Moridani M, Ben-Poorat S. Laboratory investigation of vitamin B12 deficiency. Lab Med. 2006;37:166-74.
4. Halczuk K, Kaźmierczak-Barańska J, Karwowski BT, Karmanska A, Cieslak M. Vitamin B12: multifaceted in vivo functions and in vitro applications. Nutrients. 2023;15:2734.
5. Al-Awami HM, Raja A, Soos MP. Physiology, Gastric Intrinsic Factor. 2023.
6. Salinas M, Flores E, López-Garrigós M, Leiva-Salinas C. Vitamin B12 deficiency and clinical laboratory: lessons revisited and clarified in seven questions. Int J Lab Hematol. 2018;40:83-8.
7. Devi S, Pasanna RM, Shamshuddin Z, Bhat K, Sivadas A, Mandal AK, et al. Measuring vitamin B-12 bioavailability with [13C]-cyanocobalamin in humans. Am J Clin Nutr. 2020;112:1504-15.
8. Shipton MJ, Thachil J. Vitamin B12 deficiency: a 21st century perspective. Clinical Medicine. 2015;15:145-50.
9. Institute of Medicine (IOM). DRIs: Dietary Reference Intakes for thiamin, riboflavin, niacin, vitamin B6, folate, vitamin B12, pantothenic acid, biotin, and choline. Washington, D.C.: National Academy of Sciences; 2001.
10. Scott JM. Bioavailability of vitamin B12. Eur J Clin Nutr. 1997;51(Suppl 1):S49-53.
11. Tabela Brasileira de Composição de Alimentos (TBCA). Universidade de São Paulo (USP). Food Research Center (FoRC). Versão 7.2. São Paulo, 2023. Disponível em: http://www.fcf.usp.br/tbca. Acesso em: 20 dez. 2023.
12. Dominguez-Salas P, Moore SE, Cole D, Costa K-A, Cox SE, Dyer RA, et al. DNA methylation potential: dietary intake and blood concentrations of one-carbon metabolites and cofactors in rural African women. Am J Clin Nutr. 2013;97:1217-27.
13. Adaikalakoteswari A, Finer S, Voyias PD, McCarthy CM, Vatish M, Moore J, et al. Vitamin B12 insufficiency induces cholesterol biosynthesis by limiting s-adenosylmethionine and modulating the methylation of SREBF1 and LDLR genes. Clin Epigenetics. 2015;7:14.
14. Green R, Miller JW. Vitamin B12 deficiency. 2022, p.405-39.
15. Adaikalakoteswari A, Finer S, Voyias PD, McCarthy CM, Moore J, Smart-Halajko M, et al. Vitamin B12

insufficiency induces cholesterol biosynthesis by limiting s-adenosylmethionine and modulating the methylation of SREBF1 and LDLR genes. Clin Epigenetics. 2015;7:14.

16. Klee GG. Cobalamin and folate evaluation: measurement of methylmalonic acid and homocysteine vs vitamin B(12) and folate. Clin Chem. 2000;46:1277-83.

17. Shipton MJ, Thachil J. Vitamin B12 deficiency: a 21st century perspective. Clinical Medicine. 2015;15:145-50.

18. Guéant J-L, Guéant-Rodriguez R-M, Alpers DH. Vitamin B12 absorption and malabsorption. 2022, p.241-74.

19. Esposito G, Dottori L, Pivetta G, Ligatto I, Dilaghi E, Lahner E. Pernicious anemia: the hematological presentation of a multifaceted disorder caused by cobalamin deficiency. Nutrients. 2022;14:1672.

20. Bakaloudi DR, Halloran A, Rippin HL, Oikonomidou AC, Dardavesis TI, Williams J, et al. Intake and adequacy of the vegan diet: a systematic review of the evidence. Clinical Nutrition. 2021;40:3503-21.

21. LeBlanc JG, Milani C, de Giori GS, Sesma F, van Sinderen D, Ventura M. Bacteria as vitamin suppliers to their host: a gut microbiota perspective. Curr Opin Biotechnol. 2013;24:160-8.

22. Langan RC, Goodbred AJ. Vitamin B12 deficiency: recognition and management. Am Fam Physician. 2017;96:384-9.

23. Guéant J-L, Guéant-Rodriguez R-M, Oussalah A, Zuily S, Rosenberg I. Hyperhomocysteinemia in cardiovascular diseases: revisiting observational studies and clinical trials. Thromb Haemost. 2023;123:270-82.

24. Langan RC, Goodbred AJ. Vitamin B12 deficiency: recognition and management. Am Fam Physician. 2017;96:384-9.

25. Obersby D, Chappell DC, Dunnett A, Tsiami AA. Plasma total homocysteine status of vegetarians compared with omnivores: a systematic review and meta-analysis. British Journal of Nutrition. 2013;109:785-94.

26. Dominguez-Salas P, Moore SE, Cole D, Costa K-A, Cox SE, Dyer RA, et al. DNA methylation potential: dietary intake and blood concentrations of one-carbon metabolites and cofactors in rural African women. Am J Clin Nutr. 2013;97:1217-27.

27. Park LK, Friso S, Choi S-W. Nutritional influences on epigenetics and age-related disease. Proceedings of the Nutrition Society. 2012;71:75-83.

28. Volkov I. The master key effect of vitamin B12 in treatment of malignancy: a potential therapy? Med Hypotheses. 2008;70:324-8.

29. Yadav DK, Shrestha S, Lillycrop KA, Joglekar CV, Pan H, Holbrook JD, et al. Vitamin B12 supplementation influences methylation of genes associated with Type 2 diabetes and its intermediate traits. Epigenomics. 2018;10:71-90.

30. Kok DEG, Dhonukshe-Rutten RAM, Lute C, Heil SG, Uitterlinden AG, van der Velde NM, et al. The effects of long-term daily folic acid and vitamin B12 supplementation on genome-wide DNA methylation in elderly subjects. Clin Epigenetics. 2015;7:121.

31. Sorin M, Watkins D, Gilfix BM, Rosenblatt DS. Methionine dependence in tumor cells: the potential role of cobalamin and MMACHC. Mol Genet Metab. 2021;132:155-61.

32. Tamayo Velasco A, Muñoz Moreno MF, Pérez Martínez C, Martín Guerra J, De Paula JMP, Miramontes-González JP. High cobalamin levels as a five-year risk predictor for developing hematological cancer. Minerva Med. 2023;114(1):22-8.

33. Gupta P, Chandra S, Jha AK, Khaitan T, Shukla AK, Naik SR. Increased vitamin B12 levels in patients with oral cancer. Indian J Dent Res. 2023;34:164-8.

CAPÍTULO 23

Biotina e ácido pantotênico

Hélio Vannucchi
Izabel de Arruda Leme
Paula Garcia Chiarello

◉ INTRODUÇÃO

A biotina e o ácido pantotênico apresentam funções distintas, porém compartilham de características comuns, como ampla distribuição entre os alimentos, sintetização pela flora intestinal, utilização do mesmo mecanismo de absorção e raros casos de deficiência.

◉ BIOTINA

Inicialmente, a biotina foi descoberta como parte de um complexo que, com oferta adequada de sais, açúcar e fonte apropriada de nitrogênio, promovia o crescimento de leveduras, sendo então intitulada *bios* ("vida", do grego). Posteriormente, a biotina foi reconhecida como fator de proteção contra o "dano da clara do ovo". Trata-se de uma condição, descoberta a partir de experimentos com animais, em que a oferta de clara de ovo crua provocava dermatite grave, alopecia, uma postura atípica de canguru e morte dos animais. A biotina também é chamada de vitamina H (de *haut*, que significa "pele", em alemão)[1] e de vitamina B7.

A biodisponibilidade da biotina presente nos alimentos varia de 5% a 100%. A biotina pode ser sintetizada pela flora intestinal, e estudos de balanço demonstraram que a excreção total de biotina na urina e nas fezes é de três a seis vezes maior que a ingestão. Entretanto, não se conhece a extensão dessa fonte de biotina (bacteriana) nem a biodisponibilidade para o indivíduo, o que dificulta a definição de recomendações de ingestão de biotina para humanos.[2,3]

Absorção, metabolismo e funções

A biotina pode estar presente nos alimentos na sua forma livre ou ligada à proteína. Antes de ser absorvida, a biotina ligada à proteína é hidrolisada por meio das proteases e peptidases intestinais, gerando a biocitina, a partir da qual se forma a biotina em sua forma livre, por meio da ação da biotinidase. A absorção da biotina ocorre no intestino delgado, por transporte ativo, por meio de mecanismo dependente de um transportador específico ligado à membrana apical do intestino, o transportador multivitamínico sódio-dependente (TMSD). Esse transportador também é responsável pela absorção do ácido pantotênico e do ácido lipoico, com afinidade semelhante, podendo comprometer a absorção da biotina. A biotina livre e a biocitina podem ser absorvidas por difusão passiva, principalmente no jejuno, sendo que a absorção da biotina livre é mais eficiente quando comparada à biocitina. A passagem da vitamina dos enterócitos para a circulação portal se dá por meio da membrana basolateral do intestino.[4,5]

A captação de biotina pelas células ocorre por meio do TMSD, que também participa da captação celular de ácido pantotênico e de ácido lipoico. As concentrações intracelulares de biotina parecem ser autorreguladas por meio da ação da holocarboxilase sintetase (HCS), que se desloca para o núcleo quando há biotina disponível e silencia o transportador de biotina.[5]

A biotina circula em sua forma livre ou ligada à albumina, alfa e betaglobulinas e outras proteínas. A biotina livre filtrada na urina pode ser reabsorvida pelos rins. Apenas quando esse mecanismo de reabsorção é saturado a excreção de biotina é significativa. O sistema de transporte da biotina para os tecidos também é saturável.[6,7]

A biotina atua como coenzima para quatro carboxilases: 1) piruvato carboxilase, cujo produto é o oxalacetato, precursor de glicose na gliconeogênese e de ácidos graxos para lipogênese; 2) acetil-CoA carboxilases (I e II), a partir das quais se forma o malonil-CoA, que participa da síntese de ácidos graxos; 3) propinoil CoA carboxilase, que tem participação na oxidação de ácidos graxos e na degradação de aminoácidos; 4) 3-metil-crotonil carboxilase, que atua na degradação da leucina e cuja deficiência pode levar ao acúmulo de ácido 3-hidróxi-isovalérico e de 3-hidróxi-isovalerilcarnitina, compostos usados como marcadores de deficiência de biotina. A ligação da biotina às carboxilases é catalisada pela holocarboxilase sintase. No catabolismo das enzimas, a biocitina é hidrolisada pela biotidinase, permitindo sua reutilização. A biotina atua como coenzima para as carboxilases, enzimas que participam de reações de síntese e oxidação de ácidos graxos, degradação proteica e gliconeogênese. A biotina atua, ainda, como regulador da expressão gênica das carboxilases e da holocarboxilase sintase.[8,9]

Deficiência de biotina

A deficiência de biotina é rara e normalmente não tem relação com a alimentação. O uso prolongado de anticonvulsivantes pode levar à deficiência de biotina, o que pode ocorrer em consequência da competição no processo de absorção intestinal, do aumento do catabolismo da biotina e da redução da recuperação renal de biotina.[6] O uso crônico de álcool também pode levar à deficiência de biotina, possivelmente por reduzir a absorção intestinal de biotina.[10] Da mesma forma, o uso de nutrição parenteral por período prolongado e a doença inflamatória intestinal podem levar à deficiência de biotina.

A deficiência de biotina pode ocorrer durante fases da gestação tanto em animais quanto em humanos. Em animais, essa deficiência durante a gestação pode levar a malformações congênitas. A excreção urinária de metabólitos da biotina (usados como indicadores de deficiência) é influenciada por alterações renais que ocorrem durante a gestação; portanto, os dados não são conclusivos em humanos.[11]

Em 1983, foi descrita e caracterizada a deficiência de biotinidase, enzima cuja função é formar biotina a partir da biocitina, preservando o *pool* de biotina. Se não tratada, a deficiência de biotinidase pode cursar com sinais neurológicos, psicomotores e dermatológicos.[12,13] A triagem neonatal para identificação dessa deficiência possibilita O início precoce do tratamento com doses farmacológicas de biotina, prevenindo a ocorrência de sintomas. Estima-se que no Brasil haja 3.200 casos de deficiência em biotinidase. Diversos países, incluindo o Brasil, incluíram a avaliação da atividade de biotidinase na triagem neonatal.[14]

São sintomas da deficiência de biotina: depressão, alucinações, anorexia, náusea, dermatite perioral, conjuntivite, ataxia, hipotonia, apatia, letargia, perda auditiva, erupções cutâneas e atraso de desenvolvimento. Sinais de deficiência de biotina também incluem queda de cabelo, erupções cutâneas e unhas quebradiças.[15] O tratamento da deficiência de biotina consiste na suplementação contínua com até 10 mg de biotina por dia.[16]

Recomendações de biotina

Um dos fatores que dificultam a definição de recomendações de ingestão de biotina para humanos é a escassez de informação quanto à síntese e à biodisponibilidade de biotina sintetizada pela flora bacteriana intestinal. A formação de biotina a partir do catabolismo das enzimas também pode interferir na definição dessas recomendações.[17]

Pesquisas recentes têm viabilizado dados mais consistentes quanto à biossíntese, recuperação e captação das vitaminas do complexo B pela microbiota intestinal.[18-20] No entanto, ainda não há recomendações de ingestão de biotina para humanos. Sendo assim, as recomendações diárias de biotina foram definidas com base nas estimativas de ingestão para pessoas saudáveis (AI, *adequate intake*) apresentadas na Tabela 1. Para gestantes e lactantes, a AI é de 30 e 35 mcg/dia, respectivamente. Segundo Perry et al., essas recomendações podem não atender à real demanda desse grupo. Os autores sugerem que a ingestão de biotina por mulheres durante a gestação e lactação deve ser cerca de duas a três vezes maior do que a AI, uma vez que os indicadores de estado nutricional relativo a essa vitamina sofrem alterações importantes nesses períodos e a deficiência marginal de biotina ocorre espontaneamente durante a gestação.[22]

Os UL para biotina ainda não foram determinados por falta de dados sobre efeitos adversos.

Fontes alimentares e biodisponibilidade

A biotina pode ser encontrada em uma grande variedade de alimentos. Normalmente, alimentos de origem vegetal contêm mais biotina livre se comparados a alimentos de origem animal. O processamento e a conservação dos alimentos podem reduzir sua concentração. A Tabela 2 apresenta o conteúdo dessa vitamina em alguns alimentos.

Avaliação do estado nutricional de indivíduos em relação à biotina

A dificuldade em estimar as necessidades de biotina para grupos específicos se dá pela falta de validação de indicadores adequados para avaliar o estado nutricional dos indivíduos (*status*) referente à vitamina.[23]

São indicadores de *status* de biotina o ácido 3-hidróxi-isovalérico (3-HIA) e o 3-hidróxi-isovaleril carnitina (3-HIA-carnitina), metabólitos da biotina cujas concentrações urinárias estão aumentadas quando há deficiência da vitamina. A concentração plasmática elevada de 3-HIA-carnitina também é indicador de deficiência.[24,25] Concentrações plasmáticas de biotina não são bons indicadores de *status* da vitamina.[26,27]

A quantificação de biotina na urina pode ser feita por meio de ensaios microbiológicos ou capacidade de ligação com a avidina, teste que também pode ser separado e quantificado por HPLC (*high performance liquid chromatography*).

TABELA 1 Valores de DRI para biotina

Estágios de vida	AI (mcg/dia)
Recém-nascidos e crianças	
0-6 meses	5
7-12 meses	6
1-3 anos	8
4-8 anos	12
Adolescentes e adultos	
9-13 anos	20
14-18 anos	25
> 19 anos	30
Gestantes	30
Lactantes	35

AI: ingestão adequada.
Fonte: *Institute of Medicine*, 1998.[21]

TABELA 2   Conteúdo de biotina em alimentos

Alimentos	(mcg/100 g)	Alimentos	(mcg/100 g)
Amendoim	101,4	Sorvete de baunilha	2,4
Avelã	75	Mamão papaia	2,2
Farelo de trigo	44,4	Leite desnatado	2
Amêndoa	43,6	Atum enlatado em água	2
Farelo de aveia	35	Alface	2
Isolado de proteína de soja	29,9	Repolho cru em pedaços	2
Noz picada	18,3	Leite integral	1,9
Ovo cozido	16,5	Uva-passa	1,9
Cogumelo cru fatiado	16	Couve-flor crua	1,5
Castanha-de-caju	13,7	Couve-flor cozida	1,3
Cogumelo cozido	8,5	Maçã com casca	1,2
Queijo camembert	7,7	Morango fresco	1,1
Pão integral	6,1	Morango congelado	1,1
Acelga cozida	6	Melão-cantalupo	1,1
Noz-macadâmia	6	Repolho cozido	1,1
Queijo brie	5,6	Maçã sem casca	1,1
Cenoura fatiada cozida	5,1	Suco de uva	1
Salmão cozido	5	Arroz branco cozido	1
Cenoura crua	5	Melancia	1
Batata-doce	4,3	Laranja	1
Alcachofra inteira cozida	4,1	Pão branco	1
Tomates frescos picados	4	Suco de laranja	0,8
Coração de alcachofra cozido	4	Cevada cozida	0,8
Queijo provolone	3,9	Suco de maçã	0,8
Queijo muçarela	3,9	Cereja doce fresca	0,4
Cebola cozida	3,8	Uva	0,3
Molho de tomate	3,8	Pera	0,2
Abacate	3,6	Pêssego	0,2
Cebola crua picada	3,5	Espinafre congelado cozido	0,1
Iogurte com pouca gordura	3	Espinafre cru picado	0,1
Carne de porco cozida	3	Aipo cozido	0,1
Atum enlatado no óleo	3	Aipo cru picado	0,1
Banana	2,6		

Fonte: Hands, 2000.[28]

Perspectivas em saúde

Embora a função da biotina no metabolismo intermediário tenha sido razoavelmente esclarecida, ela permanece uma das vitaminas hidrossolúveis mais desconhecidas em relação a seu papel na manutenção e na recuperação da saúde.

Ainda que a deficiência de biotina durante a gestação não provoque sintomas específicos, em alguns mamíferos essa deficiência é teratogênica. Portanto, a ausência de sintomas não elimina a possibilidade de a deficiência de biotina durante a gestação provocar malformações.[29] Apesar de alguns trabalhos mostrarem certa eficácia na suplementação de biotina durante a gestação, não há evidências que provem que essa prática deveria ser comum nessa fase. Há necessidade de informações adicionais sobre índices complementares para a avaliação da vitamina que não dependam da função renal na gestação e sobre as relações mais diretas entre deficiência da vitamina e efeitos deletérios no feto.

Embora as funções clássicas da biotina no metabolismo celular sejam conhecidas há décadas, apenas recentemente a versatilidade das enzimas envolvidas em seu metabolismo começou a ser estudada. A determinação do envolvimento da biotina em várias doenças e na manutenção da saúde poderia auxiliar na avaliação do risco real da deficiência em biotina, especialmente durante a gestação. Embora os sinais de deficiência de biotina incluam queda de cabelo, a eficácia da biotina em suplementos para o cabelo, pele e unhas como forma de remediar essas condições não é apoiada em estudos de grande escala, sugerindo causas multifatoriais para estas condições.[30]

🔲 ÁCIDO PANTOTÊNICO

Assim como a biotina, o ácido pantotênico foi descoberto como um fator de crescimento microbiano. Recebeu esse nome por ser encontrado em uma grande diversidade de alimentos (*pantothen*, do grego, significa "de todo lugar").[1] O ácido pantotênico, também chamado de vitamina B5 ou pantotenato, está incorporado à coenzima A, tendo, portanto, papel central no metabolismo de geração de energia, na biossíntese de ácidos graxos e de esteroides, porfirinas e acetilcolina, atuando como grupo prostético da proteína carreadora acil. Suas fontes alimentares estão amplamente distribuídas, motivo pelo qual não há relato de casos de deficiência nessa vitamina.[5]

Absorção, metabolismo e funções

O ácido pantotênico está presente nos alimentos principalmente como coenzima A (CoA), que é hidrolisada a ácido pantotênico antes de ser absorvida. A absorção do ácido pantotênico ocorre no intestino delgado, por transporte ativo, por meio de mecanismo dependente de um transportador específico ligado à membrana apical, o TMSD. Então, é transportado pela via portal até o fígado, onde é novamente absorvido por transporte ativo dependente de sódio. Nos hepatócitos, o ácido pantotênico é convertido à sua forma ativa (CoA), que atua como carreador de grupos acil e como ativador de grupos carbonil (para piruvato desidrogenase e alfacetoglutarato desidrogenase), essenciais para o ciclo de Krebs, para a betaoxidação de ácidos graxos e para o metabolismo da leucina. Enquanto a absorção do ácido pantotênico pelos tecidos (coração, músculos e fígado) ocorre por mecanismo ativo e dependente de sódio, o sistema nervoso central capta a vitamina por difusão facilitada. A concentração plasmática de ácido pantotênico é da ordem de 1 μmol/L. Em condições normais, a tomada pelos tecidos cresce com o aumento da concentração no plasma.[5]

Deficiência de ácido pantotênico

A deficiência de ácido pantotênico só foi relatada em casos de desnutrição grave. A depleção experimental do ácido, com a administração de ácido ômega-metilpantotênico, resulta nos seguintes sinais e sintomas depois de 2 a 3 semanas:

- Alterações neuromotoras, com parestesia das mãos e dos pés, reflexos hiperativos de tendões profundos e fraqueza muscular, por causa da ação da acetil-CoA na síntese do

neurotransmissor acetilcolina e da diminuição na formação de treonina acil éster na
mielina. A desmielinização pode explicar a
persistência e a recorrência dos problemas
neurológicos muitos anos depois da reabilitação nutricional de populações que sofreram da síndrome de queimação dos pés.

- Depressão mental, que pode estar relacionada tanto à diminuição da acetilcolina quanto à alteração na síntese de mielina.
- Manifestações gastrintestinais, com vômitos e dor, secreção ácida gástrica deprimi-
da e úlceras em animais deficientes. Esses
achados podem refletir a hipersensibilidade ao estímulo de glicocorticoides.
- Aumento da sensibilidade à insulina e curva
de tolerância à glicose achatada, que pode
refletir diminuição antagônica por glicocorticoides.
- Diminuição do colesterol do soro e diminuição da excreção urinária de 17-cetoste-
roides, refletindo a diminuição da esteroi-
dogênese.
- Diminuição da acetilação de ácido p-aminobenzoico, sulfonamidas e outras drogas, refletindo disponibilidade reduzida de
acetil-CoA para essas reações.
- Aumento da suscetibilidade a infecções do
trato respiratório superior, que, presumivelmente, reflete uma resposta imune deficitária.

Recomendações de ácido pantotênico

As recomendações provisórias para a vitamina, as AI, estão dispostas na Tabela 3.

Por falta de dados sobre efeitos adversos,
os UL para a vitamina também não foram estabelecidos. O ácido pantotênico tem pouca
toxicidade: ingestões > 10 g de pantotenato de
cálcio por dia (comparadas com uma ingestão
normal de 2 a 7 mg/dia) durante mais de 6 semanas não causaram efeitos adversos aparentes.

TABELA 3 Valores de DRI para ácido
pantotênico

Estágios de vida	AI (mcg/dia)
Recém-nascidos e crianças	
0-6 meses	1,7
7-12 meses	1,8
1-3 anos	2
4-8 anos	3
Adolescentes e adultos	
9-13 anos	4
> 14 anos	5
Gestantes	6
Lactantes	7

AI: ingestão adequada.
Fonte: *Institute of Medicine*, 2000.[21]

Fontes alimentares e biodisponibilidade de ácido pantotênico

O ácido pantotênico é amplamente distribuído em todos os alimentos. É absorvido
no intestino delgado, e é possível que a síntese
bacteriana intestinal contribua para o estado nutricional adequado dos indivíduos com relação
a essa vitamina. A Tabela 4 mostra o conteúdo
da vitamina em alguns alimentos.

Avaliação do estado nutricional dos indivíduos em relação ao ácido pantotênico

Não há testes funcionais que possam ser
aplicados para essa avaliação nutricional.[23] Alguns estudos de depleção sugerem que o declínio na acetilação do ácido p-aminobenzoico é
um índice de depleção da vitamina, porém não
serve para avaliar a adequação nutricional do
indivíduo. A maior parte do ácido pantotênico
no sangue (85% a 90%) está como CoA nos eritrócitos, com apenas uma pequena quantidade
de ácido pantotênico livre no plasma. Há grande
variação individual.[31] O valor médio encontrado
no plasma é de 2,6 μmol/L, com variação de 1,0

TABELA 4 Conteúdos de ácido pantotênico em alimentos (mcg/100 g)

Alimentos	(100 g)	Alimentos	(100 g)
Massa fresca cozida	18,0	Brócolis cozido	0,5
Fígado de frango cozido	5,4	Ameixa	0,5
Sementes de girassol	3,4	Batata-doce enlatada	0,5
Cogumelos cozidos	2,2	Ostras cruas	0,5
Queijo *cottage*	1,9	Abóbora	0,4
Noz-pecã picada	1,7	Morango fresco	0,4
Salmão cozido	1,4	Massa de trigo integral	0,4
Amendoim	1,4	Pão branco	0,4
Frango e peru (carne escura)	1,3	Leite	0,3
Pistache	1,3	Alcachofra inteira cozida	0,3
Ovo cozido	1,3	Kiwi	0,3
Avelã	1,2	Milho cozido	0,3
Caju	1,2	Suco de tomate	0,3
Frango e peru (carne clara)	1,0	Molho de tomate	0,3
Abacate	1,0	Banana	0,3
Ostras cozidas	0,9	Arroz cozido	0,3
Coração de boi cozido	0,9	Suco de laranja	0,2
Arenque cozido	0,9	Aveia cozida	0,2
Vagem cozida	0,9	Manga	0,2
Mariscos no vapor	0,7	Melancia	0,2
Iogurte com pouca gordura	0,6	Mamão papaia	0,2
Batata assada com casca	0,6	Pêssego	0,2
Lentilhas cozidas	0,6	Repolho-roxo cozido	0,2
Batatas amassadas	0,6	Aipo picado cozido	0,2
Carne de porco cozida	0,6	Acelga picada cozida	0,2
Ervilhas partidas cozidas	0,6	Massa cozida	0,1
Noz picada	0,6		

Fonte: Hands, 2000.[28]

a 8,7 µmol/L. A excreção urinária de ácido pantotênico reflete a ingestão, embora com grande margem de variação individual, mas pode ser um meio de se conhecer o estado nutricional dos indivíduos em relação a essa vitamina.[32] Adultos consumindo de 5 a 7 mg/dia excretam de 2 a 7 mg (9 a 32 µmol) na urina e de 1 a 2 mg (4,5 a 9 µmol) nas fezes. Indivíduos mantidos com dietas experimentais contendo 10 mg/dia tiveram excreção urinária de 4 a 7 mg (18 a 32 µmol). A excreção urinária menor que 1 mg (4,5 µmol) de ácido pantotênico em 24 horas é considerada baixa.

Perspectivas em saúde

Concentrações sanguíneas baixas em ácido pantotênico são relatadas em pacientes com artrite reumatoide. Alguns trabalhos demonstraram efeitos benéficos da suplementação. Entretanto, mais pesquisas são necessárias para a confirmação desses resultados, além do eventual estabelecimento de doses farmacológicas para tais casos. Também foi observado que o ácido homopantotênico melhora a função colinérgica no sistema nervoso central. Parece ter algum efeito benéfico na demência senil do tipo Alzheimer, reduzindo a perda da memória e o processo cognitivo em alguns pacientes.

O pantotenato está envolvido na gênese de um grupo de alterações neurológicas caracterizadas pelo acúmulo de ferro no gânglio basal, a síndrome de Hallervorden-Spatz (HSS) ou neurodegeneração associada à pantotenato-quinase (PKAN – *pantothenate kinase-associated neurodegeneration*). Essas alterações incluem neurodegeneração causada por problemas no gene que regula a expressão da enzima pantotenato quinase, chave na biossíntese de CoA. Embora a eficácia da suplementação com pantotenato não tenha sido avaliada por meio de ensaios clínicos, sabe-se que adultos portadores da doença notaram melhora da marcha, da fala e de clareza de pensamento com o uso de pantotenato. A restrição de ferro na alimentação e a adoção de dietas cetogênicas é contraindicada para esses pacientes.[33]

O ácido pantotênico pode ter envolvimento com o processo de cicatrização de feridas leves, por meio de seu análogo, o dexpantenol. Sua atuação na restauração da barreira da pele poderia evitar que microrganismos atinjam a derme e o tecido subcutâneo feridos.[34] O tratamento com ácido pantotênico em um estudo *in vitro* mostrou uma diminuição na formação de espécies reativas de oxigênio após o tratamento.[35] No entanto, atualmente faltam dados em estudos *in vivo* que demonstrem efetivamente o efeito do dexpantenol na recuperação da pele ferida.[36]

Em comparação com outras vitaminas do complexo B, são escassos os trabalhos sobre os efeitos diretos da suplementação com vitamina B5. Pelo envolvimento de sua forma ativa (CoA) na geração de cisteamina, um potente pró-inflamatório, são necessários estudos mais direcionados para a determinação de seus efeitos sobre processos inflamatórios e o câncer.[37]

▣ REFERÊNCIAS BIBLIOGRÁFICAS

1. Lanska DJ. The discovery of niacin, biotin, and pantothenic acid. Ann Nutr Metab. 2012;61(3):246-53.
2. Bates CJ, Heseker H. Human bioavailability of vitamins. Nutr Res Rev. 1994;7:93-128.
3. Bender DA, Bender AE. Nutrition, a reference handbook. Nova Iorque: Oxford University Press; 1997. p. 416-9.
4. Melendez R. Importance of biotin metabolism. Rev Invest Clin. 2000;52:194-9.
5. Said HM. Intestinal absorption of water-soluble vitamins in health and disease. Biochem J. 2011;437(3):357-72.
6. Said HM, Redha R, Nylander W. Biotin transport in the human intestine: inhibition by anticonvulsant drugs. Am J Clin Nutr. 1989;49(1):127-31.
7. Said HM. Cell and molecular aspects of human intestinal biotin absorption. J Nutr 2009;139(1):158-62.
8. Depeint F, Bruce WR, Shangari N, Mehta R, O'Brien PJ. Mitochondrial function and toxicity: role of the B vitamin family on mitochondrial energy metabolism. Chem Biol Interact. 2006;163(1-2):94-112.
9. Gravel RA, Narang MA. Molecular genetics of biotin metabolism: old vitamin, new science. J Nutr Biochem. 2005;16(7):428-31.
10. Subramanya SB, Subramanian VS, Kumar JS, Hoiness R, Said HM. Inhibition of intestinal biotin absorption by chronic alcohol feeding: cellular and molecular mechanisms. Am J Physiol Gastrointest Liver Physiol. 2010;300(3):G494-501.
11. Mock DM. Marginal biotin deficiency is common in normal human pregnancy and is highly teratogenic in mice. J Nutr. 2009;139(1):154-7.
12. Wolf B, Grier RE, Allen RJ, Goodman SI, Kien CL. Biotinidase deficiency: the enzymatic defect in late-onset multiple carboxylase deficiency. Clin Chim Acta. 1983;131(3):273-81.
13. Zempleni J, Hassan YI, Wijeratne SS. Biotin and biotinidase deficiency. Expert Rev Endocrinol Metab. 2008;3(6):715-24.
14. Brasil. Ministério da Saúde. Biotina para o Tratamento da Deficiência de Biotinidase – Relatório de Recomendação da Comissão Nacional de Incorporação de Tecnologias no SUS. Brasília, DF: MS; 2012.
15. Goldberg LJ, Lenzy Y. Nutrition and hair. Clin Dermatol. 2010;28(4):412-9.
16. Longo DL, Kasper DL, Jameson JL, Larry J, Fauci AS, Hauser SL. Harrison's Principles of Internal Medicine. 18. ed. Nova Iorque: McGraw-Hill Education; 2011.
17. Zempleni J, Mock DM. Biotin biochemistry and human requirements. J Nutr Biochem. 1999;10(3):128-38.

18. Rodinov VA, Arzamasov AA, Khoroshkin MS, Iablokov SN, Leyn SA, Peterson SN, et al. Micronutrient requirements and sharing capabilities of the human gut microbiome. Front Microbiol. 2019;12(10):1-22.

19. Sen P, Resic M. Metabolic modeling of human Gut microbiota on a genome Scale: an overview. Metabolites. 2019;9(22):1-15.

20. Shama V, Rodionov DA, Leyn SA, Tran D, Iablokov DN, Ding H, et al. Vitamin sharing promotes stability of gut microbial communities. Front Microbiol. 2019;2(10):1-10.

21. Institute of Medicine. DRIs: Dietary reference intakes for: thiamin, riboflavin, niacin, vitamin B6, folate, vitamin B12, pantothenic acid, biotin, and choline. Washington, D.C.: National Academic Press; 1998.

22. Perry CA, West AA, Gayle A, Lucas LK, Yan J, Jiang X, et al. Pregnancy and lactation alter biomarkers of biotin metabolism in women consuming a controlled diet. J Nutr 2014;144(12):1977-84.

23. Sauberlich HE. Laboratory tests for the assessment of nutritional status. Cleveland: CRC Press; 1974.

24. Eng WK, Giraud D, Schlegel VL, Wang D, Lee BH, Zempleni J. Identification and assessment of markers of biotin status in healthy adults. Br J Nutr. 2013;110(2):321-9.

25. Stratton SL, Horvath TD, Bogusiewicz A, Matthews NI, Henrich CL, Spencer HJ, et al. Urinary excretion of 3-hydroxyisovaleryl carnitine is an early and sensitive indicator of marginal biotin deficiency in humans. J Nutr. 2011;141(3):353-8.

26. Fukuwatari T, Shibata K. Urinary water-soluble vitamins and their metabolite contents as nutritional markers for evaluating vitamin intakes in young Japanese women. J Nutr Sci Vitaminol. 2008;54(3):223-9.

27. Velazquez A, Zamudio S, Báez A, Murguía-Corral R, Rangel-Peniche B, Carrasco A. Indicators of biotin status: a study of patients on prolonged total parenteral nutrition. Eur J Clin Nutr. 1990;44(1):11-6.

28. Hands ES. Nutrients in food. Baltimore: Lippincott Williams & Wilkins; 2000.

29. Mock DM. Marginal biotin deficiency during normal pregnancy. Am J Clin Nutr. 2002;75(2):295-99.

30. Trueb RM. Serum biotin levels in women complaining of hair loss. Int J Trichol. 2016;8(2):73-7.

31. Shibata K, Fukuwatari T, Watanabe T, Nishimuta M. Intra and inter-individual variations of blood and urinary water-soluble vitamins in Japanese young adults consuming a semi-purified diet for 7 days. J Nutr Sci Vitaminol. 2009;55(6):459-70.

32. Tsuji T, Fukuwatari T, Sasaki S, Shibata K. Urinary excretion of vitamin B1, B2, B6, niacin, pantothenic acid, folate, and vitamin C correlates with dietary intakes of free-living elderly, female Japanese. Nutr Res. 2010;30(3):171-8.

33. Hogarth P, Kurian MA, Gregory A, Csanyi B, Zagustin T, Kmiec T, et al. Nutr Mol Genet Metab. 2017;120(3):278-87.

34. Gehring W, Gloor M. Effect of topically applied dexpanthenol on epidermal barrier function and stratum corneum hydration. Results of a human in vivo study. Arzneimittelforschung. 2000;50(7):659-63.

35. Wiederholt T, Heise R, Skazik C, Marquardt Y, Joussen S, Erdmann K, et al. Calcium pantothenate modulates gene expression in proliferating human dermal fibroblasts. Exp Dermatol. 2009;18(11):969-78.

36. Baron JM, Glatz M, Proksch E. Optimal Support of Wound Healing: New Insights. Dermatology. 2020;236(6):593-600.

37. Peterson CT, Rodionov DA, Osterman AL, Peterson SN. B Vitamins and Their Role in Immune Regulation and Cancer. Nutrients; 2020;12(11):3380.

CAPÍTULO 24

Colina

Mayara Storel Beserra de Moura
Nadir do Nascimento Nogueira
Regina Márcia Soares Cavalcante

◧ INTRODUÇÃO

A colina é um micronutriente dietético essencial, precursor de vários metabólitos necessários para diversas funções corporais. Ela desempenha papéis fundamentais na manutenção celular, síntese de neurotransmissores, transporte lipídico e metilação do DNA. Sua importância está relacionada ao adequado funcionamento do fígado, músculos e cérebro.[1] Embora possa ser obtida por meio da dieta e da biossíntese de novo, a síntese endógena de colina no fígado requer a presença de outros nutrientes, como folato, vitamina B12 e metionina, compostos interligados no ciclo de um carbono (1C).[2,3]

A colina, composto de 2-hidroxietil (trimetilamônio), é um precursor de diferentes metabólitos, incluindo o neurotransmissor acetilcolina (ACh), fosfatidilcolina (PC) – compreendendo mais de 50% das membranas celulares –, esfingomielina e betaína.[1]

A importância da colina como nutriente foi inicialmente descrita no trabalho pioneiro sobre a insulina. Nesse estudo, cães submetidos à remoção do pâncreas e mantidos em terapia com insulina desenvolviam infiltração de gordura no fígado, levando à morte. No entanto, a administração de pâncreas cru prevenia esse dano hepático. A partir desse achado, identificou-se o componente ativo, colina, proveniente da PC pancreática. Em 1935, foi reconhecida a associação entre dieta pobre em colina e a infiltração de gordura no fígado de ratos. Essa evidência deu origem ao termo lipotrópico, utilizado para descrever a ação da colina e de outras substâncias que previnem o depósito de gordura no fígado.[4]

Casimir Funk designou o termo "amina vital" para descrever compostos orgânicos essenciais em pequenas quantidades na dieta para a manutenção da saúde. Posteriormente, o termo foi popularizado como "vitamina". A colina adéqua-se à definição original: é considerada uma amina e pode ser biossintetizada em pequenas quantidades pelo organismo humano.[2]

A definição do termo "lecitina" requer esclarecimento inicial. Na área médica, é comum o uso dos termos "lecitina" e "PC" de forma intercambiável. O termo lecitina refere-se à mistura lipídica composta predominantemente por fosfolipídios (> 50%) de origem animal ou vegetal. Essa definição está em conformidade com o Codex Alimentarius proposto pela FAO/OMS e pela EFSA. Em contrapartida, a PC refere-se a um glicerofosfolipídio composto por ácido fosfatídico ligado a um grupo polar colina, por meio de uma ligação fosfoéster.[5]

Estudos têm demonstrado que a colina é condicionalmente essencial para o homem, particularmente para pacientes em nutrição parenteral total (NPT).[6-8] Esses estudos observaram que o tipo de alimentação reduz as concentrações de colina plasmática e pode estar associado à esteatose hepática. Resultados também apontam que a administração intravenosa de colina pode ser benéfica no tratamento da disfunção hepática associada à NPT.[9] Aliado a esses aspectos, é reconhecido que a colina tem impacto significativo na estrutura celular, na síntese de neurotransmissores, na aterosclerose e em disfunções neurológicas. É potencialmente crucial durante a gravidez, a lactação e a primeira infância.[10]

▣ FUNÇÕES E METABOLISMO

A colina é um nutriente dietético essencial para o funcionamento normal do corpo por sua diversidade de funções, destacando-se como precursor do importante neurotransmissor ACh, componente estrutural das cadeias de PC de membrana, da esfingomielina, e ainda como fonte metabólica de grupamento metil, utilizado especialmente para a biossíntese de metionina pelos hepatócitos.[11,12]

O metabolismo da colina pode ser dividido em quatro vias principais, que estão envolvidas na síntese de ACh, betaína, fosfolipídios e trimetilamina (TMA). Os metabólitos da colina desempenham várias funções no organismo. A colina é catalisada pela colina aciltransferase em ACh, que é fundamental na neurotransmissão colinérgica. Além disso, pode ser oxidada para obter betaína, um osmólito importante, um doador de metila, implicado na regulação epigenética do DNA e necessária para a síntese de PC.[13]

Atenção especial deve ser dada à PC, o fosfolipídio mais abundante no corpo. Ela não apenas desempenha papel importante como componente das membranas celulares e é necessária para a divisão e o crescimento celular, mas também atua na sinalização celular como um doador para a síntese da esfingomielina, a partir de ceramida. A esfingomielina, por sua vez, é essencial nos processos de mielinização no sistema nervoso.[13]

O metabolismo de 1C inclui o ciclo do folato, a remetilação da metionina e as vias de transulfuração.[14] Essa complexa rede de reações bioquímicas facilita a transferência de C na forma de grupos metenil, formil e metil, necessários para processos celulares.[15] Os constituintes dietéticos que medeiam o metabolismo 1C também podem gerar grupos metil e seus metabólitos, estando relacionados aos da colina, incluindo, ainda, o folato (B9), outras vitaminas B (B2, B6 e B12) e a metionina, os quais atuam como substratos essenciais ou cofatores.[16]

A importância da colina também está relacionada a seu papel no desenvolvimento fetal, particularmente no cérebro.[9,17,18] Diversos estudos destacam sua relevância nesse aspecto. A disponibilidade desse nutriente influencia diretamente o fechamento do tubo neural e a função cognitiva. Nesse sentido, durante a gravidez, principalmente no terceiro trimestre, quando o crescimento fetal é extremamente rápido, quantidades substanciais de colina são necessárias para a biossíntese de membranas.[18-21]

A concentração normal de colina circulante em mulheres não grávidas em jejum é de aproximadamente 9,56 mcmol/L.[22] No plasma materno, durante o terceiro trimestre da gravidez, a concentração desse nutriente está positivamente associada ao ganho de peso corporal e ao escore de índice de massa corporal (IMC) da criança.[23] A demanda por colina aumenta particularmente durante a gravidez, em função de sua importância para a função placentária, o crescimento fetal e o desenvolvimento do cérebro.[24]

A baixa ingestão geral de colina durante a gravidez, os benefícios esperados para a saúde e os baixos riscos de efeitos adversos são indicativos para a suplementação materna com esse nutriente, a fim de promover a saúde mental, especialmente para mulheres grávidas, com histórico familiar de doença mental grave e/ou dependência de álcool.[25]

Outro aspecto importante é que uma parte significativa de colina é oxidada para formar betaína no fígado e nos rins.[26] Os grupos metil da betaína podem ser sequestrados e reutilizados no metabolismo de unidades de 1C, participando na metilação da homocisteína,[27,28] e,

dessa forma, fornecem metionina para a síntese proteica e reações de transmetilação (Figura 1).[2] Por esse papel bioquímico, a suplementação oral de betaína tem mostrado redução nas concentrações plasmáticas de homocisteína.[29,30] Esse dado é apoiado por outros estudos, os quais demonstraram que, quando o fluxo de homocisteína é alto, a via folato-dependente para a

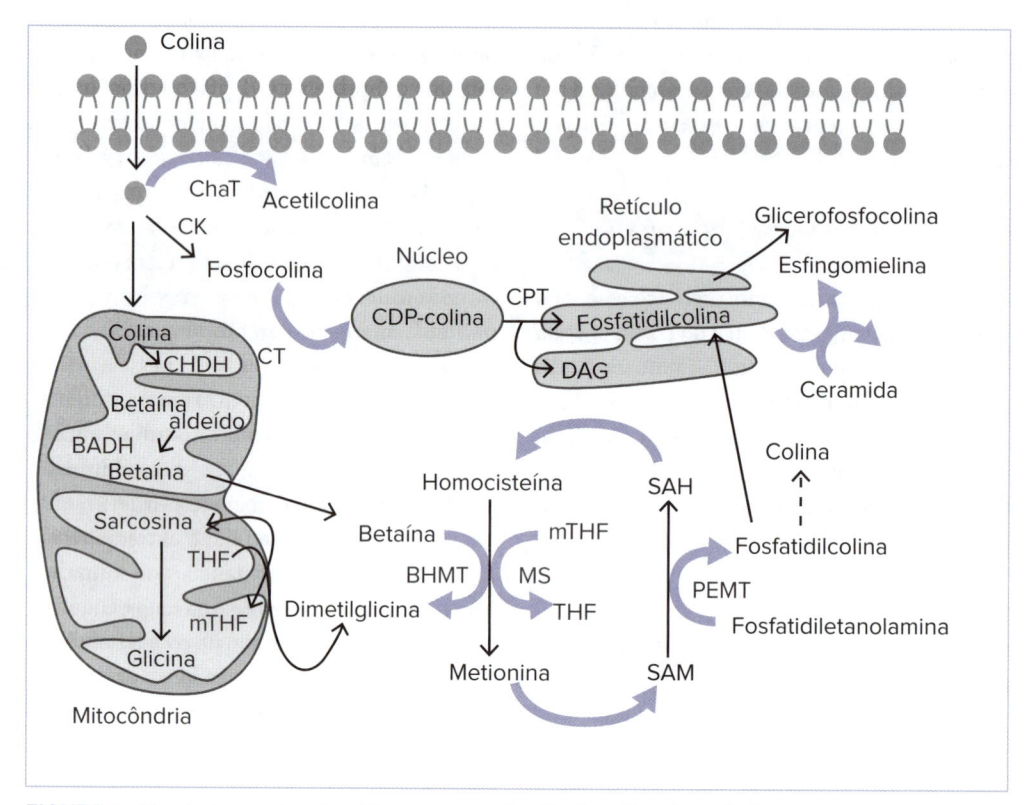

FIGURA 1 Metabolismo da colina. Uma pequena fração da colina é acetilada pela colina acetiltransferase, formando ACh. Os grupos metil da colina podem ser disponibilizados para o metabolismo de unidades de carbono após sua conversão em betaína. Na membrana mitocondrial, a colina é oxidada em betaína aldeído e esta, por sua vez, é oxidada em betaína, sendo o fígado e os rins os principais sítios de oxidação da colina. A betaína participa da reação de metilação da homocisteína em metionina. Uma das principais funções da colina é a de precursora de fosfolipídios da membrana, que ocorre por meio de duas vias. Na primeira, a colina é fosforilada e, em seguida, convertida em citidina difosfocolina. Esse intermediário, em combinação com o diacilglicerol, forma fosfatidilcolina. Na outra via, a fosfatidiletanolamina é metilada para formar fosfatidilcolina, utilizando S-adenosilmetionina como o doador de grupo metil. A esfingomielina, outro fosfolipídio de membrana, é formada a partir da fosfatidilcolina.

ACh: acetilcolina; BADH: betaína aldeído desidrogenase; BHMT: betaína homocisteína metiltransferase; CDP-colina: citidina difosfocolina; ChAT: colina acetiltransferase; CHDH: colina desidrogenase; CK: colina quinase; CPT: colina fosfotransferase; CT: fosfocolina citidiltransferase; DAG: diacilglicerol; MS: metionina sintase; mTHF: metiltetra-hidrofolato; PEMT: fosfatidiletanolamina-N-metiltransferase; SAH: S-adenosil-homocisteína; SAM: S-adenosilmetionina; THF: tetra-hidrofolato.

Fonte: adaptada de Corbin e Zeisel, 2012.[31]

metilação da homocisteína é limitada, e a rota colina-betaína torna-se importante.[32] A betaína é também necessária para as células glomerulares renais, que usam esse composto e glicerofosfo-colina (GPC) como osmolítico orgânico para a adaptação ao estresse osmótico.[6]

Ao considerar as necessidades de colina e metionina, é necessário ter em conta as estreitas inter-relações com outros doadores de grupos metil. O metabolismo da colina, da metionina e do folato interage na reação em que a homo-cisteína é convertida em metionina.[33]

A colina dietética livre é rapidamente absor-vida pelos enterócitos, sendo o processo media-do pelos transportadores de cátions orgânicos saturáveis. A PC e a GPC da dieta ou secretada na bile são hidrolisadas por fosfolipases para liberar a colina. Na forma livre, é transportada no plasma, enquanto os compostos fosforilados (PC, fosfocolina, GPC e esfingomielina) estão associados ou são parte das lipoproteínas. A colina não absorvida é catabolizada pela micro-biota intestinal em TMA, que posteriormente é absorvida pelo trato gastrointestinal e convertida em N-óxido de trimetilamina (TMAO), no fí-gado,[34] pelas mono-oxigenases hepáticas FMO3 e FMO1 contendo flavina.[35] A conversão da colina nos precursores do TMAO e TMA pode ser devida à presença de bactérias intestinais específicas, não ao excesso de colina na dieta.[36]

Ainda em relação ao metabolismo da colina e da betaína, foi demonstrado que, em mode-los experimentais, a suplementação com esses compostos é benéfica para animais obesos e resistentes à insulina. A proteção ao acúmulo lipídico associado com a redução da esteatose hepática, bem como o aumento da lipólise nos adipócitos, foram atribuídas à colina e à betaína suplementadas.[37] Ensaio clínico realizado em pa-cientes diabéticos suplementados com bitartarato de colina (1.000 mg) e óxido de magnésio (500 mg), por 2 meses, demonstrou melhora signifi-cativa dos marcadores de coagulação.[34] Apoiando essa evidência, estudo em animais mostrou que a colina atenua anormalidades na coagulação, inibindo a trombose vascular aguda.[38]

O armazenamento da colina nos tecidos ocorre na forma de fosfolipídios ligados às mem-branas, ou como PC intracelular ou GPC. Na maior parte dos tecidos a PC representa 95% do conteúdo total de colina.[39] Com relação ao conteúdo de colina em tecidos de humanos adultos, estudos mostraram que no fígado há aproximadamente 8,6 mmol/kg de peso, no músculo quadríceps variou de 6,7 a 13 mmol/kg de peso, e no cérebro (massa branca), de 1,73 mmol/L.[40,41]

A excreção da colina pode ocorrer por meio da urina, fezes e leite materno. Na urina sua excreção é baixa em relação à ingestão dieté-tica habitual, podendo se elevar em mulheres grávidas. Quanto à excreção fecal de colina ou compostos relacionados, considerando a ingestão dietética desse nutriente, ainda não há dados disponíveis em humanos. No leite materno, os principais compostos são fosfo-colina, GPC, ao lado da colina livre, PC e es-fingomielina, cujas concentrações variam em função do progresso da lactação e da dieta/suplementação materna. A concentração de colina no leite se eleva em função do aumento da ingestão dietética, e sua secreção durante o aleitamento materno exclusivo (6 meses) é de cerca de 120 mg/dia.[34]

FONTES E BIODISPONIBILIDADE

Os alimentos contêm diferentes formas de colina: colina livre, fosfocolina, GPC (hidros-solúveis) e PC e esfingomielina (lipossolúveis). Destas, a PC é a forma mais abundante na die-ta. Em comparação com alimentos de origem animal, como ovos, carne, peixe, frango e laticí-nios, os vegetais possuem quantidades menores de colina por unidade de peso.[42] Além disso, o processamento térmico dos alimentos, especial-mente o cozimento, afeta a biodisponibilidade da colina, reduzindo sua quantidade e aumentando a de PC.[43] Essas características afetam a capacidade da maioria das pessoas de atender a suas necessidades dietéticas, especialmente aquelas com dietas vegetarianas ou veganas, assim como mulheres grávidas ou lactantes.[10]

A betaína, um derivado da colina, está naturalmente presente em alimentos como beterraba, espinafre, farelo de trigo, gérmen de trigo, além de invertebrados aquáticos. Quando ingerida como suplemento dietético ou por meio da alimentação, esse composto tem biodisponibilidade semelhante, sendo decomposta em dimetilglicina e, por último, em sarcosina nas mitocôndrias das células renais e hepáticas.[44] Comercialmente, a betaína está disponível em três formas: betaína anidra natural, betaína anidra sintética, e cloridrato de betaína.[45]

Embora as concentrações de betaína nos alimentos possam variar de acordo com os métodos de cozimento e preparação, produtos derivados de grãos e vegetais, como farelo de trigo (1.340 mg/100 g), gérmen de trigo (1.240 mg/100 g), espinafre (600 a 645 mg/100 g) e beterraba (114 a 297 mg/100 g), são reconhecidos como as principais fontes de betaína na dieta.[46]

A primeira base de dados que detalha a colina total e suas várias formas presentes nos alimentos, comumente consumidos nas dietas norte-americanas, foi lançada em 2004 pelo Departamento de Agricultura dos EUA (USDA), abrangendo 434 itens alimentares. Posteriormente, em 2008, houve uma atualização e expansão desse banco de dados.[47] Esses registros detalhados incluem valores específicos para colina livre, fosfocolina, GPC, PC e esfingomielina, além de dados relativos à colina total e betaína (Tabela 1). É importante observar que, embora a betaína seja um metabólito da colina, ela não é uma molécula que contém diretamente a colina, nem pode ser usada para a ressíntese desse nutriente. Dessa forma, os valores de betaína não são considerados na avaliação do total da colina. Entretanto, a presença de betaína na dieta pode impactar indiretamente na necessidade de colina, poupando a utilização desta para a síntese de betaína.[42]

TABELA 1   Alimentos fonte de colina e betaína

Alimentos (100 g)	Colina (mg)*						Betaína (mg)*
	CL	PCho	GPC	PC	EM	CT	
Fígado bovino cozido	62	12	83	250	24	431	5,6
Ovo cozido	0,7	0,5	0,5	210	14	225,7	0,6
Bife cozido	0,7	1,3	5,2	86	11	104,2	13
Salmão cozido	7,8	1,2	41	37	3,4	90,4	1,8
Costeletas de porco cozidas	1,1	0,6	12	57	7,5	78,2	2,8
Peito de frango cozido	3,2	2,1	1,6	46	8,9	61,8	6,4
Nozes, amêndoas	9,4	1,9	1,2	40	0	52,5	0,5
Brócolis cozidos	8,5	9,3	1,3	21	0	40,1	0,1
Feijão cozido enlatado	17	0,8	1,3	12	0	31,1	0,1
Leite (2% de gordura)	2,8	1,6	10	1,2	0,9	16,5	0,9
Batata vermelha cozida	8,5	1,2	3,8	5,3	0	18,8	0,2
Arroz branco cozido	0,7	0	1	0,4	0	2,1	0,3

*mg de colina ou betaína/100 g de alimento.
CL: colina livre; CT: colina total (soma CL + PCho + GPC + PC + EM); EM: esfingomielina; GPC: glicerofosfocolina; PCho: fosfocolina; PC: fosfatidilcolina.
Banco de dados: Departamento de Agricultura dos EUA (USDA).
Fonte: adaptada de Patterson et al.[47]

A dieta rica em produtos de origem animal, típica do Ocidente, possui uma grande quantidade de nutrientes dietéticos contendo TMA, como PC e L-carnitina. Esses atuam como precursores na formação microbiana do TMA, e subsequente conversão hepática em TMAO.[48] Especificamente para a ingestão de carne, um ensaio clínico randomizado mostrou que a carne vermelha, mas não a branca, aumenta as concentrações circulantes de TMAO.[49]

Lemos et al.[50] mostraram que, em uma população jovem saudável, as concentrações plasmáticas de colina em jejum são mais altas quando provenientes do consumo de 3 ovos por dia, em comparação com a mesma quantidade de colina proveniente de um suplemento, com aproximadamente 400 mg. Além disso, apesar do consumo de ovos ou colina, não houve aumento nas concentrações plasmáticas de TMAO, quando observada a linha de base.

De acordo com Krishnan et al.[51], a adesão à dieta padrão mediterrâneo (MED-EP) com 200 g/semana de carne vermelha demonstrou redução nas concentrações séricas de TMAO em comparação com a ingestão de 500 g/semana de carne vermelha no mesmo padrão dietético. Adicionalmente, foi observada relação positiva entre TMAO e o HOMA-IR, resultando em implicações clinicamente relevantes no risco metabólico associado ao TMAO. No entanto, os precursores metabólicos do TMAO, como a microbiota intestinal, não foram avaliados. Isso evidencia que a compreensão sobre o metabolismo desse composto e seus efeitos na saúde ainda é incompleta.

Durante os períodos de gravidez e lactação, há aumento significativo nas necessidades de colina em razão da rápida divisão das células fetais e do transporte ativo desse nutriente para o feto.[52] A Associação Médica Americana e a Academia Americana de Pediatria reconheceram que um déficit no fornecimento de colina, durante os primeiros mil dias após a concepção, pode resultar em comprometimentos permanentes na função cerebral, independentemente da suplementação posterior desse nutriente.[53,54] No leite humano, o conteúdo total de colina aumenta desde o colostro até 2 semanas após o nascimento e depois permanece estável, além dos 6 meses, variando de 125 a 166 mg/L (1.198 a 1.600 mcmol/L).[42]

Embora o aumento do consumo de colina, proveniente dos alimentos ou suplementos, resulte no aumento de suas concentrações plasmáticas, alguns fatores intestinais podem afetar sua biodisponibilidade, limitando a eficácia desse aumento dietético. Além disso, o trato gastrintestinal humano hospeda bactérias que também podem utilizar colina, possivelmente reduzindo sua biodisponibilidade.[55]

A compreensão de como a disponibilidade de colina na dieta modula suas concentrações séricas, complementando a síntese endógena, pode contribuir para o desenvolvimento de intervenções nutricionais, como tratamentos promissores.[56]

Um conjunto de medidas é necessário para alcançar a ingestão adequada de colina. Isso inclui (1) aprimorar e ampliar os dados presentes nas tabelas de composição alimentar, facilitando a coleta de informações sobre a ingestão de colina de diferentes populações, (2) integrar e relatar a ingestão de colina em inquéritos dietéticos globais, (3) atualizar as políticas de saúde e incorporar colina dentro destes, para aumentar a conscientização sobre seu papel na saúde fetal--materna, e (4) recomendar formalmente que as mulheres que planejam engravidar, bem como aquelas que estão grávidas ou amamentando, complementem suas dietas com colina.[57]

▣ RECOMENDAÇÕES DE INGESTÃO E VALORES MÁXIMOS TOLERÁVEIS

As recomendações diárias de colina variam de acordo com a idade, o sexo e o estado fisiológico do indivíduo, assim como pela disponibilidade de metionina e folato na dieta.

As orientações do consumo dietético foram estabelecidas para garantir o atendimento das necessidades nutricionais. Segundo o Institute of Medicine,[35] não existem dados suficientes para o cálculo estimativo das necessidades médias (EAR) para a colina. Por essa razão, somente os valores da ingestão adequada (IA) foram estimados. Embora os valores de IA para colina estejam definidos, as necessidades para essa amina podem ser atendidas pela síntese endógena, em determinados estágios de vida e condições de saúde.[58,59]

O valor de IA para adultos foi definido em 7 mg/kg multiplicados pelo peso de referência, sendo 76 kg para homens e 61 kg para mulheres, baseando-se na prevenção de danos hepáticos. Foram feitos ajustes para mulheres grávidas e lactantes, considerando o acúmulo de colina pelo feto, placenta, bem como pela quantidade secretada no leite materno humano. A concentração da colina no leite materno foi utilizada na definição da IA para bebês de 0 a 6 meses.[60]

Atualmente, nenhuma dose dietética é recomendada pela Autoridade Europeia para a Segurança dos Alimentos (EFSA). Ela apenas define a ingestão diária adequada (IA) para crianças e adultos, baseando-se na média de ingestão de colina observada em populações saudáveis, sem definir os limites superiores toleráveis (UL).[61]

Para a estimativa das recomendações dos nutrientes, as *Dietary Reference Intakes* (DRI) consideram diversos fatores, como sexo, idade e estágio reprodutivo. No entanto, para a colina, mesmo incluindo essas variáveis, uma considerável variação adicional nas necessidades nutricionais permanece, em razão, em parte, das variantes genéticas. Estudos sobre a colina dietética destacam que variantes genéticas comuns em genes necessários para o metabolismo da colina e do folato influenciam as necessidades dietéticas desses nutrientes.[10]

Embora a ingestão média de colina em mulheres de diferentes países seja inferior às orientações do IOM ou da EFSA, não parece haver diferença significativa entre mulheres grávidas e lactantes, e não grávidas. Isso é preocupante, considerando as evidências que relacionam a colina ao desenvolvimento fetal e infantil.[57]

A complexidade das recomendações de colina reflete a interconexão entre fatores individuais, como idade, sexo e estágio fisiológico, e a disponibilidade de nutrientes na dieta. A falta de dados precisos para estimar necessidades médias impulsiona a utilização de valores de IA, embora a capacidade de síntese endógena da colina em certos estágios de vida também seja considerada. As variações genéticas e as discrepâncias nas ingestões observadas em diferentes populações acrescentam desafios à definição precisa das necessidades nutricionais de colina. Dessa forma, ressalta-se a necessidade de pesquisas contínuas para garantir que essas recomendações nutricionais atendam às demandas fundamentais para a saúde.

Na Tabela 2 podem ser observados os valores de recomendação de ingestão para indivíduos nas diferentes fases da vida, e os limites superiores tolerados de ingestão (UL), estimados pelas DRI.

▣ MARCADORES PARA ESTIMAR AS NECESSIDADES DE COLINA

Biomarcadores nutricionais são essenciais para avaliação do estado nutricional individual ou populacional, amplamente empregados em pesquisas básicas e clínicas, devendo ser válidos e confiáveis.[63] Concentrações plasmáticas da colina e seus metabólitos podem servir como biomarcadores para avaliação das condições de saúde e de estados patológicos, como doenças cardiovasculares (DCV) e câncer.[55] Podem variar em função da dieta e, medidos na forma de colina livre, na fração solúvel em água.[62] A desvantagem do uso da colina plasmática como indicador funcional é que sua concentração aparentemente não diminui para menos de 50%

TABELA 2 Valores de DRI[62] e EFSA[61] para colina, considerando os ciclos da vida

Ciclos da vida	DRI	DRI	Ciclos da vida	EFSA
	IA (mg/dia)	UL (mg/dia)		IA (mg/dia)
Recém-nascidos e lactentes				
0-6 meses	125	–	0-6 meses	120
7-12 meses	150	–	7-11 meses	160
Crianças				
1-3 anos	200	1	1-3 anos	140
4-8 anos	250	1	4-6 anos	170
			7-10 anos	250
Meninos				
9-13 anos	375	2	11-14 anos	340
14-18 anos	550	3	15-17 anos	400
Meninas				
9-13 anos	375	2	11-14 anos	340
14-18 anos	400	3	15-17 anos	400
Homens				
19-30 anos	550	3,5	≥ 18 anos	400
31-50 anos	550	3,5		
51-70 anos	550	3,5		
> 70 anos	550	3,5		
Mulheres				
19-30 anos	425	3,5	≥ 18 anos	400
31-50 anos	425	3,5		
51-70 anos	425	3,5		
> 70 anos	425	3,5		
Gestantes				
14-18 anos	450	3		480
19-30 anos	450	3,5		480
31-50 anos	450	3,5		480
Lactantes				
14-18 anos	550	3		520
19-30 anos	550	3,5		520
31-50 anos	550	3,5		520

DRI: *Dietary Reference Intakes;* EFSA: European Food Safety Authority; IA: ingestão adequada; UL: limite superior tolerável de ingestão.

do normal, mesmo quando o indivíduo está em jejum por mais de 1 semana.[22]

Em contrapartida, segundo Zeisel,[64] em indivíduos com dieta deficiente em colina por 3 semanas, há redução de aproximadamente 30% em sua concentração plasmática, podendo dobrar após uma refeição rica do nutriente, e triplicar a quadruplicar após o uso de suplementos.[28]

Nesse contexto, biomarcadores para o *status* da betaína e da colina, para predizer o risco de doenças crônicas e fornecer uma base para teste de intervenção, são urgentemente necessários.[65] Dessa forma, o estabelecimento de biomarcadores da ingestão dietética se torna relevante para doenças que envolvam o metabolismo desses compostos, tais como doença hepática gordurosa não alcoólica, diabetes e aterosclerose.[37,65]

A avaliação do estado nutricional dos indivíduos para colina envolve ensaios com a própria colina, a betaína e a concentração da PC no plasma.[28] No entanto, é importante destacar que a medida desses biomarcadores em humanos não é suficiente para predizer quais indivíduos desenvolverão disfunção de órgãos quando alimentados com dieta deficiente em colina.[55,66]

Atualmente, diferentes métodos analíticos de detecção de colina no plasma humano estão disponíveis, a exemplo da ressonância magnética nuclear (RMN), ensaios enzimáticos baseados em oxidação de colina pela colina oxidase e cromatografia líquida de alta eficiência (HPLC-MS).[67-69] Contudo, informações sobre a confiabilidade dos biomarcadores do *status* da colina são limitadas. Adicionalmente, evidências sugerem que variações biológicas desse nutriente e de seus metabólitos são mínimas em adultos saudáveis.[55]

EFEITOS CLÍNICOS DA INGESTÃO INADEQUADA

Dadas as múltiplas funções da colina no metabolismo humano, tanto a ingestão insuficiente quanto o excesso desse nutriente podem estar associados a diversas condições patológicas.[70] Estudos apontam que a baixa ingestão prolongada de colina está associada a diversas consequências adversas para a saúde, como DCV, doença hepática gordurosa não alcoólica (DHGNA), atrofia muscular esquelética, na homeostase das proteínas musculares, na modulação da inflamação, na autofagia e nas doenças neurodegenerativas, incluindo Parkinson e Alzheimer.[52,55]

Relatório recente publicado por Yuan et al.[71] mostrou que a baixa ingestão de colina na dieta, menor que 215 mg/dia, ao longo da vida, aumenta o risco de demência. Em contrapartida, a ingestão elevada está associada a sintomas adversos, como odor corporal semelhante a peixe, vômitos, sudorese e salivação excessivas, hipotensão e toxicidade hepática.[10]

O metabolismo da colina dietética pela microbiota intestinal tem despertado interesse pelos metabólitos produzidos, como a TMAO, implicados na patogênese de doenças crônicas não transmissíveis (DCNT), a exemplo da obesidade[72] e do câncer.[73] Estudos relacionam a TMAO a eventos cardiovasculares adversos, disfunção endotelial, infarto das artérias coronárias, dentre outros. No entanto, não há consenso sobre o papel da TMAO na progressão dessas doenças.[74]

Estudos que enfatizam a relação da colina e betaína com diversos tipos de câncer são inconclusivos, embora demonstrem relação inversa entre as concentrações dietéticas desses compostos e o risco primário de câncer de fígado e colorretal.[75,76] Quanto ao câncer de mama, estudos evidenciam relação entre a baixa ingestão de colina, o polimorfismo genético de metabólitos desse composto e o risco aumentado da doença.[77]

Outras pesquisas apontam a colina como um potente modificador de marcas epigenéticas nos genes relacionados a doenças metabólicas. Esse mecanismo específico ligando a colina à epigenética e a doença do fígado gorduroso não alcoólico é uma área de grande interesse científico.[78,79] Estudo recente desenvolvido por Gao et al.[80] com 1.081 indivíduos adultos mostrou que concentrações séricas de colina estão significativamente associadas a fenótipo desfavorável para síndrome metabólica, especialmente relacionadas a variações nas concentrações séricas de lipídios. Em contrapartida, as concentrações séricas de betaína foram relacionadas ao fenótipo da síndrome metabólica, particularmente quanto às concentrações séricas de lipídios e aos índices relacionados à resistência à insulina.

🔲 COLINA E DOENÇAS CRÔNICAS

Neurodesenvolvimento e doenças neurodegenerativas

Os estudos sobre colina têm avançado e despertado a atenção de pesquisadores pelas evidências sobre a relação das baixas concentrações desse composto com disfunção orgânica subclínica (fígado gorduroso não alcoólico ou dano muscular), baixa estatura e defeitos do tubo neural. Além disso, efeitos positivos sobre a memória e redução dos riscos cardiovasculares e marcadores inflamatórios têm sido propostos.[32]

Estudos recentes mostraram que a baixa ingestão materna de colina e vitamina B12, durante a gravidez, também está associada a maior risco de defeitos do tubo neural. O papel da colina no desenvolvimento do cérebro fetal é biologicamente plausível com base em sua função como fonte de grupos metil, ACh e fosfolipídios da membrana celular e não é completamente intercambiável com o folato.[81]

O efeito da disponibilidade de colina na dieta sobre o desenvolvimento e a função cerebral é amplamente aceito, com base em pesquisas em animais e humanos, cujas evidências apoiam os efeitos neuroprotetores e de melhoria cognitiva da suplementação dietética de colina, em diferentes estágios de desenvolvimento, atribuída principalmente ao aumento da neurotransmissão colinérgica no sistema hipocampo.[82]

A prevalência de disfunções no neurodesenvolvimento parece estar aumentando, tendo origem multifatorial, na qual se ressalta o papel de alguns nutrientes envolvidos nesse processo. Um possível fator contribuinte é o déficit na ingestão de colina, particularmente durante as principais fases do neurodesenvolvimento, que inclui os primeiros mil dias de vida e a infância. Esse micronutriente é crucial para o neurode-

senvolvimento ideal e o funcionamento cerebral da prole. Dessa forma, ela pode atuar como um fator de risco modificável para algumas condições de desenvolvimento neurológico.[83]

Com relação à doença de Alzheimer, estudo realizado por Blusztajn et al.[84] observou que a ingestão dietética adequada de colina por adultos pode influenciar a função cognitiva e de memória, pelo efeito da PC, que contém ácidos graxos poli-insaturados, eicosapentaenoico (EPA) e docosa-hexaenoico (DHA), em geral reduzidos no cérebro desses pacientes.

Em comparação com valores inferiores a 187,6 mg/dia, a ingestão total de colina na faixa de 187,06 a 399,50 mg/dia mostra efeito protetor na função cognitiva, incluindo capacidade de aprendizagem, fluência verbal categórica, velocidade de processamento, atenção sustentada e memória de trabalho. À medida que se eleva o consumo de produtos de origem animal, aumenta também a ingestão dietética de colina, o que pode explicar o risco inalterado de baixo desempenho cognitivo quando o consumo de colina atinge valores superiores a 399,5 mg/dia.[85]

Estudos experimentais realizados em camundongos adultos com DA mostraram que a suplementação de colina reduziu significativamente a densidade da placa beta amiloide-A-beta, os déficits de aprendizagem e memória e a inflamação cerebral. Velasquez et al.[86] demonstraram ainda que a suplementação de colina pode ter efeitos cognitivos benéficos, por diminuir a carga da placa A-beta e melhorar o espaço memória no modelo de rato APP/PS1 da doença de Alzheimer. Além disso, o consumo de uma dieta saudável, ao longo da vida, pode reduzir a ocorrência da doença de Alzheimer.

Os efeitos da alta ingestão de colina na dieta em pacientes idosos que sofrem de problemas de memória têm sido investigados. Um estudo transversal realizado em aproximadamente 2.400 pacientes idosos demonstrou que a ingestão de colina, definida como a combinação da ingestão dietética e de suplementos, correlaciona-se com o desempenho cognitivo.[85] No entanto, outros suplementos de colina, como citicolina, bitartarato de colina e GPC, parecem ser muito promissores no tratamento de idosos que sofrem de demência.[1]

Os efeitos dos metabólitos da colina na função cognitiva podem fornecer uma base teórica para estabelecer as doses diárias de referência (DRI) desse nutriente.[87] A ingestão contínua de 300 mg/dia de colina, proveniente da gema de ovo, melhorou a memória verbal, que faz parte das funções cognitivas. No entanto, ainda não está claro se a ingestão de colina da gema de ovo poderia prevenir ou reduzir a incidência de demência. Recentemente foi sugerido que a incorporação do consumo regular de colina de gema de ovo na dieta é uma estratégia eficaz para manter a função cerebral em adultos livres de demência.[88]

Colina e doenças cardiovasculares

Estudos epidemiológicos têm apontado correlação entre altas concentrações de homocisteína e maior risco de DCV[89] e aterosclerose vascular.[90] Nesse sentido, pesquisas mostraram que suplementos de colina e/ou betaína podem reduzir as concentrações plasmáticas de homocisteína.[21,91,92] Elevações na homocisteína podem ser causadas pela metilação diminuída para formar metionina, como ocorre na deficiência de folato. A colina, via betaína, é a doadora do grupo metil nesse processo.[18]

Sobre a relação entre esses compostos, estudos mostram que, embora a ingestão alimentar de colina e betaína não esteja significativamente associada com a incidência de DCV, seu consumo, em longo prazo, tem mostrado reduzir a mortalidade em decorrência dessas doenças, possivelmente pela diminuição da inflamação e outros fatores de risco.[26]

Além dos efeitos adversos mencionados, o metabólito TMAO também desempenha papel importante no aumento do risco de DCV, pro-

movendo a reatividade plaquetária, formação de células espumosas e respostas inflamatórias.[93] Nesse sentido, metanálise realizada por Guasti et al.[94] sugere altas concentrações de TMAO como preditoras de eventos cardiovasculares. Adicionalmente, revisão sistemática com metanálise concluiu que concentrações elevadas de TMAO estavam associadas a um aumento de 62% no risco de mortalidade por todas as causas. No entanto, altas concentrações de precursores de TMAO, como L-carnitina, colina ou betaína, apresentaram apenas um risco 1,3 a 1,4 vez maior para eventos adversos graves de DCV, em comparação com aqueles que possuem concentrações mais baixas.[95] Em contrapartida, o estudo de coorte de Golzarand, Mirmiriran e Azizi[96] não encontrou associação entre colina total e betaína, ajustadas pela energia, e o risco de DCV, em um período de 10,6 anos.

Amparando os resultados acima, Huang et al.[97] compararam as concentrações plasmáticas de TMAO, betaína e colina em casos de infarto agudo do miocárdio (IAM) e controles saudáveis. Seus achados revelaram que altas concentrações de betaína e baixas de TMAO desempenharam efeito protetor significativo em relação ao IAM. Além disso, observaram que a idade cronológica estava correlacionada com as concentrações de TMAO apenas entre os pacientes com IAM, não evidenciada entre os controles. Esses resultados apontam para uma possível interação adicional entre idade e combinação de metabólitos, influenciando a associação de risco ao IAM.

Em contrapartida, o estudo longitudinal de base populacional *Cardia*, com 5.115 indivíduos, ao longo de 34 anos, revelou associação positiva entre as concentrações de colina, precursora do TMAO e DCV. A função renal modificou as associações de TMAO e betaína com as DCV, indicando uma associação positiva do TMAO e uma inversa da betaína com as concentrações mais baixas da taxa de filtração glomerular estimada.[98] Esses resultados encontram suporte em recente metanálise, na qual altas concentrações de TMAO estavam associadas a maior risco de DCV e mortalidade, em comparação com aqueles com concentrações mais baixas, dados não observados para a betaína.[99] Além disso, estudo de randomização mendeliana evidenciou a relação da colina ao aumento do risco de DCV ou IAM; da carnitina ao aumento do risco de IAM ou insuficiência cardíaca; e da PC ao aumento do risco de insuficiência cardíaca.[100]

Em resumo, os resultados apresentados sugerem uma associação complexa entre o TMAO e seus precursores com as DCV, e que essa relação pode variar em função dos tipos de metabólitos e das condições individuais, como a função renal. Esses resultados são importantes para o entendimento sobre a relação entre a dieta e a saúde cardiovascular. No entanto, é importante que mais pesquisas sejam realizadas a fim de elucidar essas associações e mecanismos subjacentes.

Doenças inflamatórias intestinais

A importância da colina também está associada às doenças inflamatórias intestinais (DII). A PC apresenta efeito significativo no tratamento dessas doenças, modulando a função da barreira intestinal, remodelando a estrutura da microbiota intestinal, regulando a polarização dos macrófagos e reduzindo a resposta inflamatória. A PC também tem sido explorada como transportador de medicamentos para agentes anticancerígenos ou anti-inflamatórios em múltiplas formas, o que implica que esse composto tem potencial para a terapia das DII.[101,102]

Concentrações reduzidas de TMAO são observados nas DII em comparação com uma população sem essas doenças. Esses dados sugerem que o TMAO pode ter potencial como biomarcador para o diagnóstico das DII, bem como para avaliar a atividade da doença na retocolite ulcerativa (RCU).[103] Em pacientes com RCU, a concentração de colina aumenta nas fezes, enquanto a GPC diminui. Esses resultados indicam que as alterações na integridade da membrana celular intestinal e a inflamação podem resultar em danos à mucosa desses pacientes.[104]

Foi demonstrado que camundongos com DII, induzida por sulfato de sódio dextrano (DSS), apresentaram deficiência de colina, e a suplementação com seu metabólito, difosfato de citidina-colina, foi eficaz em aliviar a inflamação no cólon e em corrigir a deficiência de colina, ACh e PC. Foi também observado que a suplementação aumentou a diversidade e a uniformidade da microbiota intestinal. Isso resultou no incremento de ácidos graxos de cadeia curta, apresentando-se como uma abordagem preventiva e terapêutica para as DII.[105]

Em contrapartida, a base biológica dos transtornos de humor causados pelas DII também é fortemente afetada pelo metabolismo da colina. Esse nutriente e seus metabólitos podem desempenhar papel fundamental na manutenção da estabilidade do eixo intestino-cérebro. Em estudo experimental em camundongos deficientes em colina, a suplementação desse nutriente aliviou sua deficiência, bem como comportamentos semelhantes à ansiedade.[106]

As concentrações séricas de colinesterase são significativamente mais baixas em pacientes com DII, em relação a controles saudáveis, e essa redução está correlacionada ao aumento do índice de atividade dessas doenças.[107] Com base nesse composto, Shao et al.[107] sugeriram valores de referência para o diagnóstico das DII em geral, em ≥ 7.356 U/L. Categorizando as duas doenças, os valores correspondentes foram de ≥ 7.204 U/L e ≥ 7.356 U/L, para DC e RCU, respectivamente.

Quanto à relação entre DII e deficiência dietética de colina, o estudo de Ju et al.[102] demonstrou que o consumo insuficiente desse nutriente pode intensificar a gravidade dessas doenças e o papel essencial do micronutriente na manutenção da homeostase intestinal.

Para melhor compreensão acerca do papel da colina nas DII, é crucial destacar que a ingestão de alimentos ricos nesse nutriente, ou de outros compostos que contenham TMA, resulta na síntese microbiana desse metabólito, no intestino, incluindo bactérias Gram-positivas e Gram-negativas.[108]

Obesidade e diabetes

As concentrações séricas de colina estão negativamente associadas à gordura corporal total, peso corporal, IMC, circunferência da cintura (CC) e relação cintura-quadril (RCQ) em homens, e positivamente associadas ao IMC, peso corporal, CC e RCQ em mulheres. Em contrapartida, a betaína sérica se associa negativamente apenas com IMC, CC, RCQ e gordura corporal total, apenas em homens.[109]

Uma metanálise de 12 estudos observacionais destacou associação positiva entre as concentrações de TMAO e o IMC em adultos saudáveis.[110] Maior aporte de colina dietética, juntamente com as concentrações plasmáticas de betaína, estão associadas a melhor composição e menor peso corporal, enquanto maior concentração plasmática de colina está associada a maior massa muscular e peso corporal.[111] Em homens, a ingestão de vitamina B2 e colina foi inversamente associada ao IMC.[112] Em pacientes obesos, as concentrações de TMAO foram associadas à esteatose hepática não alcoólica, principalmente no diabetes tipo 2 (DM2).[113]

No que se refere, especificamente, ao diabetes, estudo desenvolvido por Zeng et al.[114] demonstrou a capacidade potencial de classificar a população diabética, de acordo com o *status* da colina e espécies metabólicas específicas, fornecendo uma nova visão do metabolismo da colina e estabelecendo uma ligação entre a microbiota intestinal e o comprometimento do metabolismo da glicose e da diabetes.

Reafirmando essa relação, estudos mostram que o TMAO está diretamente associado ao risco de diabetes tipo 2, ao passo que, em humanos, a ingestão dietética de colina e betaína está associada a melhor sensibilidade à insulina.[109,115] Em contrapartida, a ingestão inadequada desse nutriente e sua associação com consequências para a saúde enfatizam a necessidade da conscientização da população sobre sua importância e a revisão das diretrizes dietéticas.[10]

◙ SUPLEMENTAÇÃO DE COLINA

Além da ingestão de colina por meio dos alimentos, existem várias formas de suplementação desse nutriente atualmente disponíveis. Dentre estas, destaca-se o alfoscerato de colina (C8H20NO6P), também conhecido como GPC ou alfaglicerofosfocolina (a-GPC), um composto colinérgico e precursor de ACh, frequentemente utilizado como suplemento alimentar.[116]

A GPC ($C_8H_{20}NO_6P$), peso molecular de 257,22 g/mol, é considerada uma das fontes mais utilizadas de colina pelo alto conteúdo desse micronutriente (41% de colina em peso), e a sua capacidade de atravessar a barreira hematoencefálica. Esse composto está associado à melhora da memória e a função cognitiva, sendo reconhecido por sua eficácia no tratamento de diversas doenças neurodegenerativas e vasculares, como a DA e demência.[1]

Recente metanálise encontrou evidências de que a GPC, isolado ou em combinação com o donepezil, melhorou o estado cognitivo, funcional e comportamental de pacientes com distúrbios demenciais, de início na idade adulta, associados ao envolvimento cerebrovascular.[117] Embora a GPC não pareça estar diretamente envolvido na modulação das respostas inflamatórias, foi demonstrado que ele melhora a função mitocondrial e reduz o estresse oxidativo e nitrosativo.[118]

Além da GPC, outros suplementos estão disponíveis para garantir uma ingestão adequada de colina. Dentre estes, podemos destacar o bitartarato de colina, que tem demonstrado efeitos favoráveis, especialmente em termos de melhoria da função cognitiva.[119] O bitartarato de colina ($C_9H_{19}NO_7$) é um pó cristalino branco sem odor, com peso molecular de 253,25 g/mol, contendo 41,1% colina (104 g/mol de colina em 253,25 g/mol de bitartarato de colina); 2 g de bitartarato de colina fornecem 800 mg de colina.[120]

Intervenções dietéticas com 600 mg de colina, seja como bitartarato de colina (40% de colina em peso), seja como PC (derivada de soja, ~15% de colina em peso), evidenciaram que o consumo de bitartarato de colina, mas não de PC, aumenta significativamente a produção de TMAO. Isso pode ser atribuído a linhagens abundantes de *Clostridium* (no filo Firmicutes), sugerindo que a forma não éster, que não requer uma etapa de conversão enzimática, pode ser um substrato preferido para a conversão microbiana intestinal em TMA e subsequente oxidação hepática em TMAO.[121]

Para verificar o impacto na concentração plasmática e na cinética da colina, entre as principais formas de suplementos desse nutriente, Bockmann et al.[122] ofertaram dose única de 550 mg/dia de colina, equivalente na forma de cloreto de colina, GPC, ovo-PC e bitartarato de colina, compostos colinérgicos e precursores da ACh, em sequência aleatória, com pelo menos 1 semana de intervalo, e não encontraram diferença na área sob a curva das concentrações plasmáticas de colina após a ingestão dos diferentes suplementos.

Outra forma indicada como suplemento é a citicolina, eficaz na melhora cognitiva em diversas condições, incluindo demências vasculares e degenerativas, doenças cerebrovasculares, esclerose lateral amiotrófica, DA e doença de Parkinson; a citicolina aumenta as concentrações de dopamina no cérebro e pode inibir a recaptação de dopamina.[1]

A revisão Cochrane sobre benefícios e riscos clínicos da citicolina, em comparação com o placebo ou outros tratamentos padrão para pessoas com acidente vascular cerebral isquêmico agudo, mostrou que pode haver pouca ou nenhuma diferença entre a citicolina e seus controles em relação à mortalidade por todas as causas, incapacidade ou dependência nas atividades diárias, recuperação funcional, função neurológica e eventos adversos graves.[123]

Estudos evidenciam que o uso de suplementos de PC para gestantes beneficia o desenvolvimento do cérebro fetal humano. No entanto, o baixo conteúdo de colina na forma de PC exige a ingestão de elevadas doses de suplemento, sendo difícil ser alcançada por mulheres grávidas.[124-126]

A PC é preferencialmente utilizada nos ensaios clínicos como forma de suplementação, pois é resistente à degradação pela microbiota intestinal, não levando à produção de substâncias indesejáveis. Entretanto, o bólus de colina, ao atingir o intestino grosso, por ação da microbiota intestinal, produz trimetilureia, composto que apresenta mau odor e também TMAO, que é potencialmente aterogênico.[20,127,128]

Ainda sobre o uso de suplementos, Lewis et al.[43] demonstraram que a suplementação com betaína não substitui a PC, sendo esta última capaz de aumentar as concentrações séricas de colina após uma única dose ou administração repetida. Em contrapartida, as concentrações séricas de betaína aumentaram após o consumo associado de betaína e PC, demonstrando ser a betaína um indicador estável da ingestão de colina. No Quadro 1 podem ser observadas as principais formas químicas dos suplementos de colina e suas características.

Sobre esse tema, destaca-se a importância da suplementação de colina e a necessidade contínua de pesquisas para entender os benefícios e os riscos associados a diferentes formas de suplementos desse nutriente, em várias condições de saúde. A escolha da forma de suplemento de colina deve ser feita com base em objetivos específicos e sob orientação profissional.

QUADRO 1	Características das principais formas de suplementação de colina			
Forma molecular	GPC	Bitartarato de colina	Lecitina	Citicolina
Nome Iupac	[(2R)-2,3-di-hidroxipropil] 2-(trimetilazanil)-etil fosfato	2-hidroxietil)-trimetilazânio (2R,3R)-3-carboxi-2,3-di-hidroxipropanoato	[(2R)-3-hexadecanoiloxi-2-[(9E,12E)-octadeca-9,12-dienoil] oxipropil] 2-(trimetilazaniumil)-etil-fosfato	[[(2R,3S,4R,5R)-5-(4-amino-2-oxopirimidin-1-il)-3,4-di-hidroxioxolan-2-il]metoxi-hidroxifosforil] 2-(trimetilazanil)-etil fosfato
Cor/forma	Sólido	Pó cristalino branco	Pó amarelo-acastanhado	Pó cristalino branco
Odor	Inodoro	Odor inodoro ou fraco semelhante ao da trimetilamina	Inodoro ou com cheiro de nozes	Altas doses podem causar odor de peixe
Gosto	Sem gosto	Gosto ácido	Sabor de nozes	Neutro
Solubilidade	Muito solúvel em água	Livremente solúvel em água; ligeiramente solúvel em álcool; insolúvel em éter, clorofórmio e benzeno	Baixa solubilidade em água, mas serve como excelente emulsificante	Muito solúvel em água

GPC: glicerofosfocolina; Iupac: União Internacional de Química Pura e Aplicada.
Fonte: adaptada de Kansakar et al.[1]

CONSIDERAÇÕES FINAIS

Conforme os aspectos metabólicos e funcionais abordados, existe uma relação complexa entre a ingestão de colina com a manutenção celular, a síntese de neurotransmissores e o risco de doenças, como as neurodegenerativas, cardiovasculares, obesidade e doenças inflamatórias intestinais, e potencialmente crucial para gestantes, lactantes e crianças.

As evidências apontam efeitos tanto benéficos quanto adversos da colina, dependendo da quantidade consumida e das características individuais. A ingestão insuficiente pode resultar em problemas para a saúde, incluindo disfunção hepática, déficits cognitivos e até mesmo defeitos do tubo neural. Em contrapartida, o excesso desse nutriente pode acarretar sintomas adversos como toxicidade hepática e risco cardiovascular associados aos metabólitos da colina, como o TMAO.

A importância do consumo dietético e na forma suplementar desse nutriente, evidenciada em diversos estudos, demonstra a necessidade de mais pesquisas para elucidar as interações da colina e seus metabólitos no organismo humano e da conscientização sobre a importância do consumo adequado para a promoção da saúde a longo prazo.

REFERÊNCIAS BIBLIOGRÁFICAS

1. Kansakar U, Trimarco V, Mone P, Varzideh F, Lombardi A, Santulli G. Choline supplements: an update. Front Endocrinol. 2023;7;14:1148166.
2. Blusztajn JK. Choline, a vital amine. Science. 1998;281(5378):794.
3. Staskova L, Marx W, Dawson SL, O'Hely M, Mansell T, Saffery R, et al. The distribution of dietary choline intake and serum choline levels in Australian women during pregnancy and associated early life factors. Eur J Nutr. 2023;62:2855-72.
4. Shils ME, et al. (eds.). Modern nutrition in health and disease. 9. ed. v.1. Baltimore: Williams & Wilkins; 1999.
5. Robert C, Couëdelo L, Vaysse C, Michalski MC. Vegetable lecithins: a review of their compositional di-

versity, impact on lipid metabolism and potential in cardiometabolic disease prevention. Biochimie. 2020;169:121-32.

6. Burg MB. Molecular basis of osmotic regulation. Am J Physiol. 1995;268(6):983-96.

7. Compher CW, Kinosian BP, Stoner NE, Lentine DC, Buzby GP. Choline and vitamin B12 deficiencies are interrelated in folate-replete long-term total parenteral nutrition patients. J Parenter Enteral Nutr. 2002; 26(1):57-62.

8. Shronts EP. Essential nature of choline with implications for total parenteral nutrition. J Am Diet Assoc. 1997;97(6):639-46.

9. Buchman AL, Ament ME, Sohel M, et al. Choline deficiency causes reversible hepatic abnormalities in patients receiving parenteral nutrition: proof of a human choline requirement: a placebo-controlled trial. JPEN J Parenter Enteral Nutr. 2001;25(5):260-8.

10. Wallace TC, Blusztajn JK, Caudill MA, Klatt KC, Natker E, Zeisel SH, et al. Colina: o nutriente essencial subconsumido e subestimado. Nutrição Hoje. 2018;53(6):240-53.

11. Zeisel SH, da Costa KA. Choline: an essential nutrient for public health. Nutr Rev. 2013;67:615-23.

12. Sanderson SM, Gao X, Dai Z, Locasale JW. Methionine metabolism in health and cancer: a nexus of diet and precision medicine. Nat Rev Cancer. 2019;19:625-37.

13. Arias N, Arboleya S, Allison J, Kaliszewska A, Higarza SG, Gueimonde M, et al. The relationship between choline bioavailability from diet, intestinal microbiota composition, and its modulation of human diseases. Nutrients. 2020;12:2340.

14. Xu J, Sinclair KD. One-carbon metabolism and epigenetic regulation of embryo development. Reprod Fertil Dev. 2015;27:667-76.

15. Ducker GS, Rabinowitz JD. One-carbon metabolism in health and disease. Cell Metab. 2017;25:27-42.

16. Obeid R. The metabolic burden of methyl donor deficiency with a focus on the betaine homocysteine methyltransferase pathway. Nutrients. 2013;5:3481-95.

17. Bernhard W, Poets CF, Franz AR. Choline and choline-related nutrients in regular and preterm infant growth. Eur J Nutr. 2019;58:931-45.

18. Caudill MA. Pre and post natal health: evidence of increased choline needs. J Am Diet Assoc. 2010; 110(8):1198-206.

19. Yao ZM, Vance DE. Head group specificity in the requirement of phosphatidylcholine biosynthesis for very low density lipoprotein secretion from cultured hepatocytes. J Biol Chem. 1989;264(19):11373-80.

20. Zeisel S. Choline: critical role during fetal development and dietary requirements in adults. Annu Rev Nutr. 2006;26:229-50.

21. Zeisel SH. Choline, homocysteine, and pregnancy. Am J Clin Nutr. 2005;82(4):719-20.

22. Savendahl, I, Mar MH, Underwood LE, Zeisel SH. Prolonged fasting in humans results in diminished plasma choline concentrations but does not cause liver dysfunction. Am J Clin Nutr. 1997;63(3):622-5.

23. Moltó-Puigmartí C, Obeid R, Mommers M, Eussen SJ, Thijs C. Maternal plasma choline and betaine in late pregnancy and child growth up to age 8 years in the Koala birth cohort study. Am J Clin Nutr. 2021;114:1438-46.

24. Rees G, Brough L, Orsatti GM, Lodge A, Walker S. Do micronutrient and omega-3 fatty acid supplements affect human maternal immunity during pregnancy? A scoping review. Nutrients. 2022;14:367.

25. Spoelstra SK, Eijsink JJH, Hoenders HJR, Knegtering H. Maternal choline supplementation during pregnancy to promote mental health in offspring. Early Intervention in Psychiatry. 2023;17(7):643-51.

26. Rajaie S, Esmaillzadeh A. Dietary choline and betaine intakes and risk of cardiovascular diseases: review of epidemiological evidence. Arya Atherosclerosis. 2011;7(2):78-86.

27. Finkelstein JD, Martin JJ, Harris BJ, Kyle WE. Regulation of the betaine content of rat liver. Arch Biochem Biophys. 1982;18(1):169-73.

28. Zeisel SH, Da Costa KA, Franklin PD, Alexander EA, Lamont JT, Sheard NF, et al. Choline, an essential nutrient for humans. Faseb J. 1991;5(7):2093-8.

29. Steenge GR, Verhoef P, Katan MB. Betaine supplementation lowers plasma homocysteine in healthy men and woman. J Nutr. 2003;133(5):1291-5.

30. Wendel U, Bremer H. Betaine in treatment of homocystinuria due to 5,10-methylenetetrahydrofolate reductase deficiency. Eur J Pediatr. 1984;142:147-50.

31. Corbin KD, Zeisel SH. Choline metabolism provides novel insights into non-alcoholic fatty liver disease and its progression. Curr Opin Gastroenterol. 2012; 28(2):159-65.

32. Da Costa KA, Gaffney CE, Fischer LM, Zeisel SH. Choline deficiency in mice and humans is associated with increased plasma homocysteine concentration after a methionine load. Am J Clin Nutr. 2005; 81:440-4.

33. Wortmann SB, Mayr JA. Choline-related-inherited metabolic diseases: a mini review. J Inherit Metab Dis. 2019;42(2):237-42.

34. Rashvand S, Mobasseri M, Tarighat-Esfanjani A. Effects of choline and magnesium concurrent supplementation on coagulation and lipid profile in patients with type 2 diabetes mellitus: a pilot clinical trial. Biol Trace Elem Res. 2020 Apr;194(2):328-35.

35. Janeiro M, Ramírez M, Milagro F, Martínez J, Solas M. Implication of trimethylamine N-oxide (TMAO) in disease: potential biomarker or new therapeutic target. Nutrients. 2018;10:1398.

36. Lordan R, Tsoupras A, Zabetakis I. Phospholipids of animal and marine origin: structure, function, and anti-inflammatory properties. Molecules. 2017 Nov 14;22(11):1964.

37. Silvanesan S, Taylor A, Zhang J, Bakovic M. Betaine na choline improve lipid homeostasis in obesity by participation in mitochondrial oxidative demethylation. Frontiers in Nutrition. 2018;10(5):61.

38. Yilmaz Z, Ozarda Y, Cansev M, Eralp O, Kocaturk M, Ulus IH. Choline or CDPcholine attenuates coagulation abnormalities and prevents the development of acute disseminated intravascular coagulation in dogs during endotoxemia. Blood Coagul Fibrinolysis. 2010; 21(4):339-48.

39. Li Z,Vance DE. Phosphatidylcholine and choline homeostasis. Journal of Lipid Research. 2008;49:1187-94.

40. Fayad LM, Salibi N, Wang X, Machado AJ, Jacobs MA, Bluemke DA, et al. Quantification of muscle choline concentrations by proton MR spectroscopy at 3 T: technical feasibility. AJR Am J Roentgenol. 2010;194:W73-W79.

41. Mazzetti S, Bracco C, Regge D, Caivano R, Russo F, Stasi M. Choline-containing compounds quantification by 1H NMR spectroscopy using external reference and noise measurements. Physica Medica. 2013;29:677-83.

42. Wiedeman AM, Dyer RA, Green TJ, Xu Z, Barr SI, Innis SM, et al. Variations in plasma choline and metabolite concentrations in healthy adults. Clinical Biochem. 2018;60:7783.

43. Lewis ED, Kosik SJ, Zhao YY, Jacobs RL, Curtis JM, Field CJ. Total choline and choline-containing moieties of commercially available pulses. Plant Foods Hum Nutr. 2014;69:115-21.

44. Dobrijević D, Pastor K, Nastić N, Özogul F, Krulj J, Kokić B, et al. Betaine as a functional ingredient: metabolism, health-promoting attributes, food sources, applications and analysis methods. Molecules. 2023;28:4824.

45. European Commission. Commission Regulation (EU) No. 432/2012 of 16 May 2012 establishing a list of permitted health claims made on food, other than those referring to the reduction of disease risk and to children's development and health. Off J Eur Union. 2012;1:L136.

46. Zeisel SH, Mar MH, Howe JC, Holden JM. Concentrations of choline-containing compounds and betaine in common foods. J Nutr. 2003;133:1302-7.

47. Patterson YK, Bhagwat AS, Williams RJ, Howe CJ, Holden MJ. USD database for the choline content of common foods, release 2. Washington, DC; Agricultural Research Service; 2008.

48. Koeth RA, Lam-Galvez BR, Kirsop J, Wang Z, Levison BS, Gu X, et al. l-Carnitine in omnivorous diets induces an atherogenic gut microbial pathway in humans. J Clin Invest. 2018;129(9):373-87.

49. Wang Z, Bergeron N, Levison BS, Li XS, Chiu S, Jia X, et al. Impact of chronic dietary red meat, white meat, or non-meat protein on trimethylamine N-oxide metabolism and renal excretion in healthy men and women. Eur Heart J. 2019;40:583-94.

50. Lemos BS, Medina-Vera I, Malysheva OV, Caudill MA, Fernandez ML. Effects of egg consumption and choline supplementation on plasma choline and trimethylamine-N-oxide in a young population. J Am Coll Nutr. 2018;37:716-23.

51. Krishnan S, O'Connor L, Wang Y, Gertz E, Campbell W, Bennett B. Adopting a Mediterranean-style eating pattern with low, but not moderate, unprocessed, lean red meat intake reduces fasting serum trimethylamine N-oxide (TMAO) in adults who are overweight or obese. Br J Nutr. 2022;128(9):1738-46.

52. Radziejewska A, Chmurzynska A. Folate and choline absorption and uptake: their role in fetal development. Biochimie. 2019;158:10-9.

53. Berg S. American Medical Association. AMA backs global health experts in calling infertility a disease. AMA Wire. 2017.

54. American Academy of Pediatrics (AAP). Food for thought: AAP aims to ensure kids get key nutrients for brain development. 2018.

55. Goh YQ, Guoxiang C, Wang Y. Understanding choline bioavailability and utilization: first step toward personalizing choline nutrition. J Agric Food Chem. 2021;69(37):10774-89.

56. Gallo M, Gámiz F. Choline: an essential nutrient for human health. Nutrients. 2023;15:2900.

57. Derbyshire E, Obeid R, Schön C. Habitual choline intakes across the childbearing years: a review. Nutrients. 2021;13:4390.

58. Fischer LM, Da Costa KA, Kwock L, Stewart PW, Lu T-S, Stabler SP, et al. Sex and menopausal status influence human dietary requirements for the nutrient choline. Am J Clin Nutr. 2007;85:1275-85.

59. Fischer LM, Da Costa KA, Kwock L, Galanko J, Zeisel SH. Dietary choline requirements of women: effects of estrogen and genetic variation. Am J Clin Nutr. 2010;92(5):1113-9.

60. National Academies of Medicine, Food and Nutrition (NAMFN) Board. Dietary Reference Intakes: thiamin, riboflavin, niacin, vitamin B6, folate, vitamin B12, pantothenic acid, biotin, and choline. Washington, DC: National Academies Press; 1998.

61. European Food Safety Authority (EFSA). Dietary reference values for choline. EFSA J. 2016;14:24-6.

62. Institute of Medicine (IOM). Choline. In: Otten J, Hellwig JP, Meyers LD (eds.) Dietary Reference Intakes: the essential guide to nutrient requirements. Washington, D.C.: National Academy Press; 2006. p.218-23.

63. Raghavan R, Ashour FS, Bailey R. A review of cutoffs for nutritional biomarkers. Adv Nutr. 2016;7(1):112-20.

64. Zeisel SH. Choline phospholipids: signal transduction and carcinogenesis. Faseb J. 1993;7(6):551-7.

65. Sherriff JL, O'Sullivan TA, Properzi C, Oddo J-L, Adams LA. Choline, its potential role in nonalcoholic fatty liver disease, and the case for human and bacterial genes. Adv Nutr. 2016;7(1):5-13.

66. Da Costa, KA, Badea M, Fischer LM, Zeisel SH. Elevated serum creatine phosphokinase in choline-deficient humans: mechanistic studies in C2C12 mouse myoblasts. Am J Clin Nutr. 2004; 80:163-70.

67. E Garcia E, Shalaurova I, Matyus SP, Wolak-Dinsmore J, Oskardmay DN, Connelly MA. Quantification of choline in serum and plasma using a clinical nuclear magnetic resonance analyzer. Clin Chim Acta. 2022;524:106-12.

68. Ohkawa R, Kurano M, Sakai N, Kishimoto N, Nojiri T, Igarashi K, et al. Measurement of plasma choline in acute coronary syndrome: importance of suitable sampling conditions for this assay. Sci Rep. 2018;8:4725.

69. Yue B, Pattison E, Roberts WL, Rockwood AL, Danne O, Lueders C, et al. Choline in whole blood and plasma: sample preparation and stability. Clin Chem. 2008;54:590-3.

70. Shim E, Park E. Choline intake and its dietary reference values in Korea and other countries: a review. Nutr Res Pract. 2022 May;16(Suppl 1):S126-S133.

71. Yuan J, Liu X, Liu C, Ang AFA, Massaro J, Devine SA, et al. Is dietary choline intake related to dementia and Alzheimer's disease risk: results from the Framingham Heart Study. Am J Clin Nutr. 2022;116:1201-7.

72. Schugar RC, Willard B, Wang Z, Brown MJ. Postprandial gut microbiotadriven choline metabolism links dietary cues to adipose tissue dysfunction. Adipocytee. 2018;7(1):49-56.

73. Sun S, Li X, Ren A, Du M, Du H, Shu Y, et al. Choline and betaine consumption lowers cancer risk: a meta-analysis of epidemiologic studies. Sci Rep. 2016;6:35547.

74. Thomas MS, Fernandez ML. Trimethylamine N-oxide (TMAO), diet and cardiovascular disease. Curr Atheroscler Rep. 2021;23:12.

75. Zhou R, Chen X, Zhou Z, Zhang Y, Lan Q, Liao G-C, et al. Higher dietary intakes of choline and betaine are associated with a lower risk of primary liver cancer: a case-control study. Sci Rep. 2017;7(679).

76. Lu MS, Fang YJ, Pan Z, Zhong X, Zheng M-C, Chen Y-M, et al. Choline and betaine intake and colorectal cancer risk in Chinese population: a case-control study. PLoS One. 2015;10(3):0118661.

77. Du Y-F Du, Luo W-P, Lin F-Y. Dietary choline and betaine intake, choline-metabolising genetic polymorphisms and breast cancer risk: a case-control study in China. Brit J Nutr. 2016;116:961-8.

78. Ganz AB, Cohen VV, Swersky CC, Stover J, Vitiello GA, Lovesky J, et al. Genetic variation in choline-metabolizing enzymes alters choline metabolism in young women consuming choline intakes meeting current recommendations. Int J Mol Sci. 2017;18:252.

79. Melenovsky V, Stule T, Kozich V, Grauova B, Krijt J, Wichterle D, et al. Effect of folic acid on fenofibrate induced elevation of homocysteine and cysteine. Am Heart J. 2003;146:110.

80. Gao X, Randell E, Tian Y, Zhou H, Sun G. Low serum choline and high serum betaine levels are associated with favorable components of metabolic syndrome in Newfoundland population. J Diabetes Complications. 2019;33(10):107398.

81. Obeid R, Holzgreve W, Pietrzik K. Folate, choline, and vitamin B12 supplementation for pre-conceptional and pregnant women. Ther Umsch. 2022;79(10):541-48.

82. Gallo M, Gámiz F. A systematic review of the dietary choline impact on cognition from a psychobiological approach: insights from animal studies. Nutrients. 2021.

83. Derbyshire E, Maes M. The role of choline in neurodevelopmental disorders: a narrative review focusing on ASC, ADHD and dyslexia. Nutrients. 2023;15:2876.

84. Blusztajn JK, Slack BE, Mellott TJ. Neuroprotective actions of dietary choline. Nutrients. 2017;9:815.

85. Liu L, Qiao S, Zhuang L, Xu S, Chen L, Lai Q, et al. choline intake correlates with cognitive performance among elder adults in the United States. Behav Neurol. 2021;2021:2962245.

86. Velazquez R, Ferreira E, Winslow W, Dave N, Piras IS, Naymik M, et al. Maternal choline supplementation ameliorates Alzheimer's disease pathology by reducing brain homocysteine levels across multiple generations. Mol Psychiatry. 2020;25(10):2620-9.

87. Dietary choline metabolite TMAO impairs cognitive function and induces hippocampal synaptic plasticity declining through the mTOR/P70S6K/4EBP1 pathway. Food Funct. 2023;14(6):2881-95.

88. Yamashita S, Kawada N, Wang W, Susaki K, Takeda Y, Kimura M, et al. Effects of egg yolk choline intake on cognitive functions and plasma choline levels in healthy middle-aged and older Japanese: a randomized double-blinded placebo-controlled parallel-group study. Lipids Health Dis. 2023;22:75.

89. Glueck CJ, Shaw P, Lang JE,Tracy T, Sieve-Smith L, Wang Y. Evidence that homocysteine is an independent risk factor for atherosclerosis in hyperlipidemic patients. Am J Cardiol. 1995;75:132-6.

90. Guasch-Ferré M, Hu FB, Ruiz-Canela M, Bulló M, Toledo E, Wang DD, et al. Plasma metabolites from choline pathway and risk of cardiovascular disease in the Predimed (Prevention with Mediterranean diet) study. J Am Heart Assoc. 2017;28(6):11.

91. Dalmeijer G, Olthof M, Verhoef P, Bots ML, van der Schouw YT. Prospective study on dietary intakes of folate, betaine, and choline and cardiovascular disease risk in women. Eur J Clin Nutr. 2008 Mar;62(3):386-94.

92. Hollenbeck CB. The importance of being choline. J Am Diet Assoc. 2010;110(8):1162-5.

93. Yang S, Li X, Yang F, Zhao R, Pan X, Liang J, et al. Gut microbiota-dependent marker TMAO in promoting cardiovascular disease: inflammation mechanism, clinical prognostic, and potential as a therapeutic target. Front Pharmacol. 2019;10:1360.

94. Guasti L, Galliazzo S, Molaro M, Visconti E, Penella B, Gaudio GV, et al. TMAO as a biomarker of cardio-

vascular events: a systematic review and meta-analysis. Intern Emerg Med. 2021;16:201-7.

95. Heianza Y, Ma W, Manson JE, Rexrode KM, Qi L. Gut microbiota metabolites and risk of major adverse cardiovascular disease events and death: a systematic review and meta-analysis of prospective studies. J Am Heart Assoc. 2017;6(7):e004947.

96. Golzarand M, Mirmiran P, Azizi F. Association between dietary choline and betaine intake and 10.6-year cardiovascular disease in adults. Nutr J. 2022;21(1):1.

97. Huang S, Lim SY, Tan SH, Chan MY, Ni W, Li SFY. Targeted plasma metabolomics reveals association of acute myocardial infarction risk with the dynamic balance between trimethylamine-N-oxide, betaine, and choline. J Agric Food Chem. 2023;71(41):15097-105.

98. Shea JW, Jacobs Jr DR, Howard AG, Lulla A, Lloyd-Jones DM, Murthy VL, et al. Choline metabolites and incident cardiovascular disease in a prospective cohort of adults: Coronary artery risk development in young adults (Cardia) Study. Am J Clin Nutr. 2024;119:29-38.

99. Yang Q, Han H, Sun Z, Liu L, Zheng X, Meng Z, et al. Association of choline and betaine with the risk of cardiovascular disease and all-cause mortality: meta-analysis. 2023 Oct;53(10):e14041.

100. Jing W, Huang S, Xiang P, Huang J, Yu H. Dietary precursors and cardiovascular disease: A Mendelian randomization study. Front Cardiovasc Med. 2023;10:1061119.

101. Ai R, Xu J, Ji G, Cui B. Exploring the phosphatidylcholine in inflammatory bowel disease: potential mechanisms and therapeutic interventions. Curr Pharm Des. 2022;28(43):3486-91.

102. Ju T, Kennelly JP, Jacobs RL, Willing BP. Insufficient dietary choline aggravates disease severity in a mouse model of Citrobacter rodentium-induced colitis. Br J Nutr. 2021;125(1):50-61.

103. Wilson A, Teft WA, Morse BL, Choi Y-H, Woolsey S, DeGorter MK, et al. Trimethylamine-N-oxide: a novel biomarker for the identification of inflammatory bowel disease. Dig Dis Sci. 2015;60:3620-30.

104. Rasmussen TS, Koefoed AK, Jakobsen RR, Deng L, Castro-Mejía JL, Brunse A, et al. Bacteriophage-mediated manipulation of the gut microbiome: promises and presents limitations. FEMS Microbiol Rev. 2020;44:507-21.

105. Guo L, Chen Q, Gao Y, Jiang H, Zhou F, Zhang F, et al. CDP-choline modulates cholinergic signaling and gut microbiota to alleviate DSS-induced inflammatory bowel disease. Biochem Pharmacol. 2023;217:115845.

106. Xu M, Zhang F, Guo L, et al. Choline deficiency and choline metabolism disorders can lead to anxiety-like behaviors induced by DSS in IBD mice. 2022 Nov 14. Preprint (Version 1). Research Square.

107. Shao X, Yang L, Hu K, Shen R, Ye Q, Yuan X, et al. Serum cholinesterases, a novel marker of clinical activity in inflammatory bowel disease: a retrospective case-control study. Mediators Inflamm. 2020;2020:4694090.

108. Rath S, Heidrich B, Pieper DH, Vital M. Uncovering the trimethylamine-producing bacteria of the human gut microbiota. Microbiome. 2017;5:54.

109. Gao X, Wang Y, Sun G. High dietary choline and betaine intake is associated with low insulin resistance in the Newfoundland population. Nutrition. 2017;33:28-34.

110. Dehghan P, Farhangi MA, Nikniaz L, Nikniaz Z, Asghari-Jafarabadi M. Gut microbiota-derived metabolite trimethylamine N-oxide (TMAO) potentially increases the risk of obesity in adults: an exploratory systematic review and dose-response meta-analysis. Obes Rev. 2020;21:e12993.

111. Mlodzik-Czyzewska MA, Malinowska AM, Szwengiel A, Chmurzynska A. Associations of plasma betaine, plasma choline, choline intake, and MTHFR polymorphism (rs1801133) with anthropometric parameters of healthy adults are sex-dependent. J Hum Nutr Diet. 2022 Aug;35(4):701-12.

112. Jindasereekul P, Jirarattanarangsri W, Khemacheewakul J, Leksawasdi N, Thiennimitr P, Taesuwan S. Usual intake of one-carbon metabolism nutrients in a young adult population aged 19-30 years: a cross-sectional study. J Nutr Sci. 2023 Apr 24;12:e51.

113. León-Mimila P, Villamil-Ramírez H, Li XS, Shih DM, Hui ST, Ocampo-Medina E, et al. Trimethylamine N-oxide levels are associated with NASH in obese subjects with type 2 diabetes. Diabetes Metab. 2021 Mar;47(2):101183.

114. Zeng Q, Zhao M, Wang F, et al. Integrating choline and specific intestinal microbiota to classify type 2 diabetes in adults: a machine learning based metagenomics study. Front Endocrinol. 2022;13:906310. doi:10.3389/fendo.2022.906310.

115. Shan Z, Sun T, Huang H, Sijing C, Liangkai C, Cheng L, et al. Association between microbiota-dependent metabolite trimethylamine-N-oxide and type 2 diabetes. Am J Clin Nutr. 2017;106:888-94.

116. Catanesi M, d'Angelo M, Antonosante A, Castelli V, Alfonsetti M, Benedetti E, et al. Neuroprotective potential of choline alfoscerate against beta-amyloid injury: involvement of neurotrophic signals. Cell Biol Int. 2020;44:1734-44.

117. Sagaro G, Gamo G, Traini E, Amenta F. Activity of choline alphoscerate on adult-onset cognitive dysfunctions: a systematic review and meta-analysis. J Alzheimers Dis. 2023 Jan 1:59-70.

118. Strifler G, Tuboly E, Gorbe A, Boros M, Pecz D, Hartmann P. Targeting mitochondrial dysfunction with l-alpha glycerylphosphorylcholine. PLoS One. 2016;11:e0166682.

119. Tabassum S, Haider S, Ahmad S, Madiha S, Parveen T. Chronic choline supplementation improves cognitive and motor performance via modulating oxidative

and neurochemical status in rats. Pharmacol Biochem Behav. 2017;159:90-9.

120. Naber M, Hommel B, Colzato LS. Improved human visuomotor performance and pupil constriction after choline supplementation in a placebo-controlled double-blind study. Sci Rep. 2015;5:13188.

121. Cho CE, Aardema NDJ, Bunnell ML, Larson DP, Aguilar SS, Bergeson JR, et al. Effect of choline forms and gut microbiota composition on trimethylamine-N-oxide response in healthy men. Nutrients. 2020 Jul 25;12(8):2220.

122. Bockmann KA, Franz AR, Minarski M, Shunova A, Maiwald CA, Schwarz J, et al. Differential metabolism of choline supplements in adult volunteers. Eur J Nutr. 2022;61:219-30.

123. Martí-Carvajal AJ, Valli C, Martí-Amarista CE, Solà I, Martí-Fàbregas J, Bonfill Cosp X. Citicoline for treating people with acute ischemic stroke. Cochrane Database Syst Rev. 2020;(8): Art. No.: CD013066.

124. Boeke CE, Gillman MW, Hughes MD, Rifas-Shiman SL, Villamor E, Oken E. Choline intake during preg-

nancy and child cognition at age 7 years. Am J Epidemiol. 2013;177:1338-47.

125. Ross RG, Hunter SK, Hoffman MC. Perinatal phosphatidylcholine supplementation and early childhood behavior problems: evidence for CHRNA7 moderation. Am J Psychiatry. 2016;173:509-16.

126. Yan J, Jiang X, West AA, Perry CA, Malysheva OV, Brenna JT, et al. Pregnancy alters choline dynamics: results of a randomized trial using stable isotope methodology in pregnant and nonpregnant women, Am J Clin Nutr. 2013;98:1459-67.

127. Jonsson AL, Fak F, Caesar R, Akrami R, Reinhart C, Hallenius FF, et al. The impact of dietary choline and microbiota on the development of atherosclerosis in ApoE-/-mice. J. Atherosclerosis. 2017;263:98.

128. Obeid R, Awwad HM, Rabagny Y, Graeber S, Hermann W, Geisel J. Plasma trimethylamine N-oxide concentration is associated with choline, phospholipids, and methyl metabolism. Am J Clin Nutr. 2016;103:703-11.

CAPÍTULO 25

Sódio, cloro e potássio

Amanda Batista da Rocha Romero
Bruna Zavarize Reis
Kátia Rau de Almeida Callou
Vera Lúcia Cardoso Garcia Tramonte

◉ INTRODUÇÃO

O sódio, o cloro e o potássio desempenham um papel crucial na fisiologia humana, exercendo funções importantes na manutenção da pressão osmótica e do equilíbrio ácido-básico do organismo. Esses elementos são frequentemente avaliados como eletrólitos sanguíneos, e suas concentrações raramente são afetadas pela ingestão dietética em indivíduos saudáveis, uma vez que os rins e os sistemas hormonais regulam cuidadosamente os valores sanguíneos. No entanto, as ingestões desses minerais influenciam a saúde da população, em curto e longo prazo, por mecanismos complexos ainda não totalmente compreendidos, mas que relacionam a ingestão dietética, a pressão arterial e a saúde cardiovascular.

O sódio é o cátion mais abundante no líquido extracelular do corpo. Ele age com outros eletrólitos, em especial o potássio, no líquido intracelular, para regular a pressão osmótica e manter o equilíbrio hídrico no interior do organismo. O cloro é o ânion que pode combinar-se com o sódio no líquido extracelular e com o potássio dentro das células, podendo passar livremente entre os líquidos intra e extracelulares através das membranas. Durante a digestão, parte do cloreto sanguíneo é utilizada para a formação de ácido clorídrico nas glândulas gástricas, sendo secretado no estômago, onde atua com as enzimas digestivas, e depois é reabsorvido na corrente sanguínea com outros nutrientes.

O cátion sódio e o ânion cloro são geralmente encontrados nos alimentos como cloreto de sódio ($NaCl$) – o sal de cozinha. Por essa razão, vários dados de necessidades e efeitos de sódio e cloro são apresentados juntos em pesquisas e livros. Sódio, cloro e potássio possuem outras funções, além das descritas anteriormente, que serão apresentadas neste capítulo.

O maior efeito adverso da ingestão aumentada de $NaCl$ é a elevação da pressão arterial. Para muitos indivíduos, a pressão arterial eleva-se progressivamente com o aumento da ingestão de sal. Porém, a relação sódio/potássio parece estar mais envolvida que a quantidade isolada de sódio consumida. De fato, a deficiência moderada de potássio, que ocorre sem hipocalemia, é caracterizada pelo aumento da pressão sanguínea, da sensibilidade ao sal, entre outros sintomas. Atualmente, é reconhecido que o aumento da ingestão de potássio está relacionado com a redução do risco de hipertensão arterial e doenças cardiovasculares.[1]

☐ FUNÇÕES DO SÓDIO, CLORO E POTÁSSIO

O sódio é um metal branco prateado que, em água, comporta-se como íon carregado positivamente – Na^+ – sendo, portanto, um cátion. O sódio e os íons associados são os solutos mais abundantes do líquido extracelular. Entre seus principais papéis no organismo, destacam-se a manutenção da homeostase fisiológica, atividade nervosa, função muscular e regulação metabólica. Uma das funções mais importantes do sódio é a regulação do volume de fluido corporal, já que o sódio e seus íons são os principais osmólitos extracelulares que arrastam e retêm osmoticamente a água.[2] É também necessário ao transporte ativo de substâncias por meio das membranas celulares, sendo bem conhecida sua participação na absorção da glicose no intestino delgado.

O cloro é o ânion que se combina com o sódio, no líquido extracelular, e com o potássio, no meio intracelular, para manter a pressão osmótica e o equilíbrio ácido-básico do organismo.[3] Além disso, o cloro tem função importante na digestão, uma vez que é necessária a formação do ácido clorídrico (HCl) secretado no suco gástrico, essencial para manter a acidez do estômago e a ativação de enzimas durante o processo digestivo.

O potássio, maior cátion intracelular do corpo, é necessário à função celular normal. É mantido em uma concentração de, aproximadamente, 145 mmol/L de fluido intracelular e, em concentrações bem menores, no plasma e no fluido intersticial, podendo variar de 3,8 a 5 mmol/L de fluido extracelular. Pequenas alterações na concentração do potássio extracelular podem afetar a relação potássio extracelular-intracelular e, assim, afetar a transmissão neural, a contração muscular e o tônus vascular.[4] Nesse sentido, os canais de potássio têm sido bastante estudados como tentativa de elucidar os mecanismos moleculares envolvidos nesses processos de propagação de impulsos nervosos, contração muscular, ativação celular e secreção de moléculas biologicamente ativas. Vários canais de potássio têm sido reconhecidos como importantes alvos terapêuticos para o tratamento da esclerose múltipla, doença de Alzheimer, esquizofrenia, enxaquecas, hipertensão pulmonar, diabetes, entre outras doenças. Além disso, esses canais parecem ter um papel neuroprotetor e cardioprotetor. No entanto, este ainda representa um ramo de estudo bastante novo que tem atraído a atenção da indústria farmacêutica.[5]

☐ ASPECTOS METABÓLICOS DO SÓDIO E DO CLORO

Os íons sódio e cloro são consumidos predominantemente como NaCl (sal de cozinha).[6] A absorção do sódio e do cloro ocorre principalmente no intestino delgado – cerca de 98% da quantidade consumida.

No indivíduo saudável, o NaCl é excretado pelos rins, e quantidades variáveis são perdidas por meio da pele (suor) e das fezes. No caso de vômitos e diarreia, podem ocorrer perdas significativas desses minerais. A maior parte do NaCl ingerido é excretada na urina, quando o suor não é excessivo. A excreção desses íons pela pele aumenta quando há transpiração profusa, ou seja, excessiva, causada por grande esforço físico e/ou temperaturas altas. O suor profuso pode causar perdas de mais de 350 mEq de sódio. Nos indivíduos que estão em equilíbrio em relação ao sódio e fluidos e que têm perdas mínimas pelo suor, a quantidade de sódio excretada na urina é praticamente igual à ingerida. Isso decorre da capacidade de o rim humano poder filtrar em torno de 25.000 mmol de sódio/dia e reabsorver 99% do filtrado.[2,3,7]

O sódio e o cloro absorvidos permanecem nos compartimentos extracelulares, que incluem plasma – com concentrações de 140 mmol/L de sódio e 104 mmol/L de cloro; fluido intersticial – com concentrações de 145 mmol/L de sódio e 115 mmol/L de cloro; água do plasma – com concentrações de 150 mmol/L de sódio e 111 mmol/L de cloro; e pequena quantidade nos compartimentos intracelulares – com concentrações nos tecidos, como o músculo, de 3 mmol/L de sódio e 3 mmol/L de cloro. O sódio é mantido fora da célula via bomba de Na^+/K^+-ATPase. Além dos meios intra e extracelular, o sódio é armazenado no interstício da pele e na camada superficial endotelial, formando um terceiro compartimento dinâmico para o sódio, hipertônico e osmoticamente inativo, que atua na homeostase, na osmorregulação e na resposta hemodinâmica à ingestão de sal.[8] Esse compartimento pode funcionar como um tampão durante períodos de restrição e excesso da dieta, mantendo as concentrações plasmáticas estáveis, ainda que o conteúdo de sódio no organismo não seja constante.[7]

A quantidade de sódio no organismo engloba as suas concentrações no plasma (10%), líquido intersticial (30%), tecido conectivo e cartilagem (10%), osso (15%) e ligado a tecidos moles (30%). Dessa quantidade, existe uma porção permutável, ou seja, que pode ser transferida de um tecido para outro (70% do sódio corporal total) e outra não permutável presente no osso, na pele e nos músculos.[7]

Vários sistemas e hormônios influenciam o balanço de sódio e cloro, incluindo o sistema renina-angiotensina-aldosterona, o sistema nervoso simpático, o peptídeo atrial natriurético, o sistema calicreína-quinina, e vários mecanismos intrarrenais e outros fatores regulam o fluxo sanguíneo renal e medular. A angiotensina II, potente vasoconstritor, regula o túbulo proximal do néfron para promover retenção de sódio e cloro, estimulando a liberação de aldosterona do córtex adrenal. Já a aldosterona promove a reabsorção renal do sódio no túbulo distal do néfron.[2]

Como consequência da redução da ingestão de sódio, do volume sanguíneo reduzido ou da pressão sanguínea reduzida, o sistema renina-angiotensina-aldosterona é estimulado. Essa resposta compensatória será maior quando a ingestão de sal for bastante diminuída e de forma brusca. Estudos clínicos randomizados mostraram que uma redução da ingestão de sal em longo prazo leva apenas a um pequeno aumento da atividade plasmática da renina e a nenhuma alteração detectável da atividade do sistema nervoso simpático. Este é importante na regulação da excreção de sódio e cloro por meio de três mecanismos: alteração no fluxo sanguíneo medular renal, liberação de renina e efeitos diretos nos túbulos renais. Semelhante ao sistema renina-angiotensina-aldosterona, o sistema nervoso simpático é ativado durante a depleção de sódio e suprimido durante o excesso de sódio. Com volume elevado de fluido extracelular, há aumento de fluxo sanguíneo na medula renal, resultando em diminuição da concentração de sódio no fluido, que chega à alça de Henle no túbulo renal. Esse decréscimo leva à redução da reabsorção de sódio do néfron; então, mais sódio é entregue para a excreção aos túbulos renais distais.[9,10]

Já o peptídeo natriurético atrial (ANP) é liberado em resposta ao volume de sangue elevado e serve como regulador do sistema renina-angiotensina-aldosterona. O ANP diminui a liberação de renina e, portanto, a liberação de angiotensina II e aldosterona, e aumenta a taxa de filtração glomerular. Essas ações contribuem para reduzir a pressão e o volume sanguíneo.[3]

Em situações de aumento na ingestão de sódio ou infusão de NaCl hipertônico, mais sódio será adicionado ao compartimento extracelular que, consequentemente, aumentará a osmolalidade extracelular e induzirá a saída de água do compartimento intracelular para o extracelular. Após esse aumento na osmolalidade plasmática, a sensação de sede induz ao aumento da ingestão de água, e o rim reterá água em resposta à liberação do hormônio antidiurético. Como resultado de um aumento subsequente na água corporal total, a osmolalidade plasmática retornará aos valores basais pela expansão do volume de líquido extracelular e aumento da pressão arterial.[11]

Também são importantes para a homeostase de sódio e cloro alguns mecanismos intrarrenais: prostaglandinas, quininas, angiotensina, fator relaxante endotelial e outros, bem como extrarrenais que compreendem a produção hepática de ureia e alterações no metabolismo energético no fígado, no músculo e no coração. Uma possível via de regulação para o equilíbrio de sódio e água é o ritmo hormonal endógeno, incluindo hormônios esteroides. Dessa forma, a homeostase do sódio parece ser alcançada pela interação de múltiplos órgãos.[2]

Dada a importância do sódio para a homeostase corporal, as pesquisas estão indo além da dinâmica entre sódio e água. Pesquisas recentes mostram que o armazenamento tecidual de sódio está relacionado com a progressão e atividade de doenças reumáticas como lúpus, esclerose múltipla e psoríase, indicando uma relação importante entre o sódio e processos inflamatórios.[8,12,13]

ASPECTOS METABÓLICOS DO POTÁSSIO

Em indivíduos saudáveis, cerca de 85% do potássio ingerido é absorvido. O potássio proveniente da dieta é eficientemente absorvido por mecanismos passivos e excretado predominantemente na urina (de 77% a 90%), o restante excretado pelas fezes, com quantidades muito pequenas perdidas pelo suor.[14,15] Grande parte do potássio que é filtrado pelo glomérulo renal é reabsorvida no túbulo proximal, de forma que somente uma pequena quantidade do potássio filtrado chega ao túbulo distal. O potássio da urina resulta da secreção de potássio no ducto coletor cortical, a qual é regulada por alguns fatores, como o hormônio aldosterona. Uma concentração plasmática elevada de potássio

estimula o córtex da adrenal a liberar aldosterona, que aumenta a secreção de potássio no ducto coletor cortical e na urina.[4] Esse hormônio é regulado por genes da família KCNK que expressam determinados grupos dos canais de K (K_{2p}), os quais foram descobertos na década de 1990. Esses estudos possibilitaram a caracterização das propriedades funcionais dos canais de K. Em 2008, Bayliss e Barrett[16] estudaram alguns canais de K (K_{2p}) e suas importantes funções fisiológicas, utilizando experimentação com animais. Os autores observaram que alguns canais de potássio, como os do subgrupo TASK, são necessários para a regulação homeostática da secreção adrenal de aldosterona, para a reabsorção do íon carbonato (HCO_3^-) e controle do volume osmótico nas células tubulares renais.

Como os efeitos do potássio geralmente dependem do ânion acompanhante, as pesquisas são feitas predominantemente com as formas de potássio que não cloreto, pois são aquelas encontradas nos vegetais e nas frutas e em outros alimentos ricos em potássio. Produtos animais também contêm ânions de potássio, encontrados essencialmente como fosfato ou lactato, este último resultante da fermentação dos alimentos ou de seus processos de maturação.[17]

Em alimentos não processados, os ânions conjugados de potássio são principalmente os orgânicos, como citrato, convertidos no corpo em bicarbonato. Nos alimentos processados, em que há adição de potássio, e nos suplementos, o ânion conjugado é o cloreto, que não atua como tampão.[17] Os ânions orgânicos são absorvidos principalmente no trato digestivo alto e metabolizados em vários tecidos, sobretudo os da área esplânica (intestino e fígado), e, como resultado, ocorre a produção de CO_2 e energia. Estão presentes na forma neutralizada, principalmente como sais de potássio (citrato, malato e/ou oxalato de potássio) e, desse modo, podem ser precursores de $KHCO_3$. No rim, o bicarbonato atua como tampão, neutralizando os ácidos não carbônicos derivados da dieta, como o ácido sulfúrico, gerado a partir de aminoácidos que contêm enxofre. Quando há ingestão insuficiente de precursores de bicarbonato, tampões da matriz óssea neutralizam o excesso de ácidos derivados da dieta, e, nesse processo, ocorre desmineralização óssea. O excesso de ácido e de sódio derivados da dieta leva ao aumento de excreção de cálcio urinário e reduz a excreção de citrato na urina. As consequências são um possível aumento de desmineralização óssea, aumento do risco de cálculos renais de cálcio e distúrbios metabólicos que podem estar relacionados à osteoporose e à proteinúria. Por essa razão, vários estudos observaram que o consumo adequado de potássio diminui a excreção de cálcio na urina e pode melhorar o seu balanço.[4,14,18]

🔲 BIODISPONIBILIDADE

Estudos indicam que a biodisponibilidade de potássio em dietas contendo frutas e vegetais frescos minimamente processados varia de 65% a 70% e que a quantidade de potássio presente nos vegetais é substancialmente reduzida após a fervura.[19,20] Assim, pacientes com doença renal crônica ou doença renal terminal que apresentam maior risco de hipercalemia podem consumir vegetais cozidos de forma segura, e seu consumo deve ser estimulado. Outra consideração importante é que alimentos ricos em carboidratos podem retardar o aumento de potássio na corrente sanguínea pelo estímulo à secreção de insulina. Por exemplo, o aumento de potássio no sangue após a ingestão de uma banana será menor em comparação ao aumento após o consumo de abacate, embora este último tenha teor menor de potássio em sua composição. O alto teor de fibras das frutas e vegetais pode limitar a absorção de potássio, aumentando a sua excreção fecal pelo aumento do volume das fezes.[21]

Já em relação ao sódio, os aspectos mais relevantes de sua biodisponibilidade estão relacionados à sua excreção. Alguns minerais, como o potássio e o cálcio, podem aumentar sua excreção urinária. Em voluntários humanos saudáveis, tanto o bicarbonato quanto o cloreto de potássio mostraram ter efeito substancial no aumento da excreção urinária de sódio.[22] Estudos sugerem que o potássio pode inibir a reabsorção de sódio no túbulo distal do rim por reduzir o volume extracelular e do plasma. Portanto, é considerado componente importante do efeito anti-hipertensivo do potássio.[4,23]

Há evidências de que a ingestão de altas quantidades de sódio aumenta a excreção urinária de cálcio,[24] sendo considerado fator de risco tanto para a formação de cálculo renal[25] quanto para o desenvolvimento da osteoporose.[26,27] O ânion cloro, por ser comumente encontrado nos alimentos como NaCl, não possui estudos de biodisponibilidade de forma isolada.

🔲 FONTES ALIMENTARES

O sódio é consumido como NaCl (sal de cozinha), bicarbonato de sódio e sob várias formas contidas em alimentos processados, por exemplo, o glutamato monossódico e outros aditivos alimentares, como fosfato, carbonato e benzoato de sódio. No Brasil, o consumo de sódio é resultante principalmente da adição do sal de cozinha no preparo dos alimentos.[6] Amplamente encontrado nos alimentos, as principais fontes de sódio são leite, carnes, frutos do mar, ovos, embutidos e vários alimentos processados e em conservas. Na Tabela 1 constam alguns valores de sódio em alimentos considerando a porção usualmente consumida.[28]

O cloro da dieta é proveniente principalmente do sal de cozinha, não sendo quantificado de forma isolada nas tabelas brasileiras de composição de alimentos.

As fontes alimentares de potássio são os alimentos não processados, como frutas (principalmente frutas secas), vegetais (espinafre, brócolis, tomate) e carnes frescas, uma vez que o processamento leva a perdas desse mineral. A

Tabela 2 mostra alguns alimentos e seus respectivos valores de potássio. A Tabela 3 mostra os valores de potássio na batata-inglesa submetida a diversas formas de preparo.[28]

TABELA 1 Conteúdo de sódio em alimentos considerando medidas caseiras usuais

Alimentos	Porção	Peso (g)	Sódio (mg)
Achocolatado em pó	Colher (chá) cheia	4	2,60
Alface-crespa, crua	Colher (sopa) cheia	8	0,27
Alho, cru	Colher (sopa) rasa	19	1,03
Bacalhau dessalgado, refogado	Colher (servir) rasa	40	502,0
Batata-doce, cozida	Colher (sopa) rasa	30	1,02
Beterraba, crua	Colher (sopa) rasa	16	1,56
Biscoito *cream cracker*	1 unidade	7	61,0
Biscoito doce de maisena	1 unidade	5	17,6
Biscoito doce recheado	1 unidade	13	30,5
Caldo de carne (tablete)	1 unidade	9,5	2.308,0
Cenoura, crua	Colher (sopa) rasa	12	1,34
Cereal matinal (milho)	Copo pequeno	38	201,0
Chocolate ao leite	Pedaço médio	30	20,5
Coco, polpa	Pedaço médio	40	6,13
Coração de frango, assado	Colher (sopa)	25	22,2
Costela bovina, assada	Pedaço médio	110	101,0
Coxa de frango sem pele, cozida	Unidade média	60	38,6
Doce de goiaba em pasta	Colher (sobremesa)	26	0,96
Ervilha cozida	Colher (servir)	38	34,0
Extrato de tomate industrializado	Colher (sopa)	15	71,5
Fígado bovino, grelhado	Pedaço médio	110	90,4
Filé de merluza, assado	Pedaço médio	100	119,0
Iogurte natural integral	Unidade	100	55,7
Leite desnatado	Copo pequeno	165	84,4
Leite integral	Copo pequeno	165	105,0
Macarrão instantâneo, drenado	Porção média	100	545,0
Mamão papaia	Unidade média	310	5,0
Manjericão, cru	Colher (sopa) cheia	6	0,23
Melão	Fatia média	90	8,06
Mistura para bolo	Colher (sopa)	20	88,3
Ovo de galinha inteiro, cozido	Unidade	50	64,0
Pão francês	Unidade	50	340,0
Pescada-branca, assada	Pedaço médio	100	85,5
Picanha bovina com gordura, grelhada	Pedaço médio	110	66,0
Sardinha inteira, assada	Unidade média	60	44,7

Fonte: TBCA, 2023.[28]

TABELA 2 Conteúdo de potássio em alimentos considerando medidas caseiras usuais

Alimentos	Porção	Peso (g)	Potássio (mg)
Abacate	Colher (sopa)	45	78,4
Abóbora cozida	Colher (sopa)	36	71,7
Acelga crua	Colher (servir)	10	24,0
Aipo (salsão) cozido	Colher (sopa)	25	37,6
Alcachofra cozida	Unidade média	50	143,0
Ameixa seca	Unidade média	30	219,0
Amêndoa torrada com sal	Porção média	30	190,0
Amendoim torrado com sal	Colher (sopa)	19	94,2
Amora-preta	Xícara (chá)	100	121,0
Aveia em flocos finos	Colher (sobremesa)	7	24,5
Avelã crua	Porção média	30	226,0
Banana	Unidade média	65	225,0
Batata-doce cozida	Colher (sopa)	42	78,3
Beterraba crua	Colher (sopa)	25	93,8
Brócolis cozido	Colher (sopa)	15	29,7
Caju	Unidade média	100	121,0
Carne de boi cozida	Pedaço médio	110	277,0
Carne de frango (peito) grelhada	Pedaço médio	110	426,0
Carne de peru (peito) grelhada	Pedaço médio	110	225,0
Castanha-de-caju torrada	Porção média	30	210,0
Castanha-do-brasil	Porção média	30	187,0
Cenoura crua	Colher (sopa)	17	47,3
Chocolate ao leite	Pedaço médio	30	93,1
Coco, polpa	Pedaço médio	40	123,0
Coração de frango assado	Colher (sopa)	25	60,9
Cordeiro cozido	Porção média	110	258,0
Couve cozida	Colher (sopa)	20	116,0
Couve-de-bruxelas cozida	Porção média	90	284,0
Damasco seco	Porção média	40	464,0
Ervilha cozida	Colher (servir)	38	44,3
Espinafre refogado	Colher (sopa)	25	37,3
Extrato de tomate industrializado	Colher (sopa)	15	97,6
Feijão-preto cozido	Colher (servir)	35	89,7
Fígado de boi grelhado	Pedaço médio	110	340,0
Fígado de galinha cozido	Pedaço médio	110	263,0
Iogurte natural integral	Unidade	100	133,0
Kiwi	Unidade média	90	266,0
Leite desnatado	Copo pequeno	165	232,0
Leite integral	Copo pequeno	165	219,0

(continua)

TABELA 2   Conteúdo de potássio em alimentos considerando medidas caseiras usuais (*continuação*)

Alimentos	Porção	Peso (g)	Potássio (mg)
Lentilha cozida	Colher (servir)	35	90,8
Mamão papaia	Unidade média	310	386,0
Melancia	Pedaço médio	200	167,0
Melão	Fatia média	90	155,0
Morango	Porção média	120	122,0
Noz-pecã torrada	Porção média	30	127,0
Nozes	Porção média	30	159,0
Pera	Unidade média	110	119,0
Pescada-branca, assada	Pedaço médio	100	288,0
Pêssego	Unidade média	60	81,0
Pistache cru	Porção média	30	307,0
Queijo minas frescal	Pedaço médio	30	31,5
Quiabo cozido	Colher (sopa)	20	18,3
Sardinha inteira, assada	Unidade média	60	344,0
Semente de abóbora torrada	Colher (sopa)	15	137,0
Semente de girassol torrada	Colher (sopa)	15	73,7
Tomate	Colher (sopa)	23	44,1
Uva Itália	Cacho médio	350	566,0
Uva-passa	Porção média	100	749,0

Fonte: TBCA, 2023.[28]

TABELA 3   Influência do processamento sobre o teor de potássio na batata-inglesa

Tratamento	Potássio (mg/100 g de alimento)
Cozida em água	231,0
Frita	443,0
Assada	549,0
Chips	1.042,0

Fonte: TBCA, 2023.[28]

▣ NECESSIDADES E RECOMENDAÇÕES

As necessidades de sódio, cloro e potássio de um indivíduo podem variar com o crescimento, a intensidade da atividade física e a temperatura, que aumentam as perdas pelo suor e em situações de diarreias e vômitos. Sob condições de adaptação máxima e sem suor, a quantidade mínima de sódio necessária para o ser humano repor as perdas seria de 0,18 g (8 mmol)/dia. Porém, é pouco provável que uma dieta que contenha essa quantidade de sódio forneça os demais nutrientes em quantidades adequadas. A ingestão adequada (AI) para o sódio foi então estabelecida em 1,5 g (65 mmol)/dia para adultos jovens, para assegurar que a dieta total possibilitasse uma AI dos demais nutrientes e cobrisse as perdas de sódio pelo suor em indivíduos que são expostos a altas temperaturas ou fisicamente ativos.[1]

As DRI para o sódio foram revisadas em 2019. Entretanto, em razão da insuficiência de dados de estudos de dose-resposta, o sódio continua não apresentando valores de EAR e RDA estabelecidos. O valor de AI de sódio para adultos foi extrapolado para crianças e adolescentes (1 a 18 anos), com base nas necessidades energéticas estimadas. Para crianças de 0 a 12 meses de idade a ingestão de sódio via amamentação foi estimada e utilizada como base para a AI.[1]

A nova DRI para sódio considera que não há evidências suficientes de risco de toxicidade deste elemento dentro da população saudável que permita estabelecer um valor de UL adequado. Entretanto, a publicação inclui uma nova categoria que considera a relação entre a ingestão de nutrientes e o risco de doenças crônicas, denominada CDRR (*chronic disease risk reduction intake*, ou ingestão para redução do risco de doenças crônicas). Dentro dessa nova proposta, o valor de CDRR de sódio para adultos (≥ 19 anos) é de 2,3 g/dia, ou seja, a ingestão acima desse valor aumenta o risco de doenças crônicas (principalmente doenças cardiovasculares). Portanto, apenas os valores de AI e CDRR estão disponíveis na nova publicação, conforme apresentado na Tabela 4.[1]

A AI para o cloro foi estabelecida em nível equivalente aos valores molares de sódio, pois quase todo o cloro da dieta é consumido com o sódio. Entretanto, a última publicação de DRI para o cloro foi em 2006, não sendo atualizada após a nova DRI de sódio.[29] Portanto, a AI para cloro em adultos jovens é 2,3 g/dia, o que equivale a cerca de 3,8 g/dia de sal de cozinha (Tabela 5).

As ingestões dietéticas de referência (DRI) para o potássio também foram revisadas em

TABELA 4 Ingestão dietética de referência (DRI) para o sódio, por idade, sexo e grupo de estágio de vida

Estágio de vida	Sódio (mg/dia)		
	AI	UL	CDRR
Crianças			
0-6 meses	110	-	-
7-12 meses	370	-	-
1-3 anos	800	-	Reduzir a ingestão se acima de 1.200 mg/dia
4-8 anos	1.000	-	Reduzir a ingestão se acima de 1.500 mg/dia
Homens			
9-13 anos	1.200	-	Reduzir a ingestão se acima de 1.800 mg/dia
14-18 anos	1.500	-	Reduzir a ingestão se acima de 2.300 mg/dia
≥ 19 anos	1.500	-	Reduzir a ingestão se acima de 2.300 mg/dia
Mulheres			
9-13 anos	1.200	-	Reduzir a ingestão se acima de 1.800 mg/dia
14-18 anos	1.500	-	Reduzir a ingestão se acima de 2.300 mg/dia
≥ 19 anos	1.500	-	Reduzir a ingestão se acima de 2.300 mg/dia
Gestantes			
≤ 18 anos	1.500	-	Reduzir a ingestão se acima de 2.300 mg/dia
> 18 anos	1.500	-	Reduzir a ingestão se acima de 2.300 mg/dia
Lactantes			
≤ 18 anos	1.500	-	Reduzir a ingestão se acima de 2.300 mg/dia
> 18 anos	1.500	-	Reduzir a ingestão se acima de 2.300 mg/dia

AI: ingestão adequada; CDRR (*chronic disease risk reduction intake*): ingestão para redução do risco de doenças crônicas (não determinado pela falta de evidência para causalidade e dose-resposta; UL: limite superior tolerável de ingestão (não determinado pela falta de indicador toxicológico específico para ingestão excessiva de potássio).
Fonte: Stallings et al., 2019.[1]

TABELA 5 Ingestão dietética de referência para o cloro, por idade, sexo e grupo de estágio de vida

Estágio de vida	Cloro (g/dia)	
	AI	UL
Recém-nascidos e crianças		
0-6 meses	0,18	-
7-12 meses	0,57	-
1-3 anos	1,5	2,3
4-8 anos	1,9	2,9
Homens		
9-13 anos	2,3	3,4
14-18 anos	2,3	3,6
19-30 anos	2,3	3,6
31-50 anos	2,3	3,6
51-70 anos	2,2	3,6
> 70 anos	1,8	3,6
Mulheres		
9-13 anos	2,3	3,4
14-18 anos	2,3	3,6
19-30 anos	2,3	3,6
31-50 anos	2,3	3,6
51-70 anos	2,0	3,6
> 70 anos	1,8	3,6
Gestantes		
≤ 18 anos	2,3	3,6
> 19 anos	2,3	3,6
Lactantes		
≤ 18 anos	2,3	3,6
> 19 anos	2,3	3,6

AI: ingestão adequada; UL: limite superior tolerável de ingestão.
Fonte: *Institute of Medicine*, 2006.[29]

valores de AI foram substancialmente reduzidos em comparação às antigas recomendações (Tabela 6).

TABELA 6 Ingestão dietética de referência para o potássio, por idade, sexo e grupo de estágio de vida

Estágio de vida	Potássio (mg/dia)		
	AI	UL	CDRR
Crianças			
0-6 meses	400	-	-
7-12 meses	860	-	-
1-3 anos	2.000	-	-
4-8 anos	2.300	-	-
Homens			
9-13 anos	2.500	-	-
14-18 anos	3.000	-	-
≥ 19 anos	3.400	-	-
Mulheres			
9-13 anos	2.300	-	-
14-18 anos	2.300	-	-
≥ 19 anos	2.600	-	-
Gestantes			
≤ 18 anos	2.600	-	-
> 18 anos	2.900	-	-
Lactantes			
≤ 18 anos	2.500	-	-
> 18 anos	2.800	-	-

AI: ingestão adequada; CDRR (*chronic disease risk reduction intake*): ingestão para redução do risco de doenças crônicas (não determinado pela falta de evidência para causalidade e dose-resposta; UL: limite superior tolerável de ingestão (não determinado pela falta de indicador toxicológico específico para ingestão excessiva de potássio).
Fonte: Stallings et al., 2019.[1]

2019, entretanto, o comitê concluiu que nenhum dos indicadores avaliados para estabelecer as necessidades de potássio oferece evidência suficiente para estabelecer os valores de necessidade média estimada (EAR) e, consequentemente, de ingestão dietética recomendada (RDA). As evidências existentes até o momento permitem estabelecer somente os valores de AI de potássio.[1] Entretanto, vale ressaltar que os novos

Os valores de UL para o potássio também não foram disponibilizados nesta nova edição, em virtude da falta de evidência de risco de toxicidade em indivíduos saudáveis. Em relação à ingestão considerando a redução de risco de doença crônica (CDRR), a nova DRI considera que existe uma relação positiva entre a suplementação de potássio e redução na pressão arterial. Portanto, diferentemente do sódio, esse valor poderia ser considerado o mínimo a ser ingerido visando à prevenção da doença cardiovascular. Entretanto, pela heterogeneidade entre os estudos e pela falta de evidências para uma relação de dose-resposta, o comitê não estabeleceu a CDRR de potássio.[1]

TOXICIDADE

A alta concentração de sódio no organismo pode ser evidenciada pelos níveis aumentados desse mineral no sangue, condição chamada de hipernatremia (nível de sódio > de 150 mEq/L), associada a uma variedade de causas, como desidratação, diabetes *insipidus*, ingestão excessiva de sódio e doença renal.[30] O consumo excessivo de NaCl é um dos fatores da dieta que contribuem para aumentar a pressão arterial. Evidências robustas de ensaios clínicos randomizados mostram que a redução da ingestão dietética de sal reduz efetivamente a pressão arterial e, consequentemente, o número de mortes prematuras por doenças cardíacas e derrames.[10,23] Portanto, a recomendação atual da Organização Mundial da Saúde (OMS) para a ingestão de sal em adultos é de no máximo 5 g/dia; no entanto, o ambiente alimentar atual resulta em uma ingestão de sal excessiva, uma média de 10 g/dia ou mais.[31]

A ingestão excessiva de sódio tem sido relacionada a um aumento da excreção urinária de cálcio e proteína, a uma maior incidência de infarto agudo do miocárdio, cálculos renais e a uma maior predisposição à ocorrência de câncer de estômago.[23,25,32]

Em relação ao potássio, a alta ingestão tem sido associada a sintomas relacionados à disfunção neuromuscular, incluindo fraqueza, paralisia, náusea, vômito e diarreia. A hipercalemia interfere na despolarização e repolarização das células miocárdicas, resultando em diversos tipos de arritmias e parada cardíaca. Um nível de potássio acima de 8,0 mEq/L quase sempre causa alterações diagnósticas no eletrocardiograma e, em torno de 9 a 10 mEq/L, provoca fibrilação ventricular e assistolia. A hipercalemia também afeta o sistema neuromuscular, causando sintomas como fraqueza e paralisia flácida, e tende a provocar sintomas gastrintestinais, depressão respiratória, oligúria e acidose metabólica.[33] Há evidências de que o uso de comprimidos de cloreto de potássio com liberação prolongada em doses superiores a 7.800 mg/dia pode levar a eventos adversos, mesmo na ausência de doença renal ou outros fatores que alterem a excreção de potássio.[34]

Algumas doenças e medicamentos diminuem a excreção de potássio, podendo aumentar o risco de hipercalemia e de efeitos adversos relacionados à ingestão excessiva. Entre as principais drogas que podem reduzir e/ou impedir a excreção normal de potássio destacam-se os inibidores da enzima conversora de angiotensina (ECA), bloqueadores de receptores de angiotensina e alguns diuréticos poupadores de potássio. Entre as doenças que prejudicam a excreção urinária de potássio, destacam-se o diabetes, a doença renal crônica, a doença cardíaca grave e a insuficiência da adrenal. Indivíduos idosos têm risco maior de hipercalemia, pois frequentemente possuem uma ou mais dessas doenças ou são tratados com algumas dessas medicações.[1]

DEFICIÊNCIA

Pelo fato de o sódio ser amplamente encontrado nos alimentos e as necessidades diárias serem baixas, a deficiência na ingestão desse mineral é rara. No entanto, a hiponatremia, definida como sódio sérico < 135 mmol/L, é uma condição frequente em atendimentos hospitalares. Os sintomas da hiponatremia são inespecíficos e incluem náuseas, história recente de quedas, diminuição da capacidade de raciocínio, dores de cabeça, fraqueza, vertigens, confusão, convulsões ou coma. As causas mais comuns incluem o uso de diuréticos, insuficiência cardíaca, bem como síndrome de antidiurese inapropriada (SIAD).[1] Podem ocorrer situações de perdas acentuadas de sódio em indivíduos com suor excessivo, como atletas que praticam exercícios físicos extenuantes em ambientes quentes ou trabalhadores braçais, pessoas mais vulneráveis à desidratação, como idosos, nas épocas mais quentes do ano e que ingerem líquidos hipotônicos substituindo a perda relativa de fluido hipertônico.[35]

A deficiência de cloro não ocorre sob circunstâncias normais. As perdas de cloro acompanham as de sódio, em situações de diarreia, vômitos e/ou excesso de suor.

Os sintomas da deficiência de potássio são bem definidos, porém é difícil ocorrer por consumo inadequado de alimentos. É mais provável que a deficiência se dê por perdas em vômitos ou diarreia, uso de diuréticos, desnutrição grave ou cirurgias. Várias drogas anti-hipertensivas podem causar perda de potássio. A deficiência grave de potássio é caracterizada por hipocalemia (concentração no soro menor que 3,5 mmol/L), que traz, como consequências adversas, arritmias cardíacas, fraqueza muscular e intolerância à glicose. A deficiência moderada de potássio, que ocorre sem hipocalemia, é caracterizada por aumento da pressão sanguínea, da sensibilidade ao sal, do risco de cálculos renais e do *turnover* ósseo, o qual pode ser evidenciado pela maior excreção de cálcio, formação óssea reduzida e reabsorção aumentada.[1]

Além disso, uma ingestão inadequada de potássio pode aumentar o risco de doenças cardiovasculares, particularmente os acidentes vasculares cerebrais.[1,23,36,37]

◻ REFERÊNCIAS BIBLIOGRÁFICAS

1. Stallings VA, Harrison M, Oria M, organizadores. Dietary Reference Intakes for Sodium and Potassium [Internet]. Washington, D.C.: National Academies Press; 2019. [acesso em fevereiro de 2024]. Disponível em: https://www.nap.edu/catalog/25353

2. Minegishi S, Luft FC, Titze J, Kitada K. Sodium Handling and Interaction in Numerous Organs. Am J Hypertens. 2020;33(8):687-94.

3. Noda M, Matsuda T. Central regulation of body fluid homeostasis. Proc Jpn Acad Ser B Phys Biol Sci. 2022;98(7):283-324.

4. McCormick JA, Topf J, Tomacruz ID, Grimm PR. A New Understanding of Potassium's Influence Upon Human Health and Renal Physiology. Adv Kidney Dis Health. 2023;30(2):137-47.

5. Black KA, Jin R, He S, Gulbis JM. Changing perspectives on how the permeation pathway through potassium channels is regulated. J Physiol. 2021;599(7):1961-76.

6. Félix PV, De Castro MA, Nogueira-de-Almeida CA, Fisberg M. Prevalence of Excess Sodium Intake and Their Corresponding Food Sources in Adults from the 2017–2018 Brazilian National Dietary Survey. Nutrients. 2022;14(19):4018.

7. Bie P. Mechanisms of sodium balance: total body sodium, surrogate variables, and renal sodium excretion. Am J Physiol Regul Integr Comp Physiol. 2018;315(5):R945-62.

8. Li X, Alu A, Wei Y, Wei X, Luo M. The modulatory effect of high salt on immune cells and related diseases. Cell Prolif. 2022;55(9):e13250.

9. He FJ, Tan M, Ma Y, MacGregor GA. Salt Reduction to Prevent Hypertension and Cardiovascular Disease: JACC State-of-the-Art Review. J Am Coll Cardiol. 2020;75(6):632-47.

10. Aliasgharzadeh S, Tabrizi JS, Nikniaz L, Ebrahimi-Mameghani M, Yagin NL. Effect of salt reduction interventions in lowering blood pressure: A comprehensive systematic review and meta-analysis of controlled clinical trials. PLOS ONE. 2022;17(12):e0277929.

11. Rust P, Ekmekcioglu C. Impact of Salt Intake on the Pathogenesis and Treatment of Hypertension. In: Islam MS, organizador. Hypertension: from basic research to clinical practice. Cham: Springer International Publishing; 2016. p. 61-84.

12. Huhn K, Linz P, Pemsel F, Michalke B, Seyferth S, Kopp C, et al. Skin sodium is increased in male patients with multiple sclerosis and related animal models. Proc Natl Acad Sci. 2021;118(28):e2102549118.

13. Carranza-León DA, Oeser A, Marton A, Wang P, Gore JC, Titze J, et al. Tissue sodium content in patients with systemic lupus erythematosus: association with disease activity and markers of inflammation. Lupus. 2020;29(5):455-62.

14. McDonough AA, Fenton RA. Potassium homeostasis: sensors, mediators, and targets. Pfluger Arch. 2022;474(8):853-67.

15. Gumz ML, Rabinowitz L, Wingo CS. An Integrated View of Potassium Homeostasis. N Engl J Med. 2015;373(1):60-72.

16. Bayliss DA, Barrett PQ. Emerging roles for two-pore-domain potassium channels and their potential

therapeutic impact. Trends Pharmacol Sci. 2008;29(11): 566-75.

17. Demigné C, Sabboh H, Puel C, Rémésy C, Coxam V. Organic anions and potassium salts in nutrition and metabolism. Nutr Res Rev. 2004;17(2):249-58.

18. Palmer BF, Clegg DJ. Physiology and Pathophysiology of Potassium Homeostasis: Core Curriculum 2019. Am J Kidney Dis. 2019;74(5):682-95.

19. Noce A, Marrone G, Wilson Jones G, Di Lauro M, Pietroboni Zaitseva A, Ramadori L, et al. Nutritional Approaches for the Management of Metabolic Acidosis in Chronic Kidney Disease. Nutrients. 2021;13(8): 2534.

20. Ceccanti C, Guidi L, D'Alessandro C, Cupisti A. Potassium Bioaccessibility in Uncooked and Cooked Plant Foods: Results from a Static In Vitro Digestion Methodology. Toxins. 2022;14(10):668.

21. Palmer BF, Colbert G, Clegg DJ. Potassium Homeostasis, Chronic Kidney Disease, and the Plant-Enriched Diets. Kidney360. 2020;1(1):65.

22. van Buren M, Rabelink TJ, van Rijn HJM, Koomans HA. Effects of acute NaCl, KCl and KHCO3 loads on renal electrolyte excretion in humans. Clin Sci. 1992;83(5):567-74.

23. Ma Y, He FJ, Sun Q, Yuan C, Kieneker LM, Curhan GC, et al. 24-Hour Urinary Sodium and Potassium Excretion and Cardiovascular Risk. N Engl J Med. 2022;386(3):252-63.

24. Downie ML, Alexander RT. Molecular mechanisms altering tubular calcium reabsorption. Pediatr Nephrol. 2022;37(4):707-18.

25. Siener R. Nutrition and Kidney Stone Disease. Nutrients. 2021;13(6):1917.

26. Heaney RP. Role of Dietary Sodium in Osteoporosis. J Am Coll Nutr. 2006;25(sup3):271S-276S.

27. Takase H, Takeuchi Y, Fujita T, Ohishi T. Excessive salt intake reduces bone density in the general female population. Eur J Clin Invest. 2023;53(10):e14034.

28. TBCA. Tabela Brasileira de Composição de Alimentos. Universidade de São Paulo (USP), Food Research Center (FoRC); 2023. [acesso em fevereiro de 2024]. Disponível em: http://www.fcf.usp.br/tbca

29. Institute of Medicine. Dietary Reference Intakes: The Essential Guide to Nutrient Requirements [Internet]. Washington, D.C.: National Academies Press; 2006.

30. Kupiec TC, Goldenring JM, Raj V. A Non-Fatal Case of Sodium Toxicity. J Anal Toxicol. 2004;28(6):526-8.

31. World Health Organization. Guideline: sodium intake for adults and children. Genebra: WHO; 2012.

32. Wu X, Chen L, Cheng J, Qian J, Fang Z, Wu J. Effect of Dietary Salt Intake on Risk of Gastric Cancer: A Systematic Review and Meta-Analysis of Case-Control Studies. Nutrients. 2022;14(20):4260.

33. Simon G. Detection of Fatal Potassium Overdose: A Case Report and Review of the Literature. Diagnostics. 2023;13(7):1339.

34. Su M, Stork C, Ravuri S, Lavoie T, Anguish D, Nelson LS, et al. Sustained-Release Potassium Chloride Overdose. J Toxicol Clin Toxicol. 2001;39(6):641-8.

35. Lindner G, Schwarz C, Haidinger M, Ravioli S. Hyponatremia in the emergency department. Am J Emerg Med. 2022;60:1-8.

36. Filippini T, Naska A, Kasdagli M, Torres D, Lopes C, Carvalho C, et al. Potassium Intake and Blood Pressure: A Dose-Response Meta-Analysis of Randomized Controlled Trials. J Am Heart Assoc. 2020;9(12): e015719.

37. Sahranavard T, Carbone F, Montecucco F, Xu S, Al-Rasadi K, Jamialahmadi T, et al. The role of potassium in atherosclerosis. Eur J Clin Invest. 2021;51(3):e13454.

CAPÍTULO 26

Cálcio

Adriana Gisele Hertzog da Silva
Liliane Viana Pires
Silvia M. Franciscato Cozzolino

◻ INTRODUÇÃO

O cálcio é um íon essencial ao organismo. Ele desempenha funções estruturais e funcionais que englobam desde a formação e manutenção do esqueleto até a regulação tempo-espacial na função neuronal e, possivelmente, atua na inibição da proliferação de algumas células cancerígenas.[1] É o mineral mais abundante no corpo humano, responsável por cerca de 1 a 2% do peso corporal. Desse total, cerca de 99% são encontrados em dentes e ossos. O restante se encontra no sangue, no fluido extracelular, nos músculos e em outros tecidos. Para a mineralização óssea são necessárias concentrações adequadas de cálcio (Ca^{2+}) e de fosfato (PO_4^{3-}) no fluido extracelular e periósteo. Para assegurar que esses processos operem normalmente, a concentração plasmática de cálcio deve ser mantida dentro de limites estreitos. O osso é um tecido bastante dinâmico que constantemente está formando tecido novo por meio dos osteoblastos e ressorvendo (liberando cálcio do osso) pelos osteoclastos, processo conhecido como *turnover* (ciclo).

Em crianças, a formação óssea excede a ressorção. Em adultos saudáveis, elas se equilibram; em mulheres na menopausa e em homens idosos, a ressorção é maior. O esqueleto possui duas estruturas ósseas: trabecular (esponjosa), como vértebras e pelve, e cortical (compacta), como o fêmur e a tíbia. A cada ano, uma porção do esqueleto é remodelada (reabsorvida e substituída por novo tecido ósseo). Assim, o esqueleto, além de seu papel estrutural, também serve como reservatório de cálcio. Este também é utilizado na ativação de enzimas hidrolíticas, nas quais ele se encontra associado com resíduos de aspartato ou de glutamato. Essas enzimas hidrolisam polissacarídeos, proteínas e fosfolipídios. O cálcio também se encontra associado com proteínas ligadoras de cálcio e, nesse caso, mantém interações entre macromoléculas, isto é, ligações de uma proteína a outra e de uma proteína a uma membrana fosfolipídica, participando assim da sinalização celular.

◻ FUNÇÕES METABÓLICAS DO CÁLCIO[2-4]

A maioria do cálcio no organismo encontra-se nos ossos, principalmente como hidroxiapatita $[Ca_{10}(PO_4)_6(OH)_2]$, embora o osso contenha também magnésio, traços de estrôncio e flúor. Além de seu papel na estrutura do organismo, como sustentação para o esqueleto e como protetor dos órgãos internos, o osso serve como reservatório de cálcio e fósforo visando à manutenção das concentrações normais no plasma e no fluido extracelular. O total de cálcio ionizado no plasma é de 7 mmol (280 mg), e nos fluidos corpóreos, contando também o cálcio intercambiável do osso, é de 50 mmol (2 g); o ciclo do mineral no osso chega a 10 mmol (400 mg/dia), ao passo que as trocas diárias entre o plasma e o cálcio do osso chegam a aproximadamente 150 mmol (6 g/dia). O cálcio tem funções importantes em todo o organismo, não se restringindo aos ossos. Cerca de 0,6% do cálcio total do organismo encontra-se nos tecidos moles; os músculos contêm 15 mmol de cálcio/kg de tecido. Várias metaloenzimas, como alfa-amilase e fosfolipases, contêm cálcio como parte essencial de seu sítio catalítico. A calbindina D é essencial para a absorção intestinal do cálcio, para sua entrada na célula e para a reabsorção do filtrado glomerular no rim. Várias das proteínas de coagulação do sangue necessitam de cálcio para sua atividade; muitos dos anticoagulantes utilizados para prevenir a coagulação de amostras de sangue *in vitro* agem quelando o cálcio (p. ex., EDTA, citrato).

Seu principal papel funcional é na regulação metabólica. A proteína cinase, que modula a atividade de enzimas-chave em resposta à ligação de hormônios na superfície das células, é ativada pelo cálcio, podendo ser diretamente ligada à calmodulina, proteína ligadora de cálcio de alta afinidade.

O cálcio também é importante na regulação da contração muscular, pois a proteína troponina, que regula a contratibilidade de actina e miosina, é dependente de cálcio; tanto hipo quanto hipercalcemia levam a distúrbios no controle da contração muscular e tetania. Proteínas ligadoras de cálcio são também essenciais para:

- Secreção de hormônios e neurotransmissores.
- Adesão celular.
- Função das proteínas do citoesqueleto.

A concentração de cálcio no plasma e nos fluidos extracelulares é muito bem regulada para manter uma concentração entre 2 e 2,5 mmol/L, representando cerca de 0,06% do total de cálcio corporal. Deste, 10% são quelados pelo citrato e por outros íons, 45% estão ligados à albumina e a outras proteínas, e 45% (0,9 a 1,125 mmol/L) representam o *pool* (compartimento) de cálcio livre ionizável funcionalmente ativo e disponível nos fluidos extracelulares.

Os íons de cálcio atuam como segundo mensageiro em praticamente todas as células eucarióticas. No sistema imunológico, atuam em células T, B e mastócitos. Os sinais de Ca^{2+} regulam a ativação e a diferenciação de linfócitos e uma variedade de processos transcricionais. A importância da sinalização de Ca^{2+} tem sido enfatizada apenas nas células T convencionais; no entanto, evidências sugerem que essa sinalização também é essencial para o desenvolvimento e função de outras linhagens de células T.[5,6]

▣ ABSORÇÃO DE CÁLCIO[7-11]

As vias do cálcio pelo organismo envolvem ingestão, digestão, tempo do trânsito intestinal, no qual o cálcio é absorvido via transepitelial, e, por último, excreção. A Figura 1 proporciona uma representação dessas etapas. A absorção do cálcio ocorre por duas vias: uma transcelular (absorção por meio das células intestinais), que é ativa e saturável, e outra paracelular (absorção entre as células intestinais), passiva e não saturável. O cálcio é absorvido no lúmen intestinal, sendo liberado no sangue, onde se encontra nas formas ionizada e livre em uma concentração de 1,25 mM.

O transporte ativo do cálcio para o enterócito e sua saída da célula é dependente da ação da 1,25-di-hidroxivitamina D_3 [$1,25(OH)_2D_3$], a forma ativa da vitamina D, também conhecida como hormônio calcitriol, e de seus receptores. Esse mecanismo é responsável pela maior parte da absorção do cálcio quando os níveis de ingestão são moderados ou baixos, e se dá principalmente no duodeno. A ação do calci-

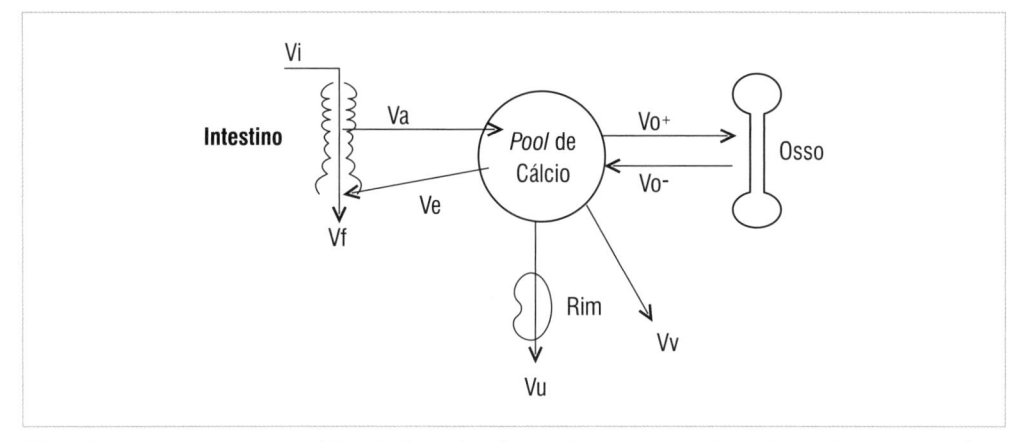

FIGURA 1   Diagrama esquemático do fluxo de cálcio pelo organismo. O *pool* de cálcio inclui o cálcio em solução no plasma sanguíneo, no fluido extracelular e/ou associado com o osso, descrito em unidades de massa, por exemplo, mmol.

Vi: cálcio ingerido no alimento; Va: cálcio absorvido do alimento; Ve: cálcio endógeno perdido nas fezes; Vu: cálcio excretado na urina; Vf: cálcio excretado nas fezes; Vv: cálcio perdido pelo suor, sêmen, fluido menstrual, leite; Vo⁺: cálcio depositado no osso; Vo⁻: cálcio liberado do osso (ressorvido); V: velocidade descrita em unidades de massa por unidade de tempo, assim Va + Vo⁻ = Vu + Ve + Vo⁺ + Vv. Em pessoas não lactantes, Vv é geralmente muito pequeno. Balanço de cálcio no organismo = balanço de cálcio no osso = Vo⁺ - Vo⁻.[13]

triol é mediada por mecanismos genômicos e não genômicos depois de sua ligação com o receptor de vitamina D (VDR). Sua importante ação foi confirmada em um estudo com camundongos *knockout* para o receptor VDR. Esses camundongos, após 10 semanas do nascimento, tiveram uma queda acentuada na absorção duodenal de Ca^{2+}, que estava associada com menor expressão de canais da TRPV6, TRPV5 e da calbidina.[12]

O movimento transcelular envolve três etapas: entrada pela parede celular, difusão pelo citoplasma e saída pela membrana basolateral da célula. A entrada de cálcio pela borda em escova do enterócito se dá a favor de um gradiente eletroquímico via canais de cálcio.

O mecanismo de transporte de membrana foi originalmente evidenciado pela ação do receptor CAT1, que parece ser regulado pelo calcitriol. Recentemente foi identificado que CAT1 funciona como um canal receptor potencial transitório, TRPV6.[14] Esse receptor faz parte de uma família de canais de receptores potenciais transitórios (TRPC). TRPV6 parece

ser inativado por altos níveis de cálcio intracelular. Uma proteína intimamente relacionada com TRPV6 é o TRPV5, que desempenha uma ação mais importante no epitélio renal. A regulação desses TRPC pode ajudar a controlar a entrada de cálcio na célula.[15]

A velocidade de difusão intracelular do íon cálcio é uma etapa limitante desse processo. Na ausência da proteína ligadora de cálcio dependente de vitamina D, a calbindina, a velocidade de difusão do cálcio nas células intestinais é apenas 1/70 da velocidade usual. Assim, o transporte transcelular varia diretamente com a quantidade de calbindina presente na célula. Sabe-se que o cálcio pode até entrar em células deficientes em vitamina D, no entanto é mantido na região da borda em escova; já em células repletas de vitamina D, o cálcio é encontrado ao redor de todo o citoplasma. Assim, o maior papel da vitamina D no transporte transcelular envolve a biossíntese de calbindina. Essa vitamina aparentemente modula não só a entrada de cálcio na célula, mas também sua extrusão; é também responsável por tamponar o meio intracelular ao manter o Ca^{2+} em concentrações menores do que 10^{-7} mol/L, o que previne a morte prematura por apoptose, uma vez que cálcio livre em excesso leva à apoptose de vários tipos celulares.[16] A extrusão de cálcio é mediada pela Ca-ATPase e ocorre contra um gradiente eletroquímico; portanto, nessa etapa do transporte transcelular há necessidade de gasto de energia. O cálcio que chega à membrana basolateral vem ligado ao sítio da enzima citoplasmática Ca-ATPase. Em seguida, ocorre uma fosforilação induzida pela alteração na conformação da Ca-ATPase, e assim o íon cálcio é liberado pelo canal formado por elementos transmembrânicos da enzima.

Já a difusão paracelular ocorre a favor de um gradiente químico. Dá-se em toda a extensão do intestino, no entanto ocorre em maior grau no jejuno e no íleo, e em menor grau no duodeno. Esse processo é responsável pela maior parte da absorção do cálcio quando este está presente em quantidade adequada ou alta. O transporte se dá por uma junção delgada que une as células, e o cálcio passa por elas para entrar na circulação. O movimento do cálcio por meio dessa junção é menor do que ocorreria em uma difusão simples, mas soluções hiperosmolares podem dobrar ou triplicar o fluxo passivo de cálcio. O aumento nessa taxa de difusão pode ocorrer porque a água, movendo-se em uma área de hiperosmolaridade, expande os tecidos e alarga as junções, levando consigo o cálcio. A proporção do mineral que será absorvido pela via paracelular será determinada pela quantidade de cálcio solubilizado no lúmen intestinal, pela permeabilidade celular ao íon e pelo tempo que o quimo permanecerá em determinada região do intestino. Assim, a solubilidade do cálcio é dependente da forma química do sal de cálcio e do pH em dada região intestinal. Mudanças estruturais na junção delgada das células afetam indiretamente a absorção de cálcio pela via paracelular, uma vez que essas junções são moduladas por hormônios, fatores de cresci-

mento, citocinas, toxinas e, possivelmente, por fosforilação.

Alguns outros hormônios também participam na regulação da absorção do cálcio. Os hormônios tireoideanos exercem um efeito sinérgico com a vitamina D na absorção intestinal de cálcio. Aparentemente, o hormônio tireoestimulante (TSH) previne ressorção óssea aumentando a ação genômica da $1,25(OH)^2D^3$ no intestino.[17] Já o hormônio de crescimento (GH) tem um importante papel no crescimento ósseo e na deposição de Ca^{2+} durante a infância e a adolescência. O GH tem efeitos proliferativos no epitélio intestinal e pode também estimular a absorção de Ca^{2+} indiretamente pelo aumento nas concentrações de $1,25(OH)^2D^3$.[18] O estradiol também exerce uma importante ação na absorção de cálcio. Estudo em camundongos *knockout* para o gene calcitriol mostrou que o tratamento com estradiol aumentou os níveis de mRNA do TRPV6 duodenal.[19] Os efeitos do estrogênio em camundongos parecem ser mediados pelo receptor alfa de estrógeno (ERa).[16]

Mecanismo de absorção de cálcio na deficiência

A deficiência dietética de cálcio promove aumento na eficiência de absorção intestinal e na reabsorção renal desse mineral. Esse é um processo de adaptação com a finalidade de atingir as necessidades desse mineral pelo organismo.[20] Os níveis séricos de cálcio podem variar de normais a baixos, conforme a extensão e o grau de deficiência. O mecanismo de adaptação a dietas com baixa concentração de cálcio depende do *status* de vitamina D, principalmente da síntese de 1,25-di-hidroxivitamina D_3 [$1,25(OH)_2D_3$]. Aumento nos níveis séricos de $1,25(OH)_2D_3$ em decorrência de uma dieta com baixa concentração de cálcio tem sido demonstrado em seres humanos. No entanto, a restrição dietética de cálcio na presença de constante ingestão de vitamina D pode causar depleção da 25-hidroxicolecalciferol (25-OHD$_3$). Isso foi observado no plasma de ratos como consequência da alta atividade da enzima renal 25-hidroxicolecalciferol-1-hidroxilase (CYP27B1), que catalisa a transformação da 25(OH)D$_3$ para 1,25(OH)$_2$D$_3$.[21] No duodeno, local de maior absorção de cálcio, observa-se a expressão de CYP27B1, no entanto em níveis mais baixos quando comparado ao rim. Além disso, foi demonstrado que a enzima intestinal não é alterada pela restrição alimentar de cálcio, ao contrário da CYP27B1 renal.[22] Altos níveis de 1,25(OH)D, causados por dietas com baixas concentrações de cálcio, modulam as mudanças adaptativas na absorção intestinal e na reabsorção renal de cálcio, aparentemente por meio da ativação transcricional mediada pela vitamina D.[21]

Os genes supostamente envolvidos na via transcelular são mais expressos na presença de uma dieta baixa em cálcio, provavelmente pela ativação do sistema endócrino da vitamina D.[21,23] Além disso, o aumento na atividade e expressão da bomba de cálcio no intestino e no canal Na$^+$/Ca^{2+}, causado por dietas deficientes em cálcio, ocorre tanto nos enterócitos diferenciados quanto nos não diferenciados. No entanto, os níveis de receptores da vitamina D (VDR) estão diminuídos na presença de dietas com baixas concentrações de cálcio. Ferrari et al.[24] sugerem que a deficiência dietética de cálcio pode ter um duplo efeito sobre a expressão do gene VDR, pois uma ativação homóloga da expressão do gene VDR pelo 1,25(OH)$_2$D$_3$ aparentemente não ocorre em função da supressão transcricional concomitante aos níveis aumentados de PTH. Assim, o efeito da vitamina D na massa óssea dependerá em última instância da disponibilidade de Ca^{2+} na dieta.

▣ EXCREÇÃO DO CÁLCIO[7,15,25,26]

A excreção de cálcio se dá pela urina, pelas fezes e por outros fluidos, como suor, sêmen e menstruação. O cálcio ionizado e o cálcio complexado com pequenos ânions são filtrados no glomérulo renal. Em seguida, a maior parte do cálcio filtrado (98 a 99%) é reabsorvida pelo néfron, ou seja, a pequena fração que não foi reabsorvida representa a fração excretada. Em torno de 85% do filtrado é reabsorvido no túbulo proximal pelas vias paracelulares. Nessa porção do néfron, o sódio também é ativamente reabsorvido, seguido pelo cloreto e pela água. O transporte ativo de cálcio é realizado contra um gradiente de concentração e necessita de energia, sendo realizado pela Ca-ATPase e pelo canal Na$^+$/Ca^{2+} (NCX1), que é uma proteína transportadora dependente do gradiente de sódio intracelular. O restante da carga filtrada (15%) é reabsorvido na porção distal do néfron. Nessa parte do néfron, o cálcio é reabsorvido contra um gradiente eletroquímico. As junções delgadas das células na região distal são impermeáveis ao cálcio, assim não é possível realizar o transporte paracelular. A reabsorção ativa parece ocorrer em três partes. A primeira é na superfície apical ou luminal da célula, e envolve a passagem de cálcio pela membrana através de canais de ligação. Na segunda etapa ocorre a passagem de cálcio para o citosol através da membrana basolateral da célula. E a etapa final envolve a extrusão do cálcio para o fluido extracelular.

Os canais proteicos de ligação do cálcio foram originalmente descritos como CAT1, mas dois deles já foram identificados e denominados TRPV5[27] e TRPV6.[28] No tecido renal, o TRPV5 é metabolicamente mais ativo. Esses TRPV permitem a entrada de cálcio do fluido tubular para a célula, e estão sujeitos a inibição na presença de *feedback* negativo de cálcio.[29] O cálcio transportado para a célula via TRPV5 e TRPV6 é então ligado à calbindina D. Possivelmente, a CaBP28K seria a proteína calbindina específica envolvida nesse processo. Essas proteínas servem para transportar o cálcio do ápice da célula para a superfície basolateral, onde são extrusadas por meio do canal Na^+/Ca^{2+} (NCX1) e pela Ca-ATPase (PMCA). No tecido renal, NCX1 parece ser o mecanismo predominante de extrusão de cálcio através da membrana basolateral, ao contrário do tecido intestinal, onde a A-TPase plasma-membrana (PMCA) predomina.

A excreção de cálcio varia de acordo com a idade do indivíduo. As trocas de cálcio dos compartimentos corporais em adultos saudáveis são de aproximadamente 16% ao dia, e em compartimentos de trocas rápidas, como o fluido extracelular, de cerca de 40%. Em adultos, a carga filtrada chega a ser de 175 a 250 mmol por dia (7 a 10 g/dia). Cerca de 98% desse cálcio é reabsorvido pelo túbulo renal, e cerca de 2,5 a 5 mmol (100 a 200 mg) são excretados diariamente na urina. A perda pelo suor é ao redor de 0,4 a 0,6 mmol (16 a 24 mg) por dia, com aumento das perdas durante o trabalho em climas quentes. Ainda há perdas pela pele, cabelos e unhas, em um total de 1,5 mmol (60 mg) por dia.[30] O cálcio fecal inclui o cálcio da dieta que não é absorvido, mais o cálcio endógeno que é excretado, incluindo células da mucosa, saliva, sucos gástricos, sucos pancreáticos e bile. As perdas fecais endógenas são de aproximadamente 2,5 a 3 mmol (100 a 120 mg) por dia. Essas perdas são inversamente proporcionais à eficiência da absorção. Observou-se, em estudos controlados realizados em humanos consumindo níveis moderados de cálcio (700 mg/dia), que cerca de 26% da ingestão era excretada na urina e 74% nas fezes. Com dietas ricas em cálcio (1.600 mg/dia) ocorreu diminuição na proporção do cálcio absorvido, sendo cerca de 15 a 18% excretado na urina e o restante, pelas fezes.[25] Já estudo de revisão sistemática e metanálise avaliou o consumo habitual de cálcio da população chinesa, e observou-se alta retenção de cálcio, mesmo em dietas à base de plantas e vegetais (com ingestão de cálcio próximo de 300 mg/dia), através de maiores taxas de absorção e menores taxas de excreção.[31]

BIODISPONIBILIDADE DE CÁLCIO

Quando se avalia a fonte de cálcio, a quantidade presente é mais importante que a biodisponibilidade em si. A eficiência da absorção do cálcio é praticamente similar na maioria dos alimentos, incluindo o leite e seus derivados. Deve-se ressaltar que o cálcio pode ter baixa absorção em alimentos ricos em ácido oxálico, como espinafre, batata-doce e feijão. O ácido oxálico é o inibidor mais potente da absorção do cálcio. A absorção de cálcio do espinafre é de apenas 5%, comparada com 27% do leite em doses similares.[32] Alimentos ricos em ácido fítico, como feijão cru, sementes, castanhas, cereais e isolados de soja, também podem proporcionar baixa absorção de cálcio. O ácido fítico (forma de armazenamento de fósforo em sementes) é considerado um inibidor moderado. A lactose parece aumentar a absorção em crianças. No entanto, em adultos, a absorção de cálcio de vários produtos perecíveis parece ser equivalente. Em produtos como o iogurte, que apresenta lactose parcialmente hidrolisada, ou mesmo em alguns queijos que não contêm lactose, a absorção de cálcio é tão eficiente quanto no leite.

O papel da fibra na dieta sobre a absorção intestinal de cálcio tem apresentado resultados controversos. As fibras solúveis presentes em frutas e vegetais afetam negativamente a absorção do mineral, entretanto em proporção menor que as insolúveis, predominantes em cereais, incluindo celulose, lignina e algumas hemiceluloses. Em contrapartida, pesquisadores têm demonstrado influência positiva do consumo de amido resistente no balanço de cálcio e em sua absorção pelo intestino grosso.[33-35] Tem-se também demonstrado a influência positiva de oligossacarídeos não digeríveis na absorção do cálcio. Em um estudo em que 8 g de uma mistura de inulina mais oligofrutose foi administrada a adolescentes, observou-se um aumento em 3% na absorção do cálcio na maior parte dos participantes.[36] Acredita-se que o efeito direto se dê pela acidificação do lúmen intestinal por ácidos graxos de cadeia curta formados pela fermentação bacteriana, por aumento da solubilização do mineral e pelo aumento da superfície de absorção. Por outro lado, também se acredita no efeito indireto, no qual essas fibras estabilizem a microbiota intestinal, promovendo aumento da defesa imunológica, melhora da saúde intestinal e aumento da expressão de citocinas importantes para a saúde óssea, suprimindo a ressorção óssea e aumentando a biodisponibilidade de fitoestrógenos e o número de bactérias probióticas.[37]

Em relação à solubilidade, sabe-se que a razão de absorção de sais de cálcio, como acetato, lactato, gluconato, citrato e carbonato, parece ser similar e fica na faixa de 25 a 40%. Esses valores foram determinados em estudos com humanos na ausência desses sais de cálcio nas refeições.[38] A dose-teste continha 500 mg de cálcio. O grau de absorção no leite integral ficou em cerca de 30%. O carbonato de cálcio também é absorvido em cerca de 30% e é a forma preferida quando utilizada como suplemento por causa de seu peso molecular relativamente baixo, o que torna as pílulas menores. Sais de cálcio altamente solúveis, como aqueles de citrato, malato ou glicina, têm sido utilizados como suplementos, embora as pílulas sejam maiores. O citrato de cálcio é mais rapidamente absorvido que o carbonato, embora essa diferença aparentemente não tenha influência na disponibilidade do mineral. O oxalato de cálcio é relativamente insolúvel e pobremente absorvido pelo intestino; cerca de 10% são absorvidos pelo intestino humano. A hidroxiapatita tem solubilidade e absortibilidade parecidas com as do oxalato de cálcio. A absorção de cálcio envolve uma possível influência do ácido gástrico. Os sais de cálcio são mais solúveis em pH ácido que em neutro. Os alimentos aumentam a absorção de suplementos de cálcio tanto nas formas solúveis quanto nas insolúveis em indivíduos saudáveis. Absorção típica de 20% com o estômago vazio pode aumentar para 30 a 35% com o alimento. Aparentemente, o alimento resulta em uma entrada mais gradual de cálcio para o intestino, promovendo absorção mais completa.

Interação nutriente--nutriente[14,22,26,39-41]

Muitos nutrientes e constituintes dos alimentos podem afetar a homeostase do cálcio, e não só um simples efeito na digestibilidade e na absortibilidade, como já descrito.

Sódio

Cálcio e sódio compartilham do mesmo sistema de transporte no túbulo renal proximal. Alta ingestão de cloreto de sódio (NaCl) resulta em maior absorção de sódio, com aumento do sódio urinário e obrigatoriamente maior perda de cálcio pela urina. Quantitativamente, em mulheres após a menopausa, 500 mg de sódio na forma de cloreto de sódio parecem "atrair" cerca de 10 mg (0,25 mmol) de cálcio para a urina. Como a perda de cálcio pela urina é responsável por 50% na variabilidade de retenção de cálcio, a ingestão de sódio tem influência bastante considerável na perda óssea. Estudo longitudinal realizado em mulheres após a menopausa mostrou uma correlação negativa entre a excreção do sódio pela urina e a densidade óssea do quadril. Os autores concluíram que a perda óssea poderia ter sido prevenida com um incremento de cálcio na dieta ou reduzindo à metade a ingestão de sódio.[4,7]

Em outro estudo recente, também realizado em mulheres após a menopausa, as dietas foram manipuladas com concentrações baixas e altas de cálcio e concentrações altas e baixas de cloreto de sódio. Observou-se maior excreção de cálcio no grupo de mulheres que estavam consumindo uma dieta rica em sal. Já em relação à absorção de cálcio, não houve alteração, independentemente da quantidade de sal. A alta ingestão de sal também foi responsável por uma alteração significativa no balanço de cálcio ósseo, mesmo quando consumido como parte de uma dieta rica em cálcio. Já no grupo de mulheres que consumiam uma dieta pobre em cálcio, o balanço de cálcio ósseo foi negativo tanto com alta quanto com baixa ingestão de sal.[22]

Proteína

As proteínas aumentam a excreção urinária de cálcio, mas seu efeito na retenção de cálcio é controverso. Cada grama de proteína metabolizada aumenta os níveis de cálcio na urina em aproximadamente 1,75 mg. Assim, ao dobrar a quantidade de proteína ou de aminoácidos na dieta, aumenta-se a excreção urinária de cálcio em cerca de 50%. No entanto, alimentos tipicamente ricos em proteínas também contêm fósforo, que tem um efeito hipocalciúrico, contrabalançando, desse modo, o efeito da proteína. Vale ressaltar que a ingestão inadequada de proteínas pode causar problemas na recuperação de fraturas no quadril, bem como contribuir para o desenvolvimento de osteoporose.[42] Há também estudos que mostram que altas quantidades de proteína, apesar de aumentarem os níveis de cálcio na urina, aumentam também sua absorção intestinal. Kerstetter et al.[43] relataram que um aumento na ingestão de proteína animal de 0,7 para 2 g/kg de peso corporal aumenta a eficiência na absorção de cálcio em aproximadamente 40%. Recente estudo em mulheres treinadas mostrou que o aumento em 87% da ingestão de proteínas em relação ao grupo controle, por um período de 6 meses, não teve efeito na densidade mineral óssea, o que pode ser atribuído a um aumento na absorção do cálcio e sua menor excreção.[44] Já o estudo de Heaney e Weaver[4] mostrou que não houve alteração na absorção intestinal de cálcio variando a ingestão de proteína. Os diferentes resultados podem ser ocasionados por diferentes metodologias utilizadas nos estudos, bem como por diferentes métodos de análise de dados. Assim, ainda não se pode afirmar que o aumento de proteína ocasiona um aumento na absorção intestinal de cálcio.

Cafeína

A cafeína pode ter impacto negativo na retenção de cálcio e tem sido associada com aumento no risco de fraturas no quadril. A associação do consumo de cafeína com a perda óssea acelerada tem sido limitada a mulheres após a menopausa e com baixa ingestão de cálcio. No entanto, as evidências existentes não são suficientes para modificar as recomendações para pessoas que têm hábito de consumir altas quantidades de cafeína.[45]

Razão cálcio/fósforo

A razão cálcio/fósforo na dieta pode ser levantada quando se discutem dietas necessárias para garantir o máximo crescimento ou quando se discutem fenômenos patológicos, como hipocalcemia, osteoporose, formação de pedras renais e calcificação de tecidos moles. Uma relação ideal entre cálcio e fósforo é sugerida pelo fato de que a razão Ca/P no osso é de cerca de 2,2/1 por peso. Como quase todo o cálcio do organismo e a maioria do fósforo estão presentes no osso, pode-se esperar que a razão Ca/P na dieta que garanta o crescimento máximo seja similar à razão desses elementos no osso. Entretanto, estudos não indicaram que a variação na razão Ca/P tenha algum efeito no balanço de cálcio. No entanto, níveis elevados de fósforo na dieta podem ter forte impacto para o recém-nascido, e o alto consumo de fósforo parece contribuir para hipocalcemia e fraturas em crianças, o que pode ser atribuído à ação do PTH, causando ressorção de cálcio e fosfato dos ossos.[46]

A quantidade ideal de cálcio e fósforo, considerando a manutenção da massa óssea por longos períodos, não é clara e permanece sujeita a algumas controvérsias. A dieta típica ocidental é abundante em fósforo em função do alto consumo de alimentos processados, ao passo que os níveis de cálcio tendem a ser mais baixos.

ATIVIDADE FÍSICA E METABOLISMO DO CÁLCIO

Os mecanismos pelos quais o exercício influencia na massa e na estrutura óssea ainda estão sob investigação. Embora tanto o exercício físico quanto a ingestão de cálcio influenciem na massa óssea, ainda não está claro se a ingestão de cálcio influencia no grau de benefício provindo do exercício físico. Sob a condição de imobilização, ocorre rápida perda óssea, mesmo que a ingestão de cálcio seja de 1.000 mg (25 mmol) por dia.[47] Em estudo de intervenção por 3 anos com crianças entre 6 e 14 anos, tanto o cálcio quanto os exercícios influenciaram na taxa de mineralização óssea, mas seus efeitos pareceram ser independentes.[48] No entanto, ainda há necessidade de estudos adicionais para se chegar a uma conclusão mais concreta.

CÁLCIO E GRUPOS ESPECIAIS DA POPULAÇÃO

Mulheres amenorreicas

Nas condições de baixa produção de estrógeno, testosterona, fator de crescimento semelhante à insulina 1 (IGF-1) e de-hidroepiandrosterona ocorre alteração na homeostase do cálcio. Mulheres jovens com amenorreia, resultante de anorexia nervosa, por exemplo, têm níveis de absorção de cálcio diminuídos, maior excreção e baixa velocidade de formação óssea quando comparadas a mulheres saudáveis. A amenorreia induzida por exercícios também resulta na redução de retenção de cálcio e em menor massa óssea.[49,50]

Mulheres após a menopausa

O decréscimo na produção de estrógeno após a menopausa está associado com a perda óssea acelerada, particularmente na coluna lombar.[51] Durante esse período, as mulheres perdem, em média, 3% da massa esquelética por ano. Níveis reduzidos de estrógeno também são acompanhados por decréscimo na eficiência de absorção de cálcio e aumento na taxa do *turnover* ósseo. Essas informações podem ser interpretadas de várias maneiras. Primeiro, níveis reduzidos de estrógeno afetam, inicialmente, o esqueleto, provocando ressorção óssea crescente, aumento na circulação de cálcio ionizado, decréscimo de $1,25(OH)_2D_3$ e redução no estímulo para o transporte ativo intestinal de cálcio. Uma segunda interpretação seria que a deficiência de estrógeno reduz, primeiramente, a eficiência na utilização de cálcio provindo da dieta, produzindo perda óssea relacionada à deficiência em substrato de cálcio.[52] Uma terceira interpretação é que o estrógeno tem efeitos primários tanto nos ossos como no intestino. Assim, torna-se muito difícil determinar as necessidades de cálcio para mulheres que após a menopausa. O que se sabe é que, aparentemente, o aumento na ingestão de cálcio não previne a perda de osso trabecular, que ocorre depois dos 5 primeiros anos após a menopausa. A resposta do cálcio no osso cortical parece não ser tão influenciada. No entanto, a adição de fruto-oligossacarídeos à suplementação de cálcio parece diminuir a velocidade de perda óssea em mulheres pós-menopausadas com osteopenia.[53] Assim, esse efeito merece investigações adicionais.

Mulheres grávidas e lactantes

O recém-nascido tem aproximadamente 30 g de cálcio, que provém da circulação da mãe durante a gestação. Entretanto, mulheres grávidas não aumentam de forma espontânea a ingestão alimentar de cálcio. Assim, é o aumento na absorção durante a gestação que auxiliará a repor essa quantidade necessária para o desenvolvimento do feto. Esse aumento na absorção pode ser em função do aumento de calcitriol, com pouca alteração dos níveis séricos de PTH e calcitonina.[16] Aproximadamente 80% do cálcio é depositado no terceiro trimestre da gestação, havendo uma transferência média de cálcio de 300 a 350 mg/dia durante as últimas 6 semanas de gestação.[54] Durante esse período o conteúdo mineral dos ossos das mães pode diminuir. Na lactação, 200 a 250 mg de cálcio, em média, são secretados por dia no leite materno, e essa quantidade representa uma proporção considerável da ingestão diária das mães. Portanto, tanto na lactação quanto na gestação pode haver perda de cálcio dos ossos. Em mulheres saudáveis, esse déficit é reposto depois de alguns meses após o período de lactação, e não há evidência de que a saúde do osso seja afetada de alguma maneira. Vale lembrar que adolescentes grávidas devem aumentar a ingestão de cálcio pois, além do cálcio destinado ao feto, há necessidade de cálcio para seu próprio crescimento.

Intolerantes à lactose

Indivíduos intolerantes à lactose geralmente evitam produtos à base de leite, embora muitas vezes essa atitude não seja necessária. Estudos revelaram que muitos intolerantes à lactose podem ingerir doses baixas, como um copo de leite. Portanto, como o leite e seus derivados são os alimentos que detêm as maiores quantidades de cálcio na dieta, esse grupo apresenta risco de deficiência.

Vegetarianos e veganos

A prática do vegetarianismo pode ter influência nas recomendações de cálcio para esse grupo, em virtude, sobretudo, dos elevados teores de oxalato e fitato em suas dietas, compostos que reduzem a biodisponibilidade do cálcio. A ingestão de cálcio em lacto-ovovegetarianos é similar aos onívoros; já os veganos tendem a ter menor ingestão que ambos os grupos e podem ficar abaixo das recomendações. Além disso, veganos podem ter um aumento em 30% no risco de fraturas, possivelmente em função da baixa ingestão de cálcio, de acordo com o estudo prospectivo de investigação de câncer e nutrição (*Epic-Oxford*).[55]

☐ AVALIAÇÃO DO ESTADO NUTRICIONAL DOS INDIVÍDUOS EM RELAÇÃO AO CÁLCIO

Concentrações sanguíneas

Apesar de variações consideráveis na ingestão, absorção e excreção de cálcio, a concentração sanguínea permanece notavelmente constante. Tal fenômeno ocorre por existirem mecanismos de controle específicos para assegurar que o cálcio esteja sempre disponível, a fim de facilitar a comunicação entre células e assegurar que seu comportamento seja apropriadamente regulado. O cálcio circula no sangue basicamente em três formas: ligado a proteínas, complexado com citrato, bicarbonato ou fosfato, e como íon cálcio livre. A forma ionizada é fisiologicamente importante e é regulada pela ação integrada de três hormônios. A concentração desses hormônios – hormônio paratireoideano (PTH), calcitriol $[1,25(OH)_2D_3]$ e calcitonina – responde a alterações na concentração de íon de cálcio plasmático por um processo de retroalimentação (*feedback*) negativa (Figura 2). Assim, quando a concentração de cálcio no sangue é muito baixa, o PTH e/ou o calcitriol normalizam a concentração pela mobilização do cálcio do osso, aumentam a absorção intestinal ou estimulam sua reabsorção nos rins. Por outro lado, quando a concentração de cálcio no sangue é muito alta, a calcitonina assegura que o cálcio seja deslocado de volta para o osso ou excretado pela urina.

O PTH tem papel-chave na regulação de cálcio sanguíneo. Ele é secretado pela glândula paratireoide quando a concentração de cálcio fica abaixo de sua concentração normal, e assim atua controlando a quantidade do mine-

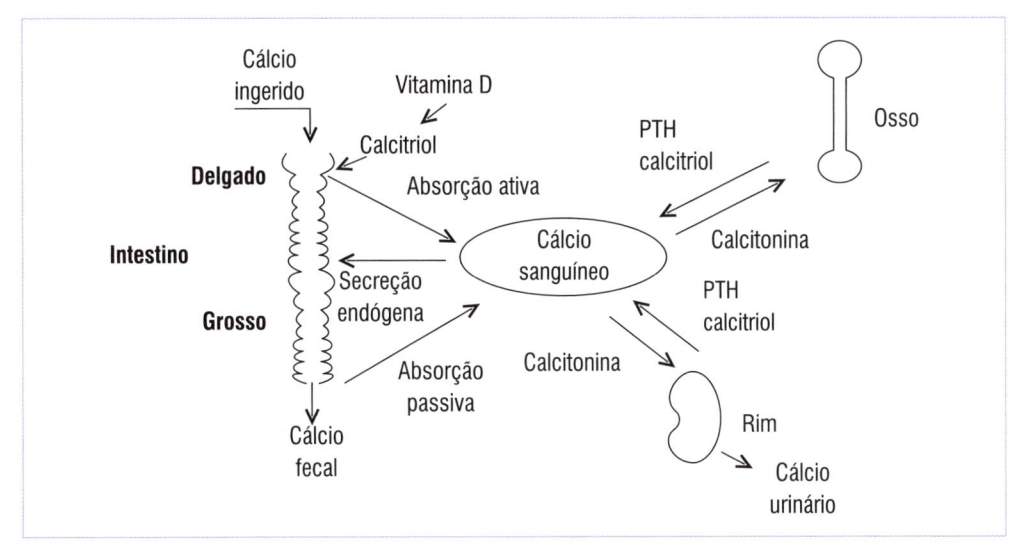

FIGURA 2   Regulação dos níveis de cálcio no sangue e em tecidos

Fonte: reproduzido da série de monografias do International Life Sciences Institute, por Michel Gurr.[56]

ral excretada na urina. Também tem ação no metabolismo de vitamina D, promovendo sua transformação no rim para calcitriol, e assim, indiretamente, afeta a absorção intestinal. O PTH também é regulador-chave na remodelação óssea, intensificando a liberação de cálcio pelo osso (ressorção). O aumento da ingestão de cálcio leva à diminuição de calcitriol no plasma, provavelmente pela influência do PTH. O calcitriol também pode agir diretamente no osso. Juntos, calcitriol e PTH estimulam a liberação de cálcio do osso para o sangue (ressorção) e a reabsorção pelos rins, ajudando assim a manter a concentração de cálcio sanguíneo. Já a calcitonina é um hormônio secretado pelas células parafoliculares, situadas na glândula tireoide, que diminui a concentração de íons cálcio no sangue. Sua secreção é estimulada pelo aumento da concentração de cálcio sanguíneo. Esse hormônio inibe a liberação de cálcio pelo osso e atua no rim para promover a excreção de cálcio na urina. Assim, níveis sanguíneos geralmente não refletem o estado nutricional em relação ao cálcio. O nível de cálcio livre no soro (Ca^{2+}) é mantido dentro de limites estreitos, 1 a 1,25

nM/L (40 a 50 mcg/mL). A concentração normal do cálcio total no soro (ligado mais livre) é 85 a 105 mcg/mL. Condições nas quais o nível de cálcio livre no soro fica abaixo ou acima da variação normal são chamadas de hipocalcemia e de hipercalcemia, respectivamente. O termo "cálcio ionizado" é utilizado com frequência para referir-se ao cálcio livre.

Medidas do conteúdo mineral no osso[2,26,51,57]

As medidas do conteúdo mineral ósseo (BMC) e da densidade mineral óssea (BMD) são fortes preditivas do risco de fratura. O BMC é a quantidade de mineral em uma determinada região do esqueleto, e a BMD é o BMC dividido pela área da região estudada. O uso da BMD para medir o estado nutricional também tem apresentado alguns problemas, pois a BMD pode variar em 10% na população normal, e sua diminuição pode ser detectada somente depois de uma deficiência prolongada de cálcio. Atualmente há métodos modernos que fazem uma avaliação do conteúdo do mineral dos ossos e o associam ao risco de desenvolvimento de doenças relacionadas. Esses métodos medem tanto o tamanho quanto a massa óssea, levando ao BMC e a BMD. Essas medidas são feitas por um feixe de radiação (raios g ou raios X) que passa através do corpo. Os feixes de radiação "examinam" a área de interesse, e, por meio de programas de *software*, tem-se uma avaliação bastante precisa.

Acredita-se que o osso também pode agir como um tampão de cálcio. A quantidade prontamente substituível corresponde a cerca de 5% do total presente no tecido. O cálcio na forma mais estável necessita que os osteoclastos atuem para que ocorra ressorção. Os osteoclastos secretam ácidos lático e cítrico em sua região de contato com o osso, resultando em sua dissolução. O cálcio livremente substituível encontra-se na forma de fosfato de cálcio em vez de hidroxiapatita. Acredita-se que aumentos repentinos nos níveis de cálcio plasmático podem ser refreados pela ligação desse cálcio a locais de trocas livres do osso, e, quando ocorre rápida diminuição do cálcio no plasma, pode ser liberado do osso. O controle hormonal de reabsorção e ressorção óssea necessita de pelo menos 30 minutos para responder a mudanças nos níveis plasmáticos. Hipocalcemia e hipercalcemia ocorrem quando a regulação hormonal falha. A hipocalcemia também pode ocorrer com uma deficiência em cálcio alimentar, embora isso não seja muito comum. Pode também resultar de hipoparatireoidismo, insuficiência renal crônica, deficiência em vitamina D e hipomagnesemia. Esta ocorre principalmente em indivíduos alcoolistas que necessitam de hospitalização. A deficiência em magnésio resulta no declínio da resposta dos osteoclastos ao PTH, provocando interrupção do processo normal de *turnover* ósseo.

O hipoparatireoidismo pode resultar na produção diminuída de PTH ou na falha dos órgãos-alvo de resposta ao PTH. Em casos raros, envolve a produção de PTH geneticamente defeituoso. O PTH leva os rins a conservar o cálcio e a excretar o fosfato. Portanto, o hipoparatireoidismo resulta em baixa concentração de cálcio e em alta concentração de fosfato no plasma. A doença pode resultar na calcificação de tecidos moles por causa do alto nível de fosfato, que aumenta a razão de precipitação de cálcio e fosfato, gerando o fosfato de cálcio. A doença é tratada com suplementos de cálcio via oral e antiácidos que ligam os fosfatos, para minimizar a absorção do fosfato alimentar. A insuficiência renal crônica pode resultar em prejuízo na síntese de $1,25(OH)_2D_3$ e, consequentemente, causa diminuição na absorção intestinal de cálcio.

Em algumas doenças, os indivíduos podem ter níveis de albumina no soro reduzidos, o que pode resultar na diminuição da concentração total do cálcio plasmático, mas não na diminuição dos íons de cálcio. Esse tipo de hipocalcemia, que pode ocorrer na cirrose hepática, não resulta nos sinais clínicos da hipocalcemia. A hipocalcemia é frequente em crianças prematuras de baixo peso durante os primeiros dias de vida. O mecanismo exato não é claro. A hipocalcemia também pode ocorrer em recém-nascidos alimentados com leite de vaca, uma vez que este contém cálcio e fosfato na razão 1,34/1 por peso. O leite humano contém relativamente menos fosfato; a relação é 2,25/1. Assim, a maior quantidade de fósforo no leite de vaca promove a hiperfosfatemia do recém-nascido.

Acredita-se que o plasma com teores elevados de fosfato forma um complexo com o cálcio. Tal formação reduz o nível de cálcio livre, resultando nos sintomas de hipocalcemia. O recém-nascido não é capaz de ajustar a regulação hormonal para manter os níveis normais do plasma. A hipercalcemia ocorre com o hiperparatireoidismo, uma doença que envolve a produção excessiva de PTH pela glândula paratireoide. A hipercalcemia também pode resultar da ingestão excessiva de vitamina D e da imobilização prolongada, já que, nesse caso, a reabsorção óssea aumenta, em especial quando também há comprometimento renal. A hipercalcemia aguda pode resultar em vômitos, coma e possivelmente morte. Se prolongada, pode provocar formação de pedras renais e calcificação de tecidos moles. A formação de pedras e a calcificação parecem ocorrer junto com a hiperfosfatemia.

☐ RECOMENDAÇÕES DE INGESTÃO DE CÁLCIO

O leite e os vegetais de folhas verdes são ricos em cálcio. Geralmente, produtos lácteos contribuem com cerca de 2/3 do cálcio alimentar, com vegetais, frutas e grãos suprindo praticamente o restante. Carnes, aves e peixes suprem apenas pequena parte do cálcio da dieta. Na Tabela 1 pode-se observar o conteúdo de cálcio em alguns alimentos.

TABELA 1 Conteúdo de cálcio em alimentos

Alimentos	Peso (g)	Cálcio (mg)
Iogurte desnatado com baixo teor de gordura	245	488
Leite desnatado	245	300
Leite integral	244	290
Queijo suíço	28,4	272
Queijo provolone	28,4	214
Queijo cheddar	28,4	204
Amêndoas	78	183
Queijo cottage	28,4	153
Espinafre cozido	95	140
Tofu	124	138
Feijão de soja verde cozido	90	130
Avelãs	68	127
Castanha-do-brasil	70	123
Feijão de soja cozido	86	119
Couve cozida	90	10
Sorvete de creme	66	85
Melado	41	84
Sardinha sem pele	100	84

(continua)

TABELA 1 Conteúdo de cálcio em alimentos *(continuação)*

Alimentos	Peso (g)	Cálcio (mg)
Beterraba cozida	72	82
Feijão cozido	127	64
Alcachofra inteira cozida	120	54
Folhas de mostarda cozida	70	51
Amendoins	72	50
Quiabo cozido	92	50
Salsicha de peru/frango	100	44
Ameixas secas	85	43
Brócolis cozido	85	42
Laranja pequena	96	38
Folhas de alface	56	38
Alcachofra cozida	84	37
Vagem de ervilha cozida	80	35
Mamão em cubos	140	34
Levedo de cerveja	16	34
Feijão-verde	65	33
Abóbora cozida	123	32
Pão branco	30	32
Aipo cozido	75	31
Espinafre cru	30	30
Repolho-roxo cozido	75	27
Purê de batata	105	27
Suco de tomate natural	242	27
Suco de laranja	248	26
Pão de trigo	24	26
Ovo cozido	48-50	25
Couve-de-bruxelas	78	24
Suco de ameixa	182	23
Feijão-preto cozido	86	23
Amora-preta fresca	72	23
Suco de uva	253	23
Repolho verde cozido	75	23
Cereja doce fresca	145	22
Morango fresco	152	21
Chocolate sem açúcar	28,4	21
Manga	207	21

(continua)

TABELA 1 Conteúdo de cálcio em alimentos (*continuação*)

Alimentos	Peso (g)	Cálcio (mg)
Kiwi	76	20
Açúcar branco	25	20
Alface-romana	56	20
Cenoura crua	72	19
Ervilha-verde cozida	80	19
Mingau de aveia	234	18
Pera	166	18
Uva	160	18
Melão-cantalupo	160	18
Molho de tomate enlatado	123	17
Repolho verde cru	35	16
Suco de abacaxi	125	14
Ervilha-verde partida	98	14
Batata assada sem casca	122	13
Abacate	100	11
Maçã sem casca	138	10
Broto de feijão cozido	62	7
Banana	118	7
Gérmen de trigo	14	6,4

Fonte: Hands et al.[58]

As DRI estabelecidas para o Canadá e os EUA[26] apontam EAR e RDA para o cálcio. Assim, os valores da necessidade média estimada (EAR) e de ingestão dietética recomendada (RDA) e do limite máximo tolerável (UL) para a ingestão de cálcio são mostrados na Tabela 2.

No Brasil, a ingestão de cálcio está muito abaixo dos valores considerados ideais; varia, em média, de 300 a 500 mg nas dietas brasileiras analisadas. Portanto, a recomendação de fortificação de alimentos ou mesmo a suplementação com cálcio deve ser implementada nos grupos de maior risco como medida de saúde preventiva.

Toxicidade e efeitos adversos[4,26]

Como relatado anteriormente, o cálcio tem papel importante no metabolismo de praticamente todas as células do corpo e interage com grande número de outros nutrientes. Assim, distúrbios do metabolismo de cálcio resultam em uma série de reações adversas. Atualmente, os dados disponíveis dos efeitos adversos do excesso da ingestão de cálcio em humanos dizem respeito à ingestão de suplementos. Dos muitos efeitos adversos que podem ocorrer, há três mais estudados e mais importantes do ponto de vista biológico: formação de pedra nos rins, síndrome de hipercalcemia, insuficiência renal e doenças cardiovasculares. Atualmente, também se tem dado atenção para a interação do cálcio com a absorção de outros minerais essenciais.

Uma coorte retrospectiva de grande escala realizada com a população coreana que tinha idade ≥ 45 anos mostrou que a incidência cumulativa e o risco para infarto agudo do miocárdio, acidente vascular cerebral isquêmico e morte foram mais elevados nos indivíduos que receberam prescrição de suplementação de cálcio pela primeira vez 8 anos antes da avaliação, em comparação com o grupo controle.[59] Entretanto, esses efeitos relacionados à suplementação de cálcio ainda não foram completamente elucidados, visto que metanálises anteriores mostraram tanto desfechos prejudiciais à saúde cardiovascular[60,61] quanto nenhuma relação com o risco de doença cardiovascular.[62,63]

Ultimamente, o uso indiscriminado de vitamina D tem sido preocupante, pois, se feito de forma descontrolada, pode levar à hipercalcemia. Quando os valores séricos de 25-hidroxivitamina D ultrapassam 750 nmol/L, ocorre intoxicação. No entanto, valores séricos entre 375 e 500 nmol/L já são suficientes para gerar hipercalcemia. Nesses quadros, deve-se intervir

TABELA 2   Ingestões de referência para o cálcio

Estágio de vida	AI	EAR	RDA	UL
Recém-nascidos				
0-6 meses	200 mg	–	–	1.000 mg
7-12 meses	260 mg	–	–	1.500 mg
Crianças				
1-3 anos	–	500 mg	700 mg	2.500 mg
4-8 anos	–	800 mg	1.000 mg	2.500 mg
Homens				
9-13 anos	–	1.100 mg	1.300 mg	3.000 mg
14-18 anos	–	1.100 mg	1.300 mg	3.000 mg
19-30 anos	–	800 mg	1.000 mg	2.500 mg
31-50 anos	–	800 mg	1.000 mg	2.500 mg
51-70 anos	–	800 mg	1.000 mg	2.000 mg
> 70 anos	–	1.000 mg	1.200 mg	2.000 mg
Mulheres				
9-13 anos	–	1.100 mg	1.300 mg	3.000 mg
14-18 anos	–	1.100 mg	1.300 mg	3.000 mg
19-30 anos	–	800 mg	1.000 mg	2.500 mg
31-50 anos	–	800 mg	1.000 mg	2.500 mg
51-70 anos	–	1.000 mg	1.200 mg	2.000 mg
> 70 anos	–	1.000 mg	1.200 mg	2.000 mg
Gestantes				
14-18 anos	—	1.000 mg	1.300 mg	3.000 mg
19-30 anos	—	800 mg	1.000 mg	2.500 mg
31-50 anos	—	800 mg	1.000 mg	2.500 mg
Lactantes				
14-18 anos	—	1.000 mg	1.300 mg	3.000 mg
19-30 anos	—	800 mg	1.000 mg	2.500 mg
31-50 anos	—	800 mg	1.000 mg	2.500 mg

AI: ingestão adequada; EAR: necessidade média estimada; RDA: ingestão dietética recomendada; UL: limite superior tolerável de ingestão.
Fonte: IOM.[26]

com uma dieta de baixo teor de cálcio e fósforo, hidratação endovenosa com solução salina e administração de calcitonina, glicocorticoides e bisfosfonatos.[35,64,65]

Raquitismo e osteomalacia[7,26]

O raquitismo é uma doença que ocorre em crianças e adolescentes resultante da falha na mineralização do osso recém-formado. Antes que a deficiência seja suficientemente avançada para que apareçam as lesões anatômicas, o prejuízo na mineralização pode ser detectado pela densidade reduzida do osso obtida por radiografia. A detecção mais sensível do raquitismo precoce se dá pela medida da concentração plasmática de calcidiol (que está anormalmente baixa) ou pela análise da fosfatase alcalina (EC 3.1.3.1), que está anormalmente elevada. Na deficiência grave, a concentração plasmática de cálcio pode ser reduzida para níveis nos quais o cálcio intracelular em nervos e músculos não possa ser mantido, ocorrendo tetania (convulsões musculares).

Em crianças, a cartilagem das epífises continua crescendo, mas não é substituída por matriz óssea e mineral. O primeiro sinal desse efeito é o craniotabes. Nos estágios mais avançados, ocorre alargamento das epífises, levando a deformidades. Quando a criança começa a andar, o peso do corpo deforma os ossos longos pobremente mineralizados, causando genuvaro ou genuvalgo, bem como deformação na pelve. Problemas similares podem ocorrer na adolescência durante o estirão da puberdade.

A osteomalacia é um defeito na remineralização do osso durante o *turnover* normal nos adultos. Ocorre desmineralização progressiva, mas com matriz óssea adequada, provocando dores nos ossos e deformidades do esqueleto, com fraqueza muscular. Mulheres com estado nutricional deficiente em vitamina D estão predispostas à osteomalacia depois de repetidas gestações, como resultado da perda considerável de suas reservas para o feto e para a lactação.

Tanto o raquitismo quanto a osteomalacia podem estar relacionados com a falta de vitamina D. Os baixos níveis circulantes de calcidiol e calcitriol estão comumente associados com a exposição solar inadequada, uma vez que o mais importante dos compostos da vitamina D é o colecalciferol (vitamina D_3), que é formado na pele, pela irradiação do desidrocolesterol pelos raios ultravioleta do sol, que no fígado é convertido em 25-hidroxicolecalciferol. A deficiência é mais prevalente em latitudes norte, e mais comum em áreas urbanas. Fatores culturais que reduzem a exposição à luz aumentam o risco de osteomalacia em mulheres e em idosos.

Osteoporose[3,7,26,52]

A osteoporose é uma condição que envolve a perda da matriz mineral óssea, o que é comum em idosos. Diferentemente da osteomalacia, não há defeito na mineralização do osso. A menor densidade torna-o mais suscetível à fratura, ao passo que na osteomalacia a matriz do osso pobremente mineralizada está sujeita à deformação em vez de fratura. Dois tipos de osteoporose podem ser identificados:

- Tipo I: também conhecida como pós-menopausa, envolve perda de osso trabecular na vértebra, levando à fratura por compressão com trauma mínimo. É essencialmente uma condição que afeta mulheres na pós--menopausa, com uma proporção mulher/homem de 10/1.
- Tipo II: osteoporose senil, fratura osteoporótica do quadril. Aumenta geometricamente com o aumento da idade e aparece na proporção mulher/homem de 2/1.

A BMD em grande parcela da população é determinada geneticamente. No entanto, fatores como exercício e quantidade de cálcio consumida na dieta influenciam em até 20% a densidade de massa óssea.[66]

Muitos pacientes com osteoporose não são deficientes em cálcio. Deve-se enfatizar que, embora ocorra um balanço negativo de cálcio na osteoporose, isso é o resultado, não a causa da perda de osso. A principal causa da osteoporose parece ser a perda da secreção de estrógenos e andrógenos com o aumento da idade. Os osteoblastos possuem receptores para estrógenos e andrógenos.

O decréscimo de estrógenos na menopausa, bem como de testosterona com o aumento da idade no homem, pode resultar na perda de modulação óssea. Inevitavelmente, há desenvolvimento de osteoporose com o envelhecimento.

O pico de massa óssea é alcançado de 20 a 30 anos de idade, e daí em diante há perda progressiva, sendo mais marcante na pós-menopausa. A condição é considerada menos grave em pessoas que entram na menopausa com maior massa óssea, podendo também ser determinada geneticamente, pela variação genética dos subtipos de receptores de calcitriol. A baixa ingestão de cálcio ao longo da vida também é fator de risco, e há evidência de que ingestão moderadamente alta durante a fase de formação do osso pode ser protetora. A reposição hormonal é uma das formas de tratamento mais eficazes; no entanto, deve ser feita sob supervisão médica, pelo potencial para aumentar as chances de desenvolvimento de certos tipos de câncer.

O consumo de leite no início da vida não apenas aumenta a massa óssea como aumenta a estatura. Contudo, estudo de Feskanich[67] mostrou que maior consumo de leite durante os anos de adolescência não foi associado a menor risco de fratura de quadril em idosos.

Nos últimos anos, tem-se dado atenção à suplementação de cálcio e vitamina D concomitantemente para a prevenção e tratamento da osteoporose, apesar de não haver um consenso entre os estudos realizados. O cálcio, como já visto, tem um papel importante na estrutura do osso, compreendendo uma porção substancial deste. No entanto, embora a suplementação de cálcio melhore o balanço desse elemento, a literatura sugere que o risco de fratura não seja significativamente reduzido com sua administração isoladamente. Bischoff-Ferrari et al.[68] concluíram em seu estudo de metanálise que a suplementação de cálcio isoladamente não diminuiu as chances de fraturas no quadril. Assim, os autores recomendam que o cálcio isoladamente não deva ser usado para prevenção de osteoporose, mas juntamente com vitamina D_3.

Já no estudo realizado por Grant et al.,[69] do qual participaram 5.292 mulheres com 70 anos ou mais, não foram encontrados benefícios na prevenção de fraturas com a administração de cálcio isoladamente, de vitamina D isoladamente, nem mesmo de cálcio com vitamina D em conjunto. Um estudo de metanálise mostrou uma queda de 15% no risco de fraturas em geral e uma queda de 30% no risco de fraturas de quadril com o uso concomitante de cálcio e vitamina D.[70] Em relação à suplementação de cálcio isoladamente, o estudo de Shea et al.[71] encontrou apenas um pequeno efeito positivo na densidade mineral óssea e uma leve redução nas fraturas vertebrais.

Recente estudo de revisão sistemática mostrou que a suplementação de vitamina D, em doses diárias variando de 400 UI a 4.000 UI, semanais de 15.000 UI e megadoses anuais de 50.000 UI, tanto de forma isolada como associada ao cálcio em doses variando de 1.000 a 1.500 mg/dia, melhorou a remodelação óssea, mas não foi possível concluir que reduziu o risco de fratura óssea em mulheres pós-menopáusicas.[72]

Estudos que investigaram a associação entre o consumo de laticínios e o risco de baixa densidade mineral óssea ou risco de fratura osteoporótica descrevem resultados discordantes em adultos. Estudo sueco de Michaëlsson et al.[73] mostrou que a alta ingestão de leite não preveniu a ocorrência de fraturas, tanto em homens como em mulheres. Além do mais, houve associações positivas entre o alto consumo de leite (acima de 3 copos ao dia) e concentrações de marcadores de estresse oxidativo e inflamação. Entretanto, os autores recomendam cautela na interpretação dos resultados uma vez tratar-se de um estudo observacional. Recente estudo de metanálise e revisão sistemática[74] não mostrou associação entre o risco de fratura osteoporótica em geral ou fratura de quadril com o consumo de laticínios; porém, em relação a fraturas vertebrais, houve uma redução significativa de 18%.

Assim, deve-se ter cuidado em relação ao modo de prevenção e tratamento da osteoporose, uma vez que os estudos não são conclusivos. A comparação de estudos é, na maioria das vezes, difícil por haver diferenças na metodologia e análise de cada um.

Hipertensão e doenças cardiovasculares[7,26]

O cálcio no organismo está envolvido na manutenção da pressão sanguínea normal, trabalhando em conjunto com vários outros íons. Cálcio e sódio são cátions divalente e monovalente, respectivamente, presentes extracelularmente, ao passo que magnésio e potássio predominam intracelularmente. Juntos, esses íons influenciam na pressão sanguínea, afetando o tônus vascular por meio da regulação de proteínas contráteis e do transporte de substâncias pelas membranas. Pessoas com pressão alta tendem a ter concentrações mais baixas de íons de cálcio no sangue que o normal, embora essa observação não tenha sido confirmada em todos os estudos. Mais precisamente, pressão sanguínea alta é acompanhada por altas concentrações de cálcio intracelular, sobretudo em eritrócitos, plaquetas e linfócitos, altos níveis de PTH circulante e alta excreção de cálcio pela urina. Ingestão maior de cálcio não necessariamente normalizará a habilidade em se utilizar o mineral. No entanto, muitos estudos têm investigado se há ligação entre ingestão de cálcio e pressão sanguínea, ou se a ingestão adicional de cálcio poderia ser preventiva no desenvolvimento de hipertensão ou na redução da pressão sanguínea alta.

Especula-se que os efeitos do cálcio na pressão sanguínea se deem provavelmente por sua ação natriurética e por sua ação nos hormônios paratireoideanos e na 1,25-di-hidroxivitamina D, hormônios esses com efeitos pressores nas células da musculatura lisa. Além disso, o cálcio pode aumentar as concentrações do hormônio vasodilatador relacionado ao gene da calcitonina e atuar no sistema renina-angiotensina.

Estudo de Wang et al.[75] associou a maior ingestão de cálcio, proveniente de alimentos derivados de leite semidesnatado e não forti-

ficado, com redução no risco de hipertensão. Apesar de esse estudo mostrar uma forte associação entre a ingestão de cálcio e a redução na pressão sanguínea, é necessário maior número de estudos para chegar a uma conclusão. Uma consideração importante a ser feita é que há diversos tipos de hipertensão. Cada subgrupo de pacientes hipertensos tem diferentes proporções de sódio, potássio, magnésio e cálcio no fluido extracelular, e sua pressão sanguínea responde de maneira diferente à alta ingestão de sal. Também é possível que eles respondam de modo distinto ao cálcio da dieta e que a inconsistência dos resultados possivelmente ocorra em virtude dos diferentes tipos de hipertensão existentes na população.

Em estudos de intervenção, a suplementação com cálcio tem sido mais efetiva em pacientes hipertensos, cuja ingestão esteja abaixo de 600 mg/dia. Tal intervenção tem sido especialmente efetiva em mulheres com hipertensão de gravidez, condição na qual se desenvolve um aumento na pressão sanguínea em curto período e que é bem caracterizada pela redução na excreção urinária de cálcio e altas concentrações de cálcio intracelular. Vale lembrar que nessas condições não se deve apenas focar o cálcio, uma vez que muitos outros nutrientes estão envolvidos.

Tem-se sugerido também que uma alta ingestão de cálcio pode proteger contra doenças vasculares. Estudos epidemiológicos têm mostrado associação inversa da ingestão dietética de cálcio com o risco de infarto do miocárdio.[2,76] No entanto, essa relação necessita de mais investigações, pois há estudos que não observaram tal fato.[33,77] A suplementação de cálcio parece aumentar a razão entre HDL e LDL em quase 20% em mulheres saudáveis na menopausa. Estudos em humanos e animais sugerem que esses efeitos resultem da ligação de cálcio a ácidos graxos e ácidos biliares, levando à má-absorção de gorduras. Essas mudanças de colesterol podem estar associadas com reduções de 20 a 30% nas taxas de eventos vasculares.[27]

Em adição, o consumo de cálcio dietético, em conjunto com outros nutrientes, tem se mostrado benéfico para a redução do risco de desenvolver a hipertensão arterial, assim como para o seu controle, conforme observado pela adoção do padrão dietético DASH (*Dietary Approach to Stop Hipertension*). No estudo recente de Gibson et al., a maior pontuação no escore da dieta DASH de 2195 homens e mulheres, com idade entre 40 e 59 anos, do Estudo Internacional de Macro/Micronutrientes e Pressão Arterial, foi associada a menores valores pressórico, sugerindo uma relação da ingestão de cálcio e de magnésio com a pressão arterial.[78]

Em contrapartida, alguns estudos, apesar de não haver ainda um consenso, mostram uma tendência negativa em eventos cardiovasculares com a suplementação de cálcio, pois este, em altas quantidades no sangue, poderia acelerar calcificações vasculares.[10,23]

Obesidade

Altas ingestões de cálcio têm sido relacionadas com perda de peso. Vários estudos epidemiológicos observaram que o cálcio ou a ingestão de produtos à base de leite estão associados à redução da massa gorda ou do peso corporal.[79,80] Além disso, alguns estudos de intervenção com o cálcio da dieta e produtos lácteos mostraram aumento da perda de peso ou de massa gorda;[65,81,82] já a suplementação de cálcio não foi eficaz em todos os estudos.[83] Contrariamente, recente estudo de intervenção realizado com meninas adolescentes que tinham uma baixa ingestão de cálcio não mostrou qualquer diferença no maior consumo de cálcio provindo da dieta.[84]

Apesar de os estudos não demonstrarem efeitos do cálcio sobre o gasto energético total (GET),[33,85] um aumento da oxidação de gordura tem sido um mecanismo proposto para explicar o impacto do cálcio da dieta ou de produtos lácteos sobre a massa gorda corporal. Gunther et al.[86] verificaram que a oxidação de gordura

aumentou durante a intervenção com produtos lácteos por um período de 1 ano em mulheres jovens, porém não observaram aumento agudo após uma refeição com produtos à base de leite. Esses resultados sugerem que a ingestão habitual, e não aguda, de cálcio pela dieta ou de produtos lácteos aumenta a oxidação das gorduras. Outros estudos[87] não encontraram tal efeito, portanto, a questão permanece controversa, e, assim, não é orientado aumentar a ingestão de cálcio com o objetivo de atingir perda de peso.

Dentro desse contexto há ainda a relação de fatores genéticos com a predisposição à perda de peso e a associação com a ingestão de cálcio.[3,79] Larsen et al.[88] avaliaram a interação do cálcio dietético com a composição corporal e alterações na perda de peso corporal e circunferência da cintura e a influência de polimorfismos associados a esses parâmetros antropométricos. O estudo mostrou que o cálcio dietético tem relações com a perda de peso corporal. No entanto, a redução da circunferência da cintura só foi observada nos indivíduos que tinham predisposição genética para maior circunferência da cintura.

Outro ponto na relação obesidade e cálcio é o efeito negativo de cirurgias para redução do peso sobre a saúde óssea. Nesse paralelo, de forma geral, essas cirurgias comprometem a absorção de nutrientes, e a saúde óssea pode ser comprometida. Schafer et al.[89] avaliaram o efeito da cirurgia do tipo *bypass* gástrico na densidade mineral óssea e verificaram que, após 6 meses da cirurgia, os pacientes apresentaram redução na mineralização óssea do fêmur e da coluna, mesmo ingerindo 1.200 mg de cálcio por dia e com a manutenção das concentrações de vitamina D acima de 30 ng/mL.

Câncer

Ao longo dos últimos anos, tem-se estudado a participação do cálcio dietético na redução do risco de alguns tipos de câncer, dentre os quais o mais pesquisado é o câncer colorretal.

O mecanismo pelo qual o cálcio pode exercer tais efeitos é por meio da promoção de diferenciação, redução de proliferação e indução de apoptose celular.[90] Evidências sugerem que esses efeitos antiproliferativos em alvos celulares se devem a sua capacidade de ativar e regular positivamente o receptor sensível ao cálcio extracelular (CaSR).[7] Esse receptor é altamente expresso no epitélio colônico normal, tendo diferentes funções, como controle do transporte de fluidos, de inflamação, de proliferação celular e de diferenciação celular, e sua expressão é reduzida no câncer de colón. No entanto, a perda da expressão desse receptor parece não ser um evento precoce na carcinogênese, mas em tumores resistentes à quimioterapia. Embora o padrão de expressão e funções do CaSR no microambiente colônico estejam longe de ser elucidado, há evidências de que o sensor exerça um papel protetor contra a inflamação colônica e colorretal. A participação do CaSR no câncer de cólon é complexa e necessita de mais estudos que investiguem em nível molecular os mecanismos pelos quais a expressão do receptor é regulada negativamente câncer colorretal.[91,92]

A associação de fatores dietéticos com a incidência de câncer colorretal tem sido extensivamente relatada. Em recente metanálise foram citados estudos que estabeleceram menor incidência de câncer colorretal com a ingestão de leite e derivados, devido a seu elevado teor de cálcio. Uma explicação para essa associação se deve ao fato de o cálcio se ligar aos ácidos biliares secundários e ácidos graxos na forma ionizada e assim reduzir a proliferação celular e promover a diferenciação celular.[55] Yang et al.[93] observaram que maiores ingestões de cálcio e leite foram associadas a menores taxas de mortalidade em pacientes com câncer de colón sem metástase. Os autores sugerem que os resultados do estudo podem prover importantes informações para a produção de um guia para essa população, que necessita de mudanças na dieta e no estilo de vida para melhorar o prognóstico.

Estudos de suplementação com cálcio são controversos quando tentam estabelecer essa relação. Em 1999 foi publicado um estudo com grande impacto para o contexto discutido nesse tópico. O estudo foi um ensaio clínico, randomizado, realizado com 930 pacientes com adenoma colorretal. Os resultados mostraram que a suplementação com 1.200 mg de cálcio reduziu o risco de recorrência de adenoma quando comparado ao grupo placebo.[94] Seguiram-se outros estudos cujos resultados não mostraram efeitos da suplementação com cálcio e vitamina D na incidência de câncer colorretal.[95] Um estudo recente sugere que as diferenças encontradas nos estudos acima mencionados podem ser em função do índice de massa corporal (IMC) dos participantes; parece que indivíduos com peso normal tendem a se beneficiar da suplementação de 1.200 mg/dia de carbonato de cálcio para prevenção de adenoma colorretal, enquanto indivíduos com sobrepeso e obesos não.[96]

▣ REFERÊNCIAS BIBLIOGRÁFICAS

1. Fleet JC, Gliniak C, Zhang Z, Xue Z, Smith KB, McCreedy R, et al. Serum metabolite profiles and target tissue gene expression define the effect of cholecalciferol intake on calcium metabolism in rats and mice. J Nutr. 2008;138:1114-20.

2. Calvo MS. Dietary phosphorus, calcium metabolism and bone. J Nutr. 1993;12:1627-33.

3. Granner DK. Hormônios que regulam o metabolismo do cálcio. In: Harper HA. Bioquímica. 8.ed. São Paulo: Atheneu; 1998. p.539-46.

4. Heaney R, Weaver C. Calcium and phosphorus. In: Shils ME, et al. Modern nutrition in health and disease. 9.ed. Baltimore: Lippincott Williams & Wilkins; 1998. p.141-67.

5. Hogan PG, Rao A. Dissecting ICRAC, a store-operated calcium current. Trends Biochem Sci. 2007;32:235-45.

6. Lewis RS. The molecular choreography of a store-operated calcium channel. Nature. 2007;446:284-7.

7. Allen LH, Wood RJ. Calcium and phosphorus. In: Shils ME, et al. Modern nutrition in health and disease. 8. ed. Baltimore: Lippincott Williams & Wilkins; 1994. p.144-64.

8. Bronner F. Calcium absorption: a paradigm for mineral absorption. J Nutr. 1998;128:917-20.

9. Bronner F. Calcium homeostasis: an old problem revisited. J. Nutr. 1995;125:2978S-995S.

10. Bronner F, Bellaton C, Pansu D, Bronner F. Calcium solubility, intestinal sojourn time and paracellular permeability codetermine passive calcium absorption in rats. J Nutr. 1995;125:234855.

11. Wasserman R, Fullmer C. Vitamin D and intestinal calcium transport: facts, speculations and hypotheses. J Nutr. 1995;125:971S-9S.

12. Van Cromphaust SJ, Dewerchin M, Hoenderop JG, Stockman I, van Herck E, Kato S, et al. Duodenal calcium absorption in vitamin D receptor knockout mice: functional and molecular aspects. Proc Natl Acad Sci USA. 2001;98:13324-29.

13. Barger-Lux MJ, Heaney RP. Caffeine and the calcium economy revisited. Osteopor Int. 1995;5:97-102.

14. Heaney R, Weaver CM, Fitzsimmons ML. Soybean phytate content: effect on calcium absorption. Am J Clin Nutr. 1991;53:745-7.

15. Stackhouse GB, Stoller ML. Calcium physiology. In: Stoller ML, Meng MV (eds.). Urinary stone disease: a practical guide to medical and surgical management. Totowa: Humana Press; 2007.

16. Dias de Barboza G, Guizzardi S, Talamoni NT. Molecular aspects of intestinal calcium absorption. World J Gastroenterol. 2015;21(23):7142-45.

17. Dumic-Cule I, Draca N, Luetic AT, Jezek D, Rogic D, Grgurevic L, et al. TSH prevents bone resorption and with calcitriol synergistically stimulates bone formation in rats with low levels of calciotropic hormones. Horm Metab Res. 2014;46(5):305-12.

18. Shulman DI. Gastrointestinal effects of growth hormone. Endocrine. 2000;12:147-152.

19. Van Abel M, Hoenderop JGJ, van der Kemp AWCM. Regulation of the epithelial Ca2+ channels in small intestine as studied by quantitative mRNA detection. Am J Physiol Gastrointest Liver Physiol. 2003;285:G78-G85.

20. Perez A, Ulla M, García B, Lavezzo M, Elías E, Binci M, et al. Genotypes and clinical aspects associated with bone mineral density in Argentine postmenopausal women. J Bone Miner Metab. 2008;26:358-65.

21. Christakos S, Dhawan P, Liu P, Peng X, Porta A. New insights into the mechanisms of vitamin D action. J Cell Biochem. 2003;88;695-705.

22. Fairweather-Tait SJ, Dainty JR, Spinks CA, Majsak-Newman G, Berry DJ, Hoogewerff JA, et al. Sodium and bone health: the impact of moderately high and low salt intakes on calcium metabolism in postmenopausal women. J Bone Miner Res. 2008;23(9):1477-85.

23. Brown AJ, Krits I, Armbrecht HJ. Effect of age, vitamin D, and calcium on the regulation of rat intestinal epithelial calcium channels. Arch Biochem Biophys. 2005;437:51-8.

24. Ferrari S, Bonjour JP, Rizzoli R. The vitamin D receptor gene and calcium metabolism. Trends Endocrinol Metab. 1998;9:259-65.

25. Bender DA, Bender AE. Nutrition, a reference handbook. New York: Oxford University Press; 1997.

26. Institute of Medicine (IOM). Dietary Reference Intakes for calcium and vitamin D. 2011. Disponível em: http://books.nap.edu/catalog/13050.html. Acesso em: 24 fev. 2024.

27. Hoenderop JG, van der Kemp AW, Hartog A, van de Graaf SF, van Os CH, Willems PH, et al. Molecular identification of the apical Ca2+ channel in 1, 25-dihydroxyvitamin D3-responsive epithelia. J Biol Chem. 1999;274:8375-8.

28. Peng JB, Chen XZ, Berger UV, Vassilev PM, Tsukaguchi H, Brown EM, et al. Molecular cloning and characterization of a channel-like transporter mediating intestinal calcium absorption. J Biol Chem. 1999;274:739-46.

29. Nilius B, Prenen J, Vennekens R, Hoenderop JG, Bindels RJ, Droogmans G. Modulation of the epithelial calcium channel, ECaC, by intracellular Ca2. Cell Calcium. 2001;29:417-28.

30. Charles P, Jensen FT, Mosekilde L, Hansen HH. Calcium metabolism evaluated by 47Ca kinetics: estimation of dermal calcium loss. Clin Sci. 1983;65:415-22.

31. Fang AI, Li K-J, Shi H-Y, He J-J, LI H. Habitual dietary calcium intakes and calcium metabolism in healthy adults Chinese: a systemic review and meta-analysis. Asia Pac J Clin Nutr. 2016;25(4):776-84.

32. Weaver CM, Heaney RP. Isotopic exchange of ingested calcium between labeled sources. Evidence that ingested calcium does not form a common absorptive pool. Calcif Tissue Int. 1991;49:244-7.

33. Li K, Kaaks R, Linseisen J, Rohrmann S. Associations of dietary calcium intake and calcium supplementation with myocardial infarction and stroke risk and overall cardiovascular mortality in the Heidelberg cohort of the European Prospective Investigation into Cancer and Nutrition study (EPIC-Heidelberg). Heart. 2012;98:920-25.

34. Ohta A, Motohashi Y, Ohtsuki M, Hirayama M, Adachi T, Sakuma K. Dietary fructooligosaccharides change the concentration of calbindin-D9k differently in the mucosa of the small and large intestine of rats. J Nutr. 1998;128:934-9.

35. Osis D, et al. The effect of phosphorus on endogenous fecal calcium excretion in man. Am J Clin Nutr. 1986;43:844-51.

36. Abrams SA, Griffin IJ, Hawthorne KM. Young adolescents who respond to an inulin-type fructan substantially increase total absorbed calcium and daily calcium accretion on the skeleton. J Nutri. 2007;137:2525S-6S.

37. Morohashi T, Sano T, Ohta A, Yamada S. True calcium absorption in the intestine is enhanced by fructooligosaccharide feeding in rats. J Nutr. 1998;128:1815-8.

38. Sheikh MS, Santa Ana CA, Nicar NJ, Schiller LR, Fordtran JS. Gastrointestinal absorption of calcium from milk and calcium salts. N Engl J Med. 1987;317:532-6.

39. Hallberg L, Brune M, Erlandsson M, Sandberg AS, Rossander-Hultén L. Calcium: effect of different amou-

nts on nonheme and heme-iron absorption in humans. Am J Clin Nutr. 1991;53:112-9.

40. Samman S, Argiratos V. The effect of calcium carbonate and calcium citrate on the absorption of zinc in healthy female subjects. Eur J Clin Nutr. 1994;48:198-204.

41. Whiting SJ. The inhibitory effect of dietary calcium on iron bioavailability: a cause for concern? Nutr Rev. 1995;53:77-80.

42. Bostick RM, Kushi LH, Wu Y, Meyer KA, Sellers TA, Folsom AR. Relation of calcium, vitamin D and dairy food intake to ischemic heart disease mortality among postmenopausal women. Am J Epidemiol. 1999;149:151-61.

43. Kerstetter JE, O'brien KO, Insogna KL. Dietary protein affects intestinal calcium absorption. Am J Clin Nutr. 1998;68:859-65.

44. Antonio J, Ellerbroek A, Evans C, Silver T, Peacock CA. High protein consumption in trained women: bad to the bone? J Int Soc Sports Nutr. 2018;15:6.

45. Scholz-Ahrens KE, Schrezenmeir JR. Inulin and oligofructose and mineral metabolism: the evidence from animal trials. J Nutr. 2007;137:2513S-23S.

46. Loughrill E, Wray D, Christides T, Zand T. Calcium to phosphorus ratio, essential elements and vitamin D content of infant foods in the UK: possible implications for bone health. Matern Child Nutr. 2017;13(3).

47. Le Blanc A, Schneider V, Spector E, Evans H, Rowe R, Lane H, et al. Calcium absorption, endogenous excretion and endocrine changes during and after long-term bed rest. Bone. 1995;16:301S-4S.

48. Slemenda CW, Reister TK, Hui SL, Miller JZ, Christian JC, Johnston Jr CC. Influences on skeletal mineralization in children and adolescents. Evidence for varying effects of sexual maturation and physical activity. J Pediatr. 1994;125:201-7.

49. Drinkwater B, Bruemner B, Chesnut 3rd CH. Menstrual history as a determinant of current bone density in young athletes. J Am Med Assoc. 1990:263:545-8.

50. Kovacs CS. Maternal mineral and bone metabolism during pregnancy, lactation, and post-weaning recovery. Physiol Rev. 2016;96(2):449-547.

51. Gallagher JC, Goldgar D, Moy A. Total bone calcium in women: effect of age and menopause status. Bone Miner Res. 1987;2:491-6.

52. Gallagher JC, Riggs RL, DeLuca HF. Effect of estrogen on calcium absorption and serum vitamin D metabolites in postmenopausal osteoporosis. J Clin Endocrinol Metab. 1980;51:1359-64.

53. Slevin MM, Allsopp PJ, Magee PJ, Bonham MP, Naughton VR, Strain JJ, et al. Supplementation with calcium and short-chain fructo-oligosaccharides affects markers of bone turnover but not bone mineral density in postmenopausal women. J Nutr. 2014;144:297-304.

54. Craig WJ, Mangels AR. Position of the American Dietetic Association: vegetarian diets. J Am Diet Assoc. 2009;109(7):1266-82.

55. Appleby P, Roddam A, Allen N, Key T. Comparative fracture risk in vegetarians and nonvegetarians in Epic-Oxford. Eur J Clin Nutr. 2007;61(12):1400-6.

56. Gurr M. Calcium in nutrition. ILSI Europe concise monograph series, ILSI Europe, 1999.

57. Morrison AN, Qi JC, Tokita A, Kelly PJ, Crofts L, Nguyen TV, et al. Prediction of bone density from vitamin D receptor alleles. Nature. 1994;67:284-7.

58. Hands ES. Nutrients in food. Baltimore: Lippincott Williams & Wilkins; 2000.

59. Park JM, Lee B, Kim YS, Hong KW, Park YC, Shin DH, et al. Calcium supplementation, risk of cardiovascular diseases, and mortality: a real-world study of the Korean National Health Insurance Service Data. Nutrients. 2022;14(12):2538.

60. Chung M, Tang AM, Fu Z, Wang DD, Newberry SJ. Calcium intake and cardiovascular disease risk: an updated systematic review and meta-analysis. Ann Intern Med. 2016;165(12):856-66.

61. Myung SK, Kim HB, Lee YJ, Choi YJ, Oh SW. Calcium supplements and risk of cardiovascular disease: a meta-analysis of clinical trials. Nutrients. 2021 Jan 26;13(2):368.

62. Bolland MJ, Avenell A, Baron JA, Grey A, MacLennan GS, Gamble GD, et al. Effect of calcium supplements on risk of myocardial infarction and cardiovascular events: meta-analysis. BMJ. 2010 Jul 29;341:c3691.

63. Bolland MJ, Grey A, Avenell A, Gamble GD, Reid IR. Calcium supplements with or without vitamin D and risk of cardiovascular events: reanalysis of the Women's Health Initiative limited access dataset and meta-analysis. BMJ. 2011 Apr 19;342:d2040.

64. Hathcock JN. Vitamin and mineral safety: a summary review. Washington, D.C.: Council for Responsible Nutrition; 1997.

65. Zemel MB. Role of dairy products in modulating weight and fat loss: a multicenter trial. Faseb J. 2004;18: A845-46.

66. Merrilees MJ. Effects of diary food supplements on bone mineral density in teenage girls. Eur J Nutr. 2000;39:256-62.

67. Feskanich D, Bischoff-Ferrari HA, Frazier AL, Willett WC. Milk consumption during teenage years and risk of hip fractures in older adults. Jama Pediatr. 2014;168:54-60.

68. Bischoff-Ferrari HA, Dawson-Hughes B, Baron JA, Burckhardt P, Li R, et al. Calcium intake and hip fracture risk in men and women: a meta-analysis of prospective cohort studies and randomized controlled trials. Am J Clin Nutr. 2007;86:80-90.

69. Grant AM, Avenell A, Campbell MK. Oral vitamin D3 and calcium for secondary prevention of low-trauma fractures in elderly people (randomised evaluation of calcium or vitamin D, record): a randomised placebo-controlled trial. Lancet. 2005;365:1621-8.

70. Weaver CM, Alexander DD, Boushey CJ, Dawson-Hughes B, Lappe JM, LeBoff MS, et al. Calcium plus

vitamin D supplementation and risk of fractures: an updated meta-analysis from the National Osteoporosis Foundation. Osteoporos. 2016;27(1):367-76.

71. Shea B, Wells G, Cranney A, Zytaruk N, Robinson V, Griffith L, et al. Meta-analysis of therapies for postmenopausal osteoporosis. VII: Meta-analysis of calcium supplementation for the prevention of postmenopausal osteoporosis. Endocr Rev. 2002;23:669-83.

72. Reis AR, Santos RKF, Dos Santos CB, Santos BDC, de Carvalho GB, Brandão-Lima PN, et al. Supplementation of vitamin D isolated or calcium-associated with bone remodeling and fracture risk in postmenopausal women without osteoporosis: a systematic review of randomized clinical trials. Nutrition. 2023;116:112151.

73. Michaëlsson K, et al. Milk intake and risk of mortality and fractures in women and men: cohort studies. BMJ. 2014;349. d

74. Matia-Martin P, Torrego-Ellacuría M, Larrad-Sainz A, Fernández-Pérez C, Cuesta-Triana F, Rubio-Herrera MA. Effects of milk and dairy products on the prevention of osteoporosis and osteoporotic fractures in Europeans and non-Hispanic whites from North America: a systematic review and updated meta-analysis. Adv Nutr. 2019;1(10):S120-S143.

75. Wang L, Manson Je, Buring JE, Lee I-M, Sesso HD. Dietary intake of dairy products, calcium, and vitamin D and the risk of hypertension in middle-aged and older women. Hypertension. 2008;51:1073-9.

76. Reid IR, Ames R, Mason B, Bolland MJ, Bacon CJ, Reid HE, et al. Effects of calcium supplementation on lipids, blood pressure, and body composition in healthy older men: a randomized controlled trial. Am J Clin Nutr. 2010;91:131-9.

77. Reid IR, Mason B, Horne A, Ames R, Clearwater J, Bava U, et al. Effects of calcium supplementation on serum lipid concentrations in normal older women: a randomized controlled trial. Am J Med. 2002;112:343-7.

78. Gibson R, Aljuraiban GS, Oude-Griep LM, Vu TH, Steffen LM, Appel LJ, et al. Relationship of calcium and magnesium intakes with the dietary approaches to stop hypertension score and blood pressure: the International Study of Macro/micronutrients and Blood Pressure. J Hypertens. 2023 Dec 21.

79. Parikh SJ, Yanovski JA. Calcium intake and adiposity. Am J Clin Nutr. 2003;77:281-7.

80. Teegarden D. Calcium intake and reduction in weight or fat mass. J Nutr. 2003;133:S249-51.

81. Zemel MB. Calcium and dairy acceleration of weight and fat loss during energy restriction in obese adults. Obes Res. 2004;12:582-90.

82. Zemel MB, Richards J, Mathis S, Milstead A, Gebhardt L, Silva E. Dairy augmentation of total and central fat loss in obese subjects. Int J Obes. 2005;29:391-7.

83. Shapses SA, Heshka S, Heymsfield SB. Effect of calcium supplementation on weight and fat loss in women. J Clin Endocrinol Metab. 2004;89:632-7.

84. Lappe JM, McMahon DJ, Laughlin A, Hanson C, Desmangles JC, Begley M, et al. The effect of increasing dairy calcium intake of adolescent girls on changes in body fat and weight. Am J Clin Nutr. 2017;105(5):1046-53.

85. Jacobsen R, et al. Effect of short-term high dietary calcium intake on 24-h energy expenditure, fat oxidation, and fecal fat excretion. Int J Obes. 2003;29:292301.

86. Gunther CW, Lyle RM, Legowski PA, James JM, McCabe LD, McCabe GP, et al. Fat oxidation and its relation to serum parathyroid hormone in young women enrolled in a 1-y dairy calcium intervention. Am J Clin Nutr. 2005;82:1228-34.

87. Melanson EL, Sharp TA, Schneider J, Donahoo WT, Grunwald GK, Hill JO. Relation between calcium intake and fat oxidation in adult humans. Obes Relat Metab Disord. 2003;27:196-203.

88. Larsen SC, Angquist L, Ahluwalia TS, Skaabi T, Roswall N, Tjonneland A, et al. Interaction between genetic predisposition to obesity and dietary calcium in relation to subsequent change in body weight and waist circumference. Am J Clin Nutr. 2014;99:957-65.

89. Schafer AL, Weaver CM, Black DM, Wheeler AL, Chang H, Szefc G, et al. Intestinal calcium absorption decreases dramatically after gastric bypass surgery despite optimization of vitamin D status. J Bone Miner Res. 2015;30(8):1377-85.

90. Zhang X, Keum N, Wu K, Smith-Warner SA, Ogino S, Chan AT, et al. Calcium intake and colorectal cancer risk: results from the nurses' health study and health professionals follow-up. Int J Cancer. 2016139(10):2232-42.

91. Baron JA, Barry EL, Mott LA, Rees JR, Sandler RS, Snover DC, et al. A trial of calcium and vitamin D for the prevention of colorectal adenomas. N Engl J Med. 2015;373:1519-30.

92. Iamartino L, Elajnaf T, Kallay E, Schepelmann M. Calcium-sensing receptor in colorectal inflammation and cancer: current insights and future perspectives. World J Gastroentreol. 2018;24(36):4119-131.

93. Yang B, McCullough ML, Gapstur SM, Jacobs EJ, Bostick RM, Fedirko V, et al. Calcium, vitamin D, dairy products, and mortality among colorectal cancer survivors: The Cancer Prevention Study-II Nutrition Cohort. J Clin Oncol. 2014;32.

94. Aune D, Lau R, Chan DSM, Vieira R, Greenwood DC, Kampman E, et al. Dairy products and colorectal cancer risk: a systematic review and meta-analysis of cohort studies. Annals of Oncology. 2012;23:37-45.

95. Baron JA, Beach M, Mandel JS, van Stolk RU, Haile RW, Sandler RS, et al. Calcium supplements for the prevention of colorectal adenomas. Calcium Polyp Prevention Study Group. N Engl J Med. 1999;340:101-7.

96. Barry EL, Lund JL, Westreich D, Mott LA, Ahnen DJ, Beck DJ, et al. Body mass index, calcium supplementation and risk of colorectal adenomas. Int J Cancer. 2019;144(3):448-58.

CAPÍTULO 27

Fósforo

Kátia Rau de Almeida Callou
José Luiz de Brito Alves
Adriana Gisele Hertzog da Silva

◉ INTRODUÇÃO

O fósforo é um mineral de natureza não metálica essencial para a germinação e o crescimento ideal de plantas,[1] para a sustentabilidade da agricultura brasileira[2] e para a saúde humana.[1,3,4] Sua descoberta ocorreu acidentalmente em 1669 pelo alemão Henning Brand, ao destilar e aquecer intensamente diversos tonéis de urina. A experiência resultou na descoberta de um elemento que brilhava no escuro, que foi denominado fósforo. A palavra "fósforo" vem do grego *phos* (luz) e *phoros* (portador).[5]

Esse elemento é encontrado na natureza principalmente sob a forma de fosfato, com 1 átomo central de fósforo, 4 átomos de oxigênio e de zero a 3 átomos de hidrogênio. O fosfato (PO_4^{3-}) encontra-se em equilíbrio com o ácido fosfórico (H_3PO_4), com o di-hidrogenofosfato ($H_2PO_4^-$) e com o hidrogenofosfato (HPO^{2-}). A forma predominante em pH neutro é o hidrogenofosfato. Já a totalmente protonada, que é predominante em meio ácido, é o ácido fosfórico. O fosfato livre é chamado de fosfato inorgânico (Pi) e, quando covalentemente ligado aos açúcares, às proteínas e a outros componentes da célula, é denominado fosfato orgânico.

No organismo humano, o fósforo é encontrado principalmente sob a forma de fosfatos e apenas uma pequena porção está na forma livre. Compreende 0,5% do corpo dos recém-nascidos e de 0,65 a 1,1% do corpo de indivíduos adultos, representando 600 a 900 g de fósforo corporal total. Cerca de 85% do total de fósforo corporal encontra-se estocado como hidroxiapatita [$Ca_{10}(PO_4)_6(OH)_2$] nos ossos e dentes, 14% como fósforo intracelular tecidual e 1% no líquido extracelular. No sangue, a concentração total de fósforo é de aproximadamente 40 mg/ dL, sendo constituinte dos fosfolipídios e/ou de lipoproteínas plasmáticas. Já o fósforo inorgânico está presente no sangue e nos fluidos extracelulares na concentração de 3,1 mg/dL.[6]

◉ FUNÇÃO

O fósforo exerce diversas funções no organismo:

- Constitui o componente principal dos ossos e dentes. Os ossos são compostos por uma matriz orgânica e uma inorgânica. A matriz orgânica consiste em 90 a 95% de fibras de colágeno e o restante, de um material amorfo denominado substância fundamental. Já a matriz inorgânica é constituída por sais cristalinos de cálcio e fosfato, os quais são componentes importantes da estrutura química da hidroxiapatita [$Ca_{10}(PO_4)_6(OH)_2$]. A hidroxiapatita é o principal sal cristalino e corresponde a aproximadamente 60 a 65% do peso total dos ossos.[4,7]

- Faz parte da estrutura química dos fosfolipídios, fosfoglicídeos, fosfoproteínas, ácidos nucleicos e nucleotídeos, que por sua vez conferem às membranas celulares suas características fundamentais. Como constituinte das membranas celulares, o fósforo confere a característica de permeabilidade seletiva às células.[3,8]

- O fósforo, sob a forma de fosfato, é importante também para a agregação plaquetária e para a ativação dos fatores X e V na cascata de coagulação.

- Participa na manutenção do equilíbrio ácido-básico corporal.[1,6,9]

- É imprescindível na transdução de sinal entre as células e os tecidos por meio da atividade das quinases e fosforilases, cuja ação conjunta é responsável pela regulação do metabolismo e pela manutenção da homeostase corporal.[3,8]

- O fósforo desempenha um papel importante no metabolismo energético (como constituinte do ATP, GTP, ADP, GDP) e na sinalização celular intracelular, fazendo parte da estrutura química de coenzimas essenciais ao metabolismo corporal, além de ser componente-chave para o ATP e o 2,3-difosfoglicerato.[3,10] O 2,3-difosfoglicerato atua possibilitando a liberação do oxigênio da hemoglobina e sua posterior distribuição aos tecidos. Essas funções são relevantes para todos os seres vivos, mas especialmente importantes para pacientes cujas necessidades de oxigênio encontram-se elevadas em função de um estado catabólico aumentado.[11]

- Regula o metabolismo de macronutrientes por ativação de enzimas-chave (como a fosfofrutoquinase na fase da glicólise); o metabolismo do glicogênio, por meio do balanço da atividade das enzimas glicogênio sintase e glicogênio fosforilase; a ação do fósforo no ciclo de Krebs, por fazer parte do ATP,

NAD, FAD e por atuar na regulação da atividade de enzimas como piruvato desidrogenase, isocitrato desidrogenase e alfacetoglutarato desidrogenase. Regula a cadeia de transporte de elétrons por meio da NAD, FAD e da relação ADP/ATP.[11]

Concentrações adequadas de fósforo são essenciais para o metabolismo da glicose, bem como para a síntese proteica, as funções neurológica e muscular (principalmente do diafragma e do miocárdio). Além de todas essas funções, o fósforo, sob a forma de fosfato, é componente dos ácidos desoxirribonucleico (DNA) e ribonucleico (RNA). Essas moléculas estão presentes no núcleo celular, apresentando funções de transmissão das informações hereditárias e síntese proteica.[12]

▣ ABSORÇÃO E EXCREÇÃO DE FÓSFORO

O fósforo presente nos alimentos é uma mistura de fósforo nas formas inorgânica e orgânica. O fósforo inorgânico é encontrado comumente em alimentos industrializados, na forma de aditivo alimentar. É empregado nos alimentos com diversas funções, incluindo sua ação como antioxidante, veículo de formulações alimentícias, como agentes flavorizantes, para melhorar a palatabilidade, adoçantes não nutritivos, conservação e diversas outras atribuições relacionadas a esse elemento. Os aditivos inorgânicos de fosfato contribuem para a ingestão excessiva de fosfato, uma vez que são rapidamente e eficientemente absorvidos. Estão presentes em alimentos ultraprocessados, em queijos, carnes processadas industrialmente e alimentos prontos para o consumo. A alta ingestão desses alimentos favorece uma elevada carga de fosfato sérico pós-prandial, contribui para o desequilíbrio dos mecanismos homeostáticos de regulação de fosfato e, a longo prazo, favorece a ocorrência de doenças cardiovasculares e distúrbios renais.[13] Já a forma orgânica do fósforo necessita da ação de fosfatases intestinais, e, assim, a maior parte da absorção ocorre como fósforo inorgânico.[10,14,15]

O fósforo é absorvido em todo o intestino delgado. O transporte intestinal de Pi ocorre por meio de duas vias: uma via paracelular passiva e uma via de transporte transcelular ativa, sendo a maior parte da absorção de Pi por transporte paracelular. A alta permeabilidade paracelular para o Pi favorece o influxo de $H_2PO_4^-$, permitindo uma maior absorção de Pi no intestino delgado proximal, onde um pH luminal mais baixo e concentrações luminais mais altas de Pi impulsionam a absorção paracelular de Pi. Os mecanismos de transporte passivo dependem de um gradiente eletroquímico e da ocorrência de movimento paracelular através das *tight junctions,* complexos formados pela interação de proteínas aderentes aos enterócitos adjacentes.[3,16-19] As ocludinas e claudinas, por exemplo, são expressas em todo o trato gastrintestinal e são responsáveis pela permeabilidade seletiva de íons. No entanto, as proteínas de *tight junction* específicas para o transporte paracelular de Pi ainda não foram identificadas.[3]

No duodeno, o Pi é absorvido por um mecanismo de transporte transcelular ativo acoplado ao íon sódio.[10] Transportadores de fosfato do tipo II e III dependentes de sódio são expressos na membrana apical do intestino. A proteína de transporte de fosfato dependente de sódio 2B (NaPi-2b) tem afinidade elevada pelo fosfato divalente (HPO^{-2}) e transporta sódio e fósforo na proporção de 3:1 através da membrana intestinal. Já os transportadores de fósforo do tipo III, também dependentes de sódio, cotransportam o fosfato monovalente (H_2PO^{-1}) numa proporção de 2 moléculas de sódio para 1 de fosfato.[14] A razão do transporte de fósforo dependente de sódio é aumentada pela 1,25-di-hidroxivitamina D [$1,25(OH)_2D_3$]. O transporte de fósforo no jejuno e íleo ocorre por mecanismo paracelular (passivo). A razão de transporte de fósforo, nesse caso, é dependente principalmente de sua concentração no lúmen intestinal e é independente das concentrações de outros nutrientes e de processos que utilizam energia.[3,17]

O Pi é rapidamente absorvido, sendo excretado sobretudo pela via urinária ou excretado pela via fecal, complexado ao ferro ou cálcio.[4] A quantidade de fósforo excretada na urina depende da absorção intestinal do mineral, da taxa de filtração glomerular renal, de sua reabsorção no túbulo proximal renal e de mecanismos homeostáticos.

A absorção do fósforo é reduzida pela ingestão de alumínio presente em antiácidos, por doses farmacológicas de carbonato de cálcio, pela ingestão de glicocorticoides e em casos de hipoparatireoidismo.[12] No entanto, não há interferência significativa em sua absorção quando a ingestão de cálcio está dentro da normalidade. Já a quantidade de fósforo que pode ser filtrada pelo túbulo proximal é inversamente proporcional às concentrações do hormônio paratireoidiano (PTH).[20]

As adaptações de longo prazo associadas a modificações na ingestão de fósforo na dieta estão relacionadas a mecanismos distintos, que incluem modificações na expressão gênica de NaPi-2a e NaPi-2b no túbulo proximal e por modificações na concentração plasmática de hormônios, incluindo o PTH, as fosfatoninas (FGF-23, sFRP-4 e MEPE) e 1,25(OH)2D.[1,3,10] Os fatores que podem alterar a taxa absortiva do fósforo estão listados no Quadro 1.[12]

O aumento crônico e persistente do Pi sérico estimula a secreção de PTH por mecanismos indiretos e diretos. A hiperfosfatemia persistente estimula a secreção de PTH, pela redução da concentração extracelular de cálcio, enquanto a hipofosfatemia suprime a secreção de PTH indiretamente pela regulação positiva da síntese de 1,25(OH)2D. Concentrações aumentadas de 1,25(OH)2D também estimulam a síntese de FGF-23, que atua nas glândulas paratireoides para suprimir a transcrição do mRNA do PTH

QUADRO 1 Fatores que influenciam a homeostase do fósforo

Intestino	Rim
Fatores que aumentam a absorção de Pi	**Fatores que aumentam a reabsorção de Pi**
1. Baixa ingestão de fosfato	1. Depleção de fosfato
2. Elevada concentração sérica de 1,25 di-hidroxivitamina D	2. Paratiroidectomia
	3. 1,25 $(OH)_2D_3$
Fatores que diminuem a absorção de Pi	4. Hipocalcemia
3. Baixa concentração sérica de 1,25 di-hidroxivitamina D	5. Hipocapnia
4. Elevadas concentrações de sais de cálcio no lúmen intestinal	**Fatores que diminuem a reabsorção de Pi**
5. MEPE	6. Carga de fosfato
	7. Hormônio paratireoidiano e AMP cíclico
	8. Expansão do volume
	9. Hipercalcemia
	10. Inibidores da anidrase carbônica
	11. Dopamina
	12. Glicose e alanina
	13. Distúrbios de ácido-base
	14. Bicarbonato aumentado
	15. Hipercapnia
	16. Inibidores metabólicos
	17. FGF-23
	18. sFRP-4
	19. MEPE
	20. FGF7

AMP: monofosfato de adenosina; FGF7: fator 7 de crescimento de fribroblasto; FGF-23: fator 23 de crescimento de fibroblasto; MEPE: fosfoglicoproteína de matriz extracelular; Pi: fosfato inorgânico; sFRP-4: *secreted frizzled related protein-4.*
Fonte: Bergman et al.[12]

e a secreção do PTH. A FGF-23 é uma proteína produzida pelos osteoblastos maduros e está relacionada à homeostase do cálcio e do fósforo. Altas concentrações de fosfato sérico e baixas concentrações de cálcio estimulam a liberação da FGF-23, que por sua vez aumenta a excreção urinária de fósforo (fosfatúria), diminui a síntese de calcitriol e PTH, inibe a síntese de 1,25 di-hidroxivitamina D, inibe a atividade da 1-alfa-hidroxilase e, por reduzir a eficiência de absorção intestinal e renal de fosfato, reduz a mineralização óssea.[1,3,14]

O FGF-23, sintetizado por osteócitos e osteoblastos, regula o metabolismo do fósforo por vários mecanismos. Também regula negativamente a atividade da enzima 1,25 hidroxivitamina D hidroxilase em nível renal; acelera a degradação do calcitriol (1,25 OH vitamina D) e inibe diretamente a reabsorção renal de fosfato. Em conjunto, esses mecanismos atuam para favorecer a diminuição na absorção intestinal do fosfato e aumentar a excreção renal de fósforo. O FGF-23 contribui para a excreção renal de fósforo por meio da diminuição da expressão dos transportadores de fósforo na membrana da borda em escova do néfron, além de inibir a conversão do calcidiol em calcitriol.[1,16,18]

A diminuição da reabsorção do fósforo renal, estimulada pelo FGF-23, é independente da ação do PTH, visto que o FGF-23 também inibe o PTH. É importante notar que, embora tanto o PTH quanto o FGF-23 promovam a fosfatúria, o FGF-23 é um regulador mais potente da excreção de fósforo do que o PTH.[1,3,21]

Concentrações elevadas do FGF-23 foram encontradas em pacientes com doença renal crônica, sugerindo um quadro de resistência renal ao FGF-23 e associado à retenção renal de fósforo.[4,7,18]

Tem sido proposto que o FGF-23 apresenta afinidade para outros tecidos, a exemplo do coração.[22,23]

Vale ressaltar ainda que algumas doenças estão associadas ao aumento do FGF-23 e incluem: aterosclerose, hipertrofria ventricular esquerda, hiperplasia da glândula paratireoide, doenças renais, anemia, aumento da produção de citocinas e diminuição da resposta imune.[24]

Em contrapartida, baixas concentrações de fósforo estimulam a atividade renal da enzima 1-alfa-hidroxilase, promovendo o aumento das concentrações de Pi, o qual é detectado por sinalizadores de fosfato. Em estados de deficiência de fosfato, o organismo acelera a aquisição e a retenção do Pi, enquanto em estados de excesso de Pi a aquisição e a retenção são reduzidas. Esses sensores atuam alterando o metabolismo proteico intracelular, por meio de modificações do estado de fosforilação dessas moléculas, e, consequentemente, alteram os eventos de transcrição nuclear. Desse modo, as proteínas recém-produzidas têm maior eficiência para a retenção de fosfato nas células e podem ainda funcionar como sensores celulares ou moléculas sinalizadoras de Pi.[3,25]

Conforme visto anteriormente, diversos parâmetros podem ser avaliados para determinar a absorção e a excreção do fósforo, devendo ser analisados e interpretados juntamente com o cálcio, a vitamina D e variações dos hormônios FGF-23 e PTH (Figura 1).

◉ BIODISPONIBILIDADE DE FÓSFORO

A biodisponibilidade do fósforo é dependente de sua especiação química presente no alimento, das interações nutriente-nutriente, da matriz alimentar e da combinação de alimentos, das condições que favoreçam sua absorção, da saúde intestinal, do uso de medicamentos, da regulação por hormônios calciotrópicos (p. ex., vitamina D, entre outros) e, em menor extensão, do efeito do PTH e do calcitriol. O fósforo orgâ-

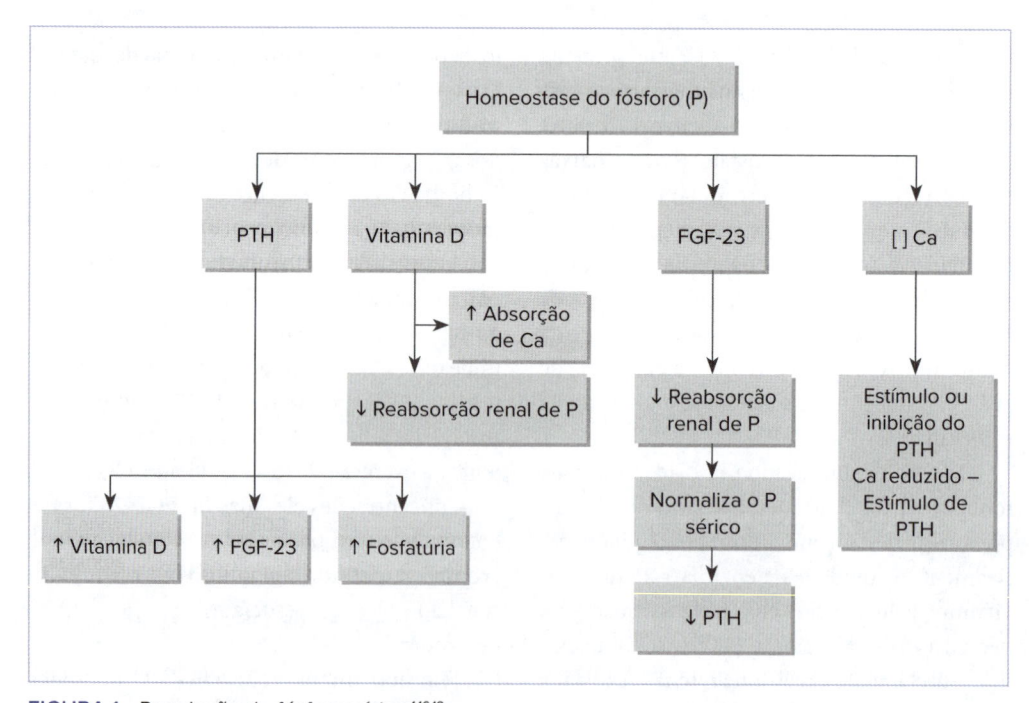

FIGURA 1   Regulação do fósforo sérico.[1,16,18]

Ca: cálcio; FGF-23: fator 23 de crescimento do fibroblasto; P: fósforo; PTH: hormônio da paratireoide.

nico do alimento apresenta menor percentual de absorção, é menos biodisponível e necessita da ação de enzimas digestivas para ser degradado e absorvido. Já o fósforo inorgânico, constituinte dos aditivos alimentares, é a fonte de fósforo mais rapidamente absorvida, chegando a atingir de 80 a 100% de biodisponibilidade.[4]

Considerando o tipo de alimento, os de origem animal apresentam maior biodisponibilidade quando comparados aos de origem vegetal (> 60% *vs.* < 40%, respectivamente).[26] Segundo Takeda et al.,[22] a biodisponibilidade de vegetais e frutas é de 20 a 50%, a depender do conteúdo de fitato presente.[22] No entanto, esses valores podem ser levemente diferentes de outras pesquisas, uma vez que dependem da estimativa para avaliar a biodisponibilidade, do protocolo experimental realizado e das interações nutriente-nutriente.

Duong et al.[27] propuseram a elaboração de um índice para estimar a biodisponibilidade de diferentes fontes alimentares de fósforo. O índice de fosfato (IP) para cada alimento-teste foi calculado de acordo com a biodisponibilidade de fósforo. Os resultados mostraram que os valores do IP tenderam a ser menores para os alimentos de origem vegetal (soja, *tofu* e brócolis) em comparação com os alimentos de origem animal (carne de porco, presunto, queijo, leite, peixe e ovos), exceto para soja e brócolis, que apresentaram maiores valores de IP observados entre as plantas.[27]

A presença de bifidobactérias no trato gastrintestinal de indivíduos suplementados com probióticos pode promover uma melhora da biodisponibilidade do fósforo por produzirem a enzima fitase.[28] Ademais, o IP tendeu a ser mais baixo para a carne de porco do que para o presunto, enquanto não houve diferença entre produtos à base de soja (soja e *tofu*) ou produtos lácteos (leite e queijo).[27]

Conforme visto anteriormente, o pH, o fitato, o cálcio e a vitamina D influenciam a biodisponibilidade de fósforo. O pH é um fator importante para a bioacessibilidade intestinal do Pi da dieta e, consequentemente, para sua biodisponibilidade. O pH alcalino inibe a absorção intestinal de Pi em ratos. Já para o PH ácido, observou-se aumento na taxa de captação de Pi monovalente pelos enterócitos de ratos. Sugere-se a existência de um transportador dependente do íon sódio e com predileção ao fosfato monovalente.[29] Ademais, certos antiácidos, como hidróxidos de magnésio-alumínio, sucralfato e antiácidos contendo cálcio, também podem reduzir a bioacessibilidade do Pi por meio da formação de sais insolúveis de Pi no intestino, comprometendo a absorção do mineral.[16,30]

Em pH fisiológico, o fitato liga-se ao cálcio com elevada afinidade. Se a concentração de cálcio for alta, o fitato forma diversos sais de fitato de cálcio indigeríveis.[11,14,30] Em contrapartida, a alta carga de Pi resulta em hiperparatireoidismo secundário e excreção renal aumentada de Pi, que parece ser independente do FGF-23. A suplementação de cálcio atenua esse efeito.[31]

FONTES ALIMENTARES

O fósforo é um elemento amplamente encontrado nos alimentos, particularmente nos de natureza proteica, incluindo carne vermelha, aves, peixes e laticínios. É encontrado também em cereais, legumes e em alimentos industrializados. Nos alimentos de origem animal, o fósforo está presente associado a moléculas orgânicas, sendo denominado fósforo orgânico, e necessita ser desconjugado para ser absorvido pelos enterócitos dos seres humanos.[4,13,32] No alimento de origem vegetal, o Pi encontra-se no revestimento externo da semente ou do grão, por isso cereais integrais apresentam maior teor de fósforo quando comparados aos submetidos a operações de beneficiamento, as quais retiram a película que reveste a estrutura do grão.[33] Ainda nos alimentos de origem vegetal (cereais, legumes), o ácido fítico é a principal reserva de fósforo. Esse ácido é considerado um antinutriente, por sua ação quelante em proteínas e minerais, o que por sua vez reduz a biodisponibilidade desses elementos.[34]

O fósforo inorgânico está presente também em aditivos alimentares com a função de conferir sabor, textura e cor, como agente acidificante em refrigerantes,[13] ação antiumectante em pudins e café instantâneo, também como emulsificante e para manter a aparência de alimento fresco em peixes e aves.[35]

Bebidas alcoólicas, como vinho e cerveja, apresentam teores variados de fósforo a depender das condições de maceração, fermentação e maltagem. Além disso, algumas marcas de vinho podem adicionar fosfato de amônio como aditivo e, desse modo, contribuir para elevar o teor de fósforo da bebida.[33]

A Tabela 1 mostra o teor de fósforo (mg) presente em 100 g de alimentos.

O estudo desenvolvido por Duong et al.[27] buscou avaliar as fontes alimentares naturais, adicionadas e biodisponíveis de fósforo na população afro-americana residente nos EUA, relacionando-as com a taxa de filtração glomerular em 3.669 participantes adultos incluídos no *Jackson heart study* (*JHS*).[27] A ingestão média total de fósforo no *JHS* foi de 1.299 mg/dia para homens e de 1.093 mg/dia para mulheres, valores estes acima da ingestão dietética recomendada (RDA) de 700 mg, sendo semelhante ao obtido do NHANES (1.373 mg/dia para ambos os homens e mulheres com 20 anos ou mais)[37,38] e inferior à estimativa de 20 mg/kg de peso em países do Ocidente.[12] O Pi adicionado intencionalmente aos alimentos contribuiu com 30% da fonte alimentar de fósforo na população, sendo essa contribuição inferior ao observado em fontes alimentares como peixes, leites, carne bovina, ovos, queijos e aves, seguidas pelo consumo de grãos. Esses dados são semelhantes aos encontrados na literatura, que indicaram as carnes, laticínios e grãos como os principais contribuintes da ingestão total de fósforo pela elevada frequência e teor de consumo.[4]

TABELA 1 Conteúdo de fósforo (mg) em 100 g de alimentos

Alimentos	Teor de fósforo em 100 g
Pescados e frutos do mar	
Sardinha em conserva	496*
Sardinha frita, sem sal	628,76
Sardinha assada, sem óleo e sem sal	577,78
Merluza (filé), assada, sem óleo e sem sal	273,20
Merluza (filé), frito, sem sal	278,93
Atum cozido, drenado, sem óleo e sem sal	269,72
Atum sem pele, cru	253,86
Atum assado/grelhado, sem sal	308,75
Abadejo (filé de peixe congelado) assado, sem sal	350,70
Filé/posta de peixe de água salgada (média de várias espécies) assado/grelhado, sem óleo e sem sal	241,85
Pescada-branca frita, sem sal	504,10
Pescada-branca grelhada, sem óleo e sem sal	158,79
Pescadinha frita/grelhada, sem óleo e sem sal	382,00
Peixe de água doce (média de 7 espécies), cozido sem óleo e sem sal	255,80
Cação (posta assada/grelhada), sem óleo e sem sal	238,09
Polvo cozido sem óleo e sem sal	279
Camarão sem casca cozido	265,85
Salmão, filé sem pele, cozido sem óleo e sem sal	265,04
Salmão, filé com pele, grelhado sem óleo e sem sal	299,72
Salmão sem pele, cru	258,80
Ostra, crua	150,98
Tilápia, filé sem pele grelhado, sem óleo e sem sal	164,30
Caranguejo cozido, sem óleo e sem sal	153,69
Lagosta cozida, sem óleo e sem sal	149,22

(continua)

TABELA 1 Conteúdo de fósforo (mg) em 100 g de alimentos (*continuação*)

Alimentos	Teor de fósforo em 100 g
Carnes e derivados	
Fígado de boi grelhado, sem óleo e sem sal	419,92
Coração de frango assado/na brasa, sem óleo e sem sal	367,54
Miolo de boi, cozido, sem óleo e sem sal	365
Carne de boi (filé-mignon sem gordura) grelhada	308,14
Carne de boi (fraldinha com gordura) cozida	160,58
Carne de boi (acém, sem gordura) cozida	164,20
Carne de boi (músculo) cozida	175,70
Carne de boi (coxão mole) frita	168,06
Carne de boi salgada, dessalgada, cozida sem óleo (média de charque, seca, *jerked beef*)	91,64
Linguiça de porco crua	157,48
Peito de frango sem pele, grelhado	295,01
Sobrecoxa de frango com pele, assada	252,23
Frango inteiro, assado	232,94
Bisteca de porco, grelhada	229,44
Leite e derivados	
Leite de vaca, com café, em pó	345,39
Leite de vaca, com chocolate, em pó	261,60
Leite condensado	187,18
Iogurte natural	172,22
Creme de leite (25% de gordura, UHT, enlatado) (média de diferentes marcas)	118,46
Iogurte integral com polpa de fruta, sabor morango	110,37
Iogurte integral (média de diversos sabores)	66,62
Cream cheese tradicional	70,17
Bebida láctea (média de diversos sabores)	63,11

(continua)

TABELA 1 Conteúdo de fósforo (mg) em 100 g de alimentos (*continuação*)

Alimentos	Teor de fósforo em 100 g
Queijo parmesão ralado	756,98
Queijo fundido	687,90
Queijo tipo requeijão	488,18
Queijo muçarela (média de diversas amostras)	463,12
Queijo coalho	423,17
Queijo minas padrão	405,95
Queijo ricota	161,52
Queijo minas frescal	123,31
Leguminosas e cereais	
Soja em grão cozida, sem óleo e sem sal	167,94
Fava em grão cozida	138
Grão-de-bico cozido	124,60
Lentilha cozida	122,42
Ervilha fresca/seca cozida	122,13
Feijão-carioca cozido (50% caldo e 50% grão)	93,70
Feijão-preto cozido (50% caldo e 50% grão)	88,03
Feijão-branco cozido	113
Milho de pipoca preparado com óleo	225,14
Milho-verde cozido	94,84
Arroz integral cozido	42,04
Macarrão cozido (média de diferentes marcas)	36,29
Arroz polido cozido sem sal e sem óleo	19,73
Farinha de trigo	116,36
Chia, crua	960
Quinoa, crua	457
Aveia, flocos finos	159,53
Pão de forma tradicional	144
Pão francês de padaria	99,75
Frutas e hortaliças	
Pinha	34,40
Banana-maçã	33,24
Batata-inglesa frita sem sal	63,25

(continua)

TABELA 1 Conteúdo de fósforo (mg) em 100 g de alimentos (*continuação*)

Alimentos	Teor de fósforo em 100 g
Cogumelo cozido sem sal e sem óleo (média de diferentes tipos)	96,93
Alcachofra cozida	73
Inhame sem casca cozido	59,12
Brócolis cozido	37,13
Abóbora cozida	31,02
Purê de batatas com queijo e sal	105,20
Mandioca cozida	34,06
Batata-doce cozida	19,33
Nozes e sementes (crus)	
Gergelim	740,71
Castanha-do-brasil	679,24
Linhaça	615,18
Castanha-de-caju	593
Pistache	490
Amêndoa	481
Noz	396,28
Produtos açucarados	
Chocolate em pó solúvel	532,56
Cocada branca	396,41
Açúcar mascavo	38,16
Açúcar (média de diferentes tipos)	12,72
Rapadura	21,23
Sorvete industrializado (média de diversos sabores)	100
Marmelada	19,62
Mistura para bolo (média de diversos sabores)	317,43
Bebidas	
Refrigerante tipo cola, regular, com açúcar	16,68
Bebida alcoólica, cerveja Pilsen	19
Bebida alcoólica, vinho tinto (média de diferentes amostras)	18,15
Bebida alcoólica, vinho, branco (média de diferentes amostras)	12,76

UHT: processado em temperatura ultra-alta.
Fonte: TBCA.[36]

No entanto, não é obrigatório constar a quantidade do Pi presente em aditivos nos rótulos dos alimentos, o que dificulta uma estimativa mais fidedigna da ingestão do mineral e de sua real contribuição para a ingestão de fósforo.[13]

No Ocidente, o excedente na ingestão de fósforo dietético tem sido atribuído ao consumo de alimentos processados contendo aditivos alimentares à base de fósforo inorgânico, como embutidos, queijos processados, refrigerantes à base de cola, entre outros.[31]

No Brasil, um estudo recente realizado por Del'Arco et al.[39] avaliou a prevalência de inadequação da ingestão de minerais em indivíduos de 15 a 24,9 anos. Os resultados mostraram que a prevalência de inadequação da ingestão de fósforo foi maior (58,07 *vs.* 6,17%) no grupo de adolescentes (15 a 18,9 anos), quando comparado ao grupo de adultos jovens (19 a 24,9 anos), sendo a média de ingestão do mineral de 1.021,78 mg/dia e de 1.065,35 mg/dia, respectivamente.[39] Ademais, os fatores associados à ingestão de fósforo foram o sexo e a idade, estando adolescentes do sexo feminino com uma ingestão de fósforo inferior à recomendação proposta, o que pode comprometer a mineralização óssea. A ingestão inadequada de cálcio e magnésio parece associar-se a doenças cardiovasculares e morbidades relacionadas.[39]

Considerando que a ingestão média de fósforo pode ultrapassar os valores recomendados (RDA), é necessário adotar medidas para controlar a ingestão do mineral. As estratégias nutricionais adequadas envolvem o manejo adequado do tipo de fósforo e de sua quantidade ingerida, da relação fósforo-proteína na alimentação e na biodisponibilidade do mineral.[40] Ademais, a restrição dietética de proteína nem sempre é recomendada, especialmente para pacientes desnutridos e com doenças coronarianas, por relacionar-se ao mau prognóstico clínico. Desse modo, o estudo de Narazaki et al.[41] validou uma ferramenta para avaliação da concentração sérica de fósforo no organismo após a ingestão de alimentos-testes. Os resultados desse estudo mostraram que o *index* de fósforo refletiu mudanças na concentração do fósforo digerido, de sua distribuição nos tecidos corporais, da excreção urinária, da secreção de PTH e de FGF-23. O índice de fósforo mostrou ser uma ferramenta para classificar os alimentos de acordo com a magnitude da resposta fisiológica da carga de fósforo. Nesse sentido, o índice de fósforo de alimentos processados e derivados de animais apresenta maiores valores de carga de fósforo quando comparados aos alimentos naturais e à base de plantas,[41] confirmando estudos anteriores na literatura.

Para o fósforo, estabeleceu-se a ingestão adequada (AI) para recém-nascidos e o limite superior tolerável de ingestão (UL) para crianças e adultos. A necessidade média estimada (*estimated average requirement* – EAR) e a ingestão dietética recomendada (*recommended dietary allowance* – RDA) para crianças e adultos também foram estabelecidas, conforme a Tabela 2.[42]

DISTÚRBIOS CAUSADOS PELA DEFICIÊNCIA EM FÓSFORO

A deficiência em fósforo pela dieta é rara, podendo ocorrer em algumas situações, como em ingestão crônica de antiácidos à base de alumínio, particularmente se a dieta for pobre em fosfato. Esses antiácidos formam um complexo com o fósforo da dieta, impedindo sua absorção

TABELA 2 Ingestão de referência para o fósforo

Estágio da vida	EAR (mg/dia)	RDA (mg/dia)	UL (g/dia)	AI (mg/dia)
Recém-nascidos				
0-6 meses	—	—	—	100
7-12 meses	—	—	—	275
Crianças e adolescentes				
1-3 anos	380	460	3	—
4-8 anos	405	500	3	—
9-13 anos	1.055	1.250	4	—
14-18 anos	1.055	1.250	4	—
Adultos				
19-30 anos	580	700	4	—
31-50 anos	580	700	4	—
51-70 anos	580	700	4	—
> 70 anos	580	700	3	—
Gestantes				
≤ 18 anos	1.055	1.250	3,5	—
19-30 anos	580	700	3,5	—
31-50 anos	580	700	3,5	—
Lactantes				
≤ 18 anos	1.055	1.250	4	—
19-30 anos	580	700	4	—
31-50 anos	580	700	4	—

EAR: necessidade média estimada; RDA: ingestão dietética recomendada; AI: ingestão adequada; UL: limite superior tolerável de ingestão.
Fonte: DRI.[6]

e resultando em deficiência nesse mineral.[42] Esta também pode ocorrer com o aumento da excreção urinária, que ocorre na desnutrição e em diabéticos com cetoacidose.[9] O uso de glicocorticoides, a ingestão elevada de magnésio e a presença de hipoparatireoidismo podem reduzir a absorção de fósforo e, desse modo, contribuir para o déficit nutricional desse mineral.[11,16] Indivíduos bastante enfermos constituem um grupo de risco para o desenvolvimento de hipofosfatemia, assim como os desnutridos de longa data.[43]

Um fator que comumente leva à deficiência de fósforo sérico é a falta de administração do mineral em pacientes em terapia de nutrição parenteral[9] e o baixo fornecimento calórico da dieta. Na deficiência de fósforo, pode ocorrer aumento moderado de cálcio no plasma e aumento na urina. Baixas concentrações de fósforo no plasma estimulam a síntese de $1,25(OH)_2D_3$, resultando em aumento na absorção de cálcio e na reabsorção óssea. A reabsorção continuada dos sais minerais presentes no osso, na hipofosfatemia, prejudica sua remineralização, provocando hipercalciúria. O PTH pode aumentar a excreção de fósforo na urina; entretanto, com a deficiência, os rins perdem a sensibilidade ao PTH, o fósforo é eficientemente reabsorvido pelos túbulos renais e os efeitos fosfatúricos do PTH são mínimos.[3,9,17]

A hipofosfatemia crônica pode resultar em menor sensibilidade da hemoglobina ao oxigênio, comprometendo a oxigenação dos tecidos e a produção de energia nas células eritrocitárias. Ademais, a hipofosfatemia favorece a ocorrência de miopatia cardíaca e esquelética, infarto agudo do miocárdio, rabdomiólise e arritmia cardíaca, podendo levar à morte.[9,43] Maior tempo de internação hospitalar e de ventilação mecânica, hipóxia tecidual, menor contratilidade do miocárdio, fraqueza, parestesia, encefalopatia hepática e coma também são consequências graves da hipofosfatemia.[43,44]

▣ TOXICIDADE

A hiperfosfatemia é definida como a concentração sérica de fósforo acima de 4,5 mg/dL,[11,22,30,31,42] sendo mais comum em pacientes hospitalizados, bastante enfermos e com a função renal prejudicada. A insuficiência renal dificulta a excreção do mineral, levando ao desequilíbrio da homeostase do fósforo.[45] Outras causas da hiperfosfatemia incluem imobilidade, desidratação, hemodiálise, uso abusivo de laxantes em pacientes com função renal prejudicada, intoxicação por vitamina D e acidose metabólica.[11,23]

A ingestão excessiva de fosfato pode levar à desregulação hormonal da homeostase do fósforo e do cálcio, bem como ao risco aumentado de comprometimento renal, doenças cardiovasculares e aumento da mortalidade.[13,20,31] A hiperfosfatemia pode estimular diretamente a liberação de FGF-23, à citotoxicidade e à calcificação dos tecidos moles. A ação mais prejudicial do FGF-23 ocorre quando as concentrações de fósforo permanecem elevadas por um longo período de tempo. O FGF-23 induz diretamente a toxicidade miocárdica, promove calcificação tubular renal e da artéria coronariana, inibe a atividade do PTH e a consequente síntese de calcitriol.[18] Esses fatores comprometem a correção do cálcio sérico e promovem estímulo da reabsorção óssea, exacerbando a calcificação dos tecidos moles.[15,24,30] Além das calcificações em tecidos moles e disfunções renais e cardíacas,[15] a retenção excessiva de fósforo é tóxica para os seres humanos, podendo favorecer alterações nas vias de sinalização celular e diminuição da fertilidade, além de predispor ao envelhecimento precoce e a aumento do risco de desenvolvimento de câncer e de osteoporose.[4,10,13,20,35,45-47]

Atualmente, maior atenção tem sido dispensada à alta ingestão de fósforo por meio de bebidas carbonatadas e de aditivos de fosfato adicionados a alimentos.[13] Uma dieta rica em aditivos pode aumentar o conteúdo de fósforo em até 1 g/dia,[23] podendo configurar um fator de risco para o desenvolvimento futuro de osteoporose[48] e de doenças cardiovasculares.[49-51] Em situações de elevada concentração sérica de fósforo, seja em indivíduos submetidos à remoção cirúrgica da paratireoide ou naqueles em hemodiálise ou em outras condições, sugere-se a adoção de algumas recomendações para restringir o fósforo da alimentação.[13,32,33,45] Essas medidas levam em consideração os efeitos negativos à saúde atribuídos ao excesso de ingestão de fósforo, às concentrações séricas aumentadas desse mineral e distúrbios da relação cálcio e fósforo. Dentre essas medidas, é importante considerar:

- Escolher alimentos sem aditivos que contenham fósforo.[33,40]
- Priorizar o consumo de alimentos caseiros e com uso de técnicas culinárias de imersão em água fervente durante pelo menos 10 minutos, descartando essa água logo em seguida.[33]
- Substituir os alimentos de elevado teor de fósforo pelos que contenham menor teor e biodisponibilidade do mineral.[27]
- Limitar ao máximo o consumo de bebidas alcoólicas e refrigerantes do tipo cola, assim como alimentos processados, incluindo queijos, biscoitos e alimentos prontos para o consumo.[13,27]
- Utilizar ferramentas de educação nutricional em diversas instituições, considerando as particularidades do comportamento alimentar de cada região do país e o consumo alimentar de fósforo da população.[52]
- Incentivar pesquisas qualitativas sobre o consumo alimentar de cada região do país, de forma a subsidiar políticas públicas de combate à hiperfosfatemia e suas consequências.[52]

▣ REFERÊNCIAS BIBLIOGRÁFICAS

1. Kritmetapak K, Kumar R. Phosphatonins: from discovery to therapeutics. Endocr Pract Off J Am Coll Endocrinol Am Assoc Clin Endocrinol. 2023;29(1):69-79.
2. Pavinato PS, Cherubin MR, Soltangheisi A, Rocha GC, Chadwick DR, Jones DL. Revealing soil legacy phosphorus to promote sustainable agriculture in Brazil. Sci Rep. 2020;10(1):15615.
3. Kritmetapak K, Kumar R. Phosphate as a signaling molecule. Calcif Tissue Int. 2021;108(1):16-31.
4. Calvo MS, Moshfegh AJ, Tucker KL. Assessing the health impact of phosphorus in the food supply: issues and considerations. Adv Nutr. 2014;5(1):104-13.
5. Sharpley A, Jarvie H, Flaten D, Kleinman P. Celebrating the 350th anniversary of phosphorus discovery: a conundrum of deficiency and excess. J Environ Qual. 2018;47(4):774-7.
6. Dietary Reference Intakes (DRI) for calcium, phosphorus, magnesium, vitamin D, and fluoride [Internet]. Washington, D.C.: National Academies Press; 1997. Disponível em: http://www.nap.edu/catalog/5776. Acesso em: 3 jan. 2024.
7. Kemi VE, Rita HJ, Kärkkäinen MUM, Viljakainen HT, Laaksonen MM, Outila TA, et al. Habitual high phosphorus intakes and foods with phosphate additives negatively affect serum parathyroid hormone concentration: a cross-sectional study on healthy premenopausal women. Public Health Nutr. 2009;12(10):1885-92.
8. Cheng CY, Kuro-o M, Razzaque MS. Molecular regulation of phosphate metabolism by fibroblast growth factor-23-klotho system. Adv Chronic Kidney Dis. 2011;18(2):91-7.
9. Serna J, Bergwitz C. Importance of dietary phosphorus for bone metabolism and healthy aging. Nutrients. 2020;12(10):3001.
10. Peacock M. Phosphate Metabolism in health and disease. Calcif Tissue Int. 2021;108(1):3-15.
11. Kraft MD. Phosphorus and calcium: a review for the adult nutrition support clinician. Nutr Clin Pract Off Publ Am Soc Parenter Enter Nutr. 2015 Feb;30(1):21-33.
12. Bergman C, Gray-Scott D, Chen JJ, Meacham S. What is next for the Dietary Reference Intakes for bone metabolism related nutrients beyond calcium: phosphorus, magnesium, vitamin D, and fluoride? Crit Rev Food Sci Nutr. 2009;49(2):136-44.
13. Calvo MS, Dunford EK, Uribarri J. Industrial use of phosphate food additives: a mechanism linking ultra-processed food intake to cardiorenal disease risk? nutrients. 2023;15(16):3510.
14. Sun M, Wu X, Yu Y, Wang L, Xie D, Zhang Z, et al. Disorders of calcium and phosphorus metabolism and

the proteomics/metabolomics-based research. Front Cell Dev Biol. 2020;8:576110.

15. Volk C, Schmidt B, Brandsch C, Kurze T, Schlegelmilch U, Grosse I, et al. Acute effects of an inorganic phosphorus additive on mineral metabolism and cardiometabolic risk factors in healthy subjects. J Clin Endocrinol Metab. 2022;107(2):e852-64.

16. Moe SM. Disorders involving calcium, phosphorus, and magnesium. Prim Care. 2008;35(2):215-37, v-vi.

17. Kritmetapak K, Kumar R. Novel insights into mechanisms of intestinal phosphate absorption in patients with chronic kidney disease. J Am Soc Nephrol JASN. 2021;32(8):1830-2.

18. Rausch S, Föller M. The regulation of FGF23 under physiological and pathophysiological conditions. Pflugers Arch. 2022;474(3):281-92.

19. Aljuraibah F, Bacchetta J, Brandi ML, Florenzano P, Javaid MK, Mäkitie O, et al. An expert perspective on phosphate dysregulation with a focus on chronic hypophosphatemia. J Bone Miner Res Off J Am Soc Bone Miner Res. 2022;37(1):12-20.

20. Rubio-Aliaga I, Krapf R. Phosphate intake, hyperphosphatemia, and kidney function. Pflugers Arch. 2022;474(8):935-47.

21. McCarty MF. Lower bioavailability of plant-derived phosphorus. Am J Clin Nutr. 2014;99(4):966.

22. Takeda E, Yamamoto H, Taketani Y. Effects of natural and added phosphorus compounds in foods in health and disease. In: Gutiérrez OM, Kalantar-Zadeh K, Mehrotra R (orgs.). Clinical Aspects of natural and added phosphorus in foods [Internet]. New York: Springer; 2017. p. 111-21 (Nutrition and Health).

23. Takeda E, Yamamoto H, Yamanaka-Okumura H, Taketani Y. Increasing dietary phosphorus intake from food additives: potential for negative impact on bone health. Adv Nutr. 2014;5(1):92-7.

24. Dastghaib S, Koohpeyma F, Shams M, Saki F, Alizadeh A. New concepts in regulation and function of the FGF23. Clin Exp Med. 2022;23(4):1055-66.

25. Hernando N, Gagnon K, Lederer E. Phosphate transport in epithelial and nonepithelial tissue. Physiol Rev. 2021;101(1):1-35.

26. St-Jules DE, Jagannathan R, Gutekunst L, Kalantar-Zadeh K, Sevick MA. Examining the proportion of dietary phosphorus from plants, animals and food additives excreted in urine. J Ren Nutr Off J Counc Ren Nutr Natl Kidney Found. 2017;27(2):78-83.

27. Duong CN, Akinlawon OJ, Gung J, Noel SE, Bigornia S, Flanagan K, et al. Bioavailability of phosphorus and kidney function in the Jackson Heart Study. Am J Clin Nutr. 2022;116(2):541-50.

28. Chen L, Tian F, Su Z. Phosphorus nutrition and health: utilization of phytaseproducing bifidobacteria in food industry. In: Rao V, Rao LG (orgs.). Probiotics and prebiotics in human nutrition and health [Internet]. InTech; 2016. Disponível em: http://www.intechopen.com/books/probiotics-and-prebiotics-in-human-nu-trition-and-health/phosphorus-nutrition-and-health-utilization-of-phytaseproducing-bifidobacteria-in-food-industry. Acesso em: 3 jan. 2024.

29. Knöpfel T, Himmerkus N, Günzel D, Bleich M, Hernando N, Wagner CA. Paracellular transport of phosphate along the intestine. Am J Physiol Gastrointest Liver Physiol. 2019;317(2):G233-41.

30. Rodríguez M. FGF23: is it another biomarker for phosphate-calcium metabolism? Adv Ther. 2020;37(S2): 73-9.

31. Vervloet MG, van Ballegooijen AJ. Prevention and treatment of hyperphosphatemia in chronic kidney disease. Kidney Int. 2018;93(5):1060-72.

32. Uribarri J, Calvo MS. Hidden sources of phosphorus in the typical American diet: does it matter in nephrology? Semin Dial. 2003;16(3):186-8.

33. Hannah J, Perry S, Barrett M, McAleer N. Phosphorus in food: new insights and recommendations for practice. J Kidney Care. 2017;2(3):146-52.

34. Kumar A, Dash GK, Sahoo SK, Lal MK, Sahoo U, Sah RP, et al. Phytic acid: a reservoir of phosphorus in seeds plays a dynamic role in plant and animal metabolism. Phytochem Rev. 2023;22(5):1281-304.

35. Lampila LE, McMillin KW. Phosphorus additives in food processing. In: Gutiérrez OM, Kalantar-Zadeh K, Mehrotra R (orgs.). Clinical aspects of natural and added phosphorus in foods [Internet]. New York: Springer; 2017. p.99-110.

36. Tabela Brasileira de Composição de Alimentos (TBCA) [Internet]. Disponível em: https://www.tbca.net.br/. Acesso em: 3 jan. 2024.

37. McClure ST, Chang AR, Selvin E, Rebholz CM, Appel LJ. Dietary sources of phosphorus among adults in the United States: results from NHANES 2001-2014. Nutrients. 2017 Jan 30;9(2):95.

38. Fulgoni K, Fulgoni VL. Trends in total, added, and natural phosphorus intake in adult Americans, NHANES 1988-1994 to NHANES 2015-2016. Nutrients. 2021;13(7):2249.

39. Del'Arco APWT, Previdelli AN, Ferrari G, Fisberg M. Prevalence of inadequacy and associated indicators with mineral intake in Brazilian adolescents and young adults. Rev Nutr. 2023;36:e220123.

40. D'Alessandro C, Piccoli GB, Cupisti A. The "phosphorus pyramid": a visual tool for dietary phosphate management in dialysis and CKD patients. BMC Nephrol. 2015;16(1):9.

41. Narasaki Y, Yamasaki M, Matsuura S, Morinishi M, Nakagawa T, Matsuno M, et al. Phosphatemic index is a novel evaluation tool for dietary phosphorus load: a whole-foods approach. J Ren Nutr Off J Counc Ren Nutr Natl Kidney Found. 2020;30(6):493-502.

42. Megapanou E, Florentin M, Milionis H, Elisaf M, Liamis G. Drug-induced hypophosphatemia: current insights. Drug Saf. 2020;43(3):197-210.

43. García Martín A, Varsavsky M, Cortés Berdonces M, Ávila Rubio V, Alhambra Expósito MR, Novo Rodríguez

C, et al. Phosphate disorders and clinical management of hypophosphatemia and hyperphosphatemia. Endocrinol Diabetes Nutr. 2020;67(3):205-15.

44. Berndt T, Kumar R. Novel mechanisms in the regulation of phosphorus homeostasis. Physiol Bethesda Md. 2009;24:17-25.

45. Chang AR, Anderson C. Dietary phosphorus intake and the kidney. Annu Rev Nutr. 2017;37(1):321.

46. Farag MA, Abib B, Qin Z, Ze X, Ali SE. Dietary macrominerals: updated review of their role and orchestration in human nutrition throughout the life cycle with sex differences. Curr Res Food Sci. 2023;6:100450.

47. Vorland CJ, Stremke ER, Moorthi RN, Hill Gallant KM. Effects of Excessive dietary phosphorus intake on bone health. Curr Osteoporos Rep. 2017;15(5):473-82.

48. Pinheiro MM, Schuch NJ, Genaro PS, Ciconelli RM, Ferraz MB, Martini LA. Nutrient intakes related to osteoporotic fractures in men and women: the Brazilian osteoporosis study (Brazos). Nutr J. 2009;8:6.

49. Figueiredo CP, Rajamannan NM, Lopes JB, Caparbo VF, Takayama L, Kuroishi ME, et al. Serum phosphate and hip bone mineral density as additional factors for high vascular calcification scores in a community-dwelling: the São Paulo Ageing & Health Study (SPAH). Bone. 2013;52(1):354-9.

50. Ruan L, Chen W, Srinivasan SR, Xu J, Toprak A, Berenson GS. Relation of serum phosphorus levels to carotid intima-media thickness in asymptomatic young adults (from the Bogalusa heart study). Am J Cardiol. 2010;106(6):793-7.

51. Fulgoni K, Fulgoni VL, Wallace TC. Association of total, added, and natural phosphorus intakes with biomarkers of health status and mortality in healthy adults in the United States. Nutrients. 2022;14(9):1738.

52. Ramos CI, Cuppari L. A new look at phosphorus intake: what do we eat here is what they eat there? Braz J Nephrol. 2019;41(1):12-3.

CAPÍTULO 28

Magnésio

Denise Mafra
Livia de Almeida Alvarenga
Silvia M. Franciscato Cozzolino

▣ INTRODUÇÃO

O magnésio (Mg) ocupa a posição de quarto cátion mais abundante em vertebrados. A maior parte do magnésio reside no espaço intracelular, sendo o segundo cátion intracelular mais comum após o potássio.[1]

Há aumento do interesse no papel do magnésio em estudos clínicos de nutrição e de fisiologia, pois esse mineral afeta muitas funções celulares e desempenha papel fundamental na geração de adenosina trifosfato (ATP), sinalização celular, proliferação, apoptose e fluidez da membrana. Além disso, está envolvido na síntese de DNA e RNA, atuando como cofator em diversas reações enzimáticas essenciais para funções fisiológicas como contração e relaxamento muscular, tônus vascular, controle glicêmico e pressão arterial.[2]

O magnésio tem sido estudado em situações clínicas como diabetes, alcoolismo, osteoporose, hipertensão, aterosclerose, doenças cardíacas, saúde mental e asma. Com novos métodos analíticos mais sensíveis para medir suas concentrações, há melhor entendimento da fisiologia desse mineral no organismo.

▣ BIOQUÍMICA E FISIOLOGIA DO MAGNÉSIO

A concentração intracelular do magnésio é significativamente maior do que no meio extracelular, o que faz pequenas trocas desse mineral terem grandes repercussões nos níveis circulantes. Os ossos compõem 50 a 60% do total de magnésio no corpo, sendo uma reserva significativa. Entretanto, apenas cerca de um terço do magnésio nos ossos é trocável, o que lhe confere a função de suprimento tampão.[1] O magnésio extracelular representa apenas 1% do total desse mineral no corpo e não reflete as reservas corporais totais. No plasma, 60% do magnésio existe na forma ionizada, livre e ativa, desempenhando papel crucial em funções fisiológicas. Outros 30% estão ligados à albumina, e os 10% restantes estão complexados com ânions séricos, como fosfato e citrato.[1]

Para entender a função do magnésio no organismo é interessante ter conhecimento de alguns conceitos básicos. O magnésio, com número atômico 12 e massa atômica 24,30 Da, é um metal alcalino-terroso que faz parte do segundo grupo da tabela periódica. Assim como o cálcio, o magnésio tende a ter um estado de oxidação de 2+. Por sua alta reatividade, é comum encontrá-lo na forma de cátion (íon carregado positivamente).

Quando o magnésio está em solução aquosa ou faz parte de vários compostos, como cloretos, carbonatos e hidróxidos, ele se apresenta na forma de íon Mg^{2+} (cátion). Isso contrasta com a sua forma original como metal, representando o estado metálico nativo. Essa capacidade de existir em diferentes formas químicas destaca a versatilidade do magnésio em vários contextos químicos.

O íon Mg^{2+} desempenha papel crucial em uma ampla gama de processos metabólicos e bioquímicos no ambiente celular, sendo fundamental para diversas funções no corpo. Mais de 600 enzimas contam com o Mg^{2+} como cofator, enquanto outras 200 enzimas podem ter o Mg^{2+} atuando como ativador.

Sua importância primordial na via glicolítica e na síntese mitocondrial de ATP é reconhecida há bastante tempo. Enzimas glicolíticas, como hexoquinase, fosfofrutoquinase, fosfoglicerato quinase e piruvato quinase, são sensíveis ao magnésio, cuja função principal é facilitar a transferência de fosfato de alta energia. Outras enzimas, como aldolase e enolase, requerem o Mg^{2+} para estabilidade e atividade.[3]

Nas mitocôndrias, a atividade de três importantes desidrogenases depende do Mg^{2+}. A isocitrato desidrogenase é diretamente estimulada pelo complexo Mg^{2+}-isocitrato; o complexo alfa-cetoglutarato desidrogenase pelo Mg^{2+} livre; e a piruvato desidrogenase é indiretamente estimulada pelo efeito do Mg^{2+} na piruvato desidrogenase fosfatase, que desfosforila e, assim, ativa o complexo piruvato desidrogenase.

Em geral, o Mg^{2+} atua como cofator em todas as reações envolvendo uso e transferência de ATP, incluindo respostas celulares a fatores de crescimento e proliferação celular, estando assim envolvido em praticamente todos os processos celulares.

Além disso, o Mg^{2+} é crucial para a correta estrutura e atividade das DNA e RNA polimerases. Adicionalmente, topoisomerases, helicases, exonucleases e grandes grupos de ATPases requerem o Mg^{2+} para sua atividade, tornando-o essencial na replicação do DNA, transcrição de RNA e formação de proteínas, envolvido no controle da proliferação celular.

O Mg^{2+} também é importante para o metabolismo ósseo, já que induz a proliferação de osteoblastos, portanto a deficiência de Mg^{2+} tem

como consequência a perda óssea acelerada e o declínio na formação óssea.[4]

O Mg^{2+} desempenha papel crucial no controle da atividade de alguns canais iônicos em vários tecidos. Seu mecanismo de ação depende da interação direta com o canal, de uma modificação indireta da função do canal através de outras proteínas (p. ex., enzimas ou proteínas G), ou através de cargas superficiais de membrana e fosfolipídios.

Além disso, o Mg^{2+} atua como antagonista fisiológico do Ca^{2+} dentro das células, competindo pelos locais de ligação em proteínas e transportadores de Ca^{2+}. Essas habilidades estão envolvidas nos efeitos observados do magnésio no sistema cardiovascular, músculos e cérebro.[5]

As concentrações neuronais de magnésio regulam negativamente a excitabilidade do receptor N-metilD-aspartato (NMDA), essencial para a transmissão sináptica excitatória e a plasticidade neuronal na aprendizagem e na memória. O magnésio bloqueia o canal de cálcio no receptor NMDA e deve ser removido para a sinalização excitatória glutamatérgica. Concentrações séricas baixas de Mg^{2+} aumentam a atividade do receptor NMDA, melhorando assim o influxo neuronal de Ca^{2+} e Na^+ e influenciando a excitabilidade neuronal. Por essas razões, a deficiência de Mg^{2+} tem sido hipotetizada em muitos distúrbios neurológicos, como enxaqueca, dor crônica, epilepsia, doença de Alzheimer, Parkinson e acidente vascular cerebral, além de ansiedade e depressão.[6]

ABSORÇÃO, BIODISPONIBILIDADE, EXCREÇÃO E METABOLISMO

A ingestão de Mg^{2+} varia entre 5 e 20 mmol (120 a 500 mg/dia), e 30 a 50% são absorvidos principalmente por mecanismo paracelular passivo. Isso ocorre quando a concentração de magnésio no lúmen intestinal é maior do que 20 mEq/L.[7] Nesse sistema, o magnésio é absorvido passivamente entre as células intestinais, e os principais locais de absorção são o íleo e o jejuno distal, por meio de gradientes de concentração, em que o Mg^{2+} segue seu caminho através dos espaços intercelulares.

Porém, o cólon também exerce função de absorção de magnésio, principalmente na presença de doenças que afetam a função absortiva do intestino delgado, como doença inflamatória intestinal e síndrome do intestino curto. Além disso, o transporte ativo do magnésio também acontece principalmente no cólon quando a ingestão desse mineral é baixa.

Assim, o transporte transcelular (processo ativo) envolve a participação de canais e transportadores específicos de Mg^{2+} nas membranas das células intestinais. Dentre esses componentes, destacam-se o membro 1 da família de transportadores de soluto 41 (SLC41A1), o transportador de magnésio 1 (MagT1) e os potenciais receptores transitórios de melastatina tipo 6 e 7 (TRPM6 e TRPM7). Esses transportadores e receptores desempenham papéis cruciais na regulação do influxo de Mg^{2+} para as células intestinais, facilitando a absorção ativa do mineral.

O membro 1 da família de transportadores de soluto 41 (SLC41A1) está envolvido na regulação do transporte de Mg^{2+} através da membrana basolateral das células intestinais. O transportador de magnésio 1 (MagT1) também desempenha papel significativo na absorção ativa de Mg^{2+}, enquanto os TRPM6 e TRPM7 estão associados ao transporte de Mg^{2+} na membrana apical das células intestinais.

Cerca de 25% do Mg^{2+} absorvido é secretado novamente para o lúmen intestinal na forma de secreções digestivas, e parte significativa desse elemento pode ser reabsorvida. O balanço de Mg^{2+} é mantido pela regulação da excreção urinária. Cerca de 75% do total de Mg^{2+} plasmático é filtrado pela membrana glomerular, sendo apenas 15% reabsorvidos no túbulo proximal e o restante na alça de Henle ascendente. Assim, o Mg^{2+} sérico é filtrado pelos glomérulos renais e depois reabsorvido ao longo do néfron, onde as vias de reabsorção diferem em cada segmento. O nível de excreção renal de Mg^{2+} depende principalmente da concentração sérica de Mg^{2+}.[5]

As concentrações de magnésio no sangue são estritamente reguladas para manter a faixa normal mesmo que a ingestão na dieta seja baixa ou ocorra excreção excessiva de magnésio. Embora as concentrações plasmáticas de magnésio permaneçam na faixa saudável, as concentrações intracelulares nos ossos e nos tecidos moles podem estar esgotadas.[8] As concentrações intracelulares típicas de Mg^{2+} variam de 10 a 30 mM. No entanto, como a maior parte do Mg^{2+} está automaticamente associada a ribossomos, polinucleotídeos, ATP e proteínas após sua entrada nas células, sua concentração disponível varia entre 0,5 e 1,2 mM.[9]

Aproximadamente metade do magnésio presente no corpo pode ser encontrada nos ossos, 30% é trocável e funciona como *pool* para estabilizar a concentração sérica de Mg^{2+}. O Mg^{2+} é parte integrante dos cristais de apatita, dos quais é liberado durante a reabsorção óssea. A outra metade do magnésio está localizada nos tecidos moles, com < 1% presente no sangue, sendo a concentração normal do plasma de 1,5 a 1,9 mmol/L, dos quais metade está presente como íons livres, um terço ligado à albumina e o restante complexado, por exemplo, com o citrato.

◙ FONTES ALIMENTARES E RECOMENDAÇÕES

O magnésio está amplamente distribuído nas fontes alimentares vegetais e animais, porém em diferentes concentrações (Tabela 1). Os vegetais folhosos são as melhores fontes, seguidos por legumes, produtos marinhos, nozes, cereais e derivados do leite. O magnésio faz parte da clorofila, pigmento verde das plantas, o que torna os vegetais de folhas verdes suas maiores fontes nas dietas. Cerca de 80% do magnésio presente nos cereais pode ser removido com o refinamento da farinha. A água também contém magnésio, em concentração que pode variar de 1 a 16 mcg/g. Fitato, fibras, álcool ou excesso de fosfato e de cálcio diminuem a absorção do magnésio, ao passo que a lactose e outros carboidratos podem aumentar. Álcool e cafeína aumentam a excreção de magnésio pela via urinária.

As recomendações de ingestão de magnésio propostas pelos EUA e pelo Canadá são mostradas na Tabela 2. O consumo de magnésio em dietas brasileiras tem variado de 122 a 313 mg/dia, sendo considerado baixo, principalmente a partir da adolescência.[10]

TABELA 1 Conteúdo de magnésio em alimentos

Alimentos (100 g)	Magnésio (mg)
Vegetais e derivados	
Língua de vaca, folha, crua	915,31
Cominho, semente	366
Açafrão, pistilo, *in natura*	264
Caruru, folha, crua	197,44
Páprica, em pó	178
Pimenta, preta, em grão	171
Tomilho, *in natura*	160
Pimenta, vermelha, caiena, *in natura*	152
Nozes e sementes	
Gergelim, semente, crua	360,69
Linhaça, semente	346,92
Castanha do Brasil, crua	323,41
Castanha-de-caju, crua, sem sal	292
Amêndoa, crua, sem sal	270
Avelã, crua, sem sal	173
Noz, crua	152,89
Macadâmia, crua, sem sal	130
Pistache, cru, sem sal	121
Leite e derivados	

(continua)

TABELA 1 Conteúdo de magnésio em alimentos *(continuação)*

Alimentos (100 g)	Magnésio (mg)
Leite, cabra, integral, em pó	108,79
Leite, vaca, desnatado, em pó	108,78
Leite, vaca, integral, em pó, enriquecido com vitaminas A e E	77,43
Leite, vaca, integral, instantâneo, em pó	77,19
Leite, vaca, integral, em pó	77,19
Leite, vaca, integral, em pó (média de várias amostras)	77,12
Leite, búfala, integral	31,58
Leite, cabra, integral, fluído	13,25
Leite, cabra, desnatado, fluído	13,25
Kefir, com leite de vaca integral, bebida fermentada brasileira	12,09
Leite, vaca, integral, orgânico	10,61
Leite, vaca, desnatado, UHT	10,29
Leite, vaca, desnatado, fluido (média de diferentes amostras)	10,27
Leite, vaca, integral, UHT (média de diferentes amostras)	10,02
Leite, vaca, integral, fluido	9,71
Leite, vaca, semidesnatado, UHT	9,39
Pescados e frutos do mar	
Peixe, água doce, lambari, congelado, cru	44,69
Molusco, mexilhão, sururu, cru	40,83
Molusco, mexilhão, unha-de-velho, cru	40,79
Molusco, lula, músculo, cru	39,69
Crustáceo, siri, azul, cru	39,35
Peixe, água doce, tucunaré, inteiro, cru	39,26
Crustáceo, lagosta, cru	36,62
Peixe, água doce, corimba/curimatã, inteiro, cru	35,52
Crustáceo, caranguejo, cru	35,37
Molusco, marisco, cru	33,88
Peixe, água salgada, sardinha, filé, crua	33,79
Pescados e frutos do mar	

(continua)

TABELA 1   Conteúdo de magnésio em alimentos (*continuação*)

Alimentos (100 g)	Magnésio (mg)
Peixe, água salgada, pescadinha/tortinha, cru	33,78
Molusco, mexilhão, cru	32,25
Peixe, água doce, filé, cru (média de 7 espécies)	32,06
Peixe, água doce, tambaqui, cru (média de cortes e amostras)	31,98
Peixe, água doce, lambari, fresco, cru	31,61
Peixe, água doce, cru (média de 10 espécies)	30,10
Molusco, polvo, cru	30
Peixe, água salgada, sardinha, inteira, crua	28,99
Peixe, água salgada, atum, cru	28,96

Fonte: TBCA.[11]

◫ AVALIAÇÃO DO ESTADO NUTRICIONAL

O meio mais simples para verificar o estado nutricional do indivíduo em relação ao magnésio é pela análise do soro. A medida mais sensível de detecção em indivíduos com risco de desenvolvimento de hipomagnesemia, em razão da depleção das reservas corporais, é a determinação da proporção de uma dose-teste retida no organismo. Em uma infusão de 0,2 mmol/kg de peso corporal, cerca de 15% do magnésio é retido, ao passo que indivíduos com hipomagnesemia retêm 85%, e aqueles em risco de deficiência, 50%.

O magnésio no plasma pode ser encontrado em três frações: ultrafiltrável, consistindo em magnésio ionizado (70 a 80%), magnésio ligado a complexos (1 a 2%) e fração não filtrável ligada à proteína (20 a 30%). A concentração de magnésio no plasma de um indivíduo adulto é de 0,75 a 0,95 mmol/L, para magnésio ionizado, 0,55 a 0,75 mmol/L, e a concentração nos eritrócitos varia de 1,65 a 2,65 mmol/L.[12]

As técnicas analíticas mais utilizadas para a determinação do magnésio são a fotometria e a espectrofotometria de absorção atômica. Essas análises começaram a ter maior relevância no início da década de 1990, e atualmente são consideradas de rotina em análises clínicas.

◫ ASPECTOS CLÍNICOS LIGADOS AO MAGNÉSIO

O desenvolvimento de deficiência em magnésio geralmente está ligado a distúrbios na absorção e/ou no aumento na excreção renal. Doenças renais, acidose metabólica e diurese causam aumento da perda de magnésio, ao passo que a diarreia persistente prejudica sua absorção. Anorexia, náusea, vômitos, letargia e fraqueza são sintomas típicos da deficiência em magnésio, e se a deficiência for grave pode ocorrer parestesia, irritabilidade, diminuição de atenção e confusão mental. A deficiência em magnésio parece também causar aumento na absorção do manganês, favorecendo a deposição deste em vários tecidos. A hipomagnesemia não é incomum, ocorrendo em até 10% dos pacientes hospitalizados em alguns estudos, especialmente em unidades de tratamento intensivo (UTI).[13] A deficiência em magnésio pode ainda ter papel importante na patogênese de doenças, como:

- **Doença cardíaca isquêmica:** a deficiência em magnésio pode provocar dano vascular grave no coração e nos rins, acelerando o desenvolvimento de aterosclerose e podendo causar vasoconstrição das artérias coronárias e aumento da pressão sanguínea.[14]
- **Hipertensão:** estudos epidemiológicos têm mostrado relação inversa entre ingestão de magnésio e pressão sanguínea. O magnésio tem papel na prevenção e no tratamento de dores de cabeças de origem vascular.
- **Diabetes *mellitus* (DM):** o magnésio livre citosólico com frequência é baixo em pa-

cientes diabéticos,[15] provavelmente em razão da perda urinária elevada.[16]

Além dessas, outras doenças estão sendo associadas à deficiência em magnésio, como danos decorrentes dos peroxinitritos, infecções bacterianas recorrentes devidas aos baixos níveis de óxido nítrico nas cavidades, infecções fúngicas (pela depressão no sistema imunológico), desativação da tiamina, deficiência em cálcio, fraqueza, impotência e deficiência em potássio elevada.[16]

◻ MAGNÉSIO E EXERCÍCIO FÍSICO

Como o magnésio tem função central na atividade neuronal, excitabilidade cardíaca, transmissão neuromuscular, contração muscular, tônus vasomotor e pressão arterial, especula-se que o papel do magnésio seja significativamente importante para desempenho físico de atletas. No entanto, há pouca informação sobre magnésio e exercício físico.

Atualmente o mecanismo mais aceito para a influência do magnésio do desempenho físico de atletas está relacionado ao metabolismo da glicose e à glicólise, mecanismos que favorecem a produção de energia durante o exercício. Além disso, a produção de energia durante a atividade física é dependente de Mg-ATP. Assim, o magnésio desempenha papel importante na homeostase da glicose, na regulação da fosforilação e atua como cofator de muitas enzimas envolvidas nesse processo, como piruvato desidrogenase e creatina quinase. Portanto, dietas pobres em magnésio estariam associadas a prejuízos no metabolismo da glicose, com prejuízos na produção de insulina. Por fim, durante o exercício físico, o cérebro requer maior produção de glicose para coordenar as funções de movimentos e gerenciamento de flutuações fisiológicas. Níveis baixos de magnésio podem levar à depleção de glicose e ao consequente declínio do desempenho físico.[17]

De fato, parece que a suplementação de magnésio para atletas tem levado ao melhor desempenho durante o exercício. Um estudo feito com ratos mostrou que a suplementação desse mineral aumentou a disponibilidade de glicose periférica e central, bem como a depuração de lactato muscular durante o exercício.[18] No entanto, Wang et al. mostraram em uma metanálise que os estudos clínicos em humanos não observaram relação significativa entre a suplementação de magnésio e a melhora do desempenho físico de atletas ou de indivíduos fisicamente ativos. Isso porque esses indivíduos não apresentam deficiência ou insuficiência de magnésio. Assim, é importante avaliar os níveis séricos de magnésio em atletas ou indivíduos fisicamente ativos.

A suplementação deve ser prescrita apenas em casos de níveis séricos insuficientes ou deficientes, já que a suplementação em indivíduos com níveis de magnésio normais não apresenta nenhum benefício adicional. As baixas concentrações séricas do mineral também podem levar à disfunção neuromuscular, sugerindo assim possível associação entre magnésio e cãibras musculares.[19]

◻ MAGNÉSIO E OSTEOPOROSE

Em mulheres na menopausa, a perda de estrogênio e o menor controle do hormônio paratireoidiano (PTH) são fatores importantes para o desenvolvimento da osteoporose. Além da importância do cálcio, da vitamina D e da reposição hormonal de estrogênio, na osteoporose os ossos têm menores concentrações de magnésio e nessas mulheres a ingestão do mineral é baixa.[20] O mecanismo pelo qual a deficiência em magnésio exacerba a osteoporose ainda é incerto, mas pode ser pela redução do pH na hipomagnesemia por causa da alteração na bomba H-K-ATPase, o que levaria a maior instabilidade óssea. Além disso, a vitamina D, para ser transformada em sua forma ativa, depende de hidrolase dependente de magnésio, o que também causaria redução da absorção de cálcio. Estudos recentes têm mostrado que a deficiência em magnésio pode estimular a produção de citocinas, o que aumentaria a reabsorção óssea.[21]

⊡ MAGNÉSIO E DIABETES

O magnésio modula o transporte da glicose por meio das membranas, envolvendo-se em diversas ações enzimáticas que influenciam na oxidação da glicose, e sua deficiência pode contribuir para resistência à insulina. De fato, a hipomagnesemia e a diminuição da atividade da tirosina quinase no receptor da insulina parecem gerar maior resistência periférica à ação da insulina. Pesquisadores têm observado associação entre a ingestão de magnésio e o risco de diabetes, mostrando risco reduzido em 8 a 13% para cada 100 mg/dia na ingestão dietética de magnésio. Além disso, a suplementação de magnésio parece melhorar o índice HOMA-IR e a glicemia de pacientes com diabetes.[12,22]

Além disso, a deficiência de magnésio está associada ao aumento da produção de citocinas pró-inflamatórias, como interleucina (IL)-1-beta, IL-6, molécula 1 de adesão celular vascular (VCAM1), e à diminuição da produção de enzimas antioxidantes, como glutationa perioxidase, superóxido dismutase. O processo inflamatório está associado à resistência periférica à insulina e à diminuição da produção de receptores de glicose.[23]

Pacientes com DM tipo 2 frequentemente apresentam valores de magnésio sérico reduzidos, principalmente naqueles que não apresentam bom controle da doença, que têm maior tempo de doença e mais complicações vasculares crônicas.[22,24] De fato, em torno de 13,7 a 47,7% dos pacientes com diabetes apresentam deficiência de magnésio. Nível sérico baixo tem se mostrado bom indicador de controle da glicemia e complicações relacionadas ao desenvolvimento da doença.[25]

Parece que o aumento na ingestão de magnésio reduz o risco de síndrome metabólica e, que a suplementação com cloreto de magnésio melhora a sensibilidade à insulina. Além disso, estudos mostram que pode haver relação inversa entre a ingestão de magnésio e o risco de desenvolvimento de DM tipo 2.[24]

⊡ MAGNÉSIO E ATEROSCLEROSE

Estudos epidemiológicos têm mostrado relação entre baixas concentrações de magnésio e progressão de aterosclerose e calcificação cardiovascular.[26,27] Com relação à inflamação, concentrações elevadas de citocinas têm sido observadas com dietas pobres em magnésio, e parece que a IL-6 é a primeira a ser induzida, além de ser responsável pela síntese de proteínas de fase aguda, contribuindo dessa forma para o risco de doença cardiovascular. Além disso, a deficiência de magnésio está associada ao remodelamento endotelial, sendo o processo inflamatório intimamente relacionado a esse evento por meio do acúmulo de monócitos e macrófagos na parede arterial durante os estágios iniciais da aterosclerose.[28]

Parece haver relação inversa entre concentrações séricas de magnésio e parâmetros relacionados à síndrome metabólica, presença de inflamação e redução de HDL-c.[12] Pesquisadores observaram que baixas concentrações plasmáticas de magnésio foram associadas com maior incidência de insuficiência cardíaca.[26,28,29] Considera-se que a suplementação com Mg em valores que não ultrapassem o UL é segura e diminui o risco de doenças coronarianas.

⊡ MAGNÉSIO E ENXAQUECA

O magnésio está envolvido na fisiopatologia da enxaqueca, e sua deficiência está relacionada à depressão da disseminação cortical, agregação de plaquetas, liberação de neurotransmissores e vasoconstrição.[30] Esse mineral age no bloqueio de receptores de NMDA, envolvidos nas alterações neuroplásticas, por exemplo, na regulação do fluxo sanguíneo cerebral. Assim, a deficiência de magnésio pode facilitar a ativação de NMDA e consequentemente aumentar a ação desse receptor na depressão cortical alastrante (CSD).

A CSD é caracterizada pela diminuição da atividade eletroencefalográfica que se propaga lentamente no córtex cerebral, contribuindo assim para episódios de enxaqueca. Além disso, a produção de óxido nítrico apresenta-se diminuída quando os níveis de magnésio no organismo estão abaixo do ideal. Assim, a deficiência de magnésio pode causar comprometimento na regulação do fluxo sanguíneo, tanto na parte intra como na extracraniana, contribuindo para o desenvolvimento de episódios de enxaqueca. O magnésio também está relacionado à regulação do neuropeptídeo relacionado ao gene da calcitonina (CGRP), envolvido na dilatação dos vasos sanguíneos intracranianos e pode ainda aumentar a transmissão nociceptiva no tronco cerebral e na medula espinhal.[31]

O magnésio também é importante para inibir a vasoconstrição induzida pela serotonina durante a enxaqueca. Além disso, concentrações reduzidas de magnésio cerebral podem levar à hiperexcitabilidade neuronal das vias ópticas associadas à queda no limiar para ataques de enxaqueca.[32]

Um estudo com pacientes que sofrem de enxaqueca mostrou que a suplementação de magnésio reduziu em 75% os episódios de enxaquecas diários.[33] Outro estudo mostrou que a suplementação foi eficiente na prevenção de enxaqueca, na duração dos episódios e na diminuição dos sintomas associados à enxaqueca, como vômitos, náuseas e fotofobia.[34] Por fim, em uma revisão sistemática foi mostrado que, de acordo com 5 ensaios clínicos. analisados, a suplementação de magnésio reduziu o número de episódios de enxaqueca entre 22 e 43%.[35] A administração desse mineral para pessoas que apresentam episódios de enxaqueca parece ser medida profilática eficaz.

▣ TOXICIDADE

Os efeitos adversos do magnésio estão intrinsecamente relacionados às concentrações (mEq/L) presentes no soro. À medida que estas se elevam, distintos sintomas começam a se manifestar, sendo a letalidade desses sintomas proporcional aos valores detectados. A partir da concentração de 5 a 10 mEq/L, os pacientes começam a apresentar alterações no eletrocardiograma. Com 10 mEq/L, observa-se a perda dos reflexos tendinosos profundos e fraqueza muscular. Quando atinge 15 mEq/L, surgem sinais de condutividade anormal, acompanhados pelo início da paralisia respiratória. Em concentrações de 20 mEq/L ou superiores, há uma probabilidade significativa de o paciente experimentar parada cardíaca.[36]

Os rins são capazes de excretar rapidamente grandes quantidades de magnésio absorvido da dieta ou mesmo daquele injetado. Mesmo depois de ingestão considerada alta, os níveis no sangue em geral ficam constantes. Indivíduos podem excretar de 40 a 60 g de magnésio por dia sem efeitos colaterais, quando o mineral é fornecido por infusão persistente. Níveis elevados no soro podem ocorrer quando medicamentos que contêm magnésio, em geral antiácidos, são fornecidos em grandes quantidades, geralmente em excesso de 15 g/dia em uso crônico.[37] Não há evidências de que grandes quantidades de magnésio g por via oral sejam perigosas para indivíduos com função renal normal. Os valores de UL são de 65 mg/dia para crianças de 1 a 3 anos, de 110 mg/dia para crianças de 4 a 8 anos e de 350 mg/dia para os demais estágios de vida. O UL para magnésio representa o consumo de medicamentos, não incluindo consumo alimentar (Tabela 2).

TABELA 2 Ingestão de referência para magnésio

Estágio de vida	EAR (mg/dia)	AI/RDA (mg/dia)	**UL (mg/dia)
Recém-nascidos			
0-6 meses		30*	–
6-12 meses		75*	–
Crianças			
1-3 anos	65	80	65
4-8 anos	110	130	110
Homens			
9-13 anos	200	240	350
14-18 anos	340	410	350
19-30 anos	330	400	350
31-50 anos	350	420	350
51-70 anos	350	420	350
> 70 anos	350	420	350
Mulheres			
9-13 anos	200	240	350
14-18 anos	300	360	350
19-30 anos	255	310	350
31-50 anos	265	320	350
51-70 anos	265	320	350
> 70 anos	265	320	350
Gestantes			
14-18 anos	335	400	350
19-30 anos	290	350	350
31-50 anos	300	360	350
Lactantes			
14-18 anos	300	360	350
19-30 anos	255	310	350
31-50 anos	265	320	350

* O valor de UL para magnésio refere-se à ingestão via suplementos.
AI: ingestão adequada; EAR: necessidade média estimada; RDA: ingestão dietética recomendada; UL: limite superior tolerável de ingestão.
Fonte: Yates et al.[38]

◼ CONSIDERAÇÕES FINAIS

Neste capítulo foram discutidas brevemente as funções do magnésio no organismo humano e sua relação com algumas doenças, como diabetes, doenças cardiovasculares e enxaqueca, mostrando a importância de avaliar a concentração plasmática desse mineral em várias condições, tanto de saúde como em determinadas doenças.

⬚ REFERÊNCIAS BIBLIOGRÁFICAS

1. Reddy ST, Soman SS, Yee J. Magnesium balance and measurement. Adv Chronic Kidney Dis. 2018;25:224-9.
2. Jahnen-Dechent W, Ketteler M. Magnesium basics. Clin Kidney J. 2012;5:i3-i14.
3. Feng J, Wang H, Jing Z, Wang Y, Cheng Y, Wang W, et al. Role of magnesium in type 2 diabetes mellitus. Biol Trace Elem Res. 2020;196:74-85.
4. Zofkova I, Davis M, Blahos J. Trace elements have beneficial, as well as detrimental effects on bone homeostasis. Physiol Res. 2017;391-402.
5. Fiorentini D, Cappadone C, Farruggia G, Prata C. Magnesium: biochemistry, nutrition, detection, and social impact of diseases linked to its deficiency. Nutrients. 2021;13(4):1136.
6. Mathew AA, Panonnummal R. A mini review on the various facets effecting brain delivery of magnesium and its role in neurological disorders. Biol Trace Elem Res. 2023;201:4238-53.
7. Severo JS, Morais JBS, Freitas TEC de, Cruz KJC, Oliveira ARS, Poltroieri F, et al. Aspectos metabólicos e nutricionais do magnésio. Nutr Clín Diet Hosp. 2015;35:67-74.
8. Pardo MR, Garicano Vilar E, San Mauro Martín I, Martín MAC. Bioavailability of magnesium food supplements: a systematic review. Nutrition. 2021;89:111294.
9. Ebel H, Günther T. Magnesium metabolism: a review. Cclm. 1980;18:257-70.
10. Fávaro DIT, Hui MLT, Cozzolino SMF, Maihara VA, Armelin MJ, Vasconcellos MB, et al. Determination of various nutrients and toxic elements in different Brazilian regional diets by neutron activation analysis. Journal of Trace Elements in Medicine and Biology. 1997;11:129-36.
11. Tabela Brasileira de Composição de Alimentos (TBCA). Universidade de São Paulo (USP). Food Research Center (FoRC). Versão 7.2. São Paulo, 2023. Disponível em: http://www.fcf.usp.br/tbca. Acesso em: 20 dez. 2023.
12. Henriksen C, Aaseth JO. Magnesium: a scoping review for Nordic Nutrition Recommendations 2023. Food Nutr Res; 67. Epub ahead of print 4 December 2023. doi:10.29219/FNR.V67.10314.
13. Razzaque M. Magnesium: are we consuming enough? Nutrients. 2018;10:1863.
14. Fritzen R, Davies A, Veenhuizen M, Campbell M, Pitt SJ, Ajjan RA, et al. Magnesium deficiency and cardio-metabolic disease. Nutrients. 2023;15:2355.
15. Paolisso G, Barbagallo M. Hypertension, diabetes mellitus, and insulin resistance: the role of intracellular magnesium. Am J Hypertens. 1997;10:346-55.
16. Pelczyńska M, Moszak M, Bogdański P. The role of magnesium in the pathogenesis of metabolic disorders. Nutrients. 2022;14:1714.
17. Zhang Y, Xun P, Wang R, Mao L, He K. Can Magnesium enhance exercise performance? Nutrients. 2017;9:946.
18. Chen H-Y, Cheng F-C, Pan H-C, Hsu J-C, Wang M-F. Magnesium enhances exercise performance via increasing glucose availability in the blood, muscle, and brain during exercise. PLoS One. 2014;9:e85486.
19. Wang R, Chen C, Liu W, Zhou T, Xun P, He K, et al. The effect of magnesium supplementation on muscle fitness: a meta-analysis and systematic review. Magnes Res. 2017;30:120-32.
20. Chang J, Yu D, Ji J, Wang N, Yu S, Yu B. The association between the concentration of serum magnesium and postmenopausal osteoporosis. Front Med (Lausanne); 2020;7:381.
21. Rondanelli M, Faliva MA, Tartara A, Gasparri C, Perna S, Infantino V, et al. An update on magnesium and bone health. BioMetals. 2021;34:715-36.
22. Pethő ÁG, Tapolyai M, Browne M, Fulop T. Hypomagnesemia as a risk factor and accelerator for vascular aging in diabetes mellitus and chronic kidney disease. Metabolites. 2023;13(2):306.
23. Kostov K. Effects of magnesium deficiency on mechanisms of insulin resistance in type 2 diabetes: focusing on the processes of insulin secretion and signaling. Int J Mol Sci. 2019;20:1351.
24. Corica F, Corsonello A, Ientile R, Cucinottat D, Di Benedetto A, Perticone F, et al. Serum ionized magnesium levels in relation to metabolic syndrome in type 2 diabetic patients. J Am Coll Nutr. 2006;25:210-5.
25. Joy SS, George TP, Siddiqui K. Low magnesium level as an indicator of poor glycemic control in type 2 diabetic patients with complications. Diabetes & Metabolic Syndrome: Clinical Research & Reviews. 2019;13:1303-7.
26. Tangvoraphonkchai K, Davenport A. Magnesium and cardiovascular disease. Adv Chronic Kidney Dis. 2018;25:251-60.
27. Hisamatsu T, Miura K, Fujiyoshi A, Kadota A, Miyagawa N, Satoh A, et al. Serum magnesium, phosphorus, and calcium levels and subclinical calcific aortic valve disease: a population-based study. Atherosclerosis. 2018;273:145-52.
28. Shahi A, Aslani S, Ataollahi M, Mahmoudi M. The role of magnesium in different inflammatory diseases. Inflammopharmacology. 2019;27:649-61.
29. Garcia E, Shalaurova I, Matyus SP, Schutten JC, Bakker SJL, Dullaart RPF, et al. nuclear magnetic resonance--measured ionized magnesium is inversely associated with type 2 diabetes in the insulin resistance atherosclerosis study. Nutrients. 2022;14:1792.
30. Domitrz I, Cegielska J. Magnesium as an important factor in the pathogenesis and treatment of migraine: from theory to practice. Nutrients. 2022;14:1089.
31. Dolati S, Rikhtegar R, Mehdizadeh A, Yousefi M. The role of magnesium in pathophysiology and migraine treatment. Biol Trace Elem Res. 2020;196:375-83.
32. Shenoy N, Gheewala G, Kedambadi R, Pai S, Zulfikli KM, Naidu R, et al. Can serum magnesium level and visual evoked potentials (P100) be a predictive in

migraineurs?: Evidence Based Study. Neurol India. 2023;71:463.

33. Guilbot A, Bangratz M, Ait Abdellah S, Lucas C. A combination of coenzyme Q10, feverfew and magnesium for migraine prophylaxis: a prospective observational study. BMC Complement Altern Med. 2017;17:433.

34. Karimi N, Razian A, Heidari M. The efficacy of magnesium oxide and sodium valproate in prevention of migraine headache: a randomized, controlled, double-blind, crossover study. Acta Neurol Belg. 2021;121:167-73.

35. von Luckner A, Riederer F. Magnesium in migraine prophylaxis: is there an evidence-based rationale? A systematic review. Headache: The Journal of Head and Face Pain. 2018;58:199-209.

36. Ajib FA, Childress JM. Magnesium Toxicity. 2023.

37. Smilkstein MJ, Steedle D, Kulig KW, Marx JA, Rumack BH. Magnesium levels after magnesium-containing cathartics. J Toxicol Clin Toxicol. 1988;26:51-65.

38. Yates AA, Schlicker SA, Suitor CW. Dietary Reference Intakes. J Am Diet Assoc. 1998;98:699-706.

CAPÍTULO 29

Ferro

Luciane Luca de Alencar
Gilberto Simeone Henriques
Silvia M. Franciscato Cozzolino

🔲 INTRODUÇÃO

O ferro (Fe) é um metal essencial em todos os organismos vivos e abundante no corpo humano, desempenhando diversos processos biológicos, como a produção de eritrócitos, síntese de DNA, respiração celular, metabolismo oxidativo e desintoxicação xenobiótica, o que o torna um dos micronutrientes mais estudados.[1-3]

A maior parte do Fe está ligada ao grupo prostético heme, que contém um átomo de Fe no centro. Ademais, pode ser incorporado em aglomerados de Fe-enxofre ou ligar-se diretamente à proteína. A habilidade do Fe em alternar entre os estados de Fe^{2+} e Fe^{3+} é um aspecto que adiciona à sua utilidade biológica, ao mesmo tempo que, em excesso, pode resultar em toxicidade. Desse modo, a sua homeostase deve ser rigorosamente regulada.[2]

A anemia por deficiência de ferro (ADF) destaca-se como a forma mais prevalente de anemia em todas as faixas etárias, mas afeta principalmente crianças menores de 7 anos, mulheres em idade fértil e grávidas, merecendo ser abordada como uma condição clínica significativa e não apenas um sintoma. Sua presença representa um fator agravante para a saúde, correlacionando-se com menor qualidade de vida e prognósticos menos favoráveis em relação a diversas doenças.[4-7]

Entre os anos de 1993 e 2005, a Organização Mundial da Saúde (OMS) divulgou dados referentes a 93 países, em que se destaca que 24,8% da população global foi diagnosticada com anemia, com maior incidência nas populações africanas e asiáticas. Essa prevalência varia de acordo com as faixas etárias, atingindo 47,4% em pré-escolares e 23,9% em idosos.[8]

A anemia é caracterizada pela concentração de hemoglobina (Hb) no sangue, abaixo dos parâmetros estabelecidos para idade e sexo. A principal origem está associada à ingestão deficiente de Fe, afetando aproximadamente 20% a 30% da população global e configurando-se como a anomalia hematológica mais comum. A ADF surge em decorrência da diminuição na quantidade de eritrócitos ou na concentração de Hb circulante, resultando na capacidade reduzida de transporte de oxigênio e, consequentemente, em menor oxigenação dos tecidos. Estudos epidemiológicos ressaltam que uma definição precisa dos valores e a implementação de terapias específicas têm o potencial de reduzir significativamente a morbidade e mortalidade associadas a essa condição.[9]

Vale ressaltar que mais de 2 milhões de crianças na idade pré-escolar estão em risco de deficiência em Fe, com reflexos no desenvolvimento mental, incluindo apatia, irritabilidade e redução da capacidade de concentração e do aprendizado. Também pode impactar o sistema imune, principalmente por meio das reduções na porcentagem de linfócitos T e na atividade da enzima granulócito mieloperoxidase, com a respectiva redução na capacidade antimicrobiana, assim como na redução da ativação de mecanismos de oxirredução mediados pelo mineral. Outro fator relevante são as modificações histológicas por decorrência da ingestão inadequada de Fe, como atrofia muscular, que são cumulativas e irreversíveis, consideradas medida de desnutrição crônica e de seus efeitos.[1]

Diminuir a prevalência da ADF é a segunda meta global de nutrição da OMS até 2025, buscando a redução de aproximadamente metade dos casos de anemia em mulheres em idade reprodutiva. Para alcançar esse objetivo e gerar um impacto significativo, será crucial a implementação de programas essenciais, combinados com estratégias adaptadas às condições locais, a fim de assegurar eficácia.[1]

▣ FUNÇÕES

Dada sua configuração, o Fe desempenha papel ativo em reações de transferência de um único elétron, tornando-se um participante crucial no contexto celular, em diversas enzimas e processos metabólicos. Assim, a regulação dos processos de oxidação e redução do Fe é vital para manter seu equilíbrio no organismo e garantir suas funções biológicas adequadas.[3]

No organismo, o Fe é encontrado na forma de proteínas heme, como a Hb e a mioglobina, ou em complexos não heme, como transferrina e ferritina. Mais de 60% do Fe corporal é incorporado na Hb, cerca de um quarto está armazenado como um estoque de Fe facilmente mobilizável, 15% estão ligados à mioglobina e a enzimas envolvidas em funções metabólicas e celulares.[2,3]

Em relação ao sistema redox, o Fe pode ser encontrado em três estados de oxidação, como Fe ferroso (Fe^{2+}), Fe férrico (Fe^{3+}) ou na forma mais rara, como Fe^{4+}. Um exemplo de equilíbrio desse sistema é o que ocorre na Hb; na proteína dos eritrócitos, o Fe no centro da molécula de heme pode se alternar entre os estados ferroso (Fe^{2+}) e férrico (Fe^{3+}), o que permite a ligação reversível com o oxigênio durante o transporte de gases respiratórios.[2]

As funções mais importantes do Fe estão relacionadas às funções das hemoproteínas das quais ele participa, classificadas em: transportadoras de oxigênio, ativadoras de oxigênio molecular e transportadoras de elétrons. A Hb, a mioglobina e os citocromos são exemplos de proteínas que contêm o grupamento heme. Entre as enzimas, destacam-se as flavoproteínas, as hemeflavoproteínas e, entre as proteínas de transporte e armazenamento, a transferrina, a lactoferrina, a ferritina e a hemossiderina. Importante lembrar que os ligantes mais comuns do Fe no sistema biológico são oxigênio, nitrogênio e enxofre. Exemplos dessas proteínas estão apresentados no Quadro 1.

O transporte de oxigênio é realizado pela Hb nos eritrócitos e mioglobina nos músculos. A Hb totalmente oxigenada carrega 4 mols de oxigênio, ou seja, 1,39 mL de oxigênio/g. Na Hb e na mioglobina, o Fe está presente como Fe^{2+}, quando é oxidado para Fe^{3+} se transforma em meta-hemoglobina, perdendo sua habilidade para o transporte de oxigênio. Essa meta-hemoglobina (cerca de 1% no organismo) pode ser novamente reduzida por enzimas nos eritrócitos, voltando à sua forma Fe^{2+} ativa. Nos citocromos, participa das reações de oxidação e redução como um carreador de elétrons, mantendo-se entre as formas Fe^{2+} e Fe^{3+}.[3]

Em humanos adultos, o conteúdo corporal total de Fe no organismo é de aproximadamente 3-4 g, enquanto as perdas diárias normais são de apenas 1-2 mg. Para permanecerem em equilíbrio de Fe, os seres humanos saudáveis devem absorver uma quantidade semelhante de Fe das suas dietas.[11]

QUADRO 1 Hemoproteínas e suas respectivas funções		
Proteínas		**Função**
Transportadoras de oxigênio	Hemoglobina	Liga-se ao oxigênio no pulmão e o transporta nos eritrócitos por todo o corpo, onde é utilizado em vias metabólicas aeróbicas
	Mioglobina	Armazena temporariamente o oxigênio no tecido muscular, tornando-o prontamente disponível durante episódios de privação de oxigênio
Ativadoras de oxigênio molecular	Citocromo oxidase Peroxidases Catalases Citocromo P450s	Neutralizam espécies reativas
Transportadoras de elétrons	Citocromos	Transferem elétrons da oxidação do substrato para a citocromo c oxidase
Fonte: Eisenstein e Blemings KP, 1998.[10]		

Cerca de dois terços do Fe do organismo são encontrados sob a forma de Hb; a mioglobina, juntamente com as enzimas, representa cerca de 15%, e o restante é representado pelas formas de reserva de Fe, que podem ser rapidamente disponibilizadas. A Hb tem alta afinidade pelo oxigênio nos pulmões sob condição de alta tensão, transportando dessa forma o oxigênio para os músculos e para outros tecidos em que a condição é inversa, ou seja, de baixa tensão, o que facilita a liberação do oxigênio. A afinidade da Hb pelo oxigênio em condições de baixa tensão é ainda mais reduzida em pH baixo, como ocorre no músculo exercitado. A mioglobina é uma proteína monomérica, com afinidade mais alta pelo oxigênio que a da Hb sob as condições existentes nos músculos. O Fe participa ainda de enzimas importantes para o organismo, como da catalase, que age na redução do peróxido de hidrogênio (H_2O_2), principalmente quando este é formado em grande quantidade, na cadeia de inibição de radicais livres.[12]

METABOLISMO

Os organismos biológicos regulam as concentrações de Fe intracelular e extracelular, equilibrando-se entre o risco da ingestão inadequada, que poderia limitar funções essenciais, e o risco de excesso descontrolado, que pode ser prejudicial ao organismo. A homeostase sistêmica do Fe é regulada pela absorção intestinal, seguida da concentração plasmática e líquido extracelular, da distribuição de Fe entre órgãos e tecidos e da quantidade de Fe armazenada. A dis-homeostase do Fe pode ser observada pela deficiência ou excesso e sobrecarga de Fe, bem como pela má distribuição de Fe entre os tecidos que pode torná-los deficientes ou sobrecarregados de Fe. Tais distúrbios podem ser causados por lesões genéticas ou por condições que podem afetar indiretamente a regulação do Fe.[11]

Presume-se que o Fe sérico esteja inteiramente ligado à transferrina, e a saturação da transferrina, que consiste na razão entre a concentração sérica de Fe e a transferrina sérica, geralmente reflete a disponibilidade de Fe. Além disso, a ferritina sérica é comumente usada como substituto das concentrações de Fe nos tecidos. Baixas concentrações de ferritina sérica são interpretadas como sinal de deficiência de Fe, assim como concentrações elevadas são o principal indicador de sobrecarga patológica de Fe. Contudo, em situações de inflamação, a concentração sérica de ferritina pode ser muito elevada, independentemente da concentração de Fe tecidual. A origem, o mecanismo de liberação e os efeitos da ferritina sérica são conhecidos, e sua utilização como biomarcador de doenças tem aumentado e se tornado cada vez mais diversificado, mas sua contribuição no controle da doença ainda é investigada.[13]

Alguns importantes compartimentos interferem na homeostase do Fe, como o eritrônio (eritrócitos e seus precursores nos órgãos eritropoiéticos); dois tipos de depósitos (hepatócitos do fígado e macrófagos do baço e o fígado); plasma sanguíneo, que transporta o Fe entre tecidos e órgãos; e enterócitos no duodeno através dos quais o Fe é absorvido, normalmente para substituir pequenas perdas causadas pela eliminação de células contendo Fe (Figura 1).[11]

O maior desses compartimentos de Fe é o eritrônio, que contém aproximadamente 2-3 g de Fe, representando entre 2/3 e 3/4 do Fe corporal total em humanos adultos. O Fe eritroide está quase inteiramente contido na Hb, na concentração de 1 g de Fe por litro de concentrado de eritrócitos. O segundo maior compartimento é constituído pelos estoques dos hepatócitos, que pode conter até 1 g de Fe contido na ferritina citoplasmática dos hepatócitos. As reservas de Fe são altamente variáveis, principalmente em mulheres em idade reprodutiva, pela combinação de perda de sangue menstrual e baixa ingestão alimentar. Os macrófagos recicladores presentes no baço, fígado e medula atuam como um compartimento de renovação rápida. O baço representa uma porção substancial do compartimento de armazenamento dos macrófagos, normalmente contém apenas cerca de 0,05 g de Fe, mas tem capacidade para quantidades muito maiores. Por fim, cerca de 0,3 g de Fe está contido nos outros tecidos, na mioglobina dos músculos e nas enzimas que contêm Fe.[11]

A homeostase do Fe depende do complexo mecanismo de retroalimentação entre absorção intestinal e as necessidades orgânicas. O hor-

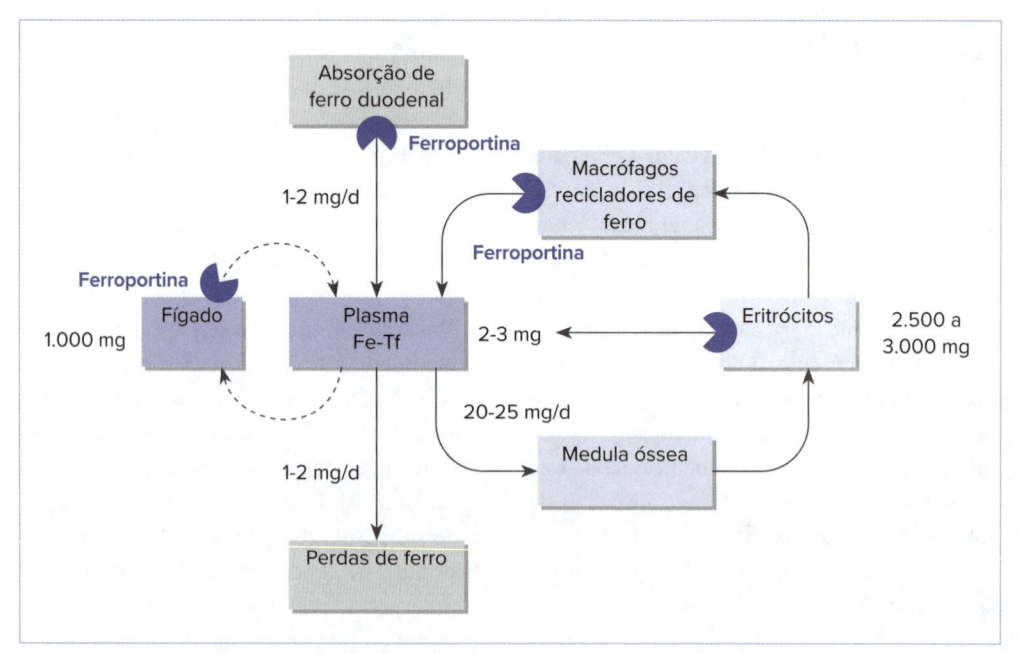

FIGURA 1 Esquematização dos principais fluxos e compartimentos de ferro.
Fonte: Nemeth e Ganz, 2023.[11]

mônio hepcidina é um importante regulador desse processo. Alterações na síntese ou ação desse hormônio estão associadas aos distúrbios que ocorrem na homeostase do Fe.[1]

Os hepatócitos são a principal fonte de hepcidina circulante, que regula a homeostase sistêmica do Fe por meio de ciclo de *feedback* endócrino clássico, que consiste no aumento da produção de hepcidina pelos hepatócitos quando a concentração de Fe está alta, limitando a absorção e a liberação de Fe. Em contrapartida, quando a concentração de Fe está reduzida, há menor produção de hepcidina permitindo a transferência de Fe para o plasma. As formas específicas de Fe que aumentam a síntese de hepcidina incluem a transferrina plasmática diférrica e o Fe armazenado nos hepatócitos. Dessa forma, a interação hepcidina-ferroportina controla a concentração de Fe nos enterócitos, hepatócitos e macrófagos.[11]

No entanto, a superexpressão da hepcidina está associada à anemia observada em proces-sos inflamatórios, resultando em anemia por inflamação, além de anemia por deficiência de Fe refratária e anemia de doença renal crônica. Young et al.,[14] utilizando isótopos estáveis de Fe, observaram que a quantidade de Fe absorvida de fontes alimentares de Fe não heme da dieta é inversamente proporcional à concentração sérica de hepcidina, portanto esse hormônio poderia ser utilizado como biomarcador para o mineral (Figura 2).

O processo de absorção do Fe pode ser di-vidido em três fases. Na primeira, o Fe solúvel do lúmen é captado pela célula da mucosa, na superfície apical, envolvendo receptores espe-cíficos, como transportador de metal bivalente DMT-1 (*divalent metal transporter-1*) para o Fe não heme, e receptores de Fe heme, como a proteína HCP1 (*heme carrier protein* – proteína carreadora de heme), que promove a absorção do Fe como metaloporfirina intacta.[15] A se-gunda fase ocorre dentro da célula da mucosa intestinal, que por meio da ação da heme oxi-

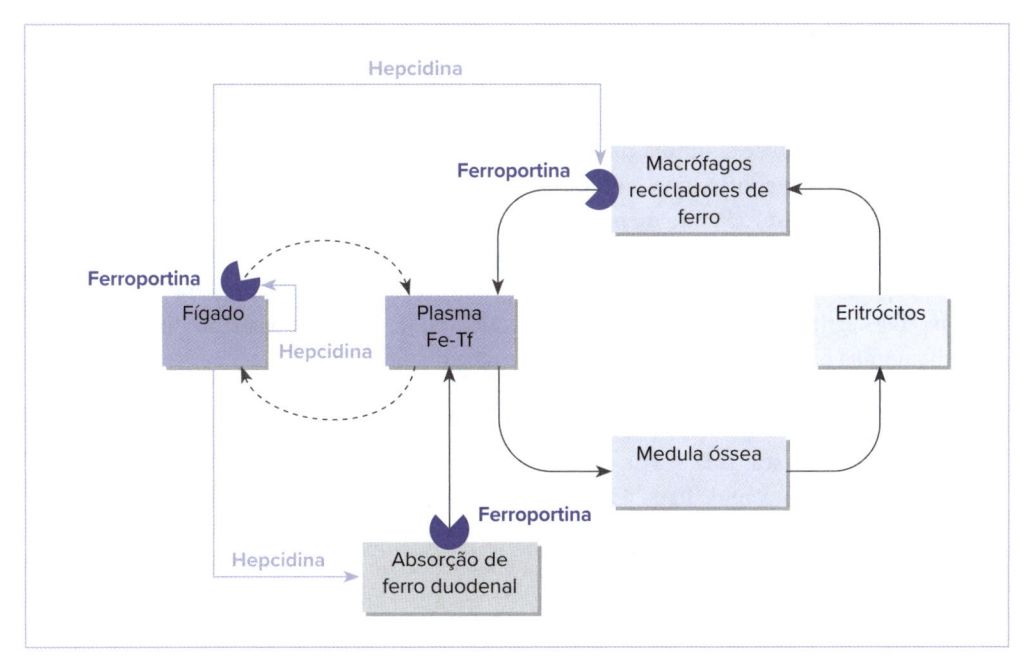

FIGURA 2 A interação da hepcidina com a ferroportina no controle dos fluxos de ferro para o plasma.
Fonte: Nemeth e Ganz, 2023.[11]

genase libera o Fe da porfirina e segue para a incorporação em compartimentos funcionais ou de armazenamento, como a ferritina. Na terceira etapa, o Fe é transportado para o plasma através da membrana basolateral (serosa), possivelmente envolvendo um homólogo da ceruloplasmina, ou é removido do organismo quando a célula intestinal é descamada.[16]

O Fe não heme será absorvido na forma ferrosa (Fe^{2+}), portanto, compostos redutores presentes no lúmen no momento da absorção terão efeito positivo. A expressão da DMT-1 é regulada pela quantidade de Fe presente na célula intestinal. Já o Fe heme, apesar de haver evidências de sua absorção por difusão ao longo de membranas lipídicas em modelos experimentais (lipossomas), transpõe a membrana por meio de receptores específicos, via transporte saturável, em um processo mediado por carreador. Inicialmente, esses transportadores foram estudados em hepatócitos e em células da linhagem CACO-251.

Quando a ferritina na célula da mucosa intestinal estiver saturada com Fe, este não será mais captado no lúmen intestinal, a menos que o excesso do mineral ou a presença de álcool estimulem sua tomada.[13]

O Fe absorvido só se acumula na célula intestinal até que haja apoferritina no plasma e mediação de uma proteína de membrana, a ferroportina 1 (FPN1). A ceruloplasmina, proteína dependente de cobre, facilita a ligação do Fe na transferrina pela atividade ferroxidase na membrana basolateral. Se a transferrina estiver saturada com Fe, este permanecerá na célula da mucosa intestinal ligado à ferritina, até que a célula seja descamada. Na deficiência em Fe, a absorção estará aumentada. O estado nutricional do indivíduo em relação ao Fe é fator determinante para o seu grau de absorção. Segundo Beutler,[5] houve um avanço na regulação do metabolismo do Fe com o reconhecimento de elementos de resposta ao Fe no RNAm que codifica para proteínas, como receptores de fer-

ritina e transferrina, reguladas pela abundância ou pela deficiência em Fe.

Na distribuição de Fe no organismo, aquele que entra nas células pode ser incorporado aos compostos funcionais, como a Hb ou mioglobina, ser armazenado como ferritina ou ainda utilizado para regular o metabolismo pós-transcricional de Fe na célula.[4,17]

As proteínas reguladoras de Fe (IRP) criam uma rede homeostática que permite a utilização do Fe, de maneira a reduzir seus efeitos tóxicos potenciais. O controle da expressão dessas proteínas por meio de elementos de resposta ao Fe (IRE) pode ser exemplificado pela modificação da regulação pós-transcricional da ferritina e do receptor de transferrina de acordo com a disponibilidade de Fe no organismo.[17]

Em indivíduos saudáveis, a absorção, o transporte e o armazenamento de Fe são processos muito bem controlados. Participam do metabolismo do Fe o fígado, o intestino delgado (duodeno) e a medula óssea. Com a maturação e a degradação da Hb presente nos eritrócitos, têm-se o heme e a globina. O Fe livre do heme é transferido da transferrina para eritropoiese e assim pode retornar ao ciclo de síntese de heme. Dessa forma, um organismo saudável reutiliza a maior parte do Fe disponível. Apenas 1 mg de Fe é perdido do corpo diariamente, principalmente na urina, fezes, descamação dos enterócitos e da epiderme em homens, e da menstruação em mulheres. O Fe eliminado é substituído pelo Fe absorvido pelo trato gastrintestinal, por meio da alimentação.[1]

O Quadro 2 apresenta o processo de regulação pós-transcricional da ferritina e do receptor de transferrina pelas IRP. A redução da concentração de Fe disponível provoca ativação das IRP 1 e 2, que se ligam aos seus respectivos IRE na sequência do RNAm. Este, por sua vez, codifica para a ferritina, causando sua inibição, e, em seguida, codifica para o receptor de transferrina, aumentando sua síntese. O contrário ocorre quando a disponibilidade de Fe é elevada no

QUADRO 2 Regulação pós-transcricional da ferritina e do receptor de transferrina pelas IRP

	Proteínas IRP1, IRP2	Elementos de resposta ao Fe	Ferritina (depósito de Fe)	Transferrina (transportador de Fe)
↓ Fe	Ativadas	Ligadas às IRP	Inibição da transcrição do RNAm	Estímulo para a transcrição do RNAm
↑ Fe	Inativadas	Desligadas das IRP	Estímulo para a transcrição do RNAm	Inibição da transcrição do RNAm

↓ Fe: concentração sérica de Fe diminuída; ↑ Fe concentração sérica de Fe: aumentada; Fe: ferro; IRP (*iron regulatory protein* – proteínas reguladoras de ferro).
Fonte: Eisenstein e Blemings, 1998.[10]

organismo, constituindo-se assim um mecanismo comum de modulação da ferritina e da transferrina, além de tornar as IRP moléculas centrais da homeostase celular de Fe.[10] Outros tipos de elementos de resposta ao Fe já foram descobertos, e suas funções de codificação para proteínas estão listadas no Quadro 3.

A regulação da absorção de Fe pelo organismo é muito importante, pois a deficiência resulta em anemia e diminuição na produção de enzimas dependentes desse mineral. Em contrapartida, o seu excesso pode causar danos aos tecidos pelo acúmulo de Fe livre, que pode aumentar a produção de radicais livres.

BIODISPONIBILIDADE

A biodisponibilidade do Fe é influenciada por alguns componentes da dieta, que afetam a absorção como ácido fítico, polifenóis, fibra alimentar, proteínas e cálcio, os quais podem formar complexos insolúveis com Fe não heme ou disputar o mesmo receptor, reduzindo sua absorção. Em contrapartida, componentes facilitadores da absorção do Fe também podem estar presentes na dieta, como o ácido ascórbico.[18]

Além dos fatores que coexistem naturalmente nos alimentos, há técnicas de preparo de alimentos que podem influenciar positivamente a biodisponibilidade desse micronutriente. O tratamento térmico, como cocção sob pressão e o aquecimento de micro-ondas, favorece a biodisponibilidade de Fe presente no trigo e no arroz, com um aumento da ordem de 7% e 12%, respectivamente. Além disso, a germinação pode reduzir a concentração de ácido fítico, e a fermentação favorece a formação de ácidos orgânicos, formando ligantes solúveis com os minerais, tornando-os mais biodisponíveis.[19]

O Fe dietético é encontrado sob diferentes formas, mas é tipicamente classificado como Fe heme, Fe^{2+} (ferroso) e Fe^{3+} (férrico).[1] A aquisição do Fe da dieta na forma de Fe heme corresponde a 1/3 do total e é proveniente da Hb e

QUADRO 3 Alvos de RNAm conhecidos como sítios de ação de IRP

RNAm	Localização do IRE	Função da proteína codificada
H e L ferritina	5'UTR	Armazenamento de Fe
e ALAS	5'UTR	Formação do heme eritrocítico
M-aconitase	5'UTR	Ciclo dos ácidos tricarboxílicos (Krebs)
Receptor de transferrina	5'UTR	Captação celular de Fe
NRAMP2/DCT1	5'UTR	Absorção intestinal/liberação endossômica de Fe

FE: ferro; IRE: elemento de resposta ao Fe; IRP: proteínas reguladoras de Fe; RNAm: RNA mensageiro.
Fonte: Eisenstein e Blemings, 1998.[10]

mioglobina presentes nas carnes vermelhas.[1] A absorção de Fe heme é menos influenciada pelo estado nutricional dos indivíduos. Apesar de o Fe heme apresentar solubilidade limitada, forma complexos solúveis com outros componentes da dieta no lúmen do intestino, facilitando a sua absorção. O baixo pH do estômago, associado a enzimas proteolíticas no estômago e no intestino delgado, auxilia o processo de liberação do Fe heme nos enterócitos.[16]

Em relação à absorção do Fe não heme, muitos fatores ligados ao indivíduo e à dieta devem ser considerados. Inicialmente, pode-se citar a secreção gástrica de ácido clorídrico, necessária para a solubilização dos sais de Fe e para a manutenção do Fe na forma ferrosa (Fe^{2+}). Pacientes com acloridria podem desenvolver anemia por deficiência em Fe em razão da menor capacidade de absorver o Fe não heme dos alimentos. O tempo de retenção do Fe no trato digestório e a mistura dos alimentos no estômago também são importantes para a absorção do Fe.[20]

De modo geral, 5% a 10% do Fe alimentar é absorvido por indivíduos com estado nutricional adequado em relação a esse mineral. Entretanto, foi observado aumento de 30% da absorção de Fe em indivíduos com deficiência desse mineral. Em contrapartida, em indivíduos com reservas adequadas de Fe, verificou-se que a absorção de Fe de diferentes fontes foi praticamente a mesma, portanto os fatores que influenciam a absorção de Fe são menos válidos para indivíduos com reservas adequadas. Em um estudo sobre biodisponibilidade de Fe de dietas mistas em humanos utilizando radioisótopos, verificou-se que os fatores relacionados com a dieta explicam uma variação na absorção da ordem de 16% e que, nessa medida, os que têm maior influência são tecidos animais (carnes em geral), ácido fítico e vitamina C, bem como que a quantificação desses componentes na dieta poderia fornecer uma estimativa da biodisponibilidade de Fe não heme de dietas ocidentais.[21]

Há uma correlação inversa entre absorção de Fe e ferritina sérica até 60 µg/L. Em indivíduos com concentrações maiores que 60 µg/L, não há essa relação, e a absorção diminui ao nível apenas suficiente para cobrir as perdas basais. Acima dessa concentração, não ocorre aumento das reservas pela absorção da dieta. É fato conhecido que indivíduos em períodos inflamatórios crônicos ou agudos possuem baixas concentrações de Fe sérico, baixa saturação de transferrina e ferritina elevada.[22]

Brittenham et al.,[23] ao suplementarem mulheres sem doenças crônicas, com 6 mg e 60 mg de Fe, junto e separadamente das refeições, observaram que a produção de Fe circulante, não ligado à transferrina, foi determinada pela taxa e quantidade de Fe absorvida. As maiores concentrações foram resultantes das doses suplementares de Fe.

Stoffel et al.[24] avaliaram a biodisponibilidade de Fe em diferentes concentrações e formas de administração de sulfato ferroso em mulheres com depleção desse mineral e concluíram que a ingestão diária de 120 mg, dividida em duas porções iguais, aumenta a hepcidina sérica e reduz a absorção do Fe. No entanto, a utilização de Fe em dose única e em dias alternados otimiza sua absorção e apresentou-se como uma boa opção de suplementação.

O conteúdo total de Fe no organismo varia de 800 a 1.040 mmol (45 a 60 mg/kg) de peso corporal em homens e de 630 a 730 mmol (35 a 41 mg/kg) de peso corporal em mulheres. Homens possuem reservas de Fe maiores (cerca de 50% das reservas funcionais do organismo) que das mulheres (até 16% das reservas funcionais). É relativamente simples estimar as necessidades fisiológicas de Fe medindo as perdas obrigatórias do organismo. A perda de Fe total diária pode ser medida com o isótopo radioativo de Fe. Tais estudos mostraram perda de 0,25 µmol (14 µg/kg de peso corporal/dia) para o homem, ou seja, cerca de 1 mg/dia no total para um homem adulto. É difícil traduzir a recomendação para repor as perdas fisiológicas de 0,25 µmol (14 µg/kg de peso corporal/dia) em um valor apropriado de ingestão em virtude da biodisponibilidade do Fe alimentar, bastante variável e baixa. Em média, apenas cerca de 10% do Fe alimentar é absorvido, com variação entre 5% e 15%.[23]

Ferro e alimentação vegetariana

No Brasil, aproximadamente 14% da população declara-se vegetariana. Estudos sugerem que as dietas baseadas exclusivamente em vegetais ou com pouco alimento de origem animal são as mais indicadas para reduzir o risco de doenças crônicas e promover a saúde. No entanto, alguns nutrientes específicos podem não estar disponíveis nessas dietas, predispondo ao risco de desenvolvimento de carências nutricionais.[25]

À medida que aumenta a demanda pela alimentação vegetariana, independentemente da motivação subjacente, torna-se cada vez mais importante investigar fontes nutricionais de Fe mais eficazes, visto que dietas vegetarianas apresentam baixa biodisponibilidade de Fe, porque, embora sejam ricas em Fe não heme, contêm altas concentrações de inibidores da absorção de Fe, como fitato (fosfato de mioinositol). Em contrapartida, há o aumento da ingestão de ácido ascórbico, que aumenta a absorção de Fe não heme, por meio da redução de Fe^{3+} para sua forma mais solúvel Fe^{2+}, necessária para o transporte em células da mucosa intestinal. No entanto, a quantidade de ácido ascórbico ingerida é fundamental para minimizar os efeitos inibidores da alta ingestão de fitatos sobre a absorção de Fe não heme.[16]

Nesse sentido, é relevante identificar alimentos vegetais que são boas fontes de Fe, assim como técnicas de preparo que otimizem a absorção desse mineral. Em estudo *in vitro* para avaliar a biodisponibilidade de Fe em vegetais verdes se verificou que a couve-lombarda ou repolho Savoya é uma fonte promissora de Fe

biodisponível, indicando, como fator favorável, a possível formação de complexos de Fe e derivados de frutose.[26] Outro estudo observou que o consumo de extrato aquoso de soja germinada melhorou a concentração de Fe em adolescentes com anemia, quando comparado à ingestão de extrato aquoso de arroz.[27]

Em relação às práticas de preparação destinadas a aprimorar a biodisponibilidade do Fe nos alimentos de origem vegetal, observou-se que a ferritina sofre desestabilização durante o cozimento e a fervura tem impacto mais significativo, quando comparada ao cozimento no micro-ondas.[26]

Estudos que avaliaram o estado nutricional em relação ao Fe de indivíduos veganos e vegetarianos obtiveram como resultados menor concentração de ferritina sérica e altas concentrações de transferrina em relação ao grupo controle, demonstrando menor armazenamento desse micronutriente. Além disso, as mulheres veganas e vegetarianas avaliadas apresentaram menor concentração de hepcidina, importante no processo de absorção de Fe, como visto anteriormente.[28]

O *Feeding Infants and Toddlers Study*[29] verificou menor biodisponibilidade de Fe para crianças e jovens vegetarianos. Com o objetivo de compensar essa menor biodisponibilidade, os Estados Unidos e o Canadá aumentaram a recomendação de ingestão de Fe em 80% da EAR em casos de dietas vegetarianas.

Uma revisão sistemática não observou relação entre a dieta vegetariana e deficiência de Fe. Além disso, observou maior concentração de Fe nessa população. No entanto, não foi visto aumento da concentração de ferritina, evidenciando a baixa disponibilidade e ação de agentes inibidores presentes na dieta vegetariana. Observando esses fatores, a recomendação de ingestão de Fe para indivíduos vegetarianos é maior em comparação a indivíduos onívoros. Contudo, indivíduos vegetarianos devem monitorar a concentração desse nutriente, a fim de evitar deficiência.[30]

Interação ferro e micronutrientes

Ferro e vitamina A

Em estudo dividido em duas etapas, *in vitro* (células Caco-2) e em modelo animal (suplementação em ratos), para avaliar a interação entre carotenoides e a biodisponibilidade de Fe em alimentos biofortificados, observou-se que no estudo *in vitro* houve maior biodisponibilidade de Fe na ausência de carotenoides. Já no estudo *in vivo* foi observado aumento da expressão gênica de proteínas envolvidas no metabolismo de Fe, bem como sua biodisponibilidade na junção de alimentos biofortificados com carotenoides e Fe, corroborando efeitos benéficos dessa prática.[31]

Ferro e vitamina C

A interação entre Fe e ácido ascórbico é de interesse nutricional, fisiológico, farmacológico e toxicológico, com grandes implicações na saúde e na doença. A vitamina C aumenta a biodisponibilidade do Fe não heme presente nos alimentos, e essa relação parece ser direta, independentemente do estado nutricional do indivíduo em relação à vitamina. Interações ao nível da camada inextensível de água permitem a troca contínua de elétrons e a consequente mudança do estado de oxidação do Fe, de íon férrico para íon ferroso, podendo então ser captado pelos enterócitos. Em contrapartida, a vitamina C pode influenciar o transporte e o armazenamento de Fe no organismo. Observações *in vitro* feitas em alguns estudos sugerem que o ácido ascórbico pode ser importante para a modulação da síntese de ferritina e, portanto, para o armazenamento de Fe. O mecanismo pode envolver a regulação de um RNAm para síntese de ferritina pela proteína de resposta ao Fe.[32]

O efeito no transporte de Fe por meio do complexo ascorbato-Fe nas células apresenta importância fisiológica e toxicológica. Nesse contexto, sugere-se a existência de diferentes vias de acumulação de Fe nas células, incluindo a captação de Fe ferroso dependente de ascorbato por meio do transportador de metal divalente (DMT1), além de uma rota independente para a captação de Fe férrico. Como exemplo, estudos em células Caco-2 evidenciaram que a redução do Fe férrico pelo ácido ascórbico proporciona Fe ferroso biodisponível ao DMT1, além de aumentar diretamente a absorção de Fe férrico mediante a formação de um complexo Fe^{3+} ascorbato.[33]

Ferro e outros minerais

A biodisponibilidade de micronutrientes, particularmente Fe e zinco (Zn), é baixa nos alimentos vegetais, lembrando os vários componentes da dieta envolvidos nesse processo, incluindo inibidores e intensificadores da absorção. Entre os inibidores, o ácido fítico, os taninos, a fibra dietética e o cálcio (Ca) são os mais potentes, enquanto os ácidos orgânicos são conhecidos por facilitarem a absorção de Fe.[33]

Em relação à interação com outros metais, observa-se correlação inversamente proporcional entre a deficiência de Fe e a absorção de Zn, cobalto (Co), níquel (Ni), manganês (Mn), chumbo (Pb) e cádmio (Cd). Isso significa que o Fe e outros metais podem compartilhar o mesmo sistema de absorção. Entretanto, com exceção do Zn, há pouca evidência de que essa competição entre Fe e demais nutrientes seja importante do ponto de vista nutricional no ser humano. Um estudo *in vitro* observou interações entre Fe, Zn e outros minerais. A presença de 50 µM de Zn diminuiu a captação celular de Fe nas proporções 0,5:1; 2: 1; e 4:1. De maneira semelhante, a presença de 50 µM de Fe diminuiu significativamente ($p < 0,05$) a captação celular de Cobre (Cu) nas proporções 1:1; 2:1; e 4:1, indicando a influência dessas interações na biodisponibilidade desses minerais.[34]

Apesar da competição na absorção entre Fe e Zn, vale ressaltar que pode haver uma interação entre esses minerais, por meio de proteínas relacionadas ao metabolismo do Fe e possivelmente mediada pelo Zn, como ceruloplasmina (CP) e a proteína transportadora de Fe plasmático transferrina (TF). Um estudo observou que a deficiência de Zn plasmático reduziu a produção de Fe^{3+} e aumentou a produção de Fe ligado ao TF, sugerindo envolvimento do Zn no processo de transferência do Fe entre CP e TF.[35]

Há evidências de que algumas formas de suplementos de Ca podem inibir a absorção de Fe inorgânico quando ingeridos simultaneamente. A suplementação com 5 mg Fe ($FeSO_4$) e com 800 mg de Ca sob a forma de citrato de Ca diminuiu a biodisponibilidade de Fe não heme (p = 0,018).[36]

O grau de inibição parece estar relacionado com a dose. A adição de 300 mg de Ca correspondeu a um declínio de 50% a 60% da absorção de Fe não heme, também verificado com quantidades comparáveis de Ca na forma de derivados do leite em substituição ao Ca inorgânico. O efeito do Ca na absorção de Fe heme e não heme não apresentou interação com fontes de Fe de alta biodisponibilidade associadas com a ingestão de queijo na mesma refeição contendo 127 mg de Ca.[29]

Walczyk et al.[37] concluíram que a adição de ácido ascórbico foi capaz de superar a inibição da absorção de Fe induzida pelo Ca, em crianças com diferentes concentrações séricas de Fe. Nesse sentido, o Ca é considerado um inibidor de absorção de Fe relativamente fraco, pois causa uma inibição dose-dependente apenas em refeições simples, não representativa em refeições complexas com compostos intensificadores de absorção. Como exemplo, ao considerar a adição de 150 mL de leite a uma refeição contendo bife, cenoura, batata frita, queijo *Camembert*, maçã, pão e água, não foi observado efeito inibidor da absorção do Fe.[38]

A interação Fe, Zn e vitamina A tem sido extensivamente estudada para avaliar se a fortificação com apenas um desses elementos poderia levar à absorção inadequada do outro. No entanto, um estudo demonstrou que a deficiência em vitamina A é um fator decisivo para a modificação do metabolismo de Fe, podendo ser verificada pela diminuição das concentrações plasmáticas do metal e da saturação de transferrina. Fe e Zn podem competir por sítios comuns de ligação, como DMT1 e sítios de coordenação da RBP (*retinol-binding protein*), afetando direta ou indiretamente o metabolismo da vitamina A e dos carotenoides, quando as concentrações desses minerais estiverem elevadas ou forem subestimadas nos cálculos de adição destinados à fortificação de produtos. Embora essa relação possa ocorrer quando suplementos inorgânicos de Fe e Zn são administrados, não há informação suficiente para considerar essa interação importante quando esses minerais são ingeridos com alimentos, nas variações de dose consideradas ideais para a fortificação.[34]

A administração de Fe, vitamina A (betacaroteno) e Zn, oferecidos como suplementos para crianças de 4 meses, durante 6 meses, mostrou que a suplementação apenas com o Fe para aquelas com estado nutricional limítrofe em vitamina A diminuiu as concentrações dessa vitamina no plasma, mas aumentou as reservas no fígado. Segundo os autores, houve redistribuição do retinol após a suplementação com o Fe, o que poderia levar à deficiência em vitamina A. Portanto, esses pesquisadores recomendam que a suplementação com Fe deve ser acompanhada por medidas de controle também em relação à vitamina A.[34]

Jeong et al.[39] investigaram a associação entre a deficiência de Fe e a concentração elevada de chumbo no sangue, com déficits cognitivos em crianças, observando associação inversa e significativa, ou seja, baixa ferritina com altas concentrações de chumbo.

Interação ferro e compostos antinutricionais

Cook et al.[40] observaram correlação inversa significativa entre absorção de Fe e conteúdo de fitato (hexafosfato de mioinositol) de diferentes cereais matinais. Verificaram, ainda, que as modificações nos métodos de moagem e processamento dos grãos de cereais que reduzem seu teor de fitato parecem melhorar significativamente a biodisponibilidade de Fe e que a utilização de fitase durante a fabricação era desnecessária se os cereais contivessem baixas concentrações de fitato e altas de ácido ascórbico.

Outro estudo avaliou uma multimistura, a fim de ser suplemento alimentar para crianças com desnutrição, e foi observada baixa biodisponibilidade de Zn e Fe devidas à presença de fitatos.[20] Brune et al.[41] avaliaram cinco tipos diferentes de pães produzidos com farinhas com diferentes quantidades de fibra alimentar e observaram maior efeito inibitório pela presença de fosfatos de inositol que pelo conteúdo de fibra alimentar total.

A influência do ácido oxálico, antinutriente conhecido por ser quelante de minerais, sobre a biodisponibilidade do Fe foi avaliada sobretudo porque esse composto está presente em grandes quantidades nos alimentos de origem vegetal, fontes de Fe não hemínico. Nesse sentido, Bonsman et al.[42] avaliaram a biodisponibilidade de Fe de dietas contendo espinafre e repolho, em estudo com 16 mulheres sadias. Apesar de observarem redução na absorção do Fe em cerca de 20% nas dietas com espinafre, consideraram a influência do oxalato pouco significativa sobre a absorção desse elemento, concluindo ser de menor relevância para a biodisponibilidade, mesmo em dietas ricas em frutas e vegetais.

O Quadro 4 apresenta um breve resumo de fatores que afetam a absorção do Fe.

Interação ferro e microbiota intestinal

A microbiota intestinal pode facilitar a absorção de Fe; evidências com base em estudos

QUADRO 4	Interação entre ferro e demais substâncias	
Potencial interação	**Substância**	**Nota**
Aumentam a absorção	Ácido ascórbico	Relação linear entre a ingestão de ácido ascórbico e a absorção de ferro até pelo menos 100 mg de ácido ascórbico por refeição. Efeito pronunciado na ingestão de alimentos que contêm altos níveis de inibidores, incluindo fitato e taninos, visto que o ácido ascórbico melhora a absorção de ferro através da liberação de ferro não heme ligado a inibidores.
	Alimento de origem animal	Mecanismo com provável envolvimento da liberação de peptídeos de baixo peso molecular durante a digestão.
Inibem a absorção	Fitato	Muita baixa absorção de ferro em alimentos ricos em fitato, em torno de 0,9%
	Polifenóis	Esta inibição ocorre por meio da ligação do ferro aos ácidos tânicos no intestino. Tais efeitos inibitórios dependem da dose e são reduzidos pela adição de ácido ascórbico.
	Proteínas vegetais	Este efeito é independente do conteúdo de fitato da comida.
	Cálcio	Tem sido sugerido que o cálcio inibe a transferência de absorção de ferro heme e não heme através da célula da mucosa. Apesar da redução significativa da absorção de ferro pelo cálcio em uma única refeição, pouco efeito foi observado nas concentrações séricas de ferritina em ensaios de suplementação com suplementação de cálcio no nível de 1.000 a 1.500 mg/dia.

Fonte: *Institute of Medicine*, 2006.[43]

conduzidos com animais experimentais sugerem que o Fe também pode ser absorvido no cólon proximal, contribuindo com 12% da absorção desse elemento em porcos. Sabe-se que tanto em animais como em humanos os transportadores de Fe e ferroportina podem ser expressos no cólon, e essa expressão pode ser aumentada em estados de deficiência de Fe.[43]

A expressão de genes que têm influência sobre a absorção de Fe é regulada pela necessidade corpórea desse mineral. Ao investigarem o local de expressão desses genes, Takeuchi et al.[44] observaram maior expressão no duodeno quando comparados ao ceco e cólon. Contudo, as células epiteliais do cólon também expressam IREg1, proteína ligadora do elemento de resposta do Fe (IRE), da mesma forma que no duodeno, e essa proteína poderia regular a concentração de Fe das células epiteliais do cólon.

No cólon proximal, a absorção de Fe é reforçada por ácidos graxos de cadeia curta, os quais são produzidos pela fermentação bacteriana, sendo os carboidratos não digeríveis (fibras) responsáveis pelo aumento da produção desses ácidos graxos. Um estudo conduzido em ratos avaliou a produção de ácidos graxos de cadeia curta e observou, além do aumento desses ácidos graxos, a diminuição da deficiência de Fe em ratos gastrectomizados.[45]

Nesse sentido, um estudo avaliou a microbiota de mulheres com anemia comparadas com a de um grupo controle, com ingestão alimentar de energia, fibras e Fe semelhantes. Foi observada menor concentração de *Lactobacillus*, bactérias benéficas que produzem ácidos graxos de cadeia curta, no grupo com anemia, portanto com influência na absorção de Fe, demonstrando que a relação *Lactobacillus* e *status* de Fe pode ser importante na busca de alternativas e estratégias no combate à anemia.[46]

Além disso, as concentrações de Fe podem modular a microbiota intestinal do hospedeiro, influenciando a resposta inflamatória. Estudo conduzido em ratos recém-desmamados verificou que a depleção de Fe na dieta ao desmame resultou em baixa diversidade da microbiota, a qual não é de fácil recuperação.[47]

Kortman et al.[48] avaliaram a influência da suplementação de Fe sobre a doença inflamatória intestinal. Ofereceram dietas com concentrações de Fe baixas, normais e altas, e observaram menor resposta inflamatória no grupo que recebeu dieta rica em Fe. Desfechos clínicos de administração oral de Fe dependem do estado nutricional do paciente em relação a esse elemento, do estado imunológico e da composição da microbiota intestinal de indivíduos que recebem tratamento com Fe por via oral. Em contrapartida, um estudo conduzido em ratos não observou impacto da suplementação de Fe em roedores com doença gastrintestinal.[49]

Biodisponibilidade de Fe em alimentos

A maior parte do Fe disponível para alimentação de origem animal está sobre a forma heme, mais biodisponível, por formar compostos solúveis otimizando a absorção. As carnes vermelhas são as melhores fontes desse elemento. A carne bovina possui 50% do seu teor de Fe na forma heme, cuja biodisponibilidade varia de 15% a 35%. Alimentos como espinafre, ostras, fígado, ervilhas, legumes e carnes possuem as maiores quantidades de Fe (mg/kcal). Entretanto, o total de Fe contido no alimento não é um guia sensível para a escolha da fonte alimentar, pois algumas delas praticamente não são biodisponíveis. No leite materno, o Fe sob a forma de lactoferrina tem alta biodisponibilidade, da ordem de 50%. Portanto, a biodisponibilidade do Fe presente na refeição depende da forma química, da presença ou da ausência de fatores que influenciam a absorção e das necessidades do indivíduo. A causa mais comum da anemia na infância pode ser a superconfiança no leite bovino – pobre em Fe –, associada à pequena quantidade de ingestão de carne nessa fase da vida. Uma das soluções seria a utilização de fórmulas infantis e cereais (alimentos complementares) fortificados com Fe. A especiação desse elemento nos alimentos é primordial para a avaliação da biodisponibilidade, pois, dependendo da forma como esse mineral é encontrado no alimento, ou da fórmula química para a suplementação ou fortificação de alimentos, pode haver diferenças marcantes entre eles.

Biodisponibilidade de sais de ferro

Na escolha da fonte de Fe para fortificar um produto alimentício, deve-se considerar também a influência que este exercerá nas propriedades organolépticas do produto, para que sejam garantidas sua ingestão e biodisponibilidade.

Inibidores de compostos de Fe não heme podem não interferir no Fe heme, entretanto o Fe heme pode afetar o produto do ponto de vista organoléptico. Nogueira et al.[45] utilizaram Fe heme (sangue bovino dessecado) para fortificação de biscoitos, e observaram em 16 pré-escolares que esse alimento fortificado foi capaz de reverter o quadro de anemia medido pela repleção da Hb. A dose fornecida foi de 5 mg de Fe/dia, durante 90 dias. Entretanto, essa forma de Fe também está sujeita à oxidação com o armazenamento. A solubilidade dos compostos de Fe está inversamente relacionada com o tempo de armazenamento.

Quanto mais solúvel o composto, maior sua reatividade química, portanto maior o risco de oxidação. O sulfato ferroso apresenta maior biodisponibilidade de Fe e menor custo, mas é instável. Outros compostos de Fe insolúveis são mais estáveis, mas a absorção é baixa, particularmente se ingeridos com alimentos. O fumarato ferroso apresentou biodisponibilidade significativamente mais alta que o pirofosfato férrico em cereais infantis fortificados.[41]

Estudo conduzido em animais comparou a eficácia e o perfil de segurança sobre os efeitos adversos gastrintestinais, toxicidade hepática e estresse oxidativo dos compostos: sulfato, Fe polimaltosado e Fe aminoquelado. Após 4 semanas de tratamento, ocorreu aumento similar da Hb e ferritina e menor frequência de efeitos adversos no grupo Fe polimaltosado. A biodisponibilidade de sulfato ferroso foi maior quando comparada ao Fe aminoquelado na suplementação de pacientes gastrectomizados.[50]

Uma revisão avaliou temperos e condimentos fortificados com Fe, vitamina A, Zn e ácido fólico, considerando propriedades químicas e físicas das diferentes formas dos micronutrientes. Os fortificantes biodisponíveis do Fe foram desenvolvidos para uso em veículos secos ou líquidos. O ácido etilenodiaminotetracético (NaFeEDTA) de Fe e sulfato ferroso com ácido cítrico são opções para a fortificação de molho de soja. Além disso, NaFeEDTA, fumarato ferroso microencapsulado e Fe elementar micronizado são potenciais fortificantes muito utilizados em pó. Formas secas de acetato de retinila ou palmitato são fortificantes biodisponíveis da vitamina A em veículos secos.[34]

A ingestão de outros nutrientes que podem promover o aumento da absorção é recomendada para melhorar a biodisponibilidade do Fe. As características farmacológicas e diferenças entre os compostos com Fe estão relacionadas no Quadro 5.

Biodisponibilidade de ferro em alimentos biofortificados

A técnica da biofortificação consiste no enriquecimento nutricional dos alimentos no campo durante seu processo produtivo. Os cruzamentos são repetidos de plantas da mesma espécie até a obtenção de cultivares mais nutritivos, aumentando as concentrações de nutrientes. Dessa forma, os alimentos biofortificados contribuiriam com mais nutrientes em relação ao alimento convencional, sendo uma estratégia para o combate aos déficits nutricionais. No entanto, nos últimos anos, surgiram questionamentos sobre

QUADRO 5   Características farmacológicas e diferenças entre os compostos com ferro

Parâmetro	Sais ferrosos	Fe carbonila	Fe aminoquelado	Fe polimaltose
Absorção	Mais rápida, difusão ativa e passiva não controlada	Mais lenta, difusão ativa fisiologicamente controlada		
Administração	Jejum	Durante ou após a refeição		
Eficácia	Elevada	Intermediária		Elevada
Frequência de eventos adversos (%)	Elevada (35-55)	Intermediária (35-55)		Baixa (10-15)
Estresse oxidativo*	Maior	–	Intermediário	Menor/ausente
Tolerância e adesão ao tratamento	Menores	Intermediárias		Maiores

* Estresse oxidativo foi avaliado nos enterócitos.
Fonte: Reddy et al., 2000.[51]

possíveis impactos negativos no meio ambiente e na segurança alimentar e nutricional. Nesse sentido, uma revisão da literatura pontuou que, embora a biofortificação tenha, em muitos casos, se mostrado um caminho promissor para melhorar os teores de nutrientes e vitaminas nos diversos itens alimentares, é válido ressaltar que ela apresenta diversos aspectos negativos. Logo, é imprescindível a realização de estudos que visem elucidar seus amplos efeitos, contemplando as esferas econômica, política, social e nutricional. Paralelamente, abordar estratégias direcionadas para identificar as principais causas da insegurança alimentar são as mais aconselháveis para lidar com o problema da fome, seja oculta, seja crônica.[38]

Vale ressaltar que alguns estudos de biofortificação apresentaram resultados promissores, como a biofortificação do feijão, capaz de duplicar a quantidade de Fe em algumas linhagens, com valores de até 10 mg Fe/100 g.[52] No entanto, a absorção de Fe das refeições com feijão biofortificado com alta concentração de Fe não apresentou diferença quando comparada aos feijões regulares, isso porque a concentração de ácido fítico ou fitato foi maior no feijão biofortificado.[21]

Petry et al.,[21] em estudo com isótopos estáveis, verificaram que a alta concentração de fitato diminuiu fortemente a biodisponibilidade do Fe, sugerindo que, além de aumentar a concentração de nutrientes, há necessidade de reduzir o teor de fitatos nos alimentos biofortificados para melhorar a absorção e a biodisponibilidade do Fe.

◉ RECOMENDAÇÃO E FONTES ALIMENTARES

Na Tabela 1, encontram-se as recomendações de Fe adotadas pela Organização das Nações Unidas para a Alimentação e a Agricultura/OMS,[53] que levaram em consideração a biodisponibilidade do Fe das dietas; e na Tabela 2, os dados de recomendação segundo as ingestões diárias recomendadas (DRI). Verifica-se que os valores apresentados são bem diferentes, sobretudo considerando que as dietas brasileiras estariam entre aquelas de menor biodisponibilidade para o Fe. Entretanto, em uma análise mais precisa, seria necessário analisar as dietas individuais ou de grupos da população, verificando os fatores que atuam positiva e negativamente em cada uma delas, e a partir daí avaliar a recomendação mais adequada para nossa população. Para isso, devem-se associar os dados de ingestão de Fe e composição global da dieta aos dados bioquímicos que indicariam o estado nutricional relativo ao Fe na população de interesse. Na Tabela 3, pode-se observar o conteúdo de Fe de alguns alimentos.

TABELA 1   Recomendação de ingestão diária de ferro (mg/dia)

Biodisponibilidade na dieta	Peso corporal médio (kg)	Biodisponibilidade (5%)	Biodisponibilidade (10%)	Biodisponibilidade (12%)	Biodisponibilidade (15%)
Crianças					
0,5-1 ano	9	18,6	9,3	7,7	6,2
1-3 anos	13,3	11,6	5,8	4,8	3,9
4-6 anos	19,2	12,6	6,3	5,3	4,2
7-10 anos	28,1	17,8	8,9	7,4	5,9
Homens					
11-14 anos	45	29,2	14,6	12,2	9,7
15-17 anos	64,4	37,6	18,8	15,7	12,5
> 18 anos	75	27,4	13,7	11,4	9,1
Mulheres					
11-14 anos	46,1	65,4	32,7	27,7	21,8
15-17 anos	56,4	62	31	25,8	20,7
> 18 anos	62	58,8	29,4	24,5	19,6
Pós-menopausa	62	22,6	11,3	9,4	7,5
Lactantes	62	30	15	12,5	10

Fonte FAO e WHO, 1993.[53]

TABELA 2   Referências de ingestão de ferro segundo estágio de vida

Estágio de vida	EAR (mg/dia)	AI/ RDA (mg/dia)	UL (mg/dia)
Recém-nascidos e crianças			
0-6 meses	0,27	-	40
7-12 meses	6,9	11	40
1-3 anos	3	7	40
4-8 anos	4,1	10	40
Meninos			
9-13 anos	5,9	8	40
14-18 anos	7,7	11	45
Meninas			
9-13 anos	5,7	8	40
14-18 anos	7,9	15	45
Homens			
19-70 anos	6	8	45
Mulheres			
19-30 anos	8,1	18	45
31-50 anos	8,1	18	45
51-70 anos	5	8	45
> 70 anos	5	8	45

(continua)

TABELA 2 Referências de ingestão de ferro, segundo o estágio da vida (*continuação*)

Estágio de vida	EAR (mg/dia)	AI/RDA (mg/dia)	UL (mg/dia)
Gravidez			
≤ 18 anos	23	27	45
19-50 anos	22	27	45
Lactação			
≤ 18 anos	7	10	45
19-50 anos	6,5	9	45

AI: ingestão adequada; EAR: necessidade média estimada; RDA: ingestão dietética recomendada; UL: limite superior tolerável de ingestão.
Fonte: *Institute of Medicine*, 2006.[43]

TABELA 3 Conteúdo de Fe em 100 g de alimentos

Alimentos de origem animal	Ferro (mg)
Marisco*	22
Fígado de galinha cozido	12,8
Ostra cozida*	8,5
Fígado de peru cozido*	7,8
Fígado de boi cozido	5,8
Ostra crua*	5,4
Fígado de vitela cozido*	5,2
Lombo de boi assado*	3,5
Cordeiro cru	2,7
Cachorro-quente	2,5
Carne de boi moída crua	1,9
Atum enlatado cozido*	1,3
Carne de porco cozida	1,3
Vitela cozida	1,2
Peixe cozido*	1
Coxa de frango	0,9
Peito de frango assado	0,3
Alimentos de origem vegetal	**Ferro (mg)**
Semente de abóbora*	14,9
Abóbora cozida	10,3
Fígado de peru cozido*	7,8
Semente de girassol	6,8
Chocolate amargo (50%)	6,3
Pão francês	4,3
Pistache	3,9
Melado	3,7

(*continua*)

TABELA 3 Conteúdo de Fe em 100 g de alimentos (*continuação*)

Alimentos de origem vegetal	Ferro (mg)
Amendoim	3,1
Noz-pecã	2,8
Damasco seco	2,7
Nozes*	2,5
Uva-passa	1,9
Ervilha verde cozida	1,6
Molho de tomate industrializado	1,5
Tofu	1,4
Coco fresco ralado	1,2
Massa fresca cozida*	1,1
Cevada cozida	1
Alface	0,8
Cogumelo *shitake*	0,8
Alcachofra cozida	0,6
Brócolis cozido	0,6
Broto de feijão cozido	0,6
Coração de alcachofra cozida	0,6
Couve cozida	0,6
Farinha de aveia cozida	0,6
Suco de tomate*	0,6
Amora-preta fresca	0,5
Batata assada com casca	0,5
Espinafre cru	0,5
Cereja	0,4
Arroz branco	0,3
Espinafre cozido	0,3

(*continua*)

TABELA 3 Conteúdo de Fe em 100 g de alimentos (*continuação*)

Alimentos de origem vegetal	Ferro (mg)
Morango fresco	0,3
Tomate	0,3
Vagem de ervilha cozida	0,3
Abacate	0,2
Cenoura cozida	0,2
Massa de trigo cozida	0,2
Repolho-crespo cozido	0,2
Uva	0,2
Arroz integral cozido	0,1
Beterraba crua	0,1

Fonte: TBCA, 2023;[55] Hands, 2000.[56]

DISTÚRBIOS RELACIONADOS AO FERRO

Anemia por deficiência de ferro

A anemia é um problema de saúde pública mundial. Estima-se que quase dois bilhões de pessoas apresentem anemia, e que de 27% a 50% dos indivíduos sejam afetados pela deficiência de Fe.[54] É caracterizada pela insuficiência na síntese de Hb, provocando diminuição da habilidade de transporte de oxigênio para os tecidos. Os sinais clínicos da anemia incluem capacidade de trabalho diminuída, apatia, cansaço persistente, respiração curta, palpitações, dores de cabeça, tontura e irritabilidade.[54] Entre as causas da anemia, a principal é a deficiência em Fe, a qual pode ocorrer tanto pela falta de ingestão quanto pelo aumento das perdas. A ADF é microcítica (eritrócitos menores que o normal) e hipocrômica (há diminuição da quantidade de Hb por eritrócito, do tamanho e da quantidade de eritrócitos). A anemia hipocrômica pode também se desenvolver (raramente) em casos de deficiência em vitamina B6, como resultado da diminuição na síntese de heme, ou na deficiência em vitamina C, em decorrência de seu papel na absorção do Fe.[15]

A deficiência em Fe atinge proporção significativa de mulheres na idade fértil; a meta nutricional global propõe uma redução da ordem de 50% dos casos.[57] Com base no limiar da concentração de Hb, a doença ocorre em cerca de 10% a 15% das mulheres em idade fértil em países desenvolvidos e em 20% a 30% de gestantes.

Déficit cognitivo causado pela deficiência em Fe

A deficiência de Fe pode causar alterações na homeostase e síntese de neurotransmissores, por participar da síntese de serotonina (triptofano hidroxilase) e dopamina (tirosina hidroxilase), a qual é precursora de epinefrina e norepinefrina. Dessa forma, ocorre diminuição na produção de mielina, prejudicando a formação de sinapses e afetando negativamente as funções cognitivas e o desenvolvimento psicomotor. Estudo mostrou que a deficiência de Fe é uma comorbidade frequente no transtorno de déficit de atenção e hiperatividade (TDAH) e no transtorno do espectro do autismo. Além disso, a deficiência de Fe pode induzir ou exacerbar a deficiência de outros nutrientes essenciais, o que pode ter um impacto negativo no cérebro em desenvolvimento e em outros órgãos de bebês.[39]

Pivina et al.,[19] em sua ampla revisão sobre a deficiência de Fe durante o desenvolvimento do sistema nervoso humano, observaram globalmente uma alta prevalência de anemia e deficiência de Fe, principalmente entre mulheres em idade reprodutiva e em crianças menores de 2 anos, evidenciando uma associação da deficiência de Fe com o comprometimento cognitivo, transtornos psicomotores e problemas comportamentais em crianças de diferentes idades. Esses efeitos podem durar por longo tempo, visto que apresentam um impacto negativo na capacidade de aprendizagem e aquisição de habilidades. A deficiência de outros micronutrientes, como Zn, selênio (Se), Cu, folato e as vitaminas A e C, associada à de Fe, pode comprometer o desenvolvimento cognitivo e os distúrbios psicomotores.

TOXICIDADE

Segundo o *The Council for Responsible Nutrition*,[58] a ingestão crônica habitual de Fe por indivíduos que não apresentam defeito genético para o aumento da absorção e retenção desse mineral não tem sido relacionada a efeitos adversos, mesmo em quantidades muito acima daquelas definidas pela RDA. A hipótese inicial de que concentrações elevadas de ferritina no plasma ou excesso de Fe alimentar aumentariam o risco de doenças cardiovasculares não tem sido demonstrada. Na gestação, suplementos de 60 mg são rotineiramente utilizados e seguros. O valor de NOAEL (*no-observed-adverse-effect level*) para o Fe, avaliado por meio de estudos de suplementação durante períodos longos, foi fixado entre 18 e 65 mg/dia; enquanto o LOAEL (*lowest-observable-adverse-effect level*) foi considerado de 100 mg/dia, associado à hemocromatose, e obtido segundo os dados de ingestão de indivíduos com esse distúrbio, consumidores de bebidas alcóolicas preparadas em potes de Fe. Segundo Schumann et al.,[59] as evidências utilizadas pelo comitê de especialistas do IOM[43] para o estabelecimento dos índices máximos de ingestão (UL) para o Fe (Tabela 2), baseadas no desconforto intestinal após a ingestão do mineral na forma de pílulas, não deveriam ser tomadas como norma, mas sim deveria haver estudos mais controlados para verificar as possíveis influências em doenças cardiovasculares antes de se determinar um valor de 45 mg/dia.

Não há mecanismo fisiológico no organismo para a remoção do excesso de Fe, e, embora o maior problema mundial de saúde pública seja a anemia por deficiência desse elemento, várias condições podem causar acúmulo perigoso de reservas de Fe no organismo.[60]

A hemocromatose é caracterizada pelo excesso de Fe no organismo. Trata-se de uma doença genética rara, associada ao aumento da atividade da proteína ligadora de Fe na membrana dos enterócitos e hepatócitos, resultando na absorção anormal de Fe e consequente manifestação de sintomas de toxicidade. No entanto, a hemocromatose também pode ser desenvolvida pelo consumo excessivo de Fe, ou em pacientes em tratamento de anemia falciforme e talassemia, que recebem transfusões frequentes de sangue.[60]

SITUAÇÃO DO BRASIL

O Estudo Nacional de Alimentação e Nutrição Infantil (ENANI-2019) determinou o estado nutricional de crianças com idade entre 06 e 59 meses em relação a alguns micronutrientes, incluindo o Fe. Observou-se diferença entre os parâmetros avaliados como região, renda e idade. A prevalência de anemia ferropriva foi maior na região Norte (6,5%) e menor na região Nordeste (2,7%). Além disso, foi maior nas crianças com até 2 anos de idade (7,9%), quando comparada às com 24 e 59 meses (1,3%), em todas as regiões do país. Em relação à renda, foi maior nas crianças com menor renda.[61]

A fortificação de farinhas de trigo e milho destinada ao consumo humano, principalmente para panificação, ocorre desde 2002. No entanto, em 2017, foi estabelecida a quantidade de 4 a 9 mg de Fe por 100 g de farinha. Dados mostraram melhora discreta no estado nutricional relativo ao Fe nas populações consumidoras, embora os resultados sejam muito incipientes e denotem a ingestão ainda insuficiente desses alimentos.[62]

A maioria dos estudos é feita com pequenas populações regionais. Novos estudos representativos e de confiabilidade são necessários para a atualização dos dados, assim como para avaliar e dar continuidade aos programas de prevenção e tratamento.[54]

▣ REFERÊNCIAS BIBLIOGRÁFICAS

1. World Health Organization. Global database on anemia and iron deficiency. Genebra: OMS; 2000.

2. Jomova K, Makova M, Alomar SY, Alwasel SH, Nepovimova E, Kuca K, et al. Essential metals in health and disease. Chem Biol Interact. 2022;367:110173.

3. Dutt S, Hamza I, Bartnikas TB. Molecular Mechanisms of Iron and Heme Metabolism. Annu Rev Nutr. 2022;42:311-35.

4. Camaschella C. Iron deficiency. Blood. 2019;133(1):30-9.

5. Beutler E, Waalen J. The definition of anemia: what is the lower limit of normal of the blood hemoglobin concentration? Blood. 2006;107(5):1747-50.

6. Levi M, Simonetti M, Marconi E, Brignoli O, Cancian M, Masotti A, et al. Gender differences in determinants of iron-deficiency anemia: a population-based study conducted in four European countries. Ann Hematol. 2019;98(7):1573-82.

7. World Health Organization. Iron Deficiency Anaemia – Assessment, Prevention and Control. A guide for programme managers. Genebra: WHO; 2001.

8. McLean E, Cogswell M, Egli I, Wojdyla D, de Benoist B. Worldwide prevalence of anaemia, WHO Vitamin and Mineral Nutrition Information System, 1993-2005. Public Health Nutr. 2009;12(4):444–54.

9. Rahman MM, Abe SK, Rahman MS, Kanda M, Narita S, Bilano V, et al. Maternal anemia and risk of adverse birth and health outcomes in lowand middle-income countries: systematic review and meta-analysis. Am J Clin Nutr. 2016;103(2):495-504.

10. Eisenstein RS, Blemings KP. Iron regulatory proteins, iron responsive elements and iron homeostasis. J Nutr. 1998;128:2295-8.

11. Nemeth E, Ganz T. Hepcidin and Iron in Health and Disease. Annu Rev Med. 2023;74:261-277.

12. Venkataramani V. Iron Homeostasis and Metabolism: Two Sides of a Coin. Adv Exp Med Biol. 2021;1301:25-40.

13. Fonseca O, Ramos AS, Gomes LTS, Gomes MS, Moreira AC. New Perspectives on Circulating Ferritin: Its Role in Health and Disease. Molecules. 2023;28(23):7707.

14. Young M, Glahn RP, Ariza-Nieto M, Inglis J, Olbina G, Westerman M. Serum hepcidin is significantly associated with iron absorption from food and supplemental sources in healthy young women. Am J Clin Nutr. 2009;89:533-8.

15. Amarante MK, Otigossa A, Sueiro AC, Oliveira AEC, Carvalho SRQ. Iron Deficiency Anemia: an updated. Biosaúde. 2015;17(1).

16. Fuqua BK, Vulpe CD, Anderson, GJ. Intestinal iron absorption. J Trace Elem Med Biol. 2012;26:115-9.

17. Beard JL. Interpretation of serum ferritin concentrations as indicators of total-body iron stores in survey populations: the role of biomarkers for the acute phase response. Am J Clin Nutr. 2006;84(6):1498-505.

18. Fairweather-Tait S, Sharp P. Iron. Adv Food Nutr Res. 2021;96:219-50.

19. Pivina L, Semenova Y, Dosa MD, Dauletyarova M, Bjørklund G. Iron Deficiency, Cognitive Functions, and Neurobehavioral Disorders in Children. J Mol Neurosci. 2019;68(1):1-10.

20. Sampaio TMT, Oliveira MN, Sampaio ML, Herculano LFL, Pontes CM, Medeiros SRA, et al. Nutritional evaluation and bioavailability of minerals in multimixtura. Braz J Dev. 2022;8(2):13349 68.

21. Petry N, Egli I, Gahutu JB, Tugirimana PL, Boy E, Hurrell R. Phytic Acid Concentration Influences Iron Bioavailability from Biofortified Beans in Rwandese Women with Low Iron Status. J Nutr 2014;144:1681-7.

22. Hallberg L, Asp NG. Iron nutrition in health and disease. The Swedish Nutrition Foundation 20th International Symposium. Londres: John Libbey & Company Ltda.; 1996.

23. Brittenham GM, Fairweather-Tait S. Iron. Adv Nutr. 2023;14(5):1241-3.

24. Stoffel NU, Cercamondi CI, Brittenham G, Zeder C, Geurts-Moespot AJ, Swinkels DW, et al. Iron absorption from oral iron supplements given on consecutive versus alternate days and as single morning doses versus twice-daily split dosing in iron-depleted women: two open-label, randomised controlled trials. Lancet Haematol. 2017;4(11):e524-e533.

25. Baena RC. Dieta vegetariana: riscos e benefícios. Diagn Tratamento. 2015;20(2).

26. Rodriguez-Ramiro I, Dell'Aquila C, Ward JL, Neal AL, Bruggraber SFA, Shewry PR, et al. Estimation of the iron bioavailability in green vegetables using an in vitro digestion/Caco-2 cell model. Food Chem. 2019:301:125292.

27. Li L, Zhong W, Kong H, Sun J, Zhang X, Su Y. Evaluation of the Effect of Sprout Soybeans on the Iron Status of Anemic Adolescent Girls in Rural China. Plant Foods Hum Nutr. 2019;74(1):28-33.

28. Haider LM, Schwingshackl L, Hoffmann G, Ekmekcioglu C. The effect of vegetarian diets on iron status in adults: a systematic review and meta-analysis. Crit Rev Food Sci Nutr. 2018;58(8):1359-74.

29. Roess AA, Jacquier EF, Catellier DJ, Carvalho R, Lutes AC, Anater AS, et al. Food Consumption Patterns of Infants and Toddlers: Findings from the Feeding Infants and Toddlers Study (FITS) 2016. J Nutr. 2018;148(suppl_3):1525S-1535S.

30. Bakaloudi DR, Halloran HL, Rippin AC, Oikonomidou TI, Dardavesis J, Williams J, et al. Intake and adequacy of the vegan diet. A systematic review of the evidence. Clin Nutr. 2021;40(5):3503-21.

31. Corrêa SR, Brigide P, Vaz-Tostes MDG, Costa NMB. Cultivars of biofortified cowpea and sweet potato: Bioavailability of iron and interaction with vitamin A in vivo and in vitro. J Food Sci. 2020;85(3):816-23.

32. Fantini AP, Guidolin S, Souza MC, Mansi DN. Disponibilidade de ferro em misturas de alimentos com adição de alimentos com alto teor de vitamina C e de cisteína. Cienc Tecnol Aliment. 2008;28(2):435-9.

33. Gibson R, Heath AM, Szymlek-Gay EA. Is iron and zinc nutrition a concern for vegetarian infants and young children in industrialized countries. Am J Clin Nutr. 2014;100(suppl):459S-68S.

34. Degerud EM, Manger MS, Strand TA, Dierkes J. Bioavailability of iron, vitamin A, zinc, and folic acid when added to condiments and seasonings. Ann N Y Acad. Sci. 2015;1357:29-42.

35. Sakajiri T, Nakatsuji M, Teraoka Y, Furuta K, Ikuta K, Shibusa K, et al. Zinc mediates the interaction between ceruloplasmin and apo-transferrin for the efficient transfer of Fe(III) ions. Metallomics. 2021;13(12): mfab065.

36. Candia V, Ríos-Castillo I, Carrera-Gil F, Vizcarra B, Olivares M, Chaniotakis S, et al. Effect of various calcium salts on non-heme iron bioavailability in fasted women of childbearing age. J Trace Elem Med Biol. 2018;49:8-12.

37. Walczyk T, Muthayya S, Wegmüller R, Thankachan P, Sierksma A, Frenken LGJ, et al. Inhibition of iron absorption by calcium is modest in an iron-fortified, casein- and whey-based drink in Indian children and is easily compensated for by addition of ascorbic acid. J Nutr. 2014;144:1703-9.

38. Loureiro MP, Cunha LR, Nastaro BT, Pereira KYS, Nepomoceno ML. Biofortificação de alimentos: problema ou solução. Segur Aliment Nutr. 2018;25(2): 66-84.

39. Jeong KS, Park H, Ha E, Hong YC, Ha M, Kim BN, et al. Evidence that cognitive deficit in children is associated not only with iron deficiency, but also with blood lead concentration: a preliminary study. J Trace Elem Med. Biol. 2015;29:336-41.

40. Cook JD, Reddy MB, Burri J, Juillerat MA, Hurrell RF. The influence of different cereal grains on iron absorption from infant cereal foods. Am J Clin Nutr. 1997;65:964-9.

41. Brune M, Rossander-Hultén L, Hallberg L, Gleerup A, Sandberg AS. Iron absorption from bread in humans: inhibiting effects of cereal fiber, phytate and inositol phosphates with different numbers of phosphate groups J Nutr. 2007;122:442-9.

42. Bonsman SSG, Walczyk T, Renggli S, Hurrell RF. Oxalic acid does not influence nonhaem iron absorption in humans: a comparison of kale and spinach meals. Eur J Clin Nutr. 2007;10:1-6.

43. Institute of Medicine. Dietary Reference Intakes: The Essential Guide to Nutrient Requirements. Washington, DC: The National Academies Press; 2006.

44. Takeuchi K, Bjarnason I, Laftah AH, Latunde-Dada GO, Simpson RJ, McKie AT. Expression of iron absorption genes in mouse large intestine. Scand J Gastroenterol. 2005;40(2):169-77.

45. Strube YNJ, Beard JL, Ross AC. Iron deficiency and marginal vitamin A deficiency affect growth, hematological indices and the regulation of iron metabolism genes in rats. J Nutr. 2002;132(12):3607-15.

46. Rakhra G, Masih D, Vats A, Vijay A, Ashraf Mz, Singh SN. Study of Metal-Metal Interactions and Their Biomarkers Using an Intestinal Human Cell Line. Biol Trace Elem Res. 2019.

47. Penkova M, Inanova N. Serum Iron Metabolism Variables in Clinically Healthy Persons. Open Access Maced J Med Sci. 2019;7(3):318-21.

48. Kortman GA, Mulder MLM, Richters TJW, Shanmugam NKN, Trebicka E, Boekhorst J, et al. Low dietary iron intake restrains the intestinal inflammatory response and pathology of enteric infection by food-borne bacterial pathogens. Eur J Immunol. 2015;45(9): 1-15.

49. Pereira DIA, Aslam MF, Frazer DM, Schmidt A, Walton GE, McCartney AL, et al. Impact of Fe on the Microbiota of Healthy Rodents. Microbiology Open. 2015;4(1):12-27.

50. Cançado RD. Prevention and treatment of iron deficiency: advantages and disadvantages, myths and truths about the main iron formulations. RBV. 2013;70(5).

51. Reddy MB, Hurrell RF, Cook JD. Estimation of nonheme-iron bioavailability from meal composition. Am J Clin Nutr. 2000;71(4):937-43.

52. Blair MW, Monserrate F, Beebe Se, Restrepo J, Flores JO. Registration of high mineral common bean germplasm lines NUA35 and NUA56 from the red-mottled seed class. J Plant Registrations. 2010;4:55-9.

53. Food Agriculture Organization of the United Nations; World Health Organization. Indicators and strategies for iron deficiency and anemia programmes. Genebra: FAO; WHO; 1993.

54. Fisberg M, Lyra I, Weffort V. Consenso sobre anemia ferropriva: mais que uma doença, uma urgência médica! In: Diretrizes – Departamentos de Nutrologia e Hematologia-Hemoterapia. São Paulo: Sociedade Brasileira de Pediatria; 2018.

55. Tabela Brasileira de Composição de Alimentos, Universidade de São Paulo. Food Research Center (FoRC). Versão 7.2. 2023.

56. Hands ES. Nutrients in food. Baltimore: Lippincott Williams & Wilkins; 2000.

57. World Health Organization. The Global Prevalence of Anemia in 2011. Genebra: WHO; 2015.

58. National Research Council (US) Subcommittee on the Tenth Edition of the Recommended Dietary Allowances. Recommended dietary allowances. 10. ed. Washington, D. C.: National Academy of Science/National Research Council; 1989. p. 205-11.

59. Schumann K, Borch-Iohnsen B, Hentze MW, Marx JJM. Tolerable upper intakes for dietary iron set by the US Food and Nutrition Board. Am J Clin Nutr. 2002;76(3):499-500.

60. Pietrangelo A. Hereditary hemochromatosis. Biochim Biophys Acta. 2006;1763(7):700-10.

61. Universidade Federal do Rio de Janeiro. Biomarcadores do estado de micronutrientes: prevalências de deficiências e curvas de distribuição de micronutrientes em crianças brasileiras menores de 5 anos 3: ENANI 2019. Rio de Janeiro: UFRJ; 2021. 156 p.

62. Brasil. Ministério da Saúde. Agência Nacional de Vigilância Sanitária. Resolução da Diretoria Colegiada – DC nº 150, de 13 de abril de 2017. Brasília, DF: MS; 2017.

63. Walczyk T, Davidsson L, Rossander-Hulthen L, Hallberg L, Hurrell RF. No enhancing effect of vitamin A on iron absorption in humans. Am J Clin Nutr. 2003;77(1):144-9.

64. Kontoghiorghes GJ, Kolnagou A, Kontoghiorghe CN, Mourouzidis L, Timoshnikov VA, Polyakov NE. Trying to Solve the Puzzle of the Interaction of Ascorbic Acid and Iron: Redox, Chelation and Therapeutic Implications. Medicines (Basel). 2020;7(8):45.

CAPÍTULO 30

Cobre

Lucia de Fátima Campos Pedrosa
Acsa Nara de A. Brito Barros
Silvia M. Franciscato Cozzolino

🔲 INTRODUÇÃO

O cobre é um metal-traço essencial encontrado em todos os organismos nas formas cúprica (Cu^{2+}) e cuprosa (Cu^{1+}). A necessidade de cobre para a saúde humana deriva de seu envolvimento em inúmeros processos biológicos, incluindo metabolismo do ferro, defesa antioxidante, síntese de neuropeptídeos e função imune. As fontes dietéticas que mais contribuem para a ingestão de cobre incluem os grãos integrais, nozes, açaí, mexilhões, fígado e chocolate. Alguns fatores podem alterar significativamente a biodisponibilidade de cobre, tais como o excesso de frutose na dieta, sais de cobre adicionados em alimentos, técnicas de processamento e fortificação de alimentos com outros metais.

O cobre é um cofator necessário para inúmeras enzimas em humanos – as cuproenzimas –, no entanto, em excesso torna-se tóxico em decorrência dE sua participação em reações orgânicas que produzem espécies reativas de oxigênio. As concentrações corpóreas de cobre devem, portanto, ser bem reguladas. O desequilíbrio do cobre interfere na homeostase normal em humanos.

Embora a insuficiência de cobre na dieta seja incomum, uma deficiência grave desse metal é conhecida na doença de Menkes, causada por mutações no gene que codifica um transportador de cobre, a ATPase transportadora de cobre alfa (ATP7A). A função prejudicada da ATP7A diminui a absorção intestinal de cobre, levando a uma depleção sistêmica grave de cobre e disfunção de várias cuproenzimas em diferentes tecidos, a exemplo do cérebro. Mutações no gene que codifica um transportador de cobre semelhante, ATP7B (ATPase transportador de cobre beta), caracterizam a patogênese da sobrecarga de cobre em pacientes com doença de Wilson. Apesar das limitações referentes a biomarcadores específicos do *status* do cobre, alguns parâmetros incluindo cobre plasmático, ceruloplasmina e enzima superóxido Cu/Zn dismutase (Cu/Zn SOD) são rotineiramente analisados em estudos com humanos e animais. As discussões atuais emergem para o envolvimento do cobre em doenças neurológicas, como doença de Parkinson, Alzheimer e esclerose lateral amiotrófica (ELA).

🔲 ABSORÇÃO, TRANSPORTE, ARMAZENAMENTO E EXCREÇÃO

O conteúdo corporal de cobre é de cerca de 11 mcmol (720 mcg) ou 277 nmol (1,7 mcg)/g de tecido livre de gordura em adultos e 2,5 a 3 vezes maior em crianças recém-nascidas. O cobre é absorvido no intestino e transportado para o fígado ligado à albumina. Do fígado, segue na corrente sanguínea por meio da ceruloplasmina, que controla parte do metabolismo, sendo excretado pela bile.[1]

O cobre é absorvido por mecanismo mediado por carreador, ligando-se à metalotioneína dentro das células da mucosa do duodeno. O defeito genético na síndrome de Menkes parece envolver uma ATPase dependente de cobre, sugerindo que a captação do cobre presente no lúmen para dentro da célula mucosa, assim como seu transporte para o plasma, necessita de um processo ativo. Normalmente, cerca de 30% do cobre alimentar é absorvido. Dois importadores (CTR1 e CTR2) e dois exportadores (ATP7A e ATP7B) mantêm a homeostase sistêmica e celular do cobre. Da mesma forma que outros metais, a proporção de cobre absorvida aumenta na deficiência. O CTR1 (codificado pelo gene SLC31A1) é um transportador identificado em leveduras e clonado em humanos e em camundongos. Identificado como um transportador de membrana da borda em escova das células intestinais, esse transportador pode contribuir para a difusão facilitada do metal, até mesmo em baixas concentrações. Entretanto, é provável que o CTR1 se expresse também na membrana basolateral, uma vez que o cobre pode circular do sangue para o enterócito. Admitindo que o CTR1 funciona em ambas as direções é provável que tenha ação na liberação do cobre em excesso, no trato gastrointestinal.

Alguns trabalhos demonstram que o CTR1 se desloca para vesículas endocíticas, ou é degradado diante do excesso de cobre, configurando-se assim um mecanismo de resposta adaptativa, que previne o acúmulo de altas concentrações de cobre. Outro possível transportador de cobre na membrana de borda em escova é o DMT1, já descrito também como transportador de ferro, cádmio e manganês. Além disso, recentemente um homólogo do CTR1, denominado CTR2 (SLC31A2), foi descrito em cultura de células, localizado mais especificamente em lisossomos,

ou em vesículas endocíticas, e parece atuar sobre a importação de cobre, bem como em sua homeostase intracelular.[2-4]

Ao contrário do transporte de cobre para dentro da célula pelo CTR1, sua saída da célula é dependente da hidrólise de ATP. Duas principais ATPases participam desse mecanismo. A primeira é a ATP7A, ausente na doença de Menkes, necessária à síntese de diversas cuproenzimas e também ao efluxo do metal pela membrana basolateral dos enterócitos e em algumas outras células. A segunda é a ATP7B, a qual apresenta estrutura semelhante à primeira, atuando principalmente na liberação hepática do cobre. Alterações em sua estrutura podem promover a retenção de cobre pelo fígado e a toxicidade no cérebro. Além de funcionar como um transportador de efluxo hepático, a ATP7B também parece ser essencial na transferência de cobre para metilação da ceruloplasmina. Quando há excesso de cobre, essa proteína se desloca para um compartimento vesicular a fim de facilitar a excreção biliar desse metal.

Existem ainda outros fatores envolvidos na liberação do cobre intestinal e hepático, como a proteína COMMD1 (*copper metabolism MURR1 domain*), que interage com a ATP7B, auxiliando na liberação de cobre do fígado. Outros fatores que interagem nesse metabolismo são algumas metalochaperonas, como a ATOX1, que se liga a ATP7A e ATP7B, participando tanto do efluxo dos enterócitos quanto dos hepatócitos; a CCS, que tem função de doar cobre para a SOD, ativando-a; e a COX17, que é um dos fatores necessários à formação da citocromo-c oxidase (COX).[4]

Depois de absorvido, o cobre se liga de maneira reversível à albumina sérica e a outros aminoácidos, principalmente a histidina. Esses dois complexos formados distribuem o cobre para diversos tecidos e, de maneira mais significativa, para o fígado, por meio da veia porta. Quando ligado a esses transportadores, o cobre está na forma Cu^{2+}, e para ser absorvido pelos hepatócitos precisa ser reduzido para a forma Cu^{1+}, função provavelmente exercida por redutases de ferro como a *Duodenal cytochrome b* (DCYTB)[5] e a *Steap*.[6] O cobre ligado de maneira fraca aos aminoácidos é filtrado nos rins e reabsorvido nos túbulos renais. Aproximadamente 95% do cobre sanguíneo se liga à ceruloplasmina, uma glicoproteína principal que representa 40 a 70% do cobre total no plasma.[7] Outros transportadores de cobre incluem albumina, alfa-2-macroglobulina, transcupreína e superóxido dismutase extracelular (SOD3).[3]

Acredita-se que o cobre seja captado pelos tecidos por ligação semelhante à que acontece na metalotioneína ligadora de cobre da mucosa intestinal. Em pacientes que apresentam deficiência dessa proteína (síndrome de Menkes), a captação pelos tecidos também é prejudicada e a administração terapêutica de cobre não tem efeito benéfico.[3]

Estudos cinéticos sobre os mecanismos de conservação tecidual de cobre mostraram que, durante períodos de restrição alimentar, o cobre é conservado em alguns tecidos, com maior especificidade para coração, cérebro, fígado e rins.[8] O balanço é mantido quase inteiramente pela lenta excreção biliar (10% em 72 horas). Normalmente, menos de 5% do cobre absorvido é excretado na urina, embora a proporção aumente consideravelmente na obstrução biliar. O cobre secretado na bile não está biologicamente disponível para reabsorção nem se incorpora à circulação enteroepática.[9]

▣ FUNÇÕES

A importância biológica do cobre é reconhecida pela facilidade de interconversão entre os estados de oxidação cúprico e cuproso, apresentando propriedades químicas específicas em reações de oxirredução e tornando-o útil como parte do sítio ativo de um grande número de enzimas e em processos de sinalização celular.[10] O cobre é essencial para a respiração aeróbica,

pois é necessário como cofator da COX, uma enzima oxidase da cadeia respiratória mitocondrial. Por meio de dois sítios de cobre, a COX catalisa a transferência de elétrons do citocromo c reduzido para o oxigênio, processo essencial para a produção aeróbica de adenosina trifosfato (ATP).[11]

Esse metal também desempenha funções na angiogênese por meio da lisil oxidase (LOX), uma amina oxidase dependente de cobre responsável pela síntese de colágeno e elastina a partir de resíduos de lisina, sendo assim essencial na reparação da matriz extracelular. A LOX pode apresentar também funções intracelulares na regulação de fibroblastos, monócitos e células musculares lisas, e alterar a transcrição de genes, desempenhando um papel significativo na gênese e reparo dos sistemas respiratório, esquelético e cardiovascular.[12]

O cobre atua como um importante cofator na defesa contra radicais livres, por meio das superóxido dismutases (SOD), uma grande família de enzimas que constituem o principal sistema de defesa antioxidante contra espécies reativas de oxigênio, participando de reações que envolvem a redução e a reoxidação do cobre em seu sítio ativo. A família SOD atenua os radicais superóxidos (O^-_2), o oxigênio molecular (O_2) e peróxido de hidrogênio (H_2O_2) nos tecidos, desempenhando papel importante nas doenças cardiovasculares.[13]

O cobre apresenta ainda função essencial na homeostase do ferro por meio de duas enzimas ferroxidases: a ceruloplasmina e a hefaestina. A hefaestina está localizada na mucosa duodenal e ajuda na oxidação do íon ferroso para o férrico. A partir desse processo, o ferro férrico pode se ligar às proteínas transportadoras específicas e entrar na circulação sanguínea, desempenhando seu papel na síntese da hemoglobina. A ceruloplasmina, por sua vez, é essencial para a transferência de ferro do monócito-macrófago para o plasma. A ceruloplasmina atua ainda como proteína carreadora de cobre para os tecidos.[14]

Outras cuproenzimas que merecem destaque incluem a tirosinase, envolvida na conversão de tirosina em melanina; a dopamina beta-hidroxilase, atuante na conversão de norepinefrina a partir da dopamina; a mono-oxigenase peptidil-alfa-amidação, essencial na síntese de hormônios pituitários; e a diamina oxidase, principal enzima responsável pelo metabolismo da histamina ingerida.[15,16]

Além de sua atuação como cofator enzimático, o cobre desempenha funções não enzimáticas na angiogênese, mielinização dos nervos, atividade da endorfina, reprodução, regulação da expressão de genes, crescimento e desenvolvimento.[17] Apresenta também papel na resposta inflamatória celular, induzindo interleucinas e inibindo o fator de transcrição NF-kappa-B, além de estar envolvido em diversos processos de sinalização celular.[18]

Por fim, o cobre tem sido apresentado como um eficaz agente microbiano. Apesar de ser um metal essencial tanto para os patógenos quanto para os animais que eles infectam, também pode ser tóxico nas células em razão de suas propriedades redox e capacidade de romper sítios ativos de metaloproteínas. Dessa forma, os macrófagos podem atacar micróbios invasores utilizando a toxicidade do cobre. Em contrapartida, por ser um importante cofator para enzimas de patógenos microbianos, o crescimento desses patógenos pode ser impedido, limitando-se à disponibilidade de cobre.[19]

▣ FONTES DIETÉTICAS E RECOMENDAÇÕES DE INGESTÃO

As fontes dietéticas que mais contribuem para a ingestão de cobre incluem os grãos integrais, nozes, açaí, mexilhões, fígado e chocolate[20] (Tabela 1). Revisão sistemática realizada com foco nas variações da composição química de nozes e sementes identificou que a avelã (1,95 mg%) e a castanha-de-caju (1,88 mg%) apresentavam maiores teores de cobre.[21] Quantidades significativas de cobre também podem ser obtidas da água de beber, dependendo de ambientes com instalações hidráulicas constituídas por tubulações à base desse metal.

TABELA 1 Conteúdo de cobre em alimentos

Alimentos	Peso (g)	Cobre (mg)
Fígado de vitela cozido	100	9,9
Fígado de boi cozido	100	4,5
Ostra cozida	100	2
Caju	65	1,4
Castanha-do-brasil	70	1,2
Ostra crua	100	1,1
Avelã	68	1
Amêndoa	78	1
Nozes	60	0,80
Melado	41	0,84
Semente de abóbora	57	0,78
Pistache	64	0,76
Amendoim	72	0,75
Coração de boi cozido	100	0,74
Noz-pecã	60	0,70
Marisco no vapor	100	0,69
Chocolate sem açúcar	28,4	0,62
Semente de girassol	33	0,60
Fígado de peru cozido	100	0,56
Levedo de cerveja	16	0,52
Suco de tomate	242	0,48
Batata assada com casca	122	0,38
Fígado de galinha cozido	100	0,37
Ameixa seca	85	0,37
Castanha assada	72	0,36
Alcachofra cozida inteira	120	0,28
Abacate	100	0,27
Lentilha cozida	99	0,25
Tofu	124	0,24
Molho de tomate	123	0,24
Massa (trigo) cozida	140	0,23
Sardinha	100	0,23

(continua)

TABELA 1 Conteúdo de cobre em alimentos (*continuação*)

Alimentos	Peso (g)	Cobre (mg)
Manga	207	0,23
Cogumelo cozido	39	0,20
Camarão cozido	100	0,20
Coração de alcachofra cozido	84	0,20
Feijão-preto cozido	86	0,18
Folhas de beterraba	72	0,18
Ervilha seca cozida	98	0,18
Carne de peru escura	100	0,16
Coco seco (20 g) ou fresco	33	0,15
Bife de boi assado	100	0,15
Purê de batata	105	0,14
Acelga	88	0,14
Massa normal	140	0,14
Uva	160	0,14
Espinafre cozido congelado	95	0,13
Suco de ameixa	192	0,13
Farinha de aveia cozida	234	0,13
Abóbora cozida	123	0,13
Vitela cozida	100	0,12
Cordeiro cozido	100	0,12
Banana	118	0,12
Kiwi	76	0,12
Uva-passa	36	0,11
Suco de abacaxi	125	0,11
Ervilha verde cozida	80	0,11
Suco de laranja	248	0,10
Amora-preta fresca	72	0,10
Repolho-crespo cozido	65	0,10
Arroz integral cozido	98	0,10
Abacaxi fresco	78	0,09
Carne de peru *light* cozida	100	0,09
Frango cozido (carne escura)	100	0,09
Gérmen de trigo	14	0,09
Carne de boi moída cozida	100	0,08

(continua)

TABELA 1 Conteúdo de cobre em alimentos (*continuação*)

Alimentos	Peso (g)	Cobre (mg)
Pão branco (fatia inteira)	28	0,08
Broto de feijão cozido	62	0,08
Morango	152	0,08
Cenoura cozida em fatias	76	0,08
Presunto e carne de porco cozidos	100	0,08
Peixe cozido	100	0,07
Tomate fresco	90	0,07
Melão-cantalupo	160	0,07
Damasco fresco	70	0,06
Couve-de-bruxelas cozida	78	0,06
Pão branco	25	0,05
Repolho-roxo cozido	75	0,05
Brócolis cozidos	85	0,05
Suco de maçã	244	0,05
Arroz branco cozido	79	0,05
Farelo de trigo	306	0,04
Cenoura crua	72	0,04
Farelo de aveia	6	0,02

Fonte: Hands, 2000.[20]

As principais fontes alimentares de cobre fornecem entre 300 e 2.000 mcg por 100 g de alimento. Grãos, produtos à base de chocolate, frutas e vegetais, como frutas secas, cogumelos, tomate, banana, uva, batatas e a maioria das carnes, apresentam quantidades intermediárias de cobre, entre 100 e 300 mcg/100 g. Observam-se elevadas concentrações de cobre (2,11 ± 0,91 mg/100 g matéria seca) em açaí cultivado no Brasil.[22] Outras frutas e vegetais, frango, peixes e laticínios são menos abundantes em cobre, com teor menor que 100 mcg/100 g.

O teor de cobre foi alterado em mariscos e frutos do mar submetidos à cocção (Tabela 2).[23]

As recomendações de ingestão de cobre foram estimadas pelo Institute of Medicine (IOM)[24] com base nas *Dietary Intake References* (DRI) (Tabela 3).

TABELA 2   Conteúdo de zinco, ferro e cobre em amostras integrais de mariscos crus e cozidos

Mariscos	Zinco (mg%)	Ferro (mg%)	Cobre (mg%)
Camarão cru	0,46 ± 0,00	1,16 ± 0,15	0,19 ± 0,01
Camarão cozido	1,05 ± 0,03	3,21 ± 0,03	0,60 ± 0,01
Caranguejo cru	6,56 ± 0,34	1,51 ± 0,10	1,11 ± 0,02
Caranguejo cozido	6,62 ± 0,54	1,33 ± 0,15	1,11 ± 0,01
Lagosta crua	1,93 ± 0,15	0,50 ± 0,02	0,39 ± 0,01
Lagosta cozida	0,81 ± 0,32	0,37 ± 0,01	1,75 ± 0,01
Ostra crua	66,10 ± 2,30	17,03 ± 0,20	2,49 ± 0,16
Ostra cozida	78,50 ± 2,25	21,20 ± 1,50	3,09 ± 0,03
Mexilhão cru	5,60 ± 0,64	40,10 ± 0,44	7,57 ± 0,29
Mexilhão cozido	2,99 ± 0,03	37,80 ± 1,77	3,70 ± 0,16

Fonte: Pedrosa e Cozzolino, 2001.[23]

TABELA 3   Valores diários recomendados de EAR, AI e RDA para cobre nos variados grupos etários

Estágio de vida	EAR (mcg/dia)	AI* RDA (mcg/dia)
Recém-nascidos		
0-6 meses	–	220*
7-12 meses	–	220*
Crianças		
1-3 anos	260	340
4-8 anos	340	440
9-13 anos	540	700
Adolescentes		
14-18 anos	685	890
Homens/mulheres		
9-13 anos	540	700
14-18 anos	685	890
19-50 anos	700	900
51-70 anos	700	900
> 70 anos	700	900
Gestantes		
≤ 18 anos	785	1.000
19-30 anos	800	1.000
31-50 anos	800	1.000
Lactantes		
≤ 18 anos	985	1.300
19-30 anos	1.000	1.300
31-50 anos	1.000	1.300

AI: ingestão adequada; EAR: necessidade média estimada; RDA: ingestão dietética recomendada.

BIODISPONIBILIDADE

O processamento dos alimentos pode afetar a biodisponibilidade de cobre, principalmente os que incluem tratamentos químicos de oxidação e redução, ou até mesmo em preparações domésticas, a exemplo das perdas significativas de cobre observadas em plantas comestíveis da Etiópia, que foram submetidas à cocção caseira.[25] A trituração de grãos integrais que remova o farelo e o gérmen pode reduzir o conteúdo de cobre em mais de 45%. Tratamentos químicos em alimentos podem diminuir o cobre biodisponível, especialmente quando envolvem a exposição ao ar ou a presença de agentes redutores ou oxidantes.[26]

Além disso, as modernas técnicas de fortificação de alimentos com selênio têm sido discutidas em relação à interferência em outros metais. A biofortificação de alface com selenato levou à redução da absorção de cobre e ferro, registrando valores de bioacessibilidade correspondentes a 71 e 10%, respectivamente.[27] Em contrapartida, ensaio com culturas de milho mostrou que o cobre foi o único elemento sem alteração nas concentrações e nas taxas de translocação, diante da presença de selenato ou selenito, independentemente da concentração de selênio na matriz.[28]

Entre os sais de cobre adicionados em alimentos, o acetato, o cloreto, o sulfato e o carbonato são considerados de alta biodisponibilidade. O aumento na ingestão de fosfatos provenientes de aditivos químicos tem sido considerado um fator negativo para absorção de ferro e zinco em modelos animais.[26] Com relação ao cobre, em estudo com humanos, os suplementos à base de ortofosfatos ou polifosfatos não tiveram efeitos na absorção. Entretanto, somente diante da elevada ingestão de cálcio os suplementos de polifosfatos causaram um aumento significativo no cobre fecal, afetando o balanço do cobre.[29]

A biodisponibilidade do cobre da proteína isolada da soja foi testada em um modelo animal consumindo essa proteína e carbonato de cobre. Observou-se que a hipocupremia, produzida mediante baixa ingestão de cobre na dieta basal ofertada para ratos em desmame, foi recuperada no fígado e soro em igual proporção, nos dois tratamentos.[30] Muitos anos após esse estudo, a adesão ao uso de isoflavonas em função de seus benefícios para a saúde estimulou investigações sobre prováveis interações das isoflavonas com os metais. Um estudo *in vitro* confirmou que as isoflavonas foram capazes de quelar os íons cúpricos, mas não os íons cuprosos. O fator mais importante para a redução cúprica por isoflavonas foi a presença de um grupo 4'-hidroxila livre; ao contrário, a presença de um grupo 5-hidroxila livre atenuou esse prejuízo à biodisponibilidade.[31]

O leite humano é um bom exemplo para investigar a biodisponibilidade de nutrientes, considerando a matriz alimentar. O teor de cobre no leite humano varia de 0,25 a 0,6 mg/L (3,9 a 9,5 mcmol), reduzindo com o tempo de lactação. Durante os 6 primeiros meses de vida, os estoques hepáticos de cobre da criança diminuem e a concentração desse metal aumenta no plasma, até atingir os valores da idade adulta, independentemente da ingestão dietética. A concentração de cobre no leite de vaca é quatro vezes menor que no leite humano, no entanto apresenta maior proporção de cobre ligado a lipídios, ou seja, 15%, contra 2% no leite de vaca. Essa composição, juntamente com a menor proporção de cobre ligado à fração de caseína, resulta na estimativa da biodisponibilidade de cobre de 24% no leite humano, comparado a 18% do leite de vaca.[26]

As interações dietéticas entre cobre e frutose pioram o *status* do cobre e estão associados com distúrbios metabólicos. Em estudos com animais, verificou-se que dietas com alto teor de frutose exacerbaram os sinais de deficiência de cobre. Outros demonstraram que as interações cobre-frutose potencializam a lesão hepática e aceleram o acúmulo de gordura, o que pode contribuir para esteatose hepática induzida pela frutose na dieta. No entanto, os mecanismos subjacentes pelos quais as interações dietéticas cobre-frutose induzem a esteatose hepática ainda são questionáveis. Um mecanismo proposto refere-se à conversão de frutose em ácidos graxos, em uma velocidade maior do que a glicose, mesmo que o valor calórico total da ingestão de frutose seja menor que o da glicose. Isso sugere que o efeito lipogênico da frutose não depende apenas do metabolismo do fígado.[32-34]

▣ BIOMARCADORES DO ESTADO NUTRICIONAL

Apesar da inexistência de um biomarcador padrão-ouro em sensibilidade e especificidade para avaliação do estado nutricional do indivíduo em relação ao cobre, vários parâmetros apresentam considerável responsividade à ingestão dietética desse metal.

O cobre sérico responde satisfatoriamente tanto à depleção quanto à suplementação, embora seja mais sensível à suplementação em indivíduos inicialmente deficientes em cobre. O cobre plasmático, no entanto, parece não responder significativamente à suplementação, como o cobre sérico.[35,36]

Em crianças e adolescentes com sobrepeso e obesidade foram observados maiores valores de cobre plasmático no sexo feminino, também relacionado ao aumento da peroxidação lipídica.[37] Crianças da cidade de São Paulo portadoras de fenilcetonúria não tiveram alterações de cobre no plasma e apresentaram funcionalidade preservada de acordo com as medidas da Cu/Zn SOD.[38]

A ceruloplasmina transporta aproximadamente 95% do cobre plasmático e é considerada um biomarcador sensível para estudos que abordam a deficiência de cobre. Entretanto, deve-se considerar algumas características e limitações desse parâmetro. De modo geral, a ceruloplasmina apresenta concentração mais baixa em homens do que em mulheres, por ser suscetível a variações diante de fatores não dietéticos, como concentração de estrógeno, gravidez, uso de contraceptivo e menopausa. Além disso, por ser uma proteína de fase aguda, sua concentração aumenta durante a inflamação, infecção, trauma e em condições específicas como artrite reumatoide, alterações do miocárdio e câncer. Fatores como idade e sazonalidade também influenciam a concentração de ceruloplasmina.[7,35,36,39]

Diversas cuproezimas têm sido avaliadas como potenciais biomarcadores do *status* do cobre. A atividade de enzimas como LOX tecidual, SOD eritrocitária, COX plaquetária e leucocitária e diamina oxidase sérica têm demonstrado considerável sensibilidade à ingestão dietética de cobre, reduzindo ou aumentando a atividade, em casos de deficiência e suplementação, respectivamente. Entretanto, ainda são necessários mais estudos para investigar a utilização das cuproenzimas como indicadores responsivos do *status* do cobre.[7,35,40]

Alterações na expressão de chaperona CCS em resposta à ingestão dietética de cobre sugerem sua utilização, bem como da razão CCS:SOD1, como potencial biomarcador.[36] A expressão de metalotioneína no fígado e transportadores de cobre em vários órgãos também

sofre variação de acordo com as concentrações de cobre circulante.[40]

Outros biomarcadores de cobre têm sido sugeridos, entre os quais o cobre capilar, células do sistema imune e lipoproteínas, porém apresentam limitações por influência de outros fatores, além da ingestão dietética de cobre.[35,40]

DEFICIÊNCIA E TOXICIDADE

A deficiência de cobre é rara em indivíduos saudáveis, ocorrendo principalmente em pessoas com má-absorção grave ou doença metabólica hereditária, como a doença de Menkes e a doença de Wilson, causadas por mutações nos genes ATP7A e ATP7B, respectivamente. Essas desordens resultam em anormalidades no transporte de cobre através das membranas.[41,42]

Muitos dos sintomas associados à deficiência de cobre resultam da diminuição da atividade de cuproenzimas. Defeitos no tecido conjuntivo que levam a problemas vasculares e esqueléticos, suscetibilidade de lipoproteínas e tecidos cardiovasculares à peroxidação lipídica, anemia associada à utilização de ferro e disfunção do sistema nervoso central compreendem situações clássicas da deficiência de cobre. Outros efeitos adversos incluem alterações no metabolismo do colesterol, de glicose e prejuízos na função cardíaca e na imunidade.[16,42]

A toxicidade crônica do cobre não ocorre normalmente em humanos por causa dos mecanismos homeostáticos que controlam a absorção e a excreção de cobre. Entretanto, o consumo crônico de água potável com concentrações elevadas de cobre é considerado um risco para lactentes, crianças e indivíduos heterozigotos para doença de Wilson. Além disso, indivíduos com comprometimento hepático ou condição clínica que prejudique a excreção biliar do cobre podem estar suscetíveis à toxicidade desse mineral.[16,23]

A exposição crônica ao cobre pode causar comprometimento da memória espacial, perda seletiva de proteínas sinápticas e apoptose neuronal por meio dos mecanismos que envolvem a ativação de vias de sinalização celular. A ingestão aguda excessiva por meio de água ou alimentos contaminados pode causar náusea, vômito, diarreia, dor abdominal, dor de cabeça, taquicardia, dificuldades respiratórias e anemia hemolítica.[16,42,43]

COBRE E DOENÇAS

Desordens hereditárias

A doença de Menkes e a doença de Wilson são as principais doenças metabólicas hereditárias envolvendo o cobre. A doença de Wilson é caracterizada por uma mutação genética que leva à expressão de uma proteína ATP7B disfuncional. Essa alteração resulta em prejuízos na excreção biliar do cobre e redução de sua incorporação à ceruloplasmina, com consequente acúmulo de cobre nos tecidos e órgãos, principalmente fígado e cérebro, levando a comprometimento hepático e neurológico.[44]

A doença de Menkes é causada pela mutação no gene que codifica a proteína ATP7A, envolvida no transporte de cobre e na liberação de cobre no sistema portal, levando à deficiência e metabolismo anormal do cobre. É considerada uma desordem multissistêmica letal do metabolismo do cobre caracterizada pela neurodegeneração progressiva e distúrbios do tecido conjuntivo. Os pacientes afetados morrem por volta do terceiro ano de vida. Outras desordens associadas a mutações no gene ATP7A incluem a síndrome do corno occipital e neuropatia motora distal relacionada a ATP7A.[45]

Anemia

O cobre é necessário à homeostase do ferro por ser um componente das enzimas ferroxidases, hefaestina e ceruloplasmina, descritas anteriormente. Por consequência, apresenta relevante papel na eritropoiese, e sua deficiência pode levar a um quadro de anemia pela síntese prejudicada de hemoglobina. Entre as causas de anemia por deficiência de cobre estão a hereditariedade, ingestão inadequada, aumento da demanda de cobre, aumento da excreção ou absorção inadequada, ou relacionadas a medicamentos, como ingestão excessiva de suplementos de zinco ou ferro.[14]

Doença cardíaca

O cobre apresenta um papel importante em uma variedade de condições cardíacas que abrangem hipertensão, síndrome metabólica, sobrecarga de pressão e outras condições que levam à hipertrofia cardíaca. A deficiência de cobre está associada à hipertrofia cardíaca como consequência do comprometimento da atividade de cuproenzimas envolvidas na angiogênese. Por esse motivo, a suplementação de cobre tem sido discutida como possível abordagem terapêutica para essa condição, visto que o nutriente é necessário à atividade da COX, atividade transcricional do HIF-1 e participação na angiogênese pelo remodelamento da matriz extracelular (LOX), resultando em regressão da hipertrofia cardíaca e a recuperação da função contrátil cardíaca.[12,46]

Doenças neurológicas

As principais doenças neurológicas associadas ao cobre são a doença de Parkinson, Alzheimer e ELA. A ligação entre cobre e doença de Parkinson tem sido feita no contexto das metalotioneínas, responsáveis por regular o metabolismo celular de metais essenciais e por contribuir para a proteção neuronal contra radicais livres. Havendo alterações nas metalotioneínas, ocorre desequilíbrio do cobre no cérebro, que, em excesso, participa de agregados de alfassinucleína, envolvidos na patogênese da doença, resultando em disfunção sináptica e interrupção do transporte neuronal.[47,48] Especula-se ainda que a existência de polimorfismos da cuproenzima dopamina-beta-hidroxilase e a consequente modificação no metabolismo da dopamina estejam correlacionadas com a suscetibilidade à doença de Parkinson.[49]

A relação entre o cobre e a doença de Alzheimer envolve o acúmulo do mineral nos depósitos amiloides. A proteína precursora amiloide e o peptídeo beta-amiloide, envolvidos na patogênese da doença, têm sítios de ligação ao cobre, e a interação com o metal pode levar a resultados potencialmente neurotóxicos por meio da geração de espécies reativas de oxigênio. Os pacientes com doença de Alzheimer apresentam ainda alterações sistêmicas no metabolismo do cobre que podem afetar os resultados neuroinflamatórios na doença. Além disso, existe um importante desequilíbrio na concentração do cobre caracterizado pela deficiência em algumas regiões do cérebro. Mudanças nas concentrações de cobre no soro, plasma, fluido cerebroespinhal e cérebro em pacientes com Alzheimer foram associadas à ocorrência de déficits cognitivos.[50,51]

A influência do cobre nas condições neurológicas tem sido investigada também pela relação com a degeneração dos neurônios motores e na fisiopatologia da ELA. Mutações na SOD1 têm sido reconhecidas como uma das causas da ELA familiar, desregulando a homeostase do cobre e exercendo função pró-oxidante. Em consequência, a homeostase celular do cobre pode ser prejudicada, conduzindo à degeneração dos neurônios motores. Outros mecanismos relacionados ao papel do cobre na fisiopatologia da ELA incluem as mutações na proteína TDP43 que afetam a homeostase do cobre e provocam sintomas motores, e a disfunção mitocondrial causada por alterações em cuproenzimas.[52,53] Além disso, estudo recente realizado em Natal (RN) sugere uma possível alteração no *status* de cobre associada ao comprometimento funcional nesses pacientes.[54]

Câncer

O cobre tem se mostrado essencial para o crescimento tumoral e a cascata metastática dentro das células tumorais e no microambiente do tumor. Metaloproteínas como a SOD1, proteína de adesão vascular-1, metaloproteínas de matriz e a LOX têm sido apontadas como integrantes do processo de progressão e invasão metastática. Mecanismos envolvendo o cobre na sinalização celular e seu papel na transcrição gênica e proliferação celular também têm sido descritos. Além disso, concentrações totais do metal tendem a ser mais altas no tecido tumoral e no soro de pacientes com câncer quando comparados aos controles saudáveis. Estudos incluindo cânceres de mama, próstata, gastrintestinais, hematológico, ossos, pulmão, entre outros, têm demonstrado o papel fisiológico do cobre e de cuproenzimas na progressão e na metástase tumoral, levantando discussões acerca da utilização da depleção de cobre como uma nova estratégia terapêutica no tratamento do câncer metastático.[55,56]

Doenças crônicas

A homeostase sérica alterada do cobre tem um papel importante no diabetes, obesidade, síndrome metabólica e doença hepática gordurosa não alcoólica. Concentrações séricas de cobre elevadas estão implicadas no desenvolvimento e progressão de doenças inflamatórias crônicas por meio do estresse oxidativo, resistência à insulina, moléculas de produto final, adipocinas, citocinas pró-inflamatórias e disfunção mitocondrial.[57] Estudos com portadores de diabetes *mellitus*[58] e de obesidade[59] mostraram concentrações séricas mais elevadas de cobre em comparação a indivíduos saudáveis. Além disso, alterações na atividade e expressão da SOD1 e SOD3 foram observadas em ocorrências patológicas, incluindo doença inflamatória intestinal, obesidade e suas comorbidades.[60]

▣ REFERÊNCIAS BIBLIOGRÁFICAS

1. Hambidge M. Biomarkers of trace elements. J Nutr. 2003;133:948S-55S.
2. Hashimoto A, Kambe T. Mg, Zn and Cu transport proteins: a brief overview from physiological and molecular perspectives. J Nutr Sci Vitaminol. 2015;61:S116-8.
3. Prohaska JR. Role of copper transporters in copper homeostasis. Am J Clin Nutr. 2008;88:826S-9S.
4. Van den Berghe PV, et al. Human copper transporter 2 is localized in late endossomes and lysosomes and facilitates cellular copper uptake. Biochem J. 2007;407:49-59.
5. Lane DJ, Bae DH, Merlot AM, Sahni S, Richardson DR. Duodenal cytochrome b (DCYTB) in iron metabolism: an update on function and regulation. Nutrients. 2015;7(4):2274-96.
6. Anderson GJ, Vulpe CD. Mammalian iron transport. Cell Mol Life Sci. 2009;66:3241.
7. Linder MC. Ceruloplasmin and other copper binding components of blood plasma and their functions: an update. Metallomics. 2016;8(9):887-905.
8. Levenson CW. Mechanisms of copper conservation in organs. Am J Clin Nutr. 1998;67:978S-91S.
9. Festa RA, Thiele DJ. Copper: an essential metal in biology. Curr Biol. 2011;21(21):R877-R883.
10. Valko M, Jomova K, Rhodes CJ, Kuča K, Musílek K. Redox-and non-redox-metal-induced formation of free radicals and their role in human disease. Arch Toxicol. 2016;90(1):1-37.
11. Llases ME, Morgada MN, Vila AJ. Biochemistry of copper site assembly in heme-copper oxidases: a theme with variations. Int J Mol Sci. 2019;20(15).
12. Al-u'datt D, Allen BG, Nattel S. Role of the lysyl oxidase enzyme family in cardiac function and disease. Cardiovasc Res. 2019;115(13):1820-37.
13. Robinett NG, Peterson RL, Culotta VC. Eukaryotic copper-only superoxide dismutases (SODs): a new class of SOD enzymes and SOD-like protein domains. J Biol Chem. 2018;293(13):4636-43.
14. Myint ZW, Oo TH, Thein KZ, Tun AM, Saeed H. Copper deficiency anemia: review article. Ann Hematol. 2018;97(9):1527-34.
15. Bonnemaison ML, Duffy ME, Mains RE, Vogt S, Eipper BA, Ralle M. Copper, zinc and calcium: imaging and quantification in anterior pituitary secretory granules. Metallomics. 2016;8(9):1012-22.
16. Osredkar J, Natasa S. Copper and zinc, biological role and significance of copper/zinc imbalance. J Clin Toxicol. 2011;s3(01).
17. Crisponi G, Nurchi VM, Fanni D, Gerosa C, Nemolato S, Faa G. Copper-related diseases: from chemistry to molecular pathology. Coord Chem Rev. 2010;254(7-8):876-89.
18. Devi SRB, Dhivya MA, Sulochana KN. Copper transporters and chaperones: their function on angiogenesis and cellular signalling. J Biosci. 2016;41(3):487-96.
19. Besold AN, Culbertson EM, Culotta VC. The Yin and Yang of copper during infection. J Biol Inorg Chem. 2016;21(2):137-44.
20. Hands ES. Nutrients in food. Baltimore: Lippincott Williams & Wilkins; 2000.
21. Freitas JB, Naves MMV. Composição química de nozes e sementes comestíveis e sua relação com a nutrição e saúde. Rev Nutr. 2010;23:269-79.
22. Santos VS, Teixeira GHA, Barbosa Jr F. Açaí (Euterpe oleracea Mart.): a tropical fruit with high levels of essential minerals – especially manganese – and its contribution as a source of natural mineral supplementation. J Toxicol Environ Health A. 2014;77:1-3, 80-9.
23. Pedrosa LFC, Cozzolino SMF. Composição centesimal e de minerais de mariscos crus e cozidos da cidade de Natal (RN). Cienc Tecnol Aliment. 2001;21(2):154-7.
24. Institute of Medicine (IOM). DRIs: Dietary Reference Intakes for vitamin A, vitamin K, arsenic, boron, chromium, copper, iodine, iron, manganese, molybdenum, nickel, silicon, vanadium and zinc. Washington, D.C.: National Academy Press; 2002. p.1-27. Disponível em: http://www.nap.edu. Acesso em: 8 jan. 2020.
25. Hailu AA, Addis G. The content and bioavailability of mineral nutrients of selected wild and traditional edible plants as affected by household preparation methods practiced by local community in Benishangul Gumuz Regional State, Ethiopia. Int J Food Sci. 2016:2016: 7615853.
26. Wapnir RA. Copper absorption and bioavailability. Am J Clin Nutr. 1998;67:1054S-1060S.
27. do Nascimento da Silva E, Cadore S. Bioavailability assessment of copper, iron, manganese, molybdenum, selenium, and zinc from selenium-enriched lettuce. J Food Sci. 2019;84(10):2840-6.
28. Longchamp M, Castrec-Rouelle ANM. Effects on the accumulation of calcium, magnesium, iron, manganese, copper and zinc of adding the two inorganic forms of selenium to solution cultures of Zea mays. Plant Physiol Biochem. 2016;98:128-37.
29. Bour NJS, Soullier BA, Zemel MB. Level and form of phosphorus and level of calcium intake on zinc, iron and copper bioavailability in man. Nut Res. 1984;4(3):371-9.
30. Lo GS, Settle SL, Steinke FH. Bioavailability of copper in isolated soybean protein using the rat as an experimental model. J Nutr. 1984;114:332-40.
31. Karlíčková J, Macáková K, Říha M, Pinheiro LMT, Filipský T, Hornasová V, et al. Isoflavones reduce copper with minimal impact on iron in vitro. Oxid Med Cell Longev. 2015:2015:437381.
32. Song M, Schuschke DA, Zhou Z, Chen T, Pierce WM Jr, Wang R, et al. High fructose feeding induces copper

deficiency in Sprague-Dawley rats: a novel mechanism for obesity related fatty liver. J Hepatol. 2012;56:433-40.

33. Song M, Vos MB, McClain CJ. Copper-fructose interactions: a novel mechanism in the pathogenesis of NAFLD. Nutrients. 2018;10(11).

34. Wei X, Song M, Yin X, Schuschke DA, Koo I, McClain CJ, et al. Effects of dietary different doses of copper and high fructose feeding on rat fecal metabolome. J Proteome Res. 2015;14:4050-8.

35. Bost M, Houdart S, Oberli M, Kalonji E, Huneau JF, Margaritis I. Dietary copper and human health: current evidence and unresolved issues. J Trace Elem Med Biol. 2016;35:107-15.

36. Harvey LJ, Ashton K, Hooper L, Casgrain A, Fairweather-Tait SJ. methods of assessment of copper status in humans: a systematic review. Am J Clin Nutr. 2009;89(6):2009S-2024S.

37. Lima SCVL, Arrais RF, Almeida MG, Souza ZM, Pedrosa LFC. Perfil lipídico, peroxidação de lipídeos no plasma de crianças e adolescentes com sobrepeso e obesidade. J Pediatr. 2004;80(1):23-8.

38. FisbergG RM, Da Silva-Femandes ME, Fisberg M, Schmidt BJ. Plasma zinc, copper, and erythrocyte superoxide dismutase in children with phenylketonuria. Nutrition. 1998;15(6):449-52.

39. Harvey LJ, McArdle HJ. Biomarkers of copper status: a brief update. Br J Nutr. 2008;99(Suppl 3):18-21.

40. Danzeisen R, Araya M, Harrison B, Keen C, Solioz M, Thiele D, et al. How reliable and robust are current biomarkers for copper status? Br J Nutr. 2007;98(4):676-83.

41. Chen C, Shen B, Xiao JJ, Wu R, Canning SJD, Wang XP. Currently clinical views on genetics of Wilson's disease. Chin Med J (Engl). 2015;128(13):1826-30.

42. Hordyjewska A, Popiołek Ł, Kocot J. The many "faces" of copper in medicine and treatment. Biometals. 2014;27(4):611-21.

43. Ma Q, Sui X, Zhang H, Huang H, Yang L, Huang X, et al. Chronic copper exposure causes spatial memory impairment, selective loss of hippocampal synaptic proteins, and activation of PKR/eIF2α pathway in mice. J Alzheimer's Dis. 2014;43(4):1413-27.

44. Lorincz MT. Wilson disease and related copper disorders. In: Geschwind DH, Paulson HL, Klein C (eds.). Handbook of clinical neurology. Elsevier; 2018. p.279-92.

45. Kaler SG. ATP7A-related copper transport disorders. In: Adam MP, Ardinger HH, Pagon RA, et al. (ed.). GeneReviews®. Seattle (WA): University of Washington; 2003 [atualizado em 2016].

46. Zheng L, Han P, Liu J, Li R, Yin W, Wang T, et al. Role of copper in regression of cardiac hypertrophy. Pharmacol Ther. 2015;148:66-84.

47. Bjorklund G, Stejskal V, Urbina MA, Dadar M, Chirumbolo S, Mutter J. Metals and Parkinson's disease: mechanisms and biochemical processes. Curr Med Chem. 2018;25(19):2198-214.

48. Okita Y, Rcom-H'cheo-Gauthier AN, Goulding M, Chung RS, Faller P, Pountney DL. Metallothionein, copper and alpha-synuclein in alpha-synucleinopathies. Front Neurosci. 2017;11:144.

49. Shao P, Yu YX, Bao JX. Association of dopamine beta-hydroxylase (DBH) polymorphisms with susceptibility to Parkinson's disease. Med Sci Monit. 2016;22:1617-22.

50. Mathys ZK, White AR. Copper and Alzheimer's disease. Adv Neurobiol. 2017;18:199-216.

51. Sensi SL, Granzotto A, Siotto M, Squitti R. Copper and zinc dysregulation in Alzheimer's disease. Trends Pharmacol Sci. 2018;39(12):1049-63.

52. Ahuja A, Dev K, Tanwar RS, Selwal KK, Tyagi PK. Copper mediated neurological disorder: visions into amyotrophic lateral sclerosis, Alzheimer and Menkes disease. J Trace Elem Med Biol. 2015;29:11-23.

53. Gil-Bea FJ, Aldanondo G, Lasa-Fernández H, López de Munain A, Vallejo-Illarramendi A. Insights into the mechanisms of copper dyshomeostasis in amyotrophic lateral sclerosis. Expert Rev Mol Med. 2017;19:1-14.

54. Barros ANAB, Dourado MET, Pedrosa LFC, Leite-Lais L. Association of copper status with lipid profile and functional status in patients with amyotrophic lateral sclerosis. J Nutr Metab. 2018 Jul;19:5678698.

55. Johnston KA, Lopez KM. Lysyl oxidase in cancer inhibition and metastasis. Cancer Lett. 2018;417:174-81.

56. Lopez J, Ramchandani D, Vahdat L. Copper depletion as a therapeutic strategy in cancer. In: Sigel A, Sigel H, Sigel RKO (eds.). Metal ions in life sciences. Springer. 2019. p.303-30.

57. Balsano C, Porcu C, Sideri S. Is copper a new target to counteract the progression of chronic diseases? Metallomics. 2018;10(12):1712-22.

58. Qiu Q, Zhang F, Zhu W, Wu J, Liang M. Copper in diabetes mellitus: a meta-analysis and systematic review of plasma and serum studies. Biol Trace Elem Res. 2017;177(1):53-63.

59. Yang H, Liu C-N, Wolf RM, Ralle M, Dev S, Pierson H, et al. Obesity is associated with copper elevation in serum and tissues. Metallomics. 2019;11(8):1363-71.

60. Lewandowski Ł, Kepinska M, Milnerowicz H. The copper-zinc superoxide dismutase activity in selected diseases. Eur J Clin Invest. 2019;49(1):1-10.

CAPÍTULO 31

Zinco

Graziela Biude Silva Duarte
Sancha Helena de Lima Vale
Bruna Zavarize Reis
Silvia M. Franciscato Cozzolino

◙ INTRODUÇÃO

O zinco é um elemento traço essencial para a saúde humana. A primeira evidência da importância desse elemento foi descrita em 1869 por meio da avaliação do crescimento do *Aspergillus niger*, um tipo de fungo que depende do zinco para seu desenvolvimento, reprodução e potencial patogênico. O zinco está amplamente distribuído em alimentos de origem vegetal e animal que compõem a dieta dos seres humanos e, em meados da década de 1930, foi reconhecido como um nutriente essencial para plantas e animais. Entretanto, somente em 1960 a deficiência de zinco em humanos foi relatada e associada à baixa estatura e ao hipogonadismo. Nessa década, também foi realizado o primeiro estudo de suplementação com o zinco, no qual foi observada a reversão de déficit com repercussão na resposta metabólica.[1]

◙ ABSORÇÃO, METABOLISMO E EXCREÇÃO

Nos alimentos, o zinco está ligado a moléculas orgânicas ou está na forma de sais inorgânicos. Durante o processo de digestão, ocorre a ruptura dos complexos e o zinco é liberado na luz intestinal na forma de íons livres. Estes podem se ligar a outras moléculas, como aminoácidos, fosfatos e outros ácidos orgânicos para serem absorvidos através do epitélio intestinal.[2,3]

Em mamíferos, o zinco é absorvido principalmente no segmento proximal do intestino delgado, sendo esse processo dependente da sua concentração no lúmen e de sua forma dietética. A absorção desse elemento traço ligado a peptídeos é melhor quando comparado com o mineral na forma de sais inorgânicos.[4]

A captação do zinco pela borda em escova do enterócito é regulada homeostaticamente por meio de dois mecanismos: transporte ativo e transporte passivo. Ambos envolvem proteínas cuja expressão é ajustada de acordo com a concentração desse mineral proveniente da dieta. O transporte ativo é saturável mediante altas concentrações de zinco no lúmen intestinal e prevalece em condições de baixas concentrações do mineral. O transporte passivo caracteriza-se por um mecanismo de difusão facilitada, com eficiência proporcional às concentrações de zinco no lúmen.

A absorção de zinco de uma dieta mista ou vegetariana com cereais refinados é estimada em 26 a 34%, enquanto em uma dieta à base de cereais integrais a estimativa está entre 18 e 26%. Contudo, esse processo pode ser adversamente afetado por fatores dietéticos, como taninos, fitatos e oxalatos; ou beneficiado pela ingestão de proteínas na dieta. É relevante ressaltar a contribuição da secreção endógena de zinco, originada das secreções pancreáticas, biliares e intestinais. A regulação homeostática dessa secreção endógena no intestino segue os mesmos princípios da regulação do zinco dietético.[2,3,5]

Após a absorção, o zinco é liberado da célula intestinal através da membrana basolateral por meio de transportadores. O transporte de zinco está sob o controle de duas famílias principais de transportadores: SLC30 (ou ZnT – *zinc transporter*) e SLC39 (ou ZIP).[6]

Os transportadores ZnT possuem 10 homólogos que atuam no efluxo responsável pela remoção do excesso de zinco no citoplasma, enquanto os 14 homólogos ZIP são transportadores de captação que reabastecem o zinco citosólico[7] (Figura 1).

Após atravessar os capilares mesentéricos, uma considerável quantidade de zinco pode ser conduzida para a circulação portal, onde se associa à albumina ou a outros componentes plasmáticos, como alfamacroglobulina, transferrina, cisteína ou histidina. Posteriormente, o mineral é captado pelo fígado e distribuído para os demais tecidos.[2,3]

A manutenção da homeostase do zinco é feita no sistema gastrintestinal, especificamente no intestino delgado, fígado e pâncreas, e é regulada por duas proteínas: a proteína intestinal rica em cisteína (CRIP) e a metalotioneína. Diante da deficiência do mineral, a CRIP presente na mucosa intestinal desempenha função de carreador intracelular, ligando-se ao zinco quando este atravessa o meio extracelular para o citosol do enterócito, e passa por difusão em direção à membrana basolateral. A metalotioneína regula a ligação do zinco com a CRIP, o que inibe a absorção do mineral em concentrações elevadas. Uma regulação na excreção renal também ocorre mediante a ingestão muito alta ou muito

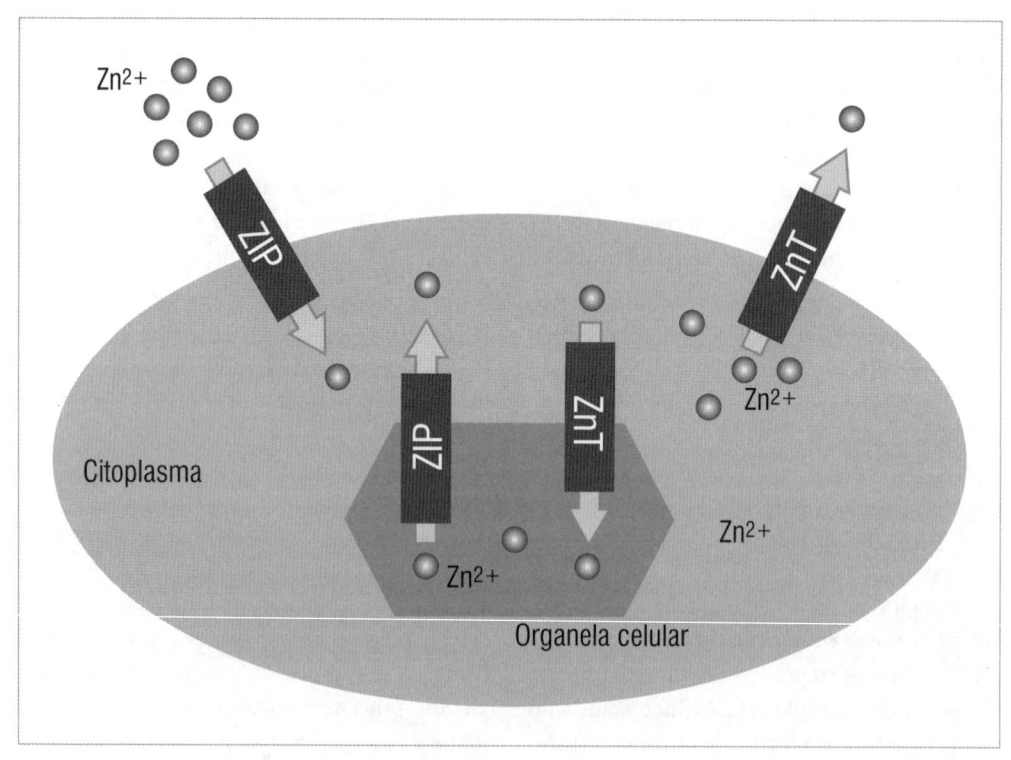

FIGURA 1 Mecanismo de ação dos transportadores de zinco.

baixa de zinco, ocasionando uma redistribuição tecidual e celular do mineral para favorecer a homeostase.[2]

Não existe nenhum compartimento específico para armazenamento de zinco no corpo humano. Assim, é necessário repor continuamente o zinco por meio da ingestão alimentar, para compensar as perdas intestinais e não intestinais (através da urina, da descamação da pele, cabelo, na menstruação, no suor e no sêmen). Ressalta-se que, em condições normais, cerca de 95% do mineral filtrável do sangue é reabsorvido na porção distal do túbulo renal; em casos de deficiência de zinco, as perdas tendem a ser reduzidas.[2]

O zinco é um dos micronutrientes mais abundantes no organismo humano, com o conteúdo de aproximadamente 2,6 g distribuídos entre órgãos, tecidos, fluidos e secreções (Tabela 1). A maior parte do mineral encontra-se na massa livre de gordura, principalmente nos compartimentos intracelulares, ao passo que,

no sangue, apenas 0,2% ou aproximadamente 3,5 mg do mineral estão no plasma.[2]

▣ FUNÇÕES

O zinco desempenha três importantes papéis biológicos no organismo: catalítico, estrutural e regulatório. Por meio deles, exerce papel crucial no sistema imune, atuando como anti-inflamatório, bem como no sistema de defesa antioxidante.[8]

Papel catalítico

O zinco está ligado a mais de 2.800 proteínas e, entre estas, está envolvido na função biológica de mais de 300 enzimas do nosso organismo. Esse mineral é considerado essencial e está diretamente envolvido na catálise e na cocatálise de enzimas que têm como função controlar diversos processos, como síntese de DNA, desen-

TABELA 1 Conteúdo de zinco em tecidos, órgãos e fluidos de um humano adulto*

Tecido/órgão	Conteúdo total de zinco (g)	Proporção do total de zinco corporal (%)
Músculo	1,28	49,7
Ossos	0,95	36,7
Pele	0,11	4,2
Fígado	0,09	3,4
Sangue total	0,04	1,5
Intestino	0,03	1,3
Cérebro	0,02	0,6
Rins	0,01	0,6
Pulmão	0,01	0,5
Cabelos e unhas	0,01	0,5
Coração	0,01	0,3
Pâncreas	< 0,01	0,2
Plasma sanguíneo	< 0,01	0,2
Estômago	< 0,01	0,1
Baço	< 0,01	0,1
Olhos	< 0,01	< 0,01

* Estimativa calculada para um adulto de 60 a 70 kg, com base no respectivo peso corporal utilizado como referência para o peso dos tecidos.
Fonte: Maares e Haase, 2020.[2]

volvimento cerebral, resposta comportamental, reprodução e desenvolvimento fetal, estabilidade de membrana, formação óssea, cicatrização de feridas, entre outros. Os sítios catalíticos abrangem três ligantes proteicos de coordenação mais uma molécula de água. Os sítios cocatalíticos são caracterizados por múltiplas enzimas que possuem dois ou mais átomos de zinco e/ou magnésio adjacentes um ao outro.[9]

Papel estrutural

O zinco desempenha papel estrutural e funcional em diversas proteínas envolvidas na replicação do DNA e na transcriptase reversa por suas propriedades físico-químicas. Além disso, exerce função importante em uma variedade de metaloproteínas.[9,10]

Os íons de zinco são hidrofílicos e, portanto, não são capazes de atravessar a membrana celular por difusão passiva. Para tanto, o organismo dispõe de mecanismos de transporte do mineral já descritos anteriormente. Os íons de zinco estão presentes na informação genética, no estoque, na síntese e na ação de peptídeos hormonais, bem como na estrutura e manutenção da cromatina e biomembranas.[7,11]

Papel regulatório

O zinco pode atuar na regulação tanto da atividade enzimática como na estabilidade de proteínas como íon ativador ou inibidor. Além disso, pode modular processos de transdução de sinais e atuar como modulador da neurotransmissão sináptica em neurônios zinco-dependentes localizados na região anterior do cérebro, onde estão localizados o tálamo e o hipotálamo.[12]

▣ BIODISPONIBILIDADE

A biodisponibilidade do zinco em indivíduos saudáveis pode ser influenciada por vários fatores, que incluem desde o estado nutricional relativo a esse mineral até o seu conteúdo, a forma química disponível dos alimentos presentes na dieta e a presença de inibidores e promotores de absorção. As necessidades dietéticas de zinco podem ser afetadas por variações na biodisponibilidade de zinco, que ocorrem principalmente no intestino.[3]

Zinco-fitato-fibra-cálcio

O ácido fítico (hexafosfato de mioinositol) é um componente presente em uma variedade de sementes que se liga a metais di e trivalentes para formar o fitato. Esse composto é responsável por estocar fósforo nas plantas e encontra-se em altas concentrações nos cereais e leguminosas, e em menores quantidades em alguns vegetais. O fitato desempenha um importante papel no estoque de minerais no organismo após formar uma mistura de sal com cátions de minerais em virtude da alta densidade dos grupos fosfato carregados negativamente. A formação de complexos fortes e insolúveis derivados dos grupos fosfato no ácido fítico não apresenta uma atividade da fitase significativa no trato gastrintestinal. Assim, os minerais ligados ao fitato, como o zinco, serão excretados pelas fezes.[13,14]

O fitato é conhecido como o principal fator dietético que diminui a biodisponibilidade do zinco por meio de fortes ligações no trato gastrintestinal. O cálculo da relação molar fitato/zinco da dieta pode presumir os efeitos inibidores do ácido fítico, sendo, portanto, um indicador da biodisponibilidade de zinco. As relações molares em excesso de 15:1, de acordo com o *Institute of Medicine* (IOM), ou de 18:1, segundo o *International Zinc Nutrition Consultative Group* (IZiNCG), determinam uma inibição progressiva na absorção do zinco e, consequentemente, um estado nutricional inadequado do mineral em humanos.[15,16]

Outro fator que pode contribuir para o efeito negativo da absorção do zinco é o cálcio. Com formação de complexos insolúveis entre o cálcio e o ácido fítico ou o zinco, foi proposto que a relação molar fitato/zinco deveria ser multiplicada pela concentração de cálcio dietético para melhor estimar a biodisponibilidade de zinco.[17,18] Entretanto, alguns estudos posteriores apontam na direção oposta. O cálcio dietético parece aumentar modestamente a absorção de zinco, sendo esse efeito ainda mais pronunciado na presença de fitato dietético. A hipótese que explica essa relação é a de que o aumento de cálcio no intestino forma complexos com o fitato, tornando-o indisponível para se ligar ao zinco.[3,19]

A interação entre zinco e cálcio ainda não é bem esclarecida. Estudos mostram que o fosfato de cálcio diminui a absorção de zinco, ao passo que o cálcio sob a forma de citrato-malato não parece ter efeitos significativos. Outras evidências sugerem que consumir uma dieta rica em cálcio não implica menor absorção do zinco quando este também é consumido em quantidades adequadas.[3] Mais estudos sobre essa relação ainda são necessários.

Outro fator a ser considerado são as fibras alimentares, que geralmente estão presentes associadas com o fitato nos alimentos e contribuem para a redução da absorção do zinco. Em razão de complexa interação, seja por forças eletrostáticas, quelação ou capacidade de troca de ânions, as fibras dietéticas devem ser consideradas durante a avaliação da biodisponibilidade de zinco.[14]

A influência das fibras na biodisponibilidade de zinco depende das características específicas da fibra, por exemplo, seu grau de solubilidade. A pectina (fibra solúvel) parece influenciar negativamente na biodisponibilidade de zinco, enquanto as fibras insolúveis exercem pouco ou nenhum efeito. Dentre as fibras insolúveis, a lignina apresenta uma capacidade de ligação mineral maior do que a da celulose e a das hemiceluloses. A influência negativa das fibras dietéticas na biodisponibilidade não se deve apenas a sua capacidade de ligar minerais, mas também por induzir maior viscosidade digestiva, o que pode dificultar o contato entre nutrientes e enzimas digestivas, e, consequentemente, limitar a disponibilidade de nutrientes para absorção.[20]

Com o objetivo de aumentar a absorção de zinco em alimentos com altas concentrações de fitato, métodos como fermentação, germinação, moagem e adição de fitase em alimentos com qualidade comercial são utilizados. Além disso, a atuação da engenharia genética também pode contribuir com a produção de cereais e legumes com baixo teor de fitato.[14]

Zinco-proteína

A proteína animal é considerada a maior fonte de zinco dietético e um promotor da absorção desse mineral. Assim, um aumento de proteínas na dieta favorece a ingestão de zinco com alta biodisponibilidade. No entanto, é importante considerar o tipo de proteína da refeição e a matriz alimentar, pois estas podem influenciar na biodisponibilidade de zinco.[3,21]

Os produtos lácteos são boas fontes de zinco dietético, que em geral apresentam boa biodisponibilidade, mas também modulam a absorção de zinco de outras fontes alimentares. No estudo pioneiro de Sandström, Cederblad, e Lönnerdal[22] comparando a absorção de zinco proveniente do leite humano (LH), do leite de vaca (LV) e de fórmulas infantis à base de leite de vaca (FLV) e à base de soja (FS), é possível identificar a maior absorção do mineral quando proveniente do LH (41%) > FLV (31%) > LV (28%) > FS (14%). Essa diferença foi associada à proporção caseína:proteína de soro de leite, sendo 40:60 para LH e FLV e 80:20 para LV. Os estudos sugerem que os peptídeos fosforilados que são liberados quando a caseína é digerida, denominados fosfopeptídeos de caseína (CPP), quando presentes em maior proporção nos leites e nas fórmulas infantis, podem reduzir a absorção do zinco. Em contrapartida, quando presentes em alimentos contendo fitatos, as ligações ente os CPP e o zinco impedem o zinco de se ligar ao fitato, o que poderia diminuir sobremaneira sua biodisponibilidade.[3,21,22]

Como citado anteriormente, a absorção de zinco foi maior quando originado do LV em comparação à FS, visto que a FS era rica em ácido fítico (200 mg/L), o que corrobora o entendimento de que os fitatos são poderosos inibidores da absorção de zinco.[22]

O isolado de proteína da soja, presente em refeições compostas e que possuem quantidades consideráveis de fitato, pode reduzir a absorção de zinco. O estudo realizado por Davidsson et al.[23] avaliou a absorção de zinco por meio da técnica de radioisótopos em uma refeição semissintética líquida com diferentes fontes de proteínas (caseína bovina e proteínas do soro do leite bovino desmineralizadas, albumina sérica bovina, ovoalbumina e isolado proteico de soja sem fitato) e outra sem adição de proteína. A albumina sérica bovina reduziu significativamente a média da absorção de zinco de 45 a 49% (refeição-teste sem adição de proteína) para 38%, enquanto o isolado de proteína de soja diminuiu a absorção de 45 a 49% para 33,9%. As outras proteínas testadas não interferiram na absorção do zinco.

Zinco-ferro

A interação entre zinco e ferro pode ocorrer tanto pelo excesso de ferro interferindo na biodisponibilidade de zinco como também no sentido inverso. Esses minerais não são capazes de formar complexos, no entanto estudos mostram que há uma interferência na absorção de zinco mediante altas concentrações de ferro oriundo de suplementos.[3] A razão molar ferro-zinco superior a 25:1 está relacionada com maior inibição da absorção de zinco. Isso decorre provavelmente da competição pela ligação ao ZIP4 e ao transportador de metal divalente 1 (DMT-1), pois uma concentração excessiva de ferro divalente (ferroso) é capaz de bloquear parcialmente o sítio de ligação do zinco nessas proteínas. No entanto, quando o ferro foi fornecido com alimentos (naturalmente presente ou fortificados), mesmo em uma razão molar de 25:1 ou 50:1 para ferro e zinco, não houve efeito sobre a absorção de zinco em adultos.

Isso pode ser motivo de preocupação quando suplementos de ferro são utilizados em doses elevadas rotineiramente ($\geq$ 60 mg de ferro elementar/dia), comumente observado durante o pré-natal de gestantes. O zinco plasmático pode ser reduzido pelas altas quantidades de ferro, e o efeito pode ser atenuado tanto com quantidades menores de ferro ($\leq$ 10 mg de ferro elementar/dia) ou pela oferta de ambos os minerais em uma matriz alimentar (fortificação). Em programas de suplementação pré-natal com altas doses de ferro, pode ser necessário fornecer dose adicional de zinco para prevenir a deficiência deste. Portanto, desde que o ferro seja consumido de fontes dietéticas, é improvável que afete a absorção de zinco nos níveis normalmente utilizados na alimentação.[3,11]

Em aspectos metabólicos, diante de uma distribuição anormal de zinco no organismo e do aumento das concentrações desse mineral no eritrócito, é possível que ocorra deficiência de ferro. O zinco pode ser incorporado enzimaticamente pela ferroquelatase na protoporfirina em vez do ferro no estágio final da síntese do heme, formando assim a zinco-protoporfirina (ZPP), parâmetro utilizado para o diagnóstico de anemias. Assim, alguns casos podem necessitar da suplementação de ferro para corrigir a distribuição anormal de zinco.[24,25]

Zinco-vitamina A

A interação do zinco com a vitamina A tem importância tanto no aumento da biodisponibilidade do mineral mediante a presença de betacaroteno quanto no metabolismo da vitamina no organismo. O zinco é essencial para a síntese da proteína ligadora de retinol (RBP), responsável pela mobilização e transporte da vitamina A do fígado para a circulação. O zinco pode ainda influenciar a conversão do betacaroteno em vitamina A por meio da retinol redutase, enzima dependente do mineral.[16]

Em humanos, alguns estudos observaram que a suplementação com zinco aumenta as concentrações séricas de retinol. Um estudo realizado com mulheres gestantes observou que as concentrações de retinol sérico foram mais elevadas entre aquelas que receberam zinco durante a gravidez quando comparadas às que não receberam. Além disso, as concentrações de retinol no leite materno foram maiores entre aquelas que receberam suplementação de zinco. O estudo também observou que os bebês cujas mães receberam zinco durante a gravidez apresentaram menor prevalência de hipovitaminose A e maiores concentrações de retinol sérico em comparação aos filhos daquelas que não foram suplementadas com o mineral.[26]

A sinergia entre a vitamina A e o zinco também pode ter efeitos benéficos no tratamento do déficit estatural em crianças. Um estudo realizado com crianças pré-escolares na China observou que, após 6 meses de suplementação, o grupo que recebeu vitamina A associada com zinco teve maior ganho de estatura e de estatura-para-a-idade (escore Z) quando comparadas ao grupo que recebeu apenas vitamina A e ao que recebeu vitamina A associada a múltiplos micronutrientes. Dessa forma, os autores concluíram que a suplementação de zinco associada à vitamina A é a melhor maneira de tratar o déficit de estatura para a idade em crianças.[27]

O betacaroteno pode aumentar a biodisponibilidade do zinco em uma refeição. A adição de cenoura ao arroz cozido, por exemplo, promove um aumento na biodisponibilidade do zinco em até 40% quando comparado ao arroz puro. Esse efeito pode ser atribuído de forma isolada ao betacaroteno presente na cenoura, pois a adição de 200 mcg de betacaroteno ao arroz cozido promove um aumento na biodisponibilidade do zinco em cerca de 55%. Esse efeito positivo do betacaroteno pode ser observado em diferentes alimentos (arroz, sorgo, feijão e grão-de-bico).[28]

Esse efeito também foi observado *in vivo*. Em ratos com deficiência de zinco, a suplementação da dieta com cenoura conferiu melhor recuperação do *status* de zinco tanto no soro quanto em outros tecidos, quando comparados ao grupo controle que recebeu a mesma quantidade de zinco, porém sem a inclusão de cenoura na dieta.[29]

A hipótese mais utilizada para explicar o mecanismo pelo qual o betacaroteno facilita a absorção intestinal de zinco refere-se à formação de um complexo com o mineral, mantendo-o solúvel no lúmen intestinal e prevenindo os efeitos inibitórios dos fitatos.[28,30]

⬚ FONTES ALIMENTARES

O zinco é amplamente distribuído nos alimentos (Tabela 2). Alimentos ricos em zinco incluem carne vermelha, alguns frutos do mar, grãos integrais e alguns cereais matinais fortificados. Tendo em vista que o zinco é encontrado principalmente no gérmen e no farelo (casca) dos grãos, cerca de 80% do mineral é perdido durante a moagem. Dessa forma, os grãos integrais tendem a ser mais ricos em zinco que os grãos refinados não fortificados.

A combinação entre o aumento no consumo de alimentos de origem animal, que contêm elevado teor de zinco, e a redução do teor de fitatos, que prejudicam sua absorção, é a maneira preferencial de melhorar a ingestão e a biodisponibilidade do mineral na dieta. Os métodos caseiros de preparação e processamento de alimentos podem reduzir o conteúdo de fitato destes. Tais métodos são baseados na indução das fitases presentes nos alimentos vegetais e na hidrólise enzimática do ácido fítico por meio da germinação e fermentação, bem como na difusão em água do fitato solúvel, por meio do

TABELA 2 Conteúdo de zinco em alimentos por porção usualmente consumida

Alimentos por grupo	Porção (g ou mL)	Zinco (mg)
Pescados e frutos do mar		
Ostra cozida	25	19,6
Ostra crua	40	11,9
Manjuba frita	100	3,24
Peixe lambari cozido	100	2,90
Sardinha em conserva	125	2,57
Pintado assado	100	2,10
Caranguejo cozido	30	1,84
Pescada-branca frita	100	1,12
Atum em conserva	185	1,01
Salmão grelhado (com pele)	120	0,67
Bacalhau refogado	100	0,56
Merluza frita	100	0,56
Camarão cozido	40	0,46
Carnes e ovos		
Acém (sem gordura) cozido	110	8,77
Músculo bovino cozido	110	7,08
Charque cozido	100	6,89
Fígado bovino grelhado	110	4,35
Contrafilé (sem gordura) grelhado	110	3,73
Pernil de porco assado	110	3,58
Lombo suíno assado	110	1,93
Coxa de frango (sem pele) assada	60	1,70
Peito de frango assado	110	1,04
Ovo de galinha inteiro (frito)	50	0,73
Cereais e derivados		
Pão de forma integral	25	0,41
Pão francês	50	0,41
Aveia em flocos	15	0,39
Pipoca	15	0,31
Arroz branco cozido	55	0,29
Arroz integral cozido	55	0,15
Farinha de milho	16	0,10
Leguminosas e derivados		
Feijão-preto cozido	80	1,48

(continua)

TABELA 2 Conteúdo de zinco em alimentos por porção usualmente consumida (*continuação*)

Alimentos por grupo	Porção (g ou mL)	Zinco (mg)
Lentilha cozida	85	1,13
Feijão-fradinho cozido	80	1,01
Feijão-carioca cozido	80	0,60
Amendoim torrado (com sal)	19	0,40
Nozes e sementes		
Castanha-de-caju torrada e salgada	30	1,52
Castanha-do-brasil crua	30	1,28
Semente de gergelim	15	0,79
Amêndoa torrada e salgada	30	0,77
Noz crua	30	0,62
Semente de linhaça	10	0,44
Leite e derivados		
Iogurte natural	170	1,09
Leite de vaca integral	240	0,88
Queijo prato	20	0,67
Queijo minas frescal	30	0,45
Ricota	35	0,16
Frutas, verduras, hortaliças, tubérculos e raízes		
Manga	220	0,21
Maracujá	45	0,18
Laranja	140	0,16
Beterraba crua	25	0,13
Abacaxi	75	0,12
Mamão formosa	170	0,12
Banana-maçã	65	0,09
Alface-crespa	32	0,08
Batata-inglesa cozida	40	0,08
Batata-doce cozida	42	0,07
Mandioca cozida	37	0,06
Cenoura crua	17	0,05
Couve-manteiga refogada	30	0,05
Brócolis cozidos	15	0,04
Tomate cru	23	0,03

Fonte: Tabela Brasileira de Composição de Alimentos (TBCA), 2023.[31]

remolho, que também remove outros componentes antinutricionais, como saponinas.[13]

◘ RECOMENDAÇÕES DE INGESTÃO DE ZINCO

A avaliação da ingestão de zinco na dieta de uma determinada população pode fornecer informações sobre o risco relativo de deficiência, uma vez que a ingestão inadequada de zinco, geralmente, é a principal causa de deficiência na maioria das situações.[11] Essa avaliação auxilia no diagnóstico nutricional, tornando possível identificar um risco potencial para o desencadeamento do problema e constituindo-se, assim, o primeiro indicador de risco nutricional.[32] Essa informação é fundamental para o desenvolvimento de intervenções baseadas em alimentos apropriados para a melhoria do estado nutricional relativo ao mineral.

Para a maioria dos grupos etários e fisiológicos, um método fatorial tem sido utilizado para estimar as necessidades de zinco. A necessidade fisiológica média é a quantidade de zinco que tem que ser absorvida para compensar as perdas endógenas (intestinais e não intestinais). As perdas não intestinais incluem urina, "perdas superficiais" (descamação da pele, cabelo, unhas, suor) e, em adolescentes e adultos, perdas pelo sêmen ou pelo fluxo menstrual. Necessidades adicionais incluem a quantidade de zinco retida no tecido de crianças em fase de crescimento e mulheres grávidas, além do zinco transferido no leite materno em mulheres lactantes.[16] As informações utilizadas para o cálculo das necessidades diárias de ingestão de zinco são descritas na Figura 2.

A avaliação da ingestão dietética de zinco é importante não somente para observar a ingestão de zinco total, mas também para estimar a quantidade biodisponível desse mineral. Como já mencionado, o fitato causa efeito negativo na absorção de zinco e deve ser levado em consideração durante a avaliação do consumo alimentar.[14,15] As dietas baseadas em cereais integrais ou tubérculos e quantidades

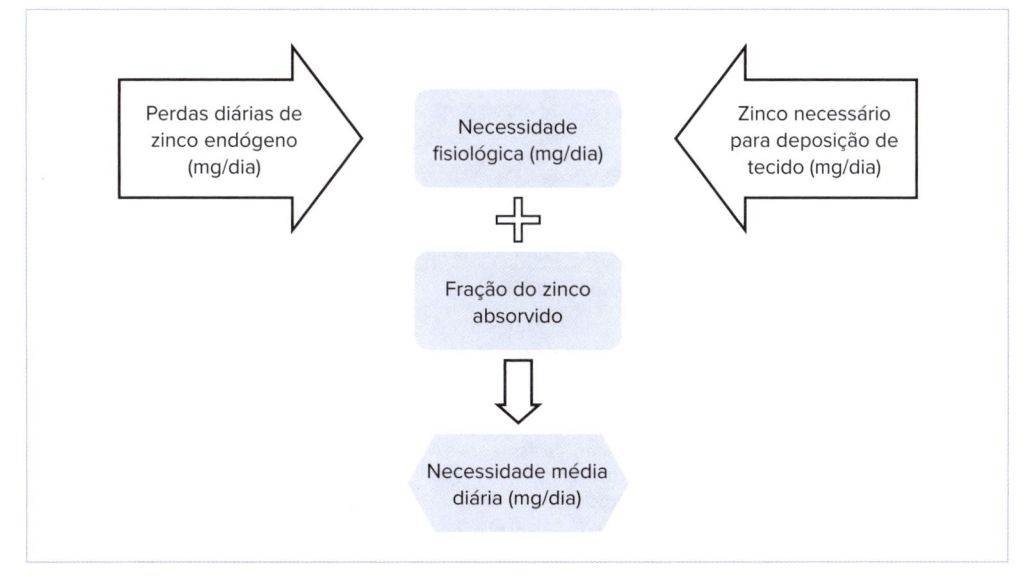

FIGURA 2 Informações utilizadas para o cálculo das necessidades diárias de ingestão de zinco.
Fonte: de Benoist et al., 2007.[15]

insignificantes de alimentos de origem animal aumentam as necessidades dietéticas de zinco e, portanto, aumentam o risco de deficiência.

Nesse sentido, o IOM e o IZiNCG propõem a avaliação qualitativa da biodisponibilidade do zinco na dieta baseada em sua razão molar fitato/zinco (Quadro 1).

A razão molar fitato/zinco é calculada pela divisão do total de fitato (mmol) pelo total de zinco (mmol) da dieta. Para obter as quantidades em mmol de zinco e fitato, adotam-se os seguintes fatores de conversão:

> 1 mmol de zinco = 65,4 mg de zinco
> 1 mmol de fitato = 660 mg de fitato

A ingestão dietética de referência (DRI) proposta pelo IOM[16] não leva em consideração a biodisponibilidade da dieta na recomendação da ingestão de zinco (Tabela 3). Já o IZiNCG[15] apresenta recomendações baseadas na biodisponibilidade dietética do mineral (Tabela 4). A escolha da recomendação a ser utilizada dependerá da forma de avaliação dietética.

◉ BIOMARCADORES DE ZINCO

Os indicadores bioquímicos podem ser utilizados como um meio quantitativo de avaliação do estado nutricional de uma população. Tais indicadores podem ser úteis para identificar populações e subgrupos específicos que apresentem deficiência de zinco e podem, assim, ser usados para identificar grupos aos quais as intervenções devem ser direcionadas. Eles podem indicar a gravidade e a extensão da deficiência, embora sejam necessárias informações adicionais para investigar a causa desta.[15]

Zinco sérico ou plasmático

O principal indicador recomendado pelo IZiNCG para avaliar o estado nutricional relativo ao zinco de uma população é a concentração do mineral no soro ou no plasma.[15] Ele é o indicador bioquímico mais utilizado e o único com dados populacionais de referência para diversas faixas etárias e condições fisiológicas (Tabela 5). As concentrações de zinco sérico não

QUADRO 1 Avaliação qualitativa da biodisponibilidade de zinco na dieta de acordo com suas características e a razão molar fitato/zinco		
Biodisponibilidade	**Pontos de corte e características da dieta**	
	IOM (2006)	**IZiNCG (2004)**
Alta	Dietas baseadas em cereais refinados, pobres em fibras e ácido fítico, com quantidade adequada de proteína animal	Dietas baseadas em cereais refinados
	Razão molar fitato/zinco < 5	Razão molar fitato/zinco ≤ 18
Média	Dietas mistas que contêm proteína animal e dietas vegetarianas não baseadas em cereais integrais	*
	Razão molar fitato/zinco 5-15	
Baixa	Dietas baseadas em cereais integrais (> 50% da energia proveniente de cereais integrais) e baixa ingestão de proteína animal. Alta ingestão de cálcio inorgânico (> 1 g/dia)	Dietas baseadas em cereais integrais (> 50% da energia proveniente de cereais integrais ou legumes e baixa ingestão de proteína animal)
	Razão molar fitato/zinco > 15	Razão molar fitato/zinco > 18

* O IZiNCG não considera dietas com média biodisponibilidade de zinco.
Fonte: IOM, 2006;[16] International Zinc Nutrition Consultative Group (IZiNCG) et al. 2004.[33]

TABELA 3   Ingestão dietética de referência (DRI) para o zinco de acordo com os valores propostos pelo IOM, segundo idade e gênero

Idade	DRI (mg/dia)				
	EAR		RDA		UL
	Homens	Mulheres	Homens	Mulheres	
0-6 meses	2*	2*	2*	2*	4
7-12 meses	2,5	2,5	3	3	5
1-3 anos	2,5	2,5	3	3	7
4-8 anos	4	4	5	5	12
9-13 anos	7	7	8	8	23
14-18 anos	8,5	7,3	11	9	34
19-50 anos	9,4	6,8	11	8	40
≥ 51 anos	9,4	6,8	11	8	40
Gestantes (14-18 anos)	–	10,5	–	12	34
Gestantes (19-50 anos)	–	9,5	–	11	40
Lactantes (14-18 anos)	–	10,9	–	13	34
Lactantes (19-50 anos)	–	10,4	–	12	40

* AI (ingestão adequada): é utilizada quando não há dados suficientes para estabelecer a RDA; EAR (necessidade média estimada): é o valor de ingestão diária que se estima que supra a necessidade de metade (50%) dos indivíduos saudáveis de um determinado grupo; RDA (ingestão dietética recomendada): é o nível de ingestão dietética diária que é suficiente para atender às necessidades de praticamente todos (97 a 98%) os indivíduos saudáveis de um determinado grupo; UL (limite superior tolerável de ingestão): é o valor mais alto de ingestão diária continuada que aparentemente não oferece nenhum efeito adverso à saúde em quase todos os indivíduos.
Fonte: IOM, 2006.[16]

TABELA 4   Recomendações de ingestão dietética de zinco (EAR) de acordo com os valores propostos pelo IZiNCG, segundo a idade, o gênero e a biodisponibilidade de zinco na dieta

Idade	Gênero	EAR (mg/dia) segundo a biodisponibilidade de zinco na dieta	
		Adequada	Baixa
6-11 meses	M + F	3	4
1-3 anos	M + F	2	2
4-8 anos	M + F	3	4
9-13 anos	M + F	5	7
14-18 anos	M	8	11
14-18 anos	F	7	9
> 19 anos	M	10	15
> 19 anos	F	6	7
Gestantes (≤ 18 anos)	F	9	12
Gestantes (> 19 anos)	F	8	10
Lactantes (≤ 18 anos)	F	8	9
Lactantes (>19 anos)	F	7	8

IZiNCG: International Zinc Nutrition Consultative Group.
EAR (necessidade média estimada): é o valor de ingestão diária que se estima que supra a necessidade de metade (50%) dos indivíduos saudáveis de um determinado grupo.
Fonte: Benoist et al., 2007.[15]

TABELA 5 Sugestões de pontos de corte para a avaliação da concentração sérica ou plasmática de zinco em estudos populacionais

Faixa etária	Zinco sérico ou plasmático (mcg/dL)[a]	
	Jejum matinal	Desjejum[b]
< 10 anos	–	65
> 10 anos		
Homens	74	70
Mulheres	70	66
Gestantes[c]		
1º trimestre	56	56
2º trimestre	50	50
3º trimestre	50	50

Pontos de corte sugeridos pelo IZiNCG derivados do NHANES II (Hess et al, 2007.[34]).

[a] Para converter mcg/dL em mcmol/L, utiliza-se o fator de conversão: mcmol/L = mcg/dL ÷ 6,54.

[b] O desjejum é considerado quando a coleta de sangue foi realizada após a primeira refeição do dia. Para crianças < 10 anos, não estão disponíveis pontos de corte para amostras de sangue em jejum.

[c] Em gestantes, a concentração sérica de zinco não sofre influência significativa do estado de jejum. Portanto, o ponto de corte é proposto independentemente do jejum.

Fonte: Hess et al., 2007.[34]

diferem das concentrações plasmáticas, portanto as referências utilizadas para avaliação sérica do mineral também se aplicam para avaliação plasmática deste.[11]

O ponto de corte comumente utilizado para diagnóstico da deficiência em zinco em adultos é < 70 mcg/dL. Esse valor é apropriado para amostras de sangue em jejum matinal, pois a concentração sérica/plasmática de zinco é significativamente maior quando o indivíduo se encontra em jejum. Cerca de 1 hora após uma refeição, essa concentração começa a diminuir, atingindo um platô após aproximadamente 2 horas.[34]

O zinco sérico/plasmático é um biomarcador útil da exposição à restrição dietética intensa e moderada do mineral, bem como da resposta à suplementação. Além disso, os sinais clínicos de deficiência de zinco estão claramente associados a baixas concentrações desse biomarcador. No entanto, há várias ressalvas a serem consideradas ao utilizar esse biomarcador em níveis individual e populacional. Em primeiro lugar, o zinco sérico/plasmático parece não responder significativamente quando fornecido pela dieta comparado à oferta via suplemento. Em segundo lugar, esse biomarcador parece responder à suplementação apenas quando sua concentração inicial é muito baixa. Em terceiro lugar, há grande variabilidade interindividual no zinco plasmático diante da sua ingestão dietética. Dessa forma, os pontos de corte estabelecidos na Tabela 5 proporcionam uma margem de segurança maior na identificação de pessoas em risco de deficiência de zinco antes mesmo do aparecimento de sinais clínicos evidentes.[11]

Em virtude de mecanismos homeostáticos eficientes, a concentração plasmática de zinco em um indivíduo é mantida dentro de um intervalo relativamente estreito de valores, mesmo quando o consumo alimentar está abaixo ou acima da necessidade individual. Assim, reduções nas concentrações plasmáticas de zinco somente são detectadas quando a depleção de zinco for grave ou prolongada.[11]

É importante considerar, ainda, que esse biomarcador pode ser influenciado por mecanismos fisiológicos de resposta, como a inflamação. Nese cenário, proteínas de fase aguda, a exemplo da proteína C-reativa (PCR) e da alfa-1-glicoproteína ácida, podem causar a redistribuição do zinco no plasma ou soro para o fígado, o que poderia resultar na superestimação da prevalência de deficiência desse mineral. De acordo com as diretrizes técnicas do IZiNGC, uma abordagem recomendada para essa avaliação seria incorporar, quando possível, as concentrações dessas proteínas de fase aguda em modelos de regressão, caso estejam disponíveis.[35]

Zinco eritrocitário

A avaliação da concentração de zinco nos eritrócitos é pouco explorada na literatura, no entanto se constitui em uma avaliação que reflete o estado nutricional do indivíduo por um período mais longo, uma vez que a meia-vida dos eritrócitos é de 120 dias.[36]

Esse parâmetro parece sofrer menor influência de processos inflamatórios em comparação ao plasma. Mesmo em indivíduos com resposta inflamatória aguda não são observadas variações significativas nesse marcador, enquanto a concentração plasmática varia significativamente em resposta à inflamação.[37,38]

O ponto de corte mais utilizado para avaliação do zinco eritrocitário é o proposto por Guthrie e Picciano[39] para concentrações ajustadas pela hemoglobina, sendo consideradas adequadas aquelas entre 40 e 44 mcg/g Hb.

A avaliação do zinco eritrocitário ajustado pela concentração de hemoglobina é uma forma de contornar a possível imprecisão associada à análise, evitando a distribuição desigual de amostragem em massa de eritrócitos, sendo considerada a melhor forma de expressar os resultados.[40]

Contudo, vale ressaltar que não há padronização da unidade para essa mensuração nem valores de referência estabelecidos para crianças e adolescentes, dificultando as interpretações. Portanto, o comitê científico do projeto Biomarcadores de Nutrição para o Desenvolvimento (*Bond-Zinc*) classificou esse biomarcador como "não útil".[11]

Zinco no cabelo

O cabelo incorpora zinco em sua matriz quando exposto ao suprimento sanguíneo ao redor do folículo capilar. No entanto, à medida que o cabelo em crescimento se aproxima da superfície da pele, passa por queratinização, selando o zinco na estrutura proteica do cabelo. Portanto, o teor de zinco na haste capilar reflete a quantidade de zinco disponível para os folículos capilares no momento do crescimento, não no momento da coleta. Supondo uma taxa normal de crescimento capilar (> 1 cm/mês), a concentração de zinco nos 1 a 2 cm proximais do cabelo (ou seja, mais próximo do couro cabeludo) reflete a absorção de zinco pelos folículos 4 a 8 semanas antes da coleta da amostra.[11]

No entanto, as concentrações do mineral no cabelo podem sofrer variações de acordo com idade, sexo, estação do ano, taxa de crescimento do cabelo e gravidade da desnutrição. Vale salientar que as concentrações de zinco no cabelo não são afetadas pela cor do cabelo ou tratamentos cosméticos, desde que sejam adotados procedimentos adequados de lavagem previamente à coleta.[11]

A concentração de zinco no cabelo responde de forma eficaz à suplementação e parece estar associada a sinais clínicos de deficiência do mineral em crianças. Entretanto, o uso desse biomarcador de exposição não é amplamente aceito pelas dificuldades metodológicas e pela ausência de pontos de corte para interpretar suas concentrações. Apesar disso, é considerado um biomarcador promissor a ser utilizado.[11]

Zinco na urina

A excreção urinária de zinco é proporcional a sua ingestão ou estado nutricional. A deficiência do mineral promove redução em sua excreção pelos rins. Entretanto, algumas condições patológicas podem promover hiperzincúria mesmo quando o indivíduo apresenta deficiência do mineral, como anemia falciforme, cirrose hepática, sepse, doença renal e alguns tipos de tratamentos anti-hipertensivos.[41,42]

Dessa forma, a avaliação da excreção urinária de zinco é útil apenas em indivíduos aparentemente saudáveis. As concentrações de zinco na urina variam de 300 a 600 mcg/dia. Em geral, a coleta da urina de 24 horas é recomendada pelas variações no período do dia em que ocorre maior excreção do mineral.[41]

Enzimas dependentes de zinco

Várias enzimas dependentes de zinco foram investigadas como possíveis biomarcadores do estado de zinco no plasma, eritrócitos ou em tipos específicos de células. Elas incluem a fosfatase alcalina, ecto-5'-nucleotidase, ácido delta-aminolevulínico desidratase, enzima conversora da angiotensina-1, alfa-D-manosidase, superóxido dismutase extracelular (EC-SOD) e nucleosídeo fosforilase.

Dessas enzimas, a atividade da fosfatase alcalina no soro, eritrócitos ou membranas de eritrócitos é uma das mais estudadas. Entretanto, os resultados têm sido inconsistentes, provavelmente pela baixa especificidade dessa enzima. Em geral, a atividade da fosfatase alcalina é reduzida em estados graves de deficiência de zinco, mas não na deficiência moderada. Portanto, o comitê científico do projeto *Bond-Zinc* classificou esse biomarcador como "não útil".[11]

Evidências recentes têm apresentado novos candidatos promissores de biomarcadores para avaliação do *status* de zinco. As enzimas dessaturases de ácidos graxos 1 (FADS1, delta-5-dessaturase) e 2 (FADS2, delta-6-dessaturase) estão envolvidas na síntese de ácidos graxos poli-insaturados e estão presentes em vários tecidos humanos, com as maiores concentrações no fígado. Essas enzimas estão envolvidas na metabolização de ácido linoleico para ácido araquidônico e são dependentes de zinco. Estudos indicam que a deficiência de zinco pode impactar a proporção ácido-linolênico/ácido

di-homo-gamalinoleico, sendo a delta-6-dessaturase responsável pela catalisação dessa conversão. Nesse sentido, sugeriu-se utilizar essa razão como um indicador sensível da deficiência de zinco. Além disso, a avaliação da atividade da FADS1 e da FADS2 também foi considerada um potencial biomarcador de avaliação do estado nutricional do mineral. No entanto, é importante ressaltar que os estudos ainda são controversos e necessitam ser mais bem explorados e validados, considerando diversos fatores interferentes, como idade, gênero, estado de saúde, influência de outros nutrientes, entre outros.[43,44]

Metalotioneínas

As metalotioneínas (MT) compreendem um grupo de proteínas intracelulares que podem se ligar tanto a metais essenciais quanto a metais tóxicos. A expressão de MT sofre ação direta da disponibilidade de zinco. Quando há excesso do mineral, a expressão de MT aumenta, diminuindo durante a deficiência. Assim, a dosagem dessa proteína tem sido discutida como um bom biomarcador do estado de zinco.[45]

Entretanto, as concentrações plasmáticas de metalotioneína sofrem influência de diversos processos patológicos, como infecção e estresse metabólico, podendo aumentar significativamente nessas condições. Tendo em vista que a própria MT pode regular sua expressão, seguindo um circuito de *feedback* negativo – quando a concentração dessa proteína se encontra elevada, sua expressão é diminuída –, esse biomarcador apresenta vieses importantes a serem considerados, não sendo muito utilizado.[11,46]

Transportadores de zinco

Nos últimos anos, os avanços das pesquisas em nível molecular tornaram-se uma nova ferramenta para a avaliação do estado nutricional de indivíduos em relação ao zinco, permitindo avaliar a expressão de proteínas transportadoras e elucidando mecanismos transcricionais envolvidos na homeostase do mineral.[47] As proteínas transportadoras de zinco são proteínas de membrana que asseguram o transporte de íons de zinco através das diversas estruturas celulares. As células humanas apresentam duas grandes famílias de transportadores de zinco – ZnT e ZIP –, especializadas na captura, efluxo e compartimentalização do mineral, que ajudam a manter a homeostase intracelular e corporal.[7]

Dentre as proteínas destacadas como potenciais biomarcadores do estado nutricional relativo ao zinco, destacam-se a ZnT1 e a ZIP1, pois são os transportadores mais comumente avaliados em estudos clínicos. Entretanto, suas alterações em resposta à suplementação ou depleção de zinco não foram consistentes entre os estudos.[45]

O ZnT1 parece ser regulado positivamente pelo zinco, apresentando aumento da expressão com concentrações crescentes de zinco e diminuição com a depleção desse elemento.[48,49] Apesar de ser responsivo à concentração sérica de zinco, a expressão gênica do ZnT1 não se correlaciona com a ingestão habitual de zinco.[50]

O ZIP1 apresenta resultados conflitantes em diferentes ensaios clínicos, tanto com aumento[10] quanto com diminuição[51] de sua expressão após a suplementação de zinco. Esses resultados indicam uma grande variabilidade entre diferentes populações e desenhos de estudo. Diversos fatores podem interferir nessa avaliação: o tipo de tecido ou célula estudada, a forma de coleta, o método de quantificação e a forma de avaliação da expressão dessas proteínas (expressão gênica ou da proteína funcional). Dessa forma, são necessárias padronizações rigorosas para que os estudos possam ser conduzidos visando avaliar esse parâmetro como um biomarcador para o zinco.

DEFICIÊNCIA E TOXICIDADE

A deficiência em zinco é considerada uma das deficiências nutricionais de grande importância epidemiológica, com repercussões significativas no contexto da saúde pública em todo o mundo. A deficiência de zinco pode ocorrer por inadequação da ingestão alimentar,[52] má-absorção, aumento das necessidades, perdas excessivas e interação com medicamentos e outros alimentos.

De acordo com estimativas recentes, aproximadamente 9% de toda a população mundial apresenta deficiência de zinco, e em alguns países menos desenvolvidos até metade de todas as crianças podem ter deficiência desse mineral.[53] Na América Latina múltiplos fatores convergem para a ingestão inadequada de micronutrientes e podem levar a disparidades significativas na ingestão alimentar desses nutrientes em vários grupos populacionais.[52] No Brasil, dados do Estudo Nacional de Alimentação e Nutrição Infantil (ENANI) revelam que 17,8 % das crianças entre 6 e 59 meses apresentam deficiência de zinco.[54] De acordo com a Pesquisa de Orçamentos Familiares (POF) realizada entre os anos de 2017-2018 sobre consumo alimentar, a prevalência de inadequação da ingestão de zinco varia de 17,5% entre os adolescentes até 39% entre os idosos.[55]

Os principais sinais clínicos da deficiência de zinco são anorexia, alterações no paladar (hipogeusia), alopecia, diarreia, intolerância à glicose, hipogonadismo, disfunções imunológicas, lesões cutâneas e oculares. As consequências funcionais da deficiência em zinco incluem desde o comprometimento do crescimento e desenvolvimento de crianças e adolescentes até prejuízos no sistema imunológico, com aumento da prevalência e incidência de infecções na infância, como diarreia e pneumonia, podendo resultar em aumento das taxas de mortalidade.[16,33]

O comprometimento imunológico observado na deficiência de zinco se caracteriza pelo aumento do estresse oxidativo pelo desequilíbrio entre a produção de espécies reativas de oxigênio e o sistema de defesa antioxidante, respostas inflamatórias sistêmicas resultantes de um desequilíbrio na regulação de processos pró-inflamatórios e anti-inflamatórios e desregulação do sistema imunológico adaptativo. A deficiência de zinco também pode prejudicar a proliferação e a diferenciação das células imunitárias, perturbando o equilíbrio entre as respostas pró-inflamatórias e anti-inflamatórias e levando ao aumento da suscetibilidade a infecções e ao atraso na cicatrização de feridas.[56]

Subgrupos populacionais com alto risco de deficiência de zinco devem ser identificados sob a base de características como idade, estado fisiológico e presença de comorbidades. Nesse contexto, as crianças, as gestantes e os idosos apresentam risco importante de desenvolvimento dessa deficiência, devendo ser avaliados tanto por indicadores indiretos do estado nutricional quanto por indicadores bioquímicos e de consumo alimentar.[33]

Entre as estratégias para redução da deficiência de zinco estão a biofortificação, a fortificação de alimentos ou a suplementação do mineral. A suplementação de zinco apresenta impacto significativo em parâmetros de crescimento infantil (peso e comprimento para a idade).[57] Para isso o zinco tem sido utilizado nas mais variadas formas, tais como sulfato de zinco, óxido de zinco, gluconato de zinco, bisglicinato de zinco e aspartato de zinco. No entanto, existe uma variabilidade da resposta fisiológica a cada uma dessas formas que é diretamente relacionada com o tipo de alimento e a forma de seu processamento, bem como com a utilização concomitante de suplementos e alimentos e com a reserva fisiológica do zinco corporal.[58,59]

Em razão do rigoroso controle homeostático do zinco no organismo humano, são raros os casos de toxicidade relacionados a esse micronutriente, especialmente quando administrado por via oral. Evidências apontam que a maioria dos casos reportados consiste em uma toxicidade aguda e por excesso de consumo de suplementos dietéticos.[60] Uma revisão sistemática que incluiu 96 estudos em 34 países, abrangendo 219.584

crianças e adolescentes suplementados com doses entre 10 e 15 mg diárias de zinco, a suplementação de zinco foi associada a um aumento no número de participantes com pelo menos um episódio de vômito.[53] Além desse, foram registrados outros eventos adversos relacionados ao excesso de zinco, tais como náuseas, dor de cabeça, tontura, fadiga e eventuais distúrbios gastrintestinais. A alta ingestão crônica de zinco também pode resultar em deficiência de cobre, pois prejudica a absorção deste no trato gastrintestinal.[61]

◉ REFERÊNCIAS BIBLIOGRÁFICAS

1. Roohani N, Hurrell R, Kelishadi R, Schulin R. Zinc and its importance for human health: an integrative review. J Res Med Sci. 2013;18(2):144-57.
2. Maares M, Haase H. A guide to human zinc absorption: general overview and recent advances of in vitro intestinal models. Nutrients. 2020;12(3):762.3.
3. Hall AG, King JC. The molecular basis for zinc bioavailability. International Journal of Molecular Sciences. 2023;24(7):6561.
4. Udechukwu MC, Collins SP, Udenigwe CC. Prospects of enhancing dietary zinc bioavailability with food-derived zinc-chelating peptides. Food & Function. 2016;7(10):4137-44.
5. Gibson RS, Raboy V, King JC. Implications of phytate in plant-based foods for iron and zinc bioavailability, setting dietary requirements, and formulating programs and policies. Nutrition Reviews. 2018;76(11):793-804.
6. Chen B, Yu P, Chan WN, Xie F, Zhang Y, Liang L, et al. Cellular zinc metabolism and zinc signaling: from biological functions to diseases and therapeutic targets. Signal Transduction and Targeted Therapy. 2024;9(1):6.
7. Kambe T, Taylor KM, Fu D. Zinc transporters and their functional integration in mammalian cells. Journal of Biological Chemistry. 2021;296:100320.
8. Duarte GBS, Reis BZ, Rogero MM. Role of micronutrients zinc and selenium in inflammation and oxidative stress. In: Current advances for development of functional foods modulating inflammation and oxidative stress. Elsevier; 2022. p.181-8.
9. Duan M, Li T, Liu B, Yin S, Zang J, Lv C, et al. Zinc nutrition and dietary zinc supplements. Critical Reviews in Food Science and Nutrition. 2023;63(9):1277-92.
10. Sharif R, Thomas P, Zalewski P, Fenech M. Zinc supplementation influences genomic stability biomarkers, antioxidant activity, and zinc transporter genes in an elderly Australian population with low zinc status. Molecular Nutrition & Food Research. 2015;59(6):1200-12.
11. King JC, Brown KH, Gibson RS, Krebs NF, Lowe NM, Siekmann JH, et al. Biomarkers of nutrition for deve-

lopment (Bond): zinc review. The Journal of Nutrition. 2016;146(4):858S-885S.

12. Krall RF, Tzounopoulos T, Aizenman E. The function and regulation of zinc in the brain. Neuroscience. 2021;457:235-58.

13. Arafsha SM, Aslam MF, Ellis PR, Latunde-Dada GO, Sharp PA. Strategies to increase the bioaccessibility and bioavailability of iron and zinc from cereal products. Proceedings of the Nutrition Society. 2023;1-7.

14. Zhang YY, Stockmann R, Ng K, Ajlouni S. Revisiting phytate-element interactions: implications for iron, zinc and calcium bioavailability, with emphasis on legumes. Critical Reviews in Food Science and Nutrition. 2022;62(6):1696-712.

15. Benoist B, Darnton-Hill I, Davidsson L, Fontaine O, Hotz C. Conclusions of the Joint WHO/Unicef/IAEA/IZiNCG Interagency Meeting on Zinc Status Indicators. Food and Nutrition Bulletin. 2007;28(3 Suppl):S480-484.

16. Institute of Medicine (IOM). Dietary Reference Intakes: the essential guide to nutrient requirements. Washington, D.C.: National Academies Press; 2006.

17. Lönnerdal B. Dietary factors influencing zinc absorption. The Journal of Nutrition. 2000;130(5S Suppl):1378S-83S.

18. Lopez HW, Leenhardt F, Coudray C, Remesy C. Minerals and phytic acid interactions: is it a real problem for human nutrition? International Journal of Food Science & Technology. 2002;37(7):727-39.

19. Miller LV, Krebs NF, Hambidge KM. Mathematical model of zinc absorption: effects of dietary calcium, protein and iron on zinc absorption. British Journal of Nutrition. 2013;109(4):695-700.

20. Rousseau S, Kyomugasho C, Celus M, Hendrickx MEG, Grauwet T. Barriers impairing mineral bioaccessibility and bioavailability in plant-based foods and the perspectives for food processing. Critical Reviews in Food Science and Nutrition. 2020;60(5):826-43.

21. Shkembi B, Huppertz T. Influence of dairy products on bioavailability of zinc from other food products: a review of complementarity at a meal level. Nutrients. 2021;13(12):4253.

22. Sandström B, Cederblad A, Lönnerdal B. Zinc absorption from human milk, cow's milk, and infant formulas. American Journal of Diseases of Children (1960). 1983;137(8):726-9.

23. Davidsson L, Almgren A, Sandström B, El-A Juillerat M, Hurrell RF. Zinc absorption in adult humans: the effect of protein sources added to liquid test meals. British Journal of Nutrition. 1996;75(4):607-13.

24. Paiva AA, Rondó PC, Guerra-Shinohara EM. Parâmetros para avaliação do estado nutricional de ferro. Revista de Saúde Pública. 2000;34(4):421-6.

25. Mafra D, Cozzolino SMF. Zinco protoporfirina como parâmetro de deficiência de ferro na insuficiência renal crônica. J Bras Nefrol. 2000;22(3):152-6.

26. Dijkhuizen MA, Wieringa FT, West CE, Muhilal. Zinc plus β-carotene supplementation of pregnant women is superior to β-carotene supplementation alone in improving vitamin a status in both mothers and infants. The American Journal of Clinical Nutrition. 2004;80(5):1299-307.

27. Chen L, Liu Y-F, Gong M, Jiang W, Fan Z, Qu P, et al. Effects of vitamin A, vitamin A plus zinc, and multiple micronutrients on anemia in preschool children in Chongqing, China. Asia Pacific Journal of Clinical Nutrition. 2012;21(1):3-11.

28. Gautam S, Platel K, Srinivasan K. Influence of β-carotene-rich vegetables on the bioaccessibility of zinc and iron from food grains. Food Chemistry. 2010;122(3):668-72.

29. Gautam S, Platel K, Srinivasan K. Assessment of zinc deficiency and effect of dietary carrot, amchur and onion on zinc status during repletion in zinc-deficient rats. Journal of the Science of Food and Agriculture. 2012;92(1):165-70.

30. García-Casal MN, Layrisse M, Solano L, Barón MA, Arguello F, Llovera D, et al. Vitamin A and beta-carotene can improve nonheme iron absorption from rice, wheat and corn by humans. The Journal of Nutrition. 1998;128(3):646-50.

31. Tabela Brasileira de Composição de Alimentos (TBCA). São Paulo: Universidade de São Paulo; 2023. Food Research Center (FoRC). Disponível em: http://www.fcf.usp.br/tbca. Acesso em: 13 fev. 2024.

32. Fidelis CMF, Osório MM. Consumo alimentar de macro e micronutrientes de crianças menores de cinco anos no Estado de Pernambuco, Brasil. Revista Brasileira de Saúde Materno-Infantil. 2007;7(1):63-74.

33. International Zinc Nutrition Consultative Group (IZiNCG), Brown KH, Rivera JA, Bhutta Z, Gibson RS, King JC, Lönnerdal B, et al. International Zinc Nutrition Consultative Group (IZiNCG) Technical Document #1. Assessment of the risk of zinc deficiency in populations and options for its control. Food and Nutrition Bulletin. 2004;25(1 Suppl 2):S99-203.

34. Hess SY, Peerson JM, King JC, Brown KH. Use of serum zinc concentration as an indicator of population zinc status. Food and Nutrition Bulletin. 2007;28(3_Suppl 3):S403-29.

35. McDonald CM, Suchdev PS, Krebs NF, Hess SY, Wessells KR, Ismaily S, et al. Adjusting plasma or serum zinc concentrations for inflammation: Biomarkers reflecting inflammation and nutritional determinants of anemia (Brinda) project. The American Journal of Clinical Nutrition. 2020;111(4):927-37.

36. Sandström B. Diagnosis of zinc deficiency and excess in individuals and populations. Food and Nutrition Bulletin. 2001;22(2):133-7.

37. Oakes EJC, Lyon TDB, Duncan A, Gray A, Talwar D, St J. O'Reilly D. Acute inflammatory response does not affect erythrocyte concentrations of copper, zinc and

selenium. Clinical Nutrition (Edinburgh, Scotland). 2008;27(1):115-20.

38. Stefanowicz F, Gashut RA, Talwar D, Duncan A, Beulshausen JF, McMillan DC, Kinsella J. Assessment of plasma and red cell trace element concentrations, disease severity, and outcome in patients with critical illness. Journal of Critical Care. 2014;29(2):214-8.

39. Guthrie HA, Picciano MF. Micronutrient minerals. In: Guthrie HA, Picciano MF (eds.). Human Nutrition. New York: Mosby; 1994. p.351-7.

40. Vitoux D, Arnaud J, Chappuis P. Are copper, zinc and selenium in erythrocytes valuable biological indexes of nutrition and pathology. Journal of Trace Elements in Medicine and Bio. 1999;13(3):113-28.

41. Gibson RS. Principles of nutritional assessment. 2. ed. New York: Oxford University Press; 2005.

42. Miranda CTOF, Vermeulen-Serpa KM, Pedro ACC, Brandão-Neto J, Vale SHL, Figueiredo MS. Zinc in sickle cell disease: a narrative review. Journal of Trace Elements in Medicine and Biology. 2022;72:126980.

43. Knez M, Boy E. Existing knowledge on Zn status biomarkers (1963-2021) with a particular focus on FADS1 and FADS2 diagnostic performance and recommendations for further research. Frontiers in Nutrition. 2023;9:1057156.

44. Knez M, Pantovic A, Tako E, Boy E. FADS1 and FADS2 as biomarkers of Zn status-a systematic review and meta-analysis. Critical Reviews in Food Science and Nutrition. 2022;1-19.

45. Hennigar SR, Kelley AM, McClung JP. Metallothionein and zinc transporter expression in circulating human blood cells as biomarkers of zinc status: a systematic review. Advances in Nutrition. 2016;7(4):735-46.

46. Ryu M-S, Langkamp-Henken B, Chang S-M, Shankar MN, Cousins RJ. Genomic analysis, cytokine expression, and microRNA profiling reveal biomarkers of human dietary zinc depletion and homeostasis. Proceedings of the National Academy of Sciences of the United States of America. 2011;108(52):20970-75.

47. Reis BZ, Sena-Evangelista KCM, Pedrosa LCF. Blood gene expression of zinc transporters as biological indicators of zinc nutrition. In: Patel VB, Preedy VR (eds.). Biomarkers in nutrition. Biomarkers in disease: methods, discoveries and applications. Cham: Springer International Publishing; 2022. p.1-19.

48. Nishito Y, Kambe T. Zinc transporter 1 (ZNT1) expression on the cell surface is elaborately controlled by cellular zinc levels. Journal of Biological Chemistry. 2019;294(43):15686-97.

49. Hennigar SR, Kelley AM, Anderson BJ, Armstrong NJ, McClung HL, Berryman CE, et al. Sensitivity and reliability of zinc transporter and metallothionein gene expression in peripheral blood mononuclear cells as indicators of zinc status: responses to ex vivo zinc exposure and habitual zinc intake in humans. British Journal of Nutrition. 2021;125(4):361-8.

50. Reis BZ, Vieira DAS, Maynard DC, Silva DG, Mendes-Netto RS, Cozzolino SMF. Zinc nutritional status influences ZnT1 and ZIP4 gene expression in children with a high risk of zinc deficiency. Journal of Trace Elements in Medicine and Biology. 2020;61:126537.

51. Andree KB, Kim J, Kirschke CP, Gregg JP, Paik HY, Joung H, et al. Investigation of lymphocyte gene expression for use as biomarkers for zinc status in humans. The Journal of Nutrition. 2004;134(7):1716-23.

52. Monge-Rojas R, Vargas-Quesada R, Previdelli AN, Kovalskys I, Herrera-Cuenca M, Cortés LY, et al. A Landscape of micronutrient dietary intake by 15- to 65-years-old urban population in 8 Latin American countries: results from the Latin American study of health and nutrition. Food and Nutrition Bulletin. 2023;3795721231215267.

53. Imdad A, Rogner J, Sherwani RN, Sidhu J, Regan A, Haykal MR, et al. Zinc supplementation for preventing mortality, morbidity, and growth failure in children aged 6 months to 12 years. The Cochrane Database of Systematic Reviews. 2023;3(3):CD009384.

54. Weffort VRS, Lamounier JA. Hidden hunger: a narrative review. Jornal de Pediatria. 202;S0021-7557(23)00128-6.

55. Instituto Brasileiro de Geografia e Estatística (IBGE). Pesquisa de orçamentos familiares 2017-2018: análise do consumo alimentar pessoal no Brasil. Rio de Janeiro: IBGE; 2020.

56. Stefanache A, Lungu I-I, Butnariu I-A, Calin G, Gutu C, Marcu C, et al. Understanding how minerals contribute to optimal immune function. Journal of Immunology Research. 2023;3355733.

57. Lassi ZS, Kurji J, Oliveira CS, Moin A, Bhutta ZA. Zinc supplementation for the promotion of growth and prevention of infections in infants less than six months of age. Cochrane Database of Systematic Reviews. 2020;(4).

58. Piacenza F, Giacconi R, Costarelli L, Malavolta M. Preliminary comparison of fractional absorption of zinc sulphate, zinc gluconate, and zinc aspartate after oral supplementation in healthy human volunteers. Nutrients. 2023;15(8):1885.

59. Hall AG, King JC. Zinc fortification: current trends and strategies. Nutrients. 2022;14(19):3895.

60. Hussain S, Khan M, Mahmood TM Sheikh, Mumtaz MZ, Chohan TA, Shamim S, et al. Zinc essentiality, toxicity, and its bacterial bioremediation: a comprehensive insight. Frontiers in Microbiology. 2022;13:900740.

61. Hawrysz Z, Woźniacka A. Zinc: an undervalued microelement in researchand treatment. Postepy Dermatology and Allergology. 2023;40(2):208-14.

CAPÍTULO 32

Selênio

Janaina Lombello Santos Donadio
Graziela Biude Silva Duarte
Silvia M. Franciscato Cozzolino

◼ INTRODUÇÃO

O selênio, descoberto em 1817 pelo químico sueco Jöns Jakob Berzelius, é um mineral que apresenta funções biológicas importantes para a saúde humana.[1] De início, o selênio foi considerado cancerígeno e altamente tóxico,[2] e depois estudos comprovaram sua essencialidade como um mineral presente no sítio ativo da enzima antioxidante glutationa peroxidase.[3] No entanto, o momento crucial foi a descoberta da doença de Keshan, uma cardiomiopatia que afeta principalmente crianças em uma área da China com solos pobres em selênio.[4] As funções atribuídas ao selênio estão diretamente relacionadas às funções das selenoproteínas e subprodutos de seu metabolismo. Uma das funções mais conhecidas das selenoproteínas é sua atividade antioxidante.[5,6]

A distribuição do selênio é heterogênea na natureza.[7] Acredita-se que cerca de 45 a 77% do selênio existente na superfície do planeta provenha dos oceanos e se deposite na terra por via úmida ou seca, por meio dos gases dimetilselenido e dimetilselenilsulfido produzidos sazonalmente por alguns fitoplânctons, em especial os das bactérias *Coccolithophorid*. Por isso, áreas próximas de oceanos possuem solos com maior concentração de selênio.[8] A concentração desse mineral nos solos e sua forma química é dependente de vários fatores geoquímicos, por exemplo, o pH e o tipo de rocha originária. Nesse sentido, os teores de selênio nos solos podem variar de 0,1 mcg/g até 1 mg/kg. Nos solos ácidos, o selênio está presente principalmente na forma de selenito, composto de baixa solubilidade e disponibilidade para plantas. Em solos alcalinos, o selênio é oxidado a selenato, que é mais solúvel e mais disponível para absorção pelas plantas.[9]

Em relação ao tipo de rocha originária, as denominadas ígneas de origem vulcânica, ricas em granito e basalto, são pobres em selênio, enquanto as rochas de origem sedimentar, como arenito, possuem altas concentrações desse mineral.[10,11]

Outros fatores também podem interferir na biodisponibilidade desse mineral nos solos, como irrigação, manejo, fertilização, condições climáticas, quantidade de matéria orgânica no solo e potencial de oxirredução do solo.[12]

De modo geral, os solos considerados seleníferos apresentam concentrações entre 1 e 1,5 mcg/g de selênio. Solos com concentrações menores que 0,1 mcg/g de selênio são considerados pobres e contribuem com uma baixa ingestão desse mineral. Por outro lado, os solos que apresentam concentrações maiores que 5 mcg/g de selênio podem promover sintomas de toxicidade.[13] Países como Dinamarca, Finlândia (antes da fertilização, em 1985), Nova Zelândia e algumas regiões da China possuem solos com baixa concentração de selênio, enquanto EUA, Canadá, Irlanda, Colômbia e Venezuela apresentam solos com alto teor desse mineral.[9]

O selênio é encontrado nos alimentos de origem vegetal e animal, principalmente na forma dos aminoácidos selenocisteína (Sec) e selenometionina (SeMet). Desse modo, proteínas que apresentam quantidades expressivas de selênio são denominadas selenoproteínas, sendo responsáveis por exercer as principais funções biológicas relacionadas a esse micronutriente no organismo humano.[14] A selenocisteína é considerada o 21° aminoácido e é incorporada nas proteínas por um mecanismo complexo de recodificação do *stop* códon UGA. Já a selenometionina é incorporada de maneira não específica no lugar da metionina.

◉ BIOSSÍNTESE DAS SELENOPROTEÍNAS

Todas as selenoproteínas necessitam de selenocisteína incorporada na sua estrutura. O selênio pode ser incorporado nas proteínas de duas maneiras: na primeira ocorre uma incorporação não específica, na qual o selênio substitui o enxofre na cisteína e na metionina; na segunda, o aminoácido selenocisteína é incorporado nas proteínas durante a tradução proteica, o que necessita da recodificação do *stop* códon UGA (Figura 1).[15]

Basicamente, a incorporação da selenocisteína nas proteínas envolve a recodificação do códon UGA, o qual normalmente finaliza a tradução proteica.[16] Na maioria dos RNA mensageiros, o códon UGA sinaliza o término da síntese proteica, porém nas selenoproteínas esse códon teve de ser recodificado a fim de inserir o aminoácido selenocisteína, incorporando o selênio nas proteínas. Assim, essa recodificação implica a presença de um elemento de inserção de selenocisteína, chamado SECIS (*sec insertion sequence* ou sequência de inserção de selenocisteína), localizado na região 3' não traduzida do gene (3'UTR). Na maioria dos casos, a selenocisteína está localizada no sítio ativo da enzima com função antioxidante.[17] Além desse elemento de inserção, a síntese das selenoproteínas ainda necessita de um RNA transportador específico para selenocisteína (RNAt[Ser][Sec]), sintetizado a

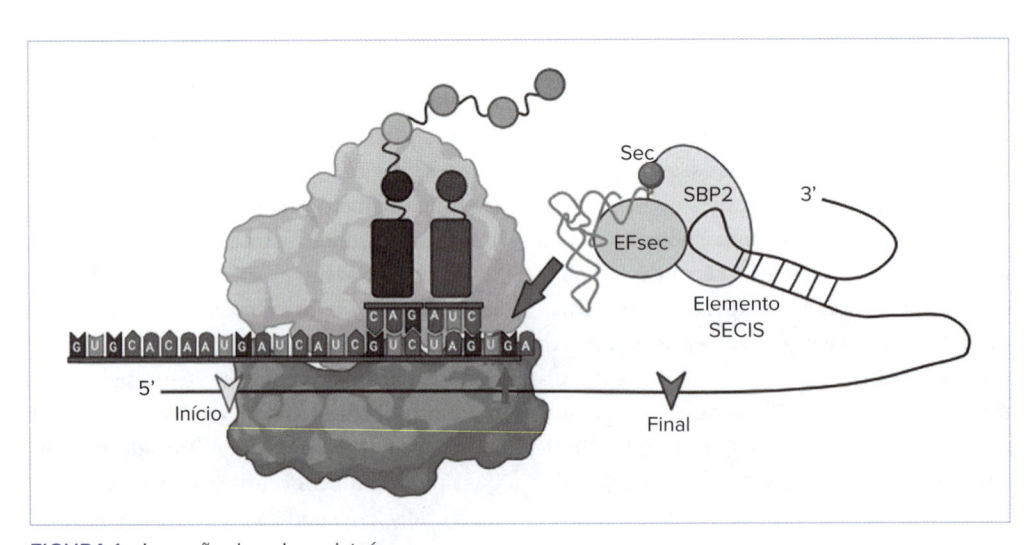

FIGURA 1 Inserção de selenocisteína.

Fonte: criado com *Biorender*, adaptada de Hatfield e Gladyshev, 2002.[15]

partir do selenido com a ajuda da enzima sele-nofosfato sintetase (SPS2).

A utilização do selênio para síntese de sele-nocisteína requer uma etapa anterior de síntese de selenofosfato ($HSePO_3^{2-}$) pela enzima SPS2. Somente a partir do selenofostato é possível a síntese do RNA transportador (Sec tRNA[Ser][Sec]) para a selenocisteína.[18] Esse RNAt é o componente crucial no processo, e sua síntese é dependente da quantidade de selenocisteína disponível, o que por sua vez é dependente da quantidade de selênio na dieta.[19] Dessa forma, a selenocisteína é o único aminoácido conhecido cuja síntese ocorre em seu próprio RNAt.

Para a incorporação da selenocisteína, uma recodificação no *stop* códon UGA é feita por uma estrutura *loop* específica denominada sequência de inserção de selenocisteína (SECIS) na região 3' não traduzida do mRNA.[18] Outras proteínas de ligação de RNA ainda são necessárias para recodificar o códon UGA, como a proteína de ligação de SECIS, SBP 2 SECIS (SECIS *binding protein*), SPS2, a liga o SECIS na estrutura da região 3' UTR, e se liga a um fator de alongamento específico para selenocisteína chamado EFsec, que compete com a proteína ribossomal L30 pela ligação no SECIS. A SBP2 é responsável por formar um complexo com a SECIS e recrutar o EFsec, e a força de ligação entre a SBP2 e os diferentes elementos na SECIS é um fator importante na hierarquia da expressão de selenoproteínas. Dessa maneira, para o selênio da dieta ser incorporado nas selenoproteínas, várias etapas são necessárias: síntese do RNAt-Sec a partir do selenido, transporte do selênio do fígado para os tecidos-alvo e incorporação do selênio nas selenoproteínas dependente de SECIS.[17]

Nesse sentido, a síntese e a expressão de selenoproteínas podem ser influenciadas pela ingestão dietética de selênio por meio de modificações na leitura do código genético.[20] Em mamíferos, 25 selenoproteínas já foram caracterizadas, entre as quais estão as glutationas peroxidase (GPx), as tioredoxinas redutase (TXNRD), as iodotironinas deiodinases (DIO), a SPS2, as selenoproteínas P (SELENOP), S, K, W, entre outras que ainda possuem funções desconhecidas.[21]

Existem dois princípios básicos que são seguidos na regulação da expressão de selenoproteínas: quando o suprimento de selênio é limitante, nem todos os tecidos expressam as proteínas na mesma intensidade e nem todas as proteínas são expressas na mesma quantidade no mesmo tecido, implicando uma hierarquia tecidual e proteica. Em relação à hierarquia tecidual, já é estabelecido que órgãos como cérebro, testículos e adrenais têm preferência quando o suprimento do mineral é limitante. No cérebro, o suprimento de selênio é mantido principalmente através da SELENOP, ou seja, as concentrações de selênio não se alteram em condições de deficiência do mineral. Em contrapartida, nos rins não ocorre o mesmo. Na hierarquia tecidual, cérebro, testículos e tecidos endócrinos ocupam uma posição alta enquanto rins, fígado e coração ocupam uma posição mais baixa.[22]

Em relação à hierarquia proteica, em condições de deficiência de selênio há uma queda na estabilidade do RNAm da *GPX1* e *GPX3*, não ocorrendo o mesmo com a *GPX4* e *GPX2*.[23] Assim, pode-se concluir que a GPx4 e a GPx2 ocupam um lugar alto na hierarquia, enquanto a GPx1 e GPx3 ocupam posições mais baixas. Uma dieta deficiente em selênio implica menor incorporação de selenocisteína nas proteínas, e como consequência os transcritos das selenoproteínas em uma posição baixa na hierarquia, como a GPx1, são degradados por um mecanismo chamado *nonsense mediated decay* (NMD), um mecanismo de degradação de RNA com *stop* códon precoce. Atualmente se sabe que nem todos os RNAm de selenoproteínas são suscetíveis da mesma forma a essa degradação, entretanto os mecanismos por trás dessa regulação ainda são desconhecidos.[24]

ABSORÇÃO, METABOLISMO E EXCREÇÃO

O selênio pode ser encontrado nos alimentos e em alguns suplementos alimentares nas formas orgânicas (selenometionina, selenocisteína e selênio-metilselenocisteína) e inorgânicas (selenito e selenato). De modo geral, tanto a forma orgânica quanto a inorgânica apresentam eficiência semelhante na síntese de selenoproteínas.[25]

A absorção desses compostos ocorre principalmente na parte inferior do intestino delgado por meio de diferentes rotas e mecanismos, com uma eficiência de aproximadamente 70 a 90% em condições fisiológicas e de ingestão consideradas normais.[14] Apesar de seguirem diferentes rotas metabólicas, todo selênio absorvido é convertido em selenido de hidrogênio (H_2Se) nos enterócitos antes da incorporação específica da selocisteína no sítio ativo das selenoproteínas.[26]

A selenometionina passa por reações de transulfuração e em seguida é convertida em selenocisteína pela cistationina gamaliase e então convertida em H_2Se pela selenocisteína liase. Já a selenocisteína oriunda tanto dos alimentos quanto da via da selenometionina também será reduzida em H_2Se.[26] No caso da selenometionina, a taxa de absorção é considerada alta pelo fato de esse composto poder ser incorporado não especificamente no lugar da metionina em tecidos como músculo, eritrócitos e albumina plasmática.[27] Em relação às formas inorgânicas, o selenato é convertido em selenito, seguido pela redução a H_2Se pela TXNRD e tioredoxina, assim como pela glutationa para formar selenodiglutationa. Esse composto, por sua vez, é convertido em glutatioselenol pela enzima glutationa redutase, que irá reagir com a glutationa para formar H_2Se. O selenato é absorvido de forma eficiente (~90%) por um processo de difusão passiva dependente de um gradiente de Na^+K^+ e ATPase. No caso do selenito, outra forma inorgânica desse mineral, a absorção direta não ultrapassa 60%[14,26] (Figura 2).

Após serem absorvidos, os compostos de selênio são transportados para o fígado através da veia porta e metabolizados. A selenometionina é geralmente transportada na forma de seleno-albumina e o selenato, bem como outras formas inorgânicas, são transportados de forma intacta ou por outros mecanismos ainda não esclarecidos. A SELENOP é sintetizada pelo fígado e secretada para o plasma, desempenhando um papel fundamental como transportador primário e de distribuição do selênio para os tecidos periféricos por conter 10 resíduos de selenocisteína em sua estrutura.[14,28]

O selênio pode ser armazenado em diferentes órgãos, como fígado, rins, pâncreas e nos músculos esquelético e cardíaco. Por ser incorporado às proteínas de forma não específica, os alimentos que apresentam em sua composição o selênio predominantemente na forma de selenometionina favorecem o maior acúmulo tecidual desse mineral, tornando-o mais biodisponível.[29]

A excreção de selênio em humanos, em condições de ingestão baixa a moderada, ocorre principalmente pelo sistema urinário na forma de seleno-açúcar. O selênio não absorvido proveniente dos alimentos é incorporado na bile, secreções pancreáticas e intestinais, e excretado nas fezes. Em situações de alta ingestão de selênio, a enzima que produz o íon trimetilselenônio, por meio da metilação do dimetilselenido, torna-se saturada e, consequentemente, a excreção de dimetilselenido começa a ser feita pela respiração, sendo responsável pelo odor característico de alho nessas condições.[14,26,30]

BIODISPONIBILIDADE

A absorção do selênio dietético é de cerca de 80% e depende do tipo de alimento consumido e do estado nutricional do indivíduo relativo a esse micronutriente.[12]

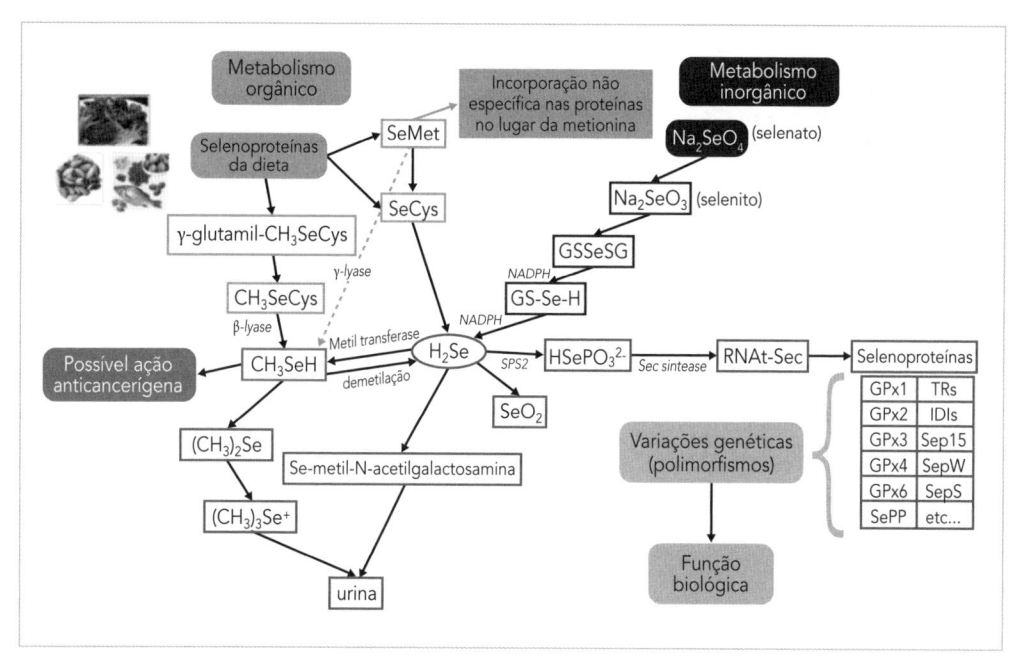

FIGURA 2   Metabolismo das formas orgânicas e inorgânicas de selênio.

CH_3SeCys: metilselenocisteína; CH_3SeH: metilselenol; $(CH_3)_2Se$: dimetilselenido; $(CH_3)_3Se^+$: íon trimetilselênio; g-glutamil-CH_3Se-Cys: γ-glutamilmetilselenocisteína; GSSeSG: selenodi-glutationa; GS-Se-H: glutationa selenopersulfido; $HSePO^{2-}$: selenofosfato; H Se: selenido; Na_2SeO_4: selenato; Na_2SeO_3: selenito; Sec sintase: selenocisteína RNAt sintetase; SeCys: selenocisteína; SeO_2: dióxido de selênio; SeMet: selenometionina; SPS2: selenofosfato sintetase; RNAt-Sec: RNA transportador de selenocisteína.

Fonte: adaptada de Rayman, 2012.[6]

Nos alimentos, as diferentes formas químicas de selênio são consideradas fatores essenciais para a biodisponibilidade desse mineral (Tabela 1). Assim, a partir dessas informações é possível estimar o quanto desse micronutriente será absorvido pelo organismo. De modo geral, os compostos orgânicos (selenometionina e selenocisteína) são absorvidos mais rapidamente pelo organismo humano quando comparados com os inorgânicos (selenito e selenato). Em geral, ambos os compostos são utilizados para a síntese de selenoproteínas. Outros fatores dietéticos, como a quantidade de proteínas totais da dieta, bem como de gordura, e a presença de metais pesados, podem influenciar a biodisponibilidade de selênio.[31]

As carnes são consideradas fontes alimentares de alta biodisponibilidade do mineral pelo fato de as formas químicas selenometionina e selenocisteína estarem presentes em maior quantidade. No entanto, para os peixes, consideram-se alguns aspectos importantes. A interação do selênio com metais pesados, como o mercúrio, pode resultar na formação de complexos insolúveis, reduzindo a absorção do selênio e, consequentemente, sua biodisponibilidade. Além disso, é importante considerar a espécie do peixe. Evidências mostram que o salmão apresenta uma elevada biodisponibilidade de selênio, e tanto a cocção como a salga não interferem em sua biodisponibilidade. No caso dos produtos lácteos, como iogurte, coalhada e queijo cremoso, a fração de selênio é bem absorvida pelo organismo (~80%), e esses alimentos podem ser considerados fontes biodisponíveis do mineral.[12] Em relação à castanha-do-brasil, cerca de 96% do selênio presente nessa noz encontra-se na forma de selenometionina, o que a torna uma fonte alimentar de alta biodisponibilidade para o organismo humano.[32,33]

TABELA 1 Concentração dos diferentes compostos de selênio em alimentos de origem animal e vegetal

Alimentos	Compostos de selênio	% do Se total*
Farinha de trigo	SeMet	76-85%[27,35]
Nozes	SeMet	23%[27]
Brócolis (enriquecido)	SeMCis	45%[27]
Cebola	Selenato	100%[35]
Cebola (enriquecida)	g-glut-SeMCis	63%[35]
Alho	SeMet	53%[35]
Alho (enriquecido)	g-glut-SeMCis	73%[35]
Castanha-do-brasil	SeMet	25%[35]
Carne	Sec	> 90%[27,35]
Frango	SeMet	56-66%[35]
Atum enlatado	Selenato	44%[27]
	SeMet	30%[35]

SeMet: selenometionina; SeMCis: Se-metilselenocisteína; g-glut-SeMCis: g-glutamil-Se-metilselenocisteína; Sec: selenocisteína.
Fonte: Rayman, 2008;[27] Fairweather-Tait, Collings e Hurst, 2010.[35]

Os efeitos do processamento dos alimentos (cozinhar, assar ou grelhar) ainda é controverso. Evidências mostram que durante esses processos o selênio pode ser perdido por volatilização e que o tratamento térmico sob pressão reduziu em até 43% a bioacessibilidade de selênio nos vegetais folhosos verdes.[12,33]

Estudos recentes mostram que a ingestão de selênio na dieta pode modular a composição da microbiota intestinal. Em situações de baixas concentrações de selênio, a absorção desse mineral pelas bactérias intestinais pode influenciar de forma negativa a expressão de selenoproteínas no hospedeiro, resultando na diminuição da concentração de selenoproteínas. Entretanto, os efeitos prejudiciais desse cenário para os humanos ainda não foram esclarecidos. Em contrapartida, algumas espécies de microrganismos intestinais podem ter a capacidade de melhorar a biodisponibilidade de selênio e proteger contra sua toxicidade.[26]

⊡ FONTES ALIMENTARES

Os alimentos são a principal fonte de selênio para os humanos, e é importante considerar que as variações nos teores de selênio nos solos de diferentes regiões afetam diretamente a concentração desse mineral nos alimentos.[27] No Brasil, as concentrações de selênio no solo podem variar entre os Estados; onde as baixas concentrações foram observadas em São Paulo, Minas Gerais e Goiás, enquanto as mais elevadas foram encontradas no Ceará, Pará e Amazonas.[34]

No contexto brasileiro, um fator importante a destacar é a falta de dados nas tabelas de composição dos alimentos em relação a micronutrientes, como o selênio. A escassez de dados referentes ao teor de selênio de alimentos produzidos em solos brasileiros é um fator limitante na investigação do consumo alimentar desse micronutriente na população brasileira. Frequentemente, os valores de micronutrientes utilizados em programas de cálculos para dietas, ou mesmo de tabelas nacionais, são derivados de dados de tabelas estrangeiras, que por sua vez podem apresentar diferentes concentrações do mineral.

As carnes bovina, de frango e peixes, bem como os ovos, que são alimentos ricos em proteínas, apresentam maiores concentrações de selênio. Já os alimentos de origem vegetal (frutas

TABELA 2   Concentração de selênio em alimentos consumidos no Brasil

Alimento	Se mcg/100 g	Alimento	Se mcg/100 g
Cereais e farinha		**Carne de boi**	
Farinha de trigo integral	13,6	Contrafilé	9,7
Farinha de trigo	6,4	Fígado	7,3
Fubá	3,6	Filé-mignon	5,2
Arroz integral	2,7	Patinho	2,8
Leguminosas		**Carne de ave**	
Feijão-preto	11,9	Fígado	44
Feijão-branco	2,6	Coxa	12
Ervilha, conserva	1,8	**Carne de porco**	
Feijão cozido	1,7	Linguiça defumada	9
Panificados e macarrão		Pernil	8
Pão francês	7,3	Lombo	7,6
Biscoito *cream cracker*	6,4	**Peixes**	
Pão-de-leite doce	5,5	Sardinha enlatada em molho de tomate	80,9
Biscoito de maisena	4,8	Atum sólido em lata	52,5
Macarrão cozido	2,3	Sardinha enlatada em óleo	46
Leite e derivados		**Ovos**	
Requeijão cremoso	13	Gema de ovo de galinha	34
Queijo minas frescal	9,9	Ovo de galinha inteiro	15
Leite desnatado esterilizado	2,6	Clara de ovo de galinha	5,2
Leite integral pasteurizado	1,9		

Fonte: Ferreira et al, 2002.[38]

e hortaliças) são considerados fontes pobres em selênio pelo fato de apresentarem menor fração proteica, com exceção de vegetais que são considerados "acumuladores" desse mineral, como o brócolis (*Brassicaceae*) e a castanha-do-brasil (*Bertholletia excelsa*).[12]

A castanha-do-brasil destaca-se como uma ótima fonte alimentar de selênio por apresentar altas concentrações e biodisponibilidade desse mineral. As concentrações desse mineral nessa noz podem variar de 8 a 250 mcg Se/g dependendo do solo e das condições climáticas da região onde é cultivada. As castanhas-do-brasil provenientes da região amazônica possuem altas concentrações de selênio, visto que o solo dessa região apresenta concentrações mais elevadas desse mineral. No entanto, as castanhas-do-

-brasil cultivadas no Acre apresentam menores concentrações de selênio quando comparadas com outras regiões da Amazônia.[32,36,37]

Os alimentos consumidos pela população brasileira de maior contribuição para a ingestão de selênio são atum, sardinha enlatada, merluza, fígado e gema de ovo.[38] A Tabela 2 apresenta dados da concentração de selênio em alimentos consumidos no Brasil.

▣ FUNÇÕES

As funções biológicas do selênio estão diretamente relacionadas às selenoproteínas e estão relacionadas à capacidade antioxidante e anti-inflamatória, ao aumento da resistência do sistema imunológico, ao papel na fertilidade e no sistema de reprodução, à participação na conversão da tiroxina (T4) em tri-iodotironina (T3), à proteção contra a ação nociva de metais pesados e xenobióticos, à redução do risco de doenças crônicas não transmissíveis, à ação neuroprotetora e à estabilidade genômica.[7,14]

Função antioxidante

Entre as selenoproteínas que apresentam função antioxidante estão as GPx, encontradas em diferentes tecidos de mamíferos nos quais ocorrem processos oxidativos. Essas enzimas atuam neutralizando a ação de espécies reativas de oxigênio (ERO) por meio da redução do peróxido de hidrogênio (H_2O_2) e hidroperóxidos lipídicos utilizando uma molécula de glutationa reduzida (GSH) como cofator. Das sete isoformas da família da GPx, apenas quatro são dependentes de selênio.[39]

A glutationa peroxidase 1 ou citosólica (GPx1) foi a primeira a ser descoberta e é a mais abundante em mamíferos, atuando na redução de H_2O_2 e hidroperóxidos orgânicos livres e transformando-os respectivamente em água e álcool. A GPx1 é a isoforma mais suscetível às mudanças relacionadas ao estado nutricional dos indivíduos relativo ao selênio e às condições de estresse oxidativo. A GPx1 é a mais estudada principalmente por sua capacidade de regular as concentrações de H_2O_2 no organismo humano. O H_2O_2 é uma molécula sinalizadora de vias metabólicas, regulando processos como resposta ao estresse, apoptose, proliferação celular e função mitocondrial.[18,40]

A glutationa peroxidase gastrintestinal (GPx2) é altamente expressa na base das criptas no cólon, onde ocorrem o crescimento e a diferenciação das células-tronco intestinais, processo regulado pela via metabólica do Wnt, o qual também regula essa enzima. Essa isoforma é responsável por proteger o epitélio intestinal do estresse oxidativo e manter a homeostase da mucosa. O fator de transcrição Nrf2 também regula a expressão da GPX2, atuando no sistema de defesa celular.[39] Além disso, a GPx2 ocupa posição alta na hierarquia das selenoproteínas pela alta estabilidade de seu mRNA quando o suprimento de selênio é limitante.[41]

A glutationa peroxidase extracelular ou plasmática (GPx3) é a uma glicoproteína sintetizada nos rins sendo a única isoforma presente no meio extracelular e no leite materno, e pode reduzir tanto H_2O_2 quanto hidroperóxidos de fosfolipídios. A GPx3 no plasma é responsável por cerca de 20% do total de selênio, mas sua maior concentração encontra-se ligada à membrana basal dos rins.[42]

A glutationa peroxidase fosfolipídeo hidroperóxido (GPx4) tem como função neutralizar a ação oxidativa provocada pelos hidroperóxidos de ácidos graxos na membrana das células, que são reduzidos e esterificados para fosfolipídios. Essa enzima possui três isoformas, localizadas no núcleo, mitocôndria e citosol, e seu tamanho reduzido facilita a interação com lipídios nas membranas celulares. É também atribuída a essa enzima a redução de hidroperóxidos de colesterol e ésteres de colesterol nas membranas e nas lipoproteínas de baixa densidade (LDL), assim como o bloqueio da peroxidação lipídica no metabolismo dos eicosanoides.[43]

Outras selenoproteínas com função antioxidante são as TXNRD, responsáveis pela redução da tioredoxina oxidada e consideradas o maior sistema oxidorredutase em mamíferos. Como fortes doadoras de elétrons, as TXNRD são redutoras para a maioria das enzimas.[44] Esse sistema é composto por três elementos (tioredoxina, TXNRD e NADPH) e é importante para manter a homeostase redox nas células em diferentes processos biológicos, tais como apoptose, crescimento celular, síntese e reparo de DNA e regulação de fatores de transcrição.[18]

A SELENOP encontra-se em altas quantidades no plasma e atua como um antioxidante extracelular associada ao endotélio vascular, reduzindo o peróxido de nitrito ($ONOO^-$)

formado *in vivo* por reação do monóxido de nitrogênio (NO).[45]

Metabolismo da tireoide

As DIO são oxidorredutases que possuem resíduos de selenocisteína no sítio ativo e a segunda maior classe de selenoproteínas que catalisam a conversão do pró-hormônio T4 em sua forma ativa (T3) e a conversão do T3 reverso inativo em di-iodotironina. Em relação às isoformas, a DIO1 é expressa principalmente no fígado, rins e tireoide. Essa isoforma é responsável pelo controle das concentrações de T3 circulantes. Já a DIO2 é encontrada na tireoide, no sistema nervoso central, no músculo esquelético e no tecido adiposo marrom. Evidências mostram que a função principal da DIO2 parece estar relacionada com o fornecimento de T3 para o núcleo a fim de atender às necessidades intracelulares.[14,46]

A DIO3 é considerada uma enzima fetal, pois está presente mais especificamente em tecidos embrionários, e neonatal, e atua nos processos de regulação da deiodinação, protegendo os tecidos contra os excessos dos hormônios tireoidianos. Na hierarquia das selenoproteínas, mediante condições de deficiência, as DIO ocupam as primeiras posições em virtude do acúmulo e/ou redistribuição da DIO na glândula tireoide.[14,46]

Manutenção do sistema imune

O selênio é importante para o funcionamento adequado do sistema imune. Em situações de deficiência do mineral há um aumento do risco para infecções e aumento de citocinas pró-inflamatórias. Esses cenários podem contribuir para a manutenção de doenças crônicas de caráter inflamatório crônico de baixo grau, como a obesidade e o câncer, bem como outras doenças que apresentam alterações no sistema imune.

O *status* adequado de selênio é importante para auxiliar no combate a infeções parasitárias e bacterianas. Um estudo realizado em ratos demonstrou que a deficiência desse mineral prejudica a imunidade inata e aumenta a suscetibilidade à infecção por *Listeria monocytogenes*. Dados de um estudo com ratos Wistar gestantes infectadas com *Trypanossoma cruzi* mostram uma redução no número de parasitas após o tratamento com selênio.[47,48] Apesar de os mecanismos não estarem esclarecidos, sugere-se que algumas selenoproteínas com atividade antioxidante possam contribuir para o aumento dessa resposta imune antiviral.[49] No que diz respeito à infecção pelo vírus HIV, baixas concentrações de selênio no plasma/soro foram associadas com a redução de células CD4+ e aumento do risco de mortalidade desses pacientes.[14]

Nesse cenário, um processo importante a ser considerado é o estresse oxidativo, no qual a ativação de macrófagos e neutrófilos resulta em aumento rápido na produção de ERO. Em células fagocíticas, as ERO são essenciais para atividades microbicidas e sinalização intracelular adequada. Selenoproteínas como as GPx e a TxR1 atuam de forma complementar no controle de ERO. As GPx podem desempenhar papel de mensageiro secundário na ativação de leucócitos, por meio de sua ação em moléculas de H_2O_2. A TxR1, por sua vez, pode reduzir indiretamente pontes dissulfeto geradas por esse radical livre na sinalização de moléculas.[50]

Nesse contexto, esse micronutriente também tem atuação importante na resposta inflamatória. No que diz respeito à atividade anti-inflamatória, um dos principais mecanismos de ação está relacionado à via de ativação do fator nuclear *kappa* B (NF-κB). Nesse cenário, o aumento da produção de ERO pode desencadear a ativação da via do NF-κB e resultar em aumento da resposta pró-inflamatória. Evidências mostram que o aumento da expressão da GPx pode reduzir os níveis de ERO e, consequentemente, impedindo a ativação do NF-κB, atenuando a expressão de genes com ação pró-inflamatória.[20,51]

A selenoproteína S (SELENOS) também está envolvida na resposta imune, e sua expressão em células hepáticas é regulada por citocinas inflamatórias e concentração extracelular de glicose. A SELENOS pode ter papel antiapoptótico e atuar na redução do estresse do retículo endoplasmático em macrófagos periféricos.[14]

Função neurológica

O selênio é essencial na manutenção das funções neurológicas, atuando na proteção contra o estresse oxidativo, o estresse no retículo endoplasmático e a inflamação, além de suportar o processo de neurotransmissão por manter o balanço redox.[52] Essa essencialidade é comprovada em casos de deficiência do mineral, na qual suas concentrações no cérebro e no fluido cerebrospinal são mantidas, demonstrando a posição elevada do tecido cerebral na hierarquia de expressão das selenoproteínas.[53]

No cérebro humano, o selênio encontra-se em maior concentração nas regiões com grandes quantidades de matéria cinzenta e em partes glandulares. Nesse contexto, a SELENOP é fundamental no fornecimento de selênio ao cérebro, por meio de sua ligação ao receptor de superfície apoER2.[21,54] A SELENOP é expressa no cérebro principalmente nos astrócitos, neurônios e substância negra[53] e tende a aumentar com a idade, demonstrando um papel crucial do selênio contra o estresse oxidativo.[55]

Outra família de selenoproteínas importantes nesse aspecto é da GPx, expressa tanto em neurônios como na glia e importante na proteção contra o estresse oxidativo. Os danos causados por ERO podem ser observados em algumas doenças neurodegenerativas, como a doença de Alzheimer e a de Parkinson, declínio cognitivo, danos isquêmicos e esclerose múltipla. A GPx4 é a isoforma mais expressa no cérebro, com papel antioxidante e na apoptose.[6,14,56]

Fertilidade e reprodução

O selênio exerce um papel importante na fertilidade masculina por ser necessário para a biossíntese de testosterona e para o desenvolvimento adequado dos espermatozoides.[6] A GPx4 expressa nos testículos tem um papel essencial na espermatogênese, atuando na diminuição do estresse oxidativo, que pode afetar a integridade e a motilidade do espermatozoide, e consequentemente contribuir para a infertilidade masculina. Além disso, a GPx4 também exerce papel estrutural para os espermatozoides maduros.[14,44]

A deficiência de selênio em homens resulta em má qualidade dos espermatozoides, enquanto a suplementação de 50 mcg/dia por 3 meses melhorou sua motilidade, quantidade, viabilidade e morfologia.[44] Desse modo, a deficiência moderada desse mineral pode não só prejudicar a motilidade do espermatozoide como também resultar em alterações morfológicas futuras.[14]

Na fertilidade feminina, o selênio é essencial para a perfeita implantação do embrião e a manutenção da gestação. Mulheres que tiveram abortos espontâneos durante o primeiro trimestre apresentaram baixas concentrações de selênio no soro. Especula-se que a perda foi devida à baixa atividade da enzima GPx e à pouca proteção antioxidante no DNA e biomembranas.[44]

▣ RECOMENDAÇÕES DE INGESTÃO

Ao constatar sua importância biológica, o monitoramento da ingestão de selênio por populações de diferentes países é relevante. Os valores de recomendação de ingestão diária para selênio, abrangendo populações de diferentes países, são baseados nas necessidades para atingir a atividade máxima da GPx no plasma ou eritrócitos.

Desse modo, tanto a EAR como a RDA para adultos foram estabelecidas a partir das concentrações de GPx otimizadas com base em dois estudos de intervenção. Após a avaliação, os valores de EAR e RDA para homens e mulheres (> 18 anos) foram de 45 mcg/dia e 55 mcg/dia, respectivamente. Nos períodos de gestação e lactação, nos quais há um aumento das necessidades de selênio, levou-se em consideração a demanda de selênio total, materna e fetal. Assim, a partir da EAR calculada para adultos, acrescentou-se 4 mcg/dia para gestantes, totalizando um valor de 49 mcg/dia. E o valor da RDA, nesse caso, foi de 60 mcg/dia. Para as lactantes esses valores, assim como para outros nutrientes, foram estimados a partir das concentrações do mineral no leite materno. Com o acréscimo de 14 mcg/dia, determinou-se uma EAR de 59 mcg/dia e, consequentemente, uma RDA de 70 mcg/dia.[57,58]

Para crianças com idade entre 0 e 12 meses, a recomendação (AI) foi baseada na média de ingestão de selênio a partir da alimentação exclusiva de leite materno. As concentrações desse micronutriente no colostro são altas e diminuem ao longo da lactação. Nesse período, a AI pode variar de 15 a 20 mcg/dia. As recomendações para crianças e adolescentes de 1 a 18 anos foram estipuladas com base nos valores estabelecidos para adultos.[57] Os valores de recomendação de ingestão de selênio nas diferentes fases da vida encontram-se na Tabela 3.

A ingestão de altas doses de selênio pode causar toxicidade ao organismo, levando ao quadro clínico denominado selenose. Esse quadro de intoxicação crônica pode ocorrer com a ingestão de selênio maior que 800 mcg/dia. Assim, foram estabelecidos valores de UL com base nos sinais clínicos[59] observados no diagnóstico de selenose para os diferentes estágios da vida, demonstrados na Tabela 4.

▣ DEFICIÊNCIA E TOXICIDADE

A deficiência de selênio ocorre quando a ingestão desse mineral é menor que 11 mcg/dia. Nesse cenário, duas enfermidades endêmicas estão associadas à deficiência grave desse mi-

TABELA 3 Recomendações de ingestão diária de selênio em diferentes faixas etárias e fases da vida

Idade	AI (mcg/dia)	EAR (mcg/dia)	RDA (mcg/dia)
0-6 meses	15	–	–
7-12 meses	20	–	–
1-3 anos	–	17	20
4-8 anos	–	23	30
9-13 anos	–	35	40
14-18 anos	–	45	55
19-30 anos	–	45	55
31-50 anos	–	45	55
51-70 anos	–	45	55
> 70 anos	–	45	55
Gestante			
14-50 anos	–	49	60
Lactante			
14-50 anos	-	59	70

AI: ingestão adequada; EAR: necessidade média estimada; RDA: ingestão dietética recomendada.
Fonte: IOM, 2000.[59]

TABELA 4   Valores de UL, NOAEL e LOAEL para selênio nos diferentes estágios de vida

Idade	UL (mcg/dia)	NOAEL (mcg/dia)	LOAEL (mcg/dia)
1-3 anos	90	–	–
4-8 anos	150	–	–
9-13 anos	280	–	–
> 14 anos	400	800	900

UL: limite superior tolerável de ingestão; NOAEL: dose na qual o efeito adverso não foi observado; LOAEL: dose na qual o menor efeito foi observado.
Fonte: IOM, 2000.[59]

neral: a doença de Keshan e a de Kashin-Beck. Essas doenças ocorrem em regiões onde o solo apresenta baixos teores de selênio, como é o caso de algumas localidades na China e na Rússia. A doença de Keshan é uma cardiomiopatia que acomete principalmente crianças entre 2 e 10 anos e é caracterizada por aumento cardíaco, eletrocardiograma anormal, insuficiência cardíaca congestiva e necrose multifocal do miocárdio. As primeiras evidências mostraram uma associação forte entre sua ocorrência e a distribuição geográfica da doença com a baixa ingestão de selênio dos pacientes e seus biomarcadores, como a concentração sanguínea e a atividade da GPx. Já a doença de Keshin-Beck é uma osteoartrite endêmica caracterizada por atrofia, degeneração e necrose do tecido da cartilagem, que pode resultar em deformação das articulações e nanismo, que acomete principalmente crianças entre 5 e 13 anos.[14,60]

A deficiência de selênio tem sido associada a diversas condições e doenças, incluindo comprometimento da função imunológica, distúrbios da tireoide, declínio cognitivo, demência, maior risco de câncer e aumento da taxa de mortalidade.[61] Grupos particularmente suscetíveis a essa deficiência incluem pacientes com alterações no sistema gastrintestinal, como má-absorção ou aumento das perdas intestinais, além de idosos e crianças.[62]

A ingestão de altas doses de selênio pode ser tóxica para o organismo humano e geralmente ocorre por meio da ingestão de suplementos formulados de forma incorreta ou em estudos clínicos nos quais doses de 200 mcg/dia ou mais foram administrados por períodos prolongados.[61]

A toxicidade aguda desse mineral por inalação pode ocasionar dores de estômago e de cabeça, edema pulmonar, bronquite persistente, espasmos bronquiais, náusea, vômito, diarreia e irritabilidade. No caso de exposição via oral a doses muito elevadas desse micronutriente, os sintomas observados são náusea, vômito, diarreia e, em alguns poucos casos, taquicardia.

Para os casos de alta ingestão de forma crônica, essa condição é denominada selenose. O diagnóstico é feito a partir de sinais clínicos que envolvem perda de unhas, que se tornam quebradiças e com pontos brancos; e de cabelos, que ficam sem brilho e quebram facilmente na raiz. Outros sintomas que podem aparecer são lesões na pele e odor de alho pela respiração, alterações gastrointestinais e no funcionamento do sistema endócrino, erupções cutâneas, fadiga, irritabilidade e anormalidades no sistema nervoso.[12,26]

É importante ressaltar que a toxicidade de selênio depende de vários fatores, como o tempo de exposição, o estado nutricional e fisiológico do indivíduo e a interação com outros compostos. As duas formas do mineral (orgânica e inorgânica) resultam em características clínicas de toxicidade semelhantes, mas diferentes em relação ao início desses sintomas. É importante destacar que as duas formas podem resultar em casos de toxicidade resultantes da ingestão de altas doses de forma crônica.[25]

Evidências têm observado que altas concentrações de selênio no sangue estão associadas com o aumento do risco para diabetes *mellitus* tipo 2 (DM2),[63] alterações no perfil,[64] aumento de biomarcadores inflamatórios em mulheres obesas[37] e aumento da mortalidade.[65]

Em alguns casos, tanto a deficiência quanto o excesso podem estar associados a um aumento do risco para algumas doenças, por exemplo, o DM2 e o aumento da mortalidade, sendo esta última observada para concentrações plasmáticas alta e baixas de selênio. Nesse sentido, a relação *U-shape* entre o estado nutricional de selênio e o risco de doenças mostra que é crucial buscar um equilíbrio para as concentrações desse mineral por meio de ingestão adequada com a finalidade de promover a saúde.[61]

▣ BIOMARCADORES DO ESTADO NUTRICIONAL

A avaliação do estado nutricional relativo ao selênio pode ser realizada por meio de biomarcadores que incluem a avaliação do consumo alimentar e biomarcadores sanguíneos. Um bom biomarcador do consumo de selênio deve ser sensível às mudanças do estado nutricional e refletir a ingestão alimentar atual.[66]

Em relação ao consumo alimentar, a avaliação da ingestão de selênio pode ser feita por meio de questionários de frequência alimentar, recordatórios alimentares de 24 horas ou ainda registros alimentares. Porém, essa avaliação não é considerada precisa em virtude tanto da variação da concentração de selênio nos alimentos quanto da falta da dados referentes aos alimentos regionais nas tabelas de composição de alimentos.[29] Em alguns casos, esse consumo pode estar superestimado ou subestimado.

Entre os biomarcadores sanguíneos mais utilizados está a concentração de selênio no plasma, eritrócito, urina, unhas e cabelos. A atividade e/ou concentração de determinadas selenoproteínas também podem ser utilizadas para avaliação do estado nutricional dos indivíduos em relação a esse micronutriente. Nesse contexto, alguns polimorfismos de nucleotídeo único (SNP, *single nucleotide polymorphisms*) em genes que codificam selenoproteínas demonstraram influenciar as concentrações dos biomarcadores sanguíneos, e serão mencionados nesta seção.

A avaliação da concentração plasmática de selênio é considerada um bom biomarcador por ser sensível às alterações de ingestão mesmo quando os indivíduos apresentam um estado nutricional adequado relativo a esse micronutriente. Desse modo, esse biomarcador reflete o estado nutricional do indivíduo a curto prazo. Pela grande variabilidade das concentrações de selênio plasmático encontrada ao redor do mundo (Figura 3), não há nenhum consenso sobre o melhor valor de referência para esse biomarcador. Assim, foram propostos pontos de corte para o selênio plasmático de acordo com a literatura disponível, em quatro faixas de concentrações associadas com efeitos biológicos:

- 20 mcg/L: necessidade mínima para prevenção da doença de Keshan.
- 78,96 a 94,75 mcg/L: maximização da GPx plasmática e SELENOP.
- 64,74 mcg/L: otimização da atividade das DIO.
- 118,44 mcg/L – redução do risco de alguns tipos de câncer.[67]

Alguns estudos nacionais utilizam pontos de corte adotados para a população americana: 60 a 120 mcg/L para o selênio plasmático e 90 a 190 mcg/L para o selênio eritrocitário.[68] Baixas concentrações de selênio plasmático foram associadas com a presença de quatro SNP em genes que codificam selenoproteínas (*GPX1* – rs1050450, *SELENOP* – rs3877899 e rs7579, *SELENOS* – rs34713741) em estudos realizados com indivíduos saudáveis nos EUA, Polônia e Brasil. Altas concentrações de selênio plasmático foram associadas somente com o SNP rs7579

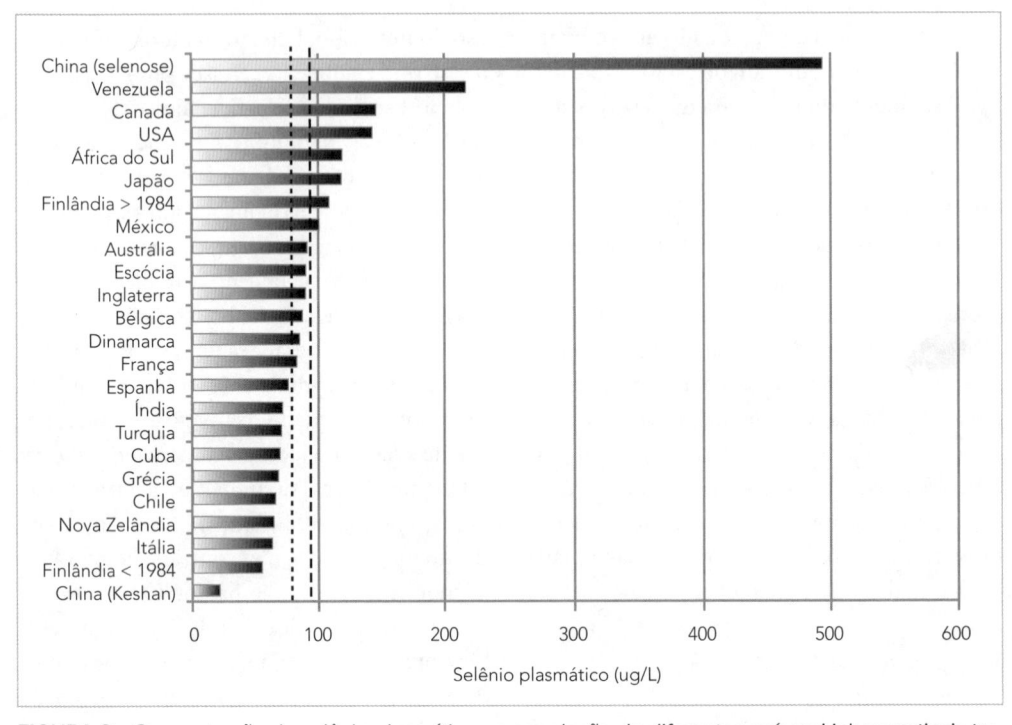

FIGURA 3 Concentração de selênio plasmático na população de diferentes países. Linhas verticais tracejadas representam o intervalo de 80 a 94 mg/L, necessário para otimizar a atividade da GPx plasmática.
Fonte: Segundo Thomson, 2004.[67]

no gene da *SELENOP* em indivíduos saudáveis na Inglaterra.[66]

A concentração da SELENOP plasmática é considerada o biomarcador padrão ouro de curto prazo, pois essa selenoproteína é a principal transportadora de selênio para os tecidos periféricos, abrangendo cerca de 40 a 60% do selênio presente no plasma.[29,69] No entanto, não existem valores de referência para sua concentração, mas sabe-se que ela alcança o pico máximo quando as concentrações de selênio plasmático chegam a 120 mcg/L. Três SNP em dois genes de selenoproteínas (*SELENOP* – rs3877899 e rs7579, *SELENOF* – rs5845) foram associados com menores concentrações plasmáticas de SELENOP em estudos conduzidos na Inglaterra, EUA e Brasil.[66]

A determinação de selênio nos eritrócitos representa uma avaliação de longo prazo, visto que a meia-vida destes é de 120 dias. Cabelos e unhas também são considerados biomarca-

dores de exposição a longo prazo (entre 6 e 12 meses anteriores à avaliação), e a concentração de selênio nesses compartimentos é utilizada para verificar possíveis riscos de toxicidade, uma vez que esses tecidos acumulam selênio. São biomarcadores utilizados em estudos epidemiológicos, visto que apresentam a vantagem de serem um método de baixo custo e de fácil armazenamento. Entretanto, esses tecidos estão sujeitos a contaminação por produtos químicos (poluição atmosférica, xampus, entre outros), o que pode resultar em variações na concentração desse micronutriente.[66] Dois SNP em dois genes de selenoproteínas foram associados com menores concentrações de selênio eritrocitário (*GPX4* – rs713041, *GPX1* – rs8179169), e um SNP no gene da *SELENOS* (rs34713741) foi associado com maiores concentrações de selênio eritrocitário. Os indivíduos com o genótipo variante responderam mais à suplementação.[66]

A análise da concentração de selênio e seus metabólitos na urina é considerada um bom biomarcador da excreção do mineral e viável para estudos populacionais. A utilização desse biomarcador pode auxiliar na identificação de variações no *status* de selênio e refletir as diferenças da concentração desse mineral nos alimentos de acordo com o tipo do solo.[29,69]

A atividade de enzimas dependentes de selênio pode ser utilizada como biomarcador nos casos de deficiência do mineral. De acordo com a hierarquia das selenoenzimas, as que mais dependem de suprimento adequado de selênio são a GPx plasmática e a eritrocitária, sendo estas as indicadas como biomarcadores do estado nutricional do indivíduo na deficiência.[67]

A avaliação da atividade da GPx1 nos eritrócitos também é utilizada como biomarcador do *status* de selênio, sendo um dos marcadores mais utilizados nos estudos.[29] O SNP mais estudado em relação à atividade da GPx1 é o rs1050450 no gene da *GPX1*, que troca o aminoácido prolina por leucina na posição 198 da proteína (Pro198Leu). De maneira geral, a presença do alelo variante T ou do genótipo variante TT foi associada com a redução da atividade enzimática em 7 estudos.[66] A redução da atividade da GPx1 também foi associada com o SNP rs5845 no gene da *SELENOF* e com o rs3877899 no gene da *SELENOP* em estudos conduzidos na Inglaterra e no Brasil.[66]

A avaliação da GPx3 no plasma também é considerada biomarcador de curto prazo, visto que é responsável por cerca de 10 a 25% do selênio no plasma.[29] A atividade da GPx3 está correlacionada com o selênio plasmático, alcançando o máximo da atividade na faixa de 70 a 90 mcg/L de selênio plasmático. A presença de três SNP em três genes de selenoproteínas foi associada a menor atividade enzimática da GPx3 (*SELENOP* – rs7579, *GPX4* – rs713041 e *SELENOF* – rs5845) em ensaios clínicos conduzidos com populações na Inglaterra, EUA e Brasil.[66]

▣ REFERÊNCIAS BIBLIOGRÁFICAS

1. Ortuño JEA. Importancia nutricional del selenio. Arch Latinoam Nutr. 1997;47(1):6-13.
2. Kohrl J, Brigelius-Flohe R, Bock A, Gartner R, Meyer O, Flohe L. Selenium in biology: facts and medical perspectives. Biol Chem. 2000;381(9-10):849-64.
3. Rotruck JT, Pope L, Ganther HE, Swanson B, Hafeman DG, Hoekstra WG. Selenium: biochemical role as a component of glutathione peroxidase. Science (New York, N.Y.). 1973;179(73):588-90.
4. Chen J. An original discovery: selenium deficiency and Keshan disease (an endemic heart disease). Asia Pac J Clin Nutr. 2012;21(3):320-6.
5. Rayman MP. The importance of selenium to human health. Lancet. 2000;356(9225):233-41.
6. Rayman MP. Selenium and human health. The Lancet. 2012;379(9822):1256-68.
7. Papp L, Holmgren A, Khanna KK. Selenium and selenoproteins in health and disease. Antioxidants & Redox Signaling. 2010;12(7):793-5.
8. Amouroux D, Liss PS, Tessier E, Hamren-Larsson M, Donard OFX. Role of oceans as biogenic sources of selenium. Earth and Planetary Science Letters. 2001;89(3-4):277-83.
9. Combs GF. Selenium in global food systems. British Journal of Nutrition. 2001;85(05):517.
10. Fox TE, Fairweather-Tait SJ. Selenium. In: Hurrell R. The mineral fortification of foods. V.2. Leatherhead, Surrey: Leatherhead Publishing; 1999. p.1-44.
11. Baoyan M, Xuelin Z. Regional ecological risk assessment of selenium in Jilin province, China. The Science of the Total Environment. 2000;262(1-2):103-10.
12. Navarro-Alarcon M, Cabrera-Vique C. Selenium in food and the human body: a review. Sci Total Environ. 2008;400(1-3):115-41.
13. Oldfield JE. Selenium World Atlas. 2002.
14. Roman M, Jitaru P, Barbante C. Selenium biochemistry and its role for human health. Metallomics. 2014;6(1):25-54.
15. Hatfield DL, Gladyshev VN. How selenium has altered our understanding of the genetic code. Molecular and Cellular Biology. 2002;22(11):3565-76.
16. Low SC, Grundner-Culemann E, Harney JW, Berry MJ. SECIS-SBP2 interactions dictate selenocysteine incorporation efficiency and selenoprotein hierarchy. EMBO Journal. 2000;19(24):6882-90.
17. Hesketh J. Nutrigenomics and selenium: gene expression patterns, physiological targets, and genetics. Annual Review of Nutrition. 2008;28:157-77.
18. Labunskyy VM, Hatfield DL, Gladyshev VN. Selenoproteins: molecular pathways and physiological roles. Physiological Reviews. 2014;94(3):739-77.
19. Burk RF, Hill KE. Regulation of selenium metabolism and transport. Annual Review of Nutrition. 2015;35(1):150514143029003.

20. Duntas LH. Selenium and inflammation: underlying anti-inflammatory mechanisms. Hormone and Metabolic Research. 2009;41(06):443-7.

21. Kryukov GV, Castellano S, Novoselov SV, Lobanov AV, Zehtab O, Guigó R, et al. Characterization of mammalian selenoproteomes. Science (New York, N.Y.). 2003;300(5624):1439-43.

22. Schomburg L, Schweizer U. Hierarchical regulation of selenoprotein expression and sex-specific effects of selenium. Biochimica et Biophysica Acta. 2009;1790(11):1453-62.

23. Steinbrenner H. Interference of selenium and selenoproteins with the insulin-regulated carbohydrate and lipid metabolism. Free Radical Biology and Medicine. 2013;65:1538-47.

24. Reeves MA, Hoffmann PR. The human selenoproteome: recent insights into functions and regulation. Cell Molecular Life Sciences. 2009;66(15):2457-78.

25. Morais CC, Cominetti C. Selênio. In: Cozzolino SMF, Cominetti C. Bases bioquímicas e fisiológicas da nutrição: nas diferentes fases da vida, na saúde e na doença. Barueri: Manole; 2020.

26. Ferreira RLU, Sena-Evangelista KCM, Azevedo EP, Pinheiro FI, Cobucci RN, Pedrosa LFC. Selenium in human health and gut microflora: bioavailability of selenocompounds and relationship with diseases. Front Nutr. 2021;8:685317.

27. Rayman MP. Food-chain selenium and human health: emphasis on intake. The British Journal of Nutrition. 2008;100(2):254-68.

28. Ha HY, Alfulaij N, Berry MJ, Seale LA. From selenium absorption to selenoprotein degradation. Biol Trace Elem Res. 2019;192(1):26-37.

29. Combs GF, Jr. Biomarkers of selenium status. Nutrients. 2015;7(4):2209-36.

30. Lei XG, Combs GF, Jr., Sunde RA, Caton JS, Arthington JD, Vatamaniuk MZ. Dietary selenium across species. Annu Rev Nutr. 2022;42:337-75.

31. Kieliszek M. Selenium(-)fascinating microelement, properties and sources in food. Molecules. 2019;24(7).

32. Cardoso BR, Duarte GBS, Reis BZ, Cozzolino SMF. Brazil nuts: nutritional composition, health benefits and safety aspects. Food Research International. 2017;100:9-18.

33. Pyrzynska K, Sentkowska A. Selenium in plant foods: speciation analysis, bioavailability, and factors affecting composition. Crit Rev Food Sci Nutr. 2021;61(8):1340-52.

34. Shaltout A, Castilho INB, Welz B, Carasek E, Gonzaga Martens IB, Martens A, et al. Method development and optimization for the determination of selenium in bean and soil samples using hydride generation electrothermal atomic absorption spectrometry. Talanta. 2011;85(3):1350-6.

35. Fairweather-Tait SJ, Collings R, Hurst R. Selenium bioavailability: current knowledge and future research. Am J Clin Nutr. 2010;91(2):1484S-91S.

36. Silva Junior EC, Wadt LHO, Silva KE, Lima RMB, Batista KD, Guedes MC, et al. Natural variation of selenium in Brazil nuts and soils from the Amazon region. Chemosphere. 2017;188(Nov):650-8.

37. Duarte GBS, Reis BZ, Rogero MM, Vargas-Mendez E, Barbosa F, Cercato C, et al. Consumption of Brazil nuts with high selenium levels increased inflammation biomarkers in obese women: a randomized controlled trial. Nutrition. 2019.

38. Ferreira KS, Gomes JC, Bellato CR, Jordão CP. Concentrações de selênio em alimentos consumidos no Brasil. Revista Panamericana de Salud Pública. 2002;11(3):172-7.

39. Brigelius-Flohé R, Maiorino M. Glutathione peroxidases. Biochimica et Biophysica Acta. 2013;1830(5): 3289-303.

40. Brigelius-Flohe R, Flohe L. Regulatory Phenomena in the glutathione peroxidase superfamily. Antioxid Redox Signal. 2020;33(7):498-516.

41. Banning A, Kipp A, Schmitmeier S, Löwinger M, Florian S, Krehl S, et al. Glutathione peroxidase 2 inhibits cyclooxygenase-2-mediated migration and invasion of HT-29 adenocarcinoma cells but supports their growth as tumors in nude mice. Cancer Research. 2008;68(23):9746-53.

42. Jacobson G, Narkowicz C, Tong YC, Peterson GM. Plasma glutathione peroxidase by Elisa and relationship to selenium level. Clinica Chimica Acta. 2006;369(1):100-3.

43. Brown KM, Arthur JR. Selenium, selenoproteins and human health: a review. Public Health Nutrition. 2001;4(2B):593-9.

44. Radomska D, Czarnomysy R, Radomski D, Bielawska A, Bielawski K. Selenium as a bioactive micronutrient in the human diet and its cancer chemopreventive activity. Nutrients. 2021;13(5):1-25.

45. Burk RF, Hill KE. Selenoprotein P: an extracellular protein with unique physical characteristics and a role in selenium homeostasis. Annual Review of Nutrition. 2005;25:215-35.

46. Rua RM, Nogales F, Carreras O, Ojeda ML. Selenium, selenoproteins and cancer of the thyroid. J Trace Elem Med Biol. 2023;76:127115.

47. Wang C, Wang H, Luo J, Hu Y, Wei L, Duan M, He H. Selenium deficiency impairs host innate immune response and induces susceptibility to Listeria monocytogenes infection. BMC Immunol. 2009;10:55.

48. de Freitas MRB, da Costa CMB, Pereira LM, do Prado JCJ, Sala MA, Abrahao AAC. The treatment with selenium increases placental parasitism in pregnant Wistar rats infected with the Y strain of Trypanosoma cruzi. Immunobiology. 2018;223(10):537-43.

49. Avery JC, Hoffmann PR. Selenium, selenoproteins, and immunity. Nutrients. 2018;10(9).

50. Hoffmann PR. Mechanisms by which selenium influences immune responses. Arch Immunol Ther Exp (Warsz). 2007;55(5):289-97.

51. Kretz-Remy C, Arrigo AP. Selenium: a key element that controls NF-kappa B activation and I kappa B alpha half life. Biofactors. 2001;14(1-4):117-25.

52. Torres DJ, Alfulaij N, Berry MJ. Stress and the brain: an emerging role for selenium. Frontiers in Neuroscience. 2021;15:1-8.

53. Solovyev N, Drobyshev E, Blume B, Michalke B. Selenium at the neural barriers: a review. Frontiers in Neuroscience. 2021;15:1-18.

54. Steinbrenner H, Sies H. Selenium homeostasis and antioxidant selenoproteins in brain: implications for disorders in the central nervous system. Archives of Biochemistry and Biophysics. 2013;536(2):152-7.

55. Bellinger FP, He Q-P, Bellinger MT, Lin Y, Raman AV, White LR, et al. Association of selenoprotein p with Alzheimer's pathology in human cortex. Journal of Alzheimers Disease – JAD. 2008;15(3):465-72.

56. Cardoso BR, Apolinário D, Bandeira VS, Busse AL, Magaldi RM, Jacob-Filho W, et al. Effects of Brazil nut consumption on selenium status and cognitive performance in older adults with mild cognitive impairment: a randomized controlled pilot trial. European Journal of Nutrition. 2015;55(1):107-16.

57. Institute of Medicine (IOM). Selenium. Dietary Reference Intakes: the essential guide to nutrient requirements. 2006; p.381-5.

58. Hurst R, Collings R, Harvey LJ, King M, Hooper L, Bouwman J, et al. Eurreca – Estimating selenium requirements for deriving dietary reference values. Crit Rev Food Sci Nutr. 2013;53(Apr 2014):1077-96.

59. Institute of Medicine (IOM). Dietary Reference Intakes for vitamin C, vitamin E, selenium, and carotenoids. Washington: National Academies Press; 2000.

60. Hu W, Zhao C, Hu H, Yin S. Food sources of selenium and its relationship with chronic diseases. Nutrients. 2021;13(5).

61. Rayman MP. Selenium intake, status, and health: a complex relationship. Hormones. 2020;19(1):9-14.

62. Navarro-Alarcon M, López-Martınez MC. Essentiality of selenium in the human body: relationship with different diseases. Science of the Total Environment. 2000;249(1-3):347-71.

63. Vinceti M, Filippini T, Wise LA, Rothman KJ. A systematic review and dose-response meta-analysis of exposure to environmental selenium and the risk of type 2 diabetes in nonexperimental studies. Environ Res. 2021;197:111210.

64. Ju W, Ji M, Li X, Li Z, Wu GR, Fu XF, et al. Relationship between higher serum selenium level and adverse blood lipid profile. Clinical Nutrition. 20184;37(5):1512-7.

65. Rayman MP, Winther KH, Pastor-Barriuso R, Cold F, Thvilum M, Stranges S, et al. (2018). Effect of long-term selenium supplementation on mortality: results from a multiple-dose, randomised controlled trial. Free Radical Biology and Medicine. 2018;127(Nov 2017):46-54.

66. Donadio JLS, Duarte GBS, Borel P, Cozzolino SMF, Rogero MM. The influence of nutrigenetics on biomarkers of selenium nutritional status. Nutr Rev. 2021;79(11):1259-73.

67. Thomson CD. Assessment of requirements for selenium and adequacy of selenium status: a review. European Journal of Clinical Nutrition. 2004;58(3):391-402.

68. Van Dael P, Deelstra H. Selenium. Int J Vitam Nutr Res. 1993;63(4):312-6.

69. Fairweather-Tait SJ, Bao Y, Broadley MR. Selenium in human health and disease. Antioxidants & Redox Signaling. 2011;14(7):3-26.

CAPÍTULO 33

Iodo

Leila Leiko Hashimoto
Liliane Viana Pires
Gilberto Simeone Henriques

◻ INTRODUÇÃO

O iodo é um micronutriente de extrema importância para a saúde humana. Sua insuficiência pode comprometer o desenvolvimento mental, neurológico, estrutural e motor, sobretudo por sua participação no hormônio tireoidiano. Em adultos saudáveis, o organismo contém 15 a 20 mg de iodo, dos quais 70 a 80% estão presentes na glândula tireoide. Para manter as funções tireoidianas normais, recomenda-se a ingestão mínima de 150 mcg/dia para adultos.

A baixa ingestão de iodo pela dieta leva à redução dos estoques desse mineral na glândula tireoide e, de forma crônica, resulta no desenvolvimento de desordem associada à deficiência de iodo (iodine deficiency disorders – IDD), conhecida anteriormente com o termo "bócio". Entre as mais prevalentes das IDD, estão: retardo mental irreversível, bócio, distúrbios associados ao sistema reprodutor e aumento da mortalidade infantil.[1]

A história da deficiência em iodo em países do Oriente data de vários séculos antes de Cristo, e desde aquela época se tem conhecimento do uso de algas marinhas para o tratamento do bócio em alguns países. Em 1991, durante a 43ª Conferência Mundial de Saúde em Genebra, a Organização Mundial da Saúde (OMS) estabeleceu a meta de eliminar os distúrbios por deficiência de iodo como problema de saúde pública em todo o mundo.[2] Em decorrência dos esforços de vários países, tanto nos considerados desenvolvidos (p. ex., países nórdicos) quanto naqueles em desenvolvimento (p. ex., Brasil, Índia e alguns países africanos), o quadro tem sido alterado por meio de ações efetivas para o combate dessa deficiência com programas de fortificação de alimentos e suplementação.

Na década de 1990, Noguera et al.[3] apontaram a prevalência da deficiência em iodo em diferentes estados do Brasil, como Maranhão (18,2%), Goiás (35,9%), Minas Gerais (47,5%) e Pará (22%). Recentemente, um estudo brasileiro de elevada representatividade reportou que o cenário nacional de deficiência do mineral melhorou nos últimos anos após as ações para o combate das IDD, como o monitoramento do status de iodo da população escolar e o programa de iodização do sal. Esse sucesso é atenuado pela necessidade de abordar o consumo excessivo de iodo em 44,2% e a deficiência remanescente em cerca de 10% da população brasileira avaliada.[4] No entanto, a heterogeneidade dos dados entre as regiões do país dificulta o monitoramento do estado nutricional dos indivíduos relativo ao iodo.

Deve-se considerar que, embora os indicadores apontem para melhoras significativas, a deficiência de iodo ainda persiste em 21 países, segundo o Conselho Internacional para o Controle das Desordens Acarretadas pela Deficiência de Iodo (ICCIDD) publicado em 2021.[5,6] Além disso, é crescente o número de países classificados com ingestão excessiva de iodo, sobretudo em decorrência do aumento da ingestão de sal iodado e alimentos que o contêm. Portanto, novas estratégias devem ser adotadas diante desse cenário.[2,7]

◉ IODO: DO DESCOBRIMENTO À ESSENCIALIDADE

O iodo é um não metal do grupo dos halógenos, descoberto acidentalmente em 1811 pelo químico francês Bernard Courtois durante a fabricação de salitre (nitrato de potássio). Ao reagir cinzas de algas marinhas, como fonte de potássio, e ácido sulfúrico, Courtois observou a formação de um vapor violeta e a precipitação de cristais com um brilho metálico. Após novas pesquisas, concluiu se tratar de um novo elemento, o iodo.[8]

Somente após oito anos da descoberta do iodo, o médico suíço JF Coindet associou o uso de esponjas e algas marinhas ao tratamento de bócio, atribuindo essa ação ao elemento iodo nele presente. Em 1819, o médico testou a administração diária do extrato de algas contendo 250 mg de iodo em 150 pacientes com bócio e obteve grande sucesso na redução do tamanho do bócio em uma semana. O sucesso do recém-descoberto mineral gerou entusiasmo na comunidade médica, e seu uso experimental foi incorporado à rotina ordinária da prática clínica e até considerado um "remédio universal" para diversas doenças, como paralisia, sífilis, inflamação aguda, asma e úlceras. Portanto, a importância do iodo teve início de forma empírica durante os primeiros 100 anos após a descoberta e, com o avanço de estudos, foi reconhecido como um micronutriente essencial à saúde humana.[8]

◉ FUNÇÕES DO IODO

A maioria das ações do iodo é atribuída aos hormônios da glândula tireoide: T3 (tri-iodo-tironina) e T4 (tiroxina). As ações fisiológicas dos hormônios tireoidianos incluem crescimento e desenvolvimento físico e neurológico e funcionamento de diversos sistemas do organismo, como cardiovascular, respiratório, muscular, nervoso central, digestório e outros. Outras funções fisiológicas dos hormônios da tireoide estão relacionadas com o controle de vários processos metabólicos, sendo possível citar aumento da produção de energia, aumento da lipólise e controle da neoglicogênese e da glicólise.[9]

A participação do iodo no sistema de defesa antioxidante tem sido apontada em estudos *in vitro* e em modelos animais. Em estudo realizado com algas marinhas, Küpper et al.[10] observaram que o iodo inorgânico agiu como antioxidante, neutralizando o peróxido de hidrogênio e impedindo assim a formação do radical hidroxila. Esses pesquisadores também observaram que as algas, em condição de estresse, absorveram maior quantidade de iodo.[11]

Os mecanismos antioxidantes do iodo mostram que esse elemento na forma molecular atua na neutralização de espécies reativas de oxigênio (ERO), a exemplo dos radicais hidroxila (OH•-) ou ânions superóxido (O2•-), convertendo-os em ácido hipoiodoso ou ácido hidroiódico, consideradas substâncias neutras. O iodo também pode se ligar a outras substâncias, como o ácido araquidônico (AA), e gerar o iodolipídio 6-iodolactona, inibindo a atividade de enzimas pró-inflamatórias como a óxido nítrico sintase (NOS) e a ciclo-oxigenase tipo 2 (COX-2). Ademais, a proteína Keap1 pode também sofrer reação de iodação, favorecendo a liberação e a translocação do fator de transcrição nuclear Nrf2, que, juntamente com a proteína Maf, ativa o elemento de resposta antioxidante (ARE) no gene, induzindo a expressão de enzimas antioxidantes superóxido dismutase (SOD) e catalase (Cat).

A busca pelo entendimento da relação entre o conteúdo de iodo no cérebro com as funções cognitivas tem ampliado os estudos quanto a sua distribuição nesse órgão. A concentração de iodo no cérebro é baixa, em torno de 0,14 mcg/g de peso seco, além de apresentar distribuição variável, e as maiores quantidades foram encontradas em regiões relacionadas com a cognição.[76]

Nas últimas décadas, muitas pesquisas clínicas estão sendo desenvolvidas sobre a função tireoidiana na regulação metabólica, endometriose, proliferação de hepatócitos, falência cardíaca, sarcopenia, processo neoplásico, estresse oxidativo e inflamatório, entre outras linhas. O estudo da função de receptores de hormônios tireoidianos também pode auxiliar na compreensão dos mecanismos de proliferação, diferenciação, sobrevivência e invasão celular em diversos tipos de câncer.[5]

Antes das 20 semanas de gestação, o feto depende inteiramente da produção de hormônios tireoidianos maternos. Desde a 15ª semana de gestação até os 3 anos de idade, os hormônios da tireoide têm papel primordial no crescimento e no desenvolvimento do cérebro e do sistema nervoso central. Se ocorrer deficiência de iodo nesse período, as consequências serão desastrosas e irreversíveis, podendo, nos casos mais graves, levar ao cretinismo.

▣ ABSORÇÃO, METABOLISMO E BIODISPONIBILIDADE

A absorção do iodo da dieta é rápida e quase total (> 90%) no estômago e no duodeno. Antes de ser absorvido, o iodo é convertido em íon iodeto. Esses íons são 100% biodisponíveis e absorvidos praticamente por completo no intestino delgado. Diferentemente, na forma de compostos orgânicos, apenas 50% do iodo é absorvido pelo trato gastrointestinal. Na circulação sanguínea, o iodo circula em sua forma

inorgânica (iodeto) e é captado pela tireoide por meio de um cotransportador de sódio e iodeto (NIS).[12] O conteúdo total de iodo no organismo é de cerca de 120 a 160 micromole (15 a 20 mg), e 70 a 80% encontram-se acumulados nas estruturas da glândula tireoide.

Para a síntese dos hormônios tireoidianos, o iodeto é primeiramente transportado do líquido extracelular para as células glandulares e foliculares da tireoide. Em paralelo, o retículo endoplasmático e o complexo de Golgi sintetizam e secretam a tireoglobulina, composta por uma glicoproteína e resíduos de tirosina. A combinação da tireoglobulina e do iodeto forma os hormônios tireoidianos (tri-iodotironina, T3, e tiroxina, T4).

Os hormônios são liberados da tireoide a partir do estímulo da tireotrofina, que, por sua vez, tem sua secreção regulada pela tiroxina circulante. Sob condições normais, a quantidade de tireoglobulina iodada no coloide da glândula é suficiente para manter a secreção hormonal necessária em um período de aproximadamente 100 dias. Os hormônios T4 e T3 circulam ligados à proteína transtirretina (globulina), que forma um complexo na proporção 1:1 com a RBP (proteína ligadora de retinol). Ambos os hormônios são captados pelo fígado, rins e tecidos-alvo; o T4 sofre desiodação para T3, que é a forma ativa do hormônio. Quando a necessidade de síntese dos hormônios da tireoide está satisfeita, a glândula não acumula mais iodo e o excesso é excretado na urina.[12] Destaca-se que a principal via de eliminação do iodo é pelos rins.[13]

Vários glicosinolatos e outros compostos encontrados naturalmente nos alimentos são bociogênicos. Esses compostos agem inibindo a iodação da tirosina, especialmente a transferência do iodo da monoiodotirosina para a di-iodotirosina. Substâncias bociogênicas, tanto de ocorrência natural quanto sintética, são utilizadas no tratamento da tireotoxicose, na qual há aumento pronunciado da glândula tireoide.[14]

A efetiva utilização do iodo depende da selenoenzima (desiodase tipo I) e, sendo assim, também depende do estado nutricional do indivíduo relativo ao selênio.[15] Há três isoformas de iodotironinas 5' desiodases (EC 3.8.1.4), selenoenzimas, que atuam na manutenção da homeostase dos hormônios tireoidianos. Participam na conversão do T4 em T3, assim como na degradação destes, formando 3,3',5'-tri-iodotironina reverso (rT3) e T2, formas inativas.

- Desiodase tipo I: encontrada no fígado e nos rins – principal responsável pela manutenção das concentrações séricas de T3. Essa isoforma também ocorre na glândula tireoide, regulando a liberação de pequenas quantidades de T3. Essa enzima é uma selenoproteína, contendo selenocisteína em seu sítio catalítico.
- Desiodase tipo II: encontrada no tecido adiposo marrom, no sistema nervoso central (SNC) e na glândula pituitária. Essa enzima é um marcador da formação de T3 nos tecidos-alvo. Não é dependente de selênio. Também faz parte da família das selenoproteínas.
- Desiodase tipo III: expressa no SNC em desenvolvimento, podendo ser encontrada na pele, no fígado, na placenta e no SNC adulto. Participa na degradação de hormônios tireoidianos, limitando sua ação biológica.

A forma T4 também pode sofrer desiodação no anel interno, produzindo rT3, metabólito não ativo biologicamente. Uma desiodação posterior do T3 reverso é catalisada tanto pela desiodase tipo I quanto pela do tipo II. Uma parte do iodo liberado, a partir do catabolismo desse hormônio, pode ser retomada pela glândula tireoide para reutilização, e o restante é excretado na urina.

Estudos que correlacionam a deficiência em selênio com a diminuição da atividade da desiodase tipo I revelam que esta potencializa os mecanismos que poderão levar a uma deficiência funcional de iodo; embora, por uma estratégia compensatória, a desiodase tipo II possa produzir quantidades adequadas de T3, bastando para tanto que o organismo não se encontre deficiente em iodo.

Normalmente, a resposta da glândula pituitária para o aumento de T4 na circulação deveria ser a redução de síntese e de secreção de tireotrofina (TSH), reduzindo o estímulo para a captação de iodo pela glândula tireoide e a síntese do hormônio. Como a deficiência em selênio está associada com valores elevados de T4 na circulação e com altas concentrações de TSH na ausência de formação intracelular de T3, a pituitária é incapaz de responder ao aumento de T4 circulante de forma normal, ocasionando distúrbios no mecanismo de retroalimentação do eixo tireoide-hipotálamo-pituitária.

Além disso, tem sido estudado o impacto de outros micronutrientes como ferro, vitamina A e zinco no *status* e função de iodo, bem como a interferência de flavonoides, glúten, tiocinatos, além de alimentos como a soja, na função da tireoide.

▣ EXPRESSÃO DE RECEPTORES DOS HORMÔNIOS TIREOIDIANOS

O T3 é um hormônio de ação nuclear. Liga-se a um receptor proteico no núcleo das células e, depois de sua dimerização e ativação, o complexo receptor-hormônio é incorporado especificamente a um fator de transcrição no DNA, que regula a transcrição de um ou mais genes para a síntese de proteínas específicas. O receptor de T3 é um dos receptores de hormônios esteroides da superfamília das proteínas dedos de zinco, similar aos receptores do calcitriol e dos retinoides (Figura 1).

Há pelo menos dois genes que codificam para os receptores de T3, receptor do hormônio tireoidiano alfa e beta, e uma superposição alternativa do RNA mensageiro para ambos os genes. O gene do receptor do hormônio ti-

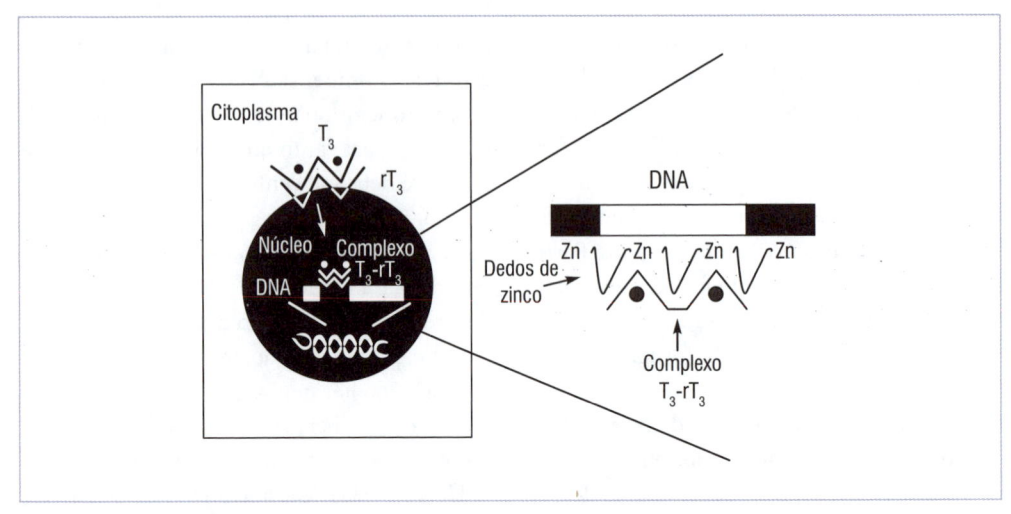

FIGURA 1 Esquema ilustrativo da interação entre T_3 e seu receptor na membrana nuclear e do complexo T_3-rT_3 com as proteínas dedos de zinco na ligação com o DNA da célula-alvo.

reoidiano alfa codifica três isoformas (alfa-1, alfa-2 e alfa-3), sendo que alfa-1 liga-se ao T3, enquanto as demais isoformas não se ligam ao T3, e consequentemente as ações do hormônio são inibidas.[16,17] A expressão da isoforma alfa-1 é observada no coração, nos tecidos adiposos, no cérebro, entre outros tecidos, e controla a frequência cardíaca e os movimentos rítmicos do coração.[18]

O gene do receptor do hormônio tireoidiano beta também codifica três isoformas, beta-1, beta-2 e beta-3. Essas isoformas são responsáveis pelas principais ações dos hormônios tireoidianos, além de serem expressas em diversos tecidos, como glândula da tireoide, coração, fígado e cérebro. O receptor beta-2 é expresso apenas no cérebro, ao passo que os outros são encontrados em todos os demais tecidos do organismo. A quantidade de cada receptor difere não apenas de tecido para tecido, mas também sofre influência do estágio de crescimento e de desenvolvimento humano. Os diferentes receptores podem formar homo e heterodímeros com outras proteínas receptoras de T3 e com vários receptores para retinoides. Portanto, há múltiplas combinações possíveis de complexos

de receptores de T3, capazes de ligar elementos de resposta hormonal em diferentes genes.[18]

Somente alguns genes cuja expressão é regulada pelo T3 foram identificados até o momento. Nos músculos cardíaco e esquelético, o hormônio modula o aumento da expressão de cálcio ATPases rápidas e lentas. Nas células cardíacas, aumenta a expressão de cadeias alfa de miosina e diminui a expressão de cadeias beta. No fígado e no tecido adiposo, aumenta a expressão dos genes que codificam para a malato desidrogenase, glicose-6-fosfato desidrogenase e ácido graxo sintetase, enquanto na pituitária reprime o gene que codifica para TSH. O T3 ainda é capaz de modular a expressão da termogenina no tecido adiposo marrom, sugerindo um mecanismo para o aumento da razão metabólica e do gasto de calor em resposta ao estímulo de sua secreção.[19]

AVALIAÇÃO DO ESTADO NUTRICIONAL

Para avaliar o estado nutricional dos indivíduos relativo ao iodo, geralmente é recomendada a utilização de quatro métodos: concentração urinária de iodo, TSH e de tiroglobulina séricos, e o tamanho da glândula da tireoide.[20]

Um dos parâmetros mais sensíveis e aceitos universalmente para avaliar o estado nutricional dos indivíduos relativo ao iodo é a medida da excreção urinária desse elemento, uma vez que a maior parte do iodo absorvido pelo organismo é excretada na urina e, portanto, reflete diretamente sua ingestão atual pela dieta.[20-22] Entretanto, é importante fazer algumas ressalvas ao classificar os indivíduos com inadequada ingestão de iodo ao avaliar a excreção urinária de um único dia, pois isso compromete a precisão da avaliação em razão da variação diária na ingestão de iodo pela dieta e do estado de hidratação.[23]

No âmbito da saúde pública, esse parâmetro é utilizado para monitoramento da magnitude das IDD e do impacto dos programas nacionais de iodação do sal sobre o estado nutricional relativo a esse mineral na população.[24] Em virtude da facilidade de avaliação em inquéritos nacionais e do maior risco de deficiência de iodo, as concentrações médias de iodo na urina em crianças em idade escolar (6 a 12 anos) têm sido usadas para estimar o *status* de iodo da população geral em países onde o sal é o veículo primário de iodo.[25] Nesse contexto, a Organização Mundial da Saúde (OMS), em colaboração com o Fundo das Nações Unidas para a Infância (Unicef) e o ICCIDD, elaborou critérios epidemiológicos para avaliar a necessidade nutricional de iodo em uma população com base na concentração urinária do mineral em crianças em idade escolar (Tabela 1) e em gestantes, lactantes e crianças menores de 2 anos (Tabela 2).

Uma área é classificada com deficiência leve em iodo quando a prevalência de bócio em crianças em idade escolar está entre 5 e 20% e a excreção urinária média de iodo é maior que 50 mcg/g de creatinina, e de deficiência moderada se a prevalência de bócio é maior que 30%, com algum relato de hipotireoidismo e excreção uriná-

TABELA 1   Critérios epidemiológicos para avaliação do *status* de iodo, com base nas concentrações médias de iodo urinário de crianças em idade escolar*

Valores médios de iodo urinário (mcg/L)	Ingestão alimentar de iodo	*Status* de iodo
< 20	Insuficiente	Deficiência grave
20-49	Insuficiente	Deficiência moderada
50-99	Insuficiente	Deficiência leve
100-199	Adequada	Adequado
200-299	Acima das recomendações	Adequado para gestantes e lactantes, porém pode representar pequeno risco à população geral
≥ 300	Excessiva	Risco de efeitos adversos à saúde

* Aplica-se à população geral, porém não a gestantes e lactantes.
Fonte: WHO, 2007.[26]

TABELA 2   Critérios epidemiológicos para avaliação do *status* de iodo, com base nas concentrações médias de iodo urinário de gestantes, lactantes e crianças menores de 2 anos*

Valores médios de iodo urinário (mcg/L)	*Status* de iodo
Gestantes	
< 150	Insuficiente
150-249	Adequado
250-499	Acima das necessidades
≥ 500	Excessivo
Lactantes e crianças menores de 2 anos	
< 100	Insuficiente
≥ 100	Adequado

* Apesar das recomendações para gestantes e lactantes serem as mesmas, a concentração de iodo na urina é menor em lactantes, em virtude da liberação do mineral pelo leite materno.
Fonte: WHO, 2007.[26]

ria média entre 25 e 50 mcg de iodo/g creatinina. A deficiência grave em iodo é indicada pela prevalência de bócio maior que 30%, com o aparecimento de cretinismo endêmico entre 1 e 10% dos indivíduos da população e excreção urinária média menor que 25 mcg de iodo/g creatinina.

Como alternativa de indicadores do *status* de iodo, é possível medir as concentrações circulantes dos hormônios da tireoide (T3, T4 e TSH) e tiroglobulina (Tg). Medidas mais precisas de estado nutricional dependem de métodos de imunoensaio ou bioensaios desses hormônios, o que necessita maiores custos e infraestrutura apropriada.

Em suma, esses indicadores são considerados complementares para o monitoramento do *status* de iodo, uma vez que sua concentração na urina é muito sensível quando se pretende avaliar a ingestão recente (dias) de iodo e a tiroglobulina responde à ingestão em curto e médio prazos (de semanas a meses), enquanto alterações nas concentrações de T4 ou TSH mostram redução na ingestão de iodo em longo prazo (meses ou anos). Especificamente quando há alguma anormalidade no estado nutricional dos indivíduos relativo ao iodo, é interessante o acompanhamento das concentrações dos hormônios citados, em razão do risco de hipo ou hipertireoidismo.[27]

A dosagem de hormônios da tireoide muitas vezes não é viável ou mesmo necessária em regiões de bócio endêmico. A presença ou não de classificação do grau de bócio pode ser identificada por meio de técnicas de palpação da tireoide, as quais apresentam alta variabilidade, e ultrassonografia.[28] A classificação simplificada do bócio por palpação é:[26]

- Grau 0: sem bócio visível ou palpável.
- Grau 1: massa tecidual palpável, mas não visível quando a cabeça está em posição anatômica normal. Presença de nódulos, mesmo sem hiperplasia da tireoide.

- Grau 2: massa tecidual palpável e visualmente aumentada quando o pescoço está em posição normal.

Outra possível alternativa para analisar o *status* de iodo é a avaliação da ingestão alimentar do mineral. Ao longo dos últimos anos, estudos têm mostrado que grupos de risco, como gestantes e crianças, ainda apresentam ingestão insuficiente de iodo, com prevalência variável, como discutido neste capítulo. Um recente estudo realizado com gestantes americanas evidenciou elevada prevalência de inadequação na ingestão de iodo, a partir da dieta combinada com o uso de suplementos.[29] Dados de consumo alimentar de 2.247 gestantes brasileiras mostraram que a ingestão média habitual de iodo foi de 163,1 mcg/dia, sendo que alimentos básicos brasileiros, como "arroz", "feijão", "ovos", "leite" e "pão", foram identificados como contribuintes importantes para a ingestão de iodo nessa população, além do sal.[30]

A avaliação da ingestão alimentar de iodo é dificultada pela escassez de dados nacionais sobre o conteúdo desse elemento nos alimentos produzidos em solo brasileiro, bem como nos alimentos industrializados. Assim, a avaliação diária da ingestão de iodo da população pode ser estimada por meio da extrapolação dos dados da concentração de iodo na urina e do volume médio de urina em 24 horas, partindo do pressuposto de que o iodo possui em média uma biodisponibilidade de 92%, pela seguinte fórmula:[31]

Ingestão de iodo/dia (mcg) = concentração de iodo na urina (mcg/L) × 0,0235 × peso corporal (kg)

Além de todos esses marcadores, não se exclui a necessidade de realizar uma boa anamnese dos fatores ambientais e genéticos que modificam os efeitos da ingestão de iodo na funcionalidade e nas doenças da tireoide.[22] Evidências sugerem a relação entre incidência de câncer e de doenças autoimunes da tireoide e disparidades raciais e étnicas, mesmo com acesso igualitário ao sistema de saúde.[32] Em uma análise retrospectiva dos dados de 70.346 americanos, obtidos pelo programa de vigilância do Instituto Nacional do Câncer (EUA), afirmou-se que a ocorrência de câncer da tireoide é atualmente menor em pessoas de raça negra que de branca, porém os negros apresentaram pior prognóstico da doença. Várias hipóteses têm sido propostas para essa diferença, como variações clinicopatológicas do câncer, *status* socioeconômico, exposição ambiental, estilo de vida e variações genéticas, porém os potenciais genes ainda não estão claros.[33]

▣ DISTÚRBIOS RELACIONADOS AO *STATUS* DE IODO

Adaptações fisiológicas diante da deficiência de iodo

A ingestão insuficiente de iodo é a principal causa das IDD. A relação entre ingestão desse mineral e distúrbios da tireoide se comporta em uma curva com forma de U, visto que tanto a ingestão deficiente quanto a excessiva de iodo podem prejudicar a função da tireoide.[22]

Quando a ingestão alimentar de iodo é limitada, a função tireoidiana é mantida primeiramente pelo aumento da depuração do iodo circulante e, em seguida, resulta em síntese e secreção inadequadas de hormônios tireoidianos, o que estimula o mecanismo de retroalimentação do eixo tireoide-hipotálamo-pituitária. Isso resulta no aumento da secreção do hormônio tireotrófico (TSH), o qual, em resposta, também promove aumento da captação de iodo pela glândula.[22]

A interpretação correta dos exames bioquímicos é essencial para determinar precisamente o *status* e o grau de deficiência de iodo. Em regiões de deficiência leve a moderada de iodo, geralmente a concentração sérica de Tg e o tamanho da tireoide aumentam, enquanto os hormônios TSH, T3 e T4 reduzem e indicam com maior confiabilidade a insuficiência de iodo. Caso haja deficiência moderada a grave, as concentrações de TSH aumentam levemente para tentar manter a síntese e liberação de hormônios tireoidianos, levando a concentrações normais de T4.[22]

À medida que a deficiência é agravada, o TSH pode aumentar ainda mais, T3 ter discreto aumento ou permanecer inalterado e T4 diminuir, por causa da secreção preferencial de T3 pela tireoide nesse quadro, uma vez que sua atividade é quatro vezes maior que de T4. Portanto, a concentração de TSH é geralmente inversamente proporcional à de T4. A ingestão prolongada de quantidades insuficientes de iodo (cerca de 50% do recomendado) promove a hipertrofia da glândula tireoide, resultando no desenvolvimento de bócio por deficiência em iodo. Quando esgotado o iodo tireoidiano, as concentrações de T3 e T4 diminuem e de TSH aumenta, havendo maior incidência de hipotireoidismo na população.[22]

Bócio endêmico

O bócio é o sinal clássico da deficiência crônica de iodo, caracterizado pelo aumento difuso e homogêneo da tireoide. O diagnóstico e a classificação da doença são feitos pela avaliação visual e palpação da glândula. Em graus mais avançados do bócio, a tireoide pode apresentar nódulos, com fusão dos folículos tireoidianos, podendo haver obstrução da traqueia e esôfago e danos aos nervos faríngeos recorrentes. Nos casos de deficiência subliminar, a tireoide pode não estar visivelmente maior. Em alguns casos, a hipertrofia tireoidiana é suficiente para permitir a produção normal de T4, mesmo com ingestão deficiente em iodo, resultando em concentração circulante normal do hormônio. Essa manifestação é denominada bócio eutireoide.[26]

Metanálise realizada com estudos brasileiros publicados entre 1997 e 2013 com o objetivo de avaliar o estado nutricional dos indivíduos relativo ao iodo mostrou redução da deficiência no Brasil durante os últimos anos, sobretudo em virtude da política de iodação do sal e controle do bócio,[7] a qual será discutida nos próximos tópicos.

Cretinismo endêmico

A deficiência de iodo e as baixas concentrações de hormônios da tireoide durante a fase fetal e primeira infância são associadas a danos cerebrais irreversíveis, incluindo retardo mental e anomalias neurológicas, como mudanças no modo de andar, danos ao córtex cerebral e aos gânglios basais. Retardo no desenvolvimento físico, surdez, mudez e estrabismo são sinais comumente encontrados e todas as crianças afetadas apresentam diminuição marcante em seu desenvolvimento intelectual. Além disso, a deficiência grave de iodo durante a gravidez aumenta o risco de natimortos, abortos e anomalias congênitas. Em adultos, pode ser observada apatia e reduzida produtividade no trabalho, resultando em desenvolvimento econômico e social prejudicado. Os principais fatores que influenciam na extensão e magnitude das complicações neurológicas são a duração e a gravidade do déficit dos hormônios tireoidianos.[24]

Existem dois tipos de cretinismo: neurológico e mixedematoso. O cretinismo neurológico, forma mais comum do quadro, é caracterizado pelo déficit neurológico que inclui tetraplegia espástica. Quando a ingestão de iodo por crianças no período pós-natal é insuficiente, pode haver a manifestação de bócio eutireoide, apresentando apenas os sinais neurológicos e intelectuais dessa condição. A privação de iodo em populações infantis logo após o nascimento resulta no desenvolvimento de hipotireoidismo, com retardo marcante do crescimento e do desenvolvimento pubertário, características do cretinismo mixedematoso. Indivíduos que sofrem de cretinismo mixedematoso têm atrofia da glândula tireoide, em vez de hiperplasia, bastante encontrada em portadores de cretinismo que desenvolvem bócio eutireoide. As causas dessa atrofia da tireoide não foram ainda esclarecidas, mas sabe-se que vários desses indivíduos nascem com as estruturas teciduais tireoidianas íntegras.

Toxicidade

O hipertireoidismo é um quadro de hiperatividade da tireoide, produzindo excessivamente hormônios tireoidianos. Após longos períodos de deficiência de iodo, a recuperação do estado nutricional por meio do aumento súbito da ingestão desse mineral, não necessariamente em quantidades suplementares, pode desencadear o hipertireoidismo. Esse fenômeno reflete uma resposta metabólica autônoma e sustentável da glândula tireoide à deficiência prévia em iodo. Quando a profilaxia com esse elemento é introduzida nos primeiros estágios do processo de carência, o hipertireoidismo não é desenvolvido.[34]

Em contrapartida, populações com história de deficiência do mineral podem também desenvolver o hipotireoidismo induzido pelo iodo suplementado. A redução transitória na síntese de hormônios tireoidianos é descrita como efeito Wolff-Chaikoff e pode ser parcialmente explicada pela geração de várias substâncias inibidoras da atividade da peroxidase tireoidiana e, consequentemente, contribui para redução da síntese de hormônios tireoidianos.[35]

A extensão do risco de toxicidade depende, ainda, do tempo de ingestão excessiva de iodo e da gravidade da deficiência relativa a esse elemento nessa população. Os programas de suplementação de iodo devem ser cuidadosamente monitorados para evitar a presença de doenças causadas pelo excesso de iodo.[34]

A toxicidade de iodo também ocorre com a ingestão elevada desse elemento, geralmente pelo aumento do consumo de sal iodado pela dieta. Nesse caso, o risco de disfunção da tireoide é aumentado em indivíduos suscetíveis, cuja concentração de iodo na urina é maior que 200 mcg/L.[34,35] Dietas muito ricas em peixes de origem marinha ou algas podem ser exceções. Há relatos de que habitantes de Hokkaido, no Japão, chegam a ingerir 50 a 80 mg de iodo ao dia, quantidades consideradas muito tóxicas. Há diferenças entre espécies quanto à tolerância a altas ingestões de iodo. Entretanto, nas espécies estudadas, esta é relativamente bem mais alta que aquelas consideradas normais, indicando a existência de larga margem de segurança.[15]

Como marcador bioquímico populacional, a concentração de iodo na urina considera toxicidade do mineral acima de 300 mcg/L em crianças e 500 mcg/L em mulheres grávidas. O consumo excessivo de iodo pode causar sintomas agudos de irritação no trato gastrintestinal, dor abdominal, náusea, vômito e diarreia, bem como sintomas cardiovasculares e cianose.[36] No hipertireoidismo, os sintomas crônicos são perda de peso, taquicardia, fraqueza muscular e calor da pele, sem a presença da oftalmopatia característica na doença de Graves.

Segundo o Council for Responsible Nutrition,[37] que estabeleceu os valores de Noael (*no observed adverse effects level*) e Loael (*lowest adverse effects level*), pode-se observar para o iodo um Noael de 1.000 a 1.200 mcg e um Loael de até 1.700 mcg. Comparando o valor de Noael (1.000 mcg) com os valores de referência de ingestão, observa-se que o primeiro está muito acima do segundo, sendo muito difícil atingir esses valores tanto por meio da dieta quanto pela fortificação de alimentos.

🔲 ASSOCIAÇÃO DE MICRONUTRIENTES NO METABOLISMO TIREOIDIANO

O metabolismo adequado dos hormônios tireoidianos necessita da disponibilidade e associação de vários micronutrientes, como selênio, zinco, ferro, manganês e magnésio. Além do iodo, cuja concentração na glândula tireoide pode chegar a 65% do total do elemento contido no organismo, o selênio e o zinco também participam das reações que promovem síntese e metabolismo dos hormônios tireoidianos. Esses oligoelementos interagem entre si e estão em equilíbrio dinâmico. No entanto, esse equilíbrio pode ser perturbado pelo excesso ou deficiência de um ou mais elementos, levando à função tireoidiana anormal e à promoção de doenças autoimunes da tireoide e tumores da tireoide.[38]

No organismo, o tecido da tireoide tem a maior concentração de selênio. O selênio exerce importante função na biossíntese e metabolismo dos hormônios tireoidianos. Esse mineral exerce sua função biológica através de selenoproteínas, como glutationa peroxidase (GPX), iodotironina desiodinase (DIO), tiorredoxina redutase (TXNRD), selenoproteína P (SEPP), entre outras. A deficiência de selênio diminui a capacidade de conversão de T4 em T3.[38] Além disso, a baixa disponibilidade de selênio causa redução da enzima glutationa peroxidase, enzima selênio-dependente. A glutationa peroxidase detoxifica H_2O_2, substância que existe em abundância na glândula tireoide e funciona como substrato para a tireoperoxidase, enzima que catalisa a oxidação do iodeto para que ocorra a ligação com a tireoglobulina, e acoplamento oxidativo de iodotirosinas em iodotironinas.

A deficiência em selênio associada à deficiência em iodo faz as quantidades de T4 plasmáticas atingirem concentrações limítrofes, o que reforça a função do selênio na desiodinação extratireoidiana do T3. Em uma condição de déficit de selênio, existe uma hierarquia de fornecimento do mineral a tecidos específicos, como fígado e rins. Níveis séricos mais baixos de selênio estão associados à doença de Graves recém-diagnosticada e ao hipotireoidismo autoimune, segundo um estudo de base populacional realizado na Dinamarca.[39] A redução da detoxificação de H_2O_2 na deficiência de selênio pode levar à morte das células da tireoide.[40,41] Estudo controlado de suplementação com 100 mcg de Se/dia por 1 ano, acompanhado da manutenção de concentrações normais de iodo em indivíduos com a doença de Kashin-Beck, demonstraram ser o iodo o grande responsável pela restauração de parâmetros metabólicos normais da glândula tireoide, tendo a suplementação com selênio apresentado impacto pouco significativo sobre os indicadores bioquímicos nutricionais e de oxidação que pudessem rastrear a tese de envolvimento multicarencial.[42]

Quadros de deficiência múltipla envolvendo esses e outros micronutrientes devem ser considerados, uma vez que podem prejudicar o crescimento físico, as funções cerebral e tireoidiana. Aproximadamente um terço da população mundial tem deficiência de 1 ou mais micronutrientes, sendo as deficiências de iodo, ferro, zinco, vitamina A e folato notificadas mais frequentemente.[38,43,44]

A deficiência simultânea em iodo e selênio tem sido relatada sobretudo em áreas de solo com baixa concentração de selênio. Dados em animais e humanos demonstraram que o *status* de selênio e a expressão de selenoproteínas estão associadas com a ingestão de iodo.[38,45] Em uma revisão sistemática com 57 estudos clínicos, as evidências parecem indicar que níveis de selênio, zinco e ferro estão positivamente associados ao nível de iodo. As deficiências de selênio, zinco e ferro podem prejudicar a eficácia das iniciativas de saúde pública para melhorar o nível de iodo em regiões com deficiência de iodo e, portanto, devem ser corrigidas para maximizar o benefício de tais iniciativas.[43]

O ferro é outro mineral de relevância para o metabolismo tireoidiano. As duas etapas iniciais na síntese do hormônio tireoidiano são catalisadas pela TPO, uma proteína heme-dependente. A deficiência nutricional de ferro pode reduzir os níveis plasmáticos de T4 e T3 e aumentar os níveis de TSH. A coexistência de anemia e hipotireoidismo é explicada por inflamação crônica, desnutrição e má-absorção de nutrientes, como ferro, vitamina B12 e ácido fólico, que são essenciais para a produção de hemácias e funcionamento da tireoide.[38]

Em um estudo transversal com 1.067 adultos moradores de uma área da China adequada em iodo, foram observadas associações significativas dos metais essenciais comuns com a função tireoidiana. O *status* de ferro foi positivamente correlacionado com os níveis séricos de TSH, T3 e T4. Além disso, a concentração sérica de cobre foi associada de forma negativa aos marcadores de função tireoidiana avaliados.[46]

O zinco é um micronutriente de destaque para a saúde humana e desempenha um papel na expressão genética, na divisão e no crescimento celular, bem como no funcionamento adequado da tireoide. A deficiência em zinco apresenta um modelo de resposta diferente, pois o metal participa da ligação do T3 a seu receptor nuclear ou coordena-se com fatores de transcrição, como as proteínas da superfamília dedos de zinco, podendo alterar a expressão dos genes que codificam para os hormônios tireoidianos.[38]

Paradoxalmente, em um estudo conduzido por Ruz et al.,[15] animais submetidos a deficiência em zinco e selênio ou apenas em zinco apresentaram efeitos negativos mais pronunciados sobre a glândula tireoide e, consequentemente, sobre a produção de seus hormônios, que a deficiência simultânea em iodo, zinco e selênio.

▣ FONTES ALIMENTARES E RECOMENDAÇÕES NUTRICIONAIS DE IODO

No Brasil, as principais tabelas brasileiras de composição de alimentos, desenvolvidas pela Universidade de São Paulo (TBCA, 2023)[47] e pela Universidade Estadual de Campinas (TACO, 2011)[48], não dispõem de dados de iodo até o momento. Por esse motivo, frequentemente são utilizados dados estrangeiros na avaliação da ingestão de iodo pelos alimentos. No cenário internacional, o órgão americano FDA (*Food and Drug Administration*) e o Laboratório de Dados sobre Nutrientes da USDA (*U.S. Department of Agriculture*) produzem as bases de dados de composição de alimentos e suplementos alimentares mais completas.

Recentemente, os pesquisadores do Projeto Multicêntrico de Deficiência de Iodo (EMDI--Brasil) construíram uma tabela de teor de iodo em 266 alimentos, compilando dados de bancos internacionais de 14 países.[49] Os bancos de dados consultados foram da Austrália, Dinamarca, Espanha, França, Itália, Japão, Reino Unido, entre outros. Observou-se uma grande variação no conteúdo de iodo nos alimentos, uma vez que as características geográficas interferem na concentração de minerais no solo e nos alimentos.

Da mesma forma que para outros micronutrientes, a concentração de iodo nos alimentos pode ser bastante variada, dependendo das condições ambientais às quais a fonte alimentar foi submetida (p. ex., composição química do solo, uso de fertilizantes, agentes de limpeza agrícolas, proximidade do mar e oceano, nutrição animal e vegetal) e conforme as características da obtenção e métodos de processamento do alimento (p. ex., colheita, processamento, fortificação e contaminação). O iodo está presente naturalmente na crosta terrestre, geralmente em maiores concentrações próximo ao oceano.[50]

Sal iodado, alimentos marinhos, laticínios e ovos são as principais fontes alimentares de iodo; carnes e cereais compreendem as fontes secundárias.[49,51] O teor de iodo nos produtos lácteos é explicado, sobretudo, pelo uso de alimentos fortificados com iodo para as vacas. Produtos vegetais são geralmente pobres em iodo e dependem da concentração do mineral no solo onde foi cultivado. Alguns aditivos alimentares também podem conter iodo, como a eritrosina, um corante, e iodatos como condicionadores de massa em alguns assados produzidos comercialmente.[52]

Na Tabela 3 podem-se verificar os valores de iodo contido em algumas fontes do mineral. Ressalta-se que os valores são expressos por 100 g do alimento e que, proporcionalmente ao tamanho das porções, os alimentos de origem animal geralmente apresentam maiores concentrações de iodo em comparação aos de origem vegetal.

Trabalhando com técnicas isotópicas de grande sensibilidade, Fávaro et al.[53] determinaram as concentrações de alguns micronutrientes de importância nutricional em dietas brasileiras, entre eles o iodo. Barreto et al.,[54] estudando os alimentos da cesta básica brasileira derivada do consumo, proposta pelo Dieese-Procon, quanto aos aspectos de adequação de nutrientes, observaram que, para uma família de referência, a adequação de iodo proveniente apenas dos alimentos era da ordem de 35%. Entretanto, com a inclusão do sal de cozinha iodado à cesta, foi possível atingir a recomendação para esse micronutriente tomando-se como referencial as dietas analisadas.

A biodisponibilidade de iodo pode ser influenciada por diversos fatores, como presença de substâncias bociogênicas na dieta, processamento, método e tempo de cocção do alimento. A perda de iodo pode variar de 7 a 51% de acordo com a forma de cozimento. As perdas menores são com fritura rasa por 1 minuto e as máximas são com cozimento sob pressão por 26 minutos. A fervura pode reduzir 40% do teor de iodo do alimento.[55]

Substâncias bociogênicas são encontradas em alimentos como mandioca, milho, broto de bambu, batata-doce, couve-flor e algumas variedades de leguminosas. Essas substâncias são derivadas de flavonoides (soja), glicosídeos cianogênicos (mandioca) e glicosinolatos (vegetais crucíferos), capazes de liberar quantidades significativas de cianeto por hidrólise. Não apenas o cianeto por si só é tóxico, mas também seu metabólito, o tiocianato (SCN^-), é bociogênico, e compete com o iodo durante

TABELA 3 Conteúdo de iodo nos alimentos (mcg de iodo/100 g de alimento)

Alimentos de origem animal	mcg iodo	Alimentos de origem vegetal	mcg iodo
Bacon	2,5	Açafrão	11
Carne de boi (filé-mignon)	3	Arroz branco cozido	2
Carne de porco (perfil)	1	Alface	1,3
Camarão	24,5	Banana sem casca	2,3
Caranguejo (*Arenaeus cribrarius*)	58	Batata-doce	1,6
Coração de frango	1,2	Batata-inglesa cozida	1,2
Frango (filé)	1,8	Berinjela cozida	0,4
Frango cozido (sobrecoxa)	1,5	Beterraba	0,5
Fígado de boi	4,3	Castanha-de-caju	6,3
Iogurte natural integral	13,5	Castanha-do-brasil	0,38
Iogurte desnatado	14,5	Cebola	1,4
Leite de vaca integral	14,9	Cenoura	1,8
Marisco	101,1	Escarola	3
Ostra	66,5	Feijão cozido	1,9
Ovo de galinha	32	Laranja (suco natural)	1
Ovo de codorna	50,8	Maçã	0,8
Pato (peito)	4,1	Mamão papaia	0,45
Peixe do mar	45	Melão	0,40
Queijo	4,8	Pera	1
		Pêssego	1,8
		Tangerina	0,7
		Tomate	2
		Uva	1

Fonte: Hands, 2000;[56] Navarro, 2000.[57]

sua captação pela glândula tireoide. Quando presente na dieta em quantidades significativas, pode ser um fator precipitante para o desenvolvimento do bócio.[14]

Embora os efeitos inibitórios dos vegetais bociogênicos já tenham sido estabelecidos, ainda se desconheçem as quantidades necessárias para o efeito bociogênico, sua potenciação ou o melhoramento da atividade bociogênica pelo processamento dos alimentos, em virtude das necessidades de iodo. Comitês internacionais ligados à OMS preconizam, para prevenção desses efeitos, um aumento de aproximadamente 50% na recomendação da ingestão de iodo quando alimentos com atividade bociogênica fizerem parte da alimentação de grupos populacionais em quantidades significativas.[58]

As recomendações nutricionais de iodo foram propostas para atender às necessidades específicas do estado fisiológico do indivíduo, como fase de crescimento e desenvolvimento durante a infância e a adolescência, lactação, gestação e manutenção da integridade estrutural e funcional da tireoide na vida adulta. A necessidade diária de iodo materno aumenta aproximadamente 50% em decorrência da elevada produção de hormônios tireoidianos, do aumento da depuração renal de iodo, da necessidade de iodo fetal e da transferência de iodo da mãe para o feto.[59] Na Tabela 4, encontram-se

TABELA 4   Recomendações de ingestão de iodo (mcg/dia) em diferentes estágios de vida

Faixa etária	AI/EAR	RDA	UL
Recém-nascidos e crianças			
0-6 meses	110	–	ND
7-12 meses	130	–	ND
1-3 anos	65	90	200
4-8 anos	65	90	300
9-13 anos	73	120	600
Adolescentes			
14-18 anos	95	150	900
Adultos			
19-70 anos	95	150	1.100
> 70 anos	95	150	1.100
Gestantes			
14-18 anos	160	220	900
19-50 anos	160	220	1.100
Lactantes			
14-18 anos	209	290	900
19-50 anos	209	290	1.100

AI: ingestão adequada; EAR: necessidade média estimada; ND: não determinado; RDA: ingestão dietética recomendada; UL: limite máximo tolerado de ingestão diária.
Valores expressos em mcg/dia.
Fonte: IOM, 2001.[31]

as recomendações de iodo nas diferentes fases do desenvolvimento.

A recomendação usual de iodo segundo as DRI é de 90 a 150 mcg/dia (0,8 a 1,22 micromole/dia) para crianças, adolescentes, adultos e idosos. Essa concentração é adequada para manter a função normal da tireoide, essencial para o crescimento e o desenvolvimento do organismo.[31] Na presença de substâncias bociogênicas na dieta, a recomendação de ingestão é de 200 a 300 mcg/dia (1,6 a 2,4 micromole/dia). As concentrações de substâncias bociogênicas ingeridas em países ocidentais não são consideradas de risco para o desenvolvimento de deficiência em iodo.[12]

Já segundo a OMS, o Unicef e o ICCIDD, as recomendações de ingestão de iodo para crianças são de: 90 mcg/dia desde o nascimento até 1 ano (15 mcg/kg/dia); 90 mcg/dia para crianças de 1 a 6 anos (6 mcg/kg/dia); 120 mcg/dia para crianças de 7 a 12 anos (4 µg/kg/dia). Para adolescentes e adultos a recomendação é de 150 mcg/dia (2 mcg/kg/dia).[12] Em 2007, esses órgãos aumentaram a recomendação de ingestão de iodo de 200 para 250 mcg/dia durante a gestação. No entanto, enfatizaram a necessidade de mais dados sobre a ingestão de iodo (correspondente à concentração de iodo excretado na urina) que garantisse o eutireoidismo materno e do neonato.[24] Essa recomendação durante a gestação se deve ao fato de haver um aumento de aproximadamente 50% na produção de T4 para manter a gestante eutireoidea e a transferência do hormônio tireoidiano para o feto, além de considerar o aumento da depuração renal de iodo pela gestante; e utilização de iodo pelo feto para produção de hormônios tireoidianos, particularmente no final da gestação.[60]

FORTIFICAÇÃO DE ALIMENTOS COM SAIS DE IODO

A fortificação de alimentos com iodo foi a estratégia escolhida por diversos países para prevenir a deficiência desse mineral na população. O primeiro país a adotar essa medida foi a Suíça, em 1990, quando o chocolate foi empregado como veículo de iodo, de forma a atingir as crianças com essa suplementação. Em alguns países apenas o sal iodado é comercializado, em outros está opcionalmente disponível em áreas de risco. Na Austrália, Dinamarca e na Holanda, por lei, o pão é obrigatoriamente feito com sal iodado.

O sal adicionado de iodo foi usado pela primeira vez com sucesso na Suíça em 1920 e, aproximadamente ao mesmo tempo, nos EUA e na Nova Zelândia. Desde essa data, programas semelhantes foram implementados em outros países. No Brasil, a obrigatoriedade de iodação do sal para consumo humano foi decretada com a Lei n. 1.944 em 14 de agosto de 1953. Estimava-se que 88% da população mundial usasse sal iodado (145 países) em 2020.[61]

O sal é o alimento escolhido pelo Brasil e muitos outros países para suplementar iodo, pois tem o consumo comprovadamente grande e constante pela população, promove a absorção eficiente de iodo, não afeta as propriedades sensoriais dos alimentos e tem o processo de iodação de baixo custo e tecnologia relativamente simples.[62] Para a fortificação do sal, tem-se utilizado o iodeto ou iodato de potássio e/ou sódio com qualidade conforme os padrões do Codex Stan 150-1985, para garantir que o iodo adicionado ao sal esteja disponível para utilização. O método mais comum de iodação é o de "mistura úmida", no qual uma solução fortificante (iodato) é pulverizada ou pingada ao sal e homogeneizada por um misturador.[63]

O método mais apropriado de suplementação com iodo dependerá da gravidade das desordens causadas pela deficiência do mineral na população, que, em geral, pode ser avaliada tomando como base parâmetros clínicos e epidemiológicos, como a excreção desse elemento e a prevalência de bócio e cretinismo encontrada em determinada região.

QUANTIDADE DE IODO NO SAL

Há concordância de que a ingestão adequada de iodo para o indivíduo adulto varia de 100 a 300 mcg/dia. A OMS[9] publicou, em 1993, a quantidade de iodo no sal que seria segura, utilizando para tanto vários fatores que poderiam interferir nesses níveis, como consumo *per capita* de sal na região, grau de deficiência em iodo na região, tipo de embalagem, perdas no trânsito por causa do calor e da umidade e vida de prateleira do produto.

As autoridades nacionais devem estabelecer os valores adequados de fortificação de iodo com as indústrias de extração e processamento de sal. Os regulamentos devem estipular os valores mínimo e máximo de iodo no ponto de produção de sal e a menor concentração tolerável no local de consumo, considerando todas as possíveis perdas associadas ao transporte e ao armazenamento do produto. Os regulamentos também devem incluir de forma clara as especificações sobre as espécies químicas do iodo a serem utilizadas nos programas de iodetação. Tem sido recomendado que, para evitar confusões, as concentrações sejam expressas apenas em valores absolutos de iodo puro, enfatizando a importância fisiológica desse elemento e facilitando a comparação entre as diferentes espécies químicas existentes.[64]

Valores de iodação em diferentes países variam conforme a qualidade do sal extraído (isto é, pureza, contaminantes, interferentes), sua forma de embalagem e os valores de consumo apurados, indo desde 20 mcg de iodo por grama de sal, que corresponde a 34 g de KIO_3 (a molécula de KIO_3 contém 59,3% de iodo) para 1 tonelada de sal, a até 100 mcg de iodo por grama de sal ou 170 g de KIO_3 para 1 tonelada de sal (quando o sal é de baixa qualidade ou a embalagem é precária, associados ao baixo consumo de sal pela população). A maioria dos países fixou concentrações de 50 mcg de iodo por grama de sal, que correspondem à adição de 85 mcg de KIO_3 por grama de sal. Em 34% dos países em todo o mundo, o padrão legislativo para o iodo no sal é superior a 40 ppm; 30 dos 137 países com padrões obrigatórios ou voluntários para o iodo no sal têm padrões entre 41 e 59 ppm e 17 países têm um padrão ≈60 ppm.[61]

Em 2013, a Agência Nacional de Vigilância Sanitária do Ministério da Saúde (Anvisa) publicou a Resolução RDC n. 23, que reduziu o teor de iodo no sal, para erradicação dos efeitos nocivos à saúde causados pelo excesso do iodo. Estabeleceu-se, então, que é considerado próprio para consumo humano somente o sal que contiver teor igual ou superior a 15 a 45 mg de iodo/kg sal, e não mais 20 a 60 ppm de iodo. Essa medida levou em consideração o aumento do consumo de sal pela população brasileira nas últimas décadas, que está em 12 g diários segundo pesquisas do Instituto Brasileiro de Geografia e Estatística (IBGE), valor que ultrapassa o dobro do recomendado (5 g) pela OMS.[65]

Assim como a regulamentação, a fiscalização da quantidade de iodo no sal comercializado deve ser constantemente realizada. O programa Pró-Iodo, coordenado pelo Ministério da Saúde, é responsável pelo monitoramento do teor de iodo no sal, em parceria com a Anvisa e outras entidades. O último relatório publicado foi em 2019 e avaliou 742 amostras de 17 estados brasileiros.[65] O percentual de satisfatoriedade das amostras coletadas em 2019 foi de 88,3%. O indicador desse processo é de que 95% das amostras coletadas estejam de acordo com o Manual Técnico e Operacional do Pró-Iodo. O teor de iodo variou de 0 a 116,5 mg/kg de sal, com média de 24,4 mg/kg. Nota-se que o sal

rosa do Himalaia é o responsável por 62,1% das inadequações encontradas. Em comparação aos monitoramentos anteriores, verificou-se que o percentual de adequação encontrado em 2019 é o menor dos últimos 10 anos, cujas porcentagens estavam entre 92,9 e 96,2% das amostras de sal satisfatórias. Portanto, é necessário priorizar a fiscalização sanitária e medidas cabíveis nas empresas beneficiadoras de sal dos locais cujas amostras foram insatisfatórias, como Amazonas, Maranhão, Mato Grosso do Sul, Pará, Rio de Janeiro, Rio Grande do Norte, São Paulo, entre outros estados.

O impacto dos programas de iodização do sal em diferentes países foi investigado no estudo recente de Machamba et al.[66] A revisão incluiu 23 estudos com dados coletados entre 1999 e 2020, incluindo bebês, crianças em idade escolar, gestantes e lactantes. A adoção da iodização universal do sal foi efetiva para adequação da concentração urinária de iodo em 17 dos 23 estudos incluídos. A cobertura de sal iodado variou de 16 a 98% na população avaliada. Os países localizados no Mediterrâneo Oriental e no Sudoeste Asiático tiveram menos acesso ao sal iodado comparados com os países da África, América do Norte e Leste Asiático. A taxa total de bócio foi menor em consumidores de sal iodado (7,6%) em comparação aos não consumidores (33%).

No Brasil, uma pesquisa recente realizada em gestantes revelou que cerca de 87% das amostras de sal coletadas em domicílio atenderam aos critérios do programa nacional de iodização. As principais fontes de iodo na dieta foram temperos industrializados (74,3%) e sal puro (20,3%). A frequência semanal de uso de temperos industrializados, o consumo de álcool e a forma de armazenamento do sal foram fatores que interferiram significativamente no *status* de iodo das gestantes. O acondicionamento do sal fora da embalagem original, em um recipiente aberto, pode atrair umidade e alterar a estabilidade do iodo no sal.[59]

Um estudo transversal nacional avaliou a eficácia do programa voluntário de iodização de sal após 100 anos de implementação na Suíça.[67] A concentração de iodo no sal estava entre 15 e 40 mg/kg em 81% das amostras de sal domiciliar coletadas. Durante o período entre 1999 e 2022, a ingestão de iodo foi adequada e estável em crianças de 6 a 12 anos, embora no limite inferior dos valores de referência. Houve uma melhoria modesta da concentração de iodo urinário em 2015, após aumento da concentração de iodo no sal de 20 para 25 mg/kg em 2014. Em mulheres grávidas, observou-se que um terço apresentava ingestão insuficiente de iodo pela dieta no monitoramento entre 2009 e 2013, sugerindo que a cobertura de sal iodado pode ser insuficiente. Um fator relevante é que apenas um terço dos alimentos processados são produzidos com sal iodado: 47% dos alimentos fabricados para o mercado local contêm sal iodado.

SITUAÇÃO DO *STATUS* DE IODO NO BRASIL E NO MUNDO

As iniciativas empreendidas mundialmente para tentar eliminar a deficiência em iodo objetivaram, nas últimas décadas, reverter um quadro dramático, sobretudo em países pobres de regiões de vários continentes, como África, América do Sul e Ásia. Apoiados por entidades sediadas em países desenvolvidos, aqueles países desenvolveram programas de prevenção e tratamento das desordens ocasionadas pela deficiência em iodo. Tais iniciativas, conjuntamente com aquelas que visam combater outros dois problemas nutricionais de grande magnitude, a saber, deficiências em ferro e em vitamina A, não foram suficientes para cumprir as metas propostas pela OMS, que determinavam a erradicação de tais carências nutricionais em todo o mundo até o ano 2000.

Os dados disponíveis em estudos recentes demonstram o grande desafio que ainda representa a deficiência em iodo para os governos e as entidades não governamentais em alguns países. O número de países em que a deficiência de iodo é um problema de saúde pública diminuiu de 110, em 1993, para 25, em 2014, e 19, em 2017, apresentando redução progressiva ao longo dos anos. Entre 2012 e 2014, 19 novos países atingiram o *status* adequado de iodo, incluindo Afeganistão, Austrália, Gana, Guatemala, Hungria, Mongólia, Nova Zelândia e Nova Guiné.[63] Em 2017 foi visto que mais países atingiram os valores esperados de ingestão, como Albânia, Dinamarca, Etiópia, Irlanda e Reino Unido. Em resumo, a situação global da deficiência de iodo melhorou muito, um grande sucesso da estratégia de iodação do sal que atinge globalmente cerca de 86% da população.[61]

A estimativa global do Iodine Global Network em 2019 indicou aumento para 25 países de 172 avaliados, com ingestão insuficiente de iodo.[68] Na última atualização de 2021 sobre a estimativa global do *status* de iodo pela Iodine Global Network, o número de países com insuficiência reduziu de 25 para 21 de 194 países avaliados em comparação à avaliação de 2019.[61] Entre os países que ainda apresentam deficiência de iodo até 2021, estão Líbano, Noruega, Haiti, Israel, Alemanha, Finlândia, Vietnã, Moçambique, Madagáscar e Rússia. Vários países têm uma cobertura nacional incompleta e grandes variações regionais no nível de iodo. A ingestão de iodo também é inadequada em vários países com sistemas de saúde fortes e programas de saúde pública bem-sucedidos (Noruega, Alemanha e Finlândia), porém sem uma ampla e suficiente implementação de iodação de alimentos. Na Noruega, por exemplo, o sal iodado não é amplamente implementado e o nível permitido de fortificação é de apenas 5 ppm, abaixo do valor mínimo recomendado de 15 ppm. Ressalta-se que a atualização desse mapeamento depende da realização de estudos representativos da população de cada país.

Em contrapartida, um novo panorama no perfil nutricional relativo ao iodo vem se estabelecendo na população mundial, em decorrência do aumento do consumo de sal. Atualmente, 11 países apresentam ingestão excessiva de iodo, podendo levar ao risco de doenças da tireoide. Segundo o escore global publicado pelo ICCI-DD em fevereiro de 2015, esse era o contexto do Brasil, cuja concentração média de iodo na urina foi de 304 mcg/L na população avaliada.[69] Contudo, de acordo com o novo escore global publicado em 2017, 2019 e 2021, a população brasileira que foi analisada encontra-se adequada, com uma média de 277 mcg/L em 2021.[61,68,70]

Uma revisão sistemática com estudos brasileiros indicou a preocupação crescente com a exposição excessiva ao iodo na população de São Paulo e com a prevalência de deficiência de iodo em populações de baixa renda no estado de Minas Gerais.[71] A taxa de prevalência de deficiência de iodo calculada foi entre 24 e 32% em escolares da região Sudeste. Pela heterogeneidade dos dados publicados e métodos de avaliação do *status* de iodo, esse estudo não considerou todas as regiões do país e se concentrou principalmente no Sudeste.

Em uma pesquisa nacional transversal publicada em 2020, foram incluídos quase 19 mil escolares com idade entre 6 e 14 anos de escolas públicas e privadas de todos os 26 estados brasileiros e do Distrito Federal.[4] A concentração média de iodo na urina foi de 276,7 mcg/L na população brasileira avaliada. Entre os estados, a menor mediana foi observada no Amazonas (169,3 mcg/L), e a maior, no Rio Grande do Norte (361 mcg/L). No Brasil como um todo, a prevalência de déficit leve, moderado e grave foi de 6,9, 2,6 e 0,6%, respectivamente. Em alguns estados, como Amazonas, Acre, Maranhão e Piauí, a prevalência da deficiência de iodo é pelo menos 70% superior à média nacional. Os déficits graves e moderados foram mais prevalentes em meninas, pardas, estudantes mais jovens (6 a 8 anos) que frequentavam escolas públicas rurais e municipais, enquanto a concentração mais que adequada ou excessiva foi mais comumente

observada entre meninos mais velhos, brancos (12 a 14 anos) frequentando escolas urbanas e privadas (p < 0,005).

O dado mais surpreendente desse estudo recente foi que 24,9 e 44,2% dos alunos apresentaram concentração mais que adequada ou excessiva, respectivamente. Esse excesso resulta do maior consumo alimentar e do local de residência do agregado familiar. O Nordeste, por exemplo, é o local onde é produzido o sal consumido no país. Quanto maior a ingestão de alimentos principalmente processados, maior a possibilidade de ingestão de sal e, portanto, de iodo. O estudo conclui que o Brasil obteve grande sucesso no combate aos distúrbios por deficiência de iodo, porém esse sucesso é atenuado pela necessidade de abordar o consumo excessivo de iodo em 44% e a deficiência remanescente em 10% da população num país de dimensões continentais.[4]

As variações no estado nutricional relativo ao iodo entre as populações, regiões e até entre os anos depende das mudanças na dieta, fortificação de alimentos, características geográficas, econômicas e demográficas, disponibilidade de alimentos processados, consumo de alimentos bociogênicos, entre outros fatores.[7]

A legislação sobre a concentração de iodo no sal deve ser ajustada conforme qualquer alteração no padrão de consumo e quaisquer reduções substanciais no consumo de sal. Esforços de monitoramento resultaram em aumento do número de países com objetivo de coletar dados com representatividade nacional. No entanto, pesquisas constantes sobre o estado nutricional relativo ao iodo em mulheres grávidas e outros grupos vulneráveis são necessárias, sobretudo para avaliação das alterações do perfil nutricional da população após os programas de iodação do sal.

Adicionalmente, a obtenção de dados de TSH e tiroglobulina em recém-nascidos (para avaliar a função da tireoide) deve ser incentivada. Um sistema de vigilância eficaz deve também incluir o acompanhamento da qualidade do sal iodado na indústria para garantir que os programas de iodação do sal sejam seguros e eficazes. Soma-se a isso a necessidade de reforçar programas educacionais e nutricionais para controle do consumo de sal e, consequentemente, de iodo. Dessa forma, um contínuo compromisso nacional e internacional é necessário para alcançar a meta do adequado estado nutricional de indivíduos relativo ao iodo em todos os grupos da população mundial.[25]

☐ NOVAS PERSPECTIVAS NOS ESTUDOS SOBRE IODO

Estudos promissores publicados recentemente sugerem novas perspectivas relacionadas ao iodo. O papel da microbiota intestinal na absorção de minerais e no metabolismo tireoidiano é uma nova forma de explorar mecanismos biológicos até o momento não esclarecidos.

A microbiota intestinal é definida como o conjunto complexo de microrganismos que habita o intestino, incluindo bactérias, fungos, leveduras e vírus. Quando está em equilíbrio, a microbiota é responsável por funções metabólicas, tróficas e protetoras. Uma das ações exclusivas das bactérias intestinais é a degradação de carboidratos não digeríveis ingeridos na dieta, gerando ácidos graxos de cadeia curta (AGCC), como butirato, acetato e propionato. O butirato, por exemplo, é a principal fonte de nutrição das células epiteliais do intestino, mantendo assim a integridade da barreira intestinal e a manutenção da capacidade absortiva do intestino.[72]

Os AGCC também regulam o pH luminal, o que permite maior solubilização e absorção de minerais, como cálcio, zinco e magnésio, no intestino. Como visto anteriormente, esses minerais são particularmente importantes para o metabolismo dos hormônios tireoidianos. Além disso, os microrganismos influenciam os níveis dos hormônios tireoidianos regulando a captação, a degradação e o ciclo entero-hepático

do iodo.[72] Por tais motivos, diversos trabalhos investigam a relação entre a função tireoidiana e a composição de bactérias intestinais, denominada eixo tireoide-intestino.[73]

A Figura 2 mostra a visão geral da influência do intestino na absorção de nutrientes e funcionamento da tireoide. A microbiota intestinal regula a homeostase do sistema imune inato e adaptativo, mesmo fora do intestino.[73] O tecido linfático associado ao intestino (GALT) é um complexo de células concentradas no intestino e que representa 70% do volume celular de todo o sistema imunológico. O GALT desempenha um papel essencial para a tolerância aos autoantígenos, controlando os receptores *toll-like* (TLR) na mucosa intestinal. Além disso, a microbiota intestinal auxilia a absorção de micronutrientes, como ferro, iodo, zinco e selênio, essenciais para a produção de hormônios tireoidianos e conversão de T4 em T3.

O desequilíbrio da microbiota intestinal, conhecido como "disbiose", leva ao aumento da permeabilidade intestinal, exacerbando a resposta inflamatória nas doenças autoimunes, como tireoidite de Hashimoto, doença de Graves, doença celíaca, entre outras. Gong et al.[74] discutem a associação entre a microbiota intestinal e a doença autoimune da tireoide. Os resultados indicaram a redução de bactérias benéficas, como *Bifidobacterium* e *Lactobacillus*, e o aumento da espécie patogênica, *Bacteroides fragilis*, nos pacientes com doença autoimune em comparação a indivíduos saudáveis. Além disso, a disbiose nas doenças tireoidianas altera a resposta imunitária, promovendo a inflamação intestinal e sistêmica e agravando o quadro de autoimunidade.

Estratégias de modulação da microbiota intestinal podem ser alternativas para reequilíbrio do sistema imune, como o uso de probióticos e a suplementação de vitaminas e minerais antioxidantes e anti-inflamatórias (vitamina D, zinco, selênio, magnésio etc.). A modulação da microbiota intestinal pela suplementação

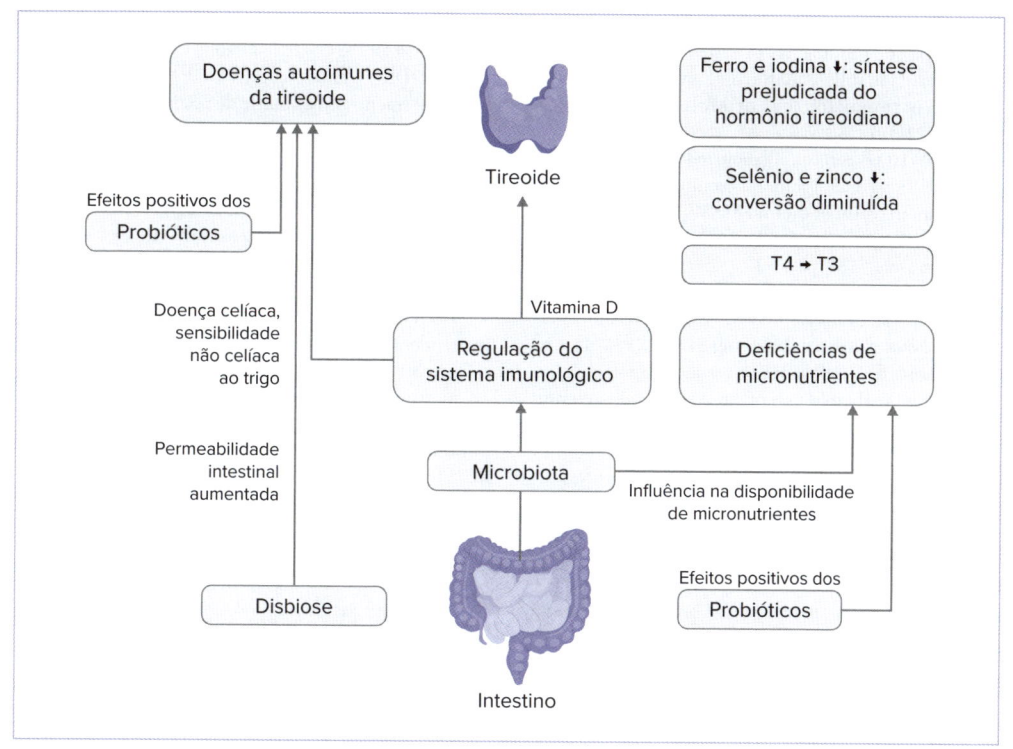

FIGURA 2 Visão geral da influência do intestino na tireoide.
Fonte: Knezevic et al., 2020.[73]

de probióticos *Lactobacilli* e *Bifidobacteriaceae* parece ser capaz de acumular oligoelementos como selênio, zinco e cobre e incorporá-los em compostos orgânicos. Além disso, os probióticos poderiam constituir uma terapia adjuvante para doenças da tireoide.[75] No entanto, deve-se considerar que a maioria dos estudos sobre probióticos baseia-se em modelos animais.

🔲 REFERÊNCIAS BIBLIOGRÁFICAS

1. The Iodine Global Network. Global Scorecard of Iodine Nutrition in 2020 in the General Population Based on School-Age Children (SAC). IGN, Ottawa, 2021.
2. Unicef. Unicef Data: Monitoring the situation of children and women. New York: United Nations Children's; 2008. Fund. Disponível em: http://data.unicef.
3. Noguera A. Eliminar la deficiencia de yodo: un reto de fin de siglo. Bol Oficina Sanit Panam. 1994;117(6):483-95.
4. Cesar J, Santos I, Black R, Chrestani MAD, Duarte FA, Nilson EAF. Iodine status of Brazilian school-age children: a national cross-sectional survey. Nutrients. 2020;12(4):1077.
5. Goemann IM, Romitti M, Meyer ELS, Wajner SM, Maia AL. Role of thyroid hormones in the neoplastic process: an overview. Endocr Relat Cancer. 2017;24(11):R367-R385.
6. Pesquisa Nacional para Avaliação do Impacto da Iodação do Sal (Pnaisal). Universidade Federal de Pelotas e Universidade Federal do Rio Grande. Pelotas, 2016.
7. Brent GA. The molecular basis of thyroid hormone action. New Engl J Med. 1994;331:847-53.
8. Abraham GE. The historical background of the Iodine Project. The Original Internist. 2005;12:57-66.
9. FAO/WHO. Expert consultation on human vitamin and mineral requirements. Disponível em: http://www.fao.org/es/ESN/Vitmi/vitmi.html. Disponível em: 14 fev. 2024.
10. Küpper FC, Schweigert N, Legendre J-M, Gall EA. Iodine uptake in laminariales involves extracellular, haloperoxidase-mediated oxidation of iodide. Planta. 1998;207:163-71.

11. Aceves C, Mendieta I, Anguiano B, Delgado-González E. Molecular iodine has extrathyroidal effects as an antioxidant, differentiator, and immunomodulator. International Journal of Molecular Sciences. 2021;22(3):1228.

12. FAO/WHO expert consultation. Iodine. In: FAO/WHO (ed.). Vitamin and mineral requirements in human nutrition: report of a joint FAO/WHO expert consultation. Bangkok: WHO Library Cataloguing-in-Publication Data; 1998. p.303-17.

13. Hatch-McChesney A, Lieberman HR. Iodine and iodine deficiency: a comprehensive review of a re-emerging issue. Nutrients. 2022 Aug 24;14(17):3474.

14. Eisenbrand G, Gelbke HP. Assessing the potential impact on the thyroid axis of environmentally relevant food constituents/contaminants in humans. Arch Toxicol. 2016;90(8):1841-57.

15. Ruz M, Codoceo J, Galgani J, Muñoz L, Gras N, Muzzo S, et al. Single and multiple selenium-zinc-iodine deficiencies affect rat thyroid metabolism and ultrastructure. J Nutr. 1999;129(1):174-80.

16. Ortiga-Carvalho TM, Sidhaye AR, Wondisford FE. Thyroid hormone receptors and resistance to thyroid hormone disorders. Nat Rev Endocrinol. 2014;10(10):582-91.

17. Rehman G, Kumari R, Bano F, Tyagi RK. Thyroid hormone receptor beta: relevance in human health and diseases. Endocrine and Metabolic Science. 2023;13:100144.

18. Ye L, Li YL, Mellström K, Mellin C, Bladh LG, Koehler K, et al. Thyroid receptor ligands. 1. Agonist ligands selective for the thyroid receptor beta1. J Med Chem. 2003 Apr 24;46(9):1580-8.

19. Bender DA, Bender AE. Nutrition, a reference handbook. Oxford University Press; 1997. p.416-9.

20. Niwattisaiwong S, Burman KD, Li-Ng M. Iodine deficiency: clinical implications. Clevel Clin J Med. 2017;84:236-44.

21. Zimmermann MB. Assessing iodine status and monitoring progress of iodized salt programs. J Nutr. 2004;134(7):1673-90.

22. Zimmermann MB, Boelaert K. Iodine deficiency and thyroid disorders. Lancet Diabetes Endocrinol. 2015;3(4):286-95

23. leire SN, Markhus MW. Estimating the prevalence of iodine deficiency in a population-closing the gap? Am J Clin Nutr. 2023;117(6):1055-6.

24. World Health Organization (WHO); United Nations Children's Fund (Unicef); International Council for the Control of Iodine Deficiency Disorders (ICCIDD). Urinary iodine concentrations for determining iodine status deficiency in populations. Vitamin and Mineral Nutrition Information System. Geneva: WHO; 2013.

25. Andersson M, Karumbunathan V, Zimmermann MB. Global iodine status in 2011 and trends over the past decade. J Nutr. 2012;142:744-50.

26. World Health Organization (WHO); International Council for the Control of Iodine Deficiency Disorders (ICCIDD); United Nations Childrens Fund (Unicef). Assessment of the iodine deficiency disorders and monitoring their elimination. WHO/NHD/01.1. Geneva: World Health Organization; 2007.

27. Zimmermann MB, Jooste PL, Pandav CS. The iodine deficiency disorders. Lancet. 2008;372(9645):1251-62.

28. Zygmunt A, Zygmunt A, Karbownik-Lewińska M, Lewiński A. Can thyroid size still be considered as a useful tool for assessing iodine intake? Ann Agric Environ Med. 2015;22(2):301-6.

29. Griebel-Thompson AK, Sands S, Chollet-Hinton L, Christifano D, Sullivan DK, Hull H, et al. Iodine intake from diet and supplements and urinary iodine concentration in a cohort of pregnant women in the United States. Am J Clin Nutr. 2023;118(1):283-9.

30. Silva DLF, Crispim SP, Silva GB, Azevedo FM, de Novaes JF, de Carvalho CA, et al. Iodine intake and its interindividual variability in Brazilian pregnant women: EMDI Brazil Study. Biol Trace Elem Res. 2023 Oct 24.

31. Institute of Medicine (IOM). Estados Unidos. Iodine. In: Dietary Reference Intakes for vitamin A, vitamin K, arsenic, boron, chromium, copper, iodine, iron, manganese, molibdenum, nickel, silicon and vanadium. Washington, D.C.: National Academy Press; 2001.

32. Winkler R, Griebenow S, Wonisch W. Effect of iodide on total antioxidant status of human serum. Cell Biochem Funct. 2000;18(2):143-6.

33. Tang J, Kong D, Cui Q, Wang K, Zhang D, Liao X, et al. Racial disparities of differentiated thyroid carcinoma: clinical behavior, treatments, and long-term outcomes. World J Surg Oncol. 2018;16(1):45.

34. De Benoist B, McLean E, Andersson M, Rogers L. Iodine deficiency in 2007: global progress since 2003. Food Nutr Bull. 2008;29:195-202.

35. Leung AM, Braverman LE. Consequences of excess iodine. Nat Rev Endocrinol. 2014;10(3):136-42.

36. Zimmermann MB. Iodine requirements and the risk and benefits of correcting iodine deficiency in populations. J Trace Elem Med Biol. 2008;22(2):81-92.

37. Hathcock JN. Vitamin and mineral safety: a summary review. Council for Responsible Nutrition; 1997.

38. Zhou Q, Xue S, Zhang L, Chen G. Trace elements and the thyroid. Front Endocrinol (Lausanne). 2022;13:904889.

39. Bülow Pedersen I, Knudsen N, Carlé A, Schomburg L, Köhrle J, Jørgensen T, et al. Serum selenium is low in newly diagnosed Graves' disease: a population-based study. Clin Endocrinol (Oxf). 2013;79(4):584-90.

40. Contempré B, et al. Selenium deficiency aggravates the necrotizing effects of a high iodide dose in iodine deficient rats. Endocrinology. 1993;132:1866-8.

41. Contempré B, Denef JF, Dumont JE, Many MC. Thiocyanate induces cell necrosis and fibrosis in selenium – and iodine – deficient rat thyroids: a potential expe-

rimental model for myxedematous endemic cretinism in Central Africa. Endocrinology. 2004;145:994-1002.

42. Moreno-Reyes R, Mathieu F, Boelaert M, Begaux F, Suetens C, Rivera MT, et al. Selenium and iodine supplementation of rural Tibetan children affected by Kashin-Beck osteoarthropathy. Am J Clin Nutr. 2003;78(1):137-44.

43. O'Kane SM, Mulhern MS, Pourshahidi LK, Strain JJ, Yeates AJ. Micronutrients, iodine status and concentrations of thyroid hormones: a systematic review. Nutr Rev. 2018 Jun 1;76(6):418-31.

44. Köhrle J. Selenium, iodine and iron-essential trace elements for thyroid hormone synthesis and metabolism. Int J Mol Sci. 2023;24(4):3393.

45. Gorini F, Sabatino L, Pingitore A, Vassalle C. Selenium: an element of life essential for thyroid function. Molecules. 2021;26(23):7084.

46. Ye Y, Li Y, Ma Q, Li Y, Zeng H, Luo Y, et al. Association of multiple blood metals with thyroid function in general adults: a cross-sectional study. Front Endocrinol (Lausanne). 2023;14:1134208.

47. Tabela Brasileira de Composição de Alimentos (TBCA). Universidade de São Paulo (USP). Food Research Center (FoRC). Versão 7.2. São Paulo, 2023. Disponível em: http://www.fcf.usp.br/tbca. Acesso em: 7 jan. 2024.

48. Tabela Brasileira de Composição de Alimentos (TACO). Núcleo de Estudos e Pesquisas em Alimentação (NEPA) da UNICAMP Versão 4.0. Campinas; 2011. Disponível em: http://www.nepa.unicamp.br/taco/contar/taco_4_edicao_ampliada_e_revisada.pdf?arquivo=taco_4_versao_ampliada_e_revisada.pdf. Acesso em: 10 jan. 2024.

49. Milagres RCRM, Souza ECG, Peluzio MCG, Franceschini SC, Duarte MSL. Food Iodine Content Table compiled from international databases. Rev Nutr. 2020;33:e190222.

50. Ershow AG, Skeaff SA, Merkel JM, Pehrsson PR. Development of databases on iodine in foods and dietary supplements. Nutrients. 2018;10(1):E100.

51. Ershow AG, Haggans CJ, Roseland JM, Patterson KY, Spungen JH, Gahche JJ, et al. Databases of Iodine Content of Foods and Dietary Supplements: availability of new and updated resources. J Acad Nutr Diet. 2022;122(7):1229-31.

52. Perhsson PR, Patterson KY, Spungen JH, Wirtz MS, Andrews KW, Dwyer JT, et al. Iodine in food- and dietary supplement: composition databases. Am J Clin Nutr. 2016 Sep;104 (Suppl 3):868S-76S.

53. Fávaro DIT, Lui ML, Cozzolino MS, Maihara VA, Armelin MJ, Vasconcellos MB, et al. Determination of various nutrients and toxic elements in different Brazilian regional diets by Neutron activation analysis. J Trace Elements Med Biol. 1997;11:129-36.

54. Barreto SAJ, Cyrillo DC, Cozzolino SMF. Análise nutricional e complementação alimentar de uma cesta básica derivada do consumo. Revista Saúde Pública. 1998;32:29-35.

55. Rana R, Raghuvanshi RS. Effect of different cooking methods on iodine losses. J Food Sci Technol. 2013;50(6):1212-6.

56. Hands ES. Nutrients in food. Philadelphia: Lippincott Williams & Wilkins; 2000.

57. Navarro AM. Ingestão e excreção urinária de iodo em pacientes com síndrome de má-absorção grave [dissertação]. Araraquara: Universidade Estadual Paulista "Julio de Mesquita Filho", Faculdade de Ciências Farmacêuticas; 2000.

58. World Health Organization (WHO). Trace elements in human nutrition and health. 1996:49-68.

59. Momentti AC, de Souza Macedo M, de Sousa Silva AF, de Oliveira Souza VC, Júnior FB, do Carmo Castro Franceschini S, et al. Household salt storage and seasoning consumption are predictors of insufficient iodine status among pregnant women in Southeastern Brazil. Biol Trace Elem Res. 2023;201(12):5529-39.

60. Glinoer D. The regulation of thyroid function during normal pregnancy: importance of the iodine nutrition status. Best Pract Res Clin Endocrinol Metab. 2004;18:133-52.

61. Zimmermann MB, Andersson M. Global endocrinology: global perspectives in endocrinology: coverage of iodized salt programs and iodine status in 2020. Eur J Endocrinol. 2021;185(1):R13-R21.

62. Charlton K, Skeaff S. Iodine fortification: why, when, what, how, and who? Curr Opin Clin Nutr Metab Care. 2011;14(6):618-24.

63. World Health Organization (WHO). Fortification of food-grade salt with iodine for the prevention and control of iodine deficiency disorders. Geneva: WHO; 2018.

64. Mannar MGV, Dunn JT. Salt iodization for the elimination of iodine deficiency. International Council for Control of Iodine Deficiency Disorders – ICCIDD/MI/UNICEF/WHO publication; 1995.

65. Agência Nacional de Vigilância Sanitária (Anvisa). Relatório do monitoramento da iodação do sal destinado ao consumo humano. Brasília; 2019.

66. Machamba AAL, Azevedo FM, Candido AC, Macedo MS, Priore SE, Franceschini SDCC. Assessment of the impact of salt iodisation programmes on urinary iodine concentrations and goitre rates: a systematic review. J Nutr Metab. 2021;2021:9971092.

67. Fischer L, Andersson M, Braegger C, Herter-Aeberli I. Iodine intake in the Swiss population 100 years after the introduction of iodised salt: a cross-sectional national study in children and pregnant women. Eur J Nutr. 2023 Dec 23.

68. Iodine Global Network. The Iodine Global Network. Global scorecard of iodine nutrition in 2019 in the general population based on school-age children (SAC). Zurich, Switzerland: IGN; 2019.

69. Unicef. Unicef Data: Monitoring the situation of children and women. New York: United Nations Children's; 2008. Fund. Disponível em: http://data.unicef.

70. Iodine Global Network. Global Scorecard of Iodine Nutrition in 2017 in the general population and in pregnant women (PW). Zurich, Switzerland: IGN; 2017.

71. Campos RO, Barreto IDS, Maia LRJ, Rebouças SCL, Cerqueira TLO, Oliveira CA, et al. Iodine nutritional status in Brazil: a meta-analysis of all studies performed in the country pinpoints to an insufficient evaluation and heterogeneity. Arch Endocrinol Metab. 2015;59(1):13-22.

72. Fröhlich E, Wahl R. Microbiota and thyroid interaction in health and disease. Trends Endocrinol Metab. 2019;30(8):479-90.

73. Knezevic J, Starchl C, Tmava Berisha A, Amrein K. Thyroid-gut-axis: how does the microbiota influence thyroid function? Nutrients. 2020;12(6):1769.

74. Gong B, Wang C, Meng F, Wang H, Song B, Yang Y, et al. Association between gut microbiota and autoimmune thyroid disease: a systematic review and meta-analysis. Front Endocrinol (Lausanne). 2021;12:774362.

75. Ren Z, Zhao Z, Wang Y, Huang K. Preparation of selenium/zinc-enriched probiotics and their effect on blood selenium and zinc concentrations, antioxidant capacities, and intestinal microflora in canine. Biol Trace Elem Res. 2011;141(1-3):170-83.

76. Pinto E, Ramos P, Vital C, Santos A, Almeida A. Iodine levels in different regions of the human brain. J Trace Elem Med Biol. 2020;62:126579.

CAPÍTULO 34

Manganês

Janaina Lombello Santos Donadio
Adriana Gisele Hertzog da Silva
Silvia M. Franciscato Cozzolino

▣ INTRODUÇÃO

O manganês é um mineral essencial para o metabolismo energético, de macronutrientes, função antioxidante, formação de tecidos e ossos, regulação de processos reprodutivos, imunológicos e neurológicos.[1] Sua função está relacionada com as enzimas das quais ele é um cofator, sendo as principais metaloenzimas: arginase, glutamina sintetase, manganês superóxido dismutase e piruvato carboxilase.[2] O manganês pode doar até 7 elétrons e existir em 11 estados de valência, sendo os mais relevantes biologicamente Mn^{2+} e Mn^{3+}.[3]

Normalmente o manganês encontra-se como Mn^{2+} em soluções, metaloenzimas e complexos de metais-enzimas. O Mn^{3+} também é importante in vivo, pois é nesse estado que ele se liga à transferrina e provavelmente interage com o Fe^{3+}. A deficiência de ferro aumenta a absorção do manganês, pois ambos competem pelos mesmos transportadores, por exemplo, DMT1.[4] Uma redução na expressão e atividade da Mn-SOD causa intoxicação por ferro nas células, especialmente na mitocôndria.[5]

A recomendação de ingestão (AI) para adultos é de 1,8 mg/dia para mulheres e de 2,3 mg/dia para homens. Em humanos, o manganês é frequentemente encontrado em tecidos ricos em mitocôndrias. A deficiência do mineral não é comum em humanos.[3] Os primeiros relatos da deficiência em manganês datam de 1931, quando foram descritos os sinais dessa deficiência em animais experimentais. Em humanos, a toxicidade é mais frequente e se relaciona com problemas neurológicos, estresse oxidativo e função mitocondrial prejudicada.[6]

▣ ABSORÇÃO, METABOLISMO E BIODISPONIBILIDADE

O conteúdo total de manganês no organismo é de 180 a 360 mmol (10 a 20 mg), com meia-vida biológica de 3 a 10 semanas, sendo esta ligeiramente maior em homens do que em mulheres. A ingestão normal é em torno de 2 a 4 mg/dia, entretanto já foram relatados valores de ingestão de até 8 mg. Apenas uma pequena porcentagem é absorvida, variando entre 2 e 5%. As concentrações mais elevadas são encontradas nos rins, fígado, pâncreas, ossos, adrenal e glândula pituitária.[7]

A eficiência da absorção aparentemente diminui com o aumento da ingestão de manganês e aumenta com a baixa ingestão. A excreção endógena não é influenciada pela quantidade ingerida ou pelo estado nutricional do indivíduo em relação ao manganês. A homeostase de manganês é regulada pela absorção intestinal e pela secreção hepatobiliar do mineral no trato gastrointestinal. Assim, como a regulação das concentrações sanguíneas é bem controlada, a deficiência de manganês é muito rara.[6] Alguns estudos indicam que o manganês é absorvido por um mecanismo de transporte ativo, mas a difusão passiva também tem sido sugerida com base em estudos indicando que a absorção do manganês ocorre por um processo não saturável.[8]

Diversos transportadores estão envolvidos com a absorção do manganês, sendo os principais o já citado DMT1, ZIP8, ZIP14, o transportador de dopamina (DAT), canais de cálcio e transportadores de colina e citrato.[6] No sangue, o Mn^{2+} é oxidado a Mn^{3+} pela ceruloplasmina para se ligar à transferrina, sendo assim internalizado nas células por endocitose mediada pelo receptor de transferrina.[6] No endossomo, o Mn^{3+} é reduzido novamente a Mn^{2+} para ser então transferido ao citoplasma utilizando o transportador DMT1.[6] O efluxo de manganês para fora do citosol é realizado utilizando os transportadores ferroportina (FPN) e o SLC30A10. Dentro da célula, diversos transportadores específicos de cada organela são utilizados para absorver o manganês: ATPase 1 no complexo de Golgi, ATPase13A2 no lisossomo, ATPaseA1 no reticulo endoplasmático e mitoferrina1 na mitocôndria.[6]

Diversos fatores afetam a absorção do manganês, sendo os principais: fonte de carboidratos da dieta, presença de fitato, proteína animal e conteúdo de manganês e de outros minerais da dieta, principalmente o ferro. Mulheres com ferritina baixa e dieta pobre em manganês absorveram cinco vezes mais manganês que aquelas com ferritina alta.[9] Um estudo para investigar com maior profundidade a relação entre ferro e manganês em modelo animal mostrou que ratos alimentados com uma dieta rica em ferro tiveram queda na absorção de manganês dos pulmões para o sangue quando comparados com o grupo controle. Isso demonstrou que a via pulmonar de absorção de manganês é ini-

bida parcialmente na presença de ferro. Essa competição pela absorção dos dois minerais ocorre porque ambos possuem o mesmo estado de valência em condições fisiológicas (+2 e +3) e dividem a mesma proteína de transporte, a DMT1 (transportador divalente de metais – 1).[10]

A absorção é aumentada pela quelação com histidina ou com citrato e pelo álcool e reduzida com ingestão de cálcio, cobalto, fósforo, ferro, fibras, fitato e ácido ascórbico.[11] Após ser absorvido nos capilares sanguíneos, o mineral se liga a alfa-macroglobulina, albumina e transferrina para ser transportado até o fígado. O manganês sanguíneo é absorvido no fígado utilizando o transportador SLC39A14, localizado na membrana basolateral dos hepatócitos.[4] A maioria do manganês absorvido é excretada na bile e no suco pancreático, com pouca ou nenhuma excreção pela urina.[4]

Nas células, o manganês é encontrado predominantemente na mitocôndria; assim, órgãos ricos em mitocôndrias, como fígado, rins e pâncreas, possuem quantidades relativamente altas; em contraste, as quantidades presentes no plasma são extremamente baixas.[4]

A fase de desenvolvimento também influencia na absorção de manganês. A absorção e a retenção do mineral é muito maior nos primeiros meses de vida, em virtude da alta captação do mineral pelo cérebro.[11]

◧ FUNÇÃO

O manganês é um micronutriente essencial envolvido no metabolismo energético, de aminoácidos, colesterol e carboidratos, na função antioxidante, imune, reprodutora, neurológica e na formação dos ossos, além de participar do processo de formação da cartilagem e do processo de coagulação sanguínea junto com a vitamina K.[12] O mineral está envolvido na regulação da atividade de grande variedade de enzimas, como arginase, glutamina sintetase, fosfoenolpiruvato descarboxilase e manganês superóxido dismutase, bem como na regulação da atividade de receptores de neurotransmissores. Sendo um constituinte essencial da enzima superóxido dismutase mitocondrial (SOD2), pode-se dizer que o manganês tem um papel antioxidante em uma variedade de células, incluindo neurônios do sistema nervoso central. No entanto, como metal de transição, ele pode apresentar-se em diferentes estados de valência e, portanto, pode promover reações redox formando radicais livres citotóxicos.[13] O manganês também está envolvido na resposta imune inata, agindo com segundo mensageiro para promover a defesa antiviral da célula.[12]

O mineral atua também como grupo prostético de um pequeno número de metaloproteínas, incluindo acetil-CoA, piruvato carboxilases – enzimas-chave para síntese de ácidos graxos e gliconeogênese respectivamente – e as já citadas superóxido dismutase e arginase. O manganês regula a síntese de hormônios esteroides por ser cofator de diversas enzimas envolvidas na síntese do colesterol, incluindo mevalonato quinase, geranil pirofosfato sintetase e farnesil pirofosfato sintetase.[12]

Pelo fato de o magnésio e o manganês compartilharem uma semelhança em suas propriedades físico-químicas, o magnésio pode substituir o manganês como cofator em várias enzimas, tais como na piruvato carboxilase, na fosfoenolpiruvato carboxiquinase, na farnesil pirofosfato sintetase (a enzima-chave na síntese do colesterol) e em um número de glicosiltransferases envolvidas na síntese de glicosaminoglucanos, com pouco ou nenhum prejuízo na atividade catalítica da enzima.[14] No entanto, há enzimas que são mantidas especificamente pelo manganês, como glicosiltransferase, agmatinase, arginase, glutamina sintetase e MnSOD.[14] O efeito antioxidante do manganês se atribui à atividade da superóxido dismutase; no entanto, acredita-se que o manganês *per se* tenha capacidade de reduzir marcadores da disfunção endotelial em diabetes tipo 2.

Koh et al.[15] avaliaram a associação de concentrações séricas de manganês e a prevalência de doenças crônicas na população coreana pelo estudo *Korean National Health and Nutrition Examination Survey* (*KNAHNES*). Os resultados obtidos mostraram que as concentrações séricas de manganês em diabéticos e em pacientes com disfunção renal foram significativamente menores quando comparadas a pacientes saudáveis. Assim, o estudo sugere que as concentrações de manganês no sangue possam ter um papel na homeostase da glicose e na função renal. Já se especulou que o manganês tenha um papel no metabolismo da glicose por potencializar a ação da insulina; acredita-se que a deficiência de manganês possa diminuir a síntese pancreática da insulina e aumentar sua degradação. Todavia, mais estudos são necessários para elucidar o mecanismo de ação do manganês no metabolismo da glicose.[15]

Pelo fato de o manganês estar relacionado com o metabolismo da glicose e a regulação da insulina, diversos estudos têm sido conduzidos buscando investigar a relação do manganês com o desenvolvimento de diabetes tipo 2. Forte et al. compararam as concentrações de dez metais, incluindo o manganês, em indivíduos com diabetes tipo 1, tipo 2 e sem a doença. As concentrações de manganês estavam reduzidas no grupo com diabetes tipo 2 comparado com o grupo controle.[16]

Além disso, existem evidências de estudos com animais e células mostrando um potencial papel inflamatório do manganês, com o aumento da produção de citocinas como IL-6 e TNF-alfa, e o estímulo da via do NF-κB pelo manganês. Estudos em humanos mostraram que o manganês está associado com alterações no padrão de metilação do DNA e modulação da resposta inflamatória.[17] Um estudo com homens idosos avaliou a relação do consumo de manganês com marcadores inflamatórios e epigenéticos. No quartil mais alto de ingestão de manganês as concentrações de IL-10-beta foram

46% maiores, as de IL-6 foram 52% maiores e as de IL-8 foram 32% maiores quando comparadas com o menor quartil de ingestão. Os autores sugerem que dietas com quantidades acima da recomendada de manganês podem levar a um aumento de marcadores pró-inflamatórios e uma inflamação subclínica.[17]

Outro aspecto relevante seria o papel de altas doses do manganês no controle da apoptose e da citotoxicidade. Estudos *in vitro* foram conduzidos mostrando que células de câncer de próstata têm seu crescimento reduzido e apoptose induzida após serem expostas a altas concentrações de manganês. Sendo a apoptose essencial para o controle do crescimento de tumores, o manganês poderia ser utilizado em combinação com outros quimioterápicos no tratamento do câncer de próstata.[18] O aumento da expressão de MnSOD reduziu o crescimento de células de câncer de cólon *in vitro*, entretanto o efeito contrário também foi observado: o crescimento de células de câncer de mama triplo negativa aumentou a invasão por macrófagos M2 e a capacidade de metástase dessas células.[19]

▣ MANGANÊS SUPERÓXIDO DISMUTASE

Uma grande variedade de estudos aponta para a relação entre o excesso na produção de radicais livres e o desenvolvimento de diversos tipos de câncer.[20] O desequilíbrio na produção de radicais livres está presente na etiologia de diversas doenças crônicas não transmissíveis, como obesidade, diabetes *mellitus* (DM), doença cardiovascular e câncer. O mecanismo mais aceito de como os radicais livres estariam associados ao câncer seria o dano ao DNA, com o rompimento de membranas celulares, seguido de mutações e alterações na expressão gênica.[20]

Manganês superóxido dismutase (MnSOD) é uma enzima mitocondrial responsável pela dismutação do superóxido, transformando-o em peróxido de hidrogênio e oxigênio molecular.

O peróxido de hidrogênio é então detoxificado pela catalase ou pela glutationa peroxidase. Existem três isoformas de superóxido dismutase, localizadas em diferentes compartimentos celulares: a Cu/Zn SOD, ou SOD1, é citossólica; a MnSOD, ou SOD2, é mitocondrial; e a EC-SOD, ou SOD3, é extracelular.[21,22] A alteração na atividade enzimática da MnSOD está associada com diversas doenças e frequentemente sua baixa atividade é observada em doenças neurológicas e diabetes, enquanto a alta atividade protege contra insultos pró-oxidantes resultantes de citocinas inflamatórias, isquemia e reperfusão e injúria hipóxico-isquêmica.[23]

Foi encontrada uma relação entre a atividade da MnSOD e a doença de Alzheimer, na qual a baixa atividade da MnSOD foi observada em um modelo animal transgênico de Alzheimer (Tg19959). Os autores observaram que a superexpressão da MnSOD nesses animais aumentou a concentração de catalase e reduziu o estresse oxidativo. Em um teste específico de memória, o aumento da expressão da enzima resgatou a memória espacial dos animais. Esse estudo demonstrou que concentrações mais altas de MnSOD atenuam o fenótipo da doença de Alzheimer, melhorando as sinapses nesse modelo animal.[24] Todavia, são necessários estudos em humanos para aprofundar o conhecimento da relação entre enzimas antioxidantes e a doença de Alzheimer.

Estudos com culturas de células também estão sendo realizados com a finalidade de desvendar os mecanismos moleculares de ação de inúmeros compostos. Em relação à regulação da expressão gênica da MnSOD, Quirós et al.[25] observaram aumento da atividade e da concentração de MnSOD na diferenciação neuroendócrina de células de câncer de próstata, sugerindo um papel crítico da enzima na progressão desse câncer.[25] Técnicas avançadas de proteômica e análise da expressão de proteínas por meio de eletrofluorese em gel bidimensional também estão sendo estudadas na MnSOD. Em um estudo que buscou avaliar possíveis marcadores para prognóstico de glioblastoma – tumor maligno avançado em células cerebrais, os astrócitos –, foi observado que uma falta de expressão da MnSOD poderia ser preditor de sobrevida maior em pacientes com gioblastoma.[26]

Em relação à aterosclerose, uma extensa revisão da literatura sobre os genes e polimorfismos que estariam associados com o desenvolvimento da aterosclerose destacou o papel fundamental da MnSOD na função endotelial, uma vez que a disfunção nesse tecido participa do desenvolvimento e da progressão da aterosclerose. Uma deficiência de MnSOD aumenta a disfunção endotelial em ratos deficientes em Apo-E.[27]

Atualmente, diversos estudos estão investigando a associação entre polimorfismos no gene da MnSOD e maior risco de vários tipos de câncer, e os resultados são muito interessantes. O principal polimorfismo estudado é um SNP (do inglês, *single nucleotide polymorphism*) C47T no códon 16 (rs4880), resultando na alteração de uma alanina por uma valina na posição 9 da proteína final.[22] O alelo C (Ala) codifica uma na alfa hélice parcial, e a variante T (Val) codifica uma folha beta, causando um transporte ineficiente da enzima para a matriz mitocondrial e reduzindo a capacidade antioxidante em 30 a 40%.[28]

Em uma metanálise de 34 estudos do tipo caso-controle, investigando a associação do polimorfismo Val-9Ala (rs4880) com risco para o desenvolvimento de câncer, os autores encontraram uma associação do SNP com risco aumentado para o câncer de mama em mulheres na pré-menopausa com baixo consumo de vitaminas C, E e carotenoides.[20] Em outra metanálise de 10 estudos, também do tipo caso-controle para câncer de próstata, foi observado que os genótipos Ala/Ala e Ala/Val aumentavam o risco para a doença.[22] Quando separado pela etnia, observou-se que o aumento do risco era significativamente elevado nos caucasianos, e

nenhuma associação foi encontrada para os de origem afro-americana.

Diferentemente dos estudos anteriores, foi observada uma associação entre o polimorfismo Val-9Ala (rs4880) e o desenvolvimento de DM tipo 2 em japoneses residentes na América. Nakanishi et al.[29] encontraram uma incidência maior de diabetes tipo 2 entre os voluntários com o genótipo Val/Val, e mesmo após o ajuste por outras variáveis o risco permaneceu maior entre o genótipo homozigoto Val/Val. Esse estudo foi o primeiro a encontrar a relação entre o polimorfismo Val-9Ala e risco para o desenvolvimento de DM2.[29] Um estudo mais recente demonstrou a associação do genótipo Val/Val (rs4880) no risco aumentado para nefropatia no DM2.[28]

Regulação da expressão gênica da MnSOD

A MnSOD é expressa nos humanos em todas as células. Em ratos, o aumento do consumo de manganês aumenta a quantidade da enzima nos tecidos; nos humanos, a suplementação de manganês aumenta a atividade da MnSOD nos leucócitos. Entretanto, o mecanismo de como o aumento da ingestão de manganês está relacionado com o aumento da concentração de MnSOD celular ainda não é totalmente esclarecido. Mesmo assim, a atividade da MnSOD leucocitária é sugerida como um potencial marcador do estado nutricional do indivíduo relativo ao manganês.[30] Alguns agentes, como citocinas e álcool, aumentam a expressão da MnSOD, indicando uma resposta relacionada ao estresse. A concentração da enzima também é modulada por nutrientes da dieta, como vegetais crucíferos, ácido retinoico e vitamina E.[31]

Baixas concentrações de p53 (proteína supressora de tumor) aumentam a expressão de MnSOD, enquanto altas concentrações a diminuem. Os genes-alvo típico da p53 estão envolvidos com crescimento celular, reparo do

DNA, apoptose, produção da matriz extracelular, diferenciação muscular e resposta ao estresse oxidativo. É possível que, dependendo do nível de estresse, a p53 possa ativar a MnSOD como uma adaptação a condições médias de estresse. Entretanto, quando os níveis de estresse e danos estão além da capacidade de reparo, a p53 induz à morte celular programada, suprimindo a expressão do gene da MnSOD, entre outros genes.[32]

Outros fatores de transcrição, como Nrf2 e FoxO3a, também regulam a expressão gênica da MnSOD. A resposta ao estresse aumenta a expressão da enzima mediada por Nrf2 em células cancerosas. A MnSOD também é regulada por fatores epigenéticos, os quais não alteram a sequência do DNA, mas podem influenciar a expressão gênica, como metilação do DNA e acetilação de histonas. Foi observado nos estágios iniciais do desenvolvimento do câncer um silenciamento do gene da MnSOD mediada por metilação. Outro mecanismo epigenético o qual afeta a expressão da enzima é a acetilação de histonas. Foi observado que a hiperacetilação da histona H3 estava associada com a alta expressão da enzima em câncer de mama.[33]

▣ FONTES DE MANGANÊS E RECOMENDAÇÕES NUTRICIONAIS

As melhores fontes de manganês nas dietas são cereais integrais, nozes, folhas verdes, chá, carnes e derivados de leite, que contêm pequenas quantidades desse mineral (Tabela 1). A ingestão diária de manganês nos estudos com humanos realizados mundialmente registra valores de 0,52 a 10,8 mg/dia. Resultados em dietas brasileiras apontam para uma ingestão aproximada de 1 a 2 mg/dia.[34]

Não foi demonstrado um critério funcional que reflita uma resposta em relação à ingestão de manganês, portanto foi estabelecida apenas a AI (Tabela 2) e o limite superior tolerável de ingestão (UL – Tabela 3).

TABELA 1 Conteúdo de manganês em alimentos

Alimentos	Peso (g)	Manganês (mg)
Gérmen de trigo	14	2,8
Noz-pecã	60	2,68
Soja assada	86	1,88
Semente de abóbora	57	1,71
Amêndoas	78	1,55
Avelã	68	1,4
Farinha de aveia cozida	234	1,4
Amendoim	72	1,3
Batata-doce	128	1,27
Abacaxi fresco	78	1,25
Suco de abacaxi	125	1,2
Ostra cozida	100	1,2
Suco de tomate	243	1

TABELA 2 Conteúdo de manganês em alimentos

Alimentos	Peso (g)	Manganês (mg)
Suco de uva	253	0,91
Espinafre cozido	95	0,9
Arroz integral cozido	98	0,88
Castanha assada	72	0,84
Tofu	124	0,75
Semente de girassol	68	0,73
Ostra crua	100	0,64
Melaço	41	0,63
Framboesa	62	0,62
Caju	65	0,55
Chocolate *diet*	28,4	0,54
Castanha do Brasil	70	0,54
Chá	237	0,52
Coco seco (20 g) ou fresco	33	0,49
Morango fresco	152	0,46
Cenoura cozida	76	0,44
Bife de fígado cozido	100	0,42

(continua)

TABELA 2   Conteúdo de manganês em alimentos (*continuação*)

Alimentos	Peso (g)	Manganês (mg)
Alface	56	0,42
Farelo de trigo	3,6	0,42
Massa cozida	140	0,4
Ostra (crua) ocidental	100	0,4
Ervilha-verde cozida	80	0,39
Feijão-preto cozido	86	0,38
Arroz branco cozido	79	0,37
Alface-romana	56	0,36
Farelo de aveia	6	0,33
Alcachofra inteira cozida	120	0,31
Fígado de frango cozido	100	0,3

(continua)

TABELA 2   Conteúdo de manganês em alimentos (*continuação*)

Alimentos	Peso (g)	Manganês (mg)
Suco de ameixa	192	0,29
Acelga cozida	88	0,29
Batata cozida com casca	122	0,28
Repolho-crespo cozido	65	0,27
Espinafre cozido fresco	95	0,27
Fígado de peru cozido	100	0,25
Brócolis cozido	85	0,24
Abacate	100	0,23
Suco de maçã	244	0,22
Couve-de-bruxelas cozida	78	0,21
Feijão-verde cozido	65	0,2

Fonte: Quirós et al.;[25] Hands.[35]

TABELA 3   Ingestão de referência e valor superior tolerável de ingestão (UL) para o manganês

Estágio de vida	Homens (AI)	Mulheres (AI)	UL
Recém-nascidos			
0-12 meses	0,003 mg/dia	0,003 mg/dia	N.d
Crianças e adolescentes			
1-3 anos	1,2 mg/dia	1,2 mg/dia	2 mg/dia
4-8 anos	1,5 mg/dia	1,5 mg/dia	3 mg/dia
9-13 anos	1,9 mg/dia	1,6 mg/dia	6 mg/dia
14-18 anos	2,2 mg/dia	1,6 mg/dia	9 mg/dia
Adultos			
19-70 anos	2,3 mg/dia	1,8 mg/dia	11 mg/dia
Gestantes			
≤ 18 anos	—	2 mg/dia	9 mg/dia
19-50 anos	—	2 mg/dia	11 mg/dia
Lactantes			
≤ 18 anos	—	2,6 mg/dia	9 mg/dia
19-50 anos	—	2,6 mg/dia	11 mg/dia

AI: ingestão adequada.
Fonte: Trumbo et al.[36]

Na comunidade europeia, o Comitê Científico Europeu de Alimentos recomenda uma ampla faixa de ingestão para adultos que varia de 1 a 10 mg/dia. No Reino Unido, a recomendação de ingestão para adultos é acima de 1,4 mg/dia.[37]

Diversos estudos citam que o conteúdo de manganês em 1 L de chá preto era cerca de 1,8 a 5,2 mg de manganês.[30] Assim, 1 xícara de chá (aproximadamente 200 mL) conteria de 0,36 a 1,04 mg de manganês – valores que, quando combinados com outras potenciais fontes, poderiam chegar muito próximos da recomendação de ingestão.

◉ AVALIAÇÃO DO ESTADO NUTRICIONAL

Ainda não existem biomarcadores padrão para avaliar o estado nutricional dos indivíduos relativo ao manganês, entretanto é possível utilizar a concentração sanguínea do mineral, as atividades das enzimas dependentes e as concentrações teciduais. Em estudos epidemiológicos, cabe ressaltar que os marcadores sanguíneos possuem suas particularidades. As concentrações eritrocitárias de manganês são relativamente mais elevadas quando comparadas com as plasmáticas.[1] Como visto anteriormente, o estágio de desenvolvimento influencia as concentrações sanguíneas de manganês: gestantes e recém-nascidos apresentam valores mais elevados de manganês sanguíneos, e, para os neonatos, após 1 ano de idade os valores são próximos aos de adultos. Uma análise que vem sendo usada como marcador da exposição ao manganês é a atividade da MnSOD nos linfócitos.[11]

A maior parte do manganês no sangue total está ligada ao eritrócito e uma fração pequena no plasma está ligada à betaglobulina.

Como a meia-vida do manganês no sangue é de apenas 2 horas pela rápida absorção hepática, as concentrações sanguíneas servem como marcadores de exposição imediata.[1] Alguns estudos sugerem que o manganês sanguíneo pode ser um bom indicador da exposição ao manganês em grupos, reflete exposição recente e pode ser um bom indicador para diferenciar o grupo dos trabalhadores expostos ao manganês do grupo dos controles.[38] Outro compartimento biológico utilizado em alguns estudos é a saliva. Foi observado que as mudanças na concentração do manganês na saliva eram semelhantes às mudanças no soro, mas, como essa variação era muito grande, a saliva também não é considerada o melhor compartimento.[38] Uma opção razoável seria o cabelo, considerado marcador de longo prazo, que foi utilizado para estudar deficit cognitivo em crianças.[1] Entretanto, cuidados devem ser tomados para purificar as amostras e levar em consideração fatores que podem alterar os resultados, como frequência de lavagem, cor do cabelo e idade.[1] Uma das melhores opções seria a concentração óssea de manganês, uma vez que a meia-vida é de aproximadamente 9 anos. As metodologias utilizadas para determinar a concentração de manganês nos ossos são ressonância magnética por imagem e análise por ativação neutrônica.[7] Técnicas de imagem por ressonância magnética também são boas opções para avaliar o acúmulo de manganês no cérebro.[38]

Na prática, o manganês é analisado no plasma, sangue total, urina e cabelo utilizando as técnicas de espectrometria de absorção atômica de chama (AAS), análise de ativação neutrônica (NAA), espectrometria de emissão ótica plasma duplamente induzido (ICP-OES) e espectrometria de massa plasma duplamente induzido (ICP-MS).[1]

◉ DISTÚRBIOS CAUSADOS PELA DEFICIÊNCIA EM MANGANÊS

Como o manganês é cofator de diversas enzimas envolvidas no metabolismo energético, função neurológica, reprodutora, imunológica, a deficiência do manganês vai reduzir a atividades dessas enzimas e consequentemente afetar todas essas vias metabólicas.[1] As enzimas mais afetadas são as exclusivamente dependentes de manganês, como MnSOD, arginase, piruvato carboxilase e serina/treonina fosfatase.[12]

A deficiência em manganês foi observada em várias espécies de animais, e os sinais apresentados são prejuízos no crescimento e na função reprodutora, queda na tolerância à glicose, alterações no metabolismo de carboidratos e de lipídios, que eventualmente podem levar a algumas alterações, por exemplo, a epilepsia.[13] Além disso, a deficiência em manganês interfere no desenvolvimento ósseo de várias espécies. Alguns estudos mostraram que a deficiência em manganês resulta em hipocolesterolemia, provavelmente porque o nutriente é necessário em várias etapas da biossíntese do colesterol,[39] como na atividade da farnesil pirofosfato sintetase, e no baixo crescimento do osso endocondrial, como consequência da pouca formação do tecido conectivo, presumivelmente resultado de alterações no metabolismo da vitamina K.

Baixas concentrações plasmáticas de manganês foram encontradas em mulheres com osteoporose. Além disso, a densidade mineral óssea aumentou quando minerais traços, como o manganês, foram adicionados a dietas ou suplementos de cálcio.[40]

▣ TOXICIDADE

A exposição a altas doses de manganês pode levar a uma condição conhecida como manganismo, com características similares às da doença de Parkinson, incluindo disfunções motoras, déficit cognitivo e injúria neuronal dopaminérgica.[41] O manganismo também é caracterizado por mudanças no comportamento, com movimentos lentos e desajeitados, espasmos nos músculos faciais, tremores e dificuldade de locomoção. Irritabilidade, agressividade e alucinações podem preceder os sintomas do manganismo.[42]

Por via oral, os sais de manganês têm pouca toxicidade dada sua boa regulação homeostática. Entretanto, ao ser inalado, o manganês evita esses mecanismos homeostáticos e entra diretamente no cérebro atravessando a barreira hematoencefálica utilizando transportadores de membrana como transferrina, receptores de transferrina ou via nervo olfatório.[43] A toxicidade por manganês ocorre principalmente pela inalação de fumaça, ar e poeira contendo óxidos de manganês em razão da exposição ambiental e industrial, como indústrias agroquímicas, biomédicas e da mineração. A toxicidade do manganês se dá por seu acúmulo em várias regiões do cérebro, como córtex frontal e cerebelo.[41] O excesso de manganês induz o aumento do estresse oxidativo pela superprodução de espécies reativas de oxigênio, a neuroinflamação pelo aumento da produção de citocinas pró-inflamatórias e a desregulação de neurotransmissores como dopamina, glutamato, ácido gama-aminobutírico e acetilcolina.[41]

Como o manganismo e a doença de Parkinson têm diversos sintomas em comum, o manganês foi considerado um fator de risco para a doença, entretanto os estudos ainda são inconclusivos.[43] A exposição crônica ao manganês por soldadores também mostrou a redução do volume cerebral nas regiões do cerebelo e do globo pálido, o que se correlaciona com déficits cognitivos e neurocomportamentais.[44]

Pelo fato de o excesso de manganês estar relacionado com déficit cognitivo e problemas neurológicos, alguns estudos foram conduzidos com o objetivo de relacionar o excesso de manganês com o desenvolvimento da doença de Alzheimer. Foi observado um desequilíbrio de alguns elementos-traço, como zinco e cobre, em pacientes com a doença. Um estudo mostrou que a alta concentração de manganês no cérebro pode estar associada com declínio cognitivo e aumentar o risco para a doença. Além disso, o excesso do mineral pode prejudicar processos de aprendizado e memória.[45]

Alguns estudos têm mostrado que indivíduos em determinadas condições médicas, como doença no fígado e aqueles que recebem nutrição parenteral, exibem aumento de manganês no sangue e um déficit neurobiológico. A administração de soluções parenterais sobrepassa o mecanismo regulatório de homeostase; não se tem uma recomendação definitiva da dose diária do mineral a ser adicionada à solução. Há riscos de ocorrer acúmulo do mineral no cérebro e neurotoxicidade. É necessário que um controle bem rígido seja feito em pacientes que estejam recebendo manganês intravenoso, principalmente pacientes pediátricos e os que estão recebendo nutrição parenteral a longo prazo.[46]

Como visto anteriormente, pessoas com doença crônica no fígado, em que a eliminação do elemento pela bile está prejudicada, e neonatos, que ainda não têm bom controle de homeostase do manganês, podem apresentar doença neurológica e sinais de neurotoxicidade, com alta concentração de manganês circulante nos tecidos cerebrais. O mineral atravessa a barreira hematoencefálica por diferentes mecanismos, tais como difusão facilitada, transporte ativo utilizando proteínas transportadoras de metais divalentes (DMT-1), ZIP-8 e transferrina.[1,2] O valor de NOAEL (*no observed adverse effects level*) para o manganês é 11 mg/dia, e o de LOAEL (*lowest adverse effects level*), 15 mg/dia.[47,48]

Um mecanismo potencial para explicar os problemas neurológicos causados pela toxicidade de manganês seria a desregulação do *turnover* de glutamina pelos astrócitos. O excesso de manganês impediria a captação de glutamina pelos astrócitos, afetando o equilíbrio de diversos neurotransmissores.[49] Em um estudo com o objetivo de investigar a influência do mineral na expressão e quantidades de transportadores de glutamina nos astrócitos, os autores observaram que a exposição ao manganês diminuiu a expressão de três tipos de transportadores de glutamina nos astrócitos: SNAT3, SNAT2 e LAT2.[50] Entre estes, o SNAT3 foi o mais sensível ao tratamento.

Uma possível explicação para essa redução na expressão de genes que codificam transportadores de glutamina seria que o manganês tem a capacidade de se ligar ao DNA, levando a uma alteração conformacional e a mudanças na expressão gênica. Outro fator que também poderia explicar tal degeneração seria a alteração na expressão de genes relacionados com o sistema de ubiquitinação e proteossomo em resposta à elevada exposição ao manganês. Todavia, estudos *in vivo* devem ser realizados para se obterem dados mais conclusivos.[50]

Além dos problemas neurológicos, o excesso de manganês pode estar associado com problemas cardíacos. Foi observado que a exposição ao manganês inibe a contração do miocárdio, dilata as veias e induz a hipotensão. Entretanto, os mecanismos moleculares da toxicidade cardíaca causada pelo excesso de manganês ainda precisam ser esclarecidos. As opções de tratamento clínico para toxicidade por manganês incluem retirar o indivíduo do ambiente tóxico, realizar terapia com quelantes e suplementação com ferro.[7]

▣ REFERÊNCIAS BIBLIOGRÁFICAS

1. Baj J, Flieger W, Barbachowska A, Kowalska B, Flieger M, Forma A, et al. Consequences of disturbing manganese homeostasis. Int J Mol Sci. 2023;24(19):1-55.
2. Aschner M, Erikson KM, Hernández EH, Tjalkens R. Manganese and its role in Parkinson's disease: from transport to neuropathology. Neuromolecular Med. 2009;11(4):252-66.
3. Jomova K, Makova M, Alomar SY, Alwasel SH, Nepovimova E, Kuca K, et al. Essential metals in health and disease. Chem Biol Interact. 2022;367:110173.
4. Liu Q, Barker S, Knutson MD. Iron and manganese transport in mammalian systems. Biochim Biophys Acta Mol Cell Res. 2021;1868(1):118890.
5. Holley AK, Bakthavatchalu V, Velez-Roman JM, St. Clair DK. Manganese superoxide dismutase: guardian of the powerhouse. Int J Mol Sci. 2011;12(10):7114-62.
6. Anagianni S, Tuschl K. Genetic Disorders of manganese metabolism. Curr Neurol Neurosci Rep. 2019;19(6):33.

7. O'Neal SL, Zheng W. Manganese toxicity upon overexposure: a decade in review. Curr Environ Health Rep. 2015;2(3):315-28.

8. Bell JG, Keen CL, Lönnerdal B. Higher retention of manganese in suckling than in adult rats is not due to maturational differences in manganese uptake by rat small intestine. J Toxicol Environ Health. 1989;26(4):387-98.

9. Finley JW. Manganese absorption and retention by young women is associated with serum ferritin concentration. Am J Clin Nutr. 1999;70(1):37-43.

10. Thompson K, Molina R, Donaghey T, Brain JD, Wessling-Resnick M. The influence of high iron diet on rat lung manganese absorption. Toxicol Appl Pharmacol. 2006;210(1-2):17-23.

11. Wood RJ. Manganese and birth outcome. Nutr Rev. 2009;67(7):416-20.

12. Studer JM, Schweer WP, Gabler NK, Ross JW. Functions of manganese in reproduction. Anim Reprod Sci. 2022;238:106924.

13. Takeda A. Manganese action in brain function. Brain Research Reviews. 2003;41(1):79-87.

14. Balachandran RC, Mukhopadhyay S, McBride D, Veevers J, Harrison FE, Aschner M, et al. Brain manganese and the balance between essential roles and neurotoxicity. J Biol Chem. 2020;295(19):6312-29.

15. Koh ES, Kim SJ, Yoon HE, Chung JH, Chung S, Park CW, et al. Association of blood manganese level with diabetes and renal dysfunction: a cross-sectional study of the Korean general population. BMC Endocr Disord. 2014;14:24.

16. Forte G, Bocca B, Peruzzu A, Tolu F, Asara Y, Farace C, et al. Blood metals concentration in type 1 and type 2 diabetics. Biol Trace Elem Res. 2013;156(1-3):79-90.

17. Kresovich JK, Bulka CM, Joyce BT, Vokonas PS, Schwartz J, Baccarelli AA, et al. The inflammatory potential of dietary manganese in a cohort of elderly men. Biol Trace Elem Res. 2018;183(1):49-57.

18. Hernroth B, Holm I, Gondikas A, Tassidis H. Manganese inhibits viability of prostate cancer cells. Anticancer Res. 2018;38(1):137-45.

19. Rozenberg JM, Kamynina M, Sorokin M, Zolotovskaia M, Koroleva E, Kremenchutckaya K, et al. The role of the metabolism of zinc and manganese ions in human cancerogenesis. Biomedicines. 2022;10(5):1-18.

20. Wang S, Wang F, Shi X, Dai J, Peng Y, Guo X, et al. Association between manganese superoxide dismutase (MnSOD) Val-9Ala polymorphism and cancer risk: a meta-analysis. Eur J Cancer. 2009;45(16):2874-81.

21. Holla LI, Kankova K, Vasku A. Functional polymorphism in the manganese superoxide dismutase (MnSOD) gene in patients with asthma. Clin Biochem. 2006;39(3):299-302.

22. Liwei L, Chunyu L, Ruifa H. Association between manganese superoxide dismutase gene polymorphism and risk of prostate cancer: a meta-analysis. Urology. 2009;74(4):884-8.

23. Liu M, Sun X, Chen B, Dai R, Xi Z, Xu H. Insights into manganese superoxide dismutase and human diseases. Int J Mol Sci. 2022;23(24).

24. Dumont M, Wille E, Stack C, Calingasan NY, Beal MF, Lin MT. Reduction of oxidative stress, amyloid deposition, and memory deficit by manganese superoxide dismutase overexpression in a transgenic mouse model of Alzheimer's disease. Faseb J. 2009;23(8):2459-66.

25. Quirós I, Sáinz RM, Hevia D, García-Suárez O, Astudillo A, Rivas M, et al. Upregulation of manganese superoxide dismutase (SOD2) is a common pathway for neuroendocrine differentiation in prostate cancer cells. Int J Cancer. 2009;125(7):1497-504.

26. Park CK, Jung JH, Moon MJ, Kim YY, Kim JH, Park SH, et al. Tissue expression of manganese superoxide dismutase is a candidate prognostic marker for glioblastoma. Oncology. 2009;77(3-4):178-81.

27. Roy H, Bhardwaj S, Yla-Herttuala S. Molecular genetics of atherosclerosis. Hum Genet. 2009;125(5-6):467-91.

28. Yahya MJ, Ismail PB, Nordin NB, Akim ABM, Binti Md Yusuf WS, Adam NLB, et al. CNDP1, NOS3, and MnSOD polymorphisms as risk factors for diabetic nephropathy among type 2 diabetic patients in Malaysia. J Nutr Metab. 2019;2019.

29. Nakanishi S, Yamane K, Ohishi W, Nakashima R, Yoneda M, Nojima H, et al. Manganese superoxide dismutase Ala16Val polymorphism is associated with the development of type 2 diabetes in Japanese-Americans. Diabetes Res Clin Pract. 2008;81(3):381-5.

30. Hope SJ, Daniel K, Gleason KL, Comber S, Nelson M, Powell JJ. Influence of tea drinking on manganese intake, manganese status and leucocyte expression of MnSOD and cytosolic aminopeptidase P. Eur J Clin Nutr. 2006;60(1):1-8.

31. St Clair D. Manganese superoxide dismutase: genetic variation and regulation. J Nutr. 2004;134(11):3190S-1S.

32. Dhar SK, Xu Y, St. Clair DK. Nuclear factor κB- and specificity protein 1-dependent p53-mediated bi-directional regulation of the human manganese superoxide dismutase gene. J Biol Chem. 2010;285(13):9835-46.

33. Dhar SK, St. Clair DK. Manganese superoxide dismutase regulation and cancer. Free Radic Biol Med. 2012;52(11-12):2209-22.

34. Fávaro DIT, Maihara VA, Mafra D, Souza SA, Vasconcellos MBA, Cordeiro MBC, et al. Application of NAA to the determination of mineral and trace elements in Brazilian diets at IPEN/CNEN/SP. J Radioanal Nucl Chem. 2000;244(1):241-5.

35. Hands E. Nutrients in food, Lippincott Williams and Wilkins; 2000.

36. Trumbo P, Yates AA, Schlicker S, Poos M. Dietary Reference Intakes: vitamin A, vitamin K, arsenic, boron, chromium, copper, iodine, iron, manganese, molybdenum, nickel, silicon, vanadium, and zinc. JAMA. 2001;101(3):294-301.

37. Turck D, Bohn T, Castenmiller J. Scientific opinion on the tolerable upper intake level for manganese. EFSA Journal. 2023;21(12).

38. Zheng W, Fu SX, Dydak U, Cowan DM. Biomarkers of manganese intoxication. Neurotoxicology. 2011;32(1): 1-8.

39. Krishna G, Whitlock HW, Feldbruegge DH, Porter JW. Enzymic conversion of farnesyl pyrophosphate to squalene. Arch Biochem Biophys. 1966;114(1):200-15.

40. Freeland-Graves JH, Turnlund JR. Deliberations and evaluations of the approaches, endpoints and paradigms for manganese and molybdenum dietary recommendations. J Nutr. 1996;126(9 Suppl):2435S-40S.

41. Nyarko-Danquah I, Pajarillo E, Digman A, Soliman KFA, Aschner M, Lee E. Manganese accumulation in the brain via various transporters and its neurotoxicity mechanisms. Molecules. 2020;25(24):1-21.

42. Martinez-Finley EJ, Gavin CE, Aschner M, Gunter TE. Manganese neurotoxicity and the role of reactive oxygen species. Free Radic Biol Med. 2013;62:65-75.

43. Martin KV, Edmondson D, Cecil KM, Bezi C, Vance ML, McBride D, et al. Manganese exposure and neurologic outcomes in adult populations. Neurol Clin. 2020;38(4):913-36.

44. Chang Y, Jin SU, Kim Y, Shin KM, Lee HJ, Kim SH, et al. Decreased brain volumes in manganese-exposed welders. Neurotoxicology. 2013;37:182-9.

45. Ling J, Yang S, Huang Y, Wei D, Cheng W. Identifying key genes, pathways and screening therapeutic agents for manganese-induced Alzheimer disease using bioinformatics analysis. Medicine (Baltimore). 2018;97(22):e10775.

46. Hardy IJ, Gillanders L, Hardy G. Is manganese an essential supplement for parenteral nutrition? Curr Opin Clin Nutr Metab Care. 2008;11(3):289-96.

47. Davis CD, Wolf TL, Greger JL. Varying levels of manganese and iron affect absorption and gut endogenous losses of manganese by rats. J Nutr. 1992;122(6):1300-8.

48. Greger JL. Nutrition versus toxicology of manganese in humans: evaluation of potential biomarkers. Neurotoxicology. 1999;20(2-3):205-12.

49. Sidoryk-Wegrzynowicz M, Lee E, Mingwei N, Aschner M. Disruption of astrocytic glutamine turnover by manganese is mediated by the protein kinase C pathway. Glia. 2011;59(11):1732-43.

50. Sidoryk-Wegrzynowicz M, Lee E, Albrecht J, Aschner M. Manganese disrupts astrocyte glutamine transporter expression and function. J Neurochem. 2009;110(3):822-30.

CAPÍTULO 35

Boro

Liliane Viana Pires
Adriana Gisele Hertzog da Silva
Silvia M. Franciscato Cozzolino

🔲 INTRODUÇÃO

A importância do boro data de 1923, quando foi aceita a sua essencialidade para plantas pelo fato de ser necessário para completar o ciclo de vida. Durante muitos anos, o boro foi reconhecido como um conservante de alimentos para peixes, carnes, cremes e manteiga. No entanto, com o aparecimento de casos de toxicidade atribuídos a esse elemento, foi proibida a sua utilização com tal finalidade. A essencialidade do boro também foi observada para microrganismos; entretanto, sua importância para os seres humanos tem sido apontada nos últimos anos. Alguns estudos sugeriram que o boro é benéfico, por exemplo, para embriogênese, crescimento e manutenção óssea, função imune, habilidade psicomotora e funções cognitivas.[1] Contudo, questiona-se o porquê de essas funções não terem sido reconhecidas anteriormente, e a resposta parece estar ligada ao fato de que, aparentemente, o boro tem função bioquímica sutil, com papel aparentemente indireto, uma vez que o mineral permite o melhor funcionamento de outros nutrientes e hormônios.

De modo geral, o boro é encontrado na forma de ácido bórico – $B(OH)_3$ – em pH fisiológico. Forma complexos de éster com grupamentos hidroxilas de compostos orgânicos e é encontrado normalmente em plantas. Alguns desses compostos podem apresentar propriedades antibióticas.

🔲 FUNÇÕES

O papel do boro no ciclo de vida das plantas é bem documentado; porém, pouco se sabe sobre a homeostase desse elemento-traço e sua função em células animais, embora seja reconhecido como benéfico por meio de estudos com modelos animais de nutrição humana.

Os princípios da química bioinorgânica predizem que o $B(OH)_3$ normalmente se liga a cis-dióis, talvez com alguma especificidade, formando produtos de condensação relativamente instáveis em soluções aquosas.[2] Esses produtos teoricamente poderiam conferir estabilidade às moléculas ricas em dióis, como polissacarídeos e esteroides.

Em animais superiores, não há dados conclusivos sobre os efeitos do boro para que se possa estabelecer uma função específica. Em animais como sapos e trutas, detectaram-se defeitos embriônicos relacionados à deficiência em boro,[3-5] o que levou à sugestão de que o boro poderia estar relacionado com a reprodução e o desenvolvimento embrionário. No entanto, esses efeitos não foram demonstrados em roedores.[6] Efeitos fisiológicos, incluindo alterações nas concentrações sanguíneas de glicose e triacilgliceróis e metabolismo ou função anormal de calcitriol [1,25(OH)$_2$D$_3$], foram demonstrados em estudo realizado com pintinhos deficientes em boro e, concomitantemente, com deficiência em vitamina D.[7] No entanto, em muitos desses estudos foram encontrados efeitos do boro apenas na presença de um potencializador nutricional secundário, como a deficiência em vitamina D. Da mesma forma, o metabolismo de vitamina D, estrógenos e minerais (em especial o cálcio) e a função imune parecem estar relacionados com o boro,[1] embora tenham sido verificados, em tais funções, estudos nos quais outro potencializador nutricional estava presente.

Dada a participação do boro em alguns sistemas orgânicos, a maior parte do boro em tecidos e fluidos humanos é encontrada na forma de ácido bórico (98,4%), seguida de ânion borato (1,6%). O boro tem diversas ações no corpo humano e se deposita em diferentes tecidos e órgãos. Sua concentração varia entre os diferentes órgãos. Assim, o corpo humano contém entre 3 e 20 mg de boro, com concentrações de 0,06 mcg/mL no sangue, 0,02 mcg/mL no plasma, 0,75 mcg/mL na urina e entre 4,3 e 17,9 mcg/mL (o maior conteúdo) nos ossos, unhas e cabelos. Vale ressaltar que esse conteúdo pode diferir nos indivíduos, conforme o estado de saúde.[8,9]

O boro parece ter papel importante na mineralização e estrutura óssea, principalmente por interagir com a vitamina D, o cálcio e magnésio na formação óssea, além de influenciar o metabolismo do estrógeno, hormônio intimamente ligado ao metabolismo ósseo. Com base nos efeitos do boro sobre os hormônios esteroides e suas interações com o metabolismo mineral, parece que esse elemento está associado à gênese das doenças relacionadas à reduzida mineralização óssea.[8,10]

Um estudo[2] mostrou que uma dieta suplementada com boro aumentou o crescimento e a força dos ossos em filhotes de porcos, sem que o metabolismo de cálcio e fósforo fosse afetado. Os suplementos de boro podem aumentar o conteúdo de boro em ratos osteoporóticos e estimular a formação óssea e inibir a reabsorção óssea, produzindo efeito terapêutico contra a osteoporose. Assim, a suplementação de boro pode ser favorável no tratamento da osteoporose e na manutenção da saúde, em especial da mulher.[11,12]

Tem sido demonstrado que o boro possui efeito osteogênico, o qual pode influenciar o osso, especialmente os tipos trabecular e alveolar, o crescimento e manutenção óssea.[13,14] Hakki et al.[13] verificaram que em culturas de células osteoblásticas tratadas com 1 e 10 ng/mL de boro houve aumento da regulação de mineralização tecidual associado à elevação da expressão dessas células; aumento da expressão de RNAm do colágeno tipo I, osteopontina, sialoproteína óssea, osteocalcina e fator de transcrição relacionados com Runt 2 (runX2), importantes para a formação óssea.

Diversas respostas relacionadas à baixa ingestão de boro dificultam a identificação dos mecanismos primários responsáveis pela sua bioatividade. No entanto, as características químicas do boro podem fornecer algumas informações a respeito desse mecanismo. O boro se complexa com compostos orgânicos que contêm grupos hidroxila – essa formação é mais eficiente quando grupos hidroxila são adjacentes e encontram-se na configuração "cis".[15] Os fosfoinositídeos, as glicoproteínas e os glicolipídios de membranas contêm grupos hidroxila na configuração "cis", os quais podem formar complexos diéster-borato nas membranas, que podem agir como quelantes do cálcio e/ou modificadores do metabolismo redox, afetando a integridade e função da membrana.[16] Assim, o reduzido *status* de boro pode afetar importantes receptores de hormônios e funções de transdução de sinal nas células.

Além disso, tanto o boro quanto o ácido bórico se complexam com vários açúcares biologicamente importantes, como a ribose, um componente da adenosina.[17] O fosfato de adenosina e a S-adenosilmetionina possuem uma afinidade pelo boro maior do que qualquer outro ligante de boro presente em tecidos animais.[18] Cerca de 95% da S-adenosilmetionina é convertida em S-adenosil-homocisteína, que é importante para a metilação de DNA, RNA, proteínas, fosfolipídios, hormônios e neurotransmissores.[19]

A hidrólise da S-adenosil-homocisteína aumenta a concentração de homocisteína circulante. Esse aumento associado à redução da S-adenosil-homocisteína tem implicado risco para o desenvolvimento de aterosclerose, osteoporose, artrite, câncer, diabetes e prejuízo na função cerebral. Em ratos, foi observado que a deficiência de boro aumentou a homocisteína plasmática e reduziu os níveis de S-adenosil-homocisteína no fígado, sugerindo que o boro tem participação na formação e/ou a utilização de S-adenosil-homocisteína.[20]

Estudos realizados em algumas linhagens de células indicaram a existência de uma ligação molecular seletiva ao boro dentro da célula ou a existência de um transportador específico de boro em membranas de células de mamíferos. Sugerem, ainda, que o boro afeta a transdução de sinais ou a regulação de íons por essas membranas. O transportador de borato ($NaBC_1$) em mamíferos, o qual é essencial para homeostase celular do boro, conduz Na^+ e OH^- pelas membranas celulares na ausência de boro.[21] Quando esse elemento se encontra em baixas concentrações, ocorre ativação da via de sinalização da proteína quinase ativada por mitógeno (MAPK) pelo borato, estimulando o crescimento e a proliferação de células HEK293, conforme observado em meios de cultura celular.[22]

Provavelmente, as funções para esse elemento serão demonstradas nos próximos anos, uma vez que alguns grupos de pesquisa já vêm estudando, inclusive, uma possível ação do boro nas funções cognitiva e psicomotora e em outros sistemas do organismo. Por exemplo, um estudo relacionou a deficiência de boro na dieta de ratos com o comportamento desses animais,

constatando que os ratos com dietas deficientes em boro eram menos ativos (menor número de movimentos e saltos). Além disso, em outro grupo com deficiência em boro, no qual o óleo de peixe fora adicionado à dieta, a resposta de atividade foi atenuada em relação ao grupo com a deficiência sem o tratamento com óleo de peixe. Assim, especula-se que o boro, juntamente com ácidos graxos ômega-3, influencia o comportamento desses animais, uma vez que ambos os elementos participam do metabolismo oxidativo e atuam em nível de membrana celular.[23] Em um outro estudo realizado em avestruz,[24] observaram-se efeitos positivos do boro no cérebro e em seu desenvolvimento. A estrutura histológica do cérebro desses animais mostrou um aumento no desenvolvimento de células neurais com a administração de 160 mg/L de boro adicionado à água. Também se observou inibição de apoptose no cérebro. Especula-se que os efeitos do boro no cérebro sejam em função da alteração de membrana que afeta a transmissão dos impulsos nervosos.

◙ ABSORÇÃO E METABOLISMO

O boro é um elemento de alta taxa de absorção, que pode chegar a cerca de 90%. A maior parte do mineral ingerido é hidrolisada, resultando em ácido bórico, o qual, como componente neutro, é facilmente absorvido pelo enterócito e transportado. Durante o transporte do boro pelo organismo, é provável que o $B(OH)_3$ esteja ligado sutilmente a substâncias que contenham grupos cis-hidroxila. Não se sabe ao certo o mecanismo de absorção; no entanto, alguns estudos sugerem que seja um processo de difusão não induzida.[25]

Nos últimos anos, tem-se buscado maior entendimento dos mecanismos de absorção, distribuição e excreção de boro em humanos. Estudos têm analisado a função das aquaporinas (AQP) humanas na biodisponibilidade de boro, as quais são proteínas homólogas às das plantas e funcionam como canais de ácido bórico. A família das proteínas AQP é composta por 13 tipos (AQP 0-12) que transportam água. Um recente estudo *in vitro* mostrou que as AQP 3, 7, 8, 9 e 10 participam do sistema de transporte do ácido bórico em humanos.[26] Essas AQP são expressas em diversos tecidos, como a AQP9 no fígado, que parece transportar o ácido bórico para as células hepáticas; AQP7, 8 e 10 na membrana apical e AQP3 na membrana basolateral de células epiteliais do intestino, sugerindo suas ações na absorção do ácido bórico por via transcelular;[27] as AQP3 e 4 são expressas na membrana basolateral do ducto coletor, bem como a AQP2 que é expressa na membrana apical também do ducto coletor,[28] entretanto a AQP2 não transporta ácido bórico, o que mostra baixa permeabilidade e reabsorção do ácido bórico, favorecendo a excreção dessa substância.[26]

A maior parte da excreção se dá pela urina. Há evidências de que o boro seja homeostaticamente regulado, pois, quando ocorre aumento da ingestão, a excreção urinária também aumenta; em contrapartida, quando a ingestão é baixa, a excreção urinária é reduzida, além de não se acumular nos tecidos.

▣ AVALIAÇÃO DO ESTADO NUTRICIONAL DE INDIVÍDUOS

O boro é similar aos elementos-traço mais essenciais quando se pretende avaliar o estado nutricional dos indivíduos, pois não existe um biomarcador padrão-ouro de avaliação do *status* de boro. Sabe-se que o boro ingerido é bem absorvido e, em seguida, eficientemente excretado na urina.[29] Assim, a determinação da concentração de boro na urina avalia apenas o consumo recente. Porém, quando essa determinação é combinada com uma avaliação da ingestão de boro, pode ser um indicador mais eficiente do estado nutricional do indivíduo. Pessoas que ingerem quantidades de boro menores que 0,5 mg/dia durante 2 a 3 meses respondem de forma eficiente a um suplemento nutricional de boro (3 mg/dia).[30]

A concentração de boro no plasma ou no soro também é um indicador de estado nutricional relativo ao boro. Um estudo realizado em humanos encontrou um aumento de 1,5 vez nas concentrações plasmáticas de boro em resposta ao aumento desse elemento na dieta.[29] Em outro estudo com mulheres na perimenopausa, foi oferecida uma dieta com 2,5 mg/dia de boro durante 60 dias. Essa intervenção aumentou a concentração plasmática de boro de 33 ng/mL para 52 ng/mL.[31]

Além disso, a concentração de boro no plasma ou soro pode ser utilizada como indicador do consumo excessivo desse nutriente. Em áreas onde a água potável fornecia concentrações de 0,02, 0,08, 0,3, 0,4 e 0,5 mg de boro/kg de peso corporal/dia, foram encontrados valores de 68, 347, 585, 450 e 659 ng/mL de boro no sangue das pessoas que residiam nessas áreas, respectivamente.[32] Concentrações de boro no sangue superiores a 300 ng/mL poderiam indicar uma ingestão desse elemento superior àquela necessária para evitar sinais de deficiência. A toxicidade de boro pode ser indicada com concentrações superiores a 1 µg/mL desse elemento no plasma ou soro.[33]

Baixas concentrações de boro nos cabelos e nos solos têm sido associadas com a doença de Kashin-Beck em regiões da China.[34,35] Estudos sugerem que a deficiência em boro prejudica o metabolismo de cálcio e de energia e as funções cerebral e imune.[36]

▣ FONTES DE BORO E RECOMENDAÇÕES NUTRICIONAIS

As maiores concentrações de boro são encontradas em frutas, especialmente não cítricas, vegetais folhosos, castanhas e legumes. As mais altas concentrações de boro são encontradas no abacate cru (14,3 mcg/g), produtos como creme de manteiga de amendoim (5,87 mcg/g), amendoins torrados e salgados (5,83 mcg/g), chocolate em pó adoçado (4,29 mcg/g), granola com uvas passas (3,55 mcg/g), suco de uva enlatado (3,42 mcg/g) e pecans secas e torradas (2,64 mcg/g). Concentrações de boro reduzidas são encontradas em carnes bovinas, de aves e de peixes.[8,37] A Tabela 1 mostra a concentração de boro em alguns alimentos. Dependendo da localização geográfica, a água pode contribuir com a maior proporção de boro provindo da alimentação.[38] Apesar de já existirem algumas evidências em relação à participação do boro para alguns sistemas biológicos, não foram estabelecidas recomendações de ingestão do elemento, nem mesmo a ingestão adequada (AI), visto que, para propor uma recomendação, é necessário o conhecimento mais amplo sobre suas funções biológicas, bem como da sua biodisponibilidade.

Com base nos resultados de estudos realizados em animais, o *Institute of Medicine* estabeleceu o limite máximo tolerável de ingestão (Tabela 2). Outra recomendação é a proposta pela Organização Mundial da Saúde (OMS), a qual estabelece a ingestão tolerável de 0,4 mg de boro/kg de peso corporal/dia, ou cerca de 28 mg/dia para uma pessoa de 70 kg, visto que a real necessidade de boro para o corpo humano ainda não está clara.[33] A União Europeia estabeleceu nível de ingestão superior tolerável para o boro com base no peso corporal, que equivale a cerca de 10 mg/dia para adultos.[39] Relatórios divulgados em vários lugares do mundo apresentaram dados de efeitos adversos da alta ingestão de boro por meio da água potável.[40]

▣ TOXICIDADE

O boro parece ter baixa toxicidade quando administrado oralmente. Os sintomas iniciais de intoxicação são náuseas, desconforto gástrico, vômitos e diarreia.

TABELA 1 Conteúdo de boro em alimentos

Alimentos	Boro (mcg/g)
Abacate	11,1
Banana	1,04
Laranja	2,17
Maçã com casca	2,73
Uva roxa/verde	4,6
Amendoim	13,8
Batata	1,25
Batata-doce	1,08
Brócolis	2,47
Cenoura	2,59
Ervilha	1,28
Feijão-verde	1,56
Feijão-vermelho	3,14
Milho	0,49
Nozes	6,6
Tomate	0,75
Bacalhau	0,24
Carne bovina	< 0,05
Carne de frango	0,34
Fígado de boi	< 0,07
Peito de peru	0,09
Presunto	0,2
Queijo *cottage*	0,19
Leite	0,23
Ovo	0,12
Arroz	0,32
Aveia	0,1
Flocos de milho	0,92
Macarrão/espaguete	0,14
Pão branco enriquecido	0,48
Açúcar	0,29
Chocolate em pó	4,25
Mel	6,07
Molho de tomate	1,39
Óleo vegetal de milho	< 0,04

Fonte: Anderson et al., 1994.[41]

Em doses maiores, podem ocorrer convulsões, depressão e colapso vascular. A toxicidade crônica geralmente só ocorre após ingestão su-

TABELA 2 Limite máximo tolerável de ingestão (UL) para boro

Idade	Quantidade
Bebês	
0-12 meses	Não foi possível estabelecer
Crianças	
1-3 anos	3 mg/dia
4-8 anos	6 mg/dia
9-13 anos	11 mg/dia
Adolescentes	
14-18 anos	17 mg/dia
Adultos	
> 19 anos	20 mg/dia
Gestantes	
≤ 18 anos	17 mg/dia
19-50 anos	20 mg/dia
Lactantes	
≤ 18 anos	17 mg/dia
19-50 anos	20 mg/dia

Fonte: *Institute of Medicine*, 2001.[42]

perior a 100 mg/kg de peso e pode causar perda de apetite, náuseas, perda de peso, decréscimo na contagem, no volume e na mobilidade do esperma, atrofia testicular, perda de células germinativas e decréscimo dos níveis séricos de testosterona.[43] Vale ressaltar que a maior parte dos dados provém de estudos laboratoriais realizados em animais.

Tem-se sugerido que a toxicidade do boro afeta o desenvolvimento reprodutivo quando avaliada em estudos experimentais com animais. O NOAEL (*no-observed-adverse-level*) foi estabelecido baseando-se nesses estudos de toxicidade.[44]

Em recente estudo realizado em filhotes de avestruz,[45] avaliaram-se a capacidade antioxidante e a modulação de apoptose com administração de diferentes doses de ácido bórico. Observou-se que no grupo que recebeu doses menores de ácido bórico (até 160 mg/L de água) houve um aumento da expressão de genes antioxidantes; já no grupo exposto a altas doses

(mais que 640 mg/L de água), houve promoção de apoptose celular e redução da capacidade antioxidante, mostrando assim efeitos adversos nas altas dosagens.

Já em um estudo realizado em humanos, um grupo de homens expostos a elevadas concentrações desse elemento em razão da fabricação de ácido bórico na Turquia, não foram observados, por meio dos biomarcadores de reprodução, indícios de toxicidade, apesar da elevada concentração de boro no sangue (223,89 ± 69,49 ng/g).[46]

Estudos sobre os efeitos tóxicos do boro na reprodução humana, especificamente em homens, não evidenciam alterações nos parâmetros reprodutivos mesmo em condições de exposição extrema ao elemento, como observados nas regiões da Turquia e China.[47,48] Dentre os parâmetros avaliados, estão o sémen e os hormônios reprodutivos, como nos níveis de FSH, LH e testosterona total.[48]

▣ OUTRAS AÇÕES DO BORO QUE ESTÃO SENDO ESTUDADAS

Entre as ações do boro mais estudadas está a sua participação na homeostase óssea. Hakki et al.[14] observaram que o aumento na ingestão de boro melhora a força e altera a composição mineral do osso, especificamente no fêmur e na tíbia, de ratos com elevada adiposidade. Tem sido apontado que o aumento na adiposidade pode agir como um estressor, o qual exacerba os sinais de privação de boro. Nessas condições, a resposta à suplementação de boro é melhorada. Como já se sabe, a obesidade está associada à inflamação crônica, observada pela produção anormal de citocinas e aumento da proteína C-reativa. Essa inflamação estimula a reabsorção óssea, provocando perda óssea.

Estudos recentes indicam que o boro e o borato têm atraído a atenção científica por suas possíveis propriedades anticarcinogênicas. Essas propriedades foram relatadas após um estudo epidemiológico que encontrou uma associação inversa entre a ingestão dietética de boro e câncer de próstata.[49] Após esse estudo, outros estudos *in vitro* mostraram que o boro inibe o crescimento de alguns tipos de células de câncer de próstata e de mama.[44,50-53] A ingestão de boro por meio da água de beber também tem sido associada à redução na incidência de alterações histopatológicas relacionadas ao câncer cervical,[40,54,55] e regiões onde o solo e a água são ricas em boro estão relacionadas com baixos riscos de diversos tipos de câncer, incluindo próstata, mama, cervical e pulmonar.[56] Korkmaz et al.[54] sugerem que as altas quantidades de boro na água ajudem a inibir a transformação do papilomavírus humano (HPV), o que poderia reduzir a incidência de câncer cervical.

Em relação ao câncer de pulmão, um estudo de 10 anos (1995-2005),[57] conduzido na Universidade do Texas, no Centro de Câncer, encontrou associação inversa entre a ingestão de boro e câncer de pulmão em mulheres. Uma das explicações propostas pelos autores para redução do câncer de pulmão com a ingestão de maiores teores de boro é que esse elemento possa aumentar o estradiol que competirá pelos receptores de estrógeno com hidrocarbonetos aromáticos policíclicos da fumaça de cigarro, reduzindo o potencial carcinogênico desses hidrocarbonetos.

Outro aspecto que tem sido relacionado ao *status* de boro é sua participação na modulação de hormônios esteroides. No estudo de Naghii et al.,[55] realizado com homens saudáveis, foi observado que, após 7 dias de suplementação com boro (10 mg/dia), houve aumento da testosterona livre e redução do estradiol. Além disso, observou-se redução dos biomarcadores inflamatórios TNF-a, hsPCR (proteína C-reativa) e IL-6. Esse foi o primeiro estudo realizado com humanos que relatou os efeitos da suplementação de boro sobre a redução das concentrações de biomarcadores inflamatórios.

Embora o papel do boro na modulação dos hormônios sexuais ainda não esteja claro, a suplementação com boro foi capaz de alterar as concentrações dos hormônios sexuais. A mudança nas concentrações de hormônios esteroides sustenta ainda um papel para o boro na nutrição humana, particularmente em relação à saúde dos ossos.[44,55]

Alguns estudos têm apontado para uma ação anti-inflamatória dos compostos de boro.[1,55] Tal efeito anti-inflamatório parece ter ação terapêutica na osteoartrite (OA). Pesquisadores, ao analisarem a relação entre boro e a prevalência de OA ao redor do mundo, descobriram que, em áreas onde a ingestão de boro é menor que 1 mg/dia, a incidência estimada de OA foi de 20% a 70%. Já em regiões em que a ingestão usual de boro foi de 3 a 10 mg/dia, a incidência de artrite variou de 0% a 10%.[58] Em um estudo piloto de 8 semanas,[58] pacientes com OA foram distribuídos em dois grupos, um grupo de formas leve e moderada de OA (G1) e o outro grupo de forma grave de OA (G2). O G1 recebeu 6 mg/dia de suplemento de boro, enquanto o G2 recebeu 12 mg/dia. A redução dos níveis de dor foi de 62,5% no G1 nas primeiras 4 semanas e 70,8% nas 8 semanas, com eliminação do uso de analgésicos ao final do estudo. No G2, a redução nos níveis de dor foi de 47,9% em 4 semanas e 64,5% em 8 semanas, e ao final do estudo 75% dos participantes já haviam eliminado a medicação analgésica. Assim, os resultados parecem promissores para o tratamento de OA.

Assim, diferentes formas de boro, como o ácido bórico, borato e frutoborato, têm sido objeto de estudo por sua capacidade de mitigar o dano oxidativo causado por agentes químicos e físicos, bem como por doenças ou condições associadas ao estresse oxidativo ou inflamação.[15,59] Essa capacidade está relacionada à bioatividade dessas formas de boro, que podem formar complexos de diésteres com substâncias contendo grupos *cis*-hidroxila nas membranas.[15] Esses complexos denominados de boroésteres influenciam os receptores de membrana e a transdução de sinais, e esse conhecimento pode favorecer novos estudos e abordagens para o entendimento do papel do boro nos mecanismos de liberação de hormônios em diversos tecidos.[15,59]

⬚ REFERÊNCIAS BIBLIOGRÁFICAS

1. Nielsen FH. The emergence of boron nutritionally important throughout the life cycle. Nutr. 2000;16:512-4.
2. Armstrong TA, Spears JW. Effect of dietary boron on growth performance, calcium and phosphorus metabolism, and bone mechanical properties in growing barrows. J Anim Sci. 2001;79:3120-7.
3. Eckhert CD. Boron stimulates embryonic trout growth. J Nutr. 1998;128:2488.
4. Fort DJ, Stover EL, Strong PL, Murray FL, Keen CL. Chronic feeding of a low boron diet adversely affects reproduction and development in Xenopuslaevis. J Nutr. 1999;129:2055.
5. Rowe RJ, Eckhert CD. Boron is required for zebrafish embryogenesis. J Exp Biol. 1999;202:1649-54.
6. Lanoue L, Strong PL, Keen CL. Adverse effects of a low boron environment on the preimplantation development of mouse embryos in vitro. J Trace Elem Exp Med. 1999;12:235.
7. Hunt CD. Biochemical effects of physiological amounts of dietary boron. J Trace Elem Exp Med. 1996;9:185215.
8. Dinca L, Scorei R. Boron in human nutrition and its regulations use. J. Nutr. Ther. 2013;2:22-9.
9. Hunt CD. Boron. In: Encyclopedia of dietary supplements. 2. ed. Nova Iorque, Londres: Informa Healthcare; 2010. p. 82-90.
10. Scorei RI, Rotaru P. Calcium fructoborate – potential antiinflammatory agent. Biol Trace Elem Res. 2011;143(3):1223-38.
11. Hosmane NS, editor. Boron Science: New Technologies and Applications. Dekalb: CRC Press; 2011.
12. Scorei R. Regulation of therapeutic potential of boron-containing compounds. In: Kretsinger H, Uversky VN, Permyakov EA, editores. Encyclopedia of Metalloproteins. Springer; 2013.
13. Hakki SS, Bozkurt BS, Hakki EE. Boron regulates mineralized tissue-associated proteins in osteoblasts (MC3T3-E1). J Trace Elem Med Biol. 2010;24:243-50.
14. Hakki SS. Dietary boron does not affect tooth strength, micro-hardness, and density, but effects tooth mineral composition and alveolar bone mineral density in rabbits fed a high-energy diet. J Trace Elem Med Biol. 2015;29:208-15.
15. Hunter JM, Nemzer BV, Rangavajla N, Biţă A, Rogoveanu OC, Neamţu J, et al. The Fructoborates: Part of a Family of Naturally Occurring Sugar-Borate Complexes-Biochemistry, Physiology, and Impact on Human Health: a Review. Biol Trace Elem Res. 2019;188(1):11-25.
16. Goldbach HE, Huang L, Wimmer MA. Boron functions in plants and animals: recent advances in boron research and open questions. In: Xu F, Goldbach H, Brown PH, Bell RW, Fujiwara T, Hunt CD, et al. Advances in plant and animal boron nutrition. Dordrecht: Springer; 2007. p. 3-25.
17. Ricardo A, Carrigan MA, Olcott AN, Benner SA. Borate minerals stabilize ribose. Science. 2004;303:196.
18. Ralston NVC, Hunt CD. Diadenosine phosphates and S-adenosylmethionine: novel boron binding biomolecules detected by capillary electrophoresis. Biochim Biophys Acta. 2001;1527:20-30.
19. Loenen WAM. S-adenosylmethionine: jack of all trades and master of everything? Biochem Soc Trans. 2006;34:330-3.
20. Nielsen FH. Boron deprivation decreases liver S-adenosylmethionine and spermidine and increases plasma homocysteine and cysteine in rats. J Trace Elem Med Biol. 2009;23:204-13.
21. Park M, Li Q, Shcheynikov N, Zeng W, Muallem S. NaBC1 is a ubiquitous electrogenic Na+ -coupled borate transporter essential for cellular boron homeostasis and cell growth and proliferation. Mol Cell. 2004;16:331-41.
22. Shin KS, Kiyohara H, Matsumoto T, Yamada H, et al. Rhamnogalacturonan II from the leaves of Panax ginseng C.A. Meyer as a macrophage Fc receptor expression-enhancing polysaccharide. Carbohydrate Res. 1998;307:97-106.
23. Nielsen FH, Penland JG. Boron deprivation alters rat behavior and brain mineral composition differently when fish oil instead of safflower oil is the diet fat source. Nutr Neurosci. 2006;9(1-2):105-12.
24. Tang J, Zheng X-t, Xiao K, Wang K-I, Wang J, Wang Y-x, et al. Effect of boric acid supplementation on the expression of BDNF in African ostrich chick brain. Biol Trace Elem Res. 2016;170(1):208-15.
25. Da Silva FJ, Williams RJ. The biological chemistry of the elements: the inorganic chemistry of life. Oxford: Clarendon Press; 1991. p. 58-63.
26. Ushio K, Watanabe E, Kamiya T, Nagashima A, Furuta T, Imaizumi G, et al. Boric acid transport activity of human aquaporins expressed in Xenopus oocytes. Physiol Rep. 2022;10(1):e15164.
27. Zhu C, Chen Z, Jiang Z. Expression, Distribution and Role of Aquaporin Water Channels in Human and Animal Stomach and Intestines. Int J Mol Sci. 2016;17(9):1399.
28. Nielsen S, Kwon TH, Frøkiaer J, Agre P. Regulation and dysregulation of aquaporins in water balance disorders. J Intern Med. 2007;261(1):53-64.
29. Hunt CD, Herbel JL, Nielsen FH. Metabolic responses of postmenopausal women to supplemental dietary boron and aluminum during usual and low magnesium

intake: boron, calcium, and magnesium absorption and retention and blood mineral concentrations. Am J Clin Nutr. 1997;65:803-13.

30. Nielsen FH. Micronutrients in parenteral nutrition: boron, silicon, and fluoride. Gastroenterology. 2009;137:S55-S60.

31. Nielsen FH, Penland JG. Boron supplementation of peri-menopausal women affects boron metabolism and indices associated with macromineral metabolism, hormonal status and immune function. J Trace Elem. Exp Med. 1999;12:251-61.

32. Barranco WT, Hudak PF, Eckhert CD. Evaluation of ecological and in vitroeffects of boron on prostate cancer risks (United States). Cancer Causes Cont. 2007;18:71-7.

33. World Health Organization. International programme on chemical safety. In: Environmental health criteria 204 boron. Genebra: WHO,1998.

34. Fang W, Wu P, Hu R, Huang Z. Environmental Se-Mo-B deficiency and its possible effects on crops and Keshan-Beck disease (KBD) in the Chousang area, Yao County, Shaanxi Province, China. Environ Geochem Health. 2003;25(2):267-80.

35. Peng X, Lingxia Z, Schrauzer GN, Xiong G. Selenium, boron, and germanium deficiency in the etiology of Kashin-Beck disease. Biol Trace Elem Res. 2000;77: 193-7.

36. Nielsen FH, Penland JG. Biochemical and physiologic consequences of boron deprivation in humans. Environ Health Perspect. 1994;102:59-63.

37. Hunt CD. Dietary boron: Progress in establishing essential roles in human physiology. J Trace Elem Exp Med. 2012;26:157-60.

38. Korkmaz M, Sayli U, Sayli BS, Bakirdere S, Titretir S, Ataman OY, et al. Estimation of human daily boron exposure in a boron-rich area. Br J Nutr. 2007;98(3): 571-5.

39. European Food Safety Authority. Opinion of the scientific panel on dietetic products, nutrition and allergies on a request from the commission related to the tolerable upper intake level of boron (sodium borate and boric acid). EFSAJ. 2004;9-10:1-22.

40. Nielsen FH. Update on human health effects of boron. J Trace Elem Med Biol. 2014;28:383-7.

41. Anderson DL, Cunningham WC, Lindstrom TR. Concentrations and intakes of H, B, S, K, Na, Cl, and NaCl in foods. J Food Comp Anal. 1994;7:59-82.

42. Institute of Medicine. DRIs – Dietary Reference Intakes for vitamin A, vitamin K, arsenic, boron, chromium, copper, iodine, iron, manganese, molybdenum, nickel, silicon, vanadium and zinc. Washington, D.C.: National Academy Press; 2001, p. 510-21.

43. Hadrup N, Frederiksen M, Sharma AK. Toxicity of boric acid, borax and other boron containing compounds: A review. Regul Toxicol Pharmacol. 2021;121: 104873.

44. Eskin M. Boron: an overlooked micronutrient that plays an important role in human physiology. Vitam Miner. 2015;4:e135.

45. Khaliq H, Jing W, Ke X, Ke-Li Y, Peng-Peng S, Cui L, et al. Boron affects the development of the kidney through modulation of apoptosis, antioxidant capacity, and Nrf2 pathway in the African ostrich chicks. Biol Trace Elem Res. 2018;186(1):226-37.

46. Basaran N, Duydu Y, Bolt HM. Reproductive toxicity in boron exposed workers in Bandirma, Turkey. J Trace Elem Med Bio. 2012;26:165-7.

47. Bolt HM, Başaran N, Duydu Y. Effects of boron compounds on human reproduction. Arch Toxicol. 2020; 94:717-24.

48. Duydu Y, Başaran N, Aydın S, Üstündağ A, Yalçın CÖ, Anlar HG, et al. Evaluation of FSH, LH, testosterone levels and semen parameters in male boron workers under extreme exposure conditions. Arch Toxicol. 2018;92(10):3051-9.

49. Cui Y, Winton MI, Zhang ZF, Rainey C, Marshall J, De Kernion JB, et al. Dietary boron intake and prostate cancer risk. Oncol. Rep. 2004;11:887-92.

50. Barr RD, Clarke WB, Clarke RM, Venturelli J, Norman GT, Downing RG. Regulation of lithium and boron levels in normal human blood: environmental and genetic considerations. J Lab Clin Med. 1993;121: 614-9.

51. Barranco WT, Eckhert CD. Boric acid inhibits human prostate cancer cell pro-liferation. Cancer Lett. 2004;216(1):21-6.

52. Barranco WT, Eckhert CD. Cellular changes in boric acid-treated DU145prostate cancer cells. Br J Cancer. 2006;94:884-90.

53. Elegbede AFMS. Thesis Boric acid inhibits cell growth and induces apoptosisin breast cancer cells. Las Vegas: University of Las Vegas; 2007.

54. Korkmaz M, Uzgoren E, Bakirdere S, Aydin F, Ataman OY. Effects of dietary boron on cervical cytopathology and on micronucleus frequency in exfoliated buccal cells. Environ Toxicol. 2007;22:17-25.

55. Naghii MR, Mofid M, Asgari AR, Hedayati M, Daneshpour M-S. Comparative effects of daily and weekly boron supplementation on plasma steroid hormones and proinflammatory cytokines. J Trace Elem Med Biol. 2011;25:54-8.

56. Pizzorno L. Nothing boring about boron. Integr. Med. (Encinitas). 2015;14(4):35-48.

57. Mahabir S, Spitz MR, Barrera SL, Dong YQ, Eastham C, Forman MR. Dietary boron and hormone replacement therapy as risk factors for lung cancer in women. Am J Epidemiol. 2008;167(9):1070-80.

58. Miljkovic D, Scorei RI, Cimpoiaşu VM, Scorei ID. Calcium fructoborate: plant-based dietary boron for human nutrition. J Diet Suppl. 2009;6(3):211-26.

59. Nielsen FH, Eckhert CD. Boron. Adv Nutr. 2020;11(2):461-2.

CAPÍTULO 36

Cromo

Adriana Gisele Hertzog da Silva
Ariana Vieira Rocha

▣ INTRODUÇÃO

O cromo é um mineral-traço amplamente distribuído no solo, em geral na forma de cromito. Plantas contêm entre 100 e 500 mg/kg, e os alimentos, de modo geral, entre 20 e 590 mg/kg. O cromo existe em diversas formas, das quais a trivalente e a hexavalente são as mais comuns. A forma hexavalente é reconhecida como tóxica, podendo produzir irritação local e até mesmo corrosão, em virtude de seu alto poder oxidante. Quando inalada, torna-se carcinogênica e pode provocar peroxidação lipídica, danos ao DNA e morte celular.[1] Ainda, acredita-se que o cromo hexavalente possa causar aumento do estresse oxidativo em muitos tipos de células.[2,3] Durante a redução do cromo da forma hexavalente para trivalente são geradas espécies reativas de oxigênio (EROS), como os radicais superóxido (O^{2-}) e hidroxilas (OH^-). Isso resulta em alteração na atividade das enzimas envolvidas na destoxificação, pois o cromo hexavalente pode ser capaz de inibir a glutationa redutase.[4,5]

A forma trivalente é mais estável, e geralmente se encontra nas plantas, ligada a complexos orgânicos, provavelmente como forma de reserva destas. O cromo na forma trivalente parece ser cofator de proteínas de baixo peso molecular, como o oligopeptídeo, denominado substância ligadora do cromo de baixo peso molecular (LMWCr). O cromo é elemento essencial para a normalidade do metabolismo de carboidratos e lipídios, apesar de recentemente alguns questionamentos terem sido levantados, os quais serão abordados mais à frente.[6] Desde 1950, Schwarz e Mertz[7] têm demonstrado que o cromo exerce papel importante na tolerância à glicose, mantendo sua normalidade, e sua deficiência prejudica a utilização desse carboidrato. Portanto, o cromo é essencial para a saúde dos seres humanos.[8,9] Além disso, o cromo trivalente parece ter participação na inibição do estresse oxidativo e na secreção de citocinas inflamatórias.[4]

▣ ABSORÇÃO, METABOLISMO E BIODISPONIBILIDADE

A absorção do cromo e seu metabolismo dependem do estado de oxidação do mineral, da sua forma, se complexado ou não; e do conteúdo intestinal. Em relação ao cromo (III), apenas cerca de 0,4 a 2,5% do composto inorgânico é absorvido. Diferentemente, compostos orgânicos derivados do cromo, como nicotinato e picolinato, são bem absorvidos. A maior parte dos compostos de cromo é solúvel em pH estomacal, mas hidróxidos menos solúveis podem se formar com o aumento do pH.

A absorção do cromo se dá por meio de difusão passiva; no entanto, sabe-se que mediante determinadas condições outros mecanismos podem operar. Em humanos que consomem cerca de 10 mg de cromo por dia, a absorção aparente (medida pela excreção urinária) foi aproximadamente de 2%; porém, quando a ingestão foi de 40 mg/dia, a absorção aparente foi de apenas 0,5%.[10] Esses dados sugerem a existência de uma regulação da absorção de cromo segundo a quantidade ingerida. Sabe-se também que o exercício aeróbico aumenta a excreção urinária desse elemento. Estudo recente usando [53]Cr demonstrou que o exercício físico de resistência, agudo e crônico, pode aumentar a absorção do mineral, determinada pelo aumento da excreção urinária do isótopo [53]Cr.[11-13] No entanto, a literatura ainda não é conclusiva sobre o efeito do cromo na atividade física.

Uma vez absorvido, o cromo se mantém na corrente sanguínea ligado principalmente à transferrina e uma pequena parcela ligada a oligopeptídeos de baixo peso molecular (LMWCr). A transferrina é uma proteína que liga de forma reversível dois íons metálicos, o cromo e o ferro, com maior preferência para o ferro.[14] Muitos estudos têm procurado investigar possíveis interações entre ferro e cromo. Tem-se questionado se o ferro em excesso (hemocromatose) interfere no transporte de cromo, contribuindo desse modo para a evolução do diabetes. Lim et al.,[15] em estudo com ^{51}Cr, observaram que indivíduos com hemocromatose tinham distribuição de cromo alterada, sugerindo que o excesso de ferro impediria a ligação do cromo à transferrina. Da mesma forma, estudo recente de Staniek e Wojciak[72] mostrou que ratos com excesso de ferro na dieta possuem níveis reduzidos de crome no soro, fígado e rins e que o excesso de ferro reduz o acúmulo de cromo nesses fluidos e tecidos.

Em relação à interferência do cromo no metabolismo do ferro, há estudos em humanos[16] que mostram que a suplementação de cromo não afeta o estado nutricional do indivíduo em relação ao ferro, e outros estudos mostram que a suplementação de cromo pode diminuir a saturação da transferrina.[17] Recentemente, Graham et al. mostraram que a transferrina, quando já ligada ao ferro, liga o cromo de forma mais forte e mais rapidamente do que na apotransferrina, formando o complexo Cr(III), Fe(III)-transferrina; portanto, o cromo é provavelmente transportado sempre em conjunto com o ferro.[18]

A ingestão de cromo trivalente por adultos é geralmente inferior ao mínimo recomendado. Esse problema é agravado pelo fato de o cromo ser pouco absorvido, variando de 0,5 a 2%, bem inferior à absorção de outros elementos-traço, como cobre, ferro e zinco, que varia de 10 a 40%.[10]

Em humanos, as maiores concentrações de cromo são encontradas no fígado, no baço, nos tecidos moles e nos ossos. Esses tecidos absorvem o cromo e normalmente o distribuem em compartimentos de ciclo rápido (T1/2 = 0,5 a 12 horas), médio (T1/2 = 1 a 14 dias) e lento (T1/2 = 3 a 12 meses). Esses modelos indicam que os tecidos absorvem e liberam o cromo em velocidades diferentes, mas parece não ocorrer absorção unidirecional em nenhum deles. Acredita-se então que a concentração de cromo seja metabolicamente controlada nos tecidos, não havendo acúmulo.

Modelo recente sugeriu a existência de quatro compartimentos, com meias-vidas diferentes para diabéticos e indivíduos saudáveis.[19] A maior parte do cromo ingerido é excretada nas fezes sem ser absorvida. A excreção via bile parece não contribuir com o cromo fecal. Já em relação ao cromo absorvido, ele é rapidamente excretado na urina. A excreção é elevada em diabéticos após a administração de insulina. O estresse é um fator importante para o aumento da excreção, podendo exacerbar a deficiência em cromo. Também pessoas que sofreram traumas físicos excretam maior quantidade do mineral, bem como aquelas que praticam exercícios físicos, como descrito anteriormente.[20] Modelos animais e humanos de diabetes tipo 2 mostraram maior excreção urinária de cromo. Dessa forma, especula-se que indivíduos diabéticos poderiam se tornar deficientes em cromo e que essa condição poderia exacerbar os sintomas de diabetes. Ao que tudo indica, o aumento de insulina em função do aumento da glicemia resulta em aumento na perda de cromo.[21]

Com relação à biodisponibilidade, em virtude das baixas concentrações de cromo nos tecidos biológicos, sua avaliação se torna bastante difícil. No entanto, sabe-se que a solubilidade dos sais de cromo é variável, e que a absorção dependerá das reações físico-químicas que ocorrem ao longo do trato gastrintestinal.

Sabe-se que a concentração do cromo no plasma é maior quando ingerido com ácido ascórbico. Já um estudo de Kozlovsky et al.[22] mostrou que dietas ricas em açúcares simples (35% do total de calorias) aumentaram a excreção urinária de cromo em adultos. Assim, as concentrações do mineral geralmente são maiores com carboidratos complexos. Dessa forma, a fonte de carboidrato parece ter um efeito significativo nas concentrações de cromo nos tecidos, com valores normalmente maiores em se tratando de amido.

Altos níveis de ingestão de fitato também provocam diminuição na absorção de ^{51}Cr; entretanto com níveis mais baixos não há alteração. Já o oxalato (presente em alguns vegetais e grãos) aumenta a absorção de ^{51}Cr. O consumo usual de medicamentos que alteram a acidez estomacal ou as prostaglandinas gastrintestinais pode afetar a absorção do cromo e também sua retenção em ratos. Quando ratos receberam doses fisiológicas (menos de 100 ng) de $^{51}CrCl_3$ e inibidores de prostaglandinas, como a aspirina, a quantidade de ^{51}Cr no sangue, tecidos e urina estava marcadamente maior.[23] Em contrapartida, medicamentos como antiácidos e análogos de prostaglandinas (dimetil prostaglandinas E) reduziram a absorção e a retenção de ^{51}Cr em ratos.[24]

FUNÇÃO

A essencialidade do cromo na nutrição humana foi primeiramente documentada em 1977,[25] quando uma paciente que recebia nutrição parenteral total desenvolveu sintomas similares ao diabetes resistente à insulina. Antes do início da suplementação com cromo, a paciente apresentava perda de peso, acompanhada de resistência à insulina e neuropatia, mesmo recebendo 50 unidades por dia de insulina exógena. Quando 200 mg de cloreto de cromo foram adicionados à solução parenteral, os sintomas de diabetes diminuíram e a insulina exógena não foi mais necessária. Alguns estudos verificaram uma associação entre diabetes tipo 2 e níveis baixos de cromo nos cabelos e unhas.[26,27] A suplementação com cromo trivalente nesses pacientes provocou melhora significativa da tolerância à glicose.[28,29]

Grande número de estudos demonstrou efeitos positivos do cromo nos níveis de glicose circulante, insulina e lipídios, tanto em humanos quanto em animais; no entanto, ainda são questionáveis os benefícios da suplementação.[30] Di Bona et al. e Vincent[31,32] recentemente questionaram a essencialidade do cromo para seres humanos, propondo que seu efeito em relação à melhora da sensibilidade à insulina é em nível farmacológico e não nutricional, ou seja, que, para se ter uma queda na resistência à insulina, precisa haver suplementação de cromo em doses supranutricionais, e que mesmo no exemplo supracitado de 1977, em que houve melhora dos sintomas de diabetes, vale mencionar que o valor de 200 mg de cloreto de cromo é muito maior do que normalmente o ser humano absorve, visto que as taxas de absorção são baixas; assim, pode-se considerar esse valor supranutricional.[21]

Em 2014, a Autoridade Europeia em Segurança Alimentar removeu o cromo da lista de nutrientes e minerais essenciais à saúde. Assim, pela falta de dados clínicos consistentes, a Associação Americana de Diabetes (ADA) e a Associação Europeia de Estudos sobre o Diabetes não recomendam a suplementação de cromo trivalente como tratamento do diabetes.[33,34] Além disso, as formas de cromo utilizadas como suplemento têm sido motivo de discussão ao longo dos últimos 20 anos.[35-37]

O progresso nesse campo tem sido limitado, sobretudo pela falta de um método simples e amplamente aceito para a identificação de indivíduos deficientes em cromo, dos quais se esperaria uma resposta à suplementação, e também pela dificuldade em produzir animais deficientes nesse mineral. A literatura registrou efeitos interessantes do cromo em relação aos lipídios, entretanto as respostas não foram consistentes de um estudo para outro. Os principais resultados mostraram que os níveis de colesterol total, LDL e triacilgliceróis (TG) parecem diminuir, enquanto HDL e apolipoproteína A parecem aumentar.[30] No entanto, um recente estudo de revisão sistemática guarda-chuva e metanálise de estudos clínicos randomizados que avaliou os efeitos da suplementação do cromo no perfil lipídico de adultos não encontrou efeitos significativos da ação do cromo nas concentrações séricas de TG, LDL e HDL. Análises de subgrupos, porém, nas quais doses acima de 500 mcg/dia foram administradas, mostraram redução significativa de TG.[38]

Outro estudo avaliou a ação do cromo (400 mcg) na forma de picolinato e de dinicocisteinato (CDNC) em indivíduos usuários de metformina, e observou-se uma queda no grupo CDNC na resistência à insulina, bem como redução em proteína carbonil, redução de insulina e em fator de necrose tumoral alfa (TNF-alfa) quando comparado ao grupo placebo. O grupo picolinato apresentou redução apenas nos níveis de proteína carbonil.[39] Dessa forma, o cromo mostrou tanto ação na melhora da sensibilidade à insulina como diminuição de inflamação e de estresse oxidativo.

Por fim, estudo recente de revisão sistemática e metanálise mostrou que a suplementação de cromo em pacientes diabéticos foi eficiente apenas na redução de hemoglobina glicada, mas não em outros parâmetros, como glicemia, TG, colesterol total, LDL e HDL.[40]

Ultimamente, suplementos de cromo são procurados por praticantes de atividade física como elemento ergogênico. Entretanto, os estudos de Hallmark et al.[13] e Lukaski et al.[17] não identificaram efeitos benéficos da suplementação de cromo (picolinato de cromo) na massa livre de gordura e na gordura corporal, e a alteração na massa magra pode ter ocorrido em razão do exercício físico de resistência. Da mesma forma, Diaz et al.[41] não encontraram em seu estudo benefício da suplementação de cromo associado ao ácido linoleico conjugado na composição corporal nem no perfil lipídico dos participantes do estudo. Em contrapartida, Martin et al.[28] mostraram que a suplementação de picolinato de cromo em indivíduos com diabetes tipo 2 que estavam tomando medicação (sulfonilureias) melhorou a resistência à insulina, diminuiu o ganho de peso e o acúmulo de gordura visceral, em comparação ao grupo placebo. Uma revisão sistemática sobre a suplementação de elementos-traço na atividade física e na *performance* atlética não encontrou, na maioria dos estudos, ação do Cr(III) na composição antropométrica e corporal.[43] No entanto, outra metanálise sobre o efeito do Cr(III) na composição corporal em que variáveis como percentual de gordura, peso, índice de massa corporal (IMC) e circunferência de cintura foram avaliadas mostrou uma pequena perda de peso e de percentual de gordura, no entanto se acredita que, apesar de estatisticamente significantes, esses resultados não são clinicamente significativos.[44]

O cromo potencializa a ação da insulina *in vivo* e *in vitro*. Mertz[30] resumiu os resultados de 15 estudos controlados nos quais os indivíduos com resistência à insulina receberam suplemento de compostos de cromo (III). Em 12 desses estudos a suplementação melhorou a eficiência da insulina ou teve efeitos benéficos no perfil dos lipídios sanguíneos. As razões da falta de resposta nos outros 3 estudos são incertas; no entanto, a deficiência de cromo não é a única causa de influência negativa na tolerância à glicose. Trabalho de Vincent[45] sugere que o oligopeptídeo de baixo peso molecular (~1.500 Da) que se liga ao cromo (LMWCr), denominado cromodulina, pode estimular a atividade da tirosina quinase do receptor da insulina em resposta à insulina. Acredita-se que a forma inativa do receptor de insulina (IR) seja convertida à forma ativa ao se ligar à insulina, que, por sua vez, estimula o movimento do cromo do sangue para as células dependentes de insulina, resultando na ligação do cromo à apoLMWCr. A holoLMWCr então se liga ao receptor de insulina, ativando a tirosina quinase. A habilidade de LMWCr em ativar o receptor de insulina depende de seu conteúdo de cromo. Quando a concentração de insulina diminui, a holoLMWCr possivelmente será liberada da célula, para concluir seu efeito. Esse mesmo autor sugere que o cromo atue como segundo mensageiro ao amplificar a ação da insulina.

Alguns estudos também mostraram que o Cr(III) poderia exercer sua ação por regular enzimas glicolíticas como glicoquinase, fosfofrutoquinase e piruvato quinase, e reduzir a atividade de enzimas gliconeogênicas como glicose-6-fosfatase e fosfoenolpiruvato carboxiquinase no fígado de ratos diabéticos.[46,47] Em particular, tem sido evidenciado que esses efeitos poderiam ser atribuídos à ativação do caminho da AMPK mediado pelo Cr(III).[48] Além do mais, os compostos de Cr(III) mostraram também alterar a disponibilidade de glicose e do transportador 4 de translocação na membrana (GLUT4) em camundongos com resistência à insulina.[49]

Recentemente, estudo de Wang et al.[50] identificou, por proteômica e pelo uso de uma sonda fluorescente, 8 proteínas associadas ao Cr(III) em células HepG2, as quais estão principalmente localizadas na mitocôndria. Essas proteínas ligadoras de Cr^{3+} são atuantes no processo de síntese de ATP mitocondrial, um processo catalisado principalmente por ATP sintase. Foi demonstrado que o Cr(III) se liga à sintase em sua beta-subunidade, o núcleo catalítico da ATP sintase, atenuando sua atividade catalítica de forma dose-dependente, levando a uma elevação da razão AMP/ATP e consequentemente ativando a AMPK em condições de estresse causado por altas concentrações de glicose, mas não em condições de concentrações normais de glicose. Assim, a inibição da ATP sintase mediada pelo Cr^{3+} e ativação de AMPK poderia resgatar a mitocôndria de uma fragmentação induzida por hiperglicemia. Esse estudo começa a desvendar os mecanismos moleculares de ação do Cr(III) e abre novos horizontes para futuras investigações dos aspectos farmacológicos do Cr(III) que podem ir além de sua ação antidiabética como ação antineurodegenerativa e antienvelhecimento.

Por ter um possível papel em melhorar a resistência à insulina, alguns estudos foram realizados com o objetivo de avaliar a administração do cromo na síndrome do ovário policístico (SOP). Estudo de Amooee et al.[51] comparou o efeito da metformina (1.500 mg/dia) com o picolinato de cromo (200 mcg/dia) em pacientes resistentes ao tratamento com citrato de clomifeno. O picolinato de cromo reduziu a glicose de jejum e os níveis de insulina, e aumentou a sensibilidade à insulina em pacientes com síndrome do ovário policístico após 3 meses de tratamento. Os efeitos foram comparáveis com os da metformina, no entanto não houve redução do hiperandrogenismo, o que ocorreu no grupo tratado com metformina. Da mesma forma, Lydic et al.[52] observaram melhora nos níveis glicêmicos de 5 indivíduos obesos com SOP ao administrarem 1.000 mcg/dia de picolinato de cromo, sugerindo que esse possa ser um dos métodos de tratamento. Porém, um estudo de metanálise de 6 ensaios clínicos randomizados mostrou redução na resistência à insulina, mas aumento de testosterona total e livre; não houve diferença em outros parâmetros do metabolismo de insulina como IMC, insulina e glicemia de jejum, hormônios como o luteinizante (LH) e o foliculoestimulante (FSH), prolactina e perfil lipídico.[53]

Da mesma forma, pacientes com o vírus da imunodeficiência humana (HIV) normalmente desenvolvem resistência à insulina, o que torna o mineral cromo interessante para o tratamento. Estudo de Aghdassi et al.[54] administrou 400 mcg/dia de cromo nicotinato ou placebo a pacientes HIV positivos e houve uma queda significativa do índice Homa-IR, de insulina, de triglicérides e do total de gordura corporal, ao passo que glicose de jejum, hemoglobina glicada, colesterol total, HDL e LDL não se modificaram. Assim, o estudo sugere que a suplementação com cromo atenue alguns dos efeitos colaterais associados à terapia antirretroviral.

Existem evidências de que o cromo possa desempenhar um papel importante na redução do risco de aterosclerose e doenças cardiovasculares, reduzindo o acúmulo de placas de gorduras nas artérias e os níveis de colesterol total, LDL-c e triglicerídeos.[55,56] Estudo realizado na República de Gana em pacientes diabéticos mostrou uma associação entre baixos níveis séricos de cromo e hipertensão, obesidade, resistência à insulina, marcadores de inflamação e desregulação lipídica.[57]

Apesar de inúmeras doenças associadas à resistência à insulina se beneficiarem com a suplementação do cromo, sabe-se que indivíduos que não apresentam alterações de glicemia, de insulina e que sejam eutróficos não se beneficiam do uso desse mineral; pelo contrário, podem inclusive ter prejuízos em sua saúde. Estudo de Masharani et al.[58] mostrou que indivíduos normoglicêmicos e não obesos suplementados com 500 mcg de picolinato de cromo, duas vezes ao dia, e que apresentaram altas concentrações

séricas do mineral, apresentaram queda na sensibilidade à insulina.

Embora o papel do cromo na patogênese das doenças cardiovasculares e do diabetes tipo 2 não seja totalmente esclarecido, estudos de nutrigenômica, apesar de ainda escassos, apresentam uma nova possibilidade para o entendimento dos mecanismos moleculares responsáveis por esses efeitos benéficos do cromo.[56] Rink et al.,[59] por exemplo, avaliaram os efeitos de doses orais de cromo ligado à niacina no tecido adiposo subcutâneo de camundongos obesos e diabéticos por meio da análise de expressão gênica de determinadas proteínas. A suplementação não teve efeito significativo quanto ao ganho de peso desses animais; no entanto, houve redução de colesterol total, de colesterol LDL, dos níveis de triglicérides e aumento de colesterol HDL no plasma sanguíneo. Não foi observado efeito na glicemia de jejum, mas houve um efeito positivo na curva de tolerância oral à glicose. O estudo mostrou que genes codificantes de proteínas da via glicolítica, de proteínas de contração muscular e de proteínas envolvidas no metabolismo muscular foram superexpressos no tecido adiposo com a suplementação de cromo. Da mesma forma, alguns genes foram menos expressos, como o fator de indução de morte celular por fragmentação do DNA (Cidea), que regula o balanço energético e a adiposidade, e a proteína desacopladora 1 (UCP-1), que parece estar ligada ao crescimento do tecido adiposo. Assim, apesar de incipiente, a nutrigenômica tem sido uma aliada no esclarecimento das vias moleculares de ação do cromo.

▣ DISTÚRBIOS CAUSADOS PELA DEFICIÊNCIA EM CROMO

Em estudos pregressos em animais, a deficiência de cromo resultou em menor tolerância à glicose mesmo com concentrações normais de insulina. Outros sinais de deficiência incluíram prejuízo no crescimento, elevadas concentrações de colesterol e triglicerídeos, aumento em placas na aorta, lesões na córnea, redução de fertilidade e de contagem de espermatozoides. No entanto, estudos mais recentes falharam em reproduzir em mamíferos sintomas de deficiência.[31]

Já em humanos, a deficiência em cromo foi apontada em três pacientes que não receberam suplemento do mineral em dietas parenterais.[25,60] O primeiro recebeu dieta parenteral por mais de 3 anos, tendo perda de peso inexplicável e neuropatia periférica. A remoção de glicose do plasma estava prejudicada, os ácidos graxos livres estavam elevados no plasma e o quociente respiratório indicava pouco aproveitamento de carboidratos. A adição de 250 mcg de cromo por 2 semanas à dieta administrada restabeleceu a taxa de remoção da glicose, aumentou o quociente respiratório e possibilitou a suspensão da infusão de insulina. Os outros dois pacientes responderam de forma similar à suplementação de cromo.

Pelo fato de o cromo potencializar a ação da insulina, a deficiência desse elemento em pacientes que recebem dietas parenterais diminui o uso da glicose e aumenta a necessidade de insulina. Assim, levanta-se a hipótese de que o estado nutricional do indivíduo deficiente em cromo contribua para a diminuição da tolerância à glicose e, consequentemente, para o diabetes tipo 2. No entanto, essa questão torna-se bastante difícil de confirmar, sobretudo pela falta de dados sobre a variabilidade da ingestão do cromo provindo da dieta e pela inexistência de indicadores clínicos para identificar o estado nutricional do indivíduo em relação ao cromo.

A deficiência de cromo é mais prevalente em grupos de risco, como de pessoas idosas e gestantes.[34] O consumo de alimentos refinados por pessoas idosas exacerba o problema, uma vez que esses alimentos não só têm baixos níveis de cromo como acentuam sua perda pela urina.[6,61] A perda de cromo é aumentada durante a gestação, na atividade física intensa, nas infecções, no trauma físico e em outras formas de estresse.[62]

◘ FONTES DE CROMO E RECOMENDAÇÕES NUTRICIONAIS

O cromo está distribuído em diversos tipos de alimentos, e muitos contribuem com menos de 1 a 2 mg por porção. Alguns pesquisadores acreditam que a maior parte do cromo presente nos alimentos advém do processamento destes com equipamentos de aço inoxidável, que acabam liberando certa quantidade do mineral; tal fato dá margem para o questionamento da essencialidade do cromo, uma vez que o homem muito provavelmente evoluiu consumindo dietas com menores concentrações desse elemento do que as dietas atuais.[63]

As principais fontes dietéticas de cromo incluem mariscos, ostras, carne, fígado, queijo, grãos integrais, frutas, feijão-verde, espinafre e brócolis.[7] A determinação da quantidade de cromo presente nos alimentos exige muito cuidado, uma vez que o método padrão de preparo das amostras contribui substancialmente para a contaminação do mineral no alimento a ser analisado. Além do mais, a quantidade de cromo varia bastante entre diferentes lotes de alimentos, já que pode ser influenciado por fatores geoquímicos. Por consequência, a ingestão do cromo na dieta não pode ser determinada por nenhuma base de dados já existentes.

O conteúdo de cromo nos alimentos pode aumentar ou diminuir com o processamento. Açúcares e grãos normalmente perdem cromo quando são refinados; no entanto, alimentos mais ácidos acumulam cromo durante o preparo e o processamento, em particular quando aquecidos em recipientes de aço inoxidável. Grãos e cereais contêm maiores quantidades que frutas e vegetais. A maior parte dos produtos perecíveis possui baixas quantidades de cromo, proporcionando menos de 0,6 mcg/porção. Carnes bovinas, de aves e de peixes geralmente contêm de 1 a 2 mcg/porção; no entanto, carnes processadas possuem maiores quantidades, uma vez que podem adquiri-lo de fonte exógena.

Poucos são os indicadores utilizados e confiáveis para estimar as necessidades de cromo. Geralmente se lança mão de indicadores como estudos de balanço, excreção urinária (pouco útil como preditivo do estado nutricional) e concentrações sanguíneas de glicose e insulina. Assim, só foram estabelecidas as ingestões adequadas (AI) para as diferentes faixas etárias, de acordo com a Tabela 1.

TOXICIDADE

A toxicidade do cromo é bastante variável conforme seu estado de valência. Essa avaliação torna-se difícil, uma vez que em alimentos e em suplementos apenas a forma trivalente está presente. O cromo hexavalente, que possui níveis de toxicidade muito mais elevados

que o cromo trivalente, não é encontrado em alimentos. A exposição ao cromo hexavalente está associada a vários efeitos sobre a saúde, como toxicidade pulmonar, asma brônquica e hepatoxicidade.[37] Quando ingerido, o cromo III possui baixo grau de toxicidade, principalmente por sua baixa absorção.

Suplemento de cromo, em particular o picolinato de cromo, está se tornando cada vez mais popular, com a publicação de trabalhos que apontam sua atividade como potencializador da ação da insulina e como redutor da hiperglicemia e a hiperlipidemia. Embora alguns estudos tenham mostrado efeitos adversos eventuais que poderiam ser causados pelo cromo III, altas doses (100 mcg/kg dieta) desse elemento se mostraram seguras em pesquisas realizadas com ratos.[65] Resultados de ensaios clínicos mostraram que o tratamento com doses de até 1.000 mg/dia e por períodos de até 64 meses não resultaram em nenhum efeito tóxico.[66]

Entre os efeitos adversos encontrados, há relatos de casos de nefrite intersticial crônica atribuída à ingestão de picolinato de cromo, sendo o efeito atribuído ao ácido picolínico e não ao cromo *per se*.[67,68] Também camundongos fêmeas grávidas expostas a altas doses de picolinato de cromo por via oral apresentaram filhotes com alterações morfológicas. O picolinato de cromo tem sido associado com danos oxidativos ao DNA em ratos e mutações de fragmentos de DNA em cultura de células. Há também relatos de casos nos quais a suplementação de picolinato de cromo parece ter causado efeitos adversos como anemia, insuficiência renal, disfunção hepática e prejuízo neuronal.[60]

TABELA 1 Ingestão adequada (AI) para o cromo

Idade	Homens/mulheres	
Recém-nascidos		
0-6 meses	0,2 mcg/dia	
7-12 meses	5,5 mcg/dia	
Crianças		
1-3 anos	11 mcg/dia	
4-8 anos	15 mcg/dia	
9-13 anos	25 mcg/dia	21 mcg/dia
14-18 anos	35 mcg/dia	24 mcg/dia
Adultos		
19-30 anos	35 mcg/dia	25 mcg/dia
31-50 anos	35 mcg/dia	25 mcg/dia
51-70 anos	30 mcg/dia	20 mcg/dia
> 70 anos	30 mcg/dia	20 mcg/dia
Gestantes		
≤ 18 anos	–	29 mcg/dia
19-30 anos	–	30 mcg/dia
31-50 anos	–	30 mcg/dia
Lactantes		
≤ 18 anos	–	44 mcg/dia
19-30 anos	–	45 mcg/dia
31-50 anos	–	45 mcg/dia

Fonte: IOM, 2002.[64]

REFERÊNCIAS BIBLIOGRÁFICAS

1. Zafra-Stone S, Yasmin T, Bagchi M, Chatterjee A, Vinson JA, Bagchi D. Berry anthocyanins as novel antioxidants in human health and disease prevention. Mol Nutr Food Res. 2007;51:675-83.
2. Bagchi D, Stohs SJ. C hromium (VI)-induced oxidative stress, apoptotic cell death and modulation of p53

tumor suppressor gene. Mol Cell Biochem. 2001;222: 149-58.

3. Trzeciak A, Kowalik J, Malecka-Panas E, Drzewoski J, Wojewódzka M, Iwanenko T, et al. Genotoxicity of chromium in human gastric mucosa cells and peripheral blood lymphocytes evaluated by single cell gel electrophoresis (comet assay). Med Sci Monit. 2000;6:24-9.

4. Gunarantnam M, Grant MH. Damage to F-actin and cell death induced by chromium VI and nickel in primary monolayer cultures of rat hepatocytes. Toxicol in Vitro. 2004;18:245-53.

5. Lalaouni A, Henderson C, Kupper C, Grant MH. The interaction of chromium (VI) with macrophages: depletion of glutathione and inhibition of glutathione reductase. Toxicology. 2007;236:76-81.

6. Mertz W. Chromium occurrence and function in biological systems. W Physiol Rev. 1969;49:163-239.

7. Schwarz K, Mertz W. Chromium (III) and the glucose tolerance factor. Arch Biochem Biophys. 1959;85:292-5.

8. Government of Canada, Environment Canada, Health Canada. Chromium and its compounds (Priority Substance List Assessment Report), En/40-215/40E, 1994.

9. Schroeder HA. The role of chromium in mammalian. Am J Clin Nutr. 1968;21:230-44.

10. Anderson RA, Kozlovsky AS. Chromium intake, absorption and excretion of subjects consuming self-selected diets. Am J Clin Nutr. 1985;41:768-71.

11. Anderson AA, Rogers MA. Effect of chromium and resistive training on muscle strength and body composition. Med Sci Sports Exerc. 1996;28:139-44.

12. Anderson RA. Acute and chronic resistive exercise increase urinary chromium excretion in men as measured with an enriched chromium stable isotope. J Nutr. 1998;128:73-8.

13. Hallmark MA, Reynolds TH, DeSouza CA, Dotson CO, Anderson RA, Rogers MA. Effect of chromium and resistive training on muscle strength and body composition. Med Sci Sports Exerc. 1996;28:13944.

14. Vincent JB. Is the pharmacologiacal mode of action of chromium (III) as a second messenger? Biol Trace Elem Res. 2015;166(1):7-12.

15. Lim TH, Sargent 3rd T, Kusubov N. Kinetics of trace element chromium (III) in the human body. Am J Physiol. 1983;244:R445-R454.

16. Campbell WW, Beard JL, Joseph LJ, Davey SL, Evans WJ. Chromium picolinate supplementation and resistive training by older men: effects on iron-status and hematologic indexes. Am J Clin Nutr. 1997;66:944-9.

17. Lukaski HC, Bolonchuk WW, Siders WA, Milne DB. Chromium supplementation and resistance training: effects on body composition, strength, and trace element status of men. Am J Clin Nutr. 1996;63:954-65.

18. Graham DR, Drummond E, Barrido M, Vincent JB. Binding chromium(III) to form mixed Cr(III),Fe(III) serum transferrins. Biol Trace Elem Res. 2023 Nov 9.

19. Do Canto OM, et al. Chromium (III) metabolism in diabetic patients. In: Sive Subrananian KN, Wastney ME (eds.) Kinetic models of trace element and mineral metabolism. Boca Raton: CRC Press; 1995. p.205-19.

20. Rubin MA, Morales AJ, Yen SS. The effects of chromium picolinate on insulin controlled parameters in humans. Int J Biosoc Med Res. 1989;11:163-80.

21. Vincent JB. New evidence against chromium as an essential trace element. J Nutr. 2017;147:2219-9.

22. Kozlovsky AS, Moser PB, Reiser S, Anderson RA. Effects of diets high in simple sugars on urinary chromium losses. Metabolism. 1986;35:515-8.

23. Davis ML, et al. Effects of over-the-counter drugs on 51 chromium retention and urinary excretion in rats. Nutr Res. 1995;15:201-10.

24. Kamath SM, Stoecker BJ, Davis-Whitenack ML, Smith MM, Adeleye BO, Sangiah S. Retention and urinary excretion of chromium-51 in rats pretreated with indomethacin and dosed with dimethylprostaglandin E2, misoprostol or prostacyclin. J Nutr. 1997;127: 478-82.

25. Jeejeebhoy KN, Chu RC, Marliss EB, Greenberg GR, Bruce-Robertson A. Chromium deficiency, glucose intolerance and neuropathy reversed by chromium supplementation, in a patient receiving long-term total parenteral nutrition. Am J Clin Nutr. 1977;30:531-8.

26. Morris BW, MacNeil S, Hardisty CA, Heller S, Burgin C, Gray TA. Chromium homeostasis in patients with type II (NIDDM) diabetes. J Trace Elem Med Biol. 1999;13:57-61.

27. Rajpathak S, et al. Lower toenail chromium in men with diabetes and cardiovascular disease compared with healthy men. Diabetes Care. 2004;27:2211-6.

28. Martin J, Whang ZQ, Zhang XH, Wachtel D, Volaufoya J, Matthews DE. Chromium picolinate supplementation attenuates body weight gain and increases insulin sensitivity in subjects with type 2 diabetes. Diabetes Care. 2006;29:1826-32.

29. Racek J, Trefil L, Rajdl D, Mudrová V, Hunter D, Senft V. Influence of chromium-enriched yeast on blood glucose and insulin variables, blood lipids, and markers of oxidative stress in subjects with type 2 diabetes mellitus. Biol Trace Elem. Res. 2006;109:215-30.

30. Mertz W. Chromium in human nutrition: a review. J Nutr. 1993;123:626-33.

31. Di-Bona KR, Love-Rutledge S, Rhodes NR, Mcadory D. Chromium is not an essential trace-element for mammals: effects of a "low-chromium" diet. J Biol Inorg Chem. 2011;16(3):381-90.

32. Vincent JB. Is chromium pharmacologically relevant? J Trace Elem Med Biol. 2014;28:397-405.

33. American Diabetes Association (ADA). A position statement of the American Diabetes Association. Nutrition recommendations and interventions for diabetes. Diabetes Care. 2008;31:61-78.

34. Offenbacher EG, Pi-Sunyer FX. Beneficial effect of chromium-rich yeast on glucose tolerance and blood lipids in elderly subjects. Diabetes. 1980;29:919-25.

35. Bailey M, Boohaker JG, Sawyer RD, Behling JE, Rasco JF, Jernigan JJ, et al. Exposure of pregnant mice to chromium picolinate results in skeletal defects in their offspring. Birth Defects Res. 2006;77:244-9.

36. Hininger I, Benaraba R, Osman M, Faure H, Roussel AM. Safety of trivalent chromium complexes: no evidence for DNA damage in human HaCaT keratinocytes. Free Radic Biol and Med. 2007;15:1759-65.

37. Staniek H, Krejpcio Z, Iwanik K. Evaluation of the acute oral toxicity class of tricentric chromium (III) propionate complex in rat. Food Chem Toxicol. 2010;48:859-64.

38. Vajdi M, Musazadeh V, Karimi A, Heidari H, Tarrahi MJ, Askari G. Effects of chromium supplementation on lipid profile: an umbrella of systematic review and meta-analysis. Biol Trace Elem Res. 2023;201(8): 3658-69.

39. Saiyed ZM, Lugo JP. Impact of chromium dinicocysteinate supplementation on inflammation, oxidative stress, and insulin resistance in type 2 diabetic subjects: an exploratory analysis of a randomized, double-blind, placebo-controlled study. Food Nutr Res. 2016;60:31762.

40. Zhao F, Pan D, Wang N, Xia H, Zhang H, Wang S, Sun G. Effect of chromium supplementation on blood glucose and lipid levels in patients with type 2 diabetes mellitus: a systematic review and meta-analysis. Biol Trace Elem Res. 2022;200(2):516-25.

41. Diaz ML, Watkins BA, Li Y, Anderson RA, Campbell WW. Chromium picolinate and conjugated linoleic acid do not synergistically influence diet and exercise-induced changes in body composition and health indexes in overweight women. Nutr Biochem. 2008;19:61-8.

42. Mann JI, McNurlan M, Bembo S, Mitchell L, Komaroff E, Gelato M. Diabetes and Nutrition Study Group (DNSG) of the EuropeanAssociation for the Study of Diabetes (EASD). Evidence-based nutritional approaches to the treatment and prevention of diabetes mellitus. Nutr. Metab. Cardiovasc. Dis. 2004;14:373-94.

43. Heffernan SM, Horner K, De Vito G, Conway GE. The role of mineral and trace element supplementation in exercise and athletic performance: a systematic review. Nutrients. 2019 Mar 24;11(3). pii: E696.

44. Tsang C, Taghizadeh M, Aghabagheri E, Asemi Z. A meta-analysis of the effect of chromium supplementation on anthropometric indices of subjects with overweight or obesity. Clin Obesity. 2019;9(4):e12313.

45. Vincent JB. Mechanisms of chromium action: low-molecular-weight chromium-binding substance. J Am Coll Nutr. 1999;18:6-12.

46. Hao J, Hao C, Zhang L, Liu X, Zhou X, Dun Y, et al. OM2, a novel oligomannuronate-chromium(III) complex, promotes mitochondrial biogenesis and lipid metabolism in 3T3-L1 adipocytes via the AMPK-PG-C1α pathway. PLoS One. 2015;10(7):e0131930.

47. Doddigarla Z, Ahmad J, Parwez I. Effect of chromium picolinate and melatonin either in single or in a combination in high carbohydrate diet-fed male Wistar rats. Biofactors. 2016;42(1):106-14.

48. Hao C, Hao J, Wang W, Li G. Oligomannuronate-chromium (III) complex ameliorates insulin resistance in C57BL/KsJ-db/db mice. J. Ocean Univ. China.2011;0:336-42.

49. Dong F, Kandadi MR, Ren J, Sreejayan N. Chromium (D-phenylalanine)3 supplementation alters glucose disposal, insulin signaling, and glucose transporter-4 membrane translocation in insulin-resistant mice. J Nutr. 2008;138(10):1846-51.

50. Wang H, Hiu L, Li H, Lai Y-T, Wei X, Xu X, et al. Mitochondrial ATP synthase as a direct molecular target of chromium(III) to ameliorate hyperglycaemia stress. Nat Commun. 2023;14(1):1738.

51. Amooee S, Parsanezhad ME, Shirazi MR, Alborzi S, Samsami A. Metformin versus chromium picolinate in clomiphene citrate-resistant patients with PCOSs: a double-blind randomized clinical trial. Iran J Reprod. 2013;11(8):611-8.

52. Lydic ML, et al. Chromium picolinate improves insulin sensitivity in obese subjects with polycystic ovary syndrome. Fertil Steril. 2006;86(1):243-6.

53. Tang XL, Sun Z, Gong L. Chromium supplementation in women with polycystic ovary syndrome: systematic review and meta-analysis. J Obstet Gynaecol Res. 2018;44(1):134-43.

54. Aghdassi E, Arend BM, Salit IE, Mohammed SS, Jalali P, Bondar H, et al. In patients with HIV-infection, chromium supplementation improves insulin resistance and other metabolic abnormalities: a randomized double-blind, placebo controlled trial. Curr HIV Res. 2010;8(2):113-20.

55. Abraham AS, Brooks BA, Eylath U. Chromium and cholesterol-induced atherosclerosis in rabbits. Ann Nutr Metab. 1991;35:203-7.

56. Thirunavukkarasu M, Penumathsa SV, Juhasz B, Zhan L, Cordis G, Altaf E, et al. Niacin-bound chromium enhances myocardial protection from ischemia-reperfusion injury. Am J Physiol Heart Circ Physiol. 2006;291:H820-H826.

57. Ngala RA, Awe MA, Nsiah P. The effects of plasma chromium on lipid profile, glucose metabolism and cardiovascular risk in type 2 diabetes mellitus: a case control study. PLoS One. 2018;13(7):e0197977.

58. Masharani U, Gjerde C, McCoy S, Maddux BA, Hessler D, Goldfine ID, et al. Chromium supplementation in non-obese non-diabetic subjects is associated with a decline in insulin sensitivity. BMC Endocr. Disord. 2012;12:1-10.

59. Rink C, Rimm EB, Li T, Morris S, Stampfer MJ, Willet WC. Transcriptome of the subcutaneous adipose tissue in response to oral supplementation of type 2 Leprdb

obese diabetic mice with niacin-bound chromium. Physiol. Genomics. 2006;27(3):370-9.

60. Brown RO, Forloines-Lynn S, Cross RE, Heizer WD. Chromium deficiency after long-term total parenteral nutrition. Dig. Dis. Sci. 1986;31(6):6614.

61. Schroeder HA. Losses of vitamins and trace minerals resulting from processing and preservation of foods. Am J Clin Nutr. 1971;24:562-73.

62. Anderson RA. Chromium metabolism and its role in disease process in man. Clin Physiol Biochem. 1986;4:31-41.

63. Vincent JB, Lukasi HC. Chromiun Adv Nutr. 2018;9(4):505-6.

64. Institute of Medicine (IOM). DRIs – Dietary Reference Intakes for vitamin A, vitamin K, arsenic, boron, chromium, copper, iodine, iron, manganese, molybdenum, nickel, silicon, vanadium and zinc. Washington, D.C.: National Academy Press; 2002. p.510-21. Disponível em: http://www.nap.edu. Acesso em: abril 2024.

65. Anderson RA, Bryden NA, Polansky MM. Lack of toxicity of chromium chloride and picolinate. J Am Coll Nutr. 1997;16:273-9.

66. Jeejeebhoy KN. The role of chromium in nutrition and therapeutics and as a potential toxin. Nutr Rev. 1999;57:329-35.

67. Cerulli J, Grabe DW, Gauthier I, Malone M, McGoldrick MD. Chromium picolinate toxicity. Ann Pharmacother. 1998;32(4):428-31.

68. Wasser WG, Feldman NS, D'Agati VD. Chronic renal failure after ingestion of over-the-counter chromium picolinate. Ann Intern Med. 1997;126:410.

69. EFSA. Panel on dietetic products, nutrition, and allergies: scientific opinion on dietary reference values for chromium. EFSA J. 2014;12:3845.

70. Jain SK, Rains JL, Croad JL. High glucose and ketosis (acetoacetate) increases, and chromium niacinate decreases, IL-6, IL-8, and MCP-1 secretion and oxidative stress in U937 monocytes. Antioxid. Redox Signal. 2007;9:1581-90.

71. Kim E, Na KJ. Nephrotoxicity of sodium dichromate depending on the route of administration. Arch Toxicol. 1991;65:537-41.

72. Staniek H, Wójaciak RW. The combined effect of supplementary Cr (III) propionate complex and iron deficiency on the chromium and iron status in female rats. J Trace Elem Biol. 2017;45:142-9.

CAPÍTULO 37

Molibdênio

Adriana Gisele Hertzog da Silva
Liliane Viana Pires
Silvia Maria Franciscato Cozzolino

◙ INTRODUÇÃO

O molibdênio foi descoberto em 1778 por um químico sueco chamado Carl Scheele. Tem esse nome em referência ao grego *molybdos*, que significa "semelhante ao chumbo", por ser confundido com esse elemento durante a sua descoberta.[1] A essencialidade do molibdênio foi evidenciada primeiramente em 1953, quando a xantina oxidase foi identificada como uma metaloenzima de molibdênio. No entanto, os sinais da deficiência apareceram em ratos e frangos apenas quando a dieta continha quantidades maciças de tungstênio, um antagonista do metabolismo de molibdênio. Nos últimos 60 anos, poucos estudos foram realizados para avaliar as consequências metabólicas e patológicas da deficiência desse mineral, uma vez que ele não era considerado de importância prática na nutrição humana e animal. Apesar disso, já foram identificadas quatro enzimas que necessitam de molibdênio para suas adequadas atividades, ampliando sua importância para a saúde humana.[1]

◙ ABSORÇÃO, METABOLISMO E BIODISPONIBILIDADE

O molibdênio é encontrado em baixas concentrações em todos os fluidos e tecidos corporais. A concentração desse oligoelemento no sangue total é de, em média, 14 µg/L, e no soro, 20 µg/L. Na urina, a quantidade de molibdênio encontrada é de cerca de 50 µg/L.[2] Nos demais tecidos, a partir da autópsia de tecidos de 381 indivíduos, observou-se que as maiores quantidades desse elemento foram encontradas nos rins, no fígado, no intestino delgado e nas glândulas adrenais. É encontrado em sua maioria na forma de molibdoenzimas. Menores quantidades foram observadas quando detectadas na pele, no esôfago, na traqueia, na aorta, no útero e na bexiga.[3]

A quantidade de molibdênio presente nos alimentos está na forma de complexos solúveis, sendo rapidamente absorvidos. No estudo de Turnlund et al.,[4] indivíduos alimentados com uma fórmula de molibdato de amônio absorveram 88% a 93% do molibdênio. Em outro estudo,[5] cerca de 57% do molibdênio intrinsecamente marcado na soja e 88% na couve foram absorvidos. A absorção ocorre rapidamente no estômago e ao longo do intestino delgado. A alta eficiência de absorção, independentemente da quantidade ingerida, sugere que o mecanismo seja por processo passivo. Entretanto, como pode ocorrer inibição competitiva pelo sulfato, observada no intestino de ratos, sugere-se o envolvimento de um carreador para essa absorção. Acredita-se que a α-macroglobulina seja a proteína de transporte do mineral, e a principal via de excreção é a urinária, sendo a excreção fecal em menor proporção.[2] Normalmente, o molibdênio encontra-se ligado a proteínas tanto para o transporte no sangue quanto para o armazenamento em tecidos e atua como cofator de enzimas. O organismo pode reter molibdênio, em parte, pela formação do complexo molibdopterina.[4,5]

Como mencionado, a absorção de molibdênio é eficiente e rapidamente atinge a circulação sistêmica. Entretanto, a depender da combinação dos alimentos na refeição, pode ser reduzida, conforme observado em estudo realizado com isótopos estáveis de molibdênio (^{95}Mo).[6] O intervalo de referência de molibdênio na circulação considerado adequado em indivíduos saudáveis é de 0,28 a 1,17 µg/L.[7]

Estudo conduzido com grupo de homens recebendo diferentes concentrações de molibdênio pela dieta durante 24 dias mostrou que a excreção urinária desse elemento foi associada ao aumento na ingestão de molibdênio, ou seja, o aumento na ingestão de 22 para 72 µg/dia resultou em aumento de três vezes na quantidade de molibdênio no plasma e urina.[3] Essa homeostase mostra a habilidade do organismo em se adaptar a diferentes concentrações de molibdênio e poderia explicar a baixa incidência de deficiência e toxicidade.[8]

A excreção urinária reflete a quantidade ingerida de molibdênio,[4,5] uma vez que estudos com isótopos estáveis mostraram maior retenção com a baixa ingestão, ao passo que, com o aumento da ingestão, a excreção foi aumentada, sugerindo ser o rim o principal local de regulação homeostática.

Quanto à biodisponibilidade desse mineral, não se têm muitas informações em relação ao ser humano. Um estudo realizado em homens e mulheres mostrou que o molibdênio não é absorvido da soja, alimento que contém quantidades relativamente altas do mineral.[5] Há elementos que interagem com o molibdênio e poderiam interferir na biodisponibilidade, como o tungstênio e o cobre. Tungstênio e molibdênio são elementos do grupo 6B e, assim, têm propriedades similares. Sabe-se que o tungstênio age como antagonista do molibdênio, mas tais constatações se deram em estudos de deficiência realizados em ratos,[9] e essa interação não é considerada significativa para a nutrição humana. Já em relação ao cobre, sabe-se que o excesso de consumo de molibdênio leva à deficiência em cobre em ruminantes, e especula-se que o mecanismo poderia ser a formação de um complexo de tiomolibdato com o cobre. Clinicamente, o molibdênio tem sido usado em humanos para tratar a doença de Wilson, na qual o cobre não se encontra ligado à ceruloplasmina e se acumula em tecidos, resultando em dano hepático, complicações neurológicas e dano cerebral. O molibdênio como tetratiomolibdato pode formar um forte complexo com cobre e proteína, prevenindo a toxicidade do acúmulo de cobre.[10]

Também em função da interação do molibdênio com o cobre, estudos em células têm mostrado que o tetratiomolibdato pode reduzir a angiogênese na proliferação de células cancerígenas. Adicionalmente, o tiomolibdato administrado a cachorros em vários estágios da doença mostrou estabilização ou redução do tumor em 9 de 13 cachorros estudados. Estudos pré-clínicos bastante promissores chegaram às fases 1 e 2 de ensaios clínicos em pacientes com alto risco de câncer de mama. A administração de tetratiomolibdato por 2 anos foi bem tolerada e resultou em uma diminuição de marcadores bioquímicos de angiogênese.[11]

▣ FUNÇÃO

O molibdênio atua como cofator de um número limitado de enzimas em humanos: sulfito oxidase (a qual, acredita-se, tem grande importância para a saúde), xantina oxidase, aldeído oxidase e componente mitocondrial redutor de amidoxima (mARC). Essas enzimas estão envolvidas em processos metabólicos como a redução de nitratos, destoxificação de sulfitos, catabolismo de purinas e redução de substratos N-hidroxilados. A essencialidade do molibdênio é baseada no defeito genético que impede a síntese de sulfito oxidase. Como o sulfito não é oxidado para sulfato, ocorre um dano neurológico extremamente grave que pode levar à morte do recém-nascido.[12]

A grande maioria de todas as enzimas dependentes de molibdênio usa esse elemento para compor o cofator de molibdênio (Moco), o qual consiste em uma ligação covalente do molibdênio à molécula de ditiolato com uma pterina tricíclica, designada molibdopterina (MPT).[13,14]

Essas enzimas que contêm Moco catalisam importantes reações redox no ciclo global de carbono, enxofre e nitrogênio, as quais se caracterizam pela transferência de um átomo de oxigênio ou a partir de um substrato em uma reação de dois elétrons.[15] A mais importante enzima dependente de molibdênio é a sulfito oxidase (SO), que catalisa o último passo na degradação dos aminoácidos sulfurados.[16] Muito semelhante à SO, a nitrato redutase eucariótica (NR) catalisa o primeiro passo na assimilação de nitrato.[17] Ambas as enzimas formam a família de SO de enzimas dependentes de molibdênio. A xantina oxidorredutase (XOR) forma outra classe de enzimas dependentes de molibdênio e está envolvida no catabolismo da purina, bem como nas respostas celulares à senescência e apoptose.[18]

Para completar o ciclo catalítico, as semirreações de redução ou oxidação envolvem uma cadeia de transporte de elétrons intramolecular, utilizando outros grupos prostéticos como cofatores e cossubstratos, por exemplo, heme, grupamento Fe-S, flavina adenina dinucleotídeo (FAD) ou a forma reduzida da nicotinamida adenina dinucleotídeo (NADH), citocromo C e oxigênio.[17,19]

Nesse contexto, o papel do molibdênio no processo enzimático parece ser importante na prevenção da anemia por sua participação em enzimas que atuam na mobilização das reservas hepáticas de ferro. Também têm sido atribuídos ao molibdênio, por sua participação em enzimas, efeitos anticâncer do estomago e esôfago.[20]

Em 2006, a última classe de enzimas dependente de molibdênio (Moco) foi identificada, a mARC (componente mitocondrial redutor de amidoxima). As proteínas mARC podem ser consideradas enzimas multifuncionais ou enzimas *moonlight*, em função da plasticidade do seu sítio ativo, o que facilita a ligação com diferentes substratos e, portanto, promove reações além daquelas às quais foram destinadas; todavia, sua significância fisiológica ainda não é clara. Essa enzima tem também capacidade de catalisar a redução de uma gama de compostos N-hidroxilados (NHC), por exemplo, o óxido nítrico (NO).[21] Um aspecto que diferencia as enzimas mARC é a necessidade de proteínas parceiras para promoverem elétrons de NADH para redução do substrato. Assim, outro nome foi proposto, ARCO (complexo redutor de amidoxima). O tipo de parceiro que atuará com uma mARC dependerá de qual atividade enzimática será exercida (multifuncionalidade).[22]

◉ DISTÚRBIOS CAUSADOS PELA DEFICIÊNCIA EM MOLIBDÊNIO

A deficiência em molibdênio não tem sido observada em indivíduos sem doenças ou condições associadas. Sabe-se que a deficiência grave resulta na perda de função das enzimas dependentes de molibdênio. Poucos recém-nascidos sobrevivem quando apresentam esse defeito, e os que conseguem sobreviver acabam sofrendo de uma série de anormalidades neurológicas. A falta do Moco que leva à falta do SO é um erro metabólico, autossômico recessivo, com graves danos neurológicos resultantes da falta da atividade da enzima. Em famílias em que o erro é detectado, é possível fazer uma análise de mutação em fetos durante a gestação. Muitas dessas mutações têm sido observadas em genes que codificam para MPT.[23,24]

Em um estudo com humanos,[25] foram relatados alguns sintomas clínicos da deficiência em molibdênio, entre eles taquicardia, cegueira noturna, taquipneia e eventualmente irritabilidade, levando ao coma pacientes que estavam em nutrição parenteral total e tratamento da doença de Crohn. Nesses quadros, havia pouca atividade da SO, excreção de tiossulfato elevada, redução na produção de sulfato e aumento da metionina plasmática. Após a administração de molibdato de amônio, as anormalidades bioquímicas desapareceram.

Em revisão, Gupta e Gupta[20] relatam que, apesar de a deficiência em molibdênio ser rara, em uma região da China na qual o solo é pobre nesse elemento, foi encontrada elevada prevalência de câncer gastrintestinal associada à ingestão de dietas com quantidades muito baixas de molibdênio. Populações que residem nessas regiões sofrem deficiências de outros minerais concomitantemente, o que pode piorar ainda mais a condição nutricional, podendo estar relacionado com muitas doenças.

▣ FONTES DE MOLIBDÊNIO E RECOMENDAÇÕES NUTRICIONAIS

O conteúdo de molibdênio presente em alimentos de origem vegetal varia dependendo do conteúdo desse elemento no solo cultivado. Legumes, grãos e castanhas são as maiores fontes. Produtos derivados de animais, frutas e uma grande diversidade de vegetais têm baixas concentrações do mineral (Tabela 1). O conteúdo de molibdênio no solo também pode influenciar as concentrações nos alimentos; leite e seus derivados proporcionam a maior parte de molibdênio para jovens; já para adultos, os grãos são a principal fonte deste mineral.[3]

Nos seres humanos, a quantidade de molibdênio necessária para realizar suas funções é pequena. Em relação às recomendações, não se demonstrou nenhum critério funcional que refletisse a resposta da ingestão em bebês, portanto

TABELA 1 Conteúdo de molibdênio em alimentos

Alimentos	Peso (g)	Molibdênio (mcg/g)
Lentilha cozida	99	74
Feijão-preto cozido	86	65
Amêndoa	78	23,1
Amendoim	72	21,2
Castanha-do-brasil	72	21,1
Noz-macadâmia	68	19,8
Castanha-de-caju	65	19,1
Pistache	64	18,9
Noz picada	60	17,5
Iogurte com pouca gordura	245	11,3
Coco seco	20	9,6
Coco fresco	33	9,6
Ovo cozido	48-50	9
Queijo *cottage*	28,4	5,2
Leite	245	4,9
Tomate fresco	90	4,5
Cenoura crua	72	3,6
Todas as carnes: bovina, porco, presunto, peixe	100	3,4
Alface	56	3,4
Couve-flor crua	50	2,5
Cebola crua	40	2
Cebola cozida	53	2
Pimentão verde cru	37	1,9
Repolho cru	35	1,75
Espinafre cru	30	1,5
Queijo	28,4	1,3
Cogumelos fatiados	18	0,88

Fonte: Hands, 2000.[27]

as recomendações foram baseadas na ingestão adequada (AI). Já para crianças e adolescentes, a recomendação média estimada (EAR) estabelecida foi uma extrapolação da EAR de adultos,[26] conforme se pode ver na Tabela 2. Um estudo de cinética realizado recentemente sugere que as recomendações de molibdênio deveriam

TABELA 2   Valores de referência para ingestão de molibdênio

Estágios da vida	EAR (mcg/dia)	RDA (mcg/dia)	UL (mcg/dia)
0-6 meses	—	2 (AI)	—
7-12 meses	—	3 (AI)	—
1-3 anos	13	17	300
4-8 anos	17	22	600
9-13 anos	26	34	1.100
14-18 anos	33	43	1.700
19-50 anos	34	45	2.000
50-70 anos	34	45	2.000
> 70 anos	34	45	2.000
Gestantes			
≤ 18 anos	40	50	1.700
19-50 anos	40	50	2.000
Lactantes			
≤ 18 anos	35	50	1.700
19-50 anos	36	50	2.000

AI: ingestão adequada; EAR: recomendação média estimada; RDA: ingestão dietética de referência; UL: limite superior tolerável.
Fonte: *Institute of Medicine*, 2001.[26]

ser aumentadas; os níveis de ingestão em que as concentrações plasmáticas se manteriam constantes seriam de 115 a 120 µg/dia.[3]

Outros comitês científicos também têm discutido sobre os valores de AI para o molibdênio pela escassez de estudos que subsidiem dados para o estabelecimento de recomendações de ingestão média. Em 2013, a *European Food Safety Authority* (EFSA) propôs AI de molibdênio de 65 µg/dia para adultos.[28] Recentemente, as recomendações nutricionais nórdicas foram atualizadas, sugerindo uma ingestão média provisória de 52 µg/dia de molibdênio para homens e mulheres adultas e AI de 65 µg/dia para adultos.[29]

▣ TOXICIDADE E EFEITOS ADVERSOS

Há poucas informações sobre a toxicidade em humanos, pois a maior parte dos dados se refere a animais, em especial os ruminantes. Os efeitos de toxicidade observados em animais incluem falência renal, alterações reprodutivas, menor crescimento e valores menores de hemoglobina e hematócrito. Sabe-se também que, em ruminantes, a alta ingestão de molibdênio interfere no metabolismo do cobre.[30] Os compostos de molibdênio parecem ser pouco tóxicos para os humanos. As formas mais solúveis possuem maior toxicidade que as insolúveis ou menos solúveis. A ausência de relatos de toxicidade do molibdênio pode ser devida a adaptações no metabolismo quando ocorre elevação na ingestão desse elemento ou porque os efeitos são mais sutis em seres humanos.[3]

O mecanismo da toxicidade do molibdênio é incerto. A maior parte dos sinais de toxicidade é similar ou idêntica aos da deficiência em cobre (p. ex., retardo no crescimento e anemia). Em humanos, tanto a exposição ocupacional quanto a alta ingestão provinda de alimentos têm sido associadas a elevadas concentrações de ácido úrico no sangue e ao aumento na incidência de gota. Isso foi observado em um estudo de caso de Seldén et al.,[31] no qual um eletricista exposto a altas concentrações de molibdênio de forma ocupacional teve hiperuricemia e gota. Após um período sem a exposição, os sintomas relatados sumiram.

Em estudo realizado em humanos adultos,[32] observou-se sinal de toxicidade após a ingestão de suplementos de molibdênio por 18 dias, com doses cumulativas de 13,5 mg (800 µg/dia). Foram observados surtos de psicose aguda com alucinações visuais e auditivas e mal-estar de modo geral.

Novotny et al.[8] apresentam resultados de estudos com populações que residem em áreas onde as concentrações de molibdênio no solo são elevadas, como é o caso de regiões da Armênia. Observa-se nessas regiões que os indivíduos apresentam ingestão também elevada desse elemento, com altas concentrações de ácido úrico sérico e de xantina oxidase tecidual.

Destaca-se que a exposição a elevadas concentrações do molibdênio aumentou a ocorrência de doenças cardiovasculares em trabalhadores do setor do saneamento, potencializada pela redução da fração HDL-c e da apoliproteína A1, que é o principal componente da HDL.[33]

Apesar de não ser comum a toxicidade de molibdênio, o *Institute of Medicine* estabeleceu o limite superior tolerável (UL) em 2 mg/dia para adultos, idosos, gestantes e lactantes adultas, o qual se baseou na piora da reprodução e crescimento de animais.[26] Os valores para as demais faixas etárias estão apresentados na Tabela 2.

▣ PERSPECTIVAS DA PARTICIPAÇÃO DO MOLIBDÊNIO NA SAÚDE HUMANA

O molibdênio tem sido relacionado às doenças neurodegenerativas, especialmente a doença de Alzheimer, em razão de sua possível habilidade de inibir a formação das placas beta-amiloide no cérebro e auxiliar na regulação do estresse oxidativo por meio das enzimas que o utilizam como cofator.[7] Além disso, uma revisão recente apresenta dados de estudos que verificaram correlação entre o aumento da concentração de ácido úrico no soro e a redução do risco de desenvolvimento de doença de Alzheimer e do comprometimento cognitivo. Isso se deve à ação da xantina oxidase, uma molibdoenzima que catalisa a formação de xantina a partir da hipoxantina por meio de mecanismos oxidativos, que por sua vez converte em ácido úrico.[34] Apesar desses resultados, a ação do molibdênio na redução da progressão da doença de Alzheimer precisa ser investigada mais profundamente para compreender os mecanismos e fatores relacionados que podem estar associados aos possíveis efeitos benéficos nessa doença.

Outras ações do molibdênio dietético que estão sendo investigadas incluem o seu papel no tratamento da anemia por deficiência de ferro e da artrite, pelo aumento da atividade das molibdoenzimas, embora os mecanismos dessas ações não sejam completamente elucidados. Em recente revisão, Grech[35] discute os possíveis mecanismos pelos quais o molibdênio alimentar pode contribuir no tratamento dessas doenças, o que inclui aumento da quantidade de molibdoenzimas de mamíferos, restauração parcialmente da atividade de molibdoenzimas de mamíferos com mau funcionamento ou bloqueio dos receptores nucleares nas células.

Ensaios clínicos utilizando alimentos biofortificados com molibdênio têm sido conduzidos para avaliar a melhora de parâmetros essenciais à homeostase corporal. Um estudo realizado com pessoas saudáveis mostrou que o consumo de alface biofortificada com molibdênio resultou em melhora significativa da homeostase do ferro, com aumento de 37% no ferro na hemoglobina e cerca de 42% na saturação da transferrina.[36] Outro estudo, que também avaliou o consumo de alface biofortificada com molibdênio em adultos e idosos, mostrou redução na concentração de marcadores de reabsorção óssea, como o telopeptídeo C de ligação cruzada do terminal (CTX) e paratormônio, além de aumento nas concentrações de vitamina D. No entanto, outros marcadores ósseos, como osteocalcina, calcitonina, cálcio sérico, potássio e fosfato não apresentaram alteração.[37]

Uma metanálise relacionou a exposição a metais e a hiperuricemia, sendo que a concentração adequada de molibdênio foi negativamente associada ao risco de hiperuricemia. Isso se deve à participação do molibdênio como cofator das enzimas envolvidas na metabolização de purinas, promovendo assim a regulação das concentrações de ácido úrico no organismo.[38]

Dessa forma, o molibdênio tem sido cada vez mais estudado por sua participação como cofator de enzimas importantes para a homeostase do organismo, com papel promissor no tratamento de doenças cuja prevalência vem aumentando e cujos efeitos podem ser atenuados pelos minerais, como o molibdênio.

▣ REFERÊNCIAS BIBLIOGRÁFICAS

1. Novotny JA, Peterson CA. Molybdenum. Adv. Nutr. 2018;9(3):272-3.
2. Hadrup N, Sørli JB, Sharma AK. Pulmonary toxicity, genotoxicity, and carcinogenicity evaluation of molybdenum, lithium, and tungsten: A review. Toxicology. 2022;467:153098.
3. Novotny JA, Turnlund JR. Molybdenum intake influences molybdenum kinetics in men. J. Nutr. 2007;137(1):37-42.
4. Turnlund JR, Keyes WR, Peiffer GL. Molybdenum absorption, excretion, and retention studied with stable isotopes in young men at five intakes of dietary molybdenum. Am J Clin Nutr. 1995;62:790-6.
5. Turnlund JR, Weaver CM, Kim SK, Keyes WR, Gizaw Y, Thompson KH, et al. Molybdenum absorption and utilization in humans from soy and kale intrinsically labeled with stable isotopes of molybdenum. Am J Clin Nutr. 1999;69:1217-23.
6. Giussani A, Arogunjo AM, Claire Cantone M, Tavola F, Veronese I. Rates of intestinal absorption of molybdenum in humans. Appl Radiat Isot. 2006;64(6):639-44.
7. Coelho FC, Cerchiaro G, Araújo SES, Daher JPL, Cardoso SA, Coelho GF, et al. Is There a Connection between the Metabolism of Copper, Sulfur, and Molybdenum in Alzheimer's Disease? New Insights on Disease Etiology. Int J Mol Sci. 2022;23(14):7935.
8. Novotny JA. Molybdenum Nutriture in Humans. J. Altern. Complement. Med. 2011;16(3):164-8.
9. Rajagopalan KV. Molybdenum: an essential trace element in human nutrition. Annu Rev Nutr. 1988;8:401-27.
10. Brewer GJ, Askari F, Dick RB, Sitterly J, Fink JK, Carlson M, et al. Treatment of Wilson's disease with tetrathiomolybdate: V. Control of free copper by tetrathiomolybdate and a comparison with trientine. Transl Res. 2009;154:70-7.
11. Chan N, Willis A, Kornhauser N, Ward MM, Lee SB, Nackos E, et al. Influencing the tumor microenvironment: a phase II study of copper depletionusing tetrathiomolybdate in patients with breast cancer at high risk for recurrence and in preclinical models of lung metastases. Clin Cancer Res. 2017;23(3):666-76.
12. Johnson JL. Prenatal diagnosis of molybdenum cofactor deficiency and isolated sulfite oxidase. Prenat. Diagn. 2003;23:6-8.
13. Johnson JL. Molybdenum. In: O'Dell BL, Sunde RA, editores. Handbook of nutritionally essential mineral elements. Clinical nutrition in health and disease. Nova Iorque: Marcel Dekker; 1997. p. 413-38.
14. Rajagopalan KV, Johnson JL. The pterin molybdenum cofactors. J Biol Chem. 1992;267:10199-202.
15. Hille R. Molybdenum and tungsten in biology. Trends Biochem Sci. 2002;27:360-7.
16. Kisker C. Molecular basis of sulfite oxidase deficiency from the structure of sulfite oxidase. Cell. 1997;91:973-83.
17. Campbell WH. Structure and function of eukaryotic NAD(P)H:nitrate reductase. Cell Mol Life Sci. 2001;58(2):194-204.
18. Garattini E, Mendel R, Romão MJ, Wright R, Terao M. Mammalian molybdo-flavoenzymes, an expanding family of proteins: structure, genetics, regulation, function and pathophysiology. Biochem J. 2003;372:15-32.
19. Dobbek H, Gremer L, Kiefersauer R, Huber R, Meyer O. Catalysis at a dinuclear [CuSMo(==O) OH] cluster in a CO dehydrogenase resolved at 1.1-A resolution. Proc Natl Acad Sci. 2002;99:15971-6.
20. Gupta UC, Gupta SC. Sources and Deficiency Diseases of Mineral Nutrients in Human Health and Nutrition: A Review. Pedosphere. 2014;24(1):13-38.
21. Llamas A, Chamizo-Ampudia A, Tejada-Jimenez M, Galvan A, Fernandez E, et al. The molybdenum cofactor enzyme mARC: Moonlighting or promiscuous enzyme? Biofactors. 2017;43(4):486-94.
22. Tejada-Jimenez M, Chamizo-Ampudia A, Calatrava V, Galvan A, Fernandez E, Llamas A. From eukaryotic molybdenum cofactor biosynthesis to the moonlight enzyme mARC. Molecules. 2018;23(12):3287.
23. Leimkühler S, Charcosset M, Latour P, Dorche C, Kleppe S, Scaglia F, et al. Ten novel mutations in the molybdenum cofactor genes MOCS1 and MOCS2 and in vitro characterization of a MOCS2 mutation that abolishes the binding ability of molybdopterin synthase. Hum Genet. 2005;117:565-70.

24. Reiss J, Hahnewald R. Molybdenum cofactor deficiency: mutations in GPHN, MOCS1, and MOCS2. Hum Mutat. 2011;32:10-8.

25. Abumrad NN, Schneider AJ, Steel D, Rogers LS. Amino acid intolerance during prolonged total parenteral nutrition reversed by molybdate therapy. Am J Clin Nutr. 1981;34:2551-9.

26. Institute of Medicine. DRIs – Dietary Reference Intakes for vitamin A, vitamin K, arsenic, boron, chromiun, copper, iodine, iron, manganese, molybdenium, nickel, silicon, vanadium, and zinc. Washington, D.C.: National Academies Press; 2001. p.420-41.

27. Hands ES. Nutrients in food. Lippincott Williams & Wilkins; 2000. 315p.

28. EFSA NDA Panel (EFSA Panel on Dietetic Products, Nutrition and Allergies). Scientific Opinion on Dietary Reference Values for molybdenum. EFSA. 2013;11(8): 3333.

29. Andersen R, Arnesen EK, Christensen JJ, Eneroth H, Erkkola M, et al. Nordic Nutrition Recommendations 2023: Integrating Environmental Aspects. Copenhagen: Nordisk Ministerråd; 2023. 388 p.

30. Vyskocil A, Viau C. Assessment of molybdenum toxicity in humans. J Appl Toxicol. 1999;19:186-92.

31. Seldén AI, Berg NP, Soderbergh A. Occupational molybdenum exposure and a gouty electrician. Occup Med. (Lond). 2005;55:145-8.

32. Momcilovic B. A case report of acute human molybdenum toxicity from a dietary molybdenum supplement – a new member of the 'lucormetallicum' family. Arh Hig Rada Toksikol. 1999;50(13):289-97.

33. Li Z, Kuang H, Li L, Wu M, Liao Z, Zeng K, et al. What adverse health effects will environmental heavy metal co-exposure bring us: based on a biological monitoring study of sanitation workers. Environ Sci Pollut Res Int. 2023;30(13):35769-80.

34. Botchway BOA, Liu X, Zhou Y, Fang M. Biometals in Alzheimer disease: emerging therapeutic and diagnostic potential of molybdenum and iodine. J Transl Med. 2023;21(1):351.

35. Grech BJ. Mechanistic insights into the treatment of iron-deficiency anemia and arthritis in humans with dietary molybdenum. Eur J Clin Nutr. 2021;75(8): 1170-5.

36. Baldassano S, Polizzi MR, Sabatino L, Caldarella R, Macaluso A, Alongi A, et al. A new potential dietary approach to supply micronutrients to physically active people through consumption of biofortified vegetables. Nutrients. 2022;14(14):2971.

37. Vasto S, Baldassano D, Sabatino L, Caldarella R, Di Rosa L, Baldassano S. The role of consumption of molybdenum biofortified crops in bone homeostasis and healthy aging. Nutrients. 2023;15(4):1022.

38. Gu T, Cao G, Luo M, Zhang N, Xue T, Hou R, Leng M. A systematic review and meta-analysis of the hyperuricemia risk from certain metals. Clin Rheumatol. 2022;41(12):3641-60.

CAPÍTULO 38

Elementos tóxicos

Vera Akiko Maihara
Déborah I. T. Favaro
Edson Gonçalves Moreira

🔲 INTRODUÇÃO

Em razão da crescente industrialização, a contaminação do ambiente por elementos tóxicos atinge dimensões mundiais, sendo observada tanto em países desenvolvidos como em países em desenvolvimento. A preocupação com os efeitos maléficos que esses elementos podem ocasionar no organismo humano deu-se a partir da década de 1950 com o lançamento desordenado de contaminantes no ambiente, culminando com o aparecimento de estranha epidemia em pescadores que viviam perto da baía de Minamata, no Japão. Numerosas investigações evidenciaram que a doença teve como origem a exposição ao mercúrio em uma forma química orgânica, o metilmercúrio, acumulado em peixes e mariscos, tendo como fonte da contaminação uma indústria química que lançava seus despejos na baía.

Outro exemplo de contaminação com elementos químicos tóxicos ocorreu também no Japão, na mesma década, quando mulheres começaram a sentir fortes dores nas articulações por causa da contaminação industrial por cádmio no fornecimento de água e nos alimentos. Outros casos de contaminação aguda, que surgiram a partir de exposição acidental industrial ou de outra fonte, não serão aqui considerados e encontram-se amplamente divulgados na literatura.[1-5] Atividades vulcânicas, intemperismo continental e incêndios florestais também são considerados fontes naturais de elementos tóxicos que, junto com fontes antropogênicas, induzem o acúmulo desses elementos na cadeia alimentar.[6,7]

Dos 118 elementos químicos identificados, 90 existem naturalmente na Terra; pelo menos 41 foram identificados e quantificados em humanos; 28 foram designados como constituintes essenciais ou possivelmente essenciais; destes, 20 são associados a funções biológicas específicas, como em metaloenzimas ou composição de biomoléculas. Dos 13 elementos não essenciais encontrados, 3 não apresentam papel fisiológico em humanos e são denominados elementos tóxicos (cádmio, chumbo e mercúrio).[8-10] A maioria dos elementos químicos encontrados no organismo, essenciais ou não, tem alta reatividade química e biológica, em particular na forma de íons, radicais ou complexos orgânicos. Como tais, são potencialmente tóxicos, dependendo da dose, da forma química em que se encontram e do tempo de exposição, entre outros fatores.[11]

Apesar de muitos elementos essenciais serem necessários para os animais superiores em quantidades relativamente baixas para poderem exercer funções fisiológicas específicas no organismo, acima de certas concentrações podem tornar-se potencialmente tóxicos. Portanto, um elemento essencial pode vir a ser um contaminante quando se encontra nos alimentos acima das concentrações nutricionalmente desejáveis, tendo sido cunhado, então, o termo "elemento potencialmente tóxico".[8,12-15]

Contudo, há elementos, como o mercúrio, o cádmio e o chumbo, que, mesmo presentes em concentrações extremamente baixas, podem exercer algum efeito tóxico para os humanos. Não foi encontrada nenhuma função essencial, até os dias atuais, para esses elementos. Eles afetam de modo acentuado o metabolismo de alguns elementos essenciais, como cobre, zinco, ferro, manganês e selênio, pela competição por ligantes nos sistemas biológicos. Essa competição e a combinação com ligantes podem ter efeitos adversos na disposição e na homeostase dos elementos essenciais.[16]

Há numerosos estudos que indicam que deficiências dietéticas em alguns nutrientes, incluindo os elementos essenciais, podem favorecer a absorção de elementos tóxicos em animais e seres humanos. Os efeitos resultantes são percebidos, em particular, na cadeia alimentar. O aumento do consumo de alimentos refinados e de enlatados pela população pode acarretar maior ingestão de contaminantes, bem como a redução da ingestão de nutrientes essenciais importantes.[14] Os elementos tóxicos ou contaminantes não são encontrados de modo uniforme nos alimentos. Observam-se grandes variações nas concentrações em diferentes alimentos e em alimentos iguais, de diferentes origens geográficas. Além disso, o padrão de consumo alimentar varia de forma considerável conforme a região estudada. Há várias razões pelas quais o alimento pode contribuir de maneira significativa para a ingestão de um contaminante, como:

- Presença intrínseca de concentrações elevadas do contaminante em determinado alimento.
- Elevado consumo do alimento.
- Contaminação ambiental do alimento.
- A combinação dos itens anteriores.

Ainda que bastante utilizado, o termo "metal pesado", empregado para designar um grupo de metais e metaloides associados à contaminação, toxicidade e ecotoxicidade, deve ser evitado por se tratar de terminologia sem significado preciso.[17] Em contrapartida, diversos aspectos da química dos elementos devem ser considerados, pois influenciam diretamente na toxicidade. Pode-se citar: a especiação química, que considera estados de oxidação como a distinção entre cromo (III) e cromo (VI); a presença de compostos organometálicos, como as espécies alquiladas de mercúrio, como o metilmercúrio, a química de coordenação dos elementos, com formação de complexos pela ligação a um ou mais ligantes, o caráter ácido ou básico das espécies iônicas e, finalmente, a solubilidade e a biodisponibilidade dos metais.[18,19]

Humanos são expostos a elementos essenciais e tóxicos via uma variedade de rotas dietéticas (alimentos e água) e ambientais (ar, água, material particulado). O reconhecimento de que os humanos podem ser expostos a substâncias tóxicas a partir de uma variedade de fontes contendo misturas complexas de elementos levou a avanços na biologia da exposição e ao conceito de "expossoma" humano, termo utilizado de forma a abranger a totalidade das exposições a que o corpo humano está sujeito.[18,20,21]

A importância da determinação dos teores de elementos está no fato de que estudos epidemiológicos têm demonstrado que níveis baixos de elementos tóxicos estão associados à carga total de doenças da população. Por outro lado, a ingestão deficiente de elementos essenciais tais como ferro e zinco também tem papel significativo na carga de doenças.[22,23] Desse modo, para minimizar a ocorrência de doenças causadas por elementos tóxicos ou potencialmente tóxicos no ambiente, é importante limitar a exposição tanto quanto possível quando se consideram os elementos poluidores e também limitar a deficiência de elementos essenciais.[24]

O uso de elementos químicos se expandiu muito no século passado, levando a maior poluição e exposição a humanos, principalmente a partir da dieta, sendo o arsênio, o cádmio, o metilmercúrio e o chumbo responsáveis por mais de 56 mil mortes e mais de 9 milhões de anos de vida ajustados por incapacitação (DALY) em todo o mundo.[25] O DALY combina anos de vida perdidos em razão da mortalidade prematura e anos de vida perdidos pelo tempo vivido em estados de saúde menos do que plenos, ou anos de vida saudável perdidos pela incapacidade e representa um quadro mais completo da carga de doença suportada pelos indivíduos de diferentes populações do que apenas pela mortalidade.[26]

A preocupação com a exposição a elementos tóxicos está diretamente relacionada à Agenda 2030 para o Desenvolvimento Sustentável da Organização das Nações Unidas (ONU), pois diversos objetivos se relacionam aos efeitos causados pela exposição a elementos tóxicos e ao controle da poluição, tais como: melhorar a saúde nos países do mundo (Objetivo 3); diminuir a poluição e o acesso a água limpa e melhorar o saneamento básico (Objetivo 6); promover justiça social (Objetivo 10); desenvolver cidades e comunidades sustentáveis (Objetivo 11); proteger o solo e as águas (Objetivos 14 e 15) e efetivar esforços para combater a mudança climática (Objetivo 13).[22,27]

No que se refere às mudanças climáticas, estas já produziram alterações consideráveis nos determinantes ambientais de saúde, sendo necessário ampliar ações voltadas às economias circulares e sustentáveis, com desenvolvimento de rotas de produção que emitam menos dióxido de carbono e com menor uso de combustíveis fósseis.[22,28] É necessária maior reciclagem de metais, mas que não seja acompanhada de exposição ocupacional ou exposição ambiental a tais metais. Mudanças climáticas e eventos naturais como furacões e enchentes também podem aumentar a mobilidade de compostos metálicos e a exposição a eles.

Um aspecto importante a ser considerado é a interação entre os elementos e/ou outras substâncias e interações ambientais com o genoma. Os efeitos protetivos de ácidos graxos poli-insaturados à toxicidade do metilmercúrio e a habilidade do selênio em diminuir a toxicidade do metilmercúrio são bem conhecidas.

No passado, a exposição aguda a metais tóxicos era muito importante a partir dos processos produtivos e da exposição ocupacional, mas atualmente, na maioria das vezes, a exposição de humanos se dá por alimentos contaminados, e os efeitos adversos em razão das exposições de longa duração a níveis baixos tornaram-se muito importantes. Deve-se ter em mente que os elementos não se quebram e, como consequência, permanecem no corpo até serem excretados. Dentre os efeitos importantes à saúde em razão da exposição de longa duração a níveis baixos de poluentes podem-se citar efeitos na pele, efeitos neurotoxicológicos, efeitos respiratórios, associação a doenças cardiovasculares, efeitos renais, efeitos reprodutivos e efeitos relacionados à carninogênese.[22]

Dois temas de investigação importantes que demandarão grande atenção no futuro sobre o impacto na saúde humana e na sustentabilidade dos ecossistemas são a presença crescente de nanomateriais, muitos dos quais utilizados na agricultura,[29,30] e a questão dos microplásticos, partículas plásticas menores que 5 mm, que são contaminantes ambientais globais e que tendem a liberar substâncias químicas (orgânicas e inorgânicas) presentes em sua matriz ou adsorvidas do meio ambiente e que passam para a cadeia trófica.[31-33]

Neste capítulo, são abordados aspectos nutricionais importantes relativos aos elementos tóxicos mercúrio, cádmio e chumbo, além de algumas considerações sobre a contaminação por arsênio e alumínio na cadeia alimentar.

No que se refere à atuação do *Codex Alimentarius*, deve-se considerar que, de acordo com o Comitê do *Codex Alimentarius* para Contaminantes em Alimentos (*Codex Committee on Contaminants in Foods* – CCCF), definem-se contaminantes como substâncias que não foram intencionalmente adicionadas aos alimentos. Os processos de produção podem levar à entrada de substâncias no alimento a qualquer momento: durante a fabricação, manuseio, armazenamento, processamento ou distribuição. Os contaminantes também podem entrar nos alimentos a partir do meio ambiente, e a presença de tais substâncias nos alimentos deve ser cuidadosamente monitorada para evitar que a contaminação afete a qualidade dos alimentos ou torne os alimentos inseguros.[34]

Por outro lado, o teor máximo para um contaminante definido pelo *Codex* em um alimento é a concentração máxima dessa substância recomendada pela Comissão do *Codex Alimentarius* para ser legalmente permitida nesse produto. Como muitos contaminantes ocorrem naturalmente, seria impossível impor um limite zero a essas substâncias. Para proteger a saúde humana, o *Codex* trabalha para manter esses níveis o mais baixos possível, com base em evidências científicas sólidas. O CCCF estabelece e aprova os níveis máximos permitidos ou os níveis de orientação para os contaminantes e os tóxicos naturais presentes em alimentos e ração animal. Também prepara listas prioritárias de contaminantes e tóxicos naturais para avaliação de risco pelo Comitê Conjunto de Especialistas em Aditivos em Alimentos da Organização das Nações Unidas para a Alimentação e a Agricultura (FAO) e da Organização Mundial da Saúde (OMS) (*Joint FAO/WHO Expert Committee on Food* – JECFA).[34]

▣ CÁDMIO

Cádmio em tecidos e fluidos humanos

Cerca de um terço da quantidade de cádmio acumulado em um ser humano se encontra no fígado e nos rins. Para baixas concentrações de cádmio no organismo, o metal se encontra exclusivamente ligado à metalotioneína, mas, quando as concentrações aumentam, ocorre interação do elemento com outras proteínas e os primeiros sinais de intoxicação aparecem. Os principais marcadores biológicos para avaliar exposição ao cádmio são as concentrações observadas na urina ou no sangue.[35] Estudos recentes realizados por pesquisadores brasileiros com população de diversas regiões do Brasil, sem indícios de exposição ambiental ao cádmio, têm mostrado valores entre 0,09 e 1,10 mcg/L em sangue e 0,05 e 0,83 mcg/L em urina. Para os indivíduos fumantes das mesmas regiões, as concentrações nas duas matrizes biológicas foram até três vezes maiores.[36,37]

Metabolismo de cádmio[35,38]

As características do metabolismo do cádmio são:

- A retenção no corpo humano é relativamente baixa (3 a 5%), com meia-vida biológica longa, estimada de 10 a 30 anos.
- Ausência de mecanismo efetivo de controle homeostático.
- Eficientemente retido no rim e no fígado humanos.
- Deficiências de cálcio, ferro e zinco aumentam a absorção de cádmio.
- Há evidências de que o cádmio diminui a absorção de cálcio e aumenta sua excreção do trato digestivo.
- O cádmio ingerido é pouco absorvido na maioria das dietas, variando de 3 a 5%.
- O cádmio inalado é mais bem absorvido que o ingerido.
- Suplementação de zinco, manganês e cobre acima de suas necessidades resulta em decréscimo da concentração de cádmio no fígado e nos rins.

- Pode causar desmineralização óssea, tanto como dano ósseo direto ou indiretamente, como disfunção renal.

Fontes de exposição ao cádmio

O cádmio é um elemento que se encontra muito disperso na natureza. O metal é extraído como subproduto da extração de minérios de zinco, chumbo ou cobre. Mineração e refino de metais não ferrosos, fabricação e aplicação de fertilizantes fosfatados, combustão de combustíveis fósseis, incineração e disposição de resíduos, são as principais fontes antrópicas de cádmio no meio ambiente. Nos últimos anos vem ocorrendo aumento na produção e utilização industrial de cádmio. Esse elemento químico é utilizado industrialmente para revestimento de metais, a fim de torná-los mais resistentes à corrosão. Cerca de 83% de todo cádmio é usado em baterias, além de seu uso na indústria de plásticos como estabilizadores (1,2%), em tintas como pigmentos (8%), em revestimentos (7%) e ligas não ferrosas, dispositivos fotovoltaicos e outros usos (0,8%).[35] Como o uso de cádmio em pigmentos pode ser substituído por outros materiais menos tóxicos, foi proibido por lei em alguns países. A substituição de cádmio em baterias, componentes eletrônicos e reatores nucleares é mais difícil de ocorrer.[39]

Os alimentos são a principal fonte de exposição ao cádmio para a população geral não fumante. O cádmio presente em solos, mesmo em pequenas quantidades, move-se rapidamente para as plantas, ao contrário de outros elementos tóxicos, como o chumbo. Encontram-se também como contaminantes em fertilizantes. Vegetais folhosos e cereais são geralmente conhecidos como as fontes mais significativas de cádmio na dieta. A variação de concentração encontrada na maioria dos vegetais, incluindo raízes e tubérculos, está normalmente bem abaixo de 0,05 mg/kg, ao passo que concentrações ligeiramente maiores podem ser encontradas em vegetais folhosos, como alface e espinafre. Peixes contêm pequenas quantidades de cádmio, ao passo que crustáceos e moluscos, por atuarem como filtros, podem absorver grandes quantidades de cádmio de seu ambiente.[40]

Uma possível fonte de contaminação por cádmio pode ocorrer quando alimentos ácidos estão em contato com cerâmicas vitrificadas decoradas com pigmentos de cádmio, ou quando recipientes de plásticos, estabilizados ou coloridos com componentes de cádmio, utilizados para armazenar alimentos, ficam expostos à luz durante muito tempo.[41] Alguns cogumelos selvagens podem conter altas concentrações de cádmio, mesmo quando crescem em solo não contaminado. Contudo, o cádmio pode estar ligado quimicamente, de tal forma que a biodisponibilidade e, então, a toxicidade podem ser limitadas.[40]

O JECFA identificou oito grupos de alimentos básicos que contribuem significativamente para a ingestão total de cádmio, que incluiu arroz, trigo, vegetais de raiz, vegetais de tubérculos, vegetais folhosos, outros vegetais, peixes e moluscos. Esses alimentos representaram 40 a 85% da ingestão total de cádmio em 5 regiões cobertas pelo Sistema Global de Monitoramento Ambiental da Organização Mundial da Saúde (OMS) – Programa de Monitoramento e Avaliação de Contaminação de Alimentos (GEMS/Food).[35]

O cigarro representa grande fonte de exposição ao cádmio, pois as folhas de tabaco naturalmente acumulam grandes quantidades do elemento. Estima-se que um cigarro contenha cerca de 1 a 2 mcg, dependendo da origem do tabaco. De acordo com um estudo da União Europeia de 2007, cerca de 10% desse cádmio é inalado e estima-se que 25 a 50% do cádmio inalado é absorvido.[35]

Toxicidade do cádmio

O cádmio é tóxico a todo o organismo humano, e mudanças histológicas foram observadas nos rins, fígado, trato gastrintestinal, coração, ossos e vasos sanguíneos.[35] A consequência mais evidente da exposição crônica ao cádmio de origem alimentar manifesta-se na função renal, com o aparecimento de nefropatia irreversível, que pode se converter em insuficiência renal, caracterizando-se por perda anormal de proteínas pela urina. A ingestão de alimentos ou bebidas altamente contaminados resulta em efeitos gastrintestinais agudos, como diarreia e vômitos.[41] A absorção de cádmio ingerido se dá no duodeno. Os íons Cd^{2+} alcançam o fígado, são complexados com a proteína metalotioneína (complexo cádmio-proteína de baixa massa molecular) e transportados pelo sangue até os rins. A síntese da metalotioneína é induzida pelos metais essenciais cobre e zinco no fígado e nos rins, mas também pelo cádmio, que pode substituir esses metais ou compartilhar os sítios ativos da proteína com eles.

O cádmio provoca disfunção dos túbulos renais, causando aumento da excreção de proteínas de baixa massa molecular, especialmente a beta-2-microglobulina. Vários estudos vêm mostrando os efeitos tóxicos decorrentes da exposição ao cádmio.[41-43] A metalotioneína desempenha dupla função na toxicidade de cádmio. Por um lado, atua como agente de detoxificação contra efeitos agudos do cádmio e como estoque de proteína para cádmio. Por outro, pode estar envolvida na remoção de efeitos crônicos críticos do cádmio no fígado.[41] A inalação de cádmio pode ser considerada insignificante, exceto em fumantes. A inalação de cádmio causa irritação e, possivelmente, reação inflamatória aguda nos pulmões. Exposição crônica provoca bronquite crônica e maior suscetibilidade a infecções, bronquiectasia e enfisema. A fumaça do cigarro pode exacerbar os efeitos tóxicos desse elemento químico.[41]

Por causa da baixa taxa de absorção, o cádmio fecal é um bom indicador em estudos para determinar a quantidade diária ingerida via cadeia alimentar em áreas poluídas com cádmio.[41,44] A exposição crônica também pode causar, além de disfunção tubular renal, distúrbios no metabolismo do cálcio, osteoporose e osteomalácia. Esses efeitos têm sido observados tanto por exposições ambientais quanto por exposições ocupacionais. Em estudos epidemiológicos com trabalhadores expostos ao cádmio, verificou-se aumento de câncer de pulmão e de próstata. Já um estudo experimental mostrou clara relação dose-resposta entre câncer de pulmão e exposição ao cádmio via inalação.[41] Para detectar intoxicação por cádmio em estágio inicial, deve ser feito exame eletroforético de proteínas na urina ou determinações quantitativas de certas proteínas de baixa massa molecular na urina. A disfunção renal, quando ocorre, é irreversível, mesmo se a exposição ao cádmio cessar.

Não há tratamento específico para a intoxicação por cádmio. O tratamento sintomático de distúrbios metabólicos pode ser necessário em casos individuais. Em virtude da longa meia-vida biológica do cádmio no órgão crítico e da irreversibilidade do efeito crítico, a prevenção é fundamental, sendo assistida por monitoramento ambiental e biológico em exposições ocupacionais.[41] O indicador biológico mais importante da exposição excessiva ao cádmio é sua excreção aumentada na urina. Em populações não expostas ao cádmio, a excreção urinária é pequena e relativamente constante; em média de 1 a 2 mcg/dia ou 1 mcg/g de creatinina. O aumento do cádmio urinário reflete uma exposição recente.[45]

O metabolismo de cádmio é fortemente influenciado pela ingestão dietética de outros elementos químicos com os quais ele pode interagir, em especial com zinco, cobre, ferro e selênio. A toxicidade do cádmio é determinada pela extensão da interação dos elementos químicos presentes ou não na dieta. A absorção de cádmio pode aumentar em pessoas deficientes em ferro, enquanto a presença de cátions bi ou trivalentes como cálcio, zinco e magnésio, presentes em alimentos, reduz sua absorção.[41] O

JECFA, em 1993, com a Agência Internacional para Pesquisa sobre o Câncer (International Agency for the Research on Cancer – IARC), classificou o cádmio e os sais de cádmio no grupo I como substâncias carcinogênicas aos humanos, com base em evidências a partir de estudos com humanos, sobretudo aqueles com câncer de pulmão associado à inalação de cádmio no local de trabalho, e a partir de estudos com animais. A classificação do IARC é somente qualitativa.[40,46]

Interação de cádmio com outros elementos

Experimentos com animais têm demonstrado que alguns efeitos do cádmio podem ser prevenidos pela administração simultânea de outros elementos. Por exemplo, necrose testicular induzida por cádmio pode ser prevenida pela administração de zinco, cobalto ou selênio. Hipertensão provocada por cádmio em ratos pode ser revertida pela administração de quelatos de zinco. Interações cádmio-zinco são de fundamental importância na toxicidade do cádmio. Especula-se que o cádmio pode substituir ou deslocar o zinco em alguns sistemas essenciais no organismo, causando mudanças funcionais. O cádmio causa redistribuição de zinco, ou seja, mais zinco é estocado no fígado e nos rins e menos em outros órgãos, o que pode afetar algumas funções essenciais.[41]

Em consequência do acréscimo da absorção de ferro, a presença de cádmio pode causar anemia, a qual pode ser revertida por injeções de compostos de ferro. A deficiência em ferro pode aumentar a absorção de cádmio.[11] Em indivíduos com deficiência de ferro, a taxa de absorção gastrintestinal pode ser muito alta, de até 20%. A interação de cádmio com cálcio despertou grande interesse depois da ocorrência da doença de itai-itai no Japão, na década de 1950, provocando osteomalácia em mulheres expostas à contaminação com cádmio. Em animais com dietas deficientes em cálcio, a absorção de cádmio aumenta, ao passo que elevada ingestão de cálcio diminui a absorção de cádmio. Em experimentos com animais, alguns efeitos tóxicos de cádmio puderam ser inteira ou parcialmente prevenidos pela administração simultânea de compostos de selênio. A presença desse mineral causa redução da toxicidade aguda de cádmio, promove aumento deste no sangue e altera a ligação de cádmio com as proteínas. Não há dados sobre a interação entre cádmio e selênio em humanos.[40,41]

Em resumo, até o momento, os dados sugerem que a interação mais importante que ocorre com o cádmio nos seres humanos é com o zinco. Estudos com animais sugerem que importantes interações também podem ocorrer entre cádmio e cobre. No caso de interesse na avaliação da exposição humana em relação ao cádmio, recomenda-se que zinco e cobre também sejam analisados. O fenômeno bioquímico que tem sido estudado em relação ao dano em órgãos induzido por cádmio é a ligação de cádmio e zinco à metalotioneína. A função dessa proteína de baixa massa molecular no transporte e na distribuição do cádmio já é discutida. Além disso, parece que a ligação de cádmio a essa proteína está inversamente relacionada à ocorrência de efeitos agudos de cádmio, como necrose testicular. Não há informação completa sobre a importância da ingestão de selênio para toxicidade crônica de cádmio. Tem sido observada influência positiva dos efeitos da exposição ao cádmio (30 dias) na glutationa peroxidase no fígado, no coração e na hemoglobina; contudo, em estudos de longo prazo não foi notada influência de selênio na dieta sobre o metabolismo de cádmio.

Ingestão máxima tolerável

Antes de 2010, a recomendação do JECFA para a ingestão máxima tolerável semanal (PTWI – *provisional tolerable weekly intake*) para o cádmio era de 7 mcg/kg de peso corpóreo.[40] A partir de 2010, na 73ª reunião do JECFA, o valor para cádmio foi reavaliado a partir de resultados de novos estudos epidemiológicos. Considerando a meia-vida biológica excepcionalmente longa do cádmio e o fato de que a ingestão diária ou semanal, a partir de alimentos, poderia ter um efeito pequeno ou mesmo negligenciável na exposição total, o Comitê decidiu por expressar a ingestão tolerável como valor mensal na forma de ingestão tolerável mensal provisória (PTMI – *provisional tolerable monthly intake*). O valor de PTMI para cádmio de 7 mcg/kg de peso corpóreo foi desconsiderado e estabelecido o valor de PTMI de 25 mcg/kg de peso corpóreo para o cádmio.[47] Esse valor para o PTMI do cádmio foi mantido na 91ª reunião do JECFA e considera a bioacumulação de longo prazo que se dá nos rins e que não se estabiliza antes de 45 a 60 anos de exposição.[38,42,48]

No Brasil, a Agência de Vigilância Sanitária (Anvisa) do Ministério da Saúde em sua Resolução da Diretoria Colegiada (RDC) n. 487 dispõe sobre os limites máximos tolerados (LMT) de contaminantes em alimentos.[49,50] Os LMT estão estabelecidos na Instrução Normativa (IN) n. 88.[50, 51] Dentre esses alimentos, destacam-se as categorias que são acumuladoras naturais de cádmio, com os seguintes limites:[51] cogumelos, exceto os dos gêneros *Agaricus*, *Pleurotus* e *Lentinula* ou *Lentinus*, 0,05 mg/kg; de 0,05 mg/kg em peixes crus, congelados ou refrigerados, com exceção para as espécies de bonito, carapeba, enguia, tainha, jurel, imperador, cavala, sardinha, atum e linguado, 0,10 mg/kg; para melva, estabelece-se 0,20 mg/kg, e, para anchova e peixe-espada, 0,30 mg/kg. Para moluscos cefalópodes e moluscos bivalves, 2 mg/kg e crustáceos, 0,50 mg/kg. Destacam-se ainda outras categorias com os respectivos valores máximos para cádmio: arroz e seus derivados, exceto óleo, 0,40 mg/kg; trigo e seus derivados, exceto óleo, 0,20 mg/kg; hortaliças do gênero *Brassica*, excluídas as de folhas soltas, 0,05 mg/kg; hortaliças de folha (incluídas as de *Brassica* de folhas soltas) e ervas aromáticas frescas, 0,20 mg/kg; hortaliças leguminosas, 0,10 mg/kg; chá, erva-mate e outros produtos vegetais para infusão, 0,40 mg/kg; fígados, 0,50 mg/kg, enquanto carnes, 0,05 mg/kg. Importante destacar que há limites para diversos produtos destinados à primeira infância, como fórmulas infantis, 0,01 mg/kg.[52]

▣ CHUMBO

Chumbo nos tecidos e fluidos

A quantidade de chumbo no corpo de um homem adulto de 70 kg pode variar de 100 a 400 mg e aumenta com a idade.[53] A afinidade do chumbo pelo tecido ósseo e as concentrações mais altas de chumbo nos ossos em vez dos tecidos moles são evidentes em muitos estudos. O chumbo mostrou ser cumulativo nos tecidos com a idade, particularmente em ossos, aorta, rim, fígado, pulmão e baço.[11]

A concentração média de chumbo no sangue foi estimada em brasileiros residentes em diferentes estados e sem histórico de exposição a esse elemento químico. Os valores observados estiveram entre 5,1 e 163 mcg/L. Em 2021, os Centros para Controle e Prevenção de Doenças dos EUA (Centers for Disease Control and Prevention – CDC) atualizaram seu valor de referência para chumbo em sangue para 3,5 mcg/dL, baseado em uma população de 1 a 5 anos, de forma a identificar crianças com níveis mais elevados de chumbo no sangue.[54] Esse valor está de acordo com estudos que têm mostrado que concentrações em sangue inferiores a até 10 mcg/dL estão associadas a distúrbios neurológicos.[55]

Metabolismo do chumbo

As taxas de deposição, retenção e absorção de chumbo inalado são muito variáveis, dependendo do tamanho da partícula, da forma química do chumbo e da eficiência dos mecanismos de limpeza dos pulmões. Não há evidência de acúmulo nos pulmões, e todo o chumbo retido é eventualmente absorvido ou transferido para o trato gastrintestinal. Para propósitos práticos, assume-se que, em média, cerca de 30% do chumbo inalado seja absorvido.[56] A absorção alimentar de chumbo é de aproximadamente 5 a 10% em adultos. Essa fração pode ser maior em bebês e em crianças durante a amamentação e em certos casos de deficiências nutricionais. A tolerância ao chumbo varia de acordo com idade, formas e fontes de chumbo e a composição da dieta consumida.[54]

O chumbo absorvido é transportado no sangue, principalmente nos eritrócitos, e depois transferido para tecidos moles, incluindo fígado e rins, e ao tecido ósseo, onde se acumula com a idade; pequenas quantidades são excretadas no leite, no suor, nos cabelos e nas unhas. A transferência de chumbo via placenta tem sido demonstrada. Absorção e retenção do chumbo ingerido são fortemente afetadas pelos níveis dietéticos dos elementos essenciais. A absorção de chumbo é realçada pela deficiência na dieta de elementos vitais como manganês, zinco, cobre, cromo, cálcio e magnésio. Tais deficiências são comuns em razão das dietas alimentares refinadas e maus hábitos alimentares.[11]

A carga corporal de chumbo se concentra, essencialmente, em dois compartimentos: nos ossos, que contêm cerca de 90 a 94% do conteúdo total de chumbo de todo o corpo, apresentam meia-vida biológica entre 10 e 30 anos e cuja quantidade de chumbo aumenta com a idade; no segundo compartimento, menor (sangue, tecidos moles e fração óssea de troca rápida), a meia-vida biológica é de cerca de 30 dias.[57] Não há evidências de que o chumbo seja essencial para humanos ou animais. A intoxicação aguda por chumbo, por ingestão ou inalação, tem como sintoma mais comum a cólica gastrintestinal. A encefalopatia aguda por chumbo é rara em adultos e mais frequente em crianças.

A anemia é um efeito sistêmico crônico comum resultante, sobretudo, dos efeitos de chumbo na síntese da heme. A encefalopatia crônica pode resultar da absorção prolongada de chumbo, mas também pode ser um efeito residual de encefalopatia aguda. Há relatos de que crianças podem desenvolver sinais de encefalopatia crônica para concentrações de chumbo de 50 a 60 mcg/dL, e alguns dados indicam a possibilidade de neuropatia discreta para concentrações no sangue ainda mais baixas.[53,58] Cólicas gastrintestinais podem ocorrer para níveis relativamente altos de exposição ao chumbo e são, em geral, acompanhadas por outros sintomas e sinais. Normalmente efeitos renais são reversíveis, mas a exposição crônica pode causar mudanças funcionais morfológicas irreversíveis. Não há evidências conclusivas de que o chumbo possa danificar o fígado, o sistema cardiovascular ou a função reprodutiva.[59]

Fontes de exposição ao chumbo

O chumbo pode ser encontrado em todas as partes do nosso ambiente, no ar, no solo, na água e até mesmo dentro das residências. Grande parte da exposição ao chumbo vem de atividades humanas, incluindo o uso de combustíveis fósseis, alguns tipos de instalações industriais e uso de tinta à base de chumbo em residências. Chumbo e seus compostos têm sido usados em uma ampla variedade de produtos encontrados dentro e ao redor das residências, incluindo tintas, cerâmicas, tubulações e materiais de encanamento, soldas, gasolina, baterias, munições, cosméticos, plásticos e corantes.[53,60]

Nos EUA, a principal fonte de chumbo nas residências é a deterioração da tinta à base de chumbo. O chumbo proveniente da gasolina, em países em que ainda utilizam a gasolina aditivada com chumbo, ou de fontes industriais, pode ser trazido para as residências em poeira e solo contaminados. Indústrias que reciclam baterias de chumbo, particularmente se o trabalho é conduzido em ambientes fechados, podem ser uma fonte importante de chumbo doméstico. As crianças são a parte da população mais evidentemente exposta à intoxicação por chumbo. Essa contaminação pode ser dar através de duas vias: por ingestão direta de aparas de tinta ou outros produtos contendo chumbo (água de tubulação de chumbo, brinquedos de plásticos com procedência duvidosa) ou indiretamente, por ingestão de poeira ou solo doméstico contaminado com chumbo por meio do comportamento normal de levar a mão à boca. O pó de chumbo também pode se fixar na comida, criando outra rota de exposição.[7,53] Estima-se que a exposição infantil ao chumbo contribua para aproximadamente 600 mil novos casos de crianças que desenvolvem incapacidades intelectuais todos os anos.[7]

No Brasil, uma das maiores fontes de contaminação por chumbo é a utilização de encanamentos domésticos à base de chumbo para distribuição de água. Apesar da proibição atual desse metal para confecção de tubos, muitas construções antigas ainda mantêm seu sistema de encanamento original, normalmente deteriorado em função do longo tempo de exposição à água.[61] Um estudo realizado no Brasil em 2017 encontrou forte associação dos níveis de chumbo no sangue de crianças com as concentrações de chumbo presentes em brinquedos de creches e no ambiente de seus domicílios.[61,62]

Para a população em geral, a principal via de exposição ao chumbo é o alimento. Os alimentos mais importantes do ponto de vista de exposição ao chumbo são as frutas, vegetais folhosos, cereais, rins, moluscos (em particular mexilhão) e vinho (provavelmente a contaminação se dá quando há contato do suco das frutas, mosto e vinho com os equipamentos na fase de produção). Dependendo da composição da dieta, a exposição ao chumbo pode variar de 20 a 514 mcg/dia. Dados de 26 países indicaram a ingestão dietética para adultos na faixa de 2 a 64 mcg/kg por semana, e para bebês e crianças, de 2 a 24 mcg/kg por semana. No passado, outra

fonte significativa de exposição eram as latas com solda de chumbo usadas como embalagens de alimentos. Cerâmicas vitrificadas e utensílios de estocagem vitrificados também podem contribuir de forma considerável para o conteúdo desse elemento em alimentos ácidos e bebidas.[63]

Toxicidade do chumbo

Os efeitos tóxicos do chumbo envolvem muitos órgãos e são consequência de uma variedade de defeitos bioquímicos. O sistema nervoso de bebês e crianças é particularmente afetado pela presença do metal. Adultos expostos ocupacional ou acidentalmente a doses excessivas altas de chumbo exibem neuropatologia periférica e/ou nefropatia crônica. Entretanto, o efeito mais crítico ou sensível em adultos pode ser o desenvolvimento da hipertensão. Há uma associação entre a concentração de chumbo no corpo e o aumento da pressão sanguínea em adultos. Os defeitos na síntese de heme fornecem indicações bioquímicas da exposição ao chumbo na ausência de efeitos detectáveis clinicamente, mas a anemia, na ausência de outros efeitos, atribuível a tal exposição é rara.[57]

A determinação direta de chumbo no sangue é, em geral, o indicador biológico (bioindicador) mais utilizado para avaliar os riscos de intoxicação ao metal. O teor de chumbo na urina é baixo e variável, portanto não é um bom indicador de exposição ao metal. Vários indicadores de exposição alternativos, que não necessitam de coleta por técnicas invasivas, vêm sendo propostos, tais como chumbo no cabelo, chumbo nas unhas ou chumbo em saliva. No entanto, apesar da facilidade de coleta das amostras, nenhum desses marcadores de exposição provou ser melhor que a determinação do chumbo em sangue.[39]

Do ponto de vista de marcadores biológicos de efeito, um dos mais utilizados para avaliar a exposição ao chumbo é a determinação da elevação da enzima ácido delta-aminolevulínico na urina (ALA-U). Entretanto, esse marcador se apresenta alterado na maioria dos casos para concentrações de chumbo no sangue superiores a 20 mcg/dL. Como já mencionado, concentrações da ordem de 10 mcg/dL de chumbo no sangue, ou mesmo menores, estão associadas a distúrbios neurológicos em crianças.[54]

A encefalopatia do chumbo clinicamente patente pode ocorrer em crianças com alta exposição ao metal, provavelmente em concentrações no sangue de 80 mcg/dL ou maiores. Os sintomas iniciais da encefalopatia do chumbo incluem letargia, vômito, irritabilidade, perda de apetite e tontura, progredindo para ataxia óbvia e nível reduzido de consciência, que pode provocar coma e morte. As crianças que se recuperam de uma encefalopatia de chumbo frequentemente têm sequelas, como retardo mental, epilepsia e neuropatia óptica, com cegueira em alguns casos. Em estudos epidemiológicos tem sido evidenciado que, para níveis baixos de exposição, o coeficiente de inteligência (QI) diminui.[57] A anemia decorrente da intoxicação por chumbo é resultante de dois efeitos básicos: ciclo de vida do eritrócito diminuído e prejuízo da síntese de heme. O ciclo de vida do eritrócito diminuído é provavelmente consequência da fragilidade mecânica aumentada da membrana celular. A queda na síntese de heme é provavelmente o estímulo para o aumento da atividade da ácido delta-aminolevulínico sintase, no primeiro passo na síntese de heme. A anemia ocorre apenas em intoxicação ao chumbo muito acentuada.

Os efeitos toxicológicos do chumbo sobre o rim são de dois tipos: disfunção tubular renal reversível, que ocorre sobretudo em crianças com exposição aguda ao chumbo e normalmente associadas a efeitos no sistema nervoso central e nefropatia intersticial crônica irreversível, caracterizada por esclerose glomerular. A nefropatia crônica é mais comum após exposição industrial prolongada. O chumbo reduz a excreção de ácido úrico. Estudos epidemiológicos indicam associação entre carga corpórea elevada de chumbo e pressão sanguínea aumentada em adultos.

O chumbo é classificado como um carcinógeno de categoria 2A pela IARC,[47] apresentando evidência de carcinogenicidade em animais, porém inadequada em humanos. A intoxicação mais acentuada ao chumbo causa esterilidade, aborto, mortalidade e morbidade neonatal. Os efeitos gametotóxicos ocorrem em animais experimentais tanto do sexo masculino quanto do feminino, mas o potencial para tais efeitos em humanos é desconhecido.

Interação de chumbo com outros metais

Uma diminuição da atividade da enzima ALA de-hidratase, enzima dependente de zinco, ocorre em exposição ao chumbo em animais e no homem. A administração simultânea de zinco previne essa diminuição. Sabe-se que ocorrem importantes interações entre chumbo e cálcio, em particular no intestino. Em muitos experimentos, a deficiência em cálcio aumenta a absorção de chumbo. Notou-se que algumas ações neuromusculares de chumbo ocorreram em razão da interferência direta em locais que geralmente são ocupados pelo cálcio.

A deficiência em ferro em animais de laboratório realça a absorção de chumbo e promove sua toxicidade, indicando que crianças e mulheres grávidas são mais suscetíveis ao chumbo dietético. O metal também pode causar anemia, mas por causa de sua interferência na síntese da hemoglobina e, em alguma extensão, da destruição intravascular das células vermelhas. A absorção de chumbo ingerido, via cadeia alimentar, pode ser influenciada em grande extensão por cálcio e ferro.[59]

Ingestão máxima tolerável

O valor de PTWI para chumbo de 25 mcg/kg de peso corpóreo para todos os grupos de idade era recomendado pelo JECFA.[59] A partir de 2010, na 73ª reunião do JECFA, o valor para chumbo foi reavaliado, e concluiu-se que os efeitos no desenvolvimento neurológico, com decréscimo no QI de crianças e aumento na pressão sanguínea sistólica de adultos, proporcionavam doses-resposta apropriadas para análise. A partir dos resultados, o Comitê concluiu, então, que não era possível estabelecer um novo valor de PTWI para chumbo que pudesse ser considerado seguro para a saúde humana. Essas observações continuam pertinentes em 2023, com o destaque de que os estudos são realizados baseados na exposição dietética (principalmente por alimentos) e que outras fontes de exposição também devem ser consideradas em muitos casos, como as advindas da água, do solo, do ar e de tintas.[38,56,60]

A Anvisa estabelece na Instrução Normativa (IN) n. 88[51] os limites máximos tolerados para chumbo em várias categorias de alimentos. Dentre elas, destacam-se: leite fluido pronto para consumo e produtos lácteos sem adição, sem diluir nem concentrar (0,02 mg/kg); vinho, 0,15 mg/L; sal para consumo humano, 2 mg/kg; óleos e gorduras comestíveis de origem vegetal e/ou animal (incluindo margarina) (0,10 mg/kg); sucos e néctares de frutas (0,05 mg/kg); chocolate e produtos de cacau com menos de 40% de cacau, 0,20 mg/kg e com mais de 40% de cacau, 0,40 mg/kg; café solúvel em pó ou granulado, 1 mg/kg enquanto café torrado em grão e pó, 0,50 mg/kg; peixes crus, congelados ou refrigerados, 0,30 mg/kg; moluscos cefalópodes 1 mg/kg e moluscos bivalves, 1,50 mg/kg.[49,52,64]

▣ MERCÚRIO

Mercúrio em tecidos e fluidos

O mercúrio é detectado em todos os tecidos humanos, e as concentrações médias ficam entre 0,5 e 2,5 mg/kg em base seca ou 0,1 a 0,5 mg/kg em base úmida. As concentrações mais elevadas foram encontradas na pele, nas unhas e nos cabelos, os mais expostos a contaminações atmosféricas. Entre os órgãos internos, os rins geralmente possuem as concentrações mais elevadas. As concentrações de mercúrio no sangue de indivíduos não expostos são inferiores a 5 mcg/L.[65]

Metabolismo do mercúrio

O comportamento químico do mercúrio varia consideravelmente com a forma química, com a presença de outros elementos na dieta com os quais ele interage e, aparentemente, também com diferenças genéticas.[65] Do ponto de vista toxicológico, é conveniente dividir os compostos de mercúrio em compostos inorgânicos e orgânicos. Os compostos de maior interesse toxicológico são o mercúrio elementar e os sais de mercúrio bivalente, entre os compostos inorgânicos, e os compostos fenilmercúricos e metilalquilmercúricos, entre os orgânicos. Os compostos inorgânicos são relativamente pouco absorvidos.

Os compostos orgânicos de mercúrio, formas simples de alquilmercúrio, não são apenas mais bem absorvidos, mas também mais bem retidos e mais fortemente ligados aos tecidos. O organismo animal tem uma capacidade extremamente limitada para converter formas inorgânicas e orgânicas de mercúrio em formas metílicas mais tóxicas. Essa habilidade de transformar mercúrio está confinada sobretudo à atividade de microrganismos, que podem introduzir compostos metilados de mercúrio perigosos na cadeia alimentar.[15] A absorção gastrintestinal dos compostos inorgânicos a partir dos alimentos é menor que 7% em humanos, ao passo que a absorção de metilmercúrio é da ordem de 90 a 95%.[63]

Os rins são os órgãos que retêm as maiores concentrações de mercúrio após exposição a compostos inorgânicos ou ao vapor, enquanto o metilmercúrio tem grande afinidade pelo cérebro, em particular pelo córtex posterior. Os compostos metilados de mercúrio entram na cadeia alimentar pela atividade dos microrganismos, que têm habilidade de metilar o mercúrio presente em resíduos industriais.[66] Como o metabolismo e as propriedades tóxicas de mercúrio inorgânico, especialmente na forma de vapor, mercúrio mercúrico e mercúrio orgânico, diferem de modo considerável, eles serão tratados separadamente.[67]

Mercúrio inorgânico (mercúrio elementar e sais de mercúrio bivalente – mercúrio mercúrico)[68]

- Absorção por inalação: o vapor de mercúrio é eficientemente absorvido por causa da sua rápida difusão através da membrana alveolar e da capacidade das células vermelhas em ligar e oxidar mercúrio para mercúrio mercúrico.
- Absorção por ingestão: o mercúrio metálico líquido é pouco absorvido pelo trato gastrintestinal. O vapor de mercúrio é lentamente liberado da superfície do mercúrio metálico em uma taxa que está relacionada à área superficial presente. A tendência do mercúrio metálico a cobrir-se com sulfeto de mercúrio também limita à quantidade de vapor de mercúrio que pode ser liberada.

A eliminação de mercúrio após exposição a vapores de mercúrio ocorre sobretudo pela excreção de mercúrio mercúrico, que pode ocorrer pelos rins, pelas fezes e pelas glândulas mamárias, lacrimais e salivares. Quando mercúrio mercúrico é absorvido, sua maior parte é excretada na urina e nas fezes.

Mercúrio orgânico (metilmercúrio)

- Absorção por inalação: os vapores de metilmercúrio prontamente penetram as membranas do pulmão, e a taxa de absorção pode ser estimada em torno de 80%.
- Absorção por ingestão: o metilmercúrio ingerido como alimento provavelmente será ligado às proteínas no trato gastrintestinal.

O metilmercúrio absorvido no corpo está ligado a grupos sulfidrilas das proteínas ou, em menor extensão, a grupos sulfidrilas de aminoácidos ou peptídeos, como cisteína e glutationa. Então, no plasma sanguíneo, o metilmercúrio está sobretudo ligado às proteínas do plasma e transportado pelas paredes das células por algum mecanismo desconhecido. No sangue, o metilmercúrio se acumula em grande extensão (mais que 90%) nas células vermelhas. O metilmercúrio é lentamente distribuído a partir do sangue para o organismo.

As principais vias de eliminação de metilmercúrio são: fígado (pela bile) e rim (pela urina).[67] A maior parte de metilmercúrio excretado pela bile é absorvida pelo intestino. Assim, a maior rota de excreção de metilmercúrio é pelas fezes.

Fontes de exposição ao mercúrio

O mercúrio é um elemento que ocorre naturalmente, mas tem sido diretamente mobilizado por humanos há milhares de anos em ecossistemas aquáticos e terrestres através da mineração, uso de mercúrio na extração de metais preciosos, presença como contaminante em muitos materiais (por exemplo, carvão, metais, minérios) e seu uso em produtos (p. ex., pintura, dispositivos eletrônicos) e pela indústria (como catalisador em plantas de cloro-álcali). A atmosfera é a via de transporte mais importante das emissões de mercúrio, enquanto os processos terrestres e oceânicos desempenham papel importante na redistribuição do elemento nos ecossistemas terrestres, de água doce e marinhos e na produção de metilmercúrio que impulsiona a principal rota de exposição humana pelo consumo de peixe, particularmente peixe marinho.[68] O mercúrio é um contaminante globalmente disseminado que não tem papel conhecido em sistemas biológicos e que não apresenta função vital no organismo humano.[65]

Anualmente, cerca de 10 mil toneladas de mercúrio são produzidas para uso industrial, sendo uma pequena parte usada para sintetizar compostos orgânicos de mercúrio.

Na natureza, o metilmercúrio é produzido a partir de mercúrio inorgânico, como consequência de atividade microbiológica.[67] Mercúrio e metilmercúrio ocorrem naturalmente em todos os organismos vivos que estiveram expostos a essas espécies em vários graus, dependendo dos processos naturais físicos, químicos e biológicos. O desenvolvimento tecnológico moderno envolvendo o uso de compostos de mercúrio é responsável pela descarga de grandes quantidades do elemento no ambiente. O mercúrio presente em peixes e alimentos de origem marinha ocorre, predominantemente, como metilmercúrio. Em alimentos de origem vegetal, o mercúrio em geral está presente como composto inorgânico, ao passo que em carnes e laticínios suas concentrações podem incluir pequenas proporções de metilmercúrio, presumivelmente dos resíduos de alimentação à base de peixe ou de grãos tratados. Peixes e produtos marinhos constituem as principais fontes de mercúrio na dieta.[63] A contribuição do metal inalado é desprezível quando comparada com a ingestão do alimento, exceto onde há exposição ambiental.[63]

As concentrações encontradas de mercúrio em alimentos no Brasil podem variar consideravelmente nas diferentes regiões do país. Em peixes carnívoros (tucunaré, traíra) consumidos por comunidades ribeirinhas do Pará, os valores médios chegam a 0,293 mg/kg. Desse grupo de peixes carnívoros, o barbado, o surubim e a traíra apresentaram concentrações médias no intervalo de 0,322 a 0,419 mg/kg. Já para peixes não carnívoros (pacu, mandiá) na mesma região os valores médios de mercúrio estão na ordem de 0,112 mg/kg, em média.[69]

Na região do rio Paraná, entre os estados de Mato Grosso e Paraná, foram analisadas amostras de peixes curimbatá e pintado, e as concentrações observadas variaram de 0,049 mg/kg a 0,294 mg/kg.[3]

Em estudo realizado com 12 espécies de peixes mais consumidos na cidade de Manaus, com diferentes hábitos alimentares, o teor de mercúrio total para as espécies *in natura* variou de 0,0265 ± 0,007 mg/kg para pirapitinga (herbívoro) a 2,4 ± 0,3 mg/kg, para a espécie aruanã (carnívoro).[70] Em outro estudo realizado nas cidades costeiras de Cananeia e Cubatão, estado de São Paulo, com espécies de peixes mais consumidos pelas populações, os teores médios (em peso úmido) de mercúrio total variaram de 0,010 mg/kg para a espécie tainha (herbívoro) a 0,348 mg/kg para a espécie corvina (detritívoro), em Cubatão e de 0,010 a 0,442 mg/kg, em Cananeia.[71]

Entre os alimentos marinhos, o atum é um dos que mais apresentam mercúrio. Dos alimentos marinhos consumidos nos EUA, o atum fresco apresenta em média 0,383 mg/kg de mercúrio, variando de valores não detectados a 1,3 mg/kg, enquanto a sardinha e o salmão apresentam valores médios de 0,016 e 0,014 mg/kg, respectivamente.[39] Um estudo realizado em Campinas[37] analisou 30 amostras de atum enlatado, que apresentaram valores de 0,044 a 0,402 mg/kg de mercúrio total e de 0,035 a 0,393 mg/kg, para metilmercúrio, em amostras de atum enlatado conservado em óleo e de 0,052 a 0,460 mg/kg de mercúrio total e de 0,041 a 0,460 mg/kg de metilmercúrio, para atum enlatado conservado em água. A relação de metilmercúrio/mercúrio total variou de 82 a 99% em todas as amostras analisadas. Os resultados mostraram a predominância da forma mais tóxica de mercúrio (metilmercúrio) presente nas amostras de atum, comprovando que a forma orgânica predomina nos peixes.

Toxicidade do mercúrio

O composto orgânico metilmercúrio é a forma mais tóxica do elemento e causa grande risco à saúde humana, a partir da exposição ao meio ambiente ou dietética.[65] No passado, os compostos de mercúrio foram muito utilizados como fungicidas, mas atualmente estão proibidos.[63] A excreção de mercúrio na urina e nas fezes varia com a forma de mercúrio, tamanho da dose e tempo após a exposição. A excreção fecal predomina inicialmente após a exposição ao mercúrio inorgânico, enquanto a excreção renal aumenta com o tempo. Cerca de 90% do metilmercúrio é excretado nas fezes após exposição aguda ou crônica, e a proporção muda apenas lentamente com o tempo.[63]

Manifestações do envenenamento com mercúrio são, sobretudo, neurológicas, como tremores, vertigem, irritabilidade e depressão, associadas com salivação, estomatite e diarreia. Em envenenamento, a partir da ingestão de sais inorgânicos de mercúrio, fígado e rins são os tecidos mais atingidos. Quando se ingere metilmercúrio, os sintomas incluem descoordenação progressiva, perda de visão e de audição e deterioração mental.[72] Essas manifestações foram evidentes nas vítimas de envenenamento por metilmercúrio na baía de Minamata, Japão. Efeito genotóxico que resulta em aberrações cromossômicas também foi demonstrado nas populações expostas ao metilmercúrio.[66] Seus efeitos neurotóxicos incluem: parestesia, entorpecimento e sensação de formigamento ao redor da boca, lábios e extremidades, particularmente nos dedos das mãos e dos pés; ataxia, modo de andar cambaleante e desajeitado; dificuldade na deglutição e articulação; neurastenia, sensação generalizada de fraqueza, fadiga e incapacidade de se concentrar; perda de visão e de audição; espasticidade e tremor; e, finalmente, coma e morte.[73]

Todas as formas de mercúrio atravessam a placenta, atingindo o feto. A captação fetal do mercúrio elementar por ratos é 10 a 40 vezes maior que a captação após a exposição a compostos inorgânicos. As concentrações de mercúrio no feto após a exposição aos compostos alquilmercuriais são duas vezes maiores que as encontradas em tecidos maternos. Apesar de o leite materno conter apenas 5% da concentração materna de mercúrio, a exposição neonatal ao mercúrio pode ser grandemente aumentada pela amamentação.[63]

Os índices bioquímicos da toxicidade de mercúrio são limitados a medidas da concentração de mercúrio em líquidos e tecidos corpóreos e à monitoração da sua relação com sinais clínicos.[63] O efeito crítico em adultos é a parestesia. O retardo psicomotor é o efeito crítico na exposição pré-natal. O bebê pode parecer normal ao nascer, mas há demora de 12 meses ou mais no aprendizado de andar e falar.[63] A dose letal em homens é de aproximadamente 1 g de sal mercúrico. A carga de mercúrio no rim é mais bemdeterminada por meio de biópsia renal. Concentrações de mercúrio nos rins entre 10 e 70 mg/kg têm sido encontradas em casos de intoxicação com dano renal. Concentrações de 0,1 a 3 mg/kg de mercúrio podem ser encontradas em pessoas não expostas ao mercúrio mercúrico, exceto pela ingestão via alimentos, água e ar – casos normais.[67]

O pulmão é o órgão crítico em exposição acidental aguda a altas concentrações de vapor de mercúrio. Este causa bronquite erosiva e bronqueolite com pneumonite intersticial. O paciente eventualmente sucumbirá à insuficiência respiratória. Sintomas de sofrimento respiratório podem estar combinados com sinais causados pelos sintomas no sistema nervoso central (SNC), como tremores ou excitabilidade. Em exposição prolongada de níveis tóxicos de vapor de mercúrio, o SNC é o órgão crítico. Pouco se conhece a respeito da patogênese da disfunção do cérebro nesses casos. Com dose crescente, aparecem sinais que podem ser caracterizados como síndrome astênica vegetativa não específica, envolvendo sintomas como fraqueza, fadiga, anorexia, perda de peso e distúrbios das funções gastrintestinais. Essa síndrome tem sido chamada de micromercurialismo.[67]

Além dos efeitos vistos no SNC, casos de intoxicações graves podem revelar mudanças inflamatórias nas gengivas, com salivação de poucos a muitos litros por dia. Não há diferença significativa entre intoxicação aguda ou crônica, a partir da exposição aos compostos de metilmercúrio. Uma vez que uma dose tóxica foi absorvida pelo organismo, é retida por longo tempo, causando distúrbios e danos funcionais. Por outro lado, uma simples dose tóxica não produz sinais ou sintomas imediatos, havendo um período de latência de uma a várias semanas. Dois tipos clínicos de intoxicação podem ocorrer: pré e pós-natal. Esses dois casos apresentam diferentes tipos de sinais e sintomas.[67]

Por sua elevada toxicidade, o Programa do Meio Ambiente das Nações Unidas (UNEP) negociou a Convenção de Minamata sobre o Mercúrio.[74] A Convenção é um tratado global para proteger a saúde humana e o ambiente dos efeitos adversos do mercúrio. Ela entrou em vigor em 16 de agosto de 2017, tendo sido ratificada pelo Brasil pelo Decreto n. 9.470/2018.[75] Os principais destaques da Convenção de Minamata incluem a proibição de novas minas de mercúrio, a eliminação progressiva das existentes, a eliminação e a redução progressiva do uso de mercúrio em vários produtos e processos, medidas de controle das emissões para a atmosfera e das emissões para o solo e a água, e a regulamentação do setor informal da mineração de ouro artesanal e em pequena escala. A Convenção também trata do armazenamento provisório de mercúrio e sua eliminação quando ele se torna resíduo, locais contaminados por mercúrio, bem como problemas de saúde.

Interação do mercúrio com outros elementos

Uma importante interação ocorre entre mercúrio e selênio. Alguns estudos sugerem que o selênio presente em peixes pode diminuir a toxicidade de metilmercúrio dietético.

Em alguns estudos com animais, o selênio e a vitamina E diminuíram a mortalidade após exposição a metilmercúrio, apresentando efeito protetor.[76] Pesquisas sobre a interação de selênio com mercúrio mercúrico têm sido feitas em animais, especialmente roedores. Uma mudança na distribuição de mercúrio devida ao selênio foi verificada em suínos. Informações relativas aos efeitos de selênio em humanos são, contudo, ausentes. O metabolismo do selênio em humanos é diferente daquele encontrado na maioria dos animais. A dependência do mineral em humanos é comparativamente menor que a dos roedores. Observações feitas em trabalhadores expostos ao vapor de mercúrio indicam, contudo, acentuada relação entre a concentração de selênio e a concentração de mercúrio em órgãos como cérebro, tireoide e pituitária, com razão molar de 1/11.

A Figura 1 ilustra um possível mecanismo de desintoxicação mútua de selênio e mercúrio, elaborado por Gailer et al.,[76] no qual o selênio, na forma de selenito (SeO_3^{2-}), ao ser incorporado ao eritrócito, é reduzido através da glutationa a seleneto (Se^{2-}) e expelido para o plasma, ligando-se à albumina, proteína responsável pelo transporte sanguíneo de mercúrio. Assim, o selenito não reage de forma direta com o mercúrio livre, mas com o mercúrio ligado à albumina, formando o complexo Hg-Se, que, por sua vez, liga-se à selenoproteína P e aos resíduos de histidina e cisteína, presentes na proteína.

Ingestões máximas toleráveis

Em 1972, o JECFA estabeleceu valores de PTWI de 5 mcg/kg de peso corpóreo para mercúrio total e de 3,3 mcg/kg de peso corpóreo para metilmercúrio.[43] Em junho de 2003, o JECFA (61ª reunião) revisou os valores para metilmercúrio, que foram reduzidos para 1,6 mcg/kg de peso corpóreo, valor esse confirmado em 2006, na 67ª reunião. Nessa reunião,

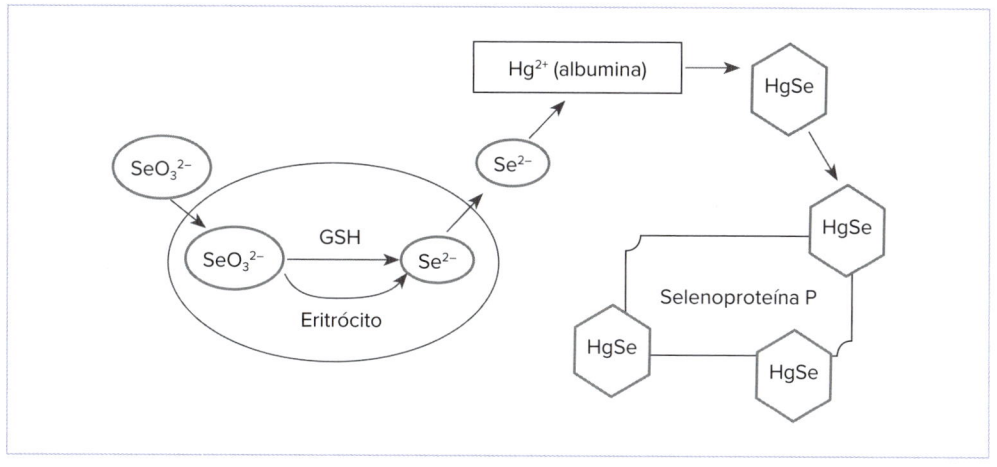

FIGURA 1 Esquema de um possível mecanismo de desintoxicação mútua de selênio e mercúrio.

SeO_3^{2-}: selenito; Se^{2-}: seleneto, Hg^{2+}: mercúrio livre; HgSe: complexo mercúrio selênio.

Fonte: adaptada de Gailer et al., 2000.[76]

o comitê também considerou que peixes dão contribuição importante à nutrição, em especial para determinadas dietas regionais ou étnicas e recomenda que os benefícios do consumo de peixe sejam levados em consideração ao se fazer recomendações de consumo para diferentes populações.[73,77] Na 72ª reunião (2010), o Comitê desconsiderou o valor anterior de PTWI de 5 mcg/kg de peso corpóreo para mercúrio total e estabeleceu o valor de 4 mcg/kg de peso corpóreo para mercúrio inorgânico. Esse novo valor de PTWI foi considerado aplicável à exposição dietética ao mercúrio total a partir de alimentos, exceto peixes e mariscos. Para exposição dietética ao mercúrio a partir desses alimentos, o valor previamente estabelecido de PTWI para metilmercúrio deve ser aplicado (1,6 mcg/kg de peso corpóreo). Essas recomendações continuam vigentes em 2023.[60,73,78]

O JECFA recomenda valores máximos de 0,5 mg/kg de mercúrio para peixes não predadores e de 1 mg/kg, para predadores.[73] Não há valores de recomendação para metilmercúrio em peixes na legislação brasileira.

No Brasil, a Anvisa, em sua IN n. 88, estabelece os valores máximos tolerados para mercúrio total de 0,50 mg/kg para peixes (exceto predadores), moluscos cefalópodes, moluscos bivalves e crustáceos e 1 mg/kg para peixes predadores. [51,52]

◉ ARSÊNIO

Arsênio em tecidos e fluidos corpóreos

O arsênio é amplamente distribuído nos tecidos e fluidos do corpo em concentrações variáveis. Na pele, nas unhas e nos cabelos, as concentrações são mais altas em relação a outros tecidos. A determinação de arsênio no cabelo humano é de grande interesse em estudos forenses pela possibilidade de identificar homicídios causados por esse elemento. O cabelo contém, normalmente, pequenas quantidades de arsênio, em geral inferiores a 0,05 mg/kg, que se tornam elevadas pela ingestão excessiva do elemento.[11]

A concentração média de arsênio no sangue foi estimada em brasileiros residentes em diferentes estados e sem histórico de exposição ao elemento químico. Os valores observados estiveram entre 0,1 e 3,2 mcg/L.[79]

Fontes de exposição ao arsênio

O elemento ocorre na natureza sob forma elementar (As^0) ou em combinação com metais ou outros metaloides, como os sais de arsenito trivalente (As^{3+}), óxidos (As_2O_3) e na forma pentavalente, arsenato (As^{5+}), como o gás arsina (AsH_3) e as formas orgânicas. Compostos inorgânicos de arsênio são tóxicos, em especial na forma trivalente (As^{3+}), ao contrário dos compostos orgânicos, considerados pouco tóxicos. Ele é amplamente distribuído geologicamente como um componente com cerca de 245 minerais diferentes.[80] Os solos não expostos às intempéries podem conter de 0,1 a 40 mg/kg de arsênio; a quantidade de arsênio da biomassa da Terra tem sido estimada em 30 milhões de toneladas. A produção industrial está em torno de 50 mil toneladas/ano; os usos principais ocorrem nas atividades agrícolas, como pesticidas, herbicidas, dessecativos de algodão e preservativos de madeira, e como aditivos em rações animais, bem como em produtos farmacêuticos. Todos possuem impacto direto no meio ambiente.[11]

O arsênio ocorre na maioria dos alimentos em teores extremamente baixos. As mais importantes fontes de exposição, dentre os alimentos, são peixes e frutos do mar, nos quais o composto orgânico arsenobetaína e alguns arsenoaçúcares são as formas predominantes. Outras fontes de exposição importantes são as carnes de aves, provavelmente relacionadas com a alimentação de peixes e cereais, em especial arroz. O arroz pode conter até 0,600 mcg/kg, mesmo em regiões onde o solo não apresenta contaminações acentuadas. Em contraste com a ingestão da dieta, a água potável contaminada pode ser fonte significativa de arsênio em quase todos os níveis tóxicos ou quase tóxicos. Em geral, a água contém arsênio na forma inorgânica, ao passo que as formas orgânicas são encontradas nos alimentos. Por essa razão é desejável relatar a forma química do elemento, embora, com frequência, os dados apresentados sejam de arsênio total.[80]

O arsênio é introduzido no ambiente a partir de fontes naturais, como atividades vulcânicas e intemperismo de minerais e a partir de atividades antrópicas (p. ex., fundição, queima de carvão, uso como pesticida); a razão entre esses dois tipos de fontes tem sido estimada em 60:40. Como resultado de processos metabólicos que ocorrem naturalmente na biosfera, o arsênio pode se apresentar em grande número de formas químicas orgânicas e inorgânicas em alimentos.[81] As diferentes características químicas e toxicológicas das várias espécies moleculares e estados de oxidação que ocorrem em alimentos tornam necessária a distinção entre eles, de modo a apresentar um quadro completo do conteúdo de arsênio em alimentos e os riscos reais da exposição a essas diferentes formas químicas do semimetal.[81]

No ambiente marinho, concentrações totais de arsênio na faixa de 0,5 a 50 mg/kg (peso úmido) são encontradas em animais e plantas, incluindo algas marinhas, peixes, mariscos e crustáceos. A alta concentração do elemento em frutos do mar é conhecida desde o início do século XX. O estudo de vias metabólicas de arsênio no ambiente marinho tem levado ao entendimento de algumas das conversões de arsênio inorgânico oceânico encontrado em águas oceânicas para concentrações significativamente maiores de formas orgânicas de arsênio, presentes em frutos do mar. Em peixes de águas frescas, está presente em concentrações muito mais baixas em comparação a seus equivalentes oceânicos.[81]

No ambiente terrestre, o arsênio é geralmente encontrado em baixas concentrações em plantas cultivadas, as quais, de acordo com o Programa Dinamarquês de Monitoramento de Alimentos (*Danish Food Monitoring Programme*), variam na faixa de 0 a 0,02 mg/kg, com exceção do arroz, cuja concentração encontra-se entre 0,15 e 0,25 mg/kg, e de certas espécies de cogumelos comestíveis, que contêm arsênio na faixa de vários mg/kg provenientes do solo. As informações são escassas com relação às espécies químicas de arsênio encontradas em plantas. A concentração no gado é semelhante à das plantas. Grande exceção é encontrada nas concentrações de arsênio em aves, que podem variar de 0 a 0,1 mg/kg. Nesse caso, pode originar-se do conteúdo desse elemento nas rações com peixe utilizadas na alimentação das aves ou, possivelmente, do conteúdo de arsênio nos estimulantes de crescimento empregados em alguns países. Foi observado aumento nas concentrações de arsênio em plantas (tabaco) quando o dimetilarsenato foi usado como pesticida. Concentrações em água potável (incluindo água mineral natural e engarrafada) excedendo 200 mcg/L têm sido descritos. O arsênio proveniente de partículas radiativas atmosféricas tem contaminado plantas cultiváveis próximas de fontes industriais pontuais. A concentração encontrada em tais plantações depende de um número de fatores, como a forma química e a biodisponibilidade do arsênio no solo, e da taxa de deposição atmosférica, não podendo então ser generalizada. Finalmente, concentrações de arsênio aumentadas têm sido observadas em plantas quando cultivadas em solo com conteúdo de arsênio naturalmente alto.[81]

Metabolismo do arsênio

Em organismos maiores, o arsênio inorgânico é metilado a ácido monometilarsônico (MMA) e finalmente a ácido dimetilarsínico (DMA) por um doador de metil, S-adenosilmetionina (SAM), catalisado por metiltransferase em presença de glutationa.

A absorção e a retenção de arsênio e suas vias de excreção são influenciadas pela concentração e por sua forma química quando ingerido. Nos alimentos marinhos, apresenta-se principalmente como arsenobetaína, arseno-colina e arsenoaçúcares. Essas formas são bem absorvidas e rapidamente eliminadas, sobretudo na urina. Os arsênios inorgânicos III e V são bem absorvidos no trato gastrintestinal. As taxas de absorção de arsênio metilado e de arsenobetaína também são altas, porém a retenção desta em tecidos é muito mais baixa quando estudada por meio da excreção de arsenobetaína radiomarcada. Nenhuma transformação de arsenobetaína foi observada em mamíferos, mas arsenocolina ingerida por meio de frutos do mar pode ser oxidada para arsenobetaína. A eliminação de formas inorgânicas e orgânicas de arsênio ocorre, sobretudo, via urina. Há poucos estudos sobre o destino de arsenobetaína no corpo humano. Contudo, a questão que permanece é se a arsenobetaína é estável na presença de bactérias anaeróbicas no trato gastrintestinal. No ambiente marinho, tais bactérias têm mostrado capacidade para metabolizar arsenobetaína em compostos de massas moleculares menores. Obviamente, essa possível rota metabólica em humanos necessita de mais investigação. Estudos epidemiológicos mostraram efeitos na saúde de seres humanos, após uma longa exposição oral a espécies inorgânicas de arsênio, a partir de água potável de poços em áreas em que o solo é geoquimicamente rico em arsênio.[81]

Toxicidade do arsênio

A diferença nos efeitos tóxicos entre as duas formas inorgânicas de arsênio pode ser explicada com base nas taxas de excreção e retenção no organismo, assim como no número de enzimas afetadas. O arsenato (As^{5+}) é rapidamente excretado na urina e, aparentemente, não se acumula nos tecidos. Por outro lado, o arsenito (As^{3+}) não é excretado de modo rápido, acumulando-se no corpo por ligações com proteínas no fígado, no músculo, no cabelo, nas unhas, na pele e, em particular, nos leucócitos, tendo alta afinidade pelos grupos tióis. O arsenito é excretado via bile. Em termos de contaminação de alimentos, arsenato e compostos orgânicos arsenicais provavelmente têm maior importância que o arsenito, em termos de concentração e frequência de ocorrência. O arsênio inorgânico comumente encontrado nos alimentos está na forma pentavalente. Entretanto, há estudos que mostram a redução *in vivo*, de As^{5+} para As^{3+} e para as formas metiladas.

Efeitos carcinogênicos de arsênio em seres humanos são conhecidos há muitos anos, e sabe-se que os compostos inorgânicos podem causar câncer de pele e de pulmão. Sintomas de envenenamento agudo de arsênio via oral, como diarreia, vômitos, queimação na boca e garganta e muitas dores no abdome, têm sido descritos. A exposição crônica a pequenas doses resulta em fraqueza, prostração e dores musculares contínuas com alguns sintomas gastrintestinais.[81] As formas mais tóxicas encontradas em alimentos e água são os arsênios inorgânicos III e V. A IARC classificou o elemento como carcinogênico para humanos. O trióxido de arsênio inorgânico tem história bem conhecida como um composto tóxico com frequência utilizado em casos de homicídios.

As formas metiladas, como dimetilarsenato, contudo, apresentam baixa toxicidade aguda, ao passo que as espécies principais de arsênio encontradas em peixes e crustáceos, arsenobetaína e arsenoaçúcares, são consideradas muito menos tóxicas que as formas inorgânicas do arsênio. Em mariscos, moluscos e algas marinhas, os derivados de dimetilarsinilribosídeo, também conhecidos como arsenoaçúcares, são as espécies de arsênio quantitativamente dominantes. Sua possível toxicidade em humanos não é ainda conhecida em detalhes, mas pode se assemelhar à de dimetilarsinato. Em contraste com sua toxicidade, um possível papel essencial é motivo de controvérsia. Até o momento, nenhuma das formas químicas de arsênio foi considerada essencial ao homem.[81]

Ingestões máximas toleráveis

A 72ª reunião do JECFA (2010) estabeleceu o valor de 2 a 7 mcg/kg de peso corpóreo/dia baseado na exposição dietética total estimada para arsênio inorgânico. O valor de PTWI de 15 mcg/kg de peso corpóreo (2,1 mcg/kg de peso corpóreo/dia) foi desconsiderado, sendo essas recomendações ainda válidas em 2023.[80] Dados de exposição dietética média a arsênio inorgânico dos EUA e vários países da Europa e Ásia variaram de 0,1 a 3,0 mcg/kg de peso corpóreo/dia. O Comitê observou que a água potável foi o maior contribuinte para a exposição dietética ao arsênio inorgânico total, e, dependendo da concentração, pode também ser uma fonte importante de arsênio em alimentos por meio da preparação e possivelmente irrigação de plantações, particularmente o arroz. Para certas regiões do mundo, onde as concentrações de arsênio inorgânico em água potável são elevadas (p. ex., acima do valor máximo de 10 mg/L preconizado pela OMS), o Comitê verificou que existe a possibilidade de que efeitos adversos possam ocorrer, como resultado da exposição ao arsênio inorgânico, a partir da água e dos alimentos.[38]

A IN n. 88 da Anvisa estabelece os valores máximos tolerados para arsênio total de 1 mg/kg para peixes crus ou refrigerados, moluscos cefalópodes, moluscos bivalves e crustáceos. Além desses alimentos, destacam-se: arroz e seus derivados, exceto óleo, 0,30 mg/kg; carnes, 0,50 mg/kg, mas fígados, 1 mg/kg; leite fluido pronto para consumo e produtos lácteos sem adição, sem diluir nem concentrar (0,05 mg/kg); óleos e gorduras comestíveis de origem vegetal e/ou animal (incluindo margarina) (0,10 mg/kg); sucos e néctares de frutas (0,10 mg/kg); chocolate e produtos de cacau com menos de 40% de cacau, 0,20 mg/kg e com mais de 40% de cacau, 0,40 mg/kg; balas, caramelos e similares incluindo gomas de mascar, 0,10 mg/kg; bebidas alcoólicas fermentadas e fermento-destiladas, exceto vinho, 0,10 mg/L; vinho, 0,20 mg/L.[51]

◉ ALUMÍNIO

Alumínio em tecidos e fluidos corpóreos

Não há nenhuma evidência confirmada de que o alumínio possui alguma função essencial em animais ou em seres humanos. A concentração média de alumínio na urina foi estimada em brasileiros residentes em diferentes estados e sem histórico de exposição ao elemento químico. Os valores observados estiveram entre 0,22 e 17,5 mcg/L.[36]

Fontes de exposição ao alumínio

O alumínio é o segundo elemento mais abundante na crosta terrestre. A exposição humana ao alumínio também pode ser aumentada, já que a solubilidade e a biodisponibilidade do alumínio ambiental em plantas e vida aquática podem ter aumentado pelas chuvas ácidas e emissões industriais.[15,82]

Trata-se de um metal extremamente versátil, com grande variedade de usos, por exemplo, em materiais de embalagens e de construção, pigmentos de tinta, materiais isolantes, abrasivos, cosméticos, aditivos alimentares e antiácidos. Isso resulta em ampla variação de contatos humanos com o metal e consequente impacto potencial em populações humanas.[83] O alumínio metálico é amplamente utilizado nos materiais de embalagem de alimentos e em utensílios de cozinha. Compostos de alumínio também são empregados em larga escala na terapia médica. Alguns compostos são usados como aditivos de alimentos, como silicatos e fosfatos de alumínio, que podem alterar de modo considerável o conteúdo desse elemento nos alimentos. Desse modo, a possibilidade de exposição ao metal aumentou muito nos últimos anos, o que torna sua monitoração nos alimentos de grande importância, uma vez que ele está sendo associado a numerosas doenças neurodegenerativas, como o mal de Alzheimer.[15] Em geral, o conteúdo de alumínio em alimentos aumenta na seguinte ordem: bebidas, alimentos de origem animal e vegetal (chá, sobretudo). Consideram-se concentrações de alumínio acima de 1 mg/kg em alimentos como elevadas.[83]

Metabolismo do alumínio

Compostos de alumínio são pouco absorvidos do solo pelas plantas, mas essa absorção pode aumentar em condições ácidas. Há interesse crescente no estudo do alumínio em diversas matrizes por causa da concentração elevada desse elemento nas plantas, a partir da lixiviação do solo, por consequência da chuva ácida.

Os fatores que influenciam a exposição ao alumínio e sua tolerância pelos seres humanos têm sido extensivamente revistos pelo JECFA.[81]

Toxicidade do alumínio

No início da década de 1980, a migração do alumínio para o alimento começou a ser considerada. Entretanto, pelos numerosos estudos realizados com o objetivo de verificar essa migração a partir de panelas e embalagens de alumínio, verificou-se que tal processo pode ser considerado desprezível, pois ocorre apenas quando se cozinham alimentos ácidos em panelas não revestidas. Porém, há ainda grande interesse em estudar os níveis de alumínio em alimentos e dietas e verificar a possível relação entre a exposição desse elemento com sua toxicidade.

A consideração principal em relação ao alumínio e à saúde é seu potencial tóxico se a exposição for excessiva.[83] Pacientes com insuficiência renal crônica representam um grupo de risco real à exposição ao alumínio. Toxicidade sistêmica pode ocorrer em razão do acúmulo contínuo de alumínio, resultante da perda da capacidade de excretar pelos rins o elemento absorvido. Indivíduos saudáveis conseguem excretar o alumínio em excesso, mesmo em altas doses resultantes de medicamentos e/ou contaminação. O excesso de alumínio também afeta o esqueleto pela formação óssea acentuadamente reduzida, resultando em osteomalácia. Manifestação patológica adicional de toxicidade de alumínio é a anemia hipocrômica microcítica não associada à deficiência em ferro. Tais problemas têm praticamente desaparecido desde que o uso de água "deionizada" livre de alumínio para diálise tornou-se rotina. Os aspectos toxicológicos do alumínio consumido via oral são pouco conhecidos. O elemento é pouco absorvido nos intestinos; as pequenas quantidades absorvidas das dietas normais são excretadas pelos rins saudáveis, de modo que nenhum acúmulo ocorre. Para uma ingestão diária estimada de 3 a 14 mg de alumínio, a partir de dietas ocidentais típicas, verificou-se um valor médio de 86 mcg/dia excretados na urina de indivíduos saudáveis.[15]

Ingestões máximas toleráveis

O JECFA estabeleceu na 67ª reunião (2006) a ingestão semanal tolerável de 1 mg/kg de peso corpóreo, para todos os compostos de alumínio em alimentos, incluindo aditivos. Os valores previamente estabelecidos de PTWI e ingestão dietética adequada (*adequate dietary intake* – ADI) para compostos de alumínio foram desconsiderados. O JECFA concluiu que todos os compostos de alumínio podem afetar o sistema reprodutivo e o desenvolvimento do sistema nervoso, em doses mais baixas do que aquelas usadas no estabelecimento de valores prévios de PTWI.[82] Essa recomendação não foi alterada até 2023.[82] O comitê também verificou que o valor de PTWI apresentava grande risco de ser excedido, por alguns grupos populacionais, particularmente crianças, que consomem

regularmente alimentos que incluem aditivos contendo alumínio. O JECFA também verificou que se espera alta exposição dietética ao alumínio em lactentes que se alimentam de fórmula à base de soja.[82]

A Anvisa publicou duas resoluções (RDC 45/2010 e RDC 46/2010) atualizando as regras dos aditivos alimentares.[84,85] medida harmoniza os regulamentos técnicos no âmbito do Mercosul, eliminando obstáculos gerados por diferenças nas regulamentações vigentes. A RDC 45/2010[84] traz a relação dos aditivos para uso segundo as Boas Práticas de Fabricação (BPF). Um aditivo é considerado BPF quando possui ingestão diária aceitável (IDA) "não especificada". Isso significa que o uso está limitado à quantidade necessária para atender às BPF, ou seja, quantidade necessária para obter o efeito tecnológico necessário. Já as substâncias como alumínio e goma konjac, excluídos da lista BPF, tiveram novos limites estabelecidos na RDC 46/2010.[85] O uso máximo do alumínio, por exemplo, foi reduzido de 7 para 1 mg/kg de peso corpóreo, de acordo com o estabelecido pela JECFA.[85] A IN n. 88 da Anvisa não faz menção a limites para alumínio.[51]

Leite, produtos lácteos e cereais contribuem com cerca de 60% da ingestão diária de alumínio na dieta total. Ingestões médias de 3 a 14 mg/dia de alumínio foram relatadas.[39] Não há risco conhecido para pessoas saudáveis de ingestões excessivas de alumínio pela dieta. Os riscos surgem apenas do consumo habitual de quantidades de alguns gramas de antiácidos de alumínio durante longos períodos. Os riscos aumentam, de modo acentuado, para pessoas com função renal prejudicada. A aplicação endovenosa em longo prazo sempre resulta em toxicidade grave.[15] Segundo Müller et al.,[83] gomas de mascar e chicletes têm altos níveis de alumínio: um bastão de 5 g contém cerca de 3 a 4,5 mg; antiácidos podem conter cerca de 50 mg de alumínio por comprimido; e aspirina tamponada, de 10 a 20 mg por tablete.

🔲 REFERÊNCIAS BIBLIOGRÁFICAS

1. Joint FAO/WHO Expert Committee on Food Additives (JECFA). Evaluation of certain food additives and contaminants: forty-first report of the JECFA. Geneva, WHO, 1993 (WHO Technical Report Series, 837). Disponível em: https://iris.who.int/handle/10665/36981. Acesso em: 30 out. 2023.

2. Joint FAO/WHO Expert Committee on Food Additives (JECFA), World Health Organization & Food and Agriculture Organization of the United Nations. Toxicological evaluation of certain food additives and contaminants. Prepared by the 33rd meeting of the JECFA, Geneva, 21-30 March 1989. Cambridge, UK: Cambridge University Press. Disponível em: https://iris.who.int/handle/10665/41268. Acesso em: 30 out. 2023.

3. Moraes AF, Benzi E, Luchese EB. Mercury in two fish species from the Parana River floodplain, Parana, Brazil. Environ Pollut. 1997;98(1):123-7.

4. World Health Organization (WHO). Mercury. Genebra; 1976. 131 (Environmental Health Criteria, 1). Disponível em: https://iris.who.int/handle/10665/39550. Acesso em: 30 out. 2023.

5. World Health Organization (WHO) / International Programme on Chemical Safety (IPCS). Cadmium / published under the joint sponsorship of the United Nations Environment Programme, the International Labour Organisation, and the WHO. Genebra: WHO; 1992 Disponível em: https://iris.who.int/handle/10665/38998. Acesso em: 30 out. 2023.

6. Jusko TA, Henderson Jr. CR, Lanphear BP, Cory-Slechta DA, Parsons PJ, Canfield RL. Blood lead concentrations < 10 μg/dL and child intelligence at 6 years of age. Environ Health Persp. 2008;116(2):243-8. https://doi.org/10.1289/ehp.10424.

7. Zhang H, Huakhtar MS, Qu M. Accumulation, sources and health risks of trace metals in elevated geochemical background soils used for greenhouse vegetable production in southwestern China. Ecotox Environ Safe. 2017;137:233-9.

8. Singh A, Chauhan S, Varjani S, Pandey A, Bhargava PC. Integrated approaches to mitigate threats from emerging potentially toxic elements: a way forward for sustainable environmental management. Environ Res. 2022;209:112844.

9. Zoroddu MA, Aaseth J, Crisponi G, Medici S, Peana M, Nurchi VM. The essential metals for humans: a brief overview. J Inorg Biochem. 2019;195:120-9.

10. Fraga CG, Relevance, essentiality and toxicity of trace elements in human health. Mol Aspects Med. 2005;26(4-5):235-44.

11. Nordberg GF, Costa M (eds.). Handbook on the toxicology of metals. volume I: General considerations. 5. ed. Academic Press; 2022.

12. Okeke ES, Nweze EJ, Ezike TC, Nwuche CO, Ezeorba TPC, Nwankwo CEI. Silicon-based nanoparticles for mitigating the effect of potentially toxic elements and plant stress in agroecosystems: a sustainable pathway towards food security. Sci Total Environ. 2023;898:165446.

13. Xin X, Shentu J, Zhang T, Yang X, Baligar VC, He Z. Sources, indicators, and assessment of soil contamination by potentially toxic metals. Sustainability. 2022;14:15878.

14. Groth E. Ranking the contributions of commercial fish and shellfish varieties to mercury exposure in the United States: implications for risk communication. Environ Res. 2010;110:226-36.

15. Vela MM, Toma RB, Reiboldt W, Pierri A. Detection of aluminum residue in fresh and stored canned beer. Food Chem. 1998;63(2)235-9.

16. El-Kady AA, Abdel-Wahhab, MA. Occurrence of trace metals in foodstuffs and their health impact. Trends Food Sci Tech. 2018;75:36-45.

17. Duffus JH. "Heavy metals" a meaningless term? (IUPAC Technical Report). Pure Appl Chem. 2002;74(5):793-807.

18. Smith DR, Maroney MJ, Nordberg M, Tyson JF. General chemistry of metals, sampling, analytical methods, and speciation. In: Nordberg GF, Costa M (eds.). Handbook on the toxicology of metals. volume I: General considerations. 5. ed. Academic Press; 2022.

19. Templeton DM, Ariese F, Cornelis R, Danielsson LG, Muntau H, van Leeuwen HP, et al. Guidelines for terms related to chemical speciations and fractionation of elements: definitions, structural aspects, and methodological approaches (IUPAC Recommendations 2000). Pure Appl Chem. 2000;72:1453-70.

20. Niedzwiecki MM, Walker DI, Vermeulen R, Chadeau-Hyam M, Jones DP, Miller GW. The exposome: molecules to populations. Review Annu Rev Pharmacol Toxicol 2019;59:107-27.

21. Vermeulen R, Schymanski EL, Barabási AL, Miller GW. The exposome and health: where chemistry meets biology. Science. 2020;367(6476):392-6.

22. Nordberg GF, Nordberg M, Costa M. Toxicology of metals: overview, definitions, concepts, and trends. In: Nordberg GF, Costa M (eds.). Handbook on the toxicology of metals. volume I: General considerations. 5. ed. Academic Press; 2022.

23. Nieder R, Benbi DK. Integrated review of the nexus between toxic elements in the environment and human health AIMS Public Health. 2022;9(4):758-89.

24. Guardia M, Garrigues S. Handbook of mineral elements in food. Wiley Backwell, UK: 2015.

25. Gibb HJ, Barchowsky A, Bellinger D, Bolger PM, Carrington C, Havelaar AH, et al. Estimates of the 2015 global and regional disease burden from four foodborne metals: arsenic, cadmium, lead and methylmercury. Environ Res. 2019:174:188-94.

26. World Health Organization (WHO). Disability-adjusted life years (DALYs). Disponível em: https://www.who.int/data/gho/indicator-metadata-registry/imr-details/158. Acesso em: 18 nov. 2023.

27. Nações Unidas Brasil. Agenda 2030 para o Desenvolvimento Sustentável. 2015. Disponível em: https://brasil.un.org/pt-br/91863-agenda-2030-para-o-desenvolvimento-sustent%C3%A1vel. Acesso em: 18 nov. 2023.

28. Watts N, Amann M, Arnell N, Ayeb-Karlsson S, Beagley J, Belesova K, et al. The 2020 report of The Lancet Countdown on health and climate change: responding to converging crises. Lancet. 2021;397(10269):129-70.

29. Tighe-Neira R, Gonzalez-Villagra J, Nunes-Nesi A, Inostroza-Blancheteau C. Impact of nanoparticles and their ionic counterparts derived from heavy metals on the physiology of food crops. Plant Phys Biochem. 2022:172:14-23.

30. Kaningini AG, Nelwamondo AM, Azizi S, Maaza M, Mohale KC. Metal nanoparticles in agriculture: a review of possible use. Coatings. 2022;12:1586.

31. Alberghini L, Truant A, Santonicola S, Colavita G, Giaccone V. Microplastics in fish and fishery products and risks for human health: a review. Int J Environ Res Publ Health. 2023;20:789.

32. Dua H, Xie Y, Wang J. Environmental impacts of microplastics on fishery products: an overview. Gondwana Res. 2022;108:213-20.

33. Mahamud AGMSU, Anu MS, Baroi A, Datta A, Khan SU, Rahman M, et al. Microplastics in fishmeal: a threatening issue for sustainable aquaculture and human health. Aquacult Rep. 2022;25:101205.

34. Codex Committee on Contaminants in Foods (CCCF). Disponível em: https://www.fao.org/fao-who-codexalimentarius/committees/committee/en/?committee=CCCF. Acesso em: 25 out. 2023.

35. Agency for Toxic Substances and Disease Registry (ATSDR). Toxicological profile for cadmium. Atlanta, GA: USA, Department of Health and Human Services, Public Health Service; 2012. Disponível em: https://wwwn.cdc.gov/TSP/ToxProfiles/ToxProfiles.aspx?id=48&tid=15. Acesso em: 5 dez. 2023.

36. Batista BL, Rodrigues JL, Tormen L, Curtius AJ, Barbosa Jr F. Reference concentrations for trace elements in urine for the Brazilian population based on q-ICP-MS with a simple dilute-and-shoot procedure. J Brazil Chem Soc. 2009;20(8):1406-13.

37. Paiva EL, Morgano MA, Milani FM. Cadmium, lead, tin, total mercury, and methylmercury in canned tuna commercialized in São Paulo, Brazil. Food Addit Contam Part B. 2017;10(3):185-91.

38. Food and Agriculture Organization / World Health Organization (FAO/WHO). 2022. General Standard for contaminants and toxins in food and feed (CXS 193-1995). 1995, Ammended 2019. Rome: Codex Alimentarius Commission. Disponível em: https://www.fao.org/fao-who-codexalimentarius/sh-proxy/en/?lnk=1&url=https%253A%252F%252Fworkspace.fao.org%252Fsites%252Fcodex%252FStandards%252F-CXS%2B193-1995%252FCXS_193e.pdf. Acesso em: 3 nov. 2023.

39. Barbosa Jr F, Tanus-Santos JE, Gerlach RF, Parsons PJ. A critical review of biomarkers used for monitoring human exposure to lead: advantages, limitations, and future needs. Environ Health Persp. 2005;113:1669-74.

40. Joint FAO/WHO Expert Committee on Food Additives (JECFA). Evaluation of certain food additives and contaminants: sixty-first report of the JECFA. Roma: WHO; 2003 (WHO Technical Report Series, 922). Disponível em: https://iris.who.int/handle/10665/42849. Acesso em: 8 nov. 2023.

41. Nordberg GF, Åkesson A, Nogawa K, Nordberg, M. Cadmium. In: Nordberg GF, Costa M (eds.). Handbook on the toxicology of metals. volume II: Specific metals. 5. ed. Academic Press; 2022.

42. Joint FAO/WHO Expert Committee on Food Additives (JECFA). Evaluations of the JECFA. Cadmium, 2021. Disponível em: https://apps.who.int/food-additives-contaminants-jecfa-database/Home/Chemical/1376. Acesso em: 25 out. 2023.

43. World Health Organization (WHO)/International Programme on Chemical Safety (IPCS). Methylmercury/published under the joint sponsorship of the United Nations Environment Programme, the International Labour Organisation, and the World Health Organization. Genebra: WHO; 1990 Disponível em: https://iris.who.int/handle/10665/38082. Acesso em: 30 out. 2023.

44. European Food Safety Authority (EFSA). Scientific opinion of the Panel on Contaminants in the Food Chain. The EFSA Journal. 2009;980:1-139.

45. Organização Mundial da Saúde (OMS). Elementos traço na nutrição e saúde humana. São Paulo: Roca; 1998.

46. Food and Agriculture Organization / World Health Organization (FAO/WHO). Codex Alimentarius Commission. Report of the 31st session of the codex committee on food additives and contaminants. 22-26 mar. 1999, Haia, Holanda. Rome: FAO/WHO; 2001 (ALINORM 99/12A). Disponível em: https://www.fao.org/3/X1791e/X1791e.pdf. Acesso em 8 nov. 2023.

47. Joint FAO/WHO Food Standards Programme, JFSP, Codex Committee on Contaminants in Foods, Fifth Session., 21-25 March 2011. Haia, Holanda: WHO; 2011(CX/CF 11/5/1). Disponível em: file:///C:/Users/DELL-BUSINESS/Dropbox/My%20PC%20(DESKTOP-HHQRCSF)/Downloads/cf05_01e.pdf. Acesso em: 8 nov. 2023.

48. World Health Organization (WHO). Exposure to cadmium: a major public health concern. Preventing disease through healthy environments. 3. ed. Genebra: WHO; 2023. Disponível em: https://iris.who.int/bitstream/handle/10665/372293/9789240078130-eng.pdf?sequence=1. Acesso em: 30 out. 2023.

49. Brasil. Ministério da Saúde. Agência Nacional de Vigilância Sanitária. Diretoria Colegiada. Resolução RDC n. 487, 26 de março de 2021. Dispõe sobre os limites máximos tolerados (LMT) de contaminantes em alimentos, os princípios gerais para o seu estabelecimento e os métodos de análise para fins de avaliação de conformidade. Diário Oficial [da] União. Brasília, DF, 31 de março de 2021. Edição 61, Seção 1, p.225.

50. Brasil. Decreto n. 55.871 de 26 de março de 1965. Estabelece ou dispõe sobre os limites máximos para os contaminantes inorgânicos em alimentos. Diário Oficial da República Federativa do Brasil, Brasília, 9 abril de 1965. Seção 1, parte 1, p.3611.

51. Brasil. Ministério da Saúde. Agência Nacional de Vigilância Sanitária. Diretoria Colegiada. Instrução Normativa IN n. 88, 26 de março de 2021. Estabelece os limites máximos tolerados (LMT) de contaminantes em alimentos. Diário Oficial [da] União. Brasília, DF, 31 de março de 2021. Edição 61, Seção 1, p.226.

52. Brasil. Ministério da Saúde. Agência Nacional de Vigilância Sanitária. Diretoria Colegiada. Resolução RDC n. 42, de 29 de agosto de 2013. Aprova o Regulamento técnico sobre Limites Máximos de Contaminantes Inorgânicos em Alimentos. Diário Oficial [da] República Federativa do Brasil. Brasília, DF, 30 agosto 2013. Seção 1, n. 168, p.33-4.

53. Agency for Toxic Substances and Disease Registry (ATSDR). Toxicological profile for lead. Atlanta, GA: USA, Department of Health and Human Services, Public Health Service; 2020. Disponível em: https://wwwn.cdc.gov/TSP/ToxProfiles/ToxProfiles.aspx?id=96&tid=22. Acesso em: 5 dez. 2023.

54. Centers for Disease Control and Prevention (CDC). Blood lead levels in children. CS 330982-B. July 22, 2022. Disponível em: https://www.cdc.gov/nceh/lead/docs/lead-levels-in-children-fact-sheet-508.pdf. Acesso em: 30 out. 2023.

55. World Health Organization (WHO). Exposure to lead: a major public health concern. Preventing disease through healthy environments. WHO/CED/PHE/EPE/19.4.3. Genebra: WHO; 2019. Disponível em: https://iris.who.int/bitstream/handle/10665/329480/WHO-CED-PHE-EPE-19.4.3-eng.pdf?sequence=1. Acesso em: 30 out. 2023.

56. Joint FAO/WHO Expert Committee on Food Additives (JECFA). Evaluations of the JECFA. Lead, 2011. Disponível em: https://apps.who.int/food-additives-contaminants-jecfa-database/Home/Chemical/3511. Acesso em: 25 out. 2023.

57. Quarterman J. Lead. In: Mertz W (ed.). Trace elements in human and animal nutrition. volume 2. 5. ed. New York: Academic Press; 1987.

58. Bergdahl IA, Skerfving S. Lead. In: Nordberg GF, Costa M (eds.). Handbook on the toxicology of metals. Volume II: Specific metals. 5. Ed. Academic Press; 2022.

59. Food and Agriculture Organization / World Health Organization (FAO/WHO). Codex Alimentarius Commission. Report of the twenty-eighth session of the codex committee on food additives and contaminants. 18-22 March 1996. Manila, Filipinas. Roma: FAO/WHO; 1996 (ALINORM 97/12). Disponível em: https://www.fao.org/3/w1362e/W1362E00.htm. Acesso em: 8 nov. 2023.

60. Food and Agriculture Organization / World Health Organization (FAO/WHO). 2022. Code of Practice for the Prevention and Reduction of Lead Contamination in Foods. Codex Alimentarius Code of Practice, No. 56-2004. Codex Alimentarius Commission. Rome.

61. Teixeira PJ. Determinação de chumbo em amostras de água coletadas em escolas públicas do município de São Paulo [dissertação]. São Paulo: Universidade de São Paulo; 2001.

62. Silva JPR, Salles FJ, Leroux IN, Ferreira APSS, Silva AS, Assunção NA, et al. High blood lead levels are associated with lead concentrations in households and day care centers attended by Brazilian preschool children. Environ Pollut. 2018:239:681-8.

63. World Health Organization (WHO). Children's health and the environment: a global perspective: a resource manual for the health sector. Pronczuk-Garbino J (editor-in-chief). Geneva: WHO; 2005. Disponível em: https://iris.who.int/handle/10665/43162. Acesso em: 30 out. 2023.

64. Brasil. Portaria n. 15, de 13 de março de 1990. Estabelece ou dispõe sobre limites máximos de tolerância de chumbo (Pb) em alimentos. Diário Oficial da República Federativa do Brasil, Brasília, DF, 15 de março de 1990. Seção 1, p.5436.

65. Agency for Toxic Substances and Disease Registry (ATSDR). Toxicological profile for mercury (Draft for Public Comment). Atlanta, GA: USA, Department of Health and Human Services, Public Health Service; 2022. Disponível em: https://wwwn.cdc.gov/TSP/ToxProfiles/ToxProfiles.aspx?id=115&tid=24. Acesso em: 5 dez. 2023.

66. National Research Council (NRC). Toxicological effects of methylmercury. Washington, DC: The National Academy Press; 2000.

67. Fowler BA, Zalups RK. Mercury. In: Nordberg GF, Costa M (eds.). Handbook on the toxicology of metals. volume II: Specific metals. 5. ed. Academic Press; 2022.

68. Driscoll CT, Mason RP, Chan HM, Jacob DJ, Pirrone N. Mercury as a global pollutant: sources, pathways, and effects Environ Sci Technol. 2013;47(10):4967-83.

69. Brabo ES, Santos EO, Jesus IM, Mascarenhas AF, Faial KF. Níveis de mercúrio em peixes consumidos pela comunidade indígena de Sai Cinza na Reserva Munduruku, Município de Jacareacanga, Estado do Pará, Brasil. Cad Saúde Pública. 1999;15:325-31.

70. Farias LA, Fávaro DIT, Oliveira PTM, Saraiva ESBG. Mercury and methylmercury in the children hair and fish mostly consumed in Cubatão, São Paulo State, Brazil. R I Adolfo Lutz. 2014;73(2):158-68.

71. Farias LA, Fávaro DI, Santos JO, Vasconcellos MB, Pessôa A, Aguiar JPL, Yuyama L. Cooking process evaluation on mercury content in fish. Acta Amaz. 2010;40(4):741-8.

72. European Food Safety Authority (EFSA). Scientific opinion on the risk for public health related to the presence of mercury and methylmercury in food. The EFSA Journal. 2012;10(12):2985.

73. Joint FAO/WHO Expert Committee on Food Additives (JECFA). Evaluations of the JECFA. Mercury, 2011. Disponível em: https://apps.who.int/food-additives-contaminants-jecfa-database/Home/Chemical/1806. Acesso em: 25 out. 2023.

74. United Nations Environment Programme (UNEP). Minamata Convention on Mercury. Texts and annexes, Revised 2023. UNEP (UNEP/MC/2023/4). Disponível em: https://minamataconvention.org/sites/default/files/documents/2023-10/Minamata-Convention-booklet-Oct2023-EN.pdf. Acesso em: 18 nov. 2023.

75. Brasil. Ministério das Relações Exteriores, MRE. Decreto n. 9.470, de 14 de agosto de 2018. Promulga a Convenção de Minamata sobre Mercúrio, firmada pela República Federativa do Brasil, em Kumamoto, em 10 de outubro de 2013. Diário Oficial [da] União. Brasília, DF, 15 de agosto de 2018. Edição 157, Seção 1, p.65.

76. Gailer J, George GN, Pickering IJ, Madden S, Prince RC, Yu EY, et al. Structural basis of the antagonism between inorganic mercury and selenium in mammals. Chem Res Tox. 2000;(11):1135-42.

77. Joint FAO/WHO Expert Committee on Food Additives (JECFA). Evaluations of the JECFA. Methylmercury, 2007. Disponível em: https://apps.who.int/food-additives-contaminants-jecfa-database/Home/Chemical/3083. Acesso em: 25 out. 2023.

78. Rice DC, Schoeny R, Mahaffrey K. Methods and rationale for derivation of a reference dose for methylmercury by the U. S. EPA. Risk Anal. 2003;23(1):107-15.

79. Nunes JA, Batista BL, Rodrigues JL, Caldas NM, Neto JAG, Barbosa Jr F. A simple method based on ICP-MS for estimation of background levels of arsenic, cadmium, copper, manganese, nickel, lead, and selenium in blood of the Brazilian population. J Toxicol Environ Health A. 2010;73:878-87.

80. Joint FAO/WHO Expert Committee on Food Additives (JECFA). Evaluations of the JECFA. Arsenic, 2011. Disponível em: https://apps.who.int/food-additives-contaminants-jecfa-database/Home/Chemical/1863. Acesso em: 25 out. 2023.

81. Food and Agriculture Organization / World Health Organization (FAO/WHO). Codex Alimentarius Commission. Report of the 33rd session of the codex committee on food additives and contaminants. 12-16 mar. 2001, Haia, Holanda. Rome: FAO/WHO; 2001 (ALINORM 01/12A). Disponível em: https://www.fao.org/3/y0474e/y0474e00.htm. Acesso em: 8 nov. 2023.

82. Joint FAO/WHO Expert Committee on Food Additives (JECFA). Evaluations of the JECFA. Aluminum, 2011. Disponível em: https://apps.who.int/food-additives-contaminants-jecfa-database/Home/Chemical/298. Acesso em: 25 out. 2023.

83. Müller M, Anke M, Illing-Günther I. Aluminium in foodstuffs. Food Chem. 1998;61(4)419-25.

84. Brasil. Ministério da Saúde. Agência Nacional de Vigilância Sanitária. Diretoria Colegiada. Resolução RDC n. 45, de 3 de novembro de 2010. Dispõe sobre aditivos alimentares autorizados para uso segundo as Boas Práticas de Fabricação (BPF). Diário Oficial [da] União. Brasília, DF, 5 de novembro de 2010. Edição 212, Seção 1, p.63.

85. Brasil. Ministério da Saúde. Agência Nacional de Vigilância Sanitária. Diretoria Colegiada. Resolução RDC n. 46, de 3 de novembro de 2010. Dispõe sobre limites máximos para aditivos excluídos da lista de aditivos alimetares autorizados para uso segundo as Boas Práticas de Fabricação (BPF). Diário Oficial [da] União. Brasília, DF, 5 de novembro de 2010. Edição 212, Seção 1, p.68-9.

CAPÍTULO 39

Biodisponibilidade de compostos bioativos de alimentos

Maria Aderuza Horst
Alessandro de Carvalho Cruz
Franco Maria Lajolo

▣ INTRODUÇÃO

A dieta habitual fornece, além dos macro e micronutrientes essenciais, alguns compostos químicos presentes, em sua maioria, em frutas e hortaliças, que exercem uma potente atividade biológica, já comprovada por vários pesquisadores e estudos epidemiológicos.[1,2] Esses compostos são chamados de compostos bioativos de alimentos (CBA), ou, algumas vezes, de fitoquímicos, e podem desempenhar diversos papéis na promoção da saúde e na redução do risco de doenças.[3,4] Os CBA são constituintes extranutricionais que ocorrem tipicamente em pequenas quantidades nos alimentos, e o interesse neles é exponencial, em razão da sua ação biológica na promoção da saúde.[5] Estudos epidemiológicos que abordam dietas ricas em alimentos de origem vegetal apresentam resultados interessantes, sugerindo que esses alimentos são capazes de exercer influência na redução do risco do desenvolvimento de doenças crônicas não transmissíveis, como as cardiovasculares, o diabetes *mellitus* tipo 2, cânceres, doenças neurodegenerativas e alterações inflamatórias e hepáticas.[6,7]

Mais de 15 mil CBA já foram descritos como importantes contribuintes para a saúde humana, e esse número tende a aumentar com o avanço dos métodos e das técnicas analíticas.[1,8,9] Esses compostos variam extensamente em sua estrutura química e, consequentemente, na função biológica. Entretanto, apresentam características em comum: são substâncias orgânicas e geralmente de baixo peso molecular, não são indispensáveis nem sintetizados pelo organismo humano e promovem efeitos benéficos para a saúde, especialmente quando presentes na dieta em quantidades significativas e continuamente. Os CBA exercem várias ações do ponto de vista biológico, como atividade antioxidante, modulação da expressão de enzimas de destoxificação, modulação do sistema imune, redução da agregação plaquetária, controle do metabolismo hormonal, redução da pressão arterial e atividade antibacteriana e antiviral.[4,10]

Os CBA são, em sua maioria, metabólitos secundários, em geral relacionados com os sistemas de defesa das plantas contra a radiação ultravioleta ou agressões de insetos ou patógenos.[11] Como existem em grande número, podem ser subdivididos em classes, de acordo com suas estruturas moleculares e propriedades físico-químicas. Algumas substâncias são específicas de uma espécie ou gênero de planta, outras são reunidas por critérios específicos de classificação. A Figura 1 mostra um diagrama simplificado sobre a classificação dos CBA.[12]

Um CBA pode apresentar certa atividade biológica *in vitro* e, *in vivo*, não ser biodis-

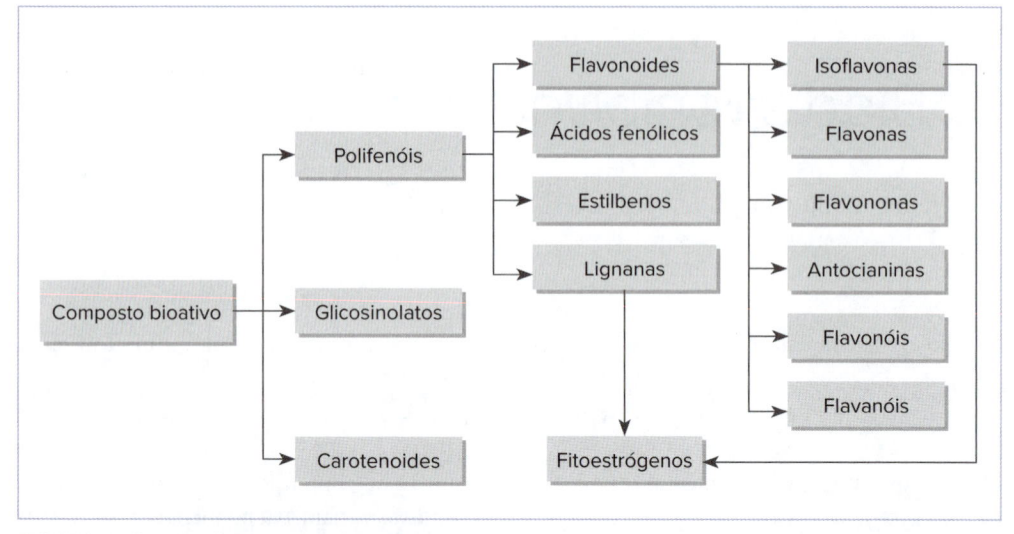

FIGURA 1 Subdivisão de compostos bioativos presentes em alimentos de origem vegetal.

ponível, ou ser rapidamente metabolizado e excretado, tornando-se ineficaz. Uma abordagem completa sobre a atividade biológica dessas substâncias deve envolver o estudo da sua biodisponibilidade, englobando os processos de liberação, absorção, distribuição, metabolismo/biotransformação (metabólitos ativos), tempo de meia-vida efetiva, mecanismos de ativação/inativação e excreção do composto em questão. Certamente, só uma pequena parte dos compostos bioativos foi adequadamente estudada desse ponto de vista. Este capítulo traz uma revisão de estudos que avaliaram a biodisponibilidade de CBA em humanos e diferentes modelos experimentais.

☑ ESTUDO DA BIODISPONIBILIDADE DE COMPOSTOS BIOATIVOS DE ALIMENTOS

A quantidade de CBA presente nos alimentos não reflete necessariamente a quantidade absorvida e metabolizada pelo organismo. Assim, são necessárias a identificação e a utilização de biomarcadores de exposição apropriados para a melhor compreensão dos fatores que alteram e

limitam a biodisponibilidade desses compostos e de seus metabólitos. O entendimento dos fatores que levam à liberação dos compostos da matriz do alimento e à extensão da absorção e da biodisponibilidade é crucial para a compreensão dos seus efeitos biológicos e a manutenção e promoção da saúde humana.

Para a avaliação da biodisponibilidade dos CBA, alguns processos devem ser avaliados: a liberação, que torna um composto disponível para absorção, por liberá-lo da matriz do alimento (bioacessibilidade); a absorção, que compreende o movimento do composto do lúmen intestinal para a circulação sanguínea; a distribuição, processo no qual os compostos são difundidos ou transferidos do espaço intravascular para o extravascular; o metabolismo, que é a conversão ou transformação química de um composto às suas respectivas formas mais polares ou eletrofílicas e, portanto, mais suscetíveis à última etapa, que é a excreção dos compostos ou de seus metabólitos conjugados, pelas vias renal, biliar ou pulmonar. O conjunto desses processos é designado por suas iniciais: LADME.[13] Para o melhor entendimento desses processos e, logo, da biodisponibilidade dos

CBA, aqui eles serão apresentados sob a forma de classes químicas.

POLIFENÓIS

O termo "polifenóis", ou compostos fenólicos, refere-se a um amplo e numeroso grupo de moléculas encontradas em hortaliças, frutas, cereais, chás, café, cacau, vinho, suco de frutas e soja. Nas plantas, eles exercem função de fotoproteção, defesa contra microrganismos e insetos, além de serem responsáveis pela pigmentação e por algumas características organolépticas dos alimentos. Os polifenóis apresentam uma estrutura química comum, derivada do benzeno, ligada a um grupo hidrofílico.[14] Com base em sua estrutura e na maneira como os anéis polifenólicos se ligam uns aos outros, são classificados em quatro famílias: flavonoides, ácidos fenólicos, lignanas e estilbenos. Os polifenóis recebem muita atenção da comunidade científica por seus numerosos efeitos biológicos, como sequestro de espécies radicalares de oxigênio e modulação da atividade de algumas enzimas específicas, bem como seu potencial como agente antibiótico, antialergênico e anti-inflamatório.[15-18]

Descreve-se também que os polifenóis podem apresentar uma variedade de mecanismos de ação, independentes de sua capacidade antioxidante direta, no sentido de reduzir o risco de doenças crônicas não transmissíveis. Entre esses mecanismos, destaca-se a atividade sobre o receptor de estrógeno (genisteína), sobre a cascata de sinalização celular (epicatequina), bem como sobre o ciclo celular, diminuindo os riscos da iniciação e progressão tumoral.[19]

Outros efeitos biológicos específicos incluem a modulação da expressão de diferentes genes que traduzem para proteínas importantes, entre elas as telomerases, as cicloxigenases e as lipoxigenases. Os polifenóis podem ainda interagir com vias de transdução do sinal, incluindo ativação do fator de transcrição Nrf2, que induz a expressão de enzimas antioxidantes e de destoxificação, bem como redução da ativação do NfκB, relacionada com a expressão de citocinas pró-inflamatórias.[1,4,20,21]

Biodisponibilidade de polifenóis

Estimativas mais precisas sobre a biodisponibilidade de alguns polifenóis podem ser obtidas pela concentração plasmática e urinária de metabólitos após a ingestão de compostos puros ou de gêneros alimentícios sabidamente fontes do composto de interesse.[22] A taxa de absorção de polifenóis é variável em razão da considerável diversidade estrutural dessa classe de CBA, causando grande influência em sua biodisponibilidade. Ácidos fenólicos, por exemplo, são facilmente absorvidos pelo intestino. Entretanto, alguns flavonoides que apresentam alto peso molecular, como as proantocianidinas, são pouco absorvidos. É importante enfatizar que os polifenóis mais comuns na dieta humana não são necessariamente os mais ativos biologicamente. Isso ocorre por razões como baixa atividade intrínseca, baixa bioacessibilidade, absorção intestinal reduzida ou rápida metabolização e excreção.[23]

Além disso, os metabólitos encontrados no sangue e em órgãos-alvo podem apresentar efeito biológico diferente das suas formas nativas.[11] A estrutura química dos polifenóis determina a extensão da sua absorção intestinal e a natureza dos metabólitos circulantes no plasma. As formas agliconas (livres de açúcar) podem ser diretamente absorvidas pelo intestino delgado. Entretanto, muitos polifenóis estão presentes em alimentos na forma de ésteres, glicosídeos ou polímeros, o que compromete a absorção.[24] Contudo, essas substâncias podem ser hidrolisadas por enzimas intestinais ou pela microbiota intestinal antes de serem absorvidas.[18,25] As formas C-glicosiladas são mais estáveis e menos passíveis de hidrólise quando comparadas às formas O-glicosiladas, tendo melhor absorção.[26]

Durante o curso da absorção, os polifenóis podem ser conjugados no enterócito ou posteriormente no fígado. Essas reações de conjugação são altamente eficientes, reduzindo significativamente as concentrações das formas agliconas (intactas) circulantes, principalmente por meio de reações de metilação, sulfatação, glucoronidação, entre outras. Essas vias de conjugação são processos de destoxificação metabólica comuns a muitos xenobióticos, pois tornam os compostos mais hidrofílicos, facilitando a sua excreção via bile ou urina.[27,28] Assim, a reação de conjugação pode reduzir a quantidade total de polifenóis plasmáticos, resultando, em algumas ocasiões, na formação de metabólitos ativos, promovendo sua atividade biológica (Figura 2).[23]

As formas circulantes dos compostos fenólicos são derivados conjugados e em geral estão extensivamente ligados à albumina.[11] Os flavonoides são encontrados geralmente em concentrações mais elevadas na circulação sistêmica sob a forma metilada e raramente sob a forma intacta. A exceção são as catequinas presentes no chá verde, no qual, após o consumo da bebida, as formas agliconas são encontradas em uma proporção significante no plasma. Isso é coerente porque as catequinas presentes no chá verde estão sob a forma não glicosilada, o que favorece sua absorção no intestino delgado.[23]

Após a absorção, os polifenóis conjugados podem ser excretados pela rota biliar no duodeno e seguir até o cólon. Nessa região do intestino os polifenóis são submetidos à ação de enzimas bacterianas (especialmente as betaglicuronidases) e, em seguida, sofrem reabsorção. Essa reabsorção êntero-hepática pode levar a uma longa permanência de alguns polifenóis no corpo, como é o caso de algumas antocianinas, cujos metabólitos e mesmo as formas intactas são extensivamente excretados via biliar.[11,24]

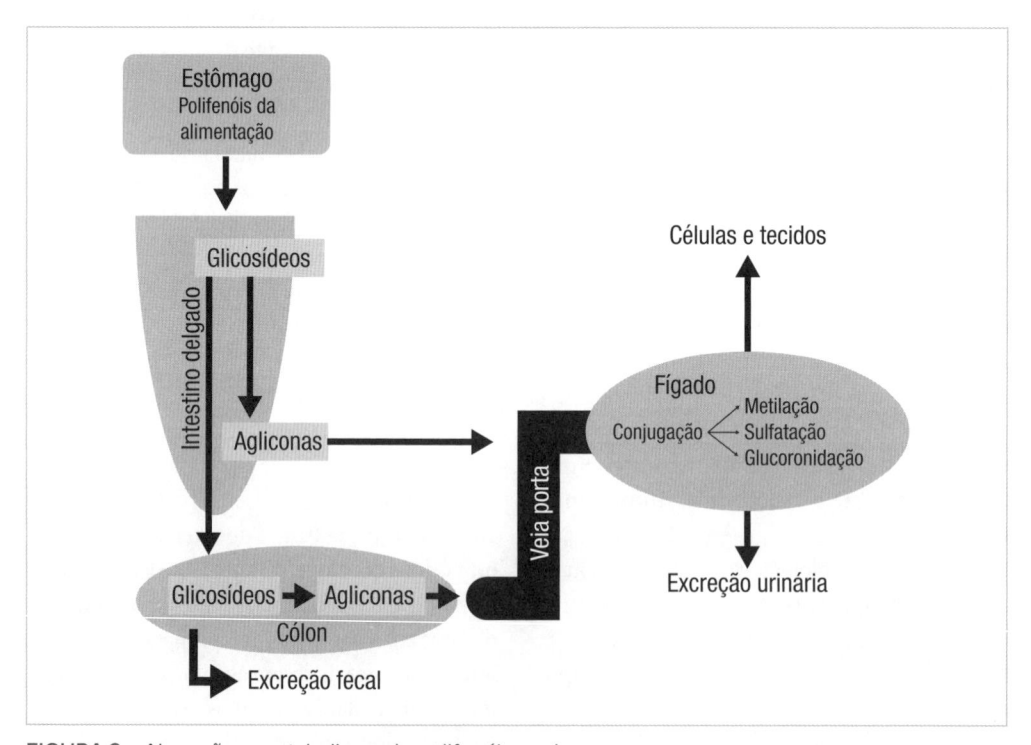

FIGURA 2 Absorção e metabolismo de polifenóis em humanos.
Fonte: Marín et al., 2015;[18] D'Archivio et al., 2010.[23]

Os efeitos da matriz do alimento (bioacessibilidade) na biodisponibilidade dos polifenóis têm sido avaliados por estudos *in vitro*, com a utilização de modelos de simulação da digestão gastrintestinal. Basicamente, esses modelos utilizam a pepsina, em solução de ácido clorídrico para simular a digestão gástrica, e sais biliares em conjunto com a pancreatina para simular a digestão intestinal.[29] Interações diretas entre polifenóis e alguns componentes de alimentos, como ligações com proteínas e polissacarídeos, podem ocorrer e, assim, interferir na absorção. A própria matriz do alimento pode influenciar o processo digestivo, modulando a eficiência catalítica de enzimas digestivas ou alterando o estado coloidal da digesta.[30]

Em geral, as concentrações dos polifenóis aumentam significativamente ou permanecem estáveis na digestão gástrica, em contraste com uma significativa perda quando submetidos aos modelos de digestão intestinal.[31] Em estudo *in vitro* realizado por Tagliazucchi et al. , foi evidenciado um aumento das concentrações de polifenóis, flavonoides e antocianinas durante a simulação de digestão gástrica de uvas vermelhas de mesa. Contudo, na transição para o ambiente de simulação de digestão intestinal, houve diminuição significativa das quantidades de todas as classes de polifenóis avaliadas. Sugere-se que os efeitos indiretos da dieta na fisiologia intestinal (pH, fermentação intestinal, excreção biliar, tempo de trânsito intestinal, entre outros) também são fatores relevantes na absorção dos polifenóis.[32]

O processamento do alimento também pode interferir na biodisponibilidade de polifenóis por induzir modificações físico-químicas e aumentar a bioacessibilidade. Exemplos de tais modificações incluem: quebra de ligações covalentes, ligações de hidrogênio e forças hidrofóbicas; danos estruturais às barreiras físicas, como a quebra da parede celular; incorporação de microestruturas que protegem os polifenóis da degradação no trato gastrintestinal até serem absorvidos.[33] De fato, muitos vegetais não são consumidos crus. Em vez disso, passam por etapas de processamento industrial ou doméstico (como resfriamento, aquecimento, secagem, fermentação etc.) que afetam seu conteúdo, bioacessibilidade e biodisponibilidade. O principal objetivo das técnicas de processamento de alimentos é transformar ingredientes crus em alimentos, ou transformar alimentos em outros produtos finais adequados para o consumo humano. Alguns objetivos específicos incluem aumentar a vida útil dos ingredientes e produtos, inativando patógenos ou microrganismos contaminantes, melhorar a biodisponibilidade de nutrientes normalmente inacessíveis, permitir variedade de sabor, textura ou aroma em certos alimentos e melhorar o perfil nutricional.[34]

O processamento doméstico e industrial afeta o conteúdo de compostos fenólicos, capacidade antioxidante, bioacessibilidade e biodisponibilidade de diferentes maneiras. Enquanto muitas técnicas de processamento de alimentos podem levar à degradação de compostos fenólicos, outras podem melhorar sua absorção e biodisponibilidade.[35] O conteúdo final de polifenóis e a biodisponibilidade em alimentos processados dependem de fatores como a natureza do processo, a duração do tratamento e a matriz alimentar submetida à técnica de processamento.[14]

Ingestão alimentar de polifenóis

As principais fontes alimentares de polifenóis são as frutas, os chás, o café, o vinho tinto e a soja e seus derivados. Por uma série de razões, incluindo a diversidade estrutural, a falta de padronização entre métodos analíticos e a variação do conteúdo em determinado alimento, é extremamente difícil estimar o consumo médio diário de polifenóis. Assim, somente informações parciais estão disponíveis sobre o consumo diário dessa classe de CBA. Supõe-se que a ingestão mínima total, em um dia, seja de 1 g. Tais dados foram obtidos pela análise de várias formas agliconas presentes nos alimentos mais consumidos por humanos.[22] Estimativas mais recentes a respeito da ingestão de flavonoides provenientes principalmente do chá, vinho tinto, maçã, cebola e tomate estão entre 20 e 500 mg/dia.[28] Outros alimentos, como frutas vermelhas, peras e uvas, possuem teores elevados de polifenóis entre 200 e 300 mg/100 g do fruto fresco. Todavia, a sua ingestão ainda não foi estimada.[7,19]

Em uma revisão da literatura, foi constatado que o consumo de polifenóis por adultos mais velhos varia de 280 ± 130 a 2.771 ± 1.552 mg/dia, e a quantidade que reflete um benefício contra doenças cardiovasculares, síndrome metabólica e diabetes varia de 322 a 2.861 mg/dia nessa população.[36]

Uma tentativa de estimar o consumo de fitoquímicos foi proposta por McCarty em 2004.[37] O índice de fitoquímicos (*phytochemical index – PI*) foi desenvolvido como um índice dietético para avaliar os benefícios da ingestão de alimentos ricos em fitoquímicos, com base em resultados de estudos epidemiológicos populacionais. Ele é definido como a porcentagem de calorias derivadas de alimentos ricos em CBA, estimado pela seguinte fórmula:

PI = (energia diária derivada de alimentos ricos em fitoquímicos (kcal)/ingestão diária total de energia (kcal)) × 100

Alimentos ricos em CBA incluem frutas, hortaliças (exceto tomates), legumes, nozes, sementes e grãos integrais. Sucos de frutas e hortaliças também são frequentemente ricos em fitoquímicos e contabilizados no índice. Em uma revisão sistemática sobre o impacto do PI na saúde humana, os autores constataram que o consumo de alimentos ricos em fitoquímicos e um alto PI dietético estão associados a uma diminuição do peso, circunferência da cintura e triglicerídeos, além de reduzir o risco de síndrome metabólica e

hipertensão. No entanto, são necessários estudos prospectivos de coorte em larga escala e ensaios clínicos randomizados para corroborar tais achados e instituir recomendações de consumo para promoção da saúde.[38]

Além disso, deve-se destacar que o conteúdo de polifenóis dos alimentos é influenciado pelos métodos de preparação culinária. O simples descascamento de frutas pode reduzir significativamente o teor de polifenóis. O cozimento da cebola, por exemplo, pode acarretar a redução de 75% do seu conteúdo inicial de quercetina após 15 minutos de fervura, 65% após cozimento em micro-ondas e 30% após fritura.[23] Essas alterações devem ser consideradas quando se estuda a ingestão de CBA. Considerando tais fatores, estimou-se que a ingestão dietética de flavonoides pela população de São Paulo é de 60 a 106 mg/dia.[39] Contudo, o território vasto e as condições climáticas dos biomas brasileiros (Amazônia, Caatinga, Cerrado, Mata Atlântica, Pampas e Pantanal) desempenham um papel importante na diversidade observada nas espécies vegetais, o que se reflete na variabilidade no consumo de CBA entre as diferentes regiões brasileiras. Avaliando dados do Inquérito Nacional de Alimentação (INA) de 2017-2018, Carnauba et al. identificaram e mapearam o consumo de polifenóis de brasileiros. O café foi o alimento que mais contribuiu para o consumo de ácidos fenólicos e ácidos hidroxicinâmicos, sendo o principal contribuinte para o consumo total de polifenóis, em praticamente todas as regiões, exceto no Sul, onde o chá teve maior contribuição. O feijão e preparações que o contêm foram os principais fornecedores de flavonoides e flavonóis no Centro-Oeste, Sudeste, Norte e Nordeste.[40]

Absorção intestinal e metabolismo de polifenóis

Os mecanismos de absorção e metabolização dos polifenóis estão sendo progressivamente elucidados. Vários autores acreditam que as propriedades hidrofílicas das formas agliconas dos polifenóis favoreçam a absorção por difusão passiva. Acreditava-se, porém, que as formas glicosiladas não sofriam absorção relevante. Contudo, mecanismos mais complexos podem estar envolvidos. Aparentemente as formas glicosiladas de quercetina, por exemplo, podem sofrer absorção pelo cotransportador de glicose sódio-dependente (SGLT1), seguida de quebra da ligação com a glicose no citosol do enterócito pelas enzimas betaglicosidases, para então atingirem a circulação sistêmica. Outra possibilidade seria a hidrólise das formas glicosiladas pela enzima lactase-florizina hidrolase na superfície da membrana dos enterócitos e subsequente influxo da forma aglicona.[28,41]

O peso molecular do composto também pode afetar a absorção intestinal. Moléculas grandes, como as proantocianidinas, não são facilmente absorvidas no intestino delgado. Alguns estudos reforçam essa hipótese e sugerem que a absorção de proantocianidinas pela membrana do intestino é baixa.[25] Na maioria dos estudos de biodisponibilidade de antocianinas, as concentrações plasmáticas máximas resultantes do consumo de alimentos ricos nesses polifenóis variam entre médias (12% da dose ingerida) a extremamente baixas (0,05% da dose ingerida). No entanto, mesmo com a baixa capacidade de absorção, os polifenóis presentes na uva, por exemplo, podem ter impacto positivo direto na mucosa do intestino.[42]

Uma série de fatores pode reduzir a absorção de catequinas intactas presentes nos chás, incluindo: 1) instabilidade e insolubilidade no lúmen intestinal; 2) transporte pelo epitélio intestinal ineficiente; 3) metabolismo rápido e *clearance* elevado logo após a absorção. A eficiência reduzida no transporte de catequinas por meio do intestino é considerada limitação-chave para sua biodisponibilidade sistêmica. Além disso, a baixa afinidade pelo sistema de transportadores tem impacto direto sobre a absorção reduzida das catequinas.[43]

A quercetina é um dos polifenóis mais estudados do ponto de vista da biodisponibilidade. Atribui-se a absorção reduzida das formas aglicona e dos glicosídeos de quercetina, parte à sua propensão e à de seus metabólitos, em retornar de volta ao lúmen intestinal após a entrada no enterócito. A quercetina aglicona ou os glicosídeos são efluídos através da membrana de enterócitos, como indicado em estudos com monocamada de células Caco-2, mostrando que sua permeabilidade do lado basal ao lado apical foi mais de duas vezes maior do que sua permeabilidade apical à basolateral. Além disso, após ratos serem perfundidos com quercetina aglicona do jejuno para o íleo, os metabólitos conjugados de quercetina no efluente intestinal representaram 52% da dose administrada. Assim, a maior parte da quercetina aglicona absorvida é rapidamente metabolizada e excretada de volta ao lúmen intestinal. Da mesma maneira, as formas glicosiladas também estão sujeitas ao efluxo intestinal. Um estudo de perfusão intestinal em repouso mostrou que 52% da dose perfundida de quercetina-3-glicosídeo apareceu como quercetina aglicona e metabólitos conjugados no efluente luminal. Tais dados indicam que menos da metade da dose consumida é efetivamente absorvida.[41] A alimentação pode fornecer ao organismo, simultaneamente, diversos polifenóis, cada um em concentrações diferentes. Apesar disso, não foi encontrada qualquer evidência de que a presença simultânea de ácido ferúlico, hesperitina e genisteína possa interferir na transferência de qualquer um desses polifenóis para os enterócitos quando administrados em doses fisiológicas. Esses dados sugerem que o mecanismo de transporte de polifenóis do lúmen para os enterócitos não é saturável e que não há interações competitivas entre os compostos estudados, em doses normalmente encontradas no intestino, após uma refeição completa.[27]

A matriz alimentar e macronutrientes também podem interferir na biodisponibilidade de polifenóis. Interações com proteínas foram observadas em um estudo *in vitro* no qual o leite foi adicionado ao chá preto e ao chá verde. Os resultados dessa adição não alteraram a capacidade antioxidante de ambos os chás. Contudo, quando foi realizado experimento *in vivo*, houve inibição do potencial antioxidante, demonstrando que, aparentemente, essa inibição está relacionada a uma redução na absorção intestinal de polifenóis na presença das proteínas presentes no leite.[44] Em contrapartida, estudos subsequentes mostraram que a adição do leite tanto ao chá preto quanto ao verde não alterou a biodisponibilidade de compostos fenólicos específicos, como as catequinas, a quercetina e o kampferol, em humanos.[11]

Entretanto, Lamothe et al. identificaram melhora significativa na estabilidade de polifenóis na fase intestinal e aumento da atividade antioxidante quando ingeridos concomitantemente com queijo (29%) e leite (42%). Os autores sugeriram que a interação dos polifenóis do chá verde com proteínas presentes no leite e queijo pode proteger esses CBA da degradação durante a digestão.[45] Outros trabalhos indicam que a biodisponibilidade de catequinas presentes no chá verde não é alterada pela presença do leite ou derivados, e a tendência de outros resultados demonstra que essa interação não altera, ou até mesmo favorece, a atividade antioxidante dos polifenóis, tanto no chá verde quanto no chá preto.[46-50] A discrepância entre os diferentes estudos pode estar relacionada à falta de padronização dos métodos experimentais, especialmente entre os resultados obtidos de experimentos *in vitro* e *in vivo*.

Alguns pesquisadores sugerem que o álcool presente no vinho tinto pode melhorar a absorção de polifenóis por aumentar a sua solubilidade. Em ratos, o etanol aumentou a absorção de quercetina; porém, as doses alcoólicas foram altas (> 30% do volume), impossíveis de serem consumidas em uma dieta normal. Já em humanos, a concentração plasmática de metabólitos de catequinas foi similar após o consumo de vinho tinto normal e de vinho tinto sem álcool. Vinte por cento a mais de metabólitos foram excretados na urina após a ingestão de vinho tinto normal. Isso pode indicar um possível papel do etanol na excreção de polifenóis, provavelmente associado ao seu efeito diurético.[11] Em experimentos *in vitro* utilizando mucosa intestinal de ratos, houve significativa melhora na absorção de quercetina aglicona (300%) e sua forma glicosilada quercitina-3-O-glicosídeo (150%) presentes no vinho, em comparação com as mesmas amostras retirando-se o álcool. Os autores acreditam que pequenas quantidades de álcool podem melhorar a permeabilidade intestinal, facilitando a absorção de compostos polares por difusão passiva.[51]

A administração de polifenóis isolados de sua matriz alimentar de origem pode afetar intensamente a sua biodisponibilidade. Concentrações plasmáticas de quercetina glicosilada foram elevadas, quando a administração foi feita a voluntários saudáveis e em jejum, comparada a quantidade equivalente administrada em alimentos-fonte, como cebola e maçãs, junto de uma alimentação completa. Essa informação sugere que o consumo de qualquer alimento possa limitar a absorção de polifenóis e que altas concentrações plasmáticas desses compostos só podem ser atingidas pelo consumo de suplementos isolados e em momentos distantes das refeições.[11] Estudos compilados indicam que dietas ricas em fibra, proteínas e minerais divalentes alteram de forma negativa a biodisponibilidade, enquanto as dietas ricas em carboidratos de baixo índice glicêmico e lipídios melhoram a bioacessibilidade dos polifenóis.[52]

Influência da glicosilação

Em geral os flavonoides (flavonóis, flavonas, isoflavonas e antocianinas) estão presentes nos alimentos na forma glicosilada. O açúcar ligado é geralmente a glicose ou ramnose, mas também pode ser galactose, arabinose, xilose ou outros açúcares. Comumente, a conjugação acontece apenas com um açúcar, mas pode haver dois ou três açúcares ligados à mesma molécula. Essa glicosilação pode influenciar as propriedades físico-químicas e biológicas dos compostos fenólicos. Tipicamente os polifenóis glicosilados são mais hidrofílicos e em geral muito polares, ou às vezes têm estrutura muito grande para penetrar rapidamente a membrana intestinal. Para que ocorra a difusão passiva pela membrana apical do intestino delgado, pode ser necessária a remoção do açúcar. Por essa razão, muitos autores afirmam que o primeiro passo do metabolismo pode ser a desglicosilação. As glicosidases são enzimas ativas que podem estar presentes em células da mucosa gastrintestinal, ou ainda estar na microbiota colônica, capazes de desglicosilar as formas glicosiladas dos polifenóis.[22]

Experimentos com ratos tratados cirurgicamente, em que a absorção foi restrita ao estômago, mostraram que, em nível gástrico, é possível a absorção de alguns flavonoides livres, como a quercetina e a daidzeína, mas não de seus glicosídeos. A explicação para tal fato é que formas glicosiladas provavelmente resistem à hidrólise ácida do estômago e, por isso, chegam intactas ao duodeno. Somente as aglyconas e alguns polifenóis ligados especificamente à glicose podem ser absorvidos no intestino delgado. Contudo, a absorção dos glicosídeos presentes no estômago ainda não está clara.[53,54]

Polifenóis ligados a ramnoses, quando chegam intactos ao cólon, podem ser hidrolisados por ramnosidases oriundas da microbiota, o que possibilita a sua absorção. A mesma probabilidade é aplicada a polifenóis ligados à arabinose ou à xilose, mas essa questão ainda não foi estudada em detalhes.[55] Em experimentos com cultura de células Caco-2 e de perfusão intestinal em ratos, as formas aglyconas são em geral mais bem absorvidas. No entanto, a biodisponibilidade não é elevada porque as formas aglyconas puras têm

solubilidade muito baixa em água. Essa baixa solubilidade pode causar taxas de dissolução lenta, o que pode retardar a absorção.[56]

A absorção no cólon ocorre mais lentamente e com menor intensidade se comparada ao intestino delgado. As razões, para tanto, podem ser sua pequena área de exposição e a baixa atividade dos transportadores de membrana. Condizentemente com a informação anterior, os glicosídeos ligados a ramnoses são absorvidos mais lentamente e com menor eficácia do que as formas aglycona ou ligadas à glicose. Isso foi demonstrado claramente em humanos, em que a absorção máxima de quercetina 4'-glicosídeo ocorreu entre 30 e 42 minutos, enquanto a absorção máxima da mesma quantidade de rutina (quercetina-3-beta-rutinosídeo) ocorreu entre 6 e 9 horas após a ingestão. Assim, a biodisponibilidade da rutina é em torno de 80-85% menor do que a quercetina 4'-glicosídeo.[57]

Com resultado semelhante ao do experimento citado anteriormente, a quercetina presente na cebola, comumente está ligada à glicose, foi absorvida com velocidade e taxa de absorção elevadas, quando comparadas com a quercetina presente na maçã, que contém, além de glicose, vários outros açúcares ligados à sua estrutura. O mecanismo pelo qual a conjugação com a glicose facilita a absorção da quercetina foi apenas parcialmente elucidado, mas parece estar relacionado com transportadores de hexoses, especialmente com o SGLT-1. Esse transportador encarrega-se de levar a forma glicosilada da quercetina para o interior do enterócito, onde sofrerá a ação de betaglicosidases citosólicas.[28,41,58]

Outro caminho de absorção de polifenóis foi sugerido e envolve duas enzimas: a lactase-florizina hidrolase (presente na membrana apical dos enterócitos no intestino delgado) e a betaglicosidase (presente no citosol dos enterócitos e que cliva glicosídeos polares), glicosidases encarregadas de catalisar a hidrólise de alguns polifenóis, como os flavonoides glicosilados.

Após a hidrólise realizada pela lactase-florizina hidrolase, a forma aglicona é absorvida por difusão passiva na membrana apical.[18] Esse processo foi evidenciado em flavonoides glicosilados como a quercetina e a daidzeína.[59]

Em estudo realizado em humanos, a forma aglicona de isoflavonas apresentou maior pico de concentração plasmática que a forma glicosilada, tanto em baixas quanto em altas doses e durante longos períodos após a ingestão.[60] Por sua vez, em um estudo sobre a biodisponibilidade de isoflavonas administradas de forma isolada a humanos saudáveis, a daidzeína e a genisteína, fornecidas por via oral, apresentaram menor biodisponibilidade quando comparadas às suas respectivas formas glicosiladas.[61] Já o fornecimento de extrato de soja com isoflavonas glicosiladas ou agliconas não apresentou alterações na biodisponibilidade desse polifenol em mulheres na pós-menopausa.[62]

Mais estudos são necessários para avaliação da influência da glicosilação sobre a absorção de isoflavonas. Porém, a maioria dos resultados apresentados até o momento indica que a absorção é reduzida nas formas glicosiladas. Assim, pode-se afirmar, de maneira geral, que as isoflavonas seguem o mesmo perfil de absorção de outros flavonoides. É consenso entre os autores que as formas glicosiladas de isoflavonas devem sofrer desglicosilação para serem absorvidas de forma adequada e que as formas agliconas geralmente sofrem rápido e intenso metabolismo com formação de conjugados que podem ser detectados na circulação sistêmica antes de serem eliminados.[63-65]

Apesar de as evidências indicarem que a glicosilação influencia a absorção e a biodisponibilidade de alguns polifenóis, ela não afeta a natureza dos metabólitos circulantes. Glicosídeos intactos de quercetina, daidzeína e genisteína não foram recuperados no plasma ou na urina, após a ingestão de compostos puros, ou complexados na matriz de alimentos-fonte, evidenciando o intenso metabolismo do epitélio intestinal

(borda em escova) e hepático. Com relação às flavononas, somente traços de glicosídeos foram detectados na urina humana, correspondentes a 0,02% da dose administrada. Deve-se levar em conta que esse estudo administrou uma dose elevada (500 mg), o que pode ter acarretado a saturação de alguns mecanismos de transporte (absorção) e metabolização.[28]

Em contrapartida, as antocianinas constituem uma exceção, pois glicosídeos intactos são as maiores formas circulares. A explicação para isso pode ser a sua instabilidade na forma aglicona ou a possibilidade de um mecanismo específico para absorção e metabolismo de antocianinas. Passamonti et al. propuseram que antocianinas na forma glicosilada podem ser transportadas por bile-translocases em nível gástrico, pois apresentam certa afinidade por esses transportadores, o que pode caracterizar um transporte específico.[66]

Papel da microbiota intestinal

A microbiota intestinal é um complexo ecossistema que interage com o seu hospedeiro para manter a homeostase, desempenhando um papel importante no metabolismo e na biodisponibilidade de compostos provenientes da alimentação. A composição da microbiota varia significativamente entre os indivíduos, em razão de uma série de fatores, como idade, sexo, genética, alimentação, exposição a fármacos (antibióticos), interações com o meio ambiente, estresse, entre outras. A microbiota intestinal desempenha um papel importante no metabolismo dos polifenóis encontrados nos alimentos. Alguns produtos específicos de transformação bacteriana, como produtos de fissão do anel aromático e os metabólitos reduzidos, exibem propriedades mais relevantes que os compostos originais. Estudos sobre o metabolismo dos polifenóis pela microbiota intestinal são cruciais para a compreensão do papel desses compostos e seu impacto na saúde.[67]

Como citado anteriormente, os polifenóis não absorvidos no intestino delgado alcançam o cólon, e a microbiota colônica encarrega-se de hidrolisar as formas glicosiladas a agliconas. Estas, por sua vez, são extensivamente metabolizadas, podendo originar vários ácidos fenólicos. Bactérias de diferentes filos estão envolvidas nessa atividade, destacando-se os *Bacteroides* e *Firmicutes*.[52] Os metabólitos da microflora (agliconas) são então absorvidos e subsequentemente conjugados no interior do enterócito, sendo adicionados de grupos metil, glicina, ácido glucurônico ou sulfato.[18]

Em humanos, apesar de os dados ainda serem escassos, sabe-se que enzimas produzidas pela microbiota são necessárias à biotransformação de polifenóis.[67] Por exemplo, a *Eubacterium ramulus* produz, no lúmen intestinal, hidroxilases que clivam a naringina (flavanona glicosídeo) em produtos passíveis de serem absorvidos.[68] Constatou-se também que esterases sintetizadas por *Lactobacillus* spp. têm papel no metabolismo do ácido ferúlico, produzindo 4-vinil-guaiacol e ácido hidroxiferúlico. Conversões subsequentes desses dois intermediários dão origem aos ácidos vanílico e cafeico, respectivamente. Ambos os compostos apresentam efeitos terapêuticos contra a doença de Alzheimer.[69]

A microbiota intestinal também é importante no contexto de biodisponibilidade de polifenóis, uma vez que é responsável pela metabolização de grande parte desses compostos. Por exemplo, os polifenóis do cacau são pouco absorvidos no intestino, e a maioria deles não consegue alcançar a circulação sistêmica em suas formas naturais. Contudo, uma microbiota saudável é capaz de formar metabólitos bioativos secundários que são bioacessíveis, entram na circulação, chegam aos órgãos-alvo e exibem suas atividades. Na verdade, uma vez que chegam ao intestino, os polifenóis do cacau interagem bidirecionalmente com a microbiota intestinal. Eles podem tanto ser metabolizados quanto modular a composição da microbiota, exercendo efeitos prebióticos. Ao chegarem intactos ao intestino, promovem o crescimento de bactérias benéficas, como os *Lactobacillus* e os *Bifidobacterium*, enquanto reduzem o número de bactérias patogênicas, como o *Clostridium perfringens*. Após a metabolização pela microbiota, os metabólitos bioativos do cacau podem melhorar a saúde intestinal, exibindo atividades anti-inflamatórias, afetando positivamente a imunidade e reduzindo o risco de doenças.[70]

As concentrações plasmática e urinária dos metabólitos produzidos pela microbiota colônica podem ser tão elevadas quanto as concentrações teciduais, especialmente para os polifenóis do vinho, que não são facilmente absorvidos. Há sugestões de que alguns desses metabólitos podem desempenhar efeitos fisiológicos – por exemplo, o ácido hidroxifenilacético parece apresentar uma inibição sugestiva da agregação plaquetária. Ainda, entre uma grande quantidade de ácidos aromáticos com baixo peso molecular formada pela microbiota, alguns podem ser usados como biomarcadores para a ingestão de polifenóis.[17]

O nível de biotransformações sofridas por um polifenol específico é determinado por dois fatores principais: o primeiro é a estrutura química, que determina os sítios passíveis de biotransformação pelas enzimas da microbiota intestinal. O segundo é a composição da microbiota do indivíduo em questão. Algumas biotransformações podem ser realizadas por uma vasta gama de espécies microbianas intestinais (como é o caso da desglicosilação), mas outras reações mais específicas requerem a presença de determinadas espécies dotadas de genes que codificam enzimas mais específicas. Por exemplo, a daidzeína é convertida em seu metabólito (S)-equol (que apresenta efeito estrogênico) exclusivamente por enzimas produzidas pela *Adlercreutzia equolifaciens*.[18,67] Assim, alguns metabólitos de polifenóis específicos também podem servir como biomarcadores do equilíbrio da microbiota intestinal.

Ligação de polifenóis com proteínas plasmáticas e estruturas lipídicas

Os ciclos de conjugação e desconjugação dos polifenóis são essenciais e determinantes para a absorção, distribuição e consequentemente para o efeito biológico.[71] Apesar de poderem ser encontrados em sua forma nativa intacta, a maioria dos polifenóis circulantes apresenta-se nas formas glucuronadas, metiladas e sulfatadas, e grande parte desses metabólitos encontra-se ligada às proteínas plasmáticas.[52] Mesmo em dietas enriquecidas com determinados polifenóis, como a quercetina, é raro encontrá-la livre na circulação sistêmica. Frequentemente os seus metabólitos se apresentam ligados à albumina (mais abundante proteína plasmática).[22] Latruffe et al. identificaram dois sítios de ligação do resveratrol na albumina, evidenciando maior afinidade desse polifenol por essa proteína plasmática. Isso explica em parte os efeitos biológicos proeminentes do resveratrol, apesar das baixas concentrações na dieta, quando comparado, por exemplo, com a quercetina, o polifenol mais abundante da alimentação humana.[72] Autores afirmam que, quanto maior o número de hidroxilas presentes no anel B dos flavonoides, maior a afinidade pelas proteínas plasmáticas. Em contrapartida, substituintes glicosídeos no anel C dos polifenóis diminuem essa afinidade.[73]

A quercetina apresenta uma interação intensa e estável com a albumina (99% para concentrações até 15 μmol/L), provavelmente por sua habilidade em assumir uma conformação planar, e, interessantemente, ainda assim exerce atividade antioxidante. Entretanto, as propriedades biológicas dos polifenóis não são limitadas à sua capacidade antioxidante, e sua ligação com a albumina pode ter outros efeitos ainda não elucidados.[22]

Os polifenóis e seus metabólitos em geral apresentam alta hidrofilicidade, o que dificulta a penetração pelas membranas lipofílicas das células. Alguns autores constataram que, em modelos de membranas lipofílicas, certos polifenóis conseguem atravessar as membranas em concentrações distintas. O aumento do pH pode levar à desprotonação das hidroxilas da estrutura dos polifenóis, aumentando as interações sobre a superfície das membranas celulares. Essa adsorção de polifenóis provavelmente limita o acesso de oxidantes a esses locais, reduzindo a oxidação às membranas.[22]

A lipoproteína de baixa densidade (LDL) é uma macromolécula lipofílica que, uma vez oxidada, participa do desenvolvimento da aterosclerose. Os polifenóis têm a capacidade de proteger a LDL da oxidação, diminuindo a peroxidação lipídica e melhorando a capacidade antioxidante do plasma. Os possíveis mecanismos envolvidos incluem a diminuição do estresse oxidativo e da atividade de enzimas envolvidas na digestão de carboidratos, *upregulation* do óxido nítrico sintase endotelial e inibição da expressão de genes que codificam mediadores químicos pró-inflamatórios.[74] Polifenóis provenientes do coco, uva, frutas vermelhas e chá verde são os que possuem maior relevância clínica com relação à redução da oxidação da LDL e, por consequência, com maior potencial para a prevenção de alterações cardiovasculares.[75]

Concentrações séricas e plasmáticas de polifenóis

As concentrações de polifenóis no plasma variam muito após o seu consumo, especialmente de acordo com a natureza dos polifenóis e dos alimentos ingeridos. Dependem também das modificações que tais compostos sofrem durante o metabolismo e da forma como serão absorvidos no trato gastrintestinal.[76] Diante de todos esses fatores, há de se esperar que as concentrações plasmáticas da maioria dos polifenóis não sejam elevadas, frequentemente menores que 1 μmol/L. Os estudos farmacocinéticos têm identificado comumente uma baixa absorção do mais abundante flavonoide encontrado na natureza: a quercetina. Após a ingestão de suco de uva contendo 10 mg de quercetina na forma aglicona, a concentração máxima no plasma ($C_{máx}$) foi de 0,16 µmol/L, o que representa somente 1,4% da dose ingerida. Valores semelhantes foram obtidos para catequina, após ingestão de 25 mg, com $C_{máx}$ de 0,49 µmol/L (1,7% da dose ingerida).[77]

A forma como a administração é realizada também é determinante para a absorção. Uma revisão comparou a administração de quercetina glicosilada em solução hidroalcoólica, que resultou em concentrações plasmáticas acima de 5 µmol/L. Tais valores foram superiores aos encontrados com a administração por meio de alimentos-fonte (cebola, maçã ou refeição completa), que variaram entre 0,3 e 0,75 nmol/L.[11] Concentrações plasmáticas máximas foram determinadas em mulheres menopausadas, após a ingestão de 50 mg de isoflavona pura ou nas suas formas glicosiladas. Os valores encontrados foram na ordem de 80 a 800 ng/mL, com tempo de 6 a 8 horas para atingir as concentrações máximas ($T_{máx}$). Em um outro estudo, o tempo para o alcance do $C_{máx}$ de 396 µg/L de daidzeína e 659 µg/L genisteína foi de 6 horas, após o consumo de 60 g de soja.[78]

Com relação a outros alimentos, os dados encontrados na literatura mostram que, quando a ingestão ocorre na forma de chá verde (90-150 mg), a concentração plasmática foi de 0,1 a 0,7 µmol/L; na forma de chocolate (70-165 mg), foi de 0,25 a 0,7 µmol/L; na forma de vinho tinto (35 mg), as concentrações foram de 0,09 µmol/L. Todos os experimentos utilizaram equivalentes de quercetina como parâmetro de conteúdo de polifenóis.[11]

Luo et al. determinaram os parâmetros farmacocinéticos da isoflavona bioativa formononetina e do seu glicosídeo ononina, após administração oral em ratos, sob mesma dosagem (20 mg/kg). Houve grande diferença na biodisponibilidade entre a formononetina (21,8%) e a ononina (7,3%), bem como para o $C_{máx}$ (302, 6 nmol/L e 74,6 nmol/L, respectivamente). Tais resultados comprovam os relatos de outros estudos, em que a forma glicosilada apresenta absorção reduzida e é dependente de transportadores específicos (SLGT-1 e transportadores ABC).[79]

As antocianinas são os polifenóis que apresentam as menores concentrações plasmáticas, com $T_{máx}$ ocorrendo entre 30 minutos e 2 horas e $C_{máx}$ na ordem de poucos nmol/L para uma ingestão de 110 a 200 mg de antocianinas. Isso pode ser em razão da sua baixa biodisponibilidade, considerada menor entre os polifenóis, uma vez que a sua absorção é quase restrita ao cólon e intensamente dependente da atividade da microbiota intestinal. Os metabólitos das antocianidinas podem modular positivamente a população das bactérias intestinais, levando a um aumento das populações de Proteobacteria, Fusobacteria, Firmicutes e Bacteriodetes, após a ingestão diária de vinho tinto (272 mL/dia durante 20 dias).[44] As isoflavonas certamente representam os flavonoides mais bem absorvidos. Apesar de existirem em sua maioria na forma glicosilada nos alimentos, as betaglicosidases parecem ser mais eficientes para tais compostos, originando rapidamente suas formas agliconas que são mais facilmente absorvidas pelos enterócitos.[80] Em adultos que consomem uma quantidade relativamente baixa de soja e produtos derivados (cerca de 50 mg de isoflavonas), concentrações plasmáticas de 1,4 a 4 µmol/L são obtidas entre 6 e 8 horas após a ingestão.[17]

Com o advento de técnicas analíticas mais acuradas, estudos farmacocinéticos têm sido realizados determinando as concentrações dos polifenóis e seus metabólitos simultaneamente, em uma única corrida analítica. Por exemplo, Castello et al. determinaram as concentrações plasmáticas dos polifenóis e seus metabólitos após o consumo de extrato aquoso de bagaço de uvas vermelhas (625 mg de polifenóis totais/100 mL). Cerca de 30 compostos fenólicos e seus metabólitos foram analisados, sendo que o $C_{máx}$ variou de 2,9 nmol/L para catecol a 1.171,2 nmol/L para o glucuronidato hidroxifenil-γ--valerolactona, este último o metabólito mais abundante.[64]

A abordagem metabolômica também contribui para a avaliação da biodisponibilidade de polifenóis. Por meio de técnicas analíticas avançadas, é possível identificar e quantificar uma gama de metabólitos de polifenóis em amostras biológicas, como urina, plasma e soro. É possível também determinar metabólitos específicos, relacionados a diferentes tipos de polifenóis, como compostos derivados da epicatequina, após o consumo de lentilhas, e o ácido protocatecuico, após o consumo de grão-de-bico, estabelecendo biomarcadores relevantes do consumo desses alimentos. Essas descobertas destacam o potencial da metabolômica na identificação e quantificação precisa dos metabólitos de polifenóis, contribuindo para melhor compreensão dos efeitos desses compostos na saúde humana.[81]

Uma revisão interessante a respeito da biodisponibilidade de flavan-3-óis em humanos descreve a comparação entre o valor médio de sua ingestão e a excreção urinária cumulativa média de seu metabólito, a fenil-γ-valerolactona. Os autores sugerem que a ingestão de cerca de 5 µmol de flavan-3-óis potencialmente resultaria na excreção de 1 µmol de fenil-γ-valerolactona. Essa observação está de acordo com a estequiometria na produção desses metabólitos colônicos C5-C6 a partir de monômeros de flavan-3-ol. Da mesma forma, ao comparar a excreção urinária cumulativa média de ácidos fenilvaléricos ($\approx$4 µmol) com a quantidade média ingerida de flavan-3-óis obtida em estudos que quantificaram esses metabólitos ($\approx$1.190 µmol), seriam necessários 303 µmol de flavan-3-óis para atingir 1 µmol de ácidos fenilvaléricos urinários.[82] Essa quantidade seria importante para ações de promoção da saúde. A meia-vida das isoflavonas e da quercetina é da ordem de 4 a 8 horas e 11 a 28 horas, respectivamente. Esses dados sugerem que a manutenção de concentrações plasmáticas elevadas de metabólitos de flavonoides pode ser obtida com consumo regular e frequente de alimentos vegetais. Por exemplo, o consumo de cebola três vezes ao dia favorece o acúmulo de quercetina no plasma. Para compostos como as catequinas, presentes nos chás, que apresentam uma absorção elevada e meia-vida curta, a ingestão regular de pequenas quantidades pode ser mais eficiente que o consumo de uma grande quantidade ingerida de uma só vez.[22]

Excreção

Os metabólitos de polifenóis podem seguir dois caminhos para excreção: a via biliar e a rota urinária. Em sua maioria, os metabólitos conjugados são mais facilmente eliminados pela bile, entretanto conjugados pequenos, como os monossulfatos, são preferencialmente excretados pela urina. Em animais de laboratório, a magnitude relativa das excreções urinária e biliar varia de um polifenol a outro.[11]

A excreção biliar dos polifenóis em humanos pode diferir daquela dos ratos, pois estes não têm vesícula biliar. As bactérias intestinais possuem betaglicosidases, que podem hidrolisar os metabólitos conjugados excretados na bile a agliconas livres, passíveis de reabsorção via circulação êntero-hepática.[22] Enzimas específicas, como a catecol-O-metiltransferases, são capazes de catalisar as reações em flavonoides que possuem a porção catecol presente no anel B. A metilação na posição 3' do anel B acelera a excreção do composto, como foi evidenciado no comportamento farmacocinético do flavonoide fisetina, presente no morango, no tomate, na cebola e na maçã. O seu metabólito geraldol (3'-metilado) apresenta eliminação rápida (meia-vida de 45 minutos).[28] A tangeretina, uma das mais abundantes polimetoxiflavonas, encontrada predominantemente nas frutas cítricas (laranja e tangerina), apresentou excreção urinária e fecal reduzida de 0,0026% e 7,54%, respectivamente, após administração oral em ratos (50 mg/kg). Esses resultados sugerem que cerca de 92% da tangeretina administrada foi eliminada na forma de metabólitos, extensivamente conjugada antes de atingir a circulação sistêmica e ser eliminada.[83]

As concentrações de polifenóis na urina têm potencial como biomarcador da ingestão de alimentos ricos em polifenóis. Em um estudo com adultos jovens (18-24 anos) com intervenção *online* destinada a melhorar a qualidade da dieta, a ingestão de polifenóis e alimentos ricos em polifenóis dos participantes foi avaliada por meio de recordatórios de 24 horas. Uma amostra de urina foi coletada no início do experimento e 3 meses após a intervenção, para análise de metabólitos de polifenóis. Os autores identificaram que as concentrações de polifenóis totais na urina e o ácido hipúrico (HA) demonstraram uma correlação moderada com a ingestão total de polifenóis, estimada pelos recordatórios. O aumento na ingestão de polifenóis totais ou polifenóis do chá/café ou azeite resultaram em maior excreção de HA, enquanto uma relação negativa foi observada entre os polifenóis da soja e o HA, sugerindo que participantes com maiores ingestões de polifenóis da soja tiveram menor excreção de HA. Os achados sugerem que os polifenóis totais na urina podem ser um biomarcador promissor da ingestão de polifenóis e que o HA pode ser um biomarcador da ingestão tanto de polifenóis totais quanto dos polifenóis do chá/café.[84]

O tempo exato da meia-vida é essencial para estabelecer a recomendação de consumo; contudo, a dos polifenóis no plasma raramente pode ser calculada com grande precisão. Há indícios de que, no geral, o tempo de excreção desses compostos é rápido, de aproximadamente 2 horas para antocianinas e de 2 a 3 horas para flavonóis. Uma exceção é a epicatequina galato, de eliminação mais lenta – provavelmente em razão da sua alta excreção biliar ou da alta afinidade com as proteínas do plasma.[11]

GLICOSINOLATOS

Glicosinolatos constituem um grupo de compostos biologicamente inativos que devem ser hidrolisados para exercer atividade biológica tanto nas plantas quanto nos seres humanos. A sua estrutura é formada de ésteres de betatioglicosídeos ligados a N-hidróxi-sulfatos e uma cadeia lateral variável (Figura 3). Esse grupo de compostos bioativos é encontrado principalmente em hortaliças brássicas, como a couve, o repolho, o brócolis, a couve-flor e a couve-de-bruxelas.

Os glicosinolatos são compostos hidrofílicos, química e termicamente estáveis, e a sua hidrólise ocorre por uma reação enzimática mediada pela enzima mirosinase (betatioglicosidase). Essa enzima co-ocorre nas plantas que contêm glicosinolatos em compartimentos isolados, entrando em contato com estes apenas quando a planta sofre alguma injúria. Portanto, os glicosinolatos, a exemplo dos polifenóis, estão relacionados com o sistema de defesa das plantas. Os produtos que, em geral, resultam da hidrólise de glicosinolatos são os isotiocianatos (ITC), as nitrilas e os tiocianatos.[13]

As nitrilas são formadas preferencialmente em pH ácido e na presença de íons ferrosos (Fe^{2+}), enquanto os ITC são preferencialmente formados em pH neutro. Em razão da sua alta reatividade, os ITC em geral sofrem ciclização, dando origem à oxazolidina-2-tiona. Contudo, dependendo de sua estrutura, os ITC podem dar origem aos tiocianatos ou ao indol-3-carbinol.[85] Aos ITC são atribuídos os efeitos benéficos à saúde humana, e uma série de mecanismos está envolvida em tais efeitos. Por exemplo: a modulação do metabolismo de xenobióticos (ITC são potentes indutores de enzimas de conjugação), regulação da apoptose e do ciclo celular, modulação da angiogênese e da metástase (em

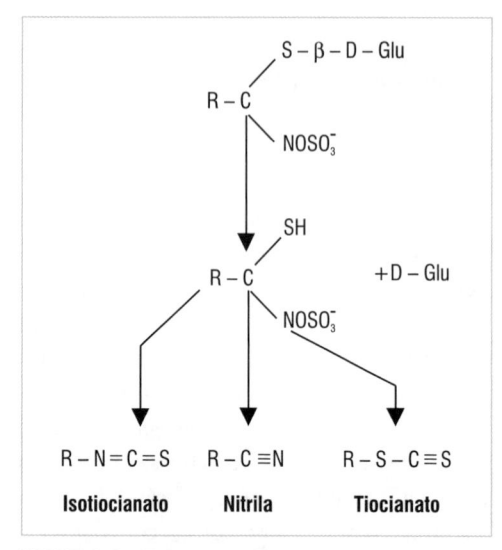

FIGURA 3   Estrutura dos glicosinolatos e seus produtos de hidrólise formados após a ação da mirosinase.

células tumorais), modulação da inflamação e regulação de eventos epigenéticos. Todos esses mecanismos contribuem para o potencial efeito protetor contra as doenças crônicas não transmissíveis, atribuídos ao consumo regular das hortaliças brássicas.[86]

Uma revisão abrangente (*umbrella review*) de metanálises e revisões sistemáticas em humanos teve como objetivo esclarecer as evidências de associações entre o consumo de hortaliças crucíferas e isotiocianatos e desfechos de saúde. Um total de 413 artigos foi identificado, dos quais 57 artigos com 24 resultados de saúde foram incluídos na revisão. Os resultados revelaram que o consumo de crucíferas estava associado a menor risco de mortalidade geral, câncer e depressão. Análises de dose-resposta mostraram que um aumento de 100 g/dia no consumo dessas hortaliças estava relacionado à diminuição de 10% no risco de mortalidade geral. No geral, o consumo de vegetais crucíferos foi considerado seguro e benéfico para humanos, embora a revisão tenha observado que a qualidade da maioria (68%) das evidências era baixa.[87]

A exemplo dos polifenóis, o entendimento dos fatores de conteúdo e liberação dos glicosinolatos da matriz alimentar (bioacessibilidade) e do grau de absorção (biodisponibilidade) são cruciais para a compreensão dos seus mecanismos de ação e do seu papel na manutenção da saúde. Gradativamente os processos de liberação, absorção, distribuição, metabolismo e excreção de glicosinolatos e seus produtos de hidrólise em humanos estão sendo elucidados. Contudo, a maioria dos estudos que contribuem para esse entendimento foi realizada *in vitro* e em animais.

Biodisponibilidade e estimativas de ingestão

O conhecimento sobre o conteúdo de glicosinolatos em plantas é crucial para a avaliação de seus efeitos biológicos, porém as estimativas desses valores são desafiadoras e limitadas. De fato, as concentrações nas plantas variam consideravelmente, tanto qualitativa quanto quantitativamente, em razão de vários fatores, como a espécie e o cultivo da planta, o tipo de tecido, a idade fisiológica e a saúde da planta, os fatores ambientais (como as práticas agronômicas, os defensivos agrícolas, as condições climáticas) e os ataques de insetos e de microrganismos.[88] Por exemplo, a glicorafasatina foi o mais abundante glicosinolato (95,2% do total) encontrado em 71 tipos diferentes de rabanetes, proveniente de várias regiões do mundo, nas quais o seu conteúdo variou significativamente entre 970 e 22.680 nmol/g.[89]

Um estudo foi realizado a fim de investigar a biodisponibilidade do sulforafano, produto da degradação do glicosinolato glicorafarina, e o seu perfil metabólico decorrente da atividade da microbiota de indivíduos que consumiram uma única porção de brotos frescos de brócolis. Onze participantes foram incluídos no ensaio, no qual foram analisados os teores e a estabilidade da glicorafarina e do sulforafano. As análises foram realizadas nos brotos, bem como nos perfis de metabólitos de sulforafano na urina e nas fezes, juntamente com a composição da microbiota dos voluntários. Os resultados indicaram que os brotos de brócolis são uma fonte significativa de sulforafano, uma vez que houve semelhança entre os perfis de metabólitos de sulforafano na urina dos voluntários e nos brotos de brócolis. Além disso, foram detectados metabólitos de sulforafano em amostras de fezes desses indivíduos, sem alterações significativas na composição da microbiota, após o consumo de uma única porção dos brotos.[90]

O conteúdo de glicosinolatos dos alimentos pode ser também influenciado por condições de estocagem e processamento. O cozimento, por exemplo, tem repercussão significativa, pois inativa a mirosinase. Em contrapartida, a ação da microbiota intestinal pode compensar essa inativação, já que os microrganismos lá residentes podem clivar enzimaticamente os glicosinolatos. Mesmo diante de todas essas variáveis, alguns autores assumem que o consumo de hortaliças brássicas reflete a ingestão de glicosinolatos e seus produtos de hidrólise. Holst e Williamson (2004) estimaram que o consumo de hortaliças brássicas na Alemanha é de aproximadamente 54 g/dia *per capita* e que 54% desse valor se refere ao consumo de repolho-branco, couve-flor e repolho-roxo. No Brasil, ainda não há uma estimativa de ingestão.[13]

Digestão

A mastigação tem um papel importante na quebra da parede celular dos vegetais, especialmente de plantas não processadas. Em alimentos crus ou processados, ela é o primeiro passo para a formação de produtos de hidrólise de glicosinolatos no organismo humano. A exceção são os alimentos cozidos, nos quais a mirosinase é totalmente inativada, impedindo, assim, a formação de ITC durante a mastigação.[13]

Estudos em suínos sugerem que cerca de 60% dos glicosinolatos consumidos intactos chegam dessa forma ao cólon, ocorrendo poucas alterações durante as digestões gástrica e intestinal. Contudo, sabe-se que no cólon ocorre a hidrólise de glicosinolatos por enzimas da microbiota intestinal, mas a contribuição exata dessa reação, quando comparada à hidrólise da mirosinase da planta, ainda não está clara.[88] Oliviero et al. realizaram um experimento com 15 voluntários, aparentemente saudáveis, no qual consumiram brócolis submetidos a cinco tipos diferentes de processamento térmico. Os autores concluíram que uma inativação de até 80% da atividade da mirosinase não influenciou a concentração urinária de sulforafano e iberina, isotiocinatos produzidos pela degradação de glicorafarina e glicoiberina, respectivamente.[86] Entretanto, Fahey et al. evidenciaram a importância da mirosinase, presente no vegetal, para a biodisponibilidade de sulforafano proveniente de glicorafanina. Eles examinaram diversos veículos e meios de preparação de brócolis para administração em voluntários saudáveis. Quando a mirosinase estava completamente ausente, a biodisponibilidade foi de apenas 10% para sulforafano, em contraste com uma biodisponibilidade de 40% para o mesmo biomarcador, nas amostras em que a mirosinase estava presente na forma ativa.[91]

Testes de estabilidade sob condições ácidas mostram que os glicosinolatos são relativamente estáveis em pH 2. Ocorre uma redução no conteúdo de glicosinolatos de aproximadamente 15%, no caso de simulação de digestão gástrica, e de 25% a 37%, em simulação de digestão intestinal durante 4 horas. Dependendo do radical presente em sua estrutura, os glicosinolatos são diferentemente afetados por incubações gástricas ou intestinais.[13] A digestão da matriz alimentar, por meio ácido no estômago, e a atividade de enzimas digestivas causam a quebra da parede celular e ruptura das células vegetais. O resultado é a liberação da mirosinase e dos glicosinolatos e sua subsequente hidrólise. A incubação experimental com o conteúdo fecal de uma refeição contendo mirosinase levou a 66% de hidrólise de glicosinolatos intactos. Entretanto, quando esse mesmo teste foi realizado em temperatura alta, a hidrólise foi de apenas 20%, provavelmente pela inativação da mirosinase.[13]

Uma porção substancial de glicosinolatos intactos pode chegar ao cólon. A incubação de sucos de hortaliças cozidas com fezes humanas por 2 horas resultou na formação de 18% de ITC. Isso comprova que há atividade da beta-tioglicosidase na microbiota intestinal, apesar de ser menos eficiente do que a do vegetal.[88]

Absorção

Uma vez ingeridos, a absorção de uma pequena porção de glicosinolatos intactos pode ocorrer diretamente no estômago, embora a maioria seja transportada para o intestino delgado, onde uma pequena fração de compostos intactos também pode ser absorvida.[92] A absorção eficiente só ocorre depois que o composto está em contato com a superfície da mucosa intestinal, sob a forma apropriada para entrar no enterócito ou atravessar a camada do epitélio por meio das *tight junctions*.[13] A baixa recuperação de glicosinolatos intactos e/ou seus produtos de hidrólise nas fezes indicam que provavelmente ocorrem absorção, distribuição e metabolismo substanciais desses compostos. Estudos com animais indicam que ocorre absorção de glicosinolatos intactos e que a degradação pela microbiota do cólon não é imprescindível para a absorção. Os autores ainda sugerem que glicosinolatos intactos podem ser parcialmente absorvidos sem hidrólise prévia, entretanto o transporte depende da estrutura e da cadeia lateral do glicosinolato.[93] A possibilidade de transporte ativo de glicosinolatos intactos foi excluída e, ao que parece, não ocorre em nenhuma parte do trato gastrintestinal. A absorção observada ocorre por transporte passivo ou facilitado.[94]

Quando ocorre a hidrólise, os produtos de degradação dos glicosinolatos podem ser absorvidos também por transporte ativo. A presença de glicose na molécula pode indicar que o transporte ativo se dá via transportadores de glicose.[13] A baixa lipofilicidade dos glicosinolatos, aliada ao seu baixo peso molecular, implica alto potencial de difusão passiva pelas membranas. Testes com dois ITC, marcados com isótopo estável (^{14}C) em ratos, mostram um pico de absorção sanguínea ($T_{máx}$) de aproximadamente 2 horas, após a administração oral.[94] Outro estudo, avaliando ITC marcados com isótopos radioativos, indicou um pico de absorção média de cerca de 3 horas, após a administração oral em ratos.[95]

No entanto, um estudo conduzido por Ye et al., no qual quatro homens saudáveis não fumantes foram alimentados com extratos de ITC, obtidos de brotos de brócolis, relata que o pico máximo de ITC no sangue é atingido em cerca de 1 hora, embora comecem a ser detectados no sangue logo aos 15 minutos, após a ingestão.[96] O consumo diário de brotos de brócolis frescos ou de extratos encapsulados, contendo 200 µmol de sulforafano, resultou em concentrações plasmáticas e urinárias cerca de três vezes maiores de sulforafano nos indivíduos que consumiram o produto fresco, indicando a sua melhor biodisponibilidade, quando comparado à administração de cápsulas de extratos.[97] Mais trabalhos, especialmente em humanos, são necessários para que se possa chegar a uma definição conclusiva a respeito da absorção de glicosinolatos e dos possíveis mecanismos envolvidos.

Metabolismo

Os ITC são compostos altamente eletrofílicos, o que facilita reações com o nitrogênio, oxigênio ou enxofre nucleofílicos. Eles reagem espontaneamente com os grupos sulfidrilas presentes na molécula de glutationa (GSH). Uma dose inicial elevada de ITC resulta em aumento da expressão da enzima glutationa-S-transferase (GST), responsável pela conjugação dos ITC com a GSH. A possível explicação reside no fato de essa enzima ser promotora da adição do grupo tiol da GSH com o carbono central eletrofílico do ITC (Figura 4). O produto correspondente a essa reação de adição é o ditiocarbamato (GSH-ITC). A rápida conjugação com a GSH, no interior do enterócito, ajuda a manter o gradiente e um rápido acúmulo intracelular de GSH-ITC.[13]

A absorção intestinal para o enterócito é a primeira etapa do metabolismo dos glicosinolatos e seus produtos de degradação. A segunda barreira metabólica para xenobióticos, em geral, é o fígado. Esse órgão contém não só alta concentração de GSH, como também a mais alta atividade de GST do organismo. Acontece então uma conjugação extensiva da GSH com os ITC, tanto no fígado quanto no intestino, órgãos em que esses metabólitos se acumulam por um tempo limitado.[94]

O ITC mais estudado é o sulforafano, potente indutor de enzimas de fase II, e a principal fonte alimentar é o brócolis. Alguns autores acreditam que uma porção substancial do sulforafano, administrado e absorvido, tenha efluxo para o lúmen intestinal após a sua conjugação com a GSH no enterócito.[98] Os produtos de degradação dos glicosinolatos são distribuídos pelo corpo e acumulados em diferentes tecidos.

A falta de métodos apropriados para a determinação de concentrações baixas de ITC limita o entendimento sobre sua distribuição corporal e biodisponibilidade sistêmica. Os efeitos dos ITC em órgãos específicos *in vivo* são relacionados com as diferenças na concentração da GSH nos órgãos, pois a ligação com a GSH facilita a passagem pela membrana celular. Muitas questões sobre os mecanismos de transporte e conjugação dos produtos de hidrólise de glicosinolatos ainda estão sob investigação, sendo preposições ainda não elucidadas em sua plenitude.[13]

Excreção

Aparentemente, as concentrações de ITC e sua eliminação da célula dependem da estrutura molecular individual, mas não da sua lipofilicidade. A entrada do ITC na célula e subsequente formação do complexo GSH-ITC viabiliza a sua excreção, e a quantificação dos metabólitos na urina serve como biomarcador para a avaliação do consumo de glicosinolatos.[13] Uma vez absorvidos, os ITC são conjugados com a glutationa, sofrem consecutivas reações mediadas por enzimas e são excretados na urina pela via do ácido mercaptúrico, como conjugados de N-acetilcisteína (NAC). A excreção de NAC foi demonstrada em ratos e em humanos e pode ser usada também como biomarcador seletivo para a formação e absorção de ITC no trato gastrintestinal.[99]

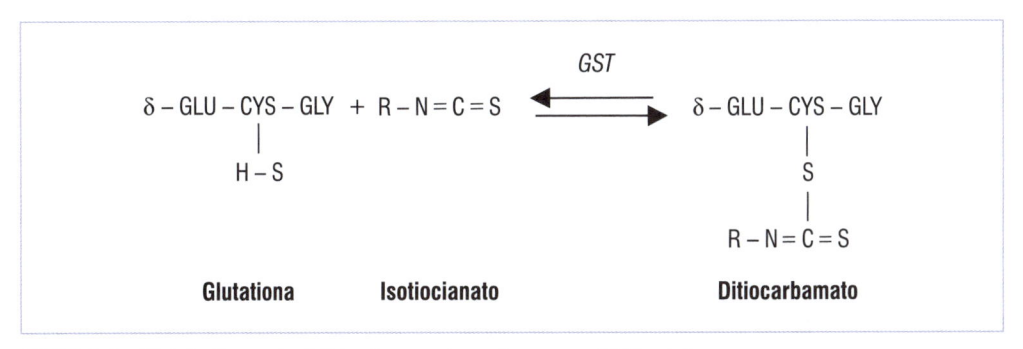

FIGURA 4 Metabolismo de ITC *in vivo*: conjugação com a GSH celular.

Para muitos compostos, a absorção pode ser alta, no entanto a biodisponibilidade pode ser limitada em razão de um metabolismo rápido e extensivo. A excreção fecal de glicosinolatos intactos, administrados oralmente, é muito baixa, porém os seus metabólitos, como os ITC, as nitrilas e os tiocianatos orgânicos, estão presentes nas fezes. Apesar de a absorção ser reduzida, ela ocorre em certo grau, especialmente quando se administra o composto puro, como foi demonstrado por Bheemreddy e Jeffery, em estudo em que houve uma recuperação de 5% da dose administrada de glicorafanina intacta na urina de ratos F344.[100] Alguns estudos sugerem que a conversão de glicosinolatos a seus produtos de hidrólise é um passo essencial para o seu metabolismo.[95] Rungapamestry et al. observaram que o cozimento de repolho branco antes do consumo reduz a excreção urinária de NAC.[99] Entretanto, outros estudos observaram que o cozimento não altera a biodisponibilidade de ITC, se o indivíduo apresentar uma microbiota intestinal saudável.[97]

Zhang e Callaway sugeriram que o sulforafano é eliminado da célula por dois transportadores: a proteína de resistência a multidrogas 1 (MRP-1, do inglês *multidrug resistance protein 1*) e a glicoproteína P-1 (Pgp-1). Os pesquisadores chegaram a essa hipótese porque o aumento da expressão do MRP-1 implicou baixas concentrações intracelulares de ITC.[98]

Muitos autores propuseram a medida de ditiocarbamatos na urina como biomarcador do consumo de ITC. Entretanto, sabe-se que boa parte desses compostos é excretada na forma de ácido mercaptúrico. Os caminhos metabólicos são muitos e ainda apenas parcialmente entendidos, portanto, são necessários mais estudos para avaliar a biodisponibilidade tecidual dos ditiocarbamatos para utilizá-los como biomarcadores confiáveis.[89] Outros autores sugerem que o próprio ácido mercaptúrico é um bom biomarcador da ingestão de glicosinolatos, já

que ele é predominante nas vias metabólicas desses compostos bioativos.[85]

Os efeitos positivos dos glicosinolatos foram bem documentados em culturas de células e modelos animais. No entanto, os altos indicies de variação interindividual na absorção e excreção de ITC representam uma barreira significativa para o uso desses compostos bioativos na prevenção e no tratamento de doenças em humanos. A fonte da variação interindividual do ITC ainda precisa ser elucidada, e o microbioma intestinal pode desempenhar um papel fundamental nesse sentido. Em uma revisão interessante, os autores destacam evidências de que o microbioma intestinal influencia o destino metabólico e a atividade dos ITC. Eles discutem que, em estudos em humanos, as variações interindividuais na composição do microbioma intestinal coincidem com variações na absorção e excreção de ITC, e algumas bactérias produzem ITC a partir de glicosinolatos.

Além disso, o consumo de crucíferas pode alterar a composição do microbioma intestinal e modificar o ambiente físico-químico do lúmen intestinal, influenciando a produção de metabólitos de glicosinolatos.[101] Para possível preenchimento de lacunas no conhecimento sobre o papel da microbiota humana, em relação à variação interindividual do metabolismo dos glicosinolatos, pode ser utilizada a abordagem de Biologia de Sistemas, que aproveita os recentes avanços tecnológicos. O sequenciamento de alto rendimento permite o sequenciamento amplo, rápido e econômico de amostras microbianas. Avanços em bioestatística e bioinformática também aumentam a capacidade de analisar dados, o que poderá trazer mais respostas em um futuro próximo.[102]

CAROTENOIDES

Há alguns anos, o interesse em carotenoides era resumido àqueles que têm atividade pró- e pré-vitamínica A. Atualmente, o enfoque também é direcionado para outras atividades biológicas que os carotenoides podem exercer, especialmente aqueles efeitos contra as doenças crônicas não transmissíveis.[103] Mais de 700 carotenoides já foram identificados, contudo apenas sete são mais frequentemente encontrados na dieta humana: alfacaroteno, betacaroteno, betacriptoxantina, luteína, zeaxantina, licopeno e astaxantina. Embora as principais fontes de carotenoides sejam, inegavelmente, as frutas e hortaliças (laranja, tangerina, tomate, cenoura, entre inúmeras outras), não se pode ignorar a contribuição das fontes animais: como a gema do ovo (zeaxantina, luteína, alfa/betacaroteno), salmonídeos e frutos do mar (astaxantina e cantaxantina).[104] A maioria dos carotenoides presentes no corpo humano encontra-se armazenada em órgãos e tecidos, e só uma pequena parte é encontrada no plasma (1%), muito provavelmente em razão da sua alta lipofilicidade. As concentrações mais elevadas são encontradas no fígado, tecido adiposo, cólon, pâncreas, na próstata, mácula lútea e pele.[105]

Biodisponibilidade

Com raríssimas exceções, os carotenoides são moléculas hidrofóbicas, por isso interagem com a parte lipofílica da célula. As esterificações com ácidos graxos aumentam sua lipofilicidade, enquanto associações com proteínas e açúcares a reduzem. Mas, sem dúvida, a principal característica dos carotenoides é o sistema conjugado de duplas ligações, que lhes conferem a coloração característica (grupos cromóforos), a conformação espacial (conjugações cis-trans), a reatividade e as propriedades fitoquímicas e biológicas. Fatores como bioacessibilidade, transformações químicas durante a digestão (hidrólise, isomerizações cis-trans), absorção no trato gastrintestinal e o transporte para células e tecidos alteram a biodisponibilidade dos carotenoides. Já o cozimento pode causar perdas

nos teores de carotenoides, porém aumenta sua biodisponibilidade.[54] Outros fatores que podem afetar a biodisponibilidade de carotenoides são a presença de fibras na dieta, particularmente as pectinas, a falta de lipídios e a produção inadequada de bile.[106] Além disso, pesquisas recentes apontam para o papel da microbiota intestinal como fator essencial nas diferenças interindividuais para a absorção dos carotenoides.[104]

Digestão e absorção

Os carotenoides não estão livres nos alimentos, mas sim associados a proteínas e a uma variedade de estruturas celulares da planta, como fibras e polissacarídeos.[107] O processo de liberação dos carotenoides (bioacessibilidade) é realizado durante a cocção, a mastigação, a deglutição e no estômago, onde ocorre a hidrólise gástrica dos lipídios e das proteínas da dieta. A mastigação e os movimentos peristálticos são essenciais para a digestão dos lipídios e biodisponibilidade dos carotenoides, pois contribuem para o contato com as enzimas digestivas (pepsina, lipase, amilase) e liberação dos macro e micronutrientes do alimento. Quando se desprendem, os carotenoides lipofílicos vão se dissolvendo em fases oleosas de gotículas lipídicas chamadas micelas.[108] A digestão e absorção eficiente dos lipídios da dieta e a presença de sais biliares são pré-requisitos essenciais para a absorção eficaz dos carotenoides provenientes da alimentação.[106]

Uma revisão sistemática, seguida de metanálise, com objetivo de analisar os efeitos lipídios da dieta na bioacessibilidade e biodisponibilidade de carotenoides incluiu 27 estudos *in vitro* e 12 ensaios clínicos randomizados. A metarregressão dos dados de estudos *in vitro* revelou uma associação positiva entre a bioacessibilidade de carotenoides (com exceção do licopeno) e a concentração de lipídios na dieta. Além disso, a metanálise dos dados dos ensaios clínicos randomizados demonstrou que maiores quantidades de gorduras dietéticas consumidas concomitantemente com carotenoides aprimoraram a sua biodisponibilidade. Notavelmente, a maior presença de ácidos graxos insaturados resultou em melhor biodisponibilidade de carotenoides, em comparação com ácidos graxos saturados.[109]

O grau de maturação de frutas também parece estar relacionado com a bioacessibilidade do betacaroteno. Em um estudo com manga, observou-se que a quantidade de betacaroteno transferido para as micelas durante digestão simulada *in vitro* aumentou significativamente com o amadurecimento. Mudanças qualitativas e quantitativas ocorrem na pectina da polpa da manga, durante a maturação, o que pode aumentar a incorporação do betacaroteno nas micelas e, desse modo, melhorar a sua absorção.[110]

Com relação ao licopeno, a conformação espacial parece interferir na sua absorção. Em estudo *crossover*, 11 indivíduos consumiram duas refeições contendo ambas 10 mg de licopeno, extraído de suco de tomate-tangerina (94% na forma cis) ou suco de tomate-vermelho (10% na forma cis). O licopeno do suco de tomate--tangerina foi oito vezes e meia mais biodisponível do que o de suco de tomate-vermelho, mostrando que a forma cis-licopeno é mais bem absorvida. Entretanto, os autores destacam que houve uma alta variabilidade interindividual.[111] Ao que parece, o processo de absorção não envolve transportador epitelial específico. Assim, a capacidade de absorção e metabolização do licopeno é explicada, pelo menos em parte, por uma combinação de 28 polimorfismos de nucleotídeo único (SNP) em 16 genes envolvidos principalmente com o metabolismo de lipídios. A variabilidade genética individual influencia a biodisponibilidade e, aparentemente em longo prazo, a concentração plasmática de licopeno, o que poderia, em última instância, modular a resposta biológica e explicar as controvérsias encontradas em estudos de quimioprevenção contra o câncer.[112]

A solubilidade e a localização dos carotenoides na emulsão variam de acordo com sua polaridade. Xantofilas (classe a que pertencem a luteína e a zeaxantina) são polares, enquanto os carotenos (como o betacaroteno e licopeno) são apolares. Por esse motivo, os carotenos encontram-se exclusivamente no núcleo do triacilglicerol da emulsão (região hidrofóbica), e as xantofilas distribuem-se preferencialmente na superfície da emulsão. Essa localização dos carotenos na emulsão é importante porque os componentes da superfície se desprendem espontaneamente das gotículas de gordura e vão para a mistura de micelas de sais biliares no duodeno, enquanto os componentes associados ao núcleo da emulsão necessitam da digestão do triacilglicerol antes da transferência.[113] Para a digestão do triacilglicerol, é necessária a presença da enzima lipase pancreática. Por isso, pacientes com insuficiência pancreática apresentam baixas concentrações de carotenoides no plasma.[114]

Secreções gástricas no duodeno podem modificar o pH e alterar a absorção dos carotenoides. Em pH menor que 4,5, a solubilização dos carotenoides sofre marcante queda, reduzindo significativamente sua absorção.[106] A lipase pancreática facilita a incorporação dos carotenoides presentes nas gotículas emulsificadas dos lipídios para o interior das micelas.[108,113]

Uma vez solubilizados nas micelas, os carotenoides ultrapassam a membrana plasmática e, no interior dos enterócitos, podem sofrer clivagem oxidativa com a formação de retinoides (vitamina A). Contudo, esse processo não ocorre com todos os carotenoides, apenas com aqueles precursores da vitamina A. No caso dos carotenoides não precursores da vitamina A, a absorção ocorre no intestino delgado e, logo após serem metabolizados, são incorporados aos quilomícrons, absorvidos pela linfa e transportados pelo sangue, principalmente para os tecidos ocular, adiposo, fígado, rins, pâncreas e mamas.[115]

Após a absorção, os carotenoides são transportados via linfa para a circulação portal até o fígado, onde os hepatócitos incorporam a maioria dos carotenoides em lipoproteínas. Os carotenos predominam nas lipoproteínas de muito baixa densidade (VLDL) e nas lipoproteínas de baixa densidade (LDL). No entanto, os carotenoides mais polares, como as xantofilas, são distribuídos em partes iguais entre as lipoproteínas de alta densidade (HDL) e as LDL e, em menor proporção, cerca de 20%, em VLDL. A distribuição dos carotenoides entre as classes de lipoproteínas parece ser determinada por características físico-químicas individuais dos carotenoides e pela composição lipídica das lipoproteínas.[116] Por exemplo, carotenoides localizados principalmente na superfície dos quilomícrons tendem a ser transferidos às lipoproteínas circulantes e/ou aos tecidos durante o metabolismo intravascular dos quilomícrons. Esse é o caso das xantofilas, pois apresentam lipofilicidade reduzida, quando comparadas aos demais carotenoides, sendo preferencialmente distribuídas na superfície dos quilomícrons, ao contrário daqueles que se distribuem em seu núcleo.[117]

Aqueles carotenoides que conseguem alcançar o fígado via quilomícrons podem ser estocados nesse órgão, eliminados na bile ou mesmo ressecretados para circulação sanguínea via VLDL, para serem distribuídos para órgãos e tecidos periféricos. Xantofilas (luteína e zeaxantina) são mais frequentemente transportadas via HDL, enquanto os carotenos (mais lipofílicos) são preferencialmente transportados via LDL.[118]

Concentração plasmática

Contrariamente aos polifenóis, os carotenoides apresentam estrutura molecular (com muitas insaturações) passível de modificações, originando diversos isômeros geométricos e produtos de bioconversão. Essa diversidade de espécies moleculares dificulta o estabelecimento de biomarcadores estáveis que possam retratar as quantidades ingeridas e absorvidas dos carotenoides. Outros fatores, como a alta lipofilicidade (incorporação às micelas e aos quilomícrons) e a presença de fibras no alimento, alteram a absorção e interferem na determinação das concentrações plasmáticas exatas dos carotenoides. O transporte na circulação sistêmica também é considerado fator importante nas concentrações plasmáticas dos carotenoides, pois, como visto anteriormente, são intensamente dependentes das ligações às lipoproteínas.[119] Por essa razão, a biodisponibilidade do betacaroteno, por exemplo, é extremamente variável, atingindo intervalos de 3,5% a 90%.[108]

Alguns achados mostram que os homens apresentam concentrações mais elevadas de licopeno que as mulheres, cujas concentrações mais elevadas são de beta e alfacaroteno. Tabagistas apresentam concentrações de carotenoides reduzidas em cerca de 30%, quando comparados a não tabagistas. A concentração média dos carotenoides também varia com a idade, mas não na mesma proporção entre todos os carotenoides. Comumente, o licopeno é o carotenoide mais abundante no plasma, seguido de luteína/zeaxantina, betacaroteno, betacriptoxantina e alfacaroteno.[116,120]

PRINCIPAIS MECANISMOS DE AÇÃO E EFEITOS BIOLÓGICOS DOS COMPOSTOS BIOATIVOS

Mecanismos de ação são definidos como as vias bioquímicas e fisiológicas pelas quais determinados compostos interagem com os componentes celulares e teciduais para realizar um efeito biológico. Assim, compostos bioativos presentes na dieta habitual do ser humano apresentam efeitos biológicos, em geral no sentido de promoção da saúde. Há evidências de que eles exercem papéis na redução do risco de doenças crônicas não transmissíveis, como o câncer e as doenças cardiovasculares. Entretanto, os efeitos dos compostos bioativos na saúde dependem das quantidades e regularidade com que são consumidos, bem como da sua biodisponibilidade.

Nesse sentido, muitos mecanismos são propostos para os efeitos dos CBA no organismo humano. Um exemplo é a capacidade de alterar o metabolismo de carcinogênicos químicos, por modular a expressão de genes que codificam enzimas de destoxificação. Sabe-se que os mamíferos são dotados de um complexo sistema de defesa e, quando os xenobióticos entram no organismo, sofrem uma série de transformações mediadas por enzimas. Existem basicamente dois tipos de enzimas de biotransformação de xenobióticos. As enzimas de fase I, que fazem parte da família do citocromo P450, geralmente são responsáveis pela ativação dos compostos, motivo pelo qual são chamadas de ativadoras; e as enzimas de fase II, como as glutationas transferases, a quinona-redutase e a UDP-glucuronosiltransferase, que têm como principal característica a capacidade de adição ou conjugação de cofatores endógenos aos xenobióticos. Esse processo torna os compostos mais hidrofílicos e passíveis de excreção, por isso tais enzimas também são chamadas de destoxificadoras ou detoxificadores.[94]

Muitos compostos bioativos apresentam efeitos quimiopreventivos, sendo classificados como indutores monofuncionais, que modulam a expressão e a atividade de enzimas de conjugação (fase II), e indutores bifuncionais, que exercem influência na expressão tanto de enzimas de fase I quanto de fase II.[121] A regulação da atividade enzimática acontece em níveis transcricionais. A indução da transcrição mediada pelo receptor *Ah*, uma proteína celular que liga hidrocarbonetos aril, dá origem a um complexo que atua no núcleo da célula, controlando a expressão de enzimas de biotransformação. Esse sistema é ativado por ambos os indutores, mono e bifuncionais. A ativação transcricional pode ser iniciada quando há ligação com um promotor, chamado elemento de resposta

antioxidante (ERA), ou alternativamente com o elemento de resposta a xenobióticos (ERX). Os ERA são encontrados na região promotora de vários genes que expressam enzimas de fase II.[122] A identificação do ERA foi um passo inicial para a elucidação dos mecanismos moleculares de resposta quimioprotetiva. Hoje, já há trabalhos que explicam detalhadamente os caminhos de sinalização e expressão gênica que definem cada ação quimiopreventiva dos compostos bioativos.[94]

Os produtos de hidrólise dos glicosinolatos podem atuar como agentes quimiopreventivos em várias etapas do processo carcinogênico. Eles podem impedir que ocorram danos no DNA por inibir a ativação do carcinógeno, bloqueando a atividade de enzimas de fase I (ativadoras), ou eliminar carcinogênicos reativos por indução da atividade das enzimas de fase II. Também podem atuar inibindo a proliferação de células defeituosas, por interromper o ciclo celular ou ativar mecanismos apoptóticos, eliminando células malignas e pré-malignas.[28] Há evidências convincentes de que certos ITC naturais, bem como alguns análogos sintéticos, são inibidores efetivos de tumores quimicamente induzidos em órgãos de roedores, como bexiga, cólon, esôfago, mama, pâncreas e estômago. Os efeitos anticâncer do sulforafano são exercidos pela inibição do estresse oxidativo, pois os ITC induzem a ativação do fator de transcrição Nrf2, que aumenta a expressão de genes que codificam proteínas importantes na defesa antioxidante, como a superóxido dismutase e a glutationa peroxidase.[123]

Com relação aos polifenóis, estudos experimentais em animais e humanos demonstraram que o aumento da ingestão desses compostos pode prevenir a formação da LDL oxidada, reduzir a formação de coágulos, manter os níveis de pressão arterial sistêmica e elevar a capacidade antioxidante total do sangue.[11] Postula-se também que os polifenóis atuem diretamente como sequestradores de radicais livres, assegurando a proteção e a regeneração de outros antioxidantes, como as vitaminas C e E.[17]

Compostos bioativos atuam na redução da agregação plaquetária e do risco de trombose e aterosclerose, bem como nas alterações no metabolismo do colesterol. Esses efeitos estão relacionados ao consumo de compostos sulfurados do alho e polifenólicos de uvas e vinhos tintos (procianidinas), do cacau, do chocolate, dos chás orientais, entre outros.[11] Atuam também no controle das concentrações de hormônios esteroides e do metabolismo endócrino. As isoflavonas presentes na soja são uma alternativa para a terapia de reposição hormonal, tendo como efeitos benéficos a diminuição do risco de câncer, de doenças cardiovasculares e da osteoporose (inibem a atividade dos osteoclastos, células ósseas responsáveis pela reabsorção óssea).[124] Já os carotenoides são tidos como agentes potentes na redução do risco de câncer, e a luteína e zeaxantina ainda reduzem o risco de desenvolvimento de degeneração macular relacionada à idade.[125]

Os polifenóis também apresentam atividade anti-inflamatória, e um dos potenciais mecanismos moleculares para essa atividade é a inibição da ativação do fator nuclear KB (NFkB), responsável por induzir a expressão de genes que codificam enzimas relacionadas à resposta inflamatória, como as cicloxigenases, as lipoxigenases e as interleucinas.[115]

O envelhecimento da população mundial tem aumentado a demanda por soluções e agentes que promovam a prevenção de doenças neurodegenerativas. O potencial efeito dos polifenóis na redução de espécies reativas de oxigênio/nitrogênio e na inibição da liberação de proteínas pró-inflamatórias é relevante nesse contexto. Além disso, o impacto dos polifenóis da uva no sistema vascular periférico e na plasticidade sináptica, em modelo de camundongos, fundamenta parcialmente os mecanismos neuroprotetores mediados por esses compostos bioativos.[126] Apesar das evidências crescentes do potencial de botânicos ricos em polifenóis da uva na prevenção e na atenuação de distúrbios neurodegenerativos, a baixa biodisponibilidade desses compostos, especialmente para o cérebro, levanta dúvidas sobre sua eficácia na proteção cerebral. Dessa forma, pesquisas devem ser conduzidas para aumentar a biodisponibilidade oral dos polifenóis. A utilização combinada de técnicas de encapsulamento e estratégias de intervenção dietética, incluindo a modulação da microbiota intestinal, parece promissora e pode, substancialmente, melhorar a eficácia, especialmente a neuroprotetora dos polifenóis de uva consumidos oralmente.[127]

Um dos efeitos mais estudados dos CBA é a sua capacidade de modular eventos epigenéticos, como a metilação do DNA, modificações pós-traducionais de histonas e recentemente a modulação pós-transcricional por meio dos microRNA. Ao contrário do silenciamento transcricional por modificações genéticas, eventos epigenéticos não alteram a sequência de nucleotídeos do DNA e são potencialmente reversíveis. A metilação aberrante do DNA pode levar ao descontrole da expressão gênica e ter importantes implicações no controle da expressão de genes relacionados à carcinogênese, obesidade e diabetes tipo 2. Já a acetilação de histonas interfere no grau de compactação da cromatina, levando à indução da transcrição ou ao silenciamento gênico, dependendo do resíduo de lisina acetilado ou metilado.[128] Da mesma forma, os microRNA podem atuar tanto como prejudiciais quanto como promotores da homeostase metabólica. Interessantemente, os CBA parecem modular tais mecanismos epigenéticos e, dessa forma, promover a saúde.[129,130]

Os compostos bioativos discutidos neste capítulo podem ter efeitos significativos e clinicamente relevantes na promoção da saúde humana em diversas condições clínicas. Ao projetar estudos futuros, o risco de viés potencial em razão de outros fatores de confusão, como dieta, estilo de vida e fatores genéticos, deve ser levado em consideração. Além disso, fatores como concentração (e dosagens), fontes (alimentares ou de suplementos), duração da intervenção e frequência de consumo devem ser considerados. Compreender os mecanismos precisos de ação biológica, a biodisponibilidade e a dosagem mais eficazes desses compostos pode ser uma informação útil para direcionar técnicas de melhoramento convencional combinadas com técnicas inovadoras de biologia molecular emergentes para o cultivo de alimentos. Além disso, as concentrações de CBA podem ser otimizadas por meio de estratégias pré- e pós-colheita, bem como estratégias de tecnologia e processamento de alimentos que buscam aumentar as concentrações desses compostos para fornecer as quantidades necessárias em porções adequadas. Contudo, estudos de intervenção são necessários para determinar o valor clínico da suplementação e identificar possíveis interações medicamentosas, melhorando sua segurança. São necessários, ainda, ensaios clínicos randomizados de melhor qualidade para levar esses CBA às aplicações clínicas convencionais de prevenção e tratamento de doenças.

▣ PERSPECTIVAS FUTURAS

Finalmente, alguns aspectos merecem ser enfatizados com relação às tecnologias emergentes. Nesse sentido, um tema que cada vez mais tem tomado a atenção dos pesquisadores é o das aplicações da nanotecnologia ao desenvolvimento de alimentos e suplementos, contendo compostos bioativos. Esse é o caso das antocianinas, que geralmente são instáveis, o que reduz significativamente a sua absorção, biodisponibilidade e seletividade sobre os mecanismos de sua ação biológica. A ação das antocianinas também é influenciada apela interação recíproca com a microbiota intestinal. Métodos de nanotecnologias, como a microencapsulação em diversas matrizes, proporcionam uma proteção significativa desses compostos, levando a

melhora sobre a sua absorção e distribuição aos diversos tecidos e órgão-alvo.[131]

Outro desafio a ser enfrentado nos próximos anos é o estabelecimento de marcadores de ingestão, com base em análises metabolômicas, que de fato tenham relação com a dieta e/ou alimentos específicos ingeridos e que possam validar ensaios com recordatórios ou registros alimentares, permitindo estabelecer uma relação mais precisa entre ambos. De fato, esses estudos são essenciais para o conhecimento da biodisponibilidade de CBA e da sua relação com a saúde em curto e longo prazo, em estudos clínicos e populacionais. Trata-se de uma sofisticação analítica e harmonização metodológica cada vez mais necessária.[132]

Adicionalmente, há a necessidade de revisar os diversos métodos utilizados atualmente para avaliar a biodisponibilidade, fazer uma análise crítica dos dados obtidos e buscar uma harmonização e padronização que possam levar ao estabelecimento de metodologias comuns aos pesquisadores e em concordância às agências regulatórias.[133] Por fim, a questão do processamento e a inovação de produtos merecem atenção pelo sinergismo e reatividade química dos CBA com a complexidade inerente a centenas de outros compostos presentes na matriz alimentar. Por exemplo, os compostos fenólicos podem se ligar a poligalacturonatos e modificar a interação com determinadas bactérias do microbioma intestinal, levando a diferentes efeitos metabólicos no organismo.[134]

▣ CONSIDERAÇÕES FINAIS

A atividade biológica dos compostos bioativos está intimamente ligada à sua biodisponibilidade. O conceito de biodisponibilidade integra muitas variáveis, como a absorção intestinal, o metabolismo pela microbiota, metabolismo intestinal e hepático, a natureza dos metabólitos circulantes, a excreção pelas vias urinária e biliar, bem como a variabilidade genética individual.

Integrar todas as informações e relacioná-las com os efeitos na saúde, possibilitando a elaboração de recomendações de consumo, são os desafios atuais.

Evidências se acumulam sobre os efeitos terapêuticos dos CBA, o que aumenta a importância do entendimento da biodisponibilidade desses compostos. Contudo, ainda há muitas lacunas a serem preenchidas a respeito desse assunto, e esse pode constituir um campo promissor para novas pesquisas. É importante também ressaltar que a dieta perfaz um papel fundamental no estilo de vida saudável, mas não é fator único. Exercícios regulares, redução do consumo de álcool e abolição do tabagismo são atitudes fundamentais para a obtenção de uma vida saudável.

◉ REFERÊNCIAS BIBLIOGRÁFICAS

1. Septembre-Malaterre A, Remize F, Poucheret P. Fruits and vegetables, as a source of nutritional compounds and phytochemicals: Changes in bioactive compounds during lactic fermentation. Food Res Int. 2018;104:86-99.

2. Arts ICW, Hollman PCH. Polyphenols and disease risk in epidemiologic studies. Am J Clin Nutr. 2005;81(1 Suppl):317S-325S.

3. Rein MJ, Renouf M, Cruz-Hernandez C, Actis-Goretta L, Thakkar SK, da Silva Pinto M. Bioavailability of bioactive food compounds: A challenging journey to bioefficacy. Br J Clin Pharmacol. 2013;75(3):588-602.

4. Cote B, Elbarbry F, Bui F, Su JW, Seo K, Nguyen A, et al. Mechanistic basis for the role of phytochemicals in inflammation-associated chronic diseases. Molecules. 2022;27(3):781.

5. Fenech MF, Bull CF, Van Klinken JW. Protective effects of micronutrient supplements, phytochemicals and phytochemical-rich beverages and foods against DNA damage in humans: a systematic review of randomised controlled trials and prospective studies. Adv Nutr. 2023;14(6):1337-58.

6. Bamia C, Lagiou P, Jenab M, Aleksandrova K, Fedirko V, Trichopoulos D, et al. Fruit and vegetable consumption in relation to hepatocellular carcinoma in a multi-centre, European cohort study. Br J Cancer. 2015;112(7):1273-82.

7. Marli M, Karasawa G, Mohan C. Fruits as Prospective Reserves of bioactive Compounds: A Review. Nat Prod Bioprospect. 2018;8(5):335-46.

8. Astarita G, Langridge J. An emerging role for metabolomics in nutrition science. J Nutrigenet Nutrigenomics. 2013;6(4-5):181-200.

9. Gibbons H, O'Gorman A, Brennan L. Metabolomics as a tool in nutritional research. Curr Opin Lipidol. 2015;26(1):30-4.

10. Szabo Z, Koczka V, Marosvolgyi T, Szabo E, Frank E, Polyak E, et al. Possible biochemical processes underlying the positive health effects of plant-based diets—A narrative review. Nutrients. 2021;13(8):2593.

11. Manach C, Scalbert A, Morand C, Remesy C, Jimenez L. Polyphenols - Food Sources and Bioavailability.pdf. Am J Clin Nutr. 2004;79(5):727-47.

12. Carratù B, Sanzini E. Sostanze biologicamente attive presenti negli alimenti di origine vegetale. Ann Ist Super Sanita. 2005;41(1):7-16.

13. Holst B, Williamson G. A critical review of the bioavailability of glucosinolates and related compounds. Nat Prod Rep. 2004;21(3):425-47.

14. Tsao R. Chemistry and biochemistry of dietary polyphenols. Nutrients. 2010;2(12):1231–46.

15. Zhang C, Zhao Y, Tao H, Li L, He Y, Zhang X, et al. Analysis of the Flavonoidome Reveals the Different Health-Promoting Flavonoid Characteristics in Fruit. Antioxidants. 2023;12(9):1665.

16. Joseph SV, Edirisinghe I, Burton-Freeman BM. Fruit polyphenols: A review of anti-inflammatory effects in humans. Crit Rev Food Sci Nutr. 2016;56(3):419-44.

17. Manach C, Williamson G, Morand C, Scalbert A, Rémésy C. Bioavailability and bioefficacy of polyphenols in humans. I. Review of 97 bioavailability studies. Am J Clin Nutr. 2005;81(1):230S-242S.

18. Marín L, Miguélez EM, Villar CJ, Lombó F. Bioavailability of dietary polyphenols and gut microbiota metabolism: antimicrobial properties. Biomed Res Int. 2015;2015.

19. Shay J, Elbaz HA, Lee I, Zielske SP, Malek MH. Molecular mechanisms and therapeutic effects of (-)-Epicatechin and other polyphenols in cancer, inflammation, diabetes, and neurodegeneration. Oxid Med Cell Longev. 2015;2015:181260.

20. Calabriso N, Scoditti E, Massaro M, Pellegrino M, Storelli C, Ingrosso I, et al. Multiple anti-inflammatory and anti-atherosclerotic properties of red wine polyphenolic extracts: differential role of hydroxycinnamic acids, flavonols and stilbenes on endothelial inflammatory gene expression. Eur J Nutr. 2016;55:477-89.

21. D'Archivio M, Filesi C, Di Benedetto R, Gargiulo R, Giovannini C, Masella R. Polyphenols, dietary sources and bioavailability. Ann Ist Super Sanita. 2007;43(4):348-61.

22. Scalbert A, Williamson G. Dietary intake and bioavailability of polyphenols. J Nutr. 2000;130(8):2073S-85S.

23. D'Archivio M, Filesi C, Varì R, Scazzocchio B, Masella R. Bioavailability of the polyphenols: status and controversies. Int J Mol Sci. 2010;11(4):1321-42.

24. Fang J. Bioavailability of anthocyanins. Drug Metab Rev. 2014;46(4):508-20.

25. Santos-Buelga C, Scalbert A. Proanthocyanidins and tannin-like compounds–nature, occurrence, dietary intake and effects on nutrition and health. J Sci Food Agric. 2000;80(7):1094-117.

26. Buqui GA, Sy SKB, Merino-Sanjuán M, Gouvea DR, Nixdorf SL, Kimura E, et al. Characterization of intestinal absorption of C-glycoside flavonoid vicenin-2 from Lychnophora ericoides leafs in rats by nonlinear mixed effects modeling. Rev Bras Farmacogn. 2015;25(3):212-8.

27. Silberberg M, Morand C, Mathevon T, Besson C, Manach C, Scalbert A, et al. The bioavailability of polyphenols is highly governed by the capacity of the intestine and of the liver to secrete conjugated metabolites. Eur J Nutr. 2006;45:88-96.

28. Wang T yang, Li Q, Bi K shun. Bioactive flavonoids in medicinal plants: structure, activity and biological fate. Asian J Pharm Sci. 2017;13:12-23.

29. Chen X, Xiong J, He L, Zhang Y, Li X, Zhang L, et al. Effects of In Vitro Digestion on the Content and Biological Activity of Polyphenols from Acacia mearnsii Bark. Molecules. 2018;23(7):1804.

30. Capuano E. The behavior of dietary fiber in the gastrointestinal tract determines its physiological effect. Crit Rev Food Sci Nutr. 2017;57(16):3543-64.

31. Fawole OA, Opara UL. Stability of total phenolic concentration and antioxidant capacity of extracts from pomegranate co-products subjected to in vitro digestion. BMC Complement Altern Med. 2016;16(1):1-10.

32. Tagliazucchi D, Verzelloni E, Bertolini D, Conte A. In vitro bio-accessibility and antioxidant activity of grape polyphenols. Food Chem. 2010;120(2):599-606.

33. Ribas-Agustí A, Martín-Belloso O, Soliva-Fortuny R, Elez-Martínez P. Food processing strategies to enhance phenolic compounds bioaccessibility and bioavailability in plant-based foods. Crit Rev Food Sci Nutr. 2018;58(15):2531-48.

34. Arfaoui L. Dietary plant polyphenols: Effects of food processing on their content and bioavailability. Molecules. 2021;26(10):2959.

35. Nayak B, Liu RH, Tang J. Effect of processing on phenolic antioxidants of fruits, vegetables, and grains—a review. Crit Rev Food Sci Nutr. 2015;55(7):887-918.

36. García R. Consumption of phenolic compounds in the elderly population. Nutr Hosp. 2019;36(2):470-8.

37. McCarty MF. Proposal for a dietary "phytochemical index." Med Hypotheses. 2004;63(5):813-7.

38. Mehranfar S, Jalilpiran Y, Ejtahed HS, Seif E, Shahrestanaki E, Mahdavi-Gorabi A, et al. Association of dietary phytochemical index with cardiometabolic risk factors. Int J Vitam Nutr Res. 2023;93(6):559-76.

39. Arabbi PR, Genovese MI, Lajolo FM. Flavonoids in vegetable foods commonly consumed in Brazil and estimated ingestion by the Brazilian population. J Agric Food Chem. 2004;52(5):1124-31.

40. Carnauba RA, Sarti FM, Hassimotto NMA, Lajolo FM. Bioactive Compounds Intake of the Brazilian Population According to Geographic Region. Plants. 2023;12(13):2414.

41. Guo Y, Bruno RS. Endogenous and exogenous mediators of quercetin bioavailability. J Nutr Biochem. 2015;26(3):201-10.

42. Georgiev V, Ananga A, Tsolova V. Recent advances and uses of grape flavonoids as nutraceuticals. Nutrients. 2014;6(1):391-415.

43. Ferruzzi MG. The influence of beverage composition on delivery of phenolic compounds from coffee and tea. Physiol Behav. 2010;100(1):33-41.

44. Serafini M, Ghiselli A, Ferro-Luzzi A. In vivo antioxidant effect of green and black tea in man. Eur J Clin Nutr. 1996;50(1):28-32.

45. Lamothe S, Azimy N, Bazinet L, Couillard C, Britten M. Interaction of green tea polyphenols with dairy matrices in a simulated gastrointestinal environment. Food Funct. 2014;5(10):2621-31.

46. Haratifar S, Meckling KA, Corredig M. Antiproliferative activity of tea catechins associated with casein micelles, using HT29 colon cancer cells. J Dairy Sci. 2014;97(2):672-8.

47. Kyle JAM, Morrice PC, McNeill G, Duthie GG. Effects of infusion time and addition of milk on content and absorption of polyphenols from black tea. J Agric Food Chem. 2007;55(12):4889-94.

48. Reddy VC, Vidya Sagar GV, Sreeramulu D, Venu L, Raghunath M. Addition of milk does not alter the antioxidant activity of black tea. Ann Nutr Metab. 2005;49(3):189-95.

49. Ryan L, Petit S. Addition of whole, semiskimmed, and skimmed bovine milk reduces the total antioxidant capacity of black tea. Nutr Res. 2010;30(1):14-20.

50. Van Der Burg-Koorevaar MCD, Miret S, Duchateau GSMJE. Effect of milk and brewing method on black tea catechin bioaccessibility. J Agric Food Chem. 2011;59(14):7752-8.

51. Dragoni S, Gee J, Bennett R, Valoti M, Sgaragli G. Red wine alcohol promotes quercetin absorption and directs its metabolism towards isorhamnetin and tamarixetin in rat intestine in vitro. Br J Pharmacol. 2006;147(7):765-71.

52. Tresserra-Rimbau A, Lamuela-Raventos RM, Moreno JJ. Polyphenols, food and pharma. Current knowledge and directions for future research. Biochem Pharmacol. 2018;156:186-95.

53. Day AJ, Gee JM, DuPont MS, Johnson IT, Williamson G. Absorption of quercetin-3-glucoside and quercetin-4'-glucoside in the rat small intestine: the role of lactase phlorizin hydrolase and the sodium-dependent glucose transporter. Biochem Pharmacol. 2003;65(7):1199-206.

54. Rodriguez-Amaya DB. Carotenoides y preparación de alimentos: La retención de los Carotenoides Provita-

mina A en alimentos preparados, procesados y almacenados. JSI, USAID; 1999.

55. Hollman PCH, Bijsman MNCP, Van Gameren Y, Cnossen EPJ, De Vries JHM, Katan MB. The sugar moiety is a major determinant of the absorption of dietary flavonoid glycosides in man. Free Radic Res. 1999;31:569-73.

56. Hu M. Commentary: bioavailability of flavonoids and polyphenols: call to arms. Mol Pharm. 2007;4(6):803-6.

57. Hollman PCH, Katan MB. Absorption, metabolism and health effects of dietary flavonoids in man. Biomed Pharmacother. 1997;51(8):305-10.

58. Graefe EU, Wittig J, Mueller S, Riethling A, Uehleke B, Drewelow B, et al. Pharmacokinetics and bioavailability of quercetin glycosides in humans. J Clin Pharmacol. 2001;41(5):492-9.

59. Wilkinson AP, Gee JM, Dupont MS, Needs PW, Mellon FA, Williamson G, et al. Hydrolysis by lactase phlorizin hydrolase is the first step in the uptake of daidzein glucosides by rat small intestine in vitro. Xenobiotica. 2003;33(3):255-64.

60. Izumi T, Piskula MK, Osawa S, Obata A, Tobe K, Saito M, et al. Soy isoflavone aglycones are absorbed faster and in higher amounts than their glucosides in humans. J Nutr. 2000;130(7):1695-9.

61. Setchell KD, Brown NM, Desai P, Zimmer-Nechemias L, Wolfe BE, Brashear WT, et al. Bioavailability of pure isoflavones in healthy humans and analysis of commercial soy isoflavone supplements. J Nutr. 2001;131(4 Suppl):1362S-75S.

62. Piskula MK, Yamakoshi J, Iwai Y. Daidzein and genistein but not their glucosides are absorbed from the rat stomach. FEBS Lett. 1999;447(2-3):287-91.

63. Lee DH, Kim MJ, Park SH, Song EJ, Nam Y Do, Ahn J, et al. Bioavailability of Isoflavone Metabolites After Korean Fermented Soybean Paste (Doenjang) Ingestion in Estrogen-Deficient Rats. J Food Sci. 2018;83(8):2212-21.

64. Castello F, Costabile G, Bresciani L, Tassotti M, Naviglio D, Luongo D, et al. Bioavailability and pharmacokinetic profile of grape pomace phenolic compounds in humans. Arch Biochem Biophys. 2018;646:1-9.

65. Rüfer CE, Bub A, Möseneder J, Winterhalter P, Stürtz M, Kulling SE. Pharmacokinetics of the soybean isoflavones daidzein in its aglycones and glucoside form: a randomized, double-blind, crossover study. Am J Clin Nutr. 2008;87(5):1314-23.

66. Passamonti S, Vrhovsek U, Mattivi F. The interaction of anthocyanins with bilitranslocase. Biochem Biophys Res Commun. 2002;296(3):631-6.

67. Pasinetti GM, Singh R, Westfall S, Herman F, Faith J, Ho L. The Role of the Gut Microbiota in the Metabolism of Polyphenols as Characterized by Gnotobiotic Mice. J Alzheimers Dis. 2018;63(2):409-21.

68. Schoefer L, Braune A, Blaut M. Cloning and expression of a phloretin hydrolase gene from Eubacterium ramulus and characterization of the recombinant enzyme. Appl Environ Microbiol. 2004;70(10):6131-7.

69. Sgarbossa A, Giacomazza D, Di Carlo M. Ferulic acid: A hope for Alzheimer's disease therapy from plants. Nutrients. 2015;7(7):5764-82.

70. Sorrenti V, Ali S, Mancin L, Davinelli S, Paoli A, Scapagnini G. Cocoa polyphenols and gut microbiota interplay: bioavailability, prebiotic effect, and impact on human health. Nutrients. 2020;12(7):1908.

71. Perez-Vizcaino F, Duarte J, Santos-Buelga C. The flavonoid paradox: conjugation and deconjugation as key steps for the biological activity of flavonoids. J Sci Food Agric. 2012;92(9):1822-5.

72. Latruffe N, Menzel M, Delmas D, Buchet R, Lançon A. Compared binding properties between resveratrol and other polyphenols to plasmatic albumin: Consequences for the health protecting effect of dietary plant microcomponents. Molecules. 2014;19(11):17066-77.

73. Xiao J, Suzuki M, Jiang X, Chen X, Yamamoto K, Ren F, et al. Influence of B-ring hydroxylation on interactions of flavonols with bovine serum albumin. J Agric Food Chem. 2008;56(7):2350-6.

74. Basu A, Rhone M, Lyons TJ. Berries: emerging impact on cardiovascular health. Nutr Rev. 2010;68(3):168-77.

75. Cicero AFG, Colletti A. Polyphenols Effect on Circulating Lipids and Lipoproteins: From Biochemistry to Clinical Evidence. Curr Pharm Des. 2018;24(2):178-90.

76. Lewandowska U, Szewczyk K, Hrabec E, Janecka A, Gorlach S. Overview of metabolism and bioavailability enhancement of polyphenols. J Agric Food Chem. 2013;61(50):12183-99.

77. Goldberg DM, Yan J, Soleas GJ. Absorption of three wine-related polyphenols in three different matrices by healthy subjects. Clin Biochem. 2003;36(1):79-87.

78. Karakaya S. Bioavailability of phenolic compounds. Crit Rev Food Sci Nutr. 2004;44(6):453-64.

79. Luo LY, Fan MX, Zhao HY, Li MX, Wu X, Gao WY. Pharmacokinetics and Bioavailability of the Isoflavones Formononetin and Ononin and Their in Vitro Absorption in Ussing Chamber and Caco-2 Cell Models. J Agric Food Chem. 2018;66(11):2917-24.

80. Setchell KDR, Brown NM, Zimmer-Nechemias L, Brashear WT, Wolfe BE, Kirschner AS, et al. Evidence for lack of absorption of soy isoflavone glycosides in humans, supporting the crucial role of intestinal metabolism for bioavailability. Am J Clin Nutr. 2002;76(2):447-53.

81. Garcia-Aloy M, Ulaszewska M, Franceschi P, Estruel-Amades S, Weinert CH, Tor-Roca A, et al. Discovery of intake biomarkers of lentils, chickpeas, and white beans by untargeted LC–MS metabolomics in serum and urine. Mol Nutr Food Res. 2020;64(13):1901137.

82. Di Pede G, Mena P, Bresciani L, Achour M, Lamuela-Raventós RM, Estruch R, et al. Revisiting the bioavailability of flavan-3-ols in humans: A systematic review and comprehensive data analysis. Mol Aspects Med. 2023;89:101146.

83. Hung WL, Chang WS, Lu WC, Wei GJ, Wang Y, Ho CT, et al. Pharmacokinetics, bioavailability, tissue distribution and excretion of tangeretin in rat. J Food Drug Anal. 2018;26(2):849-57.

84. Clarke ED, Collins CE, Rollo ME, Kroon PA, Philo M, Haslam RL. The relationship between urinary polyphenol metabolites and dietary polyphenol intakes in young adults. Br J Nutr. 2022;127(4):589-98.

85. Barba FJ, Nikmaram N, Roohinejad S, Khelfa A, Zhu Z, Koubaa M. Bioavailability of Glucosinolates and Their Breakdown Products: Impact of Processing. Front Nutr. 2016;3:24.

86. Oliviero T, Lamers S, Capuano E, Dekker M, Verkerk R. Bioavailability of Isothiocyanates From Broccoli Sprouts in Protein, Lipid, and Fiber Gels. Mol Nutr Food Res. 2018;1700837.

87. Li N, Wu X, Zhuang W, Wu C, Rao Z, Du L, et al. Cruciferous vegetable and isothiocyanate intake and multiple health outcomes. Food Chem. 2022;375:131816.

88. Chen C, Kong ANT. Dietary cancer-chemopreventive compounds: from signaling and gene expression to pharmacological effects. Trends Pharmacol Sci. 2005;26(6):318-26.

89. Yi G, Lim S, Chae WB, Park JE, Park HR, Lee EJ, et al. Root Glucosinolate Profiles for Screening of Radish (Raphanus sativus L.) Genetic Resources. J Agric Food Chem. 2016;64(1):61-70.

90. Bouranis JA, Wong CP, Beaver LM, Uesugi SL, Papenhausen EM, Choi J, et al. Sulforaphane Bioavailability in Healthy Subjects Fed a Single Serving of Fresh Broccoli Microgreens. Foods. 2023;12(20):3784.

91. Fahey JW, Holtzclaw WD, Wehage SL, Wade KL, Stephenson KK, Talalay P. Sulforaphane bioavailability from glucoraphanin-rich broccoli: Control by active endogenous myrosinase. PLoS One. 2015;10(11):1-13.

92. Prieto MA, López CJ, Simal-Gandara J. Glucosinolates: Molecular structure, breakdown, genetic, bioavailability, properties and healthy and adverse effects. Adv Food Nutr Res. 2019;90:305-50.

93. Rouzaud G, Rabot S, Ratcliffe B, Duncan AJ. Influence of plant and bacterial myrosinase activity on the metabolic fate of glucosinolates in gnotobiotic rats. Br J Nutr. 2003;90(2):395-404.

94. Chen S, Andreasson E. Update on glucosinolate metabolism and transport. Plant Physiol Biochem. 2001;39(9):743-58.

95. Conaway CC, Jiao D, Kohri T, Liebes L, Chung FL. Disposition and pharmacokinetics of phenethyl isothiocyanate and 6-phenylhexyl isothiocyanate in F344 rats. Drug Metab Dispos. 1999;27(1):13-20.

96. Ye L, Dinkova-Kostova AT, Wade KL, Zhang Y, Shapiro TA, Talalay P. Quantitative determination of dithiocarbamates in human plasma, serum, erythrocytes and urine: pharmacokinetics of broccoli sprout isothiocyanates in humans. Clin Chim Acta. 2002;316(1-2):43-53.

97. Atwell LL, Hsu A, Wong CP, Stevens JF, Bella D, Yu T, et al. Absorption and chemopreventive targets of sulforaphane in humans following consumption of broccoli sprouts or a myrosinase-treated broccoli sprout extract. Mol Nutr Food Res. 2015;59(3):424–33.

98. Zhang Y, Callaway EC. High cellular accumulation of sulphoraphane, a dietary anticarcinogen, is followed by rapid transporter-mediated export as a glutathione conjugate. Biochem J. 2002;364(1):301-7.

99. Rungapamestry V, Rabot S, Fuller Z, Ratcliffe B, Duncan AJ. Influence of cooking duration of cabbage and presence of colonic microbiota on the excretion of N-acetylcysteine conjugates of allyl isothiocyanate and bioactivity of phase 2 enzymes in F344 rats. Br J Nutr. 2008;99(4):773-81.

100. Bheemreddy RM, Jeffery EH. The metabolic fate of purified glucoraphanin in F344 rats. J Agric Food Chem. 2007;55(8):2861-6.

101. Bouranis JA, Beaver LM, Ho E. Metabolic Fate of Dietary Glucosinolates and Their Metabolites: A Role for the Microbiome. Front Nutr. 2021;8:748433.

102. Prodan A, Tremaroli V, Brolin H, Zwinderman AH, Nieuwdorp M, Levin E. Comparing bioinformatic pipelines for microbial 16S rRNA amplicon sequencing. PLoS One. 2020;15(1):e0227434.

103. Granado-Lorencio F, Blanco-Navarro I, Pérez-Sacristán B, Hernández-Álvarez E. Biomarkers of carotenoid bioavailability. Food Res Int. 2017;99:902-16.

104. Barros MP, Rodrigo MJ, Zacarias L. Dietary Carotenoid Roles in Redox Homeostasis and Human Health. J Agric Food Chem. 2018;66(23):5733-40.

105. Pérez-Gálvez A, Mínguez-Mosquera MI. Esterification of xanthophylls and its effect on chemical behavior and bioavailability of carotenoids in the human. Nutr Res. 2005;25(7):631-40.

106. Furr HC, Clark RM. Intestinal absorption and tissue distribution of carotenoids. J Nutr Biochem. 1997;8(7):364-77.

107. Khachik F, Englert G, Beecher GR, Smith Jr JC. Isolation, structural elucidation, and partial synthesis of lutein dehydration products in extracts from human plasma. J Chromatogr B Biomed Sci Appl. 1995;670(2):219-33.

108. Desmarchelier C, Borel P. Overview of carotenoid bioavailability determinants: From dietary factors to host genetic variations. Trends Food Sci Technol. 2017;69:270-80.

109. Yao Y, Tan P, Kim JE. Effects of dietary fats on the bioaccessibility and bioavailability of carotenoids: a systematic review and meta-analysis of in vitro studies and randomized controlled trials. Nutr Rev. 2022;80(4):741-61.

110. Ornelas-Paz JDJ, Failla ML, Yahia EM, Gardea-Bejar A. Impact of the stage of ripening and dietary fat on in vitro bioaccessibility of β-carotene in 'Ataulfo' mango. J Agric Food Chem. 2008;56(4):1511-6.

111. Cooperstone JL, Ralston RA, Riedl KM, Haufe TC, Schweiggert RM, King SA, et al. Enhanced bioavailability of lycopene when consumed as cis-isomers from tangerine compared to red tomato juice, a randomized, cross-over clinical trial. Mol Nutr Food Res. 2015;59(4):658-69.

112. Borel P, Desmarchelier C, Nowicki M, Bott R. Lycopene bioavailability is associated with a combination of genetic variants. Free Radic Biol Med. 2015;83:238-44.

113. Borel P, Grolier P, Armand M, Partier A, Lafont H, Lairon D, et al. Carotenoids in biological emulsions: solubility, surface-to-core distribution, and release from lipid droplets. J Lipid Res. 1996;37:250-61.

114. Leo MA, Ahmed S, Aleynik SI, Siegel JH, Kasmin F, Lieber CS. Carotenoids and tocopherols in various hepatobiliary conditions. J Hepatol. 1995;23(5):550-6.

115. Young A, Britton G. Carotenoids in photosynthesis. Springer Science & Business Media; 2012.

116. Parker RS. Absorption, metabolism, and transport of carotenoids. FASEB J. 1996;10(5):542-51.

117. Tyssandier V, Choubert G, Grolier P, Borel P. Carotenoids, mostly the xanthophylls, exchange between plasma lipoproteins. Int J Vitam Nutr Res. 2002;72(5):300-8.

118. Thomas SE, Harrison EH. Mechanisms of selective delivery of xanthophylls to retinal pigment epithelial cells by human lipoproteins. J Lipid Res. 2016;57(10):1865-78.

119. Rodriguez-Concepcion M, Avalos J, Bonet ML, Boronat A, Gomez-Gomez L, Hornero-Mendez D, et al. A global perspective on carotenoids: metabolism, biotechnology, and benefits for nutrition and health. Prog Lipid Res. 2018;70:62-93.

120. Peng Y, Peng Y, Lin Y, Moon T, Roe DJ, Ritenbaugh C. Concentrations and plasma-tissue-diet relationships of carotenoids, retinoids, and tocopherols in humans. Nutr Cancer. 1995;23(3):233-46.

121. Wasserman WW, Fahl WE. Functional antioxidant responsive elements. Proc Natl Acad Sci U S A. 1997;94(10):5361-6.

122. Lhoste EF, Gloux K, De Waziers I, Garrido S, Lory S, Philippe C, et al. The activities of several detoxication enzymes are differentially induced by juices of garden cress, water cress and mustard in human HepG2 cells. Chem Biol Interact. 2004;150(3):211-9.

123. Vahid F, Zand H, Nosrat-Mirshekarlou E, Najafi R, Hekmatdoost A. The role dietary of bioactive compounds on the regulation of histone acetylases and deacetylases: A review. Gene. 2015;562(1):8-15.

124. Somekawa Y, Chiguchi M, Ishibashi T, Aso T. Soy intake related to menopausal symptoms, serum lipids, and bone mineral density in postmenopausal Japanese women. Obstet Gynecol. 2001;97(1):109-15.

125. Mares-Perlman JA, Millen AE, Ficek TL, Hankinson SE. The body of evidence to support a protective role for lutein and zeaxanthin in delaying chronic disease. Overview. J Nutr. 2002;132(3):518S-524S.

126. Wang J, Hodes GE, Zhang H, Zhang S, Zhao W, Golden SA, et al. Epigenetic modulation of inflammation and synaptic plasticity promotes resilience against stress in mice. Nat Commun. 2018;9(1):477.

127. Zhao D, Simon JE, Wu Q. A critical review on grape polyphenols for neuroprotection: Strategies to enhance bioefficacy. Crit Rev Food Sci Nutr. 2020;60(4):597-625.

128. Grunstein M. Histone acetylation in chromatin structure and transcription. Nature. 1997;389(6649):349-52.

129. Howes MJR, Simmonds MSJ. The role of phytochemicals as micronutrients in health and disease. Curr Opin Clin Nutr Metab Care. 2014;17(6):558-66.

130. Wang Y, Li Y, Liu X, Cho W. Genetic and epigenetic studies for determining molecular targets of natural product anticancer agents. Curr Cancer Drug Targets. 2013;13(5):506-18.

131. Rosales TKO, Hassimotto NMA, Lajolo FM, Fabi JP. Nanotechnology as a tool to mitigate the effects of intestinal microbiota on metabolization of anthocyanins. Antioxidants. 2022;11(3):506.

132. Ottaviani JI, Schroeter H, Kuhnle GGC. Measuring the intake of dietary bioactives: Pitfalls and how to avoid them. Mol Aspects Med. 2023;89:101139.

133. Nicolescu A, Babotă M, Barros L, Rocchetti G, Lucini L, Tanase C, et al. Bioaccessibility and bioactive potential of different phytochemical classes from nutraceuticals and functional foods. Front Nutr. 2023;10.

134. Li Q, Cao Y, Lin H, Zhao T, McClements DJ, Wang S, et al. Thermally Induced Covalent Cross-Linking of Proanthocyanidins and Pectin in Processed Fruit-Based Foods. J Agric Food Chem. 2023;71(45):17330-42.

NUTRIENTES EM SITUAÇÕES ESPECIAIS

CAPÍTULO 40

Nutrição e sistema imune

Marcelo Macedo Rogero

◉ INTRODUÇÃO

O sistema imune, ante a invasão de um patógeno, desencadeia respostas imunes celulares específicas e não específicas, que envolvem diferentes tipos celulares, como granulócitos, macrófagos e linfócitos. As complexas interações entre essas células são coordenadas pela liberação de citocinas e de outros mediadores. Nesse contexto, constata-se que a nutrição tem papel relevante na modulação das respostas imune e inflamatória em diferentes tipos de doenças, uma vez que nutrientes modulam sistemas de defesa celular e humoral, pela alteração da formação de mediadores inflamatórios ou pela interferência nas vias de transdução de sinais celulares. Desse modo, verifica-se que nutrientes podem apresentar ação imunomoduladora pelo aumento da resposta mediada por células, pela alteração do balanço entre citocinas pró-inflamatórias e anti-inflamatórias, pela redução da excessiva ativação do fator de transcrição designado fator nuclear κB (NF-κB) e pela atenuação da depleção de nutrientes teciduais. Nesse contexto, destacam-se alguns nutrientes, como os ácidos graxos poli-insaturados ômega 3, os aminoácidos arginina e glutamina e a vitamina D.

◉ SISTEMA IMUNE

O sistema imune é caracterizado por sua versatilidade e tem como finalidade proteger o indivíduo contra microrganismos patogênicos e células tumorais, ao mesmo tempo que apresenta grande variedade de células e de moléculas que possuem capacidade específica de reconhecimento e de eliminação de antígenos. Essas células e moléculas atuam de modo conjunto em uma rede dinâmica, cuja complexidade assemelha-se àquela observada no sistema nervoso central.[1]

Funcionalmente, uma resposta imune apresenta duas etapas relevantes: reconhecimento e resposta. O reconhecimento imune é caracterizado por sua especificidade, sendo capaz de reconhecer sutis diferenças químicas, que distinguem um microrganismo de outro. Além disso, o sistema imune tem capacidade de discriminar moléculas estranhas de proteínas e células do próprio organismo.[2]

Uma vez que um organismo estranho tenha sido reconhecido, o sistema imune recruta uma variedade de células e de moléculas para iniciar uma resposta efetora, que visa eliminar ou neutralizar o patógeno. Nesse sentido, o sistema imune é capaz de converter o evento de reconhecimento inicial em uma variedade de respostas efetoras, sendo cada uma dessas específica para cada tipo de patógeno. A posterior exposição do organismo ao mesmo patógeno induz à resposta de memória, caracterizada por rápida reação imune que provoca a eliminação do patógeno e previne a ocorrência posterior da infecção.[3]

As respostas imunes são elaboradas primariamente pelos leucócitos, que compreendem diferentes tipos celulares (Quadro 1). Os leucócitos são encontrados em diversos órgãos e tecidos linfoides, bem como na circulação sanguínea e linfática. Essas células se originam a partir de células-tronco presentes na medula óssea e, posteriormente, sofrem maturação e diferenciação em tecidos linfoides primários, como o timo e a medula óssea. Além disso, essas células interagem com outras células e agentes estranhos em tecidos linfoides secundários (linfonodos, baço, intestino).[3,4]

Imunidade inata e adquirida

O organismo protege-se contra microrganismos por meio de diferentes mecanismos. Alguns desses mecanismos de proteção compreendem a imunidade inata ou natural. A imunidade inata apresenta quatro tipos de barreiras de defesa:

anatômica, fisiológica, fagocítica e inflamatória (Quadro 2). Os linfócitos T e B respondem pela imunidade adquirida do organismo. As células T fazem parte da resposta imunológica celular e proliferam ativamente, quando estimuladas fisiologicamente por interleucina (IL)-2 ou por mitógenos, como a concanavalina A. Os linfócitos B são os precursores das células produtoras de anticorpos.[3,5]

A imunidade inata é a mais antiga linha de defesa, sendo altamente conservada entre as diferentes espécies. Consiste principalmente em células fagocíticas, em proteínas presentes no sangue e em células *natural killer* (NK). Dentre as estratégias presentes na resposta imune inata, destaca-se a capacidade de reconhecimento de estruturas moleculares típicas presentes em patógenos. Os mecanismos da imunidade inata são disparados rapidamente após o organismo ter sido invadido por um patógeno, sendo a fagocitose o principal mecanismo da imunidade inata. Nesse processo, o microrganismo é coberto com proteínas presentes no sangue, como proteínas do sistema complemento, que induzem a lise do patógeno ou a liberação de enzimas com ação citolítica, a partir de células *killer*.[7,8]

A imunidade adaptativa é baseada em receptores altamente específicos para determinadas

QUADRO 1	Leucócitos presentes na circulação sanguínea		
Células	**% leucócitos circulantes**	**Células (x 10^3)/ mm³ de sangue**	**Funções primárias**
Granulócitos: Neutrófilos Eosinófilos Basófilos	60-70 90% dos granulócitos 2,5% dos granulócitos 0,2% dos granulócitos	3-5,5 0,05-0,25 0,02	Fagocitose Defesa contra parasitas Produção de fator quimiotático Reações alérgicas
Monócitos	10-15	0,15-0,6	Fagocitose Apresentação de antígenos Produção de citocinas Citotoxicidade
Linfócitos	20-25	1-2,5	Ativação de linfócitos Produção de citocinas Citotoxicidade Memória imunológica Reconhecimento de antígenos
Fonte: Mackinnon, 1999.[6]			

QUADRO 2 Resumo das defesas imunes não específicas	
Tipo	**Mecanismo**
Barreiras anatômicas Pele	Barreira mecânica que retarda a entrada de microrganismos. Ambiente ácido (pH 3-5) retarda o crescimento de microrganismos. Microbiota normal compete com microrganismos por nutrientes e adesão em locais específicos. Muco com capacidade de reter patógenos.
Barreiras fisiológicas Temperatura pH baixo Mediadores químicos	Temperatura normal do organismo inibe o crescimento de alguns patógenos. Febre inibe o crescimento de alguns patógenos. A acidez do estômago promove a morte da maioria dos patógenos ingeridos. Lisozima cliva a parede celular de bactérias. Interferon induz um estado antiviral em células não infectadas. O sistema complemento lisa microrganismos ou facilita a fagocitose (opsonização). Receptores do tipo *Toll* reconhecem moléculas presentes em patógenos.
Barreira fagocítica/endocítica	Várias células internalizam (endocitose) e degradam macromoléculas de patógenos. Células especializadas (monócitos, neutrófilos e macrófagos) internalizam (fagocitose), matam e digerem microrganismos.
Barreiras inflamatórias	A lesão tecidual e a infecção provocam o extravasamento de água e de proteínas a partir do vaso sanguíneo para o tecido, bem como o influxo de células do sangue para o local afetado.

regiões (epítopos) dos patógenos. Esses receptores estão presentes em células (linfócitos T e B) ou são secretados (anticorpos produzidos por linfócitos B). Diante de um processo infeccioso, linfócitos T e B se proliferam e produzem elevado número de células-filhas idênticas (expansão clonal).[1]

Eventos fisiológicos relacionados à resposta imune

Diante da invasão de patógenos, o organismo é capaz de desencadear diversas respostas fisiológicas. Nesse sentido, destacam-se três eventos que influem na evolução do paciente e são iniciados pela secreção de citocinas pró-inflamatórias, como a IL-1 e o fator de necrose tumoral (TNF)-alfa:[9]

- Formação de um ambiente hostil para patógenos.
- Liberação, a partir de fontes endógenas, de nutrientes para o sistema imune.

- Fortalecimento dos sistemas de defesa e de controle contra a lesão de tecidos saudáveis.

Posteriormente à destruição do patógeno, o organismo desencadeia a ativação de sistemas inibitórios, que visam terminar a resposta imune. Os sistemas de controle incluem a secreção de citocinas anti-inflamatórias – por exemplo, IL-10 –, síntese de antagonistas de receptores(ras) de citocinas – por exemplo, IL-1ra –, secreção de glicocorticoides e diminuição da ativação do fator de transcrição NF-κB, pelo aumento das defesas antioxidantes.[10,11]

Não obstante, existem situações clínicas nas quais a resposta imune pode acarretar prejuízo ao hospedeiro em uma situação de infecção: imunossupressão e hiperinflamação, lesão oxidativa e excessiva perda de componentes teciduais. Além disso, há relação entre a perda excessiva de massa magra e o aumento de mortalidade. Pacientes com sepse apresentam evidente desequilíbrio entre a síntese de citocinas pró-inflamatórias e anti-inflamatórias, o que está relacionado à falha na manutenção das defesas antioxidantes e à elevada atividade do fator de transcrição NF-κB.[11-13]

▣ EXAMES PARA AVALIAÇÃO DA IMUNOCOMPETÊNCIA

Os biomarcadores relativos à avaliação da função imunológica podem ser classificados em três categorias: alta, média e baixa adequação (Quadro 3). Nesse contexto, a síntese de imunoglobulinas séricas específicas para uma vacina, a resposta de hipersensibilidade do tipo tardio HTT, a concentração de IgA secretória salivar total ou específica para uma vacina e a resposta para patógenos atenuados são classificadas como marcadores de alta adequação. Entre os biomarcadores de adequação média, destacam-se a atividade citotóxica de células NK, o *burst* oxidativo de fagócitos, a proliferação de linfócitos e o modelo de síntese de citocinas a partir de células imunes ativadas. É fundamental

QUADRO 3	Biomarcadores da função imunológica em humanos			
Método	Reprodutibilidade (coeficiente de variação)	Precisão	Vantagens	Desvantagens
Contagem de células e subclasses de leucócitos	2-5%	Muito boa	Determinação automatizada rápida	Não fornece informações sobre a função celular
Fagocitose de neutrófilos	5-10%	Moderada	Ensaio simples	Não necessariamente se relaciona com a capacidade de *killing*. Apenas mede % de células ativadas
Burst oxidativo de neutrófilos ou monócitos	5-10%	Muito boa	Resultado é relacionado à capacidade de *killing*	Atividade depende da dose e do tipo de estímulo utilizado
Degranulação de neutrófilos	~10%	Boa	Excelente parâmetro de avaliação funcional	Tempo elevado de ensaio
Expressão na membrana plasmática de moléculas de classe II do complexo de histocompatibilidade principal	Não conhecida	Boa	Relacionada à atividade de apresentação de antígenos por monócitos	—
Síntese de citocinas a partir de monócitos ou linfócitos	5-10%	Moderada	—	Tempo elevado de ensaio
Proliferação de linfócitos	~10%	Moderada	—	Ensaio necessita de diversos dias de incubação
Síntese de anticorpos por linfócitos	10-20%	Moderada	—	Tempo elevado de ensaio

(continua)

QUADRO 3	Biomarcadores da função imunológica em humanos (*continuação*)			
Método	Reprodutibilidade (coeficiente de variação)	Precisão	Vantagens	Desvantagens
Atividade citolítica de células NK	5-10%	Boa	—	Ensaio necessita de células-alvo marcadas com 51Cr
Proteínas do complemento séricas	2-5%	Muito boa	Ensaio turbidimétrico simples	—
Imunoglobulinas séricas (IgA, IgG e IgM totais)	2-5%	Muito boa	Ensaio turbidimétrico simples	Não fornece informação sobre a concentração de anticorpos específicos para determinado antígeno
IgA salivar	~10%	Moderada	Ensaio Elisa simples	Concentração de IgA salivar é afetada pela taxa de fluxo da saliva
Resposta de anticorpos específicos para vacinação	5-10%	Boa	Resultado é relacionado à imunidade humoral *in vivo*	Resposta apenas específica para o antígeno testado; teste não pode ser repetido no mesmo indivíduo
Resposta de hipersensibilidade do tipo tardia ante a injeção de antígenos na pele	Não conhecida	Moderada	Resultado é relacionado à imunidade mediada por células *in vivo*	Medidas devem ser feitas 24-48 horas após a injeção
Incidência de infecção por autoavaliação de sintomas relacionados a infecções do trato respiratório superior	Não conhecida	Ruim	Simples e de baixo custo Apenas necessita de questionários	Presença de outras variáveis na interpretação dos resultados

Fonte: Albers et al., 2005.[14]

destacar que a análise de um único biomarcador de imunocompetência não permite caracterizar a função imunológica de um indivíduo. Portanto, a combinação de parâmetros de alta e média adequação é considerada a melhor intervenção para a avaliação da imunocompetência em estudos de intervenção nutricional em humanos.[14]

NUTRIÇÃO E IMUNOCOMPETÊNCIA

Previamente à análise dos efeitos da nutrição sobre as respostas imune e inflamatória, cabe ressaltar quais áreas relacionadas com a imunocompetência podem ser moduladas por nutrientes específicos. Nesse sentido, destacam-se três locais de ação: integridade das mucosas, função de defesa celular e inflamação local ou sistêmica. A funcionalidade da mucosa intestinal representa a primeira linha de defesa contra a translocação de patógenos, sendo considerada relevante em relação à administração inicial de nutrição enteral em pacientes gravemente enfermos. Além disso, a disponibilidade suficiente de substratos adequados é considerada, atualmente, a principal ferramenta na manutenção da estrutura e da funcionalidade das mucosas. Componentes essenciais das respostas inflamatória e imune são representados pela ativação de sistemas, como de coagulação e complemento.[12,13] Além disso, diversos mediadores estão envolvidos, incluindo citocinas, eicosanoides, fator ativador plaquetário e óxido nítrico (NO), bem como cininas e aminas vasoativas. A resposta inflamatória sistêmica pode prejudicar a microcirculação, a troca gasosa pulmonar, a permeabilidade vascular, a coagulação e a utilização de substratos e, desse modo, pode influenciar a função orgânica. Assim, conclui-se que a escolha seletiva – quantitativa e qualitativamente – de determinados nutrientes (Quadro 4) que atuam como precursores de mediadores é capaz de modular as respostas inflamatória e imune.[15]

QUADRO 4	Exemplos de nutrientes imunomoduladores	
Nutrientes	**Comentário**	**Funções principais ou efeitos**
Arginina	Síntese endógena é diminuída em indivíduos com sepse ou traumas	Precursor de poliaminas, ácidos nucleicos, aminoácidos envolvidos na síntese de tecido conectivo e óxido nítrico. Secretagogo para os hormônios insulina, prolactina e GH. Aumenta o número e a funcionalidade de linfócitos T. Melhora o processo de cicatrização.
Zinco	O zinco modula diversos aspectos das respostas imune e inflamatória	Deficiência de zinco favorece a ocorrência de atrofia no timo, linfopenia e prejuízo das respostas imunes mediadas por células e anticorpos.
Glutamina	Condições catabólicas estão associadas a marcante declínio das concentrações plasmática e muscular de glutamina	Precursor de glutationa, purinas, pirimidinas, nucleotídeos e aminoaçúcares. Principal combustível metabólico para enterócitos, colonócitos e células do sistema imune. Mais relevante substrato para amoniagênese renal. Protege a integridade estrutural e funcional da mucosa intestinal. Mantém ou aumenta as funções imunes, especialmente aquelas associadas à imunidade mediada por células.
Vitamina D	Linfócitos T ativados e células apresentadoras de antígenos, como macrófagos e células dendríticas, apresentam expressão do receptor de vitamina D (VDR)	Doenças autoimunes como doenças inflamatórias intestinais (doença de Crohn e retocolite ulcerativa) e esclerose múltipla são agudamente afetadas por alterações no *status* de vitamina D e na sinalização do VDR.
Nucleotídeos	Síntese *de novo* é prejudicada em estados catabólicos	Precursores de RNA e DNA. Protegem a integridade estrutural e funcional da mucosa intestinal. Mantém ou aumentam a função imune, especialmente aquela associada à imunidade mediada por células.

(continua)

QUADRO 4	Exemplos de nutrientes imunomoduladores (*continuação*)	
Nutrientes	**Comentário**	**Funções principais ou efeitos**
Ácidos graxos poli-insaturados ômega 3	Prontamente incorporados em membranas celulares, frequentemente à custa do ácido araquidônico (ômega 6) Suscetível a peroxidação, pelo alto grau de insaturação (portanto, é relevante manter um adequado estado nutricional relativo a antioxidantes)	Antagonizam a síntese de eicosanoides pró-inflamatórios a partir do ácido araquidônico (ômega 6) Precursores de uma família alternativa de eicosanoides que frequentemente apresentam efeitos biológicos fracos. Podem prevenir imunossupressão em algumas situações.

Arginina

A L-arginina é um aminoácido básico em fluidos biológicos. Sua concentração é relativamente alta em frutos do mar, oleaginosas, sementes, algas, carne bovina e isolado proteico de soja. Todavia, a concentração desse aminoácido é baixa no leite da maioria dos mamíferos, incluindo bovinos, humanos e suínos. Em humanos, a ingestão diária média de arginina é de 5 g e a concentração plasmática de arginina é de aproximadamente 75 μM/L, sendo esse valor influenciado pelo estado nutricional.

Cabe ressaltar que, em estados hipermetabólicos e em condições de aumento do *turnover* proteico, torna-se necessário o fornecimento exógeno de arginina. Tal fato caracteriza a arginina como um aminoácido condicionalmente essencial.[16,17] No que concerne às funções metabólicas da arginina, destacam-se as relacionadas ao metabolismo proteico, uma vez que esse aminoácido participa da síntese proteica, do metabolismo do ciclo da ureia, da síntese de óxido nítrico, de creatina e de poliaminas e da estimulação da secreção do hormônio de crescimento. A arginina também apresenta capacidade imunoestimulatória e timotrófica, além de esse aminoácido ser precursor da prolina e da hidroxiprolina, que são necessárias para a síntese de tecido conectivo.[16]

Metabolismo da arginina

Quantidade significativa de glutamina utilizada pelo intestino é metabolizada para citrulina, que é liberada dentro da circulação portal. A captação de citrulina pelo rim é de aproximadamente 83% da quantidade total liberada pelo intestino, sendo o rim o órgão primário responsável pela manutenção da concentração plasmática de arginina, uma vez que ele sintetiza arginina a partir da citrulina e libera esse aminoácido na circulação sanguínea.[18,19]

A arginina é um constituinte do ciclo da ureia. Nesse ciclo, a adição de amônia para ornitina sintetiza citrulina; a adição de amônia para citrulina sintetiza arginina; e a perda desses dois grupos NH na forma de ureia, a partir da arginina, é utilizada para sintetizar a ornitina. No tecido hepático, a atividade da enzima arginase é elevada, ao mesmo tempo que se verifica que a concentração hepática de arginina é relativamente baixa, aliada à liberação reduzida de arginina dentro do *pool* de aminoácidos circulantes. Desse modo, conclui-se que a concentração tecidual de arginina e a atividade da enzima arginase nos tecidos são inversamente relacionadas. Além disso, verifica-se que rim e músculo têm 1% do conteúdo de arginase e dez vezes o conteúdo de arginina, quando comparados ao tecido hepático.[18-20]

▣ MODULAÇÃO DA RESPOSTA IMUNE POR NUTRIENTES

Arginina e imunidade

Duas vias do metabolismo da arginina têm sido identificadas como críticas para as ações imunomodulatórias desse aminoácido *in vivo* (Figura 1). Primeiro, a via da arginase, na qual a arginina é convertida em ureia e ornitina, que gera poliaminas, pela ação da enzima ornitina descarboxilase. Essa via de síntese de poliaminas pode ser o mecanismo pelo qual linfócitos aumentam sua mitogênese. Além disso, poliaminas parecem exercer papel-chave na divisão celular, na replicação de DNA e na regulação do ciclo celular.[19]

Segundo, a arginina é o único substrato para a síntese de óxido nítrico (NO) em sistemas biológicos. A arginina atua como substrato na reação catalisada pela enzima NO sintase, resultando na formação de NO e citrulina. O NO é uma molécula ubíqua, com funções relevantes na manutenção do tônus vascular, no sistema da coagulação, no sistema imune e no trato digestó-

rio. Em relação ao sistema imune, verifica-se que o NO apresenta papel relevante na regulação da inflamação e da imunidade. Durante processos inflamatórios, a enzima NO sintase indutível (iNOS) – presente em macrófagos e neutrófilos – forma NO a partir da arginina, o que caracteriza esse aminoácido como um nutriente imunomodulador, enquanto a ingestão inadequada de arginina prejudica a síntese de NO por meio da reação catalisada tanto pela NOS constitutiva quanto pela iNOS em mamíferos.[21]

A arginina regula a síntese de anticorpos por linfócitos B, a expressão de receptores em linfócitos T, a proliferação de linfócitos T e o desenvolvimento de linfócitos B. Além disso, ela é necessária para a defesa contra vírus, bactérias, fungos, células tumorais, protozoários e parasitas. A suplementação com arginina melhora a cicatrização e a resposta imune celular, reduz a disfunção de linfócitos T induzida por trauma e crescimento bacteriano e aumenta a fagocitose e a citotoxicidade de células NK e células *killer* ativadas por linfocinas.[22]

A suplementação de arginina (1 e 2%) por meio da dieta, para ratos com sepse ou tumor,

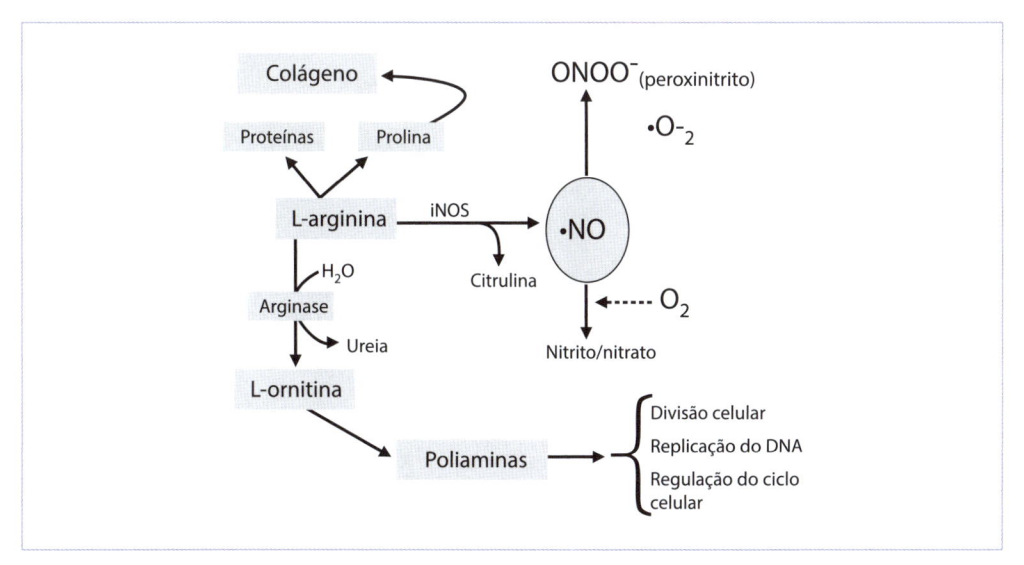

FIGURA 1   Principais vias metabólicas do aminoácido arginina em células do sistema imune.
Fonte: Field et al., 2000.[29]

promoveu o aumento do peso e do número de linfócitos do timo, a proliferação de linfócitos T, a citotoxicidade de células específicas (linfócitos T, macrófagos e células NK), a síntese de IL-2, a expressão do receptor de IL-2 e a resposta de hipersensibilidade do tipo tardio.[22] Em relação à suplementação de arginina em humanos, os resultados são bastante contraditórios. Heyland et al.[15] sugerem que a suplementação de arginina aumenta a produção de NO, o que amplifica a síndrome da resposta inflamatória sistêmica (SIRS) e, consequentemente, aumenta a mortalidade em pacientes com sepse.

Com base nas cinco metanálises relacionadas aos resultados clínicos oriundos da suplementação de arginina, constata-se que essa intervenção nutricional promove redução de complicações infecciosas, uso de ventilação mecânica e do tempo de permanência hospitalar.[23-27] De modo geral, os resultados sugerem que a maioria dos pacientes em unidade de tratamento intensivo (UTI) e pacientes com cirurgias eletivas pode ser beneficiada com a suplementação de arginina devido à redução de risco de infecções. Em contrapartida, uma recomendação altamente controversa refere-se ao uso de arginina em pacientes com sepse devido ao potencial prejudicial desta intervenção nutricional em provocar aumento da concentração sanguínea de NO. Além disso, pacientes hemodinamicamente instáveis em unidade de tratamento intensivo não devem receber suplementação de arginina.[28]

Ácidos graxos poli-insaturados ômega-3

Os ácidos graxos poli-insaturados ômega 3 (alfalinolênico) e ômega 6 (linoleico) são considerados essenciais para o ser humano, uma vez que não são sintetizados pelo organismo e a ausência de sua ingestão acarreta sintomas clínicos adversos. No que concerne à imunomodulação mediada pelos ácidos graxos poli-insa-

turados ômega 3, destacam-se os ácidos graxos eicosapentaenoico (EPA) e docosaexaenoico (DHA), presentes em quantidades significativas em peixes de águas frias e no óleo de peixe. Cabe ressaltar que, entre os ácidos graxos poli-insaturados ômega 3, aqueles obtidos a partir do óleo de peixe (EPA e DHA) são biologicamente mais potentes que o ácido alfalinolênico no tocante à modulação da resposta inflamatória.[30]

Inflamação, DHA e EPA

Os ácidos graxos EPA e DHA atenuam a resposta inflamatória por meio de diferentes mecanismos, como a alteração da constituição de fosfolipídios presentes na membrana plasmática celular, o que influencia diretamente a síntese de mediadores inflamatórios derivados de lipídios, como as prostaglandinas (PG), os tromboxanos (TX) e os leucotrienos (LT), que, conjuntamente, são designados eicosanoides. Aliado a esse fato, os ácidos graxos EPA e DHA têm a capacidade de diminuir a ativação do fator de transcrição NF-κB, o qual promove a ativação transcricional de genes que codificam proteínas com ação pró-inflamatória, como o TNF-alfa e a IL-1 beta-11.

Nesse contexto, em macrófagos, verifica-se que o DHA reduz a ativação da via de sinalização do NF-κB e a expressão da COX-2 induzida por agonistas dos TLR, como lipopeptídeos (TLR2) e LPS (TLR4). Além disso, constata-se redução da expressão gênica da COX-2 induzida por LPS em monócitos oriundos do sangue periférico de indivíduos que consumiram refeições contendo óleo de peixe. A síntese, *in vitro*, das citocinas IL-1, IL-2 e TNF-alfa também foi atenuada, a partir de células mononucleares do sangue periférico estimuladas com LPS, oriundas de indivíduos suplementados com 18 g de óleo de peixe por dia, durante o período de 6 semanas.[30-32]

Além desses efeitos, o EPA e o DHA apresentam outro mecanismo de modulação da resposta inflamatória por meio da ligação desses ácidos graxos ao receptor 120 acoplado à proteína (GPR120), também designado receptor 4 de ácidos graxos livres (FFA4). A ativação do GPR120 induzida por EPA ou DHA promove o recrutamento da beta-arrestina 2 para a membrana plasmática, onde essa proteína se associa ao GPR120. Posteriormente, ocorre a internalização do complexo GPR120/beta-arrestina 2 no compartimento citoplasmático, onde esse complexo se liga à proteína de ligação à TAK1 (TAB1). Tal fato prejudica a associação da TAB1 à quinase ativada pelo fator de transformação do crescimento beta (TAK1) e, consequentemente, resulta na redução da ativação da TAK1 e das vias de sinalização IKK-ß/NF-κB e JNK/AP-1. Desse modo, uma vez que a ligação TAB1/TAK1 é um ponto de convergência dos estímulos induzidos pela via de sinalização do TLR-4

e do receptor do TNF (TNFR), a atenuação da ativação da TAK-1 induzida pelo DHA promove a redução da expressão de genes com ação pró-inflamatória, como o TNF-alfa e a IL-6.[33]

A suplementação com óleo de peixe provoca uma competição entre o EPA e o ácido araquidônico (ômega 6) como precursores da síntese de eicosanoides. Essa competição favorece a síntese de PG e LT das séries 3 e 5, respectivamente, em detrimento de PG e TX de série 2 e LT da série 4, que apresentam propriedades pró-inflamatórias (Figura 2). O ácido araquidônico é, potencialmente, pró-inflamatório, enquanto a presença de ácidos graxos poli-insaturados EPA e DHA limita esse efeito, uma vez que PG e TX de série 3 e LT de série 5 têm potencial pró-inflamatório reduzido (Figura 2). Cabe ressaltar que a imunomodulação exercida

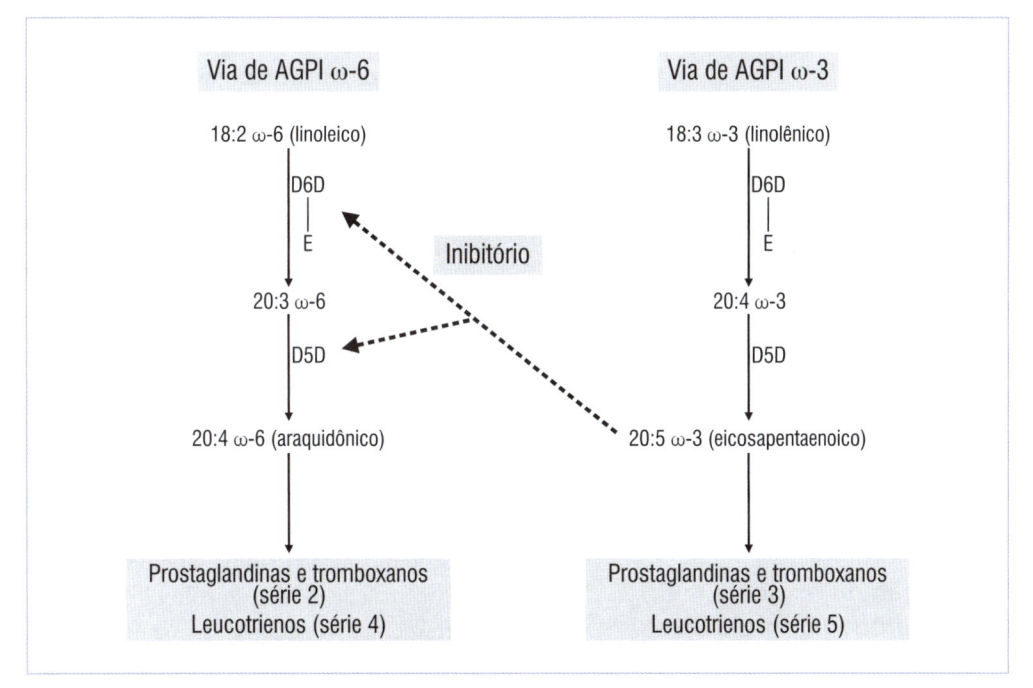

FIGURA 2 Vias metabólicas de ácidos graxos essenciais a partir de precursores ômega 6 e ômega 3. Ácido araquidônico (ômega 6) é potencialmente pró-inflamatório, enquanto a presença de ácidos graxos poli-insaturados (AGPI) ômega 3 limita esse efeito, uma vez que prostaglandinas e tromboxanos de série 3 e leucotrienos de série 5 apresentam potencial pró-inflamatório reduzido.

D6D: delta[6] dessaturase; D5D: delta[5] dessaturase; E: elongase.

Fonte: McCowen e Bistrian, 2003.[34]

por AGPI é dependente da razão ácidos graxos poli-insaturados ômega 3:ômega 6 presentes em emulsões lipídicas. Uma razão balanceada de ácidos graxos poli-insaturados ômega 3:ômega 6 de 1:2 não prejudica a resposta imune, enquanto uma quantidade elevada de ácidos graxos poli-insaturados ômega 3 ou de ômega 6 pode exercer efeitos imunossupressivos.[34]

A proporção exata de ácido araquidônico em células do sistema imune varia de acordo com o tipo celular e a fração lipídica analisada. Os fosfolipídios de células mononucleares purificadas a partir de sangue humano (uma mistura aproximada de 70:20:10 de linfócitos T, linfócitos B e monócitos, respectivamente) contêm 6 a 10% de ácido linoleico, 1 a 2% de ácido diomo-gamalinolênico e 15 a 25% de ácido araquidônico. Em contrapartida, as proporções de ácidos graxos ômega 3 são baixas: o ácido alfalinolênico é raro e EPA e DHA compreendem apenas 0,1 a 0,8% e 2 a 4%, respectivamente.[35]

Estudos com animais demonstram que o aumento da disponibilidade de ácidos graxos ômega 3 na dieta (p. ex., pela ingestão de óleo de peixe) resulta em diminuição da proporção de ácido araquidônico e aumento da proporção de ácidos graxos ômega 3 em fosfolipídios de células do sistema imune. Quando o óleo de peixe é fornecido na dieta humana, a proporção de EPA e DHA em células do sistema imune é significativamente aumentada. Cabe ressaltar que essa incorporação de ácidos graxos de cadeia longa ômega 3 ocorre, em grande parte, à custa de ácido araquidônico.[36,37]

Modulação da resposta imune e inflamatória por meio da suplementação de óleo de peixe

Os benefícios potenciais da suplementação de óleo de peixe (fonte de EPA e DHA) têm sido reportados em diversos processos inflamatórios e imunológicos.[38] Por causa do efeito imunossupressivo do óleo de peixe, verificou-se que a contínua infusão de uma emulsão lipídica baseada nesse óleo acarretou 50% de prolongamento da sobrevivência de transplante em um modelo de alotransplante de coração de ratos. Além disso, o óleo de peixe tem demonstrado suprimir diversos marcadores da função imune, incluindo a proliferação *ex vivo* de linfócitos, a atividade citotóxica de linfócitos T, a atividade de células NK e a produção de citocinas em animais de laboratório.[30,36]

Os efeitos da suplementação de óleo de peixe sobre a resposta inflamatória têm sido investigados em pacientes com doenças autoimunes, como artrite reumatoide, lúpus eritematoso sistêmico, entre outras. No que concerne à artrite reumatoide – doença inflamatória com etiologia idiopática, que envolve múltiplas articulações sinoviais –, constata-se que pacientes submetidos à suplementação de óleo de peixe têm redução dos sintomas e da concentração sérica da IL-1ß. Assim, o óleo de peixe parece ter um efeito benéfico em artrite reumatoide estável e deve ser considerado um adjuvante terapêutico se combinado com a terapia convencional.[30]

Doenças inflamatórias intestinais, como doença de Crohn e colite ulcerativa, caracterizam-se por apresentar diferentes mediadores lipídicos e citocinas pró-inflamatórias que participam do desenvolvimento de lesões crônicas no intestino. Em modelos experimentais, o óleo de peixe demonstrou ser efetivo em reduzir a geração de eicosanoides, com propriedades inflamatórias, e em atenuar a lesão do órgão. Em um modelo de infusão intravenosa, a emulsão lipídica rica em ácido alfalinolênico diminuiu a geração de leucotrieno B4 e reduziu a lesão macroscópica da parede do cólon.[31,39]

Em relação ao estudo da fisiopatologia das doenças alérgicas, constata-se o papel relevante dos eicosanoides sintetizados a partir do ácido araquidônico – PGD_2, LTC_4, D_4 e E_4 –, que são sintetizados por células que atuam na asma, como mastócitos, e representam importantes mediadores da broncoconstrição asmática. Além disso, PGE2 regula a atividade de linfócitos, promovendo alterações significativas durante o desenvolvimento do processo alérgico. Uma vez que ácidos graxos ômega 3 antagonizam os efeitos do ácido araquidônico, é sugerida a utilização de óleo de peixe no tratamento ou na redução do risco do desenvolvimento de doenças alérgicas.[31,39,40]

Nesse contexto, têm sido realizados diversos estudos de ingestão de óleo de peixe em indivíduos asmáticos. Contudo, apesar de esses estudos demonstrarem alterações induzidas pela ingestão de óleo de peixe na síntese de alguns mediadores inflamatórios, a maioria revelou impacto clínico limitado. Em contraste, alguns estudos têm demonstrado melhora clínica significativa em certos grupos de pacientes, o que sugere que esse tipo de intervenção possa ser útil em conjunção com outras terapias baseadas em medicamentos e dieta. Cabe ressaltar que alguns pacientes asmáticos não respondem satisfatoriamente à ingestão de ácidos graxos ômega 3, em alguns casos apresentando piora da função respiratória. Desse modo, conclui-se que existem indivíduos asmáticos que respondem positivamente à intervenção dietoterápica com óleo de peixe, enquanto outros podem ser prejudicados por tal intervenção.[31,32,39]

Uma metanálise com 340 pacientes gravemente enfermos evidenciou redução significativa no tempo de permanência hospitalar e de ventilação mecânica em pacientes tratados com AGPI ômega 3 em comparação ao uso de uma dieta padrão.[41] Um recente estudo clínico com 106 pacientes com sepse que associou AGPI ômega 3 e antioxidantes por via enteral demonstrou significativa redução na gravidade do quadro de sepse e da falência respiratória e cardiovascular em comparação ao grupo controle, apesar da ausência de diferença significativa no tocante à mortalidade entre os grupos.[28] uso de AGPI ômega 3 em pacientes com síndrome do desconforto respiratório agudo parece diminuir as taxas de mortalidade.[42] Tais resultados acarretaram a recomendação pela Sociedade Americana de Nutrição Parenteral e Enteral (Aspen) de inclusão de AGPI ômega 3 (com antioxidantes) em dietas enterais para pacientes com lesão pulmonar aguda e síndrome do desconforto respiratório agudo.[24,43] Todavia, a formulação, a dosagem e a duração da suplementação ainda são controversas.

Glutamina

A glutamina é um aminoácido condicionalmente essencial que apresenta dois grupos amino: um grupo alfa-amino e um grupo amida terminal facilmente hidrolisável. Essas características ressaltam as funções da glutamina como um veículo de transporte de nitrogênio e carreadora de amônia. É o aminoácido livre mais abundante no músculo e no plasma humano, sendo também encontrado em concentrações relativamente altas em muitos outros tecidos. A concentração plasmática de glutamina constitui aproximadamente 20% do total de aminoácidos livres; após jejum de 12 horas, a concentração plasmática se encontra entre 500 e 750 µmol/L, sendo esta dependente do balanço entre a liberação e a captação de glutamina pelos vários órgãos e tecidos do organismo. A glutamina está presente na composição de proteínas vegetais e animais. Por exemplo, considerando a porcentagem da proteína por seu número de aminoácidos, verifica-se que a glutamina representa 35,1% da gliadina presente no trigo; 24,2% da proteína do feijão; 9,6% da glicinina presente na soja; 8,9% da betacaseína presente no leite de vaca; 3,8% da ovalbumina presente no ovo de galinha; e 2,9% da actina presente no músculo esquelético.[44,45]

A síntese endógena da glutamina ocorre, principalmente, no músculo esquelético, nos pulmões, no fígado, no cérebro e, possivelmente, no tecido adiposo, os quais contêm atividade da enzima glutamina sintetase, que catalisa a reação de síntese de glutamina a partir de amônia e glutamato, na presença de ATP (Figura 3). Em contrapartida, tecidos que são primariamente consumidores de glutamina – células da mucosa intestinal, leucócitos e células do túbulo renal – contêm elevada atividade da enzima glutaminase, que é responsável pela hidrólise da glutamina, convertendo-a em glutamato e amônia. Sob certas condições, como na ingestão reduzida de carboidratos, o fígado pode tornar-se um sítio consumidor de glutamina (Figura 3).[43,46]

Glutamina e sistema imune

Glutamina e glicose são utilizadas por linfócitos e macrófagos para a obtenção de energia e de precursores para a biossíntese de macromoléculas. A glicose é convertida principalmente em lactato (glicólise), enquanto a glutamina segue sua conversão para glutamato e aspartato, sofrendo oxidação parcial para CO_2, cujo processo é denominado glutaminólise, essencial para o efetivo funcionamento dessas células do sistema imune. A glicólise fornece ribose-5-fosfato, precursora da síntese de RNA e DNA, e glicerol 3-fosfato para a síntese de fosfolipídios. A glutaminólise fornece glutamato, amônia e aspartato, que são utilizados na síntese de purinas e pirimidinas, sendo estes fundamentais para a formação de DNA e RNA. Cabe ressaltar que o processo de proliferação de linfócitos T e B, como também a produção de IL-2, a síntese de anticorpos e as taxas de síntese proteica dessas células, são dependentes de glutamina. Em macrófagos, a síntese e a secreção de citocinas pró-inflamatórias, como TNF-alfa, IL-1 e IL-6, que são, quantitativamente, relevantes citocinas sintetizadas por macrófagos, representam um processo dependente da concentração de glutamina extracelular.[10,47,48]

Neutrófilos aumentam o consumo de glicose durante os processos de endocitose e de geração de espécies reativas de oxigênio. Porém, a glicose não é o único metabólito energético utilizado por essas células. Estudos recentes

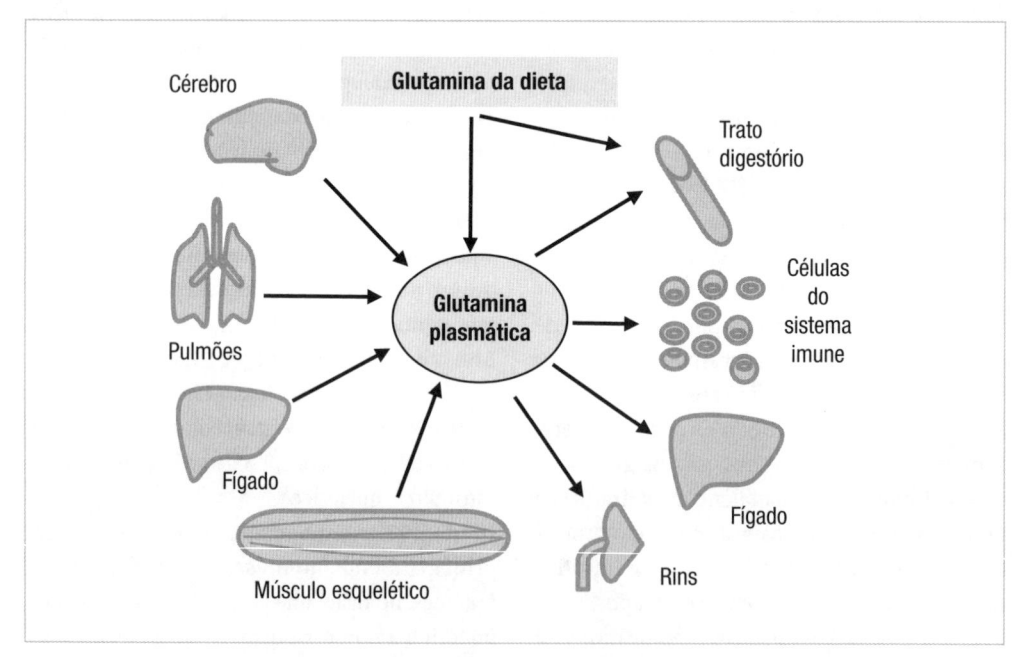

FIGURA 3   Síntese e utilização de glutamina por diversos tecidos e órgãos do organismo.
Fonte: Rogero e Tirapegui, 2003.[46]

demonstraram que neutrófilos também consomem glutamina ativamente, sendo a taxa de utilização de glutamina por neutrófilos, assim como por linfócitos e macrófagos, similar ou até mesmo superior quando comparada à glicose.[49]

Linfócitos possuem alta atividade da enzima glutaminase dependente de fosfato, e, sendo esta uma enzima mitocondrial, é provável que o caminho metabólico da glutamina na mitocôndria seja: glutamina → glutamato → oxoglutarato → succinil-CoA → succinato → fumarato → malato. Parte do malato poderia ser convertida para oxoloacetato, o qual poderia ser transaminado com o glutamato para produzir oxoglutarato e aspartato. O restante do malato poderia ser transportado dentro do citosol, no qual poderia sofrer o seguinte destino: conversão para oxaloacetato, que poderia ser transaminado com glutamato pela enzima aspartato aminotransferase citosólica, ou conversão para fosfoenolpiruvato, por meio da enzima carboxiquinase para a formação de piruvato e, consequentemente, lactato pelas enzimas piruvato quinase e lactato desidrogenase, respectivamente.[50]

Suplementação de glutamina

Estudos demonstram que situações hipermetabólicas e hipercatabólicas são acompanhadas por diminuição significativa da concentração plasmática e intramuscular de glutamina. Demonstrou-se que essa resposta ocorre após cirurgia, trauma, queimadura, sepse, diabetes não controlado e pancreatite. Uma redução no *pool* de glutamina livre no músculo esquelético (aproximadamente 50% do valor normal) parece representar uma característica da resposta para traumas, infecções e desnutrição. Essa resposta origina um estado de depleção de glutamina, que está associado ao aumento da suscetibilidade a infecções, sendo sugerido que isso pode se dever parcialmente à diminuição do fornecimento de glutamina para células imunocompetentes. Desse modo, tem sido proposto que a glutamina é um aminoácido condicionalmente essencial durante episódios de estresse fisiológico.[47,51,52]

A suplementação de glutamina em soluções utilizadas em nutrição parenteral ou enteral está associada a:[44]

- Aumento do conteúdo de DNA e de proteína da mucosa intestinal.
- Redução da translocação bacteriana após tratamento com radiação.
- Diminuição dos efeitos adversos da enterocolite induzida experimentalmente.
- Preservação da mucosa intestinal durante a nutrição parenteral.
- Aumento da hiperplasia de mucosas após ressecção intestinal.
- Aumento da imunidade do trato respiratório superior.
- Aumento da atividade citotóxica de células NK e células *killer* ativadas por linfocinas.
- Aumento da funcionalidade de linfócitos e macrófagos.
- Preservação dos estoques hepáticos e da mucosa intestinal de glutationa.

Aliado a esses efeitos, constata-se que cirurgias e traumas resultam em diminuição da massa corporal, balanço nitrogenado negativo e diferentes graus de disfunção da resposta imune, o que aumenta a suscetibilidade desses pacientes a doenças infecciosas. Estudos em modelos animais de cirurgia e trauma sustentam os benefícios imunológicos e clínicos do fornecimento de glutamina para prevenção ou tratamento de infecções. Além disso, estudos clínicos sugerem que doses farmacológicas de glutamina (20 a 40 g/dia) melhoram a resposta imune e reduzem o período de permanência hospitalar.[42,44,53] Numerosos estudos clínicos avaliaram o uso de glutamina enteral e parenteral em pacientes gravemente enfermos. A partir de uma metanálise, que examinou 21 estudos envolvendo 1.564 pacientes, constatou-se que a suplementação parenteral e enteral de glutamina promoveu redução significativa da mortalidade e de complicações infecciosas.[41] O uso de glutamina enteral em pacientes gravemente queimados reduz a taxa de infecções e melhora a função intestinal. A Aspen recomenda o uso de glutamina enteral em pacientes com trauma e queimados. A efetividade do uso de glutamina com nutrição parenteral nos diferentes subgrupos de pacientes gravemente enfermos ainda não está determinada; contudo, seu uso é recomendado em pacientes com nutrição parenteral.[15,53]

Vitamina D

A forma biologicamente ativa da vitamina D [1,25-di-hidroxivitamina $D_3(1,25(OH)_2D_3)$] é bem conhecida por seus efeitos sobre o metabolismo ósseo e sobre a homeostase mineral no organismo. Os produtos lácteos fortificados com vitamina D, os peixes gordurosos e o óleo de fígado de peixes gordurosos são fontes alimentares desta vitamina.[54,55]

Não obstante, a síntese na pele, sob efeito da radiação ultravioleta, atua como principal fonte de vitamina D3 no organismo. Para tornar-se biologicamente ativa, dois passos de hidroxilação da vitamina D3 são necessários. A primeira hidroxilação (25-hidroxilação) ocorre, principalmente, no fígado, por meio de enzimas designadas 25-hidroxilases (CYP27A1, CYP2R1, CYP3A4 e CYP2J3), cuja reação resulta na formação da 25-hidroxivitamina $D_3[25(OH)D_3]$, que representa a principal forma de circulação da vitamina D3 no sangue. A segunda hidroxilação ocorre, principalmente, nas células do túbulo proximal do rim; todavia, tal reação também é observada em outros tecidos, como a pele, o osso, a cartilagem e a próstata, bem como em macrófagos. Nesse caso, $25(OH)D_3$ é hidroxilada por uma enzima designada 1-alfa-hidroxilase (CYP27B1), cuja reação resulta na formação da $1,25(OH)_2D_3$. Em contrapartida, a 1,25(OH)2D3 pode ser inativada pela enzima 24-hidroxilase (CYP24A1), que é expressa em quase todos os tipos celulares do organismo, resultando na formação do composto $1,24,25(OH)_3D_3$. Cabe ainda ressaltar que a $1,25(OH)_2D_3$ induz fortemente à expressão da 24-hidroxilase e, desse modo, induz à sua própria inativação.[37,56]

Vitamina D e sistema imune

A $1,25(OH)_2D_3$ tem efeitos imunomoduladores. Tal fato tem sido evidenciado pela observação da expressão do receptor de vitamina D (VDR) em linfócitos T ativados e em células apresentadoras de antígenos, como macrófagos e células dendríticas. Além disso, o tratamento de linfócitos T com $1,25(OH)_2D_3$ inibe sua ativação e proliferação, ao mesmo tempo que altera o perfil de expressão de citocinas dessas células, bem como reduz a síntese de interferon-gama e de IL-12 a partir de linfócitos TCD4+.[37,57]

Em contrapartida, a $1,25(OH)_2D_3$ aumenta a produção de IL-4 diretamente, fato que contribui para o direcionamento e a ativação de uma resposta Th2. Além disso, o fator de transcrição designado GATA3, que está envolvido no desenvolvimento da resposta Th2, é *upregulated* pela $1,25(OH)_2D_3$. Apesar de a $1,25(OH)_2D_3$ induzir uma resposta Th2, essa vitamina também induz a expressão de peptídeos antimicrobianos em neutrófilos e monócitos, bem como promove o aumento da capacidade fagocítica e do *burst* oxidativo.[37,57] Durante a diferenciação de monócitos em macrófagos, verifica-se que essas células aumentam a capacidade de sintetizar $1,25(OH)_2D_3$, o que está relacionado ao aumento da expressão da enzima 1-alfa-hidroxilase.

Os efeitos mais pronunciados da $1,25(OH)_2D_3$ sobre as células do sistema imune são observados em células dendríticas, cujo tratamento resulta em inibição da maturação e da diferenciação dessas células, ao mesmo tempo em que promove redução da expressão de moléculas coestimulatórias (CD40, CD80 e CD86). Além disso, essas células apresentam diminuição da síntese de IL-12 e aumento da síntese de

IL-10, o que resulta em diminuição da ativação da resposta Th1 e concomitante aumento da resposta Th2. Cabe ressaltar que células dendríticas são capazes de sintetizar 1,25(OH)2D3, ao mesmo tempo em que apresentam redução da expressão do VDR durante o seu processo de maturação, o que torna essas células insensíveis à ação da 1,25(OH)$_2$D$_3$. Em relação à redução da expressão da IL-12, constata-se que esta é devida à interferência da 1,25(OH)$_2$D$_3$ sobre a via do fator de transcrição NF-κB, uma vez que a 1,25(OH)$_2$D$_3$ influencia a ativação do NF-κB, e à ligação desse fator de transcrição à região promotora da IL-12p40.[20,37,58]

Em situações de infecção ou de inflamação, a expressão da enzima 24-hidroxilase em células apresentadoras de antígenos é prejudicada por interferência do STAT1a – que é induzido pelo interferon-gama –, o que resulta na manutenção de concentrações elevadas de 1,25(OH)$_2$D$_3$. Além disso, fatores inflamatórios derivados de patógenos, como o LPS, ou mediadores inflamatórios produzidos pelo sistema imune, também estimulam a atividade da enzima 1-alfa-hidroxilase, o que também contribui para o aumento da produção de 1,25(OH)$_2$D$_3$. Na vigência de um quadro inflamatório crônico, a concentração sanguínea de 1,25(OH)$_2$D$_3$ pode aumentar de modo significativo. Tal fato pode acarretar um quadro de hipercalcemia com seus respectivos efeitos colaterais.[57-59]

Vitamina D e doenças autoimunes

Os efeitos supracitados da 1,25(OH)$_2$D$_3$ são úteis em estudos que busquem formas de tratamento para indivíduos com doenças autoimunes. Nesse sentido, tem sido proposto que a quantidade de vitamina D no ambiente (alimentação e exposição solar) afeta o desenvolvimento e a função de linfócitos T e, consequentemente, modula a função imune. Evidências experimentais sugerem que doenças autoimunes, como doenças inflamatórias intestinais (doença de Crohn e retocolite ulcerativa) e esclerose múltipla, são afetadas agudamente por alterações no *status* de vitamina D e na sinalização do VDR. Dentre as implicações relacionadas a essas evidências, destaca-se que indivíduos geneticamente predispostos – que não mantêm concentrações adequadas de vitamina D ou que possuam polimorfismos em importantes genes relacionados ao metabolismo, catabolismo ou função da vitamina D – têm aumento da probabilidade de desenvolver doenças inflamatórias intestinais e esclerose múltipla. Contudo, mais estudos são necessários para determinar os mecanismos pelos quais a vitamina D regula as doenças autoimunes e qual a ingestão adequada de vitamina D para redução do risco e para o tratamento de indivíduos com essas doenças.[4,60-62]

Nucleotídeos

Nucleotídeos são as subunidades dos ácidos nucleicos. O nucleotídeo consiste em uma base nitrogenada, um açúcar de cinco carbonos e um ou mais grupos fosfato. Em indivíduos saudáveis, a ingestão de nucleotídeos – normalmente 1 a 2 g/dia – fornece durante o processo de digestão bases nitrogenadas e nucleosídeos (base nitrogenada associada ao açúcar), que são eficientemente absorvidos no intestino. Purinas e pirimidinas são também derivadas da síntese *de novo* ou a partir do *turnover* do RNA. Em situações de adequada ingestão proteica, a síntese *de novo* é a principal fonte de nucleotídeos e tem o aminoácido glutamina como principal doador.[6,63,64]

Nucleotídeos são necessários para a síntese de DNA e RNA. Nas células em proliferação, o conteúdo de DNA e RNA deve duplicar, fato este que requer o aumento da síntese *de novo* de nucleotídeos. Cabe destacar que a proliferação de células do sistema imune e de algumas células da medula óssea é parte da resposta do sistema imune à invasão de microrganismos e em situações de trauma, grandes cirurgias e queimaduras graves. Desse modo, surge a hipótese de que a suplementação com nucleotídeos poderia ser benéfica no cuidado nutricional de pacientes gravemente enfermos. Além disso, a ausência de nucleotídeos (purinas e pirimidinas) na dieta resulta em uma seletiva perda de linfócitos T auxiliadores e uma supressão da síntese de lL-2.[63,65-68]

Além disso, postula-se que nucleotídeos possam representar fator relevante em relação à funcionalidade intestinal e do sistema imune.[37,58] Durante estados catabólicos, contudo, a expressão das enzimas que atuam na síntese *de novo* dos ácidos nucleicos é aparentemente prejudicada. Aliado a esse fato, durante episódios de infecção após lesões ou traumas, a demanda por nucleotídeos é aumentada para facilitar a capacidade de síntese das células do sistema imune.[63,65,66,68]

Zinco

O zinco apresenta papel relevante no sistema imune, uma vez que influencia as respostas imunes inata e adaptativa. Tal fato pode ser evidenciado pelos efeitos decorrentes da deficiência de zinco, a qual favorece a ocorrência de atrofia no timo, linfopenia e prejuízo das respostas imunes mediadas por células e anticorpos. Cabe destacar que a deficiência de zinco está intimamente associada à ingestão inadequada ou prejuízo na absorção intestinal, especialmente em indivíduos idosos e pacientes com diarreia e doenças crônicas, como insuficiência renal.[69-71]

No que concerne ao papel do zinco em neutrófilos, a deficiência desse mineral acarreta aumento da produção de espécies reativas de oxigênio, *in vitro*, após ativação com forbol--12-miristato-13-acetato (PMA). Cabe destacar que o zinco atua como inibidor do complexo enzimático NADPH oxidase, o que sugere que a deficiência desse micronutriente pode promover aumento da atividade da NADPH oxidase e, consequentemente, aumento da produção de

espécies reativas de oxigênio. A deficiência de zinco prejudica a funcionalidade de neutrófilos, *in vivo*, uma vez que reduz a capacidade de fagocitose e de quimiotaxia.[72]

A deficiência de zinco também prejudica a funcionalidade de monócitos e macrófagos, uma vez que reduz a secreção de interferon-gama oriunda de linfócitos T *helper* tipo 1 (Th1), sendo que essa citocina promove a ativação de células apresentadoras de antígeno, por exemplo, macrófagos. Além disso, a deficiência de zinco diminui a síntese de interleucina (IL)-12 a partir de monócitos e macrófagos. Cabe mencionar que a IL-12 apresenta papel relevante na diferenciação de linfócitos Th1. Em monócitos, a redução da concentração de zinco promove, *in vitro*, aumento da secreção de citocinas pró-inflamatórias induzidas por LPS. Em contrapartida, células mononucleares do sangue periférico de humanos, quando incubadas com elevadas concentrações de zinco (100 mM), apresentam aumento da expressão gênica e da secreção de IL-1-beta, IL-6 e TNF-alfa.[71,73]

A funcionalidade de células NK é dependente de zinco, e o prejuízo da atividade dessas células foi verificado em indivíduos com deficiência de zinco. Tal fato está relacionado, em parte, à redução da secreção de IL-2 a partir de linfócitos T, uma vez que essa citocina favorece a ativação de células NK. Além disso, a alteração da homeostase do zinco influencia a atividade, a função e o desenvolvimento de linfócitos T e B, de modo direto, por meio da modulação da linfopoiese e da secreção de citocinas, e de modo indireto por meio do prejuízo da estimulação de células envolvidas na resposta imune inata.[74]

O timo é um órgão linfoide, no qual ocorre a maturação dos linfócitos T. A deficiência de zinco, em crianças, está associada à ocorrência de atrofia do timo, a qual é decorrente do aumento da concentração de glicocorticoides e da apoptose de células pré-T. Nesse contexto, há redução significativa do número de linfócitos T maduros, o que promove redução da atividade de linfócitos T CD4+ e T CD8+. Cabe destacar que a redução do número de células T durante a deficiência de zinco não é apenas causada pela apoptose de células pré-T, mas também pela atividade prejudicada hormônio peptídico tímico chamado timulina, que requer zinco para sua atividade e é relevante para a diferenciação e função das células T. Além disso, a timulina induz a secreção da citocina IL-2 e a proliferação de células T CD8+. Em humanos com deficiência de zinco, a atividade da timulina e o número de células T diminuem significativamente.[75-77]

No que concerne à imunomodulação induzida pela suplementação de zinco em humanos, Prasad et al.[78] testaram a hipótese de que, em voluntários saudáveis, o zinco exerceria um papel anti-inflamatório e antioxidante. Dez voluntários receberam, durante 8 semanas, suplementação diária de zinco (45 mg de gluconato de zinco), por via oral, enquanto outros 10 voluntários receberam placebo. Nos indivíduos suplementados com zinco, a concentração plasmática de produtos de peroxidação lipídica e adutos de DNA diminuíram, enquanto nenhuma alteração foi verificada no grupo do placebo. Células mononucleares do sangue periférico estimuladas com lipopolissacarídeos (LPS), isoladas de indivíduos suplementados com zinco, apresentaram menor expressão gênica de TNF-alfa e IL-1-beta em comparação ao grupo do placebo. A partir de ensaios *ex-vivo*, a suplementação com zinco atenuou a ativação do fator de transcrição NF-κB induzida por TNF-alfa em células mononucleares do sangue periférico. Tais resultados sugerem que a suplementação de zinco pode influenciar a resposta inflamatória por meio da modulação da via de sinalização do fator de transcrição NF-κB.

▣ REFERÊNCIAS BIBLIOGRÁFICAS

1. Abbas AK, Lichtman AH, Pober JS. Cellular and molecular immunology. Philadelphia: W.B. Saunders Company; 2005.

2. Beutler B. Innate immunity: an overview. Mol Immunol. 2004;40:845-59.

3. Janeway CA, et al. Immunobiology. 6. ed. London: Garland Publishing; 2005.

4. Blaney GP, Albert PJ, Proal AD. Vitamin D metabolites as clinical markers in autoimmune and chronic disease. Ann NY Acad Sci. 2009;1173:384-90.

5. Beutler B, et al. Williams hematology. 6. ed. London: McGraw-Hill; 2001.

6. Mackinnon LT. Advanced in exercise immunology. Human Kinetics, 1999.

7. Beutler B, Jiang Z, Georgel P, Crozat K, Croker B, Rutschmann S, et al. Genetic analysis of host resistance: toll-like receptor signaling and immunity at large. Annu Rev Immunol. 2006:24:353-89.

8. Beutler B, Rietschel ET. Innate immune sensing and its roots: the story of endotoxin. Nature Rev Immunol. 2003;3:169-76.

9. Bastian L, Weimann A. Immunonutrition in patients after multiple trauma. Br J Nutr. 2002;87:S133-S134.

10. Calder PC. Fuel utilization by cells of the immune system. Proc Nutr Soc. 1995;54:65-82.

11. Liou HC. Regulation of the immune system by NF-kappaB and IkappaB. J Biochem Molec Biol. 2002;35:537-46.

12. Calder PC. Immunonutrition. BMJ. 2003;327:117-8.

13. O'Flaherty L, Bouchier-Hayes DJ. Immunonutrition and surgical practice. Proc Nutr Soc. 1999;58:831-7.

14. Albers R, Antoine J-M, Bourdet-Sicard R, Calder PC, Gleeson M, Lesourd B, et al. Markers to measure immunomodulation in human nutrition intervention studies. Br. J. Nutr. 2005;94:452-81.

15. Heyland DK, Novak F, Drover JW, Main M, Su X, Suchner U. Should immunonutrition become routine in critically ill patients? A systematic review of the evidence. JAMA. 2001;286:944-53.

16. Guoyao W, Bazer FW, Davis TA, Kim et al. Arginine metabolism and nutrition in growth, health and disease. Amino Acids. 2009;37:153-68.

17. Morris SM Jr. Arginine metabolism: boundaries of our knowledge. J Nutr. 2007;137:1602S-9S.

18. Wu G, Bazer FW, Cudd TA, Jobgen WS, Kim SW, Lassala A, et al. Pharmacokinetics and safety of arginine supplementation in animals. J Nutr. 2007;137:1673S-80S.

19. Wu G, Morris SM Jr. Arginine metabolism: nitric oxide and beyond. Biochem J. 1998;336:1-17.

20. Böger RH. The pharmacodynamics of L-arginine. J. Nutr. 2007;137:1650S-5S.

21. Wu G, Meininger CJ. Regulation of nitric oxide synthesis by dietary factors. Annu Rev Nutr. 2002;22:61-86.

22. Li P, Yin Y-L, Li D, Kim SW, Wu G. Amino acids and immune function. Br J Nutr. 2007;98:237-52.

23. Beale RJ, Bryg DJ, Bihari DJ. Immunonutrition in the critically ill: a systematic review of clinical outcome. Crit Care Med. 1999;27:2799-805.

24. Heyland DK, Dhaliwal R, Drover JW, Gramlich L, Dodek P. Canadian Critical Care Clinical Practice Guidelines Committee. Canadian clinical practice guidelines for nutrition support in mechanically ventilated, critically ill adult patients. JPEN J. 2003;27:355-73. doi:10.1177/0148607103027005355.

25. Heys SD, Walker LG, Smith I, Eremin O. Enteral nutritional supplementation with key nutrients in patients with critical illness and cancer: a meta-analysis of randomized controlled clinical trials. Ann Surg. 1999;229:467-77.

26. Montejo JC, Zarazaga A, López-Martínez J, Urrútia G, Roqué M, Blesa AL, et al. Spanish Society of Intensive Care Medicine and Coronary Units. Immunonutrition in the intensive care unit: a systematic review and consensus statement. Clin Nutr. 2003;22(3):221-33.

27. Waitzberg DL, Saito H, Plank LD, Jamieson GG, Jagannath P, HwangT-L, et al. Postsurgical infections are reduced with specialized nutrition support. World J. Surg. 2006;30:1592-604.

28. Zaloga GP, Roberts PR, Marik P. Feeding the hemodynamically unstable patient: a critical evaluation of the evidence. Nutr Clin Pract. 2003;18:285-93.

29. Field CJ, Johnson I, Pratt VC. Glutamine and arginine: immunonutrients for improved health. Med Sci Sports Exerc. 2000;32:S377-88.

30. Calder PC, Grimble RF. Polyunsaturated fatty acids, inflammation and immunity. Eur J Clin Nutr. 2002;56:S14-9.

31. Calder PC, Albers R, Antoine J-M, Blum S, Bourdet-Sicard R, Ferns GA, et al. Inflammatory disease processes and interactions with nutrition. Br J Nutr. 2009;101:S1-S45.

32. Calder PC. The relationship between the fatty acid composition of immune cells and their function. Prostaglandins Leukot Essent Fatty Acids. 2008;79:101-8.

33. Rogero MM, Calder PC. Obesity, inflammation, toll-like receptor 4 and fatty acids. Nutrients. 2018 Mar30;10(4).

34. McCowen KC, Bistrian BR. Immunonutrition: problematic or problem solving? Am J Clin Nutr. 2003;77:764-70.

35. Calder PC, Yaqoob P, Thies F, Wallace FA, Miles EA. Fatty acids and lymphocyte functions. Br J Nutr. 2002;87:S32-S48.

36. Grimm H, Mayer K, Mayser P, Eingenbrodt E. Regulatory potential of n-3 fatty acids in immunological and inflammatory processes. Br J Nutr. 2002;87:S59-S67.

37. Sadeghi K, Wessner B, Laggner U, Ploder M, Tamandl D, Friedl J, et al. Vitamin D3 down-regulates monocyte TLR expression and triggers hyporesponsiveness to pathogen-associated molecular patterns. Eur J Immunol. 2006;36:361-70.

38. Santora R, Kozar RA. Molecular mechanisms of pharmaconutrients. J Surg Res. 2010;161:288-94.

39. Galli C, Calder PC. Effects of fat and fatty acid intake on inflammatory and immune responses: a critical review. Ann Nutr Metab. 2009;55:123-39.

40. Calder PC, Jensen GL, Koletzko BV, Singer P, Wanten GJA. Lipid emulsions in parenteral nutrition of intensive care patients: current thinking and future directions. Intensive Care Med. 2010;36:735-49.

41. Critical Care Nutrition. Canadian clinical practice guidelines. Disponível em: http://www.criticalcarenutrition.com. Acesso em: 20 nov. 2013.

42. Theilla M, Singer P, Cohen J, Dekeyser F. A diet enriched in eicosapentaenoic acid, gamma-linolenic acid and antioxidants in the prevention of new pressure ulcer formation in critically ill patients with acute lung injury: a randomized, prospective, controlled study. Clin Nutr. 2007;26:752-7.

43. Martindale RG, Mcclave SA, Vanek VW, et al. American College of Critical Care Medicine; ASPEN Board of Directors. Guidelines for the provision and assessment of nutrition support therapy in the adult critically ill patient: Society of Critical Care Medicine and American Society for Parenteral and Enteral Nutrition: Executive Summary. Crit. Care Med. 2009;37:1757-61.

44. Newsholme P. Why is L-glutamine metabolism important to cells of the immune system in health, postinjury, surgery or infection? J Nutr. 2001;131:2515S-22S.

45. Rogero MM, Tirapegui J. Aspectos atuais sobre glutamina, atividade física e sistema imune. Rev Bras Cien Farm. 2000;36:201-12.

46. Rogero MM, Tirapegui J. Aspectos nutricionais sobre glutamina e exercício físico. Nutrire. 2003;25:101-26.

47. Rogero MM, Borelli P, Vinolo MAR, Fock RA, Pires IVO, Tirapegui J. Dietary glutamine supplementation affects macrophage function, hematopoiesis and nutritional status in early weaned mice. Clin Nutr. 2008;27:386-97.

48. Rogero MM, Tirapegui J, Vinolo MAR, Borges MC, Castro IA, Pires ISO, et al. Dietary glutamine supplementation increases the activity of peritoneal macrophages and hemopoiesis in early-weaned mice inoculated with Mycobacterium bovis bacillus Calmette-Guérin. J Nutr. 2008;138:1343-8.

49. Curi TC, Melo MP, Azevedo RB, Zorn TM, Curi R. Glutamine utilization by rat neutrophils: presence of phosphate-dependent glutaminase. Am J Physiol. 1997;273:C1124-9.

50. Curi R, Newsholme P, Pithon-Curi TC, Pires-de-Melo M, Garcia C, Homem-de-Bitencourt PI, et al. Metabolic fate of glutamine in lymphocytes, macrophages and neutrophils. Braz J Med Biol Res. 1999;32:15-21.

51. Lacey JM, Wilmore DW. Is glutamine a conditionally essential amino acid? Nutr Rev. 1990;48:297-309.

52. Moskovitz B, Katz Y, Singer P, Nativ O, Rosenberg B. Glutamine metabolism and utilization: relevance to

major problems in health care. Pharm Res. 1994;30: 61-71.

53. Young VR, Ajami AM. Glutamine: the emperor or his clothes? J Nutr. 2001;131:2449-59.

54. Lips P. Vitamin D physiology. Prog Biophys Mol Biol. 2006;92:4-8.

55. Prentice A, Goldberg GR, Schoenmakers I. Vitamin D across the lifecycle: physiology and biomarkers. Am J Clin. Nutr. 2008;88:500S-6S.

56. Fritsche J, Mondal K, Ehrnsperger A, Andreesen R, Kreutz M. Regulation of 25-hydroxyvitamin D3-1a-hydroxylase and production of 1a, 25-dihydroxyvitamin D3 by human dendritic cells. Blood. 2003;102:3314-6.

57. Cohen-Lahav M, Shany S, Tobvin D, Chaimovitz C, Doudevani A. Vitamin D decreases NFkappaB activity by increasing IkappaBalpha levels. Nephrol Dial Transplant. 2006;21:889-97.

58. Rosenbaum JT, Pasadhika S, Crouser ED, Choi D, Harrington CA, Lewis JA, et al. Hypothesis: sarcoidosis is a STAT1-mediated disease. Clin Immunol. 2009;132:17483.

59. Dusso AS, Kamimura S, Gallieni M, Zhong M, Negrea L, Shapiro S, et al. Gamma-interferon-induced resistance to 1,25-(OH)2D3 in human monocytes and macrophages: a mechanism for the hypercalcemia of various granulomatoses. J Clin Endocrinol Metab. 1997;82:2222-32.

60. Cutolo M, Otsa K, Uprus M, Paolino S, Seriolo B. Vitamin D in rheumatoid arthritis. Autoimmun Rev. 2007;7:59-64.

61. Hayes CE. Vitamin D: a natural inhibitor of multiple sclerosis. Proc Nutr Soc. 2000;59:531-5.

62. Kamen D, Aranow C. Vitamin D in systemic lupus erythematosus. Curr Opin Rheumatol. 2008;20:532-7.

63. Gil A. Modulation of the immune response mediated by dietary nucleotides. Eur J Clin Nutr. 2002. Aug;56 (Suppl 3):S1-4.

64. Grimble RF. Nutritional modulation of immune function. Proc Nutr Soc. 2001 Aug;60(3):389-97.

65. Carver JD. Dietary nucleotides: effects on the immune and gastrointestinal systems. Acta Pediatr Suppl. 1999;88(430):83-8.

66. Grimble GK, Westwood OM. Nucleotides as immunomodulators in clinical nutrition. Curr Opin Clin Nutr Metab Care. 2001;4(1):57-64.

67. Maldonado J, Navarro J, Narbona E, Gil A. The influence of dietary nucleotides on humoral and cell immunity in the neonate and lactating infant. Early Hum Dev. 2001(Suppl.65):S69-74. doi:10.1016/s0378-3782(01)00208-0.

68. Van Buren CT, Rudolph F. Dietary nucleotides: a conditional requirement. Nutrition. 1997;13(5):470-2.

69. King LE, Frentzel JW, Mann JJ, Fraker PJ. Chronic zinc deficiency in mice disrupted T cell lymphopoiesis and erythropoiesis while B cell lymphopoiesis and myelo-poiesis were maintained. J Am Coll Nutr. 2005;24(6):494e502.

70. Haase H, Rink L, Zinc signals and immune function. Biofactors. 2014;40(1):27e40.

71. Haase H, Ober-Blobaum JL, Engelhardt G, Hebel S, Heit A, Heine H, et al. Zinc signals are essential for lipopolysaccharide-induced signal transduction in monocytes. J Immunol. 2008;181(9):6491e6502.

72. Prasad AS, Bao B, Beck FWJ, Kucuk O, Sarkar FH. Antioxidant effect of zinc in humans. Free Radic Biol Med. 2004;37(8):1182e1190.

73. Wellinghausen N, Driessen C, Rink L. Stimulation of human peripheral blood mononuclear cells by zinc and related cations. Cytokine. 1996;8(10):767e771.

74. Tapazoglou E, Prasad AS, Hill G, Brewer GJ, Kaplan J. Decreased natural killer cell activity in patients with zinc deficiency with sickle cell disease. J Lab Clin Med. 1985;105;19e22.

75. Prasad AS. Zinc: mechanisms of host defense. J Nutr. 2007;137(5):1345e1349.

76. Haddad JJ. Thymulin and zinc (Zn2þ)-mediated inhibition of endotoxin induced production of proinflammatory cytokines and NF-kappaB nuclear translocation and activation in the alveolar epithelium: unraveling the molecular immunomodulatory, anti-inflammatory effect of thymulin/Zn2+ in vitro. Mol Immunol. 2009;47(2e3):205e214.

77. ardenne D. Zinc and immune function. Eur J Clin Nutr. 2002;56(Suppl 3):S20eS23.

78. Prasad AS, Bao B, Beck FW, Kucuk O, Sarkar FH. Antioxidant effect of zinc in humans. Free Radic Biol Med. 2004;37(8):1182-90.

79. Calder PC. Dietary modification of inflammation with lipids. Proc Nutr Soc. 2002;61:345-58.

80. Pontes-Arruda A, Martins LF, De Lima SM, et al. Investigating nutritional therapy with EPA, GLA and antioxidants role in sepsis treatment (Intersept) Study Group. Enteral nutrition with eicosapentaenoic acid, γ-linolenic acid and antioxidants in the early treatment of sepsis: results from a multicenter, prospective, randomized, double-blinded, controlled study: the Intersept study. Crit Care. 2011;15:R144.

81. Popovic PJ, Zeh HJ, Ochoa JB. Arginine and immunity. J Nutr. 2007;137:1681S-6S.

82. Rogero MM, Borelli P, Fock R-A, Pires IVO, Tirapegui J. Glutamine in vitro supplementation partly reverses impaired macrophage function resulting from early weaning in mice. Nutrition. 2008;24:589-98.

83. Zhou M, Martindale RG. Arginine in the critical care setting. J Nutr. 2007;137:1687S-92S.

CAPÍTULO 41

Distúrbios associados ao glúten

Juliana Xavier de Miranda Cerqueira
Bárbara Rita Cardoso

◉ INTRODUÇÃO

A introdução de cereais contendo glúten na alimentação humana data cerca de 10 mil anos atrás, no Sudoeste da Ásia.[1,2] Trigo, centeio e cevada, juntamente com o milho e o arroz, representam os cereais mais consumidos no mundo. Observa-se, entretanto, a substituição progressiva do consumo de cereais como arroz e milho pelo de trigo, até mesmo em países do Norte da África e Ásia.[3] Isso pode ser parcialmente explicado pelo fato de o trigo se adaptar às diversas condições climáticas, assim como pela ocidentalização da alimentação observada em muitos países.[4]

Com o advento da agricultura e posterior industrialização, ocorreram importantes alterações nos padrões de alimentação, seja pela difusão ampla da dieta mediterrânea, principalmente nos países europeus, permitindo a incorporação dos cereais em quantidades ainda maiores na dieta, seja pela indústria alimentícia, que utiliza principalmente o trigo no processamento dos alimentos. Nos dias atuais, os cereais que contêm glúten são amplamente consumidos. O trigo em particular é uma das principais fontes de alimento do mundo, provendo até 50% do valor energético consumido em países desenvolvidos e em desenvolvimento.[3]

O glúten presente no trigo foi isolado pela primeira vez no ano de 1728,[5] e desde então o conhecimento de sua estrutura química tem permitido maior compreensão das implicações de seu consumo para a saúde. Os componentes prolamínicos do glúten, provenientes por exemplo do trigo, são conhecidos por conferirem às farinhas as propriedades de coesão e viscoelasticidade necessárias para o preparo de alimentos como pães, bolos, massas, biscoitos e até mesmo de medicamentos.[3] O glúten presente em outros cereais como a cevada e o centeio apresenta propriedades similares, porém de forma limitada.[6]

Soma-se ainda o fato de que, a fim de se obter uma melhor qualidade do grão e que melhor se adapte às mudanças climáticas globais, melhorias genéticas vêm sendo incorporadas no cultivo de inúmeros cereais, incluindo o trigo.[7]

Estima-se atualmente a existência de mais de 25 mil espécies de trigo, que apresentam uma ampla gama de distintos complexos proteicos, com perfis variáveis de quantidades de glúten em suas composições.[6,8,9]

Não se pode negar que tais alterações representam um desafio importante para a escala evolutiva e de saúde humana, já que o trato gastrintestinal (TGI) e o sistema imune apresentam limitada capacidade de reconhecer e metabolizar algumas frações proteicas específicas presentes nesses cereais, tais como a fração 33-mer do glúten, que pode ser altamente tóxica. Observa-se ao longo do tempo, por exemplo, aumento substancial no número de casos de doença celíaca (DC), caracterizada por alterações autoimunes decorrentes principalmente da exposição do lúmen intestinal aos epítopos de glúten em indivíduos geneticamente suscetíveis.[3,8] Esse aumento na incidência de DC se deve em parte ao maior conhecimento clínico da doença em si e à disponibilidade de testes sorológicos mais específicos que simplificam seu diagnóstico e detecção. É, entretanto, reconhecido que outros fatores ambientais que não somente o consumo de glúten estejam também envolvidos.[10] Das prevalências aumentadas da DC e de outras doenças autoimunes, outros distúrbios associados ao glúten, que incluem, além da alergia ao trigo, a sensibilidade ao glúten não celíaca (SGNC), e desordens neurológicas associadas com DC e/ou SGNC[3,8,11] (Figura 1), despertou-se a atenção da comunidade científica e dos profissionais de saúde para os possíveis riscos associados ao consumo dessa proteína sobre o estado de saúde humana.

🔲 ASPECTOS BIOQUÍMICOS DO GLÚTEN

As proteínas correspondem a cerca de 10 a 15% do peso dos cereais, e suas frações podem ser classificadas de acordo com suas funções e características de solubilidade. O glúten, em particular, apresenta função de armazenamento,[13,14] e caracteriza-se por um complexo proteico de prolaminas, nomeadamente glutelinas e gliadinas, encontradas majoritariamente no endosperma do trigo, mas também em outros cereais, tais como centeio e cevada.[15]

Cada genótipo de trigo produz tipos e quantidades variados de glúten, em razão das diferentes condições de cultivo e dos processos tecnológicos utilizados. Entre as espécies de trigo importantes para o consumo humano e mais amplamente cultivadas incluem-se as do tipo "modernas", principalmente o trigo comum (*Triticum aestivum*) destinado à panificação e o trigo duro (*Triticum aestivum* subsp. *durum*) às pastas; e as do tipo "antigas" (einkorn, *Triticum monococcum*; emmer, *Triticum dicoccu*; khorasan, *Triticum turgidum* ssp. *turanicum* e a espelta, *Triticum spelta*). Há alguma evidência sustentando que as quantidades de peptídeos de glúten ativos em indivíduos geneticamente predispostos são similares às encontradas nas espécies do tipo modernas e antigas.[16-18]

De acordo com sua solubilidade em álcool, as proteínas do glúten são classificadas em duas frações principais: as gliadinas solúveis e as gluteninas insolúveis. Especialmente no trigo, ambas as frações apresentam componentes aminoacídicos não essenciais em sua estrutura, principalmente glutamina e prolina, além de outros como glicina e fenilalanina.[13,14,16]

Além de os inúmeros resíduos de glutamina e prolina serem de elevado peso molecular, os resíduos de prolina são altamente resistentes à degradação por proteases gastrintestinais humanas, já que estas não apresentam a atividade de endopeptidases específicas em grupos prolil.[9,19,20]

Outras proteínas de armazenamento semelhantes às gliadinas provenientes do trigo são também encontradas na cevada (hordeína) e no centeio (secalina), e coletivamente caracterizam os principais peptídeos de glúten imunogênicos e precipitadores da DC.[13] As gliadinas, em particular, são proteínas monoméricas de alto peso molecular e, de acordo com suas diferentes estruturas primárias e com base nos padrões repetitivos de sequência de aminoácidos, são classificadas como sendo do tipo alfa/beta, gama e ômega.[21] A fração proteica do trigo alfagliadina, em especial, contêm três grandes peptídeos imunogênicos de DC: p31-43, que induz a resposta imune inata; o 33 mer (posições 57 a 89 na sequência de aminoácidos da alfa-2-gliadina), peptídeo de glúten imunodominante, que con-

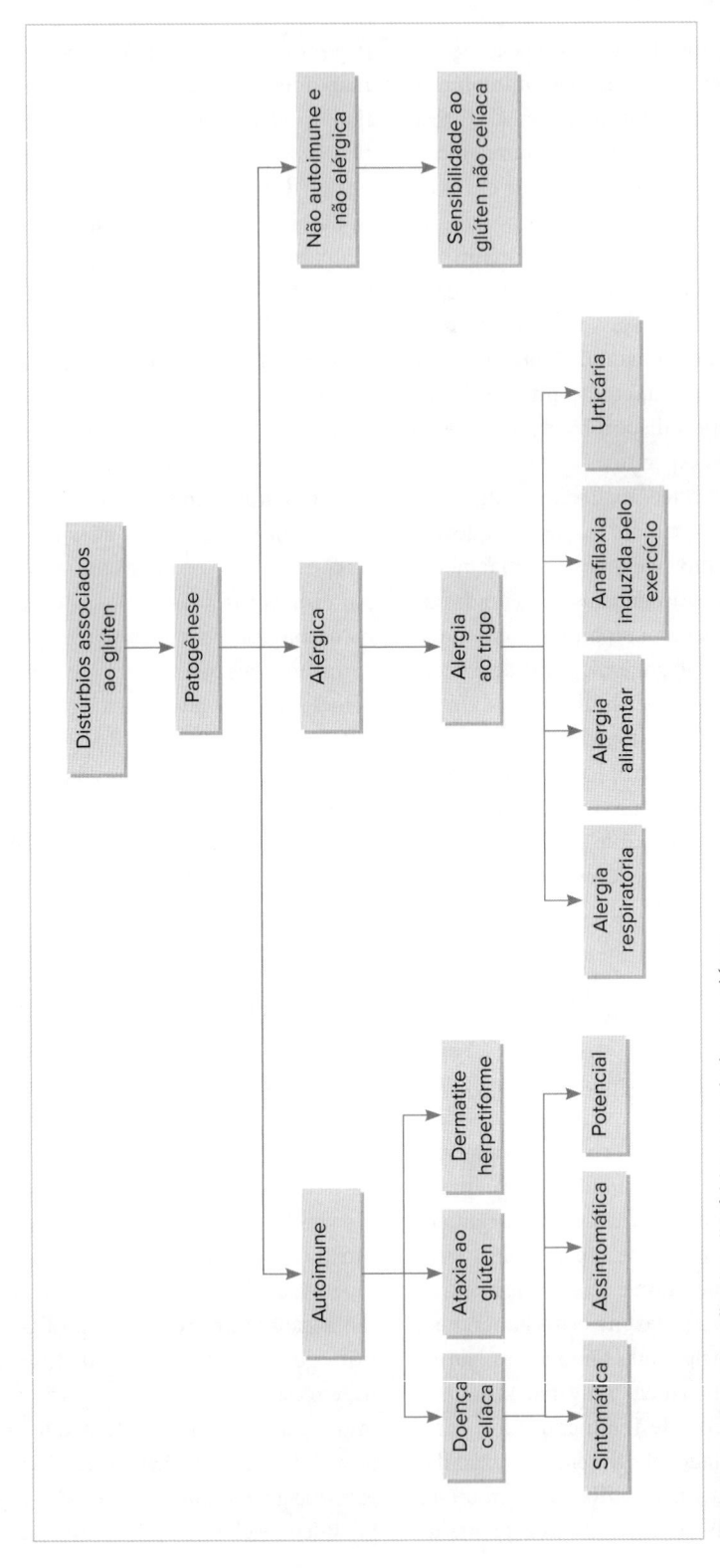

FIGURA 1   Classificação dos distúrbios associados ao glúten.

Fonte: adaptada de Sapone et al., 2012.[12]

tém três epítopos de células T que se sobrepõem, desencadeando uma forte resposta imunológica; e um epítopo adicional DQ2.5-glia alfa-3, que coincide parcialmente com o 33-mer.[8,9] Vale ressaltar que os outros peptídeos precipitadores da DC que não o 33-mer podem também estar presentes em ambas as espécies de trigo do tipo modernos e antigos.[18]

Recentemente, tem sido atribuído ao glúten o seu papel modulador da microbiota humana, embora ainda não se tenha evidência se é a microbiota que desencadeia as doenças e distúrbios relacionados ao consumo de glúten ou se a presença de peptídeos de glúten no intestino que modifica a composição da microbiota.[22] O fato de os dois peptídeos de gliadina mais relevantes, o 33-mer e o p31-43, terem semelhanças estruturais com proteínas encontradas em patógenos bacterianos ou virais, parece ser relevante para a compreensão da ativação imune inata dependente de glúten.[23]

▣ DOENÇA CELÍACA

A doença celíaca (DC) pode ser definida como uma enteropatia inflamatória mediada por características autoimunes e ativada com a ingestão de glúten dietético em indivíduos geneticamente predispostos.[10,19,24]

Estima-se que a prevalência da DC tenha aumentado em quatro vezes nas últimas cinco décadas, acometendo cerca de 1 a 3% da população mundial, com maior incidência entre familiares de indivíduos celíacos e com ascendência europeia, embora estudos epidemiológicos recentes tenham identificado incidência crescente da DC até mesmo em populações de ascendência asiática.[25-29]

Apesar dos consideráveis avanços no rastreamento e diagnóstico da doença, ainda é notável que muitos celíacos, predominantemente adultos, não sejam diagnosticados, portanto tratados. É o que caracteriza a atual epidemiologia da DC e o que se entende por "*iceberg* celíaco".

No pico do iceberg encontra-se uma pequena parcela da população celíaca sintomática, ou seja, que apresenta positividade sorológica (elevação de seus anticorpos no sangue contra a transglutaminase tecidual), carrega pelo menos um alelo HLA-DQ2/-DQ8, e tem atrofia das vilosidades intestinais. Na porção do *iceberg* que se encontra submersa está a maior parte dos celíacos não diagnosticados. Estes podem ser classificados em assintomáticos, pois, ainda que apresentem alterações clássicas da doença, por razões ainda desconhecidas não manifestam os sintomas intestinais e/ou extraintestinais, ou podem ser classificados como celíacos subclínicos ou potenciais, que são assintomáticos, sem lesão intestinal típica da doença, mas com positividade para sorologia e pelo menos um dos haplótipos HLA-DQ2/-DQ8 (Figura 2).[20,28-31]

A DC pode ocorrer em qualquer estágio de vida.[10,32] Uma mudança importante no padrão de apresentação clínica da DC tem sido observada nas últimas décadas, tanto em crianças quanto em adultos.[33,34] Por afetar múltiplos órgãos, como cérebro, pele e sistema musculoesquelético, e não só o intestino delgado, pacientes celíacos podem experienciar uma variedade de sintomas gastrintestinais, que podem coexistir ou não com manifestações extraintestinais, ou ainda apresentar a DC de forma totalmente silenciosa.[10] Os sintomas clássicos de má-absorção intestinal da DC, como diarreia, perda de peso e vômitos, são mais predominantes na infância, e em longo prazo podem promover retardo no desenvolvimento e déficit de crescimento em crianças e adolescentes.[35] Entretanto, esse quadro de sintomas gastrintestinais tem se tornado mais brando, sendo o inchaço, a constipação e a dor abdominal cada vez mais frequentes tanto na população pediátrica quanto na adulta.[33,34]

As manifestações extraintestinais como osteoporose, infertilidade e dermatite hepertiformes são mais frequentes na população adulta. Muitos sintomas extraintestinais estão relacionados com a reduzida capacidade de absorção

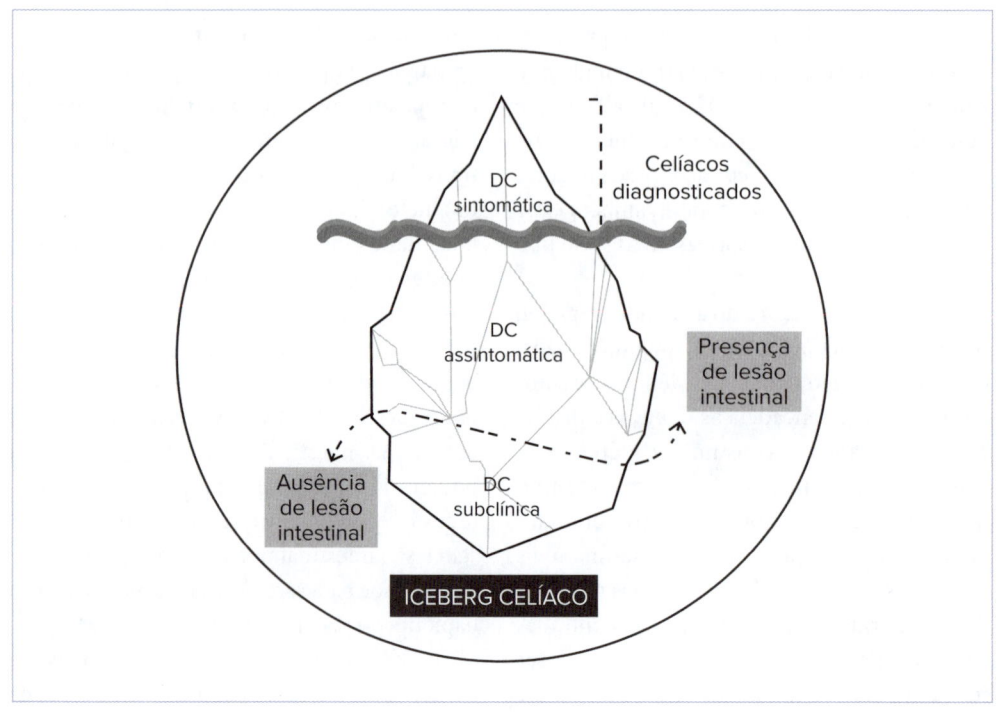

FIGURA 2 *Iceberg* celíaco.
DC: doença celíaca

intestinal, por exemplo, a anemia por deficiência de ferro, problemas musculoesqueléticos e/ou defeitos no esmalte dentário resultantes da absorção reduzida de vitamina D e cálcio.[36] Desse modo, o monitoramento do indivíduo quanto aos biomarcadores é primordial a fim de identificar possíveis deficiências nutricionais.[37-39]

Fisiopatologia

Apesar de a fisiopatologia da DC ainda não ser totalmente elucidada, o envolvimento do fator genético na doença é bem estabelecido. Cerca de 99,6% dos pacientes celíacos são carreadores de pelo menos um dos haplótipos HLA-DQ2 ou HLA-DQ8 codificados pela classe de genes *Human Leukocyte Antigen* (HLA) localizados no braço curto do cromossomo 6p21.3.[40] Em indivíduos geneticamente predispostos, a exposição da mucosa intestinal aos peptídeos de glúten desencadeia a ativação desregulada

de respostas imunoinflamatórias, em que os enterócitos perdem a função de permeabilidade seletiva ao que entra no lúmen intestinal.[30,40,41]

A perda de tolerância ao glúten é mediada por duas vias principais: resposta imune inata, em que a presença de gliadina no lúmen intestinal induz a produção de interleucina-15 (IL-15) MICA pelos enterócitos, a perda da integridade da barreira intestinal por comprometimento funcional das junções celulares e zonulinas e consequente ativação e proliferação de linfócitos intraepiteliais;[19,42] resposta imune adaptativa, em que os peptídeos resultantes da digestão parcial do glúten (p. ex., 33-mer) que atravessam o epitélio intestinal são desaminados pela enzima transglutaminase tecidual 2 (tTG2). Nesse processo a tTG2 introduz resíduos acídicos carregados negativamente na estrutura química desses peptídeos, convertendo-os em aminoácidos glutamina e/ou prolina. Esses peptídeos imunogênicos são, assim, capazes de se ligar aos sulcos carregados positivamente das moléculas HLA-DQ2 e/ou -DQ8, expressas principalmente em células apresentadoras de antígenos.[43] Uma vez que tais genótipos propiciam maior preferência pela apresentação de peptídeos do glúten como antígenos no intestino delgado, exacerba-se a ativação das células T CD4+ e consequente precipitação de uma cascata inflamatória importante. Esta é mediada principalmente pela ativação da via do NF-κB com consequente aumento da secreção de citocinas pró-inflamatórias tais como interferon-gama e TNF-alfa, bem como aumento da migração de linfócitos intraepiteliais.[19,42,44,45]

As células T, depois de ativadas, também estimulam a produção de anticorpos pelas células B, principalmente de imunoglobulina A (IgA),[24] cuja reatividade direciona-se concomitantemente contra os epítopos do glúten, as proteínas do endomísio (EMA) e o antígeno tTG-2.[43] O desenvolvimento de autoanticorpos séricos específicos mediados por IgA contra a tTG-2 representa um dos aspectos-chave que permitem à comunidade científica reconhecer a DC como uma doença autoimune.[46]

Confere-se assim um quadro histopatológico caracterizado por atrofia das vilosidades e hiperplasia das criptas no intestino delgado. Tais alterações comprometem não somente os processos de digestão e de absorção de nutrientes e eletrólitos, mas também o transporte selecionado de macromoléculas entre o ambiente e o hospedeiro.[1,10]

Ressalta-se, entretanto, que a resposta de células T restrita ao complexo de interação entre HLA-DQ2/8 e peptídeos de glúten ocorre somente em pacientes celíacos e não em indivíduos saudáveis.[43,47] Embora cerca de 30% da população em geral carregue o gene HLA-DQ2, somente 3% desenvolverão a doença.[48] Portanto, o complexo HLA é necessário, mas não suficiente, para explicar a fisiopatologia da DC. Evidências indicam que outros mecanismos não HLA

contribuem para explicar a variação genética subjacente à patogenia da doença,[48] bem como parecem influenciar o risco de pacientes celíacos com fenótipos clínicos mais graves em fase de diagnóstico.[49] Recentemente, evidências dos Estudos Genômicos em Larga Escala (*Genome Wide Association Studies*, GWAS) reportaram a importância da combinação dos haplótipos HLA-DQ2/-DQ8 com variações genéticas identificadas fora da região genômica onde reside o complexo HLA para explicar cerca de 54% da variação genética da DC. A maior parte desses mecanismos não HLA está associada com a função imune, mas ainda permanece não totalmente esclarecida.[40,48,50]

Fatores epigenéticos,[44,51] bem como infecções e o microbioma,[52,53] têm sido também descritos como envolvidos na fisiopatologia da DC.

Diagnóstico

O diagnóstico da DC envolve uma combinação de avaliações clínicas, testes sorológicos e biópsia intestinal confirmatórios, quando necessário. Como os sintomas da DC podem ocorrer em qualquer idade, a sorologia é a primeira etapa do processo de diagnóstico tanto na população pediátrica quanto na adulta. Para a detecção precisa de anticorpos específicos associados à DC, recomenda-se que o diagnóstico seja realizado em período que o indivíduo esteja consumindo glúten, para evitar resultados falso-negativos.[10,39,54]

A realização dos exames necessários para o diagnóstico da DC é recomendada àqueles que apresentam sintomas gastro e/ou extraintestinais e/ou alterações bioquímicas compatíveis com má-absorção, ou ainda em indivíduos assintomáticos. Também é recomendada a pesquisa de DC em membros familiares de pacientes celíacos e em indivíduos que apresentem outras doenças autoimunes, como em diabéticos tipo 1 sintomáticos ou com alterações clínicas e laboratoriais sugestivas de DC.[27]

Aconselha-se que o diagnóstico da DC seja realizado primeiramente por marcadores celíacos típicos, em que são pesquisados no soro dos pacientes os anticorpos contra IgG e IgA, gliadina, tTG2 e EMA, que apresentam quase 100% de especificidade à DC.[55,56] Uma vez que pacientes apresentem sorologia positiva, a confirmação do diagnóstico de DC é recomendada. O padrão ouro de diagnóstico consiste na avaliação histopatológica de biópsia do intestino delgado pela classificação de Marsh e Oberhuber[57,58] para demonstrar alterações características associadas à DC, nomeadamente atrofia das vilosidades intestinais, hiperplasia das criptas e infiltração de linfócitos.[10]

A genotipagem para moléculas HLA-DQ2 ou HLA-DQ8 pode auxiliar no diagnóstico da DC, mas não pode ser considerada isoladamente. Isso porque uma proporção considerável da população em geral também é portadora desses genes e não desenvolve a DC.[59]

◘ SENSIBILIDADE AO GLÚTEN NÃO CELÍACA

Os poucos estudos de base populacional que estimaram a prevalência da sensibilidade ao glúten não celíaca (SGNC) indicam uma prevalência entre 6,2 e 13%. Apesar de ser reconhecido que tanto celíacos como pacientes com SGNC respondam à retirada do glúten da alimentação, ambas constituem entidades clínicas distintas.[46,60,61] Enquanto na DC as lesões típicas da mucosa intestinal são mediadas pelo sistema imune inato e adaptativo, na SGNC faltam evidências sobre o envolvimento das células T e a possível contribuição dos receptores do tipo *Toll* (p. ex., TLR-1, TLR-2), e portanto especula-se que a SGNC seja mais uma resposta imune inata do que adaptativa.[12,54,62] Isso sugere que a ausência de uma resposta imune adaptativa na SGNC previne as respostas autoimunes comumente observadas em pacientes celíacos, tais como a presença de lesão intestinal e de

marcadores sorológicos característicos da DC (p. ex., tTG e EMA elevados).[15,63,64]

Atualmente não há critérios de diagnóstico estabelecidos para a SGNC. Os Critérios de Especialistas de Salerno formularam um algoritmo de auxílio para a confirmação da suspeita de SGNC, e para também melhor diferenciar a SGNC da DC.[63,65,66] O pré-requisito para suspeitar dessa condição é a exclusão tanto da DC quanto da alergia ao trigo quando os pacientes estão em uma dieta contendo glúten. Embora aproximadamente 50% dos indivíduos com SGNC carreguem pelo menos um dos haplótipos HLA-DQ2/-DQ8, esse número não é muito diferente do apresentado pela população em geral, e por isso o teste genético para essas moléculas HLA são necessárias para descartar a presença de DC, mas não pode ser um preditor isolado para diferenciar a SGNC da DC.[15,54]

Por meio da análise de marcadores clínicos, sorológicos e de fatores de risco estabelecidos para DC, realizados sem exclusão prévia de glúten da dieta, constatou-se que indivíduos com SGNC desenvolvem os sintomas em idade precoce com predomínio de constipação em vez dos sintomas de má-absorção, deficiências nutricionais ou história pessoal de doença autoimune ou de DC na família.[63] Tal algoritmo vem também auxiliando a diferenciar clinicamente a SGNC de outras entidades clínicas como intolerâncias alimentares, deficiência para a enzima lactase ou intolerância a Fodmap.[67] Acrescenta-se ainda que indivíduos com SGNC apresentam parâmetros de IgE (sérico ou de pele) negativos e ausência de autoanticorpos anti-tTG.[15,67] Poucas evidências sugerem que um indivíduo pode ser diagnosticado com SGNC quando responde à retirada de alimentos com glúten da dieta acompanhada da remissão dos sintomas, e quando seus marcadores sorológicos e de histologia duodenal aplicados para o diagnóstico da DC são negativos e não satisfazem ao critério de alergia ao trigo mediada por imunoglobulina E (IgE).[15,63,64,67]

Ressalta-se, entretanto, que ainda não se sabe ao certo se os sintomas presentes na SGNC são induzidos pelas frações peptídicas derivadas do glúten ou por outros constituintes presentes nos alimentos que contêm glúten, como constituintes do trigo ou carboidratos não fermentáveis, como os frutanos ricos em FODMAP.[64,15] Evidências sugerem que, diferentemente do que acontece na DC ou na alergia ao trigo, inibidores nutricionais de amilase-tripsina (IAT) presentes no trigo, centeio ou cevada sejam os principais agentes dietéticos ativadores da SGNC.[12,39,54,64,67] Ainda, especula-se que alterações no microbioma intestinal induzidas pelo consumo de glúten também podem contribuir com os sintomas associados à SGNC.[68]

ALERGIA AO TRIGO

A alergia ao trigo (AT) consiste em uma resposta imunológica mediada especialmente por reações cruzadas de IgE com sequências repetidas às diversas frações proteicas do trigo, que ativam a liberação de mediadores químicos, tais como a histamina, e que se associam com variados sintomas clínicos.[15] A AT pode ser classificada de acordo com a via imunológica ativada e a forma de contato com o alérgeno. Tem-se: reação clássica, em que os sintomas acometem especialmente a pele, o TGI ou trato respiratório; anafilaxia dependente de trigo induzida por exercício físico, causada especialmente pela sensibilidade à gliadina-ômega 5; asma ocupacional, também conhecida como asma do padeiro; e urticária de contato, usualmente associada aos inibidores da alfa-amilase.[12,69,70]

A anafilaxia dependente de trigo induzida por exercício físico usualmente ocorre quando o indivíduo sensível realiza exercício físico dentro de 3 horas após o consumo de trigo, ou quando o consumo ocorre imediatamente após a realização do exercício.[71] Ainda que os mecanismos associados a essa reação não estejam bem elucidados, acredita-se que o exercício desencadeie ativação das transglutaminases por gerar aumento de TNF-alfa, IL-6 (interleucina-6) e hormônios glicocorticoides.[72] Os principais sintomas são asma, urticária, angioedema, dispneia, síncope e anafilaxia.[71]

A asma do padeiro é causada pela inalação da farinha de trigo, e recebe esse nome por acometer 4 a 25% dos indivíduos que trabalham rotineiramente com esse tipo de ingrediente. Os principais sintomas relacionados à asma ocupacional incluem rinite, coceira na pele e nos olhos, aumento de secreção lacrimal, chiado no peito, falta de ar e aumento da produção de muco nas vias aéreas.[71]

O diagnóstico da AT usualmente é realizado por meio de teste cutâneo e quantificação de IgE. Entretanto, usualmente esses testes apresentam baixa especificidade em decorrência de reações cruzadas com pólen e outros grãos, e da baixa concentração do peptídeo responsável pela alergia nos *kits* utilizados como ferramenta para diagnóstico. Do mesmo modo, a identificação de IgE muitas vezes resulta em resultados falso-negativos, e por isso o teste clínico, com a introdução de trigo e percepção dos sintomas, pode ser uma alternativa plausível.[73,74]

DERMATITE HERPETIFORME

A autoimunidade é uma característica importante da fisiopatologia da DC.[46] Observa-se que mais de 60% dos genes associados à autoimunidade na DC são compartilhados com outras entidades clínicas mediadas (p. ex., dermatite herpetiforme) ou definidas por respostas autoimunes (diabete melito tipo 1, neuropatia periférica, pancreatite e tireoidite).[10,40]

A dermatite herpetiforme (DH) é reconhecida como uma das principais manifestações extraintestinais da DC no órgão cutâneo, afetando aproximadamente 12,5% dos pacientes celíacos.[75] Essa enfermidade usualmente aparece por volta dos 40 anos de idade, sendo mais comum entre indivíduos de ascendência europeia, particularmente na Finlândia.[76] Embora com prevalência ainda elevada no norte da Europa (30-75/100.000), sua incidência está diminuindo, sendo relativamente baixa (1:100.000) no Reino Unido e entre caucasianos norte-americanos. Isso possivelmente se deve a um maior reconhecimento e rastreio de pacientes celíacos subclínicos.[77]

A DH pode ser definida como uma manifestação cutânea da DC imunomediada e precipitada pela exposição ao glúten.[64] Assim como na DC, o consumo de glúten representa o fator desencadeador da DH.[77] Uma vez que o paciente celíaco seja assintomático, mas com enteropatia imunologicamente ativa no intestino delgado, complexos de anticorpos IgA-TG3 agregados podem se depositar na pele, especialmente nos cotovelos, joelhos e nádegas, desencadeando as manifestações clínicas da DH.[64,77] Estas se caracterizam por lesões na pele urticariformes e bolhas pruriginosas usualmente acompanhadas de sensação de queimação ou coceira, que conjuntamente apresentam aspecto herpetiforme.[78,79] Apesar de existirem alterações na mucosa do intestino delgado, os pacientes com DH raramente apresentam manifestações intestinais como dores abdominais ou má-absorção intestinal.[77]

A deposição de imunoglobulina IgA na derme papilar é o biomarcador clínico chave para diagnóstico de DH, investigada em biópsia cutânea por imunofluorescência indireta. Recomenda-se também a pesquisa pelos marcadores sorológicos clássicos de diagnóstico da DC,[12] uma vez que as evidências parciais demonstram que a DH representa uma entidade clínica associada ao complexo genético HLA, com características imunológicas típicas de DC (imunidade adaptativa antiglúten e anticorpos anti-tTG).[80]

A fisiopatologia da DH ainda não está totalmente elucidada.[81,82] Sabe-se que a transglutaminase epidérmica (TG3) é o antígeno para depósitos de IgA na pele, e a transglutaminase tecidual (TG2) é o antígeno para IgA depositada na mucosa do intestino delgado.[77] Acredita-se que os anticorpos anti-TG2 apresentem reação cruzada com TG3, promovendo o acúmulo de IgA na região cutânea.[24,83-85] Uma vez que os níveis de autoanticorpos contra TG2 e TG3 circulantes são correlacionados um com o outro e ambos aparecem relacionados com o grau de enteropatia, sugere-se que o intestino é o local em que ocorre a resposta autoimune na DH, assim como na DC.[80] Os pacientes com DC podem desenvolver DH ao longo do tempo, sendo o mais frequente indicador de baixa adesão à dieta sem glúten. Na maioria dos casos, a DH será detectada sem o diagnóstico prévio de DC, porém se deve atentar ao fenótipo clínico, pois o risco de linfoma não Hodgkin é aumentado nesses pacientes.[77]

ATAXIA AO GLÚTEN

A ataxia causada pelo glúten (ATG) é caracterizada pela presença de ataxia idiopática esporádica acompanhada de marcadores sorológicos compatíveis com a sensibilização ao glúten, embora muito comumente o indivíduo não apresente qualquer tipo de sintoma intestinal.[60]

Acredita-se que os anticorpos antigliadina façam reação cruzada com epítopos nas diversas células, incluindo as de Purkinje, localizadas no cerebelo, desencadeando então o quadro clínico. De forma análoga à DC, estudos sugerem que indivíduos com ATG apresentam autoanticorpos antitransglutaminase 6 (TG6) – análogos à TG2 expressos no cérebro, e tais anticorpos também têm como alvo as células de Purkinje.[61]

Comumente, indivíduos com ATG apresentam atrofia cerebelar, tremor postural e neuropatia periférica, sintomas que usualmente aparecem após os 50 anos de idade. Outras características clínicas comuns são nistagmo e outras oscilações oculares típicas de disfunções cerebelares (80% dos casos) e ataxia da marcha (100% dos casos).[12,61,86,87]

MANIFESTAÇÕES NEUROLÓGICAS ASSOCIADAS AOS DISTÚRBIOS RELACIONADOS AO GLÚTEN

Há cerca de 40 anos, têm sido sugeridas associações entre DC e complicações neurológicas. É ainda difícil estimar sua prevalência e diferenciar sua origem entre celíacos e indivíduos com SGNC, já que o diagnóstico que diferencia as duas condições clínicas ainda não está totalmente definido.[63] A única consideração plausível até então é que as respostas imunes mediadas por glúten podem ser a causa de inúmeras desordens neurológicas (ataxia ao glúten, epilepsia ou desordens convulsivas, neuropatia periférica, cefaleias, entre outras) e psiquiátricas (transtornos de ansiedade, depressão, transtorno de déficit de atenção e hiperatividade, distúrbios do espectro do autismo e esquizofrenia) em pacientes celíacos ou com SGNC.[12,88,89] ao glúten, neuropatia periférica e distúrbios do espectro do autismo representam as complicações neuropsíquicas com maior robustez e evidência de associação com DC e/ou SGNC.[60]

DIETA LIVRE DE GLÚTEN: ATUAIS RECOMENDAÇÕES

Doença celíaca e sensibilidade ao glúten não celíaca

Atualmente a dieta livre de glúten (DLG) representa o único tratamento para pacientes celíacos e com SGNC. A aveia usualmente se encontra no rol de alimentos a serem excluídos, visto que usualmente é contaminada por glúten, seja durante a colheita, o armazenamento ou o transporte.[17,27,90-92] A exclusão do glúten deve ser estritamente seguida ao longo da vida, e os pacientes devem ser vistos por um nutricionista já quando do diagnóstico, a fim de evitar eventuais escolhas alimentares errôneas e de manter a qualidade nutricional e organoléptica da dieta, com o intuito de reduzir o impacto negativo da restrição alimentar na qualidade de vida.[93,94-97]

A reversão do perfil imunoinflamatório da mucosa intestinal e a melhora dos marcadores sorológicos e intestinais em celíacos é normalmente identificada após 1ano com DLG, e deve ser mantida por toda a vida já, que esse é o único tratamento até então disponível.[98] A DLG, entretanto, pode ser de difícil adesão, principalmente por implicar modificações importantes de hábitos alimentares frequentemente associados a custos elevados.[99]

Tem sido reconhecido que um número considerável de pacientes não celíacos, mas com sintomas gastrintestinais funcionais, respondem à exclusão do glúten da dieta, como é o caso dos pacientes com SGNC ou com alergia ao trigo. No entanto, o aumento da disponibilidade de alimentos livres de glúten como tratamento para celíacos e com SGNC tem levado muitos pacientes com alergia ao trigo e com sintomas gastrintestinais a restringirem o glúten em sua totalidade em vez de somente o trigo.[95,64] O aspecto preocupante de adotar uma DLG indiscriminadamente é que a DLG, quando não aderida pelo paciente e não combinada com um efetivo plano de reeducação alimentar, pode gerar deficiências nutricionais importantes que podem estar associadas diretamente à DC, ser consequência da DLG ou o resultado da combinação dos dois fatores. Dessa forma, todas as medidas de rastreamento e intervenção nutricional aplicadas para a DC são reconhecidas por beneficiarem também aqueles com SGNC. Aos pacientes com alergia ao trigo é suficiente a retirada dos alimentos com trigo, apenas.[99,100]

É recomendado que os celíacos, tanto no diagnóstico quanto na avaliação anual, sejam rigorosamente rastreados para deficiências nutricionais, mesmo que estas sejam mais frequentes em pacientes recém-diagnosticados. Os *status* nutricionais dos indivíduos relativos a ferro, ácido fólico, cálcio, zinco, vitaminas D, B12 e B6 e ácidos graxos essenciais são nomeadamente, nessa ordem, os mais afetados na população celíaca.[95,98-100,102]

Manifestações extraintestinais e desordens neurológicas

Há alguma evidência que sugere que seguir um plano dietético com restrição total de glúten propicia a melhora de sintomas gastrintestinais e sistêmicos em indivíduos com dermatite hepertiforme, *diabetes mellitus* tipo 1 e tireoidite.[26,79,96,77]

Relativamente à DH, a retirada do glúten da alimentação é eficaz na resolução de manifestações gastrintestinais e cutâneas nessa enfermidade.[11,76,103] Entretanto, enquanto a lesão intestinal melhora em questão de semanas, as lesões na pele podem levar meses ou anos. O prurido e a coceira são inicialmente tratados com dapsona, padrão ouro no tratamento há mais de 70 anos, e esse protocolo deve ser estabelecido antes de iniciar a DLG.[77] Evidências enfatizam a importância do rigor da DLG para que o controle das erupções cutâneas seja mantido a longo prazo: em 96% dos pacientes que foram rigorosos com a DLG a medicação não foi mais necessária. Apesar de o paciente poder escolher entre aderir a uma DLG ou controlar as erupções cutâneas com os medicamentos, destacam-se as vantagens de uma DLG estrita na gestão da DH principalmente por promover uma redução significativa ou retirada por completo da terapia medicamentosa, resolução do envolvimento gastrintestinal e melhora do bem-estar global.[77,95]

No que diz respeito às desordens neurológicas frequentemente associadas a DC ou SGNC, não há uma evidência definitiva que sustente que a DLG promova a resolução dos sintomas clínicos em pacientes com desordens do espectro autista, por exemplo. A Academia Americana de Pediatria pronunciou-se e desencoraja o uso de DLG como tratamento primário para indivíduos autistas.[4,104] Em contrapartida, uma vez

que o glúten pode ser a causa de 16 a 41% dos casos idiopáticos de ataxia,[61,83] indivíduos com ATG podem se beneficiar com a retirada dessa proteína da alimentação.[86] Entretanto, a resposta eficaz da ATG a uma DLG depende do período de duração dos sintomas antes do diagnóstico. Isso porque a perda das células de Purkinje no cerebelo é irreversível, sendo o diagnóstico e tratamento precoces as intervenções mais efetivas para sua estabilização.[77]

População saudável

Não há evidências que definam a DLG como um hábito alimentar saudável.[104] Entretanto, nos últimos anos a mídia veicula que a restrição parcial e/ou total do glúten da alimentação pode beneficiar não somente a população celíaca ou com outro tipo de distúrbio relacionado ao glúten, mas também a população saudável. Alguns dos benefícios alegados empiricamente incluem desde melhora do sono, melhora do perfil metabólico e nutricional, mas também a perda de peso corporal.[105]

No que diz respeito ao emagrecimento, não há evidências até a presente data que sustentem o suposto benefício de uma DLG sobre a perda de peso, tanto em indivíduos celíacos quanto em indivíduos saudáveis. Ao contrário, algumas evidências sugerem que o peso corporal em celíacos pode aumentar após intervenção com DLG. Isso pode ser parcialmente explicado pelo aumento da absorção de nutrientes associado com a recuperação da lesão vilositária intestinal após retirada total do glúten da alimentação ou pelo fato de que produtos sem glúten consumidos por esses pacientes apresentam frequentemente um valor energético superior ao dos alimentos correspondentes com glúten.[78,104-107]

▣ CONSIDERAÇÕES FINAIS

Existe um fator genômico importante que determina se o glúten ativará ou não uma resposta imunoinflamatória intestinal, modificando a suscetibilidade para o desenvolvimento de DC e outras alterações, como a SGNC. A fisiopatologia destas entidades clínicas ainda não está totalmente esclarecida. Apesar de bem estabelecido que o glúten é o agente ativador da DC, ainda não se sabe quais são os exatos agentes ativadores da SGNC.

Reconhece-se importantemente que a DLG por toda a vida representa a única estratégia atualmente efetiva para o tratamento da DC e com responsividade na SGNC. A adoção indiscriminada de uma DLG, entretanto, atingiu proporções consideráveis na população global nos últimos cinco anos, incluindo não somente pacientes diagnosticados com DC ou casos confirmados de SGNC, mas também indivíduos saudáveis. Porém, não há evidências até então que sustentem que a DLG represente um hábito alimentar saudável. A retirada do glúten da alimentação da população saudável pode, em contrapartida, levar a repercussões indesejadas no estado de saúde, como aumento de déficits nutricionais, especialmente de micronutrientes.

Por fim, enquanto medidas de diagnóstico e de tratamento mais claras e precisas da SGNC não são identificadas e enquanto o impacto da DLG sobre a saúde humana não for totalmente elucidado, aconselha-se que a retirada do glúten da alimentação seja estritamente direcionada aos indivíduos com diagnóstico confirmado de DC ou em casos confirmados de SGNC e de outros distúrbios relacionados ao glúten, mas não para a população saudável.

▣ REFERÊNCIAS BIBLIOGRÁFICAS

1. Abadie V, Sollid LM, Barreiro LB, Jabri B. Integration of genetic and immunological insights into a model of celiac disease pathogenesis. Annu Rev Immunol. 2011;29(1):493-525.
2. Piperno DR, Weiss E, Holst I, Nadel D. Processing of wild cereal grains in the Upper Palaeolithic revealed by starch grain analysis. Nature. 2004;430(7000):670-3.
3. Tovoli F. Clinical and diagnostic aspects of gluten related disorders. WJCC. 2015;3(3):275.
4. Brouns FJPH, Van Buul VJ, Shewry PR. Does wheat make us fat and sick? Journal of Cereal Science. 2013;58(2):209-15.
5. Bailey C. A translation of Beccari's "Concerning grain" 1728. In: Cereal Chem. 1941.
6. Shewry P. What is gluten: why is it special? Front Nutr. 2019;6:101.
7. Gao C. Genome engineering for crop improvement and future agriculture. Cell. 2021;184(6):1621-35.
8. Ozuna CV, Iehisa JCM, Giménez MJ, Alvarez JB, Sousa C, Barro F. Diversification of the celiac disease α-gliadin complex in wheat: a 33-mer peptide with six overlapping epitopes, evolved following polyploidization. The Plant Journal. 2015 Jun;82(5):794-805.
9. Schalk K, Lang C, Wieser H, Koehler P, Scherf KA. Quantitation of the immunodominant 33-mer peptide from α-gliadin in wheat flours by liquid chromatography tandem mass spectrometry. Sci Rep. 2017 Mar 22;7(1):45092.
10. Lindfors K, Ciacci C, Kurppa K, Lundin KEA, Makharia GK, Mearin ML, et al. Coeliac disease. Nat Rev Dis Primers. 2019 Jan 10;5(1):3.
11. Ludvigsson JF, Leffler DA, Bai JC, Biagi F, Fasano A, Green PHR, et al. The Oslo definitions for coeliac disease and related terms. Gut. 2013 Jan;62(1):43-52.
12. Sapone A, Bai JC, Ciacci C, Dolinsek J, Green PH, Hadjivassiliou M, et al. Spectrum of gluten-related disorders: consensus on new nomenclature and classification. BMC Med. 2012 Dec;10(1):13.
13. Rallabhandi P, Sharma GM, Pereira M, Williams KM. Immunological characterization of the gluten fractions and their hydrolysates from wheat, rye and barley. J Agric Food Chem. 2015 Feb 18;63(6):1825-32.
14. Tatham AS, Shewry PR. Allergens to wheat and related cereals. Clin Experimental Allergy. 2008 Nov;38(11):1712-26.
15. Mansueto P, Seidita A, D'Alcamo A, Carroccio A. Non-celiac gluten sensitivity: literature review. Journal of the American College of Nutrition. 2014 Feb;33(1):39-54.
16. Dinu M, Whittaker A, Pagliai G, Benedettelli S, Sofi F. Ancient wheat species and human health: biochemical and clinical implications. The Journal of Nutritional Biochemistry. 2018 Feb;52:1-9.
17. Malalgoda, Ohm, Simsek. Celiac antigenicity of ancient wheat species. Foods. 2019 Dec 12;8(12):675.
18. Brouns F, Geisslitz S, Guzman C, Ikeda TM, Arzani A, Latella G, et al. Do ancient wheats contain less gluten than modern bread wheat, in favour of better health? Nutrition Bulletin. 2022 Jun;47(2):157-67.
19. Kupfer SS, Jabri B. Pathophysiology of celiac disease. Gastrointestinal Endoscopy Clinics of North America. 2012 Oct;22(4):639-60.
20. Tjon JML, Van Bergen J, Koning F. Celiac disease: how complicated can it get? Immunogenetics. 2010 Oct;62(10):641-51.

21. Wieser H. Chemistry of gluten proteins. Food Microbiology. 2007 Apr;24(2):115-9.

22. Garmaeva S, Gulyaeva A, Sinha T, Shkoporov AN, Clooney AG, Stockdale SR, et al. Stability of the human gut virome and effect of gluten-free diet. Cell Reports. 2021 May;35(7):109132.

23. Vazquez DS, Schilbert HM, Dodero VI. Molecular and structural parallels between gluten pathogenic peptides and bacterial-derived proteins by bioinformatics analysis. IJMS. 2021 Aug 27;22(17):9278.

24. Lebreton C, Ménard S, Abed J, Moura IC, Coppo R, Dugave C, et al. interactions among secretory immunoglobulin A, CD71, and transglutaminase-2 affect permeability of intestinal epithelial cells to gliadin peptides. Gastroenterology. 2012 Sep;143(3):698-707.e4.

25. Byass P, Kahn K, Ivarsson A. The Global Burden of Childhood Coeliac Disease: a neglected component of diarrhoeal mortality? Timmer A (ed.). PLoS One. 2011 Jul 26;6(7):e22774.

26. Catassi C, Gatti S, Fasano A. The new epidemiology of celiac disease. Journal of Pediatric Gastroenterology & Nutrition. 2014 Jul;59(Suppl 1):S7-9.

27. Rubio-Tapia A, Hill ID, Kelly CP, Calderwood AH, Murray JA. ACG clinical guidelines: diagnosis and management of celiac disease. American Journal of Gastroenterology. 2013 May;108(5):656-76.

28. Singh P, Arora A, Strand TA, Leffler DA, Catassi C, Green PH, et al. Global prevalence of celiac disease: systematic review and meta-analysis. Clinical Gastroenterology and Hepatology. 2018 Jun;16(6):823-836.e2.

29. Makharia GK, Singh P, Catassi C, Sanders DS, Leffler D, Ali RAR, et al. The global burden of coeliac disease: opportunities and challenges. Nat Rev Gastroenterol Hepatol. 2022 May;19(5):313-27.

30. Meresse B, Malamut G, Cerf-Bensussan N. Celiac disease: an immunological jigsaw. Immunity. 2012 Jun;36(6):907-19.

31. West J, Logan RFA, Hill PG, Khaw K. The iceberg of celiac disease: what is below the waterline? Clinical Gastroenterology and Hepatology. 2007 Jan;5(1):59-62.

32. Aziz I, Sanders DS. Emerging concepts: from coeliac disease to non-coeliac gluten sensitivity. Proc Nutr Soc. 2012 Nov;71(4):576-80.

33. Kivelä L, Kaukinen K, Lähdeaho ML, Huhtala H, Ashorn M, Ruuska T, et al. Presentation of celiac disease in finnish children is no longer changing: a 50-year perspective. The Journal of Pediatrics. 2015 Nov;167(5):1109-1115.e1.

34. Lebwohl B, Rubio-Tapia A. Epidemiology, presentation, and diagnosis of celiac disease. Gastroenterology. 2021 Jan;160(1):63-75.

35. Husby S, Murray JA. Diagnosing coeliac disease and the potential for serological markers. Nat Rev Gastroenterol Hepatol. 2014 Nov;11(11):655-63.

36. Wieser H, Amato M, Caggiano M, Ciacci C. Dental manifestations and celiac disease: an overview. JCM. 2023 Apr 10;12(8):2801.

37. Husby S, Koletzko S, Korponay-Szabó IR, Mearin ML, Phillips A, Shamir R, et al. European Society for Pediatric Gastroenterology, Hepatology, and Nutrition Guidelines for the Diagnosis of Coeliac Disease. Journal of Pediatric Gastroenterology & Nutrition. 2012 Jan;54(1):136-60.

38. Lundin KEA, Qiao SW, Snir O, Sollid LM. Coeliac disease: from genetic and immunological studies to clinical applications. Scandinavian Journal of Gastroenterology. 2015 Jun 3;50(6):708-17.

39. Elli L, Leffler D, Cellier C, Lebwohl B, Ciacci C, Schumann M, et al. Guidelines for best practices in monitoring established coeliac disease in adult patients. Nat Rev Gastroenterol Hepatol [Internet]. 2023 Dec 18. Disponível em: https://www.nature.com/articles/s41575-023-00872-2. Acesso em: 14 fev. 2024.

40. Withoff S, Li Y, Jonkers I, Wijmenga C. Understanding celiac disease by genomics. Trends in Genetics. 2016 May;32(5):295-308.

41. Turner JR. Intestinal mucosal barrier function in health and disease. Nat Rev Immunol. 2009 Nov;9(11):799-809.

42. Sollid LM, Jabri B. Triggers and drivers of autoimmunity: lessons from coeliac disease. Nat Rev Immunol. 2013 Apr;13(4):294-302.

43. Salentijn EM, Mitea D, Goryunova SV, Van Der Meer IM, Padioleau I, Gilissen LJ, et al. Celiac disease T-cell epitopes from gamma-gliadins: immunoreactivity depends on the genome of origin, transcript frequency, and flanking protein variation. BMC Genomics. 2012;13(1):277.

44. Fernandez-Jimenez N, Castellanos-Rubio A, Plaza-Izurieta L, Irastorza I, Elcoroaristizabal X, Jauregi-Miguel A, et al. Coregulation and modulation of NF B-related genes in celiac disease: uncovered aspects of gut mucosal inflammation. Human Molecular Genetics. 2014 Mar 1;23(5):1298-310.

45. Hayden MS, Ghosh S. NF-κB in immunobiology. Cell Res. 2011 Feb;21(2):223-44.

46. Kaukinen K, Mäki M. New insights in dietary-gluten-induced autoimmunity. Nat Rev Gastroenterol Hepatol. 2014 Feb;11(2):80-2.

47. Jabri B, Sollid LM. T Cells in celiac disease. The Journal of Immunology. 2017 Apr 15;198(8):3005-14.

48. Trynka G, Wijmenga C, Van Heel DA. A genetic perspective on coeliac disease. Trends in Molecular Medicine. 2010 Nov;16(11):537-50.

49. Cerqueira JXM, Saavalainen P, Kurppa K, Laurikka P, Huhtala H, Nykter M, et al. Independent and cumulative coeliac disease-susceptibility loci are associated with distinct disease phenotypes. J Hum Genet. 2021 Jun;66(6):613-23.

50. Dubois PCA, Trynka G, Franke L, Hunt KA, Romanos J, Curtotti A, et al. Multiple common variants for celiac disease influencing immune gene expression. Nat Genet. 2010 Apr;42(4):295-302.

51. Ghosh S, Khetarpal P, Senapati S. Functional implications of the CpG island methylation in the pathogenesis of celiac disease. Mol Biol Rep. 2022 Oct;49(10):10051-64.

52. Verdu EF, Galipeau HJ, Jabri B. Novel players in coeliac disease pathogenesis: role of the gut microbiota. Nat Rev Gastroenterol Hepatol. 2015 Sep;12(9):497-506.

53. Lindfors K, Lin J, Lee HS, Hyöty H, Nykter M, Kurppa K, et al. Metagenomics of the faecal virome indicate a cumulative effect of enterovirus and gluten amount on the risk of coeliac disease autoimmunity in genetically at risk children: the Teddy study. Gut. 2020 Aug;69(8):1416-22.

54. Al-Toma A, Volta U, Auricchio R, Castillejo G, Sanders DS, Cellier C, et al. European Society for the Study of Coeliac Disease (ESsCD) guideline for coeliac disease and other gluten-related disorders. UEG Journal. 2019 Jun;7(5):583-613.

55. Gatti S, Rossi M, Alfonsi S, Mandolesi A, Cobellis G, Catassi C. beyond the intestinal celiac mucosa: diagnostic role of anti-TG2 deposits, a systematic review. Front Med [Internet]. 2014 May 2;1.

56. Giersiepen K, Lelgemann M, Stuhldreher N, Ronfani L, Husby S, Koletzko S, et al. Accuracy of diagnostic antibody tests for coeliac disease in children: summary of an evidence report. Journal of Pediatric Gastroenterology & Nutrition. 2012 Feb;54(2):229-41.

57. Marsh MN. Gluten, major histocompatibility complex, and the small intestine: a molecular and immunobiologic approach to the spectrum of gluten sensitivity ("celiac sprue"). Gastroenterology. 1992 Jan;102(1):330-54.

58. Oberhuber G, Granditsch G, Vogelsang H. The histopathology of coeliac disease: time for a standardized report scheme for pathologists. European Journal of Gastroenterology & Hepatology. 1999 Oct;11(10):1185.

59. Szałowska-Woźniak DA, Bąk-Romaniszyn L, Cywińska-Bernas A, Zeman K. Evaluation of HLA-DQ2/DQ8 genotype in patients with celiac disease hospitalised in 2012 at the Department of Paediatrics. Prz Gastroenterol. 2014;1:32-7.

60. Hadjivassiliou M, Sanders DD, Aeschlimann DP. Gluten-related disorders: gluten ataxia. Dig Dis. 2015;33(2):264-8.

61. Mitoma H, Adhikari K, Aeschlimann D, Chattopadhyay P, Hadjivassiliou M, Hampe CS, et al. Consensus paper: neuroimmune mechanisms of cerebellar ataxias. Cerebellum. 2016 Apr;15(2):213-32.

62. Sapone A, Lammers KM, Casolaro V, Cammarota M, Giuliano MT, De Rosa M, et al. Divergence of gut permeability and mucosal immune gene expression in two gluten-associated conditions: celiac disease and gluten sensitivity. BMC Med. 2011 Dec;9(1):23.

63. Kabbani TA, Vanga RR, Leffler DA, Villafuerte-Galvez J, Pallav K, Hansen J, et al. Celiac disease or non-celiac gluten sensitivity? An approach to clinical differential

diagnosis. American Journal of Gastroenterology. 2014 May;109(5):741-6.

64. Ludvigsson JF, Bai JC, Biagi F, Card TR, Ciacci C, Ciclitira PJ, et al. Diagnosis and management of adult coeliac disease: guidelines from the British Society of Gastroenterology. Gut. 2014 Aug;63(8):1210-28.

65. Catassi C, Elli L, Bonaz B, Bouma G, Carroccio A, Castillejo G, et al. Diagnosis of non-celiac gluten sensitivity (NCGS): The Salerno Experts' Criteria. Nutrients. 2015 Jun 18;7(6):4966-77.

66. Khan A, Suarez MG, Murray JA. Nonceliac gluten and wheat sensitivity. Clinical Gastroenterology and Hepatology. 2020 Aug;18(9):1913-1922.e1.

67. Schuppan D, Pickert G, Ashfaq-Khan M, Zevallos V. Non-celiac wheat sensitivity: differential diagnosis, triggers and implications. Best Practice & Research Clinical Gastroenterology. 2015 Jun;29(3):469-76.

68. Uhde M, Ajamian M, Caio G, De Giorgio R, Indart A, Green PH, et al. Intestinal cell damage and systemic immune activation in individuals reporting sensitivity to wheat in the absence of coeliac disease. Gut. 2016 Dec;65(12):1930-7.

69. Mäkelä MJ, Eriksson C, Kotaniemi-Syrjänen A, Palosuo K, Marsh J, Borres M, et al. Wheat allergy in children: new tools for diagnostics. Clin Experimental Allergy. 2014 Nov;44(11):1420-30.

70. Jansson-Knodell CL, Rubio-Tapia A. Gluten-related disorders from bench to bedside. Clinical Gastroenterology and Hepatology. 2023 Oct;S1542356523008443.

71. Pasha I, Saeed F, Sultan MT, Batool R, Aziz M, Ahmed W. Wheat allergy and intolerence; recent updates and perspectives. Critical Reviews in Food Science and Nutrition. 2016 Jan 2;56(1):13-24.

72. Bennett JR. Anaphylaxis attributed to exercise: considerations for sports medicine specialists. The Physician and Sportsmedicine. 2015 Jan 2;43(1):1-12.

73. Sander I, Rihs HP, Doekes G, Quirce S, Krop E, Rozynek P, et al. Component-resolved diagnosis of baker's allergy based on specific IgE to recombinant wheat flour proteins. Journal of Allergy and Clinical Immunology. 2015 Jun;135(6):1529-37.

74. Soares-Weiser K, Takwoingi Y, Panesar SS, Muraro A, Werfel T, Hoffmann-Sommergruber K, et al. The diagnosis of food allergy: a systematic review and meta-analysis. Allergy. 2014 Jan;69(1):76-86.

75. Reunala T, Hervonen K, Salmi T. Dermatitis herpetiformis: an update on diagnosis and management. Am J Clin Dermatol. 2021 May;22(3):329-38.

76. Salmi TT, Hervonen K, Kautiainen H, Collin P, Reunala T. Prevalence and incidence of dermatitis herpetiformis: a 40-year prospective study from Finland: dermatitis herpetiformis prevalence and incidence. British Journal of Dermatology. 2011 Aug;165(2):354-9.

77. Salmi TT, Hervonen K, Kurppa K, Collin P, Kaukinen K, Reunala T. Celiac disease evolving into dermatitis herpetiformis in patients adhering to normal or glu-

ten-free diet. Scandinavian Journal of Gastroentero-logy. 2015 Apr 3;50(4):387-92.

78. Dickey W, Kearney N. Overweight in celiac disease: prevalence, clinical characteristics, and effect of a gluten-free diet. Am J Gastroenterology. 2006 Oct;101(10):2356-9.

79. Mendes FBR, Hissa-Elian A, Abreu MAMMD, Gonçalves VS. Review: dermatitis herpetiformis. An Bras Dermatol. 2013 Aug;88(4):594-9.

80. Troncone R, Jabri B. Coeliac disease and gluten sensitivity: Symposium: Coeliac disease and gluten sensitivity. Journal of Internal Medicine. 2011 Jun;269(6):582-90.

81. Clarindo MV, Possebon AT, Soligo EM, Uyeda H, Ruaro RT, Empinotti JC. Dermatitis herpetiformis: pathophysiology, clinical presentation, diagnosis and treatment. An Bras Dermatol. 2014 Dec;89(6):865-77.

82. Kotze LM da S, Vecchia LA, Nisihara R, Kotze LR. Dermatitis herpetiformis in Brazilan male celiac disease patients: a case series. Rev Esp Enferm Dig. 2014 Dec;106(8):562-4.

83. Nanri K, Mitoma H, Ihara M, Tanaka N, Taguchi T, Takeguchi M, et al. Gluten ataxia in Japan. Cerebellum. 2014 Oct;13(5):623-7.

84. Marietta EV, Camilleri MJ, Castro LA, Krause PK, Pittelkow MR, Murray JA. Transglutaminase autoantibodies in dermatitis herpetiformis and celiac sprue. Journal of Investigative Dermatology. 2008 Feb;128(2):332-5.

85. Sárdy M, Kárpáti S, Merkl B, Paulsson M, Smyth N. Epidermal transglutaminase (TGase 3) is the autoantigen of dermatitis herpetiformis. the Journal of Experimental Medicine. 2002 Mar 18;195(6):747-57.

86. Ghazal FA, Singh S, Yaghi S, Keyrouz SG. Gluten ataxia: an important treatable etiology of sporadic ataxia. International Journal of Neuroscience. 2012 Jul 17;122(9):545-6.

87. Hernández-Lahoz C, Rodrigo-Sáez L, Vega-Villar J, Mauri-Capdevila G, Mier-Juanes J. Familial gluten ataxia. Movement Disorders. 2014 Mar;29(3):308-10.

88. Hadjivassiliou M, Sanders DS, Grünewald RA, Woodroofe N, Boscolo S, Aeschlimann D. Gluten sensitivity: from gut to brain. The Lancet Neurology. 2010 Mar;9(3):318-30.

89. Jackson JR, Eaton WW, Cascella NG, Fasano A, Kelly DL. Neurologic and psychiatric manifestations of celiac disease and gluten sensitivity. Psychiatr Q. 2012 Mar;83(1):91-102.

90. Hogberg L. Oats to children with newly diagnosed coeliac disease: a randomised double blind study. Gut. 2004 May 1;53(5):649-54.

91. Richman E. The safety of oats in the dietary treatment of coeliac disease. Proc Nutr Soc. 2012 Nov;71(4):534-7.

92. Tapsas D, Fälth-Magnusson K, Högberg L, Hammersjö JÅ, Hollén E. Swedish children with celiac disease comply well with a gluten-free diet, and most include oats without reporting any adverse effects: a long-term follow-up study. Nutrition Research. 2014 May;34(5): 436-41.

93. Kaukinen K, Turjanmaa M, Mäki M, Partanen J, Venäläinen R, Reunala T, Collin P. Intolerance to cereals is not specific for coeliac disease. Scandinavian Journal of Gastroenterology. 2000 Jan;35(9):942-6.

94. Byström IM, Hollén E, Fälth-Magnusson K, Johansson A. Health-related quality of life in children and adolescents with celiac disease: from the perspectives of children and parents. Gastroenterology Research and Practice. 2012;2012:1-6.

95. Ciacci C, Ciclitira P, Hadjivassiliou M, Kaukinen K, Ludvigsson JF, McGough N, et al. The gluten-free diet and its current application in coeliac disease and dermatitis herpetiformis. UEG Journal. 2015 Apr;3(2): 121-35.

96. Ford S, Howard R, Oyebode J. Psychosocial aspects of coeliac disease: a cross-sectional survey of a UK population. British J Health Psychol. 2012 Nov;17(4): 743-57.

97. Lee AR, Ng DL, Diamond B, Ciaccio EJ, Green PHR. Living with coeliac disease: survey results from the USA. J Human Nutrition Diet. 2012 Jun;25(3):233-8.

98. Lakatos PL, Kiss LS, Miheller P. Nutritional influences in selected gastrointestinal diseases. Dig Dis. 2011;29(2):154-65.

99. Shepherd SJ, Gibson PR. Nutritional inadequacies of the gluten-free diet in both recently-diagnosed and long-term patients with coeliac disease. J Human Nutrition Diet. 2013;26(4):349-58.

100. Theethira TG, Dennis M, Leffler DA. Nutritional consequences of celiac disease and the gluten-free diet. Expert Review of Gastroenterology & Hepatology. 2014 Feb;8(2):123-9.

101. Miranda J, Lasa A, Bustamante MA, Churruca I, Simon E. Nutritional differences between a gluten-free diet and a diet containing equivalent products with gluten. Plant Foods Hum Nutr. 2014 Jun;69(2):182-7.

102. Wierdsma N, Van Bokhorst-de Van Der Schueren M, Berkenpas M, Mulder C, Van Bodegraven A. Vitamin and mineral deficiencies are highly prevalent in newly diagnosed celiac disease patients. Nutrients. 2013;5(10):3975-92.

103. Kaukinen K, Collin P, Holm K, Rantala I. Wheat starch-containing gluten-free flour products in the treatment of coeliac disease and dermatitis herpetiformis: a long-term follow-up study. Scandinavian Journal of Gastroenterology. 1999;34(2):163-9.

104. Gaesser GA, Angadi SS. Gluten-free diet: imprudent dietary advice for the general population? Journal of the Academy of Nutrition and Dietetics. 2012;112(9): 1330-3.

105. Marcason W. Is there evidence to support the claim that a gluten-free diet should be used for weight loss? Journal of the American Dietetic Association. 2011;111 (11):1786.

106. Cheng J, Brar PS, Lee AR, Green PHR. Body mass index in celiac disease: beneficial effect of a gluten-free diet. Journal of Clinical Gastroenterology. 2010;44(4): 267-71.

107. Valletta E, Fornaro M, Cipolli M, Conte S, Bissolo F, Danchielli C. Celiac disease and obesity: need for nutritional follow-up after diagnosis. Eur J Clin Nutr. 2010 Nov;64(11):1371-2.

108. Catassi C, Bai J, Bonaz B, Bouma G, Calabrò A, Carroccio A, et al. Non-celiac gluten sensitivity: the new frontier of gluten related disorders. Nutrients. 2013;5(10):3839-53.

109. Cunha PR, Barraviera SRCS. Dermatoses bolhosas auto-imunes. An Bras Dermatol. 2009;84(2):111-24.

110. Dotsenko V, Oittinen M, Taavela J, Popp A, Peräaho M, Staff S, et al. Genome-wide transcriptomic analysis of intestinal mucosa in celiac disease patients on a gluten-free diet and postgluten challenge. Cellular and Molecular Gastroenterology and Hepatology. 2021;11(1):13-32.

111. Hadjivassiliou M. Gluten ataxia in perspective: epidemiology, genetic susceptibility and clinical characteristics. Brain. 2003;126(3):685-91.

112. Lohi S, Mustalahti K, Kaukinen K, Laurila K, Collin P, Rissanen H, et al. Increasing prevalence of coeliac disease over time. Aliment Pharmacol Ther. 2007;26(9):1217-25.

113. Shewry PR, Halford NG. Cereal seed storage proteins: structures, properties and role in grain utilization. Journal of Experimental Botany. 2002;53(370):947-58.

114. Spanish Consortium on the Genetics of Coeliac Disease (CEGEC), PreventCD Study Group, Wellcome Trust Case Control Consortium (WTCCC), Trynka G, Hunt KA, Bockett NA, et al. Dense genotyping identifies and localizes multiple common and rare variant association signals in celiac disease. Nat Genet. 2011;43(12):1193-201.

115. Buie T. The relationship of autism and gluten. Clinical Therapeutics. 2013;35(5):578-83.

CAPÍTULO 42

Minerais e obesidade

Dilina do Nascimento Marreiro
Kyria Jayanne Climaco Cruz
Stéfany Rodrigues de Sousa Melo
Ana Raquel Soares de Oliveira

◉ INTRODUÇÃO

A alimentação é fundamental para a promoção da saúde, por isso é necessária a ingestão de dieta adequada e nutricionalmente equilibrada, possibilitando o fornecimento de nutrientes e energia para o bom funcionamento do organismo.[1] Em contrapartida, o consumo elevado de alimentos densamente calóricos e o estilo de vida sedentário da sociedade moderna estão envolvidos no aumento do risco de desenvolvimento de doenças crônicas não transmissíveis, como a obesidade.[2,3]

A obesidade é uma doença crônica associada a diversas comorbidades, como diabetes *mellitus* tipo 2, hipertensão arterial, câncer e doenças cardiovasculares, com impacto no custo econômico para a saúde da população. A prevalência mundial de obesidade quase triplicou no período de 1975 a 2016, atingindo proporções pandêmicas. Em 2016, mais de 19,9 bilhões de adultos com 18 anos ou mais apresentavam excesso de peso corporal e, destes, mais de 650 milhões estavam com obesidade. As projeções para 2030 indicam que 1 em cada 5 mulheres e 1 em cada 7 homens viverão com obesidade (IMC ≥ 30 kg/m²), totalizando mais de 1 bilhão de pessoas em todo o mundo.[4,5] No Brasil, dados da Vigitel mostraram que a proporção de adultos com excesso de peso variou nas capitais entre 49,3 e 64,4%, e a prevalência de obesidade entre 17,9 e 26,4%.[6]

A Organização Mundial da Saúde (OMS) define obesidade como um acúmulo anormal ou excessivo de gordura corporal que pode prejudicar a saúde, sendo reconhecida como um dos principais problemas de saúde pública enfrentados atualmente.[7,8] Apesar de haver evidências de que a distribuição regional de gordura pode alterar os riscos para várias comorbidades, o índice de massa corporal (IMC) é amplamente reconhecido como um índice de peso/estatura que apresenta alta correlação com adiposidade, mas não quantifica a adiposidade corporal total ou fornece informação relativa à distribuição de gordura por região.[9] A OMS recomenda uma classificação mais restrita da obesidade, na qual o sobrepeso é definido como IMC ≥ 25 e a obesidade como IMC ≥ 30.[10]

Entre as várias causas da obesidade, a influência genética é bastante estudada. Mutações recessivas em genes de ratos obesos (*ob*) e diabéticos (*db*) resultaram em uma síndrome semelhante à obesidade mórbida humana. Ratos *ob/ob* e *db/db* têm fenótipos idênticos, pesam três vezes mais que ratos normais (mesmo alimentados com dieta igual) e apresentam um aumento de cinco vezes no conteúdo de gordura corporal. A clonagem do gene *ob* mostrou que ele codifica para um hormônio, a leptina, que se expressa no tecido adiposo e, em concentrações menores, no epitélio gástrico e na placenta. A concentração de leptina no plasma está altamente correlacionada com o tecido adiposo e é maior em humanos obesos e em roedores que apresentam obesidade induzida pelo ambiente ou geneticamente. A administração de leptina por injeção ou por infusão subcutânea constante resulta em diminuição dose-dependente do peso corporal.[11]

As concentrações de leptina são reguladas por grupos de neurônios no hipotálamo. Durante a fome, as concentrações de leptina caem, ativando respostas comportamentais, hormonais e metabólicas adaptativas. O ganho de peso aumenta a concentração de leptina e induz uma resposta diferente, levando a um estado de balanço de energia negativo. Ainda não se sabe se os mesmos neurônios respondem ao aumento ou redução das concentrações de leptina.[11]

A resposta metabólica à leptina é bastante diferente da resposta à ingestão reduzida de alimentos. Enquanto a restrição alimentar causa redução de massa magra e de tecido adiposo, a perda de peso induzida pela leptina é específica para o tecido adiposo. A leptina também previne a redução do gasto de energia, normalmente associada à diminuição da ingestão alimentar.[11] O papel da leptina na patogênese da obesidade pode ser observado mediante avaliação da concentração plasmática desse hormônio. Um aumento na leptina plasmática sugere que a obesidade é o resultado da resistência a esta. Alguns mecanismos já conhecidos que contribuem para o desenvolvimento da resistência à leptina são: a redução do transporte desse hormônio através da barreira hematoencefálica, defeitos na expressão de seus receptores e inibição intracelular dos sinais para a cascata de sinalização intracelular desse hormônio.[12,13]

Concentração baixa ou normal de leptina pode indicar diminuição na sua produção. Se a regulação da resposta à leptina é baixa, variável e influenciada por fatores genéticos, ela pode indicar que um subconjunto de indivíduos seja particularmente suscetível à obesidade induzida pela dieta. A resistência à leptina parece ser heterogênea, e muitos fatores podem influenciar a atividade do circuito neural que regula o peso corporal. A entrada da leptina no fluido cerebroespinhal pode ser limitada em vários indivíduos obesos, e a obesidade mórbida poderia ocorrer quando as concentrações de leptina no plasma excedem a capacidade do sistema de transporte. Fatores que regulam diretamente o gasto de energia ou ativam a adipogênese e a lipogênese poderiam também resultar em aparente resistência à leptina.[11]

A leptina também parece estar relacionada à ativação de macrófagos, produção de espécies reativas de oxigênio e do fator de necrose tumoral alfa (TNF-alfa), síntese de óxido nítrico sintase induzível (iNOS), expressão da proteína quimiotática de monócitos (MCP)-1, bem como à migração e proliferação de células endoteliais. A hiperleptinemia presente em indivíduos obesos pode estar associada ao estado inflamatório comumente observado na obesidade.[14-16] O aumento do tecido adiposo altera o processo de armazenamento de energia, principalmente quanto à produção de adipocinas pró-inflamatórias, que estão envolvidas na patogênese de diversas doenças, como aterogênese, dislipidemia e resistência à insulina.[17-19]

Nos últimos anos, pesquisas têm sido conduzidas na perspectiva de esclarecer as desordens endócrinas, bioquímicas e nutricionais envolvidas na patogênese da obesidade. Nessa perspectiva, os minerais têm sido estudados em razão de sua importância no metabolismo energético, na secreção e ação da insulina, hormônio anabólico mais importante no organismo, e também em virtude de evidências de má distribuição de minerais no organismo de indivíduos obesos.[20,21]

A obesidade está associada às concentrações reduzidas de zinco, cobre, ferro e manganês em vários tecidos. Isso pôde ser verificado por meio da avaliação da concentração desses minerais em tecidos de camundongos geneticamente obesos (C57BL/6J *ob/ob*), quando comparados com seus controles não obesos (C57BL/6J, +/+ e +/?), onde se observou que a redução não reflete necessariamente o estado de deficiência desses minerais.[22]

Os camundongos geneticamente obesos (*ob/ob*) apresentam maior concentração de zinco no fígado, no intestino e no tecido adiposo, quando comparados com os controles. Além disso, são observadas concentrações significativamente menores de zinco no pâncreas, nos músculos, nos ossos e na pele desses animais.[23,24]

Portanto, com base na observação dessas alterações na distribuição de minerais em tecidos de animais obesos, surgiu o interesse em avaliar em humanos com obesidade o estado nutricional com relação ao cálcio, zinco, magnésio e selênio, assim como identificar possíveis alterações na distribuição desses minerais no organismo desses indivíduos.

▣ CÁLCIO E OBESIDADE

O cálcio é o mineral mais abundante presente no organismo humano, constituindo aproximadamente 1,5 a 2% do peso corporal. Está presente quase em sua totalidade (99%) nos ossos e dentes. O restante encontra-se no sangue, fluidos extracelulares e no interior das células, onde regula funções metabólicas importantes, tais como ativação de diversas enzimas celulares, contração muscular, transmissão de impulsos nervosos, estabilidade do potencial de membrana de células musculares cardíacas, processo de coagulação sanguínea e permeabilidade intestinal.[25-27]

De acordo com as DRI (*Dietary Reference Intakes*), a recomendação para a ingestão dietética de cálcio é de 1.000 mg por dia para indivíduos adultos.[28] Em todo o mundo, ainda existem grupos em risco nutricional para deficiência nesse mineral, principalmente pela ingestão inadequada de alimentos fontes de cálcio.[29] Dados do *Estudo Brasileiro de Nutrição e Saúde* revelaram uma prevalência de inadequação da ingestão de cálcio superior a 88% em adultos jovens.[30] A avaliação da evolução de ingestão de nutrientes em inquéritos nacionais evidenciou aumento das prevalências de inadequação da ingestão de cálcio entre adolescentes, adultos e idosos brasileiros, sendo tais prevalências superiores a 91%.[31]

A ingestão inadequada de cálcio destaca-se como um fator potencialmente vinculado ao aumento do conteúdo de gordura corporal e consequentemente ao desenvolvimento de obesidade e suas comorbidades.[32] Uma metanálise conduzida por Li et al.[33] mostrou que o aumento da ingestão de cálcio, por meio de suplementos, pode reduzir o peso corporal em indivíduos com IMC normal em diversos grupos populacionais como crianças, adolescentes, homens adultos e mulheres na pós menopausa e idosas.

Em revisão sistemática conduzida por Onakpoya et al.[34] com ensaios clínicos randomizados, foi constatado que a suplementação com cálcio resulta em uma modesta, porém estatisticamente significativa, perda de peso corporal em indivíduos com sobrepeso e obesidade. De forma semelhante, Aguilera Eguía et al.,[35] em sua revisão sistemática, observaram que a suplementação com cálcio parece ser eficaz na redução da gordura corporal.

Em contrapartida, metanálise realizada por Booth et al.[36] não evidenciou redução do peso e da gordura corporal após suplementação com cálcio. A ausência da eficácia na ação do mineral foi justificada pela seleção restrita de estudos e inclusão de intervenções com duração muito curta. Na metanálise conduzida por Hong et al.,[37] foi observado que a suplementação com cálcio não resultou em alterações nos índices de adiposidade.

Embora ainda existam essas inconsistências na literatura quanto à eficácia da suplementação com cálcio sobre a redução de peso e gordura corporal, alguns mecanismos fisiológicos (Figura 1) foram propostos para explicar a influência da ingestão do mineral no peso e na quantidade de gordura corporal:

- Redução na absorção de gordura no intestino e aumento de sua excreção nas fezes.
- Modulação do metabolismo lipídico.
- Regulação da adipogênese.
- Influência sobre o apetite.
- Aumento da termogênese.
- Modulação da microbiota intestinal.
- Estímulo à apoptose.

Pesquisas conduzidas em humanos mostram que o cálcio, no intestino, se liga a ácidos graxos, limitando de forma sutil sua absorção. O grau de perda fecal de gordura, após a suplementação com doses elevadas do mineral, é de aproximadamente 3%.[34,38,39] O efeito do cálcio na redução da absorção de gordura parece ser aumentado quando esse mineral é consumido por meio de fontes alimentares lácteas. Christensen et al.,[39] em sua metanálise avaliando estudos de suplementação com cálcio proveniente de laticínios, concluíram que, com o aumento de cerca de 1.200 mg/dia na ingestão desse mineral, a excreção fecal de lipídios aumentou em 5,2 g/dia.

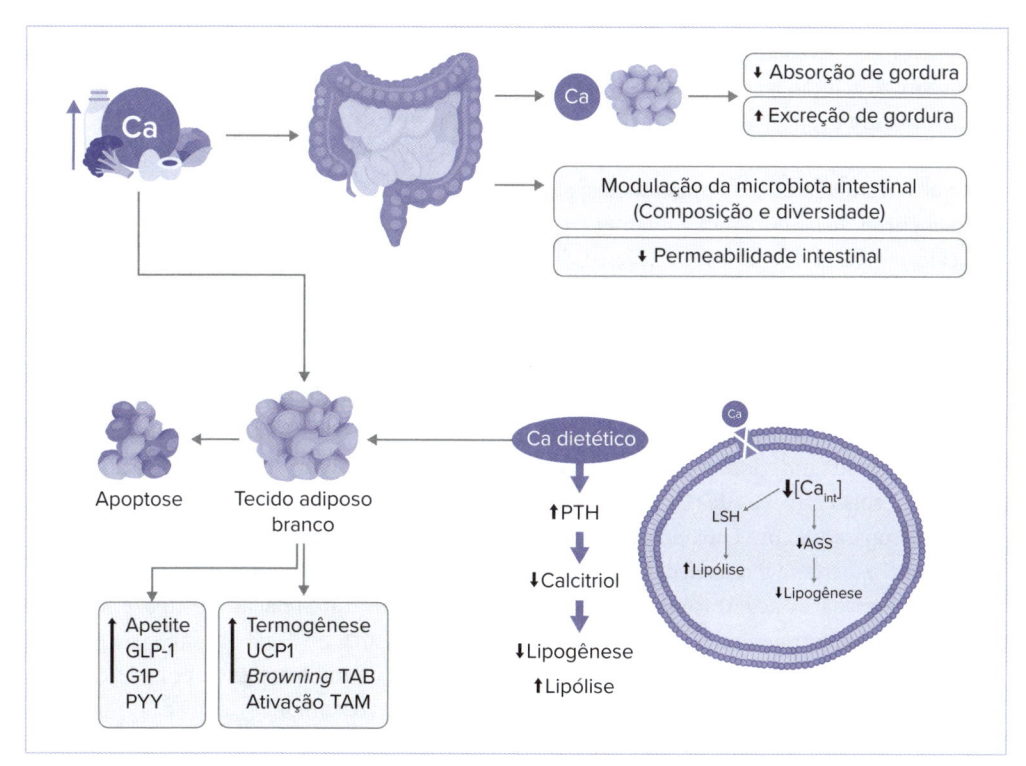

FIGURA 1 Possíveis mecanismos associados aos efeitos antiobesidade do cálcio dietético. O cálcio parece promover redução da gordura corporal por meio da modulação do metabolismo lipídico, com diminuição da síntese de gordura (lipogênese) e aumento de sua degradação (lipólise); indução de apoptose de adipócitos; aumento da termogênese, com ativação do tecido adiposo marrom e escurecimento do tecido adiposo branco; redução do apetite; redução da absorção de gordura no intestino e aumento de sua excreção fecal; modulação da microbiota e redução na permeabilidade intestinal.

AGS: ácido graxo sintase; Ca: cálcio; Caint: cálcio intracelular; GLP1: peptídeo semelhante ao glucagon 1; GIP: peptídeo inibidor gástrico; LSH: lipase hormônio-sensível; PTH: paratormônio; PYY: peptídeo YY; TAB: tecido adiposo branco; TAB: tecido adiposo marrom.

A concentração elevada de aminoácidos de cadeia ramificada presente nos laticínios, em particular a leucina, pode ser considerada um fator importante na compartimentação da energia alimentar entre o tecido adiposo e o músculo esquelético. Ainda de acordo com esse autor, a interação entre os aminoácidos de cadeia ramificada e o cálcio pode atuar para minimizar a adiposidade e maximizar a massa magra. Os efeitos do cálcio de diferentes fontes no peso corporal ainda são incertos e precisam ser mais bem esclarecidos.[40]

A excreção fecal de ácidos graxos decorrente da suplementação com cálcio pode ser responsável, em parte, pela perda de peso corporal observada em indivíduos que receberam a suplementação.[41] Entretanto, os efeitos desse mineral sobre a excreção fecal de gordura não são suficientes para explicar as diferenças de peso corporal observadas em investigações conduzidas tanto em animais quanto em humanos, particularmente aquelas em que a suplementação com cálcio foi baseada em produtos lácteos.[42-44]

Um ponto fundamental a ser destacado refere-se ao cálcio intracelular $(Ca^{2+})i$, que representa apenas 1% do cálcio corporal, no entanto participa de forma importante de vários processos metabólicos. A literatura tem demonstrado que indivíduos com obesidade apresentam concentrações de $(Ca^{2+})i$ elevadas, quando comparados com eutróficos.[45]

A ingestão dietética reduzida de cálcio favorece o aumento das concentrações plasmáticas do hormônio paratormônio (PTH) e da 1,25-di-hidroxivitamina D3, que agem nas células do tecido adiposo e aumentam a concentração desse mineral em seu interior. A concentração intracelular elevada de cálcio, por sua vez, promove a ativação de enzimas relacionadas à lipogênese, como a ácido graxo sintase, e inibição da lipase hormônio-sensível (LHS). Assim, a ingestão reduzida de cálcio interfere na concentração desse mineral no interior dos adipócitos, favorecendo vias metabólicas envolvidas no acúmulo de ácidos graxos nessas células, o que contribui para o aumento da adiposidade.[46,47] Por sua vez, o consumo de cálcio parece inibir a secreção do PTH e da 1,25-di-hidroxivitamina D3, o que contribui para a redução da entrada de cálcio para o espaço intracelular, reduzindo a atividade da enzima ácido graxo sintase e, consequentemente a lipogênese. Dessa forma, o aumento na ingestão de cálcio pode estimular a lipólise e inibir a lipogênese.[44,48]

A literatura revela que o cálcio interfere no metabolismo do cortisol, por inibir a expressão da 11-beta-hidroxiesteroide-desidrogenase tipo 1 (11-beta-HSD-1) nos adipócitos, enzima que converte cortisona em cortisol, sendo ativada pela 1,25-di-hidroxivitamina D. Portanto, dietas ricas em cálcio diminuem a concentração de 1,25-di-hidroxivitamina D3, reduzindo os efeitos do hormônio no acúmulo de gordura abdominal, e consequentemente a obesidade central.[46,49]

O efeito antiobesidade observado pela ingestão de cálcio pode ainda estar relacionado com mecanismos de ação do gene *agouti*, expresso em adipócitos humanos. A proteína recombinante *agouti* estimula o influxo de cálcio em diversos tipos de células. Dessa forma, essa proteína induz a lipogênese por aumentar a expressão e atividade da enzima ácido graxo sintase, e diminuir a lipólise nos adipócitos, por meio de um mecanismo dependente do cálcio.[44]

De forma semelhante, outros estudos também encontraram relação positiva entre a ingestão dietética de cálcio, redução da gordura corporal e de medidas antropométricas (circunferências da cintura e do quadril) e perda de peso, sendo observados resultados mais efetivos por meio do consumo de alimentos fontes desse mineral.[50,51]

Estudos têm sugerido que a suplementação com formulações de cálcio não apresenta efeitos semelhantes aos da ingestão do mineral por meio dos alimentos, pois o cálcio dietético, quando ingerido como parte de uma alimentação mista, associado a outros nutrientes, como proteínas, carboidratos e lipídios, pode ter biodisponibilidade diferente. Além disso, como já salientado, o cálcio pode reduzir a absorção de gordura pelo intestino, desde que a gordura e esse mineral coexistam no intestino. Isso pode explicar, pelo menos em parte, por que o cálcio dietético pode auxiliar na prevenção da obesidade.[52-54]

Evidências científicas têm apontado o envolvimento do cálcio na regulação da adipogênese, processo fundamental na expansão do tecido adiposo com impacto benéfico na saúde metabólica. Tal influência do cálcio na adipogênese é evidenciada pela capacidade do mineral de alterar a expressão de fatores de transcrição adipogênicos, a exemplo do receptor ativado por proliferadores de peroxissoma gama (PPAR-gama) e CCAAT/proteína de ligação intensificadora-alfa (C/EBP-alfa).[55] A suplementação com cálcio estimulou a adipogênese em camundongos alimentados com dieta rica em gordura, aumentando o número de adipócitos e a expressão gênica de PPAR-gama no tecido adiposo branco inguinal.[56] Nesse estudo, embora tenha sido observado aumento da adipogênese (número de adipócitos), o diâmetro dos adipócitos foi menor nos camundongos suplementados em comparação aos alimentados com dieta rica em gordura, o que resultou em perda de peso e gordura corporal nos animais suplementados. Tal fato mostra que, além de influenciar na hiperplasia, o cálcio parece ainda inibir a hipertrofia das células adiposas.[55]

A participação do cálcio na termogênese e no gasto de energia também tem sido apontada como mecanismo antiobesidade, pois esse mineral favorece aumento da expressão de genes que promovem a termogênese no tecido adiposo e contribuem para a perda de gordura corporal. Sobre esse aspecto, estudo realizado em modelo animal demonstrou que a suplementação com cálcio aumentou significativamente a termogênese no tecido adiposo marrom.[57]

De forma semelhante, em 2019,[58] foi verificado aumento da termogênese no tecido adiposo branco em camundongas alimentadas com dieta rica em gordura, decorrente do aumento da expressão de genes termogênicos, incluindo UCP1, domínio PR16 (PRDM16), coativador 1-alfa do receptor ativado por proliferador de peroxissoma (PGC1-alfa), o efetor tipo DFFA indutor de morte celular (Cidea) e elongase de ácidos graxos de cadeia muito longa (Elovl3). Esse estudo também evidenciou escurecimento (*browning*) do tecido adiposo inguinal, caracterizado pelo aumento na expressão proteica de genes marcadores de adipócitos marrons, como PGC1-alfa, piruvato desidrogenase e citocromo C. Nesse aspecto, destaca-se a atuação do cálcio na termogênese por estimular a ativação do tecido adiposo marrom e escurecimento (*browning*) do tecido adiposo branco.[55]

Um ponto importante a ser considerado diz respeito à modulação do peso corporal e/ou gordura pelo cálcio dietético, que parece estar relacionada com o controle do apetite.[38] Estudo realizado em mulheres com idade entre 25 e 50 anos, durante 6 meses, verificou uma atenuação no desejo de comer e na fome durante a perda de peso quando as participantes consumiram leite.[59] Major et al.[60] observaram que a suplementação diária com 1.200 mg de cálcio + 10 mcdg de vitamina D por 15 dias em indivíduos com baixa ingestão habitual de cálcio (< 600 mg/dia) resultou em redução no desejo de ingerir lipídios.

Sobre os possíveis mecanismos envolvidos na participação do cálcio dietético no controle do apetite, alguns autores destacam que esse mineral pode aumentar a saciedade por meio da elevação na circulação de hormônios reguladores do apetite, incluindo os peptídeos gastrointestinais insulinotrópicos dependentes de glicose (GIP), o peptídeo semelhante ao glucagon (GLP-1) e o peptídeo YY (PYY).[48,61-65] O cálcio acentua a secreção de peptídeos envolvidos no controle do apetite por meio de sua ligação ao receptor sensível ao cálcio (CaSR), no entanto os mecanismos que envolvem a atuação desse mineral na secreção de hormônios gastrintestinais ainda não foram totalmente esclarecidos.[66-69]

O cálcio parece influenciar a obesidade por exercer seu efeito benéfico sobre a composição da microbiota e integridade intestinal.[70,71] Dietas enriquecidas com cálcio têm a capacidade de modificar o ambiente intestinal, por estimular a secreção gástrica e reduzir o pH, contribuindo para a redução de bactérias viáveis. Além disso, promove a precipitação de ácidos graxos e biliares, o que aumenta o pH colônico e reduz os componentes citotóxicos que causam danos ao epitélio intestinal. A ingestão elevada de cálcio aumenta ainda a secreção de peptídeo-2 semelhante ao glucagon (GLP-2), que tem efeito trófico sobre a mucosa intestinal e aumenta a expressão gênica de junções estreitas, contribuindo para melhorar a integridade intestinal. Tais mecanismos favorecem a redução de bactérias e a translocação de lipopolissacarídeo (LPS), por meio da modulação da microbiota intestinal e da fermentação bacteriana, favorecendo uma permeabilidade intestinal seletiva e controlada.[71]

A suplementação com cálcio em modelo animal com obesidade contribuiu para o aumento das populações de *Bifidobacterium* spp. e *Bacteroides/Prevotella*, bem como para a redução de *Clostridium coccoides* e da *Clostridium leptum*.[71] Em humanos, a suplementação com cálcio associado a fibra inulina melhorou a composição e a função de microrganismos da microbiota intestinal.[72]

A morte celular programada tem sido elencada como possível estratégia para prevenção e tratamento da obesidade. Nesse contexto, o cálcio parece induzir a apoptose em alguns tipos de células, incluindo os adipócitos.[55] No estudo de Sergeev e Song,[73] a ingestão elevada de vitamina D e cálcio ativou a via apoptótica mediada por Ca^{2+} no tecido adiposo de camundongos obesos induzidos por dieta, levando à redução da adiposidade.

Esses estudos, entre outros, reiteram a heterogeneidade da obesidade e destacam a necessidade de abordar os resultados com cautela. A influência dos padrões alimentares, tanto em termos de macro quanto de micronutrientes, é evidente na modulação das mesmas vias metabólicas que são afetadas por fatores genéticos, podendo alterar a maneira como energia e nutrientes são metabolizados. Apesar da constatação de diversas pesquisas de que o cálcio alimentar e os produtos derivados do leite podem exercer papel importante na regulação da adiposidade, é crucial conduzir mais estudos relativos a essas interações para alcançar conclusões mais precisas.

▣ ZINCO E OBESIDADE

O zinco é um elemento traço essencial para a atividade de enzimas que participam do metabolismo de carboidratos, lipídios e proteínas e da síntese e degradação dos ácidos nucleicos. Esse mineral desempenha papel crucial na secreção e ação da insulina, regulação do apetite, adipogênese e ainda como nutriente antioxidante e anti-inflamatório.[74]

Os parâmetros de avaliação do zinco mais comumente utilizados em crianças, adolescentes e adultos são cabelos, soro, plasma, eritrócitos e urina. Pesquisas têm mostrado concentrações reduzidas de zinco no soro, eritrócitos e cabelos e excreção urinária elevada em indivíduos com obesidade.[75-77] Metanálise de estudos observacionais revelou concentração sérica reduzida desse mineral em crianças e adultos com obesidade, quando comparados com o grupo controle.[78] Associado a isso, estudo em modelo animal de obesidade evidenciou aumento do conteúdo de zinco em tecidos específicos, como o adiposo, o muscular e o hepático.[79,80] Portanto, as alterações na homeostase do zinco podem ser atribuídas à compartimentalização desse micronutriente.[81]

Um aspecto importante é que a concentração reduzida de zinco no plasma de indivíduos com obesidade é normalmente seguida de aumento após o tratamento com dieta de emagrecimento. A avaliação da concentração de zinco no plasma antes e após o tratamento com dieta hipocalórica, durante um período de 40 dias, mostrou aumento significativo da concentração de zinco da ordem de 92 a 112 mg/dL. A opinião dos pesquisadores é de que a elevação plasmática não reflete o estado nutricional, mas sim a redistribuição desse nutriente nos compartimentos teciduais.[82]

Diversos mecanismos têm sido propostos na tentativa de explicar a redistribuição do zinco em indivíduos com obesidade. Entre esses, destacam-se a inflamação crônica de baixo grau e o aumento na concentração sérica de glicocorticoides, que parecem induzir a expressão de genes codificantes para a metalotioneína e a proteína transportadora de zinco Zip-14. Essas proteínas "sequestram" o zinco plasmático, direcionando-o para tecidos, como hepático e adiposo, o que favorece a manifestação de hipozincemia na obesidade.[83,84]

O cortisol, principal glicocorticoide endógeno, exerce influência indireta nas concentrações intracelulares e plasmáticas de zinco na obesidade, por ativar a via do fator de transcrição regulamentar de metal 1 (MTF-1), o que, por sua vez, induz a expressão do gene codificante para metalotioneína e Zip-14. Esse processo intensifica a captação de zinco pelo fígado, contribuindo para a manifestação da hipozincemia.[85] No estudo de Morais et al.[76] foi constatado que a taxa cortisol/cortisona é correlacionada negativamente com a concentração eritrocitária de zinco, indicando o papel do hormônio na redistribuição do mineral no organismo.

Na pesquisa conduzida por Do et al.,[86] a análise da expressão do gene codificante para metalotioneína no tecido adiposo humano revelou aumento significativo nas concentrações do RNA mensageiro (RNAm) dessa enzima

nesse tecido de indivíduos com obesidade em comparação aos eutróficos. Além disso, os autores observaram expressão elevada desse gene tanto nos adipócitos maduros quanto na fração vascular estromal, reforçando a influência do excesso de tecido adiposo sobre a expressão de metalotioneína.

Alguns estudos têm verificado a presença de alterações na expressão de genes codificantes para proteínas transportadoras de zinco em indivíduos com obesidade, quando comparados com saudáveis. Noh et al.[87] encontraram expressão reduzida da ZnT-4, ZnT-5, ZnT-9, Zip-1, Zip-4 e Zip-6 e elevada da ZnT-7 nesses pacientes, proteínas que exercem efluxo e influxo do mineral no citoplasma das células, contribuindo para a hipozincemia presente em obesos.

Pesquisa realizada por Noh et al.[88] observou que a inflamação crônica associada à obesidade pode alterar a expressão dos genes codificantes para transportadores de zinco, favorecendo a redistribuição desse mineral. Os autores encontraram, em seu estudo, correlação negativa entre as concentrações séricas da proteína C reativa e a expressão das proteínas ZnT-4, Zip-1 e Zip-6, e entre os valores do TNF-alfa e ZnT-4 e ZnT-5. As alterações na homeostase do zinco na obesidade são, portanto, bem estabelecidas, e a presença de grande quantidade desse mineral em diversos tecidos, como no tecido adiposo, se deve, principalmente, à superexpressão de suas proteínas transportadoras, a exemplo da Zip-14.[82,87]

Pesquisas têm mostrado que o zinco dietético pode influenciar a expressão de proteínas transportadoras de zinco. No estudo realizado por Noh et al.[87] foi demonstrada associação significativa entre a ZnT-1 e a ingestão dietética de zinco. Além disso, a suplementação com zinco em mulheres obesas aumentou a expressão de ZnT-1 e ZnT-5, sugerindo que a suplementação com esse nutriente pode restaurar a expressão das proteínas transportadoras ZnT modificadas pela obesidade, tornando esse nutriente biodisponível para exercer suas funções.

Kennedy et al.[24] sugeriram que as alterações crônicas na distribuição de zinco nos tecidos e no metabolismo celular em roedores obesos (e talvez em humanos obesos) teriam efeitos adversos sobre suas funções fisiológicas. Assim, seria possível explicar o fato de a suplementação com zinco nesses indivíduos melhorar a função imune e facilitar a redução do peso em crianças com obesidade, além de melhorar a ação da insulina.[89,90]

A literatura tem apontado que a deficiência em zinco está associada à intolerância à glicose causada por prejuízos na secreção e ação da insulina.[91-93] A deficiência nesse mineral pode comprometer a função das células beta pancreáticas na formação e cristalização desse hormônio, etapas importantes para sua atividade. No interior dos grânulos secretórios presentes nessas células, a insulina sofre um processo de maturação e se agrega com dois íons de zinco para formar o complexo hexamérico zinco$_2$-insulina$_6$, necessário para secreção adequada desse hormônio.[94-96]

A deficiência em zinco contribui para a resistência à ação da insulina por meio de diversos mecanismos moleculares, por exemplo, a limitação desse mineral em estimular a fosforilação da subunidade beta do receptor de insulina e ativação das proteínas fosfatidil-inositol 3-quinase (PI3K) e proteína quinase B (Akt). Assim, a deficiência em zinco reduz o transporte de glicose para o interior das células, favorecendo a hiperglicemia.[97-100]

Associado a isso, na condição de deficiência em zinco, ocorre a ativação da proteína tirosina fosfatase (PTPase) 1B, enzima que regula a ação da insulina por catalisar a desfosforilação da subunidade beta de seu receptor. Destaca-se que essa enzima apresenta sítios de ligação para o zinco, o qual, quando em concentrações normais, desativa a proteína, aumentando a fosforilação do receptor do hormônio.[101]

O zinco também inibe a ação da fosfatase homóloga à tensina (PTEN), enzima que promove a desfosforilação do fosfatidilinositol 3,4,5-trifostato (PIP3) e inibe a ativação da proteína da via de sinalização da insulina Akt. Em contrapartida, na deficiência nesse mineral, verifica-se ativação da PTEN, inibindo a ação da insulina e comprometendo a translocação do GLUT-4, o que impede a captação da glicose pelas células.[100]

A translocação do GLUT-4 para a membrana plasmática também é prejudicada em situação de deficiência em zinco pelo fato de esse mineral ser componente estrutural da aminopeptidase responsiva à insulina (IRAP), molécula que parece ser necessária para a manutenção da concentração do GLUT-4 em valores adequados na célula adiposa e muscular.[102]

Vale mencionar ainda que a deficiência em zinco parece inibir a transcrição do gene codificante para o receptor de insulina, pois a interação entre o mineral e sítios de ligação em proteínas dedos de zinco é necessária para ativar a expressão gênica desse receptor. A proteína dedo de zinco 407, em particular, regula a captação da glicose estimulada pela insulina por aumentar as concentrações do RNAm GLUT-4 e estimular sua transcrição, aumentando a concentração do GLUT-4 em adipócitos de camundongos.[103]

Revisões sistemáticas e metanálises de ensaios clínicos revelaram que a suplementação com zinco reduz as concentrações séricas de glicose de jejum e melhora a sensibilidade à insulina em indivíduos com sobrepeso, obesidade ou diabetes *mellitus*. Esses achados sugerem o potencial papel benéfico da intervenção com esse mineral na prevenção e controle da resistência insulínica e do diabetes *mellitus* tipo 2.[104-106]

Na obesidade, as concentrações de leptina estão aumentadas paralelamente com a deficiência de zinco. Estudo conduzido por Kim e Anh[107] verificou associação inversa entre zinco dietético e a leptina em mulheres com obesidade. Nesse contexto, Liu et al.[108] verificaram que a deficiência em zinco aumentou a produção de leptina e a expressão de receptores desse hormônio no fígado de camundongos submetidos a dieta rica em gordura, bem como contribuiu para a infiltração de macrófagos no tecido adiposo desses animais.

Em contrapartida, estudos em modelo *in vitro* e animal indicaram que a deficiência em zinco parece diminuir a expressão do gene codificante para leptina no tecido adiposo, bem como sua síntese e secreção.[109,110] García et al.[111] observaram associação inversa entre a concentração de zinco e leptina em mulheres com obesidade e sugeriram que tal resultado pode ser justificado pelos efeitos da Zn-glicoproteína-alfa-2 (ZAG) nas concentrações de leptina. Resultado de pesquisa mostra o papel da ZAG na redução e da produção *in vitro* de leptina, bem como revela correlação negativa entre a ZAG e as concentrações do RNAm de leptina no tecido adiposo visceral e subcutâneo em humanos.[112]

Revisão sistemática e metanálise abrangendo ensaios clínicos que investigaram o efeito da suplementação com zinco sobre a leptina sérica em adultos não evidenciou efeito significativo nas concentrações desse hormônio. Contudo, as variáveis como o sexo e a duração da intervenção parecem ter influenciado tal resultado, considerando que foi verificada redução na concentração sérica de leptina após a suplementação em mulheres por um período superior a 6 meses.[113]

A proteína ZAG foi sugerida como um metabólito envolvido na modulação do peso corporal. Alguns estudos revelaram redução nas concentrações séricas, no tecido adiposo e expressão hepática da ZAG em indivíduos com obesidade.[114-117] Pesquisa realizada por Ge e Ryan[118] verificou uma correlação negativa entre a expressão abdominal de ZAG e a gordura visceral em mulheres com obesidade. Mracek et al.[119] também constataram que a expressão

da ZAG em adipócitos, no fígado e no plasma de ratos obesos estava reduzida. Nesse mesmo estudo, também foi verificada relação inversa entre a concentração plasmática do TNF-alfa e a ZAG nos animais obesos avaliados.

Na obesidade, a ZAG parece ser influenciada pela inflamação crônica, resistência à insulina e leptina, quando em concentrações séricas elevadas.[111,120] A redução na secreção da ZAG compromete suas funções na produção de adipocinas como adiponectina e no metabolismo energético, incluindo a redução na síntese de ácidos graxos e a indução da lipólise.[121] Ceperuelo-Mallafré et al.[116] observaram forte associação entre a ZAG e a expressão de adiponectina no tecido adiposo subcutâneo e visceral de indivíduos com obesidade. Nesse mesmo estudo, também se verificou correlação negativa entre as concentrações plasmáticas de ZAG e o HOMAir, demonstrando a possível relação dessa adipocina com a manifestação da resistência à insulina.

O zinco ainda participa do metabolismo de lipídios por ser necessário para a atividade da enzima gliceraldeído-3-fosfato desidrogenase mitocondrial no tecido adiposo.[122] Essa enzima atua na conversão do gliceraldeído-3-fosfato, intermediário comum na oxidação de glicose e triacilgliceróis, em piruvato. A redução da atividade dessa enzima na deficiência em zinco leva à maior utilização desse intermediário para a produção de triacialglicerol no tecido adiposo, fato observado em estudo envolvendo adolescentes com obesidade.[123]

Investigações têm sido conduzidas visando esclarecer a relação existente entre o metabolismo do zinco e os hormônios tireoidianos, na tentativa de elucidar os mecanismos que envolvem a participação da hipozincemia na disfunção tireoidiana em indivíduos com obesidade.

A participação do zinco no metabolismo dos hormônios da tireoide envolve seu papel na síntese do hormônio liberador da tireotropina (TRH), pois desempenha papel importante na ligação do T3 a seu receptor nuclear e na ligação deste último ao DNA. O zinco também atua na síntese do hormônio estimulante da tireoide (TSH) na hipófise anterior e como fator de transcrição essencial para a expressão gênica dos hormônios tireoidianos.[124-127] Os genes das proteínas tireoglobulina e tioperoxidase possuem sítios de ligação para fatores de transcrição, dentre os quais se destacam os fatores de transcrição da tireoide tipos 1 e 2 (TTF-1 e TTF-2). O TTF-2 é uma proteína dedo de zinco que se liga ao DNA e é regulada pelo estado redox da célula.[128]

O zinco ainda é cofator das deiodinases 1 e 2, enzimas que atuam retirando iodo das moléculas dos hormônios tireoidianos, regulando as concentrações dos hormônios T3 e T4 no organismo.[125,129] Dessa forma, a deficiência em zinco pode contribuir para a disfunção tireoidiana na obesidade. Além disso, a deficiência nesse mineral induz alterações estruturais significativas nas células foliculares da glândula tireoide, incluindo a presença de sinais compatíveis com apoptose.[130]

Por sua vez, o zinco também pode atuar como inibidor da atividade da deiodinase tipo 1 hepática.[131,132] Na pesquisa de Chen, Lin e Lin[132] foi verificado que o zinco, em concentrações elevadas, pode ser um potente inibidor dessa enzima, pois a suplementação com o mineral reduziu a atividade da deiodinase tipo 1 em modelos animais, o que foi verificado também in vitro.

Outro aspecto importante sobre o tema diz respeito à contribuição das disfunções da tireoide na distribuição do zinco no organismo, o que favorece alterações em suas concentrações séricas.[124,125] Pawan et al.[133] encontraram correlação positiva entre os hormônios tireoidianos e a Zip10 no intestino e nos rins, contribuindo para o transporte de zinco em ratos com hipertireoidismo induzido. Prasad et al.[134] verificaram que há retenção de zinco no intestino, fígado e córtex renal e alterações no transporte do mineral em modelos animais com hipertireoidismo. Os animais com hipotireoidismo apresentaram conteúdo de zinco inferior, bem como atividade de transporte reduzida do micronutriente. Esses resultados sugerem que há alterações na distribuição do mineral em diferentes status da tireoide.

Pesquisa realizada por Zhong et al.[51] encontrou expressão elevada das proteínas transportadoras de zinco ZnT1 a 4 e ZnT6, e menor expressão das ZnT5, 8, 9 e 10 na glândula da tireoide de ratos, sugerindo que essas proteínas estão envolvidas na regulação do metabolismo do zinco nessa glândula e na síntese e homeostase dos hormônios tireoidianos. Além disso, foi verificada expressão das ZnT no eixo hipotalâmico-pituitário, o que pode indicar a participação do zinco na síntese e liberação de TRH e TSH.

A literatura atual mostra uma relação entre o zinco e o metabolismo dos glicocorticoides. No estudo de Taneja et al.[135] foi verificado que o excesso desse mineral na dieta favorece a hipercortisolemia. Paralelamente, evidências experimentais sugerem que o estresse e a inflamação reduzem a concentração de zinco no meio extracelular do hipocampo por meio da ativação do eixo hipotalâmico pituitário adrenal (HPA), o que eleva o glicocorticoide extracelular. As concentrações elevadas de glicocorticoides estimulam a síntese de metalotioneína, que, por sua vez, contribui para a redução das concentrações plasmáticas de zinco.[136,137] Por sua vez, o estudo de Takeda e Tamano[137] mostra que a deficiência de zinco na dieta pode ser fator contribuinte para aumento da secreção de cortisol. Os glicocorticoides contribuem para a sinalização do zinco no cérebro, por meio da atuação da corticosterona na excitação das vesículas sinápticas de neurônios do hipocampo que contêm o zinco, promovendo sua liberação. Assim, esse mineral pode se ligar a receptores de membrana ou entrar no neurônio pós-sináptico por meio de canais proteicos ou pela ação de transportadores acionando cascatas de proteínas quinases que podem induzir a expressão gênica das proteínas transportadoras de zinco, contribuindo para alterações em seu metabolismo.[138]

A deficiência em zinco favorece o desenvolvimento do estresse oxidativo, considerando que ocorre comprometimento do papel antioxidante do mineral. O zinco parece desempenhar função antioxidante importante em indivíduos com obesidade, já que inibe a enzima NADPH oxidase é cofator da enzima superóxido dismutase, regula o metabolismo da glutationa, estimula a expressão da metalotioneína e ainda compete com o ferro e o cobre na membrana celular, diminuindo a produção de radicais hidroxila[139] e protegendo assim o organismo contra o estresse oxidativo.[81,130]

Sobre a ação do zinco no metabolismo da glutationa, esse mineral influencia na expressão da enzima glutamato-cisteína ligase envolvida na síntese de glutationa, que atua de forma direta na neutralização de radicais livres e indiretamente como cofator da glutationa peroxidase (GPx).[81,140] A deficiência em zinco pode comprometer a síntese dessa molécula antioxidante. Em relação à atuação do zinco na expressão da metalotioneína, estudos têm demonstrado que o mineral induz a expressão gênica e a atividade dessa enzima, que constitui excelente neutralizador de radicais hidroxila.[96,141-143]

Um aspecto importante é que a deficiência em zinco parece estar envolvida na redução da expressão e atividade do fator nuclear eritroide 2 relacionado ao fator 2 (Nrf2), fator de transcrição que regula a expressão de genes codificantes para proteínas antioxidantes como glutationa peroxidase e superóxido dismutase, bem como para as enzimas detoxificantes glutationa-S-transferase-1 e hemeoxigenase-1. Dessa forma, a deficiência em zinco reduz a expressão de moléculas antioxidantes, exacerbando para o estresse oxidativo.[96,141,144]

Alguns estudos mostram alterações na atividade de enzimas antioxidantes, por exemplo, a superóxido dismutase e a glutationa peroxidase, bem como aumento na produção de espécies reativas de oxigênio em indivíduos com obesidade.[76,77,145,146] Destaca-se que a enzima superóxido dismutase foi a primeira envolvida na inativação do ânion superóxido, enquanto a glutationa peroxidase reduz o peróxido de hidrogênio e a peroxidação lipídica.[147]

A peroxidação lipídica, associada ao aumento na produção de espécies reativas de oxigênio na obesidade, tem sido atribuída à redução do consumo de alimentos antioxidantes, baixas concentrações plasmáticas de minerais como o zinco, selênio e magnésio e redução de enzimas antioxidantes, como a superóxido dismutase e a glutationa peroxidase.[147] A literatura tem mostrado a existência da relação entre hipozincemia, alterações no sistema de defesa antioxidante e inflamação em indivíduos com obesidade.[76,77] As alterações identificadas nos parâmetros bioquímicos de avaliação do zinco em indivíduos com obesidade, quando associadas à produção elevada de espécies reativas de oxigênio, favorecem a manifestação de lesões oxidativas decorrentes da ação dessas moléculas.[148]

Outro mecanismo que explica o papel antioxidante do zinco diz respeito a sua capacidade de competir com o ferro e o cobre por sítios de ligação na membrana celular. Os íons ferro e cobre podem catalisar a geração de peróxidos lipídicos, e a substituição desses metais por zinco na membrana plasmática pode prevenir a peroxidação lipídica. No entanto, em situação de deficiência em zinco, os íons ferro e cobre catalisam reações de produção dos radicais hidroxila e peróxido de hidrogênio.[96,140,143]

Revisão sistemática e metanálise foi conduzida na perspectiva de avaliar a efetividade clínica da suplementação com zinco sobre biomarcadores do estresse oxidativo. Os resultados revelaram redução significativamente das concentrações séricas de malondialdeído e aumento da capacidade antioxidante total e das concentrações de glutationa após a intervenção.

Os pesquisadores indicam o uso da suplementação com zinco como parte do tratamento em doenças relacionadas ao estresse oxidativo.[149]

Diante da ampla atuação das citocinas pró-inflamatórias na obesidade, alguns estudos têm buscado responder a aspectos relacionados a influências dessas moléculas sobre o metabolismo do zinco. As concentrações séricas desse mineral apresentam relação inversa com os valores dessas citocinas em diferentes compartimentos celulares.[150] Alguns mecanismos têm sido propostos para explicar a participação da hipozincemia no aumento de citocinas pró-inflamatórias. Em situação de deficiência nesse micronutriente, ocorrem alterações na expressão dos genes codificantes para o fator de transcrição do fator nuclear kappa-B (NF-kappa-B) e para citocinas pró-inflamatórias, como TNF-alfa, interleucina (IL)-6 e IL-1-beta.[96,143] Isso ocorre porque esse mineral parece regular a transcrição do NF-kappa-B por meio da proteína anti-inflamatória A20 e da via de sinalização do receptor ativado do proliferador de peroxissoma-alfa (PPAR-alfa). Estudo conduzido por Prasad et al.[151] utilizando cultura de células mostrou que células com concentração de zinco elevada tiveram maior expressão da proteína A20, bem como redução na ativação da via de sinalização inibidor de quinase Ikappa-B-alfa (IKK-alfa)/NF-kappa-B e de citocinas pró-inflamatórias.

A produção alterada de citocinas em indivíduos deficientes em zinco também pode ser decorrente de desordens no desenvolvimento e função de células do sistema imune. A deficiência em zinco diminui a atividade da timulina sérica, crucial para a maturação de células T-*helper*, e induz desequilíbrio entre células T-*helper* 1 e T-*helper* 2. Além disso, prejudica o recrutamento de células T-*naive* e a atividade de células natural *killer*, influenciando na produção de citocinas por essas células.[81,143,152-155]

A deficiência em zinco também influencia nas vias de sinalização das citocinas IL-4 e IL-6,

pois reduz a fosforilação do fator de transcrição STAT6 (transdutor de sinal e ativador da transcrição), envolvido na sinalização da molécula anti-inflamatória IL-4, bem como ativa o STAT3, fator de transcrição que medeia as ações da IL-6, citocina pró-inflamatória. Dessa forma, a deficiência em zinco pode exacerbar a inflamação.[156]

Revisão sistemática e metanálise de ensaios clínicos, publicada em 2021, constatou que a suplementação com zinco reduz as concentrações séricas de marcadores inflamatórios, como proteína C reativa e TNF-alfa, indicando o potencial efeito benéfico desse mineral como nutriente anti-inflamatório. No entanto, a duração do tratamento foi considerada fator de heterogeneidade entre os estudos incluídos.[157]

Além da potencialização da inflamação e do estresse oxidativo, a deficiência em zinco parece estar envolvida no processo de aterogênese em razão do comprometimento na disponibilidade de óxido nítrico no endotélio vascular. A enzima dependente de zinco superóxido dismutase atua na proteção do óxido nítrico celular por meio do controle das concentrações do ânion superóxido.[81,158] Sob condições de deficiência em zinco, ocorre redução na atividade da superóxido dismutase e o excesso de ânion superóxido reage com óxido nítrico, formando peroxinitrito. Assim, a disponibilidade de óxido nítrico é reduzida no endotélio vascular, prejudicando sua função vasodilatadora, o que aumenta o risco de doenças cardiovasculares.[81,159]

A deficiência em zinco também enfraquece a saúde vascular por impactar negativamente a estrutura celular da aorta e prejudicar a função do mineral como cicatrizante nas células cardíacas. Além disso, essa deficiência contribui para o desenvolvimento de hipertensão arterial, pois ocorre comprometimento da função do mineral de regular o sistema renina-angiotensina-aldosterona.[160]

Outro ponto importante é que a deficiência em zinco compromete o metabolismo hepático de lipídios, favorecendo alterações no perfil lipídico. Estudos mostram a redução na expressão e atividade de enzimas importantes no metabolismo lipídico em situação de deficiência em zinco, a exemplo da SREBP-1c, proteína que regula a transcrição dos genes codificantes para as enzimas acetil CoA carboxilase (ACC1), ácido graxo sintase (FAS) e estearoil-CoA dessaturase-1 (SCD-1), as quais participam da síntese de lipídios no fígado.[161,162]

Quanto ao impacto da suplementação com zinco sobre fatores de risco cardiovascular, revisão sistemática e metanálise evidenciou que a intervenção com o mineral demonstrou melhorias significativas no perfil lipídico e promoveu um controle mais efetivo da glicemia. É relevante observar que o uso de doses baixas de zinco (< 25 mg/dia) durante período prolongado (≥ 12 semanas) resultou em efeito de maior magnitude, quando comparado com a suplementação com altas doses de zinco (≥ 25 mg/dia) e curto período de tempo (< 12 semanas).[163] A Figura 2 apresenta as repercussões metabólicas da deficiência em zinco na obesidade.

◻ MAGNÉSIO E OBESIDADE

O magnésio é um íon predominantemente intracelular que desempenha funções importantes no organismo, como a regulação do metabolismo da glicose, modulação da secreção e ação da insulina, síntese de ácidos nucleicos e proteínas, manutenção da integridade e estabilidade da membrana.[164,165]

A literatura tem mostrado consumo inadequado de magnésio por indivíduos obesos, o que constitui um problema nutricional de grande relevância.[20,166] Nos estudos de Agarwal et al.[167] e Cruz et al.[20] foram verificados teores reduzidos desse nutriente na dieta ingerida por esses pacientes. Song et al.[168] e Kim et al.[169] demonstraram que o consumo de magnésio é inversamente proporcional ao IMC e à medida da circunferência da cintura.

O teor reduzido de magnésio observado nas dietas de indivíduos obesos pode ser explicado, principalmente, pelo consumo elevado de alimentos processados que contêm baixo teor desse mineral e pela ingestão reduzida de alimentos fontes de magnésio, como grãos integrais, vegetais verde-escuros e oleaginosas.[164]

A deficiência em magnésio é um problema nutricional de relevância em âmbito mundial que parece exercer influência sobre a manifestação de distúrbios metabólicos presentes na obesidade, como a resistência à insulina, o estresse oxidativo e a inflamação crônica de baixo grau.[170-172] Nesse sentido, dados de diversos estudos mostram concentrações plasmáticas reduzidas de magnésio em indivíduos obesos.[173,174]

Estudo realizado por Guerrero-Romero e Rodríguez-Morán[170] mostrou que indivíduos com peso corporal normal metabolicamente obesos apresentam concentrações séricas reduzidas de magnésio, quando comparados com obesos metabolicamente saudáveis. Além disso, a concentração do mineral foi correlacionada negativamente com a hiperglicemia, hipertrigliceridemia e o índice de resistência à insulina. Wei et al.[175] evidenciaram que o magnésio foi capaz de reduzir o acúmulo de lipídios em hepatócitos via modulação da atividade enzimática e expressão de genes transcricionais relacionados ao metabolismo lipídico. Com esse resultado, os autores consideraram que o aumento na ingestão de magnésio parece estar diretamente relacionado com a expressão de RNAm da lipase de triacilgliceróis do tecido adiposo, enzima-chave envolvida na degradação dos triacilgliceróis.

Sobre as concentrações de magnésio nos eritrócitos de indivíduos obesos, as pesquisas têm mostrado dados controversos. No estudo de Laires et al.,[176] foram verificadas concentrações eritrocitárias inferiores à normalidade. Xu e Maalouf[177] e Hassan et al.[178] também observaram valores inferiores desse mineral nos eritrócitos de indivíduos obesos quando comparados

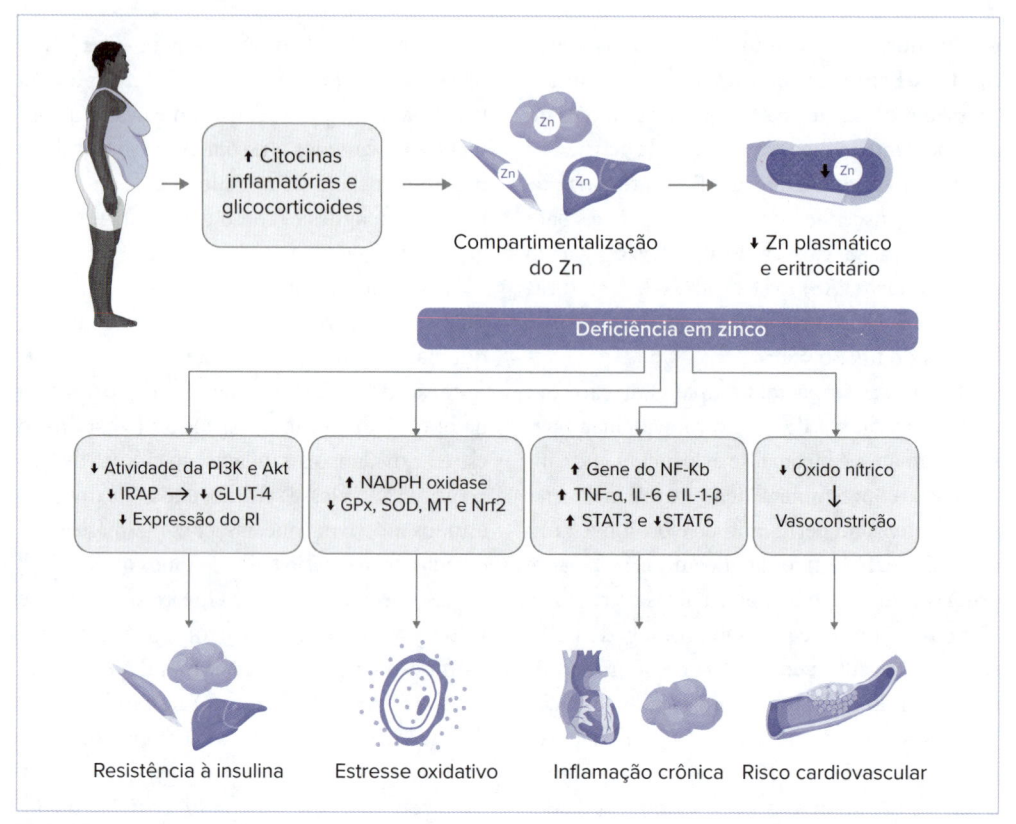

FIGURA 2 Repercussões metabólicas da deficiência em zinco na obesidade. Indivíduos com obesidade apresentam produção excessiva de citocinas inflamatórias e glicocorticoides, que induzem a compartimentalização do zinco em tecidos específicos, a exemplo do adiposo, muscular e hepático, contribuindo para a deficiência nesse mineral. A deficiência em zinco compromete a ativação das enzimas PI3K e Akt e diminui a IRAP, prejudicando a translocação do GLUT-4, bem como reduz a expressão do gene do receptor de insulina, o que favorece a manifestação de resistência à insulina. A deficiência nesse mineral também contribui para o desenvolvimento do estresse oxidativo por estimular a atividade da enzima NADPH oxidase, prejudicar a ação da GPx e da SOD e reduzir a expressão do Nrf2 e da metalotioneína. Em situação de deficiência nesse micronutriente, ocorrem alterações na expressão dos genes codificantes para o NF-kappa-B e para citocinas pró-inflamatórias, como TNF-alfa, IL-6 e IL-1-beta, bem como observa-se redução na fosforilação do fator de transcrição STAT6 e ativação do STAT3. Na deficiência em zinco, a disponibilidade de óxido nítrico é reduzida no endotélio vascular, prejudicando sua função vasodilatadora, o que aumenta o risco de doenças cardiovasculares.

Akt: proteína quinase B; IRAP: aminopeptidase responsiva à insulina; GLUT-4: transportador de glicose 4; GPx: glutationa peroxidase; IL: interleucinas; MT: metalotioneína; NF-kappa-B: fator nuclear kappa-B; Nrf2: fator nuclear eritroide 2 relacionado ao fator 2; PI3K: proteínas fosfatidil-inositol 3-quinase; PTPase 1B proteína tirosina fosfatase 1B; RI: receptor de insulina; SOD: superóxido dismutase; STAT3: TNF-alfa: fator de necrose tumoral alfa.

com o grupo controle. No entanto, algumas pesquisas evidenciam concentrações adequadas de magnésio nesse componente sanguíneo.[179,180]

A hipomagnesemia presente em indivíduos obesos pode contribuir para a resistência à insulina desses pacientes. O magnésio intracelular atua como cofator essencial de várias enzimas envolvidas no metabolismo de carboidratos, regulando a atividade daquelas que catalisam reações de fosforilação e atuando como parte do complexo Mg^{2+}-ATP (adenosina trifosfato), necessário para a ação de enzimas que participam da glicólise.[181-183] Assim, a concentração adequada de magnésio é relevante para a atividade da tirosina quinase do receptor de insulina e, consequentemente, para a autofosforilação da subunidade beta desse receptor e fosforilação dos seus substratos.[19,184]

Estudos mostram que a hipomagnesemia pode alterar a interação entre a insulina e seu receptor por reduzir a afinidade desse receptor pelo hormônio ou por aumentar a microviscosidade da membrana celular, evento importante para o desenvolvimento da resistência à insulina associada à obesidade.[182,185] Nessa perspectiva, Zhong et al.[186] demonstraram que a suplementação com magnésio aumenta a afinidade do receptor de insulina nos eritrócitos e melhora a resistência à insulina em ratos diabéticos tipo 2.

A hipomagnesemia também induz a resistência à insulina, por favorecer aumento da concentração intracelular de cálcio. A abertura dos canais de cálcio tipo L é controlada por sítios de ligação do magnésio, que, ao se ligar, bloqueia o influxo de cálcio para a célula. No entanto, quando a concentração extracelular de magnésio encontra-se reduzida, ocorre comprometimento desse bloqueio e aumento da entrada de cálcio.[187-189]

O cálcio intracelular inibe a ativação da fosfoserina fosfatase 1 estimulada pela insulina, reduzindo a captação e o armazenamento de glicose, bem como ativa a proteína quinase C, o que favorece a fosforilação do substrato 1 do receptor de insulina (IRS-1) no resíduo serina, impedindo sua interação com o receptor de insulina e assim prejudica a ativação das enzimas fosfatidil-inositol 3-quinase (PI3K) e proteína quinase B ou Akt da via de sinalização da ação da insulina.[190,191]

Estudos têm sido conduzidos visando avaliar o efeito da suplementação com magnésio sobre o controle glicêmico.[192-194] Em pesquisa realizada por Guerrero-Romero e Rodríguez-Morán[195] foi demonstrado que a suplementação diária com 2,5 g de cloreto de magnésio durante 12 semanas reduziu significativamente a glicemia

de jejum, os valores de insulina e do índice de resistência à insulina em indivíduos com excesso de peso corporal.

As concentrações adequadas de magnésio intracelular são essenciais para a secreção normal de insulina por meio da ação desse elemento: (1) atividade da enzima glucoquinase, (2) cofator da enzima ATPase e (3) atividade da proteína quinase C.[12] Além disso, esse nutriente participa da via de sinalização da insulina em tecidos periféricos, sendo relevante para a atividade do receptor de insulina e, consequentemente, para a autofosforilação da subunidade beta desse receptor e fosforilação de seus substratos.[19,184] No entanto, algumas pesquisas têm observado que a suplementação com magnésio a curto prazo parece não afetar a sensibilidade à insulina.[196,197]

Ainda nesse sentido, a hipomagnesemia pode favorecer a manifestação da resistência à leptina, pois o magnésio atua como cofator do complexo Mg-ATPase. Esse complexo é necessário para ativação da via Janus Quinase (JAK)/transdutores de sinal e ativador de transcrição (STAT3), envolvidos na ação desse hormônio, pois estão presentes no receptor da leptina. Assim, a deficiência desse nutriente encontrada nas mulheres obesas avaliadas pode comprometer a ação da leptina e, consequentemente, contribuir para o acúmulo de adiposidade e desordens metabólicas desse grupo populacional.[12,198]

Existe uma relação inversa entre o magnésio dietético ou sérico e biomarcadores inflamatórios, como a proteína C reativa e o TNF-alfa.[171,172,194] Dentre os fatores que favorecem a manifestação da inflamação crônica de baixo grau na obesidade, a hipomagnesemia parece ser um fator relevante.[199-201]

Os mecanismos envolvidos na resposta inflamatória presente em obesos que apresentam deficiência em magnésio ainda não estão claramente elucidados. No entanto, segundo a literatura, a abertura dos canais de cálcio e a ativação dos receptores N-metil D-aspartato

(NMDA), bem como o *primming* de células fagocíticas, induzem a entrada de cálcio na célula, liberação de neurotransmissores, como a substância P, oxidação da membrana e ativação do NF-kappa-B, o que favorece o processo inflamatório.[199-202]

A resposta inflamatória é principalmente relacionada com a modificação na concentração extracelular de magnésio. A redução das concentrações desse mineral nesse compartimento induz aumento na concentração de cálcio intracelular, favorecendo a ativação de células fagocíticas e a produção de citocinas.[199,189,201] Um dos mecanismos envolvidos no aumento do cálcio intracelular está ligado à ativação do receptor NMDA. A redução do magnésio extracelular reduz o limiar de aminoácidos como o glutamato, necessário para ativar esse receptor. A ativação do NMDA, por sua vez, permite o influxo de cálcio para a célula. Na presença da obesidade, esse efeito pode ser acentuado pela concentração de leptina, que aumenta a ativação do receptor.[189,201]

Na deficiência em magnésio, o comprometimento do bloqueio dos canais de cálcio tipo L também aumenta o influxo de cálcio para o meio intracelular, o que favorece a liberação das citocinas IL-6, IL-1-beta e TNF-alfa, mediada, em parte, pela ativação da via NF-beta, potencializando o processo inflamatório.[187,188,199,200,202]

No estudo realizado por Chacko et al.[203] em mulheres pós-menopausa foi revelada associação inversa entre a ingestão de magnésio e os marcadores inflamatórios; receptor 2 do TNF-alfa, proteína C reativa e IL-6. Além disso, os autores também encontraram concentrações plasmáticas de proteína C reativa e da IL-6 elevadas em mulheres com excesso de peso e obesidade, bem como correlação negativa entre a ingestão de magnésio e as medidas da circunferência da cintura e do quadril.

Segundo Günter,[204] a produção de substâncias inflamatórias na obesidade é aumentada em situações de deficiência em magnésio. A suplementação com magnésio em indivíduos pré-diabéticos hipomagnesêmicos é capaz de reduzir as concentrações de proteína C reativa.[165] Estudo de Rodríguez-Morán e Guerrero-Romero[205] realizado em crianças obesas encontrou forte associação entre a hipomagnesemia e a inflamação crônica. Além disso, as crianças com deficiência em magnésio e com valores séricos elevados de proteína C reativa apresentaram concentrações aumentadas de glicose de jejum, insulina e triglicerídeos e reduzidas da fração de colesterol ligada a lipoproteínas de alta densidade (HDL-colesterol), sugerindo que a hipomagnesemia e a inflamação crônica de baixo grau são fatores de risco para distúrbios no metabolismo da glicose e para o desenvolvimento da aterosclerose.

O magnésio também pode atuar como nutriente antioxidante. Estudos têm mostrado que a deficiência nesse mineral parece aumentar a produção de radicais livres e a sensibilidade celular às espécies reativas de oxigênio.[199,206,207] Dessa forma, a hipomagnesemia favorece a infiltração de neutrófilos e macrófagos nas células afetadas, o que potencializa a atividade da enzima NADPH oxidase, elevando a produção de radicais superóxido.[199,207,208]

A deficiência em magnésio presente em indivíduos obesos contribui para a redução na atividade de enzimas antioxidantes, como glutationa peroxidase, superóxido dismutase e catalase, e nas concentrações de antioxidantes celulares e teciduais, bem como para ativação de vias inflamatórias, aumento da concentração de cálcio intracelular e da lipoperoxidação induzida pelo ferro.[209]

Pesquisas realizadas em modelo animal demonstraram que a deficiência em magnésio favorece redução das concentrações de glutationa e da superóxido dismutase hepática e aumento nos valores de malondialdeído.[175,210] Em estudo conduzido com ratos diabéticos foi observada redução nas concentrações plasmáticas e eritrocitárias de magnésio, bem como nas concentrações de vitaminas C e E no plasma e aumento do malondialdeído plasmático. Além disso, foi verificada redução na expressão das enzimas superóxido dismutase e glutationa S-transferase hepática, que foi corrigida após a suplementação com magnésio.[211]

Estudos experimentais com ratos demonstraram que a deficiência em magnésio compromete o estado redox das células, contribuindo para o aumento da oxidação lipídica.[209,212] O magnésio exerce efeito protetor contra a peroxidação lipídica catalisada pelo ferro.[213,214] Kostellow e Morrill[214] conduziram um estudo em ratos deficientes em magnésio e observaram que concentrações elevadas de ferro promovem aumento da lipoperoxidação e do malondialdeído em segmentos da aorta desses animais. Além disso, os autores verificaram que o aumento nas concentrações extracelulares do magnésio reduz a formação de produtos da peroxidação lipídica a valores semelhantes aos do grupo controle.

A participação do cálcio intracelular na manifestação do estresse oxidativo em situação de hipomagnesemia ocorre pela atuação desse mineral na produção excessiva de ácido úrico e radical hidroxila. Este último reage com o óxido nítrico, que também está elevado na presença de deficiência em magnésio, formando peroxinitrito.[207,209]

O aumento na síntese e liberação de óxido nítrico observado em indivíduos hipomagnesêmicos promove alterações no tônus da musculatura lisa arterial e na contratilidade, evidenciando a importância desse mineral na proteção contra doenças cardiovasculares associadas à obesidade.[205]

Diversos estudos revelam correlação inversa entre as concentrações séricas de magnésio e a incidência de doenças cardiovasculares, bem como demonstram que pacientes hipertensos apresentam redução no conteúdo intracelular desse mineral.[215-217] Yamori et al.[218] encontraram associação inversa entre o magnésio urinário e fatores de risco cardiovascular, como excesso de peso, hipertensão arterial e hipercolesterolemia.

A literatura tem mostrado que concentrações reduzidas de magnésio estão associadas à redução do HDL-colesterol, aumento da fração de colesterol ligada a lipoproteínas de baixa densidade (LDL-colesterol) e dos triglicerídeos, evidenciando que a deficiência em magnésio ou alterações em seu metabolismo estejam relacionados com a fisiopatologia da hipertensão arterial, arritmias e outras doenças cardiovasculares em pacientes obesos. Destaca-se que o magnésio regula a atividade da enzima 3-hidroxi-3-metilglutaril-Coenzima A redutase (HMG-CoA redutase), responsável pela biossíntese do colesterol, e aumenta a atividade da lipase de lipoproteína.[122,205,219] Na Figura 3, observam-se as desordens associadas à deficiência de magnésio, bem como a atuação desse nutriente.

Os rins atuam para manutenção da homeostase do magnésio em indivíduos obesos, contribuindo para a biodisponibilidade desse nutriente, pois as concentrações desse mineral no sangue dependem do controle da excreção pela filtração glomerular e reabsorção do magnésio plasmático. A hiperleptinemia em indivíduos obesos tem sido associada à presença de lesão renal, em virtude da hipertrofia das células mesangiais glomerulares e da redução da atividade metabólica dos túbulos proximais, resultando em albuminúria e excreção elevada desse nutriente.[12,220]

Considerando os aspectos bioquímicos e nutricionais presentes na fisiopatologia da obesidade, é importante destacar a relevância da atuação do magnésio como nutriente sinalizador da ação da insulina, anti-inflamatório e antioxidante por ser cofator da reação de fosforilação do receptor desse hormônio, no resíduo tirosina e antagonista natural do cálcio.

▣ SELÊNIO E OBESIDADE

O selênio é um micronutriente essencial para o organismo, participando de várias funções celulares importantes, como a remoção de peró-

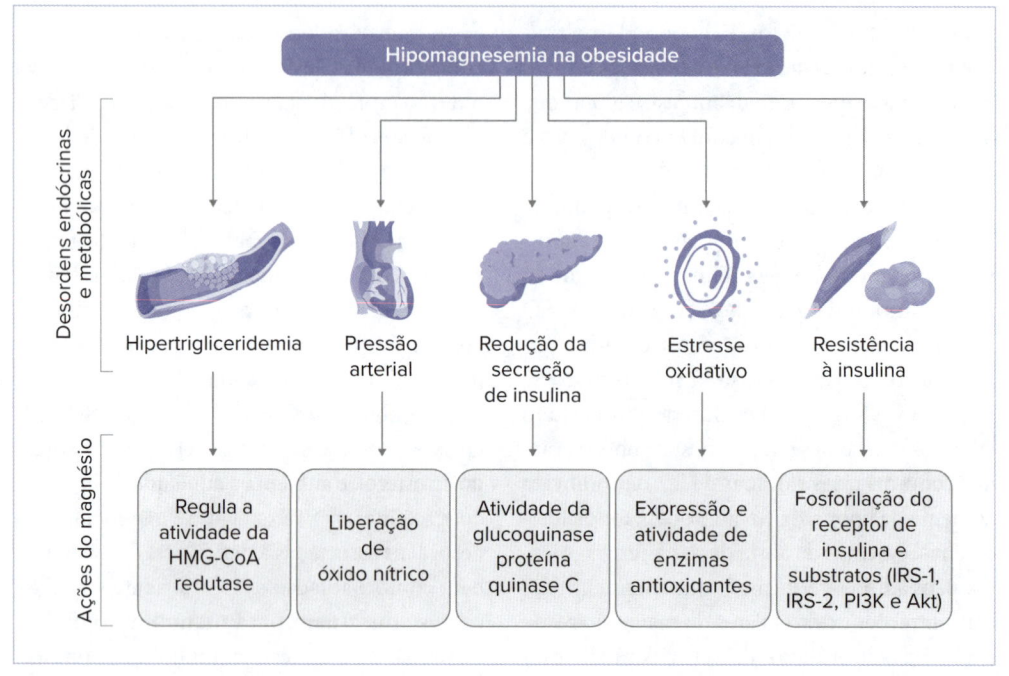

FIGURA 3 Desordens associadas à deficiência de magnésio na obesidade. O magnésio atua como nutriente antioxidante, na secreção e sensibilidade à insulina (IRS-1, IRS-2, PI3K e Akt) e proteção cardiovascular (síntese e liberação do óxido nítrico e HMG-CoA redutase). Em indivíduos com obesidade, a hipomagnesemia compromete as funções do mineral no organismo e contribui para o aparecimento de desordens, como resistência à insulina, estresse oxidativo e alterações cardiovasculares.

Akt: proteína quinase B; HMG-CoA redutase: 3-hidroxi-3-metilglutaril-coenzima A redutase; IRS-1: substrato 1 do receptor de insulina; IRS-2: substrato 2 do receptor de insulina; PI3K: fostatidilinositol-3 quinase.

xidos, redução de proteínas ou lipídios oxidados e a regulação da sinalização redox envolvendo atividades catalíticas e antioxidantes.[221,222]

A relação entre o estado nutricional relativo ao selênio e a obesidade tem sido investigada sob a perspectiva de esclarecer as alterações no comportamento metabólico desse mineral nessa doença, bem como sua influência nas desordens metabólicas encontradas em indivíduos com obesidade, no entanto os resultados das pesquisas são controvertidos e não conclusivos.

Por um lado, alguns estudos evidenciaram concentração reduzida de selênio no soro, plasma e/ou eritrócitos de indivíduos com obesidade.[223-226] Por outro lado, outras pesquisas revelaram concentrações elevadas do mineral no soro e/ou cabelo ou ainda não observaram influência da obesidade nas concentrações de selênio. Além disso, já foi demonstrado excreção urinária elevada desse micronutriente em mulheres adultas com obesidade, no entanto os resultados mostram redução na excreção em crianças e adolescentes com a doença. Associado a isso, também têm sido demonstrados dados contraditórios quanto à atividade de selenoproteínas, como a glutationa peroxidase e a selenoproteína P, sendo verificado tanto aumento quanto redução na atividade dessas enzimas.[227-232]

Revisão sistemática e metanálise que avaliou o estado nutricional relativo ao selênio no excesso de peso e obesidade revelaram que, em condições de acúmulo de adiposidade, ocorre redução na atividade da glutationa peroxidase, principalmente em adultos com obesidade. Além disso, concentrações reduzidas de selênio na urina e nas unhas têm sido encontradas em indivíduos com sobrepeso ou obesidade.[233]

Essas diferenças observadas entre os resultados de estudos que avaliaram o estado nutricional relativo ao selênio em indivíduos com obesidade podem estar relacionadas ao hábito alimentar e a mudanças no teor do mineral nos alimentos em diversas regiões do mundo.[232,234] Por exemplo, pode-se citar o Brasil, onde um mesmo alimento pode apresentar diferentes teores de selênio dependendo do processamento e da região geográfica em que é obtido.[221,234]

O estudo de Cominetti,[235] realizado no Brasil, avaliou o consumo alimentar de mulheres com obesidade, constatando ingestão dietética de selênio inferior ao recomendado em 60% das participantes, porém não foi possível inferir se a depleção de selênio observada nesse grupo estava relacionada à alimentação, à patogênese da obesidade ou a ambas.

O consumo alimentar destaca-se como uma das possíveis causas da deficiência em selênio em indivíduos com obesidade, pois a ingestão de alimentos fontes desse mineral em geral não faz parte do hábito alimentar destes, caracterizado pela maior ingestão de alimentos fontes de carboidratos e lipídios e reduzido consumo de grãos integrais, castanhas, vísceras e pescados.[236-238]

Outro fator que pode contribuir para a deficiência do mineral em indivíduos com obesidade são as alterações metabólicas características da doença, como aumento do estresse oxidativo, por meio de diversos fatores ligados à disfunção endotelial, hiperlipidemia e inflamação crônica de baixo grau. A produção excessiva de espécies reativas de oxigênio nessa doença demanda quantidade mais elevada de nutrientes antioxidantes, o que contribui para a redução destes no organismo.[221,239-241]

Ressalta-se que a produção elevada de citocinas, característica da inflamação crônica, inibe a expressão de selenoproteínas, como a SePP1, responsável pelo transporte plasmático de selênio. Dessa forma, ocorre redução nas concentrações séricas de selênio pela menor disponibilidade de SePP1, o que pode levar à deficiência do mineral.[221,242]

A deficiência em selênio tem sido reconhecida como um fator que contribui para o agravamento de condições fisiopatológicas presentes na obesidade, incluindo doenças cardiovasculares, desordens neuromusculares, inflamação crônica de baixo grau e estresse oxidativo.[222]

A deficiência nesse mineral também contribui para a manifestação de resistência à insulina, considerando que esse nutriente exerce efeitos insulinomiméticos no organismo.[243] O selênio estimula a expressão do receptor do peptídeo semelhante ao glucagon nas células beta, favorecendo seu papel na expressão gênica da proinsulina, e tal processo ocorre em resposta à ingestão de carboidratos, o que influencia na regulação da fosforilação de substratos da cascata de sinalização da insulina.[244] Além disso, esse mineral regula a expressão gênica do fator promotor da insulina 1 e promove a expressão do RNAm da insulina, conforme demonstrado em estudo realizado em cultura de células beta pancreáticas de ratos.[245]

Ensaio em modelo animal diabético revelou que o selênio desempenha papel importante na ativação das proteínas da via de sinalização da insulina, IRS-1 e PI3K, em células musculares, estimulando a translocação do GLUT-4. Esses achados reforçam a atuação do mineral na ação da insulina, contribuindo para a manutenção da homeostase glicêmica.[246]

Em contrapartida, o consumo excessivo de selênio pode comprometer a via de sinalização da insulina e, dessa forma, favorecer a manifestação da resistência insulínica. Nesse sentido, já foi demonstrado que o excesso de selênio intracelular induz a superexpressão de selenoproteínas, em particular a GPx1, que degrada o H_2O_2, favorecendo a atividade da proteína tirosina fosfatase 1B (PTP-1B) e da proteína fosfatase de fosfatidilinositol 3-quinase (PTEN). Essas enzimas desfosforilam os receptores de insulina, IRS-1 e PIP3, compromete a translocação do GLUT-4 e a captação da glicose pelas células, o que consequentemente promove a manifestação da resistência à insulina. Associado a isso, o aumento da expressão da selenoproteína P inibe a fosforilação dos resíduos tirosina do receptor de insulina e reduz a fosforilação da enzima AKT no fígado, exacerbando o quadro de resistência à insulina.[247-249]

Sobre o impacto da deficiência em selênio no desenvolvimento do estresse oxidativo em indivíduos com obesidade, destaca-se que, pelo fato desse mineral possuir ação antioxidante mediada por selenoproteínas essenciais para o controle do estado redox no organismo, a exemplo da glutationa peroxidase, tioredoxina redutase e selenoproteína P, em situações de sua deficiência, ocorre comprometimento da ação de tais selenoproteínas na redução do peróxido de hidrogênio (H_2O_2), hidroperóxidos orgânicos livres, hidroperóxidos fosfolipídicos e peroxinitrito, bem como na redução da oxidação de proteínas e lipídios.[250-252]

Vale mencionar que as isoformas da enzima glutationa peroxidase 1, 3 e 4 e a selenoproteína P são hiperexpressas no tecido adiposo branco e participam no equilíbrio redox intracelular durante a diferenciação de pré-adipócitos em adipócitos maduros, sendo tal fato relevante para o controle do estresse oxidativo associado à obesidade.[253] Nesse aspecto, destaca-se o estudo conduzido por Oliveira et al.[225] que revelou correlação entre o excesso de adiposidade abdominal e as alterações verificadas no estado nutricional relativo ao selênio, em particular no que diz respeito ao comprometimento da atividade da selenoproteína GPx.

As selenoproteínas, conhecidas por sua ação antioxidante, desempenham também papel essencial na regulação da ativação de fatores de transcrição nucleares envolvidos na síntese de moléculas inflamatórias. A glutationa peroxidase e a tioredoxina redutase, por exemplo, atuam inibindo,

respectivamente, a translocação do NF-kappa-B para o núcleo e a atividade e expressão da quinase reguladora de sinais apoptóticos 1 (Ask-1), proteína intermediária da via proteína quinase ativada por mitógeno (MAPK). Além disso, o selênio ainda pode exercer efeitos anti-inflamatórios ao modular a síntese de eicosanoides pelas enzimas cicloxigenase e lipoxigenase.[254] Essas ações do selênio e das suas selenoproteínas mostram que a deficiência nesse mineral pode contribuir para manifestação da inflamação crônica.

Pesquisa conduzida em mulheres com obesidade revelou o selênio eritrocitário um marcador independente das concentrações séricas de interleucina-8, refletindo a ação anti-inflamatória do mineral.[226] Revisão sistemática de ensaios clínicos randomizados constatou que a suplementação com selênio, por regular as concentrações séricas de marcadores inflamatórios, contribui para o controle cardiometabólico em indivíduos com obesidade.[255]

No entanto, é oportuno mencionar destacar que o uso de suplemento diário com doses elevadas de selênio (1 castanha do Brasil contendo aproximadamente 1.261 mcg de selênio), durante 2 meses, potencializa a expressão de genes pró-inflamatórios (interleucina-6, TNF-alfa e receptores toll-like 2 e 4) em mulheres com obesidade, sugerindo, assim, que o consumo excessivo do mineral pode contribuir para a manifestação da inflamação crônica associada a essa doença.[256]

Diversas pesquisas também têm mostrado o impacto da deficiência em selênio na manifestação do risco cardiometabólico, pois nessa condição ocorre limitação das funções das selenoproteínas na prevenção das modificações oxidativas dos lipídios, inibição da agregação plaquetária e redução da inflamação.[257-259] Em uma revisão sistemática conduzida por Gharipour et al.,[257] ficou evidente que a deficiência no mineral está associada à presença de fatores de risco cardiovascular, pois, nessa revisão, a deficiência em selênio estava associada a alterações no perfil lipídico, pressão arterial e índices de Castelli I e II em mulheres com obesidade. Esses resultados ratificam o papel benéfico do selênio na proteção contra o risco cardiovascular associado à obesidade.[260] A intervenção com dieta hipocalórica contendo 45 g diárias de castanhas (15 g de castanha-do-brasil + 30 g de castanha-de-caju) demonstrou ser uma estratégia eficaz na melhora da composição corporal e da disfunção endotelial em mulheres com risco cardiometabólico.[261] A Figura 4 sumariza as desordens associadas à deficiência de selênio na obesidade.

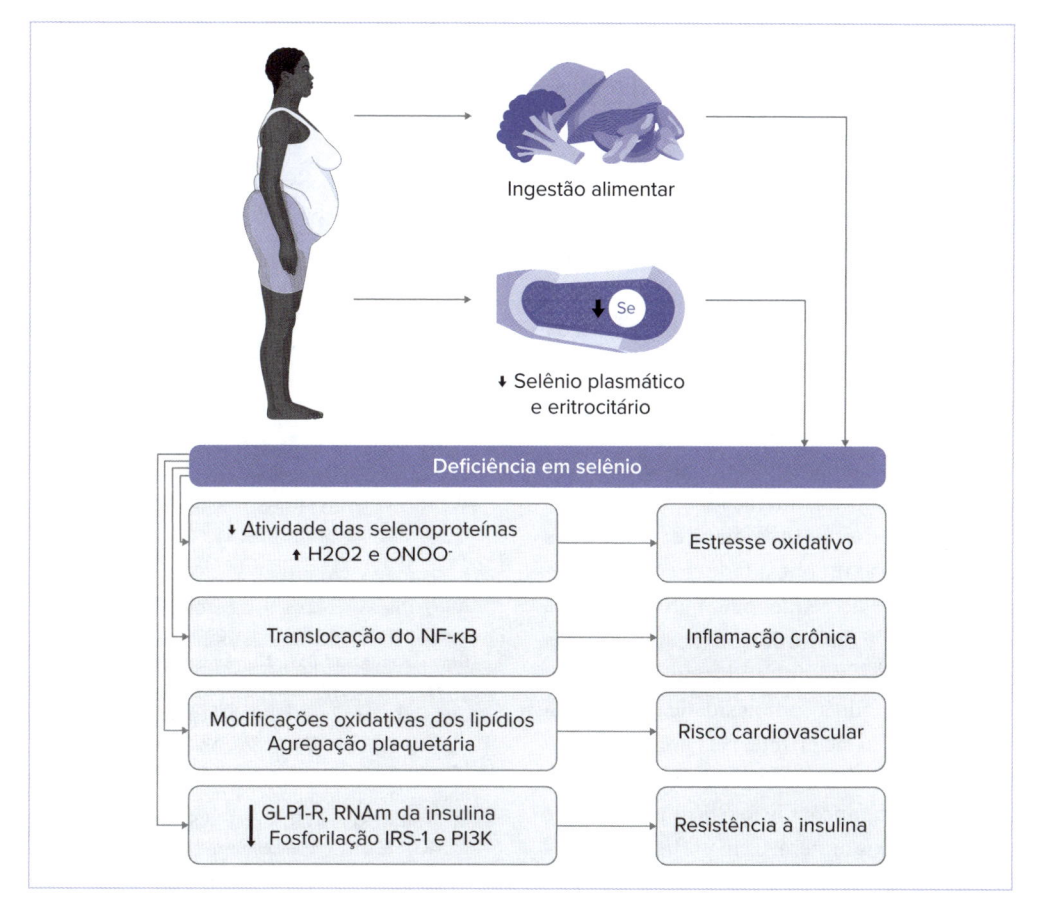

FIGURA 4 Desordens associadas à deficiência de selênio na obesidade. Indivíduos com obesidade apresentam concentração reduzida de selênio no soro, plasma e ou eritrócitos, sendo o consumo alimentar reduzido uma das possíveis causas da deficiência nesse nutriente. Na deficiência em selênio, ocorre comprometimento da ação de selenoproteínas na redução de espécies reativas de oxigênio e nitrogênio e na inibição da translocação do NF-kappa-B, favorecendo o estresse oxidativo e a inflamação. Além disso, observa-se limitação nas funções das selenoproteínas na prevenção das modificações oxidativas dos lipídios e inibição da agregação plaquetária, aumentando risco cardiovascular. A deficiência em selênio também contribui para a manifestação de resistência à insulina, pois pode comprometer a expressão do receptor do peptídeo semelhante ao glucagon nas células beta, do fator promotor da insulina 1 e a expressão do RNAm da insulina, bem como prejudicar a ativação das proteínas da via de sinalização da insulina, IRS-1 e PI3K.

GLP1-R: receptor do peptídeo semelhante ao glucagon 1; H_2O_2: peróxido de hidrogênio; ONOO−: peroxinitrito IRS-1: substrato 1 do receptor de insulina; NF-kappa-B: fator nuclear kappa B; PI3K: fostatidilinositol-3 quinase; RNAm: ácido ribonucleico mensageiro.

O selênio contribui para a expressão e atividade do simportador sódio/iodeto, ação exercida por meio da selenoproteína tiorredoxina redutase 1 (TrxR1), estimulando a captação de iodeto pelos tireócitos. Associado a isso, as selenoproteínas atuam protegendo a glândula contra o dano oxidativo e regulando a eficiência da síntese hormonal ao controlar a produção de H_2O_2 na tireoide.[262-264] O selênio participa ainda do metabolismo dos hormônios tireoidianos por meio das deiodinases, selenoproteínas responsáveis pela ativação e inativação desses hormônios.[265] Assim, a deficiência nesse mineral favorece a manifestação da disfunção da glândula tireoide e de alterações no metabolismo dos hormônios tireoidianos.

Contudo, uma revisão sistemática realizada por Zavros et al.[266] ressaltou que ainda existem inconsistências e inconclusões nos estudos que avaliaram a eficácia da suplementação com selênio ou zinco, tanto isoladamente quanto em combinação, sobre as alterações na composição corporal e na função tireoidiana de indivíduos com sobrepeso ou obesidade. Isso provavelmente decorre do pequeno número de estudos identificados e das limitações metodológicas encontradas nas pesquisas disponíveis.

Considerando a complexidade da etiologia da obesidade, caracterizada pela presença de alterações metabólicas, hormonais e moleculares, bem como em funções fisiológicas importantes realizadas pelos minerais, em particular na defesa antioxidante, na ação anti-inflamatória e na melhora da sensibilidade à insulina, torna-se evidente a participação desses nutrientes em mecanismos envolvidos na fisiopatologia de desordens associadas a essa doença crônica.

REFERÊNCIAS BIBLIOGRÁFICAS

1. Maciel ES, Sonati JG, Modeneze DM, Vasconcelos JS, Vilarta R. Consumo alimentar, estado nutricional e nível de atividade física em comunidade universitária brasileira. Rev Nutr. 2012;25:707-18.

2. Cuervo M, et al. Dietary and Health Profiles of Spanish Women in Preconception, Pregnancy and Lactation. Nutrients. 2014;6:4434-51.

3. Pinho CPS, Diniz AS, Arruda IKG, Lira PIC, Cabral PC, et al. Consumo de alimentos protetores e preditores do risco cardiovascular em adultos do estado de Pernambuco. Rev Nutr. 2012;25:341-51.

4. NCD Risk Factor Collaboration (NCD-RisC) Worldwide trends in body-mass index, underweight, overweight, and obesity from 1975 to 2016: a pooled analysis of 2416 population-based measurement studies in 128·9 million children, adolescents, and adults. Lancet (London, England). 2017;390:2627-42.

5. World Obesity Federation. World Obesity Atlas 2022 [Internet]. 2022 Mar. Disponível em: https://s3-eu-west-1.amazonaws.com/wof-files/World_Obesity_Atlas_2022.pdf. Acesso em: 24 fev. 2024.

6. Brasil. Ministério da Saúde. Secretaria de Vigilância em Saúde. Departamento de Análise em Saúde e Vigilância de Doenças Não Transmissíveis. Vigitel Brasil 2021: vigilância de fatores de risco e proteção para doenças crônicas por inquérito telefônico: estimativas sobre frequência e distribuição sociodemográfica de fatores de risco e proteção para doenças crônicas nas capitais dos 26 estados brasileiros e no Distrito Federal em 2021. Brasília: Ministério da Saúde; 2021.

7. World Obesity Federation. Prevalence of obesity. 2016. Disponível em: https://www.worldobesity.org/about/about-obesity/prevalence-of-obesity. Acesso em: 24 fev. 2024.

8. World Health Organization (WHO). Obesity and overweight [Internet]. 2021. Disponível em: https://www.who.int/news-room/fact-sheets/detail/obesity-and-overweight. Acesso em: 24 fev. 2024.

9. Bray GA. Beyond BMI. Nutrients. 2023;15(10):2254.

10. World Health Organization (WHO). Obesity: preventing and managing the global epidemic. Technical report series, Geneva, n. 894, p.9, 2000.

11. Friedman JM, Halaas J. Leptin and the regulation of body weight in mammals. Nature. 1998;395:763-70.

12. Melo SRM, Santos LR, Morais JBS, Cruz KJC, Oliveira ARS, Silva NC, et al. Leptin and its relationship with magnesium biomarkers in women with obesity. Biometals. 2022;35:689-97.

13. Thon M, Hosoi T, Chea C, Ozawa K. Loss of stearoyl-CoA desaturase-1activity induced leptin resistance in neuronal cells. Biological and Pharmacology Bulletin. 2017;40(8):1161-4.

14. Al-Hamodi Z, Al-Habori M, Al-Meeri A, Saif-Ali R. Association of adipokines, leptin/adiponectin ratio and C-reactive protein with obesity and type 2 diabetes mellitus. Diabetol Metab Syndr. 2014;6:1-8.

15. Leal VO, Mafra D. Adipokines in obesity. Clin Chim Acta. 2013;419:87-94.

16. Martínez-Martínez E, Jurado-López R, Valero-Muñoz M, Bartolomé MV, Ballesteros S, Luaces M, et al. Leptin induces cardiac fibrosis through galectin-3, mTOR

and oxidative stress: potential role in obesity. J Hypertens. 2014;32:1104-14.

17. Exley MA, Hand L, O'Shea D, Lynch L. Interplay between the immune system and adipose tissue in obesity. J Endocrinol. 2014;223:R41-8.

18. Khan M, Joseph F. Adipose tissue and adipokines: the association with and application of adipokines in obesity. Scientifica. 2014;2014:1-7.

19. Sales CH, Pedrosa LFC. Magnesium and diabetes mellitus: their relation. Clin Nutr. 2006;25:554-62.

20. Cruz KJC, Oliveira ARS, Pinto DP, Moraes JBS, Lima FS, Colli C, et al. Influence of magnesium on insulin resistance in obese women. Biol Trace Elem Res. 2014;160:305-10.

21. Martins LM, Oliveira ARS, Cruz KJC, Araujo CCB, Oliveira FE, Sousa GS, et al. Influence of cortisol on zinc metabolism in morbidly obese women. Nutr Hosp. 2014;29:50-6.

22. Kennedy ML, Failla ML. Zinc metabolism in genetically obese (ob/ob) mice. J Nutr. 1987;117:886-93.

23. Donaldson DL, Smith CC, Walker MS, Rennert OM. Tissue zinc and copper levels in diabetic C57BL/KsJ (ob/ob) mice fed a zinc – deficient diet: lack of evidence for specific depletion of tissue zinc stores. J Nutr. 1988;118:1502-8.

24. Kennedy ML, Failla ML, Smith Jr JC. Influence of genetic obesity on tissue concentrations of zinc, copper, manganese and iron in mice. J Nutr. 1986;116:1432-41.

25. Lombardi G, Ziemann E, Banfi G, Corbetta S. Physical activity-dependent regulation of parathyroid hormone and calcium-phosphorous metabolism. International Journal of Molecular Sciences [Internet]. 2020 Jul 29;21(15).

26. Drake TM, Gupta V. Calcium. In: StatPearls. Treasure Island: StatPearls Publishing, 2022.

27. Song L. Calcium and bone metabolism indices. Advances in Clinical Chemistry, 2017;82:1-46.

28. Institute of Medicine (IOM). Dietary Reference Intakes for calcium and vitamin D. Washington, D.C.: National Academy Press; 2011.

29. Shlisky J, Mandlik R, Askari S, Abrams S, Belizan JM, Bourassa MW, et al. Calcium deficiency worldwide: prevalence of inadequate intakes and associated health outcomes. Ann N Y Acad Sci. 2022 Jun;1512(1):10-28.

30. Del'Arco APwt, Previdelli AN, Ferrari G, Fisberg M. Prevalence of inadequacy and associated indicators with mineral intake in Brazilian adolescents and young adults. Rev Nutr. 2023;36:e220123.

31. Verly Junior E, Marchioni DM, Araujo MC, Carli ED, Oliveira DCRS de, Yokoo EM, et al. Evolução da ingestão de energia e nutrientes no Brasil entre 2008-2009 e 2017-2018. Revista de Saúde Pública. 2021;55:5s.

32. Harahap IA, Landrier JF, Suliburska J. Interrelationship between vitamin D and calcium in obesity and its comorbid conditions. Nutrients. 2022;14(15):3187.

33. Li P, Fan C, Lu Y, Qi K. Effects of calcium supplementation on body weight: a meta-analysis. Am J Clin Nutr. 2016;104(5):1263-73.

34. Onakpoya IJ, Perry R, Zhang J, Ernst E. Efficacy of calcium supplementation for management of overweight and obesity: systematic review of randomized clinical trials. Nutr Rev. 2011;69:335-43.

35. Aguilera Eguía R. Efectividad de la suplementación de calcio en el índice de masa corporal en personas obesas: un overviewde revisiones sistemáticas. Nutrición Hospitalaria. 2016 Jul 19;33(4).

36. Booth AO, Huggins CE, Wattanapenpaiboon N, Nowson CA. Effect of increasing dietary calcium through supplements and dairy food on body weight and body composition: a meta-analysis of randomised controlled trials. British Journal of Nutrition. 2015;114(7):1013-25.

37. Hong JY, Lee JS, Woo HW, Om AS, Kwock CK, Kim MK. Meta-analysis of randomized controlled trials on calcium supplements and dairy products for changes in body weight and obesity indices. Int J Food Sci Nutr. 2021;72(5):615-31.

38. Buchowski M, Aslam M, Dosset C, Dorminy C, Choi L, Acra S. Effect of dairy and nondairy calcium on fecal fat excretion in lactose digester and maldigester obese adults. Int J Obes. 2009;34:127-35.

39. Christensen R, Lorenzen JK, Svith CR, Bartels EM, Melanson EL, Sarris WH, et al. Effect of calcium from dairy and dietary supplements on faecal fat excretion: a meta-analysis of randomized controlled trials. Obes Rev. 2009;10:475-86.

40. Zemel MB. Mechanism of dairy modulation of adiposity. J Nutr. 2003;133:252S-6S.

41. Davies KM, Heaney RP, Recker RR, Lappe JM, Barger-Lux MJ, Hinders S. Calcium intake and body weight. J Clin Endocrinol Metab. 2000;85:4635-8.

42. Shahar DR, Schwarzfuchs D, Fraser D, Vardi H, Thiery J, Fiedler GM, et al. Dairy calcium intake, serum vitamin D, and successful weight loss. Am J Clin Nutr. 2010;92:017-22.

43. Zemel MB, Thompson W, Milstead A, Morris K, Campbell P. Calcium and dairy acceleration of weight and fat loss during energy restricion in obese adults. Obes Res. 2004;12:582-90.

44. Zemel MB, Kim JH, Woychik RP, Michaud EJ, Kadwell SH, Patel IR, et al. Agouti regulation of intracellular calcium: role in the insulin resistance of viable yellow mice. Proc Natl Acad Sci. 1995;92:4733-7.

45. Astrup A, Chaput J-P, Gilbert J-A, Lorenzen JK. Dairy beverages and energy balance. Physiol Behav. 2010;100:67-75.

46. Leao SL, Cardoso FS. Efeitos do consumo de cálcio na composição corporal e perda de peso em adultos. Rev Bras Ciên Saúde. 2014;12:69-73.

47. Peretz A, Neve J, Jeghers O, Leclerq N, Praet J-P, Vertongen F, et al. Interest of zinc determination in leu-

cocyte fractions for the assessment of marginal zinc status. Clin Chim Acta. 1991;203:35-46.

48. Illarroel, Villalobos E, Reyes M, Ciefuentes M. Calcium, obesity, and the role of the calcium-sensing receptor. Nutr Rev. 2014;72:627-37.

49. Bush NC, Alvarez JA, Choquette SS, Hunter GR, Oster RA, Darnell BE, et al. Dietary calcium intake is associated with less gain in intra-abdominal adipose tissue over 1 year. Obesity. 2010;18:2101-4.

50. Shi H, Norman AW, Okamura WH, Sen A, Zemel MB. 1alpha, 25-dihydroxyvitamin D3 inhibits uncoupling protein 2 expression in human adipocytes. Faseb J. 2002;16:1808-102.

51. Zhong ML, Chi Z-H, Shan Z-Y, Teng W-P, Wang Z-Y. Widespread expression of zinc transporter ZnT (SLC30) family members in mouse endocrine cells. Histochem Cell Biol. 2012;138:605-16.

52. Huang L, Xue J, He Y, Wang J, Sun C, Feng R, et al. Dietary calcium but not elemental calcium from supplements is associated with body composition and obesity in Chinese women. Plos One. 2011;6:e27703.

53. Jacqmain M, Doucet E, Després J-P, Bouchard C, Tremblay A. Calcium intake, body composition, and lipoprotein-lipid concentrations in adults. Am J Clin Nutr. 2003;77:1448-52.

54. Kamycheva E, Joakimsen R, Jorde R. Intakes of calcium and vitamin D predict body mass index in the population of Northern Norway. J Nutr. 2003;133:102-6.

55. Zhang F, Ye J, Zhu X, Wang L, Gao P, Shu G, et al. Anti-obesity effects of dietary calcium: the evidence and possible mechanisms. International Journal of Molecular Sciences. 2019 Jun 23;20(12):3072.

56. Zhang F, Ye J, Meng Y, Ai W, Han SB, Zheng J, et al. Calcium supplementation enhanced adipogenesis and improved glucose homeostasis through activation of camkii and PI3K/Akt signaling pathway in porcine bone marrow mesenchymal stem cells (pBMSCs) and mice fed high fat diet (HFD). Cellular Physiology and Biochemistry. 2018;51(1):154-72.

57. Conceição EPS, Moura EG, Oliveira E, Guarda DS, Figueiredo MS, Quitete FT, et al. Dietary calcium supplementation in adult rats reverts brown adipose tissue dysfunction programmed by postnatal early overfeeding. J Nutr Biochem. 2017;39:117-25.

58. Zhang F, Su H, Song M, Zheng J, Liu F, Yuan C, et al. Calcium supplementation alleviates high-fat diet-induced estrous cycle irregularity and subfertility associated with concomitantly enhanced thermogenesis of brown adipose tissue and browning of white adipose tissue. J Agric Food Chem. 2019;67(25):7073-81.

59. Gilbert JA, Joanisse DR, Chaput J-P, Miegueu P, Cianflone K, Almerás N, et al. Milk supplementation facilitates appetite control in obese women during weight loss: a randomised, single-blind, placebo-controlled trial. Brit J Nutr. 2011;105:133-43.

60. Major GC, Alarie FP, Doré J, Tremblay A. Calcium plus vitamin D supplementation and fat mass loss in fema-le very low-calcium consumers: potential link with a calcium specific appetite control. Br J Nutr. 2009;101:659-63.

61. Quitete FT, Nobre JL, Peixoto-Silva N, Moura EG, Lisboa PC, Oliveira E. Anti-obesogenic effects of calcium prevent changes in the GLP-1 profile in adult rats primed by early weaning. Mol Nutr Food Res. 2015.

62. Gonzalez JT, Rumbold PLS, Stevenson EJ. Effect of calcium intake on fat oxidation in adults: a meta-analysis of randomized, controlled trials. Obesity Reviews. 2012;13(10):848-57.

63. Gonzalez JT, Stevenson EJ. Calcium co-ingestion augments postprandial glucose-dependent insulinotropic peptide1-42, glucagon-like peptide-1 and insulin concentrations in humans. European Journal of Nutrition. 2014;53(2):375-85.

64. Gonzalez JT, Green BP, Brown MA, Rumbold PLS, Turner LA, Stevenson EJ. Calcium ingestion suppresses appetite and produces acute overcompensation of energy intake independent of protein in healthy adults. The Journal of Nutrition [Internet]. 2015;145(3):476-82.

65. Igarashi A, Ogasawara S, Takagi R, Okada K, Ito YM, Hara H, et al. Acute oral calcium suppresses food intake through enhanced peptide-YY secretion mediated by the calcium-sensing receptor in rats. J Nutr. 2021;151(5):1320-8.

66. Pais R, Gribble FM, Reimann F. Signalling pathways involved in the detection of peptones by murine small intestinal enteroendocrine L-cells. Peptides. 2016;77:9-15.

67. Muramatsu M, Hira T, Mitsunaga A, Sato E, Nakajima S, Kitahara Y, et al. Activation of the gut calcium-sensing receptor by peptide agonists reduces rapid elevation of plasma 3 glucose in response to oral glucose load in rats Am J Physiol Gastrointest Liver Physiol. 2014;8.

68. Conigrave AD, Quinn SJ, Brown EM. Cooperative multi-modal sensing and therapeutic implications of the extracellular Ca2+ sensing receptor. Trends in Pharmacological Sciences. 2000;21(10):401-7.

69. Mace OJ, Schindler M, Patel S. The regulation of K- and L-cell activity by GLUT2 and the calcium-sensing receptor CasR in rat small intestine. The Journal of Physiology. 2012;590(12):2917-36.

70. Chaplin A, Parra P, Laraichi S, Serra F, Palou A. Calcium supplementation modulates gut microbiota in a prebiotic manner in dietary obese mice. Mol Nutr Food Res. 2016;60:468-80.

71. Gomes JMG, Costa JA, Alfenas RC. Could the beneficial effects of dietary calcium on obesity and diabetes control be mediated by changes in intestinal microbiota and integrity? British Journal of Nutrition. 2015;114(11):1756-65.

72. Yoon LS, Michels KB. Characterizing the effects of calcium and prebiotic fiber on human gut microbiota composition and function using a randomized cros-

sover design: a feasibility study. Nutrients. 2021 Jun 4;13(6):1937.

73. Sergeev IN, Song Q. High vitamin D and calcium intakes reduce diet-induced obesity in mice by increasing adipose tissue apoptosis. Mol Nutr Food Res. 2014;58:1342-8.

74. Skalny AV, Aschner M, Tinkov AA. Zinc. Adv Food Nutr Res. 2021;96:251-310.

75. Tinkov AA, Skalnaya MG, Ajsuvakova OP, Serebryansky EP, Chao JC, Aschner M, et al. Selenium, zinc, chromium, and vanadium levels in serum, hair, and urine samples of obese adults assessed by inductively coupled plasma mass spectrometry. Biol Trace Elem Res. 2021;199(2):490-9.

76. Morais JBS, Cruz KJC, de Oliveira ARS, Cardoso BEP, da Silva Dias TM, de Sousa Melo SR, et al. Association between parameters of cortisol metabolism, biomarkers of minerals (zinc, selenium, and magnesium), and insulin resistance and oxidative stress in women with obesity. Biol Trace Elem Res. 2023;201(12):5577-91.

77. Cruz KJ, Oliveira ARS, Fontenelle LC, Morais JBS, Melo SRS, Santos LR, et al. Relationship between zinc, selenium, and magnesium status and markers of metabolically healthy and unhealthy obesity phenotypes. Biol Trace Elem Res. 2023;14.

78. Gu K, Xiang W, Zhang Y, Sun K, Jiang X. The association between serum zinc level and overweight/obesity: a meta-analysis. Eur J Nutr. 2019;58(8):2971-982.

79. Rios-Lugo MJ, Madrigal-Arellano C, Gaytán-Hernández D, Hernández-Mendoza H, Romero-Guzmán ET. Association of serum zinc levels in overweight and obesity. Biol Trace Elem Res. 2020;198(1):51-7.

80. Begin-Heick N, Dalpe-Scott M, Rowe J, Heick HM. Zinc supplementation attenuates secretory activity in pancreatic islets of the ob/ob mouse. Diabetes. 1985;34:179-84.

81. Foster M, Samman S. Zinc and redox signaling: perturbations associated with cardiovascular disease and diabetes mellitus. Antioxid. Redox Signal. 2010;13:1549-73.

82. Lowy SL, Fisler JS, Drenick EJ, Hunt IF, Swendseid ME. Zinc and copper nutriture in obese men receiving very low calorie diets of soy or collagen protein. Am J Clin Nutr. 1986;43:272-87.

83. Feitosa MCP, Lima VBS, Marreiro DN. Participação da inflamação sobre o metabolismo de zinco na obesidade. Nutrire. 2012;37:93-104.

84. Liuzzi JP, Aydemir F, Nam H, Knutson MD, Cousins RJ. Zip 14 (SLC39a14) mediates non-transferrin-bound iron uptake into cells. Proc Natl Acad Sci. 2006;103:13612-7.

85. Morais JBS, Severo JS, Beserra JB, de Oiveira ARS, Cruz KJC, de Sousa Melo SR, et al. Association between cortisol, insulin resistance and zinc in obesity: a mini-review. Biol Trace Elem Res. 2019 Oct;191(2):323-30.

86. Do MS, Nam S-Y, Hong S-E, Kim KW, Duncan JS, Beattie JH, et al. Metallothionein gene expression in human adipose tissue from lean and obese subjects. Horm Metab Res. 2002;34:348-51.

87. Noh H, Paik HY, Kim J, Chung J. The changes of zinc transporter ZnT gene expression in response to zinc supplementation in obese women. Biol Trace Elem Res. 2014;162:3845.

88. Noh H, Paik HY, Kim J, Chung J. The alteration of zinc transporter gene expression is associated with inflammatory markers in obese women. Biol Trace Elem Res. 2014;158:1-8.

89. Chandra RK, Kutty KM. Immunocompetence in obesity. Acta Paediatr Scand. 1980;25:25-30.

90. Macêdo EMC, Amorim MAF, Silva ACS, Castro CMMB. Efeitos da deficiência de cobre, zinco e magnésio sobre o sistema imune de crianças com desnutrição grave. Rev Paul Ped. 2010;28:329-36.

91. Ahn BI, Kim MJ, Koo HS, Seo N, Joo NS, Kim YS. Serum zinc concentration is inversely associated with insulin resistance but not related with metabolic syndrome in nondiabetic Korean adults. Biological Trace Element Research. 2014;160(2):169-75.

92. Islam MdR, Arslan I, Attia J, McEvoy M, McElduff P, Basher A, et al. Is serum zinc level associated with prediabetes and diabetes?: a cross-sectional study from Bangladesh. Song Y, editor. PLoS ONE. 2013;8(4):e61776.

93. Vashum KP, McEvoy M, Milton AH, Islam MdR, Hancock S, Attia J. Is serum zinc associated with pancreatic beta cell function and insulin sensitivity in pre-diabetic and normal individuals? Findings from the Hunter Community Study. Song Y (ed.). PLoS One. 2014;9(1):e83944.

94. Chimienti F. Zinc, pancreatic islet cell function and diabetes: new insights into an old story. Nutrition Research Reviews. 2013 Jan 3;26(1):1-11.

95. Li YV. Zinc and insulin in pancreatic beta-cells. Endocrine. 2013;45(2):178-89.

96. Olechnowicz J, Tinkov A, Skalny A, Suliburska J. Zinc status is associated with inflammation, oxidative stress, lipid, and glucose metabolism. The Journal of Physiological Sciences. 2017;68(1):19-31.

97. Capdor J, et al. Zinc and glycemic control: A meta-analysis of randomised placebo controlled supplementation trials in humans. J Trace Elem Med Biol. 2013;27:137-42.

98. Jansen J, Rosenkranz E, Overbeck S, Warmuth S, Mocchegiani E, Giacconi R, et al. Disturbed zinc homeostasis in diabetic patients by in vitro and in vivo analysis of insulinomimetic activity of zinc. The Journal of Nutritional Biochemistry. 2012;23(11):1458-66.

99. Ranasinghe P, Pigera S, Galappatthy P, Katulanda P, Constantine GR. Zinc and diabetes mellitus: understanding molecular mechanisms and clinical implications. Daru Journal of Pharmaceutical Sciences. 2015;23(1).

100. Vardatsikos, G, Pandey NR, Srivastava AK. Insulino-mimetic and antidiabetic effects of zinc. J Inorg Biochem. 2013;120:8-17.

101. Bellomo E, Massarotti A, Hogstrand C, Maret W. Zinc ions modulate protein tyrosine phosphatase 1B activity. Metallomics. 2014;6(7):1229-39.

102. Jansen J, Karges W, Rink L. Zinc and diabetes: clinical links and molecular mechanisms. The Journal of Nutritional Biochemistry. 2009;20(6):399-417.

103. Buchner DA, Charrier A, Srinivasan E, Wang L, Paulsen MT, Ljungman M, et al. Zinc finger protein 407 (ZFP407) regulates insulin-stimulated glucose uptake and glucose transporter 4 (Glut4) mRNA. Journal of Biological Chemistry. 2015;290(10):6376-86.

104. Cruz KJ, Morais JB, de Oliveira AR, Severo JS, Marreiro DD. The effect of zinc supplementation on insulin resistance in obese subjects: a systematic review. Biol Trace Element Research. 2017;176(2):239-43.

105. Wang X, Wu W, Zheng W, Fang X, Chen L, Rink L, et al. Zinc supplementation improves glycemic control for diabetes prevention and management: a systematic review and meta-analysis of randomized controlled trials. Am J Clin Nutr. 2019 Jul 1;110(1):76-90.

106. Yang HY, Hung KC, Chuang MH, Chang R, Chen RY, Wang FW, et al. Effect of zinc supplementation on blood sugar control in the overweight and obese population: a systematic review and meta-analysis of randomized controlled trials. Obes Res Clin Pract. 2023 Jul-Aug;17(4):308-17.

107. Kim J, Ahn J. Effect of zinc supplementation on inflammatory markers and adipokines in young obese women. Biol Trace Elem Res. 2014;157:101-6.

108. Liu M, Bao S, Bolin ER, Burris DL, Xu X, Sun Q, et al. Zinc deficiency augments leptin production and exacerbates macrophage infiltration into adipose tissue in mice fed a high-fat diet. J Nutr. 2013;143:1036-45.

109. Ott ES, Shay NF. Zinc deficiency reduces leptin gene expression and leptin secretion in rat adipocytes. Exp Biol Med. 2001;226:841-6.

110. Kwun IS, Cho YE, Lomeda RAR, Kwon S-T, Kim Y, Beattie JH, et al. Marginal zinc deficiency in rats decreases leptin expression independently of food intake and corticotrophin-releasing hormone in relation to food intake. Br J Nutr. 2007;98:485-9.

111. García OP, Ronquillo D, Caamaño MDC, Camacho M, Long KZ, Rosado JL. Zinc, vitamin A, and vitamin C status are associated with leptin concentrations and obesity in Mexican women: results from a cross-sectional study. Nutr Metab. 2012;9:1-9.

112. Banaszak M, Górna I, Przysławski J. Zinc and the innovative zinc-α2-glycoprotein adipokine play an important role in lipid metabolism: a critical review. Nutrients. 2021 Jun 11;13(6):2023.

113. Khorshidi M, Zarezadeh M, Sadeghi A, Teymouri A, Emami MR, Kord-Varkaneh H, et al. the effect of zinc supplementation on serum leptin levels: a systematic review and meta-analysis of randomized controlled trials. Horm Metab Res. 2019 Aug;51(8):503-10.

114. Marrades MP, Martinez JA, Moreno-Aliaga MJ. ZAG, a lipid mobilizing adipokine, is downregulated in human obesity. J Phys Bioch. 2008;64:61-6.

115. Balaz M, Vician M, Janakova Z, Kurdiova T, Surova M, Imrich R, et al. Subcutaneous adipose tissue zinc-α2-glycoprotein is associated with adipose tissue and whole-body insulin sensitivity. Obesity. 2014;22(8):1821-9.

116. Ceperuelo-Mallafré V, Näf S, Escoté X, Caubet E, Gomez JM, Miranda M, et al. Circulating and adipose tissue gene expression of zinc-alpha2-glycoprotein in obesity: its relationship with adipokine and lipolytic gene markers in subcutaneous and visceral fat. J Clin Endocrinol Metab. 2009;94(12):5062-9.

117. Selva DM, Lecube A, Hernandez C, Baena JA, Fort JM, Simó R. Lower zinc-α2-glycoprotein production by adipose tissue and liver in obese patients unrelated to insulin resistance. J Clin Endocrinol Metab. 2009;94(11):4499-507.

118. Ge S, Ryan AS. Zinc-α2-glycoprotein expression in adipose tissue of obese postmenopausal women before and after weight loss and exercise+ weight loss. Metabolism. 2014;63(8):995-9.

119. Mracek T, Gao D, Tzanavari T, Bao Y, Xiao X, Stocker C, et al. Downregulation of zinc-α2-glycoprotein in adipose tissue and liver of obese ob/ob mice and by tumour necrosis factor-α in adipocytes. J Endocrinol. 2010;204:165-72.

120. Garrido-Sánchez L, García-Fuentes E, Fernández-García D, Escoté X, Alcaide J, Perez-Martinez P, et al. Zinc-alpha 2-glycoprotein gene expression in adipose tissue is related with insulin resistance and lipolytic genes in morbidly obese patients. Plos One. 2012;7:e33264.

121. Severo JS, Morais JBS, Beserra JB, Dos Santos LR, de Sousa Melo SR, de Sousa GS, et al. Role of zinc in zinc-α2-glycoprotein metabolism in obesity: a review of literature. Biol Trace Elem Res. 2020 Jan;193(1):81-8.

122. Galton JD, Bray GA. Metabolism of α-glicerol phosphate in human adipose tissue in obesity. J Clin Endocrinol. 1967;27:1573-9.

123. Collipp PJ. New development in medical therapy of obesity: thyroid and zinc. Pediatr Ann. 1984;13:465-72.

124. Baltaci AK, Mogulkoc R, Belviranli M. Serum levels of calcium, selenium, magnesium, phosphorus, chromium, copper and iron: their relation to zinc in rats with induced hypothyroidism. Acta Clin Croat. 2013;52:151-6.

125. Baltaci AK, Mogulkoc R, Belviranli M. L-thyroxine-induced hyperthyroidism affects elements and zinc in rats. Bratisl Lek Listy. 2013;114:125-8.

126. Ertek S, Cicero AF, Caglar O, Erdogan G. Relationship between serum zinc levels, thyroid volume following

successful iodine supplementation. Hormones. 2010;9:263-8.

127. Mahmoodianfard S, Vafa M, Golgiri F, Khoshniat M, Gohari M, Solati Z, et al. Effects of zinc and selenium supplementation on thyroid function in overweight and obese hypothyroid female patients: a randomized double-blind controlled trial. J Am Coll Nutr. 2015;34(5):391-9.

128. Civitareale D, Saiardi A, Falasca P. Purification and characterization of thyroid transcription factor 2. Biochem J. 1994;304:981-5.

129. Nishiyama S, Futagoishi-Suginohara Y, Matsukura M, Nakamura T, Higashi A, Shinohara M, et al. Zinc supplementation alters thyroid hormone metabolism in disabled patients with zinc deficiency. J Am Coll Nutr. 1994;1362-7.

130. Ruz M, Carrasco F, Rojas P, Codoceo J, Inostroza J, Basfi-fer K, et al. Zinc as a potential coadjuvant in therapy for type 2 diabetes. Food Nutr Bull. 2013;34:215-20.

131. Arthur JR, Beckett GF. Thyroid function. British Med Bull. 1999;55:658-68.

132. Chen MD, Lin P, Lin W. Zinc supplementation on serum levels and hepatic conversion of thyroid hormones in obese (ob/ob) mice. Biol Trace Elem Res. 1998;61:89-96.

133. Pawan K, Neeraj P, Sandeep K, Ratho RK, Rajendra P. Upregulation of Slc39a10 gene expression in response to thyroid hormones in intestine and kidney. Biochim Biophys Acta. 2007;1769:117-23.

134. Prasad AS, Kumar V, Kumar R, Singh RP. Thyroid hormones modulate zinc transport activity of rat intestinal and renal brush-border membrane. Am J Physiol. 1999;276:E774-82.

135. Taneja SK, Jain M, Mandal R, Megha K. Excessive zinc in diet induces leptin resistance in Wistar rat through increased uptake of nutrients at intestinal level. J Trace Elem Med Biol. 2012;26:267-72.

136. Martinho A, Gonçalves I, Santos CR. Glucocorticoids regulate metallothionein-1/2 expression in rat choroid plexus: effects on apoptosis. Mol Cell Biochem. 2013;376:41-51.

137. Takeda A, Tamano H. Insight into zinc signaling from dietary zinc deficiency. Brain Res Rev. 2009;62:33-44.

138. Takeda A, Nakamura M, Fujii H, Tamano H. Synaptic Zn(2+) homeostasis and its significance. Metallomics. 2013;5:417-23.

139. Prasad AS, Bao B, Beck FWJ, Sarkar FH. Zinc-suppressed inflammatory cytokines by induction of A20-mediated inhibition of nuclear factor-κB. Nutrition. 2011;27:816-23.

140. Oteiza PI. Zinc and the modulation of redox homeostasis. Free Radical Biology and Medicine. 2012 Nov 1;53(9):1748-59.

141. Bao B, Prasad AS, Beck FWJ, Fitzgerald JT, Snell D, Bao GW, et al. Zinc decreases C-reactive protein, lipid peroxidation, and inflammatory cytokines in elderly subjects: a potential implication of zinc as an atheroprotective agent. Am J Clin Nutr. 2010;91:1634-41.

142. Özçelik D, Nazıroğlu M, Tunçdemir M, Çelik O, Öztürk M, Flores-Arce M. Zinc supplementation attenuates metallothionein and oxidative stress changes in kidney of streptozotocin-induced diabetic rats. Bio Trace Elem Res. 2012 Sep 30;150(1-3):342-9.

143. Prasad AS. Zinc is an antioxidant and anti-inflammatory agent: its role in human Health. Frontiers in Nutrition. 2014;1:14.

144. Li YV. Zinc and insulin in pancreatic beta-cells. Endocrine. 2013;45(2):178-89.

145. Lewandowski Ł, Kepinska M, Milnerowicz H. Alterations in concentration/activity of superoxide dismutases in context of obesity and selected single nucleotide polymorphisms in genes: SOD1, SOD2, SOD3. Int J Mol Sci. 2020;21(14):5069.

146. Jakubiak GK, Osadnik K, Lejawa M, Kasperczyk S, Osadnik T, Pawlas N. Oxidative stress in association with metabolic health and obesity in young adults. Oxid Med Cell Longev. 2021;2021:9987352.

147. Incent HK, Innes KE, Vincent KR. Oxidative stress and potential interventions to reduce oxidative stress in overweight and obesity. Diabetes Obes. Metab. 2007;9:813-39.

148. Ferro FED, Lima VBS, Soares NRM, Almondes KGS, Pires LV, Cozzolino SMF, et al. Parameters of metabolic syndrome and its relationship with zincemia and activities of superoxide dismutase and glutathione peroxidase in obese women. Biol Trace Elem Res. 2011;143:787-93.

149. Mousavi SM, Hajishafiee M, Clark CCT, Borges do Nascimento IJ, Milajerdi A, Amini MR, et al. Clinical effectiveness of zinc supplementation on the biomarkers of oxidative stress: a systematic review and meta-analysis of randomized controlled trials. Pharmacol Res. 2020;161:105166.

150. Prasad AS. Clinical, immunological, anti-inflammatory and antioxidant roles of zinc. Exp Gerontol 2008;43:370-7.

151. Prasad AS, Kumar V, Kumar R, Singh KP. Thyroid hormones modulate zinc transport activity of rat intestinal and renal brush-border membrane. Am J Physiol. 1999;276:E774-82.

152. Beck FW, Prasad AS, Kaplan J, Fitzgerald JT, Brewer GJ. Changes in cytokine production and T cell subpopulations in experimentally induced zinc-deficient humans. American Journal of Physiology-Endocrinology and Metabolism. 1997;272(6):E1002-7.

153. Prasad AS, Beck FW, Bao B, Fitzgerald JT, Snell DC, Steinberg JD, et al. Zinc supplementation decreases incidence of infections in the elderly: effect of zinc on generation of cytokines and oxidative stress. The American Journal of Clinical Nutrition. 2007;85(3):837-44.

154. Tapazoglou E, Prasad AS, Hill G, Brewer GJ, Kaplan J. Decreased natural killer cell activity in patients with

zinc deficiency with sickle cell disease. J Lab Clin Med. 1985;105(1):19-22.

155. Gammoh NZ, Rink L. Zinc in Infection and Inflammation. Nutrients. 2017;9(6):624.

156. Gruber K, Maywald M, Rosenkranz E, Haase H, Plümäkers B, Rink L. Zinc deficiency adversely influences interleukin-4 and interleukin-6 signaling. PubMed. 2013 Oct 25;27(3):661-71.

157. Hosseini R, Ferns GA, Sahebkar A, Mirshekar MA, Jalali M. Zinc supplementation is associated with a reduction in serum markers of inflammation and oxidative stress in adults: a systematic review and meta-analysis of randomized controlled trials. Cytokine. 2021;138:155396.

158. Foster M, Samman S. Zinc and redox signaling: perturbations associated with cardiovascular disease and diabetes mellitus. Antioxidants & Redox Signaling. 2010;13(10):1549-73.

159. Thomas SR, Witting PK, Drummond GR. Redox control of endothelial function and dysfunction: molecular mechanisms and therapeutic opportunities. Antioxidants & Redox Signaling. 2008;10(10):1713-66.

160. Knez M, Glibetic M. Zinc as a biomarker of cardiovascular health. Front Nutr. 2021;8:686078.

161. Li X, Guan Y, Shi X, Ding H, Song Y, Li C, et al. Effects of high zinc levels on the lipid synthesis in rat hepatocytes. Biological Trace Element Research. 2013;154(1):97-102.

162. Zhang Y, Fu J, Yang S, Yang M, Liu A, Wang L, et al. Prevalence of metabolically obese but normal weight (MONW) and metabolically healthy but obese (MHO) in Chinese Beijing urban subjects. BioScience Trends. 2017;11(4):418-26.

163. Pompano LM, Boy E. Effects of dose and duration of zinc interventions on risk factors for type 2 diabetes and cardiovascular disease: a systematic review and meta-analysis. Adv Nutr. 2021;12(1):141-60.

164. Jahnen-Dechent W, Ketteler M. Magnesium basics. Clin Kidney J. 2012;5:i3-i14.

165. Simmons D, Joshi S, Shaw J. Hypomagnesaemia is associated with diabetes: not pre-diabetes, obesity or the metabolic syndrome. Diabetes Res Clin Pr. 2010;87:261-6.

166. Jastrz-Bska-Mierzy-Ska M, Ostrowska L, Hady HR, Dadan J. Assessment of dietary habits, nutritional status and blood biochemical parameters in patients prepared for bariatric surgery: a preliminary study. Wideochir Inne Tech Malo Inwazyjne. 2012;7:156-65.

167. Agarwal S, Reider C, Brooks JR, Fulgoni 3rd VL. Comparison of prevalence of inadequate nutrient intake based on body weight status of adults in the united states: an analysis of NHANES 2001-2008. J Am Coll Nutr. 2015;7:1-9.

168. Song Y, Li TY, van Dam RM, Manson JE, Hu FB. Magnesium intake and plasma concentrations of markers of systemic inflammation and endothelial dysfunction in women. Am J Clin Nutr. 2007;85:1068-74.

169. Kim DJ, Xung P, Liu K, Loria C, Yokota K, Jacobs Jr DR. Magnesium intake in relation to systemic inflammation, insulin resistance, and the incidence of Diabetes. Diabetes Care. 2010;33:2604-10.

170. Guerrero-Romero F, Rodríguez-Morán M. Serum magnesium in the metabolically-obese normal-weight and healthy-obese subjects. Eur J Intern. Med. 2013;24:639-43.

171. Moslehi N, Vafa M, Rahimi-Foroushani A, Golestan B. Effects of oral magnesium supplementation on inflammatory markers in middle-aged overweight women. J Res Med Sci. 2012;17:607-14.

172. Su NY, Pleng T-S, Tsai P-S, Huang C-J. Phosphoinositide 3-kinase/Akt pathway is involved in mediating the anti-inflammation effects of magnesium sulfate. J Surg Res. 2013;185:726-32.

173. Farhanghi MA, Mahboob S, Ostadrahimi A. Obesity induced magnesium deficiency can be treated by Vitamin D supplementation. J Pak Med Assoc. 2009;59:259-61.

174. Lecube A, Baena-Fustegueras JA, Fort JM, Pelegrí D, Hernández C, Simó R. Diabetes is the main factor accounting for hypomagnesemia in obese subjects. PloS One. 2012;7:1-7.

175. Wei CC, Wun K, Gao Y, Zhan L-H, Li D-D, Luo Z. Magnesium reduces hepatic lipid accumulation in yellow catfish (Pelteobagrus fulvidraco) and modulates lipogenesis and lipolysis via PPARA, JAK-STAT, and AMPK pathways in hepatocytes. J Nutr. 2017;147(6):1070-8.

176. Laires MJ, et al. Magnesium, insulin resistance and body composition in healthy postmenopausal women. J. Am. Coll. Nutr. 2004;23:510S-13S.

177. Xu LHR, Maalouf NM. Effect of acute hyperinsulinemia on magnesium homeostasis in humans. Diabetes/Metabolism Research and Reviews. 2017;33(2):e2844.

178. Hassan SA ul, Ahmed I, Nasrullah A, Haq S, Ghazanfar H, Sheikh AB, et al. Comparison of serum magnesium levels in overweight and obese children and normal weight children. Cureus. 2017;9(8):e1607.

179. Corica F, Allegra A, Ientille R, Buemi M, Corsonello A, Bonanzinga S, et al. Changes in plasma, erythrocyte, and platelet magnesium levels in normotensive and hypertensive obese subjects during oral glucose tolerance test. Am J Hypertens. 1999;12:128-36.

180. De Leeuw I, Vansant G, Van Gaal L. Magnesium and obesity: influence of gender, glucose tolerance, and body fat distribution on circulating magnesium concentrations. Magnes Res. 1992;5:183-7.

181. Barbagallo M, Dominguez LJ. Magnesium metabolism in type 2 diabetes mellitus, metabolic syndrome and insulin resistance. Arch Biochem Biophys. 2007;458:40-7.

182. Chaudhary DP, Sharma R, Bansal DD. Implications of magnesium deficiency in type 2 diabetes: a review. Biol Trace Elem Res. 2010;134:119-29.

183. Mooren FC, Krügger K, Völker K, Golf SW, Wadepuhl M, Kraus A. Oral magnesium supplementation reduces insulin resistance in non-diabetic subjects: a double-blind, placebo-controlled, randomized trial. Diabetes Obes Metab. 2011;13:281-4.

184. Guerrero-Romero F, Rascón Pacheco RA, Rodríguez-Morán M, de la Peña JE, Wacher N. Hypomagnesaemia and risk for metabolic glucose disorders: a 10-year follow-up study. Eur J Clin Invest. 2008;38:389-96.

185. Chaudhary DP, Boparai RK, Bansal DD. Effect of a low magnesium diet on in vitro glucose uptake in sucrose fed rats. Magnesium Res. 2007;20:187-95.

186. Zhong W, Fang F, Cheng X, Li C. Influence of magnesium supplementation on insulin receptor affinity in erythrocytes of type 2 diabetes rats. J Hyg Res. 2013;42:217-20.

187. Latham JR, et al. Selective T-type calcium channel blockade alleviates hyperalgesia in ob/ob mice. Diabetes. 2009;58:2656-65.

188. Lima-Leopoldo AP, Sugizaki MM, Leopoldo AS, Carvalho RF, Nogueira CR, Nascimento AF, et al. Obesity induces upregulation of genes involved in myocardial Ca2+ handling. Braz J Med Biol Res. 2008;41:615-20.

189. Nielsen FH, Nilme DB, Gallagher S, Johnson L, Hoverson B. Moderate magnesium deprivation results in calcium retention and altered potassium and phosphorus excretion by postmenopausal women. Magnesium Res. 2007;20:19-31.

190. Belin RJ, He K. Magnesium physiology and pathogenic mechanisms that contribute to the development of the metabolic syndrome. Magnes Res. 2007;20:107-29.

191. McCarty MF. PKC-mediated modulation of L-type calcium channels may contribute to fat-induced insulin resistance. Med Hypotheses. 2006;66:824-31.

192. Guerrero-Romero F, Tamez-Perez HE, González-González G, Salinas-Martínez AM, Montes-Vilarreal J, Treviño-Ortiz JH, et al. Oral magnesium supplementation improves insulin sensitivity in non-diabetic subjects with insulin resistance: a double-blind placebo-controlled randomized trial. Diabetes Metab. 2004;30:253-8.

193. Lee S, Park HK, Son SP, Lee CW, Kim IJ, Kim HJ. Effects of oral magnesium supplementation on insulin sensitivity and blood pressure in normomagnesemic non-diabetic overweight Korean adults. Nutr Metab Cardiovasc. 2009;19:781-8.

194. Rodríguez-Morán M, Guerrero-Romero F. Oral magnesium supplementation improves insulin sensitivity and metabolic control in type 2 diabetic sujects. Diabetes Care. 2003;26:1147-51.

195. Guerrero-Romero F, Rodríguez-Morán M. Magnesium improves the beta-cell function to compensate variation of insulin sensitivity: double-blind, randomized clinical trial. Eur J Clin Invest. 2011;41:405-10.

196. Gommers LMM, Hill TG, Ashcroft FM, Baaij JHF. Low extracellular magnesium does not impair glucose-stimulated insulin secretion. PloS One. 2019;14:1-7.

197. Kurstjens S, Van Diepen JA, Overmars-Bos C, Alkema W, Bindels RJM, Ashcroft FM, et al. Magnesium deficiency prevents high-fat-diet-induced obesity in mice. Diabetologia. 2018;61:2030-42.

198. Yadav A, Kataria MA, Saini V, Yadav A. Role of leptin and adiponectin in insulin resistance. Clinical Chimica Acta. 2013;417(18):80-4.

199. Mazur A, Maier JAM, Rock E, Gueux E, Nowacki W, Rayssiguier Y. Magnesium and the inflammatory response: potential physiopathological implications. Arch Biochem Biophys. 2007;458:48-56.

200. Oliveira ARS de, Cruz KJC, Severo JS, Morais JBS, Freitas TEC de, Araújo RS, et al. Hypomagnesemia and its relation with chronic low-grade inflammation in obesity. Revista da Associação Médica Brasileira. 2017;63(2):156-63.

201. Nielsen FH. Magnesium deficiency and increased inflammation: current perspectives. Journal of Inflammation Research. 2018;11:25-34.

202. Weglicki WB. Hypomagnesemia and inflammation: clinical and basic aspects. Annu Rev Nutr. 2012;32:55-71.

203. Chacko SA, Song Y, Nathan L, Tinker L, de Boer IH, Tylavsky F, et al. Relations of dietary magnesium intake to biomarkers of inflammation and endothelial dysfunction in an ethnically diverse cohort of postmenopausal women. Diabetes Care. 2010;33:304-10.

204. Günter T. Hypomagnesemia, obesity and inflammatory cytokines. Magnes Res. 2011;24:19-20.

205. Rodríguez-Morán M, Guerrero-Romero F. Serum magnesium and C-reactive protein levels. Arch Dis Child. 2008;93:676-80.

206. Lyn Patrick ND. Fatty liver. Altern Med Rev. 2002;7:16-20.

207. Amorim AG, Tirapegui J. Aspectos atuais da relação entre exercício físico, estresse oxidativo e magnésio. Rev Nutr. 2008;21:563-75.

208. Maier JA. Endothelial cells and magnesium: implications in atherosclerosis. Clin Sci. 2012;122:397-407.

209. Barbagallo M, Dominguez LJ. Magnesium and aging. Curr Pharm Des. 2010;16:832-9.

210. Kuzniar A, Mitura P, Kurys P, Szymonik-Lesiuk S, Florianczyk B, Stryjecka-Zimmer M. The influence of hypomagnesemia on erythrocyte antioxidant enzyme defence system in mice. Biometals. 2003;16:349-57.

211. Hans CP, Chaudhary DP, Bansal DD. Effect of magnesium supplementation on oxidative stress in alloxanic diabetic rats. Magnes Res. 2003;16:13-9.

212. Maier JA, Malpuech-Brugère C, Zimowska W, Rayssiguier Y, Mazur A. Low magnesium promotes endothelial cell dysfunction: implications for atherosclerosis, inflammation and thrombosis. Biochem Biophys Acta. 2004;24:13-21.

213. Sampaio FA, Feitosa MM, Sales CH, Silva DMC, Cruz KJC, Oliveira FE, et al. Influence of magnesium on biochemical parameters of iron and oxidative stress in

patients with type 2 diabetes. Nutr Hosp. 2014;30:570-6.

214. Kostellow AB, Morrill GA. Iron-catalyzed lipid peroxidation in aortic cells in vitro: protective effect of extracellular magnesium. Atherosclerosis. 2004;175:15-22.

215. Bo S, Pisu E. Role of dietary magnesium in cardiovascular disease prevention, insulin sensitivity and diabetes. Curr Opin Lipidol. 2008;19:50-6.

216. Hadjistavri LS, Sarafidis PA, Georgianos PI, Tziolas IM, Aroditis CP, Hitoglou-Makedou A, et al. Beneficial effects of oral magnesium supplementation on insulin sensitivity and serum lipid profile. Med Sci Monit. 2010;16:307-12.

217. Mak IT, et al. EGFR-TKI, Erlotinib, Causes Hypomagnesemia, Oxidative Stress and Cardiac Dysfunction: Attenuation by NK-1 Receptor Blockade. J. Cardiovasc. Pharmacol. 2015;65:54-61.

218. Yamori Y, Sagara M, Mizushima S, Liu L, Ikeda K, Nara Y, et al. An inverse association between magnesium in 24-h urine and cardiovascular risk factors in middle-aged subjects in 50 cardiac study populations. Hypertens Res. 2014;38:219-25.

219. Gomes F, Telo DF, Souza HP, Nicolau JC, Halpern A, Serrano Jr CV. Obesidade e doença arterial coronariana: papel da inflamação vascular. Arq Bras Cardiol. 2010;94:273-9.

220. Tsai JP. The association of serum leptin levels with metabolic diseases. Tzu Chi Medical Journal. 2017;29(4):192-6.

221. Cominetti C, et al. Considerations about oxidative stress, selenium and nutrigenetics. Nutrire. 2011;36:131-53.

222. Labunskyy VM, Hatfield DL, Gladyshev VN. Selenoproteins: molecular pathways and physiological roles. Physiol Rev. 2014;94:739-77.

223. Zhong Q, Lin R, Nong Q. Adiposity and serum selenium in US adults. Nutrients. 2018;10:727.

224. Błazewicz A, Klatka M, Astel A, Korona-Glowniak I, Dolliver W, Szwerc R. Serum and urinary selenium levels in obese children: a cross-sectional study. J Trace Elem Med Biol. 2015;29:116-22.

225. Soares de Oliveira AR, Jayanne Clímaco Cruz K, Beatriz Silva Morais J, Rocha Dos Santos L, Rodrigues de Sousa Melo S, Fontenelle LC, et al. Selenium status and oxidative stress in obese: Influence of adiposity. Eur J Clin Invest. 2021;51(9):e13538.

226. Fontenelle LC, de Paiva Sousa M, Dos Santos LR, Cardoso BEP, de Sousa TGV, da Cunha Soares T, et al. Relationship between selenium nutritional status and markers of low-grade chronic inflammation in obese women. Biol Trace Elem Res. 2023;201(2):663-76.

227. Tinkov AA, Skalnaya MG, Ajsuvakova OP, Serebryansky EP, Chao JC, Aschner M, et al. Selenium, zinc, chromium, and vanadium levels in serum, hair, and urine samples of obese adults assessed by inductively coupled plasma mass spectrometry. Biol Trace Elem Res. 2021;199(2):490-9.

228. Fatani SH, Saleh SA, Adly HM, Abdulkhaliq AA. Trace element alterations in the hair of diabetic and obese women. Biol Trace Elem Res. 2016;174:32-9.

229. Liu A, Xu P, Gong C, Zhu Y, Zhang H, Nie W, et al. High serum concentration of selenium, but not calcium, cobalt, copper, iron, and magnesium, increased the risk of both hyperglycemia and dyslipidemia in adults: a health examination center based cross-sectional study. J Trace Elem Med Biol. 2020;59:126470.

230. Letsiou S, Nomikos T, Panagiotakos DB, Pergantis SA, Fragopoulou E, Pitsavos C, et al. Gender-specific distribution of selenium to serum selenoproteins: associations with total selenium levels, age, smoking, body mass index, and physical activity. Biofactors. 2014;40:524-35.

231. Yerlikaya FH, Toker A, Aribas A. Serum trace elements in obese women with or without diabetes. Indian J Med Res. 2013;137:339-45.

232. Cayir Y, Cayir A, Turan MI, Kurt I, Kurt N, Kara M, et al. Antioxidant status in blood of obese children: the relation between trace elements, paraoxonase, and arylesterase values. Biol Trace Elem Res. 2014;160:155-60.

233. Fontenelle LC, Cardoso de Araújo DS, da Cunha Soares T, Clímaco Cruz KJ, Henriques GS, Marreiro DDN. Nutritional status of selenium in overweight and obesity: a systematic review and meta-analysis. Clin Nutr. 2022;41(4):862-84.

234. Chang JC, Gutenmann WH, Reid CM, Lisk DJ. Selenium content of Brazil nuts from two geographic locations in Brazil. Chemosphere. 1995;30(4):801-2.

235. Cominetti C, de Bortoli MC, Garrido AB, Cozzolino SMF. Brazilian nut consumption improves selenium status and glutathione peroxidase activity and reduces atherogenic risk in obese women. Nutrition Research. 2012;32(6):403-7.

236. Ferreira KS, Gomes JC, Bellato CR, Jordão CP. Concentrações de selênio em alimentos consumidos no Brasil. Pan Am J Public Health. 2002;11:172-7.

237. Wang Y, Gao X, Pedram P, Shahidi M, Du J, Yi Y, Sun G. Significant beneficial association of high dietary selenium intake with reduced body fat in the Coding study. Nutrients. 2016;8:24.

238. Liberali R, Kupek E, Assis MAA. Dietary patterns and childhood obesity risk: a systematic review. Child Obes. 2020 Mar;16(2):70-85.

239. Damms-Machado A, Weser G, Bischoff SC. Micronutrient deficiency in obese subjects undergoing low calorie diet. Nutr J. 2012;11:1-10.

240. Fernández-Sánchez A, Madrigal-Santillán E, Bautista M, Esquivel-Soto J, Morales-González A, et al. Inflammation, oxidative stress, and obesity. Int J Mol Sci. 2011;12:3117-32.

241. Savini I, Catani MV, Evangelista D, Gasperi V, Avigliano L. Obesity-associated oxidative stress: strategies

finalized to improve redox state. Int J Mol Sci. 2013;14:10497-538.

242. Rayman MP. Selenium and human health. Lancet. 2012;379:1256-68.

243. Fontenelle LC, Feitosa MM, Morais JBS, Severo JS, Freitas TEC, Beserra JB et al. The role of selenium in insulin resistance. Braz J Pharm Sci. 2018;54(1):e00139.

244. Barakat GM, Moustafa ME, Bikhazi AB. Effects of Selenium and Exendin-4 on Glucagon-Like Peptide-1 Receptor, IRS-1, and Raf-1 in the Liver of Diabetic Rats. Biochemical Genetics. 2012;50(11-12):922-35.

245. Campbell SC, Aldibbiat A, Marriott CE, Landy C, Ali T, Ferris WF, et al. Selenium stimulates pancreatic beta-cell gene expression and enhances islet function. FEBS Letters. 2008;582(15):2333-7.

246. Xu LHR, Maalouf NM. Effect of acute hyperinsulinemia on magnesium homeostasis in humans. Diabetes/ Metabolism Research and Reviews. 2016;33(2):e2844.

247. Steinbrenner H. Interference of selenium and selenoproteins with the insulin-regulated carbohydrate and lipid metabolism. Free Radic Biol Med. 2013;65:1538-47.

248. Stahel P, Kim JJ, Cieslar SR, Warrington JM, Xiao C, Cant JP. Supranutritional selenium intake from enriched milk casein impairs hepatic insulin sensitivity via attenuated IRS/PI3K/AKT signaling and decreased PG-C-1α expression in male Sprague-Dawley rats. J Nutr Biochem. 2017;41:142-50.

249. Wang X, Zhang W, Chen H, Liao N, Wang Z, Zhang X, et al. High selenium impairs hepatic insulin sensitivity through opposite regulation of ROS. Toxicol Lett. 2014;224(1):16-23.

250. Brenneisen P, Steinbrenner H, Sies H. Selenium, oxidative stress, and health aspects. Molecular Aspects of Medicine. 2005;26(4-5):256-67.

251. Labunskyy VM, Hatfield DL, Gladyshev VN. Selenoproteins: molecular pathways and physiological roles. Physiological Reviews. 2014;94(3):739-77.

252. Weeks BS, Hanna MS, Cooperstein D. Dietary selenium and selenoprotein function. Med Sci Monit. 2012;18(8):RA127-132.

253. Steinbrenner H, Speckmann B, Klotz LO. Selenoproteins: antioxidant selenoenzymes and beyond. Archives of Biochemistry and Biophysics. 2016;595:113-9.

254. Mattmiller SA, Carlson BA, Sordillo LM. Regulation of inflammation by selenium and selenoproteins: impact on eicosanoid biosynthesis. Journal of Nutritional Science. 2013;2:e28.

255. Djalalinia S, Hasani M, Asayesh H, Ejtahed HS, Malmir H, Kasaeian A, et al. The effects of dietary selenium supplementation on inflammatory markers among patients with metabolic diseases: a systematic review and meta-analysis of randomized controlled trials. Journal of Diabetes and Metabolic Disorders. 2021;20(1):1051-62.

256. Duarte GBS, Reis BZ, Rogero MM, Vargas-Mendez E, Júnior FB, Cercato C, et al. Consumption of Brazil nuts with high selenium levels increased inflammation biomarkers in obese women: a randomized controlled trial. Nutrition. 2019;63-64:162-8.

257. Gharipour M, Sadeghi M, Behmanesh M, Salehi M, Nezafati P, Gharpour A. Selenium homeostasis and clustering of cardiovascular risk factors: a systematic review. PubMed. 2017;88(3):263-70.

258. Mutakin MA, Wijaya A, Kobayashi K, Yamazaki C, Satomi Kameo, et al. Association between selenium nutritional status and metabolic risk factors in men with visceral obesity. Journal of Trace Elements in Medicine and Biology. 2013;27(2):112-6.

259. Rayman MP. Selenium and human health. Lancet. 2012;379(9822):1256-68.

260. Cardoso BEP, da Cunha Soares T, da Silva Dias TM, Fontenelle LC, Morais JBS, Cruz KJC, et al. Selenium biomarkers and their relationship to cardiovascular risk parameters in obese women. Biol Trace Elem Res. 2024;202(3):866-77.

261. Caldas APS, Rocha DMUP, Dionísio AP, Hermsdorff HHM, Bressan J. Brazil and cashew nuts intake improve body composition and endothelial health in women at cardiometabolic risk (Brazilian nuts study): a randomized controlled trial. Br J Nutr. 2022;23:1-38.

262. Drutel A, Archambeaud F, Caron P. Selenium and the thyroid gland: more good news for clinicians. Clin Endocrinol (Oxf). 2013;78(2):155-64.

263. Köhrle J, Gärtner R. Selenium and thyroid. Best Pract Res Clin Endocrinol Metab. 2009;23(6):815-27.

264. Leoni SG, Sastre-Perona A, De la Vieja A, Santisteban P. Selenium increases thyroid-stimulating hormone-induced sodium/iodide symporter expression through thioredoxin/apurinic/apyrimidinic endonuclease 1-dependent regulation of paired box 8 binding activity. Antioxid Redox Signal. 2016;24(15):855-66.

265. St Germain DL, Galton VA, Hernandez A. Minireview: defining the roles of the iodothyronine deiodinases: current concepts and challenges. Endocrinology. 2009;150(3):1097-107.

266. Zavros A, Giannaki CD, Aphamis G, Roupa Z, Andreou E. The effects of zinc and selenium supplementation on body composition and thyroid function in individuals with overweight or obesity: a systematic review. J Diet Suppl. 2023;20(4):643-71.

CAPÍTULO 43

Cirurgia bariátrica e biodisponibilidade de micronutrientes

Aline Nogueira Queiroz
Maria Noêmia Souza de Alcântara
Arthur Belarmino Garrido Júnior
Cristiane Cominetti

INTRODUÇÃO

Há vários anos, o aumento na prevalência da obesidade alcança índices alarmantes, configurando-se em problema importante de saúde pública e superando as preocupações com desnutrição e doenças infecciosas.[1,2] A obesidade causa ou agrava muitos problemas de saúde e é fator importante na redução da longevidade.[3] É representada por um grupo heterogêneo de condições com múltiplas causas.[4] O peso corporal é determinado por uma combinação de fatores que incluem suscetibilidade genética, influências ambientais e psicológicas.[5-7]

A obesidade grave está entre as condições clínicas que mais matam no mundo.[2,8-10] Segundo dados da Organização Mundial da Saúde (OMS), a obesidade é um dos maiores problemas de saúde pública no mundo,[11] seguida pela obesidade infantil, que tem aumentado substancialmente a cada ano. A prevalência global de obesidade infantil apresentou aumento de mais de oito vezes ao longo de 40 anos.[12] Em 2020, 39 milhões de crianças com menos de 5 anos de idade e 150 milhões de crianças entre 5 e 19 anos apresentavam sobrepeso ou obesidade. Estima-se que esses números cheguem a 40 e 254 milhões, respectivamente, em 2030.[13]

A obesidade e o excesso de peso assumiram proporções epidêmicas na região das Américas, que agora tem a maior prevalência de todas as regiões avaliadas pela OMS, a qual relata que 62% dos adultos nessa área do globo estão com sobrepeso ou obesidade.[14]

De acordo com dados do estudo nacional Sistema de Vigilância de Fatores de Risco e Proteção para Doenças Crônicas por Inquérito Telefônico – Vigitel (2023), atualmente no Brasil 24,3% dos indivíduos adultos ($\geq$ 18 anos de idade) têm obesidade, definida pelo índice de massa corporal (IMC $\geq$ 30 kg/m^2), com distribuição semelhante entre mulheres (24,8%) e homens (23,8%). A frequência de obesidade tende a ser maior nas faixas etárias de até 54 anos na população total e em homens, e até 64 anos em mulheres. Na população total e nas mulheres, a frequência de obesidade diminuiu com o aumento da escolaridade.[15]

Opções no tratamento conservador da obesidade grave, como dietas hipocalóricas, modificações comportamentais e exercícios físicos, constituem o suporte principal da terapia, mas, geralmente, os resultados dessas medidas não são satisfatórios, pois muitos pacientes perdem quantidade insuficiente de peso ou apresentam reganho dentro de alguns anos. Em virtude das falhas desses métodos conservadores e dos tratamentos atuais, alguns procedimentos cirúrgicos para redução de peso podem ser utilizados como alternativa, os quais têm demonstrado eficiência em alcançar redução de peso em longo prazo.[16-21] Esse tipo de procedimento é denominado cirurgia bariátrica (do grego *baros* = peso, *iatrein* = tratamento).

Os primeiros procedimentos cirúrgicos foram realizados na década de 1950, quando médicos e pesquisadores verificaram que pacientes que tinham parte do intestino excluída apresentavam redução de peso corporal intensa. Ao longo dos anos, as técnicas vêm sendo aperfeiçoadas na busca por uma solução duradoura e segura para os pacientes. A cirurgia bariátrica é indicada quando métodos menos invasivos de perda de peso não demonstram resultados e o paciente apresenta alto risco de morbidade ou mortalidade relacionado à obesidade.[22]

Embora o tratamento cirúrgico da obesidade possa causar algumas complicações, a perda de peso geralmente é segura e eficaz,[16,23,24] mas é contraindicada em pacientes que apresentam pneumopatias graves, insuficiência renal, lesão acentuada do miocárdio, cirrose hepática, distúrbios psiquiátricos graves e dependência de álcool ou drogas.[25-27] Normalmente a indicação do tratamento cirúrgico baseia-se na análise de alguns aspectos clínicos dos pacientes.

O Conselho Federal de Medicina (CFM), em fevereiro de 2016, publicou a Resolução n. 2.131, que estabelece normas seguras para o tratamento cirúrgico da obesidade grave. As indicações gerais para a realização da cirurgia são:[27]

- Pacientes com IMC acima de 40 kg/m².
- Pacientes que apresentem IMC > 35 kg/m² e comorbidades que ameacem a vida, como diabetes *mellitus*, apneia do sono, hipertensão arterial, dislipidemias, doenças cardiovasculares, incluindo doença arterial coronariana, osteoartrites e outras.

- Idade superior a 18 anos. Indivíduos entre 16 e 18 anos de idade e idosos podem ser operados, mas exigem precauções especiais e o custo-benefício deve ser muito bem analisado.
- Obesidade estável há 5 anos, pelo menos.
- Pelo menos 2 anos de tratamento clínico prévio ineficaz.
- Ausência do uso de drogas ilícitas ou de alcoolismo.
- Ausência de quadros psicóticos ou demenciais graves ou moderados.
- Compreensão, por parte do paciente e de seus familiares, dos riscos e mudanças de hábitos inerentes a uma cirurgia de grande porte e da necessidade de acompanhamento.

A equipe deve ser capacitada para cuidar do paciente nos processos pré- e pós-operatórios e realizar o seguimento. Ainda, a equipe deve ser composta por cirurgião com formação específica, endocrinologista, nutrólogo, nutricionista, psiquiatra e psicólogo. Os profissionais devem estar familiarizados com as características dos indivíduos atendidos e com os efeitos da cirurgia, e o hospital precisa apresentar condições adequadas para atender os pacientes com obesidade grave, bem como dispor de unidade de terapia intensiva (UTI) e aparelho anestésico regulável para ciclagem com grandes volumes e baixa pressão.[27]

O objetivo da cirurgia bariátrica é induzir redução intensa e duradoura do excesso de peso corporal de pacientes com obesidade grave. Além disso, objetiva atingir o equilíbrio metabólico, por meio da regulação das concentrações sanguíneas de glicose, de triacilgliceróis, de colesterol total e frações, e de ácido úrico, bem como pelo equilíbrio da pressão arterial e atenuação ou resolução de problemas osteoarticulares, psicológicos e outros relacionados à obesidade.[21,28]

Metanálise que incluiu ensaios clínicos randomizados e comparou as técnicas de cirurgia bariátrica com tratamentos tradicionais não cirúrgicos para a obesidade (melhora da alimentação, dieta hipocalórica e atividade física) constatou que a cirurgia promoveu maior perda de peso corporal, maiores taxas de remissão da síndrome metabólica e do diabetes *mellitus* tipo 2, bem como melhora na qualidade de vida desses pacientes. Além disso, os valores da circunferência da cintura, da glicemia de jejum e as concentrações de triacilgliceróis foram menores, assim como as concentrações de colesterol em lipoproteínas de alta densidade (HDL-c) foram maiores nos indivíduos que realizaram o tratamento cirúrgico quando comparados com aqueles submetidos a tratamentos tradicionais. Não foram encontradas diferenças significativas entre a cirurgia bariátrica e o tratamento não cirúrgico com relação a alterações na pressão arterial e nas concentrações de colesterol total ou de colesterol em lipoproteínas de baixa densidade (LDL-c). Os eventos adversos mais pronunciados após a cirurgia foram anemia ferropriva (15%) e reoperações (8%).[22]

Os tipos clássicos de cirurgia bariátrica para o tratamento da obesidade grave podem ser divididos em três categorias:

1. Cirurgias disabsortivas: foram as primeiras técnicas utilizadas (denominadas derivações jejunoileais). Os primeiros procedimentos cirúrgicos consistiam em criar um "defeito" disabsortivo intenso, por meio da exclusão de grande parte do intestino delgado.[29,30] Várias adaptações da técnica inicial foram realizadas na busca por uma perda de peso adequada, mas, apesar de serem bastante eficientes, foram relacionadas a várias complicações. As complicações ocorrem pela extensa parte do intestino delgado que se torna não funcionante, o que promove alto crescimento bacteriano na parte excluída e pode causar complicações digestivas como diarreia, cirrose e pneumatose intestinal. Em função dessas intercor-

rências, esse tipo de cirurgia não tem mais indicação de utilização.[27]

2. Cirurgias restritivas: nessa classe estão incluídas a gastroplastia vertical com bandagem (GVB) ou cirurgia de Mason (Figura 1), as cirurgias de banda fixa e as com banda regulável, que são realizadas para induzir perda de peso por meio de ingestão limitada. Os princípios básicos em uma cirurgia restritiva incluem a construção de uma pequena bolsa, medindo, geralmente, 15 a 45 mL de volume, dentro da qual o esôfago "deságua", e a saída da bolsa deve ser apropriadamente pequena, normalmente de 10 a 11 mm de diâmetro.[28,30] Com os procedimentos restritivos se evitam os problemas associados às técnicas disabsortivas. A redução de peso por meio desses procedimentos depende de ingestão alimentar limitada e que resulte em saciedade precoce, o que promove perda de peso semelhante à dieta hipocalórica, mas com melhor manutenção de peso após 2 anos.

Outro procedimento que se enquadra no grupo das cirurgias restritivas é a gastrectomia vertical (em manga ou *sleeve*), que é

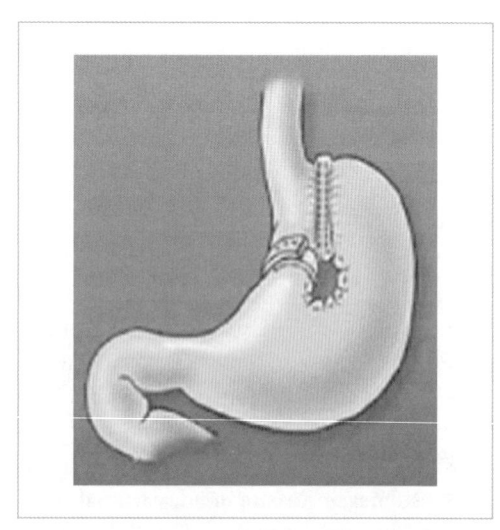

FIGURA 1 Gastroplastia vertical com bandagem (cirurgia de Mason).

caracterizada pela retirada de 70 a 80% do estômago proximal ao antro,[30] geralmente realizada em pacientes com obesidade grave de alto risco e que apresentam fatores impeditivos para outros tipos de cirurgia. Essa técnica promove a diminuição das concentrações endógenas de grelina, fator que também colabora com o processo de perda de peso após a cirurgia.[31,32] Esse procedimento é bem aceito, pois não exclui o duodeno do trânsito alimentar e, consequentemente, não prejudica a absorção de ferro, cálcio, zinco e vitaminas do complexo B; porém tem como desvantagem ser um método irreversível.[27,32]

O balão intragástrico também pode ser utilizado como método alternativo de redução de peso, apesar de ser classificado como técnica endoscópica (não cirúrgica). Consiste na inserção de um balão de silicone com cerca de 500 mL de líquido na cavidade gástrica do paciente. O objetivo principal com a utilização dessa técnica é diminuir a capacidade de ingestão de alimentos. A redução do volume preexistente do estômago resulta em saciedade precoce. A principal indicação para esse procedimento é para pacientes com IMC acima de 50 kg/m^2 (superobesidade), com associação de doenças agravadas e/ou desencadeadas pela obesidade grave.[32]

3. Cirurgias mistas: utilizam, ao mesmo tempo, os dois mecanismos citados anteriormente e podem ser subdivididas em duas outras classes:
   – Mistas principalmente restritivas: seu princípio baseia-se na redução da capacidade gástrica associada a uma derivação gastroentérica. Um procedimento típico é a gastroplastia com derivação em Y de Roux (GDYR) (Figura 2). Nesse procedimento, a cárdia é separada do restante do estômago e anastomosada a um segmento do jejuno proximal. Um pequeno reservatório gástrico de, aproximadamente,

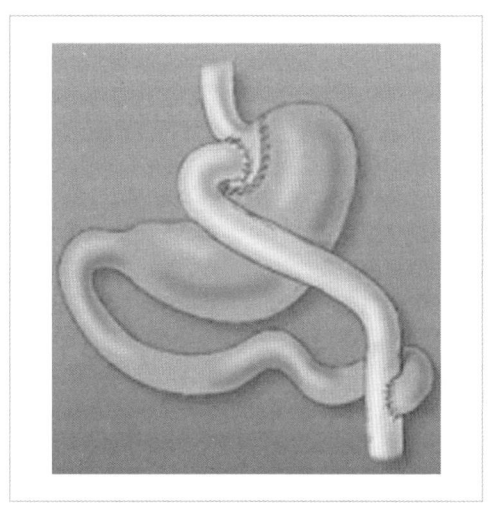

FIGURA 2 Gastroplastia com derivação em Y de Roux (cirurgia de Fobi-Capella).

10 mL de volume é criado.[30] Esse procedimento serve para restringir a ingestão, causando pequeno grau de má-absorção. Os pacientes apresentam maiores chances de desenvolver deficiências de nutrientes, como cálcio, vitamina D, vitamina B12 e ferro, o que exige monitoramento e suplementação de rotina. Os pacientes também apresentam maiores chances de desenvolver deficiência proteica do que em cirurgias restritivas.[27]

Outra técnica incluída no grupo das cirurgias mistas principalmente restritivas é o *bypass* gástrico de uma anastomose (Figura 3) ou mini-*bypass* gástrico. Essa é uma técnica que foi aperfeiçoada ao longo do tempo, visto que nos primeiros modelos propostos observou-se a indução de refluxo biliar para o esôfago. A técnica atualmente realizada consiste em uma anastomose laterolateral entre a bolsa gástrica e a alça jejunal, em média 250 a 350 cm do ligamento de Treitz.[33,34] Em 2018, com base em uma revisão sistemática da literatura que avaliou 52 estudos (n = 16,546), a International Federation

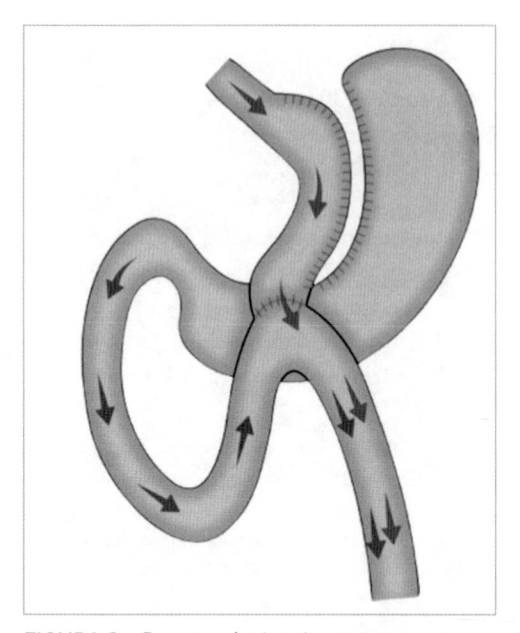

FIGURA 3 *Bypass* gástrico de uma anastomose.

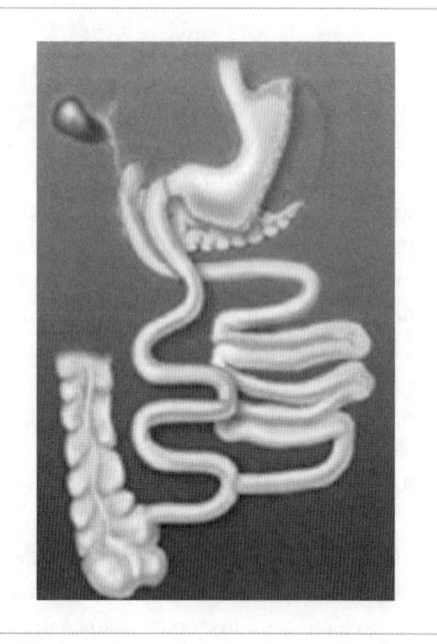

FIGURA 4 Derivação bileopancreática (cirurgia de Scopinaro).

for the Surgery of Obesity and Metabolic Disorders (IFSO) definiu algumas recomendações acerca dessa técnica cirúrgica. A nomenclatura *One Anastomosis Gastric Bypass* deve ser o identificador nas publicações. Esse procedimento é reconhecido como bariátrico/metabólico e não deve ser considerado experimental. Embora haja resultados promissores no controle de peso e do diabetes *mellitus* tipo 2, ainda são necessárias evidências de longo prazo sobre a durabilidade dos efeitos e das complicações nutricionais em longo prazo. O refluxo biliar tem sido pouco relatado, mas continua sendo um risco teórico. Assim os pacientes devem ser encorajados a permanecer em cuidados multidisciplinares de longo prazo.[35]

– Mistas principalmente disabsortivas: nesta subclasse uma técnica comumente realizada é a derivação bileopancreática (DBP) ou cirurgia de Scopinaro (Figura 4). É realizada gastrectomia distal, com formação de uma bolsa gástrica de 200 a 500 mL de volume. Os 250 cm distais do intestino delgado são, então, divididos em um segmento proximal e outro distal. O segmento distal é anastomosado ao íleo distal a 50 cm da válvula ileocecal, limitando, por meio disso, a digestão nesse curto segmento do íleo (denominado canal comum) e induzindo má-absorção significativa.[30]

Outra técnica mista principalmente disabsortiva é a derivação bileopancreática com *duodenal switch* (DBP-DS) ou cirurgia de Hess e Marceau (Figura 5), na qual é realizada gastrectomia vertical da grande curvatura do estômago com preservação do piloro e de mais ou menos 3 cm do duodeno. A anastomose jejunoileal é realizada a 100 cm da válvula ileocecal, ou seja, nessa técnica o canal comum é maior, podendo haver melhor controle da diarreia e da desnutrição.[21,26,36,37] A capacidade gástrica e o comprimento do

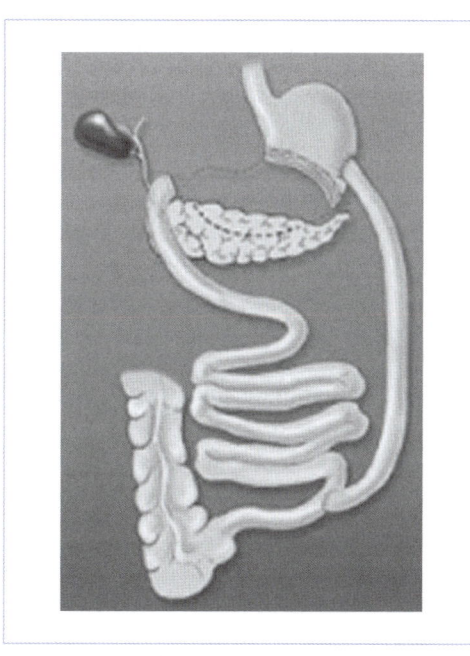

FIGURA 5 Derivação bileopancreática com *duodenal switch* (cirurgia de Hess e Marceau).

canal comum podem ser variáveis a critério da equipe médica e das necessidades dos pacientes.

Além dos procedimentos cirúrgicos clássicos descritos, mais recentemente duas outras classificações têm sido relatadas:

1. Cirurgias experimentais: intervenções experimentais ou em investigação sob protocolo de pesquisa que se encontram com supervisão de Comitês de Ética em Pesquisa (CEP) e/ou da Comissão Nacional de Ética em Pesquisa (Conep). Qualquer procedimento cirúrgico que não se enquadre nos anteriormente descritos não é indicado, exceto aqueles autorizados pelo CFM ou pela Conep.[27]

2. Cirurgia metabólica: no dia 17 de dezembro de 2017, o CRM publicou a Resolução n. 2.172/2017, que "reconhece a cirurgia metabólica para o tratamento de pacientes

portadores de diabetes *mellitus* tipo 2, com IMC entre 30 kg/m^2 e 34,9 kg/m^2, sem resposta ao tratamento clínico convencional, como técnica não experimental de alto risco e complexidade". Na cirurgia metabólica os mesmos procedimentos da cirurgia bariátrica são realizados; a diferença entre as duas é que a cirurgia metabólica objetiva o controle do diabetes tipo 2, enquanto a bariátrica visa à redução de peso do indivíduo.[38-40]

Alguns critérios adicionais devem ser considerados para a indicação da cirurgia metabólica:

- A indicação cirúrgica deve ser feita obrigatoriamente por dois médicos especialistas em endocrinologia, mediante parecer fundamentado de que o paciente não obteve sucesso com a utilização dos tratamentos tradicionais para o diabetes tipo 2.
- O paciente deve estar na faixa de idade entre 30 e 70 anos.
- O paciente deve apresentar histórico de diabetes tipo 2 há menos de 10 anos.
- O paciente deve ter realizado acompanhamento regular com endocrinologista por, no mínimo, 2 anos, com associação de mudanças do estilo de vida (dieta e exercícios físicos) ao tratamento medicamentoso (oral e/ou injetável).
- O paciente não pode apresentar contraindicações para o procedimento cirúrgico.

Com relação às contraindicações, os pacientes obrigatoriamente não podem ter histórico de doença mental e devem receber avaliação adicional sobre sua saúde mental emitida por psiquiatra e, por solicitação deste, também uma avaliação psicológica. A cirurgia é contraindicada pelo psiquiatra em pacientes:

- Abusadores de álcool.
- Dependentes químicos.

- Com depressão grave com ou sem ideação suicida.
- Com psicoses graves.
- Portadores de qualquer doença mental que, a critério da avaliação do psiquiatra, contraindique a cirurgia de forma definitiva ou até que a doença tenha sido controlada por tratamento.
- Outras doenças ou condições clínicas que contraindiquem a cirurgia.[27,38]

A GDYR é a cirurgia de primeira escolha para o tratamento de pacientes com diabetes tipo 2 não controlado clinicamente, com IMC entre 30 e 34,9 kg/m², e a gastrectomia vertical é a alternativa caso haja alguma contraindicação ou desvantagem da GDYR. Nenhuma outra técnica cirúrgica é reconhecida para o tratamento desses pacientes.[38]

De acordo com dados do Ministério da Saúde, por meio do Sistema de Informações Hospitalares (SIH),[41] o número de pacientes que realizaram algum tipo de cirurgia bariátrica em 2011 foi de 34.619 e em 2018, de 63.969, o que representa aumento de 84,7% no período. Dados compilados pela Sociedade Brasileira de Cirurgia Bariátrica e Metabólica apontam que foram realizados 74.738 procedimentos no país em 2022.[42] O número de cirurgias realizadas pelos planos de saúde – segundo levantamento da Agência Nacional de Saúde Suplementar (ANS) – foi de 65.256 cirurgias no período. O crescimento foi de 22,9%, se comparado com 2019, um ano antes da pandemia, quando foram realizadas 53.087 cirurgias.[42,43] No entanto, o atendimento por meio do Sistema Único de Saúde (SUS) para pacientes que buscam o tratamento cirúrgico da obesidade não recuperou o ritmo pré-pandemia. Foram realizados apenas 5.923 procedimentos, o que evidencia queda de 54,8%, quando comparado com 2019, quando o SUS atendeu 12.568 pacientes.[42]

No Brasil, as técnicas mais utilizadas são a gastrectomia vertical, a GDYR e a DPB-DS.[32]

Na GDYR a técnica mais empregada é a de Fobi-Capella, com anel de silicone, que acentua a restrição mecânica e torna o esvaziamento gástrico mais lento, com aumento da sensação de saciedade precoce.

É importante destacar que podem ocorrer complicações nutricionais depois da cirurgia bariátrica, como desidratação, desnutrição proteica e deficiência em vitaminas e minerais. Essas deficiências geralmente resultam da ingestão quantitativamente reduzida, das alterações na qualidade da alimentação ou da menor eficiência de absorção dos nutrientes, e a incidência depende do tipo de procedimento realizado.[23,44-46]

A proteína está entre os principais nutrientes que podem ter o metabolismo afetado pela cirurgia bariátrica.[47] A desnutrição proteica, cujas principais características são hipoalbuminemia, anemia, edema, astenia e alopecia, representa uma complicação importante após cirurgias mistas. A patogênese é multifatorial, mas é principalmente relacionada à redução da ingestão em razão da restrição mecânica, do tamanho reduzido do estômago e da menor disponibilidade de pepsina, renina e ácido clorídrico.[48] Geralmente, pacientes submetidos à GDYR consomem dietas bastante restritas, justamente no período em que as necessidades proteicas estão aumentadas em decorrência da resposta catabólica à cirurgia. Nesses casos, a ingestão reduzida de proteína pode contribuir para a perda excessiva de massa magra. Outros fatores que também contribuem para o menor consumo de fontes proteicas são a intolerância alimentar, as alterações na percepção do sabor de alimentos específicos e as alterações nas escolhas alimentares.[49-53]

Em cirurgias de restrição gástrica, não há alterações no movimento dos nutrientes pelo trato gastrointestinal e, por isso, deficiências em vitaminas e minerais podem ser menos graves.[52,54] Em procedimentos de derivações gástricas, os pacientes comumente apresentam riscos de deficiência em ferro, folato, cálcio, vitamina B12 e vitamina D. Já em cirurgias com maior componente disabsortivo, há grande percentual de pacientes que apresentam riscos elevados de deficiência em vitamina B12, cálcio, vitaminas lipossolúveis, sódio, potássio, cloreto, fósforo, magnésio e zinco.[47,48]

As deficiências em vitaminas e minerais, nos casos de cirurgias com maior componente disabsortivo, ocorrem principalmente em decorrência do desvio de segmentos do trato gastrointestinal que são imprescindíveis para o processo de absorção. Em cirurgias restritivas, as deficiências são mais relacionadas à redução da ingestão alimentar e à tendência em evitar certos alimentos que são fontes de nutrientes, por causa da intolerância. Algumas vezes, anormalidades metabólicas podem não ser diagnosticadas ou podem ser mal interpretadas.[47]

Para facilitar a compreensão, os aspectos relacionados a cada micronutriente são abordados separadamente e relacionados às respectivas técnicas cirúrgicas utilizadas.

▣ FERRO

A deficiência em ferro pode ocorrer principalmente em razão de três fatores importantes:

1. A ingestão reduzida de alimentos que são fonte de ferro heme, principalmente em cirurgias restritivas ou após a GDYR.
2. Na GDYR, o estômago fica excluído do trânsito alimentar e, na DBP, boa parte do corpo gástrico é removida. Por consequência, há menos ácido clorídrico produzido pelas células parietais. A secreção reduzida de ácido clorídrico prejudica a solubilização dos sais de ferro e a manutenção do ferro na forma ferrosa.
3. Na GDYR e na DBP há o desvio do duodeno e das primeiras porções do intestino delgado, que são os principais sítios de absorção do ferro.

Em maior ou menor grau, portanto, todos os pacientes submetidos à cirurgia bariátrica estão sujeitos a desenvolver deficiência em ferro.[55-58] A anemia ferropriva é mais evidente em conjunto com fontes crônicas de sangramento, como em mulheres que menstruam e em pacientes com úlceras ou com outros tipos de hemorragias.[59]

A prevalência da deficiência em ferro pode variar bastante, desde baixos até altos índices, dependendo da técnica utilizada, do tempo de pós-operatório, da adesão dos pacientes ao uso da suplementação recomendada e de dieta adequada.[47] Por exemplo, Steenackers et al.[60] verificaram prevalência de deficiência em ferro no pós-operatório de GDYR entre 18 e 53% e em pacientes submetidos a gastroplastia vertical, entre 1 e 54%.

Em cirurgias restritivas, como as gastroplastias com banda, estudos indicam variações na prevalência da deficiência em ferro. Kalfarentzos et al.[61] verificaram índice de 20% de deficiência antes da cirurgia, o qual aumentou para 32% após 4 anos. Cooper et al.[62] estudaram uma pequena amostra de pacientes, cinco e 12 meses após a gastroplastia vertical modificada e não encontraram alterações significativas nas concentrações séricas de hemoglobina ou de ferritina, apesar da ingestão alimentar reduzida de ferro. Os autores atribuíram esses resultados ao bom nível de adesão à suplementação recomendada (90% aos 5 meses) e também aos altos níveis de ingestão de vitamina C após a cirurgia. Luyckx et al.[48] realizaram estudo retrospectivo para avaliar as alterações ocorridas após duas técnicas restritivas, a gastroplastia vertical com banda e a banda gástrica ajustável. Esses autores não verificaram reduções significativas nas concentrações de vitaminas e minerais, com exceção do ferro. No pré-operatório, 31% dos pacientes apresentaram valores de ferro sérico abaixo da referência, e, após 6 meses da cirurgia, a prevalência de deficiência foi de 70%.

Em cirurgias mistas com maior componente restritivo, como na GDYR, a prevalência de deficiência em ferro também é variável, e ocorre principalmente em razão da exclusão do sítio de absorção do mineral. Alguns estudos indicam que a prevalência de deficiência em ferro nesse tipo de cirurgia aumenta com o decorrer do tempo. Skroubis et al.[63] encontraram deficiência em ferro em 26% dos pacientes no período pré-operatório. Após 4 anos, esse percentual aumentou para aproximadamente 39%. Em relação à ferritina, no pré-operatório, o percentual de deficiência foi de 16%, e aumentou para 44% após 4 anos.

Brolin et al.[64] compararam alguns parâmetros em pacientes com superobesidade (IMC $\geq$ 50 kg/m²) submetidos à GDYR distal com diferentes locais de anastomose (75, 150 e 50 a 75 cm da junção ileocecal). Após 2 anos do pós-operatório, a prevalência de deficiência em ferro variou de 45 a 52%, e a de anemia, de 35 a 74%. Já Silvestre et al.[65] avaliaram retrospectivamente 125 pacientes submetidos à GDYR e verificaram que apenas 10% deles apresentaram deficiência em ferro depois de 2 anos. No mesmo sentido, em estudo retrospectivo realizado com 164 indivíduos submetidos à técnica GYDR, verificou-se que, após a cirurgia, 37,2% dos pacientes desenvolveram deficiência em ferro em algum momento do acompanhamento. A prevalência de deficiência em ferro aumentou consideravelmente a partir de 24 meses após a cirurgia. Outro resultado do estudo foi que a deficiência em ferro evoluiu para anemia em 29% das mulheres e em 22% dos homens.[66] Ainda em relação à técnica GYDR, estudo realizado com 431 pacientes submetidos a esse método encontrou que 27% dos pacientes no pós-operatório apresentaram anemia, que foi relacionada em 20% dos casos à deficiência em ferro, em 12% à deficiência em ácido fólico e em 2% à deficiência em vitamina B12.[67]

Estima-se que a prevalência de deficiência em ferro em cirurgias mistas principalmente disabsortivas seja maior quando comparada às outras técnicas. Entretanto, de maneira semelhante ao exposto anteriormente, os estudos também mostram resultados bastante variáveis. Dolan et al.[68] compararam as repercussões nutricionais da DBP com as da DBP-DS. Na primeira, dos 47 pacientes avaliados após 3 anos, 12% apresentaram deficiência em ferro. Já entre os 36 pacientes submetidos à DBP-DS, aproximadamente 37% apresentaram a deficiência após 2 anos. Marceau et al.[69] observaram melhores resultados após a derivação DBP-DS em comparação à DBP (9% x 20% de deficiência em ferro e 25% x 40% de valores reduzidos de ferritina). Skroubis et al.[63] também avaliaram parâmetros bioquímicos em pacientes submetidos à DBP. No pré-operatório, a prevalência de deficiência em ferro foi de 33%, aumentando para cerca de 44% depois de 3 anos. O percentual de concentrações reduzidas de ferritina também aumentou de, aproximadamente, 6% no pré-operatório para 12,5% após o mesmo período de acompanhamento. Já Rabkin et al.[70] avaliaram 589 pacientes com 1, 2 e 3 anos de pós-operatório de DBP-DS e não encontraram deficiência em ferro em nenhum desses períodos.

Revisão sistemática da literatura que incluiu 20 estudos e 4.007 pacientes (1.897 submetidos a GDYR e 2.110 a gastrectomia vertical) identificou incidência geral de deficiência em ferro de 15,2% no pré-operatório e de 16,6% no pós-operatório de GDYR e de gastrectomia vertical. Quando as análises foram estratificadas por tipo de procedimento, a incidência de deficiência em ferro foi de 12,9% no pré-operatório e de 24,5% no pós-operatório por GDYR e de 36,6% no pré-operatório e 12,4% no pós-operatório por gastrectomia vertical. A prevalência de anemia relacionada à deficiência em ferro foi de 16,7% após a GDYR e de 1,6% após a gastrectomia vertical. Os autores ainda descreveram que os fatores de maior relevância para essa deficiência foram encontrados nos indivíduos que já apresentavam deficiência em ferro no pré-operatório e em mulheres na pré-menopausa. A suplementação profilática de ferro foi relatada em 16 estudos, e somente dois deles forneceram suplementação de forma terapêutica, ou seja, apenas para pacientes com deficiência já instalada. A dosagem de ferro suplementada nesses estudos variou de 7 a 80 mg por dia.[71]

Metanálise com objetivo de avaliar a prevalência de deficiência em ferro nos períodos pré- e pós-operatórios de curto, médio e longo prazos avaliou 57 estudos e 26.328 pacientes. No pré-operatório, a prevalência global de deficiência em ferro foi de 17%. Ao longo dos anos, a prevalência variou, sendo mais pronunciada nos pacientes que realizaram a DGYR em comparação aos que foram submetidos à gastrectomia vertical. Na DGYR, as maiores prevalências foram observadas 3 (35%), 4 (38%) e 8 (30%) anos após a realização do procedimento. Naqueles que realizaram a gastrectomia vertical, somente no 4º ano do pós-operatório observou-se prevalência de deficiência em ferro mais importante (31%).[72]

A deficiência em ferro e a anemia ferropriva também podem ocorrer com maior frequência em pacientes adolescentes e em mulheres no período fértil.[73-76] Geralmente, suplementos de vitaminas e minerais contêm boas quantidades de ferro. Entretanto, se a deficiência em ferro persistir até mesmo naqueles pacientes com boa adesão à suplementação, recomenda-se a oferta de 300 mg de sulfato ferroso, 3 vezes/dia, consumidos entre as refeições e em conjunto com algum alimento que seja fonte de vitamina C.[75] Nesses casos, é necessário também avaliar as possíveis interações entre nutrientes.[74]

A absorção do ferro depende do estado nutricional do indivíduo em relação ao cobre, pois a ceruloplasmina (enzima dependente do cobre) tem ação de ferroxidase na membrana basolateral da célula, facilitando a ligação do ferro na transferrina.[75] Alguns pacientes podem apresentar intolerância à suplementação oral ou esta pode não ser eficiente, podendo ser necessária a aplicação intravenosa de ferro. Exames laboratoriais devem incluir hemograma, ferro sérico, transferrina e ferritina, 2 vezes/ano.[73]

▣ CÁLCIO E VITAMINA D

Indivíduos com obesidade grave que se submetem à cirurgia bariátrica apresentam risco considerável de desenvolvimento de anormalidades ósseas.[77,78] Com base em estudos observacionais, pacientes submetidos a cirurgia bariátrica apresentam risco 21 a 44% maior de apresentar fraturas. Esse risco depende do tempo de pós-operatório e aumenta aproximadamente 3 anos após a cirurgia bariátrica.[78] Destacam-se alguns fatores, entre eles a restrição na ingestão de cálcio alimentar, o desvio do duodeno e de parte do jejuno proximal, que são os principais locais de absorção do mineral, e possível alteração no metabolismo da vitamina D.[58,79]

Quando os mecanismos de absorção intestinal e de reabsorção renal de cálcio são insuficientes para manter as concentrações séricas, o nutriente é liberado pelos ossos, que atuam como reservatório de cálcio.[80-81] Assim, apesar de concentrações séricas normais de cálcio, alterações na densidade mineral óssea (DMO) podem ocorrer em indivíduos submetidos à cirurgia bariátrica.[79] A alteração no metabolismo da vitamina D, observada principalmente em cirurgias disabsortivas, também prejudica a absorção do cálcio.[82] Baixas concentrações séricas de cálcio estimulam a produção do hormônio da paratireoide (PTH), o qual, por sua vez, potencializará a liberação de cálcio dos ossos para manutenção das concentrações séricas.[81,83] Outro fator relacionado aos prejuízos quanto à absorção do cálcio após a cirurgia bariátrica refere-se à redução da produção de ácido clorídrico no estômago, a qual pode, em alguns casos, ser ocasionada pelo desvio ou retirada de parte do intestino proximal, comum em algumas técnicas de cirurgia bariátrica.[81,84]

Em alguns pacientes, após a cirurgia, também pode haver menor digestão de lactose, o que dificulta ainda mais a ingestão das fontes mais biodisponíveis de cálcio.[85] Por todos esses motivos, em médio e longo prazos, pacientes submetidos à cirurgia bariátrica podem apresentar perdas ósseas e até mesmo osteoporose.[86] É importante ressaltar que em países tropicais os pacientes podem ser menos suscetíveis à deficiência em vitamina D por causa da maior exposição ao sol desde que realizada de forma adequada.[87]

Estudos que avaliaram pacientes submetidos à GDYR verificaram associação dessa técnica cirúrgica à perda óssea, refletida pela redução da DMO 6 meses,[88] 1 ano[89] e 2 anos após a cirurgia.[82,86] Outros trabalhos com períodos de acompanhamento mais longos, de até 6 anos, encontraram perda óssea persistente.[87,90] A diminuição da DMO na coluna lombar e no fêmur tendeu a ser menos pronunciada após a GVB.[91,92]

Em outra revisão de literatura, Ben-Porat et al. verificaram que os estudos analisados apresentaram resultados controversos.[80] Em um estudo com tamanho amostral importante (n = 2.079), em que a maioria dos pacientes foi submetida à GVB laparoscópica, o risco de fratura não aumentou 2 anos após a cirurgia.[93] No entanto, quando a amostra avaliada foi de indivíduos submetidos à GDYR em estudo retrospectivo com acompanhamento médio de 7 anos, encontrou-se risco aumentado para fraturas.[94] Esses resultados foram semelhantes em outro estudo também com pacientes com obesidade e com diabetes submetidos à GDYR e tempo médio de acompanhamento de cerca de 3 anos.[95] Já em estudo que comparou pacientes pós DBP e grupo controle, foi detectado risco significativamente maior de fratura 4 anos após a cirurgia em comparação ao grupo controle.[96] O risco para fraturas também foi maior em indivíduos com acompanhamento médio de 12 anos, principalmente aqueles que foram submetidos a procedimentos disabsortivos.[97]

Metanálise que incluiu 6 estudos concluiu que a cirurgia bariátrica está associada ao aumento do risco de fraturas. No entanto, o tempo de seguimento e os procedimentos cirúrgicos não foram homogêneos.[98] A falta de estudos prospectivos de longo prazo dificulta a elucidação do real efeito da cirurgia bariátrica no desenvolvimento da osteoporose e no risco de fraturas.[95,99] Porém, já se sabe que a perda da massa óssea em indivíduos submetidos à cirurgia bariátrica está diretamente relacionada com as deficiências em cálcio e vitamina D, com a incidência da deficiência no mineral após a cirurgia normalmente atingindo quase 15%,[100] a qual, em alguns casos, é potencializada pela baixa ingestão de cálcio em razão da intolerância e exclusão de produtos lácteos.[47]

As anormalidades no metabolismo do cálcio e da vitamina D no pós-operatório de GDYR, DBP e DBP-DS são bem definidas na literatura. Nesses tipos de procedimentos o problema parece ser mais grave quando comparado às cirurgias restritivas. Chapin et al.[101] compararam marcadores séricos e urinários do metabolismo ósseo em dois tipos de cirurgia, a GVB e a DBP. Nos pacientes submetidos à DBP, os valores de cálcio sérico, de excreção urinária de cálcio e de 25-hidroxivitamina D [25(OH)D] sérica foram significativamente menores em relação àqueles submetidos à GVB. Porém, as concentrações séricas de PTH e de fosfatase alcalina foram significativamente maiores, o que sinaliza maior índice de *turnover* ósseo.

Ott et al.[102] avaliaram 36 mulheres após 10 anos da GDYR para verificar se houve alterações bioquímicas ou evidências de doença óssea. As pacientes foram comparadas com 7 mulheres que perderam peso por meio de restrição alimentar. Os valores de cálcio sérico foram reduzidos no grupo estudado, enquanto as concentrações séricas de fosfatase alcalina e de osteocalcina estavam elevadas. Valores de 25(OH)D foram também mais baixos, e observou-se DMO reduzida na cabeça do fêmur das pacientes submetidas à GDYR, o que sugere o desenvolvimento de doença óssea após esse tipo de cirurgia.

Em estudo transversal realizado com 86 pacientes com obesidade grave, submetidos ao *bypass* gástrico, com tempo médio de acompanhamento de 4 anos, foi encontrado hiperparatireoidismo secundário em 42,2% da amostra. O hiperparatireoidismo foi associado com concentrações mais baixas de 25(OH)D e com concentrações elevadas de marcadores de renovação óssea.[103]

Coates et al.[44] compararam 25 pacientes submetidos à GDYR (após 11 meses, em média) com 30 indivíduos controle com obesidade. As concentrações séricas de PTH, de 25(OH)D e de fosfatase alcalina, bem como as concentrações de cálcio na urina, não apresentaram diferença significativa entre os grupos. Entretanto, valores de osteocalcina sérica foram 53% maiores no grupo estudado e as concentrações urinárias de N-telopeptídeo do colágeno (NTx) – um marcador de reabsorção óssea – foram 288% mais altas nesse grupo. Nesse mesmo estudo, os pesquisadores acompanharam 15 pacientes do grupo controle após serem submetidos à GDYR, com análise de vários parâmetros do metabolismo ósseo depois de 3 e 9 meses da cirurgia. Concentrações séricas de vitamina D e de PTH permaneceram estáveis, enquanto concentrações urinárias de cálcio apresentaram redução significativa de 41% nesse mesmo período. O NTx urinário aumentou, em média, 174 e 319% após 3 e 9 meses, respectivamente. Os valores de osteocalcina sérica aumentaram, em média, 20% após 3 meses e 24% após 9 meses. Avaliações de densitometria por dupla emissão de raios X (DXA) revelaram DMO (g/cm^2) reduzida após 9 meses na região lombar (em média, 3,3%), na cabeça do fêmur (em média, 5,1%), no fêmur total (em média, 7,8%), no trocanter (em média, 9,3%) e corporal total (em média, 1,6%). O conteúdo mineral ósseo (g), após 9 meses, foi significativamente reduzido no fêmur total e no trocanter (em média, 5,6%) e corporal total (em média, 3%). Vale ressaltar que a ingestão de cálcio e de vitamina D esteve adequada ao recomendado. Esses resultados sugerem aumento precoce no índice de reabsorção óssea, com início após 3 meses da GDYR, o que resulta em perda mineral óssea significativa, predominantemente no fêmur.[44]

Em pacientes submetidos à DBP foram verificadas baixas concentrações de vitamina D em 57% deles 1 ano após a cirurgia, e, após 4 anos, esse percentual aumentou para 63%. Após 1 ano, 15% dos pacientes apresentaram deficiência em cálcio, a qual aumentou para 48% após 4 anos. Da mesma forma, a incidência de hiperparatireoidismo secundário à deficiência em cálcio aumentou de 31% após 1 ano para 69% após 4 anos de pós-operatório.[104] Outro estudo, realizado com 355 pacientes submetidos à DBP, encontrou que a deficiência em 25(OH)D foi a mais observada, sendo verificada em 85,7% dos pacientes após 1 ano da cirurgia.[105] Em relação à vitamina D, estudo retrospectivo realizado com 127 pacientes submetidos à cirurgia bariátrica mostrou que 84% deles apresentaram deficiência no pré-operatório. O percentual elevado de deficiência denota a vulnerabilidade dos pacientes submetidos à cirurgia e a necessidade de avaliar o impacto desse procedimento no que se refere ao estado nutricional dos indivíduos em relação à vitamina D.[106]

As deficiências em cálcio e em vitamina D tendem a ser mais pronunciadas em indivíduos submetidos a técnicas cirúrgicas com maior componente disabsortivo e com canal comum menor. Apesar de alguns autores não observarem diferenças entre DBP e DBP-DS,[67] o estudo de Hamoui et al.[106] revelou diferenças entre dois tipos de DBP-DS (canal comum de 75 e de 100 cm). Nos indivíduos submetidos à cirurgia com canal comum mais curto, os valores de PTH foram maiores tanto no pré-operatório como em 3, 6, 9 e 18 meses após a cirurgia. Já a deficiência em 25(OH)D após 12 meses foi menos prevalente nos pacientes com canal comum mais longo. Além disso, o percentual de pacientes que apresentou concentrações pré-operatórias normais de PTH e que, após a cirurgia, desenvolveu hiperparatireoidismo foi significativamente maior nas cirurgias com canal comum mais curto.[106]

Os estudos relatados demonstram que as prevalências de deficiências em cálcio e em vitamina D após a cirurgia bariátrica são bastante significativas. Os pacientes devem ser incentivados a consumir fontes biodisponíveis do mineral e a fazer exposições diárias e seguras ao sol. Grupos de risco, como mulheres na pós-menopausa, devem ser monitorados constantemente.[74]

Recentemente, foi realizada metanálise com objetivo de responder a questões clínicas-chave relacionadas à necessidade de avaliação das concentrações de 25(OH)D antes e após a cirurgia bariátrica e a possíveis diferenças no *status* pós-operatório dessa vitamina de acordo com o tipo de procedimento realizado (restritivo x disabsortivo). Com base na análise de estudos agrupados de forma a compor recomendações para cada uma das questões, concluiu-se que a avaliação das concentrações de 25(OH)D nos períodos pré e pós-cirúrgicos, bem como a suplementação de colecalciferol em altas doses por via oral ou intramuscular, são recomendadas para pacientes submetidos à cirurgia bariátrica, independentemente do tipo de procedimento realizado.[78]

Exames de cálcio sérico, fosfatase alcalina sérica, PTH intacto sérico e excreção urinária de cálcio devem estar entre as avaliações de rotina desses pacientes, pois o cálcio é absorvido preferencialmente no duodeno e no jejuno proximal, enquanto a vitamina D é absorvida principalmente no intestino delgado distal. A retirada desses segmentos ocasiona prejuízos na absorção do cálcio, frequentemente resultando em deficiência no mineral e em aumento do PTH. As ações prolongadas do PTH promovem liberação de cálcio dos ossos, o que pode causar osteopenia e, eventualmente, osteoporose. O

tratamento e a prevenção são realizados com suplementação oral desse mineral.[56]

Naqueles pacientes com maior risco de desenvolver doenças ósseas, é indicada também a realização anual de densitometria óssea. Pacientes que desenvolverem deficiências podem necessitar de suplementos de cálcio, os quais devem ser fornecidos na forma de citrato de cálcio, que não depende de secreção ácida para ser metabolizado.[107,108]

▣ ZINCO, SELÊNIO E MAGNÉSIO

A alopecia é um sintoma comum após a cirurgia bariátrica, e na maioria das vezes essa condição é atribuída a possível deficiência em zinco. Alguns aspectos devem ser considerados:

- Os principais alimentos que são fonte de zinco são também ricos em proteínas, como ostras, carnes, mariscos, fígado, entre outros. Portanto, o consumo de fontes proteicas influenciará também a quantidade de zinco ingerida.
- As deficiências em proteínas e em ácidos graxos essenciais também podem favorecer a alopecia.
- Os principais fatores que predispõem à deficiência em zinco após a cirurgia bariátrica são a ingestão alimentar reduzida e o desvio do duodeno, que é o principal local de absorção desse mineral.
- Sugere-se que o metabolismo do zinco é alterado em pacientes com obesidade e com diabetes. Esses pacientes geralmente apresentam baixas concentrações plasmáticas e eritrocitárias de zinco, associadas à alta excreção urinária do mineral. Esse quadro parece ser revertido após a redução de peso.[109]

Com base nessa última constatação, Cominetti et al.[110] avaliaram o estado nutricional relativo ao zinco de pacientes submetidos à GDYR no período pré-operatório e 2 meses após a cirurgia. Na primeira fase do estudo, 74% dos pacientes avaliados apresentaram valores de zinco plasmático reduzidos, 61% deles apresentaram valores reduzidos nos eritrócitos e 73%, excreção urinária elevada. Apenas 2 meses após o procedimento, esses valores passaram a ser de 68, 23 e 24% para zinco plasmático, eritrocitário e excreção urinária, respectivamente. Os resultados sugerem uma redistribuição corporal do zinco após a redução de peso, a fim de manter a homeostase do mineral, visto que a ingestão alimentar de zinco foi menor após a cirurgia. Dependendo do estado nutricional prévio dos indivíduos em relação ao zinco, a suplementação com esse mineral pode não ser necessária imediatamente após a cirurgia.[110]

Ao contrário, Pires et al.[111] não verificaram deficiência plasmática ou eritrocitária em zinco nem excreção urinária acima dos níveis considerados normais no período pré-operatório da GDYR. Entretanto, 6 meses depois, as concentrações no plasma e a excreção urinária apresentaram redução significativa; já nos eritrócitos, houve aumento das concentrações do mineral.[111]

Outros estudos também indicam prevalência variável de deficiência em zinco. Vázquez et al.[112] analisaram retrospectivamente 40 pacientes em relação à repercussão nutricional da DBP. Os autores verificaram que, 1 ano após a cirurgia, 68% dos indivíduos apresentaram deficiência em zinco e atribuíram esse resultado à esteatorreia causada por essa técnica. Slater et al.[104] encontraram concentrações séricas abaixo do normal após 1 ano de cirurgia em 51% dos pacientes e, após 4 anos, em 50% deles.

Por sua vez, no estudo de Dolan et al.,[68] apenas 10,5% dos pacientes apresentaram deficiência em zinco, em média 30 meses após a cirurgia, tanto aqueles submetidos à DBP quanto à DBP-DS. No mesmo sentido, em estudo realizado com 67 mulheres avaliadas antes, 6 meses, 12 meses e 18 meses após serem submetidas à GDYR, verificou-se que a capacidade de absorção de zinco foi acentua-

damente reduzida após 6 meses da cirurgia e se manteve baixa pelo menos até 18 meses após o procedimento.[113] Patel et al.,[75] em revisão de literatura, constataram que a deficiência em zinco variou principalmente quanto ao método cirúrgico avaliado. Após a gastrectomia vertical, 34% dos pacientes apresentaram deficiência no mineral; depois da GDYR o percentual foi de 37% e, após a DBP-DS, de até 50%. Em uma revisão sistemática de estudos realizados com indivíduos latino-americanos, observou-se que no pré- e no pós-operatório de GDYR (n = 483) e gastrectomia vertical (n = 1.527) a prevalência de deficiência em zinco foi uma das principais, de 71 e 68%, respectivamente.[114]

Estudos sobre o estado nutricional do indivíduo em relação ao selênio e sua associação com cirurgia bariátrica são mais escassos. Dolan et al.[68] compararam dois tipos de procedimentos disabsortivos em relação ao estado nutricional dos pacientes e observaram que 14,5% deles apresentaram deficiência no mineral após, aproximadamente, 30 meses da cirurgia. Ainda, em estudo realizado com 437 pacientes submetidos a 3 técnicas cirúrgicas distintas (22,7% com banda gástrica, 20,1% com gastrectomia vertical e 57,3% com *bypass* gástrico), observou-se que no pré-operatório apenas 2% dos pacientes apresentavam deficiência em selênio; porém, 36 meses após a cirurgia, as taxas foram de aproximadamente 15%. Nesse estudo também foi observado aumento na prevalência de deficiência em zinco após a cirurgia.[115]

Revisão sistemática e metanálise[116] com objetivo de investigar a prevalência de deficiência em selênio após a cirurgia bariátrica e a incidência dos possíveis sintomas associados avaliou 9 estudos, com 1.174 indivíduos. O intervalo médio entre a cirurgia bariátrica e a apresentação da deficiência em selênio foi de 40,4 ± 43,4 meses. Os sintomas apresentados após o diagnóstico da deficiência incluíram fraqueza, miopatia e cardiomiopatia, perda de massa muscular, erupção eritematosa descamativa, letargia, dispneia e edema bilateral nos membros inferiores. Além disso, os resultados mostraram prevalências de 16 e 2% de deficiência em selênio nos períodos de 1 e 2 anos após a cirurgia bariátrica, respectivamente.

Sabe-se que em casos de alterações ou mau funcionamento do trato gastrointestinal pode ocorrer deficiência em selênio. A má-absorção ou o aumento das perdas intestinais podem produzir estados de deficiência marginal em selênio, ou seja, essa deficiência é comum em pacientes com alterações gastrointestinais graves.[38,115] Estudo realizado em pacientes com colite ulcerativa, doença de Crohn e em controles saudáveis observou concentrações séricas significativamente menores de selênio e de selenoproteína P nos pacientes com doença de Crohn quando comparados àqueles com colite ulcerativa e com os controles.[117] Portanto, pode-se inferir que pacientes submetidos à cirurgia bariátrica, principalmente àquelas técnicas que utilizam mecanismos de má-absorção, também apresentam riscos de deficiência em selênio.

Boldery et al.[118] relataram o caso de uma paciente que se submeteu à DBP e, após 9 meses, apresentou cardiomiopatia decorrente, sobretudo, da deficiência em selênio. Os valores séricos do mineral eram menores que 23,7 mcg/L. Essa e outras deficiências foram corrigidas com nutrição parenteral, e a função cardíaca, bem como as condições clínicas, melhoraram significativamente após 3 semanas, o que evidencia a importância do monitoramento das concentrações desse mineral após a cirurgia bariátrica, principalmente em pacientes sintomáticos.

Papamargaritis et al.[115] verificaram as concentrações séricas de zinco e selênio no pré- e no pós-operatório em 437 indivíduos submetidos a 3 tipos de procedimentos cirúrgicos: a GVB (22,7%), a gastrectomia vertical (20,1%) e a GDYR (57,3%). Para a determinação de deficiência em zinco, foram definidas concentrações inferiores a 10 mcmol/L, e foi observada deficiência em 7% dos pacientes antes da cirurgia bariátrica. No pós-operatório, as taxas de deficiência variaram de 7 a 15%. Para a determinação da deficiência em selênio foram estipuladas concentrações plasmáticas abaixo de 0,75 mcmol/L, as quais foram observadas em 2% dos pacientes antes da cirurgia e no pós-operatório, em 11 a 15%.

Relatos sobre deficiência em magnésio são mais escassos. Ao que parece, essa deficiência é realmente menos prevalente. No estudo realizado por Alasfar et al.,[119] o qual também avaliou o estado nutricional de mulheres com obesidade grave em relação ao magnésio, não foram verificadas diferenças significativas entre a concentração sérica de magnésio em comparação a um grupo controle de mulheres com IMC inferior ou igual a 30 kg/m². Já com relação ao *status* de magnésio após a realização de cirurgia bariátrica, Vázquez et al.[112] verificaram que apenas 9% dos pacientes apresentaram hipomagnesemia 1 ano após a DBP. Todavia, a deficiência deve ser monitorada em pacientes que apresentam muitos episódios de vômitos e naqueles que utilizam medicamentos anti-hipertensivos, principalmente diuréticos. Jans et al.,[120] em revisão sistemática de 25 artigos (17 relatos de caso e 8 estudos de coorte), não encontraram nenhum que tivesse identificado concentrações séricas de magnésio reduzidas nos indivíduos avaliados. Resultados semelhantes foram descritos em mais 2 trabalhos, um de prevalência de deficiências em micronutrientes, realizado com 211 pacientes chineses submetidos à cirurgia bariátrica,[121] e outro retrospectivo, que incluiu 2.055 pacientes submetidos à GDYR e à gastrectomia vertical.[122] Já Hierons et al.[123] avaliaram 24 indivíduos ingleses antes e 9 meses após a GDYR e encontraram aumento nas concentrações plasmáticas de magnésio de 0,76 ± 0,08 mmol/L para 0,86 ± 0,09 mmol/L.

▣ VITAMINA B1, VITAMINA B12 E ÁCIDO FÓLICO

A deficiência em vitamina B1 (tiamina) pode ocorrer principalmente em razão de 3 fatores: ingestão alimentar reduzida, presença frequente de vômitos e má-absorção. Episódios de vômitos podem ser frequentes durante os primeiros meses após a cirurgia, e geralmente ocorrem por causa da ingestão excessiva ou de mastigação inadequada. Entretanto, episódios de vômito muito recorrentes podem sinalizar outros problemas e devem ser monitorados, principalmente se o paciente apresentar grande intolerância a alimentos sólidos.[58,124]

De acordo com a literatura, a incidência de deficiência em vitamina B1 após a cirurgia bariátrica é muito baixa. Existem alguns relatos de casos de deficiência que, na maioria das vezes, são atribuídos à presença de vômitos e que respondem à suplementação intravenosa ou intramuscular com a vitamina. Chang et al.,[125] por meio de uma pesquisa com cirurgiões da Sociedade Americana de Cirurgia Bariátrica, verificaram que apenas 29 pacientes, dentre 168 mil, apresentaram deficiência em tiamina.

Em outro estudo no qual foram avaliados 468 pacientes submetidos à cirurgia bariátrica (358 à gastrectomia vertical e 110 à GDYR), verificou-se que as concentrações de vitamina B1 seguiram padrão semelhante em todos os pacientes, com aumento no percentual de deficiência ao longo do primeiro ano após a cirurgia em comparação ao pré-operatório e com retorno das concentrações aos valores iniciais após 1 ano (126 nmol/L no pré-operatório, 112 nmol/L em menos de 1 mês da cirurgia e 129 nmol/L após 1 ano).[126]

Apesar de rara, a deficiência em vitamina B1 deve ser monitorada cautelosamente, visto que pode provocar acidose lática, utilização reduzida de oxigênio, redução da atividade de enzimas que participam do metabolismo dos carboidratos e encefalopatias crônicas e agudas (encefalopatia de Wernicke e síndrome de Korsakoff). Sintomas clássicos da encefalopatia de Wernicke incluem nistagmo ou oftalmoplegia e ataxia. Também pode ocorrer neuropatia periférica sensorial e motora, sobretudo em membros inferiores. Esses sintomas são rapidamente revertidos quando o paciente recebe suplementação da vitamina, exceto se apresentar vários episódios de vômito. Em pacientes que apresentam riscos, a deficiência em vitamina B1 deve ser prevenida e, se detectada, deve ser tratada precocemente, pois a síndrome de Wernicke-Korsakoff aguda pode resultar em sequelas permanentes, em razão dos efeitos citotóxicos irreversíveis em regiões específicas do cérebro.[127,128] Portanto, a adesão à suplementação é de extrema importância também nesses casos.[126]

Com relação à vitamina B12, a deficiência pode ocorrer em razão da menor secreção de ácido clorídrico pelo estômago, o que prejudica a digestão da vitamina ligada à proteína alimentar. Há redução importante na secreção do fator intrínseco pelas células parietais, o que interfere na absorção da vitamina.[47,129] A deficiência nessa vitamina pode causar anemia megaloblástica e problemas neurológicos.[129,130]

A deficiência em vitamina B12 pode ser comum em pacientes submetidos à cirurgia bariátrica. Estima-se que, após a GDYR, a prevalência média de concentrações séricas reduzidas de vitamina B12 varie entre 19 e 35% após 5 anos, porém com poucos sintomas clínicos.[131] Já os pacientes submetidos a cirurgias restritivas parecem apresentar os menores riscos de deficiência. Segundo Koffman et al.,[132] na revisão de 8 trabalhos que em conjunto avaliaram aproximadamente mil pacientes, 25% destes (variando entre 2 e 64%) apresentaram deficiência em vitamina B12.

Concentrações adequadas de vitamina B12 são proporcionais à adesão do paciente à suplementação recomendada. Rhode et al.[133] investigaram a dose de vitamina B12 que seria suficiente para normalizar as concentrações séricas em pacientes com deficiência e concluíram que pelo menos 350 mcg de vitamina B12 cristalina são necessários para corrigir as concentrações séricas reduzidas em 95% dos casos.

A holotranscobalamina (holo-TC) pode ser utilizada como biomarcador da concentração circulante da vitamina B12. Além disso, a deficiência em vitamina B12 resulta na redução da atividade da enzima metilmalonil-CoA mutase, o que, por sua vez, promove acúmulo de metilmalonil-CoA, que entra na corrente sanguínea como ácido metilmalônico (MMA) livre. Assim, valores reduzidos de holo-TC e aumentados de MMA podem ser considerados indicadores precoces de deficiência em vitamina B12.[134]

A deficiência em ácido fólico se apresenta como uma complicação em potencial da cirurgia bariátrica, geralmente menos frequente em comparação à deficiência em vitamina B12, com prevalência após procedimentos restritivos e de má-absorção em torno de 9 a 39%.[135]

Johnson et al.[126] observaram que menos de 2% dos pacientes submetidos à gastrectomia vertical e à GDYR após 1 ano de pós-operatório apresentaram deficiência em vitamina B12, e nenhum deles apresentou deficiência em ácido fólico. Todavia, após um período médio de acompanhamento de 4 anos, as prevalências de deficiências em vitamina B12 e em ácido fólico foram maiores. A deficiência em vitamina B12 foi significativamente maior em pacientes submetidos à GDYR em comparação àqueles submetidos à gastrectomia vertical (42,1% × 5%). Os autores afirmaram que essa diferença pode resultar do fato de a gastrectomia vertical ser uma técnica que proporciona melhor absorção de nutrientes, o que resultaria em efeito favorável nas concentrações séricas de vitamina B12 em comparação com a GDYR.[136]

Brolin et al.[64] avaliaram 85 pacientes submetidos à GDYR por um período superior a 3 anos. Em média, 35% dos pacientes apresentaram concentrações séricas de ácido fólico baixas. Entretanto, foi verificada taxa de adesão à suplementação de apenas 33%, e a incidência de deficiência foi menor entre os pacientes que aderiram à suplementação quando comparados com os que não ingeriam os suplementos (31% x 52%, respectivamente). Segundo os autores, a não adesão à suplementação pode ser o fator mais importante no desenvolvimento e na manutenção de deficiências nutricionais após a GDYR.[64]

Considera-se ainda o fato de que a secreção reduzida de ácido clorídrico possa interferir na absorção do ácido fólico. É importante também destacar que, para o ácido fólico ser efetivamente absorvido, o metiltetraidrofolato precisa ser dimetilado pela ação da enzima metionina sintetase, dependente de vitamina B12. Portanto, a retenção do ácido fólico nos tecidos também depende do estado nutricional do indivíduo em relação à vitamina B12.[47]

Mulheres que pretendem engravidar após a cirurgia bariátrica devem ser monitoradas cautelosamente em relação ao ácido fólico e receber suplementação em doses adequadas para evitar casos de defeitos na formação do tubo neural dos recém-nascidos.[73,76,137]

É importante destacar que a redução de peso promovida pela cirurgia bariátrica resulta em diminuição do risco de desenvolvimento de doenças cardiovasculares; entretanto, há relatos de aumento nas concentrações de homocisteína plasmática total após a cirurgia. Sabe-se que concentrações plasmáticas elevadas de homocisteína total são fator de risco independente para doenças cardiovasculares, como doença arterial coronariana e cerebrovascular. Estima-se que o risco para essas doenças se eleve a cada 5 mcmol/L de aumento nas concentrações plasmáticas de homocisteína total de jejum.[138-142] Concentrações reduzidas de ácido fólico e de vitamina B12 têm influência nas concentrações plasmáticas de homocisteína. Borson-Chazot et al.[143] verificaram que, 1 ano após a realização de GVB, as concentrações plasmáticas de homocisteína total aumentaram cerca de 30%

(de $0,9 \pm 0,4$ para $12,8 \pm 0,6$ mcmol/L). Hiper-homocisteinemia (concentrações ≥ 5 mcmol/L) foi observada em 6% dos pacientes no pré-operatório e em 32% deles após 1 ano. A elevação das concentrações plasmáticas de homocisteína total ocorreu em aproximadamente 70% dos pacientes e, em cerca de 30% deles esse aumento foi maior que 5 mcmol/L. Paralelamente, as concentrações plasmáticas de ácido fólico sofreram redução de 20% no pós-cirúrgico, e as de vitamina B12 não apresentaram alterações. Os pacientes com concentrações mais baixas de ácido fólico apresentaram valores mais altos de homocisteína plasmática total.

Kornerup et al.[140] verificaram aumento na concentração plasmática de homocisteína 2 e 6 meses (12,9 mcmol/L e 13,4 mcmol/L, respectivamente) após a GDYR e a gastrectomia vertical em comparação com os valores pré-cirúrgicos (11,5 mcmol/L), apesar da suplementação com 5 mcg de vitamina B12 e 400 mcg de ácido fólico. Além disso, relataram diminuição significativa na concentração sérica de vitamina B12 (294 pmol/L no pré-cirúrgico, 276 pmol/L 2 meses após a cirurgia, e 211 pmol/L 6 meses após a cirurgia) e na concentração de holo-TC (56 pmol/L antes da cirurgia, 54 pmol/L 2 meses após, e 30 pmol/L 6 meses após). Também foi observado aumento significativo na concentração de MMA (0,18 mcmol/L antes da cirurgia, 0,19 mcmol/L 2 meses depois e 0,74 mcmol/L 6 meses depois).

É importante ressaltar que as dosagens de MMA e holo-TC são marcadores precoces da deficiência em vitamina B12, principalmente no caso de pacientes com hiper-homocisteinemia e concentrações séricas normais da vitamina. Os autores consideram também que a hiper-homocisteinemia pós-cirurgia pode ser relacionada à redução da concentração de betaína e às alterações no funcionamento dos rins. Fatores genéticos importantes, como os polimorfismos no gene que codifica a enzima metilenotetraidrofolato redutase (MTHFR),

também são importantes, uma vez que interferem consideravelmente no ciclo metionina-homocisteína.[140]

⬛ VITAMINAS A, E, K

As deficiências em vitaminas lipossolúveis podem ser bastante comuns após a cirurgia bariátrica, principalmente naquelas técnicas que utilizam maior componente disabsortivo, como as DBP.[144] Isso ocorre por causa da menor exposição dos alimentos às secreções bileopancreáticas necessárias à digestão dos lipídios. Nessas cirurgias, a absorção das vitaminas lipossolúveis é limitada ao canal comum, sendo a superfície de absorção e a quantidade de secreções bileopancreáticas bastante reduzidas. Teoricamente, quanto maior o comprimento do canal comum, menores serão as deficiências nessas vitaminas.[50,58,75]

A prevalência de deficiência em vitamina A após a cirurgia bariátrica parece ser expressiva; porém, as consequências clínicas são menos evidentes. No estudo de Slater et al.,[104] a incidência de concentrações séricas reduzidas de vitamina A em pacientes submetidos à DBP foi de 52% após 1 ano, e aumentou para 69% após 4 anos. Dolan et al.[68] encontraram aproximadamente 60% de deficiência em vitamina A em pacientes submetidos à DBP e à DBP-DS após 30 meses. Já Vázquez et al.[112] relataram que, dos 40 pacientes submetidos à DBP, após 1 ano, 39 (97,5%) apresentaram deficiência em vitamina A, e houve correlação com o grau de esteatorreia. Nesses estudos, nenhum paciente apresentou sintomas da deficiência, o que é um fator muito importante, pois as consequências oftalmológicas da deficiência em vitamina A podem ser irreversíveis.

Na metanálise realizada com estudos de indivíduos latino-americanos, já previamente mencionada, foi observada prevalência de 90,6% de deficiência em vitamina A no pós-operatório.[112] Outra metanálise teve como objetivo acompanhar as concentrações plasmáticas de micronutrientes em pacientes submetidos à cirurgia bariátrica que receberam suplementação pós-operatória de acordo com diretrizes vigentes[124,145-147] para possível criação de um cronograma de monitoramento. No total foram incluídos 82 estudos, dos quais 13 avaliaram concentrações de vitamina A e apenas 4 relataram alterações das concentrações após a suplementação de acordo com as diretrizes, sendo três deles por GDYR e um por gastrectomia vertical.[148]

Em pesquisa brasileira, verificou-se prevalência de concentrações séricas reduzidas de retinol em 14% e de betacaroteno em 37,5% dos pacientes no período pré-operatório de GDYR. No pós-operatório, mesmo com a utilização de suplemento contendo 5.000 UI de acetato de retinol, os percentuais de inadequação nas concentrações de retinol e de betacaroteno aumentaram, respectivamente, para 50,8 e 67,8 após 30 dias e para 52,9 e 67% após 180 dias. Os resultados foram atribuídos à redução na ingestão de alimentos-fonte de vitamina A e de lipídios, bem como à má-absorção. Porém, mais importante é a constatação de que o protocolo de suplementação utilizado não apresentou os resultados esperados, mesmo fornecendo o dobro da recomendação de ingestão diária de vitamina A.[149]

Johnson et al.[126] avaliaram 468 pacientes após a cirurgia bariátrica (358 submetidos à gastrectomia vertical e 110 à GDYR) e compararam as concentrações plasmáticas de vitamina A com aquelas obtidas no período pré-operatório. Verificaram que a vitamina A manteve um padrão entre os pacientes, com aumento no percentual de deficiência ao longo do primeiro ano pós-GDYR em comparação ao período pré-operatório (concentração plasmática média de 0,52 mg/L no pré e de 0,44 mg/L em menos de 1 ano do pós-operatório). Em contrapartida, as concentrações se reestabeleceram após o primeiro ano da cirurgia (0,50 mg/L). Nos pacientes

submetidos à gastrectomia vertical os valores foram semelhantes aos daqueles que realizaram a GDYR (0,56 mg/L no pré-operatório; 0,49 mg/L em menos de 1 ano do pós-operatório; e 0,52 mg/L após 1 ano da cirurgia).

Huerta et al.[150] verificaram deficiência grave em vitamina A em uma gestante que havia sido submetida à DBP. No segundo trimestre da gestação, ela apresentou fadiga, vertigem persistente e cegueira noturna. Este último sintoma piorou no terceiro trimestre e as concentrações de vitamina A foram indetectáveis. Apesar disso, a paciente não utilizou a suplementação recomendada e o recém-nascido também apresentou concentrações plasmáticas de vitamina A abaixo do normal.

Portanto, considerando o número cada vez maior de mulheres em idade reprodutiva que se submetem à cirurgia bariátrica, é importante que os fatores de risco a que estão expostas sejam estabelecidos. Considerando que a vitamina A pode ser teratogênica em altas doses, é absolutamente necessário que mulheres que engravidam após a cirurgia, principalmente após as DBP, tenham acompanhamento rígido para avaliar as deficiências nutricionais e a suplementação adequada. É oportuno também destacar que o zinco é um elemento essencial à mobilização e ao transporte da vitamina A, pois participa na síntese da proteína ligadora de retinol. Assim, o estado nutricional do indivíduo em relação à vitamina A e ao zinco deve ser avaliado em conjunto.[151]

Deficiências em vitaminas E e K, por serem lipossolúveis e dependerem da presença de sais biliares para serem absorvidas, podem ocorrer principalmente após as DBP. Poucos estudos avaliaram o estado nutricional dos indivíduos com relação a essas duas vitaminas. Entretanto, com base nos relatos existentes, percebe-se que a prevalência de deficiência em vitamina E é baixa, em torno de 5%, mesmo após vários anos. Ainda assim, a ingestão criteriosa de suplementos não deve ser descartada.[75]

Revisão sistemática com o objetivo de avaliar as concentrações plasmáticas de vitamina E em pacientes submetidos a diferentes tipos de cirurgia bariátrica evidenciou que pacientes submetidos a procedimentos de má-absorção apresentam maior risco de desenvolver deficiência em vitamina E, embora as manifestações clínicas dessa deficiência após qualquer um dos tipos de cirurgia sejam raramente documentadas.[144]

Já em relação à vitamina K, a prevalência de deficiência é muito maior, podendo ultrapassar os 60%, sendo mais comumente relatada em pacientes pós-DBP. Isso se deve ao encurtamento do canal comum, que prejudica a absorção de gordura, pode causar esteatorreia e modificar a microbiota intestinal. Estudos revelam que 50 a 70% dos pacientes apresentam essa deficiência dentro de 2 a 4 anos após a DBP.[73,75] Porém, os dados sobre o *status* de vitamina K entre os pacientes submetidos à cirurgia bariátrica, em geral, ainda são escassos, o que torna fracas as evidências que apoiam a suplementação dessa vitamina. Vale salientar também que a redução do consumo de alimentos-fonte de vitamina K em razão dos procedimentos cirúrgicos pode agravar ainda mais o quadro de deficiência.[152]

Pacientes que necessitem ingerir anticoagulantes devem ser monitorados cuidadosamente em relação ao estado nutricional em relação à vitamina K.[153] Vale ressaltar que a vitamina K é um cofator na reação enzimática que converte glutamil em resíduos de gamacarboxiglutamil, em proteínas dependentes dessa vitamina. A deficiência em vitamina K resulta em subcarboxilação dessas proteínas, o que pode ser um fator de risco para osteoporose e para calcificação arterial. Portanto, a vitamina K vem sendo implicada como um fator potencialmente importante no metabolismo ósseo e no risco de fraturas.[154] Estudos epidemiológicos e de intervenção em humanos demonstram claramente que a vitamina K atua na melhora da saúde óssea, podendo aumentar a DMO e reduzir os níveis de fraturas.[155,156]

CONSIDERAÇÕES FINAIS

Os resultados positivos da cirurgia bariátrica, tanto na redução e manutenção do peso em longo prazo como na melhora da qualidade de vida dos pacientes, são bem estabelecidos. Considera-se também que os efeitos positivos superam os possíveis riscos em curto e longo prazos. Atualmente se considera que os efeitos benéficos da cirurgia bariátrica não são explicados apenas pela restrição alimentar e má-absorção induzidas pela cirurgia.

Evidências sugerem que a cirurgia bariátrica induz alterações no microbioma intestinal que podem fornecer explicação alternativa para os efeitos benéficos desse procedimento.[157,158] Mudanças na microbiota intestinal tem sido associadas à redução da resistência à insulina e à melhora da resposta inflamatória de baixo grau, comumente observadas em indivíduos com obesidade grave e com diabetes *mellitus* tipo 2.[159,160] Nesse sentido, aspectos relacionados à microbiota intestinal e à cirurgia bariátrica têm recebido destaque nos últimos anos.

Apesar desses resultados positivos, o estabelecimento de deficiências nutricionais é indubitável, considerando todas as alterações fisiológicas impostas pela cirurgia. Porém, é de fundamental importância que a equipe multidisciplinar e principalmente o paciente estejam conscientes desses riscos e dispostos a manter um acompanhamento rígido por toda a vida.

Obviamente, os objetivos maiores são a perda de peso e o aumento da expectativa de vida como resultado da redução das comorbidades associadas. Entretanto, um paciente que se submete à cirurgia deve ser instruído com relação à importância da dieta no pós-operatório, inclusive sobre a função que os micronutrientes exercem no organismo. A suplementação de vitaminas e de minerais é obrigatória e de extrema importância, e o paciente deve entender as razões pelas quais ele precisa aderir rigorosamente a essa medida. Consideradas as diferentes técnicas cirúrgicas e as necessidades específicas de cada paciente, deve-se adotar um protocolo rígido de avaliações bioquímicas de rotina. Outro aspecto importante é a avaliação criteriosa da suplementação que será recomendada, considerando todas as interações entre nutrientes; a melhor forma de administração de cada suplemento; e a quantidade oferecida do nutriente, para que não se atinjam concentrações tóxicas.

É importante observar que muitos pacientes podem não apresentar sintomas clínicos de deficiências nutricionais, o que pode gerar má interpretação. Mesmo se o paciente não apresentar sinais de deficiências, estas devem ser avaliadas periodicamente, visto que algumas delas, depois de instaladas, provocam danos irreversíveis.

Informações sobre os melhores métodos de avaliação do estado nutricional, as fontes alimentares mais biodisponíveis, as recomendações de ingestão e níveis tóxicos e as interações entre os nutrientes podem ser obtidas com a leitura detalhada de cada capítulo deste livro referente a vitaminas e minerais.

▣ REFERÊNCIAS BIBLIOGRÁFICAS

1. Leandro CG, da Fonseca EVDS, de Lima CR, Tchamo ME, Ferreira-E-Silva WT. Barriers and enablers that influence overweight/obesity/obesogenic behavior in adolescents from lower-middle income countries: a systematic review. Food Nutr Bull. 2019;4:379572119853926.

2. Halpern B, Mancini MC, de Melo ME, Lamounier RN, Moreira RO, Carra MK, et al. Proposal of an obesity classification based on weight history: an official document by the Brazilian Society of Endocrinology and Metabolism (SBEM) and the Brazilian Society for the Study of Obesity and Metabolic Syndrome (Abeso). Arch Endocrinol Metab. 2022;66(2):139-51.

3. Nigro E, Scudiero O, Monaco ML, Palmieri A, Mazzarella G, Costagliola C, et al. New insight into adiponectin role in obesity and obesity-related diseases. Biomed Res Int. 2014;2014:658913.

4. Dixon JB. The effect of obesity on health outcomes. Mol Cell Endocrinol. 2010;316:104-8.

5. Kopelman PG. Obesity as a medical problem. Nature. 2000;404:635-43.

6. de Roo M, Hartman C, Veenstra R, Nolte IM, Meier K, Vrijen C, Kretschmer T. Gene-environment interplay in the development of overweight. J Adolesc Health. 2023;73(3):574-81.

7. Herle M, Smith AD, Kininmonth A, Llewellyn C. The role of eating behaviours in genetic susceptibility to obesity. Curr Obes Rep. 2020;9(4):512-21.

8. Flegal KM, Carroll MD, Kit BK, Ogden CL. Prevalence of obesity and trends in the distribution of body mass index among US adults. JAMA. 2012;1;307(5):491-7.

9. World Health Organization (WHO). Global Status Report on noncommunicable diseases 2010. WHO Geneva: World Health Organization; 2014. p.1-280.

10. Mensah GA, Mokdad AH, Ford E, Narayan KM, Giles WH, Vinicor F, et al. Obesity, metabolic syndrome, and type 2 diabetes: emerging epidemics and their cardiovascular implications. Cardiol Clin. 2004;22(4):485-504.

11. World Health Organization (WHO). A report about health. Geneva: World Health Organization; 2018.

12. NCD Risk Factor Collaboration (NCD-RisC). Worldwide trends in body-mass index, underweight, overweight, and obesity from 1975 to 2016: a pooled analysis of 2416 population-based measurement studies in 128·9 million children, adolescents, and adults. Lancet. 2017;390(10113):2627-42.

13. World Health Organization (WHO). Draft recommendations for the prevention and management of obesity over the life course, including potential targets. 2021. Disponível em: https://cdn.who.int/media/docs/default-source/obesity/who-discussion-paper-on-obesity---final190821.pdf?sfvrsn=4cd6710a_1&download=true. Acesso em: 26 fev. 2024.

14. FAO, OPS, WFP, Unicef – Organización de las Naciones Unidas para la Alimentación y la Agricultura, Organización Panamericana de la Salud, Programa Mundial de Alimentos, Fondo de las Naciones Unidas para la Infancia (Unicef). 2018. Panorama de la seguridad alimentaria y nutricional en América Latina y el Caribe 2018. Santiago.

15. Brasil. Ministério da Saúde. Secretaria de Vigilância em Saúde. Departamento de Análise em Saúde e Vigilância de Doenças Não Transmissíveis. Brasília: Ministério da Saúde; 2023.

16. Agaba EA. Comparing weight loss outcomes by laparoscopic Roux-en-Y gastric bypass and sleeve gastrectomy; a systematic review and meta-analysis – commentary. Int J Surg. 2019.

17. Angrisani L, Santonicola A, Iovino P, Vitiello A, Zundel N, Buchwald H5, et al. Bariatric surgery and endoluminal procedures: IFSO Worldwide Survey 2014. Obes Surg. 2017;27(9):2279-89.

18. Courcoulas AP, Belle SH, Neiberg RH, Pierson SK, Eagleton JK, Kalarchian MA, et al. Three-year outcomes of bariatric surgery vs lifestyle intervention for type 2 diabetes mellitus treatment: a randomized clinical trial. JAMA Surg. 2015t;150(10):931-40.

19. Pontiroli AE, Ceriani V, Tagliabue E, Zakaria AS, Veronelli A, Folli F, et al. Bariatric surgery, compared to medical treatment, reduces morbidity at all ages but does not reduce mortality in patients aged < 43 years, especially if diabetes mellitus is present: a post hoc analysis of two retrospective cohort studies. Acta Diabetol. 2020;57(3):323-33.

20. Schauer PR, Bhatt DL, Kirwan JP, Wolski K, Brethauer SA, Navaneethan SD, et al. Bariatric surgery versus intensive medical therapy for diabetes-3-year outcomes. N Engl J Med. 2014;370(21):2002-13.

21. Stocker DJ. Management of the bariatric surgery patient. Endocrinol Metab Clin. North Am, Philadelphia. 2003;32:437-57.

22. Andromalos L, Crowley N, Brown J, Craggs-Dino L, Handu D, Isom K, et al. Nutrition care in bariatric surgery: an academy evidence analysis center systematic review. J Acad Nutr Diet. 2019;119(4):678-86.

23. Khosravi-Largani M, Nojomi M, Aghili R, Otaghvar HA, Tanha K, Seyedi SHS, et al. Evaluation of all types of metabolic bariatric surgery and its consequences: a systematic review and meta-analysis. Obes Surg. 2019;29(2):651-90.

24. Wolfe BM, Kvach E, Eckel RH. Treatment of obesity: weight loss and bariatric surgery. Circ Res. 2016;118(11):1844-55.

25. Kloock S, Ziegler CG, Dischinger U. Obesity and its comorbidities, current treatment options and future perspectives: challenging bariatric surgery? Pharmacol Ther. 2023;251:108549.

26. Pareja JC, Pilla VF. Mecanismos de funcionamento da restrição gástrica, da derivação gastrojejunal e das derivações intestinais e biliopancreáticas. In: Garrido Jr AB, et al. (eds.). Cirurgia da obesidade. São Paulo: Atheneu; 2003.

27. Conselho Federal de Medicina (CFM). Resolução CFM 2.131/2015. Brasília: DF, 2016. p.1-10.

28. Cabral MD. Tratamento clínico na obesidade mórbida. In: Garrido Jr AB, et al. (eds.). Cirurgia da obesidade. São Paulo: Atheneu; 2003.

29. Kloock S, Ziegler CG, Dischinger U. Obesity and its comorbidities, current treatment options and future perspectives: challenging bariatric surgery? Pharmacol Ther. 2023;251:108549.

30. Buchwald H. The evolution of metabolic/bariatric surgery. Obes Surg. 2014;24(8):1126-35.

31. Gumbs AA, Gagner M, Dakin G, Pomp A. Sleeve gastrectomy for morbid obesity. Obes Surg. 2007;17(7):962-9.

32. Associação Brasileira para o Estudo da Obesidade e da Síndrome Metabólica (Abeso). 4.ed. São Paulo; 2016. p.1-188.

33. Carbajo M, García-Caballero M, Toledano M, Osorio D, García-Lanza C, Carmona JA. One-anastomosis gastric bypass by laparoscopy: results of the first 209 patients. Obes Surg. 2005;15(3):398-404.

34. Salgaonkar H, Sharples A, Marimuthu K, Rao V, Balaji N. One anastomosis gastric bypass (OAGB). In: Lomanto D, Chen WTL, Fuentes MB (eds.). Mastering endo-laparoscopic and thoracoscopic surgery. Springer, Singapore; 2023.

35. De Luca M, Tie T, Ooi G, Higa K, Himpens J, Carbajo MA, et al. Mini gastric bypass-one anastomosis gastric bypass (MGB-OAGB)-IFSO position statement. Obes Surg. 2018 May;28(5):1188-206.

36. Leite MAM, Rodrigues MP. Procedimentos cirúrgicos: introdução histórica. In: Garrido AB et al. (eds.). Cirurgia da obesidade. São Paulo: Atheneu; 2003.

37. Todurov IM, Bilianskyĭ LS, Perekhrestenko OV, Kosiukhno SV, Kucheruk VV, Kalashnikov OO. Biliopancreatic shunting with duodenal switch in patients suffering morbid obesity: first clinical experience. Klin Khir. 2012;(9):5-8.

38. Conselho Federal de Medicina (CFM). Resolução CFM 1.942/2010, Brasília, DF. 2010:1-72. Altera a Resolução CFM n. 1.766, de 13 de maio de 2005, publicada no Diário Oficial da União em 11 de julho de 2005, Seção I, p.114, que estabelece normas seguras para o tratamento cirúrgico da obesidade mórbida, definindo indicações, procedimentos e equipe.

39. Eisenberg D, Shikora SA, Aarts E, Aminian A, Angrisani L, Cohen RV, et al. 2022 American Society of Metabolic and Bariatric Surgery (ASMBS) and International Federation for the Surgery of Obesity and Metabolic Disorders (IFSO) Indications for Metabolic and Bariatric Surgery. Obes Surg. 2023;33(1):3-14.

40. Kim J, Eisenberg D, Azagury D, Rogers A, Campos GM. American Society for Metabolic and Bariatric Surgery position statement on long-term survival benefit after metabolic and bariatric surgery. Surg Obes Relat Dis. 2016;12(3):453-9.

41. Brasil. Ministério da Saúde/Secretaria de Atenção à Saúde/Departamento de Regulação, Avaliação e Controle / Coordenação Geral de Sistemas de Informação. SIH – Sistema de Informação Hospitalar do SUS: Manual Técnico Operacional do Sistema. 2018. p.1-103.

42. Sociedade Brasileira de Cirurgia Bariátrica e Metabólica (SBCBM). Procedimentos cirúrgicos para a redução de peso no Brasil em 2022. Disponível em https://www.sbcbm.org.br/brasil-registra-aumento-no-numero-de-cirurgias-bariatricas-por-planos-de-saude-brasil-e-queda-pelo-sus/. Acesso em: 24 fev.2024.

43. Silva IACE, Favoretto CK, Russo LX. Factors associated with bariatric surgery rates in federative units in Brazil. Rev Saude Publica. 2023 Jan 6;56:117.

44. Coates PS, Fernstrom JD, Fernstrom MH, Schauer PR, Greenspan SL. Gastric bypass surgery for morbid obesity leads to an increase in bone turnover and a decrease in bone mass. J Clin Endocrinol Metab. 2004;89(3):1061-5.

45. Kheniser KG, Kashyap SR, Schauer PR, Lam ETC, Kullman ES. Prevalence of anemia in subjects rando-

mized into roux-en-y gastric bypass or sleeve gastrectomy. Obes Surg. 2017;(5):1381-6.

46. Kumar P, Hamza N, Madhok B, De Alwis N, Sharma M, Miras AD, et al. Copper deficiency after gastric bypass for morbid obesity: a systematic review. Obes Surg. 2016;26(6):1335-42.

47. Lupoli R, Lembo E, Saldalamacchia G, Avola CK, Angrisani L, Capaldo B. Bariatric surgery and long-term nutritional issues. World J Diabetes. 2017;8(11):464-74.

48. Luyckx FH, Scheen AJ, Desaive C, Dewe W, Gielen JE, Lefebvre PJ. Effects of gastroplasty on body weight and related biological abnormalities in morbid obesity. Diabetes Metab. 1998;24(4):355-61.

49. Bloomberg RD, Fleishman A, Nalle JE, Herron DM, Kini S. Nutritional deficiencies following bariatric surgery: what have we learned? Obes Surg. 2005;15(2):14554.

50. Moize V, Geliebter A, Gluck ME, Yahav E, Lorence M, Colarusso T, et al. Obese patients have inadequate protein intake related to protein intolerance up to 1 year following Roux-en-Y gastric bypass. Obes Surg. 2003;13(1):23-8.

51. Mirica RM, Lonescu M, Mirica A, Ginghina O, Losifescu R, Rosca A, et al. Quality of life assessment after bariatric surgery: a single-center experience. 2018;80(5):435-41.

52. Padwal R, Brocks D, Sharma AM. A systematic review of drug absorption following bariatric surgery and its theoretical implications. Obes Rev. 2010;11:41-50.

53. Zerrweck C, Zurita L, Álvarez G, Maydón HG, Sepúlveda EM, Campos F, et al. Taste and olfactory changes following laparoscopic gastric bypass and sleeve gastrectomy. Obes Surg. 2016;26(6):1296-302.

54. Bandlamudi N, Holt G, Graham Y, O'Kane M, Singhal R, Parmar C, et al. Malnutrition following one-anastomosis gastric bypass: a systematic review. Obes Surg. 2023;33(12):4137-46.

55. Knight T, D'Sylva L, Moore B, Barish CF. Burden of iron deficiency anemia in a bariatric surgery population in the United States. J Manag Care Spec Pharm. 2015;21:946-54.

56. Seeras K, Lopez PP. Roux-en-Y gastric bypass chronic complications. Treasure Island (FL): StatPearls Publishing; 2019.

57. Bjørklund G, Peana M, Pivina L, Dosa A, Aaseth J, Semenova Y, et al. Iron deficiency in obesity and after bariatric surgery. Biomolecules. 2021;11(5):613.

58. Zolfaghari F, Khorshidi Y, Moslehi N, Golzarand M, Asghari G. Nutrient deficiency after bariatric surgery in adolescents: a systematic review and meta-analysis. Obes Surg. 2024;34(1):206-17.

59. Camaschella. Iron-deficiency anemia. N Engl J Med. 2015;372(19):1832-43.

60. Steenackers N, Van der Schueren B, Mertens A, Lannoo M, Grauwet T, Augustijns P, et al. Iron deficiency after bariatric surgery: what is the real problem? Proc Nutr Soc. 2018;77(4):445-55.

61. Kalfarentzos F, Kechagias I, Soulikia K, Loukidi A, Mead N. Weight loss following vertical banded gastroplasty: intermediate results of a prospective study. Obes Surg. 2001;11(3):265-70.

62. Cooper PL, Brearley LK, Jamieson AC, Ball MJ. Nutritional consequences of modified vertical gastroplasty in obese subjects. Int J Obes Relat Metab Disord. 1999;23(4):382-8.

63. Skroubis G, Sakellaropoulos G, Pouggouras K, Mead N, Nikiforidis G, Kalfarentzos F. Comparison of nutritional deficiencies after Roux-en-Y gastric bypass and after biliopancreatic diversion with Roux-en-Y gastric bypass. Obes Surg. 2002;12(4):551-8.

64. Brolin RE, Gorman JH, Gorman RC, Petschenik AJ, Bradley LJ, Kenler HA, et al. Are vitamin B12 and folate deficiency clinically important after roux-en-Y gastric bypass? J Gastrointest Surg. 1998;2(5):436-42.

65. Silvestre V, Ruano M, Domínguez Y, Castro R, García-Lescun MC, Rodríguez A, et al. Morbid obesity and gastric bypass surgery: biochemical profile. Obes Surg. 2004;14(9):1227-32.

66. Gesquiere I, Lannoo M, Augustijns P, Matthys C, Van der Schueren B, Foulon V. Iron deficiency after Roux-en-Y gastric bypass: insufficient iron absorption from oral iron supplements. Obes Surg. 2014;24(1):56-61.

67. Karefylakis C, Näslund I, Edholm D, Sundbom M, Karlsson FA, Rask E. Prevalence of anemia and related deficiencies 10 years after gastric bypass: a retrospective study. Obes Surg. 2015;25(6):1019-23.

68. Dolan K, Hatzifotis M, Newbury L, Lowe N, Fielding G. A clinical and nutritional comparison of biliopancreatic diversion with and without duodenal switch. Ann Surg. 2004;240(1):51-6.

69. Marceau P, Hould FS, Simard S, Lebel S, Bourque RA, Potvin M, et al. Biliopancreatic diversion with duodenal switch. World J Surg. 1998;22(9):947-54.

70. Rabkin RA, Rabkin JM, Metcalf B, Lazo M, Rossi M, Lehman-Becker LB. Nutritional markers following duodenal switch for morbid obesity. Obes Surg. 2004;14(1):84-90.

71. Xia C, Xiao T, Hu S, Luo H, Lu Q, Fu H, et al. Long-term outcomes of iron deficiency before and after bariatric surgery: a systematic review and meta-analysis. Obes Surg. 2023;33(3):897-910.

72. Cao L, Liang S, Yu X, Guan B, Yang Q, Ming WK, et al. Change in mineral status after bariatric surgery: a meta-analysis. Obes Surg. 2023;33(12):3907-31.

73. Mechanick JI, Youdim A, Jones DB, Timothy Garvey W, Hurley DL, Molly McMahon M, et al. Clinical practice guidelines for the perioperative nutritional, metabolic, and nonsurgical support of the bariatric surgery patient – 2013 update: cosponsored by American Association of Clinical Endocrinologists, the Obesity Society, and American Society for Metabolic & Bariatric Surgery. Surg Obes Relat Dis. 2013;9(2):159-91.

74. Pratt JSA, Browne A, Browne NT, Bruzoni M, Cohen M, Desai A, et al. ASMBS pediatric metabolic and

bariatric surgery guidelines, 2018. Surg Obes Relat Dis. 2018;14(7):882-901.

75. Patel JJ, Mundi MS, Hurt RT, Wolfe B, Martindale RG. Micronutrient deficiencies after bariatric surgery: an emphasis on vitamins and trace minerals. Nutr Clin Pract. 2017;32(4):471-80.

76. Ukleja A, Stone RL. Medical and gastroenterologic management of the post-bariatric surgery patient. J Clin Gastroenterol. 2004;38(4):312-21.

77. Cornejo-Pareja I, Clemente-Postigo M, Tinahones FJ. Metabolic and endocrine consequences of bariatric surgery. Front Endocrinol (Lausanne). 2019;10:626.

78. Paccou J, Tsourdi E, Meier C, Palermo A, Pepe J, Body JJ, Zillikens MC. Bariatric surgery and skeletal health: a narrative review and position statement for management by the European Calcified Tissue Society (ECTS). Bone. 2022;154:116236.

79. Kim J, Brethauer S, ASMBS Clinical Issues Committee American Society for Metabolic and Bariatric Surgery Clinical Issues Committee Position Statement. Metabolic bone changes after bariatric surgery. Surg Obes Relat Dis Off J Am Soc Bariatr Surg. 2015;11:406-11.

80. Ben-Porat T, Elazary R, Sherf-Dagan S, Goldenshluger A, Brodie R, Mintz Y, et al. Bone health following bariatric surgery: implications for management strategies to attenuate bone loss. Adv Nutr Bethesda Md. 2018;9:114-27.

81. Stein EM, Silverberg SJ. Bone loss after bariatric surgery: causes, consequences, and management. Lancet Diabetes Endocrinol. 2014;2:165-74.

82. Corbeels K, Verlinden L, Lannoo M, Simoens C, Matthys C, Verstuyf A, et al. Thin bones: vitamin D and calcium handling after bariatric surgery. Bone Rep. 2018;8:57-63.

83. Amini M, Sepehrimanesh M, Vafa L, Poorbaghi SL. The first report about the laparoscopic sleeve gastrectomy-induced lactose intolerance. Obes Surg. 2019;29(3):1081-2.

84. Harper C, Pattinson AL, Fernando HA, Zibellini J, Seimon RV, Sainsbury A. Effects of obesity treatments on bone mineral density, bone turnover and fracture risk in adults with overweight or obesity. Horm Mol Biol Clin Investig. 2016;28:133-49.

85. Moukayed M, Grant WB. Linking the metabolic syndrome and obesity with vitamin D status: risks and opportunities for improving cardiometabolic health and well-being. Diabetes Metab Syndr Obes. 2019;12:1437-47.

86. Shanbhogue VV, Støving RK, Frederiksen KH, Hanson S, Brixen K, Gram J, et al. Bone structural changes after gastric bypass surgery evaluated by HR-pQCT: a two-year longitudinal study. Eur J Endocrinol. 2017;176:685-93.

87. Raoof M, Näslund I, Rask E, Szabo E. Effect of gastric bypass on bone mineral density, parathyroid hormone and vitamin D: 5 years follow-up. Obes Surg. 2016;26:1141-5. 141.

88. Schafer AL, Kazakia GJ, Vittinghoff E, Stewart L, Rogers SJ, Kim TY, et al. Effects of gastric bypass surgery on bone mass and microarchitecture occur early and particularly impact postmenopausal women. J Bone Miner Res Off J Am Soc Bone Miner Res. 2018;33:975-86.

89. Casagrande DS, Repetto G, Mottin CC, Shah J, Pietrobon R, Worni M, et al. Changes in bone mineral density in women following 1-year gastric bypass surgery. Obes Surg. 2012;22:1287-92.

90. Rousseau C, Jean S, Gamache P, Lebel S, Mac-Way F, Biertho L, et al. Change in fracture risk and fracture pattern after bariatric surgery: nested case-control study. BMJ. 2016;354:i3794.

91. Vilarrasa N, de Gordejuela AGR, Gómez-Vaquero C, Pujol J, Elio I, San José P, et al. Effect of bariatric surgery on bone mineral density: comparison of gastric bypass and sleeve gastrectomy. Obes Surg. 2013;23:2086-91.

92. Bredella MA, Greenblatt LB, Eajazi A, Torriani M, Yu EW. Effects of Roux-en-Y gastric bypass and sleeve gastrectomy on bone mineral density and marrow adipose tissue. Bone. 2017;95:85-90.

93. Lalmohamed A, de Vries F, Bazelier MT, Cooper A, van Staa T-P, Cooper C, et al. Risk of fracture after bariatric surgery in the United Kingdom: population based, retrospective cohort study. BMJ. 2012;345:e5085.

94. Nakamura KM, Haglind EGC, Clowes JA, Achenbach SJ, Atkinson EJ, Melton LJ, et al. Fracture risk following bariatric surgery: a population-based study. Osteoporos Int. 2014;25:151-8.

95. Axelsson KF, Werling M, Eliasson B, Szabo E, Näslund I, Wedel H, et al. Fracture risk after gastric bypass surgery: a retrospective cohort study. J Bone Miner Res. 2018;33:2122-31.

96. Smelt HJM, Pouwels S, Smulders JF. The influence of different cholecalciferol supplementation regimes on 25(OH) cholecalciferol, calcium and parathyroid hormone after bariatric surgery. Medicina (Kaunas). 2019;55(6):E252.

97. Lu C-W, Chang Y-K, Chang H-H, Kuo C-S, Huang C-T, Hsu C-C, et al. Fracture risk after bariatric surgery: a 12-year nationwide cohort study. Medicine. 2015;94:e2087.

98. Zhang Q, Chen Y, Li J, Chen D, Cheng Z, Xu S, et al. A meta-analysis of the effects of bariatric surgery on fracture risk. Obes Rev. 2018;19:728-36.

99. Scibora LM, Ikramuddin S, Buchwald H, Petit MA. Examining the link between bariatric surgery, bone loss, and osteoporosis: a review of bone density studies. Obes Surg. 2012;22:654-67.

100. Shah M, Sharma A, Wermers RA, Kennel KA, Kellogg TA, Mundi MS. Hypocalcemia after bariatric surgery: prevalence and associated risk factors. Obes Surg. 2017;27:2905-11.

101. Chapin BL, LeMar HJ Jr, Knodel DH, Carter PL. Secondary hyperparathyroidism following biliopancreatic diversion. Arch Surg. 1996;131(10):1048-52.

102. Ott MT, Fanti P, Malluche HH, Ryo UY, Whaley FS, Strodel WE, et al. Biochemical evidence of metabolic bone disease in women following roux-Y gastric bypass for morbid obesity. Obes Surg. 1992;2(4):341-8.

103. Alexandrou A, Armeni E, Kaparos G, Rizos D, Tsoka E, Deligeoroglou E, et al. Bsm1 vitamin D receptor polymorphism and calcium homeostasis following bariatric surgery. J Invest Surg. 2015;28(1):8-17.

104. Slater GH, Ren CJ, Siegel N, Williams T, Barr D, Wolfe B, et al. Serum fat-soluble vitamin deficiency and abnormal calcium metabolism after malabsorptive bariatric surgery. J Gastrointest Surg. 2004;8(1):48-55.

105. Damms-Machado A, Friedrich A, Kramer KM, Stingel K, Meile T, Küper MA, et al. Pre- and postoperative nutritional deficiencies in obese patients undergoing laparoscopic sleeve gastrectomy. Obes Surg. 2012;22(6):8819.

106. Hamoui N, Kim K, Anthone G, Crookes PF. The significance of elevated levels of parathyroid hormone in patients with morbid obesity before and after bariatric surgery. Arch Surg. 2003;138(8):891-7.

107. Gudzune KA, Huizinga MM, Chang HY, Asamoah V, Gadgil M, Clark JM. Screening and diagnosis of micronutrient deficiencies before and after bariatric surgery. Obes Surg. 2013;23(10):1581-9.

108. Parrott J, Frank L, Rabena R, Craggs-Dino L, Isom KA, Greiman L. American Society for Metabolic and Bariatric Surgery Integrated Health Nutritional Guidelines for the Surgical Weight Loss Patient 2016 Update: Micronutrients. Surg Obes Relat Dis. 2017;13(5):727-41.

109. Di Martino G, Matera MG, De Martino B, Vacca C, Di Martino S, Rossi F. Relationship between zinc and obesity. J Med. Westbury. 1993;24(2/3):177-83.

110. Cominetti C, Garrido AB Jr, Cozzolino SM. Zinc nutritional status of morbidly obese patients before and after Roux-en-Y gastric bypass: a preliminary report. Obes Surg. 2006;16(4):448-53.

111. Pires LV, Martins LM, Geloneze B, Tambascia MA, Hadad do Monte SJ, do Nascimento Nogueira N, et al. The effect of Roux-en-Y gastric bypass on zinc nutritional status. Obes Surg. 2007;17(5):617-21.

112. Vázquez C, Morejón E, Muñoz C, López Y, Balsa J, Koning MA, et al. Repercusión nutricional de la cirugía bariátrica según técnica de Scopinaro: análisis de 40 casos. Nutr. Hosp. 2003;18(4):189-93.

113. Ruiz M, Carrasco F, Rojas P, Codoceo J, Inostroza J, Basfi-fer K, et al. Zinc absorption and zinc status are reduced after Roux-en-Y gastric bypass: a randomized study using 2 supplements. Am J Clin Nutr. 2011;94(4):1004-11.

114. González-Sánchez DL, Murillo-Prado BR, Zaragoza-Calderón CM, Armenta-Rojas E, Cornejo-Bravo JM, Andrade-Soto VJ, et al. Micronutrient deficiency pre- and post-bariatric metabolic surgery in Latin America: a systematic review. Obes Surg. 2023;33(2):635-64.

115. Papamargaritis D, Aasheim ET, Sampson B, le Roux CW. Copper, selenium and zinc levels after bariatric surgery in patients recommended to take multivitamin-mineral supplementation. J Trace Elem Med Biol. 2015;31:167-72.

116. Shahmiri SS, Eghbali F, Ismaeil A, Gholizadeh B, Khalooeifard R, Valizadeh R, et al. Selenium deficiency after bariatric surgery, incidence and symptoms: a systematic review and meta-analysis. Obes Surg. 2022;32(5):1719-25.

117. Andoh A, Hirashima M, Maeda H, Hata K, Inatomi O, Tsujikawa T, et al. Serum selenoprotein-P levels in patients with inflammatory bowel disease. Nutrition. 2005;21(5):574-9.

118. Boldery R, Fielding G, Rafter T, Pascoe AL, Scalia GM. Nutritional deficiency of selenium secondary to weight loss (bariatric) surgery associated with life-threatening cardiomyopathy. Heart Lung Circ. 2007;16(2):123-6.

119. Alasfar F, Ben-Nakhi M, Khoursheed M, Kehinde EO, Alsaleh M. Selenium is significantly depleted among morbidly obese female patients seeking bariatric surgery. Obes Surg. 2011;21(11):1710-3.

120. Jans G, Matthys C, Bogaerts A, Lannoo M, Verhaeghe J, Van der Schueren B, et al. Maternal micronutrient deficiencies and related adverse neonatal outcomes after bariatric surgery: a systematic review. Adv Nutr. 2015;6(4):420-9.

121. Wang C, Guan B, Yang W, Yang J, Cao G, Lee S. Prevalence of electrolyte and nutritional deficiencies in Chinese bariatric surgery candidates. Surg Obes Relat Dis. 2016;12(3):629-34.

122. Bazuin I, Pouwels S, Houterman S, Nienhuijs SW, Smulders JF, Boer AK. Improved and more effective algorithms to screen for nutrient deficiencies after bariatric surgery. Eur J Clin Nutr. 2017;71(2):198-202.

123. Hierons SJ, Catchpole A, Abbas K, Wong W, Giles MS, Miller GV, et al. Total plasma magnesium, zinc, copper and selenium concentrations in obese patients before and after bariatric surgery. Biometals. 2023;36(2):241-53.

124. Mechanick JI, Apovian C, Brethauer S, Timothy Garvey W, Joffe AM, et al. Clinical practice guidelines for the perioperative nutrition, metabolic, and nonsurgical support of patients undergoing bariatric procedures – 2019 Update: cosponsored by American Association of Clinical Endocrinologists/American College of Endocrinology, The Obesity Society, American Society for Metabolic and Bariatric Surgery, Obesity Medicine Association, and American Society of Anesthesiologists. Obesity (Silver Spring). 2020;28(4):O1-O58.

125. Chang CG, Adams-Huet B, Provost DA. Acute post-gastric reduction surgery (APGARS) neuropathy. Obes Surg. 2004;14(2):182-9.

126. Johnson LM, Ikramuddin S, Leslie DB, Slusarek B, Killeen AA. Analysis of vitamin levels and deficiencies in bariatric surgery patients: a single-institutional analysis. Surg Obes Relat Dis. 2019;15(7):1146-52.

127. Kiselica AM, Rosen S, Benge JF. Functional neurological symptoms masquerading as Wernicke encephalopathy following bariatric surgery. Proc (Bayl Univ Med Cent). 2019;32(4):607-9.

128. Loh Y, Watson WD, Verma A, Chang ST, Stocker DJ, Labutta RJ. Acute Wernicke's encephalopathy following bariatric surgery: clinical course and MRI correlation. Obes Surg. 2004;14(1):129-32.

129. Hunt A, Harrington D, Robinson S. Vitamin B12 deficiency. BMJ. 2014;349:g5226.

130. Kapoor A, Baig M, Tunio SA, Memon AS, Karmani H. Neuropsychiatric and neurological problems among vitamin B12 deficient young vegetarians. Neurosciences (Riyadh). 2017;22(3):228-32.

131. Blume CA, Boni CC, Casagrande DS, Rizzolli J, Padoin AV, Mottin CC. Nutritional profile of patients before and after Roux-en-Y gastric bypass: 3-year follow-up. Obes Surg. 2012;22:1676-85.

132. Koffman BM, Greenfield LJ, Ali II, Pirzada NA. Neurologic complications after surgery for obesity. Muscle Nerve. 2006;33(2):166-76.

133. Rhode BM1, Tamin H, Gilfix BM, Sampalis JS, Nohr C, MacLean LD. Treatment of vitamin B12 deficiency after gastric surgery for severe obesity. Obes Surg. 1995;5(2):154-8.

134. Hannibal L, Lysne V, Bjorke-Monsen AL, Behringer S, Grünert SC, Spiekerkoetter U, et al. Biomarkers and algorithms for the diagnosis of vitamin B12 deficiency. Front Mol Biosci. 2016;3:27.

135. Von Drygalski A, Andris DA, Nuttleman PR, Jackson S, Klein J, Wallace JR. Anemia after bariatric surgery cannot be explained by iron deficiency alone: results of a large cohort study. Surg Obes Relat Dis. 2011;7:151-6.

136. Alexandrou A, Armeni E, Kouskouni E, Tsoka E, Diamantis T, Lambrinoudaki I. Cross-sectional long-term micronutrient deficiencies after sleeve gastrectomy versus Roux-en-Y gastric bypass: a pilot study. Surg Obes Relat Dis. 2014;10(2):262-8.

137. Faria SL, Faria OP, de Gouvêa HR, Amato AA. Supplementation adherence and outcomes among pregnant women after bariatric surgery. Obes Surg. 2019;29(1):178-82.

138. Bhatia P, Singh N. Homocysteine excess: delineating the possible mechanism of neurotoxicity and depression. Fundam Clin Pharmacol. 2015:522-8.

139. Farina N, Jernerén F, Turner C, Hart K, Tabet N. Homocysteine concentrations in the cognitive progression of Alzheimer's disease. Exp Gerontol. 2017:146-50.

140. Kornerup LS, Hvas CL, Abild CB, Richelsen B, Nexo E. Early changes in aminavitamin B12 uptake and biomarker status following Roux-en-Y gastric bypass and sleeve gastrectomy. Clin Nutr. 2019;38(2):906-11.

141. Saito M, Marumo K. The effects of homocysteine on the skeleton. Curr Osteoporos Rep. 2018;16(5):554-60.

142. Sreckovic B, Sreckovic VD, Soldatovic I, Colak E, Sumarac-Dumanovic M2, Janeski H, et al. Homocysteine is a marker for metabolic syndrome and atherosclerosis. Diabetes Metab Syndr. 2017;11(3):179-82.

143. Borson-Chazot F, Harthe C, Teboul F, Labrousse F, Gaume C, Guadagnino L, et al. Occurrence of hyperhomocysteinemia 1 year after gastroplasty for severe obesity. J Clin Endocrinol Metab. 1999;84(2):541-5.

144. Sherf-Dagan S, Buch A, Ben-Porat T, Sakran N, Sinai T. Vitamin E status among bariatric surgery patients: a systematic review. Surg Obes Relat Dis. 2021;17(4): 816-830.

145. Heber D, Greenway FL, Kaplan LM, Livingston E, Salvador J, Still C, et al. Endocrine and nutritional management of the post-bariatric surgery patient: an Endocrine Society Clinical Practice Guideline. J Clin Endocrinol Metab. 2010;95(11):4823-43. Erratum in: J Clin Endocrinol Metab. 2021 May 13;106(6):e2459.

146. Fried M, Yumuk V, Oppert JM, Scopinaro N, Torres A, Weiner R, et al. Interdisciplinary European guidelines on metabolic and bariatric surgery. Obes Surg. 2014;24(1):42-55.

147. O'Kane M, Parretti HM, Pinkney J, Welbourn R, Hughes CA, Mok J, et al. British Obesity and Metabolic Surgery Society guidelines on perioperative and postoperative biochemical monitoring and micronutrient replacement for patients undergoing bariatric surgery – 2020 update. Obes Rev. 2020;21(11):e13087.

148. Ha J, Kwon Y, Kwon JW, Kim D, Park SH, Hwang J, et al. Micronutrient status in bariatric surgery patients receiving postoperative supplementation per guidelines: Insights from a systematic review and meta-analysis of longitudinal studies. Obes Rev. 2021;22(7):e13249.

149. Pereira S, Saboya C, Chaves G, Ramalho A. Class III obesity and its relationship with the nutritional status of vitamin A in pre- and postoperative gastric bypass. Obes Surg. 2009;19(6):738-44.

150. Huerta S, Rogers LM, Li Z, Heber D, Liu C, Livingston EH. Vitamin A deficiency in a newborn resulting from maternal hypovitaminosis A after biliopancreatic diversion for the treatment of morbid obesity. Am J Clin Nutr. 2002;76(2):426-9.

151. Smith JC Jr. The vitamin A-zinc connection: a review. Ann N Y Acad Sci. 1980;355:62-75.

152. Sherf-Dagan S, Goldenshluger A, Azran C, Sakran N, Sinai T, Ben-Porat T. Vitamin K: what is known regarding bariatric surgery patients: a systematic review. Surg Obes Relat Dis. 2019;15(8):1402-13.

153. Martin KA, Lee CR, Farrell TM, Moll S. Oral anticoagulant use after bariatric surgery: a literature review and clinical guidance. Am J Med. 2017;130(5):517-24.

154. Dai Z, Dang M, Zhang W, Murugan S, Teh SW, Pan H. Biomimetic hydroxyapatite/poly xylitol sebacic adibate/vitamin K nanocomposite for enhancing bone regeneration. Artif Cells Nanomed Biotechnol. 2019;47(1):1898-907.

155. Adams J, Pepping J. Vitamin K in the treatment and prevention of osteoporosis and arterial calcification. Am J Health Syst Pharm. 2005;62(15):1574-81.

156. Weber P. Vitamin K and bone health. Nutrition. 2001;17(10):880-7.

157. Luijten JCHBM, Vugts G, Nieuwenhuijzen GAP, Luyer MDP. The importance of the microbiome in bariatric surgery: a systematic review. Obes Surg. 2019;29(7): 2338-49.

158. Cani PD, Delzenne NM. Gut microflora as a target for energy and metabolic homeostasis. Curr Opin Clin Nutr Metab Care. 2007;10:729-34.

159. Akbay E, Yetkin I, Ersoy R, Kulaksizoğlu S, Törüner F, Arslan M. The relationship between levels of alpha1-acid glycoprotein and metabolic parameters of diabetes mellitus. Diabetes Nutr Metab. 2004;17(6):331-5.

160. Furet JP, Kong LC, Tap J, Poitou C, Basdevant A, Bouillot JL, et al. Differential adaptation of human gut microbiota to bariatric surgery-induced weight loss: links with metabolic and low-grade inflammation markers. Diabetes. 2010;59(12):3049-57.

CAPÍTULO 44

Micronutrientes e resistência à insulina

Dilina do Nascimento Marreiro
Kyria Jayanne Climaco Cruz

INTRODUÇÃO

O termo "resistência à insulina" está relacionado às ações da insulina sobre a homeostase da glicose e é definido como a resposta biológica subnormal a determinada concentração de insulina. Em indivíduos com obesidade e eutróficos, a presença de resistência à insulina é acompanhada de alterações metabólicas e hemodinâmicas.[1,2] A homeostase da glicose, no jejum, depende do balanço entre sua produção pelo fígado e sua utilização nos tecidos insulinodependentes (muscular, adiposo e hepático) e insulinoindependentes (cérebro e rins). Esse balanço é realizado pela regulação hormonal. Portanto, em indivíduos eutróficos, o aumento da glicose plasmática é acompanhado por elevação na secreção de insulina pelas células betapancreáticas, o que estimula o transporte, o metabolismo e o estoque de glicose pelos músculos e tecido adiposo.

Além dos efeitos iniciais na homeostase da glicose, a insulina promove outros eventos na célula, entre eles captação de aminoácidos em todas as células; lipogênese, por meio da diferenciação de pré-adipócitos em adipócitos, de seu efeito antilipólise e do armazenamento de triacilgliceróis; síntese de glicogênio nos músculos e no fígado; síntese proteica e expressão gênica. A insulina também eleva a captação de ácidos graxos derivados das lipoproteínas circulantes, por estimular a atividade da lipase de lipoproteína no tecido adiposo, contribuindo para a redução da produção de glicose hepática.[3-5]

ETIOLOGIA DA RESISTÊNCIA À INSULINA

A resistência à insulina é uma característica comum da obesidade, no entanto os mecanismos envolvidos na gênese dessa alteração metabólica ainda não estão completamente esclarecidos. Estudos demonstram que o comprometimento da sensibilidade à insulina, quando associado à obesidade, resulta de anormalidades pré e pós-receptor. As pesquisas pioneiras sobre o tema atribuíam a etiologia da resistência à insulina em indivíduos com obesidade à alteração na regulação dos transportadores de glicose sensíveis à insulina e a seus receptores. Entretanto, tem havido grande avanço no entendimento da via molecular da ação da insulina, com a observação da atividade catalítica intrínseca do receptor desse hormônio, bem como dos eventos sinalizadores. Os resultados dos estudos conduzidos em modelos animais com obesidade e em indivíduos com diabetes *mellitus* tipo 2 (DM2) demonstraram alterações pós-receptor intracelular no metabolismo da glicose, sendo consideradas o principal fator responsável pela resistência à insulina. O receptor de insulina é uma proteína que compreende duas subunidades alfa extracelulares, que contêm um sítio de ligação da insulina, e duas subunidades beta intracelulares, ligadas à membrana, que fazem a transdução do sinal da insulina à célula.[6] A ação da insulina inicia-se a partir de sua ligação à subunidade alfa do receptor específico na membrana, estimulando a subunidade beta, que se autofosforila e implementa a capacidade tirosina quinase. A subunidade beta é capaz de se autofosforilar e de fosforilar outras proteínas ou substratos sinalizadores citoplasmáticos intracelulares, entre eles os substratos 1 e 2 do receptor de insulina (IRS-1 e IRS-2).[4,5,7]

Após a fosforilação do IRS-1, este pode se associar à enzima fosfatidil-inositol-3-quinase (PI3K), ativando-a. Essa ativação é necessária para a estimulação do transporte de glicose pela insulina, e é suficiente para induzir, pelo menos parcialmente, a translocação do transportador de glicose 4 (GLUT4) para a membrana plasmática. Após a fosforilação da PI3K, essa proteína ativa outros substratos citoplasmáticos, como serinas quinases, proteínas quinase B (Akt) e C (PKC), que, uma vez fosforilados, também participam das vias de transmissão do sinal de insulina durante o transporte de glicose.[5,7]

A resistência à insulina na obesidade é manifestada pela redução do transporte e do metabolismo da glicose, estimulada pela insulina nos adipócitos e músculo esquelético, bem como pelo aumento da liberação da glicose hepática. Essas alterações funcionais podem resultar, em parte, de alterações nas vias de transmissão do sinal da insulina. Tanto nos músculos quanto no tecido adiposo, a ligação da insulina a seu receptor na membrana, a fosforilação e a atividade quinase desse receptor estão reduzidas em indivíduos com resistência à insulina.[5,7]

Nos estágios de resistência à insulina, a expressão do GLUT4 é regulada diferentemente nos tecidos, como no muscular e no adiposo. Nos adipócitos de indivíduos com obesidade, a concentração de GLUT4 encontra-se reduzida; já no músculo esquelético está normal. Considerando que os músculos são o principal local para a utilização de glicose estimulada pela insulina, as alterações na sensibilidade à insulina sistêmica não seriam explicadas pela redução da produção do GLUT4. Portanto, a redução na captação de glicose no músculo esquelético de indivíduos com obesidade e diabetes é atribuída à redução da translocação do GLUT4 das vesículas intracelulares para as membranas das células.[4,5,7]

Várias pesquisas demonstraram que as alterações verificadas nas vias de transmissão do sinal de insulina ocorrem em tecidos específicos. Nos trabalhos de Goodyear et al.[8] e Kim et al.[9], foi demonstrada redução da expressão do IRS-1 no músculo esquelético de indivíduos com obesidade e resistência à insulina, resultando na queda da atividade da PI3K e, consequentemente, na translocação intracelular do GLUT4.

Alterações na fosforilação da tirosina favorecem mudanças nos sinais dentro da célula. De acordo com Garvey,[10] a concentração das proteínas transportadoras de glicose encontra-se normal nas células musculares esqueléticas de indivíduos que apresentam resistência à insulina. Desse modo, o defeito estaria na atividade funcional ou na translocação desses transportadores mediada pela insulina.

Alguns estudos contribuíram para um melhor entendimento dos mecanismos moleculares envolvidos na resistência à insulina. Essas investigações resultaram na identificação de substâncias secretadas no tecido adiposo, que exercem papel importante para a manifestação dessa síndrome. O fator de necrose tumoral alfa (TNF-alfa) e os ácidos graxos livres induzem a resistência à insulina em tecidos como o músculo e o fígado, além do tecido adiposo. O TNF-alfa inibe a fosforilação do IRS-1 e altera a atividade desse receptor.[7]

Os ácidos graxos livres, quando em excesso, podem reduzir a utilização da glicose por competirem como substratos para a síntese de adenosina trifosfato (ATP) no músculo esquelético e no adipócito. Os mecanismos de ação dos ácidos graxos envolvem a inibição da hexoquinase, fosfofrutoquinase, do complexo piruvato desidrogenase e, consequentemente, o comprometimento da oxidação da glicose.[11-13] Associado a isso, estudos têm mostrado que os ácidos graxos e os intermediários do metabolismo lipídico inibem a captação de glicose, por prejudicar a via de sinalização da ação da insulina, ativando a PKC, o que favorece a fosforilação no resíduo serina do IRS-1, impedindo a interação do receptor de insulina com seu substrato e a consequente degradação do IRS-1.[5]

Associado a isso, foram caracterizados outros compostos secretados no tecido adiposo, envolvidos na inibição da função e/ou na sinalização do receptor de insulina, entre eles a lipase de lipoproteína, a leptina, a adiponectina e a interleucina-6 (IL-6).[5,7] A IL-6, em particular, reduz a síntese hepática de glicogênio e a captação de glicose nos adipócitos e no músculo esquelético, por inibir a interação do receptor de insulina com IRS-1 e a translocação do transportador de glicose GLUT4, além de estimular a degradação das proteínas do substrato do receptor de insulina. Esses efeitos podem ser mediados pelo aumento da expressão do supressor da sinalização de citocinas 3 (SOCS-3).[5,7] Steppan et al.[14] identificaram outro hormônio, a resistina, que atua aumentando a resistência à insulina, provavelmente por diminuir a habilidade desta em promover a captação da glicose pelos adipócitos. Por outro lado, as tiazolidinedionas, drogas que atuam aumentando o metabolismo da glicose, têm efeito inibidor sobre a produção de insulina[15] (Figura 1).

As tiazolidinedionas reduzem a resistência à insulina, por estimular o receptor ativado por proliferadores de peroxissomo (PPAR-gama), fator de transcrição de receptores de hormônios nucleares, que atuam induzindo a diferenciação dos pré-adipócitos em adipócitos e promovendo o metabolismo da glicose. Os prováveis mecanismos para explicar a ação das tiazolidinedionas sobre a redução da resistência à insulina seriam por meio de seu efeito direto sobre o PPAR-gama ou da redução da liberação dos ácidos graxos livres e da sinalização do TNF-alfa.[15]

Diferentemente das demais substâncias secretadas no tecido adiposo, a adiponectina

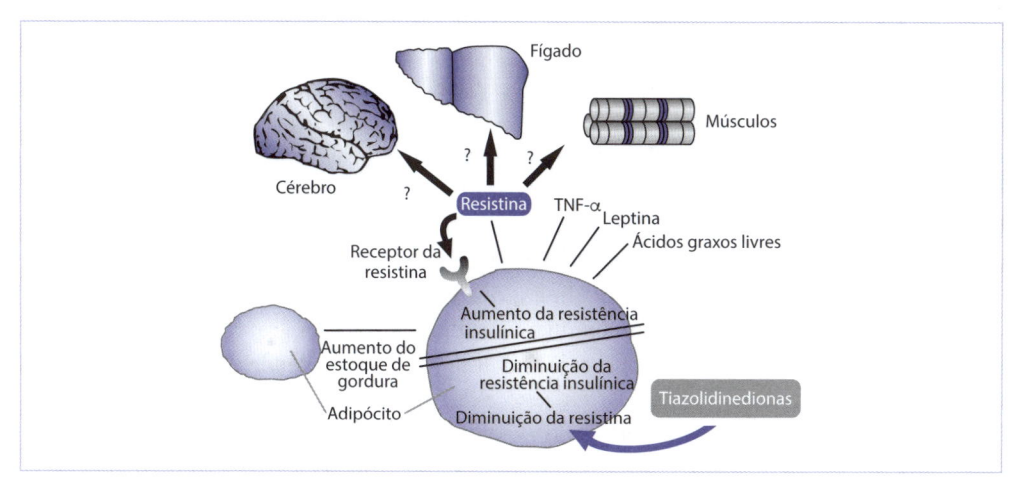

FIGURA 1 Fatores do tecido adiposo que causam redução na sensibilidade à insulina em alguns tecidos (músculo e fígado). Efeito antagônico entre a resistina e as tiazolidinedionas.[15]

TNF-α: fator de necrose tumoral alfa.

encontra-se reduzida em indivíduos com obesidade. Essa proteína aumenta a oxidação dos ácidos graxos livres, reduzindo os triacilgliceróis dos tecidos e, consequentemente, melhorando a sensibilidade à insulina. Além disso, já foi demonstrado que a adiponectina pode inibir a resposta inflamatória e parece estar envolvida nos mecanismos que participam da relação entre aterosclerose e obesidade.[16] A leptina, produto do gene *ob*, é outra proteína produzida no tecido adiposo, sendo secretada na circulação e transportada à área hipotalâmica, onde se supõe atuar no mecanismo lipostático. Esse peptídeo também atua aumentando a sensibilidade à insulina.[17] A resistência à insulina também é caracterizada por aumento da concentração do cortisol, associada à concentração reduzida de hormônio do crescimento e de estrógenos. O cortisol, na presença da insulina, favorece o aumento dos depósitos de gordura na região abdominal. Por outro lado, hormônios que atuam estimulando a mobilização de gordura, como o do crescimento, encontram-se deficientes.[18]

É oportuno destacar algumas características específicas da localização do tecido adiposo. A gordura localizada na região intra-abdominal é altamente lipolítica, o que favorece a liberação de ácidos graxos livres que alteram a utilização de glicose em alguns tecidos, em especial nos músculos. Desse modo, esse tipo de distribuição de gordura está associado à hiperinsulinemia e à resistência à insulina. Além disso, a densidade do receptor de insulina parece ser menor nos depósitos de gordura viscerais em comparação com outros depósitos, o que já é explicado pelo efeito reduzido da insulina nesses tecidos, sendo, portanto, compensado pelo aumento da concentração e da secreção desse hormônio, característica da resistência insulínica. Outra característica importante da gordura visceral em humanos é a presença do receptor beta-3-adrenérgico, podendo ser esse o mecanismo que explicaria a alta sensibilidade lipolítica desse tecido.[19]

Além do aumento dos depósitos de gordura nos tecidos viscerais, as alterações hormonais observadas na resistência à insulina também favorecem aumento da liberação dos ácidos graxos livres, indutores potentes da resistência insulínica. O cortisol exerce esse efeito tanto por aumentar a expressão da lipase de lipoproteína quanto por inibir a reesterificação dos ácidos graxos, promovendo sua liberação do tecido adiposo. Dessa forma, as alterações hormonais participam da etiologia da resistência à insulina, tanto diretamente, pelo acúmulo de gordura visceral, quanto indiretamente, por induzir a mobilização dos ácidos graxos.[18]

Espécies reativas de oxigênio, em concentrações micromolares, desempenham papel fisiológico na via de sinalização da insulina. Após a insulina se ligar a seu receptor, ocorre aumento na produção de peróxido de hidrogênio (H_2O_2), que inibe a atividade da enzima tirosina fosfatase, estimulando a fosforilação em tirosina do receptor de insulina e de seus substratos.[5,7,20] No entanto, em situações de estresse oxidativo, a ação da insulina é prejudicada, pois ocorre ativação de vias inflamatórias, como a via do fator nuclear-kappa-B (NF-kappa-B), promovendo a síntese de citocinas pró-inflamatórias, que estimulam a fosforilação em serina do receptor desse hormônio e de seus substratos, favorecendo a manifestação da resistência à insulina.[20]

Diversos estudos também mostram que indivíduos resistentes à insulina apresentam disfunção mitocondrial,[21,22] ou seja, redução na oxidação mitocondrial de substratos, incluindo lipídios e carboidratos, o que resulta em prejuízo na fosforilação oxidativa. A redução na oxidação de ácidos graxos promove acúmulo de lipídios na mitocôndria, como diacilgliceróis e ceramidas, que atuam inibindo o receptor de insulina e a proteína Akt, respectivamente.[23,24] A disfunção mitocondrial prejudica a transferência de elétrons para a cadeia transportadora de elétrons, o que favorece a ligação dessas partículas ao oxigênio, resultando consequentemente na formação do ânion superóxido, que, em excesso, pode promover apoptose das células beta do pâncreas.[23-25] A etiologia da resistência à insulina é multifatorial, envolvendo mecanismos complexos, com alterações pré e pós-receptor de insulina, o que favorece defeitos na fosforilação e na função de proteínas intracelulares importantes para a ação desse hormônio, comprometendo a cascata de sinalização da ação da insulina.[20,26]

▣ MINERAIS E RESISTÊNCIA À INSULINA

Zinco

Zinco e insulina

A participação do zinco na cristalização da insulina foi evidenciada por Scott em 1934.[27] Estudos que relacionam esse mineral com a obesidade sugerem que as alterações encontradas em sua distribuição tecidual estejam associadas com distúrbios na atividade da insulina, sobretudo no que diz respeito à secreção pancreática e à ação desse hormônio nos tecidos.[28-31] A insulina possui estreita relação estrutural e funcional com o zinco.

Embora o complexo zinco-insulina não pareça ser necessário para a ação desse hormônio, está estabelecido que muitas interações ocorrem entre o zinco e o metabolismo da insulina. A remoção do zinco altera a estrutura desse hormônio, podendo reduzir sua ação em tecidos periféricos.[32]

A propriedade da insulina de se complexar com o zinco foi demonstrada inicialmente *in vitro* por Maske e Germany,[33] explicando a influência desse mineral na solubilidade e no armazenamento desse hormônio nos grânulos das células beta do pâncreas. Posteriormente, foi demonstrado, em camundongos com obesidade, que o zinco aumenta a proporção de ligação da insulina a seus receptores. Por outro lado, também já foi verificado que ratos deficientes em zinco apresentam redução na habilidade

do pâncreas de secretar insulina em resposta à glicose e na ação da insulina nos tecidos.[34-36]

O papel do zinco na homeostase da glicose começou a ser investigado ainda na década de 1960, quando Boutist et al.[37] observaram redução na tolerância à glicose, sem alteração na produção de insulina, em ratos deficientes em zinco em resposta à infusão de glicose. A deficiência em zinco poderia inibir os eventos intracelulares pós-receptores de insulina, o que resultaria em redução na tolerância à glicose, bem como em diminuição na secreção de insulina, tendo em vista que o aumento da glicose leva à maior resposta à insulina.

Um dos principais mecanismos propostos para esclarecer o efeito da deficiência em zinco sobre o metabolismo periférico da glicose diz respeito ao papel desse mineral na translocação de transportadores no interior das células ou por alteração na estrutura do transportador de glicose.[38,39] O zinco estimula a fosforilação da subunidade beta do receptor de insulina e promove ativação da via PI3K/Akt, potencializando o transporte de glicose para o interior das células.[40-42] Nesse sentido, já foi demonstrada a presença de sítios de ligação para o zinco na proteína tirosina fosfatase (PTPase) 1B, enzima que regula a ação da insulina por catalisar a desfosforilação da subunidade beta de seu receptor. Dessa forma, o zinco desativa a enzima, aumentando a fosforilação do receptor do hormônio.[43]

O zinco também inibe a ação da *phosphatase and tensin homolog* (PTEN), enzima que promove a desfosforilação do fosfatidilinositol 3,4,5-trifosfato (PIP3) e inibe a ativação da proteína da via de sinalização da insulina Akt. Assim, esse mineral favorece a ativação da enzima Akt, a translocação do GLUT4 e posterior captação da glicose pelas células.[44] Associado a isso, o zinco atua no transporte da glicose por ser componente estrutural da aminopeptidase responsiva à insulina (IRAP), molécula que parece ser necessária para manutenção da concentração do GLUT4 em valores adequados na célula adiposa e muscular.[45]

O zinco estimula a fosforilação da enzima glicogênio sintase quinase 3 (GSK-3) e do fator de transcrição *forkhead box protein* O1 (FOXO1), ação semelhante à da insulina. A fosforilação em resíduos serina de GSK-3 inibe sua ação, favorecendo a desfosforilação e a ativação da enzima glicogênio sintase, envolvida na síntese de glicogênio. A fosforilação do FOXO1 induz sua translocação do núcleo para o citoplasma, inibindo sua ação de estimular a expressão de genes gliconeogênicos. Assim, o zinco induz o armazenamento de glicose na forma de glicogênio e inibe a produção desse monossacarídeo, contribuindo para a homeostase glicêmica.[44,46]

A pesquisa realizada por Wu et al.[47] demonstrou que o zinco pode aumentar a captação de glicose pelos miócitos por meio da modulação de proteínas da via de sinalização da ação da insulina. Os pesquisadores verificaram que o mineral favoreceu a ativação da enzima Akt e a translocação do GLUT4, bem como estimulou a fosforilação da proteína GSK-3-beta, promovendo a captação de glicose e a síntese de glicogênio, respectivamente.

O zinco também tem efeito estimulatório da lipogênese em adipócitos de ratos, de forma similar à ação da insulina, e esse efeito é somado quando os dois são incubados. Com base nesses dados, tem sido bastante discutido se a importância do zinco na interação zinco/adipócito se deve a seu efeito sobre o aumento da capacidade de ligação da insulina a seus receptores.[48]

Os estudos realizados *in vivo* para avaliar o efeito do zinco sobre o metabolismo da glicose mostraram que a terapia com esse mineral poderia melhorar a sensibilidade à insulina, e sua redução poderia contribuir para a patogênese de alguns estados de resistência à insulina. Segundo os autores, mais investigações seriam necessárias para definir o efeito da depleção intracelular de elementos com propriedades insulinomiméticas na redução da sensibilidade à insulina, normalmente presente no DM2, na obesidade e na hipertensão arterial.[49]

O zinco pode modular a transcrição do gene do receptor de insulina por meio das proteínas dedos de zinco, que contêm três dedos de zinco necessários para sua ligação. Os sítios de ligação dessas proteínas são necessários para ativar a expressão do gene codificante para o receptor de insulina. A proteína dedo de zinco 407 regula a captação da glicose estimulada pela insulina por aumentar a concentração do RNA mensageiro do GLUT4 e estimular sua transcrição, favorecendo o aumento na concentração do transportador de glicose GLUT4 em adipócitos de camundongos.[50]

A suplementação com zinco (30 mg/dia) associada à dieta hipocalórica (restrição de cerca de 300 kcal/dia) em indivíduos com obesidade, durante 15 semanas, mostrou efeitos benéficos na redução de medidas antropométricas e das concentrações séricas de marcadores inflamatórios, bem como no aumento da sensibilidade à insulina e no controle do apetite. Dessa forma, a intervenção parece auxiliar no tratamento da obesidade e na redução de alterações metabólicas associadas.[51] De forma semelhante, Cruz et al.[52] mostraram, em revisão sistemática, que a suplementação com zinco melhora a resistência à insulina em indivíduos com obesidade de ambos os sexos. A Figura 2 mostra a atuação do zinco na via de sinalização da insulina.

Os resultados de várias pesquisas também demonstram a importância da proteção dos grupos tiol na transdução do sinal da insulina, da qual o zinco participa, exercendo, portanto, efeito benéfico sobre a sensibilidade desse hormônio. A importância do zinco na proteção dos grupos tiol abre perspectivas para o uso desse mineral nos pacientes diabéticos e em estágios pré-diabéticos.[53-55]

Outra hipótese levantada por vários pesquisadores é de que o efeito da deficiência em zinco sobre o metabolismo periférico da glicose

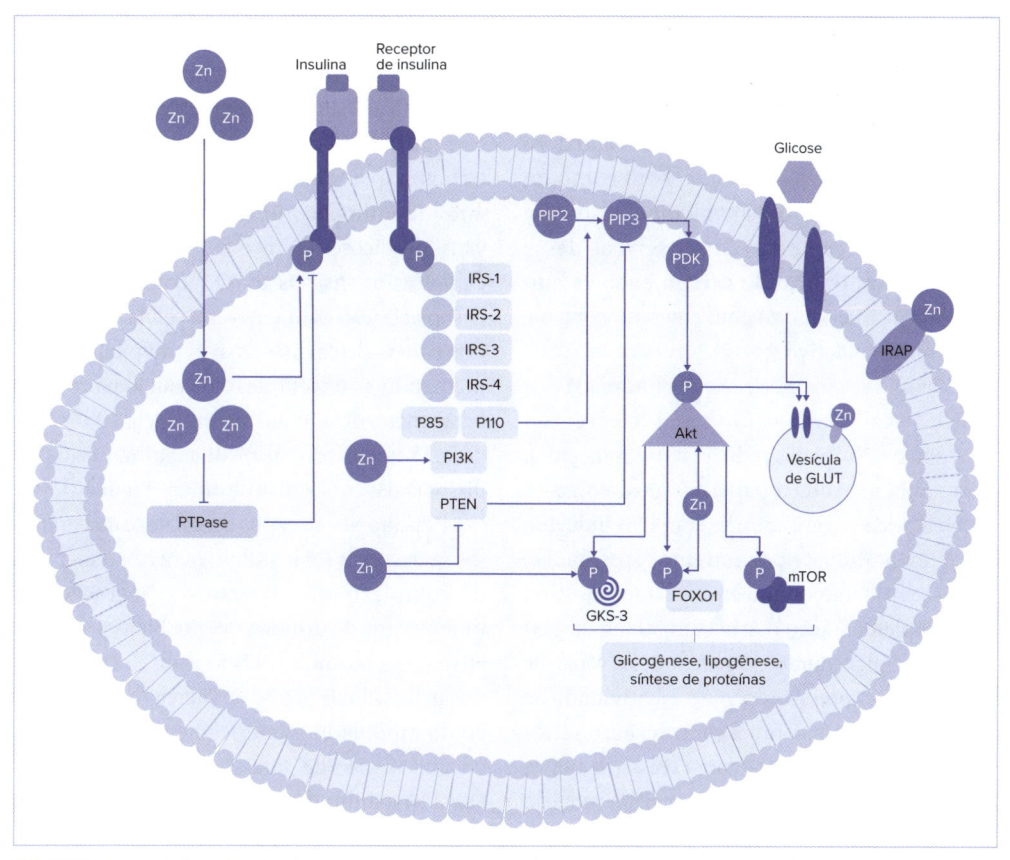

FIGURA 2 Participação do zinco em mecanismos moleculares envolvidos na ação da insulina. O zinco estimula a fosforilação da subunidade beta do receptor de insulina e promove a ativação da via PI3K/Akt, estimulando o transporte de glicose para o interior das células. O zinco desativa a PTPase 1B, inibe a ação da PTEN, é componente estrutural da IRAP, estimula a fosforilação da enzima GSK-3 e do fator de transcrição FOXO1.

FOXO1: *forkhead box protein* O1; GSK-3: glicogênio sintase quinase 3; IRAP: aminopeptidase responsiva à insulina; IRS: substrato do receptor de insulina; Mtor: *mammalian target of rapamycin*; P: fosfato; PDK: quinase dependente de fosfatidilinositol; PI3K: fosfatidil-inositol-3-quinase; PIP2: fosfatidilinositol 4,5-bifosfato; PIP3: fosfatidilinositol 3,4,5-trifosfato; PTEN: *phosphatase and tensin homolog*; PTPase 1B: proteína tirosina fosfatase 1B; Zn: zinco.

estaria relacionado ao papel desse nutriente como antioxidante biológico. O aumento da peroxidação lipídica, comum em indivíduos diabéticos, seria atribuído à redução da atividade da superóxido dismutase (SOD), dependente de zinco, o que favoreceria o aparecimento de alterações na fluidez da membrana e na ação da insulina sobre o transporte de glicose.[56]

É oportuno mencionar que as vias de transdução do sinal celular são influenciadas pelo estado nutricional dos indivíduos em relação ao zinco e ao sistema redox da célula. O diabetes *mellitus* (DM) tem sido associado com alteração na utilização do zinco e aumento do estresse oxidativo. Em humanos, mutações nos genes MT-1A (metalotioneína 1A) e ZnT8, ambos envolvidos na manutenção da homeostase do zinco, têm sido associados com o desenvolvimento dessa doença. Alterações nas concentrações de zinco intracelular podem aumentar o estresse oxidativo nas doenças cardiovasculares e no DM.[57]

Nesse contexto, vale mencionar que, em indivíduos com DM2, já foi demonstrada a relação negativa entre a concentração sérica de zinco e o biomarcador do dano oxidativo 8-hidroxi-2'-desoxiguanosina, bem como foi verificado o impacto da suplementação com zinco na redução dos valores séricos desse biomarcador, indicando um potencial efeito benéfico da intervenção com zinco no controle do estresse oxidativo.[58]

Revisão sistemática recente conduzida por Martins et al.[59] evidenciou que a intervenção com zinco não apenas reduziu a hiperglicemia, mas também exerceu papel protetor contra o estresse oxidativo em animais com DM induzido experimentalmente por estreptozotocina. De forma semelhante, estudo em humanos mostrou que a suplementação diária com 50 mg de gluconato de zinco, durante 8 semanas, foi capaz de aumentar a expressão do gene e a atividade da enzima SOD, bem como a concentração sérica de insulina em indivíduos com excesso de peso e DM2. Associado a isso, foi evidenciada redução significativa na glicemia de jejum, hemoglobina glicada (HbA1c) e valores de HOMA-IR (*Homeostasis Model Assessment Insulin Resistance*).[60] Esses achados consolidam o papel do zinco tanto na proteção contra o estresse oxidativo quanto na regulação do controle glicêmico.

Sobre a participação do zinco na secreção de insulina pelas células betapancreáticas, é oportuno mencionar que a síntese desse hormônio se inicia nos ribossomos dessas células, onde são sintetizadas moléculas de pré-proinsulina, que consistem em duas cadeias polipeptídicas A e B ligadas por um peptídeo C, além de um peptídeo sinalizador na terminação N-terminal. A pré-proinsulina é secretada no lúmen do retículo endoplasmático rugoso, onde o peptídeo sinalizador é clivado, formando a proinsulina. Esta, por sua vez, é transportada ao complexo de Golgi, sendo convertida em insulina por meio da clivagem do peptídeo C e empacotada em grânulos secretórios. No interior desses grânulos,

esse hormônio é inicialmente armazenado sob a forma de monômeros ou dímeros. Na presença de zinco, a insulina sofre um processo de maturação e se agrega com dois íons de zinco para formar o complexo hexamérico zinco2-insulina6. Após um sinal estimulatório, como concentrações elevadas de glicose, ocorre o fechamento dos canais de potássio sensíveis ao ATP, com consequente despolarização da membrana celular e abertura dos canais de cálcio sensíveis à voltagem, aumentando a concentração de cálcio nas células betapancreáticas, o que desencadeia a exocitose dos grânulos secretórios de insulina, a qual se dissocia das moléculas de zinco (Figura 3).[61-63]

Ressalta-se que, após a exocitose dos grânulos secretórios de insulina, ocorre dissociação do complexo insulina-zinco e liberação dos monômeros de insulina, forma biologicamente ativa desse hormônio. Os íons de zinco secretados pelas células beta do pâncreas podem atuar como moduladores autócrinos nessas células, ativando canais de potássio dependente de ATP (KATP) e inibindo canais de cálcio sensíveis à voltagem, o que impede a secreção de insulina como mecanismo de *feedback* negativo. O zinco também atua como modulador parácrino nas células betapancreáticas, inibindo a secreção de glucagon por meio da ativação de canais KATP nessas células.[61,62,64,65]

A literatura tem evidenciado a importância de proteínas transportadoras de zinco na secreção e ação da insulina (Figura 4). Assim, os membros da família SLC39A ou Zip aumentam a concentração citoplasmática de zinco por meio do influxo desse mineral do espaço extracelular ou do efluxo de vesículas intracelulares, enquanto os transportadores da família SLC30A ou ZnT exercem efeito contrário, reduzindo o zinco intracitoplasmático.[66]

A proteína transportadora Zip-10 é expressa na membrana plasmática das células alfa e betapancreáticas e, sob condições de deficiência de zinco, é translocada para a membrana de vesículas intracelulares, onde promove efluxo

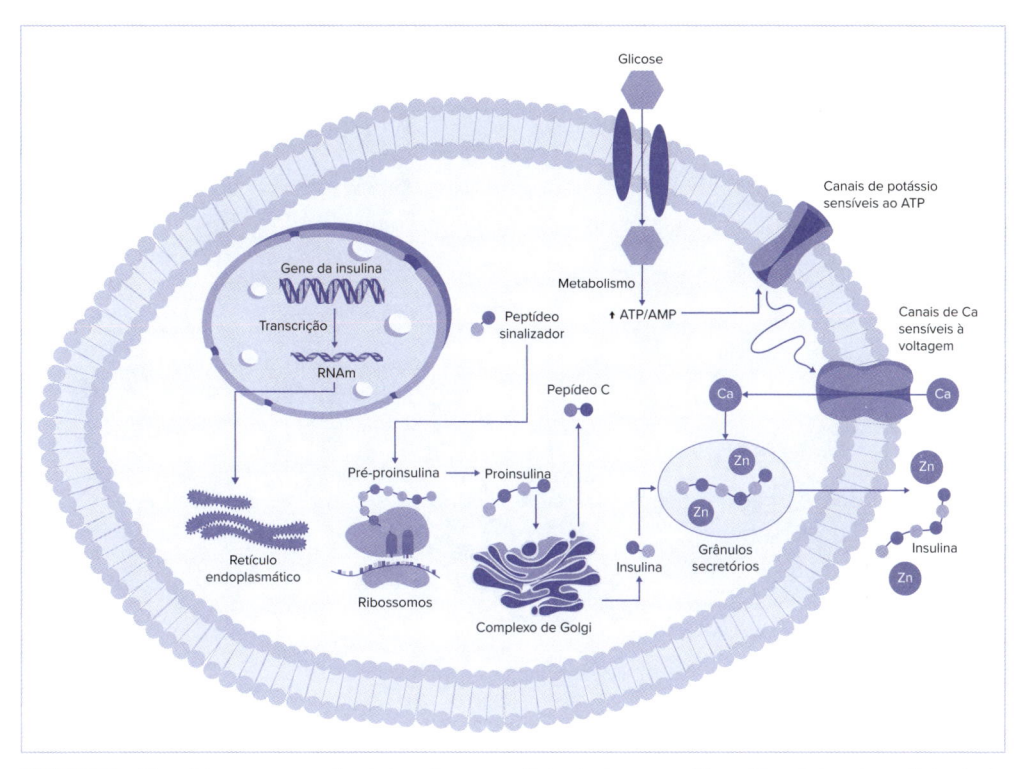

FIGURA 3 Biossíntese e secreção da insulina nas células betapancreáticas. No núcleo das células beta do pâncreas ocorre a expressão do gene codificante para insulina que codifica para a pré-proinsulina, precursora desse hormônio. Nos ribossomos dessas células são traduzidas as moléculas de pré-proinsulina, que consistem em duas cadeias polipeptídicas A e B ligadas por um peptídeo C, além de um peptídeo sinalizador na terminação N-terminal. A pré-proinsulina é secretada no lúmen do retículo endoplasmático rugoso, onde o peptídeo sinalizador é clivado, formando proinsulina. Esta, por sua vez, é transportada ao complexo de Golgi, sendo convertida em insulina por meio da clivagem do peptídeo C e empacotada em grânulos secretórios. Na presença de zinco, a insulina sofre um processo de maturação e se agrega com dois íons de zinco para formar o complexo hexamérico zinco2-insulina6. Após um sinal estimulatório, ocorre o fechamento dos canais de potássio sensíveis ao ATP, com consequente despolarização da membrana celular e abertura dos canais de cálcio sensíveis à voltagem, aumentando a concentração de cálcio nas células betapancreáticas, o que desencadeia a exocitose dos grânulos secretórios de insulina, a qual se dissocia das moléculas de zinco.[61,62]

AMP: adenosina monofosfato; ATP: adenosina trifosfato.

do mineral dessas vesículas para o citoplasma dessas células.[67-69] As proteínas transportadoras Zip-6, Zip-8 e Zip-7 são expressas em diversos tecidos, sendo que as primeiras estão localizadas na membrana plasmática, e a Zip-7, no retículo endoplasmático e complexo de Golgi.[70] Bellomo et al.[71] mostraram que o aumento na glicemia de camundongos altera a homeostase do zinco, pois induz a expressão de Zip-6, Zip-7 e Zip-8, favorecendo o aumento do conteúdo do mineral nas células betapancreáticas. Dessa forma, os transportadores Zip-6 e Zip-8 podem atuar reciclando o zinco liberado durante o processo secretório da insulina.

Pesquisa de Liu et al.[72] evidenciou que a *down-regulation* dos transportadores Zip-6 e Zip-7 nas células betapancreáticas reduz o conteúdo de zinco citosólico, prejudicando a secreção de insulina estimulada pela glicose. Além disso, os autores demonstraram que a proteína Zip-6

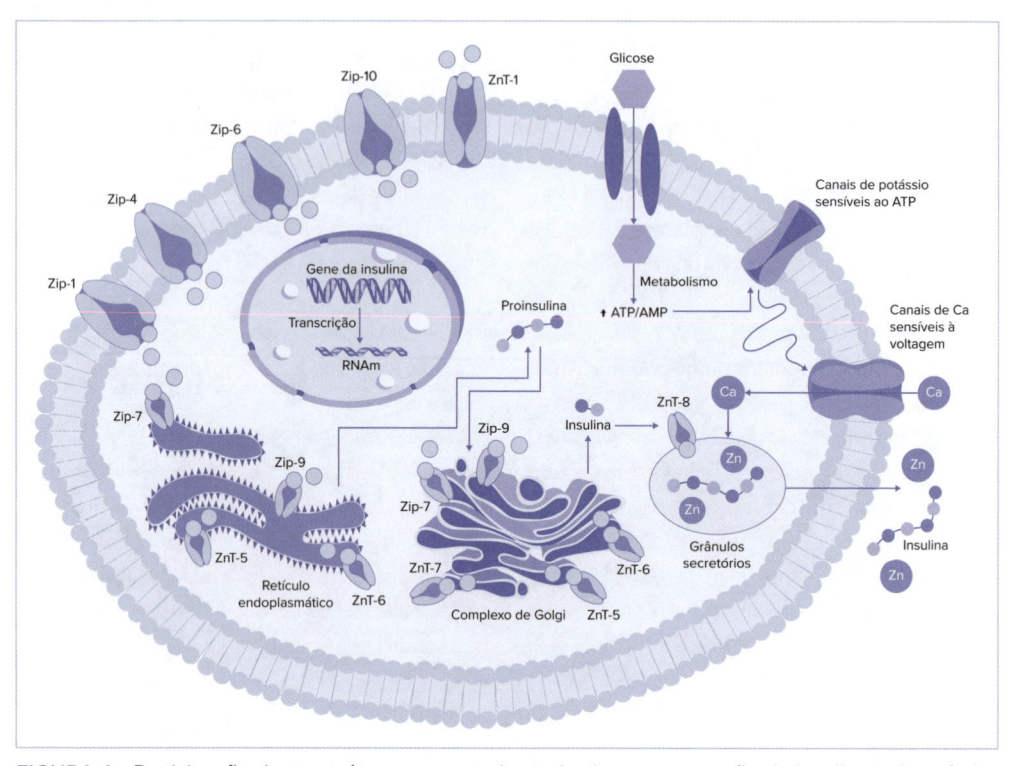

FIGURA 4 Participação das proteínas transportadoras de zinco na secreção da insulina pelas células betapancreáticas. Íons zinco são captados pelas células betapancreáticas por meio dos transportadores da família Zip e são transportados para fora da célula por ação das proteínas ZnT, principalmente ZnT-1. Moléculas de proinsulina são sintetizadas no retículo endoplasmático, sendo transportadas em vesículas ao complexo de Golgi. As proteínas ZnT-5, 6 e 7 transportam zinco do citoplasma para o complexo de Golgi, que é liberado em vesículas secretórias com moléculas de insulina. A proteína ZnT-8 transporta zinco do citoplasma para os grânulos secretórios, onde dímeros de insulina interagem com dois íons de zinco para formar hexâmeros zinco2-insulina6. Concentrações elevadas de glicose estimulam o metabolismo mitocondrial, aumentando a razão ATP/ADP. O aumento nessa razão ocasiona o fechamento dos canais de potássio dependente de ATP (KATP), promovendo a despolarização da membrana, o que estimula os canais de cálcio sensíveis à voltagem. O aumento na concentração intracelular de cálcio favorece a exocitose dos grânulos secretórios de insulina.[62,65]
AMP: adenosina monofosfato; ATP: adenosina trifosfato; Ca: cálcio; Zn: zinco.

interage com o receptor do peptídeo semelhante ao glucagon 1, protegendo as células beta do pâncreas contra apoptose. O transportador de zinco Zip-7 está envolvido no controle glicêmico em células musculares de camundongos, pois a inibição da sua expressão compromete a fosforilação da proteína Akt e a síntese de glicogênio nessas células.[73]

A proteína Zip-14 localiza-se na membrana plasmática de adipócitos e hepatócitos, onde atua transportando o mineral do plasma para o citoplasma dessas células. A expressão dessa proteína aumenta em situação de inflamação, favorecendo o "sequestro" de zinco para os tecidos hepático e adiposo.[74-76] Além disso, esse transportador de zinco influencia a homeostase glicêmica, pois a deleção do gene Zip-14 (Zip-14-/-) favorece o aumento na fosforilação do receptor de insulina e das enzimas fosfatidilinositol 3-quinase e Akt, bem como melhora o transporte de glicose, reduz a glicemia de jejum, ativa a lipogênese, inibe a lipólise e aumenta a concentração de insulina sérica e da glicose hepática.[74]

Sobre a participação das proteínas ZnT no metabolismo da insulina e homeostase da glicose, é oportuno chamar a atenção para a atuação da Znt-8, que transporta zinco do citoplasma das células betapancreáticas para os grânulos secretórios de insulina, favorecendo a formação dos hexâmeros de insulina-zinco, essenciais para a secreção desse hormônio. Estudos mostram que polimorfismos de nucleotídeo único no gene SLC30A8 são associados com risco elevado de DM2.[77,78]

A deleção do gene ZnT-8 (ZnT-8-/-) em camundongos contribui para a manifestação da intolerância à glicose nesses animais, reduz a concentração de zinco nas células betapancreáticas e o número de grânulos secretórios de insulina, bem como favorece a formação de grânulos atípicos, aumenta as concentrações de pré-insulina e reduz a primeira fase de secreção da insulina, demonstrando que essa proteína é necessária no processamento, armazenamento e secreção da insulina, bem como no metabolismo da glicose.[79] Sob condições de deficiência de zinco, ocorre redução na expressão do gene codificante para ZnT-8 nas ilhotas pancreáticas de humanos e na secreção de insulina estimulada pela glicose. O aumento na expressão dessa proteína restaura a secreção desse hormônio.[80]

A proteína ZnT-6 atua transportando o zinco citoplasmático para o complexo de Golgi e outros compartimentos vesiculares. Essa proteína parece estar envolvida no metabolismo da proinsulina e secreção da insulina. No entanto, o mecanismo de ação da Znt-6 nesse processo ainda é desconhecido.[61,66] Fukunaka et al.[81] demonstraram que a ZnT-6 forma heterodímeros com ZnT-5 em grânulos secretórios para o transporte de zinco, evidenciando a importância dessas proteínas transportadoras em processos secretórios, a exemplo da secreção da insulina.

Outra proteína importante para a homeostase glicêmica é o transportador de zinco ZnT-7, responsável pelo transporte desse mineral do citoplasma para o complexo de Golgi das células betapancreáticas. A superexpressão de ZnT-7 nessas células promove aumento na expressão do RNAm da insulina por modular a atividade do fator de transcrição 1 metal responsivo (Mtf-1), bem como estimula a síntese e secreção desse hormônio.[82]

A proteína ZnT-7 também atua nos tecidos periféricos, estimulando a via de sinalização da ação da insulina. Esse transportador de zinco é expresso em células musculares de camundongos. A deleção do gene ZnT-7 (ZnT-7-/-) favorece a redução da expressão do RNAm do receptor de insulina, do IRS-2 e da proteína Akt. Por outro lado, a superexpressão de ZnT-7 aumenta a expressão do RNAm do IRS-2, a fosforilação desse substrato e da proteína Akt, bem como estimula a captação da glicose nas células musculares.[83]

O transportador de zinco ZnT-3 também é expresso nas células betapancreáticas. Sob condições de hiperglicemia e deficiência desse mineral, ocorre aumento em sua expressão. A deleção do gene ZnT-3 (ZnT-3-/-) favorece a redução da expressão do gene codificante para insulina, comprometendo a secreção desse hormônio e levando ao aumento na glicemia de jejum. No entanto, os mecanismos envolvidos na ação do transportador ZnT-3 ainda são desconhecidos.[84]

Zinco e glicocorticoides

A literatura mostra a interação entre zinco e glicocorticoides nas alterações do metabolismo da glicose.[85-87] Nessa temática, é importante destacar que o cortisol promove a ativação do Mtf-1 e, dessa forma, aumenta a expressão gênica de metalotioneína e Zip-14, favorecendo a redução das concentrações plasmáticas de zinco.[88-90]

Esses dados são ratificados na literatura ao demonstrar que pacientes com síndrome de Cushing, caracterizada pelo excesso da produção de cortisol, apresentam redução nas concentrações séricas de zinco, enquanto em indivíduos com insuficiência adrenal, na qual ocorre produção reduzida desse hormônio, é verificado aumento do zinco sérico.[89,91]

Estudo conduzido em mulheres com obesidade evidenciou correlação negativa entre as concentrações de cortisol na urina e os valores de zinco no plasma e eritrócitos, bem como entre a relação cortisol/cortisona e as concentrações de zinco eritrocitário. Associado a isso, foi demonstrada correlação positiva entre zinco urinário e insulina de jejum e HOMA-IR. Assim, sugere-se que o cortisol pode influenciar nas concentrações de zinco, o que, por sua vez, parece comprometer o controle glicêmico.[92] Dessa forma, as alterações na homeostase do zinco induzidas, em particular, pelo cortisol, podem contribuir para a manifestação da resistência à insulina, pois esse mineral, em concentrações adequadas, exerce funções relevantes para secreção e ação da insulina.[18,93,94]

Um ponto importante a ser mencionado diz respeito à atuação do zinco na função da glândula adrenal. Pesquisas têm demonstrado que tanto o aumento quanto a redução das concentrações séricas de zinco promovem mudanças na secreção adrenal.[91,95,96] No estudo de Chen et al.,[85] verificou-se que esse mineral inibe a ligação dos glicocorticoides a seu receptor, pois existe uma região de ligação do zinco no receptor desses hormônios, reduzindo os efeitos do cortisol no organismo.

Em contrapartida, tem-se evidenciado que a deficiência de zinco na dieta pode ser fator contribuinte para aumento da secreção de cortisol, pois a redução da concentração sérica desse nutriente eleva a atividade do eixo hipotalâmico-pituitário-adrenal, seguido por um aumento da secreção desse glicocorticoide a partir do córtex adrenal.[87,97,98]

Cromo

O cromo é um mineral-traço essencial envolvido no metabolismo de carboidratos, lipídios e proteínas, mais especificamente na captação de glicose e aminoácidos pelas células. Esse mineral age potencializando a ação da insulina e é, portanto, fundamental para a manutenção da função desse hormônio.[99-102]

O mecanismo pelo qual o cromo potencializa a ação da insulina ainda não está totalmente esclarecido na literatura, mas esse mineral pode aumentar a fluidez da membrana celular, facilitar a ligação da insulina a seu receptor e a ação desta. Uma das grandes contribuições para esse enigma foi a descoberta da estrutura e da função da forma biologicamente ativa do cromo, um oligopeptídeo inicialmente denominado substância ligadora do cromo de baixo peso molecular (LMWCr) e, posteriormente, cromodulina, em nível molecular. A cromodulina, além de ligar a insulina a seu receptor, também estimula a atividade quinase do receptor desse hormônio.[103]

Alguns mecanismos têm sido propostos para justificar como a cromodulina estimula o receptor de insulina. A forma inativa do receptor de insulina é convertida à forma ativa ao ligar-se à insulina. Posteriormente, a entrada do cromo na célula dependente de insulina resulta na holocromodulina. Finalmente, a holocromodulina liga-se ao receptor de insulina e estimula sua atividade. Quando ocorre redução da concentração sanguínea de insulina, a holocromodulina pode ser liberada da célula e reduzir seu efeito. Ressalta-se que o grau de ativação do receptor de insulina depende de quantos íons de cromo estão ligados à holocromodulina, que pode variar de zero a quatro (Figura 5).[100,104]

O aumento da concentração de glicose sanguínea induzida pela dieta estimula a secreção de insulina, que, por sua vez, favorece maior liberação de cromo. O cromo em excesso no sangue não pode ser reabsorvido pelos rins, logo é excretado na urina. É comum observar concentrações elevadas de cromo na urina após grande ingestão de carboidratos, principalmente carboidratos simples.[101]

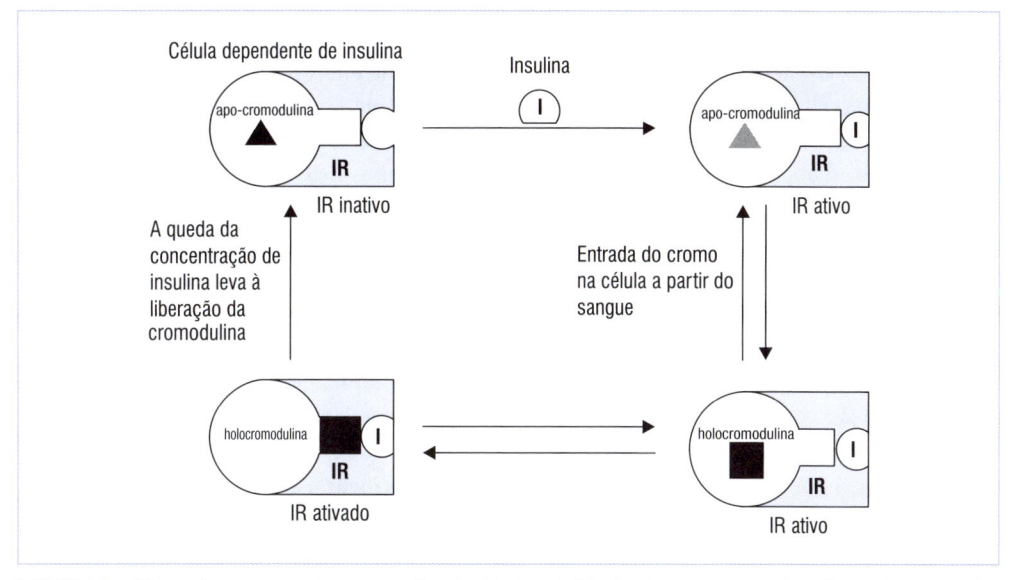

FIGURA 5 Mecanismo proposto para estimulação da atividade do receptor de insulina pela cromodulina em resposta à insulina. Inicialmente, a forma inativa do receptor de insulina é convertida à forma ativa por ligar-se à insulina (I). Posteriormente, a entrada do cromo na célula dependente de insulina resulta na holocromodulina. Finalmente, a holocromodulina liga-se ao receptor de insulina e estimula sua atividade. Quando ocorre redução da concentração sanguínea de insulina, a holocromodulina pode ser liberada da célula e reduzir seu efeito.[99]

I: insulina; IR: receptor de insulina.

O cromo também parece exercer ações pós-receptor de insulina, a exemplo do aumento da atividade de enzimas da cascata de sinalização da ação desse hormônio, como Akt, PI3K e proteína quinase ativada por adenosina monofosfato (AMPK), estímulo da fosforilação do IRS-1 e regulação da translocação do GLUT4.[100,105,106]

Nesse sentido, Feng et al.[107] verificaram que o cromo malato reduziu os valores de glicose e de marcadores da resistência à insulina em células musculares esqueléticas por aumentar as concentrações de RNAm e de proteínas da via da sinalização da insulina, a exemplo do IRS-1, Akt, PI3K e GLUT4. Associado a isso, o estudo realizado por Dou et al.[108] mostrou que a suplementação com cromo e magnésio melhora a resistência à insulina de forma mais efetiva do que a intervenção com os micronutrientes isolados por exacerbar a expressão do GLUT4.

Heshmati et al.,[109] em revisão sistemática e metanálise, evidenciaram que a suplementação com cromo reduz valores de HOMA-IR e HOMA-B em mulheres com síndrome do ovário policístico diabéticas, no entanto a magnitude do efeito é pequena e a relevância clínica é incerta. Em indivíduos com DM2, revisão sistemática de ensaios clínicos revelou redução significativa nos valores de glicemia de jejum, insulina, HbA1c e HOMA-IR após a suplementação com cromo. Os dados obtidos nessa revisão sugerem que a intervenção com o mineral parece contribuir para o controle glicêmico em diabéticos tipo 2.[110]

Vale ressaltar que o cromo também tem papel importante no metabolismo lipídico. Esse mineral parece estar relacionado ao aumento das lipoproteínas de alta densidade (HDL-c) e à redução do colesterol total e das frações de colesterol ligadas a lipoproteínas de baixa e muito baixa densidade (LDL-c e VLDL-c) em indivíduos com valores inicialmente elevados.[104,111] Assim, o cromo modifica o conteúdo da bicamada lipídica, aumentando a fluidez da membrana plasmática, o que favorece a captação de glicose pelas células.[112]

O estudo de Ngala, Awe e Nsiah[113] observou que indivíduos diabéticos tipo 2 apresentam valores elevados de LDL-c, triacilgliceróis, VLDL-c, proteína C reativa (PCR), insulina e HOMA-IR, bem como concentrações plasmáticas reduzidas de cromo, quando comparados com não diabéticos. Revisão sistemática e metanálise conduzida por Asbaghi et al.[114] mostrou que a suplementação com cromo contribui para a melhora do perfil lipídico em indivíduos diabéticos tipo 2 por reduzir as concentrações séricas de triacilgliceróis e colesterol total, bem como aumentar as concentrações de HDL-c. Em contrapartida, revisão sistemática e metanálise realizada por Zhao et al.[115] não verificou efeito benéfico da intervenção com o mineral sobre o perfil lipídico em diabéticos tipo 2.

Deve-se chamar a atenção para a atuação do cromo sobre os biomarcadores inflamatórios TNF-alfa, PCR, interleucinas, proteína quimioatraente de monócitos-1 (MCP-1), molécula de adesão intercelular-1 (ICAM-1) e adipocitocinas em indivíduos com hiperglicemia e DM.[116] Revisão sistemática conduzida por Moradi et al.[116] demonstrou o potencial papel anti-inflamatório do cromo, baseado nos resultados de estudos *in vivo* e *in vitro*. Um mecanismo que explica a ação anti-inflamatória do mineral é a inibição da via do NF-kappa-B, fator nuclear que induz a expressão de genes de moléculas inflamatórias.[117]

Um aspecto importante a ser considerado é a participação do cromo como substância antioxidante celular na homeostase da glicose. Já foi evidenciado que o aumento da formação de substâncias reativas ao ácido tiobarbitúrico (TBARS), medida indireta da peroxidação lipídica, está associado às alterações no metabolismo da insulina, e, nesse sentido, revisão sistemática de estudos em animais e ensaios clínicos evidenciou que a suplementação com cromo

reduz as concentrações séricas de marcadores da peroxidação lipídica, como TBARS. Associado a isso, o mineral parece reduzir a produção de espécies reativas de oxigênio (ERO), bem como neutralizar as ERO produzidas por estimular a atividade de enzimas antioxidantes, como SOD, catalase (CAT) e glutationa peroxidase (GPx).[117] Portanto, o cromo é um micronutriente de interesse na patogênese da resistência à insulina, por sua atuação direta no metabolismo desse hormônio, bem como no perfil lipídico, inflamação e estresse oxidativo. Destaca-se que mais estudos devem ser realizados na perspectiva de verificar a eficácia da suplementação com esse mineral na melhora dessas desordens metabólicas. A Figura 6 apresenta mecanismos moleculares envolvidos na atuação do cromo no controle glicêmico.

Magnésio

O aspecto iônico da resistência à insulina é tema que vem despertando interesse de grande número de pesquisadores, e o magnésio em particular é um dos elementos mais estudados. Esse mineral é o segundo mais abundante cátion intracelular no organismo e está presente em mais de 300 enzimas, participando de várias reações bioquímicas, especialmente no metabolismo da ATP.[118-120]

Nas últimas décadas, várias pesquisas foram realizadas tanto em animais quanto em humanos visando avaliar a participação do magnésio na patogênese da resistência à insulina. Os resultados dos primeiros estudos demonstraram que a deficiência em magnésio na dieta correlaciona-se com a redução da ação da insulina.[121,122] Além disso, também foi verificado que a redução da concentração intracelular de magnésio demonstrada em estágios de resistência à insulina, como na hipertensão arterial, na obesidade e no DM2, poderia contribuir para a supressão do metabolismo da glicose e da ação da insulina.[123,124]

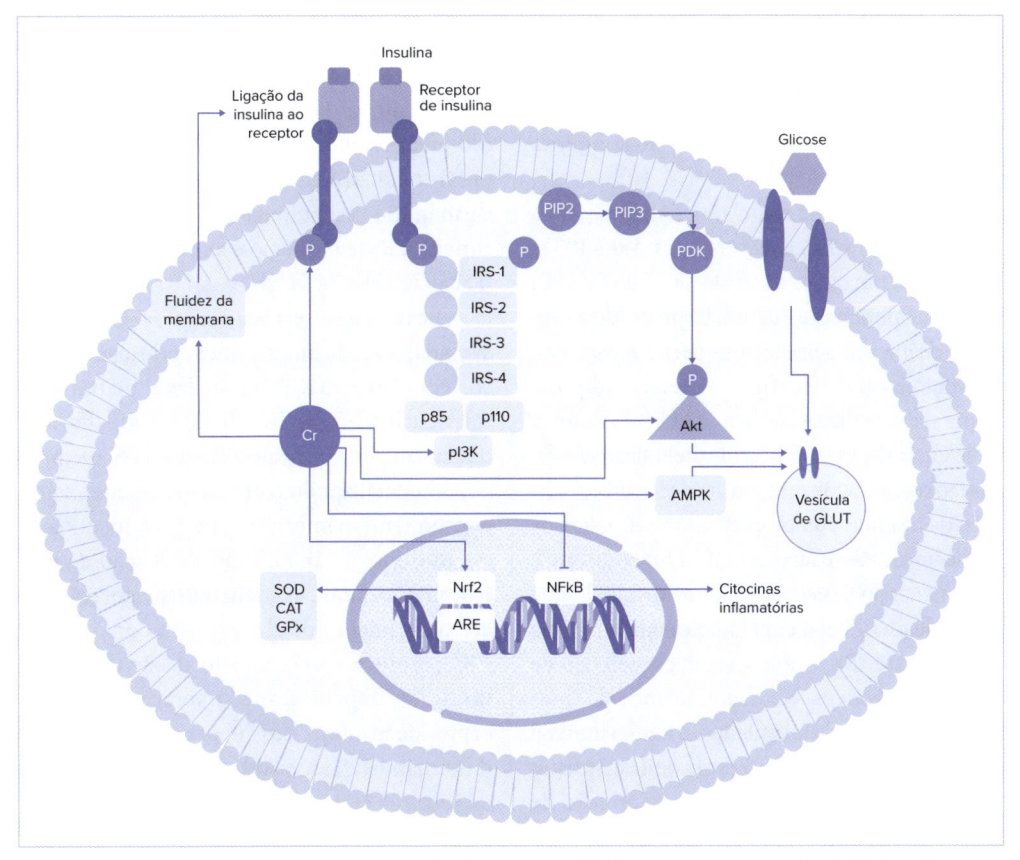

FIGURA 6 Mecanismos moleculares envolvidos na atuação do cromo no controle glicêmico. O cromo pode aumentar a fluidez da membrana celular e facilitar a ligação da insulina a seu receptor. Esse mineral também parece exercer ações pós-receptor de insulina, a exemplo do aumento da atividade de enzimas da cascata de sinalização da ação desse hormônio, como Akt, PI3K e AMPK, estímulo da fosforilação do IRS-1 e regulação da translocação do GLUT4. O cromo inibe a via do NF-kappa-B, fator nuclear que induz a expressão de genes de moléculas inflamatórias. Por outro lado, estimula a via do Nrf2, fator nuclear que estimula a expressão de enzimas antioxidantes, como SOD, CAT e GPx.

AMPK: adenosina monofosfato; CAT: catalase; Cr: cromo; GPx: glutationa peroxidase; IRS: substrato do receptor de insulina; NF-kappa-B: fator nuclear kappa B; Nrf2: fator nuclear eritroide 2; P: fosfato; PDK: quinase dependente de fosfatidilinositol; PI3K: fosfatidil-inositol-3-quinase; PIP2: fosfatidilinositol 4,5-bifosfato; PIP3: fosfatidilinositol 3,4,5-trifosfato; SOD: superóxido dismutase.

A hipótese de que o magnésio atua como um modulador da ação e da sensibilidade da insulina tem favorecido o interesse crescente entre os pesquisadores para a realização de estudos sobre esse tema, com alguns mecanismos já bem definidos. O magnésio intracelular atua como cofator essencial de várias enzimas envolvidas no metabolismo de carboidratos, regulando a atividade daquelas que catalisam reações de fosforilação e atuando como parte do complexo Mg^{2+}-ATP, necessário para a ação de enzimas que participam da glicólise.[125-127] Assim, a deficiência nesse mineral compromete o metabolismo da glicose, contribuindo para a presença de hiperglicemia em indivíduos com obesidade e diabéticos.

Estudos *in vitro* e *in vivo* demonstram a participação do magnésio na autofosforilação da subunidade beta do receptor desse hormônio. A estrutura cristalina da enzima tirosina quinase do receptor de insulina apresenta sítio de ligação para dois íons magnésio. Portanto, esse micronutriente estimula a atividade tirosina quinase do receptor por meio do complexo Mg^{2+}-ATPase.[104,128-130]

Dessa forma, o magnésio contribui para a fosforilação dos IRS e das enzimas Akt e PI3K, induzindo, portanto, a translocação do GLUT4 para a membrana plasmática, favorecendo a captação de glicose pelos tecidos periféricos, como músculo esquelético, fígado e tecido adiposo, o que reduz a glicose sérica.[111,128,131-134] Assim, a deficiência em magnésio pode prejudicar a fosforilação dos componentes da via de sinalização da ação da insulina, comprometendo a sensibilidade a esse hormônio e favorecendo a hiperglicemia.

Associado a isso, tem sido evidenciado que o magnésio induz a expressão do GLUT4 e do substrato do IRS-1 no músculo esquelético de animais diabéticos. No fígado de modelos animais diabéticos, a suplementação com o mineral diminuiu a expressão do fator de transcrição FOXO1, reduzindo, portanto, a expressão de genes gliconeogênicos, como o da enzima fosfoenolpiruvato carboxiquinase. Essas evidências reforçam a relevância do magnésio na modulação da ação da insulina e no controle glicêmico.[135]

Destaca-se ainda que o magnésio pode regular a interação entre insulina e seu receptor. Sobre esse aspecto, evidências científicas têm mostrado que a deficiência nesse nutriente reduz a afinidade do receptor de insulina pelo hormônio e aumenta a microviscosidade da membrana plasmática, prejudicando a ligação da insulina a seu receptor, evento importante para o desenvolvimento da resistência à insulina.[126,136] Nessa perspectiva, Zhong et al.[137] demonstraram que a suplementação com magnésio aumenta a afinidade do receptor de insulina nos eritrócitos e melhora a resistência à insulina em ratos diabéticos tipo 2.

A hipomagnesemia também induz a resistência à insulina, por favorecer o aumento da concentração intracelular de cálcio. A abertura dos canais de cálcio tipo L é controlada por sítios de ligação do magnésio, que, ao se ligar, bloqueia o influxo de cálcio para a célula. No entanto, quando a concentração extracelular de magnésio está reduzida, ocorre comprometimento desse bloqueio e aumento da entrada de cálcio (Figura 7).[138-140]

O cálcio liga-se a seu receptor (CaSR), expresso no tecido adiposo, ativando-o. Este, por sua vez, aumenta a liberação das citocinas IL-6, interleucina 1-beta (IL-1-beta) e TNF-alfa, mediada, em parte, pela ativação da via NF-kappa-B, potencializando o processo inflamatório e, consequentemente, a resistência à insulina.[141] Além disso, o cálcio inibe a ativação da fosfoserina fosfatase 1, reduzindo a captação e o armazenamento de glicose, bem como ativa a PKC, o que favorece a fosforilação em serina do IRS-1, impedindo sua interação com o receptor de insulina, e assim prejudica a ativação das enzimas PI3K e Akt da via de sinalização da insulina (Figura 7).[142,143] Nessa perspectiva, pesquisas têm sido desenvolvidas visando avaliar as concentrações iônicas de magnésio no soro e sua relação com os componentes da síndrome metabólica e o risco de desenvolvimento do DM.[124,144,145]

O diagnóstico da deficiência em magnésio na obesidade, DM2 e síndrome metabólica deveria ser realizado por meio da determinação desse mineral no compartimento intracelular. Entretanto, a análise intracelular é complexa, devendo ser reservada apenas para pesquisa. Uma vez que é um método específico, apesar de pouco sensível, tem sido sugerida a determinação do magnésio plasmático em pacientes com DM[146] ao menos 2 vezes ao ano. A medida da magnesemia em indivíduos com síndrome metabólica também deve ser avaliada.

Diversos estudos têm demonstrado os efeitos benéficos da suplementação com magnésio na melhora da sensibilidade à insulina, com redução nos valores de glicose sérica de jejum,

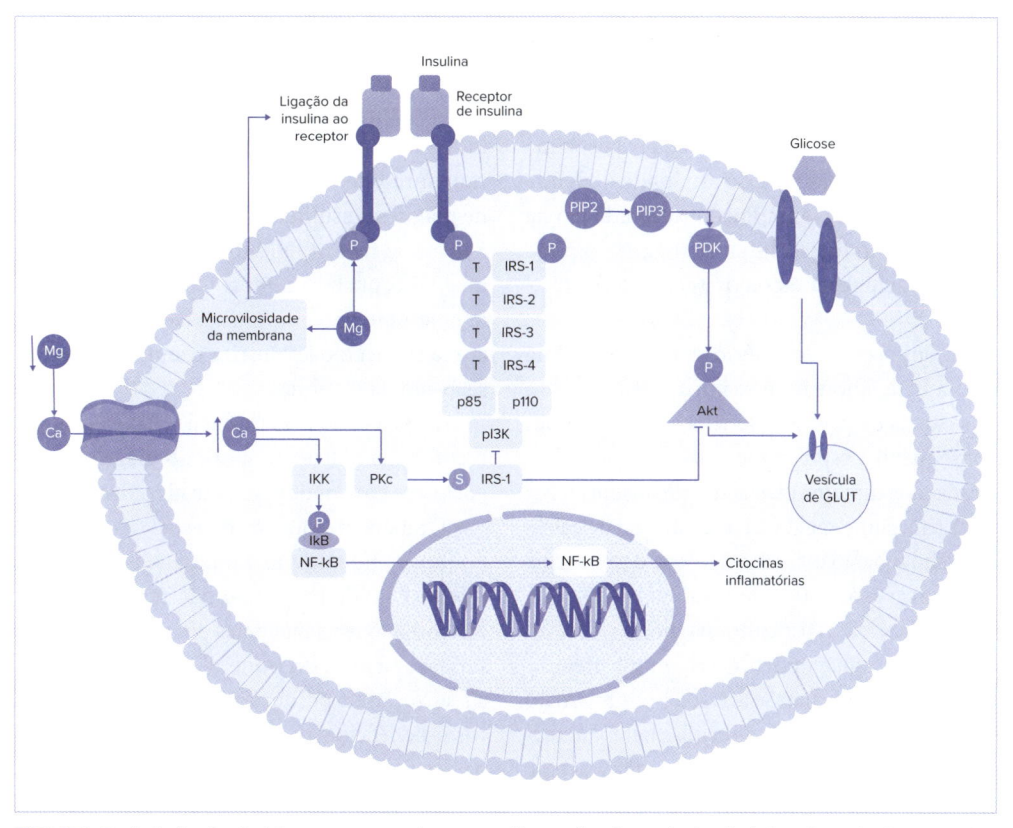

FIGURA 7 Influência da hipomagnesemia na manifestação de resistência à insulina. A abertura dos canais de cálcio tipo L é controlada por sítios de ligação do magnésio, que, ao se ligar, bloqueia o influxo de cálcio para a célula. No entanto, sob condições de hipomagnesemia, ocorre comprometimento desse bloqueio e aumento da entrada de cálcio. O cálcio ativa a quinase do inibidor do fator nuclear-kappa-B (IKK), enzima que fosforila e inativa o inibidor do fator nuclear-kappa-B (IKB), favorecendo a ativação da via NF-kappa-B e o aumento da liberação de citocinas pró-inflamatórias, como o fator de necrose tumoral alfa (TNF-a), a interleucina-6 (IL-6) e a interleucina 1b (IL-1b), potencializando o processo inflamatório e, consequentemente, a resistência à insulina. O cálcio também ativa a proteína quinase C (PKC), o que favorece a fosforilação em serina do substrato 1 do receptor de insulina (IRS), impedindo sua interação com o receptor de insulina, e assim prejudica a ativação das enzimas fosfatidilinositol 3-quinase (PI3K) e proteína quinase B (Akt) da via de sinalização da ação da insulina.[138,140-143]

HbA1c, insulinemia de jejum, HOMA-IR e índice quantitativo de sensibilidade à insulina. Esses estudos foram conduzidos em indivíduos resistentes à insulina com DM, diabetes gestacional, síndrome do ovário policístico ou artrite reumatoide, evidenciando o papel promissor do mineral no controle glicêmico em pacientes com essas condições clínicas.[147-150]

No entanto, em diabéticos tipo 2 normomagnesêmicos e indivíduos com excesso de peso, normomagnesêmicos e não diabéticos, a suplementação com magnésio elementar não influenciou a sensibilidade à insulina, o que sugere que a intervenção pode ser benéfica somente para indivíduos com deficiência no mineral.[151,152]

O magnésio também atua na primeira etapa da secreção de insulina pelas células betapancreáticas, que envolve a captação de glicose via GLUT2, sendo posteriormente metabolizada para formação de ATP pela via glicolítica, ciclo de Krebs e fosforilação oxidativa. A etapa inicial do metabolismo da glicose é sua conversão em glicose 6-fosfato, reação catalisada pela enzima glicoquinase, cuja taxa de atividade depende do complexo Mg-ATP. Portanto, a redução na concentração intracelular de magnésio pode comprometer essa etapa da secreção de insulina.[153-155]

Além disso, o magnésio se liga ao ATP na célula betapancreática e induz o fechamento dos canais de potássio sensíveis ao ATP, com consequente despolarização da membrana celular e abertura dos canais de cálcio sensíveis à voltagem, aumentando a concentração de cálcio nas células betapancreáticas, o que desencadeia o processo exocitótico de insulina.[153]

Ainda sobre o papel do magnésio na secreção de insulina, é oportuno chamar a atenção para a proteína fosfatase ativada por glutamato e magnésio, localizada nas células betapancreáticas, que desfosforila e ativa a enzima acetil--coenzima A carboxilase, que catalisa a formação de malonil-coenzima A (malonil-CoA), precursor da biossíntese de ácidos graxos de cadeia longa.[156,157]

Malonil-CoA, por sua vez, inibe a carnitina palmitoil transferase 1, responsável pelo transporte de acetil-CoA de cadeia longa (LC-CoA) para a mitocôndria, promovendo o acúmulo de LC-CoA no citoplasma. Esses ácidos graxos aumentam a exocitose de insulina por estimular o retículo endoplasmático a liberar cálcio do retículo endoplasmático, favorecendo aumento no cálcio citoplasmático.[158]

A proteína quinase C, uma vez ativada pelo magnésio, estimula a exocitose de grânulos secretórios de insulina e ativa a adenilato ciclase, promovendo aumento do conteúdo intracelular de adenosina monofosfato cíclico (AMPc), responsável por ativar a proteína quinase A, enzima importante no processo de secreção de insulina pelas células betapancreáticas (Figura 8).[134,159]

Nessa perspectiva, Rodríguez-Morán e Guerrero-Romero[160] avaliaram a relação entre hipomagnesemia e secreção de insulina em indivíduos não diabéticos. Os autores verificaram aumento das concentrações plasmáticas de glicose e insulina e do índice de resistência à insulina nos indivíduos com deficiência de magnésio, quando comparados com os normomagnesêmicos. A hipomagnesemia promoveu ainda redução da primeira e segunda fases de secreção da insulina.

A Associação Americana de Diabetes (ADA) recomenda a determinação do magnésio nos pacientes com maior risco de hipomagnesemia e seu tratamento, quando detectada a deficiência do íon.[161] No entanto, ainda não está claro se a reposição de magnésio não teria benefício mesmo naqueles pacientes com concentrações séricas normais do mineral, sendo necessária a realização de pesquisas para avaliar a relação custo-benefício da reposição de magnésio nesses pacientes. Por outro lado, se comprovada a deficiência nesse nutriente na síndrome metabólica, a hipótese da reposição desse íon na prevenção do DM2 deve ser avaliada.

Selênio

O selênio é um elemento traço essencial para o organismo, pois possui funções fisiológicas importantes, sendo conhecido principalmente por suas atividades antioxidantes e anti-inflamatórias, essencial para síntese e função de selenoproteínas. Esse mineral participa ainda do metabolismo de hormônios tireoidianos, da imunidade celular e do controle metabólico.[162]

A literatura tem demonstrado repercussões metabólicas e fisiopatológicas importantes manifestadas em decorrência da deficiência de selênio em indivíduos com obesidade, a exemplo da resistência à insulina. O selênio parece exercer seus efeitos sobre a sensibilidade à insulina

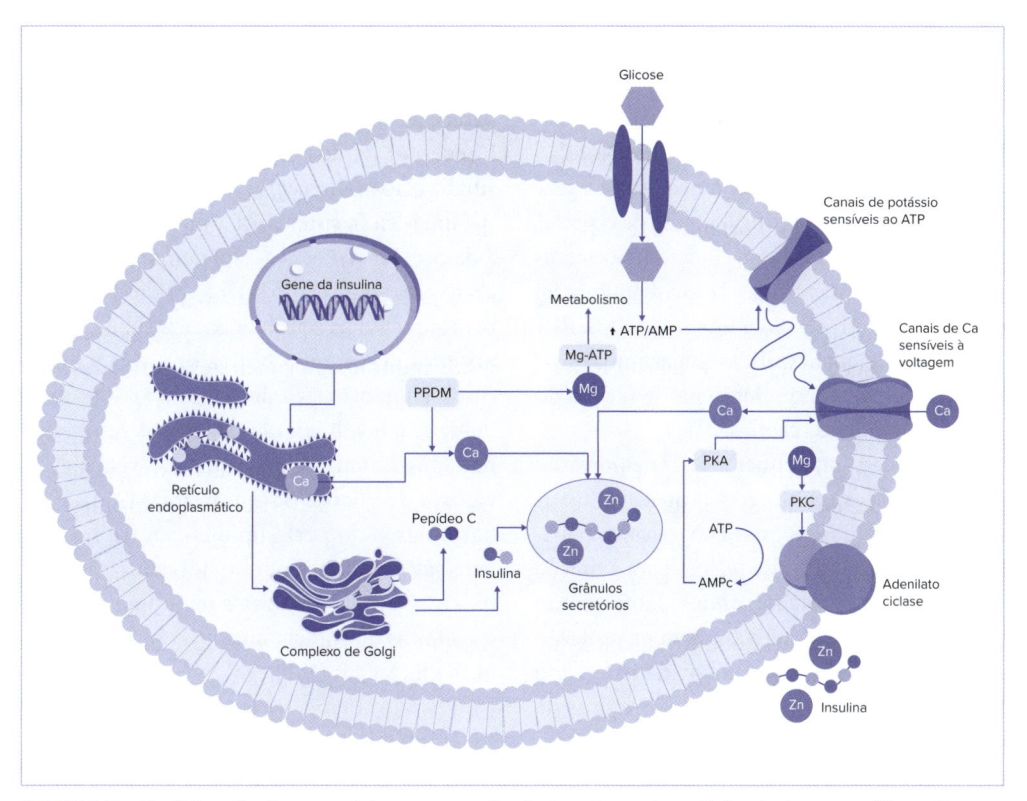

FIGURA 8 Participação do magnésio na secreção de insulina pelas células betapancreáticas. O magnésio ativa indiretamente a proteína quinase C (PKC), que estimula a adenilato ciclase, promovendo aumento do conteúdo intracelular de AMPc, responsável por ativar a proteína quinase A (PKA), enzima que estimula a secreção de insulina por meio da fosforilação do canal de cálcio sensível à voltagem, permitindo a entrada do íon na célula. O magnésio contribui ainda para o fechamento dos canais de potássio sensíveis ao ATP, com consequente despolarização da membrana celular e abertura dos canais de cálcio sensíveis à voltagem, o que desencadeia o processo exocitótico de insulina. Além disso, a proteína fosfatase dependente de magnésio (PPDM), localizada nas células betapancreáticas, desfosforila e ativa a acetil-coenzima A carboxilase, favorecendo a formação de malonil-coenzima A. Esse substrato inibe a carnitina palmitoil transferase 1 (CPT-1), responsável pelo transporte de acetil-CoA de cadeia longa (LC-CoA) para a mitocôndria, promovendo acúmulo de LC-CoA no citoplasma e, consequentemente, a liberação de cálcio do retículo endoplasmático.[134,159]

por sua ação antidiabética como nutriente insulinomimético e antioxidante.[163] As evidências de estudos *in vitro* e *in vivo* apontam para uma influência direta do selênio e de selenoproteínas sobre a função das células betapancreáticas, nas quais a selenoproteína P (SePP1) e a isoenzima deiodinase iodotironina 3 (DIO3) encontram-se em concentrações elevadas.[164,165]

Alguns mecanismos têm sido propostos na perspectiva de elucidar a atuação antidiabética do selênio, por exemplo, a atuação desse mineral

na expressão do receptor do peptídeo semelhante ao glucagon nas células beta, favorecendo a ação desse peptídeo no estímulo da expressão gênica da proinsulina em resposta à ingestão de carboidratos e na regulação da fosforilação de substratos da cascata de sinalização de insulina.

O selênio também participa do metabolismo da insulina nas células betapancreáticas, regulando a expressão gênica do fator promotor da insulina 1 e aumentando a expressão do RNAm da insulina, conforme demonstrado em estudo conduzido em células isoladas da linhagem Min6 de ratos.[166]

É oportuno mencionar que as células betapancreáticas são conhecidas por terem proteção antioxidante reduzida, sendo necessária a presença de concentrações fisiológicas de espécies reativas de oxigênio, o que constitui moléculas sinalizadoras nessas células. Nesse sentido, já foi demonstrada expressão aumentada da SePP1 nas células betapancreáticas, sugerindo a possível participação do selênio na regulação do estado redox dessas células.[167,168]

Estudo de Steinbrenner et al.[168] demonstrou que a SePP1 parece fornecer proteção antioxidante adicional às ilhotas de Langerhans, contribuindo como doadora de selênio para a função de outras selenoproteínas antioxidantes, como a glutationa peroxidase, e também na proteção de membranas contra o dano oxidativo, sendo localizada também nas células secretoras de glucagon. Entretanto, concentrações elevadas de glicose (11-22 mM) parecem desregular a expressão da SePP1 nas células beta, o que pode contribuir para a redução da função antioxidante e disfunção endócrina.

Deve-se chamar a atenção para a atuação do selênio como nutriente insulinomimético, pois o mineral altera o transporte de glicose e a translocação de GLUT4 por meio da ativação das enzimas AKT, PI3K e outras quinases da via de sinalização da insulina. Associado a isso, de forma semelhante à insulina, o selênio regula positivamente a expressão das enzimas lipogênicas ácido graxo sintase e glicose-6-fosfato desidrogenase.[169-171]

Iuzuka et al.[169] avaliaram o efeito do selênio sobre a resistência à insulina em ratos e verificaram melhora da sensibilidade à ação desse hormônio, além do aumento de sua responsividade. Os autores atribuíram tal resultado à atuação direta do selenito de sódio em tecidos-alvo para a ação da insulina, o que contribuiu para a redução da resistência à ação desse hormônio. Além disso, o selênio, em concentrações elevadas (cerca de 1 mM), teve mais efeito que a insulina na incorporação da glicose, o que parece ser decorrer das ações combinadas sobre o receptor da insulina e sobre os defeitos de sinalização pós-receptor.

Em revisão sistemática e metanálise conduzida por Tabrizi et al.,[172] foi demonstrado que a suplementação com selênio pode contribuir para aumento na sensibilidade à insulina, sendo observado aumento nos valores de QUICKI (índice quantitativo de verificação da sensibilidade à insulina); no entanto, os resultados não mostraram influência da intervenção nos valores de glicose de jejum, HOMA-IR e de parâmetros do perfil lipídico. Outra revisão sistemática realizada por Kohler et al.[173] também não mostrou evidências consistentes quanto aos efeitos da suplementação com selênio em indivíduos com DM2.

Revisão sistemática e metanálise de ensaios clínicos publicada em 2022 revelou que a suplementação com selênio aumenta as concentrações séricas de HDL-c e reduz as concentrações séricas de insulina e os valores de HOMA-IR em indivíduos com doenças cardiometabólicas, sugerindo que o uso de suplementos com o mineral possa ser uma estratégia eficaz na melhora da sensibilidade à insulina nesses pacientes.[174]

Por outro lado, doses elevadas de selênio favorecem o aumento da expressão das selenoproteínas antioxidantes, o que parece prejudicar a cascata de sinalização da insulina intracelular. Essa ação é mediada pela remoção do peróxido de hidrogênio intracelular, composto que, em concentrações fisiológicas, regula a atividade de enzimas-chave para a sinalização da insulina.[175]

A pesquisa realizada por Wang et al.[176] verificou que doses elevadas de selênio estão associadas ao aumento da resistência à insulina, pois favorecem a lipólise no tecido adiposo e o influxo de ácidos graxos livres no fígado, por estimular a fosforilação da lipase hormônio sensível. Essa ação do selênio contribui para a síntese de espécies reativas do oxigênio, metabólitos gerados na betaoxidação, e que promovem alterações na sinalização da insulina. Além disso, nesse estudo também foi verificado o efeito do selênio sobre a atividade de enzimas importantes para a sinalização da insulina. Esse micronutriente foi capaz de inibir a atuação da Akt.

Em intervenção realizada em animais, durante 7 dias, com dietas ricas em gordura e selênio (até 8 vezes as necessidades do mineral), foi demonstrado que o excesso de selênio comprometeu a fosforilação da Akt estimulada pela insulina, bem como reduziu a expressão hepática do IRS-1, IRS-2 e das subunidades catalítica e regulatória da PI3K.[177]

Nesse mesmo sentido, foi demonstrado que o excesso de selênio acentua a expressão da SePP, o que prejudica a função das células betapancreáticas, e consequentemente reduz a secreção de insulina, contribuindo para a manifestação da resistência à insulina. Portanto, a manutenção da homeostase do selênio e o equilíbrio redox são fundamentais para preservar a integridade das células beta do pâncreas, otimizar a secreção de insulina e manter o controle glicêmico adequado.[178]

A literatura atual mostra os mecanismos moleculares complexos envolvidos na gênese da resistência à insulina, bem como evidencia as ações importantes dos minerais nesse processo, destacando-se sua atuação na base molecular, defesa antioxidante e como nutriente anti-inflamatório.

VITAMINAS E RESISTÊNCIA À INSULINA

Nas últimas décadas, verifica-se grande interesse pela participação de radicais livres e substâncias antioxidantes na patogênese da resistência à insulina. Esse distúrbio metabólico induz o aumento da produção intracelular de radicais livres responsáveis pelo comprometimento da ação da insulina. Além disso, sugere-se que a hiperglicemia é o principal fator contribuinte para a geração do estresse oxidativo, caracterizado pelo aumento das espécies reativas de oxigênio e peroxidação lipídica e pelo aumento da atividade dos radicais livres.[20]

O estresse oxidativo pode reduzir a concentração de substâncias antioxidantes em indivíduos com intolerância à glicose. Ford et al.[179] avaliaram as concentrações séricas de carotenos (betacaroteno, criptoxantina, luteína/zeaxantina e licopeno) em indivíduos que apresentavam resistência à insulina e verificaram concentrações reduzidas de betacaroteno, licopeno e criptoxantina quando comparados com o grupo controle.

Alguns dos mais importantes antioxidantes biológicos encontrados no plasma são as vitaminas A, C e E, o ácido úrico e os grupos sulfidrila (SH) de origem proteica. No entanto, a importância desses antioxidantes *in vivo*, bem como a contribuição de cada um na capacidade antioxidante total, ainda não estão totalmente definidas.[180]

A vitamina A contribui para a sensibilidade à insulina por meio de sua ação como nutriente antioxidante. A ligação do retinol a radicais peroxil impede a propagação da peroxidação lipídica nas células e a formação de hidroperóxidos. A suplementação com 60 mg/dia de betacaroteno durante 3 semanas foi eficiente na redução da oxidação do LDL-c em pacientes diabéticos tipo 2.[181]

Estudo recente evidenciou correlação negativa entre as concentrações plasmáticas de carotenoides e o índice de resistência à insulina.[182] Em outras pesquisas tem sido demonstrada correlação positiva entre adiponectina e provitamina A, porém o mecanismo pelo qual essa provitamina influencia as concentrações dessa adipocina ainda não está esclarecido.[183,184] Apesar dos benefícios apontados na literatura, é importante mencionar que alguns carotenoides, como o betacaroteno, podem apresentar propriedades pró-oxidantes em condições específicas.[185]

Sobre a atuação da vitamina C na proteção contra a resistência à insulina, destaca-se seu potente efeito como antioxidante natural. Essa vitamina interage com espécies reativas de oxigênio, sendo oxidada a hidroascorbato. O ascorbato também pode agir como pró-oxidante, e, na presença de metais de transição livres (p. ex., ferro e cobre), pode gerar o radical hidroxila, que, por sua vez, pode iniciar a peroxidação lipídica, o que favorece a manifestação da resistência à insulina.[185]

O estado nutricional do indivíduo relativo à vitamina C depende da interação entre a ingestão dessa vitamina, concentração plasmática de insulina e da glicemia de jejum.[186,187] A insulina promove a captação celular ativa de vitamina C, ao passo que, em situação de hiperglicemia, ocorre comprometimento da sua reabsorção. As funções do ácido ascórbico como inibidor da aldose redutase e como antioxidante hidrossolúvel nos fluidos corporais são potencialmente importantes como auxiliares no controle glicêmico.[188,189] Ceriello et al.[190,191] demonstraram que o aumento da glicemia é capaz de produzir estresse oxidativo, reduzindo as concentrações plasmáticas de várias substâncias antioxidantes, entre elas a vitamina C.

Na pesquisa de Hoffman, Dye e Bauer,[192] a infusão de ácido ascórbico foi capaz de reduzir danos à função endotelial causados pela hiperglicemia em adolescentes diabéticos tipo 1. Segundo os autores, esse benefício deve-se, sobretudo, ao papel da vitamina C na remoção dos radicais livres, que se constituem na provável causa do dano endotelial induzido pela hiperglicemia.

Estudos têm mostrado que a vitamina C melhora a resistência à insulina, pois favorece a ativação de intermediários da sinalização da ação desse hormônio, como a Akt, no músculo esquelético, fígado e tecido adiposo. Além disso, essa vitamina está associada a menor risco de obesidade e atua como antioxidante, combatendo o estresse oxidativo por meio da remoção de espécies reativas de oxigênio.[29,193-195]

Embora o papel sensibilizador da ação da insulina pelos antioxidantes, em especial a vitamina C, seja reconhecido, o mecanismo pelo qual esses compostos reduzem a resistência a esse hormônio ainda não está totalmente esclarecido. Os antioxidantes atuam inibindo a fosforilação em serina do IRS-1, bem como a ativação da via da JNK (c-jun-N-terminal quinase), envolvida na progressão da resistência à insulina.[196]

Uma revisão sistemática e metanálise que incluiu 22 ensaios clínicos com 1.447 indivíduos com DM2 revelou redução significativa nas concentrações plasmáticas de HbA1c, insulina em jejum e glicemia de jejum, após intervenção com elevadas doses de vitamina C ($\geq$ 1.000 mg/dia) pelo período mínimo de 12 semanas. Contudo, os autores esclarecem a necessidade de ensaios clínicos randomizados criteriosos para validar de maneira conclusiva esses resultados. Essa abordagem garante uma avaliação mais confiável e robusta da eficácia da intervenção com vitamina C em pacientes com DM2.[197]

A vitamina E é um dos mais importantes e potentes antioxidantes presentes nos sistemas biológicos, tendo função na proteção das membranas celulares. Essa vitamina suprime e reage com o oxigênio *singlete* e sequestra radicais superóxido e hidroxila, podendo até mesmo bloquear a peroxidação lipídica. No entanto, sua principal ação antioxidante nas membranas biológicas deve-se ao fato de atuar interrompendo a fase de propagação da lipoperoxidação, doando um átomo de hidrogênio para os radicais peroxil e alcoxil derivados da peroxidação lipídica.[194,198,199]

Nos últimos anos, diversas investigações têm demonstrado que a vitamina E melhora o sistema de defesa antioxidante nos indivíduos com resistência à insulina e, dessa forma, exerce efeito benéfico no transporte da glicose e na sensibilidade à insulina. Em 2013, Rafighi et al.[194] observaram melhora da ação da insulina, aumento da atividade das enzimas superóxido dismutase e glutationa peroxidase e no quadro hipertensivo após a suplementação com 300 UI/dia de vitamina E durante 3 meses em pacientes com DM2.

A vitamina E acentua a concentração da glutationa reduzida, enzima que possui propriedade antioxidante e também pode estar envolvida com a homeostase da glicose. Em estudo realizado para avaliar o efeito da suplementação com vitamina E na resistência à insulina, foi observado aumento nos valores de glutationa e de magnésio, sugerindo a atuação indireta dessa vitamina sobre a ação da insulina.[198] Entretanto, são necessários mais estudos para esclarecer os mecanismos que envolvem essas substâncias no controle glicêmico.

Na perspectiva de esclarecer o papel da vitamina E na sensibilidade à insulina, Asbaghi et al.[200] conduziram uma revisão sistemática e metanálise de 38 ensaios clínicos randomizados controlados, incluindo 2.171 indivíduos diagnosticados com diabetes tipo 2. Os achados revelaram impacto positivo da vitamina E na redução da HbA1c, insulina de jejum e HOMA-IR, embora não tenha sido observado efeito significativo na glicemia de jejum. No entanto, em análises de subgrupos, os autores verificaram que a ingestão de vitamina E reduziu significativamente a glicemia de jejum em estudos com duração de intervenção < 10 semanas. Portanto, a ingestão de vitamina E tem ação benéfica na melhora dos parâmetros da ação da insulina em indivíduos diabéticos. Os dados dessa revisão reforçam a relevância da vitamina E como estratégia de intervenção promissora para otimizar o controle glicêmico e a saúde metabólica em indivíduos com diabetes tipo 2.

Nas últimas décadas, tem sido bastante estudada a participação da vitamina D na secreção e ação da insulina, sendo que os resultados da maioria das pesquisas desenvolvidas demonstraram uma correlação inversa entre as concentrações de 25-hidroxivitamina D e a resistência à insulina em indivíduos saudáveis.[201,202]

Pesquisas realizadas em humanos sugerem que a deficiência em vitamina D esteja associada à redução na sensibilidade à insulina e ao aumento do risco de desenvolver síndrome metabólica e DM2.[182,203,204] Dhas et al.[205] verificaram prevalência elevada de deficiência de vitamina D em indivíduos diabéticos tipo 2 e não diabéticos e que concentrações séricas suficientes dessa vitamina parecem reduzir o risco de resistência à insulina e DM2.

A deficiência em vitamina D ainda no início da gravidez está relacionada com o aumento do risco para o desenvolvimento do DM gestacional.[206] Nessa perspectiva, revisão sistemática e metanálise evidenciou efeito benéfico da suplementação com vitamina D na redução dos valores de HOMA-IR em mulheres grávidas não diabéticas, reforçando a relevância dessa vitamina na prevenção do diabetes gestacional.[207]

As pesquisas conduzidas tanto em crianças quanto em adultos mostram que a suplementação com vitamina D reduz o risco do desenvolvimento do DM1 e 2. Além disso, a suplementação com essa vitamina reduz as concentrações de ácidos graxos livres em diabéticos, o que reforça a hipótese de que a hipovitaminose D pode ser um fator patogênico para a síndrome metabólica.[208,209] As propriedades imunossupressoras da vitamina D também parecem explicar a redução do risco para a manifestação de DM1 após a suplementação com essa vitamina ainda na infância.

As intervenções com vitamina D no metabolismo da glicose parecem depender do estado nutricional do indivíduo em relação a essa vitamina, metabolismo da glicose e outros fatores, como etnia, obesidade, comorbidade e fatores genéticos. Em geral, populações com concentrações adequadas de vitamina D, quando suplementadas com essa vitamina, não apresentam seus efeitos sobre o metabolismo da glicose. Já em populações que possuem deficiência, a suplementação parece exercer efeitos benéficos na melhora da síntese e da secreção de insulina, além de melhora da tolerância à glicose, o que contribui para menor risco para o desenvolvimento da resistência à insulina e do DM.[210,211]

Alguns mecanismos foram propostos visando esclarecer a ação da vitamina D sobre o metabolismo da insulina, os quais incluem o efeito dessa vitamina na secreção pancreática de insulina e na sensibilidade à ação desse hormônio. A vitamina D atua diretamente sobre a secreção pancreática de insulina por meio da ligação de sua forma ativa ao receptor nuclear da vitamina D (VDR), que é encontrado em vários tecidos, incluindo as células betapancreáticas. Nessas células, a vitamina D aumenta a transcrição do gene codificante para insulina e a síntese desse hormônio (Figura 9).[212-214]

A contribuição da vitamina D no metabolismo da glicose também envolve modificações extra e intracelulares de cálcio nas células betapancreáticas. A secreção de insulina é um processo cálcio-dependente mediado pela 1,25-di-hidroxivitamina D_3 [1,25(OH)$_2$D$_3$] e pelo paratormônio. Em situação de deficiência de 25-hidroxivitamina D e consequente aumen-

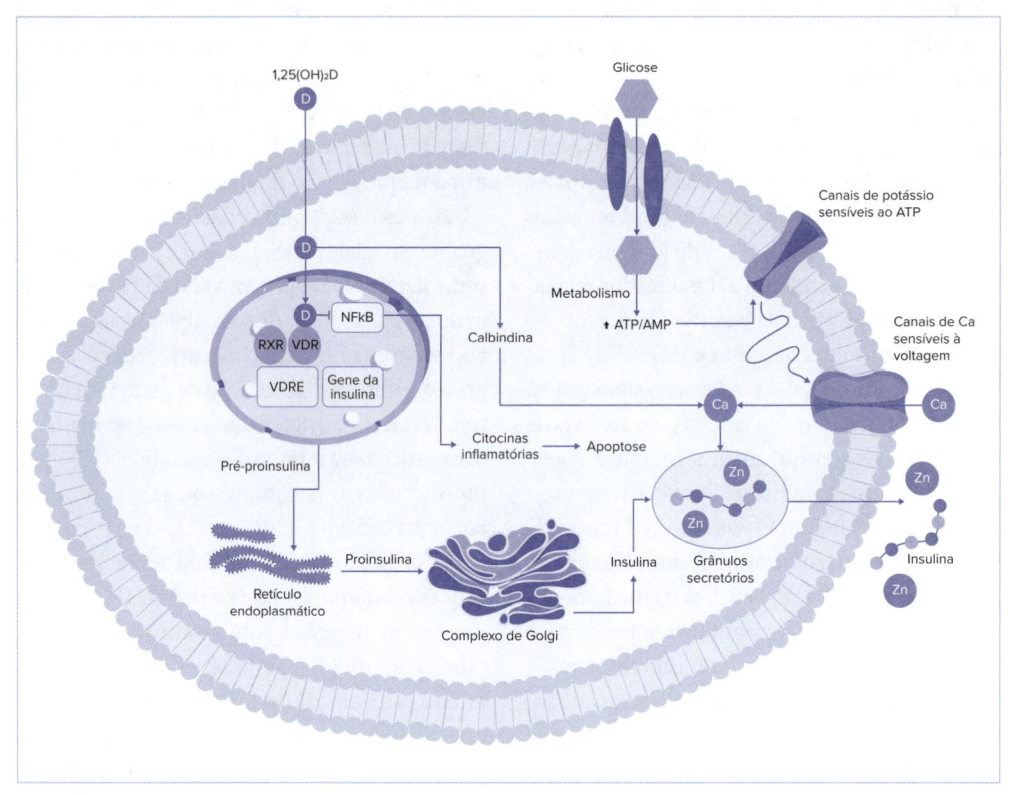

FIGURA 9 Participação da vitamina D na secreção de insulina pelas células betapancreáticas. A vitamina D atua diretamente sobre a secreção pancreática de insulina por meio da ligação de sua forma ativa ao receptor nuclear da vitamina D (VDR), que é encontrado em vários tecidos, incluindo as células betapancreáticas. Nessas células, a vitamina D aumenta a transcrição do gene codificante para insulina e a síntese desse hormônio. A ação indireta da vitamina D sobre a secreção de insulina envolve aumento da concentração intracelular de cálcio nas células betapancreáticas. Essa vitamina também estimula a síntese de calbindina, proteína ligadora de cálcio que atua como moduladora da liberação de insulina por meio da regulação do cálcio intracelular. A vitamina D pode promover ainda a sobrevivência das células betapancreáticas por meio da inativação do NF-kappa-B.[213]

Ca: cálcio; Zn: zinco.

to de paratormônio, pode ocorrer redução na capacidade secretora dessas células. Além disso, essa deficiência pode dificultar a capacidade das células beta na conversão da proinsulina em insulina.[202] A literatura mostra relação inversa entre o estado nutricional do indivíduo relativo à vitamina D, cálcio e resistência à insulina.[215,216] Ressalta-se que a ação indireta da vitamina D sobre a secreção de insulina favorece o aumento da concentração intracelular de cálcio nas células betapancreáticas. Associado a isso, essa vitamina estimula a síntese de calbindina, proteína ligadora de cálcio que atua como moduladora da liberação de insulina por meio da regulação do cálcio intracelular (Figura 9).[213,217]

A superexpressão da calbindina em células betapancreáticas de ratos promove aumento na expressão do RNAm da insulina e no conteúdo desse hormônio nessas células, bem como favorece a liberação de insulina dos grânulos secretórios.[218]

A vitamina D melhora a sensibilidade à insulina por meio de sua ligação ao VDR localizado na região promotora do gene codificante para o receptor de insulina e para IRS-1, o que estimula a expressão desse receptor e de seu substrato. Essa vitamina ativa o receptor delta ativado por proliferador de peroxissomo (PPAR-gama) envolvido na regulação do metabolismo de ácidos graxos no músculo esquelético e no tecido adiposo (Figura 10).[219-222]

Paralelamente, a vitamina D atua de forma indireta estimulando a sensibilidade da insulina, via concentração intracelular de cálcio, pois alterações nas concentrações desse mineral podem levar à resistência periférica à insulina a partir do comprometimento da transdução de sinal, reduzindo a atividade do GLUT4. Essa vitamina também promove a sobrevivência das células por meio da inativação do NF-kappa-B, potencializador da inflamação crônica de baixo grau (Figura 10).[212,213,222]

Alguns estudos demonstraram que a 1,25(OH)2D3 inibe a expressão gênica da re-

nina, o que contribui para a redução das concentrações de angiotensina II e, consequentemente, da pressão arterial. Por outro lado, em situações de hipovitaminose D, ocorre aumento da produção de renina e da angiotensina II, o que contribui para o desenvolvimento da resistência à insulina. Embora os mecanismos moleculares envolvidos na relação existente entre a angiotensina II e a patogênese da resistência à insulina ainda não estejam completamente esclarecidos, algumas evidências mostram que a ação dessa vitamina é mediada por vários processos que ocorrem na cascata de sinalização de insulina, incluindo o receptor de insulina, o IRS-1 e a enzima PI3K.[219,221]

Em revisão sistemática e metanálise conduzida por Sahebi et al.,[223] foi observado que a suplementação com vitamina D contribuiu para o controle glicêmico de indivíduos com DM, sendo verificada redução nos valores de glicose de jejum, HOMA-IR e HbA1c.

A suplementação com vitamina D em indivíduos com pré-diabetes melhora a resistência à insulina e a inflamação sistêmica presente nesses pacientes, reduzindo o risco para manifestação do diabetes tipo 2.[224] Niroomand et al.[225] demonstraram que a suplementação com altas doses de vitamina D (50.000 UI/semana), durante 3 meses, em indivíduos com pré-diabetes, melhorou a sensibilidade à insulina e reduziu o risco de progressão do DM. No entanto, a pesquisa de Rasouli et al.[226] demonstrou que o efeito benéfico da suplementação com vitamina D em indivíduos com pré-diabetes ocorre apenas entre aqueles que apresentam hipovitaminose D.

Por outro lado, a literatura ainda mostra dados contraditórios sobre o tema. No estudo de Barengolts et al.[227] foi avaliado o efeito da suplementação com 400 UI de vitamina D3 por dia durante 12 meses sobre o controle glicêmico em indivíduos com pré-diabetes e hipovitaminose D, e não foram verificadas alterações nos parâmetros metabólicos como a HbA1c,

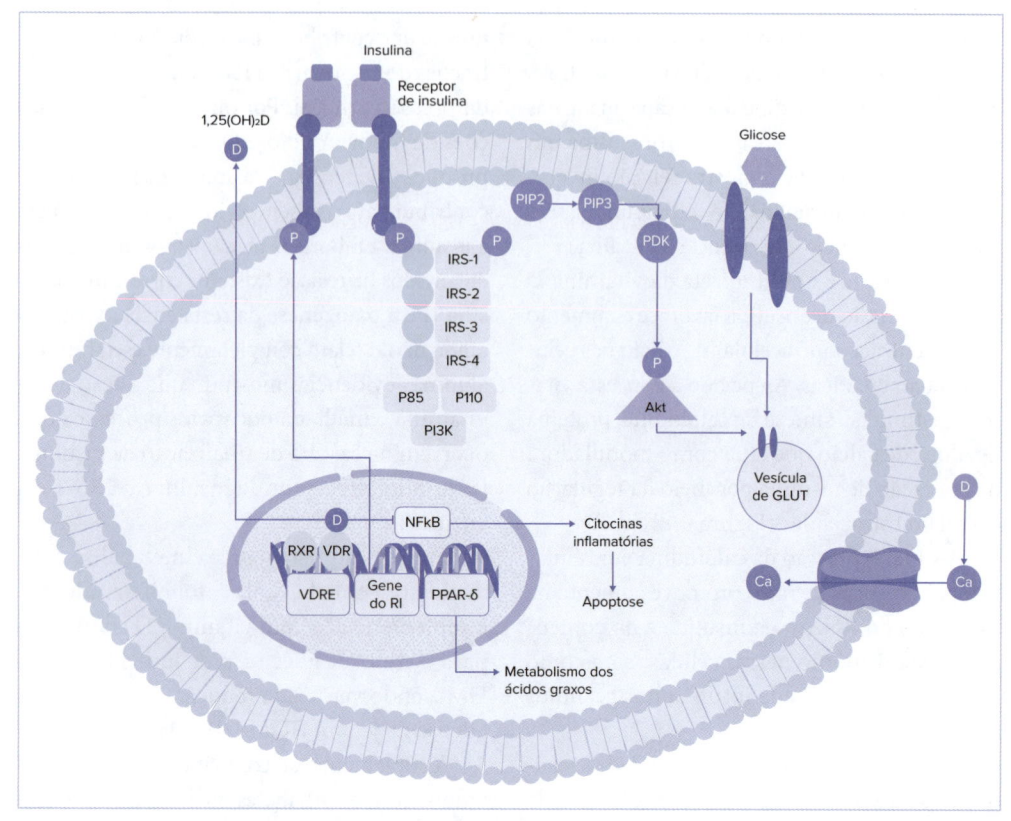

FIGURA 10   Ação da vitamina D na melhora da sensibilidade à insulina nos tecidos periféricos. A vitamina D se liga ao VDR localizado na região promotora do gene codificante para o receptor de insulina, o que estimula a expressão desse receptor. Essa vitamina também ativa o receptor delta ativado por proliferador de peroxissomo (PPAR-δ), envolvido na regulação do metabolismo de ácidos graxos no músculo esquelético e no tecido adiposo. Paralelamente, a vitamina D regula a concentração intracelular de cálcio e promove a sobrevivência das células por meio da inativação do NF-kappa-B.[213]

IRS: substrato do receptor de insulina; P: fosfato; PDK: quinase dependente de fosfatidilinositol; PI3K: fosfatidil-inositol-3-quinase; PIP2: fosfatidilinositol 4,5-bifosfato; PIP3: fosfatidilinositol 3,4,5-trifosfato; RI: receptor de insulina; Zn: zinco.

glicose e insulina de jejum. A vitamina D não foi capaz de prevenir o desenvolvimento de DM nesses pacientes.

No estudo realizado por Javed et al.[228] foi avaliado o efeito de doses diferentes da suplementação com vitamina D (400 e 2.000 UI/dia) durante 12 semanas sobre a ação da insulina e função das células betapancreáticas em adolescentes com obesidade. Os autores não observaram efeito da ação dessa vitamina sobre os parâmetros avaliados, independente-mente da dose ingerida. Em revisão sistemática, Pieńkowska et al.[229] verificaram que, em razão da variabilidade e dos vieses nos desenhos dos estudos, a interpretação dos resultados não pode ser feita de forma inequívoca. Portanto, ensaios clínicos bem definidos são necessários para esclarecer se o tratamento com vitamina D em indivíduos que apresentam deficiência nessa vitamina é capaz de prevenir ou tratar o DM. No Quadro 1 são apresentados alguns estudos realizados nesse sentido.

QUADRO 1	Efeito da suplementação com vitamina D em pacientes diabéticos tipo 2	
Autor/ano	Intervenção	Resultados
Hu et al., 2023[230]	Grupo controle (n = 135) Grupo vitamina D3 (n = 135): 800 UI por 30 meses.	Vitamina D3 reduziu a insulinemia de jejum, os valores de HOMA-IR, as concentrações séricas de HDL-não colesterol e PCR.
Sun et al., 2023[231]	Grupo não resistente à insulina (n = 62) Grupo resistente à insulina (n = 100): (1) metformina + insulina (n = 44) e (2) metformina + insulina + vitamina D3 (n = 56) – 3 meses.	Menor concentração de glicose pós-prandial, glicemia de jejum, hemoglobina glicada, triglicerídeos séricos, colesterol total e maior de HDL-c no grupo que recebeu vitamina D3.
Cojic et al., 2021[232]	Grupo metformina (n = 65) Grupo metformina + vitamina D3 (n = 49): (1) com deficiência – 50.000 UI por 3 meses + 14.000 UI por 3 meses e (2) sem deficiência – 14.000 UI por 6 meses.	Vitamina D3 reduziu a concentração plasmática de hemoglobina glicada e as concentrações de produtos proteicos de oxidação avançada.
Lemieux et al., 2019[233]	Grupo placebo (n = 96) Grupo vitamina D3 (n = 96): 5.000 UI por 6 meses	Vitamina D3 aumentou a função da célula betapancreática e a sensibilidade à insulina.
Ryu et al., 2014[234]	2.000 UI/dia de vitamina D3 + 200 mg/dia de cálcio durante 24 semanas (n = 32) ou placebo – 200 mg/dia de cálcio (n = 30)	Suplementação não melhorou a resistência à insulina.

CONSIDERAÇÕES FINAIS

Portanto, fica evidente que os micronutrientes desempenham papel crucial na regulação da sensibilidade à insulina, destacando-se os minerais zinco, magnésio e selênio, além das vitaminas A, C, E e D, que têm demonstrado influenciar positivamente nessa sensibilidade. A deficiência nesses micronutrientes pode levar à resistência à insulina, uma condição que aumenta o risco de desenvolver diabetes tipo 2 e outras doenças metabólicas. Dessa forma, a dieta equilibrada, rica em micronutrientes, é fundamental para a manutenção da sensibilidade à insulina e da saúde geral.

REFERÊNCIAS BIBLIOGRÁFICAS

1. Widjaja NA, Kurube CF, Ardianah E. Sleep duration and insulin resistance in obese adolescents with metabolic syndrome: is there a correlation? Acta Biomed. 2023;94(4):e2023079.
2. Brar PC, Patel P, Katz S. The relationship between insulin resistance and endothelial dysfunction in obese adolescents. J Pediatr Endocrinol Metab. 2017;30(6):635-42.
3. Boucher J, Kleinridders A, Kahn CR. Insulin receptor signaling in normal and insulin-resistant states. Cold Spring Harbor Perspectives in Biology. 2014 Jan 1;6(1):a009191-1.
4. Kahn BB, Flier JS. Obesity and insulin resistance. J Clin Invest. 2000;106:473-81.
5. Ahmed B, Sultana R, Greene MW. Adipose tissue and insulin resistance in obese. Biomed Pharmacother. 2021;137:111315.
6. Kahn SE, Prigeon RL, Schwartz RS, Fujimoto WY, Knopp RH, Brunzell JD, et al. Obesity, body fat distribution, insulin sensitivity and islet b-cell function as explanations for metabolic diversity. J Nutr. 2001;131:354S-60S.
7. Szukiewicz D. Molecular mechanisms for the vicious cycle between insulin resistance and the inflammatory response in obesity. Int J Mol Sci. 2023;24(12):9818.
8. Goodyear LJ, Giorgino F, Sherman LA, Carey J, Smith RJ, Dohm GI. Insulin receptor phosphorylation, insulin receptor substrate-1 phophorylation, and phosphatidylinositol 3-kinase activity are decreased in intact skeletal muscle strips from obese subjects. J Clin Invest. 1995;95:2195-204.
9. Kim YB, Nikoulina SE, Ciaraldi TP, Henry RR, Kahn BB. Normal insulin-dependent activation of Akt/protein kinase B, with diminished activation of phosphoinositide 3-kinase, in muscle in type 2 diabetes. J Clin Invest. 1999;104:733-41.

10. Garvey WT. Glucose transport and NIDDM. Diabetes Care. 1992;15:396-417.

11. Chiarelli F, Marcovecchio ML. Insulin resistance and obesity in childhood. Eur J Endocrinol. 2008;59:S6774.

12. Silveira LR, Pinheiro CHJ, Zoppi CC, Hirabara SM, Vitzel KF, Bassit RA, et al. Regulação do metabolismo de glicose e ácido graxo no músculo esquelético durante exercício físico. Arq Bras Endocrinol Metabol. 2011;55:303-13.

13. Wajchenberg BL. Subcutaneous and visceral adipose tissue: their relation to the metabolic syndrome. Endocr Rev. 2000;21:697-738.

14. Steppan CM, Bailey ST, Bhat S, Brown EJ, Banerjee BB, Wright CM, et al. The hormone resistin links obesity to diabetes. Nature. 2001;409:307-12.

15. Lebovitz HE. Thiazolidinediones: the forgotten diabetes medications. Curr Diab Rep. 2019;19(12):151.

16. Straub LG, Scherer PE. Metabolic messengers: adiponectin. Nat Metab. 2019;1(3):334-9.

17. Obradovic M, Sudar-Milovanovic E, Soskic S, Essack M, Arya S, Stewart AJ, et al. Leptin and obesity: role and clinical implication. Front Endocrinol (Lausanne). 2021;12:585887.

18. Morais JBS, Severo JS, Beserra JB, Oliveira ARS, Cruz KJC, Melo SRS, et al. Association between cortisol, insulin resistance and zinc in obesity: a mini-review. Biol Trace Elem Res. 2019;191:323-30.

19. Hocking S, Samocha-Bonet D, Milner KL, Greenfield JR, Chisholm DJ. Adiposity and insulin resistance in humans: the role of the different tissue and cellular lipid depots. Endocr Rev. 2013;34(4):463-500.

20. Yaribeygi H, Sathyapalan T, Atkin SL, Sahebkar A. Molecular mechanisms linking oxidative stress and diabetes mellitus. Oxid Med Cell Longev. 2020;2020:8609213.

21. Chattopadhyay M, Khemka VK, Chaterjee G, Ganguly A, Mukhopadhyay S, Chakrabarti S. Enhanced ROS production and oxidative damage in subcutaneous white adipose tissue mitochondria in obese and type 2 diabetes subjects. Mol Cell Biochem. 2015;399:95-103.

22. Yin X, Lanza IR, Swain JM, Sarr MR, Sreekumaran K, Jensen MD. Adipocyte mitochondrial function is reduced in human obesity independent of fat cell size. J Clin Endocrinol Metab. 2014;99:E209-16.

23. Crescenzo R, Bianco F, Mazzoli A, Giacco A, Liverini G, Iossa S. Mitochondrial efficiency and insulin resistance. Front Physiol. 2015;5:512.

24. Montgomery MK, Turner N. Mitochondrial dysfunction and insulin resistance: and update. Endocr Connect. 2015;4:R1-15.

25. Boudina S, Graham TE. Mitochondrial function/dysfunction in white adipose tissue. Exp Physiol. 2014;99:1168-78.

26. Mastrototaro L, Roden M. Insulin resistance and insulin sensitizing agents. Metabolism. 2021;125:154892.

27. Scott DA. Crystalline insulin. Biochem J. 1934;28:15928.

28. Azab SFA, Saleh SH, Elsaeed WF, Elshafie MA, Sherief LM, Esh AMH. Serum trace elements in obese Egyptian children: a case-control study. Ital J Pediatr. 2014;40:1-7.

29. García OP, Ronquillo D, Caamaño MC, Martínez G, Camacho M, López V, et al. Zinc, iron and vitamins A, C and E are associated with obesity, inflammation, lipid profile and insulin resistance in mexican school-aged children. Nutrients. 2013;5:5012-30.

30. Marreiro DN, Fisbeg M, Cozzolino SMF. Zinc nutritional status and its relationships with hyperinsulinemia in obese children and adolescents. Biol Trace Elem Res. 2004;100:137-49.

31. Yerlikaya FH, Toker A, Aribas A. Serum trace elements in obese women with or without diabetes. Indian J Med Res. 2013;137:339-45.

32. Levine AS, McClain CJ, Handwerger BS, Brown DM, Morley JE. Tissue zinc status of genetically diabetic and streptozotocininduced diabetic mice. Am J Clin Nutr. 1983;37:382-6.

33. Maske H, Germany M. Interaction between insulin and zinc in the islets of Langerhans. Diabetes. 1957;6:335-41.

34. Arquilla ER, Thiene P, Brugman T, Ruess W, Sugiyama R. Effects of zinc ion on the conformation of antigenic determinants. Biochem J. 1978;175:289-97.

35. Prasad AS. Zinc: the biology and therapeutics of an ion. Ann Intern Med. 1996;125(2):142-4.

36. Quarteman J, et al. The redution of and sensitivity to insulin in Zn-deficient rats. BBRC. 1966;25:354-8. In: Chausmer AB. Zinc, insulin and diabetes. J Am Coll Nutr. 1998;17:109-15.

37. Boutist L, et al. Insulin biosynthesis, storage and secretion: pancreatic islet cells and islet cells. Lakartidningen. 1968;65:3603-7. In: Chausmer AB. Zinc, insulin and diabetes. J Am Coll Nutr. 1998;17:109-15.

38. Ezaki O. IIb group metal ions (Zn2+, Cd2+, Hg2+) stimulate glucose transport activity by post-insulin receptor kinase mechanism in rat adipocytes. J Biol Chem. 1989;264:16118-22.

39. Wheeler TJ, Hinckle PC. The glucose transporter of mammalian olls. Annu Rev Physiol. 1985;47:503-17. In: Faure P, Roussel A, Coudray C, Richard MJ, Halimi S, Favier A. Zinc and insulin sensitivity. Biol Trace Elem Res. 1992;32:305-10.

40. Capdor J, Foster M, Petocz P, Samman S. Zinc and glycemic control: a meta-analysis of randomised placebo controlled supplementation trials in humans. J Trace Elem Med Biol. 2013;27:137-42.

41. Jansen J, Rosenkranz E, Overbeck S, Warmuth S, Mocchegiani E, Giacconi R, et al. Disturbed zinc homeostasis in diabetic patients by in vitro and in vivo analysis of insulinomimetic activity of zinc. J Nutr Biochem. 2012;23:1458-66.

42. Miao X, Sun W, Fu Y, Miao L, Cai L. Zinc homeostasis in the metabolic syndrome and diabetes. Front Med. 2013;7:31-52.

43. Bellomo E, Massarotti A, Hogstrand C, Maret W. Zinc ions modulate protein tyrosine phosphatase 1B activity. Metallomics. 2014;6(7):1229-39.

44. Vardatsikos G, Pandey NR, Srivastava AK. Insulinomimetic and anti-diabetic effects of zinc. J Inorg Biochem. 2013;120:8-17.

45. Jansen J, Karges W, Rink L. Zinc and diabetes: clinical links and molecular mechanisms. J Nutr Biochem. 2009;20(6):399-417.

46. Walter PL, Kampkotter A, Eckers A, Barthel A, Schmoll D, Sies H, et al. Modulation of FoxO signaling in human hepatoma cells by exposure to copper or zinc ions. Arch Biochem Biophys. 2006;454(2):107-13.

47. Wu Y, Lu H, Yang H, Li C, Sang Q, Liu X, et al. Zinc stimulates glucose consumption by modulating the insulin signaling pathway in L6 myotubes: essential roles of Akt-GLUT4, GSK3β and mTOR-S6K1. J Nutr Biochem. 2016;34:126-35.

48. Coulston L, Dandona P. Insulin-like effects of zinc on adipocytes. Diabetes. 1980;29:665-7.

49. Rossetti L, Giaccari A, Klein-Robbenhaar E, Vogel LR. Insulinomimetic properties of trace elements and characterization of their in vivo mode of action. Diabetes. 1990;39:1243-50.

50. Buchner DA, Charrier A, Srinivasan E, Wang L, Paulsen MT, Ljngman M, et al. Zinc finger protein 407 (ZFP407) regulates insulin-stimulated glucose uptake and glucose transporter 4 (Glut4) mRNA. J Biol Chem. 2015;290:6376-86.

51. Khorsandi H, Nikpayam O, Yousefi R, Parandoosh M, Hosseinzadeh N, Saidpour A, et al. Zinc supplementation improves body weight management, inflammatory biomarkers and insulin resistance in individuals with obesity: a randomized, placebo-controlled, double-blind trial. Diabetol Metab Syndr. 2019;11:101.

52. Cruz KJC, Morais JBS, Oliveira ARS, Severo JS, Marreiro DN. The effect of zinc supplementation on insulin resistance in obese subjects: a systematic review. Biol Trace Elem Res. 2017;176(2):239-43.

53. Cordes CM, Bennett RG, Siford GL, Hamel FG. Redox regulation of insulin degradation by insulin-degrading enzyme. PloS One. 2011;6:e18138.

54. Faure P, Lafond JL, Coudray C, Rossini E, Halimi S, Favier A, et al. Evidence for the role of zinc in insulin protection against free radical attack: molecular and functional aspects. Biophys Acta. 1994;1209:260-4.

55. Neant-Fery M, García-Ordoñez R, Logan TP, Selkoe DJ, Li L, Reinstatler L, et al. Molecular basis for the thiol sensitivity of insulin-degrading enzyme. Pnas. 2008;105:9582-87.

56. Faure P, Roussel A, Coudray C, Richard MJ, Halimi S, Favier A. Zinc and insulin sensitivity. Biol Trace Elem Res. 1992;32:305-10.

57. Foster M, Samman S. Zinc and redox signaling: perturbations associated with cardiovascular disease and diabetes mellitus. Antioxid Redox Signal. 2010;15:1549-73.

58. Mahmoud HM, Ali AF, Al-Timimi DJ. Relationship between zinc status and DNA oxidative damage in patients with type 2 diabetes mellitus. Biol Trace Elem Res. 2021;199(4):1276-9.

59. Martins MDPSC, Oliveira ASDSS, Martins MDCCE, Carvalho VBL, Rodrigues LARL, Arcanjo DDR, et al. Effects of zinc supplementation on glycemic control and oxidative stress in experimental diabetes: a systematic review. Clin Nutr Espen. 2022;51:28-36.

60. Nazem MR, Asadi M, Jabbari N, Allameh A. Effects of zinc supplementation on superoxide dismutase activity and gene expression, and metabolic parameters in overweight type 2 diabetes patients: a randomized, double-blind, controlled trial. Clin Biochem. 2019;69:15-20.

61. Chimienti F. Zinc, pancreatic islet cell function and diabetes: new insights into an old story. Nutr Res Rev. 2013;26:1-11.

62. Li YV. Zinc and insulin in pancreatic beta-cells. Endocrine. 2014;45:178-89.

63. Nygaard SB, Larsen A, Knuhtsen A, Rungby J, Smidt K. Effects of zinc supplementation and zinc chelation on in vitro β-cell function in INS-1E cells. BMC Res Notes. 2014;7:1-12.

64. Slepchenko KG, James CB, Li YV. Inhibitory effect of zinc on glucose-stimulated zinc/insulin secretion in an insulin-secreting β-cell line. Exp Physiol. 2013;98:1301-11.

65. Chimienti F, Favier, Seve M. ZnT-8, a pancreatic beta-cell-specific zinc transporter. Biometals. 2005;18:313-7.

66. Kambe T, Hashimoto A, Fujimoto S. Current understanding of ZIP and ZnT zinc transporters in human health and diseases. Cell Mol Life Sci. 2014;71:328195.

67. Gyulkhandanyan AV, Lu H, Lee SC, Bhattacharjee A, Wijesekara N, Fox JEM, et al. Investigation of transport mechanisms and regulation of intracellular Zn2+ in pancreatic alpha-cells. J Biol Chem. 2008;283:10184-97.

68. Gyulkhandanyan AV, Lee SC, Bikopoulos G, Dai F, Wheeler MB. The Zn2+- transporting pathways in pancreatic beta-cells: a role for the L-type voltage-gated Ca2+ channel. J Biol Chem. 2006;281:9361-72.

69. Lichten LA, Ryu M-S, Guo L, Embury J, Cousins RJ. MTF-1-mediated repression of the zinc transporter Zip10 is alleviated by zinc restriction. PLoS One. 2011;6:e21526.

70. Huang L. Zinc and its transporters, pancreatic β-cells, and insulin metabolism. Vitam Horm. 2014;95:365-90.

71. Bellomo EA, Meur G, Rutter GA. Glucose regulates free cytosolic Zn²+ concentration, Slc39 (ZiP), and metallothionein gene expression in primary pancreatic islet β-cells. J Biol Chem. 2011;286(29):25778-89.

72. Liu Y, Batchuluun B, Ho L, Zhu D, Prentice KJ, Bhattacharjee A, et al. Characterization of zinc influx transporters (ZIPs) in pancreatic cells. J Biol Chem. 2015;290(30):18757-69.

73. Myers SA, Nield A, Chew G-S, Myers MA. The zinc transporter, slc39a7 (Zip7) is implicated in glycaemic control in skeletal muscle cells. PLoS One. 2013;8:e79316.

74. Aydemir TB, Chang S-M, Guthrie GJ, Maki AB, Ryu M-S, Karabiyik A. Zinc transporter zip14 functions in hepatic zinc, iron and glucose homeostasis during the innate immune response (endotoxemia). PLoS One. 2012;7:e48679.

75. Feitosa MCP, Lima VBS, Marreiro DN. Participation of inflammation on zinc metabolism in obesity. Nutrir. 2012;37:93-104.

76. Liuzzi JP, Lichten LA, Rivera S, Blanchard RK, Aydemir TB, Knutson MD, et al. Interleukin-6 regulates the zinc transporter Zip14 in liver and contributes to the hypozincemia of the acute-phase response. Pnas. 2005;102:68438.

77. Davidson HW, Wenzlau JM, O'Brien RM. Zinc transporter 8 (ZnT8) and β cell function. Trends Endocrinol Metab. 2014;25:415-24.

78. Foster MM, Chu A, Petocz P, Samman S. Zinc transporter gene expression and glycemic control in post--menopausal women with Type 2 diabetes mellitus. J Trace Elem Med Biol. 2014;28:448-52.

79. Wijesekara N, Dai FF, Hardy AB, Giglou PR, Bhattacharjee A, Koshkin V, et al. Beta cell-specific Znt8 deletion in mice causes marked defects in insulin processing, crystallisation and secretion. Diabetologia. 2010;53:1656-68.

80. Lefebvre B, Vandewalle B, Balavoine A-S, Queniat G, Moerman E, Vantyghem M-C, et al. Regulation and functional effects of ZNT8 in human pancreatic islets. J Endocrinol. 2012;214:225-32.

81. Fukunaka A, Suzuki T, Kurokawa Y, Yamazaki T, Fujiwara N, Ishihara K, et al. Demonstration and characterization of the heterodimerization of ZnT5 and ZnT6 in the early secretory pathway. J Biol Chem. 2009;284:30798-806.

82. Huang L, Yan M, Kirschkea CP. Over-expression of ZnT7 increases insulin synthesis and secretion in pancreatic β-cells by promoting insulin gene transcription. Exp Cell Res. 2010;316:2630-43.

83. Huang L, Kirsche CP, Lay Y-AE, Levy LB, Lamirande DE. Znt7-null mice are more susceptible to diet-induced glucose intolerance and insulin resistance. J Biol Chem. 2012;287:33883-96.

84. Smidt K, Jessen N, Petersen AB, Larsen A, Magnusson N, Brun J, et al. SLC30A3 responds to glucose and zinc variations in ß-cells and is critical for insulin production and in vivo glucose-metabolism during ß-cell stress. PloS One. 2009;4:e5684.

85. Chen D, Li X, Zhai Z, Shu H-B. A novel zinc finger protein interacts with receptor-interacting protein (RIP) and inhibits tumor necrosis factor (TNF)- and IL1-induced NF-kappa B activation. J Biol Chem. 2002;277:15985-91.

86. Nobili F, Vignolini F, Figus E, Mengheri E. Treatment of rats with dexamethasone or thyroxine reverses zinc deficiency-induced intestinal damage. J Nutr. 1997;127:1807-13.

87. Takeda A, Tamano H. Insight into zinc signaling from dietary zinc deficiency. Brain Res Rev. 2009;62:33-44.

88. Bury NR, Chung MJ, Sturm A, Walker PA, Hogstrand C. Cortisol stimulates the zinc signaling pathway and expression of metallothioneins and ZnT1 in rainbow trout gill epithelial cells. Am J Physiol Regul Integr Comp Physiol. 2008;294:623-9.

89. Takeda A, Tamano H. Zinc signaling through glucocorticoid and glutamate signaling in stressful circumstances. J Neurosci Res. 2010;88(14):3002-10.

90. Takeda A, Tamano H, Ogawa T, Takada S, Ando M, Oku N, et al. Significance of serum glucocorticoid and chelatable zinc in depression and cognition in zinc deficiency. Behav Brain Res. 2012;226(1):259-64.

91. Brandão-Neto J, Mendonça BB, Shuhama T, Marchini JS, Pimenta WP, Tornero MT. Zinc acutely and temporarily inhibits adrenal cortisol secretion in humans. Biol Trace Elem Res. 1990;24(1):83-9.

92. Morais JBS, Cruz KJC, de Oliveira ARS, Cardoso BEP, da Silva Dias TM, de Sousa Melo SR, et al. Association between parameters of cortisol metabolism, biomarkers of minerals (zinc, selenium, and magnesium), and insulin resistance and oxidative stress in women with obesity. Biol Trace Elem Res. 2023;201(12):5677-91.

93. Marreiro DN, Geloneze B, Tambascia MA, Lerário AC, Halpern A, Cozzolino SMF. Effect of zinc supplementation on serum leptin levels and insulin resistance of obese women. Biol Trace Elem Res. 2006;112:109-18.

94. Ranasinghe P, Pigera S, Galappatthy P, Katulanda P, Constantine GR. Zinc and diabetes mellitus: understanding molecular mechanisms and clinical implications. Daru. 2015;23(44):1-13.

95. Archer TK, Hager GL, Omichinski JG. Sequence-specific DNA binding by glucocorticoid receptor "zinc finger peptides". Proc Natl Acad Sci, USA. 1990;87(19):7560-4.

96. Rosa G, Fortes MSR, Mello DB. Concurrent training decreases cortisol but not zinc concentrations: effects of distinct exercise protocols. Scientifica. 2016;2016(e7643016):1-5.

97. Fraker PJ, Osati-Ashtiani F, Wagner MA, King LE. Possible roles for glucocorticoids and apoptosis in the suppression of lymphopoiesis during zinc deficiency: A review. J Am Coll Nutr. 1995;14(1):11-7.

98. King LE, Osati-Ashtiani F, Fraker PJ. Apoptosis plays a distinct role in the loss of precursor lymphocytes during zinc deficiency in mice. J Nutr. 2002;132(5):974-9.

99. Davis CM, Vincent JB. Chromium in carbohydrate and lipid metabolism. J Biol Inorg Chem. 1997;2:675-9.

100. Hua Y, Clark S, Ren J, Sreejayan N. Molecular mechanisms of chromium in alleviating insulin resistance. J Nutr Biochem. 2012;23:313-9.

101. Karagun BS, Temis F, Ozer G, Yuksel B, Topaloglu AK, Mungan NO, et al. Chromium levels in healthy and newly diagnosed type 1 diabetic children. Pediatr Int. 2012;54:780-5.

102. Zhang Q, Xiao X, Li M, Li W, Yu M, Zhang H, et al. miR-375 and miR-30d in the effect of chromium-containing Chinese medicine moderating glucose metabolism. J Diabetes Res. 2014;2014:1-6.

103. Vincent JB. Mechanisms of chromium action: low-molecular-weight chromium-binding substance. J Am Coll Nutr. 1999;18:6-12.

104. Hubbard SR. Crystal structure of the activated insulin receptor tyrosine kinase in complex with peptide substrate and ATP analog. The Embo J. 1997;16(18):5572-81.

105. Doerner PG, Liao Y-H, Ding Z, Wang W, Ivy JL, Bernard JL. Chromium chloride increases insulin-stimulated glucose uptake in the perfused rat hindlimb. Acta Physiol Oxford. 2014;212:205-13.

106. Hoffman NJ, Penque BA, Habegger KM, Sealls W, Tackett L, Elmendorf JS. Chromium enhances insulin responsiveness via AMPK. J Nutr Biochem. 2014;25:565-72.

107. Feng W, Ding Y, Zhang W, Chen Y, Li Q, Wang W, et al. Chromium malate alleviates high-glucose and insulin resistance in L6 skeletal muscle cells by regulating glucose uptake and insulin sensitivity signaling pathways. Biometals. 2018;31(5):891-908.

108. Dou M, Ma Y, Ma AG, Han L, Song MM, Wang YG, et al. Combined chromium and magnesium decreases insulin resistance more effectively than either alone. Asia Pac J Clin Nutr. 2016;25(4):747-53.

109. Heshmati J, Omani-Samani R, Vesali S, Maroufizadeh S, Rezaeinejad M, Razavi M, et al. The effects of supplementation with chromium on insulin resistance indices in women with polycystic ovarian syndrome: a systematic review and meta-analysis of randomized clinical trials. Horm Metab Res. 2018;50(3):193-200.

110. Asbaghi O, Fatemeh N, Mahnaz RK, Ehsan G, Elham E, Behzad N, et al. Effects of chromium supplementation on glycemic control in patients with type 2 diabetes: a systematic review and meta-analysis of randomized controlled trials. Pharmacol Res. 2020 Nov;161:105098.

111. Morakinyo AO, Samuel TA, Adekunbi DA. Magnesium upregulates insulin receptor and glucose transporter-4 in streptozotocin-nicotinamide-induced type-2 diabetic rats. Endocr Regul. 2018;52(1):6-16.

112. Lewicki S, Zdanowski R, Krzyzowska M, Lewicta A, Debski B, Niemcewicz M, et al. The role of chromium III in the organism and its possible use in diabetes and obesity treatment. Ann Agric Environ Med. 2014;21:331-5.

113. Ngala RA, Awe MA, Nsiah P. The effects of plasma chromium on lipid profile, glucose metabolism and cardiovascular risk in type 2 diabetes mellitus: a case--control study. PLoS One. 2018;13(7):e0197977.

114. Asbaghi O, Naeini F, Ashtary-Larky D, Moradi S, Zakeri N, Eslampour E, et al. Effects of chromium supplementation on lipid profile in patients with type 2 diabetes: a systematic review and dose-response meta-analysis of randomized controlled trials. J Trace Elem Med Biol. 2021;66:126741.

115. Zhao F, Pan D, Wang N, Xia H, Zhang H, Wang S, et al. Effect of chromium supplementation on blood glucose and lipid levels in patients with type 2 diabetes mellitus: a systematic review and meta-analysis. Biol Trace Elem Res. 2022;200(2):516-25.

116. Moradi F, Maleki V, Saleh-Ghadimi S, Kooshki F, Pourghassem Gargari B. Potential roles of chromium on inflammatory biomarkers in diabetes: a systematic. Clin Exp Pharmacol Physiol. 2019;46(11):975-83.

117. Kooshki F, Tutunchi H, Vajdi M, Karimi A, Niazkar HR, Shoorei H, et al. A comprehensive insight into the effect of chromium supplementation on oxidative stress indices in diabetes mellitus: a systematic review. Clin Exp Pharmacol Physiol. 2021;48(3):291-309.

118. Evangelopoulos AA, Vallianou NG, Panagiotakos DB, Georgiou A, Zacharias GA, Alevra AN, et al. An inverse relationship between cumulating components of the metabolic syndrome and serum magnesium levels. Nutr Res. 2008;28:659-63.

119. Saris NE, Mervaala E, Karppanen H, Khawaja JA, Lewestam A. Magnesium an update on physiological, clinical and analytical aspects. Clin Chim Acta. 2000;294:1-26.

120. Volpe SL. Magnesium in disease prevention and overall health. Adv Nutr. 2013;4:378S-83S.

121. Humphries S, Kushner H, Falkner B. Low dietary magnesium is associated with insulin resistance in a sample of young, nondiabetic black americans. Am J Hypertens. 1999;12:74756.

122. Schulze MB, Schulz M, Heidemann C, Schienkiewitz A, Hoffmann K, Boeing H. Fiber and magnesium intake and incidence of type 2 diabetes: a prospective study and meta-analysis. Arch Intern Med. 2007;167:956-65.

123. Lima ML, Cruz T, Rodrigues LE, Bomfim O, Melo J, Correia R, Porto M, et al. Serum and intracellular magnesium deficiency in patients with metabolic syndrome: evidences for its relation to insulin resistance. Diabetes Res Clin Pr. 2009;83:257-62.

124. Sales CH, Pedrosa LFC, Lima JG, Lemos TMAM, Colli C. Influence of magnesium status and magnesium intake on the blood glucose control in patients with type 2 diabetes. Clin Nutr. 2011;30:359-64.

125. Barbagallo M, Dominguez LJ. Magnesium metabolism in type 2 diabetes mellitus, metabolic syndrome and insulin resistance. Arch Biochem Biophys. 2007;458:40-7.

126. Chaudhary DP, Sharma R, Bansal DD. Implications of magnesium deficiency in type 2 diabetes: a review. Biol Trace Elem Res. 2010;134:119-29.

127. Mooren FC, Krugger K, Volker K, Golff SW, Wadepuhl M, Kraus A. Oral magnesium supplementation reduces insulin resistance in non-diabetic subjects: a double-blind, placebo-controlled, randomized trial. Diabetes Obes Metab. 2011;13:281-4.

128. Gommers LMM, Hoenderopp JGJ, Bindels RJM, Baaij JHF. Hypomagnesemia in type 2 diabetes: a vicious circle?. Diabetes. 2016;65:3-13.

129. Suárez A, Pulido N, Casla A, Casanova B, Arrieta FJ, Rovira A. Impaired tyrosine-kinase activity of muscle insulin receptors from hypomagnesaemic rats. Diabetologia. 1995;38(11):1262-70.

130. Vicario PP, Bennun A. Separate effects of Mg2+, MgA-TP, and ATP4 on the kinetic mechanism for insulin receptor tyrosine kinase. Arch Biochem Biophys. 1990;278(1):99-105.

131. Barbagallo M, Dominguez LJ. Magnesium and type 2 diabetes. World J Diabetes. 2015;6(10):1152-7.

132. Das UN. Beneficial actions of magnesium in metabolic syndrome: why and how?. Nutrition. 2016;32(1112):1308-10.

133. Guerrero-Romero F, Rascón-Pacheco RA, Rodríguez-Morán M, de la Peña JE, Wacher N. Hypomagnesaemia and risk for metabolic glucose disorders: a 10-year follow-up study. Eur J Clin Invest. 2008;38:389-96.

134. Sales CH, Pedrosa LFC. Magnesium and diabetes mellitus: their relation. Clin Nutr. 2006;25:554-62.

135. Hosseini D A, Ghanbari M, Soltani N. The therapeutic effects of magnesium in insulin secretion and insulin resistance. Adv Biomed Res. 2022 Jun 29;11:54.

136. Tongyai S, Rayssiguier Y, Motta C, Gueux E, Maurois P, Weaton FW. Mechanism of increased erythrocyte membrane fluidity during magnesium deficiency in weanling rats. Am J Physiol. 1989;257(2):C270-6.

137. Zhong W, Fang F, Cheng X, Li C. Influence of magnesium supplementation on insulin receptor affinity in erythrocytes of type 2 diabetes rats. J Hyg Res. 2013;42:217-20.

138. Latham JR, Pathirathna S, Jagodic MM, Choe WJ, Levin ME, Nelson MT, et al. Selective T-type calcium channel blockade alleviates hyperalgesia in ob/ob mice. Diabetes. 2009;58:2656-65.

139. Lima-Leopoldo AP, Sugizaki MM, Leopoldo AS, Carvalho RF, Nogueira CR, Nascimento AF, et al. Obesity induces upregulation of genes involved in myocardial Ca2+ handling. Braz J Med Biol Res. 2008;41:615-20.

140. Nielsen FH, Milne DB, Gallagher S, Johnson L, Hoverson B. Moderate magnesium deprivation results in calcium retention and altered potassium and phosphorus excretion by postmenopausal women. Magnesium Res. 2007;20:19-31.

141. Cifuentes M, Cifuentes C, Tobar N, Acevedo I, Villalobos E, Hugo E, et al. Calcium sensing receptor activation elevates proinflammatory factor expression in human adipose cells and adipose tissue. Mol Cell Endocrinol. 2012;361:24-30.

142. Belin RJ, He K. Magnesium physiology and pathogenic mechanisms that contribute to the development of the metabolic syndrome. Magnes Res. 2007;20:107-29.

143. Mccarty MF. PKC-mediated modulation of L-type calcium channels may contribute to fat-induced insulin resistance. Med Hypotheses. 2006;66:824-31.

144. Cruz KJC, Oliveira ARS, Pinto DP, Morais JBS, Lima FS, Colli C, et al. Influence of magnesium on insulin resistance in obese women. Biol Trace Elem Res. 2014;160:305-10.

145. Guerrero-Romero F, Rodríguez-Morán M. Serum magnesium in the metabolically-obese normal-weight and healthy-obese subjects. Eur J Int Med. 2013;24:639-43.

146. Rodriguez-Morán M, Guerrero-Romero F. Oral magnesium supplementation improves insulin sensitivity and metabolic control in type 2 diabetic sujects. Diabetes Care. 2003;26:1147-51.

147. Norouzi M, Rezvankhah B, Haeri MR, Heydari H, Tafaroji J, Shafigh N, et al. Magnesium supplementation and insulin resistance in patients with rheumatoid arthritis. Eur J Transl Myol. 2022 Jul 5;32(3):10622.

148. Veronese N, Dominguez LJ, Pizzol D, Demurtas J, Smith L, Barbagallo M. Oral magnesium supplementation for treating glucose metabolism parameters in people with or at risk of diabetes: a systematic review and meta-analysis of double-blind randomized controlled trials. Nutrients. 2021;13(11):4074.

149. Shahmoradi S, Chiti H, Tavakolizadeh M, Hatami R, Motamed N, Ghaemi M. The effect of magnesium supplementation on insulin resistance and metabolic profiles in women with polycystic ovary syndrome: a randomized clinical trial. Biol Trace Elem Res. 2024;202(3):941-6.

150. Tan X, Huang Y. Magnesium supplementation for glycemic status in women with gestational diabetes: a systematic review and meta-analysis. Gynecol Endocrinol. 2022;38(3):202-6.

151. Lee S, Park HK, Son SP, Lee CW, Kim IJ, Kim HJ. Effects of oral magnesium supplementation on insulin sensitivity and blood pressure in normomagnesemic non-diabetic overweight Korean adults. Nutr Metab Cardiovasc. 2009;19:781-8.

152. Navarrete-Cortes A, Ble-Castillo JL, Guerrero-Romero F, Cordova-Uscanga R, Juárez-Rojop R, Aguillar-Mariscal H, et al. No effect of magnesium supplementation on metabolic control and insulin sensitivity in type 2 diabetic patients with normomagnesemia. Magnes Res. 2014;27(2):48-56.

153. Günther T. The biochemical function of Mg2+ in insulin secretion, insulin signal transduction and insulin resistance. Magnes Res. 2010;23(1):5-18.

154. Ishizuka J, Bold RJ, Townsend Jr CM, Thompson JC. In vitro relationship between magnesium and insulin secretion. Magnes Res. 1994;7(1):17-22.

155. de Sousa Melo SR, Dos Santos LR, Morais JBS, Cruz KJC, de Oliveira ARS, da Silva NC, et al. Leptin and its relationship with magnesium biomarkers in women with obesity. Biometals. 2022 Aug;35(4):689-97.

156. Kowluru A, Chen HQ, Modrick LM, Stefanelli C. Activation of acetyl-coa carboxylase by a glutamate and magnesium-sensitive protein phosphatase in the islet β-cell. Diabetes. 2001;50L7:1580-7.

157. Palanivel R, Veluthakal R, McDonald P, Kowuru A. Further evidence for the regulation of acetyl-CoA carboxylase activity by a glutamate- and magnesium activated protein phosphatase in the pancreatic beta cell: defective regulation in the diabetic GK rat islet. Endocrine. 2005;26(1):71-7.

158. Haber EP, Curi R, Carvalho CRO, Carpinelli AR. Secreção da insulina: efeito autócrino da insulina e modulação por ácidos graxos. Arq Bras Endocrinol Metab. 2001;45(3):219-27.

159. Guerrero-Romero F, Rodríguez-Morán M. Magnesium improves the beta-cell function to compensate variation of insulin sensitivity: double-blind, randomized clinical trial. Eur J Clin Invest. 2011;41:405-10.

160. Rodriguez-Morán M, Guerrero-Romero F. Insulin secretion is decreased in non-diabetic individuals with hypomagnesaemia. Diabetes Metab Res Rev. 2011;27:590-6.

161. American Diabetes Association (ADA). Magnesium supplementation in the treatment of diabetes. Diabetes Care. 1992;15:1065-7.

162. Fairweather-Tait SJ, Bao Y, Broadley MR, Collings R, Ford D, Hesketh JE, et al. Selenium in human health and disease. Antioxid Redox Signaling. 2011;14:1337-83.

163. Steinbrenner H, Duntas LH, Rayman MP. The role of selenium in type-2 diabetes mellitus and its metabolic comorbidities. Redox Biol. 2022;50:102236.

164. Medina MC, Molina J, Gadea Y, Fachado A, Murillo M, Simovic G, et al. The thyroid hormone-inactivating type III deiodinase is expressed in mouse and human beta-cells and its targeted inactivation impairs insulin secretion. Endocrinology. 2011;152:3717-27.

165. Steinbrenner H. Interference of selenium and selenoproteins with the insulin-regulated carbohydrate and lipid metabolism. Free Radical Biol Med. 2013;65:1538-47.

166. Campbell SC, Aldibbiat A, Marriott CE, Landy C, Ali T, Ferris WF, et al. Selenium stimulates pancreatic beta-cell gene expression and enhances islet function. FEBS Letters. 2008;582:2333-7.

167. Lei XG, Vatamaniuk MZ. Two tales of antioxidant enzymes on β cells and diabetes. Antioxid Redox Signaling. 2011;14:489-503.

168. Steinbrenner H, Hotze A-L, Speckmann B, Pinto A, Sies H, Schot M, et al. Localization and regulation of pancreatic selenoprotein P. J Mol Endocrinol. 2013;50:31-42.

169. Iuzuka Y, Ueda Y, Yagi Y, Sakurai E. significant improvement of insulin resistance of GK rats by treatment with sodium selenate. Biol Trace Elem Res. 2010;138:265-71.

170. Mao J, Teng W. The relationship between selenoprotein p and glucose metabolism in experimental studies. Nutrients. 2013;5:1937-48.

171. Casanova M, Casanova P, Monleon D. Role of selenium in type 2 diabetes, insulin resistance and insulin secretion. World J Diabetes. 2023 Mar 15;14(3):147-58.

172. Tabrizi R, Akbari M, Moosazadeh M, Lankarani KB, Heydari ST, Kolahdooz F, et al. The effects of selenium supplementation on glucose metabolism and lipid profiles among patients with metabolic diseases: a systematic review and meta-analysis of randomized controlled trials. Horm Metab Res. 2017;49(11):826-30.

173. Kohler LN, Foote J, Kelley CP, Florea A, Shelly C, Chow H-HS, et al. Selenium and type 2 diabetes: systematic review. Nutrients. 2018;10(12):E1924.

174. Ouyang J, Cai Y, Song Y, Gao Z, Bai R, Wang A. Potential benefits of selenium supplementation in reducing insulin resistance in patients with cardiometabolic diseases: a systematic review and meta-analysis. Nutrients. 2022;14(22):4933.

175. Zhou J, Huang K, Lei XG. Selenium and diabetes: evidence from animal studies. Free Radical Biol Med. 2013;65:1548-56.

176. Wang X, Zhang W, Chen H, Liao N, Wang Z, Zhang X, et al. High selenium impairs hepatic insulin sensitivity through opposite regulation of ROS. Toxicol Lett. 2014;224:16-23.

177. Stahel P, Kim JK, Cieslar SRL, Warrington JM, Xiao C. Supranutritional selenium intake from enriched milk casein impairs hepatic insulin sensitivity via attenuated IRS/PI3K/AKT signaling and decreased PGC-1α expression in male Sprague-Dawley rats. J Nutr Biochem. 2017;41:142-50.

178. Zhao J, Zou H, Huo Y, Wei X, Li Y. Emerging roles of selenium on metabolism and type 2 diabetes. Front Nutr. 2022;9:1027629.

179. Ford ES, Will JC, Bowman BA, Narayan KM. Diabetes mellitus and serum carotenoids: findings from the third national health and nutrition examination survey. Am J Epidemiol. 1999;149:168-76.

180. Castro MS, Sousa AES, Araújo FS, Martins TCL, Morais JBS, Severo JS. Concentrações dietéticas de vitaminas antioxidantes (A, C e E) e relação com marcador do estresse oxidativo em diabéticos tipo 2. Nutr Pauta. 2014;22:22-7.

181. Cuerda CC, et al. Antioxidantes y diabetes mellitus: revisión de la evidencia. Nutr Hosp. 2011;26:68-78.

182. Alvarez JA, Bush NC, Choquette SS, Hunter GR, Darnell BE, Oster RA, et al. Vitamin D intake is associated with insulin sensitivity in African American, but not European American, women. Nutr Metab. 2010;28(7):1-7.

183. Amara NB, Tourniaire F, Maraninchi M, Attia N, Amiot-Carlin MJ, Raccah D, et al. Independent positive association of plasma β-carotene concentrations with adiponectin among non-diabetic obese subjects. Eur J Nutr. 2015;54:447-54.

184. Folchetti LD, Monfort-Pires M, Barros CR, Martini LA, Ferreira SRG. Association of fruits and vegetables consumption and related vitamins with inflammatory and oxidative stress markers in prediabetic individuals. Diabetol Metab Syndr. 2014:61-8.

185. Catania AS, Barros CR, Ferreira SR. Vitaminas e minerais com propriedades antioxidantes e risco cardiometabólico: controvérsias e perspectivas. Arq Bras Endocrinol Metab. 2009;53:550-9.

186. Fadupin GT, Akpoghor AU, Okunade KA. A comparative study of serum ascorbic acid level in people with and without type 2 diabetes in Ibadan, Nigeria. Afr J Med Sci. 2007;36:335-59.

187. Shim JE, Paik HY, Shin CS, Park KS, Lee HK. Vitamin C nutriture in newly diagnosed diabetes. J Nutr Sci Vitaminol. 2010;56:217-21.

188. Dakshale GN, Chaudhari HV, Shrivastava M. Supplementation of vitamin C reduces blood glucose and improves glycosylated hemoglobin in type 2 diabetes mellitus: a randomized, double-blind study. Adv Pharmacol Sci. 2011;2011:1-5.

189. Tikare SN, Gupta AD, Dhundasi A, Das KK. Effect of antioxidants l-ascorbic acid and alpha-tocopherol supplementation in nickel exposed hyperglycemic rats. J Basic Clin Physiol Pharmacol. 2008;19:89-101.

190. Ceriello A, Bortolotti N, Crescentini A, Motz E, Lizzio S, Russo A, et al. Antioxidant defences are reduced during the oral glucose tolerance test in normal and non-insulin-dependent diabetic subjects. Eur J Clin Invest. 1998;28:329-33.

191. Ceriello A, Novials A, Ortega E, Canivell S, La Sala L, Pujadas G, et al. Vitamin C further improves the protective effect of glucagon-like peptide-1 on acute hypoglycemia-induced oxidative stress, inflammation, and endothelial dysfunction in type 1 diabetes. Diabetes Care. 2013;36:4104-8.

192. Hoffman RP, Dye AS, Bauer JA. Ascorbic acid blocks hyperglycemic impairment of endothelial function in adolescents with type 1 diabetes. Pediatr Diabetes. 2012;13:607-10.

193. O'Neil CE, Nicklas TA, Rampersaud GC, Fulgoni 3rd VL. 100% orange juice consumption is associated with better diet quality, improved nutrient adequacy, decreased risk for obesity, and improved biomarkers of health in adults: National Health and Nutrition Examination Survey, 2003-2006. Nutr J. 2012;12:107.

194. Rafighi Z, et al. Association of dietary vitamin C and e intake and antioxidant enzymes in type 2 diabetes mellitus patients. Glob. J. Health Sci. 2013;5:183-7.

195. Williams DB, Wan Z, Frier BC, Bell RC, Field CJ, Wright DC, et al. Dietary supplementation with vitamin E and C attenuates dexamethasone-induced glucose intolerance in rats. Am J Physiol Regul Integr Comp. Physiol. 2012;302:49-58.

196. Vinayagamoorthi R, Bobby Z, Sridhar MG. Antioxidants preserve redox balance and inhibit c-Jun-N-terminal kinase pathway while improving insulin signaling in fat-fed rats: evidence for the role of oxidative stress on IRS-1 serine phosphorylation and insulin resistance. J Endocrinol. 2008;19:287-96.

197. Nosratabadi S, Ashtary-Larky D, Hosseini F, Namkhah Z, Mohammadi S, Salamat S, et al. The effects of vitamin C supplementation on glycemic control in patients with type 2 diabetes: a systematic review and meta-analysis. Diabetes Metab Syndr. 2023;17(8):102824.

198. Barbagallo M, Domingues LJ, Tagliamonte MR, Resnick LM, Paolisso G. Effects of vitamin E and glutathione on glucose metabolism role of magnesium. Hypertension. 1999;34:1002-6.

199. Prasad AS. Zinc: the biology and therapeutics of an ion. Ann Intern Med. 1996;125(2):142-4.

200. Asbaghi O, Nazarian B, Yousefi M, Anjom-Shoae J, Rasekhi H, Sadeghi O. Effect of vitamin E intake on glycemic control and insulin resistance in diabetic patients: an updated systematic review and meta-analysis of randomized controlled trials. Nutr J. 2023;22(1):10.

201. Chung SJ, Lee YA, Hong H, Kang MJ, Kwon HJ, Shin CH, et al. Inverse relationship between vitamin D status and insulin resistance and the risk of impaired fasting glucose in Korean children and adolescents: the Korean National Health and Nutrition Examination Survey (KNHANES) 2009-2010. Public Health Nutr. 2014;17:795-802.

202. Kelishadi R, Salek S, Salek M, Hasheipour M, Movahedian M. Effects of vitamin D supplementation on insulin resistance and cardiometabolic risk factors in children with metabolic syndrome: a triple-masked controlled trial. J Pediatr. 2014;90:28-34.

203. Contreras-Bolívar V, García-Fontana B, García-Fontana C, Muñoz-Torres M. mechanisms involved in the relationship between vitamin D and insulin resistance: impact on clinical practice. Nutrients. 2021;13(10):3491.

204. Melguizo-Rodríguez L, Costela-Ruiz VJ, García-Recio E, De Luna-Bertos E, Ruiz C, Illescas-Montes R. Role of Vitamin D in the metabolic syndrome. Nutrients. 2021;13(3):830.

205. Dhas Y, Banerjee J, Damle G, Mishra N. Association of vitamin D deficiency with insulin resistance in middle-aged type 2 diabetics. Clin Chim Acta. 2019;492:95-101.

206. Zhang C, Qiu C, Hu FB, David RM, van Dam RM, Bralley A, et al. Maternal plasma 25-hydroxyvitamin D concentrations and the risk for gestational diabetes mellitus. PloS One. 2008;3:1-6.

207. Sharafi SM, Yazdi M, Goodarzi-Khoigani M, Kelishadi R. Effect of vitamin D supplementation on serum 25-hydroxyvitamin D and homeostatic model of insulin resistance levels in healthy pregnancy: a systematic review and meta-analysis. Iran J Med Sci. 2023;48(1):4-12.

208. Mackawy AMH, Badawi MEH. Association of vitamin D and vitamin D receptor gene polymorphisms with chronic inflammation, insulin resistance and metabolic syndrome components in type 2 diabetic Egyptian patients. Meta Gene. 2014;2:540-56.

209. Miñambres I, Sánchez-Quesada JL, Vinagre I, Sánchez-Hernández J, Urgell E, Leiva A, et al. Hypovitaminosis D in type 2 diabetes: relation with features of the

metabolic syndrome and glycemic control. Endocr Res. 2014;23:1-6.

210. Barengolts E. Vitamin D role and use for prediabetes. Endocrine Practice. 2010;16:476-85.

211. Schuch NJ, Garcia VC, Martin LA. Vitamina D e doenças endocrinometabólicas. Arq Bras Endocrinol Metab. 2009;53(5):625-33.

212. Harinarayan CV. Vitamin D and diabetes mellitus. Hormones. 2014;13:163-81.

213. Mitri J, Pittas AG. Vitamin D and diabetes. Endocrinol Metab Clin N Am. 2014;43:205-32.

214. Argano C, Mirarchi L, Amodeo S, Orlando V, Torres A, Corrao S. The role of vitamin D and its molecular bases in insulin resistance, diabetes, metabolic syndrome, and cardiovascular disease: state of the art. Int J Mol Sci. 2023;24(20):15485.

215. Pittas AG, Lau J, Hu FB, Dawson-Hughes B. The role of vitamin D and calcium in type 2 diabetes: a systematic review and meta-analysis. J Clin Endocrinol Metab. 2007;92(6):2017-29.

216. Tai K, Need AG, Horowitz M, Chapman IM. Vitamin D, glucose, insulin, and insulin sensitivity. Nutrition. 2008;24:279-85.

217. Szymczak-Pajor I, Drzewoski J, Śliwińska A. The molecular mechanisms by which vitamin D prevents insulin resistance and associated disorders. Int J Mol Sci. 2020;21(18):6644.

218. Reddy D, Pollock AS, Clark SA, Sooy K, Vasavada RC, Stewart AF, et al. Transfection and overexpression of the calcium binding protein calbindin-D28k results in a stimulatory effect on insulin synthesis in a rat b cell line (RIN 1046-38). Proc Natl Acad Sci USA. 1997;94:1961-6.

219. Contreras-Bolívar V, García-Fontana B, García-Fontana C, Muñoz-Torres M. Mechanisms involved in the relationship between vitamin D and insulin resistance: impact on clinical practice. Nutrients. 2021;13(10):3491.

220. Szymczak-Pajor I, Drzewoski J, Śliwińska A. The molecular mechanisms by which vitamin D prevents insulin resistance and associated disorders. Int J Mol Sci. 2020;21(18):6644.

221. Argano C, Mirarchi L, Amodeo S, Orlando V, Torres A, Corrao S. The role of vitamin D and its molecular bases in insulin resistance, diabetes, metabolic syndrome, and cardiovascular disease: state of the art. Int J Mol Sci. 2023;24(20):15485.

222. Krisnamurti DGB, Louisa M, Poerwaningsih EH, Tarigan TJE, Soetikno V, Wibowo H, et al. Vitamin D supplementation alleviates insulin resistance in prediabetic rats by modifying IRS-1 and PPARγ/NF-κB expressions. Front Endocrinol (Lausanne). 2023;14:1089298.

223. Sahebi R, Rezayi M, Emadzadeh M, Salehi M, Tayefi M, Parizadeh SM, et al. The effects of vitamin D supplementation on indices of glycemic control in Iranian diabetics: a systematic review and meta-analysis. Complement Ther Clin Pract. 2019;34:294-304.

224. Dutta D, Mondal SA, Choudhuri S, Maisnam I, Reza AHH, Bhattacharya B, et al. Vitamin-D supplementation in prediabetes reduced progression to type 2 diabetes and was associated with decreased insulin resistance and systemic inflammation: an open label randomized prospective study from Eastern India. Diabetes Res Clin Pr. 2014;103:e18-23.

225. Niroomand M, Fotouhi A, Irannejad N, Hosseinpanah F. Does high-dose vitamin D supplementation impact insulin resistance and risk of development of diabetes in patients with pre-diabetes? A double-blind randomized clinical trial. Diabetes Res Clin Pract. 2019; 148:1-9.

226. Rasouli N, Brodsky IG, Chatterjee R, Kim SH, Pratley RE, Staten MA, et al. Effects of vitamin D Supplementation on insulin sensitivity and secretion in prediabetes. J Clin Endocrinol Metab. 2022;107(1):230-40.

227. Barengolts E, Manickam B, Eisenberg Y, Akbar A, Kukreja S, Ciobotaru I. Effect of high-dose vitamin D repletion on glycemic control in African American men with prediabetes and hypovitaminosis D. Endocr Pract. 2015;25.

228. Javed A, Vella A, Belagopal PB, Fischer PR, Weaver AL, Piccinini F, et al. Cholecalciferol supplementation does not influence β-cell function and insulin action in obese adolescents: a prospective double-blind randomized trial. J Nutr. 2015;145:284-90.

229. Pieńkowska A, Janicka J, Duda M, Dzwonnik K, Lip K, Mędza A, et al. Controversial impact of vitamin D supplementation on reducing insulin resistance and prevention of type 2 diabetes in patients with prediabetes: a systematic review. Nutrients. 2023;15(4):983.

230. Hu Z, Zhi X, Li J, Li B, Wang J, Zhu J, et al. Effects of long-term vitamin D supplementation on metabolic profile in middle-aged and elderly patients with type 2 diabetes. J Steroid Biochem Mol Biol. 2023;225:106198.

231. Sun LJ, Lu JX, Li XY, Zheng TS, Zhan XR. Effects of vitamin D supplementation on glucose and lipid metabolism in patients with type 2 diabetes mellitus and risk factors for insulin resistance. World J Diabetes. 2023;14(10):1514-23.

232. Cojic M, Kocic R, Klisic A, Kocic G. The effects of vitamin D supplementation on metabolic and oxidative stress markers in patients with type 2 diabetes: a 6-month follow up randomized controlled study. Front Endocrinol (Lausanne). 2021;12:610893.

233. Lemieux P, Weisnagel SJ, Caron AZ, Julien AS, Morisset AS, Carreau AM, et al. Effects of 6-month vitamin D supplementation on insulin sensitivity and secretion: a randomised, placebo-controlled trial. Eur J Endocrinol. 2019;181(3):287-99.

234. Ryu OH, Chung W, Lee S, Hong K-S, Choi M-G, Yoo HJ. The effect of high-dose vitamin D supplementation on insulin resistance and arterial stiffness in patients with type 2 diabetes. Korean J Intern Med. 2014;29: 620-9.

CAPÍTULO 45

Minerais e diabetes *mellitus*

Liliane Viana Pires
Lucia de Fátima Campos Pedrosa
Luciane Luca de Alencar

◙ INTRODUÇÃO

A Associação Americana de Diabetes (ADA) define o diabetes *mellitus* (DM) como um grupo de doenças metabólicas caracterizadas por hiperglicemia.[1] Diversos processos patogênicos estão envolvidos no desenvolvimento de diabetes, entre os quais destruição autoimune das células beta do pâncreas com consequente deficiência de insulina e anormalidades que resultam em resistência à ação da insulina.[1] A classificação etiológica do DM abrange os seguintes tipos: diabetes tipo 1, que se caracteriza pela destruição das células betapancreáticas; tipo 2, que pode variar em função da resistência à insulina por deficiência relativa ou por defeito de secreção com resistência à insulina; diabetes gestacional; e outros tipos específicos relacionados com defeitos genéticos da função das células beta ou com a ação da insulina, doença do pâncreas exócrino, endocrinopatias, infecções, indução química ou via drogas e associação com outras síndromes genéticas.[1] A hiperglicemia crônica no diabetes está relacionada com disfunção e falência de vários órgãos, sobretudo rins, nervos, olhos e vasos sanguíneos. As complicações agudas mais frequentes são a hipoglicemia e a cetoacidose. A longo prazo, ou dependendo do controle metabólico dos pacientes, surgem complicações graves como retinopatia com perda potencial de visão, nefropatia conduzindo à falência renal, neuropatias com riscos de amputações, doenças cardiovasculares e disfunção sexual.

O estresse oxidativo no diabetes, caracterizado pelo aumento da produção de espécies reativas e pelo comprometimento da defesa antioxidante, é causado principalmente pelo aumento excessivo de glicose, ácidos graxos livres e/ou mediadores inflamatórios, os quais estão diretamente associados com o desenvolvimento das complicações. Tais complicações estão relacionadas com a ativação de algumas vias, que incluem: ativação de fatores de transcrição, produção intracelular dos precursores dos produtos de glicação avançada (AGE) e ativação da proteína quinase C (PKC).[2]

Com a ação deficiente da insulina nos tecidos periféricos surgem as anormalidades no metabolismo de proteínas, carboidratos e lipídios. Assim, o monitoramento nutricional no paciente com diabetes, além da avaliação da ingestão de energia e macronutrientes, deve levar em consideração a adequação na ingestão de micronutrientes, como zinco, cromo, magnésio e cálcio e as vitaminas antioxidantes,[3,4] uma vez que padrões alimentares considerados saudáveis apresentam esses nutrientes em suas composições.

O tratamento convencional do diabetes consiste em aplicações diárias de insulina e/ou no uso de antidiabéticos orais, além do controle alimentar e do incentivo à prática de atividade física.[1,3]

Nos últimos anos, com o desenvolvimento de novos equipamentos e metodologias para avaliação de minerais e vitaminas em tecidos e fluidos biológicos, tornou-se evidente a importância dos micronutrientes para a melhoria do controle metabólico desses pacientes, incentivando-se, assim, as pesquisas clínicas relacionadas com esse tema. A hiperglicemia crônica pode causar alterações significativas no estado nutricional dos indivíduos em relação a esses micronutrientes, e, em contrapartida, alguns distúrbios relacionados à biodisponibilidade de micronutrientes podem afetar a homeostase da glicose.[5]

Estudo recente[6] que avaliou o padrão circulante de micronutrientes que apresentam papel importante no controle glicêmico de indivíduos com diabetes tipo 2 mostrou que o padrão representado pelas menores concentrações de zinco, magnésio, cálcio e potássio de forma combinada foi associado ao aumento da resistência à insulina. Já o padrão representado pelas menores concentrações de zinco e vitamina D se associou a maior probabilidade de aumentar o percentual de hemoglobina glicada (HbA1c), proteína considerada o melhor marcador de controle glicêmico.[6]

▣ ZINCO

Estudos que relacionam a participação do mineral zinco no diabetes são vastos na literatura. O primeiro estudo que sugeriu essa relação foi em 1938, quando os pesquisadores Scott e Fisher verificaram por meio da autopsia de pâncreas de cadáveres de pessoas com diabetes que a concentração de zinco era 50% menor do que a encontrada em pessoas sem diabetes.[7]

Na sequência, outros estudos que avaliaram o estado nutricional de indivíduos com diabetes em relação ao zinco mostraram aumento da excreção desse mineral na urina.[8,9] Quando avaliado no plasma, é observado que a concentração de zinco se encontra reduzida nos indivíduos com diabetes tipo 2, indicando piora do *status* de zinco dessa população.[10] No entanto, nos indivíduos com diabetes tipo 1, alguns estudos mostraram elevação do zinco no plasma, provavelmente como resultado da destruição de células beta do pâncreas, as quais liberam o zinco para a corrente sanguínea.[11,12]

Uma das principais razões para o entendimento da função do zinco nessa doença deve-se a sua participação na constituição e formação da insulina.[13] Alguns estudos sugerem que o metabolismo anormal do zinco está associado à patogênese do diabetes e de algumas de suas complicações. A insulina é estocada nas células do pâncreas na forma de cristal hexamérico, contendo um número variável de moléculas de zinco.[7,14] Além da função estrutural, o zinco também se relaciona com a modulação da ação da insulina. Foi demonstrado *in vitro* que a insulina tem a propriedade de se complexar com o zinco, o que explica sua influência na solubilidade e na estocagem desse hormônio nos grânulos das células do pâncreas.[13,15]

A doença diabetes, como explicado anteriormente, é complexa e engloba resistência à ação da insulina juntamente com a redução da secreção de insulina.[1] O zinco é encontrado em altas concentrações no pâncreas, especialmente nas ilhotas pancreáticas. Isso tem repercussão na conversão da proinsulina em insulina. O mecanismo de síntese do hormônio ocorre como demonstrado na Figura 1.[16]

- As células betapancreáticas sintetizam a pré-proinsulina inativa no ribossomo. Essa molécula consiste em duas cadeias polipeptídicas (A e B) ligadas pelo peptídeo C, e peptídeo sinal ligado à sua extremidade N-terminal. No retículo endoplasmático, a

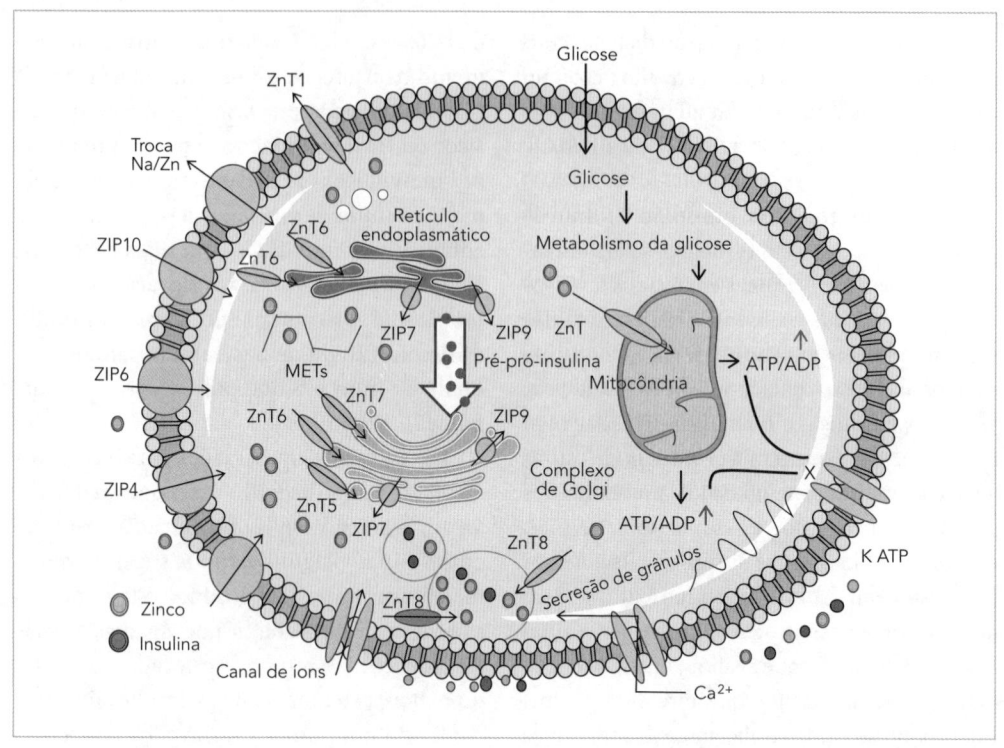

FIGURA 1 Mecanismo da homeostase de zinco e exocitose de insulina nas células beta pancreáticas. O Zn^{2+} entra para o citosol da célula pelos transportadores ZIP. Os canais de íons também participam desse processo. O Zn^{2+} é transportado para fora da célula pelos Znt, principalmente o Znt1. Dependendo do gradiente do Na^+, os canais de troca Na^+/Ca^{2+} ou Na^+/Zn^{2+} podem mover o Zn^{2+} para dentro ou fora da célula beta. O Zn^{2+}, que se encontra no citoplasma, é tamponado pela ligação com proteínas celulares, metalotioneínas ou redistribuído entre as organelas, como aparelho de Golgi e retículo endoplasmático via transportadores. Geralmente o Zn^{2+} é transportado na direção inversa, de organelas para o citosol, por transportadores da família ZIP, e do citosol para organelas pelos Znt. A direção em que Zn^{2+} é transportado é indicada pelas setas. O Zn^{2+} possivelmente atravessa a membrana externa das mitocôndrias por meio de proteínas ainda não elucidadas. A secreção de insulina pelas células beta é desencadeada pela entrada de glicose. As concentrações elevadas de glicose estimulam o metabolismo mitocondrial, aumentando a proporção de ATP para ADP, inibindo os canais ATP sensíveis (KATP), provocando a despolarização da membrana e abertura dos canais de Ca^{2+} dependentes de voltagem e, consequentemente, a passagem de Ca^{2+} para o citosol, que por sua vez provoca a coexocitose da insulina e Zn^{2+}. Por fim, a presença de alta concentração de monômero de insulina e Zn^{2+} livre no interstício pode regular a secreção de insulina/Zn^{2+} via estímulo pela glicose, pela interação com os canais de KATP e canais de Ca^{2+} dependentes de voltagem ou outra proteína da membrana.
Fonte: adaptada de Li, 2014.[16]

pré-proinsulina é traduzida e secretada para o lúmen do retículo endoplasmático rugoso, onde ocorre a clivagem dessa molécula, e assim é formada a proinsulina (precursor direto da insulina).

- A proinsulina é transportada para o complexo de Golgi, sendo clivada pela ação das enzimas proteolíticas convertases 1/3 e 2, gerando o peptídeo C e a insulina; essas moléculas são empacotadas em grânulos secretórios para serem liberadas conjuntamente. Ressalta-se que o meio ácido é uma condição favorável para a cristalização da insulina no grânulo.

- Inicialmente a insulina é armazenada na forma de monômeros, em seguida forma dímeros, acumulando-se em maiores concentrações nos grânulos secretórios. Na presença de íons de zinco, que são transportados para dentro dos grânulos, a insulina é submetida ao processo de maturação em que ocorre maior agregação da insulina, formando complexos de hexâmeros ligados ao zinco.
- Quando ocorre a exocitose da insulina das células beta, o zinco é secretado juntamente com a insulina para o espaço extracelular, e em virtude do pH do sangue as moléculas de zinco são separadas dos hexâmeros de insulina.

Em virtude da participação do zinco no processo de cristalização e na sinalização da insulina é que os estudos o relacionam ao metabolismo da glicose. Jansen et al.,[17] em seu estudo de revisão, evidenciaram a participação do zinco na sensibilidade à insulina, por meio da indução da cascata de reações do PI3K/Akt, com ação na sinalização desse hormônio e consequente entrada da glicose na célula. Com base nesse entendimento, alterações na homeostase de zinco como a hiperzincúria e concentrações reduzidas do mineral no soro/plasma têm sido observadas em pacientes com diabetes quando comparados a indivíduos sem a doença, como destacado anteriormente.[9,10,18] Essas alterações estão associadas com redução da sensibilidade à insulina e piora na utilização da glicose.[18,19]

Nos últimos anos, estudos contribuíram para uma melhor compreensão do papel do zinco nas células beta e alfa. Essa evolução se deve à identificação de mutações no gene ZNT8, as quais constituem fatores de risco para o desenvolvimento do diabetes tipo 2, como descrito primeiramente por Sladek et al.[20] e confirmado por vários autores, conforme mostrado na metanálise de Jing et al.[21]

Ao caracterizar o ZNT8 como um transportador de zinco localizado principalmente nas células beta, Chimienti et al.[22] descreveram vários mecanismos para explicar a relação entre mutações no gene desse transportador e o risco de desenvolvimento do diabetes tipo 2. A superexpressão do gene que codifica para o ZNT8 causa aumento no teor de zinco nas células beta e promove a secreção de insulina estimulada pela glicose em cultura de células, mas, em contrapartida, também protege a célula dos mecanismos de apoptose relacionados à depleção de zinco. No entanto, não ocorre a indução dos efeitos tóxicos causados pelo aumento das concentrações de zinco intracelular.[23]

A expressão de ZNT8 é diminuída pela IL-1-beta, que é conhecida por afetar a função das células beta no diabetes tipo 2. Dessa maneira, a exposição a citocinas parece influenciar na síntese das proteínas transportadoras de zinco, sugerindo uma interação entre os fluxos de zinco e de substâncias tóxicas na célula beta.[24]

O modelo de diabetes experimental, induzido com aloxana ou estreptozotocina, foi o ponto de partida para as investigações do zinco em relação às alterações teciduais, às enzimas do sistema antioxidante, à excreção urinária e aos mecanismos de absorção. Em estudos pioneiros com ratos diabéticos, observou-se redução do conteúdo de zinco no pâncreas após 24 horas da administração intravenosa desse mineral, como também aumento da concentração de Zn nos rins.[25] Enquanto a excreção urinária de zinco em cachorros pancreatomizados foi 8 vezes maior após 3 dias da intervenção cirúrgica. Coelhos desenvolveram hiperzincúria transiente nas primeiras 24 horas após a indução do diabetes, tornando-se permanente depois de 2 a 3 dias.[26]

Outros mecanismos de perda de zinco têm sido descritos na gênese do diabetes. Além do aumento na excreção urinária de zinco, por exemplo, há aumento na secreção intestinal de zinco.[27] Também tem sido observado aumento da perda de zinco pelo pâncreas, conforme verificado em ratos com reduzida expressão dos genes que codificam para metalotioneínas I e II. Essas proteínas desempenham um papel importante para a homeostase de zinco.[28]

A presença do diabetes parece promover alteração na redistribuição tecidual de zinco, desorganizando os compartimentos biológicos envolvidos no controle homeostático. Isso pode ser sugerido com base em experimento com ratos, os quais, após 10 dias de administração do agente diabetogênico, apresentaram aumento nos teores de zinco hepático (29%), renal (15%) e plasmático (20%). Além disso, foram registradas concentrações elevadas do mineral ligado à metalotioneína nos rins e no fígado. O tratamento diário com insulina fez a concentração de zinco nos tecidos retornar ao normal.[29]

A absorção intestinal de zinco parece não ser diminuída com o diabetes, sendo mais plausível sugerir adaptação fisiológica à doença. Em ratos diabéticos, foi demonstrado que a suplementação dietética de zinco estimulou a absorção intestinal desse mineral, além de outros oligoelementos como ferro e cálcio.[30] Após a absorção, 80% do zinco é transportado pelo sangue ligado à albumina. A glicação proteica, frequente na hiperglicemia persistente, pode alterar a estrutura tridimensional da albumina, no subdomínio IIA, região de ligação com zinco, interferindo assim em sua distribuição. A variação da glicação da albumina pode explicar a heterogeneidade observada em relação à deficiência de zinco em indivíduos com diabetes.[31]

Sabe-se que os tecidos oculares possuem considerável teor de zinco e que alterações morfológicas de retina já foram comprovadas em ratos submetidos à deficiência marcante do mineral. Indivíduos com diabetes tipo 2 com menores concentrações de zinco apresentaram pior controle glicêmico, pior função das células beta e maior duração da doença. A concentração sérica de zinco foi significativamente menor nos pacientes com retinopatia diabética quando comparados aos demais.[32]

A avaliação nutricional relativa ao mineral em pacientes com diabetes tipos 1 e 2 é realizada pelas medidas desse elemento no plasma, no soro e na urina e, em menor proporção, em eritrócitos, leucócitos, plaquetas e células do sistema imunológico. A hiperzincúria pode ser considerada a alteração mais marcante, já sendo definida por alguns autores como "um estado de diabetes", visto a hiperglicemia interferir no transporte ativo de zinco de volta pelas células renais, ocasionando perda desse mineral pela urina.[9,32]

As concentrações de zinco no soro e no plasma de pacientes com diabetes apresentam comportamento variado, podendo estar altas, baixas ou não diferentes de indivíduos saudáveis.[10,18,33]

Muitas dessas discrepâncias são atribuídas às diferenças nos protocolos experimentais em relação à seleção de pacientes, ao tempo de doença e ao controle metabólico, entre outros fatores. Sabe-se também que o valor plasmático do zinco como único parâmetro de avaliação não é recomendado, pelos vários fatores que podem influenciar essa medida, como as variações circadianas, que propiciam oscilações de 20 a 40% das concentrações plasmáticas do mineral em um período de 24 horas.[34]

Especulações sobre o agravamento do estado nutricional relativo ao zinco em pacientes com diabetes são fundamentadas em estudos que mostram correlação negativa entre a concentração do mineral no soro e o tempo de duração da doença.[18,35]

Concentrações reduzidas de zinco em linfócitos, granulócitos e plaquetas também foram verificadas em pacientes com diabetes.[36] A timulina, um hormônio importante para a maturação e a diferenciação de linfócitos T, é considerada um biomarcador da atividade biológica do zinco e, em situação de concentrações limítrofes desse elemento em tecidos humanos, esse hormônio apresenta-se com atividade reduzida.[37] Esse aspecto é de grande importância, uma vez que os pacientes com diabetes geralmente apresentam alterações imunológicas.

Em pacientes com diabetes tipos 1 e 2, a hiperzincúria frequentemente é correlacionada com a glicosúria e com marcadores do controle metabólico.[10,35] Deve-se estar atento a esses achados e ao tipo de diabetes, quando se avalia o estado nutricional desses indivíduos em relação ao zinco. Tanto o diabetes tipo 1 quanto o tipo 2 estão associados à redução na concentração de zinco no plasma/soro.[5,8,10,18,38,39] Entretanto, a depender do tempo de diagnóstico do diabetes tipo 1, essa concentração pode estar mais elevada.[40] A explicação para isso é oriunda das observações nos estudos com modelos animais de diabetes tipo 1, e deve-se à destruição das células pancreáticas, que no caso dos estudos experimentais é ocasionada pelas substâncias diabetogênicas, como a aloxana ou a estreptozotocina (STZ), causando a liberação do zinco armazenado em tais células.[11] A interpretação das concentrações plasmáticas elevadas de zinco em pessoas com diabetes, apesar da hiperzincúria, não é tão simples, uma vez que essas alterações podem ser dependentes do tempo de doença. Esse aumento de zinco no plasma é observado no início do diabetes tipo 1, quando ocorre a destruição das células beta, e essa concentração de zinco vai diminuindo quando a hiperzincúria supera a liberação do mineral pelas células beta. Essa hipótese é reforçada pela constatação de uma correlação negativa entre a duração do diabetes tipo 1 e a concentração de zinco no plasma/soro.[35]

Os questionamentos de uma depleção intracelular crônica de zinco em pacientes com diabetes, independentemente do controle metabólico da doença, somam-se a outros que alertam para a vigilância do estado nutricional relativo a esse mineral nesses pacientes.

No contexto das variações genéticas, pesquisas têm avançado para a compreensão da atividade biológica do zinco. Tem-se buscado esse entendimento em estudos envolvendo pacientes com doenças crônicas não transmissíveis, dentre elas o diabetes.

Variações genéticas nos genes que codificam para as enzimas antioxidantes superóxido dismutase (SOD), catalase (CAT) e glutationa peroxidase (GPX) podem prejudicar a regulação de suas atividades e assim alterar a remoção das espécies reativas de oxigênio (ERO), aumentando o risco de desenvolvimento das complicações associadas ao mau controle do diabetes.[41] Nesse sentido, a avaliação e a regulação *redox* de eventos metabólicos, como no diabetes, tornaram-se paradigmas para desvendar a participação das enzimas antioxidantes, como a SOD, nesse sistema. Embora a reação catalisadora pareça ser a mesma para todas as isoformas de SOD (dismutação do radical superóxido em peróxido de hidrogênio), estas diferem pela especificidade ao substrato e pela localização.[41,42]

A presença de polimorfismo de nucleotídeo único (SNP) nos genes que codificam as superóxido dismutases pode influenciar no sistema de defesa antioxidante do organismo humano. Alguns polimorfismos foram identificados no gene da SOD1 (localizado no cromossomo 21, região 21q22.11), porém o mais estudado no diabetes é o SNP A35C (rs2234694). Nesse SNP há uma substituição da adenina por uma citosina na posição 35.[42] As informações referentes a esse polimorfismo são escassas. No entanto, tem-se buscado o entendimento da consequência funcional da presença desse SNP, conforme observado por Flekac et al.[42] e Ghattas e Abo-Elmatty.[43] Esses autores mostraram que a presença do SNP A35C resultou na redução da atividade da SOD1 em pacientes com diabetes tipo 2 quando comparados aos controles. Em outro estudo realizado em pacientes com nefropatia diabética observou-se associação entre a presença do SNP A35C e o avanço do estágio da doença.[44] Em um estudo brasileiro realizado com indivíduos com diabetes tipo 2 foi observado que a presença do alelo de referência (A) para o SNP A35C reduziu a probabilidade de alterações glicêmicas em indivíduos com diabetes tipo 2, apesar da baixa frequência do alelo variante (C).[8]

Suplementação com zinco

Os efeitos benéficos da suplementação com zinco, em curto e longo prazo, para pacientes com diabetes ainda permanecem divergentes. As hipóteses alternam-se por razões que consideram a glicação das proteínas e as perdas endógenas de zinco como processos suscetíveis de intervenção dietética de zinco. Em contrapartida, o grande alvo também tem sido a expectativa quanto à melhora no controle metabólico do diabetes, bem como no retardo ou na atenuação das complicações da doença.[40,45] Limitações na interpretação desses estudos são caracterizadas principalmente pela dificuldade de estabelecer parâmetros fidedignos para estimativa dos estoques e da cinética do zinco corpóreo.[46] Mesmo se utilizando de metodologia com marcação isotópica do mineral, resultados obtidos em pacientes com diabetes tipo 2 não esclareceram as trocas de zinco nos sítios permutáveis.

Nos últimos anos, diversos estudos de revisão sistemática com ou sem metanálise foram realizados a fim de reunir evidências sobre os efeitos da suplementação de zinco, como uma estratégia nutricional associada ao tratamento clínico, no controle metabólico do diabetes e na progressão das complicações associadas. A melhora dos marcadores do controle metabólico relacionados ao perfil glicêmico e lipídico tem sido associada à suplementação de zinco em pacientes com diabetes tipo 2, como observado pela redução significativa da concentração de glicose de jejum, HbA1c, LDL, triacilglicerol, colesterol total e aumento de HDL.[47] Outras variáveis que também favorecem o melhor controle metabólico foram reduzidas em resposta à suplementação de zinco, incluindo a proteína C-reativa e a pressão arterial sistólica, além de melhorar a concentração de zinco no soro.[47]

A qualidade da evidência apresentada por esses estudos também é um aspecto a ser considerado ao avaliar esses desfechos. Metanálise também encontrou efeitos benéficos da suplementação de zinco na melhora dos mesmos marcadores citados, mas destaca que a qualidade da evidência dos estudos incluídos foi baixa ou muito baixa para a maioria das variáveis analisadas.[48]

Análises não lineares dose-dependentes mostraram associação inversa entre o tempo de suplementação inferior a 12 semanas e as variáveis do perfil lipídico (colesterol total, LDL e triacilglicerol), as quais foram reduzidas após a suplementação de zinco.[49] Foi possível também estabelecer a dosagem de zinco considerada ótima para a melhora desses parâmetros, sendo 120 mg/dia para colesterol total, 100 mg/dia para LDL e 140 mg/dia para triacilgliceróis.[50]

Esses efeitos da suplementação de zinco no perfil lipídico têm sido reproduzidos em outra metanálise, que também evidenciou melhora na concentração de colesterol total, LDL e triacilglicerol e aumento de HDL em indivíduos com diabetes tipo 2, apesar de as doses de zinco utilizadas nos ensaios clínicos apresentarem grande variação, 22 a 660 mg/dia, bem como o tipo de suplementação, sulfato de zinco ou gluconato de zinco. Reduções mais pronunciadas nos marcadores do perfil lipídico foram observadas quando analisadas em grupos de indivíduos com idade ≤ 50 anos, concentração de zinco sérico inferior a 70 mcg/dL antes do início da suplementação e entre os que receberam doses de zinco ≥ 50 mg/dia quando comparados a seus pares. Nessa metanálise, as evidências dos efeitos da suplementação nas variáveis colesterol total, HDL e LDL foram classificadas como de alta qualidade, entretanto para os triacilgliceróis a qualidade da evidência foi moderada pelas limitações relacionadas ao viés de publicação.[51]

Sabe-se que hipozincemia e a redução dos estoques de zinco nos tecidos de indivíduos com diabetes, em geral, é resultante do aumento da excreção renal desse elemento traço, bem como pela redução na absorção intestinal. No entanto, a maioria dos ensaios clínicos mais recentes avalia apenas a concentração de zinco no plasma ou soro e as variáveis desfechos. Dados que refiram o efeito da suplementação com zinco considerando a reserva intracelular, como no eritrócito, continuam sendo escassos. Ademais, percebe-se heterogeneidade nas quantidades de suplementos administradas, algumas delas consideradas tóxicas se interpretadas dentro dos limites máximos estabelecidos pelo Institute of Medicine (IOM).[52]

Ensaios clínicos com indivíduos com diabetes tipo 1 que avaliam a suplementação de zinco continuam sendo escassos. Trabalho realizado com 20 crianças e adolescentes com diabetes tipo 1 na cidade de Natal (RN) evidenciou que a suplementação com zinco quelado, em doses controladas, de acordo com a idade dos participantes, favoreceu o aumento das concentrações eritrocitárias do mineral na maioria dos pacientes, entretanto o uso da suplementação não corrigiu a hiperzincúria. Quanto às variáveis do controle metabólico, foi constatado aumento discreto, porém significativo, das concentrações de HbA1c após o suplemento.[35,39]

Suplementação oral de zinco em pacientes com diabetes tipo 1 com doses baseadas na ingestão dietética recomendada e duração de 4 meses não mostrou efeitos positivos nos marcadores de controle glicêmico, como o percentual de HbA1c, apresentando-se aumentado após o período de intervenção. Além disso, não foi observada diferença entre os grupos suplementado com zinco e controle quanto às concentrações de zinco no plasma e eritrócitos. Ainda, a suplementação nas doses utilizadas não foi suficiente para melhorar o estado nutricional relativo ao zinco em comparação ao grupo controle.[53]

Estudo em modelos animais para diabetes, induzidos por estreptozotocina, mostrou que a suplementação de zinco reduziu a glicemia,

a glicação proteica e elevou o teor de zinco no pâncreas.[30]

De forma geral, a suplementação de zinco produz efeitos na redução da resistência à insulina, redução da concentração de insulina[54] e de HbA1c.[55] Porém, há a necessidade de considerar os fatores de risco e controlar os parâmetros glicêmicos e de zinco, quando é utilizada a suplementação com esse elemento.[18] A suplementação com zinco pode apresentar efeitos benéficos em diferentes situações de doenças em crianças, adultos ou idosos. Nos pacientes com diabetes, como descrito, constatam-se efeitos diversificados e controversos, devendo, portanto, ser avaliado caso a caso, ao se propor ou não uma suplementação.

▣ COBRE

O papel do cobre na homeostase da glicose tem sido investigado. No entanto, não está totalmente explicado se as alterações no metabolismo do cobre são consequência do diabetes ou se contribuem para o desenvolvimento da doença. Estudos apresentam resultados conflitantes em relação à concentração sérica desse mineral nos indivíduos com diabetes e sugerem que o desequilíbrio na homeostase do cobre presente no diabetes pode contribuir para o aumento do estresse oxidativo e complicações associadas à doença (retinopatia, neuropatia).[56-58]

Nesse sentido, concentrações elevadas de cobre aumentam o estresse oxidativo, o que pode comprometer a ação da insulina e do glucagon na modulação da chaperona de efluxo de cobre, denominada ATP7B (ATPases 7B), que está associada a alterações na homeostase do cobre.[59] Estudo com células da retina mostrou que a glicose elevada, por si só e juntamente com o cobre, altera a morfologia mitocondrial e induz estresse e inflamação do retículo endoplasmático, além de favorecer a expressão de transportador de cobre–1, induzindo o acúmulo de cobre.[60]

Metanálise mostrou que os pacientes com diabetes apresentam maiores concentrações de cobre no plasma/soro quando comparados com indivíduos saudáveis.[58] Nesse mesmo sentido, outra metanálise evidenciou maiores concentrações de cobre em gestantes com diagnóstico de diabetes gestacional quando comparadas àquelas com tolerância à glicose normal.[61] Concentrações elevadas de cobre são prejudiciais tanto no aspecto de acúmulo desse mineral nos tecidos quanto por seu envolvimento na formação de espécies reativas por sua atuação como agente pró-oxidante.

As evidências da relação entre as concentrações de cobre e os desfechos do controle glicêmico ainda são inconclusivas entre os indivíduos com diabetes. As concentrações de HbA1c foram positivamente correlacionadas com as concentrações de cobre no plasma de indivíduos com diabetes tipo 2.[62,63] O controle metabólico não satisfatório em pacientes com diabetes tipo 1 também tem sido associado com a tendência de aumento no cobre plasmático.[19] Pedrosa e Cozzolino[35] constataram, em crianças e adolescentes com diabetes tipo 1, na cidade de São Paulo, tendência significativa para correlação positiva entre o cobre plasmático e a HbA1c como também com a glicemia, o que não se observou no grupo controle.

A hiperglicemia pode prejudicar a ligação entre o cobre e as proteínas ceruloplasmina e albumina (as principais proteínas carreadoras de cobre no plasma), resultando em aumento da concentração de cobre na matriz extracelular.[64] As proteínas glicadas também podem ter maior afinidade pelo cobre.[65] Assim, a abundância de cobre na matriz extracelular é considerada um fator de ativação do sistema de oxidorredução, levando ao aumento na produção de espécies reativas e, consequentemente, elevando o estresse oxidativo e a fibrose.[66] Em contrapartida, não se pode desconsiderar a participação do cobre na estrutura da enzima superóxido dismutase (CuSOD), cuja ação é dismutar o ânion superóxido, transformando-o em peróxido de hidrogênio, o qual será posteriormente transformado em água por ação de outras enzimas antioxidantes (glutationa peroxidase e catalase).[63,67]

Considerando a participação da hiperglicemia na glicação de proteínas, algumas associações já foram evidenciadas envolvendo o cobre, como a correlação positiva entre a concentração de cobre circulante e o percentual de HbA1c.[68,69] Nesse sentido, pesquisadores têm discutido sobre a influência da glicação proteica na concentração plasmática de cobre, pois o mau controle metabólico de indivíduos com diabetes tipo 1 foi associado a maiores concentrações de cobre plasmático, bem como ao aumento da atividade da SOD.[68,69]

As alterações do sistema antioxidante no diabetes já se tornaram condição conhecida. Somado a isso, distúrbios funcionais de cobre podem agravar a situação, sobretudo se sua função como componente estrutural da enzima antioxidante cobre-zinco superóxido dismutase (Cu-Zn SOD) estiver prejudicada.[70]

Portanto, é essencial manter o balanço de cobre em equilíbrio na circulação, uma vez que isso repercute na quantidade que será direcionada aos rins, pois seu excesso pode ser depositado no tecido renal, desencadeando dano intersticial que pode progredir para deterioração da função renal, sendo, portanto, nefrotóxico em concentrações elevadas.[71]

Revisão sistemática mostrou que as evidências sobre a relação entre a ingestão de cobre e o manejo do diabetes ainda são inconsistentes, reforçando que a ingestão adequada de cobre, considerando a ingestão dietética recomendada (RDA) de 900 mcg/dia, deve ser implementada para evitar a deficiência ou toxicidade.[70]

O desequilíbrio no metabolismo de cobre no diabetes pode contribuir para patogênese da doença e a progressão das complicações. Isso porque aumenta a suscetibilidade de ocorrerem danos oxidativos nos tecidos. O aumento da concentração de cobre, associado à diminuição de outros elementos, está ligado ao aumento da glicação proteica.[63]

Alterações no metabolismo do cobre têm sido propostas como um importante contribuinte para a progressão das complicações cardiovasculares relacionadas ao diabetes, inclusive a cardiomiopatia diabética, pois aqueles com maiores concentrações já apresentam complicações microvasculares e hipertensão. Nesse contexto, tanto a deficiência como a toxicidade do cobre levam ao desbalanço *redox*, com ativação da resposta inflamatória e agravamento de doenças crônicas, por exemplo, da cardiomiopatia diabética.[64] Tal complicação é caracterizada pela remodelação do miocárdio, incluindo morte celular, fibrose miocárdica e hipertrofia, levando a disfunção diastólica com ou sem disfunção sistólica. Nesse sentido, o cobre pode mediar a morte celular de várias formas, como a apoptose, a autofagia, a piroptose e a cuproptose, que foi descoberta recentemente.[64]

Ademais, pacientes com diabetes que apresentavam retinopatia, hipertensão ou complicações vasculares tinham concentrações de cobre plasmáticas ainda maiores. Somando-se a isso, também foi observado aumento na atividade da ceruloplasmina em pacientes com diabetes.[57,58,72]

A interação com outros elementos também pode influenciar na concentração de cobre circulante. O *status* de cobre é inversamente proporcional ao de zinco. Esses dois minerais competem pela mesma proteína transportadora; além disso, o mau controle metabólico (avaliado pelo aumento do percentual de HbA1c) está associado ao aumento da razão de cobre/zinco no soro.[68,69] Outro mineral que parece exercer ação na concentração de cobre em pacientes com diabetes é o vanádio. A suplementação com esse elemento resultou na redução da concentração de cobre no pâncreas de ratos diabéticos.[73]

Por sua vez, o cobre tem sido estudado quanto a possíveis efeitos na proteção nas células beta do pâncreas. Rivillas-Acevedo et al.[74]

verificaram que íons de cobre exercem efeito na agregação de polipeptídeo amiloide nas ilhotas de Langerhan*s*, resultante da produção de radicais livres, em pacientes com diabetes tipo 2. Embora esse mecanismo não esteja totalmente elucidado, sugere-se que o cobre atue nessas células, comprometendo a agregação de polipeptídios amiloides e, assim, atrasando a formação da fibrilação.

No Brasil, dispomos de alguns dados em crianças e adolescentes com diabetes tipo 1, provenientes de estudos nas cidades de São Paulo e Natal. No primeiro, os valores de cobre no soro foram normais; no segundo, foram observadas maiores concentrações nos pacientes quando comparadas aos controles, que, embora não significativas, persistiram ao serem reavaliadas no intervalo de 4 meses.[39] Concentrações elevadas de cobre e ceruloplasmina no soro de pacientes diabéticos foram encontradas em associação com a aterosclerose, e, algumas vezes, mais acentuadas em idosos.[44] Nesse aspecto, é pertinente acrescentar a possível influência do excesso de cobre na indução da oxidação das lipoproteínas de pacientes com diabetes, contribuindo para o surgimento ou agravamento das complicações vasculares do diabetes.

A concentração elevada de cobre no soro é fator de risco independente para enfermidade coronariana aterosclerótica. Em face disso, mulheres chinesas sem diagnóstico de doenças crônicas, mas residentes em área com elevada exposição ambiental ao cobre, tiveram a concentração sérica de cobre associada a concentrações mais elevadas de triacilgliceróis, colesterol total e LDL, ou seja, maior risco para doenças cardiovasculares.[75]

Os distúrbios de cobre observados em pacientes com diabetes parecem exercer paralelismo considerável com o zinco em relação à homeostase glicêmica e à circulação, tendo como diferencial o comportamento de provável acúmulo tecidual e plasmático, cujas consequências, conforme já discutidos, são danosas por se relacionarem com o desencadeamento das complicações cardiovasculares em pacientes diabéticos.

▣ VANÁDIO

O vanádio é um metal com atividade antidiabética sob investigação desde 1980, quando seu efeito insulinomimético foi demonstrado em adipócitos isolados.[65] O primeiro relato do uso de vanádio no tratamento do diabetes data de 1899, quando o uso de vanadato de sódio mostrou-se eficiente para o tratamento de alguns pacientes. Mais de um século depois, as pesquisas ainda procuram validar a eficiência desse composto no tratamento do diabetes. Além disso, busca-se a melhor forma farmacêutica desse elemento e a melhor administração para o tratamento dessa doença,[76] mas muitos deles ainda são realizados somente com modelos animais, e os realizados com seres humanos são questionados por diversos fatores de confusão.[77]

Nos estudos com modelos animais, o vanádio apresenta efeitos miméticos aos da insulina na correção das anormalidades do metabolismo de carboidratos e lipídios, e na expressão de genes e proteínas.[76,78] Esses efeitos ocorreriam pela habilidade dos compostos de vanádio em estimular a captação de glicose, promover a síntese de glicogênio e lipídio nos tecidos muscular, adiposo e hepático; inibir a gliconeogênese e a atividade das enzimas fosfoenol piruvato carboxiquinase e glicose-6-fosfatase no fígado e nos rins.[79] No entanto, alguns pesquisadores alegam que muitos desses efeitos podem ser atribuídos à reversão das alterações iniciadas pela hiperglicemia, e a ação redutora da concentração de glicose seria dependente da presença de insulina, demonstrando que esse composto não age independentemente, mas melhora os efeitos da insulina circulante. Também é apontada como crítica a falta de dados com animais controle, sem diabetes, o que poderia demonstrar se há, de fato, ação no metabolismo de carboidratos e

lipídios, ou se esse efeito é confundido pela presença da hiperglicemia. No estudo de Kroaniak et al.[73] em ratos, os efeitos insulinomiméticos de sais de vanádio foram mais uma vez demonstrados, pois estimularam o transporte e a oxidação de glicose nos adipócitos, o aumento da síntese de glicogênio e inibiram a gliconeogênese.

Esses efeitos metabólicos do vanádio também foram atribuídos a sua capacidade de inibir a tirosina fosfatase e a ativação de componentes-chave da via de sinalização de insulina, que incluem as proteínas quinases ativadas por mitógeno (MAPKs): quinases reguladas por sinal extracelular (ERK 1 e 2) e a p38MAPK, e a fosfatidilinositol 3-quinase (PI3-K)/proteína quinase B (PKB).[79] O mecanismo de ação do vanádio ainda é pouco conhecido, porém existem três propostas para a ação antidiabética desse elemento *in vitro*:

1. Mecanismo relacionado à ativação da subunidade beta do receptor de insulina (IRS) pelos íons vanadato e óxidos de vanádio. Esse mecanismo difere do mediado pela insulina apenas pelo fato de os resíduos de tirosina estarem sujeitos à fosforilação.[80,81] A insulina também estimula a fosforilação dos resíduos de serina e treonina, localizadas na subunidade beta. Além disso, o vanádio aumenta o número de receptores IRS e inibe a degradação dos complexos ligante-receptor nos lisossomos de vários tipos de células.

2. Mecanismo relacionado à ativação da membrana tirosina-quinase (membrana PTK) pelos íons vanádio e vanadato. Essa membrana consiste em uma proteína não glicosilada de 55 kDa, localizada na membrana plasmática, que não faz parte do receptor de insulina.[81,82] A membrana PTK estimula a 3-fosfatidilinositol quinase (PI-3K), independentemente da ativação do receptor tirosina-quinase, enquanto a ativação com íons vanádio facilita a captação de glicose e

inibe a lipólise, e a ativação com íons vanadato melhora o metabolismo da glicose e lipídios.

3. Mecanismo relacionado à ativação da tirosina-quinase no citosol (Cyt PTK). Essa ativação independe do receptor IRS pelo fato de os íons vanadato, na presença de CO^{2+} e Mn^{2+}, diminuírem a resistência à insulina, que, consequentemente, intensificam a oxidação da glicose. Essas ações contribuem para mudanças de pH celular, regulação da concentração de íons Ca^{2+} e ativação das proteínas MAP. Essa via alternativa de transdução de sinal indica que o vanádio aumenta a sensibilidade das células à insulina, aumentando, assim, a eficácia de sua ação.[81,82]

A suplementação com vanádio de sódio em modelo animal, em condições normais, reduziu a concentração de glicose. Em animais diabéticos suplementados com sais inorgânicos de vanádio, observaram-se alguns efeitos secundários como desconforto gastrointestinal e diminuição do ganho de peso corporal. Além disso, alguns efeitos tóxicos ao fígado e rins foram relatados com o uso de sais de vanádio. Compostos de vanádio orgânicos foram mais seguros do que os sais inorgânicos e não foi relatado desconforto gastrintestinal, hepático ou toxicidade renal com seu uso.[83]

Kroåniak et al.[73] observaram que a suplementação com vanádio foi eficaz na melhora da concentração de zinco no pâncreas de ratos, sem influenciar a concentração de outros elementos avaliados. Verificou-se que a suplementação também estimulou a atividade da adenilato-ciclase, da fosfolipase C e da fosfolipase A2, resultando no aumento da concentração dos transmissores secundários, tais como cAMP, IP3, DAG e ácido araquidônico. Foi sugerido que esses mecanismos participam também da elevação da concentração de zinco no pâncreas. Todos os efeitos associados com a atividade antidiabética do vanádio não são apenas por sua ação como insulinomimético, mas também como um fator relacionado ao aumento da concentração de zinco especialmente para a proteção do pâncreas.

Na esfera das pesquisas com seres humanos, estudos de revisão mostram que o uso de compostos de vanádio para o tratamento do diabetes ainda é duvidoso; o potencial terapêutico existe, mas os mecanismos e, principalmente, as formas corretas de administração e dosagem ainda não foram elucidados. Portanto, ainda há necessidade de estudos bem delineados, com número significativo de participantes, que comprovem o uso seguro do vanádio para o tratamento do diabetes.[20,84,85]

▣ SELÊNIO

Estudos têm proposto a participação do selênio no metabolismo de carboidratos, e nesse sentido alguns trabalhos estão tentando esclarecer a relação entre o uso de suplementos de selênio e o diabetes. Embora alguns estudos com modelos animais tenham apresentado resultados promissores, os conduzidos com seres humanos mostram-se controversos, com os autores recomendando cautela considerando a toxicidade do selênio.

Stapleton,[86] em sua revisão sobre o uso de suplementos com selênio em ratos e camundongos (diabetes induzido por estreptozotocina), observou que, em diversos estudos, o uso de selenato poderia ser útil como um mimetizador da função da insulina nesses animais, pois houve redução da glicemia. Além disso, também foram observados efeitos de estimulação da glicólise, da síntese de ácidos graxos e, em alguns estudos, também a síntese de glicogênio. No entanto, apesar das evidências encontradas, sugeriu a necessidade de novas pesquisas para que o efeito do selenato no metabolismo e captação da glicose seja claramente entendido.

Estudos *in vitro* e *in vivo* têm verificado redução da HbA1c e da glicose como efeito antidiabético do selênio após a administração de altas concentrações desse elemento. Entretanto, as doses utilizadas para esses efeitos são consideradas tóxicas para humanos, sendo esse fato enfatizado pelos autores.[87,88]

Em um estudo realizado com ratos da linhagem NOD (*non-obese diabetic*, considerados um bom modelo para o estudo do diabetes e suas complicações), Hwang et al.[89] constataram que a suplementação com selênio diminuiu a glicose sérica e melhorou os parâmetros bioquímicos associados com dano hepático e com o metabolismo lipídico nos animais. Esses resultados sugerem que, no futuro, o selênio poderá ser utilizado como terapia para reduzir ou prevenir a incidência das complicações diabéticas.

Bahmani et al.[90] constataram que a suplementação de selênio (200 mcg/dia por 12 semanas) em indivíduos com nefropatia diabética reduziu as concentrações séricas de insulina e aumentou a atividade de GPX, sem alterar as concentrações de glicose sérica e dos marcadores do perfil lipídico. Outro estudo analisou o efeito da suplementação de selênio (200 mcg/dia – levedura de selênio por 6 semanas), em indivíduos não diabéticos, na concentração da glicose sérica, no percentual de HbA1c e na expressão gênica de 15 genes que codificam proteínas envolvidas na sinalização da insulina e no metabolismo da glicose. Observaram que a suplementação foi associada à redução da glicação proteica, sem, no entanto, alterar a concentração da glicose sérica. Também observaram regulação negativa de 7 dos 15 genes avaliados, sugerindo que o selênio pode afetar o controle glicêmico em diferentes níveis de regulação, ligados à sinalização da insulina, glicólise e metabolismo do piruvato.[91]

Os estudos conduzidos com seres humanos que relacionam o selênio e o diabetes ainda são controversos. Pacientes com diabetes apresentaram valores de selênio em unhas menores do que os controles não diabéticos.[92] No entanto, têm sido observadas associações positivas entre as concentrações de selênio no plasma e diabetes

tipo 2.[93] De maneira semelhante, em um estudo realizado com idosos chineses (n = 1856) de quatro regiões rurais, com diferentes concentrações de selênio no ambiente, observou-se maior concentração de selênio nas unhas dos indivíduos com diabetes.[94]

No entanto, um estudo transversal realizado com mais de 8 mil participantes sobre o estado nutricional relativo ao selênio de pacientes com diabetes mostrou correlação positiva entre a prevalência da doença e os elevados valores de selênio no soro.[95] Com esses resultados, os pesquisadores concluíram que, para a população do estudo (adultos estadunidenses, com estado nutricional relativo ao selênio adequado), não é recomendável promover a suplementação com o mineral, especialmente para os indivíduos com diabetes, até que pesquisas possam comprovar o benefício do mineral na morbidade e mortalidade da doença, e a suplementação não deve ser realizada para a prevenção da incidência da doença.

Ainda no contexto da participação do selênio sobre o metabolismo da glicose, o estudo SU.VI. MAX (*Supplementation with antioxidant vitamins and minerals*), realizado com a população francesa (n = 3.146), mostrou que a suplementação diária com 100 mcg de selênio associado com outros antioxidantes (vitamina C – 120 mg; vitamina E – 30 mg; betacaroteno – 6 mg; e zinco – 20 mg) não foi capaz de alterar as concentração de glicose plasmática após os 7,5 anos de intervenção.[96] Os efeitos antidiabético e insulinomimético atribuídos ao selênio devem-se a sua capacidade em ativar a proteína Akt e outras quinases envolvidas na cascata de sinalização da insulina, contudo há a limitação de poucos estudos desenvolvidos em humanos.[88]

Em contrapartida, estudos de intervenção associaram altas concentrações de selênio plasmático ao desenvolvimento de dislipidemia, hiperglicemia e diabetes tipo 2.[95,97] Vinceti et al.,[98] em sua revisão, observaram tendência linear, com aumento de 11% no risco de desenvolver diabetes nos estudos de intervenção, e esse risco é maior nas mulheres do que nos homens. Outra revisão sistemática que incluiu estudos observacionais mostrou que a concentração de selênio circulante está associada a chances aumentadas de desenvolver diabetes tipo 2.[99] Uma metanálise de estudos observacionais também encontrou associação significativa entre as concentrações elevadas de selênio e o diabetes já diagnosticado.[100]

Levando em conta os resultados contraditórios, mais pesquisas são necessárias para que se possa elucidar o metabolismo do selênio nos pacientes com diabetes, e então decidir sobre a conveniência ou não da suplementação com o mineral. No entanto, as evidências com modelos animais não podem ser descartadas, tendo em vista que, nesses estudos, a suplementação com selênio melhorou a regulação homeostática da glicose no sangue e aumentou a atividade das enzimas glutationa peroxidase, seleproteínas S e P.[101]

◙ MAGNÉSIO

O magnésio desempenha um papel importante no metabolismo dos carboidratos. Esse mineral pode influenciar a liberação e a atividade dos hormônios que auxiliam no controle da concentração de glicose no sangue.[102] Concentrações reduzidas de magnésio no sangue são observadas em indivíduos com diabetes tipo 2.[103] A hipomagnesemia pode agravar a resistência à insulina, condição que, muitas vezes, precede o diabetes.[104] Os rins, possivelmente, perdem sua habilidade de reter magnésio durante períodos de hiperglicemia grave. O aumento da excreção de magnésio pela urina pode resultar em concentrações reduzidas no sangue. Nesse sentido, quando ocorre melhora no estado nutricional dos pacientes em relação ao magnésio, a resposta e a ação da insulina são mais eficazes.[104] Entretanto, um ensaio clínico randomizado mostrou que o efeito da suplementação de magnésio na melhora da sensibilidade à insulina não é observado em indivíduos com diabetes tipo 2 que fazem tratamento com insulina.[105]

Dessa forma, concentrações reduzidas de magnésio intracelular em indivíduos com diabetes tipo 2 podem prejudicar a atividade da tirosina-quinase, alterando a sensibilidade à insulina. Esse mecanismo se dá pelo controle da atividade do receptor após a ligação com o hormônio em questão. A deficiência de magnésio intracelular pode, portanto, afetar diretamente a resistência à insulina e alterar o acesso da glicose às células.[104]

Um dos mecanismos propostos para o papel do magnésio na melhoria da sensibilidade à insulina é a partir de sua atuação como "bloqueador fisiológico natural dos canais de cálcio".[106] Entretanto, esse papel pode ficar comprometido durante a depleção de magnésio, favorecendo o aumento de cálcio intracelular, o que causa impacto negativo sobre a sensibilidade à insulina nos adipócitos e no músculo esquelético, desempenhando, assim, um papel na patogênese da síndrome de resistência à insulina.[107]

Outro possível mecanismo para a resistência à insulina é a interação do magnésio com o receptor PPAR-gama – receptor nuclear dos fatores de transcrição, que desempenha um papel importante no metabolismo da glicose, dos lipídios e na diferenciação de adipócitos. O magnésio intracelular atua como um cofator na fosforilação do PPAR-gama e em seu coativador, PGC-1-alfa, que regula as enzimas que participam da gliconeogênese no fígado, como a glicose-6-fosfatase e a fosfoenol piruvato carboxilase.[108] Essa ação do magnésio como antagonista do cálcio pode ser a principal razão pela qual esse mineral pode melhorar a sensibilidade à insulina.

Considerando a relação entre o magnésio e a resistência à insulina, é incentivado o consumo de grãos integrais, produtos lácteos, leguminosas e nozes, alimentos fontes de magnésio, e a redução dos produtos refinados.[109] Ressalta-se que esses alimentos devem fazer parte de um padrão alimentar considerado saudável, e que o sinergismo entre os nutrientes promove melhora do controle metabólico dos indivíduos com diabetes tipo 2. Nesse sentido, um estudo realizado com indivíduos com diabetes tipo 2 mostrou que a deficiência de magnésio juntamente com a pouca aderência ao padrão alimentar considerado saudável foi associada a maiores chances de aumentar o percentual de HbA1c.[110]

O aumento na excreção urinária de magnésio, a baixa ingestão e a absorção prejudicada desse mineral podem esclarecer os possíveis mecanismos relacionados à deficiência de magnésio em pacientes com diabetes.

Lima et al.[111] avaliaram 27 pacientes com diabetes tipo 2 descompensados metabolicamente e encontraram uma correlação inversa entre as concentrações de magnésio intracelular e HbA1. Esse resultado mostrou que, quanto maior a deficiência de magnésio, pior o controle metabólico desses pacientes. Não foi observado aumento na excreção urinária do magnésio, o que reduz a possibilidade de a deficiência em magnésio ser apenas consequência da hiperglicemia.

Considerando a elevada prevalência de deficiência de magnésio em indivíduos com diabetes tipo 2,[112] a suplementação com magnésio é uma estratégia nutricional capaz de melhorar o estado nutricional destes em relação ao mineral. Foi evidenciado aumento da concentração sérica de magnésio e da excreção urinária com a suplementação.[105,113] Várias metanálises têm mostrado os efeitos benéficos da suplementação de magnésio nos marcadores de controle metabólico.[114-116] Entre os efeitos observados estão a redução da glicose plasmática de jejum, HbA1c, pressão arterial sistólica e diastólica.[116] Ressalta-se que a idade dos pacientes, índice de massa corporal (IMC), duração da doença, concentração de magnésio e dos marcadores de controle glicêmico prévio ao início da suplementação, além do tipo de mag-

nésio usado na suplementação, dose e duração da intervenção, influenciam o efeito desta. Os autores da metanálise mostraram que as doses consideradas ótimas de magnésio suplementar e tempo de intervenção para promoverem a melhora nas concentrações dos marcadores glicêmicos, do perfil lipídico e no controle da pressão arterial são de 279 mg/dia durante 116 dias, 429 mg/dia por 88 dias e 300 mg/dia por 120 dias, respectivamente.[116] Também tem sido evidenciada melhora da resistência à insulina em indivíduos com risco de diabetes e entre aqueles com diagnóstico da doença após a suplementação de magnésio.[115]

FERRO

A relação bidirecional entre o metabolismo do ferro e a homeostase da glicose tem sido cada vez mais estudada. Algumas vias do metabolismo do ferro são modificadas de acordo com a concentração sérica da glicose, enquanto a ação e a secreção de insulina são influenciadas por mudanças na concentração de ferro.[117]

Alguns estudos sugerem que o aumento da concentração de ferro no soro, da resistência à insulina e da hiperglicemia está relacionado com a elevação do risco para o desenvolvimento de diabetes.[73] Uma possível hipótese para tal relação seria a deposição direta de ferro nas células betapancreáticas, aumentando as espécies reativas de oxigênio e prejudicando a secreção de insulina.[118]

Além disso, alterações bioquímicas provenientes do diabetes estão associadas ao aumento da concentração de ferro no pâncreas. Ratos com diabetes induzido, não tratados com insulina, apresentaram maior concentração de ferro no pâncreas, que diminuiu com a administração de insulina.[73] O excesso de ferro sérico e altas concentrações de receptores de transferrina foram associados ao aumento do risco para desenvolver diabetes tipo 2.[119]

Nesse sentido, o excesso de ferro, avaliado por meio da ferritina sérica, foi relacionado com o aumento do risco para desenvolver diabetes. A ferritina tem como principal função armazenar ferro, e este, por sua vez, está envolvido com o aumento na formação de radicais livres, contribuindo para o processo de estresse oxidativo. Como descrito anteriormente, o estresse oxidativo é fator-chave em diversos eventos no diabetes, como resistência à insulina e alterações nas funções das células beta pancreáticas.[120]

A ferritina, quando em concentrações elevadas, pode afetar a homeostase da glicose, levando à resistência à insulina e a alterações inflamatórias, como o aumento da concentração de proteína C-reativa.[121] Um estudo de coorte realizado na Espanha, composto por homens e mulheres com idade acima de 25 anos, também mostrou correlação positiva entre o aumento de ferritina sérica e o aumento do risco de desenvolver diabetes do tipo 2.[122]

Resultados semelhantes foram encontrados na população asiática. Jung et al.,[123] ao avaliarem mais de 2 mil homens chineses, verificaram associação entre concentrações elevadas de ferritina sérica com aumento do risco de desenvolver diabetes tipo 2. Shi et al.[124] observaram que estoques de ferro elevados, também mensurados pela ferritina sérica, foram associados ao aumento do risco de hiperglicemia na população chinesa.

Outro fator que deve ser considerado nessa relação ferro e diabetes é a produção de hepcidina, que representa um importante papel na patogênese do diabetes tipo 2 e suas complicações. A subexpressão de hepcidina resulta em sobrecarga de ferro no organismo, o que desencadeia maior produção de espécies reativas de oxigênio, fator importante na patogênese do diabetes, mediada tanto por falha das células beta quanto pela resistência à insulina. Em contrapartida, o aumento da expressão da hepcidina pode resultar no aumento do sequestro intracelular de ferro, que também está associado às complicações do diabetes tipo 2.[125]

Contudo, a literatura ainda é controversa para definir se o ferro, isoladamente, é responsável por aumentar o risco de diabetes. Sun et al.[126] afirmam que o estoque elevado de ferro corporal é um fator de risco para o desenvolvimento de diabetes, tanto na população ocidental quanto na asiática.

Por sua vez, Targher et al.[127] ressaltam que o excesso de ferro por si só não é preditor de diabetes, mas que essa relação foi observada em indivíduos que apresentavam maiores concentrações de glicose de jejum, gamaglutamiltransferase e gordura hepática. Tal associação também pode ser explicada por alguns fatores subjacentes, como aumento do estresse oxidativo, da resistência à insulina e da esteatose hepática.

CONSIDERAÇÕES FINAIS

O DM está associado com o aumento da produção de espécies reativas de oxigênio e com a redução das defesas antioxidantes, o que pode levar ao estresse oxidativo, que, por sua vez, tem papel na manifestação das complicações relacionadas ao diabetes. O controle glicêmico adequado é a maneira mais eficiente de prevenir ou reduzir as complicações da doença.

Os micronutrientes com propriedades antioxidantes podem fazer parte da terapia desses pacientes, uma vez que alguns minerais e vitaminas participam indiretamente na redução do estresse oxidativo pela melhora no controle glicêmico e/ou por sua ação antioxidante. Além disso, alguns desses micronutrientes desempenham um papel importante na melhora da ação da insulina, reduzindo, desse modo, sua resistência pelas células. Assim, a ingestão desses micronutrientes de forma a atender às recomendações dietéticas pode favorecer o controle metabólico da doença. Em contrapartida, a suplementação com micronutrientes, ainda que recomendada nos casos de deficiências, deve ser avaliada caso a caso, com cautela, a fim de diminuir os riscos de possíveis interações não desejáveis.

◉ REFERÊNCIAS BIBLIOGRÁFICAS

1. ElSayed NA, Aleppo G, Aroda VR, Banuuru RR, Brown FM, Bruemmer D, et al. 2. Classification and diagnosis of diabetes: standards of care in diabetes-2023. Diabetes Care. 2023;46(Suppl 1):S19-S40.

2. Grieco GE, Brusco N, Licata G, Nigi L, Formichi C, Dotta F, et ak. Targeting microRNAs as a therapeutic strategy to reduce oxidative stress in diabetes. Int J Mol Sci. 2019;20(24):6358.

3. ElSayed NA, Aleppo G, Aroda VR, Bannuru RR, Brown FM, Bruemmer D, et al. 5. Facilitating positive health behaviors and well-being to improve health outcomes: standards of care in diabetes-2023. Diabetes Care. 2023;46(Suppl 1):S68-S96.

4. Evert AB, Dennison M, Gardner CD, Garvey WT, Lau KHK, MacLeod J, et al. Nutrition therapy for adults with diabetes or prediabetes: a consensus report. Diabetes Care. 2019;42:731-54.

5. Pedrosa LFC, Cozzolino SMF. Alterações metabólicas e funcionais do zinco em diabetes mellitus. Arq Bras Endocrinol Metab, São Paulo. 1998;42(6):422-30.

6. Santos RKF, Costa SSLD, Santos SHD, Rocha VS, Silva AMO, Pires LV. Association between circulating micronutrient pattern, glycemic control, and insulin resistance in type 2 diabetes mellitus. Biometals. 2024 Jan 10.

7. Scott DA, Fisher AM. The insulin and zinc content of normal and diabetic pancreas. J Clin Invest, New York. 1938;17:725-8.

8. Carvalho GB. Estudo do SNP A35C no gene da SOD1 (rs2234694), status de zinco, padrão alimentar e risco cardiovascular em indivíduos com diabetes mellitus tipo 2 [dissertação – mestrado em Ciências da Nutrição]. São Cristóvão: – Universidade Federal de Sergipe; 2019.

9. Marreiro DN, Martins MPSC, Sousa SSR, Ibiapina V, Torres S, Pires LV, et al. Urinary excretion of zinc and metabolic control of patients with diabetes type 2. Biol Trace Elem Res. Winter 2007;120(1-3):42-50.

10. Bandeira VS, Pires LV, Hashimoto LL, Alencar LL, Almondes KGS, Lottenberg SA, et al. Association of reduced zinc status with poor glycemic control in individuals with type 2 diabetes mellitus. J Trace Elem Med Biol. 2017;44:132-6.

11. Halim D, Khalifa K, Awadalah R, El-Dessoukey EA, Hafez T, El-Hawary Z. Serum mineral changes in alloxan diabetes before and after treatment with some hypoglycemic drugs. Z Ernährungswiss Suppl. 1977;16(1):39-43.

12. Ruz M, Carrasco F, Rojas P, Codoceo J, Inostroza J, Basfi-fer K, et al. Zinc as a potential coadjuvant in therapy for type 2 diabetes. Food Nutr Bull. 2013;34(2):215-21.

13. Fukunaka A, Fujitani Y. International journal of molecular sciences review role of zinc homeostasis in the pathogenesis of diabetes and obesity. Int J Mol Sci. 2018;19(2):476. doi:10.3390/ijms19020476.

14. Germanos M, Gao A, Taper M, Yau B, Kebede MA. Inside the insulin secretory granule. metabolites. 2021 Aug 5;11(8):515. doi:10.3390/metabo11080515.

15. Grant PT, Coombs TL, Frank BH. Differences in the nature of the interaction of insulin and pro-insulin with zinc. Biochem J, London. 1972;126:433-40.

16. Li YV. Zinc and insulin in pancreatic beta-cells. Endocrine. 2014;45:178-89.

17. Jansen J, Karges W, Rrink L. Zinc and diabetes: clinical links and molecular mechanisms. J Nutr Biochem. 2009;20:399-417.

18. Carvalho GB, Brandão-Lima PN, Maia CS, Barbosa KB, Pires LV. Zinc's role in the glycemic control of patients with type 2 diabetes: a systematic review. Biometals. 2017;30(2):151-62.

19. Cruz KJC, de Oliveira ARS, Morais JBS, Severo JS, Mendes PMV, de Sousa Melo SR, et al. Zinc and insulin resistance: biochemical and molecular aspects. Biol Trace Elem Res. 2018;186(2):407-12.

20. Sladek R, Rocheleau G, Rung J, Dina C, Shen L, Serre D, et al. A genome-wide association study identifies novel risk loci for type 2 diabetes. Nature. 2007;445:881-5.

21. Jing YL, Sun QM, Bi Y, Shen SM, Zhu DL. SLC30A8 polymorphism and type 2 diabetes risk: evidence from study groups. Nutr Metab Cardiovasc. 2010.

22. Chimienti F, Devergnas S, Pattou F, Schuit F, Garcia-Cuenca R, et al. In vivo expression and functional characterization of the zinc transporter ZnT8 in glucose-induced insulin secretion. J Cell Sci. 2006;119:4199-206.

23. Chimienti F, Devergnas S, Favier A, Seve M. Identification and cloning of a betacell-specific zinc transporter, ZnT-8, localized into insulin secretory granules. Diabetes. 2004;53:2330-7.

24. Egefjord L, Jensen JL, Bang-Berthelsen CH, Petersen AB, Smidt K, Schmitz K, et al. Zinc transporter gene expression is regulated by pro-inflammatory cytokines: a potential role for zinc transporters in beta-cell apoptosis? BMC Endocr Disord. 2009;9:7.

25. Lowry JR, Baldwin R, Harrington RV. Uptake of radiozinc by normal and diabetic rat pancreas. Science, Washington. 1954;119:219.

26. Tarui S. Studies on zinc metabolism: effects of the diabetic state on zinc metabolism. Endocrinol Jpn., Tokyo. 1963;10:9-15.

27. MacKenzie S, Bergdahl A. Zinc homeostasis in diabetes mellitus and vascular complications. Biomedicines.

2022 Jan 9;10(1):139. doi:10.3390/biomedicines10010139.

28. Wastney ME, House WA. Development of a compartmental model of zinc kinetics in mice. J Nutr. 2008;138(11):2148-55.

29. Failla ML, Kiser RA. Hepatic and renal metabolism of copper and zinc in the diabetic rat. Am J Physiol, Bethesda. 1983;244:E115-121.

30. Barman S, Srinivasan K. Zinc supplementation alleviates hyperglycemia and associated metabolic abnormalities in streptozotocin-induced diabetic rats. Can J Physiol Pharmacol. 2016;94(12):1356-65.

31. Iqbal S, Qais FA, Alam MM, Naseem I. Effect of glycation on human serum albumin-zinc interaction: a biophysical study. J Biol Inorg Chem. 2018;23(3):44758. doi:10.1007/s00775-018-1554-8.

32. Luo Y-Y, Zhao J, Han X-Y, Zhou X-H, Wu J, Ji L-N. Relationship Between Serum Zinc Level and Microvascular Complications in Patients with Type 2 Diabetes. Chin Med J. 2015;128(24):3276-82. doi:10.4103/0366-6999.171357.

33. Pedrosa LFC, et al. Evaluation of zinc in children with type 1 diabetes mellitus. In: Roussell AM, et al. (eds.). Trace elements in man and animals. New York: Klumer Academic/Plesnum Publishers; 2000. p.511-3.

34. Roohani N, Hurrell R, Kelishadi R, Schulin R. Zinc and its importance for human health: an integrative review. J Res Med Sci. 2013 Feb;18(2):144-57.

35. Pedrosa LFC, Cozzolino SMF. Influence of glycemic control on zinc urinary excretion in patients with type 1 diabetes. Diabetes Care, New York. 1999;22(2):362-3.

36. Prasad AS. Discovery of human zinc deficiency: its impact on human health and disease. Adv Nutr. 2013;4(2):176-90.

37. Weyh C, Krüger K, Peeling P, Castell L. The role of minerals in the optimal functioning of the immune system. Nutrients. 2022;14(3):644.

38. Aguilar MV, Saavedra P, Arrieta FJ, Mateos CJ, González MJ, Meseguer I, et al. Plasma mineral content in type-2 diabetic patients and their association with the metabolic syndrome. Ann Nutr Metab. 2007;51(5):402-6.

39. Pedrosa LFC, Cozzolino SMF. Avaliação de Zn e Cu em diabéticos insulinodependentes. Rev Paul Pediatr, São Paulo. 1995;13(Suppl 1):27.

40. Salgueiro MJ, Krebs N, Zubbillaga MB, Weill R, Postaire E, Lysionek AE, et al. Is there a need of zinc supplementation in diabetes mellitus patients? Biol Trace Elem Res, Clifton. 2001;81:215-28.

41. Forsberg L, Faire U, Morgenstern R. Oxidative stress, human genetic variation, and disease. Arch Biochem Biophys. 2001;389:84-93.

42. Flekac M, Skrha J, Hilgertova J, Lacinova Z, Jarolimkova M. Gene polymorphisms of superoxide dismutase and catalase in diabetes mellitus. BMC Med Genet. 2008;9(30).

43. Ghattas MH, Abo-Elmatty DM. Association of polymorphic markers of the catalase and superoxide dismutase genes with type 2 diabetes mellitus. DNA Cell Biol. 2012;31:11.

44. Panduru NM, Cimponeriu D, Cruce M, Ion DA, Mota E, Mota M, et al. Association of +35A/C (intron3/exon3) polymorphism in SOD1-gene with diabetic nephropathy in type 1 diabetes. Rom J Morph Embryol. 2010;51(1):37-41.

45. Sena KCM, Arrais RF, Brito TNS, Almeida MG, Pedrosa LFC. Efeito da suplementação com zinco sobre a zincúria de pacientes com diabetes tipo 1. Arq Bras Endocrinol Metab, São Paulo. 2003;47(5).

46. Brandão Neto J, Silva CA, Figueiredo NB, Shuhama T, Holanda MB, Diniz JM. Zinc kinetics in insulin-dependent diabetes mellitus patients. Biometals [Oxford]. 2000;13:141-5.

47. Ghaedi K, Ghasempour D, Jowshan M, Zheng M, Ghobadi S, Jafari A. Effect of zinc supplementation in the management of type 2 diabetes: a grading of recommendations assessment, development, and evaluation-assessed, dose-response meta-analysis of randomized controlled trials. Crit Rev Food Sci Nutr. 2023 May 15:1-12.

48. Nazari M, Nikbaf-Shandiz M, Pashayee-Khamene F, Bagheri R, Goudarzi K, Hosseinnia NV, et al. Zinc supplementation in individuals with prediabetes and type 2 diabetes: a GRADE-assessed systematic review and dose-response meta-analysis. Biol Trace Elem Res. 2023 Oct 23. doi:10.1007/s12011-023-03895-7.

49. Asbaghi O, Sadeghian M, Fouladvand F, Panahande B, Nasiri M, Khodadost M, et al. Effects of zinc supplementation on lipid profile in patients with type 2 diabetes mellitus: a systematic review and meta-analysis of randomized controlled trials. Nutr Metab Cardiovasc Dis. 2020 Jul 24;30(8):1260-71.

50. Heidari Seyedmahalleh M, Montazer M, Ebrahimpour-Koujan S, Azadbakht L. The effect of zinc supplementation on lipid profiles in patients with type 2 diabetes mellitus: a systematic review and dose-response meta-analysis of randomized clinical trials. Adv Nutr. 2023 Nov;14(6):1374-88.

51. Khajeh M, Hassanizadeh S, Pourteymour Fard Tabrizi F, Hassanizadeh R, Vajdi M, Askari G. Effect of zinc supplementation on lipid profile and body composition in patients with type 2 diabetes mellitus: a GRADE-assessed systematic review and dose-response meta-analysis. Biol Trace Elem Res. 2024 Jan 15.

52. Institute of Medicine (IOM). DRIs – Dietary Reference Intakes for vitamin A, vitamin K, arsenic, boron, chromium, copper, iodine, iron, manganese, molybdenium, nickel, silicon, vanadium and zinc. Washington, D.C.: National Academy Press; 2002. p.442-501.

53. Sena KCM, Arrais RF, Almeida MG, Araújo DM, Santos MM, Lima VT, et al. Effects of zinc supplementation in patients with type 1 diabetes. Biol Trace Elem Res. 2005;105:1-9.

54. Marreiro DN, Geloneze B, Tambascia MA, Lerário AC, Halpern A, Cozzolino SMF. Effect of zinc supplementation on serum leptin levels and insulin resistance of obese women. Biol Trace Elem Res. 2006;112(2):109-18.

55. Al-maroof RA, Al-sharbatti SS. Serum zinc levels in diabetic patients and effect of zinc supplementation on glycemic control of type 2 diabetics. Saudi Med J. 2006;27(3):344-50.

56. Bjørklund G, Dadar M, Pivina L, Doşa MD, Semenova Y, Aaseth J. The role of zinc and copper in insulin resistance and diabetes mellitus. Curr Med Chem. 2020;27(39):6643-57.

57. Lowe J, Taveira-da-Silva R, Hilário-Souza E. Dissecting copper homeostasis in diabetes mellitus. IUBMB Life. 2017;69(4):255-62. doi:10.1002/iub.1614.

58. Qiu Q, Zhang F, Zhu W, Wu J, Liang M. Copper in diabetes mellitus: a meta-analysis and systematic review of plasma and serum studies. Biol Trace Elem Res. 2017;177(1)53-63.

59. Hilário-Souza E, Cuillel M, Mintz E, Charbonnier P, Vieyra A, Cassio D, et al. Modulation of hepatic copper-ATPase activity by insulin and glucagon involves protein kinase A (PKA) signaling pathway. Biochim Biophys Acta. 2016;1862(11):2086-97.

60. Aloysius Dhivya M, Sulochana KN, Bharathi Devi SR. High glucose induced inflammation is inhibited by copper chelation via rescuing mitochondrial fusion protein 2 in retinal pigment epithelial cells. Cell Signal. 2022;92:110244.

61. Lian S, Zhang T, Yu Y, Zhang B. Relationship of circulating copper level with gestational diabetes mellitus: a meta-analysis and systemic review. Biol Trace Elem Res. 2021;199(12):4396-409.

62. Omidian A, Pourfarzam M, Ghanadian SM, Zadhoush F. Determination of plasma and erythrocyte levels of copper, magnesium and zinc by atomic absorption spectrometry in type-2 diabetes mellitus patients with metabolic syndrome. Res Pharm Sci. 2021 Nov 11;17(1):86-98.

63. Viktorínováa A, Tošerováb E, Križkob M, Duracková Z. Altered metabolism of copper, zinc, and magnesium is associated with increased levels of glycated hemoglobin in patients with diabetes mellitus. Metab Clini Exp. 2009;58:1477-82.

64. Cui X, Wang Y, Liu H, Shi M, Wang J, Wang Y. The molecular mechanisms of defective copper metabolism in diabetic cardiomyopathy. Oxid Med Cell Longev. 2022 Oct 4;2022:5418376.

65. Dubyak GR, Kleinzeller A. The insulin-mimetic effects of vanadate in isolated rat adipocytes: dissociation from effects of vanadate as (Na+-K+) ATPase inhibitor. J Biol Chem. 1980;255:5306-12.

66. Vim MB, Yim HS, Lee C, Kang SO, Chock PB. Protein glycation: creation of catalytic sites for free radical generation. Ann NY Acad Sci. 2001;928:48-53.

67. Pouresmaeil V, Al Abudi AH, Mahimid AH, Sarafraz Yazdi M, Es-Haghi A. Evaluation of serum selenium and copper levels with inflammatory cytokines and indices of oxidative stress in type 2 diabetes. Biol Trace Elem Res. 2023 Feb;201(2):617-26.

68. Lin CC, Huang HH, Hu CW, Chen B-H, Chong I-W, Chao YY, et al. Trace elements, oxidative stress and glycemic control in young people with type 1 diabetes mellitus. J Trace Elem Med Biol. 2014;28(1):18-22.

69. Peruzzu A, Solinas G, Asara Y, Forte G, Bocca B, Tolu F, et al. Association of trace elements with lipid profiles and glycaemic control in patients with type 1 diabetes mellitus in northern Sardinia, Italy: an observational study. Chemosphere. 2015;132:101-7.

70. Eljazzar S, Abu-Hijleh H, Alkhatib D, Sokary S, Ismail S, Al-Jayyousi GF, et al. The role of copper intake in the development and management of type 2 diabetes: a systematic review. Nutrients. 2023 Mar 29;15(7):1655.

71. Niu YY, Zhang YY, Zhu Z, Zhang XQ, Liu X, Zhu SY, et al. Elevated intracellular copper contributes a unique role to kidney fibrosis by lysyl oxidase mediated matrix crosslinking. Cell Death Dis. 2020;11:211.

72. Tang D, Chen X, Kroemer G. "Cuproptosis: a copper-triggered modality of mitochondrial cell death." Cell Research. 2022;32(5):417-8.

73. Kroåniak M, Kowalska J, Francik R. Effects of vanadium complexes supplementation on V, Cu, Mn, K, Fe, Zn, and Ca concentration in STZ diabetic rats pancreas. Acta Pol Pharm Drug Res. 2014;71(4):583-92.

74. Rivillas-Acevedo L, Sánchez-López C, Amero C, Quintamar L. Structural basis for the inhibition of truncated islet amyloid polypeptide aggregation by Cu(II): insights into the bioinorganic chemistry of type II diabetes. Inorg Chem. 2015;54:3788-96.

75. Chen J, Lan C, An H, Jin Y, Li Q, Ge S, et al. Potential interference on the lipid metabolisms by serum copper in a women population: a repeated measurement study. Sci Total Environ. 2021 Mar 15;760:143375.

76. Sakurai H. A new concept: the use of vanadium complexes in the treatment of diabetes mellitus. Chem Record. 2002;2:237-48.

77. Smith DM, Pickering RM, Lewith GT. A systematic review of vanadium oral supplements for glycaemic control in type 2 diabetes mellitus. Q J Med, England. 2008;101:351-8.

78. Srivastava AK, Mehdi MZ. Insulino-mimetic and antidiabetic effects of vanadium compounds. Diabet Med, England. 2005;22:2-13.

79. Mehdi MZ, Pandey SK, Théberge J-F, Srivastava AK. Insulin signal mimicry as a mechanism for the insulin-like effects of vanadium. Cell Biochem Biophys. 2006;44:73-81.

80. Fantus G, George R, Tang S, Chong P, Poznansky MJ. Insulin-mimetic agent vanadate promotes receptor endocytosis and inhibits intracellular ligand-receptor degradation by a mechanism distinct from the lysosomotropic agents. Diabetes. 1996;45:1084-92.

81. Shechter Y, Goldwaser I, Mironchik M, Fridkin M. Historic perspective and recent developments on the insulin-like action of vanadium; toward developing vanadium-based drugs for diabetes. Coordin Chem Rev. 2003;237:3-11.

82. Elberg G, He Z, Li J, Sekar N, Shechter Y. Vanadate activates membranous non receptor protein tyrosine kinase in rat adipocytes. Diabetes. 1997;46:1684-90.

83. Srivastava AK. Anti-diabetic and toxic effects of vanadium compounds. Mol Cell Biochem. 2000;206:17782.

84. Thompson KH, Orvig C. Vanadium in diabetes: 100 years from phase 0 to phase I. J Inorg Biochem. 2006;100:1925-35.

85. Treviño S, Díaz A, Sánchez-Lara E, Sanchez-Gaytan BL, Perez-Aguilar JM, González-Vergara E. Vanadium in biological action: chemical, pharmacological aspects, and metabolic implications in diabetes mellitus. Biological Trace Element. 2018.

86. Stapleton SR. Selenium: an insulin-mimetic. Cell Mol Life Sci, Switzerland. 2000;57:1874-9.

87. Mueller K, Wolf NM, Pallauf J. Selenium and diabetes: an enigma? Free Radical Res. 2009;43(11):1029-59.

88. Steinbrenner H, Speckmann B, Pinto A, Sies H. High selenium intake and increased diabetes risk: experimental evidence for interplay between selenium and carbohydrate metabolism. J Clin Biochem Nutri. 2011;48(5):40-5.

89. Hwang D. Selenium acts as an insulin-like molecule for the down regulation of diabetic symptoms via endoplasmic reticulum stress and insulin signaling proteins in diabetic-induced non-obese diabetic mice. J Biosci, India. 2007;32(4):723-35.

90. Bahmani F, Mahsa Kia M, Asemi ASZ, Esmaillzadeh A. Effect of selenium supplementation on glycemic control and lipid profiles in patients with diabetic nephropathy. Biol Trace Element. 2016;172(2):282-9.

91. Jablonska E, Reszka E, Gromadzinska J, Wieczorek E, Krol MK, Raimondi S, et al. The effect of selenium supplementation on glucose homeostasis and the expression of genes related to glucose metabolism. Nutrients. 2016;8(12).

92. Rajpathak S, Rimm E, Morris S, Hu F. Toenail selenium and cardiovascular disease in men with diabetes. J Am Coll Nutr, New York. 2005;24(4):250-6.

93. Kohler LN, Florea A, Kelley CP, Chow S, Hsu P, Batai K, et al. Higher plasma selenium concentrations are associated with increased odds of prevalent type 2 diabetes. J Nutr. 2018;148 (8):1333-40.

94. Su LQ, Jin YL, Unverzagt FW, Cheng YB, Hake AM, Ran L, et al. Nail selenium level and diabetes in older people in rural China. Biomed Environ Sci. 2016;29(11):818-24.

95. Bleys J, Navas-acien A, Guallar E. Serum selenium and diabetes in U.S. adults. Diabetes Care [Nova York]. 2007;30:829-34.

96. Czernichow S, Couthouis A, Bertrais S, Vergnaud A-C, Dauchet L, Galan P, Hercberg C. Antioxidant supplementation does not affect fasting plasma glucose in the supplementation with antioxidant vitamins and minerals (SU.VI.MAX) study in France: association with dietary intake and plasma concentrations. Am J Nutr. 2006;84(2):395-9.

97. Stranges S, Marshall JR, Natarajan R, Donahue RP, Trevisan M, Combs GF, et al. Effects of long-term selenium supplementation on the incidence of type 2 diabetes: a randomized trial. Ann Intern Med. 2007;147(4):217-23.

98. Vinceti M, Filippini T, Rothman KJ. Selenium exposure and the risk of type 2 diabetes: a systematic review and meta-analysis. Eur J Epidemiol. 2018;33(9)789-810.

99. Kohler LN, Foote J, Kelley CP, Florea A, Shelly C, Chow HS, et al. Selenium and type 2 diabetes: systematic review. Nutrients. 2018;10(12):1924.

100. Kim J, Chung HS, Choi MK, Roh YK, Yoo HJ, Park JH, et al. Association between serum selenium level and the presence of diabetes mellitus: a meta-analysis of observational studies. Diabetes Metab J. 2019 Aug;43(4):447-60.

101. Zhou J, Huang K, Lei XG. Selenium and diabetes: evidence from animal studies. Free Rad Biol Med. 2013;65:1548-56.

102. Zhao B, Deng H, Li B, Chen L, Zou F, Hu L, et al. Association of magnesium consumption with type 2 diabetes and glucose metabolism: a systematic review and pooled study with trial sequential analysis. Diabetes Metab Res Rev. 2019.

103. Gommers LM, Hoenderop JG, Bindels RJ, de Baaij JH. Hypomagnesemia in type 2 diabetes: a vicious circle? Diabetes. 2016;65(1):3-13.

104. Kostov K. Effects of magnesium deficiency on mechanisms of insulin resistance in type 2 diabetes: focusing on the processes of insulin secretion and signaling. Int J Mol Sci. 2019;20(6):1351.

105. Drenthen LCA, de Baaij JHF, Rodwell L, van Herwaarden AE, Tack CJ, de Galan BE. Oral magnesium supplementation does not affect insulin sensitivity in people with insulin-treated type 2 diabetes and a low serum magnesium: a randomised controlled trial. Diabetologia. 2024;67(1):52-61.

106. Hosseini Dastgerdi A, Ghanbari Rad M, Soltani N. The therapeutic effects of magnesium in insulin secretion and insulin resistance. Adv Biomed Res. 2022;11:54.

107. Pelczyńska M, Moszak M, Bogdański P. The role of magnesium in the pathogenesis of metabolic disorders. Nutrients. 2022 Apr 20;14(9):1714.

108. Puigserver P, Spiegelman BM. Peroxisome proliferator-activated receptor-gamma coactivator 1 alpha (PGC1 alpha): transcriptional coactivator and metabolic regulator. Endocr Rev. 2003;24:78-90.

109. Bavani NG, Saneei P, Hassanzadeh Keshteli A, Yazdannik A, Falahi E, Sadeghi O, et al. Magnesium intake, insulin resistance and markers of endothelial function among women. Public Health Nutr. 2021;24(17):5777-85.

110. Santos CFDS, Santos BDC, de Carvalho GB, Oliveira JS, Santos CB, Reis AR, et al. Magnesium status and dietary patterns associated with glycemic control in individuals with type 2 diabetes mellitus. Biol Trace Elem Res. 2023;201(11):5152-61.

111. Lima M, Pousada J, Barbosa C, Cruz T. Deficiência de magnésio e resistência à insulina em pacientes com diabetes mellitus tipo 2. Arq Bras Endocrinol Metab. 2005;49(6):959-63.

112. Pitliya A, Vasudevan SS, Batra V, Patel MB, Desai A, Nethagani S, et al. Global prevalence of hypomagnesemia in type 2 diabetes mellitus: a comprehensive systematic review and meta-analysis of observational studies. Endocrine. 2023 Dec 30.

113. Zamani M, Haghighat N. The effects of magnesium supplementation on serum magnesium and calcium concentration in patients with type 2 diabetes: a systematic review and meta-analysis of randomized controlled trials. Clin Nutr Res. 2022 Apr 29;11(2):133-45.

114. Waanders F, Dullaart RPF, Vos MJV, Hendriks SH, Harry van Goor, Bilo HJG, et al. Hypomagnesaemia and its determinants in a contemporary primary care cohort of persons with type 2 diabetes. Endocrine. 2020;67(1):80-6.

115. Veronese N, Dominguez LJ, Pizzol D, Demurtas J, Smith L, Barbagallo M. Oral magnesium supplementation for treating glucose metabolism parameters in people with or at risk of diabetes: a systematic review and meta-analysis of double-blind randomized controlled trials. Nutrients. 2021;13(11):4074.

116. Xu L, Li X, Wang X, Xu M. Effects of magnesium supplementation on improving hyperglycemia, hypercholesterolemia, and hypertension in type 2 diabetes: a pooled analysis of 24 randomized controlled trials. Front Nutr. 2023;9:1020327.

117. Fernández-Real JM, McClain D, Manco M. Mechanisms linking glucose homeostasis and iron metabolism toward the onset and progression of type 2 diabetes. Diabetes Care. 2015 Nov;38(11):2169-76.

118. Sundara S, Muhammed G, Vivian A, Shah SV. The role of iron in diabetes and its complications. Diabetes Care. 2007;30(7):1926-33.

119. Rajpathak SN, Wylie-Rosett J, Gunter MJ, Negassa A, Kabat GC, Rohan TE, et al. Biomarkers of body iron stores and risk of developing type 2 diabetes. Diabetes Obes Metab. 2009;11:47291.

120. Arija V, Fernandez-Cao JC, Basora J, Bulló M, Aranda N, Estruch R, et al. Excess body iron and the risk of type 2 diabetes. Clin Nutr. 2002;76:390-8.

121. Alam F, Fatima F, Orakzai S, Iqbal NT, Fatima SS. Elevated levels of ferritin and hs-CRP in type 2 diabetes. J Pak Med Assoc. 2014;64(12):1389-991.

122. Salomaa V, Havulinna A, Saarela O, Zeller T, Jousilahti P, Julla A, et al. Thirty-one novel biomarkers as predictors for clinically incident diabetes. PLoS One. 2010;5 e10100.

123. Jung CH, Lee MJ, Hwang JY, Jang JE, Leem J, Park J-Y, et al. Elevated serum ferritin level is associated with the incident type 2 diabetes in healthy Korean men: a 4 year longitudinal study. PLoS One. 2013;8:1-7.

124. Shi Z, Zhou M, Yuan B, Qi L, Dai Y, Luo Y, et al. Iron intake and body iron stores, anaemia and risk of hyperglycaemia among Chinese adults: the prospective Jiangsu Nutrition Study (JIN). Public Health Nutr. 2010;13:1319-27.

125. Ambachew S, Biadgo B. Hepcidin in iron homeostasis: diagnostic and therapeutic implications in type 2 diabetes mellitus patients. Acta Haematol. 2017;138:183-93.

126. Sun L, Zong G, Pan A, Ye X, Li H, Yu Z, et al. Elevated plasma ferritin is associated with increased incidence of type 2 diabetes in middle-aged and elderly Chinese adults. J Nutr. 2013;143(9):1459-65.

127. Targher G, Franchini M, Montagnana M, et al. The role of iron in diabetes and its therapy. Diabete Care. 1995;18:188-92.

CAPÍTULO 46

Minerais e doença cardiovascular

Roberta Soares Lara
Karla Cristina Nogueira Maciel
Maritsa Carla de Bortoli

INTRODUÇÃO

A doença cardiovascular (DCV) é classificada como um grupo de doenças que inclui o coração e os vasos sanguíneos, manifestada por angina, arritmia cardíaca, insuficiência cardíaca congestiva (ICC) e infarto agudo do miocárdio (IAM). Essas doenças representam a maior causa de morbidade e mortalidade na sociedade ocidental atualmente. A atualização da American Heart Association (AHA), de 2016, relatou que aproximadamente 15,5 milhões de pessoas com 20 anos ou mais de idade, nos EUA, apresentam doenças arteriais coronarianas. No Brasil, a taxa anual de mortalidade por DCV pode chegar a 300 mil, de acordo com o Ministério da Saúde.[1,2]

A DCV é multifatorial e tem etiologia complexa,[3] cujos principais fatores de risco incluem hereditariedade, gênero, tabagismo, pressão sanguínea elevada, obesidade, excesso de gordura corporal (*overfat*), uso crônico de medicamentos e sedentarismo. Tais desordens são frequentemente associadas com resistência à insulina, desequilíbrio lipídico e outros distúrbios no metabolismo, constituindo a chamada síndrome metabólica, uma combinação de fatores de risco cardiovasculares que favorecem a DCV.[4] Os maiores fatores de risco para progressão dos agravos cardíacos são concentrações plasmáticas elevadas de lipoproteínas de baixa densidade (LDL) e de triglicérides, associadas a concentrações diminuídas de lipoproteínas de alta densidade (HDL). O diabetes e a resistência à insulina também são fatores multifatoriais e de risco, uma vez que, nesses pacientes, a possibilidade de doença arterial coronariana (DAC) é de 3 a 5 vezes maior que em não diabéticos.[5]

A DCV, sobretudo uma de suas principais formas, a DAC, é considerada uma das principais doenças do século XXI por sua morbidade e mortalidade.[5] A DAC caracteriza-se pela insuficiência de irrigação sanguínea no coração por meio das artérias coronárias, sendo relacionada ao grau de obstrução do fluxo sanguíneo, desencadeado pela presença de placas ateroscleróticas, o que resulta em estreitamento arterial (estenose) significativo, diminuindo assim a chegada do oxigênio ao coração.[6]

Os avanços científicos evoluíram quanto à fisiopatologia da aterosclerose. Por muito tempo, esta foi considerada simplesmente resultante de um acúmulo de lipídios na parede arterial; contudo, nas últimas duas décadas, o aumento de estudos no campo vascular tem possibilitado o conhecimento de novos mecanismos relacionados à definição inicial da doença aterosclerótica.[7] Os fatores de risco responsáveis pela formação de placas aterogênicas são relacionados diretamente ao estilo de vida moderno (dieta aterogênica, sedentarismo, obesidade, tabagismo, etilismo), associados à hipertensão arterial, à hipertrigliceridemia, às baixas concentrações de HDL-c e altas de LDL-c oxidadas, às alterações nos valores de homocisteína, de proteína C reativa ultrassensível (PCR-us), do fator VII de coagulação e do ativador tecidual do plasminogênio.[7]

Caracterizada por uma inflamação crônica da parede da artéria e consequente formação de placas, a aterosclerose tem como principal fator desencadeante a ativação de diferentes células do sistema imune inato, envolvidas diretamente na gênese do depósito das substâncias constituintes dessas placas, principalmente de lipídios, cálcio e células inflamatórias. As lesões ateroscleróticas são uma série de respostas celulares e moleculares específicas e dinâmicas, de caráter totalmente inflamatório.

Em pacientes com maior suscetibilidade, as placas de ateroma se desenvolvem por meio da influência de condições que traumatizam o endotélio, como envelhecimento, tabagismo, hipertensão arterial sistêmica, hipercolesterolemia, diabetes e obesidade. O processo inflamatório não apenas aumenta a formação de lesões ateroscleróticas como potencializa o risco de hipertensão e diabetes tipo 2, promovendo elevação da concentração de citocinas, o que está relacionado ao recrutamento de monócitos e à infiltração de macrófagos na parede arterial. O principal marcador dessa condição no organismo é a PCR-us. A presença de hipertensão também se relaciona com o aumento do estresse oxidativo e o consequente desencadeamento do processo inflamatório na parede dos vasos.[7]

Os produtos de glicação avançada (AGE) são os que mais se relacionam à gênese da placa e também podem ser acumulados nas lesões. Esses produtos, comuns na hiperglicemia, são mediadores de lesão endotelial, inflamação e alterações lipídicas – como a oxidação da LDL-c. É nessa condição que ocorre a oxidação da molécula de LDL-c e os macrófagos envolvidos na formação da placa ativam seus receptores

scavenger para captação de LDL-c oxidada, tornando-se células espumosas posteriormente. Ocorre, também, a chamada estimulação pelos AGE da expressão do gene para MCP-1, da molécula 1 de adesão intercelular (ICAM-1), da molécula de adesão da célula vascular 1 (VCAM-1) e PAI-1. Esses eventos desencadeiam o recrutamento de células inflamatórias para a parede dos vasos, além de interferir na produção de óxido nítrico (•NO), por diminuição da atividade da enzima óxido nítrico sintase, reduzindo a vasodilatação.[7,8]

As artérias ateroscleróticas perdem a maior parte de sua capacidade de distensão e, por causa das áreas degenerativas em suas paredes, sofrem ruptura com facilidade. Nos locais em que as placas fazem protrusão no fluxo sanguíneo, o caráter áspero de suas superfícies provoca a formação de coágulos, com consequente desenvolvimento de trombos ou êmbolos, os quais podem bloquear subitamente todo o fluxo sanguíneo na artéria.[9] A constrição provocada pelas placas fibrosas pode resultar em estagnação do fluxo sanguíneo, fator que tende a reduzir a oferta de sangue aos tecidos. Uma vez formado, é possível que o coágulo se locomova pela corrente sanguínea e bloqueie uma artéria no coração ou no cérebro.[9] O IAM é o maior evento acometido por esse bloqueio de fluxo sanguíneo, sendo uma oclusão aguda de uma ou mais artérias coronárias epicárdicas. As fissuras das placas com hemorragia intravascular e adesão de plaquetas, os espasmos vasculares e a formação de trombos são fatores cruciais no desenvolvimento do infarto.[10]

SÍNDROME METABÓLICA E DOENÇAS CARDIOVASCULARES

A síndrome metabólica (SM) é considerada um problema de saúde pública em ambos os gêneros, em razão de sua alta prevalência. Sua definição se dá pela série de fatores de risco, normalmente associados à resistência à insulina e à deposição de gordura na região abdominal. Esses fatores estão interligados por aspectos bioquímicos, fisiológicos, clínicos e metabólicos, aumentando diretamente o risco de desenvolver diabetes *mellitus* tipo 2 (DM2) e DCV. A incidência varia em diferentes populações de acordo com etnia, idade, gênero e região (urbana ou rural). A *International Diabetes Federation* (IDF) destacou que um quarto da população adulta mundial é portadora dessa síndrome.[7]

A intervenção dietética é essencial na prevenção e no controle de DCV. Atua na modulação, em nível celular, de processos inflamatórios, formação plaquetária e, eventualmente, ruptura dessas placas. Dessa forma, a dieta pode oferecer oportunidades eficientes para redução do risco das DCV.[10]

Estudos recentes e diretrizes de políticas de saúde pública têm enfatizado a importância da ingestão de frutas e vegetais, fontes dietéticas de vitaminas, minerais e fitoquímicos, como uma das estratégias significativas na redução de fatores de risco cardiovascular,[10,11] os quais incluem inflamação subclínica e obesidade. Elementos como cálcio, magnésio, selênio, cromo, cobre, zinco, cádmio, chumbo e vanádio são os principais minerais envolvidos na modulação das DCV. Entre os principais minerais estudados, alguns são sabidamente essenciais, como cálcio, magnésio, cobre, zinco e selênio, e outros não, como cádmio e chumbo. No entanto, todos parecem ter efeito na função e na estrutura cardiovascular.[11,12]

▣ TECIDO ADIPOSO E INFLAMAÇÃO

A inflamação, a obesidade e a resistência à insulina se manifestam em conjunto e contribuem para o desenvolvimento de DCV. Estudos comprovam a relação entre os marcadores inflamatórios e a disfunção endotelial.[11,12] O tecido adiposo libera substâncias pró-inflama-

tórias, como o fator de necrose tumoral alfa (TNF-alfa), a interleucina-6 (IL-6) e a resistina, além de substâncias anti-inflamatórias, como a adiponectina. A intervenção dietética é fundamental para buscar o equilíbrio entres esses biomarcadores, a fim de prevenir mudanças na função cardiovascular.[12]

Assim como as vitaminas, determinados minerais estão ativamente envolvidos nos processos metabólicos que protegem ou mantêm a integridade endotelial e, dessa forma, inibem a progressão da aterosclerose. Muitos podem participar como antioxidantes e estabilizadores de membranas. O controle dessas funções depende da integridade do sistema enzimático, que necessita da ingestão adequada de elementos, como selênio, zinco, cobre e manganês.[13]

A ingestão inadequada desses micronutrientes pode propiciar a proliferação de espécies reativas de oxigênio ou radicais livres. Radicais livres são moléculas ou fragmentos moleculares com elétrons não pareados, que, por serem altamente reativos, procuram sua estabilidade aumentando a captação de hidrogênio, podendo causar danos ao DNA, às proteínas e aos lipídios. Esses radicais são correlacionados à etiologia de doenças crônicas e do envelhecimento tecidual precoce. No entanto, os organismos vivos possuem mecanismos de autoproteção dos efeitos potencialmente nocivos dos radicais livres.[13] O excesso na produção de radicais livres de oxigênio pode mudar conforme a concentração local de LDL, e o efeito prejudicial desse excesso pode ser modulado com o uso de substâncias antioxidantes. Essas evidências sugerem que disfunções celulares na aterosclerose são dinâmicas e podem ser modificadas rapidamente com intervenção. Entretanto, alguns desequilíbrios, plasmáticos ou celulares, na concentração de alguns minerais (p. ex., ferro e cobre) podem contribuir para um ambiente pró-oxidante e aterogênico.

🔲 BIODISPONIBILIDADE DE MINERAIS NAS DOENÇAS CARDIOVASCULARES

Ferro

O estresse oxidativo é uma reação contínua que pode comprometer o metabolismo celular e tecidual. As células normalmente apresentam um *pool* de ferro com baixa massa molecular, que é potencialmente catalítica para as reações dos radicais livres. O efeito total do estresse oxidativo é o aumento na concentração de minerais potencialmente catalíticos. Os mecanismos para o aumento do ferro incluem a liberação do íon pela morte de células necrosadas, da ferritina e de proteínas sulfuradas pelo ânion superóxido, pela destruição de células, como hemoglobina, mioglobina, citocromo *c* e citocromo P450, pelos peróxidos ou pelo ataque dos peroxinitritos às proteínas ferrossulfuradas.[14,15]

O ferro é um componente-chave para catalisar a produção de radicais reativos e potencializar o estresse oxidativo e a peroxidação lipídica. Esses dois fatores têm sido associados a diversas doenças, incluindo a aterosclerose. O excesso de ferro vem sendo associado a um fator de risco potente para DAC, especialmente para IAM. Evidências apoiam essa relação com as lesões ateroscleróticas que comprometem a função cardiovascular.[15]

Acredita-se que o ferro esteja envolvido ativamente no dano do endotélio mediado pelos radicais livres, pela reação de Fenton entre Fe^{2+} e peróxido de hidrogênio (H_2O_2) e radicais hidroxila (OH).

O ferro extracelular pode ser liberado da transferrina, a principal das proteínas plasmáticas ligantes do mineral, mas também da lactoferrina, ferritina e hemossiderina. Uma vez que as células endoteliais possuem receptores para a transferrina, o ferro armazenado é liberado e pode levar à formação do radical hidroxila na proximidade da superfície endotelial. A liberação do ferro da transferrina pelo endotélio potencializa a citotoxicidade dos radicais livres, apresentando relação com LDL oxidadas. A peroxidação lipídica celular mediada pelo ferro rompe a integridade endotelial e, como resultado, desmembra a barreira funcional do endotélio. O excesso no estoque de ferro e a alta ingestão dietética podem estar associados com o aumento do risco de IAM.

A inflamação exerce um importante papel no desenvolvimento da aterosclerose e das DCV. Estudos mostraram que o aumento nos índices inflamatórios, como a proteína C reativa (PCR), é responsivo às reservas de ferro. Em estudo,[16] o modelo estatístico mostrou que, quando a concentração sérica de ferritina foi utilizada como variável independente, participantes com maior concentração de ferritina também apresentaram maior concentração de PCR. Em contrapartida, em outro estudo, os autores puderam perceber que a PCR apresentava correlação significativa com o LDL-c. Essa associação pode ser explicada pela peroxidação lipídica desencadeada por meio da interação dos lipídios com o ferro e do aumento do estresse oxidativo, promovendo inflamação crônica.[16]

Cobre

A concentração dos íons cobre pode aumentar com o estresse oxidativo, sobretudo por sua liberação com a degradação da ceruloplasmina por proteases ou exposição a radicais livres.[17]

O cobre é necessário para a ativação do estado funcional da enzima antioxidante superóxido dismutase (SOD). Os radicais superóxido podem levar à produção de mais espécies reativas de oxigênio, que são capazes de oxidar ácidos graxos poli-insaturados das membranas. Entretanto, a SOD reduz esses radicais a peróxidos de hidrogênio, que podem ser, posteriormente, metabolizados pela glutationa peroxidase (GPx) e/ou pela catalase. Já foi observado em pesquisas experimentais que a deficiência dietética em cobre reduziu a atividade da SOD, aumentou a peroxidação lipídica e parece estar intimamente associada ao processo inflamatório subclínico com aumento das concentrações de leucócitos. Por essa razão, tanto o excesso quanto a deficiência nesse mineral no plasma parecem ser aterogênicos.

A DCV e as altas concentrações de cobre podem ser diretamente associadas, pelo efeito direto sobre o endotélio vascular, ou indiretamente, por meio do metabolismo das lipoproteínas. Os íons de cobre são capazes de converter o superóxido e o peróxido de hidrogênio em radical hidroxila altamente nocivo, que pode danificar o endotélio. Um estudo avaliou a relação entre as concentrações séricas do cobre e a progressão da aterosclerose.[17]

A oxidação é uma via importante na patogênese da doença coronariana, por meio da oxidação da LDL e da formação de radicais livres. O cobre é o micronutriente essencial para enzimas que catalisam reações de oxidação-redução, e foi detectada maior concentração sérica de cobre em pacientes com aterosclerose comparados com um grupo controle normal.[17]

A deficiência em cobre também pode comprometer os sistemas antioxidantes endógenos e prejudicar a modulação do estresse oxidativo, uma vez que esse mineral atua como cofator de enzimas antioxidantes.

Selênio

O selênio é um elemento traço essencial, com ação antioxidante, envolvido na proteção dos tecidos contra os efeitos do estresse oxidativo via GPx. Nesse contexto, é um micronutriente que pode ser protetor contra a DCV, pela capacidade da GPx de combater as modificações oxidativas dos lipídios e reduzir a agregação plaquetária, já que os efeitos biológicos do selênio envolvidos no desenvolvimento da aterosclerose estão relacionados à proteção contra o dano oxidativo e à modulação das funções de coagulação. A deficiência de selênio levaria ao aumento do dano causado por hidroperóxidos lipídicos, aumentando a suscetibilidade de oxidação de LDL.[18]

O estado nutricional adequado em selênio é essencial, enquanto a deficiência desse elemento pode causar danos significativos na função cardíaca. Um número crescente de estudos tem evidenciado a ampla gama de funções dependentes de selênio e elucida as complexas e múltiplas interações fisiológicas e fisiopatológicas do selênio e das selenoproteínas.[18]

Apesar de a literatura científica ter apresentado um papel potencial para o selênio no desenvolvimento e na progressão de DCV, os estudos observacionais e intervencionistas com suplementação desse nutriente ainda necessitam de maior comprovação. Uma revisão recente demonstrou o conhecimento atual do papel do selênio e de selenoproteínas no corpo humano e sua ação funcional no sistema cardiovascular.[18]

O selênio foi descrito como um biomarcador na doença coronariana, e a importância de sua suplementação foi evidenciada para pacientes submetidos a cirurgia cardíaca.[18] As relações entre o consumo de selênio e o *status* relacionado à função cardíaca, em particular cardiomiopatia, isquemia miocárdica, infarto e lesão de reperfusão, foram revisadas.[18] A função antioxidante do selênio se relaciona com a redução de H_2O_2 e peróxidos liberados das células, conhecidos pelo dano às células vasculares, em particular as endoteliais. Esse dano aumenta a captação das LDL nas paredes dos vasos e potencializa a formação dos peróxidos capazes de inibir a formação das prostaciclinas (PGI2), provavelmente pela inibição da atividade da cicloxigenase, o que promoveria a formação da placa aterosclerótica.[18]

Em geral, a família das GPx pertence às selenoproteínas caracterizadas no contexto da biologia cardiovascular. Experimentos realizados que focalizaram a importância da deficiência de selênio no desenvolvimento de DCV confirmaram que a associação entre baixa ingestão de selênio e doenças cardiovasculares pode favorecer o aumento do estresse oxidativo e suas consequências fisiológicas. Estudos realizados em modelos animais, utilizando diferentes dosagens e fórmulas de selênio, revelaram sua função crucial na neutralização de espécies reativas de oxigênio e nitrogênio, minimizando a lesão do órgão após isquemia cardíaca.

Lu et al. forneceram a primeira evidência de que a selenoproteína K contribui para mecanismos de defesa antioxidante em cardiomiócitos, comprovando assim a eficácia da modelação dietética de selênio na alimentação e suplementação de qualidade.[19]

Segundo estudos prospectivos atuais de alta qualidade, o baixo estado nutricional do indivíduo relativo ao selênio, definido como deficiência real de selênio ou baixas concentrações de selênio sérico, é considerado um fator de risco para DCV. Entretanto, ensaios clínicos que utilizaram a suplementação de selênio ainda são inconclusivos.

Em uma revisão sistemática e metanálise da literatura, após agregar 14 estudos com 17.776 pacientes, os autores encontraram correlação inversa estatisticamente significativa entre as concentrações de selênio e a incidência de doença arterial coronariana aterosclerótica.[10] Em 2014, outra metanálise realizada com a seleção de 12 estudos e mais de 19 mil participantes não encontrou efeito significativo da suplementação de selênio na mortalidade relacionada à DCV. Os autores ainda encontraram uma redução significativa nos valores de liproproteína de muito baixa densidade (VLDL).

Dados do estudo francês de suplementação multicêntrica com vitaminas e minerais (*SU.VI.MAX*) mostraram que a suplementação de 100 mcg/dia[2] de selênio foi associada a maiores concentrações de triglicérides e menor de HDL.[21]

Zinco

O zinco é um oligoelemento essencial com atividade antioxidante e com funções relacio-nadas ao metabolismo energético. Estudos mostram que esse mineral desempenha um papel regulador em diversas vias de sinalização, incluindo a potencialização da leptina e a sinalização de insulina. O envolvimento do zinco na imunidade tem sido demonstrado de forma consistente em estudos celulares, especialmente para doenças autoimunes, incluindo esclerose múltipla e DM tipo 1, além de DCV. Estudos recentes de associação genômica identificaram a importância do transportador de zinco (ZnT8; SLC30A8) e o *status* do zinco na patogênese e manejo do DM2. Algumas metanálises de ensaios clínicos randomizados envolvendo pacientes com DM2 revelaram melhora nas medidas de controle glicêmico e dislipidemia após a suplementação de zinco.[22]

Evidências epidemiológicas demonstraram os efeitos do dano ao miocárdio causado pelos radicais livres. A SOD, enzima dependente de zinco, catalisa a dismutação do O_2 para H_2O_2. A baixa concentração de zinco pode estar relacionada tanto com o início do dano quanto com a disfunção e a reparação inadequada da parede dos vasos.[23]

O zinco, o selênio e o cobre são estudados na patogênese e na expressão fisiopatológica da ICC e de outras DCV, como angina, arritmias e hipertensão arterial, por apresentarem um balanço interativo entre eles.

Um estudo recente[23] explorou a relação entre as concentrações séricas de zinco e a ICC utilizando abordagem de metanálise. As bases de dados foram pesquisadas para relatos sobre a associação entre concentrações séricas de zinco e ICC até 2016. Foram avaliados 12 relatos com 1.453 sujeitos de 27 estudos caso-controle. No geral, a análise agrupada indicou que os pacientes com IC tinham menores concentrações de zinco que os controles. Além disso, quando subgrupos foram estratificados segundo IC, observou-se que pacientes com cardiomiopatia idiopática (CMDI) apresentavam concentrações de zinco mais baixas do que os controles, com exceção dos pacientes com cardiomiopatia isquêmica (ICM). Os autores concluíram que existe associação significativa entre baixas concentrações séricas de zinco e IC.[23]

Magnésio

O magnésio é um mineral essencial para a saúde humana, sendo o quarto elemento mais abundante no organismo. Está envolvido em importantes processos metabólicos, incluindo reações bioquímicas dependentes de adenosina trifosfato (ATP), síntese de DNA, expressão de RNA, sinalização celular em nível muscular e nervoso e controle da glicose e pressão arterial (PA).[24]

Uma revisão recente[24] teve como objetivo resumir evidências científicas sobre as associações entre o consumo de magnésio e os principais fatores de risco cardiovascular e DCV. A avaliação de diferentes ensaios clínicos demonstrou que a alta ingestão de magnésio está associada a menor risco cardiovascular (principalmente síndrome metabólica, diabetes e hipertensão), acidente vascular cerebral e DCV. Concentrações mais elevadas de magnésio circulante foram associadas a menor risco de DCV, principalmente cardiopatia isquêmica e doença coronariana.[24]

A hipertensão arterial é considerada um importante fator de risco para a disfunção endotelial e um passo essencial na patogênese da aterosclerose que pode levar à DAC. O magnésio está envolvido em processos bioquímicos e celulares essenciais para regular a função cardiovascular, atuando na modulação do tônus muscular liso vascular e da função endotelial. Estudos observacionais e ensaios clínicos avaliaram a relação entre o magnésio dietético e os biomarcadores da função endotelial. Em um estudo transversal com 657 mulheres do NHS, em análises de regressão linear ajustadas por idade, o consumo de magnésio foi inversamente associado às concentrações plasmáticas de E-selectina e molécula de adesão intercelular

solúvel 1 (sICAM-1). Após avaliação adicional de parâmetros relacionados à prática de atividade física, tabagismo, uso de álcool, uso de hormônios na pós-menopausa e índice de massa corporal (IMC), a ingestão dietética de magnésio permaneceu inversamente associada à E-selectina.[25]

Meio ambiente e contaminantes

Evidências epidemiológicas e experimentais recentes[26] apontam o papel do chumbo e do cádmio, metais ambientais difusos, no desenvolvimento de DCV de origem aterosclerótica. Em estudos com animais,[26] o chumbo e o cádmio tiveram influência na indução da aterosclerose aórtica. Múltiplos metais (como alumínio, chumbo e cádmio) podem induzir estresse oxidativo, um dos principais mecanismos relacionados aos efeitos aterogênicos em potencial. Especificamente, esses metais podem produzir radicais reativos, reduzir as concentrações de glutationa e outras proteínas com grupos sulfidrila e ligar enzimas envolvidas no balanço redox.[26]

Alguns metais também podem alterar as funções vasculares endócrinas e endoteliais, além de reagirem com enzimas envolvidas no metabolismo do ácido cítrico e em vias de modificação de histonas, resultando em estado de metilação de DNA anormal ao longo do genoma e alterações na expressão gênica. Portanto, a aterogenicidade dos metais não se restringe ao chumbo e ao cádmio.[26]

A maioria dos estudos ocupacionais ainda é limitada em sua capacidade de relacionar a influência dos metais nas DCV. Mais estudos deverão ser realizados para comprovação científica em humanos.[26]

Compostos bioativos e saúde cardiovascular

Os estudos científicos vêm demonstrando a importância dos compostos bioativos na saúde cardiovascular, além dos micronutrientes. Os polifenóis são metabólitos secundários encontrados em vegetais, frutas e grãos, que apresentam vários benefícios clínicos, como moduladores imunológicos, vasodilatadores e antioxidantes. Uma revisão[27] avaliou estudos sobre o uso de polifenóis dietéticos para tratar DCV, aterosclerose e déficits de endotélio vascular. Os polifenpóis como kaempferol, quercetina e resveratrol foram capazes de prevenir o estresse oxidativo celular, regulando proteínas que induzem a oxidação nos tecidos cardíacos. Além disso, esses componentes modulam o tônus do endotélio dos vasos, liberando NO e reduzindo a oxidação da LDL para prevenir a formação de placas de ateroma, como a aterosclerose. Nos cardiomiócitos, os polifenóis têm o mecanismo de suprimir a expressão de marcadores inflamatórios e inibir sua produção para exercer uma resposta anti-inflamatória. Diante disso, pode-se afirmar que, as doenças cardíacas como acidentes vasculares cerebrais, hipertensão, insuficiência cardíaca e doença cardíaca isquêmica poderiam ser amenizadas com o consumo frequente de polifenóis dietéticos.

▣ REFERÊNCIAS BIBLIOGRÁFICAS

1. Bayir A, Kara H, Kıyıcı A, Oztürk B, Akyürek F., et al. Levels of selenium, zinc, copper, and cardiac troponin I in serum of patients with acute coronary syndrome. Biol Trace Elem Res. 2013;154:352-6.
2. Gomar F, Perez-Quilis C, Leischik R, Lucia A. Epidemiology of coronary heart disease and acute coronary syndrome. Ann Transl Med. 2016;4(13):256.
3. Baynes JW, Thorpe SR. Forum: role of oxidation in atherosclerosis. Free Rad Bio. Med. 2000;28(12):1708-16.
4. Bleys J, Miller 3rd ER, Pastor-Barriuso R, Appel LJ, Guallar E. Vitamin-mineral supplementation and the progression of atherosclerosis: a meta-analysis of randomized controlled trials. Am J Clin Nutr. 2006;84:880-7.
5. Brasil. Sociedade Brasileira de Cardiologia (SBP). Diretriz de doença coronária estável. 2018. Disponível em: http://publicacoes.cardiol.br/2014/diretrizes/. Acesso em: abril 2024.
6. Jones E, Eteiba W, Merz NB. Cardiac syndrome X and microvascular coronary dysfunction. Trends Cardiovasc Med. 2012;22(6):161-8.
7. Barbalho S, Bechara MD, Quesada K, Gabaldi MR, Goulart RA, Tofano RJ, et al. Síndrome metabólica, aterosclerose e inflamação: tríade indissociável? J Vasc Bras. 2015 Out-Dez;14(4):319-27.
8. França R, Esteves ABA, Borges CM, Quadros KRS, Caramori JCT, Oliveira RB. Acúmulo dos produtos finais da glicação avançada (AGEs) na pele: relações com o distúrbio mineral e ósseo na doença renal crônica. J Bras Nefrol. 2017;39(3):253-60.
9. Santos MG, Pegoraro M, Sandrini F, Macuco EC. Fatores de risco no desenvolvimento da aterosclerose na infância e adolescência. Arq Bras Cardiol [São Paulo]. 2008;90(4):301-8.
10. Coelho L, Cândido APC, Machado-Coelho GLL, Freitas SN. Food habits and risk of cardiovascular disease in schoolchildren from Ouro Preto, Minas Gerais. Rev Nutr [Campinas]. 2015;28(2):133-42.
11. Silva L, Stefanello JMF, Pizzi J, Timossi LS, Leite N. Aterosclerose subclínica e marcadores inflamatórios em crianças e adolescentes obesos e não obesos. Rev Bras Epidemiol. 2012;15(4):804-16.
12. Flores-Mateo G, Navas-Acien A, Pastor-Barriuso R, Guallar E. Selenium and coronary heart disease: a meta-analysis. Am J Clin Nutr. 2006;84(4):762-73.
13. Rodrigues C, et al. Fatores de risco e consumo de micronutrientes protetores para doença cardiovascular em universitários da área de saúde. Rev Bras Nutr Clin. 2015;30(2):146-53.
14. Haehling V, Jankowska EA, van Veldhuisen DJ, Ponikowski P. Iron deficiency and cardiovascular disease. Nat Rev Cardiol. 2015;12(11):659-69.
15. Sarmento R, Silva FM, Sbruzzi G, Schann BD, Almeida JC. Micronutrientes antioxidantes e risco cardiovascular em pacientes com diabetes: uma revisão sistemática. Arq Bras Cardiol. 2013;101(3).
16. Eftekhari M, Mozaffari-Khosravi H, Shidfar F, Zamani A. Relation between body iron status and cardiovascular risk factors in patients with cardiovascular disease. Int J Prev Med. 2013;4(8):911-6.
17. Bagheri B, Akbari N, Tabiban S, Habibi S, Mokhberi V. Serum level of copper in patients with coronary artery disease. Niger Med J. 2015;56(1):39-42.
18. Benstoem C, Goetzenich A, Borosch S, Manzanares W, Hardy G, Stoppe C. Selenium and its supplementation in cardiovascular disease: what do we know? Nutrients. 2015;7:3094-118.
19. Lu C, Qiu F, Zhou H, Peng Y, Hao W, Xu J, et al. Identification and characterization of selenoprotein K: an antioxidant in cardiomyocytes. FEBS Lett. 2006;580(22):5189-97.
20. Eaton CB, Abdul Baki AR, Waring ME, Roberts MB, Lu B. The association of low selenium and renal insufficiency with coronary heart disease and all-cause

mortality: NHANES III follow-up study. Atherosclerosis. 2010;212(2):689-94.

21. Hercberg S, Galan P, Preziosi P, Bertrais S, Mennen L, Malvy D, et al. O estudo SU.VI.MAX: um estudo randomizado, controlado por placebo sobre os efeitos na saúde de vitaminas e minerais antioxidantes. Arch Intern Med. 2004;164(21):2335-4.

22. Chu A, Foster M, Samman S. Zinc status and risk of cardiovascular diseases and type 2 diabetes mellitus: a systematic review of prospective cohort studies. Nutrients. 2016;8(11):707.

23. Yu X, Huang L, Zhao J, Wang Z, Yao W, Wu X, et al. The relationship between serum zinc level and heart failure: a meta-analysis. Biomed Res Int. 2018:1-9.

24. Rosique-Esteban N, Guasch-Ferré M, Hernández-Alonso P, Salas-Salvadó J. Dietary magnesium and cardiovascular disease: a review with emphasis in epidemiological studies. Nutrients. 2018;10(168):1-21.

25. Santos CRB, et al. Fatores dietéticos na prevenção e tratamento de comorbidades associadas à síndrome metabólica. Rev Nutr. 2006;19(3):389-401.

26. Nigra A, Ruiz-Hernandez A, Redon J, Navas-Ancien A, Tellez-Plaza M. Environmental metals and cardiovascular disease in adults: a systematic review beyond lead and cadmium. Curr Environ Health Rep. 2016 Dec;3(4):416-43.

27. Iqbal I, Wilairatana P, Saqib F, Nasir B, Wahid M, Latif MF, et al. Plant polyphenols and their potential benefits on cardiovascular health: a review. Molecules. 2023;28(17):6403.

28. Loscalzo J. Doença de Keshan, deficiência de selênio e o selenoproteoma. N Engl J Med. 2014; 370(18):1756-60.

Aspectos da quimioprevenção do câncer com compostos bioativos presentes nos alimentos

Renato Heidor
Jossana Rodrigues Ruff
Juliana Festa Ortega
Fernando Salvador Moreno

▣ INTRODUÇÃO

A ideia de que a alimentação e o estado nutricional podem influenciar a carcinogênese, ou seja, o desenvolvimento do câncer ou de neoplasias, não é algo novo. Os primeiros estudos epidemiológicos que procuraram avaliar a relação alimentação-câncer ocorreram há quase 100 anos. Nesses trabalhos, foram identificadas distorções nos padrões alimentares como fatores de risco, especialmente a ingestão reduzida de frutas e hortaliças.[1]

Os primeiros trabalhos que relacionavam alimentação e o desenvolvimento de neoplasias em animais de experimentação ocorreram na década de 1940. Nesses estudos, observou-se que camundongos submetidos a restrição alimentar apresentavam menor número de neoplasias cutâneas espontâneas e/ou induzidos por aplicação via dérmica de benzo[a]pireno do que animais alimentados *ad libitum* ou com livre acesso à ração. Além disso, animais alimentados com rações apresentando elevado conteúdo calórico e/ou lipídico tinham maior incidência de cânceres de mama induzidos por carcinogênicos químicos.[2]

Porém, um maior interesse pelas causas nutricionais do câncer começou apenas a ocorrer, na verdade, a partir das décadas de 1960 e 1970. Durante esse período, diversos estudos epidemiológicos investigaram o padrão de incidência de neoplasias na população.[3,4] Esses trabalhos compararam a média de ingestão de certos alimentos entre países com elevada e reduzida incidência de câncer, possibilitando que se chegasse à conclusão de que fatores nutricionais desempenham, efetivamente, importante papel na etiologia e, inclusive, na prevenção da carcinogênese. Dentre essas conclusões, provavelmente a mais consistente foi a relação inversa entre risco para certos tipos comuns de câncer e a ingestão de frutas e hortaliças, grãos integrais, cereais e alguns tipos de lipídios, como os ácidos graxos ômega 3.

Assim, alguns estudos merecem destaque em virtude de suas contribuições para o maior conhecimento da relação entre alimentação, nutrição e câncer na época, como o fato de se ter observado aumento das taxas de cânceres de cólon e mama em japoneses migrantes para os EUA, o que sugere a influência do meio ambiente na carcinogênese, incluindo a alimentação.[5]

Foi sugerido que 80 a 90% dos cânceres se devem a fatores externos, sendo, portanto, teoricamente passíveis de prevenção. No início da década de 1980 aventou-se que com modificações na alimentação seria possível uma redução de 35% (com uma variação de 10 70%) na mortalidade por câncer nos EUA.[6]

Com base nesses estudos, órgãos governamentais e agências de prevenção contra o câncer fizeram as primeiras recomendações que aconselhavam a população a reduzir a ingestão de gorduras, principalmente as de origem animal, aumentar a ingestão de fibras alimentares, consumir grande variedade de frutas e hortaliças e moderação na ingestão de sal e bebidas alcoólicas, além de incentivar a prática de atividade física.[1]

Recentemente, autores relatam a existência de evidências experimentais e/ou epidemiológicas de que compostos bioativos presentes nos alimentos (CBA), como polifenóis e derivados isoprênicos, possam estar relacionados com a redução do risco de desenvolvimento do câncer.

CARCINOGÊNESE

Tradicionalmente, a carcinogênese é o resultado de eventos que ocorrem em múltiplas etapas, com acúmulo de alterações em genes envolvidos com a regulação de importantes sistemas celulares.[7,8] Assim, esse processo é longo, necessitando para isso de metade a dois terços da vida das diferentes espécies.[9] Entretanto, o número exato de etapas que compõem a carcinogênese é bastante discutível, havendo evidências de que a neoplasia ocorra em três estágios básicos: iniciação, promoção e progressão[10] (Figura 1).

O primeiro estágio, conhecido como iniciação, caracteriza-se por alterações permanentes e irreversíveis no material genético da célula iniciada. Em contrapartida, a promoção não envolve mudanças moleculares na estrutura do DNA. Essa etapa tem sido definida como operacionalmente reversível, de longa duração e em cujo período ocorre a expansão clonal das células.[10] O último estágio, a progressão, é irreversível, sendo caracterizado pela instabilidade cariotípica. Alterações na estrutura do genoma estão relacionadas, nessa etapa, com uma taxa de proliferação aumentada, caráter invasivo e alterações bioquímicas nas células.

O organismo é constantemente exposto a substâncias xenobióticas, ou seja, estranhas a ele, que podem causar o câncer. Neste caso, são co-

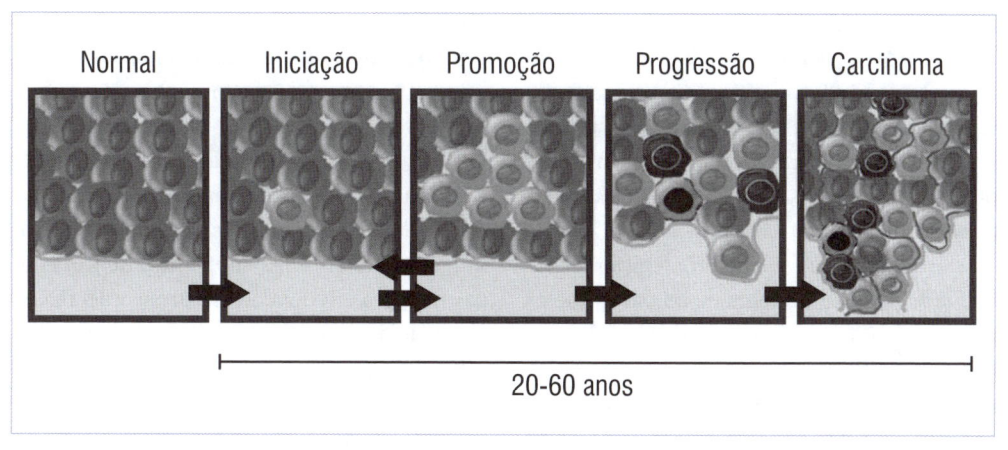

FIGURA 1 Os estágios básicos da carcinogênese: iniciação, promoção e progressão. Durante a iniciação ocorrem alterações permanentes e irreversíveis no DNA da célula iniciada. Na fase de promoção não ocorrem mudanças moleculares na estrutura do DNA, por isso é considerada uma etapa reversível. A progressão é o último estágio, caracterizado pela instabilidade cariotípica e irreversibilidade.

nhecidas como carcinógenos. Alguns indivíduos podem desenvolver neoplasias após exposição a um carcinógeno, enquanto outros não sofrerão esse efeito sob influência do mesmo estímulo. Essa suscetibilidade pode estar relacionada à capacidade de metabolizar xenobióticos, ou, ainda, de reparar os danos causados por eles. A resposta do organismo a substâncias nocivas depende da presença de variações na sequência do DNA (polimorfismos) de determinados genes que expressam enzimas responsáveis pela detoxificação.[11] Os carcinógenos são, em geral, eletrofílicos, ou se tornam após a ação dessas enzimas, que podem ser classificadas como de fase I e fase II. As enzimas de fase I, como a citocromo P450, promovem oxidação, redução ou hidrólise do agente carcinogênico. Já as de fase II, como a glutationa-S-transferase, estão envolvidas com a adição de uma espécie química ao xenobiótico, previamente metabolizado ou não, que vai torná-lo hidrossolúvel, possibilitando sua excreção pela urina. A ação dessas enzimas pode algumas vezes tornar o xenobiótico um carcinógeno ou ainda aumentar seu potencial cancerígeno (ativação). Essas substâncias podem se ligar a centros nucleofílicos do DNA, formando produtos estáveis conhecidos como adutos. A formação de adutos é característica de substâncias genotóxicas e pode resultar em modificações genéticas. Isto é, se a divisão celular ocorrer antes da ação do mecanismo de reparo do DNA sobre esse aduto, o dano pode ser fixado no material genético das células-filhas por alterações na sequência de bases, caracterizando mutação.[12]

Genes estimuladores da proliferação celular incluem os proto-oncogenes, ao passo que os inibidores são os supressores de tumor. Estes últimos modulam a progressão do ciclo celular, mantendo a célula em latência, ou induzindo sua morte, caso as condições de progressão do ciclo celular não estejam apropriadas. Mutações ou modificações na expressão desses genes conferem à célula vantagens de crescimento e desenvolvimento em relação às células normais. Os genes supressores de tumor estão envolvidos com a inibição da expressão do fenótipo maligno, podendo ser inativados por mutações durante o processo da carcinogênese. Uma mutação que iniba esses genes poderá resultar na perda de mecanismos naturais de controle da proliferação, tendo por consequência a multiplicação excessiva das células. Os proto-oncogenes estão relacionados com a divisão e a diferenciação celular normal. Uma vez mutados, são ativados em oncogenes e podem atuar em vias intracelulares envolvidas com o controle da proliferação celular, sem a necessidade de estímulos externos.[13]

Além disso, o destino da célula é controlado por genes que estimulam a morte celular programada (apoptose). Esta representa um mecanismo de proteção contra a transformação e o desenvolvimento da neoplasia, que elimina células com dano genético ou que não respondem a estímulos proliferativos. A indução de apoptose ocorre por estímulos em diversos receptores como fator de necrose tumoral e outros. Estes iniciam uma cascata de sinalização que induz à ativação de caspases, enzimas responsáveis pela degradação de proteínas celulares necessárias para a manutenção da vida e da integridade celular. O processo de apoptose envolve também a mitocôndria, que libera diversas proteínas que podem migrar para o núcleo da célula e promover a condensação e fragmentação do DNA, ou ainda inibir proteínas supressoras da apoptose. O processo de apoptose é regulado por diversas proteínas, destacando-se a p53, que consiste em uma supressora de tumor e se encontra envolvida com reparo do DNA, controle do ciclo celular e indução da morte celular programada.[14]

A etapa de progressão do câncer envolve também eventos bioquímicos extracelulares que estão associados com a perda de comunicação entre a célula neoplásica e as outras células da vizinhança. Esses eventos estimulam a produção de enzimas proteolíticas, como metalo-proteinases de matriz, que atuam degradando a matriz extracelular e liberando a célula para ser transportada pela corrente sanguínea. A presença de enzimas proteolíticas e de fatores de crescimento, como o fator de crescimento do endotélio vascular que estimula determinadas células, como fibroblastos e endoteliais da parede interna dos vasos sanguíneos, a proliferarem, formando novas artérias e veias (angiogênese) consiste em um processo seletivo e complexo, que envolve a alteração de vários gene.[15]

Comunicações intercelulares do tipo hiato (*gap junctions intercellular communications* – GJIC) constituem a única estrutura conhecida que permite a comunicação citosólica direta entre células. Por meio das GJIC são veiculados fatores de importância fundamental para a manutenção da homeostase dos tecidos e do controle de diferenciação e proliferação celulares. Junções intercelulares deficientes podem levar à proliferação celular desordenada observada no câncer.[16]

Tem-se considerado a instabilidade genômica como importante fator na formação e na progressão do câncer. Quando ocorre uma alteração no DNA, o sistema de reparo procura por seu conjunto de genes (*Msh1*, *Mlh*, *Pms1* e outros) para corrigir a falha. Quando ocorrem grandes danos em seu material genético e o sistema de reparo do DNA não é eficiente, a célula está sujeita a alterações grosseiras, como perdas de material cromossômico, amplificações, duplicações ou inversão de genes, translocações e substituição de pares de bases. Dessa forma, algumas dessas células adquirem resistência à quimioterapia e à radioterapia.[17]

▣ QUIMIOPREVENÇÃO DO CÂNCER

A quimioprevenção do câncer foi definida pela primeira vez em 1976 e pode ser considerada uma forma de prevenir a doença com a intervenção com compostos sintéticos ou naturais durante as etapas iniciais da carcinogênese, ou seja, antes do estabelecimento da etapa de progressão.[18]

Assim, em primeira instância, o método mais adequado para eliminar o impacto do câncer em seres humanos é a prevenção. Nesse sentido, o grupo inicial de medidas visando a esse objetivo consiste na remoção do agente etiológico, ou seja, na prevenção primária do câncer. Isso em alguns casos é possível, como em relação ao hábito de fumar. Em outras situações, entretanto, torna-se um objetivo dificilmente alcançável, como é o caso de lesões no DNA desencadeadas por exposição a xenobióticos, por exemplo. Nesse sentido, podem-se conceber, em princípio, dois tipos básicos de quimioprevenção. O primeiro é voltado principalmente para o fornecimento de agentes quimiopreventivos aplicáveis a grandes grupos populacionais, culminando, inclusive, como medidas de saúde pública em larga escala. Neste caso, os compostos quimiopreventivos deveriam apresentar toxicidade reduzida. O segundo tipo de estratégia quimiopreventiva poderia estar direcionado a indivíduos considerados de "alto risco", pelas predisposições genéticas, como a polipose adenomatosa familiar, ou maior exposição a carcinógenos, como pessoas que tinham o hábito de fumar. Outras populações-alvo incluiriam indivíduos portadores de lesões reconhecidamente pré-neoplásicas, como displasia cervical, e pacientes previamente tratados em razão de câncer. Este último caso merece destaque, uma vez que alguns tipos de neoplasias apresentam elevada recorrência, como carcinoma hepatocelular (HCC). Indivíduos com HCC que foram submetidos à ressecção cirúrgica ou ablação percutânea apresentam, em 70% dos casos, recorrência da doença em um estágio mais agressivo.[19]

À medida que o câncer se torna mais agressivo, os compostos mais eficazes seriam aqueles que suprimem a evolução do processo neoplásico. Nesses casos, agentes quimiopreventivos que apresentam maior toxicidade, como os retinoides, poderiam ser tolerados.

É grande o número de compostos até agora identificados com eventual atividade quimiopreventiva contra o câncer.[20] Essa diversidade pode ser um fator positivo, pois indica que diversas abordagens poderão ser empregadas visando à prevenção, além de possibilitar outras opções para a seleção dos agentes mais indicados a cada caso. Além disso, a carcinogênese é um processo complexo, com evolução prolongada e diversificada. Quanto mais complexo e prolongado o processo patológico, maior é o número de possibilidades de empregar medidas capazes de interromper sua ocorrência final.[21]

Agentes quimiopreventivos podem ser classificados em bloqueadores ou supressores, atuando especificamente durante as fases de iniciação e promoção da carcinogênese, respectivamente. Alguns compostos podem atuar em ambas as etapas, sendo classificados como bloqueadores e supressores do processo neoplásico. A caracterização dos mecanismos quimiopreventivos dos agentes bloqueadores e supressores em modelos *in vivo* pode contribuir para a elucidação de aspectos fundamentais da carcinogênese e para a seleção de agentes quimiopreventivos para serem utilizados em seres humanos.[22]

Diversos agentes quimiopreventivos até agora identificados são CBA presentes, principalmente, em frutas e hortaliças. Esses compostos são pleiotrópicos, ou seja, atuam em diversas vias moleculares relacionadas com a carcinogênese. Assim, podem inibir a proliferação celular, induzir a apoptose, aumentar a expressão de genes supressores de tumor ou inibir a expressão de oncogenes. Para tanto, CBA podem modular a carcinogênese por mecanismos genéticos, epigenéticos ou ambos[18] (Figura 2).

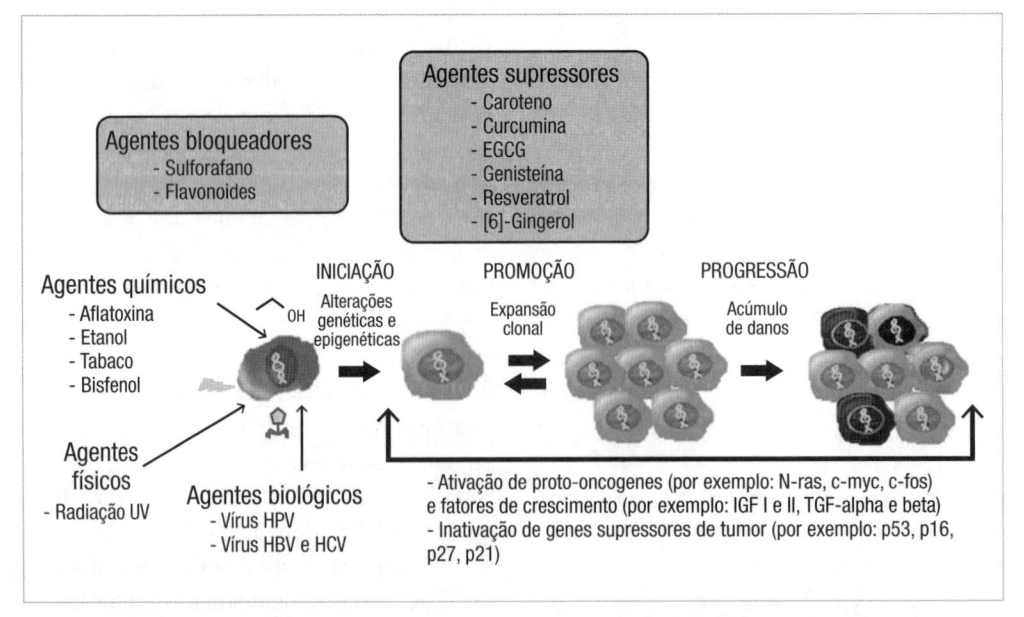

FIGURA 2 Quimiopreventivos podem atuar como bloqueadores inibindo iniciação das células por agentes químicos, físicos ou biológicos. Supressores atuam especificamente durante a promoção da carcinogênese, impedindo a expansão clonal das células iniciadas, assim como a ativação de proto-oncogenes e inibição de genes supressores de tumor.

Os CBA apresentam diferentes estruturas químicas (Figura 3), entretanto eles podem ser agrupados em famílias com similaridade estrutural, como os polifenóis e os derivados isoprênicos. Pela importância desses compostos na prevenção e na manutenção da saúde humana, os mecanismos de ação dos CBA vêm sendo investigados, inclusive no contexto da quimioprevenção do câncer.

QUIMIOPREVENÇÃO DO CÂNCER COM POLIFENÓIS

Os polifenóis são um numeroso grupo de moléculas originadas no metabolismo secundário de vegetais, como frutas, hortaliças e produtos derivados, como café, chá e vinho. Uma vez que a reduzida incidência de neoplasias em determinadas populações pode estar relacionada ao consumo de alimentos que são fontes de polifenóis, diversos estudos investigam os mecanismos de ação quimiopreventiva do câncer desses compostos.[23,24] Alguns dos polifenóis mais estudados são a curcumina, que é utilizada como tempero e corante alimentício, a epigalocatequina-3-galato (EGCG), que está presente no chá verde, e o resveratrol, presente em uvas e no vinho.

Curcumina

A curcumina, um pigmento amarelo presente no rizoma da cúrcuma (*Curcuma longa*), é utilizada como tempero, principalmente na culinária indiana. É um dos principais polifenóis investigados em estudos de quimioprevenção do câncer. Apresenta atividades antioxidantes, anti-inflamatórias, antissépticas, antiangiogênicas, antiproliferativas e pró-apoptóticas, tornando a curcumina um agente quimiopreventivo, oncostático e antimetastático.[25] Além dessas propriedades, parece exercer toxicidade seletiva,

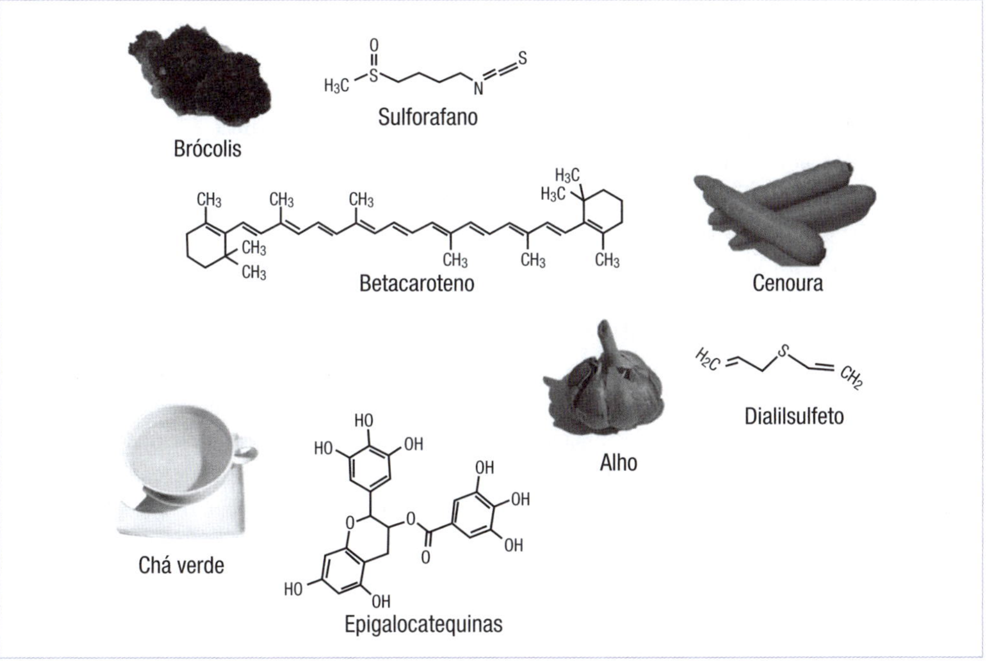

FIGURA 3 Diversidade estrutural de alguns agentes quimiopreventivos e suas principais fontes na alimentação.

atuando em células neoplásicas e apresentando atividade citoprotetora em células normais. Apesar de apresentar biodisponibilidade reduzida, a curcumina é bem tolerada. A dose máxima sem a presença de efeitos tóxicos é de 10 g/dia para seres humanos.[26-28]

A curcumina pode atuar em sinergia com fármacos antineoplásicos. Além disso, reduz a expressão de proteínas relacionadas à resistência à terapia farmacológica antineoplásica, o que resulta em aumento da sensibilidade ao tratamento. Essa capacidade da curcumina em modular múltiplos aspectos das vias de sinalização celular destaca seu potencial impacto benéfico no tratamento do câncer.[26]

A atividade quimiopreventiva da curcumina pode estar relacionada com sua capacidade de modular diversos mecanismos moleculares, como proliferação celular, indução da apoptose e vias de sinalização celular, como a do fator nuclear κB (NF-κB, sigla do inglês *nuclear factor κB*).[29]

A curcumina inibe a proliferação celular de cultura de células humanas de câncer de mama, de bexiga e leucemia. Essa inibição pode estar relacionada com a redução da expressão de proteínas denominadas quinase dependente de ciclinas (CDK, sigla do inglês *cyclin-dependent kinase*).[30] A curcumina pode também inibir a proliferação celular, atuando como um inibidor competitivo do trifosfato de adenosina (ATP) e consequentemente reduzindo a expressão de CDK, como observado em cultura de células de neoplasias gástricas.[31] Foi também observado que, em culturas de células de câncer de próstata, a curcumina inibe a proliferação celular induzindo a expressão de proteínas que inibem CDK, como p16, p21 e p27.[32]

O tratamento de células epiteliais humanas de cólon com curcumina inibiu a ativação da via do NF-κB, inibindo a degradação de uma proteína que controla essa via, denominada inibidor do κB (IκB, sigla do inglês *inhibitor of kappa B*).[33] Foi demonstrado *in vitro* que o trata-

mento com esse polifenol inibiu o crescimento de células HA22T/VGH de câncer de fígado por aumento da apoptose, inibição da via do NF-κB e redução da expressão de oncogenes, como o *c-myc*.[34] Quando a curcumina foi aplicada topicamente no dorso de camundongos ICR fêmeas, ocorreu a inibição da via de sinalização do NF-κB. A curcumina também inibiu o desenvolvimento de hiperplasia em ratos tratados com carcinógeno químico dietilnitrosamina. Neste caso, além da inibição da via do NF-κB, observou-se nos animais que receberam o polifenol a redução pós-transcricional de p21 e p53.[35]

Em estudos *in vivo* e *in vitro* a curcumina demonstrou efeitos quimiopreventivos ao aumentar a morte celular e diminuir a proliferação com parada do ciclo celular. Além desses efeitos, pode atuar inibindo a formação de novos vasos sanguíneos e invasão tecidual, assim prevenindo a disseminação e reduzindo a formação ou a propagação de tumores.[36-38]

Ensaios clínicos demonstraram que a curcumina apresenta resultados positivos em pacientes com câncer, diminuindo os efeitos colaterais associados à radioterapia e à quimioterapia.[28] Em pacientes com polipose adenomatosa familiar (PAF), uma condição que, se não tratada, leva ao desenvolvimento de câncer colorretal, o tratamento com a dose de 1,44 g de curcumina por dia reduziu o número e o tamanho dos pólipos sem qualquer toxicidade significativa após 5 meses de tratamento.[39] No mesmo sentido, outro ensaio clínico foi realizado com pacientes com câncer colorretal, que foram tratados com 1,08 g de curcumina diariamente durante 30 dias. Esses indivíduos apresentaram melhora no estado geral de saúde, com redução sérica de TNF-alfa. A análise histopatológica de amostras tumorais desses mesmos pacientes revelou a indução da apoptose, provavelmente induzida pela via do p53.[40]

A associação entre o consumo de 500 mg de curcumina e a radioterapia em pacientes com tumores sólidos foi avaliada durante 60 dias. Os

80 indivíduos participantes do estudo relataram a redução de efeitos colaterais relacionados com a radioterapia, como náuseas e diarreias, entre outros. Outros efeitos relacionados com a radioterapia, como ulcerações e lesões cutâneas também foram minimizados com o consumo da curcumina.[41]

Epigalocatequina-3-galato (EGCG)

A epigalocatequina-3-galato (EGCG) é a catequina mais abundante do chá verde, obtido pela infusão em água quente das folhas secas da *Camellia sinensis*, representando 50 a 80% do conteúdo total de catequina. Uma única xícara (250 mL) de chá verde contém cerca de 50 a 100 mg de EGCG.[42,43]

Foi demonstrado que o consumo de chá verde pode prevenir a carcinogênese em diferentes órgãos em modelos animais. O polifenol epigalocatequina-3-galato (EGCG) é o CBA, que pode estar relacionado com as atividades anticarcinogênicas do chá verde.[44] Estudos *in vitro* com EGCG demonstram que esse CBA apresenta atividade quimiopreventiva contra neoplasias de cólon, pele, pulmão, fígado e mama.[45]

Estudos epidemiológicos conduzidos no Japão sugerem a atividade quimiopreventiva da EGCC contra o câncer de mama. Esses efeitos foram também observados em diversos trabalhos conduzidos *in vitro* e *in vivo*. A EGCG induz a apoptose e inibe a proliferação celular por ativar caspases e suprimir a via de sinalização do NF-κB. Dentre os diversos mecanismos de ação da EGCG destacam-se suas atividades antioxidantes, como a inibição da oxido nítrico sintase ocasionada pelo bloqueio da via do NF-κB.

O tratamento de células de câncer de mama com EGCG resultou na supressão do metabolismo da glicose, com redução transcricional de importantes enzimas da via glicolítica, como a hexoquinase e a fosfofrutoquinase. A indução da apoptose em diversas linhagens celulares neoplásicas tratadas com EGCG também foi observada. Porém, esse polifenol não induziu a morte celular programada em células normais, sugerindo que a EGCG atua seletivamente em células neoplásicas.[46-48]

Diversos estudos *in vivo* e *in vitro* demonstraram que a EGCG atua como quimiopreventivo em modelos de carcinogênese induzidos por radiação ultravioleta ou por metais pesados.[45] A aplicação tópica de 6,6 mcM pode inibir a formação de neoplasias induzidas por radiação ultravioleta do tipo B (UVB) em camundongos, induzindo a apoptose seletivamente em células pré-neoplásicas.[49]

Outros estudos sugerem que a EGCC pode também inibir a angiogênese, reduzindo a expressão de proteínas, como o fator de crescimento endotelial vascular (VEGF, sigla do inglês *vascular endotelial growth factor*) e metalopepsidade de matriz 9 (MMP-9, sigla do inglês *matrix metallopeptidase*), conforme observado em modelos *in vivo* de câncer de mama.[24] As atividades quimiopreventivas da EGCC na carcinogênese de mama também podem estar relacionadas com a modulação da expressão de genes estimulados pelo estrógeno, como para o receptor de progesterona.

Resveratrol

O resveratrol, um polifenol produzido pelas uvas, também é encontrado no vinho. Sua concentração no vinho depende do cultivar da uva, variando de 0,2 a 5,8 mg/L no vinho tinto e 0,68 mg/L no vinho branco. Diversos estudos epidemiológicos sugerem a redução na incidência de doenças coronarianas com o consumo moderado de vinho tinto. O resveratrol é um inibidor da agregação plaquetária, modula a síntese de eicosanoides, além de alterar o metabolismo de lipoproteínas.[50]

O resveratrol também é um agente quimiopreventivo, atuando nas diversas etapas da carcinogênese. Um dos mecanismos de ação desse CBA é a inibição da proliferação celular, que ocorre por fosforilação da PI3K/AKT.[51] O resveratrol, além de inibir a proliferação celular, induz a apoptose e a diferenciação em diversas células neoplásicas, como de hepatoma, neuroblastoma, leucemia, próstata, cólon, estômago e mama.[52] Foi observado *in vitro* que o resveratrol pode induzir a apoptose em diversas linhagens de células neoplásicas, como as de neuroblastoma, meduloblastoma e glioblastoma. Porém, esse efeito não foi observado em fibroblastos normais, sugerindo a especificidade desse CBA em induzir a apoptose em células cancerosas.[52]

O resveratrol atua na redução da disseminação tecidual e na formação de metástases, por meio da inibição da transição epitelial-mesenquimal (EMT, sigla do inglês *epithelial-mesenchymal transition*), evento no qual as características das células passam por uma transição de células epiteliais para uma forma mais móvel, a mesenquimal, causando a invasão de outros órgãos e tecidos. Estudos revelaram que o tratamento com resveratrol em células de câncer de próstata e cólon diminui a EMT, marcadores relacionados à disseminação e progressão do câncer.[53,54]

O resveratrol apresenta, como outros polifenóis, atividade antioxidante. Assim, esse CBA pode induzir indiretamente a via molecular do Nrf2, que leva a transcrição de diversas enzimas antioxidantes. Em células de mieloma múltiplo, o resveratrol inibe a angiogênese e a metástase, modulando a expressão de proteínas como o VEGF, a betacatenina e o MMP-9.[52]

QUIMIOPREVENÇÃO DO CÂNCER COM DERIVADOS ISOPRÊNICOS

Os derivados isoprênicos consistem em uma classe de compostos com mais de 22 mil constituintes que incluem carotenoides, como o betacaroteno e o licopeno, retinoides, monoterpenos, diterpenos e triterpenos. Os derivados isoprênicos são produzidos pela via do mevalonato em frutas e hortaliças. Porém, em mamíferos e seres humanos, essa via é utilizada para a síntese do colesterol. A via do mevalonato é regulada pela enzima 3-hidroxi-3-metilglutaril-coenzima A redutase (HMG-CoA redutase), que é responsável pela conversão da HMG-CoA em mevalonato, resultando em intermediários isoprenoides, como o pirofosfato de farnesila e geranilgeranila. Esses isoprenoides são necessários para a isoprenilação pós-translacional de várias proteínas como Ras e Rho, que estão envolvidas com a proliferação celular. A perda dos mecanismos de regulação da HMG-CoA redutase é um alvo importante no contexto da quimioprevenção do câncer. Nesse sentido, a inibição da HMG-CoA redutase por isoprenoides e a modulação de alvos moleculares em lesões pré-neoplásicas e neoplásicas poderia ser a base para a seleção de derivados isoprênicos.[22]

BETACAROTENO

O betacaroteno (BC) é considerado a pró-vitamina A mais importante. Estudos epidemiológicos demonstraram a relação inversa entre a incidência de diversos tipos de câncer, principalmente pulmão e estômago, com as concentrações de carotenoides no sangue. Como essas concentrações são reflexo do consumo de frutas e hortaliças, concluiu-se, nesses estudos, que o BC apresentaria atividades quimiopreventivas do câncer quando ingerido em quantidades fisiológicas, ou seja, cerca de 4 a 6 mg/dia, e que teria principalmente ação nas etapas iniciais da carcinogênese.[55]

Assim, a consistência dos resultados dos estudos epidemiológicos em relação aos carotenoides e à prevenção do câncer de pulmão, além de estudos que demonstraram a ausência de toxicidade do BC e sua eficácia em modelos de carcinogênese *in vivo*, serviram de estímulo para o desenvolvimento de estudos em grande escala em seres humanos. Porém, não foi verificado qualquer efeito protetor na incidência de diversos cânceres quando o BC foi administrado isoladamente ou em combinação com a vitamina A. Alguns desses estudos chegaram a demonstrar, inclusive, que o BC poderia ter um efeito deletério, aumentando a incidência de câncer de pulmão.[55]

Como essas investigações foram conduzidas em populações consideradas "de alto risco" para o desenvolvimento de câncer de pulmão (fumantes, ex-fumantes ou indivíduos expostos ao asbesto) e com suplementos administrados em doses farmacológicas em uma fase em que já era possível que neoplasias se encontrassem em estágio mais avançado, sugeriu-se que os resultados negativos não devem ser generalizados para toda a população. Assim, não se deveria descartar um possível papel do BC na prevenção do câncer, especialmente se esse carotenoide fosse administrado em fases iniciais da carcinogênese, em doses fisiológicas e associado com compostos antioxidantes, como aqueles encontrados na alimentação rica em frutas e hortaliças.[56]

Assim, demonstrou-se que o BC apresenta atividades quimiopreventivas dos cânceres de esôfago e estômago quando administrado em concentrações menores do que as de outros estudos e associado com a vitamina E e selênio a milhares de indivíduos na China.[57]

A administração de BC apresenta efeitos inibitórios em modelos de carcinogênese *in vivo*.[58-63] Além disso, os efeitos quimiopreventivos do BC foram confirmados por outros estudos realizados em diversas espécies de animais tratados com o carotenoide em diferentes modelos experimentais,[64-71] inclusive durante fases mais tardias da carcinogênese.[72] Alguns mecanismos envolvidos em seus efeitos inibitórios incluem a modulação de antioxidantes e sistemas de detoxificação de carcinógenos, inibição da proliferação celular e danos no DNA, assim como a modulação da diferenciação celular.

O efeito bloqueador do BC foi associado à modulação de enzimas hepáticas de fases I e II para o metabolismo de carcinogênicos.[69] Os efeitos bloqueadores do BC também envolvem suas ações antioxidantes, com a consequente prevenção de peroxidação lipídica e danos em proteínas de membrana de eritrócitos.[70] A regulação da expressão de HMG-CoA-redutase representa outro aspecto importante dos efeitos quimiopreventivos dos carotenoides.[33,73] A administração de BC por 3 semanas consecutivas a ratos submetidos à hepatectomia parcial em 70% inibiu a expressão de HMG-CoA-redutase por mecanismos pós-transcricionais, sugerindo que o metabolismo do isoprenoide está relacionado a sua atividade quimiopreventiva.[74]

Os mecanismos moleculares relacionados à atividade quimiopreventiva de carotenoides durante a hepatocarcinogênese podem incluir a diferenciação celular e a comunicação intercelular pelas junções intercomunicantes (*gap junctions*).[75] As células progenitoras ativadas (células-tronco) no fígado de animais adultos geram as células ovais (células pequenas com núcleo oval observadas no espaço porta), as quais proliferam durante as fases iniciais da hepatocarcinogênese e podem se diferenciar em hepatócitos e células do epitélio biliar.[76] Além disso, as células ovais podem originar cânceres hepáticos pelo bloqueio irreversível do processo normal de diferenciação.[76-79] Em modelo de hepatocarcinogênese experimental, o BC inibiu o desenvolvimento de lesões pré-neoplásicas, acompanhado pela redução do número de células ovais, evidenciando a ação do carotenoide no processo de diferenciação celular.[58,62,72,73] A diferenciação das células ovais em hepatócitos é acompanhada pela troca da expressão de conexina 43 (células ovais) pela expressão de conexinas 32 e 26 (de hepatócitos) no fígado de ratos.[79] Os carotenoides são conhecidos por aumentar a produção de conexinas em células de câncer de fígado. De fato, a maior expressão de conexinas nessas células ameniza o fenótipo tumorigênico pela inibição da proliferação celular e a promoção da morte das células. Nesse sentido, as conexinas são alvos moleculares importantes para a quimioprevenção do câncer por carotenoides.[80,81] Os efeitos do BC foram avaliados em um modelo *in vivo* de diferenciação celular. O carotenoide adiou a proliferação de células ovais e os picos de expressão de conexina 43, sugerindo a modulação do processo de diferenciação celular *in vivo*.[56]

Os carotenoides também regulam fatores de transcrição, como o receptor pregnane X (PXR), um receptor nuclear promíscuo envolvido com a proteção do organismo contra substâncias tóxicas. Ao contrário do licopeno, um isoprenoide sem atividade provitamina A, o BC ativou vias de metabolismo de xenobióticos e substâncias endógenas (citocromos CYP3A4/CYP3A7 e CYP3A5, assim como transportadores ABC transportes – MDR1/MRP2) responsivas a PXR em células HepG2.[82] Assim, o BC tem sido apontado como um importante ativador de PXR, nutricionalmente relevante, que interfere no sistema metabólico do organismo.[82]

◙ LICOPENO

O licopeno é um carotenoide encontrado principalmente no tomate. Não apresenta atividade provitamínica A, porém é um dos mais potentes agentes antioxidantes naturais. Vários estudos experimentais e epidemiológicos têm demonstrado que uma dieta rica em carotenoides, inclusive o licopeno, está associada com menor incidência de diversos cânceres. No mesmo sentido, níveis séricos e teciduais reduzidos de licopeno são inversamente associados com a incidência de doenças crônicas, inclusive o câncer.[83]

Embora a atividade antioxidante do licopeno pareça ser a principal responsável por sua atividade biológica, evidências como o aumento das comunicações celulares via *gap junctions*, a inibição da proliferação celular, a modulação

do metabolismo de xenobióticos e do processo inflamatório são mecanismos de ação propostos para o licopeno.[84]

Diversos estudos *in vitro* e *in vivo* têm demonstrado o papel do licopeno na quimioprevenção do câncer. O licopeno inibe o crescimento de células leucêmicas humanas, além de induzir a apoptose.[85] Efeito semelhante foi observado em culturas de células de câncer de mama, pulmão, próstata, endométrio e hepatoma.[86]

O licopeno apresenta atividade quimiopreventiva em modelos de carcinogênese experimental de cólon e de mama, além de efeitos inibitórios da carcinogênese em modelos experimentais de câncer de pulmão, fígado e bexiga.[87,88] Porém, destaca-se sua atividade quimiopreventiva do câncer de próstata.[7] Diversos estudos epidemiológicos associaram a ingestão de alimentos fontes de licopeno com a redução na incidência de câncer de próstata. O consumo de tomates, molho ou suco de tomate e até mesmo de pizza (que responde por 82% da ingestão de licopeno) está associado com risco 35% menor de desenvolvimento de câncer de próstata.[89,90]

◙ EVENTOS EPIGENÉTICOS E QUIMIOPREVENÇÃO DO CÂNCER

O câncer desenvolve-se em um processo longo que envolve, além de alterações genéticas, a desregulação de eventos epigenéticos. Esses eventos são alterações na expressão gênica independentes de mudanças da sequência de nucleotídeos do DNA.[91] Eventos epigenéticos como a metilação do DNA, modificações em histonas e expressão de pequenos RNA não codificantes (miRNA, sigla do inglês *small noncoding microRNA*) (Figura 4) estão presentes desde etapas precoces da carcinogênese e são potencialmente reversíveis, representando alvos potenciais para estratégias de prevenção do câncer.[92]

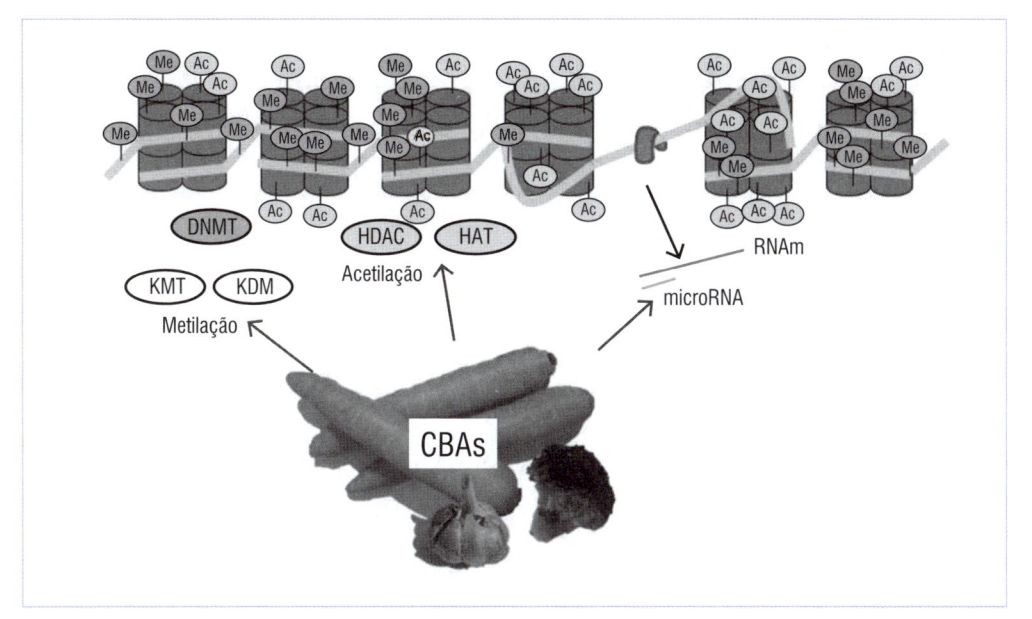

FIGURA 4 Papel dos CBA na modulação de eventos epigenéticos desregulados do câncer. Os CBA podem atuar na metilação do DNA, inibindo, por exemplo, DNMT, e assim restaurar a expressão de genes supressores de tumor silenciados por hipermetilação de suas regiões promotoras. Nesse sentido, podem também modular a trimetilação de histonas, em especial a da H3K9me3, que é regulada pelas enzimas KMT e KDM. Os CBA também podem inibir a enzima HDAC, promovendo a hiperacetilação de histonas, como a H3K9ac. Tanto a remoção de grupos metila de regiões promotoras do DNA como a redução da trimetilação e o aumento da acetilação de histonas como a H3 favorecem o acesso do complexo de transcrição ao DNA. Os CBA podem também regular a expressão de microRNA que se ligam ao RNAm, inibindo a expressão de determinados genes.

CBA: compostos bioativos presentes nos alimentos; DNMT: DNA metiltransferases.

Metilação do DNA

A metilação do DNA é a modificação epigenética mais estudada.[20] Ela é catalisada pela família de enzimas DNA metiltransferases (DNMT), que adicionam grupo metila fornecido pela S-adenosil-metionina (SAM) no carbono 5 da citosina. Essa base nitrogenada está presente, principalmente, em regiões com sequências de dinucleotídeos constituídos por citosinas e guaninas denominadas ilhas CpG, que estão frequentemente associadas com sítios de início de transcrição gênica. Uma condição comum em diversas neoplasias é a hipometilação genômica, ou seja, a redução no número de citosinas metiladas, quando comparado ao tecido não neoplásico. Esse evento pode ser resultado da disponibilidade reduzida de SAM, integridade genômica comprometida, como no caso de presença de lesões não reparadas no DNA ou, ainda, expressão ou atividade alterada de DNMT, como a DNMT1, principal enzima responsável pela metilação do DNA. A hipometilação genômica pode contribuir com a carcinogênese por meio de diversos mecanismos, como a instabilidade cromossômica[93] e a indução da expressão de oncogenes, como o *c-myc*.[94]

Outro evento epigenético presente na carcinogênese que envolve a transferência de grupos metila é o silenciamento de genes específicos por hipermetilação. Esse processo é caracterizado pela metilação de domínios no DNA que geralmente estão presentes em ilhas CpG, localizadas em diversas regiões do genoma, principalmente na porção 5' de promotores de genes.[15]

Doadores de grupos metila, metilação do DNA e quimioprevenção do câncer

Doadores de grupos metila, como o ácido fólico, presente em diversas frutas e hortaliças, estão envolvidos tanto em processos de síntese como de metilação do DNA. Alguns estudos epidemiológicos demonstraram a associação inversa entre o consumo de ácido fólico e o risco de desenvolvimento do câncer, principalmente de cólon, próstata, pâncreas, ovário e fígado. De forma geral, nos estudos em que se observou associação inversa entre o consumo de ácido fólico e a carcinogênese, ressalta-se que isso ocorreu apenas com o consumo da vitamina proveniente de formas naturais, ou seja, da alimentação, não sendo clara, até o momento, a associação entre o consumo de suplementos dessa vitamina e o risco de desenvolvimento de neoplasias.[95]

Estudos com roedores demonstraram que a deficiência de compostos envolvidos com o metabolismo da SAM, como o ácido fólico, induz a hepatocarcinogênese.[96] Em contrapartida, foi observada atividade quimiopreventiva em ratos submetidos a modelo de hepatocarcinogênese e tratados com ácido fólico, já que essa vitamina inibe a expressão de *c-myc* especificamente em lesões pré-neoplásicas[95] e também de genes envolvidos com a angiogênese. Estudos em seres humanos indicam que concentrações plasmáticas reduzidas de folato estão associadas com aumento do risco de desenvolvimento de câncer de fígado.[95] Uma das hipóteses mais investigadas a respeito do papel do ácido fólico na hepatocarcinogênese é que a deficiência dessa vitamina está relacionada com a desregulação de eventos epigenéticos.[96] Estudos com roedores demonstraram que a deficiência de doadores de grupo metila

promove a desmetilação do DNA genômico hepático com consequente ativação de proto-oncogenes como *c-myc*, *c-fos* e *H-ras*.[97] Animais tratados com dietas deficientes de doadores de grupo metila apresentaram hipermetilação de genes supressores de tumor como *p53*, *p16INK4a*, *PtprO*, *cdh1* e *Cx26*.[96] Esse evento parece ocorrer antes do estabelecimento de lesões pré-neoplásicas, como observado em camundongos que receberam rações deficientes de ácido fólico.[98]

Retinoides, metilação do DNA e quimioprevenção do câncer

Uma vez que o fígado é considerado órgão-alvo para retinoides, supõe-se que essa classe de compostos sintéticos e naturais, que incluem o retinol, retinaldeído e ácido retinoico, apresente alguma ação na hepatocarcinogênese.[99] Nesse sentido, observou-se em seres humanos a relação entre elevados níveis de retinol no sangue e redução no risco de desenvolvimento do câncer. Os retinoides apresentam atividade quimiopreventiva da hepatocarcinogênese demonstrada em diversos estudos. Em um desses trabalhos, a vitamina A apresentou atividade quimiopreventiva da hepatocarcinogênese, especificamente durante a fase de progressão, mas seu mecanismo de ação não envolveu a reversão da hipometilação de *c-myc* e da HMGCoA redutase.[100] Verificou-se que a região promotora de CRBP1 e RAR-alfa, genes que atuam no transporte intracelular do retinol e como receptor de ácido retinoico, respectivamente, encontra-se hipermetilada em diversas células neoplásicas.[101] Ainda nesse sentido, foi observado *in vivo* que o tratamento com palmitato de retinila e ácidos retinoicos 13-*cis* e todo *trans* promoveram aumento da expressão da glicina-N-metiltransferase, enzima necessária para o fornecimento ideal de grupos metila, que pode consistir em um mecanismo de ação epigenético dos retinoides.[102]

Selênio, metilação do DNA e quimioprevenção do câncer

O selênio é um constituinte de selenoproteínas, que fazem parte de complexos sistemas enzimáticos envolvidos com o metabolismo antioxidante e detoxificante celular.[103] Diversos estudos demonstraram que esse mineral apresenta atividade anticâncer.[103,104] Em seres humanos foi constatada a relação inversa entre concentrações plasmáticas de selênio e aumento do risco de desenvolvimento de neoplasias.[104] Evidências obtidas a partir de estudos *in vitro* e *in vivo* sugerem que as atividades quimiopreventivas do selênio estão relacionadas com alterações no padrão de metilação do DNA.[105] Esse efeito pode ser consequência da inibição da DNMT1 por parte do selênio, como demonstrado *in vitro*.[104] A modulação de eventos epigenéticos depende da estrutura química do selênio. Assim, em estudo *in vitro*, observou-se que o tratamento de células LNCaP de câncer de próstata com esse mineral, na forma de selenito, restaurou a expressão de *GSTP1* que estava silenciada por metilação de seu promotor. Esse efeito ocorreu por redução da expressão de DNMT1, que foi acompanhada da hipometilação global do DNA. Quando as células foram tratadas com selenometionina, uma das formas orgânicas do selênio, esses efeitos não foram observados.

Sulforafano, metilação do DNA e quimioprevenção do câncer

O sulforafano (SFN) é um isotiocianato naturalmente encontrado em vegetais crucíferos amplamente consumidos, como brócolis, repolho e couve. Esse composto apresenta atividade quimiopreventiva contra o câncer observada *in vitro*.[106-109] Os mecanismos de quimioprevenção do sulforafano envolvem a inibição da proliferação celular e indução da apoptose. Pesquisas realizadas *in vitro* sugerem que o sulforafano pode modificar a atividade de DNMT e também da telomerase, que resultaria na indução da apoptose.[110,111]

Modificações em histonas

Modificações em histonas incluem acetilação, metilação, fosforilação, ubiquitinação, biotinilização, sumolização e ADP-ribosilização. No câncer, as mais estudadas são a acetilação e a metilação.[112] A acetilação de histonas relaxa a cromatina, que se encontra normalmente superespiralada. Esse processo permite o acesso de proteínas ligadoras do DNA e regulatórias da transcrição a regiões promotoras dos genes. A regulação do estado de acetilação das histonas ocorre pelas enzimas acetilases (HAT) que adicionam grupos acetila em resíduos de lisina ou arginina, e por desacetilases de histonas (HDAC) que removem o grupo acetila desses aminoácidos. Neoplasias apresentam, geralmente, desregulação de diversas HDAC, como HDAC1, HDAC2, HDAC3 e SIRT1. Por sua vez, a metilação de histonas ocorre também em resíduos de lisina ou arginina e pode ativar ou suprimir efetores da transcrição, dependendo da quantidade de grupos metila envolvidos. Metiltransferases de histonas (KMT), como a SMYD3, RIZ1 e EZH2, catalisam a transferência de até 3 grupos metila da SAM para resíduos específicos de histonas, enquanto a remoção de grupos metila ocorre pela ação de desmetilases de histonas (KDM).[112]

O silenciamento de genes supressores de tumor durante a hepatocarcinogênese, além de estar associado com a metilação do DNA, também está relacionado com modificações de histonas nas regiões promotoras desses genes.[112] Assim, o silenciamento do RIZ1, p16INKa e RASSF1A em neoplasias está relacionado com o aumento da expressão da histona H3 trimetilada nos resíduos de lisina 9 (H3K9me3) e 27 (H3K27me3) em suas regiões promotoras. Paralelamente, a carcinogênese, principalmente a de fígado, apresenta como característica a redução da expressão da histona H4 trimetilada no resíduo de lisina 20 (H4K30me3) e aumento na expressão da histona H3 trimetilada no resíduo de lisina 27 (H3K27me3).[112] CBA podem modular o padrão de acetilação e metilação de histonas. Neste caso, esses compostos atuam principalmente como inibidores de enzimas como HDAC ou KMT.

Butirato, modificações em histonas e quimioprevenção do câncer

O butirato, principal produto da fermentação de fibras alimentares, foi o primeiro composto natural a ser identificado com atividade inibitória de HDAC e tem sido considerado um agente potencial para quimioprevenção e quimioterapia do câncer.[92] Esse ácido graxo atua como ligante fraco de HDAC, inibindo as HDAC das classes 1 e 2[113,114] e promovendo a acetilação de histonas, levando à expressão, dessa forma, de genes envolvidos com a diferenciação celular e apoptose. Observou-se in vitro que o butirato inibiu a expressão de HDAC4 e aumentou a da histona H3 acetilada no resíduo de lisina 9 (H3K9ac) em células SMMC-7721 e HepG2. O butirato também inibiu a migração/invasão celular dessas células.[115]

Apesar de seu potencial quimiopreventivo, principalmente por atuar como HDAC, o ácido butírico apresenta limitações farmacocinéticas para ser utilizado por via oral. Profármacos de ácido butírico, como a tributirina, podem ser encontrados na gordura do leite. Esse triacilglicerol apresentou atividade quimiopreventiva em ratos submetidos a modelo de hepatocarcinogênese.[92] Além de induzir a apoptose, a tributirina aumentou a expressão do p21 e da H3K9ac e também da H3K18ac e H4K16ac, além de inibir a desacetilação da p53, evento que garante a funcionalidade dessa proteína em controlar o balanço apoptose/proliferação celular.[116]

A associação entre inibidores de HDAC e outros agentes quimiopreventivos pode consistir em uma estratégia eficaz para a quimioprevenção do câncer, como observado em células de câncer de mama tratadas concomitantemente com butirato e retinol. A associação desses compostos resultou em aumento da expressão da H3K9ac e indução da apoptose nessas células. No mesmo sentido, a associação entre tributirina e a vitamina A apresentou atividade quimiopreventiva em ratos submetidos a modelo de hepatocarcinogênese relacionada com aumento da expressão da H3K9ac.[117]

Sulforafano, modificações em histonas e quimioprevenção do câncer

Dentre os isotiocianatos, o sulforafano e seus metabólitos apresentam atividade antineoplásica de acordo com diversos trabalhos.[109] A erucina, um metabólito do sulforafano, apresenta atividade quimiopreventiva in vivo contra o câncer de fígado. Dentre os diversos mecanismos antineoplásicos do sulforafano, destaca-se sua atividade inibitória de HDAC.[118] Estudos de modelagem molecular sugerem uma interação entre o sítio ativo da HDAC com o grupo carboxilato do resíduo de lisina do sulforafano posicionado como um ligante de zinco bidentado. Demonstrou-se in vitro que esse CBA inibiu a atividade de HDAC e aumentou a expressão do supressor de tumor p21 e do indutor da apoptose Bax. Foi observado em seres humanos saudáveis que o consumo de bagel com 68 g de brotos de brócolis, importante fonte de sulforafano, inibiu a atividade de HDAC em células sanguíneas mononucleares periféricas após 3 horas, com o retorno da atividade da HDAC em 24 horas após a ingestão.[118] Assim, o sulforafano pode fazer parte de estratégias quimiopreventivas contra o câncer que podem preconizar, inclusive, a incorporação de determinados alimentos para indivíduos com elevado risco de desenvolvimento de neoplasias.

Compostos do alho, modificações em histonas e quimioprevenção do câncer

Diversos compostos presentes no alho e em hortaliças do gênero *Allium,* como alicina, S-alil cisteína, S-alil mercaptocisteína, sulfeto de dialila, dissulfeto de dialila e trissulfeto de dialila, são considerados CBA relacionados com a prevenção de doenças crônicas não transmissíveis.[6] Esses compostos apresentam atividade quimiopreventiva contra diversos tipos de câncer. O dissulfeto de dialila atua como inibidor de HDAC, como observado em culturas de células de câncer de cólon, aumentando a expressão da H4K12ac e H4K16ac. Um dos metabólitos dos compostos sulfurados, o alil mercaptano também foi identificado como um inibidor de HDAC, e sugere-se que esse composto possa estar relacionado com as atividades antineoplásicas do alho.[119]

Modulação da expressão de miRNAs por CBA no HCC

Diversos estudos sugerem que miRNA podem ser responsáveis por outro mecanismo de regulação epigenética da expressão gênica. MiRNA são pequenas moléculas de RNA não codificante constituídas por uma sequência de 16 a 29 nucleotídeos e que atuam como reguladores negativos de genes em nível pós-transcricional. MiRNA podem se ligar em sequências complementares não traduzidas de miRNA e, dessa forma, regular a expressão de genes-alvo. Mudanças na expressão de miRNA estão relacionadas com diversas neoplasias, uma vez que foram identificados diversos miRNA que potencialmente têm como alvos genes relacionados com a diferenciação e proliferação celular, além da apoptose.[112]

Além de modular a metilação e a estabilidade cromossômica por alterações em histonas, doadores de grupos metila parecem modular a expressão de miRNA na carcinogênese. Experimentos com roedores tratados com dietas deficientes de doadores de grupos metila demonstraram redução da expressão de um tipo de miRNA, denominado miR-122 em lesões pré-neoplásicas e neoplasias hepáticas.[112]

EGCG, quercetina, genisteína e expressão de miRNA e quimioprevenção do câncer

O chá verde parece modificar a expressão de diversos miRNA em células de HCC humanas. Tal atividade parece estar relacionada ao seu principal composto bioativo, que é o EGCG.[120] Nesse sentido, o tratamento de células de câncer de fígado humanas com EGCG modificou as expressões de alguns do miRNA envolvidos com a indução da apoptose.[121,122] Outro polifenol com atividade moduladora de miRNA e potencial quimiopreventivo do câncer é a quercetina, que também pode ser encontrada no chá verde, porém as maiores concentrações desse composto são observadas nas maçãs e cebolas. Observou-se que a quercetina pode regular positivamente diversos miRNA que consistem na família miRNA-let-7 e inibem a expressão de oncogenes.[123-125]

A genisteína é uma isoflavona pertencente ao grupo dos polifenóis. Ela apresenta estrutura similar ao estradiol, sendo considerada um fitoestrógeno. A genisteína é encontrada em leguminosas como soja, grão-de-bico e ervilhas. Por suas atividades pleiotrópicas, essa isoflavona atua na prevenção de diversas doenças crônicas, inclusive o câncer.[126] Com relação às modificações na expressão de miRNA, a genisteína aumenta a expressão do miRNA-574-3p, considerado supressor de tumor em linhas celulares de câncer de próstata. Esse miRNA regula negativamente a expressão de vários genes que estão envolvidos na carcinogênese, incluindo *RAC1*, *EGFR* e *EP300*.[127]

CONSIDERAÇÕES FINAIS

Diversos CBA apresentam atividade quimiopreventiva contra vários tipos de neoplasias, inclusive o HCC. A atividade quimiopreventiva envolve mecanismos relacionados com a inibição da proliferação celular e indução da apoptose e diferenciação. As vias moleculares relacionadas com esses processos podem ser controladas geneticamente ou, ainda, apresentar regulação epigenética.

Nesse sentido, há interesse no desenvolvimento de estratégias que combinem agentes quimiopreventivos com diferentes mecanismos de ação que atuem simultaneamente em múltiplas vias envolvidas na carcinogênese.[3] Assim, CBA que modifiquem o padrão de metilação do DNA poderiam ser associados com outros que alterem a estrutura da cromatina. Uma vez que a restauração da expressão de genes supressores de tumor pela EGCG pode constituir um importante mecanismo antineoplásico, foi sugerida a associação desse CBA com outros potenciais agentes quimiopreventivos, como o ácido butírico. Este, por sua vez, vem sendo preconizado para uso em associação com análogos da vitamina A, como ácido retinoico todo *trans*. Essa associação inibiu o crescimento de células de câncer de mama MCF-7 e restaurou a expressão de *RARα*.[128] A tributirina também já foi utilizada em associação em modelos de hepatocarcinogênese *in vivo*. Assim, animais tratados com associação da tributirina com a vitamina A e submetidos a modelo de hepatocarcinogênese apresentaram inibição do crescimento de lesões pré-neoplásicas, aumento nos níveis da H3K9ac e aumento da expressão do p21[cip1/waf1 2].

Aspectos a respeito da biodisponibilidade de CBA são essenciais para aplicação desses compostos como agentes quimiopreventivos do câncer. Além disso, a partir do momento em que os mecanismos de ação de agentes quimiopreventivos forem elucidados, pode-se aventar para o futuro o conceito de quimioprevenção personalizada. Assim, indivíduos que apresentam elevado risco de desenvolvimento de neoplasias poderiam ser submetidos a estratégias de prevenção com determinados CBA.

REFERÊNCIAS BIBLIOGRÁFICAS

1. WCRF. Food, nutrition, and the prevention of cancer: a global perspective. In: Research AIfC (ed.). Washington, D.C.; 1997. p.35-52.
2. Tannenbaum A. Relationship of body weight to cancer incidence. Arch Pathol. 1940;30:509-17.
3. Doll R. The lessons of life: keynote address to the nutrition and cancer conference. Cancer Research. 1992;52(7 Suppl):2024s-9s.
4. Wynder EL, Gori GB. Contribution of the environment to cancer incidence: an epidemiologic exercise. J Natl Cancer Inst. 1977;58(4):825-32.
5. Wynder EL, Shigematsu T. Environmental factors of cancer of the colon and rectum. Cancer. 1967;20(9):1520-61.
6. Doll R, Peto R. The causes of cancer: quantitative estimates of avoidable risks of cancer in the United States today. J Natl Cancer Inst. 1981;66(6):1192-308.
7. Vogelstein B, Kinzler KW. The multistep nature of cancer. Trends Genet. 1993;9(4):138-41.
8. Liu M, Jiang L, Guan XY. The genetic and epigenetic alterations in human hepatocellular carcinoma: a recent update. Protein & Cell. 2014;5(9):673-91.
9. Farber E, Rubin H. Cellular adaptation in the origin and development of cancer. Cancer Research. 1991;51(11):2751-61.
10. Pitot HC. Pathways of progression in hepatocarcinogenesis. Lancet (London, England). 2001;358(9285):859-60.
11. Miller MC, 3rd, Mohrenweiser HW, Bell DA. Genetic variability in susceptibility and response to toxicants. Toxicology Letters. 2001;120(1-3):269-80.
12. Dipple A. DNA adducts of chemical carcinogens. Carcinogenesis. 1995;16(3):437-41.
13. Devereux T, Risinger J, Barrett J. Mutations and altered expression of the human cancer genes: what they tell us about causes. IARC Scientific Publications. 1999(146):19-42.
14. Ott M, Gogvadze V, Orrenius S, Zhivotovsky B. Mitochondria, oxidative stress and cell death. Apoptosis: An International Journal on Programmed Cell Death. 2007;12(5):913-22.
15. Sercu S, Zhang L, Merregaert J. The extracellular matrix protein 1: its molecular interaction and implication in tumor progression. Cancer Investigation. 2008;26(4):375-84.
16. Trosko JE. Gap junctional intercellular communication as a biological "Rosetta stone" in understanding, in a

systems biological manner, stem cell behavior, mechanisms of epigenetic toxicology, chemoprevention and chemotherapy. The Journal of Membrane Biology. 2007;218(1-3):93-100.

17. Raynaud CM, Sabatier L, Philipot O, Olaussen KA, Soria JC. Telomere length, telomeric proteins and genomic instability during the multistep carcinogenic process. Critical Reviews in Oncology/Hematology. 2008;66(2):99-117.

18. Gerhauser C. Cancer chemoprevention and nutri-epigenetics: state of the art and future challenges. Top Curr Chem. 2013:73-132.

19. Llovet JM, Bruix J. Novel advancements in the management of hepatocellular carcinoma in 2008. Journal of Hepatology. 2008;48(Suppl 1):S20-37.

20. Shukla S, Meeran SM, Katiyar SK. Epigenetic regulation by selected dietary phytochemicals in cancer chemoprevention. Cancer Lett. 2014;355(1):9-17.

21. Hong WK, Sporn MB. Recent advances in chemoprevention of cancer. Science. 1997;278(5340):1073-7.

22. Ong TP, Cardozo MT, de Conti A, Moreno FS. Chemoprevention of hepatocarcinogenesis with dietary isoprenic derivatives: cellular and molecular aspects. Current Cancer Drug Targets. 2012;12(9):1173-90.

23. Berghe WV. Epigenetic impact of dietary polyphenols in cancer chemoprevention: lifelong remodeling of our epigenomes. Pharmacological Research. 2012;65(6):565-76.

24. Leong H, Mathur PS, Greene GL. Green tea catechins inhibit angiogenesis through suppression of STAT3 activation. Breast Cancer Research and Treatment. 2009;117(3):505-15.

25. Pulido-Moran M, Moreno-Fernandez J, Ramirez-Tortosa C, Ramirez-Tortosa M. Curcumin and health. Molecules (Basel, Switzerland). 2016;21(3):264.

26. Heger M, van Golen RF, Broekgaarden M, Michel MC. The molecular basis for the pharmacokinetics and pharmacodynamics of curcumin and its metabolites in relation to cancer. Pharmacological Reviews. 2014;66(1):222-307.

27. Anand P, Sundaram C, Jhurani S, Kunnumakkara AB, Aggarwal BB. Curcumin and cancer: an "old-age" disease with an "age-old" solution. Cancer Lett. 2008;267(1):133-64.

28. Cheng AL, Hsu CH, Lin JK, Hsu MM, Ho YF, Shen TS, et al. Phase I clinical trial of curcumin, a chemopreventive agent, in patients with high-risk or pre-malignant lesions. Anticancer Research. 2001;21(4b):2895-900.

29. S Darvesh A, B Aggarwal B, Bishayee A. Curcumin and liver cancer: a review. Current Pharmaceutical Biotechnology. 2012;13(1):218-28.

30. Kuttan G, Hari Kumar KB, Guruvayoorappan C, Kuttan R. Antitumor, anti-invasion, and antimetastatic effects of curcumin. Adv Exp Med Biol. 2007:173-84.

31. Cai X-Z, Wang J, Xiao-Dong L, Wang G-L, Liu F-N, Cheng M-S, et al. Curcumin suppresses proliferation

and invasion in human gastric cancer cells by down-regulation of PAK1 activity and cyclin D1 expression. Cancer Biology & Therapy. 2009;8(14):1360-8.

32. Srivastava RK, Chen Q, Siddiqui I, Sarva K, Shankar S. Linkage of curcumin-induced cell cycle arrest and apoptosis by cyclin-dependent kinase inhibitor p21(/WAF1/CIP1). Cell Cycle (Georgetown, Tex). 2007;6(23):2953-61.

33. Surh YJ. Cancer chemoprevention with dietary phytochemicals. Nature Reviews Cancer. 2003;3(10):768-80.

34. Notarbartolo M, Poma P, Perri D, Dusonchet L, Cervello M, D'Alessandro N. Antitumor effects of curcumin, alone or in combination with cisplatin or doxorubicin, on human hepatic cancer cells: analysis of their possible relationship to changes in NF-kB activation levels and in IAP gene expression. Cancer Lett. 2005;224(1):53-65.

35. Chuang S-E, Cheng A-L, Lin J-K, Kuo M-L. Inhibition by curcumin of diethylnitrosamine-induced hepatic hyperplasia, inflammation, cellular gene products and cell-cycle-related proteins in rats. Food and Chemical Toxicology. 2000;38(11):991-5.

36. Pan Z, Zhuang J, Ji C, Cai Z, Liao W, Huang Z. Curcumin inhibits hepatocellular carcinoma growth by targeting VEGF expression. Oncol Lett. 2018;15(4):4821-6.

37. Bakrim S, El Omari N, El Hachlafi N, Bakri Y, Lee LH, Bouyahya A. dietary phenolic compounds as anticancer natural drugs: recent update on molecular mechanisms and clinical trials. Foods (Basel, Switzerland). 2022;11(21).

38. Masuelli L, Benvenuto M, Di Stefano E, Mattera R, Fantini M, De Feudis G, et al. Curcumin blocks autophagy and activates apoptosis of malignant mesothelioma cell lines and increases the survival of mice intraperitoneally transplanted with a malignant mesothelioma cell line. Oncotarget. 2017;8(21):34405-22.

39. Cruz-Correa M, Shoskes DA, Sanchez P, Zhao R, Hylind LM, Wexner SD, et al. Combination treatment with curcumin and quercetin of adenomas in familial adenomatous polyposis. Clinical Gastroenterology and Hepatology: The Official Clinical Practice Journal of The American Gastroenterological Association. 2006;4(8):1035-8.

40. He ZY, Shi CB, Wen H, Li FL, Wang BL, Wang J. Upregulation of p53 expression in patients with colorectal cancer by administration of curcumin. Cancer Investigation. 2011;29(3):208-13.

41. Belcaro G, Hosoi M, Pellegrini L, Appendino G, Ippolito E, Ricci A, et al. A controlled study of a lecithinized delivery system of curcumin (Meriva®) to alleviate the adverse effects of cancer treatment. Phytotherapy Research. 2014;28(3):444-50.

42. Bakun P, Mlynarczyk DT, Tomasz K, Cerbin-Koczorowska M, Piwowarczyk L, Kolasinski E, et al. Tea-break

with epigallocatechin gallate derivatives: powerful polyphenols of great potential for medicine. European Journal of Medicinal Chemistry. 2023;261(0223-5234):115820.

43. Rains TM, Agarwal S, Maki KC. Antiobesity effects of green tea catechins: a mechanistic review. The Journal of Nutritional Biochemistry. 2011;22(1):1-7.

44. Yang CS, Maliakal P, Meng X. Inhibition of carcinogenesis by tea. Annual Review of Pharmacology and Toxicology. 2002;42:25-54.

45. Yao H, Xu W, Shi X, Zhang Z. Dietary flavonoids as cancer prevention agents. Journal of environmental Science and Health Part C. Environmental Carcinogenesis & Ecotoxicology Reviews. 2011;29(1):1-31.

46. Wei R, Mao L, Xu P, Zheng X, Hackman RM, Mackenzie GG, et al. Suppressing glucose metabolism with epigallocatechin-3-gallate (EGCG) reduces breast cancer cell growth in preclinical models. Food & Function. 2018;9(11):5682-96.

47. Moradzadeh M, Hosseini A, Erfanian S, Rezaei H. Epigallocatechin-3-gallate promotes apoptosis in human breast cancer T47D cells through down-regulation of PI3K/AKT and Telomerase. Pharmacological Reports. 2017;69(5):924-8.

48. Zhang Y, Duan WEI, Owusu L, Wu D, Xin YI. Epigallocatechin-3-gallate induces the apoptosis of hepatocellular carcinoma LM6 cells but not non-cancerous liver cells. International Journal of Molecular Medicine. 2014;35(1):117-24.

49. Lu YP, Lou YR, Xie JG, Peng QY, Liao J, Yang CS, et al. Topical applications of caffeine or (-)-epigallocatechin gallate (EGCG) inhibit carcinogenesis and selectively increase apoptosis in UVB-induced skin tumors in mice. Proceedings of the National Academy of Sciences of the United States of America. 2002;99(19):12455-60.

50. Dong Z. Molecular mechanism of the chemopreventive effect of resveratrol. Mutation Research/Fundamental and Molecular Mechanisms of Mutagenesis. 2003;523:145-50.

51. Brockmueller A, Sameri S, Liskova A, Zhai K, Varghese E, Samuel SM, et al. Resveratrol's anti-cancer effects through the modulation of tumor glucose metabolism. Cancers. 2021;13(2):188.

52. Liu BL, Zhang X, Zhang W, Zhen HN. New enlightenment of French Paradox: resveratrol's potential for cancer chemoprevention and anti-cancer therapy. Cancer Biol Ther. 2007;6(12):1833-6.

53. Khusbu FY, Zhou X, Roy M, Chen F-Z, Cao Q, Chen H-C. Resveratrol induces depletion of TRAF6 and suppresses prostate cancer cell proliferation and migration. The International Journal of Biochemistry & Cell Biology. 2020;118:105644.

54. Yuan L, Zhou M, Huang D, Wasan HS, Zhang K, Sun L, et al. Resveratrol inhibits the invasion and metastasis of colon cancer through reversal of epithelial-mesenchymal transition via the AKT/GSK-3β/Snail sig-naling pathway Corrigendum in/10.3892/mmr. 2022.12870. Molecular Medicine Reports. 2019;20(3):2783-95.

55. Tanaka T, Shnimizu M, Moriwaki H. Cancer chemoprevention by carotenoids. Molecules (Basel, Switzerland). 2012;17(3):3202-42.

56. Naves MM, Silveira ER, Dagli ML, Moreno FS. Effects of beta-carotene and vitamin A on oval cell proliferation and connexin 43 expression during hepatic differentiation in the rat(1). The Journal of Nutritional Biochemistry. 2001;12(12):685-92.

57. Blot WJ, Li JY, Taylor PR, Guo W, Dawsey S, Wang GQ, et al. Nutrition intervention trials in Linxian, China: supplementation with specific vitamin/mineral combinations, cancer incidence, and disease-specific mortality in the general population. J Natl Cancer Inst. 1993;85(18):1483-92.

58. Dagli MLZ, Guerra JL, Sinhorini IL, Wu T-S, Rizzi MBS, Penteado MV, et al. Beta-carotene reduces the ductular (oval) cell reaction in the liver of Wistar rats submitted to the resistant hepatocyte model of carcinogenesis. Pathology. 1998;30(3):259-66.

59. de Almeida Vasconcelos Fonseca EM, Chagas CEA, Mazzantini RP, Heidor R, Ong TP, Moreno FS. All-trans and 9-cis retinoic acids, retinol and β-carotene chemopreventive activities during the initial phases of hepatocarcinogenesis involve distinct actions on glutathione S-transferase positive preneoplastic lesions remodeling and DNA damage. Carcinogenesis. 2005;26(11):1940-6.

60. Moreno FS, Wu TS, Penteado MV, Rizzi MB, Jordão Júnior AA, Almeida-Muradian LB, et al. A comparison of beta-carotene and vitamin A effects on a hepatocarcinogenesis model. International Journal for Vitamin and Nutrition Research - Internationale Zeitschrift fur Vitamin- und Ernahrungsforschung Journal international de Vitaminologie et de Nutrition. 1995;65(2):87-94.

61. Moreno FS, Rizzi MB, Dagli ML, Penteado MV. Inhibitory effects of beta-carotene on preneoplastic lesions induced in Wistar rats by the resistant hepatocyte model. Carcinogenesis. 1991;12(10):1817-22.

62. Rizzi MB, Dagli ML, Jordão AA, Jr., Penteado MV, Moreno FS. beta-carotene inhibits persistent and stimulates remodeling gamma GT-positive preneoplastic lesions during early promotion of hepatocarcinogenesis. International Journal for Vitamin and Nutrition Research - Internationale Zeitschrift fur Vitamin- und Ernahrungsforschung Journal International de Vitaminologie et de Nutrition. 1997;67(6):415-22.

63. Sampaio AR, Chagas CE, Ong TP, Moreno FS. Vitamin A and beta-carotene inhibitory effect during 1,2-dimethylhydrazine induced hepatocarcinogenesis potentiated by 5-azacytidine. Food and Chemical Toxicology: An International Journal Published for the British Industrial Biological Research Association. 2007;45(4):563-7.

64. Bishayee A, Sarkar A, Chatterjee M. Further evidence for chemopreventive potential of beta-carotene against experimental carcinogenesis: diethylnitrosamine-initiated and phenobarbital-promoted hepatocarcinogenesis is prevented more effectively by beta-carotene than by retinoic acid. Nutrition and Cancer. 2000;37(1):89-98.

65. Gradelet S, Astorg P, Le Bon A-M, Bergès R, Suschetet M. Modulation of aflatoxin B1 carcinogenicity, genotoxicity and metabolism in rat liver by dietary carotenoids: evidence for a protective effect of CYP1A inducers. Cancer Letters. 1997;114(1-2):221-3.

66. He Y, Root MM, Parker RS, Campbell TC. Effects of carotenoid-rich food extracts on the development of preneoplastic lesions in rat liver and on in vivo and in vitro antioxidant status. Nutr Cancer. 1997;27(3):238-44.

67. Sadek IA, Hayat LG. Initiation and post-initiation chemopreventive effects of beta-carotene in toad liver carcinogenesis. Histology and Histopathology. 1996;11(2):357-60.

68. Sarkar A, Mukherjee B, Chatterjee M. Inhibition of 3'-methyl-4-dimethylaminoazobenzene-induced hepatocarcinogenesis in rat by dietary beta-carotene: changes in hepatic anti-oxidant defense enzyme levels. Int J Cancer. 1995;61(6):799-805.

69. Sarkar A, Mukherjee B, Chatterjee M. Inhibitory effect of beta-carotene on chronic 2-acetylaminofluorene induced hepatocarcinogenesis in rat: reflection in hepatic drug metabolism. Carcinogenesis. 1994;15(5):1055-60.

70. Sarkar A, Bishayee A, Chatterjee M. Beta-carotene prevents lipid peroxidation and red blood cell membrane protein damage in experimental hepatocarcinogenesis. Cancer Biochemistry Biophysics. 1995;15(2):111-25.

71. Tsuda H, Uehara N, Iwahori Y, Asamoto M, Ligo M, Nagao M, et al. Chemopreventive effects of β-carotene, α-tocopherol and five naturally occurring antioxidants on initiation of hepatocarcinogenesis by 2-amino-3-methylimidazo [4, 5-f] qumoline in the rat. Japanese Journal of Cancer Research. 1994;85(12):1214-9.

72. Moreno FS, T SW, Naves MM, Silveira ER, Oloris SC, da Costa MA, et al. Inhibitory effects of beta-carotene and vitamin a during the progression phase of hepatocarcinogenesis involve inhibition of cell proliferation but not alterations in DNA methylation. Nutrition and Cancer. 2002;44(1):80-8.

73. Moreno FS, Rossiello MR, Manjeshwar S, Nath R, Rao PM, Rajalakshmi S, et al. Effect of beta-carotene on the expression of 3-hydroxy-3-methylglutaryl coenzyme A reductase in rat liver. Cancer Lett. 1995;96(2):201-8.

74. Naves MMV, Moreno FS. "Beta"-carotene and cancer chemoprevention: from epidemiological associations to cellular mechanisms of action. Nutrition Research. 1998;18:1807-24.

75. Wójcik M, Bobowiec R, Martelli F. Effect of carotenoids on in vitro proliferation and differentiation of oval cells during neoplastic and non-neoplastic liver injuries in rats. Journal of Physiology and Pharmacology: An Official Journal of the Polish Physiological Society. 2008;59(Suppl 2):203-13.

76. Thorgeirsson SS. Hepatic stem cells in liver regeneration. FASEB Journal: Official Publication of the Federation of American Societies for Experimental Biology. 1996;10(11):1249-56.

77. Guest I, Ilic Z, Sell S. Age dependence of oval cell responses and bile duct carcinomas in male fischer 344 rats fed a cyclic choline-deficient, ethionine-supplemented diet. Hepatology. 2010;52(5):1750-7.

78. Hixson D, Chapman L, McBride A, Faris R, Yang L. Antigenic phenotypes common to rat oval cells, primary hepatocellular carcinomas and developing bile ducts. Carcinogenesis. 1997;18(6):1169-75.

79. Zhang M, Thorgeirsson SS. Modulation of connexins during differentiation of oval cells into hepatocytes. Experimental Cell Research. 1994;213(1):37-42.

80. Bertram JS, Vine AL. Cancer prevention by retinoids and carotenoids: independent action on a common target. Biochimica et Biophysica Acta. 2005;1740(2):170-8.

81. Vinken M, Henkens T, De Rop E, Fraczek J, Vanhaecke T, Rogiers V. Biology and pathobiology of gap junctional channels in hepatocytes. Hepatology. 2008;47(3):1077-88.

82. Rühl R, Sczech R, Landes N, Pfluger P, Kluth D, Schweigert FJ. Carotenoids and their metabolites are naturally occurring activators of gene expression via the pregnane X receptor. European Journal of Nutrition. 2004;43(6):336-43.

83. Rao AV, Ray MR, Rao LG. Lycopene. Advances in Food and Nutrition Research. 2006;51:99-164.

84. Blum A, Monir M, Wirsansky I, Ben-Arzi S. The beneficial effects of tomatoes. European Journal of Internal Medicine. 2005;16(6):402-4.

85. Amir H, Karas M, Giat J, Danilenko M, Levy R, Yermiahu T, et al. Lycopene and 1,25-dihydroxyvitamin D3 cooperate in the inhibition of cell cycle progression and induction of differentiation in HL-60 leukemic cells. Nutrition and Cancer. 1999;33(1):105-12.

86. Ozkan G, Deniz G-K, Ayse K, Esra C, Cardoso SM, Basem A-O, et al. A mechanistic updated overview on lycopene as potential anticancer agent. Biomedicine & Pharmacotherapy. 2023;161:114428-.

87. Ong TP, Moreno FS, Ross SA. Targeting the epigenome with bioactive food components for cancer prevention. Journal of Nutrigenetics and Nutrigenomics. 2011;4(5):275-92.

88. Ibrahim IM, Althagafy HS, Abd-Alhameed EK, Al-Thubiani WS, Hassanein EHM. Promising hepatoprotective effects of lycopene in different liver diseases. Life Sciences. 2022;310:121131.

89. Giovannucci E, Ascherio A, Rimm EB, Stampfer MJ, Colditz GA, Willett WC. Intake of carotenoids and retinol in relation to risk of prostate cancer. J Natl Cancer Inst. 1995;87(23):1767-76.

90. Vance TM, Su J, Fontham ET, Koo SI, Chun OK. Dietary antioxidants and prostate cancer: a review. Nutrition and Cancer. 2013;65(6):793-801.

91. Jiang Y-h, Bressler J, Beaudet AL. Epigenetics and human disease. Annu Rev Genomics Hum Genet. 2004;5:479-510.

92. Heidor R, Festa Ortega J, de Conti A, Prates Ong T, Salvador Moreno F. Anticarcinogenic actions of tributyrin, a butyric acid prodrug. Current Drug Targets. 2012;13(14):1720-9.

93. Eden A, Gaudet F, Waghmare A, Jaenisch R. Chromosomal instability and tumors promoted by DNA hypomethylation. Science. 2003;300(5618):455-.

94. Calvisi DF, Simile MM, Ladu S, Pellegrino R, De Murtas V, Pinna F, et al. Altered methionine metabolism and global DNA methylation in liver cancer: relationship with genomic instability and prognosis. International Journal of Cancer. 2007;121(11):2410-20.

95. Chagas CEA, Bassoli BK, de Souza CAS, Deminice R, Júnior AAJ, Paiva SAR, et al. Folic acid supplementation during early hepatocarcinogenesis: cellular and molecular effects. International Journal of Cancer. 2011;129(9):2073-82.

96. Pogribny IP, James SJ, Beland FA. Molecular alterations in hepatocarcinogenesis induced by dietary methyl deficiency. Molecular Nutrition & Food Research. 2012;56(1):116-25.

97. Wainfan E, Poirier LA. Methyl groups in carcinogenesis: effects on DNA methylation and gene expression. Cancer Research. 1992;52(7 Suppl):2071s-7s.

98. Tryndyak VP, Han T, Muskhelishvili L, Fuscoe JC, Ross SA, Beland FA, et al. Coupling global methylation and gene expression profiles reveal key pathophysiological events in liver injury induced by a methyl-deficient diet. Molecular Nutrition & Food Research. 2011;55(3):411-8.

99. Yuan JM, Gao YT, Ong CN, Ross RK, Yu MC. Prediagnostic level of serum retinol in relation to reduced risk of hepatocellular carcinoma. J Natl Cancer Inst. 2006;98(7):482-90.

100. Tamura K, Nakae D, Horiguchi K, Akai H, Kobayashi Y, Andoh N, et al. Inhibition by N-(4-hydroxyphenyl) retinamide and all-trans-retinoic acid of exogenous and endogenous development of putative preneoplastic, glutathione S-transferase placental form-positive lesions in the livers of rats. Carcinogenesis. 1997;18(11):2133-41.

101. Esteller M, Guo M, Moreno V, Peinado MA, Capella G, Galm O, et al. Hypermethylation-associated inactivation of the cellular retinol-binding-protein 1 gene in human cancer. Cancer Research. 2002;62(20):5902-5.

102. Rowling MJ, McMullen MH, Schalinske KL. Vitamin A and its derivatives induce hepatic glycine N-methyltransferase and hypomethylation of DNA in rats. J Nutr. 2002;132(3):365-9.

103. Darvesh AS, Bishayee A. Selenium in the prevention and treatment of hepatocellular carcinoma. Anticancer Agents Med Chem. 2010;10(4):338-45.

104. de Miranda JX, Andrade FdO, Conti Ad, Dagli MLZ, Moreno FS, Ong TP. Effects of selenium compounds on proliferation and epigenetic marks of breast cancer cells. Journal of Trace Elements in Medicine and Biology: Organ of the Society for Minerals and Trace Elements (GMS). 2014;28(4):486-91.

105. Davis CD, Uthus EO, Finley JW. Dietary selenium and arsenic affect DNA methylation in vitro in Caco-2 cells and in vivo in rat liver and colon. The Journal of Nutrition. 2000;130(12):2903-9.

106. Kan SF, Wang J, Sun GX. Sulforaphane regulates apoptosis-and proliferation-related signaling pathways and synergizes with cisplatin to suppress human ovarian cancer. International Journal of Molecular Medicine. 2018.

107. Su X, Jiang X, Meng L, Dong X, Shen Y, Xin Y. Anticancer activity of sulforaphane: the epigenetic mechanisms and the Nrf2 signaling pathway. Oxidative Medicine and Cellular Longevity. 2018;2018:1-10.

108. Jiang X, Liu Y, Ma L, Ji R, Qu Y, Xin Y, et al. Chemopreventive activity of sulforaphane. Drug Design, Development and Therapy. 2018;Volume 12:2905-13.

109. Lenzi M, Fimognari C, Hrelia P. Sulforaphane as a promising molecule for fighting cancer. Cancer Treatment and Research. 2014;159:207-23.

110. Leone A, Diorio G, Sexton W, Schell M, Alexandrow M, Fahey JW, et al. Sulforaphane for the chemoprevention of bladder cancer: molecular mechanism targeted approach. Oncotarget. 2017;8(21):35412-24.

111. Hsu A, Wong CP, Yu Z, Williams DE, Dashwood RH, Ho E. Promoter de-methylation of cyclin D2 by sulforaphane in prostate cancer cells. Clinical Epigenetics. 2011;3(1):3.

112. Pogribny IP, Rusyn I. Role of epigenetic aberrations in the development and progression of human hepatocellular carcinoma. Cancer Lett. 2014;342(2):223-30.

113. Davie JR. Inhibition of histone deacetylase activity by butyrate. The Journal of Nutrition. 2003;133(7):2485S-93S.

114. Andrade FO, Nagamine MK, Conti AD, Chaible LM, Fontelles CC, Jordão Junior AA, et al. Efficacy of the dietary histone deacetylase inhibitor butyrate alone or in combination with vitamin A against proliferation of MCF-7 human breast cancer cells. Brazilian Journal of Medical and Biological Research – Revista Brasileira de Pesquisas Medicas e Biológicas. 2012;45(9):841-50.

115. Wang H-G, Huang X-D, Shen P, Li L-R, Xue H-T, Ji G-Z. Anticancer effects of sodium butyrate on hepa-

tocellular carcinoma cells in vitro. International Journal of Molecular Medicine. 2013;31(4):967-74.

116. De Conti A, Tryndyak V, Koturbash I, Heidor R, Kuroiwa-Trzmielina J, Ong TP, et al. The chemopreventive activity of the butyric acid prodrug tributyrin in experimental rat hepatocarcinogenesis is associated with p53 acetylation and activation of the p53 apoptotic signaling pathway. Carcinogenesis. 2013;34(8): 1900-6.

117. de Conti A, Kuroiwa-Trzmielina J, Horst MA, Bassoli BK, Chagas CE, Purgatto E, et al. Chemopreventive effects of the dietary histone deacetylase inhibitor tributyrin alone or in combination with vitamin A during the promotion phase of rat hepatocarcinogenesis. The Journal of Nutritional Biochemistry. 2012;23(8):860-6.

118. Myzak MC, Tong P, Dashwood WM, Dashwood RH, Ho E. Sulforaphane retards the growth of human PC-3 xenografts and inhibits HDAC activity in human subjects. Experimental Biology and Medicine (Maywood, NJ). 2007;232(2):227-34.

119. Druesne N. Diallyl disulfide (DADS) increases histone acetylation and p21waf1/cip1 expression in human colon tumor cell lines. Carcinogenesis. 2004;25(7):1227-36.

120. Supic G, Jagodic M, Magic Z. Epigenetics: a new link between nutrition and cancer. Nutrition and Cancer. 2013;65(6):781-92.

121. Tsang WP, Kwok TT. Epigallocatechin gallate up-regulation of miR-16 and induction of apoptosis in human cancer cells. The Journal of Nutritional Biochemistry. 2010;21(2):140-6.

122. Almatroodi SA, Almatroudi A, Khan AA, Alhumaydhi FA, Alsahli MA, Rahmani AH. Potential therapeutic targets of epigallocatechin gallate (EGCG), the most abundant catechin in green tea, and its role in the therapy of various types of cancer. Molecules (Basel, Switzerland). 2020;25(14):3146.

123. Johnson SM, Grosshans H, Shingara J, Byrom M, Jarvis R, Cheng A, et al. RAS Is Regulated by the let-7 MicroRNA Family. Cell. 2005;120(5):635-47.

124. Nwaeburu CC, Bauer N, Zhao Z, Abukiwan A, Gladkich J, Benner A, et al. Up-regulation of microRNA let-7c by quercetin inhibits pancreatic cancer progression by activation of Numbl. Oncotarget. 2016;7(36).

125. Nwaeburu CC, Abukiwan A, Zhao Z, Herr I. Quercetin-induced miR-200b-3p regulates the mode of self-renewing divisions in pancreatic cancer. Molecular Cancer. 2017;16(1).

126. Pavese JM, Farmer RL, Bergan RC. Inhibition of cancer cell invasion and metastasis by genistein. Cancer and Metastasis Reviews. 2010;29(3):465-82.

127. Chiyomaru T, Yamamura S, Fukuhara S, Hidaka H, Majid S, Saini S, et al. Genistein up-regulates tumor suppressor microRNA-574-3p in prostate cancer. PLoS One. 2013;8(3):e58929.

128. Fang MZ, Wang Y, Ai N, Hou Z, Sun Y, Lu H, et al. Tea polyphenol (−)-epigallocatechin-3-gallate inhibits DNA methyltransferase and reactivates methylation-silenced genes in cancer cell lines. Cancer Research. 2003;63(22): 7563-70.

Micronutrientes e leucemia linfoblástica aguda

Kaluce Gonçalves de Sousa Almondes
Thaynan dos Santos Dias
Silvia M. F. Cozzolino

▣ INTRODUÇÃO

A leucemia linfoblástica aguda (LLA) é uma doença hematológica resultante da proliferação maligna de linfoblastos (células progenitoras de linfócitos dos tipos B e T), podendo invadir a medula óssea, o sangue periférico e outros órgãos.[1] A LLA de células do tipo B ocorre na maioria dos pacientes, variando entre 80% e 85% dos casos, enquanto apenas cerca de 10-15% são constituídos de células tipo T.[2]

A LLA é o câncer mais comum na população pediátrica, responsável por aproximadamente 80% das neoplasias hematopoiéticas nesse grupo etário.[2] Sua maior prevalência se dá em crianças de até 5 anos, e é mais comum no sexo masculino e na raça branca.[2] Contudo, na última década, também se observa um pico de incidência em pessoas com mais de 80 anos.[3] No Brasil, de dez a quinze casos de câncer quatro são de LLA, considerando-se a faixa etária abaixo de 15 anos.[4]

Os eventos patogenéticos que levam ao desenvolvimento da LLA ainda não estão totalmente elucidados, mas sabe-se que envolve um processo complexo de interações de fatores genéticos e externos. Alguns casos estão associados a hereditariedade, infecções, radiação ionizante, exposição a fármacos quimioterápicos específicos e síndromes genéticas predisponen-tes, como síndromes de Down e de Bloom e a ataxia-telangiectasia.[5,6] A exposição materna, especialmente no terceiro trimestre de gestação, a ambientes poluídos com hidrocarbonos aromáticos policíclicos, arsênico e benzeno, que são capazes de atravessar a placenta, também aumentam o risco do desenvolvimento de LLA.[7] Muitos pacientes possuem alterações genéticas adquiridas que contribuem para o aumento da proliferação e sobrevivência celular e diferenciação prejudicada dos progenitores hematopoiéticos linfoides.[8]

Há várias manifestações clínicas da doença. Os sinais e sintomas refletem os efeitos da hematopoiese disfuncional (anemia, contagem anormal de leucócitos, febre, trombocitopenia), da proliferação clonal e da infiltração das células leucêmicas (linfadenopatia, hepatoesplenomegalia, dor nos ossos). Entretanto, essas características são de natureza inespecífica e podem não ser encontradas em todos os pacientes.[3]

O tratamento da LLA consiste principalmente no uso de uma série de fármacos quimioterápicos, e, embora o protocolo possa variar em alguns centros médicos, é constituído das seguintes fases: indução da remissão, ou seja, controle da doença com o restabelecimento da produção normal de células sanguíneas; consolidação (ou intensificação) e posteriormente manutenção, fases nas quais são aplicados vários ciclos de quimioterapia após o alcance da remissão, com o propósito de eliminar as células doentes residuais que podem apresentar o potencial de crescer novamente e causar a recidiva da leucemia.[9] O transplante alogênico de células hematopoiéticas é indicado como tratamento para os pacientes de alto risco.[9]

A duração do tratamento varia de 24 a 30 meses.[9] O progresso na abordagem terapêutica tem conduzido a uma taxa de sobrevida em 5 anos de 90% em crianças e adolescentes em países mais desenvolvidos[10] e 70% em países latino-americanos.[11]

As complicações tardias dos sobreviventes tratados antes da década de 1990 eram comuns em diferentes sistemas do corpo. No entanto, os protocolos de tratamentos mais recentes modificaram esse padrão, e, atualmente, os efeitos mais predominantes estão no sistema musculoesquelético. Nos últimos anos, o uso da radioterapia foi reduzido, contribuindo para a menor incidência da disfunção hipotalâmica induzida pela radioterapia craniana, e novas estratégias terapêuticas estão sendo implementadas, como imunoterapia e agentes moleculares direcionados.[10]

Com relação à saúde e à nutrição, as crianças com leucemia têm maior risco de má nutrição, visto que podem apresentar mudanças no metabolismo, processo inflamatório acentuado, alterações na função do trato gastrintestinal e ingestão inadequada de alimentos, o que pode causar anormalidades no metabolismo de vários nutrientes.[12] Esses fatores podem ser resultado de processos fisiopatológicos decorrentes da doença ou do efeito adverso provocado pelos medicamentos. Risco de desnutrição, retardo no crescimento e déficits de micronutrientes estão associados a quimioterapia na LLA,[13-15] porém o ganho de peso (principalmente ganho de massa gorda) e o risco de obesidade são comumente observados em algumas fases do tratamento em decorrência do uso de corticoides.[14,15] É possível observar diferentes estados de má nutrição

durante o acompanhamento desse paciente, e essas alterações podem gerar impactos tanto no prognóstico como na recidiva da doença.[16]

Dados indicam que a obesidade no momento do diagnóstico está associada a menor sobrevida e maior risco de recaídas em pacientes pediátricos.[17] Algumas hipóteses tentam explicar essa relação, como a variação farmacocinética no metabolismo de agentes quimioterápicos e o efeito das alterações metabólicas da obesidade no microambiente da leucemia.[17] Possivelmente, a relação dessas condições é resultado da combinação de elementos de várias vias, sendo necessários mais estudos para a elucidação dos mecanismos.

◨ LEUCEMIA LINFOBLÁSTICA AGUDA E ESTRESSE OXIDATIVO

Desde os mecanismos subjacentes ao desenvolvimento da LLA, existe uma relação entre a doença e o desequilíbrio na homeostase redox. Apesar de não estarem totalmente elucidados, evidências sugerem que a interação dos fatores genéticos e externos predisponentes a LLA leva a ativação de vias de sinalização associadas ao estresse oxidativo e defeitos no sistema de defesa antioxidante que podem prejudicar as funções das células-tronco hematopoiéticas e causar alterações genéticas consideradas determinantes para a transformação em células malignas.[8]

Quando a doença já está instalada, de forma semelhante a outros tipos de câncer, é observada a elevação de radicais livres nos pacientes, resultante da própria doença.[18] As células cancerígenas apresentam grande plasticidade metabólica e altas concentrações de espécies reativas de oxigênio (ERO) que parecem sustentar sua capacidade invasiva e promover o desenvolvimento e a progressão da leucemia.[19]

O tratamento também está associado ao estresse oxidativo. A fim de promover o processo de morte das células malignas,[18] muitos fármacos utilizados no tratamento da doença têm papel pró-oxidante e aumentam a produção de radicais livres para ativar vias de autofagia e apoptose celular.[8]

Nesse sentido, este capítulo tem o propósito de abordar os principais micronutrientes antioxidantes relacionados à leucemia linfoblástica aguda, mostrando como eles se comportam diante das várias fases do tratamento e das complicações relacionadas.

◳ SELÊNIO

O selênio (Se) é um micronutriente com importante ação antioxidante, capaz de funcionar como um agente antimutagênico, reduzindo o risco da transformação de células normais em malignas. Esse efeito protetor do Se é primeiramente associado com sua presença no sítio ativo da glutationa peroxidase (GPx) e da tioredoxina redutase, enzimas conhecidas por proteger o DNA e outros componentes celulares do dano oxidativo.[20] Atualmente, os estudos acerca da relação entre o Se e o câncer também abrangem interações em vias de sinalizações relevantes para o desenvolvimento, o crescimento e a manutenção de células cancerígenas.[21]

Pesquisa apontam que as concentrações de Se estão reduzidas em pacientes com LLA quando comparados com pessoas sem a doença,[22-24] apesar de alguns estudos apresentam resultados diferentes. Pazirandeh et al.[25] avaliaram as concentrações de Se em diferentes fases do tratamento quimioterápico e evidenciaram que, antes de iniciar a quimioterapia, as concentrações séricas do mineral eram semelhantes em pacientes e controles. Entretanto, após a fase de indução do tratamento, as concentrações de Se reduziram em crianças com LLA em relação ao grupo controle (80,14 μmol/L ± 15,48 *vs.* 110,72 μmol/L ± 28,3), o que levou os autores a atribuírem a redução do mineral aos fármacos administrados. Radhakrishnan et al.[26] não observaram diferenças significativas nas concentrações plasmáticas de Se entre pacientes diagnosticados com LLA e controles. No entanto, nos pacientes com neutropenia febril, as concentrações de Se eram significativamente mais baixas do que naqueles sem neutropenia febril.

Observa-se que as concentrações de Se sérico entre os pacientes com leucemia no início do tratamento e após meses pode oscilar tanto para menores como para maiores concentrações.[25,27] Não há estudos na literatura que expliquem claramente os motivos pelos quais o Se possa encontrar-se aumentado ou reduzido nas diferentes fases do tratamento da LLA. No entanto, algumas hipóteses foram propostas para esclarecer a relação entre os valores reduzidos de Se e as malignidades linfoides. A primeira hipótese é que a progressão da doença reduz as concentrações de Se pelas mudanças dietéticas; a segunda é que os compostos de Se tendem a se concentrar em tecidos neoplásicos,[28] provavelmente sendo utilizados por eles.

O Se faz parte da enzima GPx, a qual participa do sistema de defesa antioxidante celular, juntamente com a superóxido dismutase (SOD), protegendo as células de danos oxidativos provocados por radicais livres e mantendo o equilíbrio redox. A GPx é responsável pela remoção dos peróxidos lipídicos e não lipídicos, bem como do peróxido de hidrogênio, o qual é formado durante a dismutação do radical superóxido (O-2) pela enzima SOD.[21] Estudos *in vitro* têm mostrado que os compostos de Se são capazes de inibir o estresse oxidativo e os possíveis danos ao DNA, assim como inibir a carcinogênese, resultante da exposição das ligações covalentes do DNA às ERO. Além disso, o Se é capaz de induzir a apoptose e reduzir o crescimento de células malignas.[29]

Algumas pesquisas com enzimas antioxidantes em pacientes, crianças e adultos, recém-diagnosticados com LLA mostraram que a concentração média de GPx foi aumentada em relação a indivíduos saudáveis,[30,31] o que pode estar refletindo uma tentativa do sistema antioxidante em combater os radicais livres elevados em pacientes com câncer. Diferente destes, Sarmento-Ribeiro et al.[32] encontraram uma redução de 20,8% na atividade da GPx e um aumento na geração de peróxidos em pacientes recém-diagnosticados com LLA em relação aos controles, e sugeriram que a redução na atividade da enzima pode contribuir para o aumento da formação de peróxidos, e o aumento na geração de peróxidos pode levar ao acréscimo da faixa proliferativa das células leucêmicas. A condição desses dois parâmetros favorece o estresse oxidativo. Almondes et al.[33] avaliaram o estado nutricional relativo ao Se em crianças e adolescentes no pós-tratamento da leucemia e observaram que a ingestão, as concentrações sanguíneas de Se e a atividade da GPx eram baixas, e a atividade da enzima decaía com o aumento do tempo de pós-tratamento. Os autores sugeriram comprometimento do sistema de defesa antioxidante ante o aumento do estresse oxidativo, visto que as concentrações de 8-oxo--deoxiguanosina (8-oxo-dGuo), marcador do dano oxidativo no DNA, estavam aumentadas.

Em estudos pré-clínicos, o uso do Se tem demonstrado resultados possivelmente promissores no tratamento. A administração de selenito de sódio foi capaz de reduzir a quantidade de células malignas,[34] e a associação do micronutriente à estrutura de agentes quimioterápicos conseguiu inibir a proliferação e induzir a apoptose de forma mais eficiente e seletiva que os medicamentos convencionais no tratamento da LLA.[35] Porém, são necessários estudos clínicos para a confirmação desses achados e avaliação de doses seguras do mineral, visto que em doses elevadas pode ter efeito antagônico agindo como um composto pró-oxidante e tóxico ao organismo.[21]

ZINCO

O zinco é um elemento crucial para o desenvolvimento e a função normal das células mediadoras da imunidade inata, como neutrófilos, macrófagos e células *natural killer*. Sua deficiência pode afetar a fagocitose, a morte intracelular, a produção de citocinas, o crescimento e a função de células T e B. A capacidade desse mineral de funcionar como um antioxidante e estabilizar membranas sugere que ele atua na redução do risco de lesões induzidas por radicais livres durante processos inflamatórios.[36] Esse mineral participa da estrutura da enzima SOD, que, como comentado anteriormente, catalisa a dismutação de radicais superóxidos em peróxidos de hidrogênio.

Os estudos têm mostrado baixas concentrações de zinco em pacientes com LLA em diferentes amostras biológicas, como soro, cabelo e células, quando comparados com indivíduos saudáveis.[31,37,38] Alguns desses também observaram correlação positiva entre a diminuição das concentrações séricas do mineral e a desnutrição, em razão, sobretudo, da redução da ingestão de alimentos.

Durante o tratamento, as pesquisas apresentam resultados divergentes sobre as mudanças nas concentrações do mineral. Um estudo encontrou concentrações séricas normais no momento do diagnóstico da LLA e, com o início do tratamento, não observaram mudanças significativas nos valores de zinco durante o período do estudo, permanecendo dentro da faixa normal, porém abaixo dos valores encontrados em crianças saudáveis.[39] Outro, mais recente, observou que os valores séricos de zinco aumentaram significativamente após oito ciclos de quimioterapia, quando comparado ao período anterior ao tratamento.[15]

Os dois estudos também avaliaram a ingestão dietética do mineral e encontraram melhor ingestão do nutriente após o diagnóstico. Isso possivelmente ocorreu porque há um aumento no consumo de alimentos, como oleaginosas, peixe e aves, uma vez que o consumo de frutas cruas é mais restrito em virtude do aumento da probabilidade de infecção após a quimioterapia, e pela melhoria do padrão alimentar dos pacientes após o diagnóstico.[15] Outro fator que pode estar associado é o efeito colateral de altas doses de corticoides sobre o apetite dos pacientes.[39]

Apesar de o foco desse subtópico ser o zinco, é importante mencionar os valores de cobre, visto que existem mecanismos relacionados que atuam na diminuição da concentração sérica de zinco e no aumento do cobre na presença de condições inflamatórias, inclusive no câncer. Com isso, é interessante fazer uma avaliação conjunta para o melhor entendimento. Os dois estudos citados encontraram concentrações séricas de cobre aumentados no diagnóstico, e os valores reduziram após o tratamento.[15,39] Também, em ambos, obtiveram maiores ingestões de zinco e cobre após o diagnóstico, porém as concentrações séricas de cobre não acompanharam a tendência crescente observada na ingestão, pelo contrário; reduziram seus valores após o acompanhamento, como já foi dito.[15,39] Com isso, apesar do aumento da ingestão dos dois micronutrientes, as concentrações de cobre foram reduzidas, diferente do que ocorreu com o zinco. Esses dados sugerem que, além da alimentação, os metais estudados são modificados em resposta à quimioterapia e isso pode ocorrer pela redução da carga da doença. Esses nutrientes parecem responder à presença de células malignas no organismo, contudo mais pesquisas são necessárias para compreensão melhor dessa relação.

Gokhale et al., comparando o perfil nutricional pós-terapia de pacientes com LLA com pessoas saudáveis, viram que as concentrações séricas médias de zinco se mostraram equivalentes entre os grupos.[40] Os autores sugerem que a explicação dada a essa observação foi a de que, durante o tratamento, 98% dos pacientes tinham recebido componentes sanguíneos como plaquetas e eritrócitos, que contêm zinco incorporado.[40] Assim, é possível que os componentes do sangue tenham contribuído para a manutenção das concentrações séricas em ótima ou em maior faixa, mesmo após o término da terapia. Com isso, observa-se que as interações moleculares do zinco em resposta à doença e ao tratamento são complexas e ainda não estão totalmente estabelecidas. Atualmente, a compreensão do *status* do zinco na LLA ainda é limitada.

Como mencionado anteriormente, o zinco é um cofator da SOD, importante antioxidante enzimático que participa do controle das concentrações das ERO no organismo. Nas células cancerígenas, as espécies reativas têm um efeito duplo. Elas podem participar de diferentes estágios da carcinogênese, bem como induzir a morte celular por meio dos medicamentos.[41] Pesquisas sobre o estresse oxidativo e SOD na LLA mostram que as concentrações da enzima estão mais altas antes do tratamento quando comparadas com crianças saudáveis, assim como os valores de marcadores de peroxidação lipídica.[15,24,31] Isso evidencia a presença do estresse oxidativo decorrente da doença, bem como a tentativa do organismo em manter o equilíbrio redox por meio do aumento da atividade da enzima. Nesses estudos, durante o tratamento, a atividade da SOD manteve-se elevada e os marcadores oxidativos reduziram.[15,24] Esses achados também sugerem uma tentativa de combate aos radicais livres, o qual pode ser ocasionado pelo próprio câncer ou pelo tratamento.

Battisti, Maders e Bagatini et al.[42] compararam as concentrações de SOD em diferentes fases do tratamento quimioterápico da LLA e observaram uma redução da atividade da enzima em pacientes recentemente diagnosticados e em fase de indução da remissão quando comparados aos indivíduos saudáveis. O grupo pós-tratado apresentou atividade enzimática semelhante ao controle, evidenciando que o tratamento da LLA foi eficiente, em relação a esse parâmetro. No entanto, Almondes et al.,[33] utilizando análise multivariada, identificaram que a atividade da SOD reduzia 321,4 U/g de Hb em indivíduos pós-tratados da LLA comparados ao grupo controle.

O zinco também participa da estrutura de algumas proteínas envolvidas em processos de replicação e reparo, transcrição e translação, metabolismo e sinalização, proliferação celular e apoptose, tendo o único papel de estabilizá-las, sendo então chamado de proteínas dedo de zinco – do inglês, *zinc finger*.

A CTCF (fator de ligação CCCTC) é uma proteína dedo de zinco envolvida na regulação de múltiplas funções, como ativação/repressão da transcrição, isolamento da cromatina e inativação do cromossomo X. Também foi considerado um supressor de tumor, com algumas características oncogênicas.[43] Zhang et al.[43] foram os primeiros a estudar a CTCF na LLA e observaram que o padrão de expressão da CTCF pode servir como indicador sensível da remissão e da recidiva na LLA; que o aumento da proteína CTCF pode proteger as células leucêmicas contra a apoptose e promover a proliferação celular, indicando que a CTCF é um alvo promissor para a terapia antileucemia; que está envolvido na redução da sinalização da via do NF-kB e desempenha importante papel na via apoptótica mediada pelo NF-kB.

Zhuo et al.[44] estudaram proteínas dedo de zinco ligadas ao cromossomo X (ZFX) e observaram que a expressão desta é significativamente mais alta em indivíduos recém-diagnosticados com LLA que em remissão ou em controles. Além disso, a expressão dessa proteína é significativamente mais alta em indivíduos com pior prognóstico durante o diagnóstico do que naqueles com melhor prognóstico, levando os pesquisadores a sugerir que a ZFX é importante na avaliação do prognóstico da LLA.

🔲 VITAMINA C

A vitamina C é um micronutriente indispensável para a saúde humana, e a manutenção dos seus estoques corporais depende exclusivamente da ingestão alimentar. Diversas doenças estão associadas ao baixo *status* da vitamina, como alguns tipos de câncer, e isso pode ser explicado pela combinação do estresse oxidativo e inflamação provocado pela doença juntamente com a diminuição na ingestão dietética.[45]

Um estudo realizado na década de 1970 mostrou que as concentrações plasmáticas e leucocitárias de vitamina C em crianças com LLA são menores do que em controles com ingestão dietética semelhante.[46] Estudos mais atuais acerca do *status* da vitamina C em pacientes LLA apresentam resultados semelhantes[47] e divergentes,[48,49] não sendo possível determinar um padrão nas concentrações do nutriente no organismo.

Kennedy et al.[50,51] pesquisaram as concentrações plasmáticas dessa vitamina em diferentes fases do tratamento quimioterápico da LLA: diagnóstico, ao final de 28 dias da terapia de manutenção e ao final de 28 dias da terapia de intensificação. Os autores observaram que, apesar de o consumo da vitamina permanecer constante, a sua concentração plasmática aumentou entre o diagnóstico e o final da terapia de manutenção, mas diminuiu no final da terapia de intensificação para a sua concentração original. Esse aumento da concentração de vitamina C parece resultar de condições inerentes à fase de tratamento da LLA. Durante a fase de manutenção, a redução da carga de células leucêmicas induziu uma menor utilização de vitamina C pelos linfoblastos, o que possivelmente resultou em um aumento de sua concentração plasmática. Já durante a fase de intensificação do tratamento, as crianças recebiam uma quimioterapia mais intensa, incluindo fármacos como doxorrubicina, citosina arabinosídeo, ciclofosfamida e metotrexato, as quais podem predispor a um aumento dos radicais livres, levando a uma diminuição do teor plasmático de vitamina C, por sua maior utilização. Além disso, os autores observaram uma associação entre a maior ingestão de vitamina C e redução do risco de toxicidade hematológica e não hematológica, menor atraso na administração da quimioterapia e menos dias de hospitalização.

Em outro estudo, não foram observadas diferenças significativas nas concentrações de vitamina C entre pacientes com LLA e controles, mas as concentrações de vitamina E, glutationa e inibina foram significativamente menores nos pacientes que nos controles. Porém, houve correlação positiva e significativa entre as concentrações da vitamina C e inibina. A principal função da inibina é a inibição da produção de hormônio foliculoestimulante pela hipófise, e é importante para evitar o aparecimento de tumores. As concentrações reduzidas de inibina encontradas pelos autores indicaram infertilidade nos pacientes com LLA como consequência da anormalidade no metabolismo antioxidante pelo processo do câncer.[49]

A utilização da vitamina no organismo parece estar aumentada em portadores da LLA. Pesquisadores avaliaram as concentrações plasmáticas e urinárias de vitamina C, a ingestão da vitamina (incluindo suplementos) e a capacidade antioxidante total sérica (CAT) em pacientes hospitalizados. A CAT e a concentração de vitamina C sérica e urinária encontraram-se reduzidas, apesar do consumo aumentado da vitamina.[47] Os autores sugerem que a redução dessa vitamina é resultado de sua utilização pelo próprio tumor ou da quimioterapia que induz o aumento do estresse oxidativo.

Outro mecanismo que pode explicar o aumento da utilização da vitamina C é sua capacidade de induzir apoptose em células malignas do sangue. Apesar de não se conhecer o mecanismo exato pelo qual isso ocorre, evidências in vitro sugerem um papel causal da vitamina C na indução da apoptose por estresse oxidativo em células de leucemia. Isso ocorre por mecanismos envolvendo a produção de peróxidos de hidrogênio, despolarização mitocondrial, ativação de fatores de transcrição, como NF-κB, p53 e c-Jun, convergindo para ativação de caspase-3

e morfologia apoptótica.[52] Sob essas condições, a ingestão de antioxidantes de acordo com as necessidades diárias recomendadas (RDA) pode não satisfazer às exigências aumentadas de vitamina C dos pacientes.[47]

Em dados pré-clínicos, a suplementação em altas doses de vitamina C têm mostrado efeitos antitumorais por meio de três mecanismos.[53] No primeiro, a vitamina age como um pró-oxidante mediante a capacidade do ascorbato de reduzir o ferro em Fe^{2+} e, consequentemente, gerar ERO por meio da reação de Fenton. Como as células tumorais contêm concentrações mais elevadas de Fe^{2+} em comparação com as células normais, isso favorece uma maior geração de ERO e indução de morte celular. O segundo mecanismo é a ação da vitamina como cofator das hidroxilases do hypoxia-inducible factor (HIF). A atividade das hidroxilases promove a degradação de HIF-1α e impede que o fator ative genes alvos associados ao crescimento e à manutenção das células malignas. O último mecanismo consiste na capacidade da vitamina em modular as enzimas ten eleven translocation (TET), envolvidas na desmetilação ativa do DNA e reprogramação e manutenção da autorrenovação das células-tronco. Em especial, mutações em isoformas da TET2 são observadas em malignidades hematológicas linfoides, como na LLA de células T.[54] As mutações resultam em formas disfuncionais, levando à hipermetilação do promotor do gene e desenvolvimento e manutenção do tumor. A exposição à vitamina C em concentrações farmacológicas é capaz de regular a atividade da enzima.[53]

Apesar disso, existe uma preocupação na associação entre o uso da vitamina C e as consequências trazidas pelo transplante de medula óssea (TMO) em pacientes com LLA.[55] O TMO pode acarretar disfunções em órgãos ou a conhecida doença do enxerto contra o hospedeiro (DECH), as quais representam as principais causas de mortalidade entre transplantados de medula óssea. A DECH ocorre quando há uma incompatibilidade entre as células do receptor e do doador.

Durante o TMO, os pacientes recebem em média 30,2 ± 17,4 unidades de eritrócitos.[56] Desse modo, estoques elevados de ferro em indivíduos com alta ingestão de vitamina C podem contribuir para o dano oxidativo, pela formação do complexo ferro-ascorbato. Esse complexo apresenta um efeito pró-oxidante,[57] que promove a conversão do ferro de sua forma férrica em ferrosa, a qual está associada à geração de ERO.[58] No entanto, desconhece-se se de fato esse efeito pró-oxidante pode ser danoso ao fígado de pacientes transplantados de medula óssea, e, além disso, se esse efeito também pode contribuir para o aumento da mortalidade relacionada à disfunção de órgãos e DECH.[55]

◉ VITAMINA E

O alfatocoferol é a forma mais abundante da vitamina E no plasma e no tecido de seres humanos.[59] Sua ação antioxidante está relacionada à redução da peroxidação lipídica por interferência na propagação da cadeia de radicais livres quando o alfatocoferol reage com o radical peroxil lipídico (LOO⁻).[60]

Textos de referência já propunham que a vitamina E era um importante antioxidante que podia estar alterado na leucemia. Pesquisas recentes confirmam essa hipótese, e seus resultados apontam uma tendência na redução dos valores séricos de vitamina E nos pacientes com LLA, de ambos os tipos, quando comparados com pessoas saudáveis.[61-63] A principal causa para a deficiência nesses pacientes é o esgotamento das defesas antioxidantes em resposta ao aumento dos radicais livres.

As concentrações séricas da vitamina, durante o tratamento, apresentam oscilações nos valores em resposta às diferentes fases do tratamento e progressão da doença. Analisando as concentrações de vitamina E sérica em indivíduos com LLA, pesquisadores consta-

taram que estava reduzida nos pacientes no momento do diagnóstico e na fase de indução da remissão. Entretanto, seus valores voltaram ao normal durante a fase de manutenção da remissão e no pós-tratamento.[42] Em outro estudo, os autores perceberam que a razão entre as concentrações de vitamina E e colesterol total foram reduzidas após os primeiros 3 meses de tratamento e permaneceram baixas ao longo do estudo. No entanto, poucos pacientes apresentaram deficiência de vitamina E. É provável que a diminuição da concentração plasmática de vitamina E/colesterol total tenha decorrido do aumento das concentrações de lipídios e de uma diminuição da ingestão da vitamina E.[50] Um estudo anterior também constatou que a razão entre vitamina E/colesterol diminuiu durante os primeiros 6 meses de tratamento, embora não significativamente.[27]

Na fase posterior ao tratamento, pesquisadores observaram que as concentrações da vitamina E foram maiores em indivíduos com LLA em recidiva do que no momento do diagnóstico e sugeriram o favorecimento do envolvimento do estresse oxidativo na falha terapêutica e provavelmente na resistência a múltiplos fármacos.[32] Almondes et al.,[33] utilizando função discriminante entre os grupos pós-tratados da LLA e controles, também observaram efeito benéfico da vitamina E, a qual se encontrava aumentada enquanto o MDA estava reduzido, provavelmente para compensar a atividade da GPx que também estava reduzida.

O tratamento com quimioterápicos também pode predispor ao estresse oxidativo e causar danos em tecidos saudáveis, além de causar a morte das células malignas. Pensando nisso, alguns autores desenvolveram estudos avaliando a relação entre a vitamina E e a presença de efeitos colaterais causados pelos quimioterápicos em pacientes com LLA. Radhakrishnan et al.[26] observaram que pacientes com neutropenia febril tiveram concentrações de vitamina E significativamente mais baixas do que aqueles sem neutropenia febril. Jain et al.,[63] por sua vez, não encontraram diferenças estatísticas nas concentrações de vitamina E em crianças sobreviventes da LLA com e sem neuropatias, contudo a relação alfatocoferol/colesterol + triglicerídeo foi significativamente menor em crianças com neuropatia nessa mesma população de estudo.

O efeito da suplementação tem sido investigado em estudos clínicos. Al-Tonbary et al.[64] analisaram o efeito da suplementação da vitamina E em indivíduos com LLA durante os dois primeiros meses de quimio/radioterapia, com o objetivo de avaliar o papel antioxidante da vitamina em relação à toxicidade induzida pelo tratamento. Os resultados revelaram que no grupo suplementado com vitamina E houve um aumento da GPx sérica, redução dos valores de malondialdeído sérico, da ocorrência de hepatites tóxicas, de complicações hematológicas e de necessidades de transfusões de sangue e plaquetas, indicando assim uma redução do estresse oxidativo e dos efeitos tóxicos decorrentes do tratamento. Outro estudo semelhante não encontrou resultados significativos na hepatoproteção dos pacientes com LLA submetidos à suplementação de vitamina E quando comparado com os que não receberam a suplementação.[65] No entanto, em pacientes submetidos ao transplante de células-tronco hematopoiéticas, doses de vitamina E ≥ 400 UI/dia, antes do transplante, foram associadas a resultados negativos.[55]

Um importante mecanismo do alfatocoferol é sua ação relacionada ao fármaco ciclosporina, imunossupressor usado em transplante da medula óssea e outros órgãos. Entretanto, seu uso clínico tem sido cauteloso por causa de sua frequente e às vezes grave toxicidade renal. Experiências realizadas em modelos animais indicaram que a vitamina E pode atenuar o dano renal observado com ciclosporina e que esta deve ser estudada clinicamente como um possível agente preventivo contra o desenvolvimento de nefrotoxicidade em pacientes nos quais o medicamento é prescrito.[66]

▣ VITAMINA A

A vitamina A abrange um grupo de compostos lipossolúveis, como retinol, palmitato de retinila e betacaroteno, que após a ingestão são convertidos em ácido retinal e retinoico. A forma de ácido retinoico é essencial para o funcionamento do sistema imunológico e modula a proliferação e a diferenciação das células B e T por meio do receptor nuclear de ácido retinoico.[67]

Estudos realizados por Malvy et al.[27] e Kennedy et al.[50] avaliaram as concentrações de retinol em pacientes com LLA e notaram concentrações mais altas após o tratamento. Segundo Kennedy et al.,[50] a alta incidência de deficiência de retinol plasmático no diagnóstico está provavelmente relacionada com baixas concentrações da proteína transportadora de retinol (RBP), a qual mobiliza a vitamina armazenada no fígado.

Estes autores observaram, em alguns estudos, que os valores médios de RBP foram mais baixos em pacientes com LLA do que em controles saudáveis[68] e que a RBP pode ser aumentada com o tratamento incluindo prednisona,[69] havendo um concomitante aumento do retinol plasmático. Desse modo, Kennedy et al.[50] sugeriram que o aumento do retinol se deve ao uso de prednisona pelos seus pacientes.

Kennedy et al.[51] avaliaram as concentrações plasmáticas de vitamina A e sua ingestão e constataram que, apesar de o consumo dessa vitamina ser constante ou diminuído, houve um aumento em sua concentração plasmática. Na fase de diagnóstico, os pacientes com mais alta ingestão da vitamina foram propensos a respostas mais lentas ao tratamento.

No entanto, observaram que a maior ingestão diária de vitamina A em 3 e 6 meses de terapia para LLA foi significativamente associada a taxa de infecções reduzida durante esse período. Redução nas toxicidades hematológicas e não hematológicas e mais rápida adesão ao cronograma de quimioterapia em pacientes com maior consumo desse nutriente também foram verificadas. Radhakrishnan et al.[26] identificaram que pacientes com LLA com concentrações de vitamina A menores que 30 µg/dL desenvolveram sepse, enquanto indivíduos com concentrações maiores que 30 µg/dL de vitamina A não a apresentaram.

Estudo realizado por Gokhale et al.[40] em pacientes pediátricos tratados da LLA mostrou que cerca de 87% dos pacientes e 81% dos controles tinham baixas concentrações de retinol sérico (< 0,6989 mol/L ou 20 g/dL). Assim, ambos os pacientes e controles parecem ter reservas hepáticas baixas, visto que os baixos valores circulantes de retinol sérico indicam depleção das reservas hepáticas de retinol. Segundo os autores, as reservas hepáticas de vitamina A se acumulam em função do que é ingerido e absorvido, das necessidades basais e das perdas catabólicas da vitamina. Assim, a doença pode ter afetado o armazenamento desse micronutriente, pela redução do consumo e consequentemente da absorção da vitamina, e pelo aumento da taxa catabólica. Os autores também atribuíram a redução desse elemento ao fato de que esses pacientes são imunodeprimidos e, levando-se em consideração que infecções durante o tratamento são frequentes, pode ter havido perdas urinárias ou até mesmo diminuição da síntese ou aumento da utilização da vitamina durante os episódios de infecção. Dessa forma, os autores comentam que os resultados desse estudo indicam que o câncer e seu tratamento não têm qualquer efeito duradouro sobre o retinol.

Avaliando um subtipo específico da LLA-B, que porta o gene BCR-ABL, em um estudo experimental, a deficiência da vitamina A foi associada a redução da sobrevida dos animais com leucemia. Em células, a suplementação com ácido all-transretinoico provocou aumento do processo de apoptose e redução da fase S mediante sinalização do receptor de retinoide X. Com base nesses resultados, a vitamina parece ter uma interação no controle da progressão da doença, contudo estudos clínicos são necessários para confirmar se esses resultados podem ser estendidos para humanos.[70]

A vitamina A também parece promover efeito protetor contra pancreatite associado ao uso da asparaginase, um dos principais medicamentos usados no tratamento da LLA. Dados mostram que concentrações plasmáticas de carotenoides estão reduzidos em pacientes que desenvolveram a pancreatite associada ao uso do medicamento, e a exposição da vitamina A reduz o risco de desenvolver esse efeito adverso.[71]

CONSIDERAÇÕES FINAIS

Diante desses estudos, podemos perceber que os micronutrientes antioxidantes abordados se encontram alterados em pacientes portadores de LLA, o que pode ser consequência do próprio câncer, do estresse oxidativo gerado por ele ou mesmo do seu tratamento. Também é importante levar em consideração a pobre ingestão desses nutrientes, o que pode comprometer ainda mais a doença. Visto que esses micronutrientes podem atenuar os efeitos adversos causados pela terapia quimioterápica, é de suma importância que os profissionais de saúde tenham também maior cuidado no que diz respeito à alimentação, recomendando a inclusão de frutas e outros vegetais, fontes de compostos antioxidantes. No entanto, há necessidade de mais estudos que elucidem os valores de ingestão seguros e adequados, pela dieta ou por suplementos, uma vez que a ingestão de acordo com as recomendações diárias para pessoas saudáveis pode não ser suficiente, pois indivíduos com LLA parecem ter exigência aumentada de nutrientes antioxidantes.

▣ REFERÊNCIAS BIBLIOGRÁFICAS

1. Arber DA, Orazi A, Hasserjian R, Thiele J, Borowitz MJ, Le Beau MM, et al. The 2016 revision to the World Health Organization classification of myeloid neoplasms and acute leukemia. Blood. 2016;127(20):2391-405.
2. Luca DC. Update on Lymphoblastic Leukemia/Lymphoma. Clin Lab Med. 2021;41(3):405-16.
3. Yi M, Zhou L, Li A, Luo S, Wu K. Global burden and trend of acute lymphoblastic leukemia from 1990 to 2017. Aging (Albany NY). 2020;12(22):22869-91.
4. Childers NK, Stinnett EA, Wheeler P, Wright JT, Castleberry RP, Dasanayake AP. Oral complications in children with cancer. Oral Surg Oral Med Oral Pathol. 1993;75(1):41-7.
5. Pui CH, Robison LL, Look AT. Acute lymphoblastic leukaemia. Seminar. 2008;371(9617):1030-43.
6. Chen Y, Li J, Zhao Z. Redox Control in Acute Lymphoblastic Leukemia: From Physiology to Pathology and Therapeutic Opportunities. Cells. 2021;10(5):1218.
7. Heck JE, Park AS, Qiu J, Cockburn M, Ritz B. Risk of leukemia in relation to exposure to ambient air toxics in pregnancy and early childhood. Int J Hyg Environ Health. 2014;217:662-8.
8. Mrózek K, Harper DP, Aplan PD. Cytogenetics and molecular genetics of acute lymphoblastic leukemia. Hematol Oncol Clin North Am. 2009;23(5):991-1010.
9. Inaba H, Mullighan CG. Pediatric acute lymphoblastic leukemia. Haematologica. 2020;105(11):2524-39.
10. Hunger SP, Lu X, Devidas M, Camitta BM, Gaynon PS, Winick NJ, et al. Improved survival for children and adolescents with acute lymphoblastic leukemia between 1990 and 2005: a report from the children's oncology group. J Clin Oncol. 2012;30(14):1663-9.
11. Colunga-Pedraza PR, Colunga-Pedraza JE, Peña-Lozano SP, Gómez-De León A, Ruiz-Delgado GJ, Ribeiro RC. Diagnosis and treatment of acute lymphoblastic leukemia in Latin America. Hematology. 2022;27(1):971-6.
12. Owens JL, Hanson SJ, McArthur JA, Mikhailov TA. The need for evidence based nutritional guidelines for pediatric acute lymphoblastic leukemia patients: acute and long-term following treatment. Nutrients. 2013;5(11):4333-46.
13. Zekavat OR, Karimi M, Majidi F, Bordbar M, Haghpanah S, Parand S, et al. Trace Elements in Children with Acute Lymphoblastic Leukemia. Asian Pac J Cancer Prev. 2021;22(S1):43-7.
14. Kandemir I, Anak S, Karaman S, Yaman A, Varkal MA, Devecioglu O. Nutritional Status of Pediatric Patients With Acute Lymphoblastic Leukemia Under Chemotherapy: A Pilot Longitudinal Study. J Pediatr Hematol Oncol. 2023;45(5):235-40.
15. Akhgarjand C, Djafarian K, Rezvani H, Azargashb E, Vafa M. Comparing serum levels of zinc, copper, certain antioxidant vitamins and dietary intakes in acute

lymphoblastic leukemia (ALL) patients before and after chemotherapy. Am J Blood Res. 2018;8(3):21-8.
16. Saenz AM, Stapleton S, Hernandez RG, Hale GA, Goldenberg NA, Schwartz S, et al. Body Mass Index at Pediatric Leukemia Diagnosis and the Risks of Relapse and Mortality: Findings from a Single Institution and Meta-analysis. J Obes. 2018;2018:7048078.
17. Orgel E, Genkinger JM, Aggarwal D, Sung L, Nieder M, Ladas EJ. Association of body mass index and survival in pediatric leukemia: a meta-analysis. Am J Clin Nutr. 2016;103(3):808-17.
18. Chaudhary P, Kumari S, Dewan P, Gomber S, Ahmed RS, Kotru M. Chemotherapy-Induced Oxidative Stress in Pediatric Acute Lymphoblastic Leukemia. Cureus. 2023;15(3):e35968.
19. Romo-González M, Ijurko C, Hernández-Hernández A. Reactive Oxygen Species and Metabolism in Leukemia: A Dangerous Liaison. Front Immunol. 2022;13:889875.
20. Trueba GP, Sánchez GM, Giuliani A. Oxygen free radical and antioxidant defense mechanism in cancer. Front Biosci. 2004;9:2029-44.
21. Radomska D, Czarnomysy R, Radomski D, Bielawska A, Bielawski K. Selenium as a Bioactive Micronutrient in the Human Diet and Its Cancer Chemopreventive Activity. Nutrients. 2021;13(5):1649.
22. Valadbeigi S, Javadian S, Ebrahimi-Rad M, Khatami S, Saghiri R. Assessment of trace elements in serum of acute lymphoblastic and myeloid leukemia patients. Exp Oncol. 2019;41(1):69-71.
23. Ozgen IT, Dagdemir A, Elli M, Saraymen R, Pinarli FG, Fisgin T, et al. Hair Selenium Status in Children With Leukemia and Lymphoma. J Pediatr Hematol Oncol. 2007;29(8):519-22.
24. Abdelkhalek ER, Abo-Elmagd Y E-S, Ahmed AS, Arafa MM. Evaluation of Antioxidants Status at Diagnosis in Childhood Acute Lymphoblastic Leukemia. Egypt J Hosp Med. 2021;85(2):3724-9.
25. Pazirandeh A, Nejad MA, Vossogh P. Determination of selenium in blood serum of children with acute leukemia and effect of chemotherapy on serum selenium level. J Trace Elem Med Biol. 1999;13(4):242-6.
26. Radhakrishnan N, Dinand V, Rao S. Antioxidant Levels at Diagnosis in Childhood Acute Lymphoblastic Leukemia. Indian J Pediatr. 2013;80(4):292-6.
27. Malvy DJM, Arnaud J, Burtschy B, Sommelet D, Leverger G, Dostalova L, et al. Antioxidant Micronutrients and Childhood Malignancy During Oncological Treatment. Med Pediatr Onc. 1997;29(3):213-7.
28. Kucharzewski M, Braziewicz J, Majewska U, Gózdz S. Selenium, copper, and zinc concentrations in intestinal cancer tissue and in colon and rectum polyps. Biol Trace Elem Res. 2003;92(1):1-10.
29. Sinha R, Said TK, Medina D. Organic and inorganic selenium compounds inhibit mouse mammary cell growth in vitro by different cellular pathways. Cancer Lett. 1996;107(22):277-84.

30. Devi GS, Prasad MH, Saraswathi I, Raghu D, Rao DN, Reddy PP. Free radicals antioxidant enzymes and lipid peroxidation in different types of leukemias. Clin Chim Acta. 2000;293:53-62.

31. Zuo XL, Chen JM, Zhou X, Li XZ, Mei GY. Levels of Selenium, Zinc, Copper, and Antioxidant Enzyme Activity in Patients with Leukemia. Biol Trace Elem Res. 2006;114:41-53.

32. Sarmento-Ribeiro AAB, Proenc MT, Sousa I, Pereira A, Guedes F, Teixeira A, et al. A possible role for oxidation stress in lymphoid leukaemias and therapeutic failure. Leuk Res. 2012;36:1041-8.

33. Almondes KGS, Oliveira TF, Siviero-Miachon AA, Lee MLM, Rondó PHC, Loureiro APM, et al. Selenium inadequacy is not associated with oxidative stress in child and adolescent acute lymphocytic leukemia survivors. Nutrition. 2014;30(5):563-8.

34. Siddiqa A, Munir R, Faisal M. Antitumor effects of sodium selenite on acute lymphocytic leukemia. J Cancer Res Ther. 2021;17(1):266-8.

35. Wu F, Cao W, Xu H, Zhu M, Wang J, Ke X. Treatment with a selenium-platinum compound induced T-cell acute lymphoblastic leukemia/lymphoma cells apoptosis through the mitochondrial signaling pathway. Oncol Lett. 2017;13(3):1702-10.

36. Skrajnowska D, Bobrowska-Korczak B. Role of Zinc in Immune System and Anti-Cancer Defense Mechanisms. Nutrients. 2019;11(10):2273.

37. Demir C, Demir H, Esen R, Sehitogullari A, Atmaca M, Alay M. Altered Serum Levels of Elements in Acute Leukemia Cases in Turkey. Asian Pacific J Cancer Prev. 2011;12(12):3471-4.

38. Valadbeigi S, Javadian S, Ebrahimi-Rad M, Khatami S, Saghiri R. Assessment of trace elements in serum of acute lymphoblastic and myeloid leukemia patients. Exp Oncol. 2019;41(1):69-71.

39. Sgarbieri UR, Fisberg M, Tone LG, Latorre MRD. Nutritional assessment and serum zinc and copper concentration among children with acute lymphocytic leukemia: a longitudinal study. Sao Paulo Med J. 2006;124(6):316-20.

40. Gokhale CD, Udipi SA, Ambaye RY, Pai SK, Advani SH. Post-Therapy Profile of Serum Total Cholesterol, Retinol and Zinc in Pediatric Acute Lymphoblastic Leukemia and Non-Hodgkin's Lymphoma. J Am Col Nutr. 2007;26(1):49-56.

41. Udensi UK, Tchounwou PB. Dual effect of oxidative stress on leukemia cancer induction and treatment. J Exp Clin Cancer Res. 2014;33:106.

42. Battisti V, Maders LDK, Bagatini MD, Santos KF, Spanevello RM, Maldonado PA, et al. Measurement of oxidative stress and antioxidant status in acute lymphoblastic leukemia patients. Clin Bioch. 2008;41:511-8.

43. Zhang H, Zhu L, He H, Zhu S, Zhang W, Liu X, et al. NF-kappa B mediated Up-regulation of CCCTC-binding factor in pediatric acute lymphoblastic leukemia. Mol Cancer. 2014;13(5):1-14.

44. Zhuo W, Huan-Huan L, Ben-Shang L, Huang X-H, Zhang J, Wang X, et al. Expression of zinc finger X-linked in childhood B lineage acute lymphoblastic leukemia. Chin J Contemp Pediatr. 2013;15(7):509-13.

45. Lykkesfeldt J, Tveden-Nyborg P. The Pharmacokinetics of Vitamin C. Nutrients. 2019;11(10):2412.

46. Kakar S, Wilson C, Bell J. Plasma and leucocyte ascorbic acid concentrations in acute lymphoblastic leukemia. Ir J Med Sci. 1975;144:227-32.

47. Neyestani TR, Fereydouni Z, Hejazi S, Salehi-Nasab F, Nateghifard F, Maddah M, et al. Vitamin C Status in Iranian Children With Acute Lymphoblastic Leukemia: Evidence for Increased Utilization. J Pediatr Gastroent Nutr. 2007;45:141-4.

48. Nakagawa K. Effect of chemotherapy on ascorbate and ascorbyl radical in cerebrospinal fluid and serum of acute lymphoblastic leukemia. Cell Mol Biol. 2000;46:1375-81.

49. Mehde AA, Mehdi WA, Zainulabdeen JA, Abdulbari AS. Correlation of Inhibin and Several Antioxidants in Children with Acute Lymphoblastic Leukemia. Asian Pac J Cancer Prev. 2014;15(4843-4846):12.

50. Kennedy DD, Ladas EJ, Rheingold SR, Blumberg J, Kelly KM. Antioxidant Status Decreases in Children With Acute Lymphoblastic Leukemia During the First Six Months of Chemotherapy Treatment. Pediatr Blood Cancer. 2005;44:378-85.

51. Kennedy DD, Tucker KL, Ladas ED, Rheingold SR, Blumberg J, Kelly KM. Low antioxidant vitamin intakes are associated with increases in adverse effects of chemotherapy in children with acute lymphoblastic leukemia. Am J Clin Nutr. 2004;79:1029-36.

52. Bonilla-Porras AR, Jimenez-Del-Rio M, Velez-Pardo C. Vitamin K3 and vitamin C alone or in combination induced apoptosis in leukemia cells by a similar oxidative stress signalling mechanism. Cancer Cell Int. 2011;11:19.

53. Giansanti M, Karimi T, Faraoni I, Graziani G. High-Dose Vitamin C: Preclinical Evidence for Tailoring Treatment in Cancer Patients. Cancers (Basel). 2021;13(6):1428.

54. Bensberg M, Rundquist O, Selimović A, Lagerwall C, Benson M, Gustafsson M, et al. TET2 as a tumor suppressor and therapeutic target in T-cell acute lymphoblastic leukemia. Proc Natl Acad Sci U S A. 2021;118(34):e2110758118.

55. Bruemmer B, Patterson RE, Cheney C, Aker SN, Witherspoon RP. The association between vitamin C and vitamin E supplement use before hematopoietic stem cell transplant and outcomes to two years. J Am Diet Assoc. 2003;103:982:90.

56. Strasser SI, Kowdley KV, Sale GE, McDonald GB. Iron overload in bone marrow transplant recipients. Bone Marrow Transplant. 1998;22:167-73.

57. Institute of Medicine, Food and Nutrition Board. Dietary Reference Intakes for Vitamin C, Vitamin E, Selenium, and Carotenoids. Washington, DC: National Academy Press; 2000. p. 159.

58. Valko M, Izakovic M, Mazur M, Rhodes CJ, Telser J. Role of oxygen radicals in DNA damage and cancer incidence. Mol Cel Biochem. 2004:266:37-56.

59. Sen CK, Khanna S, Roy S. Tocotrienols: vitamin E beyond tocopherols. Life Sci. 2006;78:2088-98.

60. Miyazawa T, Burdeos GC, Itaya M, Nakagawa K, Miyazawa T. Vitamin E: Regulatory Redox Interactions. IUBMB Life. 2019;71(4):430-41.

61. Rasool M, Farooq S, Malik A, Shaukat A, Manan A, Asif M, et al. Assessment of circulating biochemical markers and antioxidative status in acute lymphoblastic leukemia (ALL) and acute myeloid leukemia (AML) patients. Saudi J Biol Sci. 2015;22(1):106-11.

62. Al-Maliki AAH, Al-Maliki ADM. Estimation of Oxidative Stress Enzymes and Vitamins Levels in Acute Lymphocytic Leukemia Patients in the Governorate of Basrah, Iraq. Trop J Nat Prod Res. 2022;6(4):542-5.

63. Jain P, Gulati S, Toteja GS, Bakhshi S, Seth R, Pandey RM. Serum alpha tocopherol, vitamin B12, and folate levels in childhood acute lymphoblastic leukemia survivors with and without neuropathy. J Child Neurol. 2015;30(6):786-8.

64. Al-Tonbary Y, Al-Haggar M, El-Ashry R, El-Dakroory S, Azzam H, Fouda A. Vitamin E and N-Acetylcysteine as Antioxidant Adjuvant Therapy in Children with Acute Lymphoblastic Leukemia. Adv. Hematol. 2009:1-5.

65. Bordbar M, Shakibazad N, Fattahi M, Haghpanah S, Honar N. Effect of ursodeoxycholic acid and vitamin E in the prevention of liver injury from methotrexate in pediatric leukemia. Turk J Gastroenterol. 2018;29(2):203-9.

66. Jenkins JK, Huang H, Ndebele K, Salahudeen AK. Vitamin E inhibits renal mRNA expression of COX II, HO I, TGFb, and osteopontin in the rat model of cyclosporine nephrotoxicity. Transplantation. 2001;71(2):331-4.

67. Elmadfa I, Meyer AL. The Role of the Status of Selected Micronutrients in Shaping the Immune Function. Endocr Metab Immune Disord Drug Targets. 2019;19(8):1100-15.

68. Kuvibidila S, Yu L, Gardner R, Velez M, Ode D, Warrier RP. Association between increased levels of TNF-alpha, decreased levels of prealbumin and retinol-binding protein, and disease outcome. J Natl Med Assoc. 2000;92:485-91.

69. Yu L, Kuvibidila S, Ducos R, Warrier RP. Nutritional status of children with leukemia. Med Pediatr Oncol. 1994;22:73-7.

70. Annu K, Cline C, Yasuda K, Ganguly S, Pesch A, Cooper B, et al. Role of Vitamins A and D in BCR-ABL Arf-/- Acute Lymphoblastic Leukemia. Sci Rep. 2020;10(1):2359.

71. Tsai CY, Saito T, Sarangdhar M, Abu-El-Haija M, Wen L, Lee B, et al. A systems approach points to a therapeutic role for retinoids in asparaginase-associated pancreatitis. Sci Transl Med. 2023;15(687):eabn2110.

CAPÍTULO 49

Minerais e doença renal crônica

Denise Mafra

◉ INTRODUÇÃO

O interesse pela pesquisa sobre micronutrientes em pacientes com doença renal crônica (DRC) vem aumentando significativamente em virtude de vários fatores, entre eles o aumento expressivo do número de pacientes diagnosticados com DRC. Nas últimas décadas, pôde-se observar que os pesquisadores da área de nutrição renal abordaram problemas como desnutrição e obesidade, inflamação, estresse oxidativo e disbiose intestinal. Entretanto, compostos inorgânicos também podem induzir distúrbios biológicos, bioquímicos e/ou funcionais nesses pacientes. Não só mudanças na homeostasia de água e eletrólitos, mas também alterações nas concentrações de elementos-traço têm implicações importantes para a morbidade desses pacientes.

As anormalidades nas concentrações dos elementos-traço encontradas na DRC (em fluidos e tecidos de pacientes urêmicos) dependem de muitos fatores, sendo um dos mais importantes o grau de falência renal. Mudanças nas concentrações desses minerais são vistas também com o uso de terapia de substituição renal, como hemodiálise (HD) e diálise peritoneal (DP). Porém, os mecanismos responsáveis pelas alterações, deficiências ou toxicidade dos oligoelementos na DRC ainda não estão bem estabelecidos, como também as recomendações de ingestão específicas para essa população.[1] Isso decorre da falta de uniformidade nas pesquisas científicas, pois, dependendo do elemento de estudo, às vezes são citados apenas os valores no sangue total, de eritrócitos, plasma ou soro.

Alguns elementos-traço tendem a aumentar com a falência renal: arsênio, cádmio, cobre, mercúrio e molibdênio; outros tendem a diminuir: zinco, ferro, selênio, rubídio e césio. O mecanismo envolvido no metabolismo anormal de alguns elementos-traço ainda não está muito bem esclarecido, porém as anormalidades observadas nos pacientes em relação aos minerais contribuem em parte para os sintomas urêmicos.[2]

A alteração nas concentrações de alguns elementos-traço pode ser resultante de diversos fatores: ingestão inadequada, anorexia, ou quando o paciente segue dietas especiais muito restritas, como hipoproteicas, e apresenta excreção renal insuficiente, contaminação pela água de diálise, reduzida biodisponibilidade, absorção prejudicada, aumento da excreção, perdas extracorpóreas (pela diálise) ou utilização de fármacos que podem alterar as concentrações dos oligoelementos.[3] Há diferenças nas concentrações plasmáticas e eritrocitárias dos elementos-traço como Se, Zn, Cu, mostrando que seus valores podem ser alterados pelos tratamentos dialíticos.[3]

◙ CÁLCIO E FÓSFORO

Os distúrbios que ocorrem no metabolismo do cálcio e do fósforo envolvem principalmente dois hormônios – calcitriol (vitamina D) e paratormônio (PTH) – e levam à doença mineral óssea (DMO). Quando a função renal reduz, ocorre redução da ativação da vitamina D (calcitriol) pelos rins (que possuem a enzima 1-alfa-hidroxilase, que ativa a vitamina D), o que predispõe à hipocalcemia, uma vez que a absorção do cálcio intestinal fica reduzida. Na tentativa de manter a calcemia, o PTH é liberado das glândulas da paratireoide e mobiliza cálcio ósseo. Além disso, há hiperfosfatemia em razão da redução na depuração de fósforo pelos rins, o que também estimula a secreção de PTH. Nesse contexto, a DMO se instala ocasionando graves consequências, incluindo a exacerbada mobilização óssea e deposição de cálcio nos vasos, provocando calcificação vascular e aumentando o risco de mortalidade cardiovascular nesses pacientes.[4]

Dietas hipofosfatêmicas devem ser prescritas para os pacientes com hiperfosfatemia no sentido de mitigar o hiperparatireoidismo secundário e a DMO.[5] Os alimentos com conteúdo elevado de proteínas são ricos em fósforo (carnes, laticínios, ovos, leguminosas e oleaginosas). Além disso, refrigerantes e alimentos processados que contêm aditivos à base de fósforo contribuem de maneira significativa para a ingestão desse mineral. A indústria alimentícia deve listar os aditivos químicos presentes nos alimentos, incluindo os aditivos à base de fósforo, como ácido fosfórico e polifosfato de sódio. Vale ressaltar que o fósforo presente naturalmente nos alimentos é absorvido em torno de 30% a 70%, já o fósforo inorgânico (presente nos aditivos alimentares) é 100% absorvido. Além disso, a diálise não consegue remover quantidade suficiente de fósforo.[6]

A dieta hipoproteica prescrita (0,55 a 0,6 g de proteína/kg/dia) durante o tratamento conservador contribui para a redução da ingestão de fósforo, na qual a recomendação é de 800 a 1.000 mg/dia. No entanto, as dietas hiperproteicas (1,2 g de proteínas/kg/dia) prescritas para os pacientes em diálise não conseguem manter a ingestão de fósforo baixa, e, nesse caso, é recomendado o uso de quelantes de fósforo. Os mais comumente usados são os quelantes à base de sais de cálcio (acetato de cálcio e carbonato de cálcio) ou ainda o quelante à base de cloridrato de sevelâmer.[5]

Os compostos contendo cálcio são utilizados com maior frequência, principalmente sob a forma de carbonato de cálcio. Esse é o quelante mais barato do mercado, com alta concentração de cálcio elementar. O uso de quelante de fósforo à base de cálcio, como o carbonato de cálcio, por exemplo, fornece em torno de 250 mg de cálcio por comprimido. No entanto, sua capacidade de ligação ao fósforo é modesta, sendo necessárias doses elevadas para se obter o controle satisfatório da hiperfosfatemia.[6]

Para manter o balanço neutro ou positivo de cálcio, a ingestão total de cálcio deve ser de 800 a 1.000 mg/dia, o cálcio proveniente de suplementos e de quelantes de fósforo também contabilizado. Vale ressaltar que há necessidade de monitoramento do cálcio sérico, para evitar hipercalcemia, a qual pode causar calcificação em tecidos moles.[6,7]

Concentrações séricas de fósforo elevadas (> 5,5 mg/dL) podem contribuir para a calcificação metastática, mesmo que as concentrações séricas de cálcio permaneçam normais. A calcificação coronariana é comum, grave e significativamente associada à doença cardiovascular em pacientes com DRC. Dessa forma, o desequilíbrio no metabolismo mineral na doença renal pode influenciar o risco de calcificação cardíaca e vascular.[8,9] A administração de 1.000 a 2.000 UI/dia de colecalciferol por dia é a posologia recomendada para esses pacientes, mas é necessário avaliar as necessidades individuais.[5]

Por ser bastante complexa, a DMO nesses pacientes não envolve apenas alterações no metabolismo do Ca e P, mas também alterações no metabolismo do PTH, calcitriol, fator de crescimento fibroblástico 23 (FGF23), marcadores ósseos etc.

◙ SELÊNIO

A ingestão de selênio varia muito em diferentes partes do mundo, em consequência, sobretudo, do tipo de solo da região de onde os alimentos são obtidos. Esse mineral possui funções importantes no organismo humano: participa da síntese do hormônio da glândula tireoide e está envolvido com mecanismos antioxidantes (componente da glutationa peroxidase – GPx); está relacionado à produção de prostaglandinas; promoção do crescimento e fertilidade.[10] Em pacientes com DRC, as concentrações séricas, eritrocitárias e linfocitárias de selênio são reduzidas, bem como a atividade da GPx.[10-13] A deficiência está relacionada com o aumento de risco de doenças cardiovasculares, principal causa de morte nesse pacientes. Além disso, parece aumentar também o risco de câncer, artrite, catarata e provocar alterações na função imune.[10-13]

A suplementação de selênio é recomendada com o objetivo de melhorar a atividade da GPx e produzir efeitos de cardioproteção e imunoestimulatórios. Assim, mesmo considerando que alguns dados na literatura sejam controversos, estudos mostram deficiência de selênio nos pacientes urêmicos e afirmam que a suplementação poderia ser benéfica.

Como a castanha-do-brasil é um dos alimentos mais ricos em selênio, pesquisadores observaram que a suplementação com uma castanha por dia durante 3 meses para pacientes em HD foi capaz de aumentar significativamente as concentrações de selênio plasmático e eritrocitário, bem como da enzima GPx.[14] Além disso, a castanha promoveu redução nas concentrações de citocinas inflamatórias e de marcadores de estresse oxidativo, bem como aumentou a ex-

pressão do fator de transcrição responsável pela síntese de enzimas anti-inflamatórias, o *nuclear factor-erythroid 2 factor 2* (Nrf2).[15] Ressalta-se que mesmo sendo rica em fósforo e potássio, a ingestão de uma castanha por dia não alterou as concentrações desses minerais no plasma dos pacientes que receberam a suplementação.[15]

◙ FERRO

A anemia na DRC é multifatorial e está presente na maioria dos pacientes com DRC, sendo a diminuição da produção de eritropoetina pelos rins a causa mais importante. Porém, supõe-se que toxinas urêmicas também inibam a eritropoese e reduzam o tempo de vida dos eritrócitos. Além disso, a anemia pode ser agravada por perdas sanguíneas durante a diálise, pelo trato gastrintestinal, inflamações, acúmulo de alumínio, deficiência em folato ou em vitamina B12. Estudos realizados em pacientes pré-dialisados anêmicos revelam que a maioria tem estoques de ferro reduzidos. Entre as causas da deficiência em ferro desses pacientes, estão: anorexia; dietas hipoproteicas; absorção intestinal de ferro reduzida, que pode ser causada por mudanças na mucosa intestinal (incluindo redução do comprimento das microvilosidades, aumento da profundidade da cripta e infiltração de células inflamatórias); bem como mudanças funcionais, por exemplo, diminuição da atividade das dipeptidases e aumento das dissacaridases; administração de fosfato de alumínio ou de cálcio; sangramentos intestinais decorrentes de gastrites e úlceras ou proteinúria. Recomenda-se o uso de Fe intravenoso ou oral quando as concentrações de ferritina estão < 500 ug/L e a porcentagem de saturação da transferrina < 30%.[16-18] Lembrando que ferritina em concentrações muito elevadas pode indicar inflamação.[16-18]

O sucesso da terapia para a anemia nos pacientes com DRC tratados com eritropoetina recombinante só é alcançado com a manutenção do suprimento adequado de ferro. Portanto, a avaliação precoce e o tratamento com ferro são as recomendações para o tratamento da anemia na DRC.[18] Há controvérsia a respeito da melhor via de suplementação de ferro, mas parece que a via endovenosa é a preferida.[16]

No entanto, vale a pena ressaltar que o uso inadequado de ferro para esses pacientes pode provocar aumento do estresse oxidativo, sendo importante verificar os estoques de ferro antes do início de qualquer suplementação.[16]

ZINCO

O zinco é um dos elementos-traço de maior interesse para os nefrologistas, pois já há evidências de que sua deficiência causa algumas das anormalidades encontradas nesses pacientes, como atrofia testicular, depressão, deficiência imunológica, retardo no crescimento e anormalidades no paladar e no olfato. A deficiência em zinco na DRC tem sido pesquisada nos últimos anos, sobretudo no que diz respeito a pacientes submetidos à HD.[19] Em revisão feita por Mafra (2016),[20] observou-se que a maioria dos trabalhos relata deficiência de zinco e reduzida atividade da superóxido dismutase nos pacientes com DRC.

Apesar de várias pesquisas mostrarem que a concentração plasmática de Zn está reduzida em pacientes com DRC, há relatos de que a concentração eritrocitária de zinco é elevada, e isso pode ser decorrência do aumento na atividade da anidrase carbônica.[20-23]

O Quadro 1 mostra as possíveis causas da deficiência de zinco nos pacientes com DRC.

A deficiência em zinco nos pacientes com DRC já é bem descrita na literatura e pode levar à redução da defesa orgânica, provocada pelo aumento do estresse oxidativo e diminuída síntese de enzimas antioxidantes.[20-23]

O zinco estabiliza a enzima SOD dependente de zinco e cobre; assim, na deficiência em zinco, há maior risco da ação do radical superóxido e do peróxido de hidrogênio nas

QUADRO 1   Fatores que causam metabolismo anormal de zinco na uremia

- Diminuição do consumo alimentar (calorias, proteínas e zinco).
- Diminuição da absorção intestinal.
- Toxicidade urêmica.
- Interação com cálcio ou ferro.
- Concentrações elevadas de paratormônio.
- Deficiência em vitamina D.
- Interações com drogas.
- Aumento das perdas (por urina, por diálise ou por malabsorção).

células. Numa revisão publicada por Lobo et al.[24] se constatou a possibilidade da associação entre deficiência de zinco e aterosclerose em pacientes com DRC, pois, como as funções antioxidantes desempenhadas pelo zinco estão diminuídas nesses pacientes, eles estariam mais propensos ao desenvolvimento da aterosclerose. De fato, esse grupo observou que, quanto mais baixas as concentrações de zinco plasmático em pacientes em HD, maiores as concentrações de LDL eletronegativa (partícula citotóxica pró-aterosclerótica) e do fator de necrose tumoral-alfa, resultados que confirmam a hipótese de que a deficiência de zinco nesses pacientes poderia ser mais um fator de risco para o desenvolvimento da aterosclerose. Uma revisão realizada com 15 estudos clínicos com pacientes em HD mostrou que a suplementação de zinco melhora o estado nutricional relativo a esse elemento nesses pacientes.[25]

A baixa concentração de zinco no plasma dos pacientes em HD tem sido associada a imunodepressão. Esse fato é de extrema importância, pois a infecção é uma das complicações presentes nesses casos. A suplementação de zinco nos pacientes com DRC melhora a função imune, o paladar e o apetite.[23]

Nos estudos em que o zinco plasmático foi encontrado reduzido e que houve avaliação da concentração eritrocitária, os pesquisadores observaram aumento das concentrações de zinco, sugerindo distribuição anormal do mineral entre plasma e eritrócitos. Em estudo realizado por

Mafra et al.,[26] a suplementação com ferro para pacientes com DRC em tratamento conservador, além de corrigir a deficiência nesse mineral, promoveu redução nas concentrações de zinco nos eritrócitos. Outros pesquisadores também observaram que a suplementação com zinco reduziu o índice de resposta à eritropoetina em pacientes em HD, podendo ser nova estratégia para tratar anemia na DRC.[27] De forma geral, apesar de poucos estudos avaliarem os efeitos da suplementação de zinco para pacientes com DRC, as doses usadas variaram de 50 a 100 mg/dia.[27]

SÓDIO

O excesso na ingestão de sódio (Na) está associado a aumento de mortalidade, e, de acordo com as novas diretrizes do *National Kidney Foundation's Kidney Disease Outcomes Quality Initiative* (KDOQI), *Clinical Practice Guideline for Nutrition in Chronic Kidney Disease*, pacientes com DRC deveriam ingerir até 2,3 g de sódio.[5] A redução do Na alimentar ajuda na redução da pressão arterial, proteinúria e, consequentemente, redução no uso de medicamentos anti-hipertensivos. A urina de 24 horas coletada de forma adequada é um bom parâmetro para medir a ingestão de Na, já que existem muitas limitações na medição da ingestão de Na por inquéritos alimentares.[8]

COBRE

O cobre faz parte das enzimas oxigenases, importantes para tecidos conectivos, ossos, veias e para a síntese de hemoglobina. Além disso, apresenta função antioxidante, fazendo parte de CuZn-SOD, ceruloplasmina e tioneínas intracelulares. No plasma, grande parte do cobre está ligada à ceruloplasmina e nos eritrócitos à superóxido dismutase (SOD). Nos pacientes com DRC, foram observadas concentrações elevadas de cobre, não acompanhadas do aumento na ceruloplasmina.[1,29,30] Em contrapartida, outros estudos observaram, além das altas concentrações de cobre, aumento da ceruloplasmina em pacientes com DRC. A hipercupremia também foi descrita por outros pesquisadores. As concentrações séricas de cobre, zinco, selênio e magnésio foram analisadas em 37 pacientes com DRC, e verificaram-se concentrações reduzidas de zinco, selênio e magnésio e elevadas de cobre, que poderiam estar correlacionados com o grau de falência renal. Além das alterações nas concentrações de zinco, cálcio e magnésio em 20 pacientes com DRC, foram observadas concentrações elevadas de cobre nos eritrócitos.[30]

Em condições normais, a excreção urinária de cobre é de 10 a 30 μg/24 horas. No entanto, na falência renal ocorre sobrecarga renal de cobre, o que pode causar danos às estruturas dos néfrons. O aumento na concentração do cobre pode ser decorrente da contaminação pelo dialisado, e isso pode provocar gosto metálico na boca, vômitos, náuseas, dor epigástrica, dor de cabeça, diarreia, hemólise e, em casos mais graves, anúria e hipotensão. É possível que a DRC altere o metabolismo hepático do cobre, entretanto também tem sido sugerido que a deficiência em zinco pode resultar no aumento da absorção de cobre no intestino.[1] Parece haver ainda estreita relação entre as concentrações séricas de cobre e o controle glicêmico alterado; alterações nas concentrações de cobre levam à progressão de complicações relacionadas ao diabetes e ao comprometimento da homeostase antioxidante.[31]

MAGNÉSIO

O rim tem papel fundamental na regulação do equilíbrio do magnésio. Na DRC pode ocorrer hipermagnesemia; no entanto, as pesquisas sobre magnésio em pacientes com DRC são controversas. Alguns estudos mostram concentrações elevadas, e outros mostram deficiência de magnésio nos pacientes com DRC, o que ocorre, provavelmente, pelas diferenças nos métodos e protocolos experimentais. Além disso, o grau de falência renal influencia os níveis, visto que em estágios iniciais da DRC os rins ainda conseguem excretar o mineral; nos estágios mais avançados associados à ingestão de alimentos com magnésio, pela administração de medicamentos contendo o mineral, como laxantes e antiácidos, pode ocorrer a hipermagnesemia.[32]

O magnésio parece prevenir a calcificação vascular, arritmias e aterosclerose nesses pacientes. Sua deficiência pode estar associada à redução da força muscular em pacientes em HD.[26] Estudos têm mostrado que valores baixos são associados a maior risco de mortalidade cardiovascular em pacientes com DRC em HD.[33] De fato, Kemp et al.[34] mostraram que concentrações séricas de Mg^{2+} foram negativamente correlacionadas com o estado inflamatório em pacientes com DRC em diálise. Dessa forma, a concentração de magnésio deve ser medida regularmente. No entanto, mais estudos são necessários para entender os riscos e benefícios da administração de magnésio na DRC.

MANGANÊS

Este é um elemento-traço de transição associado a grande número de enzimas, como hidroxilases, quinases, descarboxilases e transferases. Sua deficiência pode causar retardo no crescimento, anormalidades esqueléticas, ataxia e defeitos no metabolismo de lipídios e de carboidratos. Existem poucos relatos sobre manganês na DRC, com resultados controversos. Estudos mostram baixas concentrações desse mineral nos pacientes com DRC, podendo estar relacionadas à função renal e contribuir para aumentar o estresse oxidativo nesses pacientes.[35] Outros estudos relatam aumento da concentração de manganês nesses indivíduos. Esses resultados divergentes podem estar relacionados à dieta dos pacientes, ao grau de desnutrição ou ao método de avaliação do mineral.[35]

NÍQUEL

As funções fisiológicas desse mineral ainda não são bem entendidas. Porém, ele parece ter papel em algumas reações enzimáticas (hidrólise e reações redox). A ingestão excessiva pode resultar em degeneração do músculo cardíaco, do cérebro, dos pulmões, do fígado e dos rins. Um estudo espanhol mostrou que os níveis de níquel estão elevados nos pacientes com DRC em HD.[36] No entanto, nenhuma anormalidade específica para os pacientes com DRC tem sido descrita.

METAIS PESADOS

O meio ambiente está cada vez mais contaminado com inúmeras substâncias tóxicas como metais pesados (arsênico, chumbo, cádmio e mercúrio), podendo causar DRC, uma vez que são metais nefrotóxicos; além disso, pacientes com DRC tem reduzida capacidade de excretá-los.[37-39] Assim, pacientes com DRC estão predispostos a essa contaminação em consequência da diminuição da função renal. Vários estudos têm observado elevadas concentrações de cádmio em pacientes em HD e Hsu et al.[40] observaram que essa concentração elevada pode estar relacionada com inflamação.

Uma das principais causas para esse aumento nas concentrações de cádmio é a contaminação da água de diálise (dialisato). Além disso, como o tabagismo é importante fator de incremento de cádmio no organismo, Kazi et al.,[41] em uma pesquisa para avaliar a exposição ambiental e ocupacional por metais pesados, observaram que as concentrações de cádmio eram maiores em pacientes com DRC fumantes quando comparados aos não fumantes.

Uma recente metanálise mostrou que a exposição ao cádmio está significativamente associada ao risco de DRC, uma vez que se acumula no córtex renal e induz danos tubulares. Esse dado fornece importantes implicações para a proteção das populações de áreas contaminadas com cádmio, como locais com atividades industriais e agrícolas.[37]

A contaminação por chumbo (Pb) e arsênico (As) também está associada à redução da função renal. Além da contaminação dos reservatórios de águas subterrâneas pelos minérios, o arsênico é frequentemente encontrado em pesticidas. A exposição a ele aumenta o risco de proteinúria, lesão renal e desenvolvimento de DRC.[38,39] Compostos contendo Pb são comumente encontrados em gasolina, baterias, tintas e esmaltes cerâmicos. O rim parece ser um dos principais locais de acúmulo de Pb, podendo ocasionar hipertrofia glomerular e nefrite tubulointersticial progressiva. A exposição ao mercúrio (Hg), metal tóxico, se dá principalmente pela ingestão de alimentos contaminados. A exposição crônica ao Hg tem sido associada à glomerulonefrite, particularmente nefropatia membranosa.[38,39]

CONSIDERAÇÕES FINAIS

O papel dos elementos-traço nos pacientes com DRC ainda não foi totalmente caracterizado. Várias anormalidades referentes ao acúmulo, bem como à deficiência de relevância clínica, têm sido estudadas. Assim, para prevenir algumas complicações, é muito importante avaliar o estado nutricional desses indivíduos em relação aos minerais antes de qualquer intervenção. A suplementação com os elementos-traço poderia ser indicada quando houvesse confirmação da deficiência e dos efeitos positivos desses minerais na qualidade de vida do paciente. Infelizmente, ainda não se conhecem totalmente os mecanismos de ação desses minerais em tais condições patológicas e o quanto a suplementação poderia ser benéfica ou não nesses casos. Assim, mais estudos com essa finalidade são necessários. Aparentemente, com exceção do ferro, não parece haver evidência da necessidade de doses suplementares rotineiras desses elementos. Estudos randomizados duplo-cegos com uso de placebo, *crossover* e *washout* poderão nos fornecer mais esclarecimentos sobre os efeitos da suplementação desses minerais nos pacientes com DRC.

REFERÊNCIAS BIBLIOGRÁFICAS

1. Xie Y, Liu F, Zhang X, Jin Y, Li Q, Shen H, et al. Benefits and risks of essential trace elements in chronic kidney disease: a narrative review. Ann Transl Med. 2022;10(24):1400.

2. Jalili C, Kazemi M, Cheng H, Mohammadi H, Babaei A, Taheri E, et al. Associations between exposure to heavy metals and the risk of chronic kidney disease: A systematic review and meta-analysis. Crit Rev Toxicol. 2021;51:165-82.

3. Bossola M, Di Stasio E, Viola A, Leo A, Carlomagno G, Monteburini T, et al. Dietary intake of trace elements, minerals, and vitamins of patients on chronic hemodialysis. Int Urol Nephrol. 2014;46:809-15.

4. Gutiérrez OM. Recent Advances in the Role of Diet in Bone and Mineral Disorders in Chronic Kidney Disease. Curr Osteoporos Rep. 2021;19(6):574-9.

5. Ikizler TA, Burrowes JD, Byham-Gray LD, Campbell KL, Carrero JJ, Chan W, et al. KDOQI Clinical Practice Guideline for Nutrition in CKD: 2020 Update. Am J Kidney Dis. 2020;76(3 Suppl 1):S1-107.

6. Watanabe MT, Barretti P, Caramori JCT. Attention to Food Phosphate and Nutrition Labeling. J Ren Nutr. 2018; 28(4):e29-e31.

7. Noori N, Kalantar-Zadeh K, Kovesdy CP, Bross R, Benner D, Kopple JD. Association of dietary phosphorus intake and phosphorus to protein ratio with mortality in hemodialysis patients. Clin J Am Soc Nephrol. 2010;5(4):683-92.

8. Doshi SM, Wish JB. Past, Present, and Future of Phosphate Management. Kidney Int Rep 2022;7(4):688-98.

9. Carvalho AB, Nerbass FB, Cuppari L. Control of hyperphosphatemia and maintenance of calcemia in CKD. Braz J Nephrol. 2021;43:632-8.

10. Zachara BA. Selenium and selenium-dependent antioxidants in chronic kidney disease. Adv Clin Chem. 2015;68:131-51.

11. Kieliszek M. Selenium—Fascinating Microelement, Properties and Sources in Food. Molecules. 2019;24(7):1298.

12. Hariharan S, Dharmaraj S. Selenium and selenoproteins: it's role in regulation of inflammation. Inflammopharmacology. 2020;28(3):667-95.

13. Rayman MP. Selenium intake, status, and health: a complex relationship. Hormones (Athens). 2020;19(1):9-14.

14. Stockler-Pinto MB, Mafra D, Farage NE, Boaventura GT, Cozzolino SM. Effect of Brazil nut supplementation on the blood levels of selenium and glutathione pero-

xidase in hemodialysis patients. Nutrition 2010;26: 1065-9.

15. Cardozo LF, Stockler-Pinto MB, Mafra D. Brazil nut consumption modulates Nrf2 expression in hemodialysis patients: A pilot study. Mol Nutr Food Res. 2016;60:1719-24.

16. Ribeiro M, Fonseca L, Anjos JS, Capo-Chichi JCC, Borges NA, Burrowes J, et al. Oral iron supplementation in patients with chronic kidney disease: Can it be harmful to the gut microbiota? Nutr Clin Pract. 2022;37(1):81-93.

17. McMurray JJV, Parfrey PS, Adamson JW, Aljama P, Berns JS, Bohlius J, et al. Kidney disease: Improving global outcomes (KDIGO) anemia work group. KDIGO clinical practice guideline for anemia in chronic kidney disease. Kidney Int Suppl (2011). 2012;2(4):279-335.

18. Locatelli F, Bárány P, Covic A, De Francisco A, Del Vecchio L, Goldsmith D, et al. Kidney Disease: Improving Global Outcomes guidelines on anaemia management in chronic kidney disease: a European Renal Best Practice position statement. Nephrol Dial Transplant;28(6):1346-59.

19. Choi S, Liu X, Pan Z. Zinc deficiency and cellular oxidative stress: prognostic implications in cardiovascular diseases. Acta Pharmacol Sin. 2018;39(7):1120-32.

20. Mafra D. Can Outcomes be Improved in Dialysis Patients by Optimizing Trace Mineral, Micronutrient, and Antioxidant Status? The Role of Trace Elements. Semin Dial. 2016;29(1):48-50.

21. Abdollahi A, Ghahramani A, Ghahramani N. Zinc and Kidney Disease: A Review. Iran J Kidney Dis. 2022;16(2):79-87.

22. Gammoh NZ, Rink L. Zinc in Infection and Inflammation. Nutrients. 2019;9(6):624.

23. Cardozo LFMF, Mafra D. Don't forget the zinc. Nephrol Dial Transplant. 2020;35(7):1094-8.

24. Lobo JC, Torres JPM, Fouque D, Mafra D. Zinc deficiency in Chronic Kidney Disease: Is there a Relationship with Adipose Tissue and Atherosclerosis? Biol Trace Elem Res. 2010;135:16-21.

25. Wang LJ, Wang MQ, Hu R, Yang Y, Huang YS, Xian SX, et al. Effect of Zinc Supplementation on Maintenance Hemodialysis Patients: A Systematic Review and Meta-Analysis of 15 Randomized Controlled Trials. Biomed Res Int. 2017;2017:1024769.

26. Mafra D, Cuppari L, Fávaro DI, Cozzolino SM. Zinc levels after iron supplementation in patients with chronic kidney disease. J Ren Nutr. 2004;14:164-9.

27. Tonelli M, Wiebe N, Hemmelgarn B, Klarenbach S, Field C, Manns B, et al. Trace elements in hemodialysis patients: a systematic review and meta-analysis. BMC Med. 2009;7:25.

28. Kim SM, Lee EK, Kang SS, Kim SM, Kim HW, Kim SB. Simple method to estimate daily sodium intake during measurement of dialysis adequacy in chronic peritoneal dialysis patients. Asia Pac J Clin Nutr. 2017;26(6):1001-6.

29. Guo CH, Wang CL. Effects of zinc supplementation on plasma copper/zinc ratios, oxidative stress, and immunological status in hemodialysis patients. Int J Med Sci. 2013;10(1):79-89.

30. Kung WJ, Shih CT, Lee CH, Lin CC. The Divalent Elements Changes in Early Stages of Chronic Kidney Disease. Biol Trace Elem Res. 2018;185(1):30-35.

31. Gembillo G, Labbozzetta V, Giuffrida AE, Peritore L, Calabrese V, Spinella C, et al. Potential Role of Copper in Diabetes and Diabetic Kidney Disease. Metabolites. 2022;13(1):17.

32. Garnier AS, Duveau A, Planchais M, Subra JF, Sayegh J, Augusto JF. Serum Magnesium after Kidney Transplantation: A Systematic Review. Nutrients. 2018;10:piiE729.

33. Liu H, Wang R. Associations between the serum magnesium and all-cause or cardiovascular mortality in chronic kidney disease and end-stage renal disease patients: A meta-analysis. Medicine. 2021;100(45): e27486.

34. Kemp JA, Britto IK, Ribeiro M, Baptista B, Reis DCMV, Fonseca L, Correa Leite PE, Ribeiro-Alves M, Mafra D. Serum Magnesium Levels in Patients with Chronic Kidney Disease: Is There a Relationship with Inflammation Status? Biol Trace Elem Res. 2023.

35. Koh ES, Kim SJ, Yoon HE, Chung JH, Chung S, Park CW, et al. Association of blood manganese level with diabetes and renal dysfunction: A cross-sectional study of the Korean general population. BMC Endocr Disord. 2014;14:24.

36. Gómez de Oña C, Martínez-Morillo E, Gago González E, Vidau Argüelles P, Fernández Merayo C, Álvarez Menéndez FV. Variation of trace element concentrations in patients undergoing hemodialysis in the north of Spain. Scand J Clin Lab Invest. 2016;76:492-9.

37. Doccioli C, Sera F, Francavilla A, Cupisti A, Biggeri A. Association of cadmium environmental exposure with chronic kidney disease: A systematic review and meta-analysis. Sci Total Environ. 2024;906:167165.

38. Mishra M, Nichols L, Dave AA, Pittman EH, Cheek JP, Caroland AJV, et al. Molecular Mechanisms of Cellular Injury and Role of Toxic Heavy Metals in Chronic Kidney Disease. Int J Mol Sci. 2022;23(19):11105.

39. Orr SE, Bridges CC. Chronic Kidney Disease and Exposure to Nephrotoxic Metals. Int J Mol Sci. 2017;18(5):1039.

40. Hsu CW, Lin JL, Lin-Tan DT, Yen TH, Huang WH, Ho TC, et al. Association of environmental cadmium exposure with inflammation and malnutrition in maintenance haemodialysis patients. Nephrol Dial Transplant. 2009;24(4):1282-8.

41. Kazi TG, Jalbani N, Kazi N, Arain MB, Jamali MK, Afridi HI, et al. Estimation of toxic metals in scalp hair samples of chronic kidney patients. Biol Trace Elem Res. 2009;127(1):16-27.

CAPÍTULO 50

Selênio, iodo e glândula tireoide

Carla Soraya Costa Maia
Cley Rocha de Farias
Luis Felipe Nunes de Oliveira

▣ INTRODUÇÃO

O selênio foi descoberto em 1817 pelo químico Jacob Berzelius, sendo, inicialmente, reconhecido como um elemento tóxico. No entanto, a percepção do selênio como elemento essencial somente ocorreu em 1957, quando vários compostos de selênio demonstraram efeito hepatoprotetor contra a degeneração necrótica no fígado de roedores. Posteriormente, o papel bioquímico do selênio foi estabelecido, primeiramente, como o componente do sítio ativo da enzima glutationa peroxidase (GSH-Px), que catalisa a redução de peróxidos e, em seguida, como parte da enzima iodotironina 5'-desiodase tipo I, envolvida no metabolismo da tireoide, da tioredoxina redutase, das selenoproteínas P e W.[1-5]

Atualmente, há 25 genes identificados como responsáveis pela codificação de diferentes selenoproteínas com distintas especificidades e funções no organismo humano, desempenhando um papel importante na regulação hormonal tireoidiana, processo de senescência celular, imunidade, fertilidade e manutenção do balanço *redox* celular. Dentro da classe das selenoproteínas estão as iodotironinas 5'-deiodinases (ID) tipos I, II e III, enzimas que regulam as concentrações sistêmicas dos hormônios tireoidianos, e que apresentam uma única molécula de selênio em sua constituição, na forma de selenocisteína.[6-9]

Muitas pesquisas envolvendo esse elemento traço essencial foram realizadas na busca de relacioná-lo com a manutenção da saúde, envolvimento potencial de fatores genéticos, tratamento e redução de risco para o desenvolvimento de patologias como: doenças cardiovasculares; doenças neurodegenerativas como esclerose lateral amiotrófica, Parkinson e Alzheimer; diabetes; hipertensão; aids e câncer.[10-19]

Porém, a dose de selênio que pode estar relacionada com a melhora ou prejuízo da saúde humana continua em discussão, sendo limitadas as evidências sobre o impacto da exposição e os resultados específicos sobre a saúde. Evidências recentes sugerem que os efeitos na saúde dependem muito do *status* de base desse micronutriente.[13,20,21]

Alguns estudos clínicos demonstraram que a falta de selênio aumenta a prevalência de vários tipos de doenças da tireoide. Foi demonstrado que o tratamento com selênio em pacientes com orbitopatia de Graves retarda a progressão da doença e melhora a qualidade de vida.[22]

Porém, existe uma janela relativamente estreita entre a deficiência e a toxicidade de selênio, e dessa forma se recomenda evitar a ingestão muito baixa ou muito alta desse elemento-traço essencial que pode estar associada a efeitos adversos. Estudos mostram que a suplementação de selênio em pessoas com *status* baixo do micronutriente pode trazer benefícios, enquanto naquelas com *status* entre adequado e elevado pode ter efeito negativo.[9,13,21,23,24]

O *status* basal do selênio varia entre as populações, existindo a necessidade de novos estudos individuais para cada população, com o objetivo de definir o *status* basal de selênio adequado e doses ideais para a ingestão desse micronutriente, de modo que contribua para os efeitos benéficos desse elemento traço. Ainda se desaconselha o suplemento com o objetivo de prevenção de doenças cardiovasculares, hepatopatias ou cânceres em virtude dos resultados inconclusivos e por aumentar o risco de toxicidade.[5,21,25]

Quanto ao iodo, existem evidências bem consolidadas em relação a seu papel na síntese e na homeostase de hormônios tireoidianos nas diferentes fases da vida. Sua deficiência está relacionada a doenças como bócio, hipotireoidismo, hipertireoidismo, cretinismo e prejuízo do crescimento e desenvolvimento cognitivo, principalmente no início da vida. Na tentativa de minimizar a deficiência desse micronutriente, foram estabelecidos programas universais de iodização de sal desde a primeira metade do século XX, iniciando no Brasil na década de 1950. Porém, dados epidemiológicos recentes apontam que ainda existem regiões no Brasil que apresentam uma alta prevalência de deficiência de iodo entre crianças e adolescentes, como alguns estados da Amazônia Legal, chegando a exibir uma deficiência de iodo 70% maior do que a média nacional. Diante disso, a deficiência do iodo continua sendo um problema significativo mesmo com políticas nacionais e internacionais que visam minimizá-la.[26-28]

◼ IODO E GLÂNDULA TIREOIDE

O iodo é um componente essencial dos hormônios produzidos pela glândula tireoide e constitui a maior parte do peso molecular da tetraiodotironina ou tiroxina (T4) e da tri-iodotironina (T3). Consequentemente, a quantidade de iodo disponível no meio ambiente é fundamental para a formação dos hormônios tireóideos (HT). Apesar de os mecanismos adaptativos não fisiológicos contribuírem para a manutenção da síntese hormonal, tanto a deficiência grave quanto o excesso podem resultar em insuficiência tireóidea e hipotireoidismo.[29]

Praticamente todo o iodo que ingressa no organismo o faz por meio da alimentação; é transformado no intestino, principalmente no delgado, em iodeto, onde é totalmente absorvido. O organismo de um adulto saudável contém 15 a 20 mg de iodo, e 70 a 80% estão localizados na tireoide. Aminoácidos halogenados, inclusive as iodotirosinas (MIT e DIT), T4 e T3, são transportados intactos através da parede intestinal.[30]

Os contrastes iodados radiográficos são absorvidos, também, sem desalogenação. O iodeto assimilado tem um volume de distribuição em torno de 38% do peso corporal em quilogramas. Sua meia-vida sérica é de apenas 8 horas, pois é removido, constantemente, pelos rins de forma passiva (mais de 90% do iodo ingerido é fundamentalmente excretado pela urina em um período de 22 horas aproximadamente) e, ativamente, pela tireoide.[30,31]

O mecanismo de transporte ativo realizado pelas células tireoidianas confere à glândula a capacidade de concentrá-lo nas proteínas de tireoglobulina (TG) em níveis, entre 20 e 40 vezes, superiores ao circulante em condições normais, em que a depuração tireóidea de iodeto é de 10 a 35 mL/minuto. A movimentação de iodo é lenta: a meia-vida do T4 é de cerca de 5 dias e do T3, 1,5 a 3 dias.[30] O iodo liberado retorna ao *pool* circulante e pode ser retomado pela tireoide ou excretado pelos rins, enquanto uma pequena concentração é excretada nas fezes. Em consequência, havendo acesso alimentar adequado, a excreção urinária é igual à ingestão, e a oferta diária pode ser avaliada pela medida na urina. Em situação basal, uma pequena fração do iodeto inorgânico circulante (1 a 2%) pode ser eliminada pelo suor, podendo representar cerca de 10% na sudorese intensa. É, igualmente, removido e/ou secretado pelas glândulas salivares, mucosa gástrica, plexo coroide, ovário, placenta e tecido mamário, mas é incapaz de produzir HT. A concentração de iodo no leite materno está, diretamente, relacionada à ingestão e depende, robustamente, do consumo de iodo materno algumas horas antes da amamentação, sendo o principal alimento fonte de iodo para recém-nascidos.[30,32] A concentração média de iodo no leite materno pode oscilar de 15 a 1.006 mcg/litro e 26-185 mcg/litro em mulheres lactantes com *status* de iodo adequado e deficiente, respectivamente.[33]

A glândula tireoide acumula iodeto a partir do meio circulante contra um gradiente de concentração, variável entre 1:2 e 1:80, dependendo de a glândula estar em repouso ou estimulada. O cotransportador de sódio/iodeto (NIS) localizado na membrana da célula basal dos tireócitos transfere o iodeto para dentro da célula, onde o gradiente de concentração de iodeto é de cerca de 20 a 50 vezes maior do que no plasma.[30] Esse cotransportador carrega-se com dois cátions de sódio e um ânion iodeto na superfície externa membranosa. Governado pelo gradiente eletroquímico do Na^+, transporta sua carga através da membrana do exterior para o interior da célula. O sistema NIS é altamente adaptável e contribui, de longe, para uma secreção hormonal constante sob ampla gama de abastecimento de iodo.[30,34]

A expressão e atividade do cotransportador NIS pode ser regulada pela TG iodada via interação do hormônio tireoestimulante (TSH) com seu receptor, modulando as vias AMPc-PKA e PLC-PKC. A TG é uma glicoproteína sintetizada e secretada pelas células da tireoide, e essas glicoproteínas podem ser iodadas e armazenadas no lúmen folicular tireoidiano cercado por células foliculares. As TG iodadas atuam como verdadeiros sensores

de armazenamento de iodo, sendo capazes de regular negativamente a expressão do NIS na presença de alta concentração de TG iodadas, assim como regular positivamente a expressão do NIS em situações de necessidade de iodo. Evidências sugerem que altas concentrações de TG iodadas podem inibir a expressão do cotransportador através da via PLC-PKC; pelo contrário, baixas concentrações da glicoproteína iodada estimulariam a via AMPc-PKA, promovendo maior expressão do NIS.[35]

Não é exagero dizer que, para qualquer valor de ingestão de iodo, sua atividade determina a concentração intracelular de iodeto e, portanto, o cotransportador desempenha um papel glandular em praticamente todas as etapas metabólicas subsequentes do iodo. Além disso, a expressão e a atividade do NIS também podem ser reguladas por outros fatores. O efeito Wolff-Chaikoff é o fenômeno caracterizado por altas doses de iodo que induzem uma diminuição transitória na síntese dos hormônios tireoidianos. Essa inibição autorregulatória ocorre independentemente de TSH e inibe o processo de organificação. O mecanismo responsável por esse efeito ainda não é completamente elucidado, mas evidências sugerem que a maior captação de iodeto pelo NIS pode gerar compostos de iodo capazes de inibir a atividade da enzima tireoperoxidase (TPO), consequentemente diminuindo a síntese de T3 e T4, além de inibir a expressão do próprio cotransportador.[36,37]

Dados indicam que a maior captação de iodeto pela tireoide pode induzir maior síntese de espécies reativas de oxigênio (ERO), como o peróxido de hidrogênio (H_2O_2), influenciando mecanismos pós-traducionais que levam à inibição da expressão do cotransportador NIS. Ainda, a maior síntese de ERO também parece ativar vias de sinalização, como a fosfoditilinositol-3-quinase/proteína quinase B (PI3K/AKT), que podem igualmente diminuir a função do cotransportador.[36,38] Esses efeitos são transitórios, ou seja, as células da tireoide se adaptam ao efeito agudo de Wolff-Chaikoff onde, mesmo com a diminuição da expressão do NIS e menor captação de iodeto, a síntese de hormônios tireoidianos é retomada. Além disso, achados demonstraram que a glândula poderia captar iodeto por outros transportadores, além do NIS.[36,38,39]

Assim, a glândula tireoide capta ativamente o iodo proveniente da dieta. Essa glândula sintetiza duas formas hormonais: a T4, chamada de pró-hormônio, e a T3, considerada o hormônio biologicamente ativo.

O transporte através da membrana celular folicular é o primeiro passo e fator limitante do ritmo da síntese dos HT. É dependente de energia, saturável e necessita de metabolismo oxidativo. Está associado à transferência de sódio e envolve o carreador NIS. Normalmente a célula folicular gera uma diferença de concentração tireoide/soro (razão T/S) de 30-40. Esse gradiente aumenta quando estimulado por dieta com baixa concentração de iodo, pelo TSH, por imunoglobulinas estimuladoras da tireoide ou por drogas que interferem na eficiência da síntese glandular. Ânions de tamanho, forma e carga similares, como perclorato, brometo, nitrito, tiocianato e tecnécio, podem servir como substratos e, portanto, atuar como inibidores competitivos ao sistema de transporte.[30]

A célula tireóidea sintetiza a TG, que é secretada no lúmen folicular por exocitose, onde se torna o substrato para várias reações complexas catalisadas pela TPO, que necessita de iodeto e peróxido de hidrogênio. Constitui cerca de 75% do conteúdo proteico da tireoide. A glândula contém, normalmente, 50 a 100 mg de TG por grama de tecido. Trata-se de glicoproteína com 660 quilodaltons (kDa) composta por duas subunidades idênticas ligadas não covalentemente e que contêm cerca de 10% de carboidrato; é codificada por RNA mensageiro (RNAm) com 8,307 bases. Esse RNAm é traduzido por polirribossomos do retículo endoplasmático rugoso (RER).[40] Antes da liberação da TG do RER,

tem início a adição de carboidratos e ocorre a combinação de subunidades, que continuam durante sua passagem pelo aparelho de Golgi, formação das vesículas exocitóticas e fusão com a membrana celular apical. Só então ocorrem a halogenação e a conjugação. A TG totalmente glicosilada, iodada e portadora de iodotironinas (T3 e T4), somente é encontrada no lúmen folicular.[40,41]

O aspecto singular da TG, favorecedor da conjugação das iodotirosinas, é sua estrutura primária. Embora apresente conteúdo pequeno de iodotirosinas em comparação a outras proteínas, a conjugação entre a MIT e a DIT ocorre apenas na glicoproteína. Não é casual; T4 e T3 são formadas em domínios limitados, com sequências específicas de aminoácidos, localizados próximos ao término de cada subunidade da molécula.[30] Os quatro principais sítios hormonogênicos da TG humana, designados A, B, C e D, estão localizados, respectivamente, nos resíduos tirosínicos 5, 2554, 2747 e resíduos tirosínicos 1291. O sítio A é responsável por cerca de 40 a 50% da produção de T4 e 25% de T3 e sítio B por aproximadamente 25% da síntese de hormônios tireoidianos, entretanto existem perspectivas distintas sobre a utilização do sítio B como doador ou receptor hormonogênico. O sítio C está associado a cerca de 50% da formação de T3. O sítio D é proeminente em certas espécies animais (bovinos e outros mamíferos).[40]

Além de ser o local de formação da T3 e da T4, a TG serve como depósito para os HT, em que, em uma situação de demanda fisiológica de iodo, a conformação nativa da molécula pode conter, em média, 2,5 resíduos de T4 e 0,7 resíduo de T3 por dímero de TG.[30] O processo de secreção hormonal necessita da recaptação da TG para o interior da célula folicular, processo que ocorre via endocitose, sob controle do TSH, formando endossomos com moléculas de TG iodadas.[42] Logo em seguida, os lisossomos se fundem à estrutura do endossomo, formando o endolisossomo, iniciando uma verdadeira ação de proteólise, clivando as moléculas de TG iodadas em MIT, DIT e HT. A proporção de T4 e T3 formados gira em torno de 80 e 20%, respectivamente. Por fim, os HT são secretados para a corrente sanguínea através do transportador MCT8, enquanto as enzimas ID retiram as moléculas de iodo das estruturas de MIT e DIT, reaproveitando essas moléculas, que poderão compor novamente o *pool* intracelular de iodeto e participar novamente da hormonogênese.[41,42]

O TSH controla a maioria desses passos, por meio de várias ações na célula tireóidea. As principais incluem:

- Crescimento celular: o receptor do TSH é acoplado à proteína G (Gs e Gq) e está localizado na superfície basolateral das células foliculares. A interação do TSH com seu receptor induz vias de transdução de sinal intracelular que repercutem na ativação de segundos mensageiros responsáveis por regular vários processos fisiológicos na tireoide. O receptor acoplado à proteína Gs auxilia no desenvolvimento, diferenciação e função da glândula.[43]
- Metabolismo do iodo: estimula todas as fases do metabolismo do iodo, desde o aumento da captação e transporte até a iodação da TG e secreção dos HT. O estímulo do AMPc eleva o transporte de iodeto, enquanto a hidrólise do PI e o incremento do Ca^{2+} estimulam a halogenação da TG. Seu efeito no transporte de iodeto é bifásico: inicialmente, o efluxo de iodeto é deprimido, e posteriormente, passadas algumas horas, a captação é acelerada. O efluxo decorre do extravasamento glandular de iodeto, consequente ao aumento na hidrólise da TG, e liberação hormonal.[40,43,44]
- Aumento da expressão de genes envolvidos no metabolismo de HT: a ativação do receptor acoplado à proteína Gs leva ao aumento de AMPc, que atua como um segundo mensageiro. O AMPc pode influenciar

vias de sinalização que aumentam a expressão de genes que participam do metabolismo dos HT, levando a maior expressão de TG, TPO, NIS, DUOX2 e enzimas ID dos subtipos 1 e 2.[40,45]
- Alterações morfológicas para promoção da endocitose e proteólise de TG: o processo de endocitose das moléculas de TG, assim como a degradação proteolítica que ocorre com a formação do complexo endolisossomal, são processos estimulados pela TSH. As otimizações desses processos favorecem a liberação de HT para a corrente sanguínea.[40]
- Estímulo do consumo de oxigênio: utilização da glicose e ácidos graxos, renovação de fosfolipídios e do conteúdo de NADPH, utilizado na geração de H_2O_2 e na desalogenação das iodotirosinas e, talvez, das iodotironinas.[45]

A maior depuração sérica de iodeto é o mecanismo adaptativo mais importante pelo qual a tireoide consegue manter concentração constante de iodo glandular na carência desse halogênio. A captação de iodeto eleva-se substancialmente sob ação do TSH. A captação absoluta de iodeto varia de acordo com a ingestão de iodo, ou seja, em situações em que a ingestão de iodo é adequada, cerca de 10 a 35% do iodeto presente na circulação sanguínea é captado pela tireoide com o intuito de equilibrar as perdas de iodeto e preservar a síntese de HT. Pelo contrário, em situações de baixo consumo existe um mecanismo adaptativo através do TSH que estimula vias compensatórias, como o aumento da expressão de NIS, que repercutem no aumento da depuração plasmática de iodeto. Todavia, o processo adaptativo tende a decrescer com o tempo, em virtude da progressiva deterioração morfológica da tireoide causada pelos efeitos hipertróficos e hiperplásicos do estímulo crônico do TSH.[30,46]

Sob ação do TSH elevado, inicia-se o processo de hiperplasia, isto é, evolução do volume celular pelo aumento do número das unidades foliculares. Essa condição pode resultar na formação de um nódulo ou vários nódulos no tecido tireoidiano, havendo, posteriormente, uma atividade autônoma do nódulo ou de parte da glândula tireoide, ou seja, uma atividade independente do TSH sintetizado pela hipófise, sendo possível a captação de iodo sem o estímulo hormonal do TSH.[47]

A deficiência de iodo influencia diretamente no aumento de TSH, mas, quando as concentrações de iodo se tornam novamente adequadas ou há diminuição da demanda de iodo pela glândula tireoide, as concentrações de TSH diminuem, condição denominada fase de repouso. A alternância entre esses dois estados pode ocasionar a hiperplasia difusa, podendo exercer influência no desenvolvimento de um ou mais nódulos, na forma de bócio multinodular tóxico ou não tóxico, geralmente ocorrendo em uma idade avançada.[47]

O progressivo declínio da síntese de T4, resultante da deficiência crônica de iodo, presença de nódulos ou como efeito da ação autoimune, leva a eventual queda relativa da concentração de T4 intracelular no tirotrofócito hipofisário. Na ausência de T4 (substrato) para conversão em T3, existe menor efeito retrorregulador sobre a expressão gênica e na síntese do TSH. Livre do efeito supressor, a hipófise passa a liberar, continuamente, o TSH endógeno que irá estimular a glândula tireoide com todas as suas consequências.[48,49]

Os hormônios tireoidianos são formados desde a fase fetal; portanto, o consumo adequado de iodo é necessário em todas as fases da vida. Em condições normais, a ingestão média de iodo é de cerca de 200 a 500 mcg/dia. A baixa ingestão de iodo está relacionada à presença do bócio endêmico, com redução da síntese de hormônios tireoidianos e com o cretinismo. A OMS (Organização Mundial da Saúde)/Unicef (Fundo das Nações Unidas para a Infância)/ICCIDD (International Council for the Control of Iodine Deficiency Disorders) recomendam que o iodo seja acrescentado em

concentração de 20 a 40 mg de iodo por quilo de sal, dependendo do consumo local. O iodo pode ser adicionado ao sal na forma de iodeto de potássio ou iodato de potássio. Como este último tem maior estabilidade que o primeiro, é a forma recomendada em países tropicais.[50]

Em países com deficiência iódica, recomenda-se sua adição rotineira aos alimentos complementares para fornecer 90 mcg de iodo por dia.

A tireoide de um indivíduo adulto normal secreta cerca de 80 mcg de tiroxina por dia, correspondente a 52 mcg de iodo, quantidade que a glândula deve captar diariamente para permanecer em equilíbrio. Isso é o que geralmente ocorre com uma ingestão dietética entre 100 e 150 mcg por dia. No entanto, o consumo de até 600 mcg por dia na União Europeia e de 1.100 mcg por dia nos EUA é considerado tolerável.[51,52] Portanto, valores mais elevados são, por definição, excessivos, mas arbitrários, pois, enquanto a maioria dos indivíduos tolera maior ingestão, outros apresentam efeitos adversos decorrentes de consumo menor. O consumo dietético médio de iodo varia amplamente entre indivíduos e entre populações, e pode ultrapassar 5.000 mcg/dia, por exemplo, em situação de utilização alimentar regular de algas.

Algumas respostas tireóideas ao excesso de iodo ocorrem apenas em portadores de glândulas com patologias preexistentes, enquanto outras são observadas naqueles com tireoides aparentemente normais. Alguns efeitos ocorrem sob ingestão muito elevada de iodo, ao passo que outros são observados em doses acima das necessidades fisiológicas, mas abaixo das quantidades excessivas. Finalmente, cabe mencionar que valores idênticos de excesso de iodo podem causar hipertireoidismo em algumas pessoas e hipotireoidismo em outras.[53]

SELÊNIO E GLÂNDULA TIREOIDE

Em todo o mundo, estima-se que 1 em cada 7 pessoas tenha ingestão reduzida de selênio na dieta. Sua disponibilidade alimentar é determinada em grande parte por suas concentrações no solo, que são influenciadas por interações clima-solo. Com o avanço das modificações climáticas prevê-se redução geral de suas concentrações em alguns solos, principalmente em áreas agrícolas, o que pode ocasionar maior deficiência de selênio.[24]

A relação entre a deficiência de selênio e disfunções tireoidianas foi estabelecida nos anos de 1990 em estudos realizados na África Central com crianças com deficiência em selênio e iodo. A função do selênio na glândula tireoide está bem estabelecida. A tireoide contém mais selênio por grama (0,2 a 2 mcg/g) que qualquer outro órgão e, semelhante ao iodo, é um elemento-traço essencial para a função tireoidiana e a homeostase de seus hormônios.[22,54-56]

É simples compreender que, em virtude das importantes funções da tireoide na síntese hormonal, a glândula necessita de estoque prioritário de selênio, de modo que a expressão das selenoproteínas e seus estoques de selênio não sofram consequências das ligeiras variações da ingestão desse micronutriente.[57] Com isso a tireoide apresenta mecanismos de preservação da concentração de selênio, mesmo quando outros órgãos como fígado e rins apresentam baixo conteúdo de selênio e da expressão de selenoproteínas.[58]

O selênio está presente nas selenoproteínas na forma de selenocisteína (Secis) e é componente-chave em 25 selenoproteínas essenciais para a saúde. A Secis é considerada o 21º aminoácido, sendo codificado pelo códon UGA e cotranslacionalmente incorporada às proteínas por RNAt específico.[22,59-61]

As três principais selenoproteínas são expressas na glândula tireoide em grandes quantidades: GSH-Px (8 genes), tioredoxina redutase (TR – 3 genes) e iodotironinas desiodases (ID – 3 genes).[22,62]

A GSH-Px plasmática é uma das selenoproteínas mais expressas e que contribui com grande proporção de selênio na tireoide. Parece ser um regulador direto da síntese dos hormônios tireoidianos.[8]

As ID são selenoproteínas responsáveis pela conversão do pró-hormônio T4 em T3, conforme descrito anteriormente e estão expressas virtualmente ao longo dos tecidos humanos, permitindo que os tecidos regulem tanto o aumento quanto à redução de T3 em suas células, independentemente das concentrações plasmáticas. Essas enzimas participam, portanto, da regulação dos hormônios da tireoide, tanto na ativação como inativação de T3 como na conversão de T4 em T3 reverso.[63-66] Dessa forma, o selênio parece regular parte da função do sistema endócrino.[23,67,68]

A conversão do T4 em T3 é fundamental para a participação desses hormônios nos processos de crescimento e desenvolvimento de vários órgãos e tecidos de vertebrados. A glândula tireoide secreta, predominantemente, o T4, que é convertido em T3 por deiodinação. O T3 apresenta atividade, em média, 5 vezes maior que o T4. A concentração adequada e a atividade do T3 dependem da integridade do eixo hipotálamo-hipófise-tireoide, da atividade das ID, do suprimento nutricional de elementos essenciais (iodo, selênio e ferro), e da função dos receptores para hormônios tireoidianos.[65,69]

Foram identificadas três isoformas de ID, todas caracterizadas como selenoproteínas responsáveis pela ativação do T3 circulante e intracelular.[7,8,69]

A ID I presente no fígado, nos rins, na tireoide e na hipófise tem sua atividade aumentada no hipertireoidismo e diminuída no hipotireoidismo, sendo bloqueada por um antitireoidiano, o propiltiouracil (PTU).[65,70,71] A ID II é expressa no sistema nervoso central (SNC), na hipófise, no tecido adiposo marrom, na placenta, na tireoide e nos músculos esqueléticos. Sua atividade é contrária à ID I, aumentada no hipotireoidismo e diminuída no hipertireoidismo, sendo inibida pelo T4 e T3 reverso (rT3).[65,70,72] As ID I e II são capazes de gerar T3 e T2 (inativa) a partir de T4 e rT3, respectivamente. A ID III é expressa no SNC em desenvolvimento, podendo ser detectada na pele, no fígado, na placenta e no SNC adulto.[65] Comporta-se de forma semelhante a ID I, estando aumentada no hipertireoidismo e diminuída no hipotireoidismo; no entanto, gera produtos inativos como o rT3 e T2 a partir de T4 e T3.[6]

A ID I gera T3 para o líquido extracelular, possibilitando sua ação nos tecidos.[73] A ID II gera T3 nos próprios tecidos, viabilizando uma ação local mais rápida.[64] A ID III participa na degradação dos hormônios tireoidianos, limitando sua ação biológica. Todas as isoformas de ID podem ser inibidas por ácido iopanoico e por ipodato.[74,75]

A deficiência em selênio parece prejudicar a tolerância ao frio em animais, podendo estar relacionada à baixa expressão da ID II no tecido adiposo marrom, associada à produção reduzida de T3, com subsequente redução da expressão da proteína de desacoplamento e da termogênese estimulada por catecolaminas. Foi demonstrado que a exposição ao frio é acompanhada de algumas mudanças no metabolismo do tecido adiposo marrom de roedores e no metabolismo de músculos esqueléticos brancos glicolíticos e músculos esqueléticos vermelhos oxidativos, mudanças acompanhadas pela ativação da ID II.[76]

Além da relação direta do selênio com a tireoide por meio das ID, esse elemento parece participar de outros mecanismos de controle metabólico dessa glândula. A GSH-Px3 produzida e secretada pelos tireócitos regula a concentração de H_2O_2 no lúmen folicular. Na tireoide, durante o processo de síntese de T3 e T4, a GSH-Px3 sofre influência direta do TSH, que, por sua vez, estimula a produção de H_2O_2 na membrana apical. Dessa forma, para a síntese de hormônios tireoidianos, são necessárias as iodotirosinas (monoiodotirosina e di-iodotirosina), que precisam ser acopladas para formar as ID. Esse mecanismo depende do iodo, da enzima TPO, de um suprimento elevado de H_2O_2 e da tiroglobulina. Portanto, no momento da síntese das ID, a GSH-Px3 tem sua síntese reduzida estimulada pelo TSH, e, consequentemente, o H_2O_2 aumentado fica disponível para iodinação de tiroglobulina. Esse processo favorece a deiodinação, mas a ação antioxidante da GSH-Px3 continua atuante, evitando maiores danos oxidativos aos tireócitos. Na deficiência de selênio, a resposta apoptótica ao H_2O_2 está aumentada. Em concentrações adequadas de selênio, o sistema tioredoxina redutase e o GSH-Px protegem os tireócitos da ação dos peróxidos.[22,77] Outras selenoproteínas como a GSH-Px1 e a selenoproteína P, parecem atuar como estoque de selênio, preservando a atividade das ID e adequando o funcionamento da tireoide durante a deficiência desse mineral.[78,79]

Vários estudos têm explorado a relação do selênio com doenças da glândula tireoide, e, apesar de a maior parte dos estudos ter sido desenvolvida em animais, existem fortes associações do selênio com essas doenças em humanos. Assim, o *status* de selênio pode influenciar doenças benignas e malignas da tireoide, principalmente em mulheres.[54,80]

A deficiência de selênio tem sido um achado constante em doenças da glândula tireoide, em associação ou não com a deficiência de iodo.[81,82] Experimentações em modelo animal demonstraram que a deficiência de selênio pode levar a uma diminuição da atividade de várias selenoproteínas, inclusive a GSH-Px3, que, na tireoide, aumenta a deiodinação, por favorecer a ação do H_2O_2 nesse processo, que se torna tóxico para os tireócitos em longo prazo, contribuindo para o desenvolvimento de doenças benignas e malignas da tireoide.[83,84] Essa deficiência também diminui a atividade da ID I, levando a uma diminuição periférica na síntese de T3 e a sua degradação. Todas as selenoproteínas se apresentam reduzidas na deficiência em selênio.[83,85,86]

Garantir a homeostase do *status* de selênio não apenas reduz o risco de doenças tireoidianas, mas reforça a saúde como um todo, além de auxiliar na produção de HT. O T4 encontra-se aumentado na deficiência de selênio; o T3, diminuído.[87,88] A deficiência de selênio causa um decréscimo de 15 a 20% em T3 e T4.[23]

O selênio desempenha papel importante em regiões de bócio endêmico, pois, mesmo com a fortificação do sal de cozinha com o iodo, a incidência dessa doença tem aumentado em algumas populações.[28] Rasmussen et al.[88] mostraram que a concentração sérica de selênio apresentou uma associação negativa com o volume da tireoide. Ainda, o baixo *status* de selênio foi capaz de aumentar significativamente o risco de hipertrofia da glândula (bócio). Uma baixa concentração sérica de selênio também apresentou tendência para o desenvolvimento de nódulos tireoidianos.

Rostami et al.[89] reforçam os achados descritos anteriormente, observando que a deficiência de selênio estava associada ao aumento do volume da tireoide em indivíduos saudáveis e indivíduos portadores de tireoidite de Hashimoto, afirmando que é fundamental manter ou recuperar o estado nutricional normal do indivíduo em relação ao selênio, para o bom funcionamento da tireoide, diminuindo fenômenos oxidativos e reduzindo o risco da doença autoimune da glândula.

Wu et al.[81] apontam que a deficiência de selênio poderia ser um fator de risco moderável para a tireoidite de Hashimoto, uma vez que o baixo *status* do micronutriente contribuiu para maior incidência de anticorpos anti-TPO (TPO-Ab).

Estudos encontraram associação inversa entre a exposição ao selênio e o risco de alguns tipos de câncer, mas também relações nulas e diretas. Ensaios clínicos randomizados não mostraram efeito benéfico de suplementos de selênio na redução do risco de câncer. Assim, não existem evidências de que o aumento da ingestão de selênio, seja por meio da dieta ou de suplementos, pode prevenir o desenvolvimento de câncer em humanos.[15,90-92]

Em contrapartida, o consumo excessivo de selênio não tem elevado a atividade das selenoenzimas e dos hormônios tireoidianos em experimentos com ratos.[44] Selenoenzimas, por exemplo, a GSH-Px, são importantes biomarcadores para selênio, mas não refletem o consumo elevado desse elemento, uma vez que atingem um valor de atividade máxima que não se altera com o posterior aumento da ingestão.[93] Entretanto, o consumo de alimentos enriquecidos com selênio se mostrou mais eficaz em aumentar a atividade de GPx em animais quando comparado à selenometionina.[94]

O selênio também tem sido estudado como participante de drogas antitireoidianas. Compostos semelhantes ao PTU, ao metimazol (MMI) e ao metiltiouracil (MTU) têm sido substituídos por análogos com selênio em sua composição (PSeU, MSeI e MSeU, respectivamente).[95]

Os análogos de selênio parecem exibir maior atividade inibitória da ID I quando comparados com seus análogos de enxofre, em decorrência de sua alta característica nucleofílica. Além da ação inibitória, os análogos de selênio podem ter efeito significativo sobre o hidroperóxido de hidrogênio.[44,95]

◼ INTERAÇÃO SELÊNIO *VERSUS* IODO

Quantidades adequadas de selênio e de iodo são necessárias para o metabolismo dos hormônios da glândula tireoide. O iodo é necessário para a síntese de hormônios tireoidianos como componente estrutural destes. A baixa disponibilidade de iodo para a tireoide reduz drasticamente a síntese de hormônio. A produção dos hormônios da tireoide é controlada pelo hormônio estimulante da tireoide, o TSH, liberado pela hipófise, em resposta às concentrações de hormônio tireoidiano circulante, e pelo mecanismo autorregulatório da tireoide, em resposta à disponibilidade de iodo.[30]

O selênio desempenha papel importante no mecanismo de controle metabólico dos hormônios tireoidianos. As ID dependentes de selênio participam de forma direta da conversão de T4 em T3, assim como da formação de compostos inativos. O selênio também participa da homeostase da glândula tireoide de forma indireta pela atividade da GSH-Px3 nos tireócitos, por meio de sua ação antioxidante.[8,89]

A relação de selênio e iodo no metabolismo da glândula tireoide ainda é complexa. Em razão da interdependência funcional entre iodo e selênio, existe uma relação bidirecional entre as concentrações desses dois micronutrientes, seja por efeito direto ou indireto, pois a deficiência em selênio aumenta os efeitos adversos da deficiência em iodo, assim como o *status* de iodo também pode afetar o metabolismo do selênio. Contudo, achados também apontam que a tireoide e a síntese de HT apresentam uma robusta homeostase contra a deficiência de selênio, quando comparado com outros órgãos-alvo para os HT, como fígado e rins.[58]

Em estudos de suplementação, a administração de selênio e de iodo para indivíduos deficientes em ambos os nutrientes causou um rápido aumento na GSH-Px tireoidiana, neutralizando o H_2O_2 produzido e, assim, diminuindo a síntese de hormônios tireoidianos a valores muito baixos. Em ratos, a restauração da ID I após suplementação de selênio pode aumentar a deiodinação de T4 e T3 e de T3 a di-iodotironina, e esse catabolismo aumentado dos hormônios tireoidianos pode facilitar a perda de iodo do sistema, agravando o quadro de hipotireoidismo. Outros estudos sugerem, ainda, que a alta ingestão de iodo, na presença de deficiência de selênio, pode causar danos ao tecido tireoidiano como resultado de uma baixa atividade da GSH-Px tireoidiana durante o estímulo da glândula tireoide.[96,97]

Todavia, a suplementação adequada de selênio pode aliviar as consequências do excesso de iodo, prevenindo lesões inflamatórias destrutivas ao tecido tireoidiano. Além disso, existem evidências de que as deficiências em selênio e em iodo combinadas também possam acarretar consequências fisiológicas e metabólicas para os seres humanos, que parecem estar relacionadas ao desenvolvimento de cretinismo.[89,98]

Um estudo realizado na África com crianças em reposição de iodo observou que a deficiência de selênio afetou negativamente a resposta tireoidiana, sugerindo que a eficácia do programa de iodização de sal poderia ser comprometida diante do achado, e propôs a necessidade de considerar a correção nutricional de selênio, de forma a maximizar a utilização de iodo.[99]

Na doença de Kashin-Beck foi observada uma associação positiva significativa entre a deficiência de selênio e de iodo, sugerindo que a deficiência de iodo também desempenha um papel importante na etiologia dessa doença. Assim, não seria a deficiência isolada de selênio a responsável pela necrose dos tecidos tireoidianos observada nessa doença, mas essa deficiência facilitaria essa necrose.[100]

CONSIDERAÇÕES FINAIS

A elucidação das funções do selênio em relação às doenças da glândula tireoide tem continuado, mas ainda necessita de mais estudos, especialmente em humanos, uma vez que os achados têm apresentado dados conflitantes, sobretudo quando comparados com estudos realizados em animais.[101]

A relação selênio, iodo e o metabolismo da glândula tireoide é uma área de estudo fascinante que reforça a influência do comportamento alimentar na fisiologia de todo o corpo humano.

REFERÊNCIAS BIBLIOGRÁFICAS

1. Akesson B, Bellew T, Burk RF. Purification of selenoprotein P from human plasma. Biochim Biophys Acta. Feb 16 1994;1204(2):243-9.
2. Arthur JR, Nicol F, Beckett GJ. Hepatic iodothyronine 5'-deiodinase: the role of selenium. Biochem J. 1990 Dec 1;272(2):537-40.
3. Eberle B, Haas HJ. Improved procedure for the purification of selenoprotein Ph from human plasma. J Trace Elem Med Biol. 1995 Mar;9(1):55-7.
4. Saito Y, Takahashi K. Characterization of selenoprotein P as a selenium supply protein. Eur J Biochem. 2002 Nov;269(22):5746-51.
5. Schwarz K, Foltz CM. Factor 3 activity of selenium compounds. The Journal of Biological Chemistry. 1958 Jul 1;233(1):245-51.
6. Behne D, Kyriacopoulos A, Meinhold H, Kohle J. Identification of type I iodothyronine 5'-deiodinase as a selenoenzyme. Biochem Biophys Res Commun. 1990 Dec 31;173(3):1143-9.
7. Steinbrenner H, Speckmann B, Klotz L. O. Selenoproteins: antioxidant selenoenzymes and beyond. Arch Biochem Biophys. 2016 Apr;595:113-19.
8. Zhang F, Li X, Wei Y. Selenium and selenoproteins in health. Biomolecules. 2023 May 1;13(5):799.
9. Genchi G, Lauria G, Catalano A, Sinicropi MS, Carocci A. biological activity of selenium and its impact on human health. International Journal of Molecular Sciences. 2023 Jan 30;24(3):2633.
10. Wu G, Li Z, Ju W, Yang X, Fu X, Gao X. Cross-sectional Study: relationship between serum selenium and hypertension in the Shandong province of China. Biological Trace Element Research. 2018 Oct 1;185(2):295-301.
11. Salaramoli S, Joshaghani HR, Shoeibi A, Hashemy SI. Selenium and selenoproteins role in Parkinson's disease: is there a link between selenoproteins and accumulated alpha-synuclein? Journal of Trace Elements in Medicine and Biology: Organ of the Society for Minerals and Trace Elements (GMS). 2024 Jan 1;81:127344.
12. He D, Cui L. Assessing the causal role of selenium in amyotrophic lateral sclerosis: a mendelian randomization study. Frontiers in Genetics. 2021 Oct 6;12.
13. Hu W, Zhao C, Hu H, Yin S. Food sources of selenium and its relationship with chronic diseases. Nutrients. 2021 May 20;13(5):1739.
14. Okunade KS, Olowoselu OF, John-Olabode S, Hassan BO, Akinsola OJ, Nwogu CM, et al. Effects of selenium supplementation on pregnancy outcomes and disease progression in HIV-infected pregnant women in Lagos: a randomized controlled trial. International Journal of Gynecology & Obstetrics. 2021 Jan 5;153(3):533-41.
15. Jiang J, Chen B, Tang B, Wei Q. Selenium in prostate cancer: prevention, progression, and treatment. Pharmaceuticals. 2023 Sep 1;16(9):1250.
16. Pereira ME, Souza JV, Galiciolli MEA, Sare F, Vieira GS, Kruk IL, et al. Effects of selenium supplementation in patients with mild cognitive impairment or Alzheimer's disease: a systematic review and meta-analysis. Nutrients. 2022 Aug 5;14(15):3205.
17. Vinceti M, Filippini T, Wise LA. Environmental selenium and human health: an update. current environmental health reports. 2018 Oct 2;5(4):464-85.
18. Kuria A, Fang X, Li M, Han H, He J, Aaseth JO, et al. Does dietary intake of selenium protect against cancer? A systematic review and meta-analysis of population-based prospective studies. Critical Reviews in Food Science and Nutrition. 2020;60(4):684-94.
19. Zhao J, Zou H, Huo Y, Wei X, Li Y. Emerging roles of selenium on metabolism and type 2 diabetes. Frontiers in Nutrition. 2022 Nov 10;9.
20. Barchielli G, Capperucci A, Tanini D. The role of selenium in pathologies: an updated review. Antioxidants. 2022 Jan 27;11(2):251.
21. Sun Y, Wang Z, Gong P, Yao W, Ba Q, Wang H. Review on the health-promoting effect of adequate selenium status. Frontiers in Nutrition. 2023;10.
22. Wang F, Li C, Li S, Cui L, Zhao J, Liao L. Selenium and thyroid diseases. Frontiers in Endocrinology. 2023 Mar 24;14.
23. Ventura M, Melo M, Carrilho F. Selenium and thyroid disease: from pathophysiology to treatment. International Journal of Endocrinology. 2017;2017(1):1-9.
24. Wrobel JK, Power R, Toborek M. Biological activity of selenium: revisited. IUBMB Life. 2015 Dec 30;68(2):97-105.
25. Wang P, Chen B, Huang Y, Jin L, Cao D, Chen Z, et al. Selenium intake and multiple health-related outcomes: an umbrella review of meta-analyses. Frontiers in Nutrition. 2023 Sep 13;10.
26. Rigutto-Farebrother J. Optimizing growth: the case for iodine. Nutrients. 2023;15(4):814.
27. Cesar JA, Santos IS, Black RE, Chrestani MAD, Duarte FA, Nilson FEA. Iodine status of Brazilian school-age children: a national cross-sectional survey. Nutrients. 2020 Apr 13;12(4):1077.
28. Hatch-McChesney A, Lieberman HR. Iodine and iodine deficiency: a comprehensive review of a re-emerging issue. Nutrients. 2022;14(17):3474.
29. Opazo MaC, Coronado-Arrázola I, Vallejos OP, Moreno-Reyes R, Fardella C, Mosso L, et al. The impact of the micronutrient iodine in health and diseases. Critical Reviews in Food Science and Nutrition. 2020 Nov 23;1-14.
30. Zimmermann MB. Iodine and the iodine deficiency disorders. Marriott BP, Birt DF, Stallings VA, Yates AA (eds.). ScienceDirect. Academic Press; 2020. chapter 25. p.429-41.
31. Fuse Y, Tsukada N, Urakawa Y, Yokoyama J, Matsuzaki M, Shishiba Y, et al. Studies on urinary excretion and variability of dietary iodine in healthy Japanese adults. Endocrine Journal. 2022;69(4):427-40.

32. Andersson M, Braegger CP. The role of iodine for thyroid function in lactating women and infants. Endocrine Reviews. 2022;43(3):469-506.

33. Liu S, Sharp A, Villanueva E, Ma ZF. Breast milk iodine concentration (BMIC) as a biomarker of iodine status in lactating women and children < 2 years of age: a systematic review. Nutrients. 2022;14(9):1691.

34. Sorrenti S, Baldini E, Pironi D, Lauro A, D'Orazi V, Tartaglia F, et al. Iodine: its role in thyroid hormone biosynthesis and beyond. Nutrients. 2021;13(12):4469.

35. Huang H, Shi Y, Liang B, Cai H, Cai Q. Iodinated TG in thyroid follicles regulate TSH/TSHR signaling for NIS expression. Biological Trace Element Research. 2017;180(2):206-13.

36. Arriagada AA, Albornoz EA, María Cecilia Opazo, Becerra A, Vidal G, Fardella C, et al. Excess iodide induces an acute inhibition of the sodium/iodide symporter in thyroid male rat cells by increasing reactive oxygen species. Endocrinology. 2015;156(4):1540-51.

37. Leung AM, Braverman LE. Consequences of excess iodine. Nature Reviews Endocrinology. 2013;10(3):136-42.

38. Serrano-Nascimento C, da Silva Teixeira S, Nicola JP, Nachbar RT, Masini-Repiso AM, Nunes MT. The acute inhibitory effect of iodide excess on sodium/iodide symporter expression and activity involves the PI3K/Akt signaling pathway. Endocrinology. 2014;155(3):1145-56.

39. Ferrandino G, Kaspari RR, Reyna-Neyra A, Boutagy NE, Sinusas AJ, Carrasco N. An extremely high dietary iodide supply forestalls severe hypothyroidism in Na+/I– symporter (NIS) knockout mice. Scientific Reports. 2017;7(1).

40. Citterio CE, Targovnik HM, Arvan P. The role of thyroglobulin in thyroid hormonogenesis. Nature Reviews Endocrinology. 2019 Jun 1;15(6):323-38.

41. Shahid MA, Sharma S. Physiology, thyroid hormone. Nih.gov. StatPearls Publishing; 2019.

42. Di Jeso B, Arvan P. Thyroglobulin from molecular and cellular biology to clinical endocrinology. Endocrine Reviews. 2016;37(1):2-36.

43. Pirahanchi Y, Jialal I, Toro F. Physiology, thyroid stimulating hormone (TSH). Nih.gov. StatPearls Publishing; 2019.

44. Carvalho DP, Dupuy C. Thyroid hormone biosynthesis and release. Molecular and Cellular Endocrinology. 2017;458:6-15.

45. Rousset B, Dupuy C, Françoise Miot, Dumont J. Chapter 2: Thyroid hormone synthesis and secretion. Nih.gov. MDText.com, Inc.; 2015.

46. Zimmermann MB. Iodine deficiency. Endocrine Reviews. 2009;30(4):376-408.

47. Khalid N, Can AS. Plummer disease. Treasure Island (FL): StatPearls Publishing; 2020.

48. Chiovato L, Magri F, Carlé A. Hypothyroidism in context: where we've been and where we're going. Advances in Therapy. 2019;36(2):47-58.

49. Chaker L, Razvi S, Bensenor IM, Azizi F, Pearce EN, Peeters RP. Hypothyroidism. Nature Reviews Dis Primers. 2022 May 19;8(1):30.

50. Assessment of iodine deficiency disorders and monitoring their elimination: a guide for programme managers, 3rd ed. Disponível em: https://www.who.int/publications/i/item/9789241595827. Acesso em: 15 dez. 2023.

51. Institute of Medicine (IOM). Panel on micronutrients: iodine. National Academies Press (US); 2001.

52. Scientific Committee on Food Opinion of the Scientific Committee on Food on the Tolerable Upper Intake Level.

53. Bürgi H. Iodine excess. Best Practice & Research Clinical Endocrinology & Metabolism. 2010;24(1):107-15.

54. Duntas LH, Benvenga S. Selenium: an element for life. Endocrine. 2014;48(3):756-75.

55. Lossow K, Schwerdtle T, Kipp A. Selenium and iodine: essential trace elements for the thyroid. Disponível em: https://www.ernaehrungs-umschau.de/fileadmin/Ernaehrungs-Umschau/pdfs/pdf_2019/09_19/EU09_2019_PR_Lossow_en.pdf. Acesso em: 15 dez. 2023.

56. Winther KH, Rayman MP, Bonnema SJ, Hegedüs L. Selenium in thyroid disorders: essential knowledge for clinicians. Nature Reviews Endocrinology. 2020;16(3):165-76.

57. Schomburg L. The other view: the trace element selenium as a micronutrient in thyroid disease, diabetes, and beyond. Hormones. 2019;19(1):15-24.

58. Lossow K, Renko K, Schwarz M, Schomburg L, Schwerdtle T, Kipp AP. The nutritional supply of iodine and selenium affects thyroid hormone axis related endpoints in mice. Nutrients. 2021;13(11):3773.

59. Bubenik JL, Miniard AC, Driscoll DM. Characterization of the UGA-recoding and SECIS-binding activities of SECIS-binding protein 2. RNA Biology. 2014;11(11):1402-13.

60. Valea AE, Georgescu CE. Selenoproteínas no corpo humano: foco na fisiopatologia da tireóide. Hormones. 2018;17(2):183-96.

61. Chaudière J. Biological and catalytic properties of selenoproteins. International Journal of Molecular Sciences. 2023;24(12):10109-9.

62. Hariharan S, Dharmaraj S. Selenium and selenoproteins: it's role in regulation of inflammation. Inflammopharmacology. 2020;1-29.

63. Ciavardelli D, Bellomo M, Crescimanno C, Vella V. Type 3 deiodinase: role in cancer growth, stemness, and metabolism. Front Endocrinol (Lausanne). 2014;5(215).

64. Russo SC, Salas-Lucia F, Bianco AC. Deiodinases and the Metabolic Code for Thyroid Hormone Action. Endocrinology. 2021;162(8):bqab059.

65. Sabatino L, Vassalle C, Del Seppia C, Iervasi G. Deiodinases and the three types of thyroid hormone deio-

dination reactions. Endocrinology and Metabolism. 2021;36(5):952-64.

66. Luongo C, Dentice M, Salvatore D. Deiodinases and their intricate role in thyroid hormone homeostasis. Nature Reviews Endocrinology. 2019;15(8):479-88.

67. Köhrle J. Selenium in Endocrinology: seleenoprotein--related diseases, population studies, and epidemiological evidence. Endocrinology. 2020;162(2).

68. Gorini F, Sabatino L, Pingitore A, Vassalle C. Selenium: an element of life essential for thyroid function. Molecules. 2021;26(23):7084.

69. Köhrle J, Frädrich C. Deiodinases control local cellular and systemic thyroid hormone availability. Free Radical Biology & Medicine. 2022;193(Pt1):59-79.

70. Bianco AC, Salvatore D, Gereben B, Berry MJ, Larsen PR. Biochemistry, cellular and molecular biology, and physiological roles of the iodothyronine selenodeiodinases. Endocrine Reviews. 2002;23(1):38-89.

71. Yoshihara A, Luo Y, Ishido Y, Usukura K, Oda K, Sue M, et al. Inhibitory effects of methimazole and propylthiouracil on iodotyrosine deiodinase 1 in thyrocytes. Endocrine Journal. 2019;66(4):349-57.

72. Köhrle J. The trace element selenium and the thyroid gland. Biochimie. 1999;81(5):527-33.

73. França MR, German A, Fernandes GW, Liao XH, Bianco AC, Refetoff S, et al. human type 1 iodothyronine deiodinase (DIO1) mutations cause abnormal thyroid hormone metabolism. Thyroid. 2021;31(2):202-7.

74. Safer JD, Persons K, Holick MF. A Thyroid hormone deiodinase inhibitor can decrease cutaneous cell proliferation in vitro. Thyroid. 2009;19(2):181-5.

75. Nunes MT. Hormônios tiroideanos: mecanismo de ação e importância biológica. Arquivos Brasileiros de Endocrinologia & Metabologia. 2003;47:639-43.

76. Louzada RA, Santos MCS, Cavalcanti-de-Albuquerque JPA, Rangel IF, Ferreira ACF, Galina A, et al. Type 2 iodothyronine deiodinase is upregulated in rat slow- and fast-twitch skeletal muscle during cold exposure. American Journal of Physiology Endocrinology and Metabolism. 2014;307(11):E1020-1029.

77. Beckett GJ, Arthur JR. Selenium and endocrine systems. Journal of Endocrinology. 2005;184(3):455-65.

78. Burk RF, Hill KE. Selenoprotein P: expression, functions, and roles in mammals. Biochimica et Biophysica acta. 2009;1790(11):1441-7.

79. Drutel A, Archambeaud F, Caron P. Selenium and the thyroid gland: more good news for clinicians. Clinical Endocrinology. 2013;78(2):155-64.

80. Stuss M, Michalska-Kasiczak M, Sewerynek E. The role of selenium in thyroid gland pathophysiology. Endokrynologia Polska. 2017;68(4):440-65.

81. Wu Q, Wang Y, Chen P, Wei J, Hongjun Lv, Wang S, et al. Increased incidence of Hashimoto thyroiditis in selenium deficiency: a prospective 6-year cohort study. J Clin Endocrinol Metab. 2022;107(9):e3603-11.

82. Wu Q, Rayman MP, Lv H, Schomburg L, Cui B, Gao C, et al. Low population selenium status is associated with increased prevalence of thyroid disease. The Journal of Clinical Endocrinology & Metabolism. 2015;100(11):4037-47.

83. Akahoshi N, Anan Y, Hashimoto Y, Tokoro N, Mizuno R, Hayashi S, et al. Dietary selenium deficiency or selenomethionine excess drastically alters organ selenium contents without altering the expression of most selenoproteins in mice. The Journal of Nutritional Biochemistry. 2019;69:120-9.

84. Kochman J, Jakubczyk K, Bargiel P, Janda-Milczarek K. The influence of oxidative stress on thyroid diseases. Antioxidants. 2021;10(9):1442.

85. Meinhold H, Campos-Barros A, Walzog B, Köhler R, Müller F, Behne D. Effects of selenium and iodine deficiency on type I, type II and type III iodothyronine deiodinases and circulating thyroid hormones in the rat. Experimental and Clinical Endocrinology & Diabetes. 2009;101(02):87-93.

86. Kawai M, Shoji Y, Onuma S, Etani Y, Ida S. Thyroid hormone status in patients with severe selenium deficiency. Clinical Pediatric Endocrinology. 2018;27(2):67-74.

87. Kobayashi R, Hasegawa M, Kawaguchi C, Ishikawa N, Tomiwa K, Shima M, et al. Thyroid function in patients with selenium deficiency exhibits high free T4 to T3 ratio. Clinical Pediatr Endocrinology. 2021;30(1):19-26.

88. Rasmussen LB, Schomburg L, Köhrle J, Pedersen IB, Hollenbach B, Hög A, et al. Selenium status, thyroid volume, and multiple nodule formation in an area with mild iodine deficiency. European Journal of Endocrinology. 2011;164(4):585-90.

89. Rostami R, Nourooz-Zadeh S, Mohammadi A, Khalkhali HR, Ferns G, Nourooz-Zadeh J. Serum selenium status and its interrelationship with serum biomarkers of thyroid function and antioxidant defense in Hashimoto's thyroiditis. Antioxidants. 2020;9(11):1070.

90. Hughes DJ, Duarte-Salles T, Hysbier S, Trichopoulou A, Stepien M, Aleksandrova K, et al. Prediagnostic selenium status and hepatobiliary cancer risk in the European Prospective Investigation into Cancer and Nutrition cohort. Am J Clin Nutr. 2016 Aug;104(2):406-14.

91. Lance P, Alberts DS, Thompson PA, Fales L, Wang F, San Jose J, et al. Colorectal adenomas in participants of the Select randomized trial of selenium and vitamin E for prostate cancer Prevention. Cancer Prev Res (Phila). 2017;10(1):45-54.

92. Vinceti M, Filippini T, Del Giovane C, Dennert G, Zwahlen M, Brinkman M, et al. Selenium for preventing cancer. Cochrane Database of Systematic Reviews. 2018;1(1):CD005195.

93. Takata Y, Morris JS, King IB, Kristal AR, Lin DW, Peters U. Correlation between selenium concentrations and glutathione peroxidase activity in serum and human prostate tissue. Prostate. 2009;69(15):1635-42.

94. Bermingham E, Hesketh J, Sinclair B, Koolaard J, Roy N. Selenium-enriched foods are more effective at increasing glutathione peroxidase (GPx) activity compared with selenomethionine: a meta-analysis. Nutrients. 2014;6(10):4002-31.

95. Manna D, Roy G, Mugesh G. Antithyroid Drugs and Their Analogues: Synthesis, Structure, and Mechanism of Action. Accounts of Chemical Research. 2013;46(11):2706-15.

96. Hotz CS, Fitzpatrick DW, Trick KD, L'Abbé MR. Dietary iodine and selenium interact to affect thyroid hormone metabolism of rats. J Nutr. 1997;127(6):1214-8.

97. Thomson CD, Campbell JM, Miller J, Skeaff SA. Minimal impact of excess iodate intake on thyroid hormones and selenium status in older New Zealanders. Eur J Endocrinol. Nov 2011;165(5):745-52.

98. Köhrle J, Jakob F, Contempré B, Dumont JE. Selenium, the thyroid, and the endocrine system. Endocr Rev. 2005;26(7):944-84.

99. Gashu D, Marquis GS, Bougma K, Stoecker BJ. Selenium inadequacy hampers thyroid response of young children after iodine repletion. J Trace Elem Med Biol. 2018;50:291-5.

100. Köhrle J. Selenium and the thyroid. Curr Opin Endocrinol Diabetes Obes. Oct 2015;22(5):441-8.

101. Hawkes WC, Keim NL. Dietary selenium intake modulates thyroid hormone and energy metabolism in men. J Nutr. 2003;133(11):3443-8.

102. Gärtner R. Selenium and thyroid hormone axis in critical ill states: an overview of conflicting view points. Journal of Trace Elements in Medicine and Biology. 2009;23(2):71-4.

CAPÍTULO 51

Nutrientes e a doença de Alzheimer

Bárbara Rita Cardoso

Adriana Gizele Herzog da Silva

Silvia M. Franciscato Cozzolino

▣ INTRODUÇÃO

A história da doença de Alzheimer (DA) teve início em 1901, quando o médico Alois Alzheimer encontrou uma paciente com 51 anos e descreveu suas condições neuropsicológicas, enfatizando sua perda de memória.

Alzheimer acompanhou a paciente até seu óbito e, na autópsia, pôde observar as alterações neuropatológicas da doença, como a perda neuronal, os emaranhados neurofibrilares e placas neuríticas,[1] principais características da doença que recebeu o nome do médico.[2]

Embora a doença tenha sido identificada há mais de 100 anos, pesquisas relacionadas a seus sintomas, causas e fatores de risco tiveram início apenas nos últimos 30 anos.[3] Hoje, porém, essa enfermidade é considerada a forma mais comum de demência, sendo responsável por 60 a 80% dos casos.[3] Acredita-se que em 2010 havia 35,6 milhões de pessoas com demência no mundo, e dados de uma grande metanálise realizada por Prince et al.[4] permitem fazer uma projeção de que esse número dobre a cada 20 anos, chegando a 65,7 milhões em 2030 e a 115,4 milhões em 2050. Dados da Organização Mundial da Saúde (OMS) estimam que existam atualmente 50 milhões de pessoas com demência no mundo, sendo no Brasil 1.520.000, o que coloca o país entre os 9 do mundo com maior prevalência de demência, ficando atrás de China, Estados Unidos, Índia, Japão, Alemanha, Rússia, França e Itália.[4-6]

De acordo com os critérios estabelecidos pela quinta edição do *Diagnostic and Statistical Manual of Mental Disorders* (DSM-5),[7] a DA encontra-se na categoria de "transtornos neurocognitivos maiores", caracterizados por perda de memória, linguagem ou aprendizado, afetando a independência para realização das atividades da vida diária. Ainda, o DSM-V inclui o diagnóstico de "transtorno neurocognitivo menor", que se assemelha ao comprometimento cognitivo leve, e reconhece essa desordem como um possível estágio que antecede a demência. Pesquisas recentes mostram que o processo patológico da DA se inicia de 15 a 20 anos antes do surgimento dos primeiros sintomas, tornando esse período uma janela importante para identificar biomarcadores biológicos da doença, dentre eles concentrações plasmáticas de tau fosforilada (P-tau 181), a razão entre concentrações plasmáticas de BA42/40 e neuroimagem molecular.[8] Embora o "transtorno neurocognitivo menor" não esteja relacionado com o comprometimento da independência para a realização das atividades da vida diária, está associado com aumento do risco para demências, em particular DA. Em metanálise que incluiu 13 estudos clínicos envolvendo um total de 4.301 indivíduos, a taxa de conversão anual de comprometimento cognitivo leve para demência foi de 9,6% e, durante todo o período de acompanhamento, 39,2% converteram para demência.[9]

O declínio da memória, sobretudo para fatores recentes (memória episódica), e a desorientação espacial – aspectos cognitivos em grande parte dependentes da formação hipocampal –, apresentam-se como sinais iniciais. Esses sintomas, que interferem significativamente nas atividades da vida diária, instalam-se de forma insidiosa, com piora lenta e progressiva, embora períodos de relativa estabilidade clínica possam ocorrer. Alterações de linguagem (principalmente anomia), distúrbios de planejamento (funções executivas) e de habilidades visuoespaciais surgem com a evolução do quadro.[10] A progressão da doença varia entre os indivíduos, porém se observa que nos estágios mais avançados há comprometimento de atividades básicas como tomar banho, vestir-se e reconhecer familiares, e assim o paciente passa a ficar completamente dependente de um cuidador.[3]

O fator de risco mais bem relacionado com a DA é a idade; 90% dos casos acontecem após os 65 anos, e a maior prevalência da doença ocorre entre a sétima e a oitava décadas de vida. Além disso, estima-se que 40% dos casos de demência sejam atribuídos a 12 fatores de risco modificáveis, sendo eles escolaridade, hipertensão, obesidade, perda auditiva, traumatismo craniano, consumo excessivo de álcool, tabagismo, depressão, sedentarismo, isolamento social, diabetes e exposição à poluição.[11]

Muitos estudos têm identificado genes relacionados com a DA. Alguns deles desempenham um papel essencial na predisposição para a instalação precoce da doença, como o gene da proteína precursora da beta-amiloide (PPA) e os genes da presenilina 1 (PS1) e o da presenilina 2 (PS2), proteínas de membrana celular. Enquanto isso, muitos pesquisadores apontam que polimorfismos nos genes da apolipoproteína

E e alfa-2-macroglobulina podem determinar suscetibilidade para a doença de início tardio.[12,13]

Essa doença neurodegenerativa é caracterizada patologicamente pela morte de neurônios e perda de conexões sinápticas em regiões específicas do cérebro; pela deposição extracelular de proteína beta-amiloide (beta-A), formando placas neuríticas; e precipitação intracelular de proteína tau hiperfosforilada, responsável pela formação dos emaranhados neurofibrilares intraneurais.[14,15] A proteína PPA pode seguir duas vias distintas:

1. Via não amiloidogênica, que corresponde a 90% da metabolização da PPA e envolve inicialmente a clivagem dessa proteína por metaloproteinase dependente de zinco denominada alfa-secretase, seguida pela ação da gama-secretase. Como resultado da ação dessas duas secretases, tem-se um fragmento intracelular, que é facilmente liberado no citosol, e outro extracelular, denominado p3, que é liberado no meio extracelular. Visto que a alfa-secretase cliva a PPA dentro da região beta-A, previne assim a formação dessa proteína.

2. Via amiloidogênica, em que a PPA é clivada pela enzima beta-secretase no sítio terminal da sequência da beta-A e posteriormente pela gama-secretase. Como resultado desse processo, tem-se a liberação, no meio extracelular, de uma molécula insolúvel de beta-A com 38 a 43 resíduos de aminoácidos e outra molécula intracelular denominada AICD, que parece também ter efeito importante na patogênese do DA (Figura 1).[16-18]

Na DA há desequilíbrio entre a produção e o *clearance* da beta-A, uma vez que essa proteína insolúvel, quando depositada no meio extracelular, é capaz de se aglomerar e formar as placas senis. A presença de beta-A se relaciona com a diminuição da produção energética nos

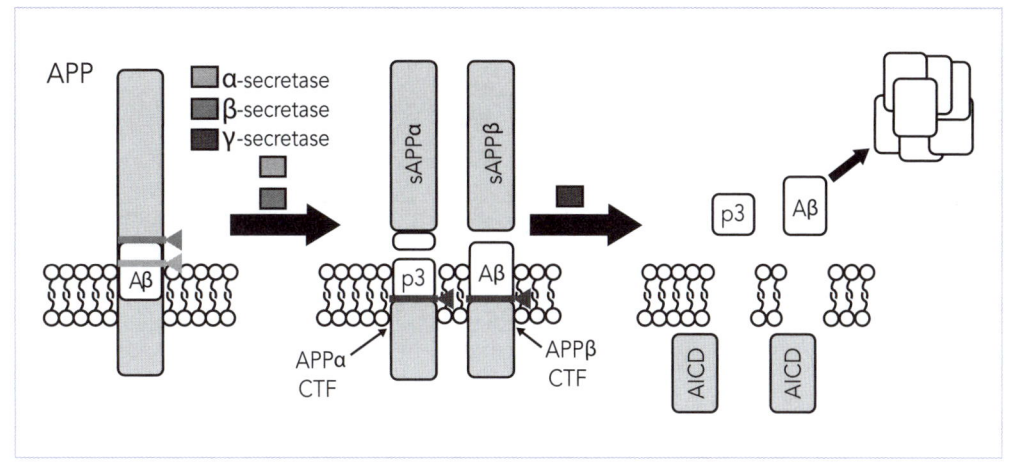

FIGURA 1 Clivagem da proteína precursora da β-amiloide (PPA). Inicialmente a PPA é clivada pela α-secretase (via não amiloidogênica) ou β-secretase (via amiloidogênica), e posteriormente pela γ-secretase. Na via não amiloidogênica, tem-se como resultado a liberação da molécula p3 e de outro peptídeo intracelular, enquanto a via amiloidogênica resulta na formação de β-amiloide insolúvel e de um fragmento intracelular denominado AICD.

Fonte: Lazarov, 2012.[22]

neurônios por alterar o DNA mitocondrial e contribuir para a inibição da cadeia transportadora de elétrons, além de reduzir a neurogênese. Assim, observa-se que essa proteína desencadeia o estresse oxidativo, contribuindo assim para a disfunção celular e subsequente morte neuronal.[19,20]

Paralelamente a esse processo, ocorre a hiperfosforilação da proteína tau. A fosforilação dessa proteína é induzida pela presença da beta-A, embora alguns pesquisadores também observem que esse processo pode ocorrer independentemente da beta-A.[21] A hiperfosforilação da tau tem início dentro da célula e leva ao sequestro de proteínas tau normais e de outras proteínas associadas ao microtúbulo. Assim, a formação dos emaranhados neurofibrilares causa uma desorganização dos microtúbulos e consequente dano no transporte pelos axônios, comprometendo a função neuronal (Figura 2).

O diagnóstico de DA é realizado com base nos critérios estabelecidos pelo National Institute on Aging e pela Alzheimer's Association,[23] que consideram história clínica, aspectos cognitivos e alteração de biomarcadores. A Academia Brasileira de Neurologia,[24] que endossa os critérios do National Institute on Aging e da Alzheimer's Association, ressalta ainda a necessidade da realização de exame de imagem, como tomografia ou, preferencialmente, ressonância magnética do crânio, para excluir outras etiologias ou comorbidades.

VITAMINAS B6, B12 E ÁCIDO FÓLICO

A associação entre a deficiência de vitaminas do complexo B, particularmente folato, piridoxina e cobalamina, e o comprometimento cognitivo tem sido estudada principalmente em relação ao aumento das concentrações de homocisteína.[25]

Estudos sugerem que a hiper-homocisteinemia precede o desenvolvimento da DA, já que a homocisteína é um fator de risco conhecido para doenças cardiovasculares, aumento do estresse oxidativo e apoptose neuronal, mecanismos intimamente ligados ao envelhecimento cerebral.[26] Dessa maneira, algumas pesquisas vêm mostrando que a homocisteína

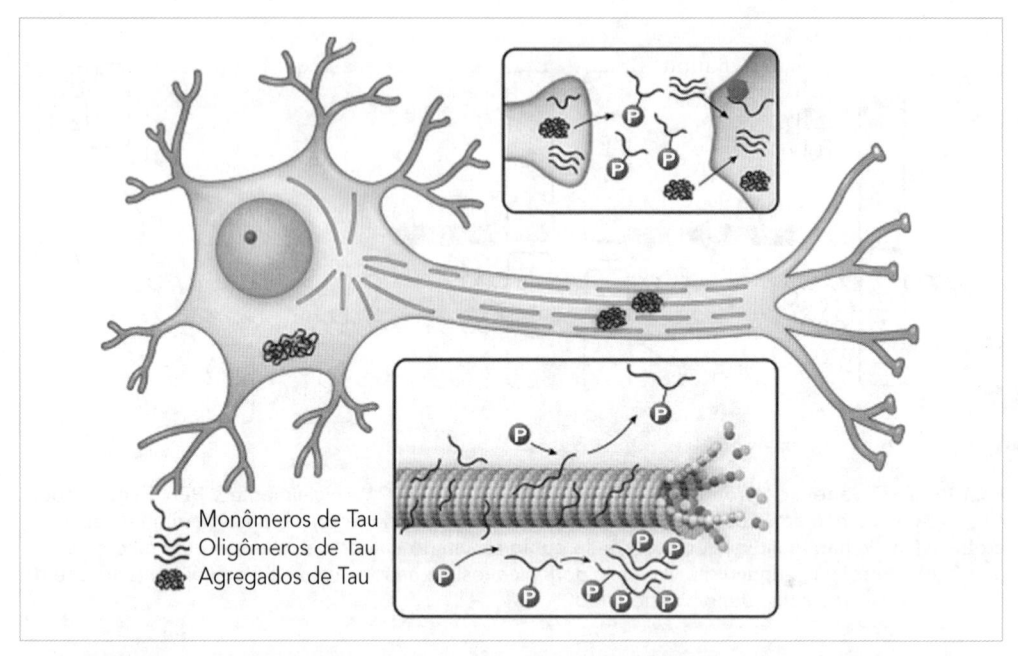

FIGURA 2 Hiperfosforilação da proteína tau. A proteína tau é constituinte do microtúbulo, e o processo de hiperfosforilação induz sua desestabilização, causando deficiência no transporte axonal. A proteína tau hiperfosforilada se agrega, formando oligômeros e agregados, denominados emaranhados neurofibrilares. Quando estes se encontram no axônio ou nos dendritos, congestionam o transporte axonal.

Fonte: Yoshiyama, 2013.[21]

parece desenvolver papel neurotóxico por prejudicar a reparação do DNA nos neurônios, aumentando sua suscetibilidade aos danos causados pelo estresse oxidativo gerado pelas placas neuríticas e, assim, levando-os à apoptose.[25,27] Hooshmand et al.[28] verificaram que níveis elevados de homocisteína se associavam positivamente com a presença de emaranhados neurofibrilares até 10 anos depois, em análise *post mortem*, sugerindo que o papel da homocisteína sobre a formação de aglomerados de proteína tau tem efeito prolongado. Adicionalmente, outros estudos mostraram que a concentração sérica de homocisteína se associa negativamente com o volume do hipocampo[29] e da massa cinzenta em diversas áreas cerebrais.[19] Tais estudos reforçam a associação entre hiper-homocisteinemia e aumento de risco para DA, conforme observado por Oulhaj et al.,[30] Nazef et al.[31] e Lorius et al.[32]

Uma vez que as vitaminas B6, B12 e folato são essenciais para o bom funcionamento do metabolismo da metionina, a deficiência dessas vitaminas pode causar um desequilíbrio que acarreta diminuição da S-adenosil-metionina paralelamente ao acúmulo de S-adenosil-homocisteína, levando assim ao aumento da produção de homocisteína.[33,34]

Engelborghs et al.[33] realizaram um estudo em pacientes diagnosticados com DA e encontraram uma relação positiva entre os níveis de folato e vitamina B12 com o grau de cognição avaliado por meio de testes específicos. Já Kado et al.[35] avaliaram idosos saudáveis a fim de investigar se a associação entre homocisteína e função cognitiva poderia ser confundida pelo estado nutricional de vitaminas relacionadas ao metabolismo da metionina. Para isso, avaliaram os níveis plasmáticos de homocisteína, folato, vitaminas B6 e B12 e observaram que os indivíduos com altos níveis de homocisteína e baixas concentrações de folato e vitamina B6 apresentavam piores índices de cognição. Após ajustar todas as variáveis, os pesquisadores puderam verificar que os indivíduos com menores níveis de folato apresentavam maior risco para declínio cognitivo, enquanto Nazef et al.[31] afirmaram que a associação entre hiper-homocisteinemia e o risco para DA é potencializada pela deficiência de vitamina B12.

Os efeitos da suplementação com ácido fólico na redução dos níveis de homocisteína são conhecidos, mas essa relação parece ser caracterizada por um platô, ou seja, acima de certa dosagem de suplementação não há efeito adicional na diminuição da homocisteína circulante.[25,27] Além disso, alguns estudos não conseguiram estabelecer relação positiva entre a suplementação com vitaminas B6 e B12 e a melhora dos aspectos cognitivos em indivíduos saudáveis ou cognitivamente prejudicados.[36] Nesse sentido, Aisen et al.[37] suplementaram 409 indivíduos com DA, cujos níveis de homocisteína eram adequados, com 5 mg/dia de folato, 25 mg/dia de vitamina B6 e 1 mg/dia de vitamina B12 durante 18 meses. Apesar de a suplementação com essas vitaminas refletir em diminuição de 20 a 25% nos níveis de homocisteína, os indivíduos suplementados não apresentaram retardo na evolução do declínio cognitivo, sugerindo, assim, que, quando os indivíduos apresentam valores normais para homocisteína, não há indicação para suplementação. O estudo de van der Zwaluw et al.[38] apresentou resultados semelhantes, em que a suplementação durante 2 anos com ácido fólico e B12 não beneficiou o desempenho cognitivo de idosos com hiper-homocisteinemia.

Uma grande metanálise que utilizou dados de 11 estudos, incluindo assim mais de 20 mil pacientes, concluiu que a suplementação com ácido fólico, B6 e B12 para redução dos níveis de homocisteína não tem impacto na cognição em idosos com ou sem doenças vasculares.[39] Assim, percebe-se que há poucas evidências para justificar o tratamento do declínio das funções cognitivas com a suplementação desses nutrientes, conforme já mencionado em estudos prévios.[25,36]

◉ METAIS: COBRE, FERRO E ALUMÍNIO

O comprometimento cognitivo leve e as demências, incluindo DA, desenvolvem-se a partir da interação entre aspectos genéticos e ambientais. A identificação de fatores ambientais modificáveis pode impactar substancialmente na prevenção e tratamento da DA e outras demências. Muitas substâncias químicas ambientais são conhecidamente neurotóxicas. Dentre os fatores ambientais, o papel dos metais é de grande interesse, visto que a exposição é bastante comum em grande parte da população mundial, por meio da alimentação, comida e água e também de poluentes químicos e industriais.[40]

A interação entre proteína beta-A e metais de transição como ferro, zinco e cobre tem sido associada à fisiopatologia da DA, uma vez que estudos mostram que o zinco livre no fluido extracelular induz à deposição de beta-A, provocando sua coprecipitação com cobre e ferro. Além desses metais, o alumínio é encontrado em quantidades significativas nas placas neuríticas de portadores da DA, embora seja mais associado aos emaranhados neurofibrilares.[41-43] O cérebro controla a homeostase dos metais como parte do processo fisiológico, já que esses íons desempenham papel importante nas atividades neuronais. Nos indivíduos portadores da DA, sugere-se que ocorra uma distribuição anormal dos íons no cérebro, com quantidades aumentadas de cobre, zinco, ferro e alumínio. Possivelmente tais anormalidades estão ligadas à cascata de eventos que gera a ligação inesperada dos metais à beta-A, resultando em estresse oxidativo e formas modificadas dessa proteína.[41,44] Em condições normais é esperado que a proteína beta-A seja pouco ligada ao zinco. No entanto, a elevação da concentração de zinco livre no espaço extracelular, evento encontrado na DA, pode levar à saturação dos sítios com afinidade por zinco na PPA e na beta-A. Como consequência, ocorre a inibição da clivagem da PPA pela enzima alfa-secretase, promovendo a formação de beta-A e também o aumento de sua meia-vida por protegê-la contra o ataque de enzimas proteolíticas[42,45] (Figura 3).

Entretanto, a oxidação da proteína beta-A por cobre parece ser o primeiro passo em sua liberação para posterior precipitação por zinco. O cobre interage com a proteína de duas maneiras: mediando sua agregação sob condições ácidas

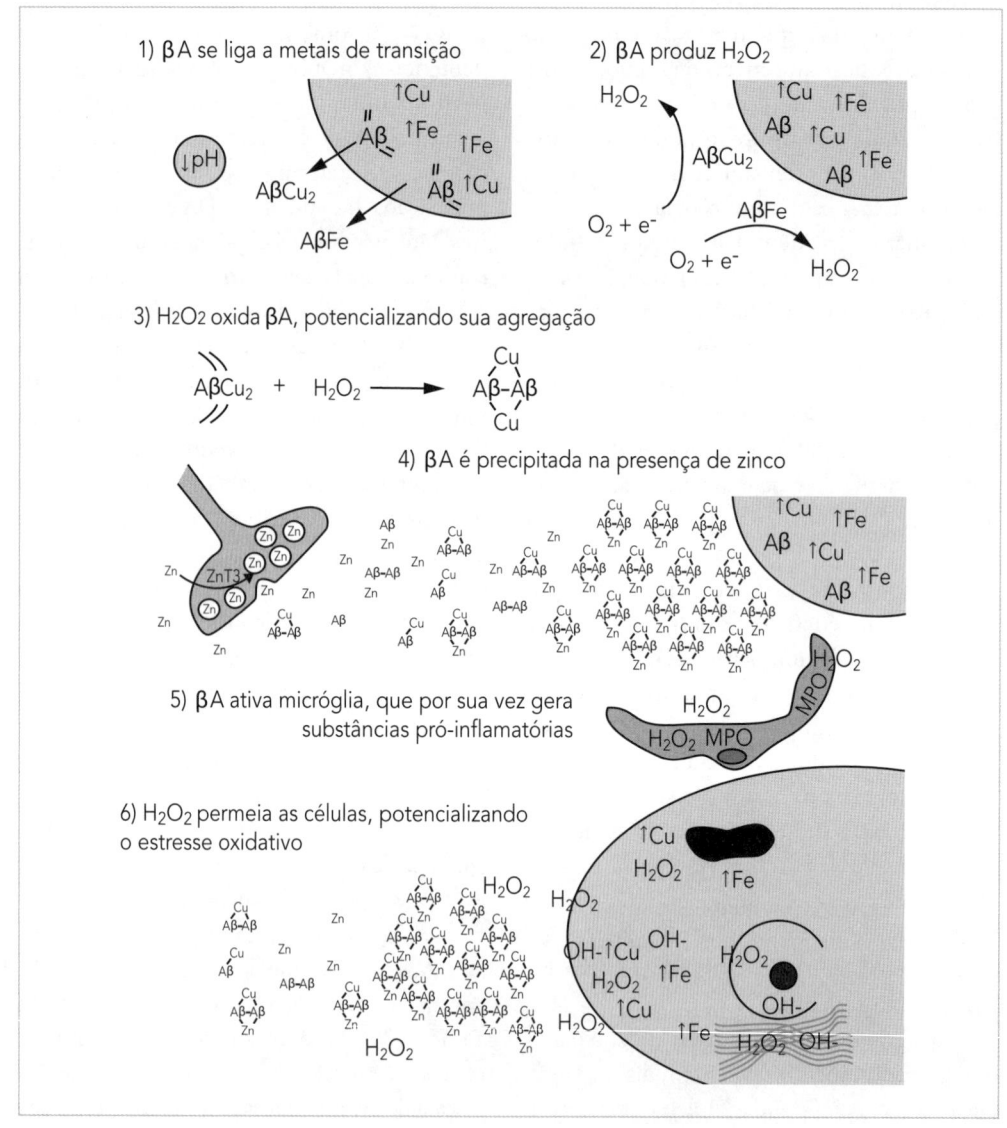

FIGURA 3 Desequilíbrio de metais no sistema nervoso central associado à doença de Alzheimer.
Fonte: Bush, 2003.[41]

fracas e servindo como seu cofator, facilitando a geração de estresse oxidativo.[42,46]

A atuação do ferro na DA ainda não está muito clara. Alguns autores não reconhecem que esse mineral interage diretamente com a beta-A,[44] enquanto outros afirmam que a contribuição do ferro para a DA é similar à do cobre, ou seja, induzindo à agregação da beta-A e potencializando sua neurotoxicidade, porém de forma menos intensa.[10,46]

Os metais parecem mediar a toxicidade da proteína beta-A em culturas de neurônios a partir da modulação do estresse oxidativo produzido por essa proteína. A proteína beta-A apresenta grande afinidade pelos íons Cu^{2+}, Zn^{2+} e Fe^{3+} e rapidamente reduz Cu^{2+} e Fe^{3+} a Cu^+ e Fe^{2+}, respectivamente, gerando radicais livres, os quais aumentam a toxicidade da proteína beta-A.[46] Por outro lado, há evidências de que o Zn^{2+} livre no interstício cerebral desempenha papel antioxidante por competir com o cobre por sítios ativos na beta-A.

Estudos que buscam associar o *status* de cobre com risco para DA sugerem que, embora os níveis totais desse metal não estejam alterados, indivíduos com DA tendem ao aumento dos níveis de cobre livre, ou seja, não ligado à ceruloplasmina.[47-49] Sob esse aspecto, é importante ressaltar que o cobre orgânico, que se encontra ligado a proteínas, é naturalmente metabolizado pelo fígado, enquanto o cobre inorgânico, proveniente principalmente dos encanamentos de água e de suplementos alimentares, não é totalmente metabolizado e contribui para o *pool* de cobre livre, podendo também facilmente atravessar a barreira hematoencefálica.[50]

Ainda que o zinco atenue a atividade neurotóxica da beta-A, esse mecanismo não é eficiente para neutralizar todo o efeito maléfico da proteína,[46,51] e, dessa maneira, os níveis de zinco no cérebro tendem a se correlacionar positivamente com o número de placas de beta-A e com a gravidade da doença.[52] Contrariamente, Baum et al.[52] observaram menores níveis séricos

desse mineral em pacientes com DA quando comparados com indivíduos neurologicamente saudáveis. Tais observações se justificam pelo fato de que, para a formação das placas neuríticas, ocorre uma demanda muito grande por zinco, causando assim uma depleção do mineral em outros compartimentos. Porém, a literatura ainda não apresenta consenso quanto aos benefícios da suplementação com zinco para pacientes com DA, de modo que esta só é recomendada mediante deficiência nutricional comprovada por exames bioquímicos.[53]

A literatura estabelece uma relação entre o alumínio e a etiologia da DA,[54] porém alguns trabalhos se mostram controversos. Murayama et al.[55] observaram uma degeneração neurofibrilar induzida por alumínio em coelhos, acompanhada pela redução da atividade da colina acetiltransferase, assim como pela diminuição de serotonina e da noradrenalina. O alumínio também parece estar envolvido em mecanismos relacionados à formação da memória, de forma a danificá-los. Banks et al.[56] observaram que esse metal afeta alguns aspectos da permeabilidade da barreira hematoencefálica, prejudicando a homeostase cerebral. Walton,[57] ao analisar o tecido cerebral proveniente de autópsia, encontrou relação entre alumínio e emaranhados neurofibrilares e propôs duas hipóteses para tal associação: os emaranhados neurofibrilares são formados independentemente do alumínio e atraem esse metal para agregação, ou o alumínio está envolvido na formação dos emaranhados. Contrariando esses resultados, Mirozoki et al.[58] não detectaram participação do alumínio na formação de emaranhados neurofibrilares em ratos.

É possível que as evidências contrárias à relação do alumínio com a DA sejam resultado de falha nas observações de exposição desse metal em curto e longo prazos, uma vez que a concentração de alumínio no cérebro é tempo-dependente. Além disso, é importante avaliar se o acúmulo de alumínio no cérebro é proveniente da alimentação, do ambiente ou de suscetibilidades genéticas que aumentam a captação de alumínio. Nesse sentido, Polizzi et al.[59] avaliaram os níveis séricos de metais pesados em funileiros aposentados há pelo menos 10 anos e compararam os valores com os apresentados por operários. Os funileiros, que durante o período de trabalho eram expostos ao pó de metais pesados, apresentaram níveis de alumínio e ferro quase duas vezes superiores aos níveis apresentados pelos operários. Em contrapartida, os funileiros aposentados apresentaram pior pontuação nos testes cognitivos, sugerindo que a exposição a metais pesados, em longo prazo, pode predispor os indivíduos ao desenvolvimento de desordens cognitivas, que podem, por sua vez, culminar na DA.

🔲 ANTIOXIDANTES: VITAMINA C, VITAMINA E E SELÊNIO

O desequilíbrio na relação entre a produção de radicais livres e as defesas antioxidantes do organismo, com aumento do primeiro, está intimamente ligado a doenças neurodegenerativas, incluindo a DA. Nesse sentido, estudos mostram que a oxidação da célula é o primeiro processo que antecede essa enfermidade.[15,60]

O sistema nervoso central (SNC) é particularmente vulnerável aos danos causados pelos radicais livres por apresentar alto consumo de oxigênio, grande quantidade de ácidos graxos poli-insaturados (altamente oxidáveis) e nível diminuído de enzimas antioxidantes quando comparado a outros tecidos.[13,61,62] Dessa forma, com o avanço da idade, o cérebro sofre mudanças morfológicas e funcionais, afetando as árvores de dendritos e sinapses, neurotransmissão, circulação e metabolismo. Em um círculo vicioso, esses fatores produzem desintegração cerebral, com comprometimento do metabolismo neuronal, deficiência mitocondrial e falha na degradação de proteínas, induzindo à atrofia cerebral com diminuição da memória e da atividade cognitiva. Além disso, existe uma tendência

a aumentar as reações que produzem espécies reativas de oxigênio (ERO) paralelamente a uma diminuição dos processos que defendem o organismo dessas moléculas reativas. Dessa maneira, a idade encontra-se intimamente ligada ao aparecimento e à progressão da DA.[60,63,64]

Estudos sugerem que a beta-A eleva o estresse oxidativo por meio do aumento da peroxidação lipídica. Com isso, a concentração de íons de cálcio livre aumenta, levando à apoptose da célula, e a peroxidação lipídica parece preceder a formação dos emaranhados neurofibrilares intraneurais.[15,63,65] Assim, estudos *in vitro* apontam indícios de que os emaranhados neurofibrilares também estejam associados ao estresse oxidativo.[66]

De maneira geral, o estresse oxidativo no cérebro de pacientes com DA está manifestado pelo aumento da oxidação proteica, peroxidação lipídica, oxidação do DNA e RNAm e formação de espécies reativas de oxigênio.[67-69] Uma vez que se reconhece o papel do estresse oxidativo na etiologia da DA, pesquisas têm focado sua atenção na redução desse estresse por meio do consumo de antioxidantes. Com isso, pretende-se encontrar os benefícios associados à redução do risco e modificação do curso das demências, embora os trabalhos ainda se mostrem conflitantes.[70]

Muitos estudos têm explorado a relação entre as concentrações plasmáticas de antioxidantes e a cognição. Alguns trabalhos encontraram baixos níveis de antioxidantes no plasma de indivíduos com comprometimento cognitivo e DA,[71] porém a interpretação desses resultados é complicada, uma vez que tais elementos podem estar depletados como consequência do aumento do estresse oxidativo que acompanha o envelhecimento e a própria evolução da DA e, assim, as concentrações séricas de antioxidantes poderiam ser um evento primário ou secundário em relação ao consumo alimentar.[72]

In vitro, a vitamina E parece diminuir o estresse oxidativo e a peroxidação lipídica induzida pela proteína beta-A e também minimiza a sinalização da cascata inflamatória. Já a vitamina C atua no bloqueio da produção de nitrosaminas por meio da redução de nitritos, mas também afeta a síntese de catecolaminas. Evidências mostram que o consumo de antioxidantes está associado à diminuição de risco para acidente vascular cerebral (AVC), e, uma vez que este se relaciona com o aumento de risco para DA, sugere-se mais um mecanismo pelo qual os antioxidantes podem minimizar os riscos para a DA.[72]

Dados provenientes de dois estudos epidemiológicos prospectivos foram analisados para verificar a influência da dieta no risco de demência. O alto consumo de vitaminas C e E provenientes da alimentação foi associado com menor risco para DA em ambos os trabalhos.[73,74] Devore et al.,[75] em estudo prospectivo de 9 anos, observaram menor risco para o desenvolvimento de DA entre os indivíduos que apresentavam alto consumo de vitamina E; entretanto, o consumo de vitamina C não foi associado com risco para DA. Nesse sentido, outro estudo conduzido com 4 mil idosos encontrou associação entre a suplementação concomitante de vitaminas C e E com a diminuição da prevalência e a incidência de DA, porém esses resultados não foram observados quando os suplementos foram ingeridos isoladamente.

Várias funções são atribuídas ao selênio, que exerce seu papel por meio de selenoproteínas. Dentre as 25 selenoproteínas já identificadas em humanos, algumas têm expressão elevada no SNC e estão relacionadas com a DA.[76] A selenoproteína P é o maior transportador de selênio, suprindo o mineral em diferentes tecidos para a síntese de outras selenoproteínas. No cérebro, a selenoproteína P interage com um receptor específico para posterior liberação do selênio, disponibilizando-o para a síntese de selenoproteínas, que desempenham funções essenciais aos neurônios e às células da glia.[77,78] A essa selenoproteína também se atribui papel

antioxidante, visto que inibe a oxidação de moléculas de lipoproteínas de baixa densidade e é capaz de reduzir hidroperóxidos com a doação de elétrons a partir da glutationa ou da tiorredoxina.[77,79,80]

Estudos mostram uma tendência ao aumento de selenoproteína P em pacientes com DA,[81] sendo esta identificada juntamente às placas senis e a emaranhados neurofibrilares[82] e conduzindo pesquisadores a duas hipóteses: a selenoproteína P pode atuar de maneira direta como antioxidante ou, de maneira indireta, transportando selênio para a síntese de outras selenoproteínas antioxidantes. Nesse sentido, Takemoto et al.[83] observaram, *in vitro*, que células neuronais expostas aos efeitos oxidativos das placas senis eram protegidas quando na presença de selenoproteína P. Corroborando esses resultados, Du et al.[84] verificaram que a selenoproteína P é capaz de mediar a homeostase de cobre e zinco no SNC, regulando assim a neurotoxicidade das placas senis.

As glutationa peroxidases constituem uma família com cinco enzimas, dentre as quais as isoformas 1 e 4 são amplamente expressas no cérebro, em especial nas células da glia e nos neurônios, e têm como principal função a eliminação de peróxidos.[85,86] Alguns estudos sugerem que o declínio cognitivo está associado com a redução da atividade da glutationa peroxidase. Nesse sentido, Cardoso et al.,[87] Vural et al.[88] e Torres et al.[89] observaram menor atividade dessa família de enzimas nos pacientes com DA quando comparados a indivíduos saudáveis, enquanto Padudariu et al.[90] verificaram que, além dos pacientes demenciados, aqueles com comprometimento cognitivo leve também apresentavam menor atividade de glutationa peroxidase 1.

A selenoproteína M é uma oxirredutase tiol-dissulfido localizada no retículo endoplasmático das células, em especial no tecido cerebral. Embora suas funções para o organismo não tenham sido esclarecidas até o momento, estudos *in vitro* e *in vivo* mostram que essa selenoproteína modula o metabolismo de cálcio intracelular nos neurônios, protege essas células contra os radicais livres e inibe a agregação da proteína beta-A induzida por zinco.[84,91,92] Ainda, estudos com animais apontam que o aumento da expressão de selenoproteína M se associa com o aumento da capacidade antioxidante por modular positivamente a glutationa peroxidase e a superóxido dismutase, resultando em menor atividade da gama-secretase.[92,93]

Dentre as tiorredoxina redutases, as isoformas 1 e 2 destacam-se pela importância no SNC. Essas enzimas reduzem peróxidos, modulando o estresse oxidativo, e regulam alguns fatores de transcrição sensíveis ao estado redox, sendo, assim, importantes para o controle de mecanismos envolvidos na transcrição celular. Uma vez que as tiorredoxina redutases reduzem proteínas que contêm cisteína nas regiões de ligação do DNA, elas conseguem modular a atividade de NF-kappa-B, AP-1, p53 e receptores de glicocorticoides, controlando assim a apoptose e a divisão celular.[94,95]

Uma correlação direta entre os níveis de selênio e os estágios da DA ainda não foi estabelecida,[96] embora os estudos sugiram que a deficiência desse mineral possa ser um risco para as demências.[97-99] Uma metanálise incluindo 48 estudos sugere que pacientes com DA apresentam pior estado nutricional relativo ao selênio quando comparados a indivíduos sem a doença, com significativa redução na concentração do mineral nos eritrócitos.[100,101]

Uma vez que os estudos sugerem que a deficiência de selênio possa estar associada ao risco para o declínio da cognição, Cardoso et al.[102] ofertaram uma castanha do Brasil – a mais importante fonte alimentar de selênio – para idosos com comprometimento cognitivo leve e observaram que, após os 6 meses de intervenção, o *status* de selênio melhorou significativamente, bem como a atividade da glutationa peroxidase. Além dessas observações, verificou-se que o consumo diário de apenas uma castanha-do-brasil, com oferta de cerca de 288,75 mcg de selênio, resultou em melhor desempenho em dois testes utilizados para avaliar a cognição, sendo eles fluência verbal e praxia construtiva.

▣ ÁCIDOS GRAXOS POLI-INSATURADOS

Inflamação neuronal é um dos marcadores fisiopatológicos da DA. A proteína beta-A é capaz de induzir ativação do fator de transcrição NF-kappa-B, levando ao aumento da via inflamatória. Além disso, a presença das placas senis e dos emaranhados neurofibrilares ativa astrócitos e micróglias, que, ao tentarem proteger o SNC, acabam produzindo mediadores inflamatórios, como citocinas, fatores de crescimento e de coagulação, moléculas de adesão, prostaglandinas, leucotrienos, tromboxanos, óxido nítrico e proteína C-reativa. Essas substâncias, por sua vez, potencializam a produção de PPA e o processamento dessa proteína pela via amiloidogênica, culminando em maior deposição de beta-A em um círculo vicioso.[103-105]

Estudos ainda são controversos no que diz respeito à associação entre inflamação crônica, avaliada com marcadores periféricos, e o declínio da cognição.[67] Porém, uma vez que a neuroinflamação tem papel central na DA, a modulação das vias inflamatórias se apresenta como um possível alvo terapêutico para a doença.

As membranas celulares são compostas por diferentes lipídios, incluindo diferentes formas de ácidos graxos poli-insaturados e colesterol. Dessa maneira, a incorporação de ácidos graxos poli-insaturados está relacionada com modificações na fluidez da membrana, aumento do número e da afinidade dos receptores sinápticos e modificação na produção e na atividade dos neurotransmissores. Como consequência, verifica-se que esses ácidos graxos apresentam relação intensa com a neurotransmissão e a plasticidade sináptica, importantes para os processos cognitivos.[106]

Entretanto, entre os ácidos graxos poli-insaturados há diferentes formas que modulam as respostas celulares de maneiras variadas. Assim, a composição lipídica da membrana celular está relacionada com as condições em que funções neuronais ocorrem, e um desbalanço entre os ácidos graxos poli-insaturados ômega 3 e ômega 6 pode resultar no aumento da suscetibilidade aos danos neuronais presentes na DA.[107]

Nesse sentido, destaca-se o papel deletério desempenhado pelo ácido araquidônico (AA) na DA. Esse lipídio tem papel fundamental na função sináptica; entretanto, quando presente em concentrações aumentadas, como observado em algumas regiões cerebrais de pacientes com demência, atua como segundo mensageiro na regulação de inúmeros processos metabólicos, incluindo a apoptose e a produção de substâncias pró-inflamatórias.[108,109]

Em contrapartida, o ácido docosa-hexaenoico (DHA), maior constituinte ômega 3 do cérebro, está relacionado com aumento da expressão gênica de proteínas relacionadas com a neurogênese em algumas regiões cerebrais, incluindo o hipocampo, que é altamente suscetível à morte neuronal na DA. Assim, esse lipídio se mostra eficiente em otimizar a neurogênese, a formação de redes sinápticas e o aumento do volume cerebral.[110]

A proteína beta-A interage com os lipídios das membranas neuronais, levando à desestabilização das membranas celulares, o que resulta em aumento da neurotoxicidade, tão amplamente observada na DA. Nesse sentido, o DHA participa de alguns mecanismos que resultam na diminuição da formação das placas neuríticas. Esse lipídio regula as ações das enzimas que clivam a PPA, de forma a produzir fragmentos de beta-A que não são tóxicos; inibe diretamente a fibrilação dessas proteínas, impedindo a formação das placas neuríticas; inibe a cascata

inflamatória; e também atua como antioxidante. Já o AA apresenta uma relação diferente com a beta-A, visto que essa proteína aumenta a liberação de AA a partir dos fosfolipídios de membrana, provocando aumento da inflamação neuronal.[109-111]

A saúde cardiovascular também se mostra importante fator relacionado com a saúde cerebral. Dessa maneira, o ácido eicosapentaenoico (EPA) desempenha um papel fundamental por sua característica antitrombogênica, que permite maior irrigação sanguínea para o cérebro, com maior fornecimento de nutrientes e aumento da taxa de remoção de metabólitos tóxicos. Entretanto, cabe ressaltar que a suplementação com esse nutriente deve ser feita cautelosamente, visto que essa capacidade anticoagulante do EPA pode predispor o indivíduo a sangramentos, sobretudo quando consumido em conjunto com medicamentos que atuam na agregação plaquetária.[110]

Uma vez que as concentrações de ácidos poli-insaturados estão diretamente relacionadas com o consumo alimentar, muitos trabalhos vêm investigando os benefícios provenientes do consumo de ômega 3, tanto a partir de alimentos como também de suplementos alimentares. Barberger-Gateau et al.[112] avaliaram o consumo alimentar de mais de mil indivíduos na França e observaram que aqueles que consumiam peixe ou frutos do mar pelo menos uma vez por semana apresentaram menor risco para DA durante os 7 anos de estudo. Corroborando esses resultados, outros trabalhos mostraram relação inversa entre o consumo de peixe e óleo de peixe e o risco para DA.[113,114] Já Devore et al.[115] acompanharam e avaliaram o consumo alimentar de 5.395 idosos durante 10 anos e não observaram diferença no risco para DA entre os indivíduos que comiam pouco ou muito peixe. Alguns trabalhos foram realizados com indivíduos já acometidos pela DA, a fim de verificar os efeitos da suplementação com ômega 3 na doença. Nesse sentido, ao suplementar pacientes com DA com 1,7 g de DHA e 0,6 g de EPA, Freund-Levi et al.[116] não observaram retardo do declínio cognitivo decorrente da doença, entretanto observaram melhora dos sintomas depressivos.[117] Os estudos encontrados na literatura apresentam resultados conflitantes, possivelmente em decorrência do estágio da doença em que se encontram os participantes do estudo e da dosagem utilizada, nos casos de suplementação. Em metanálise publicada em 2015, Wu et al.[118] verificaram que o alto consumo de ômega 3 não se associa significativamente à redução do risco para demências, embora seus benefícios para a saúde sejam reconhecidos. Porém, os autores sugerem que o consumo de pelo menos 500 g de peixe por semana esteja associado a uma redução de risco em torno de 36% para a DA.

▣ MICROBIOTA INTESTINAL

O intestino humano é a casa de trilhões de espécies de microrganismos (bactérias, fungos, vírus e *archaea*) que influenciam o estado de saúde-doença de seus hospedeiros. O envelhecimento altera a população da microbiota intestinal, levando não apenas a alterações gastrintestinais mas também a desordens do SNC, como demência, por exemplo. Hoje é conhecido o papel da microbiota na cognição, bem como a associação entre seu desequilíbrio (disbiose) e o risco para neurodegeneração. Além disso, bactérias e toxinas advindas de um intestino disbiótico podem comprometer a integridade da barreira hematoencefálica (BHE), o que pode levar à processos inflamatórios precoces e à DA.[119]

O recém-nascido é inicialmente colonizado por microrganismos comuns à mãe, como *Lactobacillus* e *Prevotella* spp.[120] Alguns fatos podem alterar essa microbiota ao longo da vida, como o modo de nascimento (cesárea *vs.* parto normal), o regime de alimentação e o uso de antibiótico.[121] A alteração dessa microbiota de forma desequilibrada (disbiose) pode levar à maior predisposição de algumas doenças, como obesidade, câncer, doenças inflamatórias intestinais, doenças neurodegenerativas, dentre outras.[122,123]

Diversos estudos indicam que a microbiota tem influência na síntese de vários neurotransmissores e neuromoduladores, os quais afetam a comunicação cérebro-intestino e funções cerebrais; além disso, esses microrganismos produzem diversos metabólitos, como 5-hidroxitriptamina, dopamina, butirato, histamina e ácido gama-amino butírico, que exercem um papel significante na atividade cerebral do hospedeiro.[124,125] Como o trato digestório de humanos é habitado por inúmeros microrganismos essenciais para a formação de metabólitos que atuam no SNC, recentemente importantes mecanismos foram estabelecidos na conexão bidirecional entre cérebro e intestino. Essa conexão é denominada "eixo microbiota-intestino-cérebro" e se dá por diversos caminhos, como sistema imune, nervo vago, sistema neuroendócrino, bem como por meio dos metabólitos de bactérias e de moléculas imunomoduladoras.[126]

Nos últimos anos, um possível envolvimento da microbiota do trato digestório na patofisiologia da DA tem ganhado atenção. Estudos recentes sustentam o papel do desequilíbrio da microbiota oral e da doença periodontal, particularmente na presença de *Porphyromonas gingivalis*, na patogênese da DA. Tal bactéria foi identificada no cérebro de pacientes com DA. Proteases tóxicas da bactéria chamadas gingipains foram identificadas no cérebro de pacientes com DA, e suas concentrações foram correlacionadas com proteína tau. Em camundongos, a infecção oral por *P. gingivalis* resultou em maior produção de proteína bA.[127]

Um número crescente de evidências tem indicado que os ácidos graxos de cadeia curta (AGCC), em especial o butirato, podem regular a fisiologia do SNC. Os mecanismos moleculares propostos para tais atividades são a inibição de deacetilases de histonas, a indução de sinalização enteroendócrina, a ativação do nervo vago e propriedades anti-inflamatórias. Além disso, o butirato aumenta a expressão das junções oclusivas intestinais, que auxiliam na recuperação da hiperpermeabilidade intestinal[128] e possivelmente na recuperação da permeabilidade da BHE.[129] Os AGCC podem atravessar a BHE via circulação sistêmica e exercer influência na micróglia (células imunocompetentes), controlando sua função e maturação.[130]

A formação dos AGCC se dá pela metabolização de fibras, proteínas e peptídeos pela microbiota intestinal. Visto que a variabilidade e a diversidade da microbiota se dão principalmente em função da alimentação, é necessária uma abordagem dietética eficaz para reduzir a inflamação associada à DA advinda de um quadro de disbiose. Dessa forma, o consumo de alimentos ricos em fibras prebióticas ou mesmo o uso de probióticos tem chamado a atenção como possíveis ferramentas para suprimir a neuroinflamação.

Os prebióticos são compostos não digeríveis da dieta que, após a fermentação, beneficiam espécies microbianas intestinais, promovendo saúde para o hospedeiro.[131] Em um estudo realizado em ratos, Chen et al.[132] demonstraram os benefícios da administração de um prebiótico (fruto-oligossacarídeo) em um modelo de DA de alteração de comportamento. A melhora de comportamento foi associada à redução de estresse oxidativo e ao aumento nas concentrações de acetilcolina, norepinefrina, dopamina e 5-HT. Os efeitos benéficos do prebiótico foram alcançados por meio da manutenção da diversidade e da estabilidade da microbiota do hospedeiro. Já em um modelo experimental de disfunção cognitiva induzida por uma dieta com alto teor de gordura em ratos, o tratamento com prebiótico (xilo-oligossacarídeo) preservou a plasticidade do hipocampo, a função mitocondrial e melhorou o aprendizado e memória por reduzir os efeitos apoptóticos da dieta.[133]

O uso de probióticos também tem sido alvo de novas abordagens no tratamento de DA. Os probióticos são bactérias que conferem efeito benéfico para a saúde de seu hospedeiro quando administrados em quantidades adequadas. Eles têm a capacidade de manter a integridade da barreira intestinal, prevenindo assim a hiperpermeabilidade intestinal e consequentemente a passagem de substâncias pró-inflamatórias do lúmen intestinal para a corrente sanguínea. O aumento dessas substâncias pró-inflamatórias como citocinas, interleucinas e quimiocinas intensifica a inflamação, que é associada com doenças neurológicas, incluindo desordens cognitivas e depressivas.[134]

Estudos têm enfatizado os efeitos positivos dos dois principais gêneros, *Lactobacillus* sp. e *Bifidobacteria* sp. Em estudo duplo-cego, placebo controlado, Akbari et al.[135] avaliaram os efeitos da suplementação de uma mistura de probióticos (*Lactobacillus acidophilus*, *Lactobacillus casei*, *Lactobacillus fermentum* e *Bifidobacterium bifidum*) administrada a pacientes com DA por um período de 12 semanas. O grupo tratado mostrou melhora na pontuação do teste MMSE em comparação ao grupo placebo, bem como a melhora de marcadores de estresse oxidativo e de sensibilidade à insulina, evidenciando os efeitos positivos do probiótico na saúde e cognição desses pacientes. Em estudo recente, Önning et al.[136] observaram efeitos positivos na cognição em indivíduos com estresse moderado por meio da administração por 12 semanas de probiótico *Lactiplantibacillus plantarum* HEAL 9. Observou-se uma melhora expressiva no grupo testado em relação ao grupo controle em quatro testes cognitivos, mais especificamente na memória de aprendizado e de trabalho.

Pesquisas futuras nessa área são promissoras e podem auxiliar em abordagens integrativas tanto para o trato digestório como para o SNC.

CONSIDERAÇÕES FINAIS

Sabe-se que a nutrição desempenha um papel importante na função cognitiva, mas pesquisas mais refinadas ainda são necessárias para esclarecer o impacto real da dieta sobre o risco para o desenvolvimento de doenças neurodegenerativas, bem como sua ação no curso da doença quando já estabelecida.

Porém, visto que o diagnóstico da DA é muitas vezes realizado tardiamente, quando alterações fisiopatológicas múltiplas e irreversíveis já estão presentes, ressalta-se a importância de sua prevenção. Sob esse aspecto, preconiza-se uma alimentação equilibrada e variada para todas as faixas etárias, uma vez que os estudos mostram que o efeito dos alimentos parece ser mais relevante que o dos suplementos. Isso provavelmente se deve ao fato de que os alimentos contêm componentes bioativos e fitoquímicos com qualidade e proporção diferentes dos suplementos, com capacidade para potencializar a ação dos nutrientes por meio de efeitos agonistas ou antagonistas.

▣ REFERÊNCIAS BIBLIOGRÁFICAS

1. Goedert M. Oskar Fischer and the study of dementia. Brain. 2009;132(Pt 4):1102-11.
2. Morris RG, Salmon DP. The centennial of Alzheimer's disease and the publication of Über Eine Eigenartige Erkankung Der Hirnrinde by Alois Alzheimer. Cortex. 2007;43:821-5.
3. Alzheimer's Association Report. 2014 Alzheimer's disease facts and figures. Alzheimer's & Dementia. 2014;10:e-47-e-92.
4. Prince M, et al. The global prevalence of dementia: a systematic review and metaanalysis. Alzheimer's & Dementia. 2013;9:63-75.
5. World Health Organization (WHO). Risk reduction of cognitive decline and dementia: WHO guidelines. Geneva: WHO, 2019.
6. Bottino CM, et al. Estimate of dementia prevalence in a community sample from São Paulo, Brazil. Dement Geriatr Cogn Disord. 2008;26(4):291-9.
7. American Psychiatric Association. Diagnostic and Statistical Manual of Mental Disorders. 5.ed. Washington, DC: American Psychiatric Association, 2013.
8. Simrén J, et al. The diagnostic and prognostic capabilities of plasma biomarkers in Alzheimer's disease. Alzheimers Dement. 2021;17(7):1145-1156.
9. Mitchell A, Shiri-Feshki M. Rate of progression of mild cognitive impairment to dementia-meta-analysis of 41 robust inception cohort studies. Acta Psychiatr Scand. 2009;119(4):252-65.
10. Bologning S, Messori L, Drago D, Gabbiani C, Cendrom L, Zatta P. Aluminum, copper, iron and zinc differentially alter amyloid-Ab1-42 aggregation and toxicity. The International Journal of Biochemistry & Cell Biology. 2011;43:877-85.
11. Dementia prevention, intervention, and care: 2020 report of the Lancet Commission. Lancet. 2020;396(10248):413-46.
12. Bertram L, Tanzi RE. The current status of Alzheimer's disease genetics: what do we tell the patients? Pharmacological Research. 2004;50:385-96.
13. Christen Y. Oxidative stress and Alzheimer's disease. Am J Clin Nutr. 2000;71(Suppl):621-9.
14. Butterfield DA, Lauderback CM. Lipid peroxidation and protein oxidation in Alzheimer's disease brain: potential causes and consequences involving amyloid beta-peptide-associated free radical oxidative stress. Free Radic Biol Med. 2002;32:1050-60.
15. Chauhan V, Chauhan A. Oxidative stress in Alzheimer's disease. Pathophysiology. 2006;13:195-208.
16. Müller T, Meyer HE, Egensperger R, Marcus K, et al. The amyloid precursor protein intracellular domain (AICD) as modulator of gene expression, apoptosis, and cytoskeletal dynamics: relevance for Alzheimer's disease. Progress in Neurobiology. 2008;85(4):393-406.
17. Nalivaeva NN, Turner AJ. The amyloid precursor protein: a biochemical enigma in brain development, function and disease. FEBS Letters. 2013;587:2046-54.
18. Palop JJ, Mucke L. Amyloid-beta-induced neuronal dysfunction in Alzheimer's disease: from synapses toward neural networks. Nat. Neurosci. 2010;13: 812-18.
19. Madsen SK, Rajagopalan P, Joshi SH, Toga AW, Thompson PN. Higher homocysteine associated with thinner cortical gray matter in 803 participants from the Alzheimer's Disease Neuroimaging Initiative. Neurobiology of Aging. 2015;36:S203-S210.
20. Ye X, Tai W, Zhang D. The early events of Alzheimer's disease pathology: from mitochondrial dysfunction to BDNF axonal transport deficits. Neurobiology of Aging. 2012;33(6):1122.e1-10.
21. Yoshiyama Y, et al. Therapeutic strategies for tau mediated neurodegeneration. J Neurol Neurosurg Psychiatry. 2013;84:784-95.
22. Lazarov O, Demars MP. All in the family: how the APPs regulate neurogenesis. Front Neurosci. 2012;6(6):1-21.
23. McKhann GM, Knopman DS, Chertkow H, Hyman BT, Jack Jr, C, et al. The diagnosis of dementia due to Alzheimer's disease: recommendations from the National Institute on Aging Alzheimer's Association workgroups on diagnostic guidelines for Alzheimer's disease. Alzheimers Dement. 2011;7(3):263-69.
24. Frota NAF, Nitrini R, Pereira Damasceno B, Forlenza O, Dias Tosta E, da Silva AB, et al. Critérios para o

diagnóstico de doença de Alzheimer. Dement Neuropsychol. 2011 June; 5(Suppl 1):5-10.

25. Parigi AD, et al. Nutritional factors, cognitive decline, and dementia. Brain Research. 2006;69:1-19.

26. Domínguez R, Marschoff ER, Guareschi EM, Famulari AL, Pagano MA, Serra JA; Collaborative Group for the Study of the Oxidative Stress and Related Abnormalities. Homocysteine, vitamin B 12 and folate in Alzheimer's and vascular dementias: the paradoxical effect of the superimposed type II diabetes mellitus condition. Clinica Chimica Acta. 2005;359:163-70.

27. Corrada MM, Kawas CH, Hallsfrisch J, Muller D, Brookmeyer R. Reduced risk of Alzheimer's disease with high folate intake: The Baltimore longitudinal study of aging. Alzheimer's & Dementia. 2005;1:11-8.

28. Hooshmand B, Polvikoski T, Kivipelto M, Tanskanen M, Myllyangas L, Erkinjuntti T, et al. Plasma homocysteine, Alzheimer and cerebrovascular pathology: a population-based autopsy study. Brain. 2013;136:2707-16.

29. Choe HM, Sohn BK, Choi HJ, Byun MS, Seo EH, Han JY, et al. Association of homocysteine with hippocampal volume independent of cerebral amyloid and vascular burden. Neurobiology of Aging. 2014;35:1519-25.

30. Oulhaj A, Refsum H, Beaumont H, et al. Homocysteine as a predictor of cognitive decline in Alzheimer's disease. Int J Geriatr Psychiatry. 2010;25(1):82-90.

31. Nazef K, Khelil M, Chelouti H, Kacimi G, Bendini M, Tazir M, et al. Hyperhomocysteinemia is a risk factor for Alzheimer's disease in an Algerian population. Arch Med Res. 2014;45:247-50.

32. Lorius N, Locascio JL, Rentz DM, Johnson KA, Sperling RA, Viswanaathan A, et al. Vascular disease and risk factors are associated with cognitive decline in the Alzheimer disease spectrum. Alzheimer Dis Assoc Disord. 2014 [Epub ahead print].

33. Engelborghs S, Vloeberghs E, Maertens K, Marien P, Somers N, Symons N, et al. Correlations between cognitive, behavioural and psychological findings and levels of vitamin B12 and folate in patients with dementia. Int J Geriatr Psychiatr. 2004;19:365-70.

34. Rampersaud GC, Kauwell GPA, Bailey LBH. Folate: a key to optimizing health and reducing disease risk in the elderly. J Am Coll Nutr. 2003;22(1):1-8.

35. Kado DM, Karlamangla AS, Hung M-H, Troen A, Rowe JW, Sellhub J. Homocysteine versus the vitamins folate, B6, and B12 as predictors of cognitive function and decline in older high-functioning adults: MscSrthur Studies of Successful Aging. Am J Med. 2005:118:161-7.

36. Donini LM, de Felice MR, Cannella C. Nutritional status determinants and cognition in the elderly. Arch Gerontol Geriatr. 2007;44(Suppl 1):143-53.

37. Aisen OS, Schneider LS, Sano M, Diaz-Arrastia R, van Dyck CH, Weiner MF, et al. High-dose B vitamin supplementation and cognitive decline in Alzheimer disease: a randomized controlled trial. JAMA. 2008;300 (15):1774-83.

38. van der Zwaluw, et al. Results of 2-year vitamin B treatment on cognitive performance: Secondary data from an RCT. Neurology. 2014;83(23):2158-66.

39. Clarke R, Bennett D, Parish S, Lewington S, Skeaff M, Eussen SJPM, et al. Effects of homocysteine lowering with B vitamins on cognitive aging: meta-analysis of 11 trials with cognitive data on 22,000 individuals. Am J Clin Nutr. 2014;100:657-66.

40. Bakulski KM, et al. Heavy metals exposure and Alzheimer's disease and related dementias. J Alzheimers Dis. 2020;76(4):1215-1242.

41. Bush AI. The metallobiology of Alzheimer's disease. Trends in Neurosciences. 2003;26(4):207-14.

42. Frederickson CJ, Koh J, Bush AI. The neurobiology of zinc in health and disease. Nature Reviews Neuroscience. 2005;6:449-52.

43. Zappa P, et al. The role of metals in neurodegenerative processes: aluminium, manganese, and zinc. Brain Research Bulletin. 2003;62:15-28.

44. Smith DG, et al. The redox chemistry of the Alzheimer's disease amyloid b peptide. Biochim Biophys Acta. 2007;1768(8):1976-90.

45. Devirgillis C, Zalewski PD, Perozzi G, Murgia C. Zinc fluxes and zinc transporter genes in chronic diseases. Mut Res. 2007;622:84-93.

46. Finefrock AE, Bush AI, Doraiswamy M. Current status of metals as-therapeutic targets in Alzheimer's disease. J Am Geriatr Soc. 2003;51(8):1143-8.

47. Squitti R, et al. Longitudinal serum value of serum "free" copper in patients with Alzheimer disease. Neurobiology. 2009;72(1):50-5.

48. Squitti R, et al. Free copper distinguishes mild cognitive impairment subjects from healthy elderly individuals. J Alzheimers Dis. 2011;23(2):239-48.

49. Squitti Pasqualetti P, Polimanti R, Salustri C, Moffa F, Cassetta E, et al. Metal-score as a potential non-invasive diagnostic test for Alzheimer's disease. Curr Alzheimer Res. 2013;10(2):191-8.

50. Squitti R, et al. Low-copper diet as a preventive strategy for Alzheimer's disease. Neurobiol Aging. 2014;35:S 40-S50.

51. Cuajungo MP, et al. Evidence that the b-amyloid plaques of Alzheimer's disease represent the redox-silencing and entombment of Ab by Zinc. J Bio. Chem. 2000; 275(26):19439-42.

52. Baum L, Chan HIS, Cheung SK-K, Googins WB, Mok V, Lam L, et al. Serum zinc is decreased in Alzheimer's disease and serum arsenic correlates positively with cognitive ability. Biometals. 2010;23:173-9.

53. Loef M, von Stillfried N, Walach H. Zinc diet and Alzheimer's disease: a systematic review. Nutr Neurosci. 2012;15(5):2-12.

54. Crapper DR, Krishnan SS, Dalton AJ. Brain aluminium distribution in Alzheimer's disease and experimental neurofibrillary degeneration. Science. 1973;180:511-3.

55. Murayama H, Shin RW, Higuchi S, Shibuya s et al. Interaction of aluminium with PHFtau in Alzheimer's

disease neurofibrillary degeneration evidenced by desferrioxamine-assisted chelating autoclave method. Am J Pathol. 1999;155:877-85.

56. Banks WA, Niehoff ML, Drago D, Zatta P. Aluminum complexing enhances amyloid b protein penetration of blood brain barrier. Brain Res. 2006;1116:215-21.

57. Walton JR. Aluminum in hippocampal neurons from humans with Alzheimer's disease. NeuroToxicology. 2006;27:385-94.

58. Mirozoki T, Meshitsuka S, Maeda S, Murayama M, Sahana N, Takashima A. Aluminum induces tau aggregation in vitro but not in vivo. J Alzheimers Dis. 2007;11(4):429-30.

59. Polizzi S, et al. Neurotoxic effects of aluminium among foundry workers and Alzheimer's disease. Neuro Toxicology. 2002;23:761-74.

60. Zhu X, et al. Alzheimer disease, the two-hit hypothesis: an update. Biochim Biophys Acta. 2007;1772:494-502.

61. Coyle JT, Puttfarcken P. Oxidative stress, glutamate, and neurodegenerative disorders. Science. 1993;262:689-95.

62. Brains JS, Shaw CA. Neurodegenerative disorders in humans: the role of gluthatione in oxidative stress-mediated neuronal death. Brain Research. 1997;25:335-58.

63. Mariani E, Polidori MC, Cherubini A, Mecocci P. Oxidative stress in brain aging, neurodegenerative and vascular diseases: an overview. Journal of Chromatography B. Analyt Technol Biomed Life Sci. 2005;827:65-75.

64. Jellinger KA, Attems J. Neuropathological evaluation of mixed dementia. J Neurol Sci. 2007;1-2(257):80-7.

65. Migliori L, Fontana I, Colognato R, Coppede F, Siciliano G, Murri L. Searching for the role and the most suitable biomarkers of oxidative stress in Alzheimer's disease and in other neurodegenerative diseases. Neurobiology of Aging. 2005;26:587-95.

66. Troncoso J, et al. In vitro polymerization of oxidized tau into filaments. Brain Res. 1993;613:313-6.

67. Bettcher BM, Krammer JH. Longitudinal inflammation, cognitive decline, and Alzheimer's disease: a mini-review. Clin Pharmacol Ther. 2014;96(4):464-69.

68. Lovell MA, Markesbery WR. Ratio of 8-hydroxyguanine in intact DNA to-free 8-hydroxyguanine is increased in Alzheimer disease ventricular cerebrospinal fluid. Arch Neurol. 2001;58:392-6.

69. Smith MA, et al. Widespread peroxynitrite-mediated damage in Alzheimer's disease. J Neurosci. 1997;17:2653-7.

70. Gray SL, Anderson ML, Crane PK, Breitner JCS, McCormick W, Bowen JD, et al. Antioxidant vitamin supplement use and risk of dementia or Alzheimer's disease in older adults. J Am Geriatr Soc. 2008;56:291-5.

71. Rinaldi P, et al. Plasma antioxidants are similarly depleted in mild cognitive impairment and in Alzheimer's disease. Neurobiology of Aging. 2003;24:915-9.

72. Luchsinger JA, Mayeux R. Dietary factors and Alzheimer's disease. Lancet Neurobiology. 2004;4:579-87.

73. Engelhart MJ, Geerlings MI, Ruitenberg A, van Swieten JC, Hofman A, Witterman JCM, et al. Dietary intake of antioxidants and risk of Alzheimer disease. JAMA. 2002;287(24):3223-9.

74. Morris MC, Evans DA, Bienias JL, Tangney CC, et al. Dietary intake of antioxidant nutrients and the risk of incident Alzheimer disease in a biracial community study. JAMA. 2002;287(24):3230-7.

75. Devore EE, Grodstein F, van Rooji FJA, Hofman A, Stampfer MJ, Witteman JCM, et al. Dietary antioxidants and long-term risk of dementia. Arch Neurol. 2010;67(7):819-25.

76. Imtiaz B, Tolppanen A-M, Kivipelto M, Soininen H Future directions in Alzheimer's disease from risk factors to prevention. Biochemical Pharmacology. 2014;88:661-70.

77. Fairweather-Tait SJ, Bao Y, Broadley MR, Collings R, Ford D, Hesketh JE, et al. Selenium in human health and disease. Antioxidants & Redox Signaling. 2001;14:7.

78. Zandi PP, et al. Reduced risk of Alzheimer disease in users of antioxidant-vitamin supplements. Arch Neurol. 2004;61:82-8.

79. Burk RF, Hill KE. Selenoprotein P: an extracellular protein with unique physical characteristics and a role in selenium homeostasis. Annuverev Nutr. 2005;25:21535.

80. Steinbrenner H, et al. Involvement of selenoprotein P in protection of human astrocytes from oxidative damage. Free Radic Biol Med. 2006;40:1513-23.

81. Miller JA, Oldham MC, Geschwind DH. A systems level analysis of transcriptional changes in Alzheimer's disease and normal aging. J Neurosci. 2008;28:1410-20.

82. Bellinger FP, He Q-P, Bellinger MT, Lin Y, Raman AV, White LR, et al. Association of selenoprotein P with Alzheimer's pathology in human cortex. J Alzheimers Dis. 2008;15(3):465-72.

83. Takemoto AS, et al. Role of selenoprotein P in Alzheimer's Disease. Ethn Dis. 2010;20(Suppl 1):192-5.

84. Du X, et al. Selenoprotein P and selenoprotein M block Zn2+ -mediated Aβ42 aggregation and toxicity. Metallomics. 2013;5:861-70.

85. Garcia T, Esparza JL, Nogués MR, Romeu M, Domingo JL, Gómez M. Oxidative stress status and RNA expression in hippocampus of an animal model of Alzheimer's disease after chronic exposure to aluminum. Hippocampus. 2009;20:218-25.

86. Zhang S, et al. Selenoproteins and the aging brain. Mechanisms of Ageing and Development. 2010;131:25360.

87. Cardoso BR, Ong TP, Jacob-Filho W, Jaluul O, Freitas MId. Nutritional status of selenium in Alzheimer's disease patients. Brit J Nutr. 2010;103:803-6.

88. Vural H, et al. Alterations of plasma magnesium, copper, zinc, iron and selenium concentrations and some related erythrocyte antioxidant enzyme activities in

patients with Alzheimer's disease. J Trace Elem Med Biol. 2010;24(3):169-73.

89. Torres LL, et al. Peripheral oxidative stress biomarkers in mild cognitive impairment and Alzheimer's disease. Journal of Alzheimer's Disease. 2011,26:59-68.

90. Padudariu M, et al. Changes of some oxidative stress markers in the serum of patients with mild cognitive impairment and Alzheimer's disease. Neuroscience Letters. 2010;469:6-10.

91. Chen P, Wang R-R, Ma X-J, Liu Q, Ni J-Z. Different forms of selenoprotein M differentially affect Abeta aggregation and ROS generation. Int J Mol Sci. 2013;14:4385-99.

92. Reeves MA, et al. The neuroprotective functions of selenoprotein M and its role in cytosolic calcium regulation. Antioxid Redox Signaling. 2010;12:809-18.

93. Kim Y, Goo JS, Kim IY, Kim JE, Kwack MH, Go J, et al. Identification of the responsible proteins for increased selenium bioavailability in the brain of transgenic rats overexpressing selenoprotein M Int J Mol Med. 2014;34:1688-98.

94. Lovell MA, Xie C, Gabbita SP, Markesberry WR. Decreased thioredoxin and increased thioredoxin reductase levels in Alzheimer's disease brain. Free Radic Biol Med. 2000;28:418-27.

95. Selenius M, et al. Selenium and the selenoprotein thioredoxin reductase in the prevention, treatment and diagnostics of cancer. Antioxid. Redox Signal. 2010;12:867-80.

96. Ceballos-Picot I, Merad-Boudia M, Nicole A, Thevenin M, Hellier G, Legrain S, et al. Peripheral antioxidant enzyme activities and selenium in elderly subjects and in dementia of Alzheimer's type-place of the extracellular glutathione peroxidase. Free Radic Bio Med. 1996;20:579-87.

97. Berr C, Balansard B, Arnaud J, Roussel AM, Alpérovitch A. Cognitive decline is associated with systemic oxidative stress: the EVA study. Etude du Vieillissement Artériel. J Am Geriatr Soc. 2000;48(10):1285-91.

98. Berr C, Arnaud J, Akbaraly TN. Selenium and cognitive impairment: a brief-review based on results from the EVA study. Biofactors. 2012;38(2):139-44.

99. Gao S, Hall KS, Liang C, Unverzagt FW, Ji R, Murrell JR, et al. Selenium level and cognitive function in rural elderly Chinese. Am J Epidemiol. 2007;165(8):955-65.

100. Zhou, J, et al. Association of selenium levels with neurodegenerative disease: a systemic review and meta-analysis. Nutrients. 2023;15:3706.

101. Zhou J, Zhang W, Cao Z, Lian S, Li J, Nie J, et al. Association of selenium levels with neurodegenerative disease: a systemic review and meta-analysis. Nutrients. 2023;15:3706.

102. Cardoso BR, Apolinário D, Bandeira VS, Busse AL, Magaldi RM, Jacob-Filho W, et al. Effects of Brazil nut consumption on selenium status and cognitive performance in older adults with mild cognitive impairment:

a randomized controlled pilot trial. Eur J Nutr. 2015 [Epub ahead Print]. doi:10.1007/s00394-014-0829-2.

103. Glass CK, Saijo K, Winner B, Marchetto MC, Gage FH. Mechanisms underlying inflammation in neurodegeneration. Cell. 2010;140:918-34.

104. Latta CH, et al. Neuroinflammation in Alzheimer's disease; a source of heterogeneity and target for personalized therapy. Neuroscience. 2015;302:103-11.

105. Rubio-Perez JM, Morillas-Ruiz JM. A review: inflammatory process in Alzheimer's disease, role of cytokines. Scientific World Journal. 2012;2012:756357.

106. Yehuda S, Rabinovitz S, Mostofsky DI. Essential fatty acids and the brain: from infancy to aging. Neurobiology of Aging. 2005;26S:S98-S102.

107. Oster T, Pillot T. Docosahexaenoic acid and synaptic protection in Alzheimer's disease mice. Biochimica et Biophysica Acta. 2010;1801:791-8.

108. Rapoport S. Arachidonic acid and the brain. J Nutr. 2008;138:2515-20.

109. Sanchez-Mejia RO, Mucke L. Phospholipase A2 and arachidonic acid in Alzheimer's disease. Biochimica et Biophysica Acta. 2010;1801:784-90.

110. Jicha GA, Markesbery WR. Omega-3 fatty acids: potential role in the management of early Alzheimer's disease. Clinical Interventions in Aging. 2010;5:45-61.

111. Florent-Béchard S, Desbène C, Garcia P, Allouche A, Youssef I, Escanyé M-C, et al. The essential role of lipids in Alzheimer's disease. Biochimie. 2009;91:804-9.

112. Barberger-Gateau P, Letenneur L, Deschamps V, Pérès K, Dartigues J-F, Renaud S. Fish, meat, and risk of dementia: cohort study. BMJ. 2002;325:932-3.

113. Barberger-Gateau P, Raffaitin C, Letenneur L, Berr C, Tzourio C, Dartigues JF, et al. Dietary patterns and risk of dementia. Neurology. 2007;69:1921-30.

114. Morris MC, Evans DA, Bienias JL, Tangney CC, Bennett DA, Wilson RS, et al. Consumption of fish and n-3 fatty acids and risk of incident Alzheimer disease. Arch Neurol. 2003;60(7):940-6.

115. Devore EE, Grodstein F, van Rooji FJA, Hofman A, Rosner A, Stampfer MJ, et al. Dietary intake of fish and omega-3 fatty acids in relation to long-term dementia risk. Am J Clin Nutr. 2009;90:170-6.

116. Freund-Levi Y, Eriksdotter-Jönhagen M, Cederholm T, Basun H, Faxén-Irving G, Garlind A, et al. Omega-3 fatty acid treatment in 174 patients with mild to moderate Alzheimer disease: OmegAD study: a randomized double-blind trial. Arch Neurol. 2006;63(10):1402-8.

117. Freund-Levi Y, Basun H, Cederholm T, Fazén-Irving G, Garlind A, Grut M, et al. Omega-3 supplementation in mild to moderate Alzheimer's disease: effects on neuropsychiatric symptoms. Int J Geriatr Psychiatr. 2008;23(2):161-9.

118. Wu S, et al. Omega-3 fatty acids intake and risks of dementia and Alzheimer's disease: a meta-analysis. Neurosci Biobehav Rev. 2015 Jan;48:1-9.

119. De JR De-Paula V, Forlenza AS, Forlenza OV. Relevance of gutmicrobiota in cognition, behaviour and Alzheimer's disease. Pharmacol Res. 2018 Oct;136:29-34.

120. Penders J, Thijet al. Factors influencing the composition of the intestinal microbiota in early infancy. Pediatrics. 2006;118(2):511-21.

121. Angelucci F, et al. Antibiotics, gut microbiota, and Alzheimer's disease. J Neuroinflammation. 2019 May 22;16(1):108

122. Megur A, et al. The microbiota-gut-brain axis and Alzheimer's disease: neuroinflammation is to blame? Nutrients. 2020;13(1):37.

123. Stewart CJ, et al. Temporal development of the gut microbiome in early childhood from the Teddy study. Nature. 2018;562(7728):583-588.

124. Burokas A, et al. Targeting the microbiota-gut-brain axis: prebiotics have anxiolytic and antidepressant-like effects and reverse the impact of chronic stress in mice. Biol Psychiatry. 2017;82(7):472-87.

125. Strandwitz P. Neurotransmitter modulation by the gut microbiota. Brain Res. 2018;1693(Pt B):128-33.

126. Mayer EA. Gut feelings: the emerging biology of gut-brain communication. Nat Rev Neurosci. 2011;12(8):453-66.

127. Dominy SS, et al. Porphyromonas gingivalis in Alzheimer's disease brains: evidence for disease causation and treatment with small-molecule inhibitors. Sci Adv. 2019;5(1).

128. Doifode T, et al. The impact of the microbiota-gut-brain axis on Alzheimer's disease pathophysiology. Pharmacol Res. 2021;164:105314.

129. Braniste V, et al. The gut microbiota influences blood-brain barrier permeability in mice. Sci Transl Med. 2014;6(263):263ra158.

130. Wang Y, et al. The gut-microglia connection: implications for central nervous system diseases. Front Immunol. 2018;9:2325.

131. Holscher HD. Dietary fiber and prebiotics and the gastrointestinal microbiota. Gut Microbes. 2017;8(2):172-184.

132. Chen D, et al. Prebiotic effect of fructooligosaccharides from Morinda officinalis on Alzheimer's disease in rodent models by targeting the microbiota-gut-brain axis. Front Aging Neurosci. 2017;9:403.

133. Chunchai T, et al. Decreased microglial activation through gut-brain axis by prebiotics, probiotics, or synbiotics effectively restored cognitive function in obese-insulin resistant rats. J Neuroinflammation. 2018;15(1):11.

134. Śliwińska S, Jeziorek M. The role of nutrition in Alzheimer's disease. Rocz Panstw Zakl Hig. 2021;72(1):29-39.

135. Akbari E, et al. Effect of probiotic supplementation on cognitive function and metabolic status in Alzheimer's disease: a randomized, double-blind and controlled trial. Front Aging Neurosci. 2016 Nov 10;8:256.

136. Önning G, et al. Intake of Lactiplantibacillus plantarum HEAL9 improves cognition in moderately stressed subjects: a randomized controlled study. Nutrients. 2023;15(15):3466.

137. Butterfield DA, Perluigi M, Sultana R. Oxidative stress in Alzheimer's disease brain: new insights from redox proteomics. Eur J Pharmacol. 2006;545:39-50.

138. Caramelli P, Barbosa MT. Como diagnosticar as quatro causas mais frequentes de demência? Rev Bras Psiquiatr. 2002;24(Suppl 1):7-10.

139. Chen J, Berry MJ. Selenium and selenoproteins in the brain and brain diseases. J Neurochem. 2003;86:1-12.

140. Livingston G, Huntley J, Sommerlad A, Ames D, Ballard C, Banerjee S, et al. Dementia prevention, intervention, and care: 2020 report of the Lancet Commission. Lancet. 2020;396(10248):413-446.

141. Lu T, Pan Y, Kao S-Y, Li C, Kohane I, Chan J, et al. Gene regulation and DNA damage in the ageing human brain. Nature. 2004;429:883-91.

142. Mao P, Reddy PH. Aging and amyloid beta-induced oxidative DNA damage and mitochondrial dysfunction in Alzheimer's disease: implications for early intervention and therapeutics. Biochimica et Biophysica Acta. 2011;1812:1359-70.

143. Norton MC, et al. Cache County Investigators. Lifestyle behavior pattern is associated with different levels of risk for incident dementia and Alzheimer's disease: the Cache County Study. J Am Geriatr Soc. 2012;60(3):405-12.

144. Pillai R, et al. Selenium and selenoprotein function in brain disorders. IUBMB Life. 2014;66(4):229-39.

145. Reddy PH. Abnormal tau, mitochondrial dysfunction, impaired axonal transport of mitochondria, and synaptic deprivation in Alzheimer's disease. Brain Res. 2011;1415:136-48.

146. Reitz C, Mayeux R. Alzheimer disease: epidemiology, diagnostic criteria, risk factors and biomarkers. Biochemical Pharmacology. 2014;88:640-51.

147. Religa D, Strozyk D, Cherny RA, et al. Elevated cortical zinc in Alzheimer disease. Neurology. 2006;67:6975.

148. Smorgon C, et al. Trace elements and cognitive impairment: an elderly cohort study. Arch Gerontol Geriatr Suppl. 2004;9:393-402.

149. Xie Z, Tanzi RE. Alzheimer's disease and post-operative cognitive dysfunction. Experimental Gerontology. 2006;41:346-59.

CAPÍTULO 52

Atualização sobre nutrição no transtorno afetivo bipolar

Fernanda Carramaschi Gabriel
Bruna De Martino Martella

▣ INTRODUÇÃO

Transtorno afetivo bipolar: definição e epidemiologia

O transtorno afetivo bipolar (TB), como o próprio nome diz, é um transtorno afetivo, sendo o afeto considerado a expressão externa do humor. Em geral, caracteriza-se por quatro tipos de episódios de doença: maníaco, depressivo maior, hipomaníaco e misto. Tais variações de humor no curso longitudinal o diferenciam de outros transtornos afetivos, como a depressão unipolar. Além da variação de humor, há alterações no nível de energia, sono, apetite, cognição e libido durante os episódios.[1,2]

Um episódio maníaco é caracterizado por um período distinto de humor anormal e persistentemente elevado, expansivo ou irritável com aumento anormal e persistente da atividade ou da energia. Os episódios têm duração mínima de 1 semana. O episódio apresenta elevada gravidade, a ponto de causar prejuízo acentuado no funcionamento social, profissional ou de necessitar de internação a fim de prevenir dano a si mesmo ou a outras pessoas. Além disso, sintomas como autoestima inflada, redução da necessidade de sono, desinibição, loquacidade aumentada e sintomas psicóticos podem estar presentes.

Já um episódio de hipomania apresenta as mesmas características de um episódio de mania, porém sua duração mínima é de 4 dias consecutivos, não há a presença de sintomas psicóticos e não é suficientemente grave a ponto de causar prejuízo acentuado no funcionamento social, profissional ou de necessitar de internação.

Um episódio depressivo maior, por sua vez, tem duração de pelo menos 14 dias e deve obrigatoriamente incluir humor deprimido ou perda de interesse ou prazer. Além disso, sintomas como alteração do apetite, diminuição de energia e queixas cognitivas podem ser encontrados.[1,2]

O *Manual Diagnóstico e Estatístico de Transtornos Mentais* (DSM-5) divide o TB em:[1,2]

- Tipo I: a mania é grave e persistente, e pode ser precedido ou seguido por episódios hipomaníacos ou depressivos.
- Tipo II: ocorre distúrbio de humor recorrente, com ao menos um episódio de hipomania (mais leve) e episódios depressivos recorrentes.
- Transtorno ciclotímico: períodos subsindrômicos e recorrentes de sintomas hipomaníacos e depressivos, porém sem apresentar sintomas graves o suficiente para preencher os critérios para os episódios.

- Transtorno bipolar e transtorno relacionado induzido por substância/medicamento: perturbação acentuada e persistente do humor apresentadas logo após exposição, intoxicação ou abstinência de substâncias e/ou medicamentos.
- Transtorno bipolar e transtorno relacionado por outra condição médica.
- Outro transtorno bipolar e transtorno relacionado especificado: há sintomas característicos de TB, porém não satisfazem todos os critérios diagnósticos. Nesta categoria opta-se por comunicar a razão específica pela qual os sintomas não satisfazem os critérios para TB.
- Transtorno bipolar e transtorno relacionado não especificado: há sintomas característicos de TB, porém não satisfazem todos os critérios diagnósticos. Nesta categoria não é comunicada a razão específica pela qual os sintomas não satisfazem os critérios para TB.

Somada a tais categorizações há a descrição de especificadores como a presença de sintomas ansiosos, características mistas, ciclagem rápida, características melancólicas, características atípicas, sintomas psicóticos, catatonia, início no periparto ou padrão sazonal.[1,2]

Cerca de metade dos pacientes com TB apresenta transtornos mentais associados, como transtornos ansiosos, transtorno do déficit de atenção com hiperatividade (TDAH), transtorno do controle de impulsos e transtorno por uso de substância. Além de outros transtornos mentais, os pacientes com TB também costumam ser acometidos por comorbidades metabólicas. Na população com TB, há maior prevalência de doenças metabólicas, como dislipidemias, obesidade, diabetes, hipertensão arterial, doenças cardiovasculares, artrite, refluxo, alterações respiratórias e tireoidianas.[3] Somado a isso, os tratamentos farmacológicos mais usados no TB podem gerar efeitos colaterais que também agravam o funcionamento metabólico pelo risco de ganho de peso, síndrome metabólica, sintomas gastrointestinais e resistência à insulina.[4] Esse é o principal motivo de os pacientes com TB apresentarem uma expectativa de vida 10 anos menor que a população em geral.[5] Uma metanálise recente mostrou que indivíduos com TB têm um risco duas vezes maior de mortalidade prematura quando comparados à população em geral.[6]

O TB é considerado uma das 20 principais causas de incapacidade no mundo. A prevalência do TB é estimada em 2% da população. Portanto, em torno de 40 milhões de pessoas no mundo apresentam TB.[7] Os sintomas iniciam, predominantemente, em pessoas com menos de 30 anos, e metade dos casos se inicia antes dos 25. No entanto, a maioria dos diagnósticos leva em torno de 10 anos para ser feita, principalmente pela dificuldade no diagnóstico diferencial com transtorno depressivo maior e esquizofrenia.[1,2]

Fisiopatologia

O TB tem cinco principais alterações fisiopatológicas: a regulação e a disponibilidade de neurotransmissores, a neuroplasticidade, a inflamação sistêmica, o aumento do estresse oxidativo e a disbiose característica.[8] Os primeiros estudos relacionados à fisiopatologia do TB já afirmavam que uma desregulação na atividade dos neurotransmissores (NT) estava associada aos sintomas de mania e depressão.[9,10] Estudos mais recentes sabem que esse não é o único mecanismo, mas diversos tratamentos ainda atuam na modulação dos níveis de NT como serotonina, dopamina e glutamato.[9,10]

Diversos estudos em indivíduos com TB mostram que há diminuição de BDNF sérico (fator neurotrófico derivado do cérebro; do inglês *brain derived neurotrophic factor*), quando comparado com controles saudáveis.[11] Essa neurotrofina encontrada principalmente no hipocampo e córtex cerebral, áreas associadas à memória e à emoção, é fundamental para neurogênese e maturação neuronal. Na vida adulta, é essencial para plasticidade neuronal, crescimento dendrítico e consolidação da memória.[12]

O TB, como outras doenças psiquiátricas, tem como uma de suas bases fisiopatológicas a presença de fatores inflamatórios e o aumento do estresse oxidativo em tecido periférico[9] e cerebral.[13] Esses dois mecanismos biológicos atuam paralelamente e em conjunto, já que células inflamadas liberam espécies reativas de oxigênio. De maneira similar, espécies reativas de oxigênio, derivadas do estresse oxidativo, podem iniciar uma cascata de expressão gênica pró-inflamatória.[14]

Diferentes estudos têm demonstrado que tanto fatores inflamatórios quanto aqueles relacionados ao estresse oxidativo apresentam níveis elevados no TB. Pacientes em estado depressivo ou de mania apresentam maiores níveis de substâncias reativas de ácido tiobarbitúrico, um dos marcadores de estresse oxidativo.[15] De forma semelhante, um dos principais mediadores inflamatórios em doenças crônicas é o fator de necrose tumoral (TNF-alfa), aumentado em pacientes com depressão bipolar e em estado de mania.[15]

Estudos também já verificaram maiores concentrações sanguíneas de interleucina-4, 6 e 10 e de concentrações sanguíneas e cerebroespinhais de interleucina-1-beta em pacientes com TB comparados com grupo controle de pessoas saudáveis.[16-18] Além disso, pacientes em mania aguda apresentam maiores concentrações de receptores de interleucinas-1, que diminuem após tratamento.[19] De maneira similar, pacientes eutímicos e em estado de mania apresentam maiores concentrações de proteína C-reativa e receptores solúveis de interleucinas-2 e 6.[15,19]

Estudos mais recentes mostram que a microbiota de indivíduos com TB costuma apresentar disbiose.[20,21] A disbiose intestinal é caracterizada pelo desequilíbrio da microbiota intestinal, ou seja, a quantidade e a qualidade das bactérias não estão adequadas para a saúde. Alguns estudos verificaram que uma microbiota intestinal saudável pode impactar os níveis de NT e BDNF,[22-24] enquanto a disbiose costuma estar associada com mais inflamação e estresse oxidativo.[20,21]

Comorbidades associadas – psiquiátricas e metabólicas

Como dito anteriormente, é comum que indivíduos com TB tenham outros diagnósticos, o que pode dificultar o diagnóstico preciso e impactar no controle da doença.[9] Transtornos ansiosos e transtorno por abuso de substâncias são os transtornos psiquiátricos comórbidos mais prevalentes, seguidos de transtornos de personalidade, TDAH e estresse pós-traumático.[25]

Alguns estudos mostram que os pacientes com TB têm 1,7 vez maior prevalência de uma ou mais doenças metabólicas que a população em geral.[26-28] As alterações no metabolismo podem ser consequência das medicações e do estilo de vida desequilibrado desses indivíduos, mas também podem ter relação com a fisiopatologia da doença.[27,29,30]

Em torno de 25% dos pacientes com TB apresentam também comorbidades metabólicas como diabetes *mellitus,* osteoporose, hiperlipidemias, obesidade, alterações endócrinas, entre outras. Os pacientes com TB costumam ter excesso de peso corporal e circunferência abdominal aumentada, o que pode ser preditivo de risco dessas comorbidades metabólicas.[31,32]

Essas comorbidades pioram a qualidade de vida e podem dobrar o risco de morte prematura dos pacientes com TB.[6,9,27] Comparado com a população geral, os indivíduos com TB têm 1,76 mais risco de mortalidade por motivos cardiovasculares.[6]

Em 2020, em nome da Sociedade Internacional de Transtorno Bipolar, um grupo de autores internacionais publicou um documento sobre a importância da ação imediata (*Call to action*) para controlar a alta prevalência do risco cardiovascular em pacientes com TB.[33]

PSIQUIATRIA NUTRICIONAL

A psiquiatria nutricional é um termo recente que estuda o impacto da alimentação na saúde mental. No entanto, Jacka (2017) aponta que há algumas dificuldades nos estudos de nutrição psiquiátrica. Afinal, é desafiador controlar, mensurar e analisar exatamente o consumo dietético de cada indivíduo. Também não se sabe se o efeito da alimentação sobre as doenças é similar ao efeito de suplementos alimentares, o que pode causar confusão nos resultados.[34]

Dentro dos sintomas relacionados aos transtornos do humor estão as alterações no apetite, que, em depressões melancólicas, podem levar à redução do apetite por falta do prazer em comer e, nas depressões atípicas, ao aumento do apetite, podendo gerar episódios de compulsão. Já nos episódios de mania pode ocorrer uma redução marcante na necessidade de se alimentar, levando o paciente a passar horas sem fazê-lo em decorrência do aumento da atividade dirigida para o próprio interesse.[35]

Como visto anteriormente, o ganho de peso em pacientes com TB é multifatorial, podendo relacionar-se com a própria fisiopatologia da doença e com as medicações utilizadas para controle dos sintomas, como antipsicóticos e estabilizadores do humor. Mesmo na presença de níveis elevados de leptina, hormônio relacionado à sensação de saciedade, as referidas drogas poderiam reduzir a sensibilidade do hipotálamo à ação desse hormônio, impactando diretamente o apetite. Além disso, existe a hipótese de que a alimentação inadequada seja consequente à alteração no ritmo circadiano, um dos sintomas da doença. Em paralelo a isso, alterações alimentares também podem ser derivadas das alterações metabólicas relacionadas já citadas.[35]

Uma revisão publicada recentemente, com dados dos últimos 5 anos, teve como objetivo determinar a efetividade de intervenções dietéticas para indivíduos com transtornos mentais (transtornos afetivos como bipolar e esquizofrenia, depressão, ansiedade, transtorno alimentar e abuso de substâncias).[36] Entretanto, esse tema ainda é bem novo. A maioria das revisões concluiu que ocorre um impacto positivo das intervenções dietéticas na saúde mental, mas ainda faltam dados específicos sobre possíveis padrões alimentares que possam beneficiar pessoas que sofrem de transtornos mentais e que é preciso incluir mais nutricionistas tanto na área acadêmica como na clínica para maior compreensão da alimentação como tratamento adjunto de doenças como o TB.[36]

Somado a isso, segundo um estudo de metanálise recente, que avaliou o efeito de intervenções nutricionais em pessoas com transtornos mentais, ainda são limitadas as evidências de que essas intervenções melhoram a saúde metabólica dessas pessoas.[37]

Ainda são poucos os estudos correlacionando nutrição e TB. Considerando sua fisiopatologia, a alimentação pode ser importante na síntese de NT, como os alimentos à base de soja, que contêm precursores de glutamato, e algumas frutas, que contêm precursores de serotonina.[22] Mais estudos são necessários para afirmar se esse consumo na dieta teria algum efeito nas funções neurológicas, já que precisam ultrapassar a barreira cerebral.[22]

Atualmente se sabe que diferentes nutrientes e compostos encontrados nos alimentos podem modular a inflamação de várias maneiras. Além disso, já existem classificações em relação aos padrões alimentares, como pró-inflamatórios ou anti-inflamatórios.[38] A dieta ocidental (*Western diet*) é caracterizada como uma dieta pró-inflamatória, já que seu consumo está associado com a liberação de citocinas inflamatórias. Ela é baseada em alimentos que, por conta da tecnologia e da praticidade, apresentam alto teor de carboidratos refinados, gorduras saturadas, sal, açúcar e aditivos químicos como corantes e aromatizantes. Ainda, há baixo consumo de frutas, verduras, legumes, oleaginosas e cereais integrais.[38] Essa mesma dieta também é conhecida por aumentar o estresse oxidativo no organismo. Isso ocorre por composição alimentar, que contribui para maior disfunção mitocondrial, oxidação lipídica e ativação dos fatores de transcrição.[39]

O inverso disso ocorre com o consumo de dietas anti-inflamatórias e antioxidantes como as dietas mediterrânea, nórdica e asiática. Elas são compostas por uma elevada quantidade de óleos vegetais monoinsaturados, como azeite de oliva, oleaginosas, frutas, verduras, legumes, grãos integrais e peixe. Somado a isso, essas dietas apresentam ingestão limitada de carne vermelha, açúcares e alimentos com altos teores de gordura saturada. Por conta disso, o consumo regular dessas dietas tem sido associado com a menor produção de citocinas inflamatórias.[38,39]

Os principais responsáveis pelos benefícios associados a essas dietas são a maior proporção de gorduras insaturadas, que limitam a produção de mediadores inflamatórios e espécies reativas de oxigênio, além de estimular a composição adequada da membrana celular. Os compostos bioativos encontrados nos alimentos frequentemente incluídos nessas dietas, como frutas, legumes, grãos integrais, especiarias, azeite de oliva e peixes, também demonstraram ser benéficos.[38,39]

Já há evidências de que os níveis de BDNF periféricos podem ser influenciados pela alimentação,[39] e estudos em animais mostram efeito similar em nível cerebral.[22] Alguns hábitos, como suplementação de ômega 3 e substituição de farinhas refinadas por grãos integrais, parecem aumentar os níveis de BDNF.[40] Ainda, alguns estudos já mostram que a suplementação com certos probióticos têm efeitos positivos na microbiota, impactando nos níveis de NT e

BDNF.[22,24,40] Estudos mais recentes mostram que a microbiota de indivíduos com TB costumam apresentar disbiose. Tal condição poderia ser regulada com a alimentação, que tem efeito direto na qualidade da microbiota, principalmente por meio do consumo adequado de fibras e da suplementação com pré e probióticos.[20,21]

⊡ SUPLEMENTAÇÃO DE NUTRIENTES E NUTRACÊUTICOS NO TB

A questão da suplementação nutricional em TB está apenas começando a ser discutida, e está longe de ser um consenso. A escolha do nutriente a ser suplementado deve levar em conta não apenas o objetivo a ser alcançado, mas também a existência de uma deficiência nutricional.

Duas revisões sistemáticas foram publicadas nos últimos 3 anos sobre nutrição e TB.[41,42] A revisão[41] conduzida por Melanie Ashton foi feita por um grupo de pesquisadores australianos, e o objetivo era avaliar se a suplementação de nutracêuticos teria efeito na melhora dos sintomas de humor, quando comparado com placebo. Eles usaram a definição de uma publicação de 2003 segundo a qual nutracêuticos são "nutrientes padronizados, ou alimentos funcionais, com uma função farmacêutica e usados como potencial tratamento ou prevenção de alguma doença ou transtorno". O grupo de pesquisadores incluiu 75 termos de busca em 2020, os quais levaram a 1.712 estudos encontrados. Após a triagem, 22 estudos foram incluídos com intervenções randomizadas controladas de 15 nutracêuticos diferentes.

Já a revisão[42] conduzida por Fernanda Gabriel foi elaborada por pesquisadores do Brasil, EUA, Canadá e Austrália. Eles tinham o objetivo de revisar de maneira sistemática as evidências disponíveis sobre nutrição e sintomas, mecanismos e comorbidades do TB. A busca aqui foi mais sucinta, com apenas 6 termos de busca em 2021, que levou a 986 estudos. Depois da triagem, foram incluídos 60 estudos, sendo 33 observacionais e 27 intervencionais. As informações a seguir foram retiradas dessas duas revisões.[41,42]

Micronutrientes

Poucos estudos priorizaram a suplementação de vitaminas e minerais essenciais no TB. Destes, 4 estudos observacionais mostraram resultados similares: baixas concentrações de micronutrientes no cabelo e no sangue das pessoas com TB, quando comparados com a população em geral. Os resultados não foram homogêneos, mas, de forma geral, os minerais zinco, selênio, potássio, cálcio, manganês e ferro parecem ser os mais alterados. Estes e outros estudos observacionais verificaram que pacientes com TB apresentam maiores concentrações de metais pesados no sangue, como cobre, cádmio e chumbo – tóxicos e relacionados com outros transtornos de humor.

Dois estudos de intervenção randomizados controlados mostraram resultados promissores para o ácido fólico, principalmente com o uso de metilfolato, provavelmente pela ação desse componente no sistema dopaminérgico. Outros dois estudos abertos, que utilizaram multivitamínicos, também verificaram melhora da inflamação e dos sintomas depressivos, porém as evidências ainda foram suficientes para recomendação oficial do uso desses nutrientes como tratamento adjunto.

Ácidos graxos do tipo ômega 3

Os estudos observacionais em pacientes com TB mostraram que a ingestão e as concentrações séricas de ômega 3 foram menores quando comparadas com a população em geral, principalmente quando foi analisada a relação ômega 3/ômega 6. O ômega 6 sabidamente tem ação inflamatória.

Já os estudos intervencionais apresentaram menor efeito, com alguns mostrando melhora dos sintomas depressivos, principalmente quando há maior proporção de ácido eicosapentaenoico (EPA > 1 g por dia). No entanto, quando comparados com grupo placebo, outros estudos não apresentaram resultados significativos. A ausência de recomendação foi confirmada pelas diretrizes internacionais de tratamento de transtornos psiquiátricos com nutracêuticos.[42] Os autores classificam como "fraca recomendação" o uso de 1 a 2 g de EPA como tratamento adjunto para depressão bipolar.[43]

Outros suplementos

Alguns outros nutrientes têm sido estudados, porém os resultados ainda não são conclusivos. Considerado um tratamento promissor, a coenzima Q10 foi o nutracêutico usado em uma intervenção randomizada controlada. Esse estudo verificou que o grupo que recebeu a suplementação (200 mg/dia) teve melhora dos sintomas depressivos, provavelmente por sua ação antioxidante. Já o uso de N-acetilcisteína (NAC) e de probióticos parece promissor, mas os resultados foram heterogêneos, já que alguns estudos têm resultados positivos e outros não. O aminoácido NAC foi estudado algumas vezes por um grupo de pesquisadores australianos, e diferentes combinações de cepas também têm sido estudadas ao redor do mundo.

A suplementação de creatina (6 g/dia) foi avaliada em um único estudo e não teve efeito significativo, assim como a carnitina (500 mg/dia). O inositol foi avaliado em 3 diferentes estudos, porém com resultados variados em relação a sintomas depressivos. Já a S-adenosil-L-metionina (SAMe) tem sido estudada para ser usada como tratamento adjunto da depressão unipolar, porém o único estudo feito em pacientes com TB não apresentou resultados significativos. Ainda, como confirmado pela diretriz internacional de tratamento de transtornos psiquiátricos com nutracêuticos, é preciso ter cuidado, já que os pacientes com TB podem sofrer a virada para mania.[43]

Padrão alimentar

Estudos observacionais mostram que o padrão alimentar parece ser um fator protetor da saúde mental. Uma revisão sistemática analisou dados de mais de 385 mil participantes de outras revisões relacionadas ao consumo de alimentos com altos teores de açúcar, gordura saturada e pobres em verduras, legumes e frutas, com o risco de depressão e ansiedade. Em 65% dos estudos adicionados houve a afirmação de que o alto consumo desses alimentos está associado com mais casos de depressão, ansiedade, trauma e estresse.[43] Esses produtos são classificados assim por serem formulações industriais compostas por 5 ou mais ingredientes que incluem aditivos químicos não utilizados em cozinhas caseiras – como corantes artificiais, aromatizantes artificiais, entre outros.[44,45]

Para complementar, as revisões sistemáticas citadas acima concluíram que não há evidências suficientes para recomendar o uso de nutrientes isolados como tratamento adjunto do TB. Os autores afirmam que intervenções nutricionais que busquem a melhora da disbiose, estresse oxidativo e inflamação podem ser promissoras.[41,42] Ainda, sugerem-se intervenções de padrões alimentares em estudos randomizados controlados para maiores conclusões sobre o efeito da nutrição no TB.[42]

Um único estudo randomizado controlado foi feito com pacientes diagnosticados com TB para controle de sintomas de depressão e ansiedade.[46] Ambos os grupos tiveram encontros quinzenais por 12 semanas. O grupo controle tinha atividades sociais, enquanto as orientações da intervenção eram feitas por uma nutricionista e focadas no controle do consumo de ômega 6 (óleos de soja, milho, algodão e girassol, além

de gema de ovo, carne vermelha, aves e alguns frutos do mar) e no incentivo ao consumo de alimentos que contêm ômega 3 (azeite de oliva, óleo de coco, macadâmia, linhaça, peixes e alguns frutos do mar). O grupo de intervenção apresentou melhora significativa na ansiedade e na impulsividade.[46] Há, ainda, dois estudos em curso no mundo. Eles pretendem analisar o efeito do consumo da dieta cetogênica nos sintomas desses pacientes.[47,48] Um deles já fez um estudo piloto e validou a boa adesão e retenção dessa dieta por 6 semanas.[49]

▣ PRÁTICA CLÍNICA

O entendimento da complexidade do transtorno afetivo bipolar é fundamental para uma orientação nutricional adequada. É preciso entender cada caso individualmente: estado de humor, padrões de alteração de humor e comorbidades associadas. Deve-se compreender o envolvimento de medicações, de neurotransmissores, da neuroplasticidade cerebral, dos mecanismos inflamatórios, do estresse oxidativo e da disbiose intestinal. No entanto, ainda não há evidências suficientes para a recomendação de suplementos alimentares específicos para o tratamento adjunto do TB. O uso de suplementos considerados promissores pode ser discutido em alguns casos – como multivitamínicos que contenham zinco e ácido fólico, além da suplementação de coenzima Q10, NAC e probióticos.

Além disso, o padrão alimentar rico em gorduras insaturadas, fibras e compostos bioativos parece ser a recomendação baseada nas evidências atuais. Portanto, uma alimentação baseada em frutas, verduras, legumes, castanhas, sementes, óleos vegetais e peixes pode ter benefícios para os pacientes do TB.

▣ CONSIDERAÇÕES FINAIS

As evidências disponíveis atualmente mostram que o estudo da nutrição no TB ainda é muito recente. Há suplementos mais promissores com resultados positivos, como coenzima Q10, probióticos, NAC, e micronutrientes como ácido fólico e multivitamínicos. No entanto, ainda faltam estudos mais robustos para uma conclusão de recomendação.

Pelos dados inconsistentes, o uso de Ômega 3 não deve ser recomendado. Ainda, não há dados suficientes para a suplementação de creatina, creatinina, vitamina D e inositol.

A princípio, o consumo de uma alimentação equilibrada e balanceada pode melhorar os sintomas e as comorbidades associadas ao TB. Estudos randomizados controlados e mais específicos são essenciais para estabelecer essa relação da alimentação como tratamento adjunto do transtorno afetivo bipolar.

▣ REFERÊNCIAS BIBLIOGRÁFICAS

1. Stahl S. Psicofarmacologia clínica: bases neurocientíficas e aplicações práticas. 4. ed. Rio de Janeiro: Guanabara Koogan; 2017.
2. American Psychiatric Association (APA). Manual diagnóstico e estatístico de transtornos mentais: DSM-5. Porto Alegre: Artmed; 2014.
3. Sinha A, Shariq A, Said K, Sharma A, Jeffrey Newport D, Salloum IM. Medical comorbidities in bipolar disorder. Curr Psychiatry Rep. 2018;20(5):36.
4. Yatham LN, Kennedy SH, Parikh SV, Schaffer A, Bond DJ, Frey BN, et al. Canadian Network for Mood and Anxiety Treatments (CANMAT) and International Society for Bipolar Disorders (ISBD) 2018 guidelines for the management of patients with bipolar disorder. Bipolar Disord. 2018;20(2):97-170.
5. Post RM. How to prevent the malignant progression of bipolar disorder [published online ahead of print, 2020 Jun 22]. Braz J Psychiatry. 2020;S1516-44462020005019202.
6. Biazus TB, Beraldi GH, Tokeshi L, Rotenberg LS, Dragioti E, Carvalho AF, et al. All-cause and cause-specific mortality among people with bipolar disorder: a large-scale systematic review and meta-analysis. Mol Psychiatry. 2023;28(6):2508-24.
7. Carvalho AF, Firth J, Vieta E. Bipolar disorder. N Engl J Med. 2020;383(1):58-66.
8. Beyer JL, Payne ME. Nutrition and bipolar depression. Psychiatr Clin North Am. 2016;39(1):75-86.
9. Vieta E, Berk M, Schulze TG, Carvalho AF, Suppes T, Calabrese JR, et al. Bipolar disorders. Nat Rev Dis Primers. 2018;4:18008.
10. Kato T. Current understanding of bipolar disorder: toward integration of biological basis and treatment strategies. Psychiatry Clin Neurosci. 2019;73(9):526-40.
11. Dombi ZB, Szendi I, Burnet PWJ. Brain derived neurotrophic factor and cognitive dysfunction in the schizophrenia-bipolar spectrum: a systematic review and meta-analysis. Front Psychiatry. 2022;13:827322.
12. Bathina S, Das UN. Brain-derived neurotrophic factor and its clinical implications. Arch Med Sci. 2015;11(6):1164-78.
13. Gigante AD, Young LT, Yatham LN, Andreazza AC, Nery FG, Grinberg LT, et al. Morphometric post-mortem studies in bipolar disorder: possible association with oxidative stress and apoptosis. Int J Neuropsychopharmacol. 2011;14(8):1075-89.
14. Biswas SK. Does the Interdependence between oxidative stress and inflammation explain the antioxidant paradox? Oxid Med Cell Longev. 2016;2016:5698931.
15. Rowland TA, Marwaha S. Epidemiology and risk factors for bipolar disorder. Ther Adv Psychopharmacol. 2018;8(9):251-69.
16. Modabbernia A, Taslimi S, Brietzke E, Ashrafi M. Cytokine alterations in bipolar disorder: a meta-analysis of 30 studies. Biol Psychiatry. 2013;74(1):15-25.
17. Goldsmith DR, Bekhbat M, Mehta ND, Felger JC. Inflammation-related functional and structural dysconnectivity as a pathway to psychopathology. Biol Psychiatry. 2023;93(5):405-18.
18. Wang AK, Miller BJ. Meta-analysis of cerebrospinal fluid cytokine and tryptophan catabolite alterations in psychiatric patients: comparisons between schizophrenia, bipolar disorder, and depression. Schizophr Bull. 2018;44(1):75-83.
19. Goldsmith DR, Rapaport MH, Miller BJ. A meta-analysis of blood cytokine network alterations in psychiatric patients: comparisons between schizophrenia, bipolar disorder and depression. Mol Psychiatry. 2016;21(12):1696-709.
20. Lucidi L, Pettorruso M, Vellante F, Di Carlo F, Ceci F, Santovito MC, et al. Gut microbiota and bipolar disorder: an overview on a novel biomarker for diagnosis and treatment. Int J Mol Sci. 2021;22(7):3723.
21. Martinez JE, Kahana DD, Ghuman S, Wilson HP, Wilson J, Kim SCJ, et al. Unhealthy lifestyle and gut dysbiosis: a better understanding of the effects of poor diet and nicotine on the intestinal microbiome. Front Endocrinol (Lausanne). 2021;12:667066.
22. Briguglio M, Dell'Osso B, Panzica G, Malgaroli A, Banfi G, Zanaboni Dina C, et al. Dietary neurotransmitters: a narrative review on current knowledge. Nutrients. 2018;10(5):591.
23. Gravesteijn E, Mensink RP, Plat J. Effects of nutritional interventions on BDNF concentrations in humans: a systematic review. Nutr Neurosci. 2022;25(7):1425-36.
24. Liaqat H, Parveen A, Kim SY. Antidepressive effect of natural products and their derivatives tar-

geting BDNF-TrkB in gut-brain axis. Int J Mol Sci. 2022;23(23):14968.

25. Hossain S, Mainali P, Bhimanadham NN, Imran S, Ahmad N, Patel RS. Medical and psychiatric comorbidities in bipolar disorder: insights from National inpatient population-based study. Cureus. 2019 Sep 12;11(9):e5636.

26. de Almeida KM, Moreira CL, Lafer B. Metabolic syndrome and bipolar disorder: what should psychiatrists know? CNS Neurosci Ther. 2012;18(2):160-6.

27. SayuriYamagata A, Brietzke E, Rosenblat JD, Kakar R, McIntyre RS. Medical comorbidity in bipolar disorder: the link with metabolic-inflammatory systems. J Affect Disord. 2017;211:99-106.

28. Liu YK, Ling S, Lui LMW, Ceban F, Vinberg M, Kessing LV, et al. Prevalence of type 2 diabetes mellitus, impaired fasting glucose, general obesity, and abdominal obesity in patients with bipolar disorder: a systematic review and meta-analysis. J Affect Disord. 2022;300:449-61.

29. Mansur RB, Brietzke E, McIntyre RS. Is there a "metabolic-mood syndrome"? A review of the relationship between obesity and mood disorders. Neurosci Biobehav Rev. 2015;52:89-104.

30. Ralat SI, Barrios RI. The management of cardiovascular disease risk factors in bipolar disorder patients in primary healthcare settings. Rev Puertorriquena Psicol. 2020;31(1):62-78.

31. Goldstein BI, Carnethon MR, Matthews KA, McIntyre RS, Miller GE, Raghuveer G, et al.; American Heart Association Atherosclerosis; Hypertension and Obesity in Youth Committee of the Council on Cardiovascular Disease in the Young. Major depressive disorder and bipolar disorder predispose youth to accelerated atherosclerosis and early cardiovascular disease: a scientific statement from the American Heart Association. Circulation. 2015;132(10):965-86.

32. Ross R, Neeland IJ, Yamashita S, Shai I, Seidell J, Magni P, et al. Waist circumference as a vital sign in clinical practice: a Consensus Statement from the IAS and ICCR Working Group on Visceral Obesity. Nat Rev Endocrinol. 2020;16(3):177-89.

33. Goldstein BI, Baune BT, Bond DJ, Chen PH, Eyler L, Fagiolini A, et al. Call to action regarding the vascular-bipolar link: a report from the Vascular Task Force of the International Society for Bipolar Disorders. Bipolar Disord. 2020;22(5):440-60.

34. Jacka FN. Nutritional psychiatry: where to next?. EBioMedicine. 2017;17:24-9.

35. Kachani AT, Cordás TA. Nutrição em psiquiatria. Barueri: Manole; 2021.

36. Burrows T, Teasdale S, Rocks T, Whatnall M, Schindlmayr J, Plain J, et al. Effectiveness of dietary interventions in mental health treatment: a rapid review of reviews. Nutr Diet. 2022;79(3):279-90.

37. Rocks T, Teasdale SB, Fehily C, Young C, Howland G, Kelly B, et al. Effectiveness of nutrition and dietary interventions for people with serious mental illness: systematic review and meta-analysis. Med J Aust. 2022;217 Suppl 7(Suppl 7):S7-S21.

38. Stromsnes K, Correas AG, Lehmann J, Gambini J, Olaso-Gonzalez G. Anti-inflammatory properties of diet: role in healthy aging. Biomedicines. 2021;9(8):922.

39. Jiang S, Liu H, Li C. Dietary regulation of oxidative stress in chronic metabolic diseases. Foods. 2021;10(8):1854.

40. Gravesteijn E, Mensink RP, Plat J. Effects of nutritional interventions on BDNF concentrations in humans: a systematic review. Nutr Neurosci. 2022;25(7):1425-36.

41. Ashton MM, Kavanagh BE, Marx W, Berk M, Sarris J, Ng CH, et al. A systematic review of nutraceuticals for the treatment of bipolar disorder. Can J Psychiatry. 2021;66(3):262-73.

42. Gabriel FC, Oliveira M, Martella BM, Berk M, Brietzke E, Jacka FN, et al. Nutrition and bipolar disorder: a systematic review. Nutr Neurosci. 2022 May 24:1-15.

43. Sarris J, Logan AC, Akbaraly TN, Amminger GP, Balanzá-Martínez V, Freeman MP, et al. International Society for Nutritional Psychiatry Research consensus position statement: nutritional medicine in modern psychiatry. World Psychiatry. 2015;14(3):370-1.

44. Monteiro CA, Cannon G, Levy RB, Moubarac JC, Louzada ML, Rauber F, et al. Ultra-processed foods: what they are and how to identify them. Public Health Nutr. 2019;22(5):936-41.

45. Monteiro CA, Cannon G, Moubarac JC, Levy RB, Louzada MLC, Jaime PC. The UN Decade of Nutrition, the NOVA food classification and the trouble with ultra-processing. Public Health Nutr. 2018;21(1):5-17.

46. Saunders EFH, Mukherjee D, Myers T, Wasserman E, Hameed A, Bassappa Krishnamurthy V, et al. Adjunctive dietary intervention for bipolar disorder: a randomized, controlled, parallel-group, modified double-blinded trial of a high n-3 plus low n-6 diet. Bipolar Disord. 2022;24(2):171-84.

47. Sethi S. Impact of a ketogenic diet on metabolic and psychiatric health in patients with bipolar illness. Disponível em: https://clinicaltrials.gov/study/NCT05705063?cond=%22bipolar%20disorder%22&intr=ketogenic&rank=3&tab=results. Acesso em: 5 fev. 2024.

48. Campbell et al. The bipolar keto study. Disponível em: https://www.bipolarketostudy.com/. Acesso em: 5 fev. 2024.

49. Needham N, Campbell IH, Grossi H, Kamenska I, Rigby BP, Simpson SA, et al. Pilot study of a ketogenic diet in bipolar disorder. BJPsych Open. 2023 Oct 10;9(6):e176.

50. Lane MM, Gamage E, Travica N, Dissanayaka T, Ashtree DN, Gauci S, et al. Ultra-processed food consumption and mental health: a systematic review and meta-analysis of observational studies. Nutrients. 2022;14(13):2568.

CAPÍTULO 53

Biodisponibilidade de nutrientes em dietas enterais

Renata Germano Borges de Oliveira Nascimento Freitas
Roberto José Negrão Nogueira

▣ INTRODUÇÃO

Terapia nutricional é um "conjunto de procedimentos terapêuticos para manutenção ou recuperação do estado nutricional do paciente por meio de nutrição".[1] A indicação e a prescrição da dieta, o acompanhamento nutricional e clínico, bem como todos os cuidados do paciente em uso de terapia nutricional, são responsabilidade da equipe multiprofissional de terapia nutricional (EMTN), composta, minimamente, por médico, nutricionista, enfermeiro e farmacêutico.[1]

A nutrição enteral (NE) é a terapia nutricional que possibilita a oferta de nutrientes diretamente no estômago ou no intestino delgado (duodeno ou jejuno), utilizando fórmulas industrializadas (mais eficazes) e/ou caseiras. De maneira geral, a NE é indicada quando há contraindicação da nutrição por via oral (VO), quando não é possível a ingestão oral de, no mínimo, 60% das necessidades nutricionais ou quando há desnutrição a ser tratada. Nesse caso a indicação existe quando o processo de renutrição precisa da complementação por dispositivo auxiliar.[2,3] Além disso, em casos de doentes criticamente enfermos, o suporte nutricional é indicado precocemente – de modo geral, 24 a 72 horas após o início do evento agudo desencadeante do quadro hipercatabólico. Os objetivos gerais, indicações e contraindicações da NE estão descritos no Quadro 1.

▣ BIODISPONIBILIDADE DOS NUTRIENTES

Sabe-se que os nutrientes que compõem o alimento não serão, necessariamente, absorvidos após a ingestão. Há diversos fatores envolvidos para que a absorção dos nutrientes ocorra, tais como formulação química, quantidade ingerida, agentes ligantes, consumo simultâneo de outro alimento e seus respectivos nutrientes, que podem favorecer ou prejudicar o processo absortivo final.[4,5]

Define-se biodisponibilidade como a parte do nutriente que é realmente absorvida, metabolizada e disponível para uso ou armazenamento – dependendo da necessidade do organismo naquele momento – após a ingestão e digestão.[4,6] Absorção verdadeira seria a proporção do nutriente no alimento que, através da mucosa, se move do lúmen intestinal.[4,7] Contudo, existem nutrientes que são absorvidos sem a necessidade de digestão e outros que mesmo sendo digeridos podem não ser absorvidos. Também há substâncias que podem ser absorvidas sem serem metabolizadas. Dessa forma, biodisponibilidade, em última análise, refere-se à quantidade do nutriente que realmente é aproveitada pelo organismo. Dessa forma, a definição de biodisponibilidade de nutrientes pode ser imprecisa, especialmente no que diz respeito aos micronutrientes. É necessário estimar as taxas

QUADRO 1 Objetivos, indicações, contraindicações, módulos, tipos de fórmulas, sistema de oferta e cuidados gerais da nutrição enteral	
Objetivo geral	**Manutenção ou recuperação do estado nutricional**
Objetivos específicos	▪ Preservar a integridade da mucosa do TGI. ▪ Contribuir com a manutenção da homeostase corporal. ▪ Reduzir a translocação bacteriana. ▪ Diminuir a resposta inflamatória. ▪ Contribuir com a melhora do quadro clínico e do prognóstico do paciente. ▪ Manter e promover o crescimento (peso e altura) e o desenvolvimento.[a]
Indicação[b]	▪ Desnutrição ou risco nutricional quando do funcionamento total ou parcial do TGI. ▪ Hipercatabolismo (p. ex., queimados, trauma, sepse). ▪ Doenças neurológicas com alteração da deglutição. ▪ Anomalias congênitas (p. ex., fissura palatina). ▪ Determinadas cirurgias no TGI. ▪ Síndrome do intestino curto. ▪ Alguns tipos de diarreia crônica. ▪ Fibrose cística com necessidade de recuperação nutricional. ▪ Coma. ▪ Complicações associadas ao tratamento quimioterápico, radioterápico e/ou cirúrgico. ▪ Crescimento inadequado em razão da insuficiência de nutrientes ingeridos por boca.[a]
Contraindicações	▪ Recusa dos responsáveis legais.[b] ▪ Hemorragia ou fístula de alto débito no TGI. ▪ Vômito e/ou diarreia refratária durante o uso da NE. ▪ Obstrução do TGI. ▪ Enterocolite. ▪ Refluxo gastroesofágico intenso. ▪ Indicação para repouso intestinal. ▪ Disfunção do TGI. ▪ Instabilidade hemodinâmica.
Módulos	Módulos auxiliam na prescrição da terapia nutricional, pois facilitam combinações flexíveis de macro e micronutrientes quando há indicação de suplementação e individualização das fórmulas de NE. Contudo, a prescrição deve ser feita com cautela, considerando o risco de aumento da osmolaridade e da carga de soluto renal da dieta resultante.
Tipos de fórmulas	▪ Padrão. ▪ Hipercalórica. ▪ Hiperproteica. ▪ Hidrolisada. ▪ Elementar. ▪ Fórmulas especiais para pacientes diabéticos, hepatopatas, pneumopatas e nefropatas.
Sistema de oferta da NE	▪ Sistema aberto: antes da administração ocorre manipulação da dieta para que a infusão seja realizada. Para bolsas de NE industrializadas, a fórmula precisa ser transferida do frasco original para o frasco de administração da sonda ou, no caso de fórmulas em pó, há necessidade de diluição do pó em água antes da infusão. Para bolsas de NE com formulação caseira, os alimentos precisam ser preparados e liquidificados antes da administração. ▪ Sistema fechado: não há nenhum contato do conteúdo dentro do frasco com o meio externo, sendo considerado potencialmente estéril. As fórmulas estão em um frasco hermeticamente fechado que possibilita a conexão direta com o equipo de infusão.
Cuidados gerais	▪ Iniciar NE apenas se houver confirmação radiológica da localização da sonda. ▪ Elevação da cabeceira da cama em 30 graus. ▪ Não adicionar medicamentos às formulações.

[a] No caso de pacientes pediátricos.
[b] Doenças e complicações clínicas que a indicação da nutrição enteral comumente é realizada.
NE: nutrição enteral; TGI: trato gastrintestinal.
Fonte: Bechtold et al., 2022;[8] Cuppari, 2014;[9] Freitas et al. 2016.[10]

de utilização do nutriente já absorvido, as trocas e excreções envolvidas, bem como considerar os fatores que influenciam a biodisponibilidade. Esses fatores incluem o estado nutricional, as concentrações endógenas dos nutrientes e as condições metabólicas do indivíduo.[4]

BIODISPONIBILIDADE DOS NUTRIENTES OFERTADOS VIA NUTRIÇÃO ENTERAL

Indicação da nutrição enteral

A via enteral será a principal fonte de alimentação quando há doenças e/ou complicações clínicas e cirúrgicas que impeçam ou reduzam significativamente a capacidade de ingestão por via oral. A NE pode ser utilizada desde que o trato gastrointestinal (TGI) esteja com funcionamento total ou parcial.[3,9] A absorção pode ser prejudicada e, consequentemente, a biodisponibilidade, em virtude de alterações no funcionamento do TGI.

Apesar dessas dificuldades, o aproveitamento da NE será eficaz quando bem indicado. Para entender melhor essa relação, tomemos como exemplo a utilização de NE na síndrome do intestino curto (SIC). Nesta, muitas vezes, é necessária a indicação de nutrição parenteral (NP) isoladamente ou adicional à NE e/ou alimentação oral, situação essa na qual a terapia nutricional enteral visa, entre outros benefícios, à promoção da adaptação intestinal e à hipertrofia das vilosidades, aproveitando, após a ressecção do intestino, o máximo da capacidade do TGI. Caso haja ressecção significativa, haverá possibilidade de episódios de desequilíbrio hidroeletrolítico e de minerais com diarreia e desnutrição. Ou seja, a biodisponibilidade dos nutrientes estará bastante prejudicada.

Quando possível, a NE é preferida à NP, inclusive em pacientes criticamente enfermos.[11] Essa preferência dá-se por diversos motivos, sendo os principais os relacionados à via mais fisiológica, ao menor custo e, principalmente, ao menor risco de complicações. Embora indubitáveis, essas vantagens podem ser mais ou menos importantes, de acordo com o quadro clínico e nutricional do paciente.

Ao se considerar apenas a questão de biodisponibilidade – aproveitamento da forma ativa do nutriente –, aparentemente a NP seria mais eficaz. De fato, a oferta de macro e micronutrientes é diretamente fornecida na corrente sanguínea, portanto, as etapas de ingestão, digestão, absorção e metabolização dos nutrientes não são impeditivas mesmo que não estejam funcionando em sua plenitude. No entanto, é imprescindível ter cautela, afinal, o risco de incompatibilidades farmacoquímicas e complicações decorrentes dos nutrientes ofertados de forma intravenosa é maior que a oferta destes no TGI, como o realizado na NE e/ou oral. Por essa questão e pelas outras vantagens supracitadas, ainda é consenso que o uso da NE, quando esta é possível, é preferível à NP.

Posição da sonda enteral

Embora o termo "cateter enteral" seja o ideal, utilizamos neste texto a palavra "sonda", que é de compreensão universal. Esse dispositivo pode ser posicionado no estômago (gastrostomia, nasogástrica ou orogástrica), no duodeno (nasoduodenal) ou no jejuno (jejunostomia ou nasojejunal), de acordo com o quadro clínico e o tempo previsto de utilização da NE. O tempo requerido para indicação de um dispositivo intermediário (sonda nasogástrica) para um prolongado (gastrostomia) é de 4 semanas. No entanto, dependendo da situação clínica, pode haver variação para período maior ou menor (Figura 1).

Dependendo do local onde a dieta será infundida, a formulação deve ser adaptada para que a digestão e a absorção dos nutrientes ocorram da melhor forma possível.

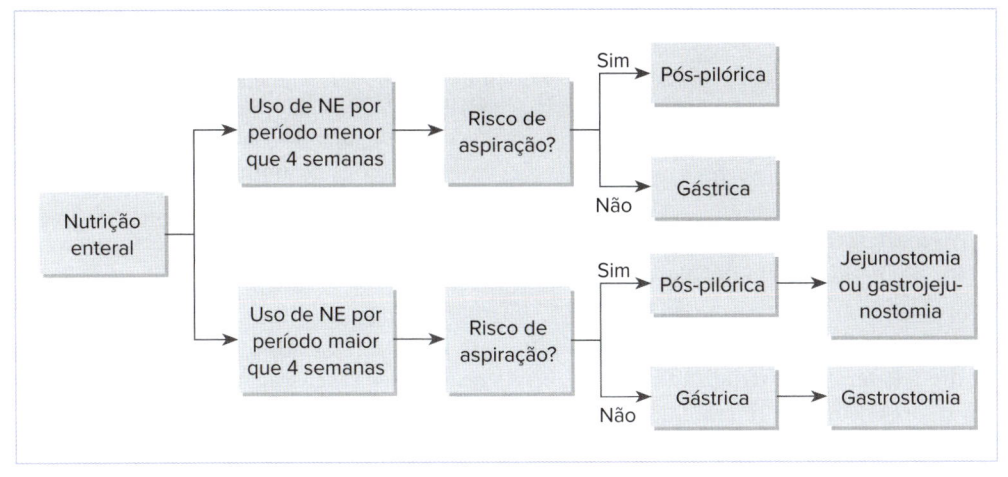

FIGURA 1 Considerações relevantes para posicionamento de sonda enteral.
NE: nutrição enteral.
Fonte: Cuppari, 2014.[9]

Classificação das fórmulas[9]

- Poliméricas (proteína intacta): utilizadas quando o paciente não apresenta alterações nos processos de digestão e absorção.
- Oligoméricas ou semielementares ou hidrolisadas (peptídeos): utilizadas quando o paciente apresenta capacidade parcial nos processos de digestão e absorção.
- Monoméricas ou elementares (aminoácidos): geralmente utilizada quando o paciente apresenta grande redução da capacidade absortiva, de indicação discutível, e nos casos confirmados de alergia alimentar grave.

Infusão da fórmula enteral[9]

- Infusão contínua (gravitacional ou bomba de infusão): é mais bem tolerada do que a infusão intermitente porque a oferta contínua possibilita menor oferta de volume/hora, reduzindo, potencialmente, o risco de complicações, tais como broncoaspiração e grande volume residual gástrico.

- Infusão intermitente (*bolus* ou gravitacional): é mais fisiológica que a infusão contínua em virtude dos intervalos entre as infusões, que possibilitam maior liberdade para que o usuário exerça suas atividades diárias. Entretanto, o risco de diarreia é maior do que a infusão contínua.
- Infusão mista: infusão contínua no período noturno e intermitente no período diurno.

A maior velocidade da infusão pode ocasionar desconfortos abdominais e diarreia, aumentando as perdas e, consequentemente, prejudicando a biodisponibilidade dos nutrientes. Assim, o método gravitacional oferece maior risco de desconforto abdominal e diarreia em comparação com bombas de infusão. Fatos acidentais, como um simples esbarrão no equipo, ou dificuldade em regular o equipo, podem aumentar a velocidade de infusão da fórmula. A infusão da dieta por *bolus* deve ser realizada lentamente por meio da seringa, caso contrário alterações intestinais podem ocorrer. Dessa forma, nos quadros de diarreia, a redução da velocidade de infusão é um dos fatores que devem ser reavaliados.

Dieta enteral caseira *versus* dieta enteral industrializada

As fórmulas industriais são comercializadas na forma líquida ou em pó. Nesta última, há necessidade de reconstituição em meio líquido antes da infusão do conteúdo. A formulação da dieta enteral industrializada deve seguir um rigoroso controle microbiológico e composição nutricional, tanto para macro quanto para micronutrientes. Assim, é possível saber, exatamente, a quantidade de macro e micronutrientes ofertados. Porém, a biodisponibilidade dos nutrientes dependerá das características individuais do organismo.

A NE artesanal ou caseira é comumente utilizada por pacientes em terapia nutricional domiciliar[12] com gastrostomia ou sonda nasogástrica, especialmente por causa do menor custo em comparação com as fórmulas industrializadas. Ela é preparada manualmente utilizando alimentos *in natura*. Após a cocção dos alimentos, a preparação é liquidificada e peneirada. Apenas o caldo remanescente é infundido na sonda enteral. Dessa forma, a estimativa da taxa de aproveitamento do nutriente é muito complicada. Além das alterações de biodisponibilidade ocorridas pelo solo, clima e forma de cultivo dos alimentos, é impossível estimar a quantidade de nutrientes infundidos, via NE, após o processo de liquidificação e peneiragem dos alimentos, fora de um laboratório de pesquisa. Para minimizar isso, alguns autores recomendam a utilização de suplementos e módulos nutricionais; porém mesmo com a adição destes na dieta enteral caseira, não é possível garantir que a oferta nutricional atenderá a todas as necessidades nutricionais. Além disso, há maiores riscos de instabilidade na formulação e contaminação microbiana.[12] Conclui-se que a formulação industrializada é mais segura. Em um estudo, conduzido com roedores em uso de NE industrializada submetidos a estresse cirúrgico, observou-se que o tipo de proteína ofertada foi o fator que mais influenciou as concentrações de aminoácidos circulantes.[13] Além da natureza da proteína ofertada, a dose, a via de administração, o estresse cirúrgico[13] e a idade[14-16] também influenciam a disponibilidade de proteínas.

Em todos os casos de utilização de NE, a realização da avaliação nutricional em todas as visitas domiciliares é de extrema importância.

▣ BIODISPONIBILIDADE DE NUTRIENTES EM PACIENTES DESNUTRIDOS EM USO DE NUTRIÇÃO ENTERAL

A desnutrição é frequente no ambiente hospitalar e está associada a desfechos clínicos desfavoráveis, independentemente da faixa etária. Em idosos, as deficiências nutricionais são comumente observadas em decorrência de alterações do TGI, inerentes à idade, que podem prejudicar a digestão e a absorção de nutrientes e, consequentemente, a biodisponibilidade de nutrientes. Dentre as alterações, destacam-se: esvaziamento gástrico mais lento,[13,17] alterações na composição da microbiota associadas a inflamação de baixo grau[18] e aumento da permeabilidade intestinal.[13,19,20] Na população pediátrica, o risco de desnutrição é maior para menores de 5 anos. Entre as principais causas estão: deficiência na alimentação, nefropatias, hepatopatias, erros inatos do metabolismo, colestase, fístulas, síndrome de má-absorção intestinal e síndrome do intestino curto.[21]

Considerando que a desnutrição é caracterizada por deficiências tanto de macronutrientes como de micronutrientes, pode ser acompanhada de perda da massa muscular, disfunção orgânica e alterações bioquímicas. Dessa forma, o suporte nutricional adequado, seja ele oral ou enteral, é fundamental para o tratamento do enfermo.[21] Embora o principal objetivo da NE seja promover a manutenção ou recuperação do estado nutricional, essa é uma estratégia nutricional que deve ser considerada apenas nos casos em que a ingestão por via oral é inadequada ou inviável.[8]

É importante destacar que pacientes com o mesmo diagnóstico principal, estado clínico e nutricional apresentarão aproveitamento diferente dos nutrientes infundidos, em virtude das características individuais de cada organismo. Nos casos em que o paciente está desnutrido, o aproveitamento dos nutrientes é ainda mais prejudicado. Afinal, a biodisponibilidade dos nutrientes pode variar conforme o estado nutricional, que, por sua vez, pode refletir as consequências da dieta previamente ingerida.[4] Assim, durante a prescrição da NE, é fundamental considerar que a biodisponibilidade de nutrientes ofertados será ainda menor nos pacientes desnutridos.

De maneira geral, a desnutrição é um dos grandes desafios para todos os profissionais da saúde que atuam com pacientes em uso de terapia nutricional domiciliar ou hospitalar.

BIODISPONIBILIDADE DE NUTRIENTES EM PACIENTES INFLAMADOS

Dentre as principais indicações de NE, as mais comumente observadas são: período perioperatório, diarreias, anomalias congênitas, desnutrição, complicações decorrentes de tratamentos de doenças como o câncer e situações em que há hipercatabolismo.

Os eventos que envolvem grande processo inflamatório e hipercatabólico, comumente observados em pacientes críticos, são os que demandam mais cuidados e, ao mesmo tempo, uma intervenção nutricional agressiva.

O estresse oxidativo é uma condição caracterizada pelo desequilíbrio entre substâncias oxidativas e mecanismos antioxidantes endó-

genos que agravam a inflamação e o quadro clínico do paciente.[22] Peróxido de hidrogênio (H_2O_2), ânion superóxido (O_2^-), óxido nítrico (ON^-), ânion hidroxila (OH) e o oxigênio molecular isolado (O_2) estão entre os oxidantes mais pesquisados.[23] Essa condição é observada em casos em que há síndrome da resposta inflamatória sistêmica (SRIS), como ocorre em muitas enfermidades e situações clínicas e cirúrgicas. Dentre elas destacam-se a pancreatite grave, o choque séptico, os politraumatismos, a síndrome de desconforto respiratório tipo adulto, os pacientes grandes queimados e aqueles submetidos a grandes cirurgias; em comum são exemplos de quadros graves que necessitam de cuidados intensivos muitas vezes com a necessidade de utilização de drogas vasoativas e de ventilação mecânica.[24] Especialmente vitaminas E e C, selênio, zinco e cobre – que estão envolvidos em processos antioxidantes – comumente estão insuficientes para as demandas requeridas para essas condições.[22,25-28] Nesse sentido, os pacientes críticos com reservas mais baixas de antioxidantes, como os denutridos graves, estão, potencialmente, com maior exposição aos danos do estresse oxidativo.[23,29,30] Ademais, é fato que na SRIS, pela liberação extraordinária de citocinas circulantes, ocorre grande processo oxidativo e inflamatório com aumento da demanda metabólica e consequente depleção das reservas de nutrientes e, portanto, maior necessidade nutricional. Essa alteração nutricional e metabólica pode ser tão exacerbada a ponto de desencadear imunossupressão, podendo estar ainda mais agravada em casos de desnutrição prévia a SRIS.[23,31,32]

Destaca-se que a inflamação, o hipercatabolismo e o estresse oxidativo decorrentes afetam diretamente as etapas necessárias para o aproveitamento da forma biologicamente ativa do nutriente, bem como influenciam seu processo de excreção. Observa-se grande perda, especialmente, de proteína e micronutrientes, associada a um aumento exacerbado das necessidades nutricionais. Sabe-se que concentrações endógenas e condições metabólicas alteradas em função de doenças também afetam a biodisponibilidade.[4,33,34] Dessa forma, apesar de a terapia nutricional ser essencial para o tratamento de pacientes criticamente doentes, em muitos casos ela não é suficiente.[23,35]

De modo geral, recomenda-se que a NE seja iniciada nas primeiras 48 horas de admissão na terapia intensiva, após a estabilização do paciente, e a progressão deve evoluir ao longo dos dias subsequentes.[22,36] O início e a progressão da dieta devem ser realizados com cautela pelo risco de síndrome de realimentação – com alterações metabólicas, vitamínicas e eletrolíticas –, potencialmente fatal, ocasionada pela reintrodução ou aumento da oferta calórica e de nutrientes após um período de inanição ou redução da ingestão calórica.[36] Os critérios de diagnósticos e recomendações de manejo foram recentemente atualizados.[37]

☐ IMUNOMODULADORES

Existem nutrientes que, além de serem essenciais, atuam como moduladores do processo inflamatório por neutralizarem ou atenuarem a ação das substâncias oxidativas.[23] Dessa forma, a utilização de famaconutrientes pode contribuir para modular a potência da inflamação e, portanto, atenuar a lesão tecidual, muitas vezes por interferir positivamente na estabilização dos radicais livres.[38] Contudo, a capacidade de defesa antioxidativa é individual e caracterizada por um complexo conjunto de mecanismos de defesa com componentes endógenos e exógenos; que interagem para a proteção do organismo contra a oxidação. Além disso, diversas formulações são consideradas imunomoduladoras, mas a composição, a interação dos componentes utilizados e a quantia necessária a ser ingerida ou adicionada para obter eficácia são muito diversas.

A imunossupressão e a deficiência de imunonutrientes estão relacionadas. Baixos níveis de prolactina, glutamina, zinco e selênio estão relacionados com a imunossupressão.[23,29,30] A ação imunomoduladora de aminoácidos e ácidos graxos poli-insaturados (Pufa) (ácidos graxos ômega 3 e ômega 6) tem sido destacada entre os macronutrientes, bem como vitaminas e oligoelementos (Quadro 2).[23,39,40]

QUADRO 2	Componentes com ação imunomoduladora dos nutrientes		
Proteínas	**Lipídios (Pufa)**	**Vitaminas**	**Oligoelementos**
AA sulfurados:[a] metionina, cisteína e taurina	Ômega 3	Carotenoides: betacaroteno, licopeno e catequinas	Cobre (ceruloplasmina[d])
AA semiessenciais na SRIS:[b] glutamina e arginina	Ômega 6	Tocoferóis – vitamina E	Cobre, zinco[e] e manganês (superóxido dismutase[d])
Glutationa[c]		Vitamina C	Selênio (glutationa[d])
Ceruloplasmina[c]			
Albumina[c]			
Metationeína[c]			
[a] Aminoácidos que contêm enxofre.			
[b] Aminoácidos insuficientes em situações de demanda aumentada.			
[c] Sintetizados endogenamente.			
[d] Presentes nas enzimas antioxidantes.			
[e] Zinco também é importante no metabolismo dos macronutrientes, na produção de ácido nucleico e na geração de energia; além disso, atua no tratamento de infecções, como pneumonia e diarreia grave.			
AA: aminoácidos; Pufa: ácidos graxos poli-insaturados.			

Há controvérsias sobre a utilização rotineira de fórmulas imunomoduladoras, mesmo em situações de estresse grave, como ocorre, frequentemente, em pacientes criticamente enfermos. Há, no entanto, algumas indicações do uso desses famaconutrientes em determinadas situações comuns à terapia intensiva, como no período perioperatório e no trauma.[39]

No Quadro 3, é apresentada a ação de alguns imunomoduladores de destaque na terapia nutricional.

- Glutamina: aminoácido semiessencial mais abundante no organismo que atua na reciclagem de amônia nos rins, além de ser substrato para gliconeogênese e precursora da síntese de nucleotídeos.[21,23] A suplementação pode associar-se com a diminuição da taxa de mortalidade de pacientes queimados. Em pacientes com traumatismo e queimados, a suplementação de glutamina via enteral também pode estar associada com a diminuição de infecções e menor tempo de internação hospitalar. Entretanto, a suplementação de glutamina é desaconselhada para pacientes com disfunção de órgãos. São necessários mais estudos que definam a melhor forma de apresentação (aminoácidos livres ou dipeptídeos), dosagem e tempo de suplementação, bem como esclarecer

QUADRO 3	Função terapêutica dos imunomoduladores no tratamento de pacientes críticos	
Imunomodulador	**Doença crítica**	**População-alvo**
Glutamina	Nutrição para células do sistema imunológico; proliferação aumentada de linfócitos, macrófagos e células *natural killer*; melhora a integridade e o funcionamento da barreira intestinal; precursora de glutationa – potencialmente atua para reverter SRIS.[41]	Sugere-se considerar a oferta de glutamina para pacientes de UTI em tratamento perioperatório, trauma e queimados (> 20% da área da superfície corporal) e cicatrização complicada de feridas.[22]
Arginina	Contribui para a melhora da função dos linfócitos T e o aumento da liberação de hormônio do crescimento; precursora da prolina – contribui para a cicatrização de feridas; metabolizada para óxido nítrico – importante função na vasodilatação, coagulação, permeabilidade vascular, destruição de patógenos microbianos e motilidade do TGI.[41]	Indica-se considerar a oferta de arginina com óleo de peixe para pacientes com trauma e lesão cerebral traumática, bem como para casos cirúrgicos sob cuidados intensivos e em uso de NE.[39] Não é indicado o uso rotineiro de arginina para pacientes sépticos.[39]
W3 Pufa (EPA e DHA)	A composição das membranas celulares é alterada; promoção de efeitos antitrombóticos; supressão de citocinas pró-inflamatórias, imunossupressão reversa; manutenção da perfusão tecidual; diminuição da ocorrência de arritmias cardíacas; aumento da tolerância ao transplante de órgãos (reação enxerto *vs.* hospedeiro).[41]	O W3 pode ser ofertado, porém se destaca que administração de altas doses, via NE, não deve ser rotineira.[22]
Nucleotídeos	Fundamentais na síntese do DNA, RNA e nucleotídeos de adenina.[41]	Devem ser parte dos componentes da imunonutrição oferecidos para pacientes cirúrgicos internados na UTI.

DHA: ácido docosa-hexaenoico; DNA: ácido desoxirribonucleico; EPA: ácido eicosapentaenoico; IL: interleucina; NE: nutrição enteral; Pufa: ácidos graxos poli-insaturados; RNA: ácido ribonucleico; SDRA: síndrome do desconforto respiratório agudo; SRIS: síndrome da resposta inflamatória sistêmica; TGI: trato gastrintestinal; UTI: unidade de terapia intensiva.

o mecanismo de ação da glutamina suplementada.[38]

- Arginina: aminoácido semiessencial que atua no transporte, estoque e eliminação de nitrogênio e excreção de amônia no ciclo da ureia.[23] Em casos cirúrgicos ou de traumatismo há aumento da demanda de arginina e a suplementação parece segura. Nos casos de sepse, a suplementação ainda é controversa,[38] porque a arginina é substrato do óxido nítrico – radical livre de oxigênio que contribui com a vasodilatação, a modulação da resposta inflamatória e a destruição celular.
- W3 Pufa (EPA e DHA): os ômegas 3 são encontrados no leite humano e nas fórmulas enriquecidas com óleos poli-insaturados em proporção e quantidades variadas.[23] A suplementação de ômegas 3 possui efeitos anti-inflamatórios e imunomoduladores, contudo as pesquisas relatam os benefícios, mas não estabelecem uma recomendação segura, sugerindo a necessidade de mais estudos. Nas diretrizes, as recomendações são variadas. Assim, considerando a heterogeneidade dos pacientes internados na UTI, mais estudos são necessários para definição de quais subgrupos de pacientes graves serão beneficiados com suplementação, bem como a quantidade ideal e segura, o tempo de oferta e a composição do ômega 3 (EPA/DHA).
- Nucleotídeos: compostos que atuam em numerosos processos bioquímicos: reguladores do metabolismo, coenzimas (NAD FAD CoA e intermediários ativos da síntese UDP-glicose), AMP cíclico, circulação de energia (ATP) e precursores de ácido desoxirribonucleico (DNA) e ácido ribonucleico (RNA). Em casos de SRIS, a demanda de nucleotídeos é aumentada para restauração e sustentação imunológica e para trofismo da mucosa do TGI, além de atuar nas células T.[23] Deve ser um dos componentes da imunonutrição oferecidos para pacientes cirúrgicos internados na UTI.[41]

- Selênio: oligoelemento essencial com função antioxidante, anti-inflamatória e imunológica. Durante o processo inflamatório há uma redistribuição de vitaminas e oligoelementos da circulação sanguínea para órgãos envolvidos na síntese de proteína e na proliferação de células do sistema imune. Ocorre um extravasamento capilar, fazendo com que o selênio e outros micronutrientes passem para o compartimento intersticial. Essa seria uma das razões da redução inicial de micronutrientes séricos, como o selênio. Além disso, podem ocorrer perdas de líquidos (sudorese e vômitos), hemodiluição, terapia de substituição renal contínua e baixa ingestão do nutriente.[38]

Ressalta-se que a utilização prolongada de NE pode contribuir para a deficiência de selênio, pois os alimentos ou produtos alimentares utilizados podem conter baixas concentrações desse mineral. Nesse sentido, suplementos podem ser administrados por via enteral ou intravenosa para restauração dos níveis sanguíneos e, consequentemente, melhora de eventuais sintomas associados à deficiência desse oligoelemento.[42]

CONSIDERAÇÕES FINAIS

Quando a alimentação por via oral não é possível ou é insuficiente, a NE é preferencialmente indicada quando o TGI pode ser utilizado total ou parcialmente.

A capacidade de absorção e digestão do paciente pode ser prejudicada e, consequentemente, a biodisponibilidade dos nutrientes. Além disso, os processos inflamatórios e hipercatabólicos afetam diretamente as etapas necessárias para o aproveitamento da forma biologicamente ativa do nutriente, bem como influenciam seu processo de excreção. Observa-se, nesses casos, grande perda – especialmente de proteína e micronutrientes – associada a aumento exacerbado das necessidades nutricionais. Sabe-se ainda que concentrações endógenas e condições metabólicas alteradas em função de enfermidades também afetam a biodisponibilidade.

A despeito dessas dificuldades, o uso da NE é uma estratégia nutricional com impacto positivo significativo no quadro clínico de pacientes críticos, quando a indicação, a prescrição e o monitoramento são feitos de forma adequada.

No que diz respeito aos imunomoduladores, achados relevantes indicam que a imunonutrição pode, em determinadas situações, ter efeitos benéficos ao paciente. Entretanto, o mecanismo de modulação no sistema imunológico e nos processos de reparação do tecido parece ser seletivo e influenciado pelo metabolismo individual dependente de fatores genéticos e, até mesmo, ambientais.[41,43,44]

Os estudos na área de imunonutrição estão em evolução para compreensão de algumas questões, como:

- Interação entre genes e nutrientes.
- Base metabólica para que o tratamento de imunomodulação seja efetivo.
- Definição da dosagem ideal para atingir o efeito esperado.
- Tempo de tratamento.

Dessa forma, ensaios clínicos rigorosos são essenciais para a construção de protocolos de nutrição, principalmente para pacientes criticamente enfermos.[41]

◉ REFERÊNCIAS BIBLIOGRÁFICAS

1. Brasil. Ministério da Saúde. Agência Nacional de Vigilância Sanitária. Resolução RDC n. 503, de 27 de maio de 2021. Brasília: Ministério da Saúde; 2021. Disponível em: https://bvsms.saude.gov.br/bvs/saude-legis/anvisa/2020/rdc0503_27_05_2021.pdf. Acesso em: 27 nov. 2023.
2. Howard P, Jonkers-Schuitema C, Furniss L, Kyle U, Muehlebach S, Ödlund-Olin A, et al. Managing the patient journey through enteral nutritional care. Clinical Nutrition. 2006;25(2):187-95.
3. Waitzberg DL. Nutrição oral, enteral e parenteral na prática clínica. 5.ed. Rio de Janeiro: Atheneu; 2017.
4. Cozzolino SMF. Biodisponibilidade de nutrientes. 5. ed. rev. atual. Barueri: Manole; 2016.
5. Southgate DAT. Minerals, trace elements and potencial hazards. Am J Clin Nutr. 1987;45:1256-66.
6. Bender AE. Nutritional significance of bioavailability. In: Southgate IT, Fenwick GR (eds.). Nutrient availability: chemical and biological aspects. Cambridge: Royal Society of Chemistry; 1989. p.3-9.
7. O'Dell BL. Bioavailability of trace elements. Nutr Rev. 1984;42:301-8.
8. Bechtold ML, Brown PM, Escuro A, Grenda B, Johnston T, Kozeniecki M, et al; Aspen Enteral Nutrition Committee. When is enteral nutrition indicated? JPEN J Parenter Enteral Nutr. 2022;46(7):1470-96.
9. Cuppari L. Nutrição clínica no adulto: guias de medicina ambulatorial e hospitalar. 3.ed. São Paulo: Unifesp; 2014.
10. Freitas RGBON, Lima AES, Nogueira RJN. Nutrição enteral em pediatria. In: Faintuch J (ed.). Manual da residência de nutrologia, obesidade e cirurgia da obesidade. Barueri: Manole; 2016. p.142-58.
11. Compher C, Bingham AL, McCall M, Patel J, Rice TW, Braunschweig C, et al. Guidelines for the provision of nutrition support therapy in the adult critically ill patient: The American Society for Parenteral and Enteral Nutrition. JPEN J Parenter Enteral Nutr. 2022;46(1):12-41.
12. Bischoff SC, Austin P, Boeykens K, Chourdakis M, Cuerda C, Jonkers-Schuitema C, et al. Espen practical guideline: home enteral nutrition. Clin Nutr. 2022;41(2):468-88.
13. Ventura G, Le Plenier S, Neveux N, Sarfati G, Cynober L, Raynaud-Simon A, et al. Effect of age, stress and protein supply on plasma amino acids during continuous enteral nutrition; a pragmatic study in rats. Clin Nutr. 2021;40(6):3931-39.
14. Boirie Y, Gachon P, Beaufrere B. Splanchnic and whole-body leucine kinetics in young and elderly men. Am J Clin Nutr. 1997;65:489e95.
15. Gorissen SHM, Trommelen J, Kouw IWK, Holwerda AM, Pennings B, Groen BBL, et al. Protein type, protein dose, and age modulate dietary protein digestion and phenylalanine absorption kinetics and plasma phenylalanine availability in humans. J Nutr. 2020;150:2041e50.
16. Milan AM, D'Souza RF, Pundir S, Pileggi CA, Thorstensen EB, Barnett MPG, et al. Older adults have delayed amino acid absorption after a high protein mixed breakfast meal. J Nutr Health Aging. 2015;19:839e45.
17. Kong F, Singh RP. Disintegration of solid foods in human stomach. J Food Sci. 2008;73:R67e80.
18. Picca A, Fanelli F, Calvani R, Mule G, Pesce V, Sisto A, et al. Gut dysbiosis and muscle aging: searching for novel targets against sarcopenia. Mediat Inflamm. 2018;7026198.

19. Man AL, Bertelli E, Rentini S, Regoli M, Briars G, Marini M, et al. Age-associated modifications of intestinal permeability and innate immunity in human small intestine. Clin Sci. 2015;129:515e27.

20. Rémond D, Shahar DR, Gille D, Pinto P, Kachal J, Peyron M-A, et al. Understanding the gastrointestinal tract of the elderly to develop dietary solutions that prevent malnutrition. Oncotarget. 2015;6:13858e98.

21. Nogueira RJN, Lima AES, Prado CC, Ribeiro AF. Nutrição em pediatria oral, enteral e parenteral. São Paulo: Sarvier; 2011.

22. Singer P, Blaser AR, Berger MM, Alhazzani W, Calder PC, Casaer MP, et al. Espen guideline on clinical nutrition in the intensive care unit. Clin Nutr. 2019;38(1):48-79.

23. Nogueira RJN. Farmaconutrientes em pacientes pediátricos criticamente enfermos. In: Associação de Medicina Intensiva Brasileira. Sociedade Brasileira de Pediatria, Piva JP, Carvalho WB (eds.). Protiped – Programa de Atualização em Terapia Intensiva Pediátrica: Ciclo 6. Porto Alegre: Artmed Panamericana; 2015. p.65-89.

24. Preiser JC. Oxidative stress. J Parenter Enteral Nutr. 2012;36:147-54.

25. Berger MM, Oudemans-van Straaten HM. Vitamin C supplementation in the critically ill patient. Curr Opin Clin Nutr Metab Care. 2015;18:193-201.

26. Koekkoek WA, van Zanten AR. Antioxidant vitamins and trace elements in critical illness. Nutr Clin Pract. 2016;31:457-74.

27. Marik PE, Khangoora V, Rivera R, Hooper MH, Catravas J. Hydrocortisone, vitamin C, and thiamine for the treatment of severe sepsis and septic shock: a retrospective before-after study. Chest. 2017;151:1229-38.

28. Oudemans-van Straaten HM, Man A, de Waard MC. Vitamin C revisited. Crit Care. 2014;18:460.

29. Carcillo JA, Dean JM, Holubkov R, Berger J, Meert KL, Anand KJ, et al. The randomized comparative pediatric critical illness stress-induced immune suppression (Crisis) prevention trial. Pediatr Crit Care Med. 2012;13(2):165-73.

30. Carcillo JA, Holubkov R, Dean M, Berger J, Meert KL, Anand KJS, et al. Rationale and design of the pediatric critical illness stress-induced immune suppression (Crisis) prevention trial. JPEN J Parenter Enteral Nutr. 2009;33(4):368-74.

31. Hotchkiss RS, Opal S. Immunotheray for sepsis: a new approach against an ancient foe. New Engl J Med. 2010;363:87-9.

32. Nogueira RJN, Lima AES, Prado CC. Nutrição parenteral. In: Dragosavac D, Araújo S (eds.). Protocolos de condutas em terapia Intensiva. São Paulo: Atheneu; 2013. p.1025-30.

33. Cozzolino SMF. Mineral bioavailability. Revista de Nutrição. 1997;10(2):87-98.

34. Jackson MJ. The assessment of bioavailabity of micronutrientes: introduction. Eur J Clin Nutr. 1997;51(Suppl.):1:1S-2S.

35. Briassoulis G, Filippou O, Hatzi E, Papassotiriou I, Hatzis T. Early enteral administration of immunonutrition in critically ill children: results of a blinded randomized controlled clinical trial. Nutrition. 2005;21:799-807.

36. Preiser JC, Arabi YM, Berger MM, Casaer M, McClave S, Montejo-González JC, et al. A guide to enteral nutrition in intensive care units: 10 expert tips for the daily practice. Crit Care. 2021;25(1):424.

37. da Silva JSV, Seres DS, Sabino K, Adams SC, Berdahl GJ, Citty SW, et al. Aspen Consensus Recommendations for Refeeding Syndrome. Nutr Clin Pract. 2020;35(2):178-95.

38. Toledo D, Castro M. Terapia nutricional em UTI. Rio de Janeiro: Rubio; 2015.

39. McClave SA, Taylor BE, Martindale RG, Warren MM, Johnson DR, Braunschweig C, et al. Guidelines for the provision and assessment of nutrition support therapy in the adult critically ill patient: Society of Critical Care Medicine (SCCM) and American Society of Parenteral and Enteral Nutrition (Aspen). JPEN J Parenter Enteral Nutr. 2016;40(2):159-211.

40. Romeo J, Wärnberg J, García-Mármol E, Rodríguez-Rodríguez M, Diaz LE, Gomez-Martínez S, et al. Daily consumption of milk enriched with fish oil, oleic acid, minerals and vitamins reduces cell adhesion molecules in healthy children. Nutrition, Metabolism & Cardiovascular Diseases. 2011;21:113-20.

41. McCarthy MS, Martindale RG. What is the role? Nutr Clin Pract. 2018;33:348-58.

42. Berger MM, Shenkin A, Schweinlin A, Amrein K, Augsburger M, Biesalski HK, et al. Espen micronutrient guideline. Clin Nutr. 2022;41(6):1357-424.

43. Grimble RF. Nutritional modulation of immune function. Proc Nutr Soc. 2001;60:389-97.

44. Marik PE, Zaloga GP. Immunonutrition in high-risk surgical patients: a systematic review and analysis of the literature. JPEN J Parenter Enteral Nutr. 2010;34(4):378-86.

CAPÍTULO 54

Aspectos das interações fármacos-nutrientes

Renato Heidor

◻ INTRODUÇÃO

Fármacos são compostos sintéticos ou obtidos de seres vivos, como animais, plantas ou microrganismos. Apresentam estrutura química conhecida e, quando administrados a um organismo, modificam determinada função biológica. Diferem dos nutrientes e dos compostos bioativos dos alimentos, pois não são constituintes da dieta, apesar de alguns suplementos de minerais e vitaminas poderem ser considerados fármacos. Medicamentos são preparações farmacêuticas que apresentam um conjunto de compostos além do fármaco. Substâncias como diluentes, aglutinantes, lubrificantes, edulcorantes, desagregantes e conservantes geralmente compõem o medicamento, sendo denominados adjuvantes. Quando o medicamento é sólido, como comprimidos e cápsulas, os adjuvantes são denominados excipientes; no caso de xaropes e suspensões, recebem o nome de veículo. O medicamento também pode conter mais de um fármaco associado.[1]

Em relação às propriedades físico-químicas, os fármacos podem ser lipofílicos ou hidrofílicos, ou seja, solúveis em meio lipídico ou em meio aquoso, respectivamente. Podem ainda ser classificados em ácidos fracos ou bases fracas. Fármacos com características de base fraca são bem dissolvidos em ambientes ácidos, enquanto os que são ácidos fracos apresentam melhor dissolução em meio básico.[2]

A absorção de fármacos administrados por via oral envolve o transporte da molécula através de membranas celulares fosfolipídicas. Geralmente o transporte do fármaco pelas membranas ocorre por difusão de sua molécula na forma não ionizada. Porém, as diferentes regiões do trato gastrintestinal, como estômago e intestino delgado, apresentam valores distintos de pH. Assim, fármacos com a característica de ácidos fracos geralmente são absorvidos no estômago, em consequência da reduzida ionização desse tipo de molécula em meio ácido, enquanto os que são bases fracas são mais bem absorvidos no intestino, uma vez que o ambiente alcalino favorece a forma não ionizável da molécula (Figura 1). A maioria dos fármacos é base fraca.[2]

A absorção de fármacos também pode ser mediada por proteínas específicas. Proteínas carreadoras estão envolvidas com a difusão do fármaco pela membrana celular em um processo termodinamicamente favorável, ou seja, sem a necessidade de energia. Se a concentração do fármaco excede o número de carreadores, o processo de transporte torna-se saturado. Proteínas transportadoras por captação (*uptake proteins*) estão envolvidas com o transporte do fármaco do meio externo pela membrana celular para o interior da célula, em um processo que

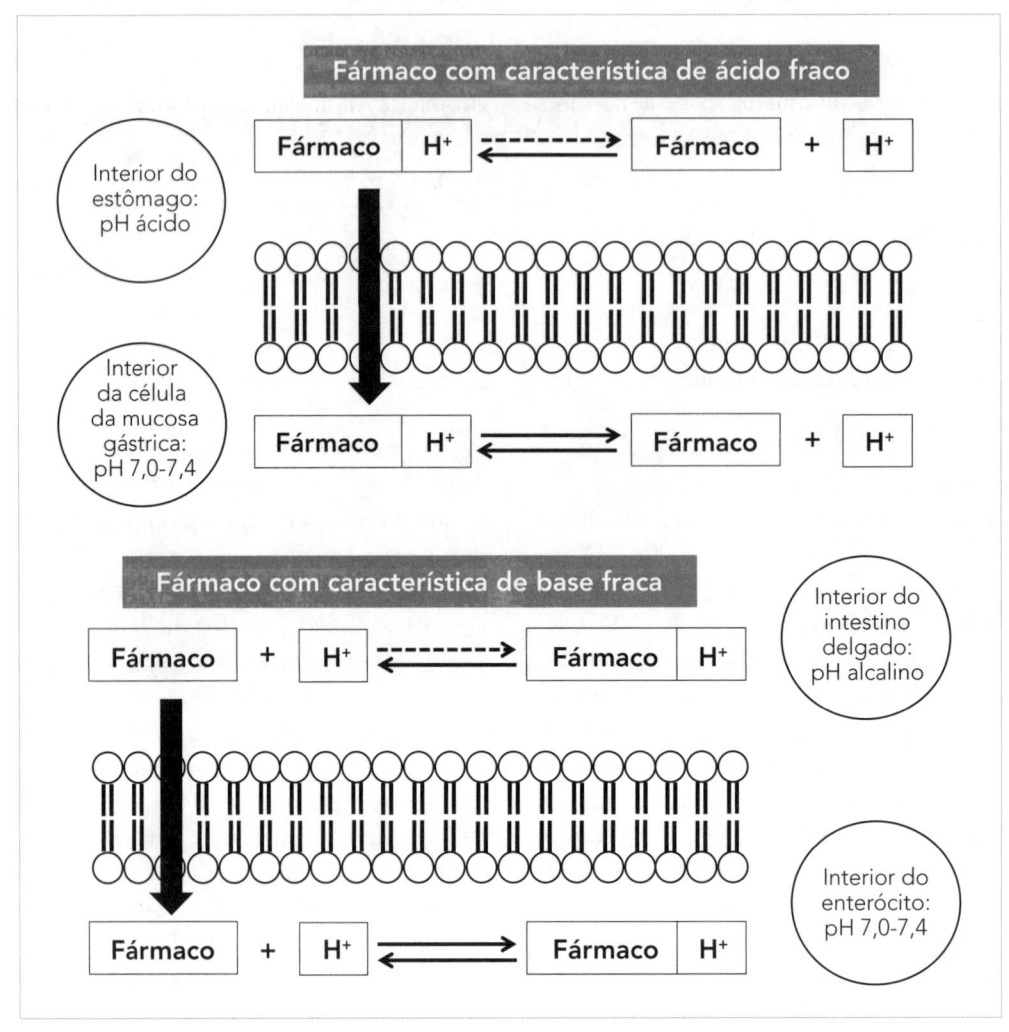

FIGURA 1 Dissolução de fármacos de acordo com o pH. A molécula de um fármaco pode ser considerada um ácido de Brønsted-Lowry (doador de H$^+$) ou uma base (receptor de H$^+$). Um ácido fraco é pouco ionizável, principalmente em pH ácido, como no interior do estômago. A forma não ionizada é preferencialmente absorvida por difusão pela membrana da mucosa gástrica. No interior da célula da mucosa gástrica, o pH é próximo de 7, favorecendo em parte a ionização do fármaco absorvido. Fármacos com característica de base fraca também apresentam ionização reduzida, mas, neste caso, a ionização ocorre recebendo íons H$^+$. Assim, o fármaco não ionizado é preferencialmente absorvido por difusão pelo enterócito. No meio intracelular pode ocorrer a ionização do fármaco.

pode ser termodinamicamente favorável ou não. Já as proteínas transportadoras por efluxo (*efflux proteins*) são responsáveis pelo transporte do fármaco do interior da célula para o meio extracelular. Geralmente, o transporte de efluxo ocorre em condições termodinamicamente desfavoráveis, ou seja, necessita de energia proveniente de reações bioquímicas acopladas, como a que converte ATP em cAMP, catalisada Na$^+$/K$^+$ ATPases. Tanto os carreadores como as proteínas transportadoras por captação e por efluxo estão distribuídos em diferentes tecidos, não estando limitados somente ao trato gastrintestinal. Assim, células do sistema nervoso, rins, fígado, coração etc. também apresentam proteínas envolvidas no transporte de fármacos.[1]

Após a absorção pelas células da mucosa do trato gastrintestinal, o fármaco alcança os capilares venosos. A drenagem venosa do estômago e intestino direciona o fluxo sanguíneo para o fígado e em seguida para o coração. O fígado é o principal sítio para reações de biotransformação de fármacos, ou seja, que produzem metabólitos solúveis em meio aquoso, facilitando a excreção dessas moléculas pela urina. Em alguns casos, as reações de biotransformação convertem uma molécula inativa em metabólito com ação farmacológica, como no caso dos profármacos. As reações de biotransformação dos fármacos são classificadas em reações de fase I ou de fase II. Os sistemas enzimáticos responsáveis pelas reações de fase I estão localizados principalmente no retículo endoplasmático, enquanto os de fase II estão presentes no citoplasma. Além dos hepatócitos, células do trato gastrintestinal,

rins e pulmões apresentam importante atividade enzimática relacionada com a biotransformação de fármacos.[2]

As reações de fase I introduzem ou expõem um grupo funcional, modificando a atividade farmacológica da molécula. Assim, pode ocorrer diminuição (bioinativação), aumento (bioativação) ou manutenção da atividade do fármaco. As reações de fase I envolvem oxidação, redução e hidrólise do fármaco, resultando em metabólitos hidroxilados. Em uma situação ideal, os metabólitos produzidos pelas reações de fase I são utilizados como substratos para as biotransformações de fase II. Porém, dependendo da estrutura química, o fármaco pode ser metabolizado diretamente por enzimas de fase II sem a biotransformação pelo sistema enzimático de fase I (Figura 2).[1,2]

O principal sistema enzimático de biotransformação de fase I em seres humanos é o do citocromo P450 (CYP450 ou CYP), que

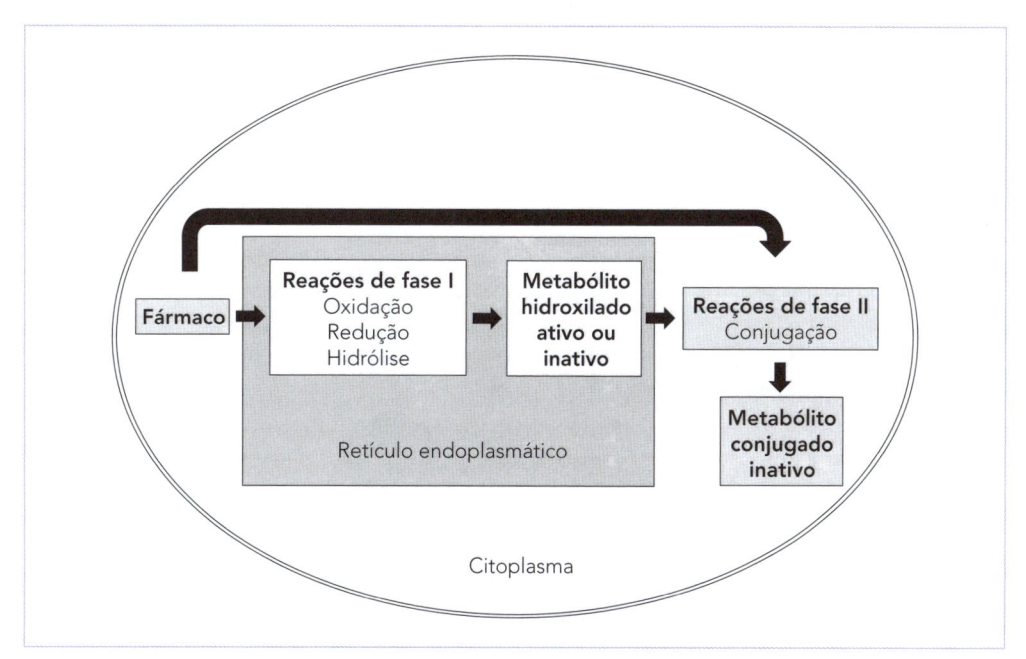

FIGURA 2 Biotransformações enzimáticas de fármacos. As reações de fase I ocorrem principalmente no retículo endoplasmático, enquanto as de fase II são citoplasmáticas. Os produtos das reações de fase I são utilizados na fase II. Porém, dependendo da estrutura química, o fármaco pode ser metabolizado diretamente por enzimas de fase II sem a biotransformação pela fase I.

consiste em monoxigenases que transferem um átomo de oxigênio para o fármaco, produzindo um metabólito oxigenado e água. A atividade enzimática das CYP depende da NADPH-CYP redutase, que transfere elétrons da nicotinamida adenina dinucleotídeo fosfato (NADPH) para a CYP. O sistema enzimático das CYP apresenta diversos constituintes, sendo classificado em famílias, subfamílias e isoformas (Figura 3). As famílias CYP1, CYP2 e CYP3 são responsáveis pela biotransformação da maioria dos fármacos de uso clínico em seres humanos, destacando-se as isoformas CY3A4 e CYP3A5, responsáveis por mais de 50% das reações de metabolização de interesse farmacológico.[3]

As reações de fase II são denominadas de conjugação. Essas biotransformações geralmente produzem um metabólito sem atividade farmacológica, ou seja, inativo. A transferência do ácido glicurônico consiste na reação de conjugação mais importante. Ela é catalisada por enzimas da família difosfato de uridina glicuronosiltransferases (UGT), formando glicuronídeos solúveis em água ou na bile. Além de fármacos e compostos estranhos ao organismo, as reações catalisadas pela UGT também utilizam como substratos esteroides endógenos, vitaminas lipossolúveis e ácidos biliares, além da bilirrubina.[2]

A biodisponibilidade (F) refere-se à fração de uma dose de fármaco que tem acesso à circulação sistêmica. Por definição, fármacos administrados por via intravenosa apresentam F = 1. Porém, fármacos administrados por via oral necessitam ser absorvidos pelas células da mucosa do trato gastrintestinal, fenômeno que depende da estrutura da molécula e de eventuais proteínas transportadoras. Além disso,

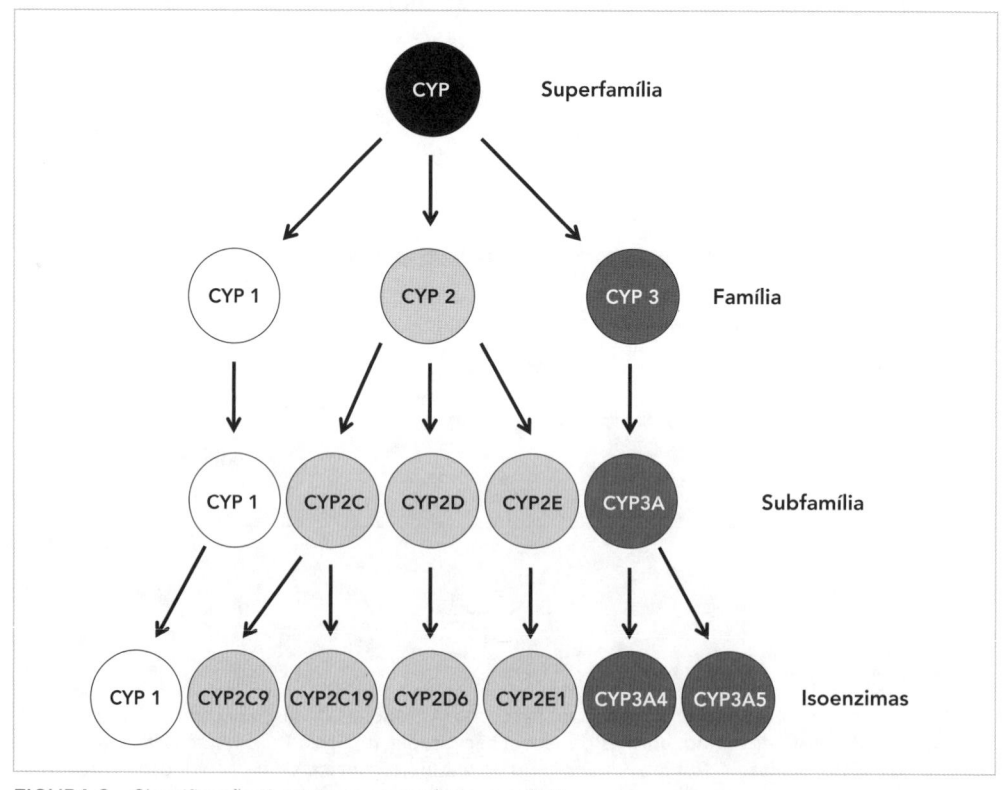

FIGURA 3 Classificação do sistema enzimático das CYP.

são submetidos ao efeito de primeira passagem, ou seja, após a absorção pelo trato gastrintestinal, a fração que atinge a circulação sistêmica é limitada pelas reações de biotransformação, tanto no trato gastrintestinal como no fígado.[1]

Após o efeito de primeira passagem, as moléculas do fármaco no interior dos vasos sanguíneos podem estar associadas ou não às proteínas plasmáticas. A ligação reversível entre fármaco e proteína dá origem ao complexo fármaco-proteína. A forma livre, ou não ligada às proteínas do plasma, constitui o estado farmacologicamente ativo do fármaco (Figura 4). Porém, em algumas situações, o complexo fármaco-proteína influencia a duração do efeito farmacológico. Isso ocorre em virtude da absorção reduzida e atividade farmacológica do complexo no tecido-alvo. Além disso, a filtração glomerular do complexo fármaco-proteína é limitada, reduzindo a excreção das moléculas do fármaco pela urina.[1]

Pela circulação sanguínea, o fármaco é distribuído em diferentes compartimentos do organismo, incluindo células do tecido-alvo e de outros órgãos, o plasma, o líquido intersti-cial e o líquido extracelular. O tecido adiposo também é um importante local para o acúmulo de fármacos, especialmente os lipofílicos. Ossos também podem consistir em locais para armazenamento de determinados fármacos, como as tetraciclinas, que apresentam ação antimicrobiana. Independentemente do compartimento, o fármaco pode apresentar-se na forma livre ou ligada, porém somente a forma livre apresenta a capacidade de ser transportada de um compartimento a outro.[1]

A administração oral de fármacos é a mais conveniente e em geral é a mais segura para o paciente. A desvantagem dessa via seria a limitação da absorção em virtude das características físico-químicas que influenciariam a desintegração, a desagregação e a dissolução do medicamento. A irritação da mucosa gastrintestinal e irregularidades da absorção ou propulsão por interações com outros fármacos ou com alimentos devem ser consideradas na administração de medicamentos por via oral. Alguns fármacos podem ser ainda inativados pela ação de enzimas digestivas ou, ainda, pelo pH reduzido no ambiente ácido. Além disso, a

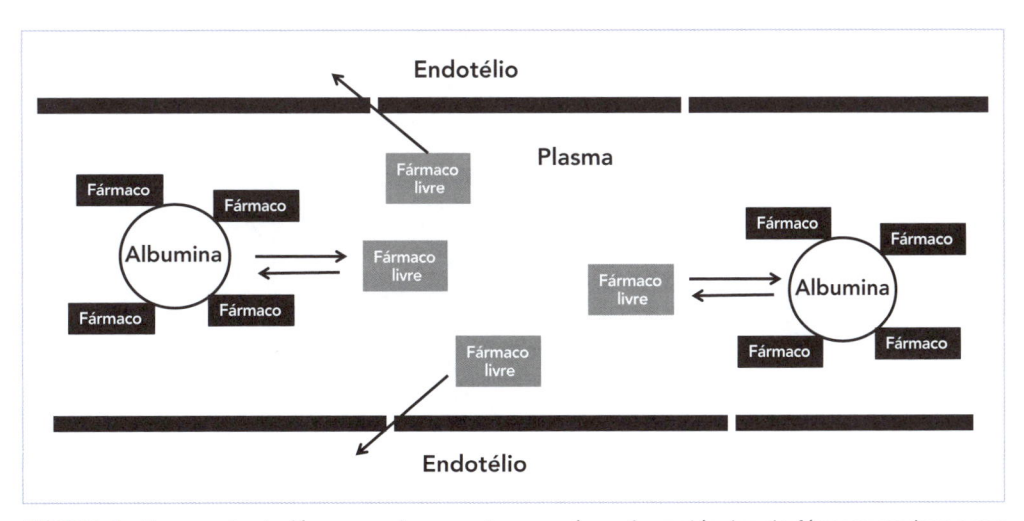

FIGURA 4 Transporte do fármaco pela corrente sanguínea. As moléculas do fármaco podem estar associadas ou não às proteínas plasmáticas como a albumina. A ligação reversível entre fármaco e proteína dá origem ao complexo fármaco-proteína. Porém, o fármaco é ativo e absorvido quando ele está livre, ou seja, não ligado às proteínas plasmáticas.

administração de medicamentos por via oral necessita da cooperação do paciente, evento crítico quando se trata de crianças e idosos.[3]

O aumento da expectativa de vida, fenômeno praticamente global, está associado com maior número de doenças na população. Dessa forma, os idosos constituem o grupo populacional que mais consome medicamentos. Em virtude da presença de comorbidades e multimorbidades durante o envelhecimento, o uso de medicamentos por idosos geralmente ocorre de forma simultânea, em um processo definido como polifarmacoterapia,[4] que é também uma abordagem utilizada para o tratamento de doenças crônicas, independentemente da faixa etária.[5] Tal estratégia pode ser a única alternativa para tratamento do paciente e deve ter os efeitos adversos monitorados adequadamente. A polifarmacoterapia inadequada resulta em efeitos adversos que são responsáveis por 5% das internações hospitalares na Europa. Pelo menos 20% dos pacientes internados apresentam pelo menos um efeito adverso decorrente da polifarmacoterapia hospitalar.[4]

As interações medicamento-alimento podem modificar a eficácia de um fármaco administrado por via oral ou de um nutriente, comprometendo o estado nutricional do paciente, especialmente aquele mais suscetível, como o idoso e o portador de doenças crônicas. Variações genéticas em proteínas envolvidas no transporte e absorção de fármacos e/ou nutrientes, além dos polimorfismos em enzimas do metabolismo de fármacos, também predispõem o indivíduo a apresentar deficiência nutricional ou a não responder adequadamente ao tratamento farmacológico.[3]

TIPOS DE INTERAÇÕES FÁRMACOS-NUTRIENTES

As interações fármacos-nutrientes podem ser classificadas como farmacêuticas, farmacocinéticas ou farmacodinâmicas (Figura 5).[6] As interações farmacêuticas envolvem modificações físico-químicas que ocorrem antes da absorção, tanto do fármaco como do nutriente. Geralmente são caracterizadas pela formação de produtos não absorvíveis em virtude de in-

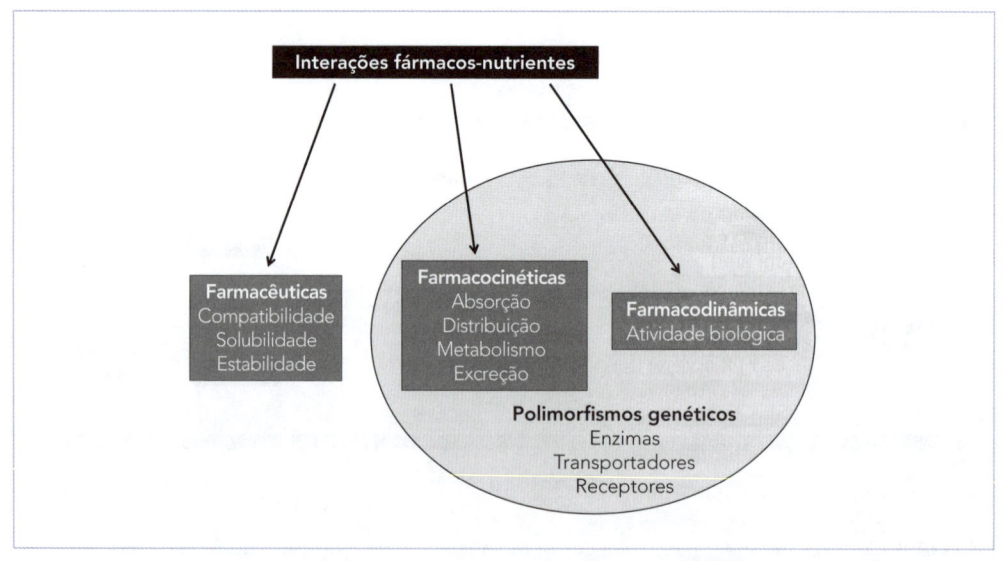

FIGURA 5 Tipos de interações entre fármacos e nutrientes. As interações farmacocinéticas e farmacodinâmicas também são suscetíveis aos polimorfismos genéticos, que influenciam a absorção, a metabolização e a atividade biológica tanto do fármaco como do nutriente.

compatibilidade, insolubilidade ou instabilidade do medicamento ou alimento quando administrados em associação ou por sonda enteral. Por exemplo, a biodisponibilidade do ciprofloxacino, um antimicrobiano, é reduzida na presença de íons polivalentes, em razão da formação de quelatos. A administração desse fármaco deve ocorrer pelo menos 1 hora antes ou 4 horas após o consumo de laticínios.[6]

Tanto as atividades terapêuticas do fármaco como o efeito fisiológico dos nutrientes estão envolvidos nas interações farmacodinâmicas. Biomarcadores qualitativos ou quantitativos indicam a atividade do fármaco ou do estado nutricional e permitem classificar a interação, que pode ser aditiva ou antagonista. A interação farmacodinâmica aditiva pode ocorrer com a administração de varfarina, um anticoagulante, concomitantemente ao consumo de vitamina E, que aumenta o risco de hemorragias. O mesmo fármaco em associação com a vitamina K consiste em uma interação farmacodinâmica antagonista.[6]

As interações farmacocinéticas modificam características relacionadas à disposição de compostos ingeridos, ou seja, absorção, distribuição, metabolismo e excreção do fármaco ou nutriente. Para a avaliação da farmacocinética, parâmetros como meia-vida ($T_{1/2}$), biodisponibilidade, tempo de alcance da concentração máxima ($t_{máx}$) e área abaixo da curva de concentração *versus* tempo (AUC) são geralmente utilizados tanto para fármacos como para nutrientes.[7]

Meia-vida ($T_{1/2}$) é o tempo em que a concentração, geralmente plasmática, de um composto é reduzida pela metade. Normalmente é utilizada para indicar a velocidade de remoção ou depuração do fármaco ou nutriente pelo organismo. A biodisponibilidade oral geralmente é o parâmetro mais importante, sendo influenciada pelas interações fármacos-nutrientes, ainda que a velocidade de absorção, depuração metabólica e distribuição tecidual dos compostos também possa ser modificada. O parâmetro $t_{máx}$ é utilizado para determinar o tempo necessário para atingir a concentração plasmática máxima de um determinado composto ingerido. O parâmetro AUC é utilizado para refletir a exposição total do paciente a um medicamento ou alimento e é influenciado pela biodisponibilidade oral, depuração e taxa de absorção.[7]

As interações farmacocinéticas envolvem transportadores e enzimas, que são necessários para a absorção, distribuição, metabolismo e excreção de fármacos. Porém, nutrientes também são substratos para a maioria dessas enzimas e transportadores. Assim, essas proteínas constituem um importante sítio para interações entre fármacos e nutrientes.[6]

▣ INGESTÃO DE MEDICAMENTOS COM ALIMENTOS

Princípios gerais

Existem várias razões para o consumo de medicamentos durante uma refeição. A adesão a um tratamento farmacológico ocorre, para muitos indivíduos, quando o horário para o consumo da medicação coincide com os das refeições. Alguns fármacos são irritantes para a mucosa do trato gastrintestinal, principalmente a do estômago. Assim, a administração do medicamento com um alimento ou com algum tipo de líquido poderia reduzir o efeito colateral. Para alguns fármacos, a administração em conjunto com as refeições altera a absorção oral e, possivelmente, a eficácia terapêutica quando comparado com o uso da medicação em jejum com a ingestão de água.[7]

Medicamentos na forma sólida, como comprimidos ou cápsulas, precisam ser dissolvidos para liberar o fármaco no estômago. Após a dissolução da forma farmacêutica, o esvaziamento gástrico permite a passagem do fármaco para o intestino delgado, local onde ocorre a absorção, salvo raras exceções. A presença de alimentos no trato gastrintestinal estimula as secreções gástricas e intestinais, que em princípio favorecem a dissolução do medicamento.[6,7]

A velocidade de absorção de um fármaco, medida pelo $t_{máx}$, pode ser modificada quando o medicamento é ingerido durante as refeições. Geralmente o alimento reduz o $t_{máx}$ de um medicamento, porém sem modificar a exposição do paciente ao fármaco, mensurada pela AUC. Fármacos como metotrexato, um antimetabólito com atividade antirreumática, e verapamil, um bloqueador de canal de Ca^{2+} com atividade anti-isquêmica, antiarrítmica e anti-hipertensiva, apresentam absorção lenta quando ingeridos durante as refeições. Porém, a interação desses fármacos com os alimentos não modifica a AUC quando comparados com a ingestão em jejum. Ou seja, apesar de a absorção ser mais lenta, não há queda da biodisponibilidade ou redução da atividade terapêutica dos fármacos.[7] Quando se verifica a redução da AUC de um fármaco se ingerido durante uma refeição, a terapia farmacológica é ineficaz. Nesse caso, recomenda-se que o tratamento com o medicamento seja realizado em jejum. Os fármacos que devem ser administrados em jejum apresentam características químicas e físicas específicas, porém somente com ensaios de biodisponibilidade e de bioequivalência é possível determinar se ocorrem ou não interações com alimentos. A FDA (sigla em inglês para *Food and Drug Administration*, órgão regulador do governo americano para questões relacionadas com medicamentos e alimentos, entre outras) preconiza que as interações sejam avaliadas em condições extremas, ou seja, com uma refeição hiperlipídica (Figura 6).[6]

Medicamentos e refeição hiperlipídica

A gordura presente nos alimentos apresenta a capacidade de retardar o esvaziamento gástrico, pelo estímulo para a liberação de colecistocinina. Além disso, esse hormônio induz a secreção biliar e reduz a motilidade do trato gastrintestinal. Esses fatores favorecem a captação de moléculas lipofílicas e aumentam o tempo de contato desses compostos com os enterócitos localizados no intestino delgado. Dessa forma, nutrientes e fármacos lipofílicos têm a absorção favorecida.[7]

Após o esvaziamento gástrico, a secreção biliar favorece a solubilização e a dissolução de fármacos lipofílicos. Além disso, é responsável pela formação das micelas, um mecanismo de transporte de compostos lipídicos pelo intestino delgado. A secreção biliar pode modificar a concentração de sais biliares, que alteram a permeabilidade da membrana do enterócito. Esse processo favorece a absorção de fármacos por via paracelular.[7] Entretanto, os sais biliares podem formar micelas com o fármaco compartimentalizado em seu interior, o que resulta em menor fração da molécula livre para a absorção. Esse efeito é evidente para fármacos hidrofílicos, em razão do caráter anfifílico da micela.[8]

Após a absorção dos lipídios, ácidos graxos podem ser incorporados em triacilgliceróis que são transportados pela corrente sanguínea ou pelos vasos linfáticos na forma de lipoproteínas, tais como o quilomícrom e o VLDL (sigla do inglês *very low density lipoprotein*, lipoproteína de densidade muito baixa). Esse processo ocasiona hiperlipidemia aguda, que pode modificar a farmacocinética de moléculas lipofílicas.[9] Assim, fármacos lipofílicos podem estar associados ao quilomícrom e ao VLDL em diferentes locais, como nos enterócitos, espaço intercelular, linfa e plasma. Se a captação de compostos lipofílicos pelos quilomícrons ocorre no interior dos enterócitos e estes alcançam o sistema linfático, o padrão do metabolismo de primeira passagem dos fármacos será diferente daquele que ocorre quando a lipoproteína é transportada pelo sangue.[10]

Medicamentos e refeição hiperproteica

Uma refeição hiperproteica aumenta o fluxo sanguíneo nos vasos que irrigam o trato gas-

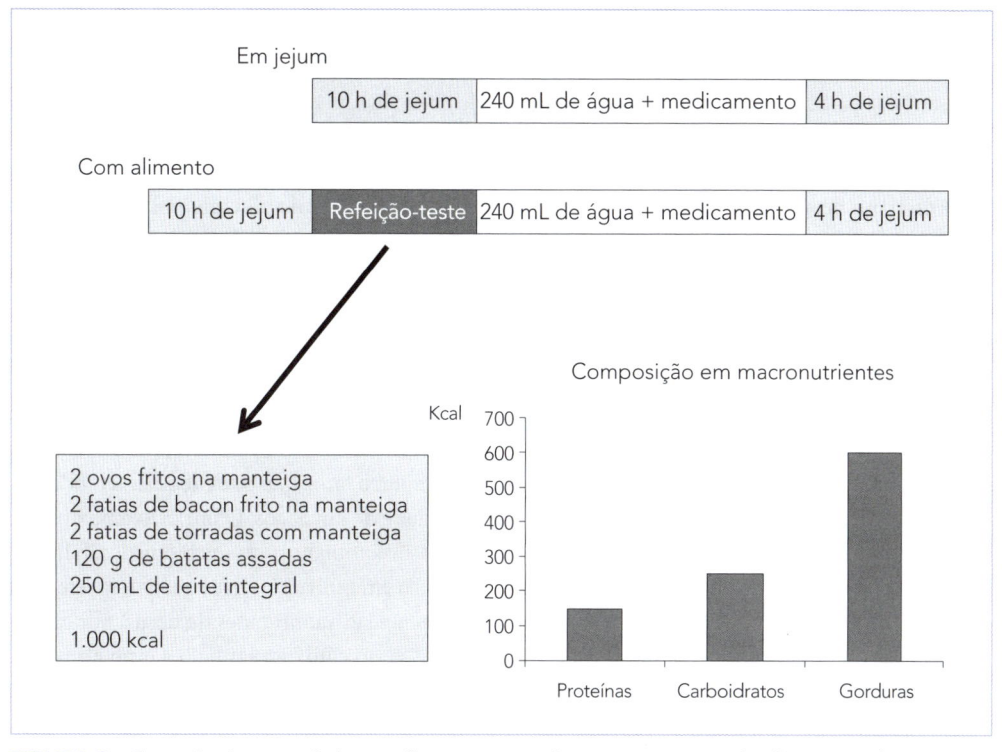

FIGURA 6 Exemplo de teste de interação entre o medicamento e uma refeição hiperlipídica. Para o jejum, consideram-se 10 horas antes da administração do medicamento por via oral. A coleta dos fluidos corporais, como sangue e urina, é realizada em determinados períodos durante o teste, em até 4 horas após a administração do medicamento. Para avaliação do efeito da interação do medicamento com alimento, após o jejum, é fornecida uma refeição padronizada em conteúdo energético e na distribuição dos macronutrientes. A figura representa um exemplo de refeição hiperlipídica. O medicamento é for- . necido após 30 minutos do término da refeição, e a coleta dos fluidos corporais ocorre até 4 horas após a administração do medicamento. A concentração do fármaco no sangue obtida nas diversas coletas é determinada geralmente por cromatografia líquida de alta eficiência ou por cromatografia a gás acopla- da a detectores de massa. Com os resultados é possível obter um gráfico da concentração do fármaco *versus* tempo, em que os parâmetros farmacocinéticos como meia-vida, biodisponibilidade e tempo de alcance da concentração máxima são obtidos. A comparação desses parâmetros entre a administração do fármaco em jejum e com a refeição possibilita avaliar se ocorrem ou não interações.

trintestinal, o que pode ocasionar o aumento na absorção de fármacos.[7] Porém, os produtos finais da digestão de proteínas no trato gastrin- testinal necessitam de transportadores para serem captados pelos enterócitos, que também são utilizados para a absorção de fármacos com estrutura similar a aminoácidos ou peptídeos. Dessa forma, há uma competição entre os pro- dutos da digestão de proteínas com o fármaco. Por exemplo, o precursor metabólico da dopa- mina, levodopa, utilizado para o tratamento da doença de Parkinson, necessita da proteína de captação PepT1 (sigla do inglês *peptide transpor- ter 1*) para ser absorvido pelo enterócito. Porém, a PepT1 pode ser inibida por competição de alguns aminoácidos e peptídeos com a levodopa, em virtude da similaridade estrutural, reduzindo a biodisponibilidade do fármaco. A transposição da barreira hematoencefálica também pode ser um local de competição da levodopa com aminoácidos, sugerindo que a administração do fármaco não deve ser concomitante com refeições hiperlipídicas.[11] Antimicrobianos que contêm o anel betalactâmico, como a cefalexina, também podem ter a biodisponibilidade reduzida quando administrada com refeições hiperproteicas por causa da competição pela absorção com determinados peptídeos.[12]

Gabapentina, um anticonvulsionante utilizado para tratamento da epilepsia e dores neuropáticas, tem aumento de sua absorção após refeições hiperproteicas, conforme demonstrado em voluntários saudáveis que receberam a dose única de 600 mg do fármaco em jejum e após uma refeição com 80 g de proteínas (4,1 g de fenilalanina, 8,2 g de leucina e 4,2 g de isoleucina), 54 g de carboidratos e 9 g de gorduras.[13] Porém, estudo in vitro demonstrou que a leucina e a fenilalanina competem pelos mesmos transportadores da gabapentina.[14] Dessa forma, aventou-se que a ingestão de alimentos hiperproteicos poderia estimular a expressão de proteínas envolvidas com o transporte de peptídeos e aminoácidos.[13] Em estudo posterior, pacientes epilépticos receberam doses únicas de 400 ou 800 mg de gabapentina em jejum ou após uma refeição com 70 g de proteínas. Os resultados desse estudo sugerem que a absorção da gabapentina não é modificada pela quantidade de proteínas da refeição.[15]

Medicamentos e refeição com elevada quantidade de fibras alimentares

A presença de fibras alimentares no trato gastrintestinal aumenta a adsorção de ácidos biliares, e dessa forma reduz a absorção de fármacos lipofílicos.[7] Por exemplo, o fármaco antirretroviral etravirina, utilizado para o controle do vírus da imunodeficiência humana (HIV, sigla do inglês *human immunodeficiency vírus*), apresenta aumento da biodisponibilidade quando administrado 10 minutos após uma refeição hiperlipídica, contendo 2 ovos fritos, 2 fatias de *bacon*, um *croissant*, 2 fatias

de pão branco com manteiga, 30 g de chocolate e 1 xícara de café. Entretanto, a administração desse fármaco 10 minutos após uma refeição com elevada quantidade de fibras alimentares (porções de 80 g de uvas, abacaxi, pera, morango e banana, 2 fatias de pão integral com geleia de frutas e 200 mL de suco de laranja) reduziu AUC quando comparada à ingestão da etravirina após o consumo de alimentos gordurosos.[16]

O ambiente aquoso do trato gastrintestinal é necessário para a dissolução adequada da fórmula farmacêutica ingerida por via oral. Assim, a capacidade das fibras alimentares de adsorver água é outro fator que pode reduzir a biodisponibilidade de fármacos. O fármaco amoxicilina, um antimicrobiano, tem sua biodisponibilidade reduzida em indivíduos que consomem refeições com elevadas quantidades de fibras, por exemplo, 8,4 g no café da manhã, 14 g no almoço e 13,8 g no jantar. A recomendação, nesse caso, poderia ser o ajuste da dose do fármaco pelo médico prescritor.[17] O consumo de fibras isoladas como a goma Guar também pode ter efeitos na biodisponibilidade de fármacos. Essa fibra, por apresentar solubilidade em água, é preconizada para regular as evacuações, aumentar a saciedade e redução da absorção da glicose e do colesterol, além de ser utilizada em uma variedade de alimentos industrializados. Porém, ela pode reduzir a biodisponibilidade da metformina, um fármaco hipogliceminante, conforme demonstrado em indivíduos que receberam 1.700 mg do fármaco e imediatamente depois consumiram 10 g de goma Guar dissolvida em água.[18]

Alguns fármacos necessitam de metabolização pela microbiota intestinal. Um exemplo é a sulfasalazina, antimicrobiano com atividade anti-inflamatória, que é metabolizado por bactérias intestinais produzindo sulfapiridina (fármaco ativo) e mesalazina. Porém, a *Eggerthella lenta*, residente na mucosa do cólon, apresenta enzimas que metabolizam e inativam a digoxina. Em estudo recente realizado com 271 fármacos diferentes, 176 moléculas foram metabolizadas por 76 linhagens diferentes de bactérias intestinais humanas, produzindo metabólitos farmacologicamente ativos ou não.[19] Fibras alimentares também são metabolizadas por bactérias do trato gastrintestinal. A administração de fármacos em conjunto com refeições com elevadas concentrações de fibras pode, dessa forma, resultar em uma competição em vias de biotransformação microbianas, reduzindo o efeito terapêutico do medicamento.[7]

Medicamentos e íons divalentes

Cálcio, magnésio e ferro, dentre outros, são minerais distribuídos em laticínios, hortaliças e alimentos de origem animal. Geralmente, estão na forma de cátions divalentes, como Ca^{2+}, Mg^{2+} e Fe^{2+}, que podem formar complexos ou precipitados que impedem a absorção do fármaco. Nesse sentido, o cloridrato de tetraciclina, fármaco antimicrobiano, apresenta redução de 46% da biodisponibilidade quando administrado em conjunto com uma refeição (150 mL de suco de laranja, 150 mL de café, 3 fatias de *bacon*, 2 ovos fritos, 1 fatia de pão branco tostado). Quando administrado com 200 mL de leite, a redução da biodisponibilidade foi de 65%. Com suplemento de ferro (300 mg de sulfato ferroso) a biodisponibilidade sofreu uma redução de 81%.[20] A recomendação para o tratamento farmacoterápico com a tetraciclina ou minociclina (antimicrobiano da mesma classe da tetraciclina) é que seja realizado em jejum.

▣ FISIOLOGIA DO TRATO GASTRINTESTINAL PÓS-PRANDIAL E INTERAÇÕES FÁRMACOS-NUTRIENTES

Viscosidade do trato gastrintestinal

A ingestão de qualquer alimento modifica o ambiente aquoso e consequentemente a viscosidade do trato gastrintestinal. Conforme discutido previamente, medicamentos são dissolvidos em ambiente aquoso, e a recomendação de ingerir cápsulas e/ou comprimidos com água é válida.

Adultos eutróficos saudáveis apresentam, em jejum, em torno de 45 mL de fluidos aquosos no interior do estômago, de acordo com imagens de ressonância magnética. A quantidade de líquidos aumentou para 700 mL 1 hora após uma refeição que consistia em 250 mL de sopa com macarrão, arroz, frango, cenoura, batata e brócolis, além de 250 mL de iogurte de frutas (900 mL de volume total da refeição após homogeneização).[21] Dessa forma, a ingestão de alimentos aumenta o conteúdo de fluidos aquosos no estômago, proporcionando um ambiente que pode facilitar a dissolução do fármaco.

Esvaziamento gástrico

O tempo em que o medicamento permanece no estômago pode influenciar a taxa de absorção do fármaco pela mucosa intestinal. Refeições sólidas hiperlipídicas tendem a reduzir a taxa de esvaziamento gástrico, ou seja, o tempo de permanência do bolo alimentar no estômago é maior. Assim, se a ingestão de um medicamento ocorrer em conjunto com lipídios, o $t_{máx}$ será maior, ou seja, haverá atraso na ação terapêutica do fármaco, quando comparado com carboidratos ou proteínas.[6] A Tabela 1 apresenta diversos fatores que estão relacionados com a taxa de esvaziamento gástrico.

Geralmente, a ingestão de líquidos não modifica o tempo de esvaziamento gástrico, porém a ingestão de líquidos calóricos pode aumentar o tempo de esvaziamento gástrico e, dessa forma, influenciar tanto o $t_{máx}$ como até mesmo a biodisponibilidade do fármaco. Sucos ou refrigerantes, como a Coca-Cola®, podem reduzir o tempo de esvaziamento gástrico como consequência de seu conteúdo energético. Além disso, o consumo de Coca-Cola®, em virtude do caráter ácido do refrigerante, contribui para

TABELA 1   Fatores que podem estar relacionados com a taxa de esvaziamento gástrico

Fator	Tipo de influência no esvaziamento gástrico
Volume de líquido ou de alimento ingerido	Geralmente, o aumento do tempo de esvaziamento gástrico é proporcional ao volume de substância ingerida.
Ácidos graxos	A redução da taxa de esvaziamento gástrico é proporcional à quantidade de ácidos graxos no estômago e ao comprimento da cadeia. Ácidos graxos insaturados são mais eficazes em reduzir a taxa de esvaziamento gástrico do que os saturados.
Aminoácidos	A redução da taxa de esvaziamento gástrico é proporcional à quantidade de aminoácidos no estômago.
Carboidratos	A redução da taxa de esvaziamento gástrico é proporcional à quantidade de carboidratos no estômago.
Alimentos líquidos ou sólidos	Líquidos aumentam a taxa de esvaziamento gástrico. Alimentos sólidos reduzem a taxa de esvaziamento gástrico.
Fármacos anticolinérgicos	Reduzem a taxa de esvaziamento gástrico.
Álcool	Reduz a taxa de esvaziamento gástrico.

a acidificação do interior do estômago. Essas características estariam envolvidas no aumento das concentrações plasmáticas do itraconazol, um agente antifúngico com características de base fraca.[22] Porém, o $t_{máx}$ do itraconazol com a ingestão de Coca-Cola® não foi modificado, ou seja, não houve aumento na taxa de absorção do fármaco. Como consequência do aumento das concentrações plasmáticas de determinados fármacos com características de bases fracas quando consumidos com sucos ou refrigerantes, pode ocorrer aumento da toxicidade e efeitos adversos. Assim, a recomendação é de que o consumo de medicamentos sólidos (comprimidos e cápsulas) seja realizado sempre com água e, dependendo do fármaco, em jejum ou com alimentos.

O volume de água ingerido com o medicamento também influencia sua absorção. Por exemplo, as concentrações plasmáticas da eritromicina, um agente antimicrobiano, aumentam em torno de 80% quando consumidas com 250 mL de água, em comparação com a administração com volume menor (20 mL).[23] A maior quantidade de água ingerida, nesse caso, facilitou a dissolução do fármaco e sua posterior absorção.

Alterações de pH no trato gastrintestinal

O trato gastrintestinal apresenta gradientes de pH, inclusive no estado pós-prandial. Durante o jejum, o pH do estômago é, em média, 1,7 e no período pós-prandial aumenta para 5. Porém, o pH gástrico na presença de alimento não é uniforme (Figura 7).[24] No duodeno, os valores são de 6,1 e 6,3 para o estado de jejum e o pós-prandial, respectivamente.[25] A digestão do alimento, portanto, aumenta o pH do trato gastrintestinal. Assim, para fármacos que apresentam características de base fraca, o aumento do pH pós-prandial favorece a forma não ionizada da molécula. Dessa forma, a absorção do fármaco não ionizado pela mucosa do intestino delgado é favorecida.

A estabilidade do fármaco em ambiente ácido ou alcalino pode sugerir que sua administração ocorra em jejum ou com alimentos. Para fármacos que são instáveis em ambiente ácido, a elevação do pH gástrico previne a degradação da molécula. Nesse caso, sua administração com alimentos pode ser recomendada. Da mesma forma, fármacos podem ser instáveis em pH alcalino, podendo ser recomendada a administração em jejum. Embora a estabilidade em diferentes valores de pH seja um fator importante para avaliar se um fármaco deve ser ingerido em jejum ou não, somente os testes de biodis-

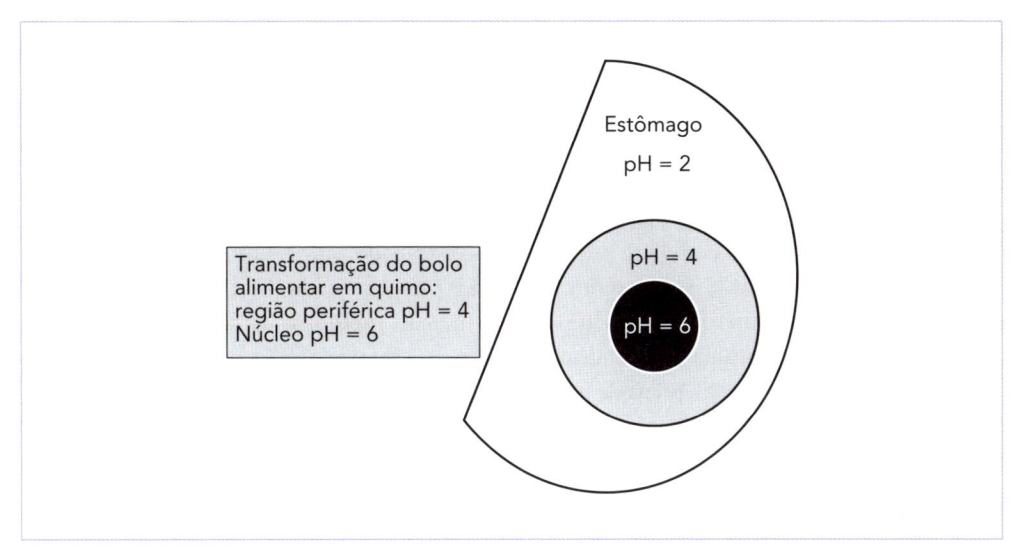

FIGURA 7 Variações de pH no interior do estômago. A transformação do bolo alimentar em quimo apresenta gradientes de pH, apesar do ambiente ácido no interior do estômago.

ponibilidade e de bioequivalência, conforme discutido anteriormente, determinam como deve ser a forma ideal para a administração do medicamento.

Aumento da circulação esplâncnica

O aumento do fluxo sanguíneo do intestino delgado para o fígado é observado após uma refeição. Além dos nutrientes, fármacos ingeridos em conjunto com os alimentos são transportados eficientemente para os hepatócitos para serem metabolizados. Porém, as enzimas hepáticas podem estar saturadas em uma situação em que o fluxo sanguíneo para o fígado é demasiadamente intenso, o que ocorre após uma refeição. Nesse caso, o fármaco pode não ser adequadamente metabolizado, ocasionando aumento de efeitos tóxicos ou redução em sua biodisponibilidade. Outra situação possível é a competição de constituintes presentes nos alimentos, especialmente compostos bioativos por enzimas envolvidas no metabolismo de fármacos.[7]

Secreção biliar

Sais biliares, secretados pela vesícula biliar, são responsáveis pela formação da micela e subsequente solubilização de monoacilgliceróis e de ácidos graxos no duodeno, permitindo a absorção de lipídios pela mucosa do trato gastrintestinal. A micela proporciona o aumento da solubilidade de compostos lipofílicos, mas podem também reduzir a fração de fármaco livre na superfície da membrana.[26] A ingestão de uma refeição hiperlipídica estimula a secreção biliar. A administração de fenitoína, um agente anticonvulsivante utilizado para tratamento da epilepsia, em conjunto com uma refeição hiperlipídica, apresenta aumento de absorção, provavelmente relacionada por sua dissolução e transporte pela micela.[27]

Transporte linfático

Refeições hiperlipídicas estimulam a formação de lipoproteínas que são transportadas do enterócito para o sistema linfático. Uma característica desse sistema é que o transporte da linfa não é direcionado para o fígado, mas para vasos sanguíneos com ramificações nas veias subclavianas. Assim, o transporte de fármacos pela linfa pode consistir em um mecanismo para evitar o metabolismo de primeira passagem.[7]

A administração de ciclosporina, um imunossupressor, em conjunto com leite integral com achocolatado (240 mL), seguido por café da manhã constituído por 100 mL de café ou chá, 200 mL de suco de laranja, 2 fatias de pão branco, manteiga sem sal (10 g), geleia de frutas (15 g) e 1 fatia de bolo de laranja resultou em aumento na biodisponibilidade do fármaco, que poderia estar relacionado com seu transporte pela linfa.[28] Nesse sentido, medicamentos que associam emulsões constituídas por triacilgliceróis de cadeia longa foram desenvolvidos para o aumento da biodisponibilidade, por exemplo, da ciclosporina (Neoral®) e do ritonavir (Novir®), um agente antirretroviral. Esses fármacos são lipofílicos e poderiam ser transportados pelo sistema linfático, em razão da presença de lipídios em suas formulações.[7]

▣ INTERAÇÕES FÁRMACOS-NUTRIENTES EM SISTEMAS DE TRANSPORTE

A atividade farmacológica de medicamentos administrados por via oral depende da absorção intestinal e da distribuição para os tecidos-alvo, antes de sua eliminação e excreção por vias metabólicas no fígado e nos rins. Proteínas transportadoras de membrana facilitam ou impedem o fluxo de solutos e de solventes para o interior da célula. No caso específico dos fármacos, os transportadores de captação pertencem à família SLC (sigla do inglês *solute carrier*) com membros classificados como transportadores de cátions orgânicos (OCT, sigla do inglês *organic cations transporter*), transportadores de ânions orgânicos (OAT, sigla do inglês *organic anions transporter*), polipeptídeo transportador de ânions orgânicos (OATP, sigla do inglês *or-*

ganic transporting polypeptide) e transportador de cátions orgânicos e carnitina (OCTN, sigla do inglês *organic cation/carnitine transporter*). As proteínas de efluxo estão envolvidas com a saída de fármacos da célula e pertencem à família ABC (sigla do inglês *ATP-binding cassette*). Esses transportadores utilizam a hidrólise do ATP para a retirada do fármaco da célula. Os principais membros da família ABC pertencem à subfamília da glicoproteína-P, conhecida também pela sigla ABCB, e compreendem a proteína de resistência a multidrogas (MDR1, sigla do inglês *multidrug resistance protein*), proteína associada à resistência a multidrogas (MRP, sigla do inglês *multidrug resistance-associated protein*), bomba exportadora de sais bilares (BSEP, sigla do inglês *bile salt export pump*) e a proteína de resistência ao câncer de mama (BCRP, sigla do inglês *breast cancer resistance protein*).[6] A Figura 8 representa a distribuição de transportadores de captação e de efluxo no enterócito e no hepatócito.

A epigalocatequina-3-galato (ECGC) é a principal catequina presente em diversos chás, como o branco, o verde, o preto e o oolong. Esses chás são produzidos a partir de diferentes graus de fermentação das folhas da *Camellia sinensis*, que resulta em diferentes concentrações de ECGC e de outras catequinas. Estudos *in vitro* demonstraram que o chá verde inibe os transportadores OCT, como OCT1, expresso nos hepatócitos, e OCT2, presente no túbulo renal, como maior intensidade do que concentrações equimolares de ECGC.[29,30] OCT1 e OCT2 são utilizados no transporte da metformina para biotransformação hepática e excreção renal, respectivamente.[31] Assim, o consumo de chá verde pode modificar a biotransformação e a excreção da metformina. Além dos transportadores da família OCT, o chá verde pode inibir o transportador OATP, especificamente o do subtipo OATP1B1 expresso em hepatócitos.[30]

As proteínas da família OATP são utilizadas para o transporte de diversos fármacos, inclusive

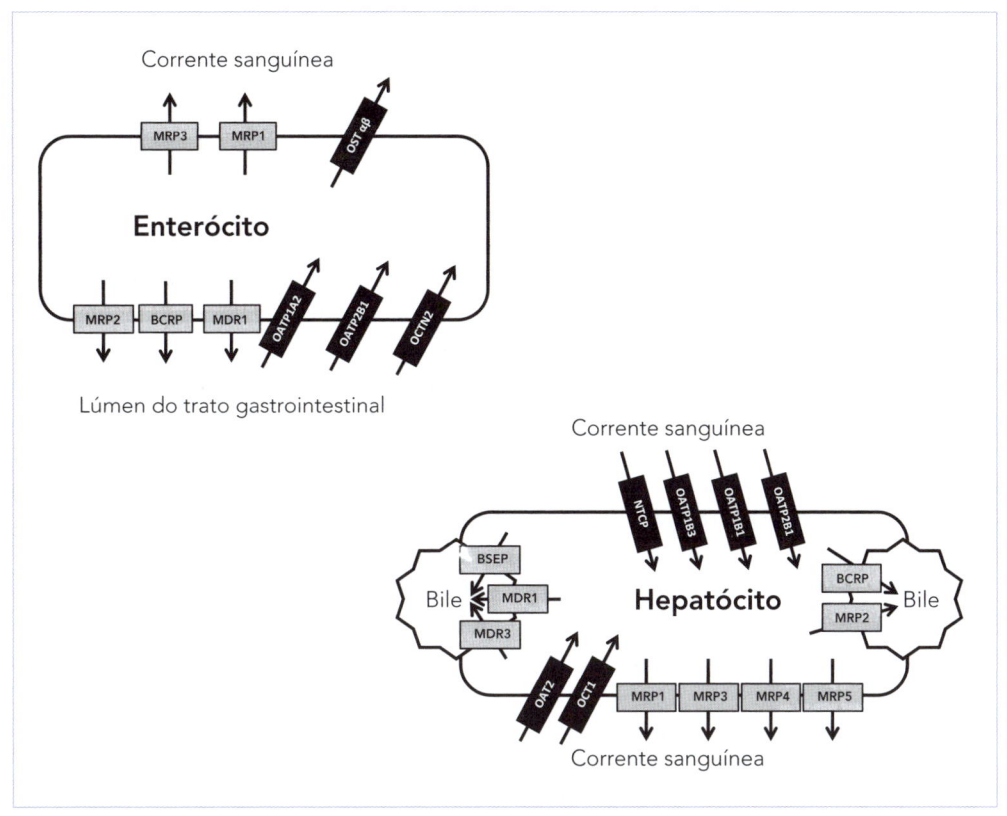

FIGURA 8 Exemplos de transportadores de captação e de efluxo de fármacos no enterócito e no hepatócito. Nutrientes e compostos bioativos nos alimentos também podem compartilhar esses transportadores. Geralmente os transportadores da família SLC, como os transportadores de cátions orgânicos (OCT), de ânions orgânicos (OAT), polipeptídeo transportador de ânions orgânicos (OATP) e transportador de cátions orgânicos e carnitina (OCTN) são de captação. A exceção é o OST (*organic solute transporter*), que é de efluxo.

do agente anti-hipertensivo atenolol e do antialérgico fexofenadina. Os subtipos OATP2B1 e OATP1A2 estão localizados nos enterócitos e são inibidos pelo consumo de suco de frutas, como laranja e maçã. A administração de atenolol em conjunto com 200 mL de suco de laranja reduziu a biodisponibilidade do fármaco em 50%.[32] No mesmo sentido, o consumo de suco de maçã reduz a biodisponibilidade da fexofenadina em 75%.[33] Além do suco de laranja e de maçã, transportadores OATP2B1 e OATP1A2 são inibidos pelo suco de *grapefruit*, também conhecido no Brasil como toranja ou pomelo. O suco de pomelo também inibe o transportador

OATP1B1, envolvido no transporte de algumas estatinas, fármacos utilizados para o controle do colesterol como a pravastatina e a pitavastatina.[34]

▣ INTERAÇÕES FÁRMACOS-NUTRIENTES E ENZIMAS DE BIOTRANSFORMAÇÃO

A maioria das interações fármacos-nutrientes ocorre durante as reações de biotransformação, principalmente nos sistemas enzimáticos das CYP. A Tabela 2 representa a porcentagem dos fármacos prescritos atualmente que são metabolizados por isoformas das CYP.[6] A indução

TABELA 2 Principais enzimas envolvidas na biotransformação de fármacos

Enzima	Porcentagem dos fármacos metabolizados (%)
CYP3A4	45-50
CYP2D6	25-30
CYP2C9	10
CYP2C19	5
CYP2B6	2-4
CYP2E1	2-4
CYP1A2	2

das CYP ocasiona o aumento do metabolismo do substrato. Ou seja, se um composto que apresenta a capacidade de induzir determinada CYP for administrado em conjunto com um fármaco que pode ser metabolizado pela mesma enzima, pode ocorrer o aumento da biotransformação do substrato. O resultado pode ser a redução dos parâmetros farmacocinéticos $T_{1/2}$, F, $t_{máx}$ e AUC, ocasionando a diminuição dos efeitos farmacológicos do fármaco. No caso de profármacos, ou de medicamentos que são sintetizados para que os metabólitos sejam ativos, pode ocorrer aumento dos parâmetros farmacocinéticos e, em muitos casos, aumento dos efeitos colaterais e da toxicidade. Já a inibição das CYP ocasiona a redução do metabolismo do fármaco, que pode ocasionar aumento da toxicidade, ou redução da atividade farmacológica de seus metabólitos.[1]

Os primeiros trabalhos que investigaram a relação entre a alimentação e o metabolismo de fármacos foram conduzidos em indivíduos tratados com teofilina, um agente broncodilatador. Refeições hiperproteicas aumentavam a taxa de eliminação de metabólitos pela urina e também reduziam as concentrações plasmáticas de teofilina, possivelmente por indução das CYP.[35,36] Em estudo posterior, verificou-se que a taxa de eliminação de metabólitos da teofilina foi maior em crianças com asma que receberam refeições hiperproteicas.[37] As proteínas provenientes dos alimentos aumentam o peso hepático e estimu-lam a expressão de CYP, conforme demonstrado em roedores.[38]

Ainda nesse sentido, aminoácidos como o triptofano podem aumentar a síntese proteica no fígado e estimular as CYP in vitro e in vivo.[39] Além dos efeitos na biotransformação hepática, as proteínas ingeridas podem também modificar o metabolismo renal, com impacto na filtração glomerular de metabólitos e na eliminação de creatinina pela urina. Um exemplo é o fármaco alopurinol, utilizado para o tratamento da gota. Após metabolização hepática, o alopurinol é convertido em oxipurinol, que é eliminado pela urina. A restrição de proteínas dietéticas aumenta a reabsorção do oxipurinol e, consequentemente, os efeitos adversos do fármaco.[40]

A CYP3A4 é a principal enzima de biotransformação de fármacos, sendo encontrada no fígado e no intestino delgado. É responsável pela metabolização de estatinas, agentes antivirais, alguns anti-hipertensivos e outros fármacos. Apresenta diversos indutores e inibidores, inclusive presentes nos alimentos. O mecanismo de indução da CYP3A4 envolve a ativação do fator nuclear PXR (sigla do inglês *pregname X receptor*). O fármaco ou xenobiótico liga-se ao PXR, que, consequentemente, interage com outro fator de transcrição, denominado RXR (sigla do inglês *retinoid X receptor*), formando um dímero PXR/RXR. Esse dímero é translocado ao DNA e regula a expressão da CYP3A4 e de demais CYP, inclusive a CYP24, envolvida no metabolismo da 1,25 (OH)2 vitamina D3.[41] O suco de uva roxa é um indutor da CYP3A4, reduzindo a biodisponibilidade de fármacos que são metabolizados por essa enzima, como a ciclosporina.[42]

O resveratrol, composto bioativo encontrado principalmente na casca de uvas roxas, pode atuar como inibidor da CYP3A4 e de outras CYP. Nesse sentido, voluntários saudáveis receberam suplementos contendo 1 g de resveratrol durante 4 semanas, resultando na inibição da CYP3A4.[43] Em estudo posterior, foi confirmada a inibição *in vitro* da CYP3A4 pelo resveratrol, assim como também não foi verificada a ativação do PXR por esse composto bioativo.[44] Foi demonstrado *in vitro* e *in vivo* que outro composto bioativo, a ECGC, atua como inibidor da CYP3A4 hepática e intestinal.[45,46] O suco de toranja (*grapefruit*) e os de outras frutas cítricas são potentes inibidores da CYP3A4, com efeitos no metabolismo de diversos fármacos (Figura 9). Um exemplo é o caso da interação entre sinvastatina e o suco de toranja. O consumo de um comprimido de 40 mg de sinvastatina com 20 mL de suco de toranja resultou em um efeito tóxico equivalente ao consumo de 12 comprimidos do fármaco com água, em virtude da inibição da CYP3A4.[47] A toranja e outras frutas cítricas contêm, em quantidades variáveis, furanocumarinas e outros compostos que podem inibir a CYP3A4. O consumo de 250 mL de suco de toranja ocasiona a redução em

62% no conteúdo da CYP3A4 intestinal, porém sem alterações da mesma enzima no fígado.[48]

Outra enzima do sistema P450 é a CYP2D6, também encontrada no tecido hepático e em enterócitos, sendo responsável pela biotransformação de diversos fármacos, como o tamoxifeno, utilizado para controle do câncer de mama, e o propranolol, agente anti-hipertensivo. Um aspecto importante é a quantidade de alelos variantes da CYP2D6. As formas polimórficas apresentam distribuição variável de acordo com a etnia e com impactos nas interações fármacos-nutrientes. De acordo com o polimorfismo, os indivíduos podem apresentar fenótipo de metabolismo ultrarrápido, extensivo, intermediário e pobre da CYP2D6.[6]

A curcumina, composto bioativo encontrado no açafrão-da-índia (*Curcuma longa*), inibe tanto a CYP3A4 como a CYP2D6, conforme demonstrado *in vitro*.[46,49] Pacientes que apresenta-

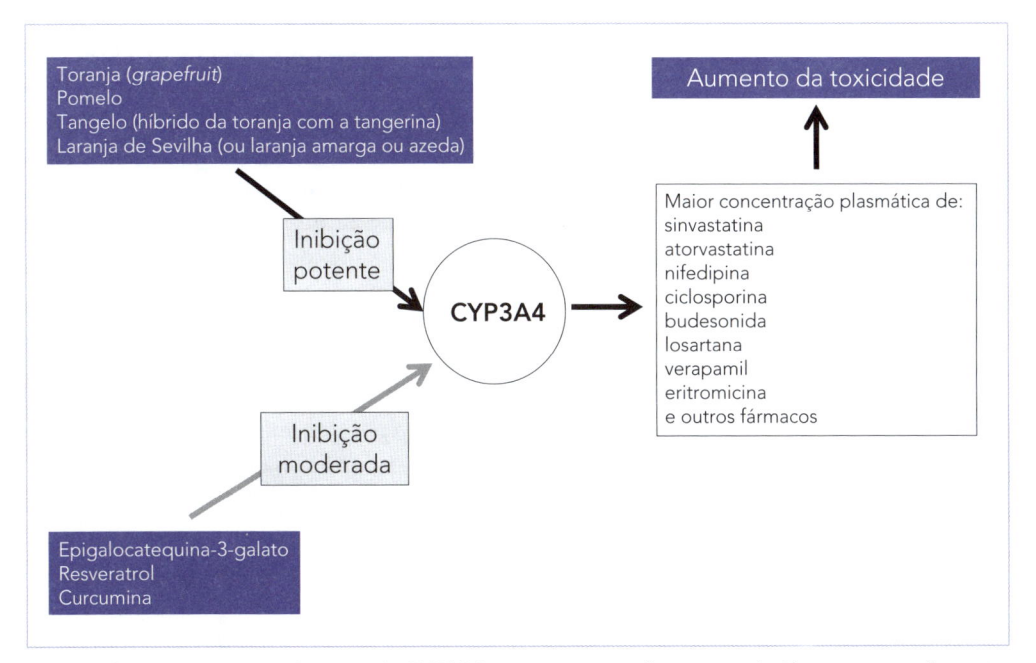

FIGURA 9 Exemplos de inibidores da CYP3A4 presentes nos alimentos e de fármacos que são metabolizados por essa enzima. A inibição potente de uma enzima ocorre quando a atividade enzimática é reduzida em mais de 50%. A inibição moderada reduz de 30 a 50% a atividade da enzima. A intensidade dos efeitos tóxicos varia de acordo com a redução da atividade da CYP3A4.

vam diferentes fenótipos para a CYP2D6 foram tratados com tamoxifeno, modulador seletivo do receptor de estrógeno, utilizado para controle do câncer de mama. Os pacientes receberam 1,2 g de curcumina, 3 vezes ao dia, e também 10 mg de piperina (bioativo presente na pimenta do reino), 3 vezes ao dia.[49] A piperina aumenta em 20 vezes a biodisponibilidade da curcumina.[50] A associação do tamoxifeno com a curcumina e com a piperina reduziu a biodisponibilidade do tamoxifeno, principalmente nos pacientes que apresentaram o fenótipo de metabolismo extensivo da CYP2D6.[49]

◧ INTERAÇÕES FÁRMACOS- -NUTRIENTES E ESTADO NUTRICIONAL DE PACIENTES

O uso crônico de medicamentos pode modificar o estado nutricional do paciente, com impactos no peso corporal, na percepção de sabor, na absorção de nutrientes, no metabolismo de macronutrientes e na depleção de vitaminas e minerais.

Fármacos envolvidos com alterações no peso corporal

A perda de peso corporal é um efeito adverso do tratamento crônico com alguns fármacos, principalmente os com ação estimulante do sistema nervoso central. Crianças com o transtorno do déficit de atenção e hiperatividade (TDAH) tratadas com metilfenidato podem apresentar alterações discretas no crescimento, assim como redução no peso corporal. Porém, essas alterações não persistem quando as crianças se tornam adultas.[51] O metilfenidato inibe a recaptação da dopamina e da norepinefrina, aumentando a atividade dopaminérgica e noradrenérgica no sistema nervoso central.[2] Aventa-se a participação de sistemas corticais do cérebro no mecanismo regulatório da fome e

do apetite,[52] inclusive o córtex pré-frontal, local da atividade farmacológica do metilfenidato.

O tratamento com topiramato, fármaco anticonvulsivante e antiepiléptico, pode resultar em redução significativa do peso corporal, sendo, às vezes, necessária a suplementação da dieta.[7] Nesse sentido, alguns trabalhos sugerem o topiramato para o tratamento da obesidade.[53,54] O topiramato aumenta o fluxo pós-sináptico de cloreto mediado pelos receptores de ácido gama-aminobutírico, além de ser um inibidor da anidrase carbônica. Apesar de esses mecanismos não apresentarem relação direta com a sinalização exercida pelas vias de controle central da fome e do apetite, a administração de topiramato em animais de laboratório reduziu a ingestão de ração.[55] O mecanismo do topiramato na redução do peso corporal pode estar relacionado com a ativação da lipase de lipoproteínas no músculo esquelético e no tecido adiposo, promovendo a termogênese.[56] O tratamento com lamotrigina, outro agente utilizado para o tratamento da epilepsia, está associado com a redução do peso corporal em pacientes com transtorno bipolar.[57] A perda de peso verificada em pacientes com doença de Parkinson pode estar relacionada com o tratamento com levodopa. O fármaco poderia induzir discinesias (movimentos involuntários) que consomem energia.[58]

O tratamento com alguns fármacos antipsicóticos, utilizados para o controle da esquizofrenia e transtorno bipolar, geralmente pode resultar em aumento do peso corporal. Esse efeito adverso, que pode ocorrer em 80% dos pacientes, reduz a adesão destes à terapia. Além disso, alterações metabólicas como resistência à insulina, hipertensão e hipercolesterolemia são possíveis consequências clínicas do tratamento com fármacos antipsicóticos. Cloropromazina, clozapina, olanzapina, derivados do ácido valproico, lítio, imipramina, mirtazapina e ziprasidona são antipsicóticos relacionados em maior ou menor grau com o ganho de peso corpóreo.[3,59] Os antipsicóticos antagonizam as ações da dopamina como neurotransmissor nos gânglios da base e nas partes límbicas do sistema nervoso central.[2]

A insulina, essencial para o controle da glicemia em pacientes com diabetes, apresenta ações anabólicas evidenciadas no metabolismo de carboidratos, lipídios e proteínas, além de inibir a gliconeogênese e o catabolismo de triacilgliceróis e do glicogênio. Pacientes podem apresentar aumento de peso corpóreo de até 5 kg após o início da terapia com a insulina. No mesmo sentido, tratamentos com agentes hipoglicemiantes orais, como os fármacos da classe das sulfonilureias e das glitazonas, também estão relacionados com aumento do peso corpóreo em pacientes com diabetes.[3,59] Outros fármacos, como os corticoides e os hormônios anticoncepcionais, estimulam a retenção de água no organismo e aumentam o peso corporal.[60]

Fármacos que alteram o paladar

As modificações do paladar induzidas pelo uso crônico de alguns medicamentos podem ocasionar a redução da ingestão de alimentos e consequentemente a perda de peso corpóreo.[6,59] A percepção do sabor dos alimentos é mediada por estímulos químicos que ativam vias de sinalização de sinal em neurônios presentes nas papilas gustativas. Dessa forma, compostos químicos envolvidos com a percepção do sabor, por exemplo, glutamato ou íons sódio e potássio, interagem com proteínas transportadoras ou com canais iônicos, ativando vias de sinalização celular que também podem ser moduladas por fármacos. A interferência dos fármacos na sinalização celular envolvida com a percepção do sabor pode resultar em sintomas como ageusia (perda de paladar), disgeusia (distorção do paladar), hipogeusia (redução da percepção do sabor de alguns alimentos) e fantogeusia (sensação de sabores desagradáveis sem a presença do alimento na boca). A ageusia pode ser um efeito colateral da lovastatina, por

exemplo. A sensação de sabor metálico pode ser resultado do tratamento com a tetraciclina ou com suplementos de vitamina D. A fantogeusia pode ocorrer com a terapia com a flufenazina, um agente antipsicótico.[3]

A xerostomia, ou seja, sensação de boca seca por causa de supressão da produção da saliva, também está associada com mudanças na percepção do sabor. O desequilíbrio entre as concentrações de íons entre a saliva e o plasma altera o paladar. Diversos fármacos estão associados com a xerostomia, principalmente os agentes anticolinérgicos, como o butilbrometo de escopolamina, frequentemente utilizado como antiespasmódico em cólicas.[3]

Fármacos inibidores da bomba de prótons e micronutrientes

Vitaminas, minerais e elementos traço são necessários para a homeostase celular. As concentrações plasmáticas desses micronutrientes podem ser modificadas com o uso crônico de fármacos. Nesse sentido, inibidores da bomba de prótons, que são fármacos que reduzem secreção de ácido clorídrico no estômago pelo boqueio da enzima ATPase H^+/K^+ gástrica, diminuem a absorção da vitamina B12, ferro, cálcio, magnésio e vitamina C. O uso contínuo desses fármacos, como omeprazol, pode resultar em condições patológicas relacionadas com a deficiência de micronutrientes, como anemia, fraturas, hipomagnesemia ou deficiência de vitamina B12.[61]

O aumento do pH no interior do estômago, promovido pelos fármacos inibidores da bomba de prótons, interfere na clivagem da vitamina B12 que está presente nos alimentos ligada a proteínas dietéticas de origem animal. A alcalinização no ambiente intestinal, ocasionada pelo aumento do pH gástrico, altera a composição da microbiota no jejuno e no íleo. Bactérias dos gêneros *Clostridium* e *Campylobacter* podem colonizar segmentos do intestino delgado e consumir a vitamina B12 ingerida. Além disso, os metabólitos bacterianos podem competir pelos receptores de cobalamina presentes na mucosa do íleo, reduzindo a biodisponibilidade da vitamina B12.[62] A deficiência da vitamina B12 também pode ser verificada em pacientes tratados com inibidores da bomba de prótons com polimorfismo na CYP2C19, responsável pela biotransformação do omeprazol. Esse polimorfismo reduz as concentrações séricas de cobalamina em indivíduos tratados com omeprazol por mais de 12 meses. Dessa forma, a genotipagem da CYP2C19 pode ser útil para identificar pacientes que poderão apresentar deficiência de vitamina B12 com o tratamento crônico com inibidores da bomba de prótons e direcionar a abordagem nutricional para esses indivíduos.[4]

O ferro é outro micronutriente que precisa de ambiente ácido para sua absorção. Em pH fisiológico, o íon ferroso (Fe^{2+}) é oxidado em férrico (Fe^{3+}), que consiste em uma forma insolúvel. O ácido clorídrico secretado pelas células parietais reduz o pH no estômago e nas porções iniciais do intestino delgado, principalmente no duodeno. O ambiente ácido permite a redução do Fe^{3+} em Fe^{2+} por redutases férricas, permitindo o transporte do Fe^{2+} para os enterócitos. Porém, quando a secreção de ácido clorídrico é reduzida por fármacos inibidores da bomba de prótons, a absorção de ferro é prejudicada.[4]

A absorção do cálcio ocorre na forma ionizada, sendo necessária a dissolução de sais insolúveis desse micronutriente presente nos alimentos. A maioria dos sais de cálcio é dissolvida em pH ácido, e a absorção ocorre principalmente no intestino delgado. Inibidores da bomba de prótons reduzem a ionização do carbonato e do fosfato de cálcio, reduzindo a absorção desse micronutriente.[3] Além da hipocalcemia, o tratamento crônico com inibidores da bomba de prótons pode estar relacionado com a hipomagnesemia, embora seja um evento raro de ocorrer com o tratamento com esses fármacos. Inibidores da bomba de prótons, como o omeprazol, reduzem a absorção intestinal do magnésio, modificando a permeabilidade celular de enterócitos ou inibindo o transporte ativo do micronutriente.[4]

A vitamina C é oxidada em ácido de-hidroascórbico (DHAA) no estômago em uma reação reversível. Porém, em pH gástrico maior do que 4, situação que pode ocorrer com o tratamento com inibidores da bomba de prótons, a hidroxilação do DHAA em ácido 2,3-dicetogulônico é favorecida. O ácido 2,3-dicetogulônico não pode ser convertido novamente em DHAA e é eliminado pela bile, reduzindo, dessa forma, a biodisponibilidade da vitamina C.[63]

Diuréticos tiazídicos e micronutrientes

Diuréticos tiazídicos como a hidroclorotiazida e fármacos semelhantes à tiazida, como a indapamida, são prescritos para o tratamento da hipertensão arterial. Os diuréticos semelhantes à tiazida reduzem a pressão sistólica e diastólica, além de diminuírem a morbidade e a mortalidade relacionadas com a hipertensão. Apesar de serem bem tolerados, o tratamento com diuréticos semelhantes à tiazida pode ocasionar efeitos adversos relacionados com alterações nas concentrações plasmáticas de eletrólitos ou condições metabólicas relacionadas com alterações do equilíbrio ácido-base. Todos os diuréticos promovem a excreção de sódio. Dependendo do mecanismo de ação, alguns diuréticos aumentam a eliminação de potássio, magnésio, cloreto ou bicarbonato.[4] Geralmente o tratamento com diuréticos tiazídicos reduz de 5 a 10% a concentração de magnésio plasmático. Pacientes idosos são mais suscetíveis à hipomagnesemia (redução do magnésio plasmático), que frequentemente está associada com a hipocalemia (redução do potássio plasmático), hipocalcemia (redução do cálcio plasmático), hipofosfatemia (redução de fosfato plasmático) e hiponatremia (redução do sódio plasmático).[64]

Por volta de 80% dos pacientes com hipertensão tratados durante 6 meses com hidroclorotiazida, um diurético tiazídico, apresentaram depleção de magnésio, até mesmo quando as concentrações plasmáticas desse micronutriente eram consideradas normais.[65] Em um estudo que envolveu idosos hipertensos tratados com diuréticos tiazídicos, 48% dos pacientes apresentavam hipomagnesemia e 28% tinham hipocalemia. Assim, a depleção de magnésio e potássio é um evento comum em pacientes, principalmente nos idosos, tratados com diuréticos tiazídicos.[66,67]

Estatinas e micronutrientes

As estatinas são fármacos que inibem a 3-hidroxi-3-metilglutaril-CoA redutase (HMGCoA redutase), enzima que controla a via do mevalonato, responsável pela síntese do colesterol. São os fármacos mais utilizados no mundo para prevenção e controle de condições patológicas cardiovasculares. Diversos estudos epidemiológicos demonstraram a eficácia do tratamento com estatinas na redução da mortalidade e morbidade relacionadas a eventos cardiovasculares, independentemente da idade, gênero ou etnia. As estatinas também inibem a formação ou até mesmo reduzem a placa de ateroma, presente na aterosclerose.[4]

Diversos efeitos adversos podem ocorrer com o uso crônico das estatinas. Além do desconforto gastrintestinal, insônia, elevação da atividade das enzimas transaminases hepáticas e neuropatias periféricas, as miopatias são as principais causas da não aderência ou interrupção do tratamento com estatinas. Embora raras (afetam 3 em cada 10 mil pacientes), as miopatias relacionadas ao tratamento com estatinas não devem ser negligenciadas, uma vez que mais de 30 milhões de indivíduos utilizam o fármaco ao redor do mundo e milhares de pacientes podem apresentar efeitos adversos neuromusculares.[68] As miopatias podem apresentar diversos graus de gravidade, consistindo desde uma simples mialgia (dor muscular) até uma rabdomiólise grave (rompimento do tecido muscular seguido de comprometimento da função renal). Os possíveis mecanismos da miopatia induzida por estatinas incluem a redução da síntese do colesterol e de proteínas preniladas, além do aumento da expressão da atrogina-1.

Pacientes tratados com estatinas apresentam redução na coenzima Q 10 (CoQ10), muscular sugerindo que esses fármacos alteram a função mitocondrial. Alguns indivíduos são suscetíveis à miopatia induzida por estatinas por causa da variação genética em alguns transportadores, como OCT1B1, ou em enzimas de biotransformação, como CYP2D6, CYP3A4 e CYP3A5. Pacientes que apresentam deficiência do transportador carnitina palmitoiltransferase II ou com doença de McArdle também são suscetíveis à miopatia induzida por estatinas.[69] Além da depleção da CoQ10, pacientes tratados com estatinas podem apresentar também deficiência de vitamina D e redução na síntese de selenoproteínas associadas às miopatias.[4]

A ubiquinona, também denominada coenzima Q10 (CoQ10). é um componente essencial para a fosforilação oxidativa e a produção de energia pela mitocôndria. A CoQ10 atua como carreador de elétrons, assim como translocador de prótons durante a respiração celular e para a produção de ATP. A forma reduzida da CoQ10 é o ubiquinol, que exerce atividade antioxidante isoladamente ou em conjunto com as vitaminas C e E na mitocôndria e nas membranas celulares. Além disso, o ubiquinol modula diversas vias de sinalização celular que ativam fatores de transcrição envolvidos com a expressão de genes que integram o metabolismo celular. Concentrações reduzidas de CoQ10 estão associadas com disfunções mitocondriais e com diversas condições patológicas, como doenças neurodegenerativas e cardiovasculares, além do diabetes.[70,71]

Além do colesterol, a via do mevalonato é responsável pela síntese de diversos compostos essenciais para o metabolismo celular, como pirofosfato de farnesila, esqualeno, CoQ10 e substratos para a síntese de selenoproteínas (Figura 10). Como a via do mevalonato é controlada pela HMGCoA redutase, as estatinas inibem a produção do mevalonato, que é um precursor para a síntese do colesterol e da CoQ10. A inibição da produção de CoQ10 induzida pela administração de estatinas pode reduzir a taxa de transferência de elétrons pelos complexos mitocondriais e, dessa forma, prejudicar a função muscular.[72] Trabalhos demonstraram que pacientes com miopatias relacionadas com o uso de estatinas apresentavam concentrações de CoQ10 reduzidas.[17,73] Nesse sentido, estudos de associações de estatinas com a CoQ10 foram propostos, porém os resultados foram conflitantes. Por exemplo, a suplementação com ubiquinol com sinvastatina reduziu a dor muscular em 75% dos pacientes,[74] mas esse resultado não foi observado em outro estudo.[75] Essa diferença poderia ser explicada pelo desenho experimental, pelo período de suplementação, pela dose do fármaco e da CoQ10, entre outros fatores.

A deficiência da vitamina D está associada com diversas condições patológicas, como doenças autoimunes, doença de Crohn, infecções, doenças cardiovasculares, câncer e doenças neurocognitivas, como Alzheimer. A forma ativa da vitamina D, calcitriol, ou 1,25(OH)- -di-hidroxivitamina D [1,25(OH)$_2$ D] exerce sua atividade biológica ligando-se ao receptor

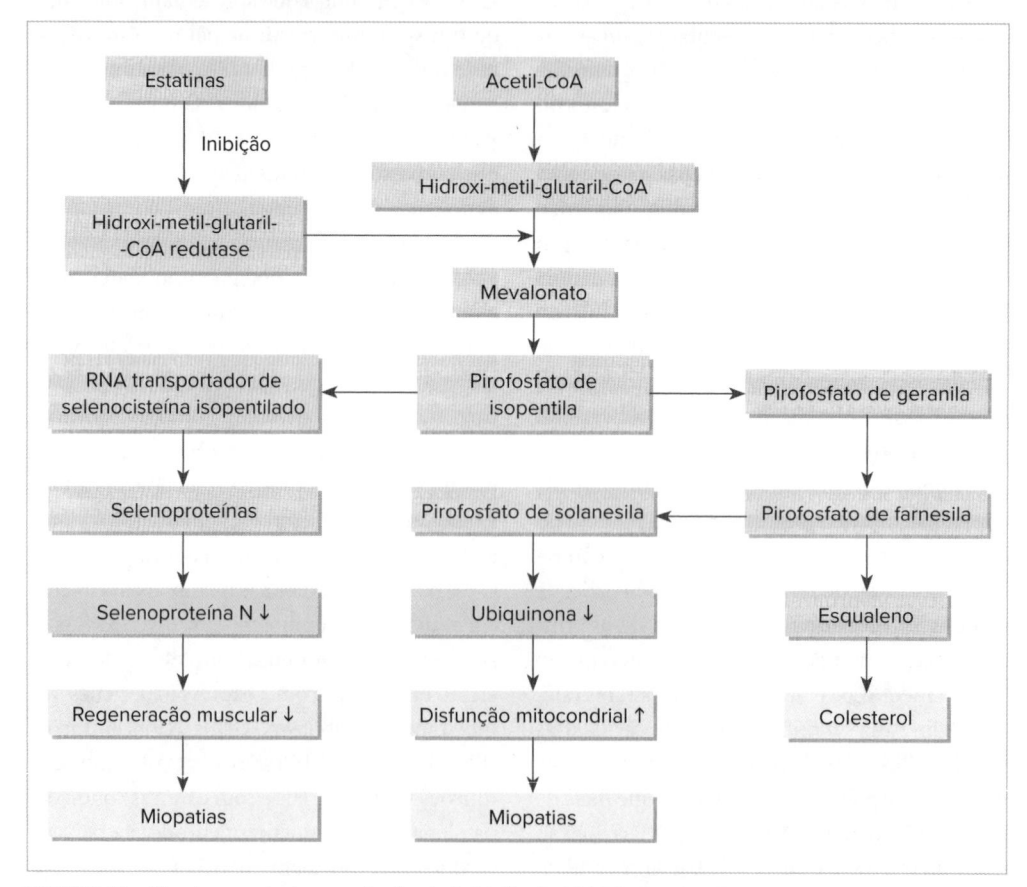

FIGURA 10 Via do mevalonato e relação da inibição da HMGCoA redutase com miopatias. As estatinas podem inibir a síntese de selenoproteína-N, assim como de ubiquinona, resultando, em última instância, em miopatias.

de vitamina D (VDR, sigla do inglês *vitamin D receptor*). A atividade pleiotrópica do calcitriol está relacionada com a ativação do VDR, que regula, direta ou indiretamente, mais de 2 mil genes humanos.[4]

Diversos estudos demonstraram o potencial da vitamina D para a prevenção ou até mesmo o tratamento dos sintomas relacionados com as miopatias induzidas por estatinas. A deficiência dessa vitamina foi verificada, inclusive, em pacientes que apresentam dores musculares relacionadas com o tratamento com estatinas. Em um estudo com pacientes com miopatias associadas ao tratamento com estatinas, a suplementação de vitamina D (50 mil unidades/ semana durante 3 meses) aumentou as concentrações sanguíneas de $1,25(OH)_2$ D, restaurando os níveis normais da vitamina, assim como reduziu a mialgia em 92% dos participantes do estudo.[76] No mesmo sentido, foi verificado que a suplementação com vitamina D resultou no aumento da aderência de pacientes hipercolesterolêmicos ao tratamento com estatinas, uma vez que os efeitos colaterais relacionados com as miopatias foram reduzidos ou até mesmo eliminados.[4,77] Porém, a relação entre a deficiência de vitamina D e a inibição das miopatias associadas ao tratamento com estatinas é questionada por alguns pesquisadores.[78,79]

A deficiência de vitamina D é comum na população em geral, atingindo percentual preocupante em idosos, que também são os indivíduos que mais consomem estatinas. Além disso, os idosos também são o grupo populacional que mais apresenta miopatias associadas ao tratamento com o fármaco. Assim, as concentrações plasmáticas de $1,25(OH)_2$ D devem ser regularmente monitoradas e a suplementação deve ser indicada para o restabelecimento dos valores considerados normais da vitamina.[4]

Um dos produtos da via do mevalonato, o pirofosfato de isopentinila (IPP, sigla do inglês *isopentenyl pyrophosphate*), é substrato para a transferência do grupo isopentila para o RNA

transportador de selenocisteína (Sec-tRNA). O Sec-tRNA isopentilado regula a expressão das selenoproteínas após algumas modificações pós-transcricionais como a isopentilação da adenosina.[80] A inibição da HMGCoA redutase pelas estatinas reduz a síntese de IPP e, consequentemente, de selenoproteínas (Figura 10). Diversas miopatias estão relacionadas com a expressão da selenoproteína-N, que apresenta papel fundamental para a regeneração muscular.[81]

O selênio também participa do metabolismo da CoQ10. A selenoproteína tioredoxina redutase (TrxR) é uma enzima antioxidante que reduz a ubiquinona e regenera o ubiquinol, que apresenta atividade antioxidante.[82] Pacientes com cardiopatias apresentam níveis de CoQ10 e TrxR reduzidos, porém a suplementação diária com ubiquinona e selênio durante 4 anos aumentou a sobrevida desses indivíduos, que foram avaliados por até 12 anos após a intervenção. Dessa forma, o estado nutricional relativo ao selênio deve ser avaliado em pacientes com cardiomiopatias, que frequentemente utilizam estatinas. A suplementação do selênio e da CoQ10 pode ser considerada para esses indivíduos se apresentarem deficiências.[4]

Metformina e vitamina B12

A primeira opção para o tratamento do diabetes tipo 2 é a metformina associada com mudanças no estilo de vida. Além do controle glicêmico, a metformina aumenta a sensibilidade à insulina, reduz o estresse oxidativo e melhora o perfil lipídico.[83]

A deficiência de vitamina B12 é o efeito colateral mais comum apresentado pelo tratamento com metformina. Atinge até 20% dos pacientes e existe uma relação inversa entre a dose e a duração do tratamento com metformina e as concentrações sanguíneas da vitamina B12. Doses acima de 2 g/dia de metformina estão associadas com menores concentrações séricas de vitamina B12.[84] A metformina pode inibir o transporte ativo dependente de cálcio do complexo formado pela cobalamina com o fator intrínseco. A consequência da redução da biodisponibilidade da vitamina B12 induzida pela metformina pode ser o aumento da homocisteína plasmática, que é um fator de risco para complicações vasculares como retinopatias e derrame.[85] Assim, os pacientes tratados com metformina devem ter as concentrações de cobalamina e de homocisteína monitoradas, especialmente se utilizam também fármacos inibidores da bomba de prótons.[4]

CONSIDERAÇÕES FINAIS

A interação entre medicamentos e alimentos pode ocasionar deficiências nutricionais quando a terapia farmacológica é crônica. Algumas interações podem ser intuitivas, como no caso do uso do orlistate, um inibidor reversível da lipase pancreática que reduz a absorção de lipídios da alimentação em 30%. Nesse caso, a absorção de vitaminas lipossolúveis pode ser prejudicada com o uso desse medicamento.[86] Outros tipos de interações fármacos-nutrientes não são tão fáceis de serem previstos por apresentarem mecanismos específicos, muitas vezes em nível molecular.

Quando não se conhece uma possível interação, recomenda-se que o fármaco não seja administrado com frutas ou sucos. Diversos compostos presentes nas frutas ainda não foram caracterizados, e não está bem descrito o impacto de seus metabólitos no organismo humano nem suas interações com fármacos. Assim, recomenda-se que o fármaco seja administrado pelo menos 1 hora antes do consumo de frutas ou de seus sucos ou 2 horas depois.

Praticamente todo medicamento consumido por via oral pode apresentar alguma interação com alimentos. Nesse sentido, apesar de vários medicamentos não necessitarem de prescrição médica, o impacto destes no estado nutricional pode ser importante, por exemplo, no caso do uso de laxantes ou de medicamentos que alteram a microbiota intestinal. Ou seja, os fármacos devem sempre ser utilizados para o tratamento dos sintomas ou de uma condição patológica específica e somente pelo período de tempo necessário para tal finalidade, de acordo com as informações presentes na bula ou conforme a orientação médica.

A atenção farmacêutica é fundamental para a orientação dos pacientes portadores de doenças crônicas, que geralmente utilizam vários medicamentos e apresentam maior risco de desenvolver deficiências nutricionais decorrentes das interações fármacos-nutrientes. No mesmo sentido, o nutricionista também deve estar atento à terapia farmacológica do paciente para restabelecer adequadamente determinada deficiência nutricional.

REFERÊNCIAS BIBLIOGRÁFICAS

1. Rang HP. Rang & Dale: farmacologia. 8. ed. São Paulo: Elsevier; 2016. p.784.
2. Hardman JG, Limbird LE (eds.). Goodman & Gilman: as bases farmacológicas da terapêutica. 10.ed. Rio de Janeiro: McGraw-Hill; 2005. p.1614.
3. Boullata J, Armenti V (ed). Handbook of drug-nutrient interactions. 2. ed. Totowa, USA: Humana Press; 2010. p.844.
4. Gröber U, Schmidt J, Kisters K. Important drug-micronutrient interactions: a selection for clinical practice. Crit Rev Food Sci Nutr. 2018.
5. Burt J, Elmore N, Campbell SM, Rodgers S, Avery AJ, Payne RA. Developing a measure of polypharmacy appropriateness in primary care: systematic review and expert consensus study. BMC Med. 2018;(13):91.
6. Boullata J, Hudson LM. Drug-nutrient interactions: a broad view with implications for practice. J Acad Nutr Diet. 2012;(112):506-17.
7. Deng J, Zhu X, Chen Z, Fan CH, Kwan HS, Wong CH, et al. A review of food-drug interactions on oral drug absorption. Drugs. 2017;(77):1833-55.
8. Charman WN, Porter CJ, Mithani S, Dressman JB. Physiochemical and physiological mechanisms for the effects of food on drug absorption: the role of lipids and pH. J Pharm Sci. 1997;(86):269-82.
9. Gershkovich P, Hoffman A. Effect of a high-fat meal on absorption and disposition of lipophilic compounds: the importance of degree of association with triglyce-

ride-rich lipoproteins. Eur J Pharm Sci. 2007;(32):24-32.

10. Lee JB, Zgair A, Malec J, Kim TH, Kim MG, Ali J, et al. Lipophilic activated ester prodrug approach for drug delivery to the intestinal lymphatic system. J Control Release. 2018;286:10-9.

11. Walter-Sack I. The influence of nutrition on the systemic availability of drugs. J Mol Med. 1987;(65):1062-72.

12. Sinko PJ, Amidon GL. Characterization of the oral absorption of beta-lactam antibiotics. II. Competitive absorption and peptide carrier specificity. J Pharm Sci. 1989;(78):723-7.

13. Gidal BE, Maly MM, Budde J, Lensmeyer GL, Pitterle ME, Jones JC. Effect of a high-protein meal on gabapentin pharmacokinetics. Epilepsy Res. 1996;(23):71-6.

14. Stewart BH, Kugler AR, Thompson PR, Bockbrader HN. A saturable transport mechanism in the intestinal absorption of gabapentin is the underlying cause of the lack of proportionality between increasing dose and drug levels in plasma. Pharm Res. 1993;10:276-81.

15. Benetello P, Furlanut M, Fortunato M, Baraldo M, Pea F, Tognon A, et al. Oral gabapentin disposition in patients with epilepsy after a high-protein meal. Epilepsia. 1997;(38):1140-2.

16. Schöller-Gyüre M, Boffito M, Pozniak AL, Leemans R, Kakuda TN, Woodfall B, et al. Effects of different meal compositions and fasted state on the oral bioavailability of etravirine. Pharmacotherapy. 2008;(28):1215-22.

17. Lutz M, Espinoza J, Arancibia A, Araya M, Pacheco I, Brunser O. Effect of structured dietary fiber on bioavailability of amoxicillin. Clin Pharmacol Ther. 1987;(42):220-4.

18. Gin H, Orgerie MB, Aubertin J. The influence of Guar gum on absorption of metformin from the gut in healthy volunteers. Horm Metab Res. 1989;21:81-3.

19. Zimmermann M, Zimmermann-Kogadeeva M, Wegmann R, Goodman AL. Mapping human microbiome drug metabolism by gut bacteria and their genes. Nature. 2019;(570):462-7.

20. Leyden JJ. Absorption of minocycline hydrochloride and tetracycline hydrochloride: effect of food, milk, and iron. J Am Acad Dermatol. 1985;(12):308-12.

21. Schiller C, Fröhlich CP, Giessmann T, Siegmund W, Mönnikes H, Hosten N, et al. Intestinal fluid volumes and transit of dosage forms as assessed by magnetic resonance imaging. Aliment Pharmacol Ther. 2005;(22):971-9.

22. Jaruratanasirikul S, Kleepkaew A. Influence of an acidic beverage (Coca-Cola) on the absorption of itraconazole. Eur J Clin Pharmacol. 1997;52:235-7.

23. Welling PG, Huang H, Hewitt PF, Lyons LL. Bioavailability of erythromycin stearate: influence of food and fluid volume. J Pharm Sci. 1978;(67):764-6.

24. Ramsay PT, Carr A. Gastric acid and digestive physiology. Surg Clin North Am. 2011;91:977-82.

25. Dressman JB, Berardi RR, Dermentzoglou LC, Russell TL, Schmaltz SP, Barnett JL, et al. Upper gastrointestinal (GI) pH in young, healthy men and women. Pharm Res. 1990;(7):756-61.

26. Sugano K, Kataoka M, Mathews CDAC, Yamashita S. Prediction of food effect by bile micelles on oral drug absorption considering free fraction in intestinal fluid. Eur J Pharm Sci. 2010;40:118-24.

27. Melander A, Brante G, Johansson O, Lindberg T, Wåhlin-Boll E. Influence of food on the absorption of phenytoin in man. Eur J Clin Pharmacol. 1979;(15):269-74.

28. Ptachcinski RJ, Venkataramanan R, Rosenthal JT, Burckart GJ, Taylor RJ, Hakala TR. The effect of food on cyclosporine absorption. Transplantation. 1985;(40):174-6.

29. Donovan JL, Chavin KD, Devane CL, Taylor RM, Wang JS, Ruan Y, et al. Green tea (Camellia sinensis) extract does not alter cytochrome p450 3A4 or 2D6 activity in healthy volunteers. Drug Metab Dispos. 2004;32:906-8.

30. Knop J, Misaka S, Singer K, Hoier E, Müller F, Glaeser H, et al. Inhibitory effects of green tea and (–)-Epigallocatechin gallate on transport by OATP1B1, OATP1B3, OCT1, OCT2, MATE1, MATE2-K and P-glycoprotein. PLoS One. 2015;(10):e0139370.

31. Zamek-Gliszczynski MJ, Giacomini KM, Zhang L. Emerging clinical importance of Hepatic Organic Cation Transporter 1 (OCT1) in drug pharmacokinetics, dynamics, pharmacogenetic variability, and drug interactions. Clin Pharmacol Ther. 2018;(103):758-60.

32. Lilja JJ, Raaska K, Neuvonen PJ. Effects of orange juice on the pharmacokinetics of atenolol. Eur J Clin Pharmacol. 2005;(61):337-40.

33. Imanaga J, Kotegawa T, Imai H, Tsutsumi K, Yoshizato T, Ohyama T, et al. The effects of the SLCO2B1 c.1457C > T polymorphism and apple juice on the pharmacokinetics of fexofenadine and midazolam in humans. Pharmacogenet. Genomics. 2011;(21):84-93.

34. Bailey DG. Fruit juice inhibition of uptake transport: a new type of food-drug interaction. Br J Clin Pharmacol. 2010;(70):645-55.

35. Alvares AP, Anderson KE, Conney AH, Kappas A. Interactions between nutritional factors and drug biotransformations in man. Proc Natl Acad Sci USA. 1976;(73):2501-4.

36. Kappas A, Anderson KE, Conney AH, Alvares AP. Influence of dietary protein and carbohydrate on antipyrine and theophylline metabolism in man. Clin Pharmacol Ther. 1976;20:643-53.

37. Feldman CH, Hutchinson VE, Sher TH, Feldman BR, Davis WJ. Interaction between nutrition and theophylline metabolism in children. Ther Drug Monit. 1982;4:69-76.

38. Campbell TC, Hayes JR. Role of nutrition in the drug-metabolizing enzyme system. Pharmacol Rev. 1974;(26):171-97.

39. Paine AJ. Effect of amino acids and inducers on the activity of the microsomal mono-oxygenase system in rat liver cell culture. Chem Biol Interact. 1976;(13): 307-15.

40. Berlinger WG, Park GD, Spector R. The effect of dietary protein on the clearance of allopurinol and oxypurinol. N Engl J Med. 1985;(313):771-6.

41. Brodie MJ, Mintzer S, Pack AM, Gidal BE, Vecht CJ, Schmidt D. Enzyme induction with antiepileptic drugs: cause for concern? Epilepsia. 2013;(54):11-27.

42. Chen M, Zhou SY, Fabriaga E, Zhang PH, Zhou Q. Food-drug interactions precipitated by fruit juices other than grapefruit juice: an update review. J. Food Drug Anal. 2018;(26):S61-S71.

43. Chow HH, Garland LL, Hsu CH, Vining DR, Chew WM, Miller JA. Resveratrol modulates drug- and carcinogen-metabolizing enzymes in a healthy volunteer study. Cancer Prev Res (Phila). 2010;3:116875.

44. Hyrsova L, Vanduchova A, Dusek J, Smutny T, Carazo A, Maresova V, et al. Trans-resveratrol, but not other natural stilbenes occurring in food, carries the risk of drug-food interaction via inhibition of cytochrome P450 enzymes or interaction with xenosensor receptors. Toxicol Lett. 2019;(300):81-91.

45. Nishikawa M, Ariyoshi N, Kotani A, Ishii I, Nakamura H, Nakasa H. Effects of continuous ingestion of green tea or grape seed extracts on the pharmacokinetics of midazolam. Drug Metab Pharmacokinet. 2004;(19):280-9.

46. Sasaki T, Sato Y, Kumagai T, Yoshinari K, Nagata K. Effect of health foods on cytochrome P450-mediated drug metabolism. J Pharm Health Care Sci. 2017;(10):3-14.

47. Lee JW, Morris JK, Wald NJ. Grapefruit Juice and Statins. Am J Med. 2016;(129):26-9.

48. Lown KS, Bailey DG, Fontana RJ, Janardan SK, Adair CH, Fortlage LA, et al. Grapefruit juice increases felodipine oral availability in humans by decreasing intestinal CYP3A protein expression. J Clin Invest. 1997;99:2545-53.

49. Hussaarts KGAM, Hurkmans DP, Oomen-De Hoop E, Van Harten LJ, Berghuis S, Van Alphen RJ, et al. Impact of curcumin (with or without piperine) on the pharmacokinetics of tamoxifen. Cancers (Basel). 2019;(11):E403.

50. Shoba G, Joy D, Joseph T, Majeed M, Rajendran R, Srinivas PS. Influence of piperine on the pharmacokinetics of curcumin in animals and human volunteers. Planta Med. 1998;(64):353-6.

51. Golinko BE. Side effects of dextroamphetamine and methylphenidate in hyperactive children: a brief review. Prog Neuropsychopharmacol Biol Psychiatry. 1984;(8):1-8.

52. Damiani D, Damiani D. Sinalização cerebral do apetite. Rev Bras Clin Med. 2011;9:138-45.

53. Grandone A, Di Sessa A, Umano GR, Toraldo R, Miraglia Del Giudice E. New treatment modalities for obesity. Best Pract Res Clin Endocrinol Metab. 2018;(32):535-49.

54. Tonstad S, Tykarski A, Weissgarten J, Ivleva A, Levy B, Kumar A, et al. Efficacy and safety of topiramate in the treatment of obese subjects with essential hypertension. Am J Cardiol. 2005;96:243-51.

55. Husum H, Van Kammen D, Termeer E, Bolwig G, Mathé A. Topiramate normalizes hippocampal NPY-LI in flinders sensitive line "depressed" rats and upregulates NPY, galanin, and CRH-LI in the hypothalamus: implications for mood-stabilizing and weight loss-inducing effects. Neuropsychopharmacology. 2003;(28):1292-9.

56. Richard D, Ferland J, Lalonde J, Samson P, Deshaies Y. Influence of topiramate in the regulation of energy balance. Nutrition. 2000;(16):961-6.

57. Bowden CL, Calabrese JR, Ketter TA, Sachs GS, White RL, Thompson TR. Impact of lamotrigine and lithium on weight in obese and nonobese patients with bipolar I disorder. Am J Psychiatry. 2006;(163):1199201.

58. Bachmann CG, Zapf A, Brunner E, Trenkwalder C. Dopaminergic treatment is associated with decreased body weight in patients with Parkinson's disease and dyskinesias. Eur J Neurol. 2009;(16):895-901.

59. White R. Drugs and nutrition: how side effects can influence nutritional intake. Proc Nutr Soc. 2010;69: 558-64.

60. Leslie WS, Hankey CR, Lean ME. Weight gain as an adverse effect of some commonly prescribed drugs: a systematic review. QJM. 2007;100:395-404.

61. Ito T, Jensen RT. Association of long-term proton pump inhibitor therapy with bone fractures and effects on absorption of calcium, vitamin B12, iron, and magnesium. Curr Gastroenterology Reports. 2010;12:448-57.

62. Othman F, Crooks CJ, Card TR. The risk of Clostridium difficile infection in patients with pernicious anaemia: a retrospective cohort study using primary care database. United European Gastroenterol J. 2017;(5):959-66.

63. Henry EB, Carswell A, Wirz A, Fyffe V, Mccoll KE. Proton pump inhibitors reduce the bioavailability of dietary vitamin C. Aliment Pharmacol Ther. 2005;(15):539-45.

64. Whang R, Oei TO, Aikawa JK, Watanabe A, Vannatta J, Fryer A, et al. Predictors of clinical hypomagnesemia. Hypokalemia, hypophosphatemia, hyponatremia, and hypocalcemia. Arch Intern Med. 1984;(144):1794-6.

65. Seelig CB. Magnesium deficiency in two hypertensive patient groups. South Med J. 1990;(83):739-42.

66. Arampatzis S, Funk GC, Leichtle AB, Fiedler GM, Schwarz C, Zimmermann H, et al. Impact of diuretic therapy-associated electrolyte disorders present on admission to the emergency department: a cross-sectional analysis. BMC Med. 2013;(27). doi: 10.1186/1741-7015-11-83.

67. Petri M, Cumber P, Grimes L, Treby D, Bryant R, Rawlins D, et al. The metabolic effects of thiazide thera-

py in the elderly: a population study. Age Ageing. 1986;(15):151-5.

68. Lippi G, Mattiuzzi C, Cervellin G. Statins popularity: a global picture. Br J Clin Pharmacol. 2019;(85):1614-5.

69. Apostolopoulou M, Corsini A, Roden M. The role of mitochondria in statin-induced myopathy. Eur J Clin Invest. 2015;(45):745-54.

70. Gutierrez-Mariscal FM, Yubero-Serrano EM, Villalba JM, Lopez-Miranda J. Coenzyme Q(10): from bench to clinic in aging diseases, a translational review. Crit Rev Food Sci Nutr. 2019;(59):2240-57.

71. Hernández-Camacho JD, Bernier M, López-Lluch G, Navas P. Coenzyme Q(10) supplementation in aging and disease. Front Physiol. 2018;(44). doi:10.3389/fphys.2018.00044.

72. Morrison JT, Longenecker CT, Mittelsteadt A, Jiang Y, Debanne SM, Mccomsey GA. Effect of rosuvastatin on plasma coenzyme Q10 in HIV-infected individuals on antiretroviral therapy. HIV Clin Trials. 2016;(17):140-6.

73. Lamperti C, Naini AB, Lucchini V, Prelle A, Bresolin N, Moggio M, et al. Muscle coenzyme Q10 level in statin-related myopathy. Arch Neurol. 2005;(62):1709-12.

74. Skarlovnik A, Janić M, Lunder M, Turk M, Šabovič M. Coenzyme Q10 supplementation decreases statin-related mild-to-moderate muscle symptoms: a randomized clinical study. Med Sci Monit. 2014;(20):2183-8.

75. Taylor BA, Lorson L, White CM, Thompson PD. A randomized trial of coenzyme Q10 in patients with confirmed statin myopathy. Atherosclerosis. 2015;238:329-35.

76. Glueck CJ, Budhani SB, Masineni SS, Abuchaibe C, Khan N, Wang P, et al. Vitamin D deficiency, myositis-myalgia, and reversible statin intolerance. Curr Med Res Opin. 2011;(27):1683-90.

77. Wu Z, Camargo CA Jr, Khaw KT, Waayer D, Lawes CMM, Toop L, et al. Effects of vitamin D supplementation on adherence to and persistence with long-term statin therapy: Secondary analysis from the randomized, double-blind, placebo-controlled ViDA study. Atherosclerosis. 2018;(273):59-66.

78. Glueck CJ, Lee K, Prince M, Milgrom A, Makadia F, Wang P. Low serum vitamin D, statin associated muscle symptoms, vitamin D supplementation. Atherosclerosis. 2017;256:125-7.

79. Iqbal K, Islam N, Azam I, Mehboobali N, Iqbal MP. Lack of association of statin use with vitamin D levels in a hospital based population of type 2 diabetes mellitus patients. Pak J Med Sci. 2018;(34):204-8.

80. Moghadaszadeh B, Petit N, Jaillard C, Brockington M, Quijano Roy S, Merlini L, et al. Mutations in SEPN1 cause congenital muscular dystrophy with spinal rigidity and restrictive respiratory syndrome. Nat Genet. 2001;(29):17-8.

81. Castets P, Lescure A, Guicheney P, Allamand V. Selenoprotein N in skeletal muscle: from diseases to function. J Mol Med (Berl). 2012;(90):1095-1107.

82. Alehagen U, Aaseth J. Selenium and coenzyme Q10 interrelationship in cardiovascular diseases: a clinician's point of view. J Trace Elem Med Biol. 2015;(31):157-62.

83. Rojas LB, Gomes MB. Metformin: an old but still the best treatment for type 2 diabetes. Diabetol Metab Syndr. 2013;(5). doi:10.1186/1758-5996-5-6.

84. Liu Q, Li S, Quan H, Li J. Vitamin B12 status in metformin treated patients: systematic review. PLoS One. 2014;(9):e100379.

85. Sato Y, Ouchi K, Funase Y, Yamauchi K, Aizawa, T. Relationship between metformin use, vitamin B12 deficiency, hyperhomocysteinemia and vascular complications in patients with type 2 diabetes. Endocr J. 2013;(60):1275-80.

86. Zhi J, Moore R, Kanitra L. The effect of short-term (21-day) orlistat treatment on the physiologic balance of six selected macrominerals and microminerals in obese adolescents. J Am Coll Nutr. 2003;(22):357-62.

87. Marcoff L, Thompson PD. The role of coenzyme Q10 in statin-associated myopathy: a systematic review. J Am Coll Cardiol. 2007;(49):2231-7.

CAPÍTULO 55

Biodisponibilidade de nutrientes na gestação

Isabela Saraiva de Almeida
Graziela Biude Silva Duarte

◙ INTRODUÇÃO

A gestação é um período de intensas mudanças fisiológicas e metabólicas que visam ao suprimento adequado de nutrientes para o feto e seu desenvolvimento, ocorrendo alterações nos sistemas cardiovascular, renal, hematológico, respiratório e gastrintestinal. Os ajustes no metabolismo dos nutrientes ocorrem já nas primeiras semanas de gravidez, apesar de a demanda fetal dar-se, principalmente, na última metade da gestação.[1]

◙ ALTERAÇÕES FISIOLÓGICAS NA GESTAÇÃO

A gravidez é caracterizada por adaptações hemodinâmicas consideráveis do sistema cardiovascular materno. A maioria das alterações cardiovasculares acontece no início da gestação e tem como intuito elevar o fornecimento de oxigênio e nutrientes para o feto. Há um relaxamento do músculo liso vascular em resposta ao aumento das concentrações circulantes de progesterona, estrogênio, óxido nítrico e prostaglandinas, levando a uma redução na resistência vascular sistêmica e pulmonar.[2] Em compensação, o débito cardíaco aumenta de 30 a 50% durante o terceiro trimestre, em decorrência da elevação do volume sistólico e da frequência cardíaca.[3]

A pressão sanguínea diminui no primeiro e segundo trimestres, mas no terceiro trimestre retorna a valores semelhantes aos de mulheres não grávidas.[4]

No sistema hematológico, a maior concentração de estrogênio resulta na ativação do sistema renina-angiotensina-aldosterona, com consequente aumento da reabsorção de sódio pelos rins e retenção de água.[2,5] Há uma elevação de 30 a 50% do volume plasmático (1.200 a 1.300 mL) e de 18 a 25% das células vermelhas, tendo como consequência um volume sanguíneo final de 1.500 a 1.600 mL. A produção elevada de eritropoietina, principalmente pelos rins, é responsável pelo aumento na produção de células vermelhas e encontra-se duplicada no final do terceiro trimestre.[6] Como o aumento do volume plasmático é maior do que o das células vermelhas, há o desenvolvimento de anemia fisiológica da gestação. Além da redução do hematócrito, observa-se maior transferência de ferro das reservas maternas para o feto, resultando em queda da hemoglobina.[7,5]

Com relação ao sistema renal, a progesterona e a relaxina reduzem a resistência vascular e, como consequência, o fluxo sanguíneo renal e a taxa de filtração glomerular (TFG) elevam-se em comparação com os valores pré-gravídicos.[4] Isso resulta em uma redução de até 40% nas concentrações séricas de ureia e creatinina.[2] A concentração urinária de proteína e glicose pode estar aumentada, mediada pela elevação da TFG e por mudanças na seletividade de carga da membrana glomerular.[5]

Na gestação, há aumento na demanda de oxigênio em virtude da elevação da taxa metabólica basal e do consumo de oxigênio pelo feto e pela placenta.[4] A progesterona estimula o centro respiratório, levando a um aumento na ventilação pulmonar e a consequente redução na pressão parcial arterial de dióxido de carbono ($PaCO_2$) e aumento da pressão parcial de oxigênio (PaO_2). A maior PaO_2 na circulação materna facilita a transferência de oxigênio para o feto, enquanto a menor $PaCO_2$ facilita a transferência de dióxido de carbono do feto para a circulação materna.[2,5] A redução da $PaCO_2$ resulta em alcalose respiratória, que é compensada por maior excreção renal de bicarbonato.[3,5]

Com o avanço da gestação, há uma expansão do útero e um deslocamento dos órgãos digestivos como estômago e intestinos. Adicionalmente, as concentrações elevadas de progesterona e reduzidas de motilina contribuem para um retardo do esvaziamento gástrico e o aumento do tempo de trânsito intestinal, causando inchaço e constipação. Essas alterações levam a uma maior absorção de nutrientes e água.[5]

Os picos de gonadotrofina coriônica humana no primeiro trimestre são responsáveis pelos sintomas de náuseas e vômitos que acometem cerca de 70% das gestantes.[3] O refluxo esofágico e a azia são sintomas frequentes, em razão do aumento da acidez gástrica e da redução do tônus do esfíncter esofágico inferior provocada pela progesterona.[5]

BIODISPONIBILIDADE DE MACRONUTRIENTES

Carboidratos

A gestação é considerada um estado diabetogênico em que o metabolismo da glicose sofre adaptações para suprir as necessidades fetais.

Esse nutriente é o principal substrato energético para o feto, e seu transporte via placenta ocorre por difusão facilitada.[4]

Durante as primeiras semanas da gestação, a presença da unidade feto-placenta causa uma queda nas concentrações do hormônio do crescimento, resultando em aumento da sensibilidade à insulina.[8] Entre a 12ª e a 14ª semanas, há uma redução na sensibilidade à insulina, sendo mais acentuada no terceiro trimestre gestacional. A presença de hormônios contra insulínicos, como lactogênio placentário humano, prolactina, cortisol, progesterona e estrogênio, está relacionada com o surgimento da resistência à insulina em tecidos periféricos, como o adiposo e o muscular esquelético.[8,4] Essa alteração fisiológica facilita o aumento do fluxo de glicose para o feto.

Para compensar a resistência à insulina e manter a tolerância à glicose normalizada no final da gestação, as células betapancreáticas aumentam a produção e a secreção de insulina e ainda sofrem alterações morfológicas, como proliferação e expansão. No terceiro trimestre, as concentrações plasmáticas de insulina duplicam quando comparadas ao estado pré-gravídico.[9] Observa-se que essas adaptações nas células beta ocorrem antes do início da resistência à insulina na gestação, sendo uma resposta à própria gravidez.[10,11]

Com o avançar da gestação, a glicemia de jejum diminui por causa do aumento do volume plasmático, da maior captação de glicose pelo feto e, em grande parte, pelo aumento da produção e secreção de insulina.[4,10] Juntamente com as mudanças na sensibilidade à insulina e as adaptações das células beta pancreáticas, a gliconeogênese hepática contribui para a homeostase da glicose durante a gravidez. Assim, ao final da gestação, a gliconeogênese hepática aumenta como um mecanismo para manter a glicemia normalizada diante da maior utilização de glicose pelo feto.[8,10] As mulheres que não conseguem responder adequadamente às alterações metabólicas da gravidez, apresentando baixas produção e ação da insulina, estão em risco de hiperglicemia e de desenvolvimento de diabetes gestacional.[4,9]

Lipídios

O acúmulo de gordura nos tecidos maternos no início da gravidez e o posterior desenvolvimento de hiperlipidemia são as principais alterações no metabolismo lipídico durante a gestação. Essas mudanças visam suprir as necessidades energéticas maternas e poupar glicose para o feto.[4,12]

Durante os dois primeiros trimestres da gravidez, há acúmulo de gordura nos tecidos maternos em decorrência das concentrações elevadas de insulina, do aumento de receptores de insulina nos adipócitos e da hiperfagia materna. Durante esse período, não há alterações na lipase lipoproteica, enzima sintetizada principalmente por adipócitos e células musculares, responsável pela degradação dos triacilgliceróis circulantes.[12]

A partir do terceiro trimestre, o acúmulo de gordura nos tecidos maternos diminui em consequência da redução da atividade da lipase lipoproteica e do aumento da lipólise no tecido adiposo. Essas mudanças coincidem com a diminuição da sensibilidade à insulina e com a presença de catecolaminas e de hormônios contra insulínicos.[13] Algumas adipocinas provenientes do processo de lipólise, como o fator de necrose tumoral alfa e interleucina-6, foram relacionadas com a redução da sensibilidade à insulina.[14,15] A cetogênese encontra-se aumentada no terceiro trimestre, em decorrência dessas alterações metabólicas.[16]

Nesse período final da gestação, observa-se um acréscimo de duas a três vezes na concentração de triacilgliceróis na circulação, acompanhado de um aumento mais discreto de colesterol e fosfolipídios. A grande elevação de triacilgliceróis corresponde à produção aumentada de lipoproteína de muito baixa densidade (VLDL) pelo fígado e à redução da atividade da lipase lipoproteica nos tecidos. Um acúmulo de triacilgliceróis também ocorre na lipoproteína de baixa densidade (LDL) e na lipoproteína de alta densidade (HDL), como resultado do aumento da atividade da proteína de transferência de ésteres de colesterol (CETP), que é responsável pela troca de triacilgliceróis por ésteres de colesterol das VLDL para as HDL e LDL.[13]

Analisando as mudanças no perfil lipídico ao longo da gestação, estudos têm observado um aumento significativo dos ácidos graxos saturados totais, ácidos graxos monoinsaturados totais e ácidos graxos poli-insaturados ômega 6. Em relação aos ácidos graxos poli-insaturados ômega 3, encontrou-se uma redução (significativa ou não) do ácido eicosapentaenoico (EPA). A concentração de ácido docosa-hexaenoico (DHA) não apresentou variação em um dos estudos, enquanto em outro aumentou significativamente.[17,18]

Proteínas

Durante a gestação, ajustes no metabolismo proteico ocorrem para auxiliar o crescimento e o desenvolvimento do feto e de tecidos maternos, como coração, sangue, mamas, útero e placenta.[19] Do total de nitrogênio acumulado na gestação, 40% encontra-se no feto, placenta e líquido amniótico e os 60% restantes, nos tecidos maternos.[20]

Um ganho de peso médio de 12,5 kg durante a gestação necessita de um acréscimo de 148 g de nitrogênio, o equivalente a 925 g de proteína.[20] Para garantir a demanda elevada de proteína, há aumento do *turnover* proteico já no início da gestação e da síntese proteica em 15 e 25% nos segundo e terceiro trimestres, respectivamente.[21] A proteína sérica total decresce no primeiro trimestre e atinge um platô na metade da gestação, cerca de 1 g/dL abaixo dos valores não gestacionais. Em torno da 20ª semana, a albumina sérica diminui de 46 para 38 g/L, reduzindo a pressão oncótica e predispondo a gestante ao edema.[22] Simultaneamente, há uma redução na taxa de transaminação de aminoácidos de cadeia ramificada e uma menor síntese e excreção urinária de ureia. Essas mudanças adaptativas visam à conservação do nitrogênio e ao aumento da síntese proteica.[20,23,24]

▣ BIODISPONIBILIDADE DE MINERAIS

Cálcio

Para atender às necessidades de crescimento e mineralização do esqueleto fetal, o metabolismo do cálcio e do osso materno sofre adaptações.[25] Apesar do início precoce dessas alterações, cerca de 80% do mineral fornecido ao feto ocorre no terceiro trimestre, com um incremento médio de 300 mg/dia a partir da 35ª semana gestacional.[26] No Quadro 1 estão listadas as principais alterações no metabolismo do cálcio observadas na gestação.

O cálcio sérico materno diminui na gestação, no entanto essa queda se deve à fração ligada à albumina, a qual sofre redução em virtude da expansão do volume plasmático.[27] O cálcio ionizado e o cálcio sérico corrigidos pela albumina não se alteram, logo a fração isiológica mais importante permanece normal.[28]

A principal alteração metabólica observada para atender à elevada demanda de cálcio é a duplicação de sua absorção intestinal já no início da gestação,[29] uma vez que os rins continuam perdendo cálcio pela urina e a contribuição vinda da reabsorção óssea é modesta.[28] Estudos com isótopos estáveis de cálcio (^{48}Ca, ^{44}Ca, ^{42}Ca) sobre o balanço mineral encontraram que as mulheres estão em balanço positivo de cálcio durante o início da gravidez, com a absorção fracionada de cálcio duplicando na 12ª semana gestacional e se mantendo até o final da gestação.[28]

A absorção duplicada é mediada pela elevação da concentração de calcitriol ou 1,25

QUADRO 1 Principais alterações no metabolismo do cálcio na gestação	
Alterações	**Situação**
Cálcio sérico	Reduzido
Cálcio corrigido pela albumina	Normal
Cálcio ionizado	Normal
PTH	Reduzido ou reduzido-normal
Calcitonina	Aumentada
PTHrP	Aumentado
Calcitriol	Aumentado
Absorção intestinal de cálcio	Aumentada
Excreção urinária de cálcio	Aumentada
Massa óssea	Perda discreta
Fonte: Kovacs, 2016.[28]	

di-hidroxicolecalciferol [1,25(OH)$_2$D], forma ativa da vitamina D, que aumenta ao longo da gestação, com pico de concentração no terceiro trimestre.[30,31] A absorção intestinal do cálcio pode ocorrer de forma passiva ou ativa mediada pela vitamina D, esta ocorrendo em situações de baixa a moderada ingestão do mineral.[32]

Na população em geral, a concentração circulante de calcitriol é regulada pela enzima 1-alfa-hidroxilase (CYP27B1), que está presente nos túbulos renais e é estimulada pelo hormônio da paratireoide (PTH) ou paratormônio.[32] Em baixas concentrações de cálcio sérico, o PTH estimula tanto a síntese de calcitriol via 1-alfa-hidroxilase quanto a mobilização de cálcio do osso (reabsorção) e controla sua excreção urinária.[28]

O PTH é o principal regulador da enzima 1-alfa-hidroxilase, entretanto sua concentração sérica/plasmática encontra-se reduzida na gestação.[28,32] Assim, estudos *in vivo* e *in vitro* sugerem que outros hormônios podem ser os responsáveis por estimular a enzima 1-alfa-hidroxilase renal, como estradiol, calcitonina, prolactina e lactogênio placentário.[33-36] Apesar de essa enzima ser encontrada em outros órgãos, como placenta e glândulas mamárias, a principal produção de calcitriol é proveniente dos rins.[37]

A proteína relacionada ao hormônio da paratireoide (PTHrP) é produzida nas mamas, útero, placenta e tecidos fetais, e contribui para a homeostase do cálcio durante a gestação. Entre suas ações estão a manutenção do cálcio ionizado circulante, a maior produção de calcitriol pela estimulação da expressão da enzima 1-alfa-hidroxilase e a supressão do PTH.[28] Além disso, o PTHrP parece contribuir com a manutenção da estrutura óssea materna, ao reduzir o número de osteoclastos e a reabsorção óssea.[38]

A calcitonina, hormônio produzido pelas células parafoliculares da tireoide, encontra-se elevada durante a gestação e pode ser produzida também por mamas e placenta. Altas concentrações de estradiol, estrona e estriol na gestação podem contribuir para a maior produção de calcitonina. Esse hormônio atua inibindo a liberação de cálcio do osso e, em situações de elevação na concentração de cálcio circulante, aumentando sua excreção renal. Sua possível proteção à estrutura óssea materna ainda não foi totalmente esclarecida.[30]

A excreção urinária (24 horas) de cálcio aumenta a partir da 12ª semana em consequência da maior absorção intestinal do mineral, da elevada taxa de filtração glomerular e da menor presença de PTH.[25]

A reabsorção óssea do mineral ocorre no terceiro trimestre, acarretando uma discreta perda óssea materna. Marcadores bioquímicos de *turnover* ósseo, tanto de reabsorção como de formação, aumentam progressivamente na gestação, com maiores concentrações no terceiro trimestre.[39] A maioria das gestantes apresenta modesta ou nenhuma redução na densidade mineral óssea ao final da gestação. Contudo, a ingestão inadequada de cálcio pode aumentar o risco de osteoporose associada à gravidez.[28]

A hipocalcemia materna significativa compromete o fornecimento de cálcio ao feto, que pode desenvolver hiperparatireoidismo secundário, desmineralização esquelética e fraturas.[28]

A ingestão diária recomendada (RDA) de cálcio para gestantes entre 19 e 50 anos é a mesma para mulheres adultas (1.000 mg/dia), visto que não há evidência de que a ingestão adicional de cálcio durante a gestação tenha benefícios para a mãe ou feto.[27]

A Organização Mundial da Saúde (OMS) recomenda a suplementação diária de 1.500 a 2.000 mg de cálcio elementar para populações com baixa ingestão dietética, a fim de reduzir o risco de pré-eclâmpsia.[40] A baixa ingestão de cálcio pode causar hipertensão arterial ao estimular o hormônio da paratireoide ou a liberação de renina, aumentando o cálcio intracelular no músculo liso vascular e levando à vasoconstrição. Um possível modo de ação da suplementação de cálcio é reduzir a liberação do hormônio da paratireoide e do cálcio intracelular, reduzindo assim a contratilidade do músculo liso. Por um mecanismo semelhante, a suplementação de cálcio também poderia reduzir a contratilidade do músculo liso uterino e prevenir o trabalho de parto prematuro.[41]

Ferro

A necessidade de ferro aumenta consideravelmente na gestação, sendo a RDA de 18 mg/dia para mulheres adultas e de 27 mg/dia para gestantes adultas. Para estimar a necessidade média de ferro durante esse período, foram consideradas as perdas basais maternas (≈ 250 mg), a deposição de ferro no feto e placenta (≈ 315 mg) e o ferro utilizado na expansão da hemoglobina (≈ 500 mg).[42] Contudo, essa necessidade não apresenta uma distribuição semelhante ao longo dos trimestres da gestação. A demanda de ferro está reduzida no primeiro trimestre, uma vez que cessa a menstruação, ocorrendo apenas as perdas basais via intestino, pele e urina. A partir do segundo trimestre, a demanda amplia-se de forma contínua ao longo de toda a gestação, em virtude do aumento das células vermelhas, da hemoglobina e do crescimento fetal.[43]

Para atender às necessidades de ferro, é necessário haver um aumento na absorção do ferro dietético e na mobilização de seus estoques corporais, sendo importantíssimo que a mulher apresente uma boa reserva do mineral antes de engravidar.[6,44] No entanto, 16% das mulheres em idade reprodutiva no Brasil apresentam anemia.[45]

A absorção de ferro é fortemente regulada de acordo com suas reservas no organismo e com a intensidade da eritropoiese. Logo, a absorção encontra-se mais elevada quando as reservas estão baixas e por causa do aumento da eritropoiese na gestação.[46] A absorção de ferro não heme aumenta com o avanço da gestação, verificando-se um maior acréscimo a partir da 20ª semana.[46-49]

A hepcidina é um hormônio produzido no fígado que tem como função principal regular a homeostase do ferro, além de mediar a defesa do hospedeiro.[50,51] Esse hormônio controla a liberação, para o plasma, do ferro proveniente da absorção intestinal, dos estoques no fígado e dos macrófagos que reciclam ferro das hemácias e bactérias.[6,52] A ação da hepcidina é por meio da regulação da enzima ferroportina, que está localizada em tecidos que exportam ferro ativamente para o plasma e é responsável por transportar a forma ferrosa (Fe^{2+}) através da membrana basolateral dos enterócitos. Depois de exportado, o ferro ferroso é oxidado à forma férrica (Fe^{3+}) e ligado à transferrina no plasma.[51,52] A hepcidina liga-se à ferroportina e provoca sua internalização e subsequente degradação, reduzindo o fluxo de ferro dos tecidos para a circulação sanguínea.[50,51]

A produção de hepcidina pelo fígado é regulada pelas concentrações de ferro circulante e estocado, pela atividade eritropoietica e pela inflamação.[51] Quando as concentrações de ferro estão elevadas ou há inflamação ou infecção no organismo, a produção de hepcidina eleva-se, resultando em uma redução de ferroportina e da liberação do mineral na circulação. Em contrapartida, baixas concentrações de ferro, anemia ou hipóxia reduzem a expressão de hepcidina, permitindo maior absorção intestinal de ferro dietético e mobilização dos estoques.[50,51]

As concentrações de hepcidina na gestação são menores do que as observadas em mulheres não grávidas, observando-se valores mais reduzidos no terceiro trimestre. Isso propicia uma disponibilidade mais elevada de ferro ao feto nesse período de maior demanda.[6,51,53] Ainda não há clareza quanto à causa dos baixos valores de hepcidina observados na gestação. Acredita-se que tenha relação com a queda nos estoques de ferro materno para fornecer o mineral para o crescimento fetal e a eritropoiese.[50,53] O estrogênio parece estar diretamente relacionado com a regulação da hepcidina, pois foi detectada a presença de um elemento de resposta ao estrogênio na região promotora do gene da hepcidina.[54]

As reservas corporais de ferro localizam-se principalmente na medula óssea, fígado e baço. O ferro intracelular é armazenado na ferritina, protegendo a célula da toxicidade do ferro livre.[46] As reservas de ferro são mobilizadas eficientemente na gestação e as concentrações de ferritina sérica ficam mais reduzidas no terceiro trimestre. Ferritina sérica de 30 mcg/L sugere uma reserva de ferro de 210 a 240 mg, enquanto valores menores que 15 mcg/L indicam depleção de ferro corporal.[6]

Todo o ferro necessário ao desenvolvimento do feto é transportado ativamente pela placenta, com uma média diária de 5,6 mg ao final da gestação. O ferro é transportado pela circulação ligado à transferrina. O sinciciotrofoblasto, epitélio das vilosidades placentárias, contém receptores de transferrina na superfície voltada para a circulação materna. Após a ligação da transferrina com seu receptor, há a endocitose desse complexo e liberação do ferro, que pode ser usado em processos celulares, armazenado na ferritina ou exportado para a circulação fetal via ferroportina.[51]

Gestantes são suscetíveis ao desenvolvimento de anemia, em virtude da elevada demanda de ferro nesse período. A OMS define anemia na gestação como concentração de hemoglobina < 11 g/dL.[55] Uma revisão sistemática que avaliou a presença de anemia em gestantes brasileiras entre 10 e 49 anos encontrou uma prevalência de 19% em adolescentes e 23% em mulheres adultas.[56] Em 2019, O Observatório Global de Saúde da OMS estimou uma prevalência de anemia de 19,1% em gestantes entre 15 e 49 anos.[57]

A anemia por deficiência de ferro está associada a resultados adversos na gravidez como baixo peso ao nascer e complicações no parto, incluindo parto prematuro e aumento da mortalidade materna e perinatal.[42,58] As possíveis causas associadas à maior mortalidade de mulheres anêmicas são insuficiência cardíaca, hemorragia e infecção.[27]

A OMS recomenda a suplementação oral diária de 30 a 60 mg de ferro elementar e de 400 mcg de ácido fólico para prevenir a anemia materna (30 mg de ferro elementar equivalem a 90 mg de fumarato ferroso, 150 mg de sulfato ferroso heptaidratado ou 250 mg de gluconato ferroso).[55] Doses de 60 até 200 mg/dia de ferro são recomendadas para as mulheres grávidas com deficiência de ferro ou anemia comprovada.[59]

Zinco

O zinco é essencial para a embriogênese e o desenvolvimento fetal.[60] Ele é componente de uma variedade de enzimas que, juntamente com fatores de ligação e transportadores de zinco, participam de mecanismos durante a replicação e a maturação celular, como metabolismo de DNA e RNA, reconhecimento e transdução de sinal, expressão gênica e regulação hormonal.[61] A maior parte do zinco adquirido na gestação

é depositada no feto (57%) e no músculo uterino (24%), seguida de placenta (6,5%) e tecido mamário (5%).[62] A RDA de zinco para gestantes adultas é de 11 mg/dia. Acredita-se que na gestação ocorram ajustes homeostáticos como mecanismos primários para atingir as necessidades aumentadas do mineral.[61] A necessidade fisiológica média de zinco parece duplicar no terceiro trimestre gestacional.[63]

Para avaliar as alterações na absorção intestinal de zinco durante a gravidez, isótopos estáveis do mineral têm sido utilizados em diferentes populações de mulheres.[48,60,64] Estudo realizado para medir a absorção fracionada de zinco em mulheres brasileiras – com consumo habitual de zinco de 9 mg/dia – observou aumento significativo (p < 0,05) na absorção do início (29%) para o final (43%) da gravidez.[64] Já em gestantes californianas com consumo habitual de zinco de 12 mg/dia, o aumento na absorção intestinal de zinco desde a pré-gestação (14,6%) até o final da gestação (19,4%) não foi significativo.[60] Esses dados sugerem que a eficiência da absorção de zinco no final da gravidez pode aumentar baseada na menor ingestão do mineral.[61]

A concentração plasmática/sérica de zinco reduz de 15 a 34% no final da gravidez em comparação com as concentrações pré-gestacionais ou no início da gravidez.[64,60,65-67] Esse declínio está relacionado à expansão do volume plasmático, no aumento na excreção urinária de zinco, na transferência materno-fetal ativa de zinco e redução na concentração de albumina sérica, principal proteína de ligação do zinco no plasma.[66]

A concentração de zinco nos eritrócitos encontra-se aumentada durante a gestação em razão de maior síntese da enzima dependente de zinco anidrase carbônica, visando garantir o metabolismo do dióxido de carbono produzido pelo feto em desenvolvimento.[64,68] Outro fator que contribui para esse aumento é a concentração mais elevada de metalotioneína eritrocitária na gestação.[69]

A baixa ingestão de zinco na gestação (6 mg/dia) mostrou uma associação com maior incidência de partos prematuros.[70] A ingestão inferior a 7,5 mg/dia durante o terceiro trimestre gestacional está associada a concentrações mais baixas de zinco no leite humano.[71] A deficiência de zinco tem sido associada a trabalho de parto prolongado, hemorragia pós-parto, pré-eclâmpsia, parto prematuro e gravidez pós-termo.[72]

Dentre os fatores que podem levar à deficiência de zinco, cita-se a acrodermatite enteropática. Essa doença genética causa deficiência na absorção intestinal de zinco e se manifesta com lesões cutâneas graves e disfunção cognitiva. É causada por mutações no gene da ZIP4, enzima envolvida na captação intestinal do mineral. A história obstétrica de mulheres com acrodermatite enteropática mostra desfecho desfavorável como distúrbios congênitos graves do esqueleto e do sistema nervoso central (acondroplasia e anencefalia).[73] O efeito da suplementação de zinco em mulheres grávidas heterozigotas (Zip4+/−) para mutações ZIP4 não é conhecido.[74]

A OMS recomenda a suplementação de zinco na gestação apenas no contexto de pesquisas rigorosas, pelas evidências de baixa qualidade do efeito dessa suplementação em desfechos maternos e fetais como pré-eclâmpsia e prematuridade.[63]

Iodo

O iodo é um componente essencial dos hormônios da tireoide, que por sua vez são considerados fundamentais para o desenvolvimento neurológico no ambiente intrauterino e no início da vida.[75,76] Os hormônios da tireoide são importantes para a migração neuronal fetal e neonatal, mielinização, diferenciação glial e transmissão sináptica.[77] Na gestação, a glândula tireoide pode ter um aumento de cerca de 10% em seu tamanho.[78] Em consequência, a necessidade de iodo é aproximadamente 50% maior

no período gestacional em virtude do aumento fisiológico da produção de hormônios tireoidianos no primeiro trimestre, da transferência desse micronutriente da mãe para o feto e do aumento da depuração renal do mineral.[79,80] Nesse sentido, é de grande importância garantir uma ingestão adequada de iodo durante essa fase, visto que, desde o estágio embrionário até a metade da gestação (20 semanas), o feto é totalmente dependente dos hormônios da tireoide materna e do suprimento de iodo. Mulheres que mantêm um consumo adequado antes e durante a gestação possuem reservas suficientes de iodo na glândula tireoide e não apresentam dificuldades de adaptação ao aumento da demanda durante esse período.[81]

A RDA de iodo para gestantes na faixa etária de 14 a 50 anos é de 220 mcg/dia, e o limite de ingestão máxima tolerável (UL) para esse nutriente nessa fase é de 1.100 mcg/dia.[42] Para avaliação do estado nutricional desse micronutriente na gravidez, a OMS e a Associação Americana de Tireoide recomendam a avaliação do iodo urinário, visto que é considerado um bom indicador da ingestão dietética recente do mineral.[80] Concentrações urinárias de iodo < 150 mcg/L indicam uma ingestão insuficiente do mineral, enquanto valores entre 150 e 249 mcg/L refletem uma ingestão adequada; valores entre 250 e 499 mcg/L, ingestão mais do que adequada, e ≥ 500 mcg/L indicam excesso.[82,83] A ingestão de iodo acima de 500 mcg/dia proveniente da dieta e de suplementos dietéticos deve ser evitada durante a gestação, pois pode resultar em eventual disfunção na tireoide fetal.[78]

As gestantes são consideradas uma população de risco para a deficiência de iodo.[76] A ingestão inadequada desse micronutriente pode causar prejuízos na síntese de hormônios tireoidianos tanto para a mãe como para o feto.[84] Em casos de deficiência grave de iodo, a hipotiroxinemia materna pode levar a um comprometimento no desenvolvimento neurológico do feto, o que pode acarretar danos cerebrais irreversíveis, sendo a manifestação mais grave o cretinismo.[85] Além disso, há aumento do risco da mortalidade perinatal, baixo peso ao nascer, retardo neuropsicomotor e bócio.[84,76] Apesar de estratégias para evitar a deficiência de iodo na população como a iodação do sal, observa-se ainda uma alta prevalência de ingestão inadequada de iodo em gestantes de países como Austrália e Turquia.[79] Portanto, é necessário um monitoramento mais efetivo do estado nutricional de iodo durante a gravidez.

De acordo com a diretriz da Associação Americana de Tireoide, para a maioria das regiões, recomenda-se a suplementação diária de 150 mcg/dia de iodo na forma de iodeto de potássio para gestantes e mulheres que planejam engravidar.[78]

Magnésio

Na gestação, evidências indicam que há um aumento das necessidades de magnésio, primordial para suprir não só as demandas do feto, mas também o aumento da excreção renal (cerca de 20%) do mineral.[86] Um estudo em gestantes observou um aumento da expressão gênica do canal de magnésio TRPM6 que está relacionado com a captação de magnésio nos rins e intestino, indicando um aumento da biodisponibilidade do mineral para o organismo.[87] Portanto, para essa fase da vida, a RDA para o magnésio é maior quando comparada com mulheres adultas e pode variar de acordo com a idade. Para gestantes de 14 a 18 anos a RDA é de 400 mg/dia, enquanto para as faixas etárias de 19 a 30 anos e 31 a 50 anos é de, respectivamente, 350 mg/dia e 360 mg/dia.[88]

As menores concentrações séricas de magnésio durante o período gestacional são observadas no final do primeiro trimestre. A deficiência de magnésio em gestantes pode contribuir para o desenvolvimento de algumas complicações, como a pré-eclâmpsia.[89] Nesses casos, principalmente em pré-eclâmpsias consideradas graves, a administração de sulfato de magnésio é recomendada por apresentar efeitos vasodilatadores ao atuar via inibição da angiotensina II e endotelina I, reduzindo os riscos de mortalidade em até 50%.[90] Além disso, a hipomagnesemia também está associada com o trabalho de parto prematuro e aumento de câimbras nas pernas na gestação. Estudos em animais sugerem que a deficiência desse micronutriente pode ainda resultar em retardo no crescimento, anormalidades no metabolismo de lipídios e risco para diabetes *mellitus* gestacional.[89,91,92] Dados da literatura mostram que a suplementação de magnésio oral tem efeitos positivos para gestantes, no entanto não há consenso quanto à dose utilizada.[86]

A administração de sulfato de magnésio para a gestante durante o período perinatal mostrou exercer efeitos neuroprotetores no feto, possivelmente em decorrência de mecanismos associados à redução da entrada de cálcio intracelular, ao bloqueio de receptores de glutamato e de outros neurotransmissores responsáveis pela morte de células neuronais e à modulação da ação de espécies reativas de oxigênio e citocinas pro-inflamatórias.[93] No caso de câimbras, evidências sugerem que a suplementação com 200 mg/dia de magnésio pode ser eficaz.[94] Dados de uma metanálise mostraram que a suplementação oral de magnésio em gestantes foi associada a uma redução de 24% no risco de pré-eclâmpsia.[95] Um estudo de metanálise e revisão sistemática mostrou efeitos benéficos da suplementação de magnésio em mulheres com diabetes gestacional por meio da redução da glicose plasmática de jejum, insulina sérica e HOMA-IR.[96] No entanto, não há consenso quanto à dose utilizada.[86]

BIODISPONIBILIDADE DE VITAMINAS

Vitamina D

A vitamina D é fundamental para a homeostase óssea e do mineral cálcio durante a gravidez, e confere tolerância materna sistêmica e local a aloantígenos paternos e fetais.[37,97] Nesse período, a mulher fornece uma quantidade considerável de cálcio e fósforo para o feto em desenvolvimento.[98]

A homeostase da vitamina D na gravidez é caracterizada por adaptações como aumento do calcitriol ($1,25(OH)_2D$) materno, disponibilidade materna de calcidiol para o *status* ideal de calcidiol neonatal e aumento das concentrações maternas de proteínas de ligação à vitamina D (DBP).[37]

Já no início do primeiro trimestre gestacional, as concentrações circulantes de calcitriol podem triplicar, atingindo seu pico no terceiro trimestre.[99,28] O aumento da $1,25(OH)_2D$ é impulsionado pela disponibilidade do substrato 25 hidroxicolecalciferol [25(OH)D] e está ligado à maior atividade da CYP27B1 no rim materno, com contribuição discreta proveniente dos trofoblastos da placenta e decídua. O aumento da síntese de $1,25(OH)_2D$ está associado à maior absorção intestinal de cálcio no primeiro trimestre da gravidez.[37,99] Entretanto, esse aumento de $1,25(OH)_2D$ é independente da homeostase do cálcio. Acredita-se que sua concentração continue aumentando, pois a $1,25(OH)_2D$ é um importante modulador imunológico envolvido na tolerância materna ao feto estranho, cujo DNA é apenas metade da mãe.[57]

A maior parte da 25(OH)D e da $1,25(OH)_2D$ circula ligada à DBP (85-90%). Uma fração menor está ligada fracamente à albumina, enquanto menos de 1% circula em sua forma livre.[100] Estudos observacionais demonstraram um aumento da DBP durante a gravidez de 40 a 50% comparado com mulheres não grávidas. Esse fato foi acompanhado do aumento das concentrações de $1,25(OH)_2D$ e apresentou associação negativa com as concentrações de 25(OH)D livre.[101,102]

O fígado é o principal local de produção de DBP, mas os trofoblastos da placenta humana igualmente expressam essa proteína em sua superfície celular. Assim, o aumento nas concentrações dessa proteína pode ser resultado da elevada taxa de *turnover* dos trofoblastos, que estão em contato direto com o sangue materno.[37,97]

Ainda não está totalmente esclarecido se a concentração de 25(OH)D sofre mudanças durante a gestação. Diversos estudos não observaram alteração significativa.[28,103] Entretanto, foi observado um declínio significativo na 25(OH)D livre durante a gravidez, o que pode em parte ser explicado pelo aumento das concentrações séricas de DBP. Como a concentração de DBP aumenta nesse período, resultando no aumento da fração ligada à DBP e na redução das frações livres, a concentração de 25(OH) D total pode levar ao subdiagnóstico da deficiência de vitamina D na gravidez.[103]

Importante ressaltar que o feto é totalmente dependente do *status* de vitamina D da mãe, o que explica a alta correlação das concentrações de 25(OH)D da mãe e do sangue do cordão umbilical. Em geral, as concentrações de 25(OH) D no sangue do cordão umbilical correspondem a 50 a 80% das concentrações séricas de 25(OH) D da mãe. Diferentemente da 25(OH)D, a $1,25(OH)_2D$ não atravessa a placenta, contudo é produzida pelos rins fetais. Isso ressalta a importância do suprimento adequado de vitamina D para as mulheres grávidas.[97,104]

O *status* da vitamina D deve ser cuidadosamente monitorado em gestantes, pois sua deficiência foi associada com diabetes gestacional, hipertensão, pré-eclâmpsia, bem como com risco aumentado de asma, rinite alérgica e eczema em seus filhos.[97,103] Um estudo longitudinal mostrou que a área óssea corporal total, o conteúdo mineral ósseo e a densidade mineral óssea, aos 9 anos de idade de crianças nascidas de mães com uma concentração de 25(OH)D inferior a 11 ng/mL no final da gravidez, foram menores do que os de crianças nascidas de mães com 25(OH)D > 20 ng/mL.[105]

Atualmente, a Sociedade Brasileira de Patologia Clínica/Medicina Laboratorial e a Sociedade Brasileira de Endocrinologia e Metabologia determinaram entre 30 e 60 ng/mL os valores ideais para concentração sérica de 25(OH)D em gestantes.[106]

Não há um consenso quanto à ingestão diária de vitamina D necessária para manter concentrações sanguíneas adequadas de 25(OH)D. A RDA de 600 UI/dia (15 mcg/dia) para gestantes entre 14 e 50 anos foi determinada com base em uma ingestão suficiente para manter a saúde óssea e o metabolismo do cálcio em pessoas saudáveis.[27] Entretanto, de acordo com a Sociedade de Endocrinologia Americana, essa dose diária não é suficiente para prevenir a deficiência de vitamina D em gestantes e se sugere uma ingestão diária de 1.500 a 2.000 UI para manter valores de 25(OH)D acima de 30 ng/mL.[107] Revisão sistemática da Cochrane observou que a suplementação de vitamina D na gestação provavelmente reduz o risco de pré-eclâmpsia, diabetes gestacional, baixo peso ao nascer e hemorragia pós-parto grave.[108]

Folato

Durante a gestação, a necessidade de folato encontra-se consideravelmente aumentada.[109] Tendo em vista seu papel na síntese de DNA e na divisão celular, essa vitamina torna-se essencial nos processos de expansão da massa eritrocitária, aumento do útero e crescimento da placenta e do feto.[110,111] Nesse período, há um incremento de 50% na RDA de gestantes (600 mcg/dia) em comparação à de mulheres não gestantes.[110] A OMS[112] recomenda a suplementação com ácido fólico 2 meses antes da concepção até a 12ª semana de gravidez.

As concentrações de folato circulante diminuem na gestação em mulheres não suplementadas com ácido fólico.[7,109,113] As possíveis causas para essa redução são a elevada demanda para o crescimento do feto e da placenta, a hemodiluição e a excreção urinária elevada.[114] Quaisquer que sejam as razões do declínio, é essencial que o folato plasmático seja mantido acima de um valor crítico (> 7 nmol/L), pois o transporte placentário depende da concentração materna de folato, conforme evidenciado pela associação positiva entre as concentrações de plasma materno, plasma medular e folato placentário.[109]

Em relação ao folato eritrocitário, os resultados variam entre um declínio e um discreto aumento no final da gestação.[7,113] A concentração de folato nas hemácias é considerada um bom biomarcador dos estoques da vitamina, por causa de sua correlação com o folato no fígado, principal tecido de estoque.[7]

No tocante ao catabolismo e à excreção urinária de folato durante a gestação, alguns estudos observaram um aumento dos catabólitos de folato na urina de 24 horas no 3º trimestre de gestação, enquanto outro não observou alterações significativas.[115] Esses resultados variados podem ter ocorrido por diferenças nas metodologias empregadas.[114,116]

A deficiência de folato na gestação tem sido associada ao descolamento prematuro de placenta, pré-eclâmpsia, aborto espontâneo, óbito fetal, parto prematuro e baixo peso ao nascer.[109,111,117]

Ingestão inadequada de folato pode acarretar anemia megaloblástica, cujos sintomas são semelhantes aos de uma anemia geral, adicionados de rugosidade da pele e glossite. Nesse tipo de anemia, a proliferação e a maturação de hemácias resultam em grandes eritroblastos (macrocitose), com um núcleo imaturo característico.[118] As alterações megaloblásticas que ocorrem na medula óssea resultam de quantidades insuficientes de 5,10 metilenotetraidrofolato, com consequente defeito na síntese de DNA.[110]

O folato parece estar relacionado ao risco de defeitos do tubo neural (DTN) por meio de seu papel na síntese de nucleotídeos, visto que, em embriões, as células em rápida divisão do tubo neural em desenvolvimento demandam a síntese de grandes quantidades de nucleotídeos para facilitar a replicação do DNA.[119]

Os DTN são as malformações congênitas mais comuns do sistema nervoso central e surgem como resultado de uma perturbação do processo embrionário de neurulação que afeta os tecidos neurais, suas coberturas em qualquer parte do neuroeixo, ou ambos. A neurulação começa no ser humano aproximadamente aos 21 dias após a fertilização e fica completa aos 28 dias, período em que muitas mulheres estão descobrindo a gestação.[119] Por esse motivo, recomenda-se a suplementação profilática de 400 mcg por dia de ácido fólico para mulheres que planejam engravidar. A suplementação de 4 mg por dia é recomendada para prevenção de defeitos recorrentes.[112]

Um efeito metabólico da deficiência de folato é uma elevação da homocisteína.[111] O metabolismo da homocisteína é regulado pelo estado nutricional dos indivíduos relativo ao folato, vitamina B12 e vitamina B6, tendo o folato a maior influência na concentração da homocisteína.[109] A homocisteína plasmática aumenta quando há baixa quantidade de folato disponível para doar o grupo metil necessário para converter a homocisteína em metionina. Na gravidez, a homocisteína plasmática é significativamente menor do que em mulheres não grávidas.[120] Concentrações mais altas de homocisteína e menores concentrações de folato foram associadas a um menor peso placentário, menor peso ao nascer e maior risco de ter um recém-nascido pequeno para idade gestacional (PIG) e de desenvolver pré-eclâmpsia.[121]

Uma heterogeneidade genética significativa no metabolismo do folato está relacionada à atividade da 5,10-metilenotetraidrofolato redutase (MTHFR). A MTHFR desempenha um papel fundamental no metabolismo do folato, convertendo o 5,10-metilenotetraidrofolato em 5-metiltetraidrofolato, a principal forma de folato circulatório e o doador de metila para a conversão de homocisteína em metionina. O polimorfismo C677T no gene MTHFR, que resulta em uma substituição de alanina por valina no éxon 4, causa redução na atividade enzimática e aumento de sua termolabilidade. Indivíduos homozigotos para o polimorfismo apresentam concentrações plasmáticas significativamente elevadas de homocisteína e valores mais baixos de folato plasmático. A variante MTHFR 677T foi associada a um risco aumentado de DTN.[88,122] A hiper-homocisteinemia causada pelo polimorfismo C677T tem sido relacionada à doença arterial coronariana, trombose venosa e complicações como perda gestacional recorrente.[123]

Vitamina A

A vitamina A durante a gestação desempenha um papel importante no desenvolvimento embrionário, na manutenção do sistema imunológico e na visão.[42] Assim como para outros nutrientes, a demanda de vitamina A é maior nas gestantes, especialmente no terceiro trimestre, em virtude do rápido desenvolvimento fetal nesse período. Desse modo, o aumento da ingestão de vitamina A é importante para promoção do crescimento adequado e a manutenção de reservas para o feto, bem como para o metabolismo materno.[124,125]

O metabolismo da vitamina A não parece ser consideravelmente afetado na gravidez. No entanto, a proteína de ligação do retinol (RBP) é encontrada na urina durante uma gravidez normal. Durante esse período, o retinol materno circulante, que está ligado ao RBP, dirige-se para a placenta, onde se dissocia do RBP para atravessar a barreira placentária e chegar à circulação fetal.[126] Sua excreção na população em geral é considerada um sintoma clínico de insuficiência renal.[127]

Na gestação, sugere-se que a absorção de vitamina A esteja ao redor de 70%, com maior armazenamento por volta dos últimos 90 dias do período gestacional. Assim, estima-se um aumento de aproximadamente 50 mcg/dia das necessidades de vitamina A para a gestante. A RDA para gestantes nas faixas etárias de 14 a 18 anos e 19 a 30 anos é de 750 mcg/dia e 770 mcg/dia, respectivamente.[42]

A vitamina A é transferida através da placenta para o embrião, mesmo em estados de deficiência materna. Esse fato foi comprovado ao se observar concentrações normais da vitamina no sangue do cordão umbilical nas mães deficientes. O fornecimento de vitamina A ao feto é estritamente regulado, o que limita as reservas corporais no nascimento.[128]

A deficiência de vitamina A no período gestacional pode ocorrer a partir do último trimestre e acarretar disfunção placentária, perda fetal, má-formação congênita, retardo do crescimento intrauterino e parto prematuro.[124,129] A OMS define a deficiência de vitamina A durante a gestação quando as concentrações séricas de retinol são inferiores a 0,70 mcmol/L. Essa condição é considerada um problema sério de saúde pública quando a prevalência afeta 20% ou mais gestantes.[126,130] A suplementação, nesse caso, é recomendada apenas para gestantes em áreas onde se observa uma deficiência endêmica de vitamina A, e, de acordo com a OMS, não deve ultrapassar 10.000 UI/dia ou 25.000 UI/mês após os primeiros 60 dias de gestação.[125,127] A ingestão de altas doses de vitamina A, que ocorre principalmente em países desenvolvidos, também é uma preocupação e pode ocasionar efeitos teratogênicos com má-formação congênita dos sistemas nervoso e cardiovascular e aborto espontâneo.[124] Os sintomas de toxicidade aguda de vitamina A para a gestante incluem dor de cabeça, náusea, vômito, visão turva, tontura, fadiga, entre outros. Um estudo retrospectivo de corte transversal conduzido no Brasil verificou que a utilização de suplementos multivitamínicos contendo vitamina A durante o período gestacional pode prevenir a deficiência de vitamina A independentemente da fonte administrada. No Brasil, não há programas ou diretrizes específicas para suplementação de vitamina A durante a gestação.[130,131]

Cobalamina (vitamina B12)

A cobalamina desempenha um papel crucial na síntese e regulação do DNA, pois participa do metabolismo de um carbono como cofator da enzima metionina sintase, que converte a homocisteína em metionina. Assim, é necessária para a eritropoiese e essencial para o desenvolvimento neurológico.[132]

Durante o período gestacional, as concentrações séricas começam a diminuir no início do primeiro trimestre. Essa redução pode ocorrer em virtude do aumento da taxa metabólica, da hemodiluição e do transporte ativo e eficiente da vitamina para o feto.[133] A concentração da fração da cobalamina circulante que está disponível para captação pelos tecidos, a holo-transcobalamina, pode diminuir ou manter-se estável na gestação.[134]

Apesar da redução da cobalamina sérica materna, a concentração da vitamina nos eritrócitos aumenta do 1º para o 3º trimestre, indicando concentrações intracelulares adequadas. Essa alteração, juntamente com a redução no percentual de saturação das proteínas séricas transportadoras de cobalamina, indica uma redistribuição da vitamina B12 durante a gestação.[135,136]

A absorção intestinal da vitamina B12 encontra-se aumentada na gestação e essa vitamina recém-absorvida é mais importante para o transporte placentário do que aquela estocada no fígado materno. Desse modo, a ingestão e a absorção de B12 da gestante têm maior influência para o estado nutricional do feto do que a partir dos estoques da vitamina da mãe. No feto, as transcobalaminas encontram-se saturadas, indicando que grande parte da vitamina B12 está retida no plasma e uma pequena quantidade é transportada para ser estocada.[110,137] As concentrações séricas de cobalamina no recém-nascido alcançam o dobro das concentrações da mãe, enquanto a placenta apresenta quase o triplo de vitamina do soro materno.[137]

Os estoques maternos em mulheres com dieta mista são de aproximadamente 1.000 mcg. Durante a gravidez, a necessidade total de vitamina B12 do feto é estimada em 50 mcg. Logo, mulheres bem nutridas têm estoques corporais de B12 adequados para atender a essas necessidades.[135] Baseada no acúmulo fetal de vitamina B12 de cerca de 0,1 a 0,2 mcg/dia, a RDA de cobalamina para gestantes na faixa etária de 14 a 50 anos é de 2,6 mcg/dia.[110] Evidências indicam que para gestantes ovo-lactovegetarianas a ingestão recomendada de vitamina B12 seria > 3 mcg/dia.[138] Para gestantes vegetarianas, a suplementação de vitamina B12 recomendada observa as seguintes formas: 1 dose diária única de 50 mcg; doses diárias múltiplas (3 x) de 2 mcg ou, ainda, doses semanais (2 x) de 1.000 mcg.[139]

Para gestantes em que a deficiência de vitamina B12 é identificada, a dose proposta é de 1.000 mcg/dia e o tempo da suplementação varia de acordo com as concentrações séricas de vitamina B12 (Tabela 1).[140] A suplementação de vitamina B12 durante a gestação pode reduzir o risco de deficiência materna dessa vitamina e melhorar seu *status* durante a gestação e pós-parto.[141]

O *status* dos indivíduos relativo à vitamina B12 é geralmente avaliado pela concentração total de vitamina no soro. A deficiência é atualmente definida como uma concentração abaixo de 148 pmol/L (200 pg/mL). Um estado marginal é definido como 148-221 pmol/L.[132,134]

A deficiência de vitamina B12 pode ser causada por baixa ingestão dietética ou problemas de má-absorção causados por doenças intestinais, como doença de Crohn ou doença celíaca. Como a vitamina B12 é encontrada primariamente em alimentos de origem animal, veganos e vegetarianos, cuja ingestão é de 0 a 0,25 mcg/dia, apresentam maior risco de desenvolver deficiência.[132,134,142]

Em situações de deficiência de B12, a quantidade transportada de vitamina para o feto é reduzida.[142] A carência durante a gravidez tem sido associada a efeitos adversos fetais e neonatais, principalmente DTN[143,144] e mielinização ou desmielinização tardia, além de anemia macrocítica e pré-eclâmpsia.[133,135]

A deficiência de B12 afeta o sistema nervoso, resultando em desmielinização dos neurônios periféricos e centrais. Os efeitos da deficiência materna no desenvolvimento infantil incluem nanismo, atrofia cerebral, hipotonia, letargia, atrasos no desenvolvimento e eletroencefalograma anormal.[134,145]

Quantidades inadequadas de cobalamina ou 5-MTHF ocasionam acúmulo da homocisteína e menor síntese de metionina e de S-adenosilmetionina (Same). O Same é o doador de metil necessário para reações epigenéticas, incluindo a metilação do DNA e de histonas. Alterações epigenéticas podem ter efeitos profundos e duradouros no fenótipo e foram associadas a um risco aumentado de câncer.[146]

TABELA 1 Esquema de suplementação oral para deficiência de vitamina B12 em gestantes

	B12 < 75 pmol/L	B12 entre 75 e 150 pmol/L	B12 entre 150 e 220 pmol/L	B12 entre 220 e 300 pmol/L
Gestantes	1.000 mcg/dia por 4 meses	1.000 mcg/dia por 3 meses	1.000 mcg/dia por 2 meses	1.000 mcg/dia por 1 mês

🔲 REFERÊNCIAS BIBLIOGRÁFICAS

1. King JC. Physiology of pregnancy and nutrient metabolism. Am J Clin Nutr. 2000;71(Suppl 5):1218S-25S.
2. Talbot L, Maclennan K. Physiology of pregnancy. Anaesthesia and Intensive Care Medicine. 2016;17(7):341-5.
3. Chang J, Streitman D. Physiologic adaptations to pregnancy. Neurol Clin. 2012;30(3):781-9.
4. Soma-Pillay P, Nelson-Piercy C, Tolppanen H, Mebazaa A. Physiological changes in pregnancy. Cardiovasc J Afr. 2016;27(2):89-94.
5. Tan EK, Tan EL. Alterations in physiology and anatomy during pregnancy. Best Pract Res Clin Obstet Gynaecol. 2013;27(6):791-802.
6. Fisher AL, Nemeth E. Iron homeostasis during pregnancy. Am J Clin Nutr. 2017;106(Suppl 6):1567S-1574S.
7. Cikot RJLM, Steegers-Theunissen RP, Thomas CM, de Boo TM, Merkus HM, Steegers EA. Longitudinal vitamin and homocysteine levels in normal pregnancy. Br J Nutr. 2001;85(1):49-58.
8. Angueira AR, Ludvik AE, Reddy TE, Wicksteed B, Lowe Jr. WL, Layden BT. New insights into gestational glucose metabolism: lessons learned from 21st century approaches. Diabetes. 2015;64(2):327-34.
9. Lowe WL Jr, Karban J. Genetics, genomics and metabolomics: new insights into maternal metabolism during pregnancy. Diabet Med. 2014;31(3):254-62.
10. Moyce BL, Dolinsky VW. maternal β-cell adaptations in pregnancy and placental signalling: implications for gestational diabetes. Int J Mo. Sci. 2018;19(5):E3467.
11. Retnakaran R. Adiponectin and b-cell adaptation in pregnancy. Diabetes. 2017;66(5):11212.
12. Herrera E, Ortega-Senovilla H. Lipid metabolism during pregnancy and its implications for fetal growth. Curr Pharm Biotechnol. 2014;15(1):24-31.
13. Herrera E, Desoye G. Maternal and fetal lipid metabolism under normal and gestational diabetic conditions. Horm Mol Biol Clin Investig. 2016;26(2):10927.
14. Jahromi AS, Zareian P, Madani A. Association of insulin resistance with serum interleukin-6 and TNF-alpha levels during normal pregnancy. Biomark Insights. 2011;6:1-6.
15. Kirwan JP, Mouzon SH, Lepercq J, Challier J-C, Huston-Presley L, Friedman JE, et al. TNF-alpha is a predictor of insulin resistance in human pregnancy. Diabetes. 2002;51:2207-13.
16. Tanner HL, Nitert MD, Callaway LK, Barrett H. Ketones in pregnancy: why is it considered necessary to avoid them and what is the evidence behind their perceived risk? Diabetes Care. 2021;44:280-9.
17. Pinto TJ, Farias DR, Rebelo F, Lepsch J, Vaz JS, Moreira JD, et al. Lower interpartum interval and unhealthy life-style factors are inversely associated with n-3 essential fatty acids changes during pregnancy: a prospective cohort with Brazilian women. PLoS One. 2015;10:e0121151.
18. Aparicio E, Martín-Grau C, Hernández-Martinez C, Voltas N, Canals J, Arija V. Changes in fatty acid levels (saturated, monounsaturated and polyunsaturated) during pregnancy. BMC Pregnancy Childbirth. 2021;21(1):778.
19. Stephens TV, Payne M, Ball RO, Pencharz PB, Elango R. Protein requirements of healthy pregnant women during early and late gestation are higher than current recommendations. J Nutr. 2015;145(1):73-8.
20. Elango R, Ball R. O. Protein and amino acid requirements during pregnancy. Adv Nutr. 2016;7(4):839S-44S.
21. Duggleby SL, Jackson AA. Protein, amino acid and nitrogen metabolism during pregnancy: how might the mother meet the needs of her fetus? Curr Opin Clin Nutr Metab Care. 2002;5(5):503-9.
22. Hadden DR, Mclaughlin C. Normal and abnormal maternal metabolism during pregnancy. Semin Fetal Neonatal Med. 2009;14(2):66-71.
23. Kalhan SC. Protein metabolism in pregnancy. Am J Clin Nutr. 2000;71(Suppl 5):1249S-55S.
24. World Health Organization (WHO). Protein and amino acid requirements in human nutrition: report of a joint WHO/FAO/UNU expert consultation. Geneva: WHO Press; 2007. Report 935.
25. Kovacs CS. Calcium and bone metabolism disorders during pregnancy and lactation. Endocrinol Metab Clin North Am. 2011;40(4):795-826.
26. Ziegler EE, O'Donnell AM, Nelson SE, Fomon SJ. Body composition of the reference fetus. Growth. 1976;40(4):329-41.
27. Institute of Medicine (IOM). Dietary Reference Intakes for calcium and vitamin D. Washington, DC: National Academies Press; 2011.
28. Kovacs CS. Maternal mineral and bone metabolism during pregnancy, lactation, and post-weaning recovery. Physiol Rev. 2016;96(2):449-547.
29. Kovacs CS, Kronenberg HM. Maternal-fetal calcium and bone metabolism during pregnancy, puerperium, and lactation. Endocr Rev. 1997;18(6):832-72.
30. Cross NA, Hillman LS, Allen SH, Krause GF, Vieira NE. Calcium homeostasis and bone metabolism during pregnancy, lactation, and postweaning: a longitudinal study. Am J Clin Nutr. 1995;61(3):514-23.
31. Kumar R, Cohen WR, Silva P, Epstein FH. Elevated 1,25-dihydroxyvitamin D plasma levels in normal human pregnancy and lactation. J Clin Invest. 1979;63(2):342-4.
32. White CP. Calcium metabolism in pregnancy and lactation. Obstet Med. 2009;2(1):2-5.
33. Baksi SN, Kenny AD. Acute effect of estradiol on the renal vitamin D hydroxylases in Japanese quail. Biochem Pharmacol. 1978;27(24):2765-8.
34. Kawashima H, Torikai S, Kurokawa K. Calcitonin selectively stimulates 25-hydroxyvitamin D3-1 alpha-

hydroxylase in proximal straight tubule of rat kidney. Nature. 1981;291:327-9.

35. Spanos E, Brown DJ, Stevenson JC, MacIntyre I. Stimulation of 1,25-dihydroxycholecalciferol production by prolactin and related peptides in intact renal cell preparations in vitro. Biochim Biophys Acta. 1981;672(1):7-15.

36. Takeuchi K, Morikawa H, Ueda Y, Mochizuki M. Studies on the effects of placental lactogen on calcium metabolism during pregnancy. Nippon Naibunpi Gakkai Zasshi. 1988;64(11):1175-86.

37. Karras SN, Wagner CL, Castracane VD. Understanding vitamin D metabolism in pregnancy: from physiology to pathophysiology and clinical outcomes. Metabolism. 2018;86:112-23.

38. Cornish J, Callon KE, Nicholson GC, Reid IR. Parathyroid hormone-related protein-(107-139) inhibits bone resorption in vivo. Endocrinology. 1997;138(3):1299-304.

39. Hacker AN, Fung EB, King JC. Role of calcium during pregnancy: maternal and fetal needs. Nutr Rev. 2012;70(7):397-409.

40. World Health Organization (WHO). WHO recommendation: calcium supplementation during pregnancy for the prevention of pre-eclampsia and its complications. Geneva: WHO Press; 2018.

41. Hofmeyr GJ, Lawrie TA, Atallah ÁN, Torloni MR. Calcium supplementation during pregnancy for preventing hypertensive disorders and related problems. Cochrane Database Syst Rev. 2018;10(10).

42. Institute of Medicine (IOM). Dietary Reference Intakes for vitamin A, vitamin K, arsenic, boron, chromium, copper, iodine, iron, manganese, molybdenum, nickel, silicon, vanadium, and zinc: a report of the Panel on Micronutrients. Washington, DC: National Academies Press; 2001.

43. Bothwell TH. Iron requirements in pregnancy and strategies to meet them. Am J Clin Nutr. 2000;72(Suppl. 1):257S-264S.

44. Milman N, Taylor CL, Merkel J, Brannon PS. Iron status in pregnant women and women of reproductive age in Europe. Am J Clin Nutr. 2017;106(Suppl 6):1655S-1662S.

45. World Health Organization (WHO). Global Health Observatory: anaemia in pregnant women. Disponível em: https://www.who.int/data/gho/data/indicators/indicator-details/GHO/prevalence-of-anaemia-in-pregnant-women-(-). Acesso em: 15 fev. 2024.

46. Milman N. Iron and pregnancy: a delicate balance. Ann Hematol. 2006;85(9):559-65.

47. Barrett JF, Whittaker PG, Williams JG, Lind T. Absorption of non-haem iron from food during normal pregnancy. BMJ. 1994;309(6947):79-82.

48. O'Brien KO, Zavaleta N, Caulfield LE, Yang DX, Abrams SA. Influence of prenatal iron and zinc supplements on supplemental iron absorption, red blood cell iron incorporation, and iron status in pregnant Peruvian women. Am J Clin Nutr. 1999;69(3):509-15.

49. Svanberg B, Arvidsson B, Bjorn-Rasmussen E, Hallberg L, Rossander L, Swolin B. Dietary iron absorption in pregnancy: a longitudinal study with repeated measurements of non-haeme iron absorption from whole diet. Acta Obstet Gynecol Scand Suppl. 1975;48:43-68.

50. Bah A, Pasricha SR, Jallow MW, Sise EA, Wegmuller R, Armitage AE, et al. Serum hepcidin concentrations decline during pregnancy and may identify iron deficiency: analysis of a longitudinal pregnancy cohort in the Gambia. J Nutr. 2017;147(6):1131-7.

51. Koenig MD, Tussing-Huphreys L, Day J, Cadwell B, Nemeth E. Hepcidin and iron homeostasis during pregnancy. Nutrients. 2014;6(8):3062-83.

52. Muñoz M, Villar I, García-Erce JA. An update on iron physiology. World J Gastroenterol. 2009;15(37):4617-26.

53. Van Santen S, Kroot JJC, Zijderveld G, Wiegerinck ET, Spaanderman MEA, Swinkels DW. The iron regulatory hormone hepcidin is decreased in pregnancy: a prospective longitudinal study. Clin Chem Lab Med. 2013;51(7):1395-401.

54. Hou Y, Zhang S, Wang L, Li J, Qu G, He J, et al. Estrogen regulates iron homeostasis through governing hepatic hepcidin expression via an estrogen response element. Gene. 2012;511(2):398-403.

55. World Health Organization (WHO). Nutritional anaemias: tools for effective prevention and control. Geneva: WHO Press; 2017.

56. Biete A, Gonçalves VSS, Franceschini SCC, Nilson EAF, Pizato N. The prevalence of nutritional anaemia in Brazilian pregnant women: a systematic review and meta-analysis. Int J Environ Res Public Health. 2023;20(2):1519.

57. Hollis BW, Wagner CL. New insights into the vitamin D requirements during pregnancy. Bone Research. 2017;5(17030):1-16.

58. Milman N. Iron in pregnancy: how do we secure an appropriate iron status in the mother and child? Ann Nutr Metab. 2011;59(1):50-4.

59. Brasil. Ministério da Saúde. Secretaria de Atenção à Saúde. Portaria n. 1.247, de 10 de novembro de 2014. Aprova o Protocolo Clínico e Diretrizes Terapêuticas da Anemia por Deficiência de Ferro. Diário Oficial da União n. 218, Seção 1, p.42, 11 nov. 2014.

60. Fung EB, Ritchie LD, Woodhouse LR, Roehl R, King JC. Zinc absorption in women during pregnancy and lactation: a longitudinal study. Am J Clin Nutr. 1997;66(1):80-8.

61. Donangelo CM, King JC. Maternal zinc intakes and homeostatic adjustments during pregnancy and lactation. Nutrients. 2012;4(7):782-98.

62. King JC. Determinants of maternal zinc status during pregnancy. Am J Clin Nutr. 2000;71(Suppl 5):1334S-43S.

63. World Health Organization (WHO). WHO antenatal care recommendations for a positive pregnancy expe-

rience: nutritional interventions update: multiple micronutrient supplements during pregnancy. Geneva: WHO Press; 2021.

64. Donangelo CM, Zapata CLV, Woodhouse LR, Shames DM, Mukherjea R, King JC. Zinc absorption and kinetics during pregnancy and lactation in Brazilian women. Am J Clin Nutr. 2005;82(1):118-24.

65. Swanson CA, King JC. Reduced serum zinc con centration during pregnancy. Obstet Gynecol. 1983;62(3):313-8.

66. Tamura T, Goldenberg RL. Zinc nutriture and pregnancy outcome. Nutrition Research. 1996;16(1):139-81.

67. Tamura T, Goldenberg RL, Johnston KE, DuBard M. Maternal plasma zinc concentrations and pregnancy outcome. Am J Clin Nutr. 2000;71(1):109-13.

68. Swanson CA, King JC. Zinc and pregnancy outcome. Am J Clin Nutr. 1987;46(5):763-71.

69. Caulfield LE, Donangelo CM, Chen P, Junco J, Merialdi M, Zavaleta N, et al. Red blood cell metallothionein as an indicator of zinc status during pregnancy. Nutrition. 2008;24(11-12):1081-7.

70. Scholl TO, Hedinger ML, Schall JI, Fischer RL, Khoo CS. Low zinc intake during pregnancy: its association with preterm and very preterm delivery. Am J Epidemiol. 1993;137(10):1115-24.

71. Ortega RM, Andrés P, Martínez RM, López-Sobaler AM, Quintas ME. Zinc levels in maternal milk: the influence of nutritional status with respect to zinc during the third trimester of pregnancy. Eur J Clin Nutr. 1997;51(4):253-8.

72. Carducci B, Keats EC, Bhutta ZA. Zinc supplementation for improving pregnancy and infant outcome. Cochrane Database Syst Rev. 2021;3(3).

73. Mambidge KM, Neldner KH, Walraven PA. Letter: zinc, acrodermatitis enteropathica, and congenital malformations. Lancet. 1975;1(7906):577-8.

74. Kasana S, Din J, Maret W. Genetic causes and gene-nutrient interactions in mammalian zinc deficiencies: acrodermatitis enteropathica and transient neonatal zinc deficiency as examples. J Trace Elem Med Biol. 2015;29:47-62.

75. Delshad H, Azizi F. Iodine nutrition in pregnant and breastfeeding women: sufficiency, deficiency, and supplementation. Hormones. 2019:1-8.

76. Taylor PN, Vaidya B. Iodine supplementation in pregnancy: is it time? Clin Endocrinol (Oxf). 2016;85(1):10-4.

77. Zhao W, Li X, Xia X, Gao Z, Han C. Iodine nutrition during pregnancy: past, present, and future. Biological Trace Element Research. 2019;188:196-207.

78. Alexander EK, Pearce EN, Brent GA, Brown RS, Chen H, et al. 2017 Guidelines of the American Thyroid Association for the diagnosis and management of thyroid disease during pregnancy and the postpartum. Thyroid. 2017;27(3):315-89.

79. Candido AC, Morais NS, Dutra LV, Pinto CA, Franceschini SCC, Alfenas RCG. Insufficient iodine intake in pregnant women in different regions of the world: a systematic review. Arch Endocrinol Metab. 2019;63(3):306-11.

80. Zimmermann MB. The importance of adequate iodine during pregnancy and infancy. World Rev Nutr Diet. 2016;115:118-24.

81. Toloza FJK, Motahari H, Maraka S. Consequences of severe iodine deficiency in pregnancy: evidence in humans. Frontiers in Endocrinology. 2020;11:409.

82. World Health Organization (WHO). Assessment of iodine deficiency disorders and monitoring their elimination: a guide for programme managers. Geneva: WHO Press; 2007.

83. Eastman CJ, Ma G, Li M. Optimal assessment and quantification of iodine nutrition in pregnancy and lactation: laboratory and clinical methods, controversies and future directions. Nutrients. 2019;11.10:2378.

84. Nazeri P, Shab-Bidar S, Pearce EN, Shariat M. Do maternal urinary iodine concentration or thyroid hormones within the normal range during pregnancy affect growth parameters at birth? A systematic review and meta-analysis. Nutr Rev. 2020.

85. Zimmermann MB. Iodine requirements and the risks and benefits of correcting iodine deficiency in populations. J Trace Elem Med Biol. 2008;22(2):81-92.

86. Spätling L, Classen HG, Kisters K, Liebscher U. Supplementation of magnesium in pregnancy. J Preg Child Health. 2017;4(1):1-6.

87. Nestler A, Rylander R, Kolisek M, Nielsen T, Odman N, Vormann J, et al. Blood pressure in pregnancy and magnesium sensitive genes. Pregnancy Hypertens. 2014;4(1):41-5.

88. Institute of Medicine (IOM). Dietary Reference Intakes for calcium, phosphorus, magnesium, vitamin D, and fluoride. Washington, DC: National Academies Press (US); 1997.

89. James MFM. Magnesium in obstetrics. Best Pract Res Clin Obstet Gynaecol. 2010;24(3):327-37.

90. Dalton LM, Fhloinn M Ní, Gaydadzhieva GT, Mazurkiewicz OM, Leeson H, et al. Magnesium in pregnancy. Nutr Rev. 2016;74(9):549-57.

91. Hantoushzadeh S, Jafarabadi M, Khazardoust S. Serum magnesium levels muscle cramps and preterm labor. Int J Gynaecol Obstet. 2007;98(2):153-4.

92. Venu L, Padmavathi IJN, Kishore YD, Bhanu NV, Rao KR, Sainath PB, et al. Long-term effects of maternal magnesium restriction on adiposity and insulin resistance in rat pups. Obesity. 2008;16(6):1270-6.

93. Fanni D, Gerosa C, Nurchi VM, Manchia M, Saba L, Coghe F, et al. The role of magnesium in pregnancy and in fetal programming of adult diseases. Biological Trace Element Research. 2021;199:3647-57.

94. Jouanne M, Oddoux S, Noel A, Voisin-Chiret AS. Nutrient requirements during pregnancy and lactation. Nutrients. 2021;13.2:692.

95. Yuan J, Yu Y, Zhu T, Lin X, Jing X, Zhan J. Oral magnesium supplementation for the prevention of pree-

clampsia: a meta-analysis or randomized controlled trials. Biological Trace Element Research. 2022;200.8:3572-81.

96. Tan X, Huang Y. Magnesium supplementation for glycemic status in women with gestational diabetes: a systematic review and meta-analysis. Gynecological Endocrinology. 2022;38.3:202-6.

97. Pilz S, Zittermann A, Obeid R, Hahn A, Pludowski P, Trummer C, et al. The role of vitamin D in fertility and during pregnancy and lactation: a review of clinical data. Int J Environ Res Public Health. 2018;15(10):1-19.

98. Kovacs CS. The role of vitamin D in pregnancy and lactation: insights from animal models and clinical studies. Annu Rev Nutr. 2012;32:97-123.

99. Hollis BW, Wagner CL. Vitamin D and pregnancy: skeletal effects, nonskeletal effects, and birth outcomes. Calcif Tissue Int. 2013;92(2):128-39.

100. Karras SN, Koufakis T, Fakhoury H, Kotsa K. Deconvoluting the biological roles of vitamin D-binding protein during pregnancy: a both clinical and theoretical challenge. Front Endocrinol (Lausanne). 2018;9(259):1-10.

101. Bouillon R, van Assche FA, van Baelen H, Heyns W, De Moor P. Influence of the vitamin D-binding protein on the serum concentration of 1,25-dihydroxyvitamin D3: significance of the free 1,25-dihydroxyvitamin D3 concentration. J Clin Invest. 1981;67(3):58996.

102. Zhang JY, Lucey AJ, Horgan R, Kenny LC, Kiely M. Impact of pregnancy on vitamin D status: a longitudinal study. Br J Nutr. 2014;112(7):1081-7.

103. Tsuprykov O, Buse C, Skoblo R, Haq A, Hocher B. Reference intervals for measured and calculated free 25-hydroxyvitamin D in normal pregnancy. J Steroid Biochem Mol Biol. 2018;181:80-7.

104. Karras SN, Fakhoury H, Muscogiuri G, Grant WB, van den Ouweland JM, Colao AM, et al. Maternal vitamin D levels during pregnancy and neonatal health: evidence to date and clinical implications. Ther Adv Musculoskelet Dis. 2016;8(4):124-35.

105. Javaid MK, Crozier SR, Harvey NC, Gale CR, Dennison EM, Boucher BJ, et al. Maternal vitamin D status during pregnancy and childhood bone mass at age 9 years: a longitudinal study. Lancet. 2006;367(9504):36-43.

106. Ferreira CES, Maeda SS, Batista MC, Lazzaretti-Castro M, Vasconcellos LS, Madeira M, et al. Consensus – reference ranges of vitamin D [25(OH)D] from the Brazilian medical societies. Brazilian Society of Clinical Pathology/Laboratory Medicine (SBPC/ML) and Brazilian Society of Endocrinology and Metabolism (SBEM). J Bras Patol Med Lab (Rio de Janeiro). 2017 Nov;53(6): 377-81.

107. Holick MF, Binkley NC, Bischoff-Ferrari HA, Gordon CM, Hanley DA, Heaney RP, et al.; Endocrine Society. Evaluation, treatment, and prevention of vitamin D deficiency: an Endocrine Society clinical practice guideline. J Clin Endocrinol Metab. 2011;96(7):1911-30.

108. Palacios C, Kostiuk LK, Peña-Rosas JP. Vitamin D supplementation for women during pregnancy. Cochrane Database Syst Rev. 2019;7(7).

109. Tamura T, Picciano MF. Folate and human reproduction. Am J Clin Nutr. 2006;83(5):993-1016.

110. Institute of Medicine (IOM). Dietary Reference Intakes for thiamin, riboflavin, niacin, vitamin B6, folate, vitamin B12, pantothenic acid, biotin, and choline. Washington, DC: National Academies Press (US); 1998.

111. Scholl TO, Johnson WG. Folic acid: influence on the outcome of pregnancy. Am J Clin Nutr. 2000;71(5 Suppl):1295S-303S.

112. World Health Organization (WHO). Standards for maternal and neonatal care. Geneva: WHO Press; 2007.

113. Bruinse HW, Van Den Berg H. Changes of some vitamin levels during and after normal pregnancy. Eur J Obstet Gynecol Reprod Biol. 1995;61(1):31-7.

114. McPartlin J, Halligan A, Scott JM, Darling M, Weir DG. Accelerated folate breakdown in pregnancy. Lancet. 1993;341(8838):148-9.

115. Caudill MA, Gregory JF, Hutson AD, Bailey LB. Folate catabolism in pregnant and nonpregnant women with controlled folate intakes. J Nutr. 1998;128(2):204-8.

116. Higgins JR, Quinlivan EP, McPartlin J, Scott JM, Weir DG, Darling MR. The relationship between increased folate catabolism and the increased requirement for folate in pregnancy. BJOG. 2000;107(9):1149-54.

117. Molloy AM, Kirke PN, Brody LC, Scott JM, Mills JL. Effects of folate and vitamin B12 deficiencies during pregnancy on fetal, infant, and child development. Food Nutr Bull. 2008;29(2 Suppl):S101-11.

118. Aslinia F, Mazza JJ, Yale SH. Megaloblastic anemia and other causes of macrocytosis. Clin Med Res. 2006;4(3):236-41.

119. Imbard A, Benoist JF, Blom HJ. neural tube defects, folic acid and methylation. Int J Environ Res Public Health. 2013;10(9):4352-89.

120. Kang SS, Wong PWW, Zhou JM, Cook HY. Total homocyst(e)ine in plasma and amniotic fluid of pregnant women. Metabolism. 1986;35(10):889-91.

121. Bergen NE, Jaddoe VWV, Timmermans S, Hofman A, Lindemans J, Russcher H, et al. Homocysteine and folate concentrations in early pregnancy and the risk of adverse pregnancy outcomes: the Generation R Study. BJOG. 2012;119(6):739-51.

122. Colson NJ, Naug H, Nikbakth E, Zhang P, McCormack J. The impact of MTHFR 677 C/T genotypes on folate status markers: a meta-analysis of folic acid intervention studies. Eur J Nutr. 2017;56(1):247-60.

123. Rai V. Methylenetetrahydrofolate reductase C677T polymorphism and recurrent pregnancy loss risk in Asian population: a meta-analysis. Indian J Clin Biochem. 2016;31(4):402-13.

124. Maia SB, Souza ASR, Caminha MFC, Silva SL, Cruz RSBLC, Santos CC, Batista Filho M. Vitamin A and

pregnancy: a narrative review. Nutrients. 2019;11(3):1-18.

125. McCauley ME, van den Broek N, Dou L, Othman M. Vitamin A supplementation during pregnancy for maternal and newborn outcomes (review). Cochrane Database of Systematic Reviews. 2015(10).

126. Gannon BM, Jones C, S Mehta. Vitamin A requirements in pregnancy and lactation. Current Developments in Nutrition. 2020;4.10:nzaa142.

127. Azaïs-Braesco V, Pascal G. Vitamin A in pregnancy: requirements and safety limits. Am J Clin Nutr. 2000;71(5 Suppl):1325S-33S.

128. Gutierrez-Mazariego J, Theodosiou M, Campo-Payaa F, Schubert M. Vitamin A: a multifunctional tool for development. Semin Cell Dev Biol. 2011;22(6):603-10.

129. Cabezuelo MT, Zaragozá R, Barber T, Viña JR. Role of vitamin A in mammary gland development and lactation. Nutrients. 2020;12(1):1-17.

130. Bastos Maia S, Souza ASR, Caminha MFC, Silva SL, Cruz RSBLC, Santos CC, et al. Vitamin A and pregnancy: a narrative review. Nutrients. 2019;11.3:681.

131. Gurgel CSS, Pereira LAA, Costa AA, Souza MAS, Brito PA, Melo LRM, et al. Effect of routine prenatal supplementation on vitamin concentrations in maternal serum and breast milk. Nutrition. 2017;33:261-5.

132. Van Sande H, Jacquemyn Y, Karepouan N, Ajaji M. Vitamin B12 in pregnancy: maternal and fetal/neonatal effects – a review. Open J Obstet Gynecol. 2013;3:599-602.

133. Sebastiani G, Barbero AH, Borrás-Novell C, Casanova MA, Aldecoa-Bilbao V, Andreu-Fernández V, et al. The effects of vegetarian and vegan diet during pregnancy on the health of mothers and offspring. Nutrients. 2019;11(3):557.

134. Green R, Allen LH, Bjorke-Monsen A-L, Brito A, Guéant J-L, Miller JW, et al. Vitamin B12 deficiency. Nat Rev Dis Primers. 2017;3(17040):1-20.

135. Dror DK, Allen LH. Interventions with vitamins B6, B12 and C in pregnancy. Paediatr Perinat Epidemiol. 2012;26(Suppl 1):55-74.

136. Koebnick C, Heins UA, Dagnelie PC, Wickramasinghe SN, Ratnayaka ID, Hothorn T, et al. Longitudinal concentrations of vitamin B12 and vitamin B12-binding proteins during uncomplicated pregnancy. Clin Chem. 2002;48(6 Pt 1):928-33.

137. Allen LK. Vitamin B 12 metabolism and status during pregnancy, lactation and infancy. In: Allen LK, King J, Lönnerdal B. Nutrient regulation during pregnancy, lactation, and infant growth. Advances in experimental medicine and biology. Boston: Springer; 1994. p.173-86.

138. Koebnick C, Hoffmann I, Dagnelie PC, Heins UA, Wickramasinghe SN, Ratnayaka ID, et al. Long-term ovo-lacto vegetarian diet impairs vitamin B-12 status in pregnant women. J Nutri. 2004;134(12):3319-26.

139. Agnoli C, Baroni L, Bertini I, Ciappellano S, Fabbri A, Pappa M, et al. Position paper on vegetarian diets from the working group of the Italian Society of Human Nutrition. Nutr Metab Cardiovasc Dis. 2017;27(12):103752.

140. Baroni L, Goggi S, Battaglino R, Berveglieri M, Fasan I, Fillipin D, et al. Vegan nutrition for mothers and children: practical tools for healthcare providers. Nutrients. 2019;11(1):5.

141. Finkelstein JL, Fothergill A, Venkatramanan S, Layden AJ, Williams JL, Crider KS, Qi YP. Vitamin B12 supplementation during pregnancy for maternal and child health outcomes. Cochrane Database Syst Rev. 2024;1(1).

142. Pepper MR, Black MM. B12 in fetal development. Semin Cell Dev Biol. 2011;22(6):619-23.

143. Ray JG, Blom HJ. Vitamin B12 insufficiency and the risk of fetal neural tube Defects. QJM. 2003;96(4):289-95.

144. Wang ZP, Shang XX, Zhao ZT. Low maternal vitamin B12 is a risk factor for neural tube defects: a meta-analysis. J Matern Fetal Neonatal Med. 2012;25(4):389-94.

145. Aguirre JA, Donato ML, Buscio M, Ceballos V, Armeno M, Aizpurúa L, et al. Serious neurological compromise due to vitamin B12 deficiency in infants of vegan and vegetarian mothers. Arch Argent Pediatr. 2019;117(4):e420-e424.

146. Rush EC, Katre P, Yajnik CS. Vitamin B12: one carbon metabolism, fetal growth and programming for chronic disease. Eur J Clin Nutr. 2014;68(1):2-7.

CAPÍTULO 56

Minerais e envelhecimento

Vanuska Lima da Silva
Amanda Souza Silva Sperb
Silvia M. Franciscato Cozzolino

INTRODUÇÃO

A população idosa é um segmento populacional que vem crescendo rapidamente tanto em países desenvolvidos como nos em desenvolvimento.[1]

A Organização Mundial da Saúde (OMS) aponta o envelhecimento populacional como uma das maiores glórias da humanidade, no entanto esse avanço na idade apresenta desafios a serem enfrentados pela sociedade.[2]

No Brasil, tem sido observado aumento significativo da população idosa, incluindo os longevos, em razão do controle de doenças, especialmente as crônicas, bem como a mudanças de estilo de vida e à queda da mortalidade.[3]

No Brasil, é considerado idoso o indivíduo com 60 anos de idade ou mais. Entretanto, em países desenvolvidos, o termo corresponde a pessoas a partir dos 65 anos.[4] Segundo dados do Instituto Brasileiro de Geografia e Estatística (IBGE), a população brasileira atingiu o patamar de 203,080,756[5] milhões de pessoas, indicando um aumento populacional nos últimos anos. A população com 60 anos ou mais supera 32 milhões, acompanhando o aumento populacional.[5]

Dados do relatório estatístico do IBGE apontam que a expectativa de vida dos brasileiros ao nascer é de 75,5 anos, sendo de 72 para os homens e de 79 para as mulheres. A queda desse indicador em relação aos anos anteriores pode ter sofrido influência em razão da pandemia de covid-19. Projeções indicam aumento gradativo da população brasileira e de indivíduos de 60 anos ou mais até o ano de 2060.[5]

O aumento da longevidade é um fenômeno mundial, e o estágio de vida que cresceu de forma expressiva nos últimos anos foi o de 80 anos de idade ou mais, os longevos. O grupo de longevos aumentou 61,3% considerando o intervalo de tempo entre 2010 e 2022 em relação ao mesmo estágio de vida.[5]

Em estudos realizados com pessoas idosas, verificou-se inadequação de consumo alimentar, com menor prevalência do consumo de legumes e consequente[6] preocupação com os micronutrientes.[7-9] A falta de ingestão de micronutrientes implica deficiências que afetam a resposta imune mediada em idosos. Sabe-se que o envelhecimento está associado ao alto risco de deficiência em micronutrientes em decorrência da baixa ingestão energética, das peculiaridades fisiopatológicas do processo de envelhecimento e até mesmo de condições socioeconômicas inadequadas, trazendo como consequência o avanço de doenças, principalmente cardiovasculares e neurodegenerativas.[10]

A nutrição pode agir de diferentes formas, beneficiando os idosos com a promoção da saúde e a redução do risco de doenças, melhorando tratamentos e dando apoio na reabilitação. No entanto, com a deficiência na ingestão de calorias totais, associada a mudanças nas funções gastrintestinal, renal e endócrina, é comum haver redução proporcional na disponibilidade de nutrientes essenciais.[10]

Na década de 1990, as recomendações de ingestão de nutrientes para idosos eram extrapoladas de dados provenientes de experimentos realizados com indivíduos adultos, o que se verificou ser inadequado, uma vez que as características fisiológicas e de saúde de um indivíduo entre 50 e 60 anos são muito diferentes das de indivíduos entre 80 e 90 anos.[11] Dessa forma, foram propostas categorias de idosos, considerando indivíduos de 51 a 70 anos e maiores de 70 anos, segundo as *Dietary Reference Intakes* (DRI).[12-14]

A etiologia do envelhecimento tem sido relacionada com a produção de radicais livres em quantidades maiores que as possivelmente controladas pelos processos normais de defesa do organismo. Esses radicais poderiam estar envolvidos com doenças relacionadas ao envelhecimento, como câncer, aterosclerose e artrite reumatoide.[15] Vitaminas e minerais têm papel importante nesse processo de defesa antioxidante do organismo contra radicais livres e, assim, são necessários em quantidades adequadas na dieta ou como suplementos. O que se tem observado ultimamente é que muitos desses nutrientes essenciais apresentam-se deficientes no idoso.[10] Assim, o monitoramento nutricional do idoso deve ser priorizado, visando prevenir ou identificar precocemente deficiências nutricionais para que os possíveis efeitos deletérios das doenças relacionadas com o envelhecimento humano possam ser minimizados.

EFEITO DO ENVELHECIMENTO NO ESTADO NUTRICIONAL EM RELAÇÃO AOS MICRONUTRIENTES

O envelhecimento apresenta particularidades que condicionam o estado nutricional dos idosos. Dentre elas, a boa nutrição durante toda a vida é considerada um fator importante relacionado à qualidade de vida e ao envelhecimento saudável. Com isso, o estado nutricional adequado aumenta o número de pessoas que se aproximam de seu ciclo máximo de vida.[16] Muitos estudos sugerem que o envelhecimento está associado a um aumento significativo na incidência de doenças.[17-20]

O envelhecimento pode ser conceituado como um processo sequencial, individual, acumulativo, irreversível, universal, não patológico e de deterioração de um organismo maduro, com características peculiares principalmente na alteração da composição corporal, próprio a todos os membros de uma espécie, de maneira que o tempo o torne menos capaz de fazer frente ao estresse do meio ambiente e, portanto, aumente sua possibilidade de morte. No entanto, o envelhecimento também pode ser compreendido como um processo natural, ou seja, senescente, que não provoca qualquer doença.[21]

Os idosos são geralmente os maiores consumidores de medicamentos, frequentemente de múltiplos medicamentos, que podem interferir na ingestão de alimentos, na digestão, na absorção e na utilização de diversos nutrientes. A escolha dos alimentos pode ser influenciada negativamente por diferentes fatores relacionados com a saúde oral, seja pela ausência de peças dentárias e utilização de próteses, podendo desfavorecer o processo de mastigação, bem como pelo fluxo salivar diminuído em decorrência do envelhecimento, fato esse que pode ser agravado com o uso de medicamentos que favorecem a redução salivar. Laxantes, diuréticos, sedativos e anticonvulsivos são medicamentos que merecem atenção, pois podem causar problemas nutricionais em virtude, sobretudo, do prejuízo na absorção e no metabolismo de nutrientes.[22] O surgimento de doenças (também as não diagnosticadas) pode influenciar o estado nutricional do idoso, bem como o modo de vida (institucionalizado ou não), o estado socioeconômico, os fatores psicossociais, tais como perda do cônjuge, depressão, solidão, integração social, etilismo, tabagismo, edentulismo (ausência de dentes), próteses mal adaptadas, capacidade de deslocamento, capacidade cognitiva e prática de atividade física.[16]

O processo de envelhecimento está envolvido com a redução progressiva dos tecidos ativos do organismo, perda de sua capacidade funcional e modificação das funções metabólicas. O consumo insuficiente de proteínas e a deficiência de vitaminas e minerais comprometem o estado nutricional dos idosos.[23] A perda da massa magra reflete na diminuição acentuada da água corporal, que é uma das características básicas do processo do envelhecimento no homem. A água corporal total e o volume de água intracelular diminuem. O percentual de gordura e o tecido conectivo tendem a aumentar com a idade. Nos ossos, tanto a massa orgânica como a mineral declinam gradualmente, resultando em osteopenia. Na mulher, esse processo é acelerado após a menopausa. A taxa de metabolismo basal diminui, em parte, em decorrência da diminuição da massa muscular e da atividade física. Ocorre redução de síntese proteica, resultando em capacidade reduzida de transporte de micronutrientes, principalmente pelas baixas concentrações plasmáticas de albumina.[24,25]

As necessidades de minerais e de elementos-traço para idosos têm sido discutidas levando em consideração mudanças relacionadas com a idade, como composição corporal, e funções que afetam a absorção e a utilização desses elementos no organismo. A eficiência da absorção intestinal de uma série de elementos-traço pode declinar nos idosos, mesmo naqueles saudáveis.

A redução na massa corporal magra e a atividade física estão associadas com a necessidade de energia; portanto, se a ingestão de alimentos for diminuída, afetará a ingestão de todos os demais nutrientes, incluindo os elementos inorgânicos. Proporcionalmente, a massa corporal magra reduzida terá influência nos *pools*

que equilibram esses elementos, que também estarão diminuídos. Essa sequência de ocorrências pode levar a fragilidade no idoso, uma condição altamente prevalente nessa faixa etária, que está relacionada a eventos adversos como queda, fraturas, declínio cognitivo, incapacidade, hospitalização, institucionalização e morte.[26] Além disso, a eficiência de absorção para alguns elementos pode declinar com o avanço da idade. Com essas considerações, pode-se inferir que esse grupo apresenta risco para a deficiência em minerais e elementos-traço.[27]

Algumas alterações fisiológicas são comuns e decorrentes do processo de envelhecimento, como a diminuição da capacidade mastigatória, salivação e sensibilidade à sede, dificuldades de deglutição, modificações no paladar e alterações na percepção sensorial.[28] O estado nutricional pode ser afetado por alterações sensoriais como a redução da sensibilidade para os gostos doce, amargo, ácido e salgado, juntamente com eventual perda da acuidade visual, audição e olfato, sendo fatores relevantes na diminuição do consumo alimentar em indivíduos idosos. Além disso, a saúde bucal tem forte relação com o consumo alimentar, pois o uso de próteses ou a falta de dentes pode comprometer a ingestão alimentar.[6] Em torno dos 60 anos tendem a surgir as disfunções de paladar e olfato, que e se tornam mais acentuadas nas pessoas acima de 70 anos.[29]

Outras alterações também podem ocorrer no trato gastrintestinal, como diminuição da acidez gástrica, dos sucos digestivos e da motilidade intestinal; no entanto, essas alterações são consideradas apenas uma pequena parte do problema nutricional do idoso.[17] As fibras beneficiam o trânsito intestinal, sendo aconselhável sua ingestão para a saúde da população em geral, principalmente para idosos, cujo problema de obstipação intestinal é relativamente frequente. No entanto, seu consumo indiscriminado, ou seja, acima das recomendações diárias, pode gerar efeitos adversos na biodisponibilidade de nutrientes.

Minerais como cálcio, magnésio, cobre, zinco e cromo afetam funções que normalmente declinam com a idade, como o comprimento dos ossos, doenças cardiovasculares, resposta imunológica, gosto e sabor (sensoriais) e metabolismo de carboidratos. Entre esses elementos, somente o cromo tem concentrações reduzidas nos tecidos (exceto nos pulmões) em decorrência da idade.[30] Como o zinco e o cobre, o magnésio também tem sido associado aos problemas de envelhecimento, provavelmente por causa da baixa ingestão prevalente ao longo da vida.[31,32]

Pouca ingestão de cálcio, que ocorre com frequência, tem sido associada à osteoporose relacionada à idade. A deficiência alimentar em fósforo é improvável, em razão de sua ampla distribuição nos alimentos. A ingestão média de magnésio da população encontra-se abaixo dos valores de RDA (*Recommended Dietary Allowance*).

A absorção e, portanto, a biodisponibilidade dos minerais também pode ser afetada por interações entre diferentes nutrientes na dieta, como é o caso de fósforo e da fibra para o magnésio, e vitamina D, ferro, zinco e fósforo para o cálcio. O cálcio e o magnésio na dieta também podem interagir causando um efeito mútuo em suas absorções.[31]

◙ MENOPAUSA

A menopausa, definida como "a cessação permanente dos ciclos menstruais após a perda da atividade folicular ovariana", é outro evento com consequências nutricionais evidentes. Vários outros fatores também podem afetar os indivíduos em diferentes tempos e graus, podendo causar impacto na transição do adulto para o idoso. Esses determinantes variam desde problemas de saúde a socioeconômicos, mudando assim o ambiente e/ou o estilo de vida do indivíduo.[27,33] Essas mudanças de estilo de vida influenciam diretamente na longevidade e na qualidade de vida, sendo os hábitos alimentares essenciais nesse período.[33]

Os hormônios influenciam o metabolismo dos elementos-traço, e a menopausa gera mudanças importantes no metabolismo desses hormônios. Estrógeno e/ou progesterona modificam fortemente o metabolismo do cobre, aumentando sua concentração no soro, fígado e rins. O estrógeno aumenta a concentração de transferrina sérica e os valores de ferro em decorrência do aumento da transcrição do gene da transferrina. Há resultados conflitantes sobre o efeito dos hormônios sexuais no metabolismo do zinco, mas a maioria dos estudos demonstra diminuição do zinco sérico pela administração de estrógeno.[20]

Estudos realizados com isótopos estáveis observaram que o tamanho dos *pools* de zinco e de selênio diminuiu em mulheres idosas e que a suplementação com selênio causou melhora no estado nutricional dos indivíduos em relação a esse nutriente.[34]

A diminuição na produção de estrógeno na menopausa está associada com a perda mais acelerada de densidade mineral e massa óssea. Além disso, baixas concentrações de estrógeno estão implicadas com a diminuição da eficiência para a absorção de cálcio.[35] O estado de carência estrogênica persiste até aproximadamente 40 anos após a menopausa, fato que justifica seu uso em pacientes mais idosas. O uso da vitamina D deve ser considerado uma estratégia promissora em tais situações.

A Sociedade Norte-Americana de Menopausa recomenda 1.000 a 1.500 mg de cálcio dietético por dia para mulheres na pós-menopausa.[33]

As necessidades de ferro são reduzidas no início da menopausa, visto que nessa fase da vida os valores de ferritina das mulheres se aproximam aos dos homens, sendo a deficiência em ferro incomum.[34]

A dieta mediterrânea mostra resultados favoráveis em relação à densidade mineral óssea por sua associação de nutrientes e padrão antioxidante, podendo, se associada a outros hábitos de vida saudáveis, ser uma estratégia não farmacológica de prevenção de osteoporose e fraturas ósseas. Micronutrientes como selênio e vitamina C estão associados positivamente à saúde óssea. Em contrapartida, uma dieta com alto nível de alimentos processados foi inversamente associada ao conteúdo mineral ósseo.[33]

A suplementação de cálcio para mulheres saudáveis na menopausa está associada com aumento na tendência de eventos cardiovasculares. Esse efeito prejudicial deve ser considerado na relação risco-benefício da suplementação com cálcio.[36]

IDOSOS LONGEVOS

O segmento correspondente à população idosa compreende um amplo estágio de vida, de aproximadamente 40 anos; assim, torna-se comum subdividir esse segmento entre idosos mais jovens (60-79 anos) e os mais idosos (> 80 anos), como idosos mais velhos ou longevos.[37] O aumento da expectativa de vida no Brasil vem representando um aumento significativo do aumento de idosos longevos, o que pode ser um desafio para a saúde pública e ser uma exigência de maiores cuidados para esse público.[38]

A dieta, especificamente, pode desempenhar um papel importante no estilo de vida de indivíduos longevos. Esse fato justifica o motivo pelo qual o foco das pesquisas por algum tempo foi estudar hábitos alimentares locais, acreditando que pudesse existir uma dieta que aumentasse a longevidade dos indivíduos.[39]

Estudo realizado com nonagenários e centenários observou que a maioria se apresentava fora do risco nutricional e a ingestão calórica total foi adequada. Entretanto, verificou-se que alguns micronutrientes como as vitaminas D e E tiveram consumo abaixo do recomendado.[39] Assim como um estudo mais recente no Sudeste do Brasil, refere que idosos com padrão alimentar saudável tem menor risco de baixo peso.[40]

Estudo com longevos observou que não existem diferenças dos hábitos alimentares entre homens e mulheres; 94,9% referiram fazer três ou mais refeições diárias, incluindo o café da manhã.[41] Avaliando os hábitos alimentares e a longevidade de centenários brasileiros, observou-se que a maioria sempre procurou seguir dietas equilibradas, consumindo uma boa variedade de alimentos ao longo de suas vidas. Grande parte dos longevos cita o consumo de praticamente todos os grupos alimentares, tais como frutas, hortaliças, leite e derivados, grãos e cereais, óleos vegetais e carnes.[42] No entanto, modificações no comportamento alimentar, como o elevado consumo de produtos industrializados, doces e massas, ou de fácil preparo, como chás e torradas, são relatadas, e certamente afetam a adequação de nutrientes, colocando-os em risco de má-nutrição, desenvolvimento de doenças crônicas não transmissíveis (DCNT) e obesidade.[1,43,44]

Os hábitos alimentares de longevos têm sido estudados sob vários aspectos, entretanto são escassos os estudos que relacionem a ingestão de minerais e a longevidade nessa população.

ALTERAÇÕES NAS FUNÇÕES DO ESTÔMAGO E A BIODISPONIBILIDADE DE NUTRIENTES

O envelhecimento pode causar alterações fisiológicas no organismo dos idosos,[45] e as alterações na mucosa gástrica no idoso podem causar mudanças na produção de ácido clorídrico e, com isso, causar efeitos indesejáveis na utilização e na absorção de diferentes minerais. Na hipocloridria, o cálcio e o ferro não heme apresentam absorção diminuída em decorrência de sua insolubilidade em pH acima de 5. Com a atrofia da mucosa gástrica do idoso, ocorre menor absorção da vitamina B12[43,44,46] pela diminuição da produção de ácido clorídrico e secreção do fator intrínseco.

⊡ CÁLCIO, FÓSFORO E MAGNÉSIO

Fatores genéticos contribuem com cerca de 46 a 62% da densidade mineral óssea. Assim, 38 a 54% das pessoas podem ser afetadas por fatores relacionados ao estilo de vida, entre eles a nutrição. O papel atribuído à alimentação e à nutrição está relacionado ao suporte de nutrientes para o desenvolvimento de uma melhor massa óssea e à proteção contra a perda de cálcio ao longo da vida.[47] Há grande variação individual na absorção de cálcio, a qual está condicionada à presença de vitamina D e à ingestão de cálcio na alimentação. As taxas de absorção de cálcio pelo intestino oscilam entre 30 e 50%, sendo fundamental haver um suprimento constante de cálcio dietético biodisponível.[18]

O cálcio é o mineral mais abundante no corpo humano, constituindo cerca de 1,5 a 2% do peso corporal total; 99% dele está presente nos ossos, os quais agem como um tecido fisiológico vital, fornecendo fontes prontamente disponíveis de cálcio para a manutenção das concentrações plasmáticas normais.

A saúde óssea depende diretamente da ingestão regular de cálcio ao longo da vida, fator que pode reduzir o risco de osteoporose décadas mais tarde. Um dos principais aspectos do metabolismo do cálcio no envelhecimento é a perda progressiva de massa óssea ou osteopenia.[48]

Quando as concentrações de cálcio ionizado diminuem, a secreção do hormônio da paratireoide (PTH) aumenta, resultando em mobilização de cálcio dos ossos e redução da reabsorção tubular renal de fosfato, provocando redução da concentração de fosfato sérico (o qual facilita a reabsorção de cálcio dos ossos) e aumento da reabsorção tubular renal e intestinal de cálcio (diretamente ou por aumento da atividade de vitamina D). O principal determinante da absorção de cálcio é a concentração circulante de $1,25(OH)_2D_3$ (1,25-di-hidroxicolecalciferol), a forma biologicamente mais ativa da vitamina D.[48-50]

Os ossos são um tecido metabolicamente ativo, em processo de *turnover* constante, regulado pela atividade celular de reabsorção e formação óssea (osteoclástica e osteoblástica, respectivamente). Cálcio, fósforo e magnésio desempenham papel passivo em qualquer mudança que ocorra nos ossos, devendo estar presentes em concentrações fisiológicas nos fluidos extracelulares para que a mineralização óssea ocorra normalmente.

O pico de massa óssea não é o mesmo em todas as pessoas, e essa diferença pode ser influenciada por vários fatores, entre eles: hereditariedade, sexo, raça, hábitos alimentares, atividade física e composição corporal. Quanto maior o pico de massa óssea, maior será a reserva óssea durante a fase adulta e a idosa. Portanto, se o ganho mineral ósseo puder ser otimizado durante a puberdade, é provável que o indivíduo adulto seja menos suscetível a complicações da osteoporose.[51]

A osteroporose é um distúrbio osteometabólico caracterizado pela diminuição da densidade mineral óssea, com deterioração da microarquitetura óssea. Esse processo leva a um aumento da fragilidade esquelética e a maior suscetibilidade a fraturas.[52,53] A osteoporose atinge homens e mulheres, mas com predominância no sexo feminino e, nos indivíduos idosos, e é a principal causa de fraturas na população acima de 50 anos.[48,49,53,54] Entre os idosos com idade superior a 85 anos, a osteoporose atinge cerca de 50% das mulheres e 20% dos homens, enquanto na faixa etária abaixo dos 50 anos esses valores se aproximam, para ambos os sexos, de 5 e 2,5%, respectivamente. Nas mulheres a ocorrência é devida à redução estrogênica, e nos homens está associada a envelhecimento, deficiência de vitamina D, absorção reduzida de cálcio e aumento da concentração de paratormônio.[55,56]

Outro fator importante de risco para osteoporose é a proporção na qual a massa óssea é perdida ao longo da vida. Após a fase em que ocorre o maior aumento da massa óssea, esta parece ser mantida sem muitas mudanças até 40 a 45 anos de idade. A partir dessa faixa etária, a massa óssea começa a ser perdida em média de 0,2 a 0,5% por ano em homens e mulheres, até a oitava ou nona década de vida. Nas mulheres, entretanto, a perda óssea é acelerada de 2 a 5% ao ano, imediatamente antes e por aproximadamente 10 anos após a menopausa, voltando em seguida ao percentual anterior de 0,2 a 0,5% por ano.[35] Com o avançar da idade, o sistema de formação/reabsorção óssea torna-se desgastado.

O Consenso Brasileiro de Osteoporose inclui como fatores de risco para a osteoporose alguns possíveis determinantes: sexo feminino, baixa densidade mineral óssea, raça asiática ou caucasiana, idade avançada, menopausa precoce não tratada (antes dos 40 anos) e tratamento com corticoides, incluindo, também, fatores ambientais, como: sedentarismo, tabagismo, alcoolismo, imobilização prolongada, dieta pobre em cálcio, doenças e medicamentos que induzem perda de massa óssea.[47] Tratando-se de a menopausa ser um dos fatores de risco, citam-se também outros pontos que merecem atenção no período pós-menopausa: idade, etnia branca ou oriental, história prévia pessoal e familiar de fratura e baixo índice de massa corporal (IMC).[50]

A absorção intestinal de cálcio e a habilidade de se adaptar a dietas pobres nesse elemento estão prejudicadas em mulheres na menopausa e em idosos de ambos os sexos. Alguns autores verificaram que em mulheres na menopausa a absorção fracional de cálcio declina em média 0,21% ao ano.[18] A partir dos 60 anos, a absorção do cálcio ingerido é de 30 a 50% em ambos os sexos, e idosas com 80 anos ou mais absorvem cerca de 26% desse mineral ingerido como consequência da diminuição na síntese enzimática

de 1-alfa-hidroxilase renal, acarretando menor eficiência do $1,25(OH)_2D_3$.[46]

A patogênese dessas anormalidades é controversa, mas evidências sugerem que podem ocorrer tanto por causa do decréscimo funcional na habilidade dos rins em produzir o principal metabólito biologicamente ativo da vitamina D, o $1,25(OH)_2D_3$, como do decréscimo absoluto na produção renal dessa vitamina em razão de doenças renais frequentes nessa fase da vida.[57,58] Adultos com mais de 70 anos tendem a diminuir a atividade física, a ingestão alimentar e a exposição à luz solar, e, nesses casos, para obter a quantidade de cálcio ideal, é necessária a utilização de suplementos.

O carbonato de cálcio necessita da presença do ácido gástrico para sua dissolução, enquanto o citrato de cálcio é menos dependente da presença de ácido gástrico. Para que ocorra melhor absorção do cálcio, recomenda-se que não se administre mais do que 500 mg por dose tomada. A suplementação com sais de cálcio pode ocasionar em alguns pacientes náusea, dispepsia e constipação; por isso, recomenda-se a ingestão de cálcio pela dieta.[47] Para adultos acima de 50 anos, a ingestão diária recomendada é de 1.200 mg, considerando o cálcio da dieta mais suplementos (em casos de ingestão alimentar deficiente).[50,54]

Os estudos sobre a relação entre o consumo de cafeína e álcool e a formação de massa óssea são contraditórios.[18] A associação entre consumo de cafeína e perda óssea acelerada foi verificada em mulheres na menopausa com baixa ingestão de cálcio. No entanto, verificou-se que um copo de 240 mL de café reduz a retenção de cálcio em 2 a 3 mg em média, o que não conduziria ao comprometimento da massa óssea.[18,48,59] O efeito do álcool sobre a função osteoplástica está vinculado às disfunções hepáticas, como esteatose hepática, hepatite alcoólica e cirrose, ocasionadas pelo consumo exagerado.[60]

Dados de estudos com animais sugerem que valores altos de fósforo alimentar podem intensificar a perda óssea. No entanto, estudos com humanos mostraram pouco efeito da alta ingestão de fósforo no balanço de cálcio. Todos os organismos vivos necessitam de fósforo para a manutenção de sua estrutura e função. Nos fluidos biológicos, ele existe como íon fosfato. O fósforo é um dos principais constituintes inorgânicos dos ossos. Nas células, ele é parte importante de muitos compostos, como fosfolipídios, fosfoproteínas e ácidos nucleicos, mensageiros de hormônios, adenosina monofosfato cíclica, guanina monofosfato cíclica e 2,3-difosfoglicerato. Concentrações séricas de fosfato também são importantes para regular a produção renal de $1,25(OH)_2D_3$.

O magnésio desempenha funções importantes na manutenção da pressão osmótica, na ativação enzimática, na atividade muscular, no metabolismo energético, na estabilização da função neural e na manutenção da estrutura óssea. Esse mineral é um inibidor potente da contração da musculatura lisa vascular, podendo diminuir a resistência vascular periférica e, com isso, ter função vasodilatadora na regulação da pressão sanguínea. A concentração de magnésio no soro tem sido criticada como medida para avaliar o estado nutricional do indivíduo com relação a esse elemento no organismo, e os valores teciduais demonstraram não declinar com o envelhecimento.[8]

Além da baixa ingestão de magnésio e cálcio, pelas características próprias da dieta do idoso, a deficiência nesses elementos pode ocorrer também por causa do decréscimo da capacidade de absorção intestinal. Em relação ao cálcio, sua absorção está estreitamente relacionada com a vitamina D, embora alterações comuns no envelhecimento também possam afetar a absorção intestinal e a reabsorção renal. Alguns pesquisadores[19] demonstraram que a absorção intestinal de magnésio em indivíduos saudáveis com 70 anos foi de 65% do valor obtido aos 30 anos. Todavia, não se sabe se o envelhecimento afeta a eficiência do mecanismo renal de con-

servação do magnésio durante baixas ingestões alimentares desse elemento.[61]

O estado nutricional do indivíduo de deficiência em magnésio está relacionado com síndromes neuromusculares, como fadiga crônica e tetania, além de ser considerado um fator de risco para doenças cardiovasculares, hipertensão arterial, aterosclerose e arritmia cardíaca.[52,62] Particularmente, em idosos pode estar associado com a baixa resposta à insulina e com a osteoporose.[63]

A dieta do Mediterrâneo parece ser protetora contra a osteoporose e o risco de fraturas em mulheres de meia-idade e idosas, assim como está relacionada a menor risco de fratura de quadril para mulheres e homens acima de 60 anos. Isso se deve, possivelmente, ao consumo de alimentos fontes de cálcio, magnésio e antioxidantes.[53]

INGESTÕES DIETÉTICAS RECOMENDADAS

Cálcio

As DRI para o cálcio foram estabelecidas (Tabela 1).

Fósforo

Para adultos, estabeleceram-se necessidade média estimada (EAR), ingestão dietética recomendada (RDA) e limite superior tolerável de ingestão (UL) conforme a Tabela 2.

Magnésio

Na Tabela 3, encontram-se os valores de EAR, RDA e UL para o magnésio.

Fibras alimentares

As fibras alimentares nos idosos desempenham papel importante na função intesti-

TABELA 1   EAR, RDA e UL para o cálcio

Idade	EAR Homens – mulheres (mg/dia)	RDA Homens – mulheres (mg/dia)	UL Homens – mulheres (mg/dia)
51-70 anos	800-1.000	1.000-1.200	2.000
> 70 anos	1.000	1.200	2.000

EAR: necessidade média estimada; RDA: ingestão dietética recomendada; UL: limite superior tolerável de ingestão.
Fonte: IOM, 2011.[13]

TABELA 2   EAR, RDA e UL para o fósforo

Idade	EAR Homens – mulheres (mg/dia)	RDA Homens – mulheres (mg/dia)	UL Homens – mulheres (mg/dia)
19-50 anos			4 g/dia-3 g/dia
51-70 anos	580	700	4
> 70 anos	580	700	3

EAR: necessidade média estimada; RDA: ingestão dietética recomendada; UL: limite superior tolerável de ingestão.
Fonte: IOM, 1997.[12]

TABELA 3   EAR, RDA e UL para o magnésio

Idade	EAR Homens – mulheres (mg/dia)	RDA Homens – mulheres (mg/dia)	UL Homens – mulheres (mg/dia)
Adultos			350 (suplemento)
51-70 anos	350-265	420-320	
> 70 anos	350-265	420-320	

EAR: necessidade média estimada; RDA: ingestão dietética recomendada; UL: limite superior tolerável de ingestão.
Fonte: IOM, 1997.[12]

nal, visto que a constipação intestinal é queixa frequente nessa população, embora possam influenciar na biodisponibilidade de diversos minerais. A interação que ocorre entre as fibras alimentares e os minerais está relacionada com os componentes que fazem parte das fibras alimentares por se comportarem de modo diferente nas diversas frações do intestino. Grande parte dos minerais é absorvida no intestino delgado, mas alguns também podem ser absorvidos no estômago, como o cobre e o selênio, e pelo cólon, como o cálcio.[64]

Normalmente, alimentos que são ricos em fibras possuem altas concentrações de fitatos, que podem, por exemplo, ligar-se ao zinco e formar complexos insolúveis, impedindo assim sua absorção e reduzindo sua biodisponibilidade. O cálcio pode ter menor absorção em alimentos ricos em ácido fítico e oxálico, sendo esse o mais potente inibidor da sua absorção.[6]

A recomendação de ingestão de fibras pelas DRI é de 21 g/dia para mulheres e de 30 g/dia para homens acima de 51 anos, considerando a ingestão adequada.[14]

Ferro

A mulher na menopausa tem menor necessidade de ferro em razão do fim das perdas menstruais. A suplementação de ferro para idosos não é somente desnecessária como também pode gerar risco de desbalanços entre elementos-traço.[27] Se a menopausa ocorrer antes dos 50 anos, as necessidades de ferro diminuem, e, ao contrário, tornam-se maiores em mulheres com mais de 50 anos que ainda menstruam.[65]

Mudanças na alimentação dos idosos podem alterar a biodisponibilidade de ferro. A hipocloridria associada com a idade ou com medicamentos que diminuem a acidez do estômago também pode diminuir a biodisponibilidade e influenciar o estado nutricional dos indivíduos em relação ao ferro.

A ferritina é considerada um índice de armazenamento corporal de ferro que tende a aumentar com a idade. No entanto, sua concentração pode estar maior em decorrência da presença de processos inflamatórios. Em idosos saudáveis, sem processos de inflamação consideráveis, não foram encontradas relações entre idade e ferritina, parecendo que o processo de envelhecimento por si só não leva ao acúmulo de ferro no organismo.

A avaliação do estado nutricional de indivíduos idosos em relação ao ferro é complexa, sendo necessário observar as variações fisiológicas intra e interindividuais nos índices avaliados. Além disso, muitos estudos que fazem essa avaliação não consideram fatores de confusão que afetam o metabolismo desse elemento. Isso contribui para uma percepção errônea a respeito da deficiência nesse grupo. Geralmente, variáveis de confusão são comuns na avaliação do estado nutricional relativo ao ferro de idosos que possuem doenças crônicas, como inflamação, câncer e infarto do miocárdio, entre outras.[66]

A concentração de hemoglobina, hematócrito e eritrócitos diminui com o avanço da idade. O volume corpuscular médio (VCM) é ligeiramente alto e os valores de ferro sérico declinam em idosos de ambos os sexos;[48] no entanto, na maioria das vezes, há ausência de anemia.[11] Valores de protoporfirina nos eritrócitos tendem a se manter constantes durante toda a vida adulta.

A deficiência em ferro nas populações de idosos tem sido identificada pela presença de anemia, com base na concentração reduzida de hemoglobina nos eritrócitos. Entretanto, relatou-se em um estudo com idosos que a suplementação foi ineficiente para melhorar seu estado nutricional relativo ao ferro.[48]

Casos de anemia em idosos podem ser causados por deficiências nutricionais de ferro, folato ou vitamina B12, com a deficiência de ferro correspondendo a mais da metade dessas deficiências. Baixo ferro dietético, dificuldade na absorção de ferro como resultado de baixa produção de ácido estomacal e sangramento gastrintestinal também podem contribuir para a anemia por deficiência de ferro em idosos.[67]

Na Tabela 4 estão os valores de referência para a ingestão de ferro.

Cobre

O cobre é um elemento-traço essencial necessário ao mecanismo de defesa do organismo, crescimento ósseo, transporte de ferro, metabolismo da glicose e do colesterol. Faz parte de muitas enzimas envolvidas no processo de oxirredução. O cobre, assim como o zinco e o selênio, está envolvido em reações de

TABELA 4 EAR, RDA e UL para o ferro

Idade	EAR Homens – mulheres (mg/dia)	RDA Homens – mulheres (mg/dia)	UL Homens – mulheres (mg/dia)
51-70 anos	6-5	8-8	45
> 70 anos	6-5	8-8	45

EAR: necessidade média estimada; RDA: ingestão dietética recomendada; UL: limite superior tolerável de ingestão.
Fonte: IOM, 2001.[69]

modificações de radicais livres por fazer parte de enzimas antioxidantes, como a superóxido dismutase (SOD). Esta tem papel importante na proteção do organismo contra os radicais livres, portanto, pode estar relacionada com o processo de envelhecimento.[27]

O envelhecimento isoladamente não está envolvido com mudanças na eficiência da absorção de cobre ao longo da vida. A absorção de cobre por idosos é similar à dos adultos jovens, mas pode ser afetada pela presença de outros minerais e por outros componentes da dieta (fitato, zinco, oxalato).[52] Alguns fatores de risco conhecidos para a deficiência de cobre são a suplementação com zinco, a ingestão de zinco por meio de fixadores dentários e as síndromes de má absorção, que podem levar a várias situações clínicas como citopenia e déficits neurológicos profundos.[68]

A SOD tem como cofatores o cobre e o zinco, e age reduzindo os radicais superóxido a peróxido de hidrogênio (H_2O_2), enquanto a glutationa peroxidase (GPx), que é uma selenoenzima, reduz peróxido de hidrogênio a água.[32] A Tabela 5 mostra a EAR, a RDA e o UL estabelecidos para o cobre.

Cromo

O cromo age como cofator para a insulina, sendo necessário para a homeostase da glicose e para o metabolismo de lipídios, e aumenta a eficiência da insulina. O envelhecimento está associado com valores elevados de glicose e insulina sanguíneas, diminuição da eficiência da insulina, valores elevados de colesterol e triacilglicerídeos, diminuição do HDL-colesterol e redução da massa corporal magra. Todas essas alterações também são observadas na deficiência em cromo.

Ingestão calórica diminuída, alto consumo de açúcares e redução na eficiência dos processos fisiológicos estão associados com o envelhecimento, sendo contribuintes para o declínio do estado nutricional relativo ao cromo nas pessoas idosas.

A ingestão alimentar de cromo por idosos apresenta-se geralmente deficiente e tende a diminuir com o avanço da idade. A baixa ingestão é mais prejudicada com o aumento do consumo de açúcares simples, os quais levam ao aumento da perda de cromo basal.

Estudos de suplementação com cromo, visando avaliar seu efeito no envelhecimento e em doenças crônicas não transmissíveis, demonstraram melhoras significativas em relação aos parâmetros lipídicos e na tolerância à glicose.[25] No entanto, ainda são escassos os dados para a determinação das necessidades de ingestão de cromo, fazendo-se necessárias mais pesquisas.

O aumento na densidade de nutrientes na dieta é geralmente indicado para idosos, e diversos fatores sugerem que estes podem ser mais vulneráveis à depleção de cromo que adultos jovens.[69]

A Tabela 6 mostra a AI estabelecida para o cromo. Até o momento, não foi possível estabelecer os limites superiores de ingestão para esse elemento.

TABELA 5 EAR, RDA e UL para o cobre[69]

Idade	EAR Homens – mulheres (mg/dia)	RDA Homens – mulheres (mg/dia)	UL Homens – mulheres (mg/dia)
51-70 anos	700-700	900-900	10
> 70 anos	700-700	900-900	10

EAR: necessidade média estimada; RDA: ingestão dietética recomendada; UL: limite superior tolerável de ingestão.
Fonte: IOM, 2001.[69]

TABELA 6   AI para o cromo

Idade	AI Homens – mulheres (mcg/dia)
51-70 anos	30-20
> 70 anos	30-20

AI: ingestão adequada.
Fonte: IOM, 2001.[69]

Zinco

O zinco é componente de enzimas e de processos vitais de crescimento e divisão celular.

Principalmente por estar envolvido no estresse oxidativo e no sistema imune, é de grande importância que se previna sua deficiência em pessoas idosas. Estudos relacionados com sua deficiência têm mostrado que alterações no sistema imunológico, alterações oculares, alterações na absorção intestinal, alteração em proteínas transportadoras de zinco, mastigação insuficiente, fatores psicossociais, interações medicamentosas e concorrência entre o zinco e outros minerais bivalentes (cobre, ferro, cálcio e selênio) ou vitaminas podem estar envolvidos, além de doenças neurodegenerativas, como na doença de Alzheimer.[70,71]

Evidências sugerem uma ligação entre baixas concentrações de zinco e depressão em adultos e idosos,[72] assim como outros diagnósticos psiquiátricos: demências, transtorno psicótico, transtorno bipolar, transtorno depressivo unipolar e transtornos de ansiedade em pacientes psicogeriátricos.[30]

A influência do zinco no reparo ósseo foi estudada e concluiu-se que esse mineral é fundamental na síntese proteica de diversas enzimas que têm ligação indireta com o reparo ósseo. Sua ação está relacionada ao estímulo da síntese de proteínas e consequente ação em enzimas/hormônios relacionados com o crescimento ósseo. É importante mencionar que o zinco é um agente inibitório das células osteoclásticas, que estão relacionadas à reabsorção óssea.[73]

Quando se avalia o estado nutricional relativo ao zinco em idosos, por meio do consumo alimentar e análise das concentrações de zinco no plasma e eritrócitos, observa-se na dieta baixo consumo do mineral, de proteínas e de energia. Os idosos normalmente realizam tratamento com mais de um medicamento de uso contínuo que levam a um alto risco de interação entre drogas e absorção de zinco. Um dos mecanismos dessa interação se deve à presença de metalotioneínas oxidadas, que atuam como agentes antioxidantes para proteger as células contra a toxicidade das drogas, provocando uma captura limitada de zinco pelos enterócitos e impedindo o armazenamento do zinco em organelas celulares específicas, as *zincosomes*.[71]

Na literatura, os dados são conflitantes quanto à concentração de zinco no plasma de indivíduos idosos. A ingestão alimentar de zinco diminui com a idade, simultaneamente com o declínio no consumo de energia. Uma suplementação preventiva, aliada ao tratamento de doenças existentes, poderia ser útil.

A Tabela 7 mostra os valores de referência de zinco para idosos.

TABELA 7   EAR, RDA e UL para o zinco

Idade	EAR Homens – mulheres (mg/dia)	RDA Homens – mulheres (mg/dia)	UL Homens – mulheres (mg/dia)
51-70 anos	9,4-6,8	11-8	40
> 70 anos	9,4-6,8	11-8	40

EAR: necessidade média estimada; RDA: ingestão dietética recomendada; UL: limite superior tolerável de ingestão.
Fonte: IOM, 2001.[69]

Selênio

Evidências sugerem que o selênio desempenha papel fundamental na proteção das células contra o envelhecimento acelerado. Essa ação decorre principalmente de seu efeito antioxidante como elemento-traço constitutivo do sítio ativo da enzima GPx. O selênio também pode agir na detoxificação de metais pesados e de substâncias carcinogênicas, além de estar envolvido no sistema de defesa do organismo pela modulação do sistema imunológico e na melhora tanto da imunidade inata como da adaptativa.[28]

Alguns trabalhos verificaram a relação existente entre a ingestão aumentada de selênio e a proteção contra o desenvolvimento de alguns tipos de câncer em humanos, porém mais investigações ainda são necessárias a esse respeito. Há grande número de indivíduos idosos que apresentam problemas de hipertensão, e foi verificado que a concentração de selênio no plasma e no sangue total desses indivíduos estava significativamente mais baixa quando comparada à de indivíduos idosos normotensos; o mesmo foi observado em pacientes com doenças cardiovasculares.[51] Em estudos realizados com pacientes diabéticos do tipo 2, as concentrações séricas de selênio também se apresentaram significativamente mais baixas quando comparadas com as do grupo controle.[74]

A ingestão de selênio, tanto por indivíduos idosos como por adultos jovens, geralmente está inadequada, sugerindo a necessidade de uso de suplementos. Foram encontradas concentrações séricas desse mineral abaixo do valor de saturação fisiológica de várias enzimas (selenoproteínas) na população idosa, sendo sugerida a suplementação de selênio para esse grupo populacional, quando as concentrações séricas forem abaixo de 57 mcg/L.[75] Todavia, é incerto se a ingestão de selênio em valores bem maiores que os indicados pelas RDA poderia produzir qualquer efeito benéfico na redução de risco de doenças crônicas não transmissíveis. A ingestão deficiente em selênio é provavelmente responsável pela prevalência dos baixos índices de estado nutricional relacionados a esse elemento para a maioria da população idosa.[76]

A ingestão de selênio está relacionada com as características das regiões (composição do solo, chuvas etc.), com a concentração de mineral nos alimentos e com o estilo de vida. A associação entre concentrações sanguíneas de selênio e depressão em diversas populações tem sido proposta, e entre seus achados observa-se que dieta com baixo teor de selênio foi associada com as alterações do humor. Estudo com idosos que vivem na zona rural, em áreas com diferentes concentrações de selênio no solo, observou, por meio da análise de selênio nas unhas, que os menores valores de ingestão de selênio foram significativamente associados com maiores sintomas depressivos ajustados para demografia e condições médicas. No entanto, quando a função cognitiva foi incluída como uma variável independente, a relação entre o selênio e os sintomas depressivos não foi mais significativa, sugerindo que a associação de selênio com sintomas depressivos é explicada, em parte, por sua associação com a função cognitiva.[77]

Alguns estudos brasileiros com castanha-do-brasil demonstraram que o consumo diário de uma unidade dessa fruta oleaginosa recuperou a deficiência de selênio e ainda teve efeitos positivos sobre as funções cognitivas de idosos com comprometimento cognitivo leve, considerado um estágio intermediário entre o envelhecimento normal e demências, como a doença de Alzheimer.[78] Também foi analisado o consumo de micronutrientes com propriedades antioxidantes em idosos institucionalizados, e observou-se uma relação negativa entre selênio e valores de leucócitos, embora a média de leucócitos sanguíneos desses idosos estivesse dentro dos padrões de normalidade.[28]

As DRIs para o selênio estão baseadas na quantidade necessária para maximizar a síntese da GPx, como avaliado pelo platô da atividade da isoforma dessa enzima no plasma. De acordo com dados de estudos de intervenção, foi estabelecida a EAR para o selênio. A RDA foi estabelecida assumindo um coeficiente de variação de 10%, sendo, portanto, definida como igual ao valor da EAR mais duas vezes o coeficiente de variabilidade (Tabela 8).

Manganês

O manganês é amplamente distribuído na natureza. A concentração do manganês nas mitocôndrias é bem maior que em outras organelas celulares. Sua presença nas mitocôndrias assume importância vital por fazer parte de duas metaloenzimas, a piruvato carboxilase e a manganês SOD. Faz parte também de outras enzimas, nas quais possui papel de ativador.

Tem-se sugerido que a deficiência em manganês pode ter papel importante na peroxidação lipídica hepática. Alguns autores sinalizam que a deficiência em manganês afeta o transporte da glicose e o metabolismo das células dos adipócitos.[79]

Não são associados sinais ou sintomas com a deficiência em manganês em crianças. Em adultos, entretanto, hipercolesterolemia, perda de peso e mudanças na cor dos cabelos têm sido atribuídas à deficiência nesse mineral.

A eficiência na absorção de manganês é relativamente baixa e parece não estar sob controle homeostático. Alguns estudos indicam que o percentual de absorção da fonte alimentar para adultos varia de 2 a 15%, obtida de estudos com isótopos.[80]

Para esse elemento não foi possível obter EAR, portanto foi sugerida AI, que se encontra na Tabela 9, juntamente com o UL.

⊡ SUPLEMENTAÇÃO

Um problema comum encontrado no envelhecimento é a deficiência de micronutrientes.[81] Os idosos frequentemente relatam o uso de suplementos vitamínicos e minerais via oral, vendidos sem necessidade de prescrição e com baixo custo. Os suplementos são utilizados com o propósito de suplementar a dieta e manter a saúde geral. No entanto, os suplementos normalmente contêm uma grande quantidade de vitaminas e

TABELA 8   EAR, RDA e UL para o selênio[14]

Idade	EAR Homens – mulheres (mcg/dia)	RDA Homens – mulheres (mcg/dia)	UL Homens – mulheres (mcg/dia)
51-70 anos	45	55	400
> 70 anos	45	55	400

EAR: necessidade média estimada; RDA: ingestão dietética recomendada; UL: limite superior tolerável de ingestão.

TABELA 9   AI e UL para o manganês

Idade	AI Homens – mulheres (mg/dia)	UL Homens – mulheres (mg/dia)
51-70 anos	2,3-1,8	11
> 70 anos	2,3-1,8	11

AI: ingestão adequada; UL: limite superior tolerável de ingestão.
Fonte: IOM, 2001.[69]

minerais que se aproximam ou até excedem a ingestão recomendada para micronutrientes.[82]

É importante realizar a avaliação nutricional do idoso e, a partir desta, prescrever o uso de suplementos em doses adequadas com o objetivo de prevenir ou identificar precocemente possíveis deficiências nutricionais e restabelecer a saúde. Estudos demonstram que a suplementação de micronutrientes exerce efeitos benéficos sobre o sistema imune no envelhecimento, como a resposta proliferativa linfocitária e a função das células NK (*natural killer*), produção de IL-2 e resposta humoral após vacinação.[81]

A ingestão inadequada de micronutrientes implica deficiências que afetam a resposta imune mediada em idosos. Estudo com longevos saudáveis mostrou que a função imune mediada por células NK teve associação positiva com concentrações séricas de zinco e selênio. Cabe ressaltar que esses longevos eram deficientes nesses minerais em torno de 50%, ou seja, não convém descartar a possibilidade de deficiência de micronutrientes em idosos aparentemente saudáveis.[81]

Idosos institucionalizados saudáveis que foram suplementados com 20 mg de sulfato de zinco e 100 mcg de sulfato de selênio apresentaram melhor resposta humoral após terem sido vacinados contra o vírus influenza, assim como uma menor incidência de infecções do trato respiratório.[81]

É importante verificar os suplementos ingeridos e suas quantidades, para que não se excedam os valores recomendados e/ou ocorram possíveis interações; por exemplo, o cálcio em altas concentrações pode comprometer a função renal e diminuir a absorção de outros minerais, como o magnésio, o ferro, o zinco e o fósforo.[83]

ESTUDOS DE SUPLEMENTAÇÃO COM CÁLCIO, CROMO, ZINCO E SELÊNIO

A utilização de suplementos alimentares na população de idosos tem apresentado impacto positivo, mostrando a importância da intervenção sobre o estado nutricional para a promoção da saúde do indivíduo.[84] No processo de envelhecimento, a suplementação de micronutrientes específicos pode exercer efeitos benéficos sobre o sistema imune.[81] No entanto, o uso de suplementos de minerais em excesso, sem uma recomendação adequada, pode ser prejudicial, dada a maior dificuldade do idoso para metabolizar adequadamente esses nutrientes.

A importância da suplementação de cálcio está respaldada em benefícios como a diminuição da perda de massa óssea, o aumento da sua densidade, redução da pressão sanguínea, redução do colesterol total e frações, dentre outras. No entanto, essa suplementação deve ser monitorada, uma vez que já foi relatada na literatura a possibilidade de aumento de risco de infarto, da calcificação vascular, do maior comprometimento da doença ou da mortalidade de pacientes renais e de aumento do risco para cálculo renal.[85]

A suplementação diária com 1.200 mg de cálcio e 800 UI (20 mcg) de vitamina D3 (colecalciferol), durante 18 meses, em idosos institucionalizados, foi associada a uma redução de 43% do número de fraturas de fêmur proximal e 32% de outras fraturas não vertebrais, com aumento ainda da densidade mineral óssea desses idosos.[47]

A 5ª Conferência Internacional "Controvérsias sobre Vitamina D", realizada na Itália, em 2021, reforça que hipovitaminose D pode levar a vários resultados esqueléticos e extraesqueléticos, e as estratégias para evitar esses resultados negativos relacionados à deficiência de vitamina D incluem exposição solar, fortificação de alimentos e suplementação farmacológica ou por meio da fortificação alimentar, devendo-se evitar concentrações séricas de 25(OH)D < 30 nmol/L, com o objetivo de atingir valores > 50 nmol/L.[86]

Mulheres após os 50 anos, com osteopenia ou osteoporose, devem ser estimuladas a ingerir cálcio preferencialmente na dieta. A suplementação de cálcio também pode ser uma opção para indivíduos intolerantes à lactose ou que por outros motivos não possam atingir a recomendação diária.[50]

Dos suplementos de cálcio, o carbonato e o fosfato tribásico de cálcio são os que contêm a maior biodisponibilidade, em torno de 40%. O carbonato de cálcio pode apresentar mais problemas gastrintestinais. O citrato de cálcio apresenta menor biodisponibilidade de cálcio (21%).[50]

Estudo verificou o efeito da suplementação de cromo na glicemia de jejum, hemoglobina glicada (HbA1c) e lipídios séricos em pacientes adultos e idosos em tratamento com insulina. Esses pacientes foram suplementados com 100 mcg/dia de cromo proveniente de levedura por 2 semanas, depois a dose foi duplicada e continuou por mais 6 semanas. A glicemia de jejum diminuiu significativamente após a suplementação com 100 mcg/dia de cromo por 2 semanas. Da mesma forma, HbA1c diminuiu significativamente com essa suplementação. Oito semanas após a retirada da suplementação de cromo, tanto a glicemia de jejum como a HbA1c voltaram a seus valores pré-intervenção. Concentrações de lipídios séricos não foram significativamente influenciadas pela suplementação de cromo.[87]

Os melhores resultados da suplementação de zinco se deram por meio das doses recomendadas pela RDA com o gluconato ou aspartato ou acetato de zinco, e foi menor quando o zinco foi utilizado como sulfato de zinco.

Pessoas idosas sob tratamento com medicamentos de uso prolongado podem necessitar de suplementação de zinco. Essa suplementação pode levar à melhora do sistema imune dos idosos, diminuindo o risco de doenças crônicas degenerativas relacionadas à idade. Mas alguns aspectos da absorção de zinco precisam ser mais bem estudados, considerando as interações com outros nutrientes, como cálcio, ferro, cobre e selênio.[71]

A ingestão de selênio, tanto por indivíduos idosos como por adultos jovens, em geral está inadequada, principalmente pelas variações de conteúdo desse elemento nos alimentos, que depende de fatores ambientais. Estudos demonstraram que a suplementação de selênio está associada com melhora do humor em indivíduos idosos,[77] bem como que, quando associada a coenzima Q_{10}, tem demonstrado redução no estresse oxidativo sistêmico.[88]

⊡ EDENTULISMO E MÁ NUTRIÇÃO EM IDOSOS

O processo alimentar nos idosos se modifica naturalmente, em razão das perdas estruturais e funcionais que ocorrem com a idade no envelhecimento saudável. O edentulismo não é uma condição fisiológica causada pelo envelhecimento, mas sim consequência de doenças bucais ou traumatismos. No entanto, para os idosos, a boa saúde oral e a dentição funcional são essenciais para a manutenção do bom estado nutricional nessa população.[89]

Dos problemas bucais existentes nos idosos, o edentulismo é um dos mais frequentes.[90] Dados do Ministério da Saúde[91] mostram que os idosos na faixa etária de 65 a 74 anos já perderam 92% dos dentes.

O edentulismo influencia na mastigação e, por consequência, na digestão, bem como na gustação, na fala e na estética. Pode-se considerar que um indivíduo com todos os dentes tem capacidade de mastigação de 100%. Com a perda de um dente, essa capacidade passa a ser de 70%, podendo chegar a 25% com o uso de próteses totais.[90] A reabilitação protética torna-se fator importante para o restabelecimento das condições bucais ideais.[90]

Em função do edentulismo, muitos idosos relatam que a mastigação não é realizada com naturalidade e conforto, e é necessário selecionar o tipo de alimento ou a forma de consumi-lo, havendo substituição de alimentos mais consistentes por aqueles facilmente mastigáveis e pobres em fibras. Assim, os idosos o fazem modificando a qualidade e a quantidade do alimento a ser ingerido, estabelecendo estratégias adaptativas que facilitem a ingestão.[29,92]

A ausência de dentes no idoso pode interferir na eficiência de sua deglutição, prejudicando seu estado nutricional. Pode-se referir que as maiores dificuldades na mastigação são encontradas com os alimentos sólidos mais duros, além de ser presente a ingestão de líquidos durante a refeição para facilitar a deglutição. Evidencia-se que a prevalência de anemia é maior nos idosos que relataram redução no consumo alimentar pelas dificuldades de mastigação e deglutição, bem como pela dificuldade de se alimentarem sozinhos.[93]

A qualidade de vida e de saúde geral dos idosos está intimamente relacionada com a possibilidade de ingestão adequada de nutrientes. E a perda de dentes naturais, especialmente em idosos, está relacionada com a diminuição da ingestão de nutrientes,[94] podendo afetar significativamente o consumo de micronutrientes. Dois grandes estudos mostraram que houve diminuição na ingestão de nutrientes por pessoas edêntulas quando comparadas àquelas que possuem dentes naturais. Entre os achados, um deles foi o de que idosos com dentes naturais tinham maior ingestão diária de proteína, fibra, cálcio, ferro e vitamina C do que os idosos edêntulos.

CONSIDERAÇÕES FINAIS

O envelhecimento humano é um fenômeno complexo. Conforme observado neste capítulo, essa fase da vida exige maiores cuidados, principalmente em razão das mudanças que ocorrem no organismo com o passar dos anos, tornando esse grupo populacional mais suscetível às deficiências específicas de nutrientes. Os minerais desempenham papel vital na saúde dos idosos. Portanto, a atenção para as principais deficiên-

cias de nutrientes poderá promover melhor condição de saúde e longevidade.

REFERÊNCIAS BIBLIOGRÁFICAS

1. Duarte MSL, Milagres RCR de M, Ribeiro AQ, Fernandes DP de S, Passos, ACM. Qualidade da alimentação de idosos longevos e doenças crônicas não transmissíveis. Semina: Ciências Biológicas e da Saúde (Londrina). 2021;42(2):167-78.
2. Organização Mundial da Saúde (OMS). Envelhecimento ativo: uma política de saúde. Brasília, DF: Opas; 2005.
3. Silva AL da, Mendes A de CG, Miranda GMD. O envelhecimento populacional brasileiro: desafios e consequências sociais atuais e futuras. Rev Bras Geriatr Gerontol (Rio de Janeiro). 2016.
4. Brasil. Ministério da Saúde. Secretaria de Atenção à Saúde. Departamento de Atenção Básica. Alimentação saudável para a pessoa idosa: um manual para profissionais de saúde. Brasília, DF: Editora do Ministério da Saúde; 2009.
5. Instituto Brasileiro de Geografia e Estatística (IBGE). Censo Demográfico 2022. Disponível em https://censo2022.ibge.gov.br/panorama/?utm_source=ibge&utm_medium=home&utm_campaign=portal. Acesso em: jan. 2024.
6. Orlandi SP, Silva AER, Cascaes AM, Schneider BC, Coelho CNV. Consumo alimentar de idosos atendidos em um programa de reabilitação da saúde bucal de unidades de saúde da família na cidade de Pelotas-RS. Rasbran - Revista da Associação Brasileira de Nutrição (São Paulo). 2017;2 (ano 8):43-9.
7. Cordeiro MBC. Adequação alimentar e avaliação do estado nutricional em relação ao zinco em grupos de idosos institucionalizados [dissertação]. São Paulo: Faculdade de Ciências Farmacêuticas da USP; 1994.
8. Silva VL. Avaliação do estado nutricional relativo ao selênio em mulheres idosas não institucionalizadas [dissertação]. São Paulo: Faculdade de Ciências Farmacêuticas da USP; 2002.
9. Venturini CD, Engroff P, Sgnaolin V, El Kik RM, Morrone FB, Silva Filho IG, et al. Consumo de nutrientes em idosos residentes em Porto Alegre (RS), Brasil: um estudo de base populacional. Ciência & Saúde Coletiva. 2015;20(12):3701-11.
10. Grover B, Shaheen M, Puri S. Nutrition and cognitive health: a life course approach. Front Public Health. 2023;11:1023907.
11. Yip R, Johnson C, Dallman PR. Age-related changes in laboratory values used in the diagnosis of anemia and iron deficiency. Am J Clin Nutr. 1984;39:427-36.
12. Institute of Medicine (IOM). Dietary Reference Intakes for calcium, phosphorus, magnesium, vitamin D, and

fluoride. Washington, D.C.: National Academy Press; 1997. Disponível em: http://www.nap.edu.

13. Institute of Medicine (IOM). Dietary Reference Intakes for calcium and vitamin D. Washington, D.C.: National Academy Press; 2011.

14. Institute of Medicine (IOM). Dietary Reference Intakes for: vitamin C, vitamin E, selenium and carotenoids. Washington, D.C.: National Academy Press; 2000.

15. Halliwell B, Gutteridge JMC. Free radicals, ageing and diseases. In: Free radicals in biology and medicine. 2. ed. Oxford; 1991. p 416-507.

16. Schirmer CL. Relação entre hábitos alimentares e composição corporal de longevos [dissertação]. Porto Alegre: Pontifícia Universidade Católica do Rio Grande do Sul; 2014.

17. Curiati JAE, Alencar YMG. Nutrição e envelhecimento. In: Carvalho-Filho E, Papaléo Netto M. Geriatria: fundamentos, clínica e terapêutica. São Paulo: Atheneu; 1994. p.335-44.

18. Lanzillotti HS, et al. Osteoporose em mulheres na pós--menopausa, cálcio dietético e outros fatores de risco. Rev Nutr (Campinas). 2003;16(2).

19. Mountokalakis TD. Effects of aging, chronic disease, and multiple supplements on magnesium requirements. Magnesium, 1987;6(1):5-11.

20. Wallace JI, Schwartz RS, LaCroix AZ, Uhlmann RF, Pearlman RA. Involuntary weight loss in older outpatients: incidence and clinical significance. J Am Geriatr Soc. 1995;43:329-37.

21. Organización Panamericana de la Salud (Opas). Guia clínica para atención primaria a las personas adultas mayores. 3. ed. Washington, D.C.: Opas; 2003.

22. Roe DA. Drug effects on nutrient absorption, transport, and metabolism. Drug Nutr Interactions. 1985;4:117-36.

23. Okoniewska J. Usarek A, Heberlej A, Bogacka A. Diet and nutritional status of elderly people depending on their place of residence. Rocz Panstw Zakl Hig. 2019;70(2):185-93. doi:10.32394/rpzh.2019.0069.

24. Evans WJ. Effects of aging and exercise on nutrition needs of the elderly. Nut Rev. 1996;54:35s-9s.

25. Russell RM. The aging process as a modifier of metabolism. Am J Clin Nutr. 2000;72:529s-32s.

26. Calvani R, Uchida MC, Cesari M, Picca A, Marzetti E, Coelho-Junior HJ. protein intake and frailty: a matter of quantity, quality, and timing. Nutrients. 2020;12:2915; doi:10.3390/nu12102915.

27. Mertz W. Trace elements in the elderly. Nutrition. 1996:12:549-57.

28. Rosa M, Cantarelli L, Colpo E. Consumo de alimentos com propriedades antioxidantes por idosos institucionalizados. Sci Med. 2014;24(2):116-22.

29. Monteiro MAM. Percepção sensorial dos alimentos em idosos. Revista Espaço para a Saúde. 2009;10(2): 3442.

30. Gronli O, Kvamme JM, Friborg O, Wynn R. Zinc deficiency is common in several psychiatric disorders. PLoS One. 2013;8(12).

31. Gámez C, Artacho R, Ruíz-López MD, Navarro M, Puerta A, López MC. Serum concentration and dietary intake of Mg and Ca in institucionalized elderly people. Sci Total Environment. 1997;203:245-51.

32. Gámez C, Artacho R, Ruíz-López MD, Navarro M, Puerta A, López MC. Serum copper in institutionalized elderly subjects: relations with dietary intake of energy, specific nutrients and haematological parameters. Sci Total Environment. 1997;201:31-8.

33. Spritzer PM, Reis FM, Oppermann K, Silva, TR. Nutrition in menopausal women: a narrative review. Nutrients. 2021;13:2149. https://doi.org/10.3390/nu13072149.

34. Favier A. Relevance of trace element supplements in women of different ages. In: Nève J, et al. Therapeutic uses of trace elements. New York: Plenum Press; 1996. p.83-91.

35. Heaney RP. Calcium, bone health and osteoporosis. In: Peck WA. A yearly survey of developments in the field of bone and mineral metabolism. New York: Elsevier; 1986. p.255-301.

36. Bolland MJ, Barber PA, Doughty RN, Mason B, Horne A, Ames R, et al. Vascular events in healthy older women receiving calcium supplementation: randomised controlled trial. BMJ. 2008;336(7638):262-6.

37. Mirandola AR. Capacidade funcional, capacidade de tomar decisão e qualidade de vida de longevos [dissertação]. Porto Alegre: Pontifícia Universidade Católica do Rio Grande do Sul; 2014.

38. Benedito VL, Javitti GC, Camilo CG, Manso, MEG. Capacidade funcional no idoso longevo: revisão integrativa. Revista Kairós-Gerontologia. 2019;22(1):563-574.

39. Martins PCR. Avaliação nutricional de longevos [dissertação]. Porto Alegre: Pontifícia Universidade Católica do Rio Grande do Sul; 2014.

40. Santos RR, Moraes E, Cruz MIC, Lopes Filho JD, Rosa GGG Jansen AK. Padrão alimentar de idosos longevos não frágeis e sua relação com baixo peso, massa, força muscular e teste de velocidade de marcha. Rev Bras Geriatr Gerontol. 2020;23(4):e200194.

41. Morais EP de. Envelhecimento no meio rural: condições de vida, saúde e apoio dos idosos mais velhos de Encruzilhada do Sul – RS [tese]. São Paulo: Escola de Enfermagem de Ribeirão Preto da Universidade de São Paulo; 2007.

42. Busnello FM. Aspectos nutricionais no processo do envelhecimento. São Paulo: Atheneu; 2007.

43. Campos MTFS, Monteiro JBR, Ornelas APRC. Fatores que afetam o consumo alimentar e a nutrição do idoso. Revista de Nutrição (Campinas). 2000;13(3):157-65.

44. Nogués R. Factors que afectan la ingesta de nutrientes en el anciano y que condicionan su correcta nutrición. Nutr Clin. 1995;15(2):39-44.

45. Oliveira RS, Neiva GS, Sousa RVL, Lisboa CS, Soledade JAB, Costa VN. Estado nutricional e consumo alimentar de idosos residentes em uma instituição asilar

de feira de santana – Bahia. Estud Interdiscipl Envelhec (Porto Alegre). 2022;27(1):181-98.

46. Arnaud CD, Sánchez SD. Cálcio y fósforo. In: Conocimientos actuales sobre nutrición. Washington, D.C.: OPS/Ilsi; 1991. p.243-56.

47. Pinto Neto AMP, Soares A, Urbanetz AA, Souza ACA, Ferrari AEM, Amaral B, et al. Consenso Brasileiro de Osteoporose 2002. Rev Bras Reumatol. 2002;42(6):343-54.

48. Watson RR. Handbook of nutrition in the aged. 2. ed. London: CRC Press; 1994.

49. Linderman RD, Beck AA. Mineral requirements. In: Chernoff R. Geriatric nutrition: the health professional's handbook. Aspen Publication, 1991. p.53-76.

50. Radominski SC, Bernardo W, Paula AP, Albergaria B-H, Moreira C, Fernandes CE, et al. Diretrizes brasileiras para o diagnóstico e tratamento da osteoporose em mulheres na pós-menopausa. Rev Bras Reumatol. 2017;57(S2):452-66.

51. Mihailovic MB, Avramovic DM, Jovanovic IB, Pesut OJ, Matic DP, et al. Blood and plasma selenium levels and GSH-Px activities in patients with arterial hypertension and chronic heart disease. J Environ Pathol Toxicol Oncol. 1998;17:285-9.

52. Orlov MV, Brodsky MA, Douban S. A review of magnesium, acute myocardial infarction and arrhythmia. J Am Coll Nutr. 1994;13(2):127-32.

53. Pedro AO, Plapler PG, Szejnfeld VL (orgs.). Manual brasileiro de osteoporose: orientações práticas para os profissionais de saúde. São Paulo: Clannad; 2021.

54. Consenso Iberoamericano de Osteoporosis SIBOMM 2009. Osteoporosis: Prevención, Diagnóstico y Tratamiento. Sociedad Iberoamericana de Osteología y Metabolismo Mineral (SIBOMM). Congreso 8º SIBOMM/3º BRADOO, Foz do Iguaçu, Brasil 1-3 de Octubre de 2009. Disponível em: http://sibomm.ammom.com.mx/. Acesso em: 16 fev. 2024.

55. Farias LTM, Lago CCL, Clarêncio J. Osteoporose: uma análise fisiopatológica voltada para os profissionais da enfermagem. Rev Enfermagem Contemporânea. 2015;4(2): 222-36.

56. Yazbek MA, Marques Neto JF. Osteoporose e outras doenças osteometabólicas no idoso. Einstein. 2008;6:74-8.

57. Riggs BL, Hamstra A, HF DeLuca. Assessment of 25-hydroxyvitamin D I alpha-hydroxylase reserve in postmenopausal osteoporosis by administration of parathyroid extract. J Clin Endocrinol Metab. 1981;53:833-5.

58. Tsai KS, Heath 3rd H, Kumar R, Riggs BL. Impaired vitamin D metabolism with aging in women: possible role in pathogenesis of senile osteoporosis. J Clin Invest. 1984;73:1668-72.

59. Weaver CM, Proulx WR, Heaney Rl. Choices for achieving adequate dietary calcium with a vegetarian diet. A J Clin Nutr. 1999;70:543S-8S.

60. Comisión Europea. Informe sobre la osteoporosis en la Comunidad Europea: acción para la prevención.

Luxemburgo: Oficina de Publicationes Oficiales de las Comunidades Europeas; 1998.

61. Wood RJ, Sutter PM, Russell RM. Mineral requirements of elderly people. Am J Clin Nutr. 1995;62:493-505.

62. Witteman JC, Grobbee DE, Derkx FH, Bouillon R, Bruijn AM, Hofman A. Reduction of blood pressure with oral magnesium supplementation in women with mild to moderate hypertension. Am J Clin Nutr. 1994;60(1):129-35.

63. Paolisso G, Gambardella A, Balbi V, Galzerano M, Varicchio M, D'Onofrio F. Effects of magnesium and nifedipine infusions on insulin action, substrate oxidation, and blood pressure in aged hypertensive patients. Am J Hypertens. 1993;6:920-6.

64. Coutinho SMB. Avaliação da ingestão alimentar e a suplementação de cálcio em mulheres no climatério e pós-menopausa [dissertação]. Porto Alegre: Pontifícia Universidade Católica do Rio Grande do Sul; 2013.

65. National Academies of Sciences, Engineering, and Medicine (NAS). Guiding principles for developing dietary reference intakes based on chronic disease. Washington, D.C.: The National Academies Press; 2017. doi:https://doi. org/10.17226/24828.

66. Lipschitz DA. The anemia of chronic disease. J Am Geriatr Soc. 1990;38:1258-64.

67. Dao MC, Meydani SN. Iron biology, immunology, aging, and obesity: four fields connected by the small peptide hormone hepcidin1,2. American Society for Nutrition. Adv Nutr. 2013;4:602-17.

68. Chettri SK, Mills RJ, Shaunak S, Emsley HCA. Cooper deficiency. BMJ. 2014;348:g3691.

69. Institute of Medicine (IOM). Dietary Reference Intakes for: vitamin A, vitamin K, arsenic, boron, chromium, copper, iodine, iron, manganese, molybdenum, nickel, silicon, vanadium, and zinc. Washington D.C.: National Academies Press; 2001.

70. Cardoso BR, Cominetti C, Cozzolino SMF. Importance and management of micronutrient deficiencies in patients with Alzheimer's disease. Clinical Interventions in Aging; 2013;8:531-42.

71. Mocchegiani E, Romeo J, Malavolta M, Costarelli L, Giacconi R, Diaz L-E, et al. Zinc: dietary intake and impact of supplementation on immune function in elderly. American Aging Association. 2013;35:839-60.

72. Vashum KP, McEvoy M, Milton AH, McElduff P, Hure A, Byles J, et al. Dietary zinc is associated with a lower incidence of depression: findings from two Australian cohorts. Journal of Affective Disorders. 2014;166:249-57.

73. Souza KG, Santos PL, Marques RFC, Jafelicci Jr. M, et al. A influência do zinco no reparo ósseo: uma revisão de literatura. Rev Virtual Quím. 2018;10(3):474-86.

74. Navarro-Alarcón, de la Serrana HL-G, Pérez-Valero V, López-Martínez C. Serum and urine selenium concentrations as indicators of body status in patients with diabetes mellitus. Sci Total Environ. 1999;228:7985.

75. Alehagen U, Johansson P, Bjornstedt M, Rosén A, Post C, Aaseth J. Relatively high mortality risk in elderly Swedish subjects with low selenium status. Eur J Clin Nutr. 2016;70:91-6.

76. Shils ME, et al. Modern nutrition in health and disease. 9. ed. Baltimore: Lippincott Williams & Wilkins; 1999. p.467-84.

77. Gao S, Jin Y, Unverzagt FW, Liang C, Hall KS, Cao J, Ma F, et al. Selenium level and depressive symptoms in a rural elderly Chinese cohort. BMC Psychiatry. 2012;12(72).

78. Cardoso BR. Efeitos do consumo de castanha-do-brasil (Bertholetia excelsa H.B.K.) sobre o estresse oxidativo em pacientes com comprometimento cognitivo leve e a relação com variações em genes de selenoproteínas [tese]. São Paulo: Faculdade de Ciências Farmacêuticas da Universidade de São Paulo; 2014.

79. Baly DL, Schneiderman JS, Garcia-Welsh AL. Effect of manganese deficiency on insulin binding, glucose transport and metabolism in rat adipocytes. J Nutr. 1990;120:1075-9.

80. Davidson B, Tiivel J, Fevez L, Gladish K, Sexsmith P, Telfer S, et al. Care of the aging person: a nursing specialty: an educational series developed by staff nurses. J Contin Educ Nurs. 1988;19(6):270-2.

81. Novaes MRCG, Ito MK, Arruda SF, Rodrigues P, Lisboa AQ. Suplementação de micronutrientes na senescência: implicações nos mecanismos imunológicos. Rev Nutr. 2005;18(3).

82. Macpherson H, Pipingas A, Pase MP. Multivitamin-multimineral supplementation and mortality: a meta-analysis of randomized controlled trials. Am J Clin Nutr. 2013;97:237-8.

83. Park S, Johnson MA, Fischer JG. Vitamin and mineral supplements: barriers and challenges for older adults. J Nutr Elder. 2008;27:297-317.

84. Borrego CCH, Cantaria JS. Efeito da utilização de complemento alimentar em idosos atendidos em um ambulatório na cidade de São Paulo. Rev Bras Geriatr Gerontol. 2013;16(2).

85. Reid IR, Bolland MJ, Grey A. Does calcium supplementation increase cardiovascular risk? Clin Endocrinol. 2010;73:689-95.

86. Bilezikian JP, Marcocci C, Lips P, Lazaretti-Castro M, Ebeling PR, Dawson-Hughes B, et al. Vitamin D in the older population: a consensus statement. Endocrine. 2023;79:31-44.

87. Chen Y, Linn J-D, Hsia T-L, Mao FC, Hsu C-H, Pei D, et al. The effect of chromium on inflammatory markers, 1st and 2nd phase insulin secretion in type 2 diabetes. Eur J Nutr. 2014;53:127-33.

88. Dunning BJ, Bourgonje AR, Bulthuis MLC, Alexander J, Aaseth JO, Larsson et al. Selenium and coenzyme Q10 improve the systemic redox status while reducing cardiovascular mortality in elderly population-based individuals. Free Radic Biol Med. 2023 Aug 1;204:207-14.

89. Chan AKY, Tsang YC, Jiang CM, Leung KCM, Lo ECM, Chu CH. Diet, nutrition, and oral health in older adults: a review of the literature. Dent J (Basel). 2023;11(9):222.

90. Lewandowski A. Saúde bucal de idosos longevos [dissertação]. Porto Alegre: Pontifícia Universidade Católica do Rio Grande do Sul; 2014.

91. Brasil. Ministério da Saúde. Projeto SB Brasil 2010: Pesquisa Nacional de Saúde Bucal: resultados principais. Brasília, DF; 2011.

92. Cardoso MCAF, Bujes RV. A saúde bucal e as funções da mastigação e deglutição nos idosos. Estud Interdiscipl Envelhec (Porto Alegre). 2010;15(1): 53-67.

93. Braz VL, Duarte YA, Corona LP. A associação entre anemia e alguns aspectos da funcionalidade em idosos. Ciência & Saúde Coletiva. 2019;24(9):3257-64.

94. Milagres CS, Tôrres LHN, Neri AL, Sousa MLR. Condição de saúde bucal autopercebida, capacidade mastigatória e longevidade em idosos. Ciência & Saúde Coletiva [online]. 2018;23(5):1495-506.

CAPÍTULO 57

Nutrientes e exercício físico

Audrey Yule Coqueiro
Raquel Raizel
Paulo Victor Peçanha
Julio Tirapegui

◉ INTRODUÇÃO

A alimentação de atletas deve ser diferenciada, quando comparada à de indivíduos sedentários, em vista do aumento da necessidade energética e de nutrientes decorrentes da prática de exercícios físicos contínuos. De modo geral, os atletas necessitam de um aporte glicídico maior que os não atletas, pois os carboidratos compõem o glicogênio muscular e hepático – importantes substratos energéticos utilizados durante o exercício. Pelo fato de os estoques musculares e hepáticos de glicogênio serem limitados, a reposição destes deve ser feita de forma constante, mesmo durante o exercício físico, para garantir um bom rendimento do atleta.[1]

A ingestão de proteínas pode variar de acordo com o tipo de esporte, sendo maior para atletas engajados em exercícios de força, comparados aos de *endurance* (exercícios de resistência). Sugere-se que a ingestão de proteínas esteja próxima ao valor máximo da recomendação, para garantir a sua propriedade plástica e favorecer o anabolismo proteico muscular.[2] A proporção de lipídios pode diminuir em função do aumento da proporção de carboidratos; entretanto, cabe ressaltar que essas condutas nutricionais não são generalizadas, haja vista que cada esporte implica necessidades diferenciadas e cada momento do dia do atleta exigirá a predominância de um determinado nutriente.[3]

Não existem recomendações nutricionais de micronutrientes específicas para atletas, devendo-se utilizar as recomendações para indivíduos saudáveis estabelecidas pela ingestão dietética de referência (em inglês, *dietary reference intakes* – DRI). Contudo, ressalta-se a importância do aporte adequado de antioxidantes, como as vitaminas A, C e E e os minerais zinco, cobre e magnésio, para atletas, visto que o exercício exaustivo aumenta a geração de espécies reativas de oxigênio, causando estresse oxidativo, que pode resultar em lesões oxidativas a estruturas celulares, como lipídios, proteínas e DNA.[4]

Além disso, caso a proporção de carboidratos da dieta seja elevada, a ingestão de vitaminas do complexo B deve estar adequada, em vista da importância desses nutrientes como cofatores nas reações de geração de energia provenientes da degradação de carboidratos.[5] Vale salientar que a suplementação só é necessária quando a dieta não é capaz de suprir as necessidades nutricionais do indivíduo ou em casos específicos, como na deficiência nutricional.[3]

Além da ingestão adequada de nutrientes, a hidratação do atleta é de suma importância para a manutenção da saúde e do desempenho físico. As estratégias de reposição hídrica não consistem apenas no consumo de água, mas também na ingestão de bebidas esportivas, que contenham carboidratos e eletrólitos.[6]

Em vista da complexidade e peculiaridade das estratégias nutricionais para atletas, bem como da relevância da ciência da Nutrição Esportiva, de modo geral, este capítulo objetivou sintetizar o conhecimento disponível acerca das principais recomendações nutricionais para indivíduos engajados em exercícios físicos, cujo intuito consiste em manter/promover saúde e melhorar o desempenho físico.

ALTERAÇÕES GASTRINTESTINAIS PROMOVIDAS PELO EXERCÍCIO FÍSICO

O exercício físico é caracterizado por uma mudança no fluxo sanguíneo do trato gastrintestinal (TGI) em direção ao músculo esquelético ativo e aos pulmões. Alterações na atividade nervosa, em hormônios circulantes, peptídeos e produtos finais metabólicos, levam a alterações na motilidade gastrintestinal, fluxo sanguíneo, absorção e secreção.[7]

Exercícios extenuantes agudos podem provocar azia, náusea, vômito, dor abdominal, diarreia e até sangramento gastrintestinal. Esses sintomas são em grande parte induzidos pelo grau de diminuição do fluxo sanguíneo gastrintestinal (isquemia) e pelo aumento de substâncias secretoras, como o peptídeo intestinal vasoativo, a secretina e a histidina-peptídeo-metionina. O exercício intenso provoca refluxo considerável, reduz a absorção e tende a aumentar o trânsito intestinal.[8]

De um quarto a metade dos atletas de elite apresentam sintomas gastrintestinais que podem impedi-los de participar de treinamentos e eventos competitivos. Esses sintomas, induzidos pelo exercício intenso, são frequentemente atribuídos à má digestão, má absorção, motilidade alterada, fator mecânico ou secreções neuroimunoendócrinas alteradas, além de ingestão inadequada de alimentos e líquidos. A frequência de sintomas gastrintestinais é quase duas vezes maior durante a corrida do que em outros esportes de resistência, como ciclismo ou natação, e 1,5-3,0 vezes maior nos atletas de elite que os praticantes recreativos.[7,8]

A capacidade de um atleta de atingir o máximo desempenho é resultado direto do desempenho físico e muscular, da tolerância muscular e sistêmica ao estresse, do controle e regulação da função imunológica e da adaptação ao estresse físico. Nesse sentido, o trato gastrintestinal também faz parte do sistema que controla e regula a adaptação e a regeneração do atleta. Um sistema imunológico gastrintestinal bem equilibrado e uma competência imunológica otimizada podem proteger o atleta de patógenos nocivos, antígenos alimentares e inalados. Portanto, a dieta adequada durante o treinamento e a competição é um fator significativo na proteção contra os sintomas gastrintestinais, induzidos pelo exercício, que podem comprometer a competência imunológica e o desempenho físico.[9,10]

Tendo em vista que o intestino não é um órgão atlético, no sentido de que se adapta ao aumento do estresse fisiológico induzido pelo exercício, especialistas sugerem treinamento adequado e dieta equilibrada. O treinamento ajustado ao atleta e à modalidade praticada é importante para uma diminuição menos dramática do fluxo sanguíneo gastrintestinal em intensidades de exercício submáximo, e a dieta equilibrada pode prevenir sintomas gastrintestinais.[7]

FONTES DE ENERGIA DURANTE O EXERCÍCIO FÍSICO

A contribuição dos substratos energéticos para a síntese de adenosina trifosfato (ATP) no músculo esquelético depende da intensidade e duração do esforço físico. Em exercícios muito intensos e de curta duração (30 segundos), a creatina-fosfato e o ATP são as principais fontes de energia. Com a continuidade do esforço físico intenso (corrida com duração acima de 2 minutos, por exemplo), o glicogênio muscular passa a ser o metabólito energético mais importante.[11]

Em exercícios de moderada a baixa intensidade e de longa duração, o músculo esquelético utiliza a oxidação aeróbia dos ácidos graxos como principal fonte de ATP. Nessas condições, o músculo, além de utilizar o glicogênio intramuscular, capta grandes quantidades de glicose da corrente sanguínea, como consequência da própria contração muscular.[11]

Quando a demanda de glicose está elevada, ocorre aumento na síntese hepática desse substrato, para garantir o fornecimento ao organismo. Sendo assim, a oferta de glicose ao organismo é um fator limitante do desempenho e da resistência do atleta ao esforço exercido.[11]

RECOMENDAÇÕES DE ENERGIA

As recomendações de ingestão energética para indivíduos sedentários ou que praticam atividade física de forma moderada são insuficientes para atletas, cujo gasto energético pode ser quatro vezes maior que o de um indivíduo sedentário ou moderadamente ativo. Uma das maneiras de determinar o gasto energético de um atleta é o do consumo de oxigênio em litros/minuto. Sabe-se que cada litro de oxigênio consumido equivale a um gasto de aproximadamente 5 kcal, e, a partir de um teste espirométrico (análise de gases expirados), pode-se conhecer o volume de oxigênio consumido (VO_2) no repouso.[12]

Além disso, com o auxílio de um ergômetro (bicicleta ou esteira), pode-se medir esse consumo durante o exercício físico. A relação entre CO_2 expirado/O_2 consumido resulta em valores que variam entre 0,7 e 1,0, sendo que para cada valor existe um corresponde exato das calorias gastas por litro de oxigênio e, ainda, o substrato energético oxidado predominantemente. Quanto mais próximo de 0,7, maior a contribuição dos lipídios na geração de energia, e quanto mais próximo de 1,0, maior a participação dos carboidratos. Essa relação é chamada de quociente respiratório, e o seu conhecimento torna a determinação do gasto energético, assim como do substrato utilizado, mais fidedigna.[12]

Existem outras maneiras de mensurar o gasto energético de um indivíduo, geralmente baseadas em fórmulas predefinidas, porém, como são baseadas em estimativa, podem apresentar resultados menos confiáveis. Para sedentários ou indivíduos moderadamente ativos, o erro acumulado pela estimativa pode não afetar significativamente o delineamento alimentar a ser traçado, permitindo que o indivíduo atinja as metas desejadas, mesmo sem uma maior precisão de cálculos. Para atletas, entretanto, essa precisão é relevante, levando em conta as diferentes modalidades esportivas e as necessidades específicas de cada uma delas. Quanto mais próxima das necessidades reais for a prescrição da dieta, maiores serão as chances de um melhor desempenho atlético.

Na impossibilidade de executar os testes mais acurados, as necessidades energéticas devem ser estimadas, sendo que a melhor forma para a estimativa é baseada no consumo de oxigênio. Para tal cálculo, utiliza-se o equivalente metabólico (MET), que equivale a um consumo de 3,5 mL de oxigênio/kg de peso corporal/minuto. O gasto energético avaliado em MET constitui o número de vezes pelo qual o metabolismo de repouso foi multiplicado durante uma atividade. Exemplificando, se um indivíduo pedala a quatro MET, entende-se que o seu gasto de energia é quatro vezes superior ao que ocorre em repouso.[13] No Quadro 1, é apresentado o valor em MET de diversos exercícios.

A ingestão energética pode ser baseada nas DRI (*recommended dietary allowances* – RDA), que estipulam a ingestão de calorias por kg de peso de acordo com a idade, por exemplo: 19 a 24 anos = 40 kcal/kg de peso/dia ou 25 a 50 anos = 37 kcal/kg de peso/dia, somadas ao gasto de cada sessão de atividade física avaliado em MET. Exemplificando, um indivíduo com 20

QUADRO 1 Valor em MET dependendo do tipo de exercício físico	
Esporte	**MET**
Basquete	6,0
Futsal	7,0
Handebol	8,0
Vôlei	4,0
Natação	7,0
Polo	10,0
Hidroginástica	4,0
Ginástica	4,0
Balé e *jazz*	4,8
Tênis	7,0
Ciclismo	8,0
Remo	7,0
Esqui	7,0
Musculação	3,0
Yoga	2,5
Alongamento	2,5
Fonte: adaptado de Ainsworth et al., 2000.[14]	

anos e 70 kg, que pratica polo (10 MET), durante 30 minutos, teria a necessidade energética de:

$$40 \text{ kcal} \times 70 \text{ kg} = 2.800 \text{ kcal}$$
$$+$$
$$10 \text{ MET} \times 3,5 \text{ mL de O}_2 = 35 \text{ mL de O}_2$$
$$35 \text{ mL de O}_2 \times 70 \text{ kg} \times 30 \text{ minutos} =$$
$$73.500 \text{ mL de O}_2/\text{kg/min}$$
1 litro de O_2 5 kcal
$$73,5 \text{ L de O}_2/\text{kg/min} \times 5 \text{ kcal} = 367,5 \text{ kcal}$$
$$\text{Logo, } 2.800 \text{ kcal} + 367,5 \text{ kcal} = 3.167,5 \text{ kcal/dia}$$

RECOMENDAÇÕES DE MACRONUTRIENTES

Carboidratos

Os carboidratos são importantes macronutrientes para o fornecimento de energia ao organismo. Tendo em vista que a prática de exercícios físicos exaustivos aumenta o gasto energético de forma drástica, fica clara a importância do consumo adequado de carboidratos para atletas.[1]

No período que antecede o treinamento, sugere-se o consumo de carboidratos de baixo a moderado índice glicêmico, visto que carboidratos de alto índice glicêmico são rapidamente absorvidos e, portanto, não mantêm a glicemia adequada por períodos prolongados. Recomenda-se a ingestão de uma refeição que contemple de 1 a 4 g de carboidratos por kg de peso no intervalo de 1 a 4 horas antes da sessão de treino. Quanto maior o intervalo antes do exercício, maior deve ser o consumo de carboidratos, ou seja, caso a refeição seja realizada 4 horas antes do treino, ela deve conter, aproximadamente, 4 g de carboidratos por kg de peso e assim por diante; logo, 3 g/kg de peso para 3 horas antes, 2 g/kg de peso para 2 horas antes e 1 g/kg de peso para 1 hora antes.[15,16]

Para exercícios físicos com duração superior a 1 hora, recomenda-se a suplementação com carboidratos durante a atividade, na quantidade de 30 a 60 g/hora em exercícios com duração de até 2 horas e 30 minutos e 90 g/hora em exercícios com duração superior a 2 horas e 30 minutos. A forma como os carboidratos são oferecidos para o consumo – líquida ou sólida – parece não interferir no seu efeito ergogênico. Vale salientar que a suplementação deve ser recomendada apenas por profissionais capacitados, como o nutricionista, considerando diversos fatores, como os objetivos e a tolerância do atleta.[1,15-19]

Após o treino, ou seja, no período de recuperação, é recomendada a ingestão de carboidratos de alto índice glicêmico que induzam a síntese de glicogênio de forma rápida.[1,15] Sugere-se a ingestão de 1,0 a 1,2 g de carboidratos/kg de peso/hora durante as primeiras 4 a 6 horas após o exercício, a fim de favorecer a reposição dos estoques de glicogênio e a recuperação do atleta.[15]

Concernente às recomendações de ingestão diária, o Consenso de 2009 da Sociedade Brasileira de Medicina do Exercício e do Esporte recomenda que a ingestão de carboidratos esteja entre 5 e 8 g/kg de peso/dia. Porém, para atletas engajados em atividades de longa duração ou treinos intensos (acima de 70% do consumo máximo de oxigênio), é recomendado o consumo de 10 g/kg de peso/dia.[3]

Os órgãos internacionais *American College of Sports Medicine*, *Academy of Nutrition and Dietetics* e *Dietitians of Canada* sugerem diversas recomendações de consumo de carboidrato, que variam de acordo com a duração e intensidade da sessão de treino, sendo a ingestão mínima de 3 g/kg de peso/dia e a ingestão máxima de 12 g/kg de peso/dia (Quadro 2).[20]

Além dessas recomendações, esses órgãos propuseram diversas estratégias de ingestão de carboidratos que poderiam melhorar o desempenho físico do atleta (Quadro 3).

Sugere-se, ainda, que atletas de *endurance* que estão treinando intensamente reduzam o consumo de lipídios para menos de 25% do valor energético total (VET) da dieta para atingir a recomendação de carboidratos, que passaria a constituir de 60% a 70% do VET.[1,3,15] Dessa forma, considerando as recomendações das instituições supramencionadas, o valor mínimo de ingestão de carboidratos deveria ser de 3 g/kg de peso/dia, enquanto a ingestão máxima deveria ser de 12 g/kg de peso/dia. É válido ressaltar, entretanto, que a ingestão de carboidratos pode ser aumentada em determinadas

QUADRO 2	Resumo das recomendações diárias de ingestão de carboidratos para atletas	
Intensidade do exercício	Tipo de exercício e duração	Recomendações diárias
Leve	Exercícios de intensidade baixa ou atividades baseadas em habilidades	3 a 5 g/kg de peso
Moderada	Programa de exercícios de intensidades moderadas (até 1 hora por dia)	5 a 7 g/kg de peso
Alta	Programas de *endurance* (1 a 3 horas/dia, moderada-alta intensidade)	6 a 10 g/kg de peso
Muito alta	Exercícios de "extremo comprometimento" (> 4 a 5 horas/dia, moderada-alta intensidade)	8 a 12 g/kg de peso

Fonte: Position of the Academy of Nutrition and Dietetics, Dietitians of Canada, and the American College of Sports Medicine: Nutrition and Athletic Performance, 2016.[20]

QUADRO 3	Estratégias de ingestão de carboidratos para o aprimoramento do desempenho físico
Situação	Estratégia
Preparação para eventos com duração < 90 minutos	7 a 12 g/kg de peso no período de 24 horas antes do evento
Preparação para eventos de exercício contínuo/intermitente com duração > 90 minutos	10 a 12 g/kg de peso no período de 36 a 48 horas antes do evento
Recuperação entre duas sessões de exercício com intervalo inferior a 8 horas	1 a 1,2 g/kg de peso/hora nas primeiras 4 horas e em seguida retomar as recomendações diárias
Período que antecede exercícios com duração > 60 minutos	1 a 4 g/kg de peso a serem consumidos no intervalo proporcional de 1 a 4 horas antes do exercício

Fonte: Position of the Academy of Nutrition and Dietetics, Dietitians of Canada, and the American College of Sports Medicine: Nutrition and Athletic Performance, 2016.[20]

situações, como na realização de exercícios físicos em temperaturas muito baixas, comuns em esportes de inverno.[21]

Proteínas

O consumo adequado de proteínas para atletas é de suma importância para favorecer o anabolismo proteico tecidual, bem como a hipertrofia muscular – especialmente relevante para atletas engajados em exercícios de força.[2]

A recomendação de ingestão diária de proteínas para atletas, tanto de *endurance* quanto de força, é superior à de indivíduos sedentários ou moderadamente ativos (de 0,8 a 1,0 g/kg de peso). Para atletas de *endurance*, sugere-se a ingestão diária de 1,2 a 1,4 g de proteína por kg de peso, enquanto, para atletas engajados em exercícios de força, a recomendação de ingestão diária é ainda maior: 1,7 a 1,8 g de proteína por kg de peso.[2,22] Em situações específicas, como em períodos de restrição calórica, a recomendação de ingestão proteica pode ser superior (2,3 a 3,1 g de proteína/kg de peso/dia), com o intuito de manter a massa magra corporal.[23] No entanto, é válido salientar que a ingestão de quantidades excessivas de proteína não promove efeitos adicionais na síntese de proteínas totais corporais e, dessa forma, não deve ser encorajada.[2,22]

Além da quantidade, a qualidade da proteína deve ser levada em consideração. Proteínas de alto valor biológico, ou seja, que contemplam todos os aminoácidos indispensáveis em quantidades adequadas, seriam as mais apropriadas para serem consumidas ao longo do dia (~0,3 g/kg de peso a cada 3 a 5 horas).[16,23] Quando não for possível consumi-las, a ingestão de alimentos que se complementem, no que concerne ao seu teor de aminoácidos, é uma estratégia interessante. Como exemplo, cita-se o consumo concomitante de cereais (usualmente ricos em metionina, mas pobres em lisina) e leguminosas (ricas em lisina, porém deficientes em metionina), como o tradicional arroz com feijão.[24]

Estudos indicam, ainda, que proteínas com alto teor de leucina (aminoácido com potencial de induzir a síntese proteica) e de rápida digestão, como as proteínas do soro do leite (*whey protein*), são mais efetivas em induzir o anabolismo proteico e promover hipertrofia muscular, quando associadas ao exercício físico.[25-28] O consumo dessas proteínas imediatamente após a sessão de exercício (cerca de 20 a 40 g ou 0,3 g/kg de peso) parece ser uma estratégia importante para favorecer a síntese proteica muscular e a recuperação no período pós-treino.[20,23,27,29-34] Salienta-se que, após o exercício, a ingestão de carboidratos e de proteínas deve ser adequada, visto que, no consumo insuficiente de carboidratos, as proteínas serão desviadas ao fornecimento de energia, não cumprindo com a sua função anabólica.[2,16,23]

Lipídios

A recomendação de ingestão de lipídios para atletas, de acordo com a Sociedade Brasileira de Medicina do Exercício e do Esporte, é a mesma sugerida para indivíduos sedentários, isto é, 1 g de lipídio por kg de peso por dia, representando, aproximadamente, 30% do VET, sendo 10% (ou menos) de ácidos graxos saturados, 10% de poli-insaturados e 10% de monoinsaturados.[3]

A suplementação com lipídios de cadeia média e longa para atletas, embora seja razoavelmente comum na prática clínica, não é encorajada pela Sociedade Brasileira de Medicina do Exercício e do Esporte, em decorrência da escassez de evidências científicas que suportem essa prática.[3] Em contrapartida, a restrição do consumo de lipídios também não é recomendada, pois tem implicações na absorção de vitaminas lipossolúveis e na ingestão de ácidos graxos importantes, como ácidos graxos da série ômega-3, prejudicando a saúde do atleta e, consequentemente, o seu desempenho físico.[20] Desse modo, não se recomenda que a ingestão de lipídios esteja abaixo de 20% do VET, mesmo em programas de restrição calórica.[16,18] Embora poucas evidências indiquem a necessidade da suplementação lipídica, atletas vegetarianos e veganos podem necessitar de suplementação com ômega-3, pois a biodisponibilidade desse ácido graxo em vegetais é inferior quando em comparação a alimentos de origem animal, comumente restritos nessas dietas.[35]

RECOMENDAÇÕES DE MICRONUTRIENTES

Vitaminas

A relação entre vitaminas e desempenho em atividades físicas tem sido estudada há décadas sem, contudo, haver consenso sobre a necessidade ou não do uso de suplementos. Apesar da falta de consenso, o que se observa é a ingestão excessiva de suplementos vitamínicos por um grande número de atletas e praticantes de atividade física. Esse fato é preocupante, uma vez que pode ocorrer toxicidade por ingestão excessiva. Segundo os órgãos internacionais *American College of Sports Science*, *Academy of Nutrition and Dietetics* e *Dietitians of Canada*, geralmente esses suplementos não são necessários, desde que o atleta tenha uma dieta variada e adequada em energia para o seu peso corporal. Entretanto, a suplementação com multivitamínicos ou com vitaminas específicas pode ser apropriada por razões médicas ou nutricionais – se o atleta restringir alimentos ou grupos de alimentos, se o atleta estiver se recuperando de lesões ou processos patológicos ou, ainda, se o atleta apresentar deficiência de alguma vitamina específica.[5]

O frequente e, por vezes, abusivo uso de suplementos por praticantes de atividade física e atletas costuma ser embasado em algumas hipóteses, como a participação desses nutrientes no metabolismo energético, a atividade antioxidante, a relação com a imunocompetência, a prevenção de lesões musculares ou, ainda, um

possível efeito ergogênico. Vale ressaltar que essas hipóteses são, em sua grande maioria, atribuídas às vitaminas C, E e as do complexo B.[5] Entretanto, nem sempre essas hipóteses têm embasamento científico, como a relação entre suplementação com vitamina C e infecções do trato respiratório superior (ITRS). Embora o senso comum indique essa vitamina para prevenção de gripe, as evidências científicas apontam somente que a suplementação com vitamina C reduz a duração dos sintomas em indivíduos bem nutridos.[36] Algumas divergências são apontadas quando há comprometimento do sistema imune, indicando efeitos benéficos da suplementação com essa vitamina, para essa população, na prevenção e no tratamento de doenças respiratórias.[37,38]

Embora a ingestão excessiva de vitaminas seja bastante comum em indivíduos engajados em exercícios físicos, essa condição nem sempre é real. Diversas evidências indicam ingestão dietética insuficiente de vitaminas por atletas, especialmente quando jovens. Recentemente, Raizel et al.[39] observaram que jogadores profissionais de futebol, com idades entre 18 e 25 anos, ingeriam quantidades insuficientes – abaixo do recomendado pela DRI – de diversas vitaminas, como as vitaminas A e D. É importante destacar que os atletas desse estudo estavam se preparando para competições próximas, e, nesse caso, a inadequação dietética de vitaminas poderia interferir tanto no desempenho físico quanto na saúde desses indivíduos. Ressaltamos, também, a importância do profissional nutricionista no âmbito esportivo a fim de adequar o plano dietético.

Por fim, tendo em vista a ausência de recomendações específicas de vitaminas para atletas, as sociedades esportivas sugerem a utilização das recomendações já existentes para indivíduos saudáveis (DRI – RDA). Atenção especial deve ser dispensada às vitaminas antioxidantes, como A, C e E, bem como às vitaminas do complexo B, caso a dieta seja rica em carboidratos.

A utilização de suplementos alimentares será necessária apenas quando a dieta não for capaz de suprir as necessidades nutricionais do atleta ou em casos específicos, como em deficiências nutricionais.[5] Para atletas vegetarianos e veganos, a suplementação com as vitaminas B2, B12 e D pode ser necessária.[16,35]

Minerais

O exercício físico afeta a homeostase orgânica de diversos minerais, entre eles zinco, ferro, magnésio, cobre e cálcio. Com a prática de exercícios exaustivos, há um aumento da excreção urinária, fecal e dérmica de zinco. Os atletas que consomem dietas hipocalóricas, deficientes em proteínas e ricas em fitatos, são os mais propensos a apresentar deficiência desse mineral. Os principais efeitos deletérios decorrentes da deficiência de zinco são a redução da densidade mineral óssea e os prejuízos à imunocompetência e à atividade antioxidante.[40]

A deficiência de ferro também é comum no esporte, principalmente em atletas do sexo feminino em razão das perdas de ferro durante o ciclo menstrual, além das perdas desse micronutriente decorrentes do exercício físico, como as que ocorrem com o aumento da taxa de sudorese. Atletas vegetarianos e veganos também são considerados grupo de risco para a deficiência de ferro pela ausência do consumo de carnes vermelhas. Dessa forma, a nutrição de mulheres, em especial, mulheres vegetarianas e veganas, exige atenção quanto à adequação de ferro.[40]

A deficiência de magnésio tem sido vinculada ao desenvolvimento de diversas doenças crônicas não transmissíveis, com destaque para diabetes *mellitus* tipo 2, síndrome metabólica e hipertensão arterial sistêmica, embora não se saiba se esse fenômeno é causa ou consequência destas doenças.[41-44] Além disso, a deficiência de magnésio impacta em diversos prejuízos a *performance* física, pois esse micronutriente é de extrema importância para a produção de energia

tanto indiretamente, por participar do complexo magnésio-adenosina trifosfato (Mg-ATP), quanto diretamente, por atuar como um cofator enzimático. Logo, é observado que a deficiência de magnésio prejudica a contração muscular e, por consequência, o desempenho físico.[40] Apesar da importância desse micronutriente, evidências indicam inadequação no consumo de magnésio, especialmente por jovens atletas.[39]

Tal como o magnésio, o cobre participa como cofator enzimático no metabolismo energético. Portanto, baixas concentrações desse mineral promovem redução na síntese de ATP e, consequentemente, no desenvolvimento de fadiga precoce. Além disso, o cobre é um dos componentes da enzima antioxidante superóxido dismutase (SOD), importante para a prevenção de estresse oxidativo decorrente do exercício físico intenso.[4,40] Interessantemente, a concentração sérica e urinária de cobre aumenta imediatamente após o exercício físico, retornando aos valores basais em poucas horas após o treino.[40]

O cálcio possui papel importante na manutenção da saúde óssea e regulação da contração muscular. Embora seja necessário que os atletas mantenham o consumo adequado desse mineral para prevenir o comprometimento da saúde e do desempenho, sabe-se que o exercício físico, especialmente o de força, está associado ao aumento da massa e da força óssea, bem como ao menor risco de fraturas.[40]

De forma similar às vitaminas, não existem recomendações específicas de minerais para atletas, logo, devem-se utilizar as DRI (RDA) para indivíduos saudáveis. Os minerais mencionados são os mais afetados pela prática de exercícios físicos, portanto atenção especial deve ser direcionada à ingestão adequada desses nutrientes. A suplementação alimentar só será essencial quando a dieta não suprir as necessidades nutricionais do indivíduo ou em casos específicos, como em deficiências nutricionais. Para atletas vegetarianos e veganos, a suplementação com ferro, cálcio e zinco pode ser necessária.[16,35]

◉ ESTRATÉGIAS DE HIDRATAÇÃO

A hidratação adequada de atletas é vital para a manutenção da saúde e do desempenho físico, visto que a desidratação pode ocasionar diversos agravos, como cefaleia e convulsões, podendo levar, até mesmo, ao óbito do indivíduo. Enquanto indivíduos sedentários perdem cerca de 2 a 4 L de água por dia, atletas podem perder mais de 10 L de água diariamente, evidenciando a importância da hidratação apropriada para esses indivíduos.[6]

No intuito de garantir a hidratação do atleta durante o exercício, o indivíduo deve iniciar a atividade física no estado eu-hidratado. Para tanto, recomenda-se a ingestão de água ou bebidas esportivas, na quantidade de 5 a 10 mL/kg de peso corporal, no período de 2 a 4 horas antes do exercício. O consumo de valores muito superiores a estes, com o intuito de promover hiper-hidratação, não resulta em benefícios adicionais, podendo, até mesmo, prejudicar o desempenho físico por estimular a eliminação de líquidos durante o exercício.[6]

Para adequar a ingestão de fluidos durante o exercício físico, é necessário calcular a taxa de sudorese do atleta, expressa em mililitros por hora de exercício físico. O cálculo é realizado por meio da diferença entre o peso do atleta antes e depois do exercício, na qual deve ser adicionado o volume de líquido ingerido e descontado o volume de líquido excretado (diurese). O resultado, em mililitros, deve ser dividido pelo número de horas em que o exercício foi realizado, gerando, então, a taxa de sudorese do atleta.[6] A fórmula é apresentada a seguir:

(Peso antes – peso após) + volume de líquido ingerido – volume de urina]/horas de exercício

Além da quantidade de líquidos, deve-se atentar para a qualidade dos fluidos ofertados nesse período. O consumo excessivo de água durante o exercício físico exaustivo e prolongado aumenta o volume sanguíneo, promovendo uma diluição plasmática e aumentando a diurese, o que poderia provocar um quadro de hiponatremia (redução de sódio no sangue). Dessa forma, para atletas, é recomendada a ingestão de bebidas esportivas, contendo carboidratos e eletrólitos, como sódio. Segundo a Sociedade Brasileira de Medicina do Exercício e do Esporte, a temperatura dos fluidos ingeridos durante o exercício físico deve estar entre 15 e 22 °C.[3] É sugerido que fluidos com sabores leves são mais bem aceitos do que a água durante o exercício físico, sendo que o sabor, a acidez e a intensidade do gosto na boca influenciam a palatabilidade e podem estimular ou não o consumo de líquidos. Salienta-se que, normalmente, é recomendada a ingestão de 500 a 1.000 mL de líquidos por hora de atividade.[3,6]

A inclusão de diferentes carboidratos, como glicose e frutose, em uma mesma fórmula, pode apresentar resultados interessantes. A absorção intestinal desses carboidratos ocorre de forma distinta, o que permite maior eficiência na absorção de substratos energéticos. Além disso, a combinação de carboidratos favorece a maior absorção de sódio e água, evitando a desidratação do atleta. É importante mencionar que, em condições ambientais quentes, a oferta de bebidas com baixa concentração de carboidratos (4% a 6%) é mais adequada para evitar o retardo do esvaziamento gástrico e a ocorrência de distúrbios gastrintestinais.[1,6,16,19]

No período pós-treino, a ingestão adequada de líquidos é de suma importância, visto que os atletas nem sempre ingerem quantidades suficientes de fluidos durante o exercício, logo finalizam o exercício com algum grau de déficit hídrico. Recomenda-se a ingestão de, pelo menos, 450 a 675 mL de líquidos (de preferência, bebidas reidratantes) para cada 0,5 kg de peso perdido durante o exercício. Quando for possível, isto é, caso haja tolerância por parte do atleta, deve-se ofertar uma quantidade de líquido equivalente a 125% a 150% do peso corporal perdido durante a sessão de treino ou competição. O consumo de alimentos contendo sódio e ricos em carboidratos no período pós-treino auxiliará na compensação das perdas hídricas durante o exercício.[6]

SUPLEMENTOS ALIMENTARES

Creatina

A creatina (ácido alfametilguanidinoacético) é uma amina de ocorrência natural em células eucarióticas,[45,46] encontrada apenas em alimentos de origem animal, como carnes vermelhas e laticínios (Quadro 4).[47,48] A síntese endógena de creatina ocorre, especialmente, no fígado, nos rins e no pâncreas, por meio dos aminoácidos arginina, metionina e glicina.[45,46]

No organismo humano, a creatina está presente nas formas livre e fosforilada (fosforilcreatina), nas quantidades de 60-70% (livre) e 30-40% (fosforilada), sendo que 90% do total de creatina está armazenado no tecido muscular esquelético.[45,46] Estima-se que um homem de 70 kg apresente, aproximadamente, 120 a 130 mmol de creatina para cada kg de peso seco, embora esse valor varie de acordo com o conteúdo de massa muscular do indivíduo.[50]

Diariamente, cerca de 2 g de creatina são convertidos espontaneamente a creatinina e excretados na urina. Nesse cenário, é necessário que a síntese endógena seja de 2 g ou mais para manter os níveis corporais de creatina.[51,52] Em mulheres e em indivíduos idosos, a síntese endógena é menor, quando comparada à de homens saudáveis, sendo importante que o consumo dietético mantenha os níveis orgânicos de creatina.[53]

O principal papel biológico atribuído à creatina é o de ressintetizar a molécula de ATP por meio da doação de fosfato da fosforilcreatina para a adenosina difosfato (ADP), processo denominado sistema creatina fosfato (Figura 1). Esse sistema é crucial para tecidos com elevada demanda energética, como o músculo esquelético e o cérebro, e em atividades de alta intensidade e curta duração.[54] Desse modo, diversas evidências científicas indicam melhora da *performance* anaeróbia (aumento do pico de torque muscular, da potência de pico e da potência média no cicloergômetro, entre outros) com a suplementação de creatina.[55-59]

A suplementação com creatina é comum no âmbito esportivo e, em algumas modalidades, pode chegar a ser utilizada por cerca de 75% dos atletas.[60] Desde 1992, é sabido que a suplementação com creatina (5 g) aumen-

QUADRO 4 Quantidade de creatina em alguns alimentos		
Alimento	Porção	Quantidade de creatina (g)
Arenque	225 g	2,0 a 4,0
Salmão	225 g	1,5 a 2,5
Bacalhau	225 g	0,7
Linguado	225 g	0,5
Atum	225 g	0,9
Carne bovina	225 g	1,5 a 2,5
Carne suína	225 g	1,5 a 2,5
Leite	250 mL	0,05
Fonte: adaptado de Heaton et al., 2017.[49]		

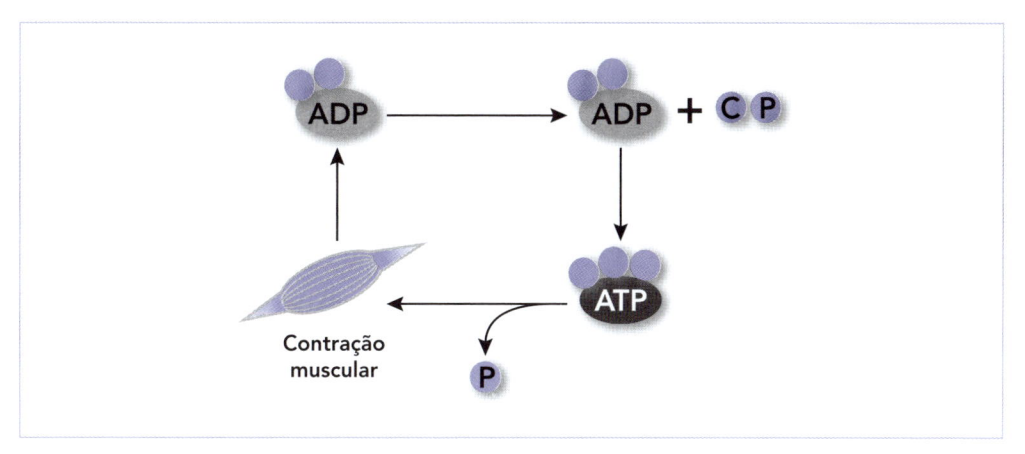

FIGURA 1 Sistema creatina fosfato.

ADP: adenosina difosfato; ATP: adenosina trifosfato; C: creatina; P: fosfato.

ta as concentrações musculares de creatina e fosforilcreatina, sendo que o pico de creatina plasmática ocorre cerca de 1 hora após a administração. É também conhecido que a ingestão de várias doses desse nutriente ao longo do dia (20 g fracionadas em quatro vezes), durante 5 dias, é capaz de elevar de maneira significativa o conteúdo intramuscular das formas livre e fosforilada de creatina. Interessantemente, os indivíduos mais responsivos à suplementação são aqueles com baixas concentrações basais dessa amina, sendo que o oposto ocorre com indivíduos com elevados níveis musculares de creatina pré-suplementação.[50]

Com base nesses resultados, sugeriu-se que existe um limite máximo da concentração de creatina muscular, correspondendo a cerca de 160 mmol/kg de músculo seco, que foi denominado "ponto de saturação". Nesse cenário, indivíduos que iniciam a suplementação já com valores elevados de creatina muscular podem ser pouco responsivos à intervenção, o que explicaria os dados controversos apresentados na literatura. Esses indivíduos são chamados de *non responders* e, normalmente, apresentam elevado consumo dietético de creatina.[61]

Com base nessas informações, surgiram protocolos de suplementação com o objetivo de aumentar rapidamente o conteúdo intramuscular de creatina (fase de carregamento/*loading*) e evitar que as concentrações alcançadas sejam reduzidas (fase de manutenção). A fase de carregamento envolve a ingestão de altas doses de creatina – 20 a 30 g por dia ou 300 mg/kg de peso corporal/dia – e, geralmente, dura de 5 a 7 dias, enquanto a fase de manutenção, que se inicia logo após o *loading*, normalmente tem duração de 3 meses e consiste na ingestão de doses de cerca de 5 g por dia ou 0,06 g/kg de peso corporal/dia.[62]

É válido ressaltar que outras formas de suplementação excluem o período de carregamento, sendo o resultado bastante semelhante ao protocolo apresentado, apesar de o tempo para alcançar o pico de creatina muscular ser mais longo. Embora a maior parte dos protocolos compreenda a suplementação por até 3 meses, a duração da intervenção dependerá, também, das necessidades e objetivos do atleta.[63] O Quadro 5 apresenta informações importantes referentes à suplementação com creatina para atletas.

Beta-alanina

A beta-alanina é um aminoácido não proteinogênico considerado dispensável, visto que

QUADRO 5	Evidências sobre a suplementação com creatina
Visão geral	A carga/*loading* de creatina pode melhorar agudamente o desempenho em esportes que envolvem exercícios repetidos de alta intensidade, bem como os resultados crônicos de programas de treinamento baseados nessas características (resistidos ou intervalados), proporcionando aumento da massa e da força muscular.
Mecanismo	A suplementação com creatina aumenta as reservas musculares de fosforilcreatina e a taxa de ressíntese de ATP, aumentando a capacidade física no exercício de alta intensidade e curta duração.
Protocolo de uso	Fase de *loading*: ~20 g/dia (dividida em quatro doses diárias iguais), durante 5 a 7 dias. Fase de manutenção: 3 a 5 g/dia (dose única) durante o período de suplementação. Observação: o consumo concomitante com uma fonte mista de proteína/carboidrato pode aumentar a captação muscular de creatina via estimulação pela insulina.
Impacto no desempenho	Aumento da força isométrica máxima e no desempenho agudo de sessões únicas e repetidas de exercícios de alta intensidade (< 150 segundos de duração); efeitos mais pronunciados durante eventos com duração < 30 segundos. Adaptações ao treinamento crônico incluem ganhos de massa magra e melhorias na força muscular.
Possíveis efeitos indesejáveis	Não são observados efeitos negativos à saúde de indivíduos saudáveis com o uso em longo prazo (até 4 anos) quando são seguidos protocolos de carga apropriados. Entretanto, alguns efeitos colaterais já foram relatados, como distúrbios gastrintestinais e câibras. Um potencial aumento de 1 a 2 kg na massa corporal após o *loading* de creatina (principalmente como resultado da retenção hídrica) pode ser prejudicial para o desempenho de resistência ou em eventos onde a massa corporal deve ser movida contra a gravidade (salto em altura, salto com vara) ou quando os atletas devem atingir um peso corporal específico.

é sintetizado endogenamente no fígado. Logo, esse aminoácido é encontrado na dieta apenas em alimentos de origem animal, como carnes e aves.[64] No fígado, a beta-alanina é produzida a partir da uracila e timina, sendo o produto final da degradação dessas substâncias.[65]

Os estudos envolvendo beta-alanina são recentes, sendo que o primeiro ensaio clínico com humanos com a substância foi publicado em 2006. Nos últimos anos, a beta-alanina se tornou um dos ingredientes mais estudados e utilizados na nutrição esportiva, tanto em fórmulas pré-treinamento quanto em suplementos diários e para recuperação muscular.[64,66-68]

Embora evidências científicas indiquem melhora da *performance* física após a suplementação com esse aminoácido, a beta-alanina *per se* apresenta propriedades ergogênicas limitadas.[64] Interessantemente, a beta-alanina é precursora de carnosina, dipeptídeo com diversas funções biológicas, entre elas a capacidade de tamponar prótons intracelulares, atenuando a acidose mus-

cular e, por consequência, o desenvolvimento de fadiga.[64,66-68]

O acúmulo de íons H^+ (prótons) decorrentes da dissociação de ácidos carboxílicos, como o ácido láctico, que ocorre naturalmente durante as reações glicolíticas, é considerado uma das principais causas de fadiga em exercícios de alta intensidade e curta duração (onde há predomínio dos sistemas energéticos creatina-fosfato e glicolítico).[69-71] Nesse cenário, estratégias capazes de atenuar a acidose celular, com destaque para a suplementação com beta-alanina, teriam potencial ergogênico.[64,69]

É recomendada a administração de beta-alanina para indivíduos engajados em atividades com duração de 60 a 240 segundos, como no exercício resistido. Em atividades com duração inferior a 60 segundos, a suplementação com esse aminoácido não é recomendada, tendo em vista que a acidose muscular não é um fator limitante nesses tipos de exercício. Salienta-se que, embora a beta-alanina seja comumente administrada em exercícios com caráter anaeróbio, há evidências sugerindo efeito ergogênico dessa intervenção também em atividades aeróbias.[64] Entretanto, os estudos referentes ao uso de beta-alanina para atletas de *endurance* são controversos, tendo em vista que há possibilidade de redução da capacidade aeróbia após intervenção com esse aminoácido.[72]

Evidências demonstram que doses de 4 a 6 g/dia de beta-alanina, durante 4 semanas, elevam as concentrações de carnosina em 64% no músculo esquelético, comparados aos valores basais,[65] sendo que com 10 semanas de suplementação esse aumento ultrapassa 80%.[73] Vale ressaltar que há uma intensa variabilidade individual, que distingue os indivíduos entre os que respondem muito (*high responders*) e os que respondem pouco (*low responders*) à suplementação com beta-alanina, podendo promover variação de 15% a 55% no aumento de carnosina muscular durante 5 a 6 semanas de intervenção.[74] Possivelmente, o valor basal de carnosina muscular e a composição das fibras musculares contribuem para a variabilidade entre indivíduos.[64]

Considerando que alimentos de origem animal são fontes de beta-alanina, é compreensível que indivíduos onívoros apresentem maior conteúdo de carnosina muscular quando comparados com vegetarianos e, nesse contexto, que o aumento de carnosina seja superior no músculo esquelético de vegetarianos e veganos, comparados a onívoros, após a suplementação com beta-alanina.[64]

Adicionalmente, as concentrações musculares de carnosina tendem a ser superiores em homens do que em mulheres[75] e a declinar com o envelhecimento, especialmente em decorrência da redução do consumo de fontes de beta-alanina nesse grupo populacional.[76,77] Quanto ao nível de atividade física, evidências indicam que, treinados ou sedentários, indivíduos suplementados com beta-alanina respondem de forma similar no que se refere à melhora de desempenho.[67] Independente das características individuais, os estudos demonstram que a suplementação com beta-alanina aumenta os níveis musculares de carnosina, seja em maior ou menor proporção, exercendo, portanto, um efeito ergogênico em exercícios de alta intensidade e curta duração.[64]

Glutamina

A glutamina é o aminoácido mais abundante do organismo humano, entretanto é considerada um aminoácido condicionalmente indispensável. Em determinadas situações, como na sepse, a síntese endógena de glutamina não é capaz de suprir a demanda orgânica.[78]

Exercícios físicos prolongados e exaustivos reduzem a concentração plasmática e tecidual de glutamina.[79-81] No entanto, essa diminuição não atinge valores críticos (glutaminemia < 400 μmol/L), logo é possível que essa redução não comprometa a funcionalidade do sistema imune, bem como não aumente o risco de infecções do trato respiratório superior (ITRS). Desse modo, a suplementação com glutamina para atletas que buscam imunomodulação e redução da incidência de ITRS não apresenta suporte científico suficiente para sustentar tal prática.[82]

Entretanto, a glutamina apresenta diversas outras funções biológicas, além do seu papel imunomodulador, que poderiam ser de interesse na nutrição esportiva, como: (i) potencial glicogênico, tendo influência significativa nos processos de geração de energia (ciclo de Krebs e gliconeogênese),[78,83,84] (ii) estímulo à síntese de glicogênio por meio da ativação da enzima glicogênio sintase,[85,86] (iii) transporte de amônia interórgãos, evitando o acúmulo desse metabólito tóxico,[83,84] (iv) atenuação da lesão muscular,[80] (v) papel antioxidante indireto via aumento da síntese de glutationa,[87] entre outras funções. Em vista dessas atribuições, a suplementação com glutamina tem sido estudada nos mais diversos contextos, como no retardo do desenvolvimento de fadiga.[84] Ressalta-se, porém, que as comprovações científicas ainda são inconclusivas, não dando suporte para suplementação com glutamina para atletas.

Aminoácidos de cadeia ramificada

Os aminoácidos de cadeia ramificada (ACD) (Figura 2) são nutrientes indispensáveis, visto que o seu consumo dietético diário é essencial. Nas proteínas de alto valor biológico, esses aminoácidos normalmente representam 50% do conteúdo de aminoácidos indispensáveis. Nesse contexto, esses aminoácidos raramente estão em quantidades limitantes na dieta.[88,89]

De forma contrária à maioria dos aminoácidos, os ACR são oxidados primariamente no músculo esquelético, sendo a taxa de oxidação da leucina superior à dos aminoácidos isoleucina e valina.[90] O sistema enzimático que catalisa a transaminação desses aminoácidos – aminotransferase de ACR (ATACR) – predomina no tecido muscular, enquanto o complexo enzimático desidrogenase de cetoácidos de cadeia ramificada (DCCR) está em maior concentração no tecido hepático e catalisa a descarboxilação oxidativa dos cetoácidos de cadeia ramificada (produtos da ação enzimática da ATACR).[89]

A suplementação com ACR no exercício físico fundamenta-se no potencial anabólico desses aminoácidos, em especial a leucina, por meio da ativação de vias específicas associadas à síntese proteica, tal como a via da mTOR (*mammalian target of rapamycin* – proteína-alvo da rapamicina em mamíferos).[88-90] Adicionalmente, os ACR podem ser convertidos endogenamente em outros aminoácidos, como a glutamina e a alanina. Nesse cenário, indiretamente, os ACR apresentam ação imunomoduladora e antioxidante.[89,90]

Evidências científicas indicam que a ingestão de suplementos com proteínas intactas, como *whey protein* e caseína, é mais eficiente em induzir a síntese proteica do que a ingestão de aminoácidos isolados, como os ACR. Logo, se o intuito for promover a síntese proteica muscular, o mais interessante é a suplementação com proteínas que contemplem quantidades significativas de ACR, e não a suplementação com ACR isolados.[23]

Os ACR são, também, frequentemente administrados no intuito de atenuar o desenvolvimento de fadiga central. A hipótese da fadiga central determina que alterações na síntese de neurotransmissores, como aumento na síntese de serotonina e redução na síntese de dopamina, culminam em um estado de cansaço, sono

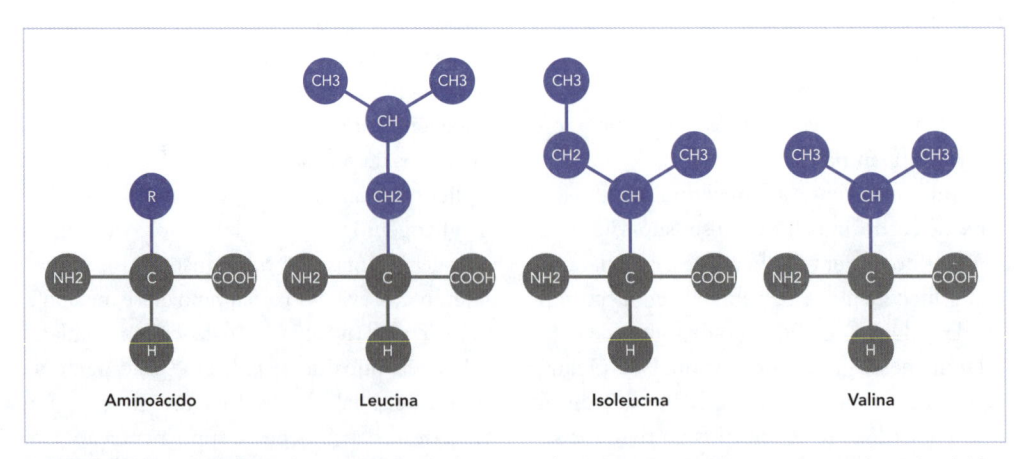

FIGURA 2 Comparação entre a estrutura de um aminoácido convencional e a estrutura de aminoácidos de cadeia ramificada – leucina, isoleucina e valina.

e letargia, prejudicando a *performance* física. Os mecanismos que poderiam desencadear o aumento da síntese de serotonina são: (i) o aumento plasmático do seu precursor, o triptofano livre (não associado à albumina), (ii) a redução plasmática de aminoácidos neutros, como os ACR, que competem com o triptofano para adentrar o sistema nervoso central (SNC), e (iii) o aumento de ácidos graxos livres no plasma, que competem com o triptofano pela ligação com a albumina, aumentando o conteúdo plasmático de triptofano livre.[91-105]

Durante o exercício físico exaustivo, há aumento da captação muscular de ACR, reduzindo a concentração plasmática desses aminoácidos. Além disso, há aumento de ácidos graxos livres no plasma em decorrência do processo de lipólise. Ambas as situações repercutem em aumento da concentração de triptofano livre no plasma e da síntese de serotonina.[95,103,106] Embora a hipótese da fadiga central seja mais estudada em exercícios de *endurance*, evidências indicam aumento da razão plasmática triptofano livre/ACR e da concentração cerebral de serotonina também em exercícios de alta intensidade e curta duração.[84,107,108]

O objetivo da suplementação com ACR seria aumentar a concentração plasmática desses aminoácidos, atenuando a síntese de serotonina, entretanto diversos estudos falharam em apresentar efeitos positivos dessa intervenção. Adicionalmente, a administração de ACR aumenta a síntese de amônia, metabólito tóxico vinculado ao desenvolvimento de fadiga.[93,101,108-112] Finalmente, é válido salientar que a hipótese da fadiga central não é completamente elucidada na literatura, e diversos estudos não comprovam que o aumento da síntese de serotonina seja crucial para a redução do desempenho físico.[84,101,110,113-115]

Cafeína

A cafeína (1,3,7-trimetilxantina) é uma purina lipossolúvel que pertence à família metilxantina, sendo conhecida como um alcaloide natural encontrado em sementes, nozes e folhas de mais de 63 espécies de plantas. As suas fontes dietéticas, como chás, café, chocolate e bebidas esportivas, normalmente fornecem de 30 a 100 mg de cafeína por porção.[116,117] Essa purina é rapidamente absorvida no intestino após a sua ingestão oral, sendo que as ações da cafeína se iniciam após 15 a 45 minutos da sua ingestão e o pico plasmático dessa substância ocorre dentro de 1 hora posteriormente à sua administração.[118]

A cafeína, quando suplementada em doses baixas e moderadas (~3 a 6 mg por kg de peso corporal), apresenta efeito ergogênico para atletas bem treinados. Esse efeito é superior ao apresentado após consumo de café. A suplementação com essa substância é indicada a atletas de esportes de *endurance*, com duração superior a 5 minutos, como ciclismo, corrida e natação. Pode, também, ser indicada para atletas de esportes de equipe e exercícios intermitentes, como futebol e rúgbi, mas não para exercícios resistidos.[117] É válido salientar que a cafeína aumenta a frequência cardíaca e a pressão arterial sistêmica, além de apresentar diversos efeitos metabólicos, hormonais e psicológicos, como aumento da vigilância, podendo causar insônia e cefaleia.[117]

Nitratos

O óxido nítrico pode ser formado pela enzima óxido nítrico sintase ou por vias biossintéticas no intestino a partir do consumo de fontes vegetais ricas em nitratos inorgânicos (NO_3^-), com destaque para beterraba, espinafre e alface. É uma molécula sinalizadora, responsável pela regulação de múltiplos processos biológicos de interesse para os atletas de esportes de *endurance* e de alta intensidade.[119,120]

A ingestão de quantidades adequadas de fontes de nitratos, o que pode ser alcançado por meio da dieta ou pela utilização de suplementos alimentares, associa-se à melhoria da eficiência muscular durante o exercício (reduzindo a fadiga) e à elevação da performance cardiovascular.[119,121] Dentre os efeitos biológicos promovidos pelo óxido nítrico que são vantajosos para os esportistas, sobressaem vasodilatação, aumento do fluxo sanguíneo e oferta de oxigênio muscular, captação de glicose e respiração celular.[119]

A vantagem da utilização de suplementos de nitratos por esportistas, em comparação à ingestão por meio da dieta, é a minimização dos efeitos colaterais gástricos que podem ser gerados pela ingestão de vegetais ricos em nitratos antes dos treinos ou competições. A dosagem dos suplementos de nitratos utilizados em estudos que demonstraram otimização de performance atlética comumente varia entre 300 e 600 mg.[119,122]

No entanto, o custo dos suplementos de nitratos para obtenção dos níveis adequados de óxido nítrico para melhoria da performance atlética pode ser elevado, principalmente ao considerar que o mesmo resultado pode ser alcançado por meio de dieta rica em vegetais ricos em nitratos. Ademais, o consumo de suplementos de nitratos pode reduzir a pressão arterial média, fator que deve ser considerado nos indivíduos com risco de hipotensão.[120]

Probióticos

Probióticos são compostos por um conjunto de microrganismos vivos – principalmente os dos gêneros *Lactobacillus* e *Bifidobacterium* – que, a depender das cepas e concentrações, são capazes de promover uma miríade de efeitos benéficos aos indivíduos. Os efeitos pretendidos pela administração de probióticos podem ser diversos e vão desde a melhoria do funcionamento intestinal e do sistema imunológico até a elevação da absorção de nutrientes.[119,123]

O interesse quanto à possibilidade do uso de probióticos para buscar efeitos biológicos que resultem no aprimoramento do desempenho atlético tem crescido nos últimos anos. Dessa

forma, há uma quantidade crescente de estudos em praticantes de atividades físicas recreativas e em atletas de alto rendimento em que se avaliam as alterações promovidas pela utilização de probióticos em fatores como a saúde intestinal, a *performance* física durante e a recuperação após os exercícios, a fadiga muscular, a imunidade e a composição corporal.[123]

Os indivíduos com alto nível de atividades físicas e os atletas apresentam, particularmente pelos exercícios e pela dieta, composição da microbiota diferente do restante da população. As diferenças incluem maior diversidade microbiana, maior concentração de microrganismos relacionados a efeitos benéficos e alterações de vias metabólicas (por exemplo, para a biossíntese de aminoácidos).[123,124]

No entanto, os praticantes de atividades físicas em altas intensidades e/ou duração apresentam maior probabilidade de apresentar efeitos negativos associados ao estresse imposto ao TGI, incluindo refluxo gastroesofágico, náuseas e vômitos, diarreia e endotoxemia.[123,124] Dessa forma, são relevantes para os atletas os efeitos de redução dos sintomas gastrintestinais, sintomas do trato respiratório superior, elevação da *performance* física e modulação do humor, que têm sido propostos nos últimos anos como passíveis de serem alcançados com a administração de probióticos.[124]

A determinação das doses de probióticos a serem administradas variam conforme as cepas dos microrganismos utilizadas, as condições fisiológicas do indivíduo e os efeitos pretendidos. Além disso, o período de uso e a forma de administração escolhida – cápsulas, sachês etc. – também parecem influenciar o efeito final do probiótico.[119] A administração de probióticos para o aprimoramento do desempenho atlético deve ser realizada de forma contínua, pois as alterações da microbiota intestinal promovidas por essa suplementação são transitórias e não perduram por muitos dias após a suspensão de sua administração.[124]

◼ CONSIDERAÇÕES FINAIS

As necessidades nutricionais de atletas são diferentes das necessidades de indivíduos sedentários ou pouco ativos, desse modo o acompanhamento nutricional deve ser diferenciado para esse grupo populacional. Além disso, a conduta nutricional é influenciada pela modalidade esportiva, duração, frequência e intensidade do exercício, bem como por peculiaridades do atleta. Logo, o nutricionista – profissional capacitado para a elaboração de dietas – deve estar atento a todas essas variáveis no momento da elaboração do plano alimentar, no intuito de promover/manter a saúde e favorecer a melhora de *performance*.

◼ REFERÊNCIAS BIBLIOGRÁFICAS

1. Burke LM, Hawley JA, Wong SHS, Jeukendrup AE. Carbohydrates for training and competition. J Sports Sci. 2011:29 Suppl 1:S17-27.
2. Tirapegui J, Rossi L, Rogero M. Proteínas e atividade física. In: Tirapegui J. Nutrição, Metabolismo e Suplementação na Atividade Física. São Paulo: Atheneu; 2012.
3. Hernandez AJ, Nahas RM. Modificações dietéticas, reposição hídrica, suplementos alimentares e drogas: Comprovação de ação ergogênica potenciais riscos para a saúde. Rev Bras Med Esporte. 2009;15(3 suppl.):3-12.
4. Coqueiro A, Godois A, Raizel R, Tirapegui J. Creatina como antioxidante em estados metabólicos envolvendo estresse oxidativo. Rev Bras Prescrição e Fisiol Exerc. 2017;11(64).
5. Rogero M, Ribeiro S, Mendes R, Melo C, Tirapegui J. Vitaminas e atividade física. In: Tirapegui J. Nutrição, metabolismo e suplementação na atividade física. 2. ed. São Paulo: Atheneu; 2012.
6. Gomes M, Guerra I, Rogero M, Tirapegui J. Hidratação no esporte. In: Tirapegui J. Nutrição, Metabolismo e suplementação na atividade física. 2. ed. São Paulo: Atheneu; 2012.
7. Brouns F, Beckers E. Is the gut an athletic organ? Digestion, absorption and exercise. Sport Med. 1993;15(4):242-57.
8. de Oliveira EP, Burini RC. The impact of physical exercise on the gastrointestinal tract. Curr Opin Clin Nutr Metab Care. 2009;12(5):533-8.
9. Berg A, Müller H, Rathmann S, Deibert P. The gastrointestinal system - an essential target organ of the athlete's health and physical performance. Exerc Immunol Rev. 1999;5:78-95.
10. Moses FM. The effect of exercise on the gastrointestinal tract. Sport Med. 1990;9(3):159-72.
11. Hirabara SM, Pithon-Curi TC, Curi R. Introdução à fisiologia do exercício. In: Tirapegui J. Nutrição, metabolismo e suplementação na atividade física. 2. ed. São Paulo: Atheneu; 2012.
12. Ribeiro S, Melo C, Urasaki R, Scagliusi F, Tirapegui J. Gasto energético e atividade física. In: Tirapegui J. Nutrição, metabolismo e suplementação na atividade física. 2. ed. São Paulo: Atheneu; 2012.
13. Coelho-Ravagnani C de F, Melo FCL, Ravagnani FCP, Burini FHP, Burini RC. Estimativa do equivalente metabólico (MET) de um protocolo de exercícios físicos baseada na calorimetria indireta. Rev Bras Med Esporte. 2013;19(2):134-8.
14. Ainsworth B, Haskell W, Whitt M, Irwin M, Swartz A, Strath S, et al. Compendium of physical activities: an update of activity codes and MET intensities. Med Sci Sport Exerc. 2000;32(9):498-504.
15. Gomes M, Guerra I, Tirapegui J. Carboidratos e atividade física. In: Tirapegui J. Nutrição, Metabolismo e suplementação na atividade física. 2. ed. São Paulo: Atheneu; 2012.
16. Casazza GA, Tovar AP, Richardson CE, Cortez AN, Davis BA. Energy availability, macronutrient intake, and nutritional supplementation for improving exercise performance in endurance athletes. Curr Sports Med Rep. 2018;17(6):215-23.
17. Jeukendrup A. A step towards personalized sports nutrition: carbohydrate intake during exercise. Sport Med. 2014;44:S25-33.
18. Potgieter S. Sport nutrition: a review of the latest guidelines for exercise and sport nutrition from the American College of Sport Nutrition, the International Olympic Committee and the International Society for Sports Nutrition. S Afr J Clin Nutr. 2013;26(1):6-16.
19. Stellingwerff T, Cox GR. Systematic review: carbohydrate supplementation on exercise performance or capacity of varying durations. Appl Physiol Nutr Metab. 2014;39:998-1011.
20. Position of the Academy of Nutrition and Dietetics, Dietitians of Canada, and the American College of Sports Medicine: Nutrition and Athletic Performance. J Acad Nutr Diet. 2016;116:501-28.
21. Meyer NL, Manore MM, Helle C. Nutrition for winter sports. J Sports Sci. 2011;Suppl 1:S127-36.
22. Panza VP, Coelho MSPH, Di Pietro PF, Assis MAA De, Vasconcelos FDAG De. Consumo alimentar de atletas: reflexões sobre recomendações nutricionais, hábitos alimentares e métodos para avaliação do gasto e consumo energéticos. Rev Nutr. 2007;20(6):681-92.
23. Jäger R, Kerksick CM, Campbell BI, Cribb PJ, Wells SD, Skwiat TM, et al. International Society of Sports Nutrition Position Stand: protein and exercise. J Int Soc Sports Nutr. 2017;14(20):1-25.

24. Cozzolino S, Cominetti C. Bases bioquímicas e fisiológicas da nutrição, nas diferentes fases da vida, na saúde e na doença. Barueri: Manole; 2013.

25. Dangin M, Guillet C, Garcia-Rodenas C, Gachon P, Bouteloup-Demange C, Reiffers-Magnani K, et al. The rate of protein digestion affects protein gain differently during aging in humans. J Physiol. 2003;549(2):635-44.

26. Pennings B, Boirie Y, Senden JMG, Gijsen AP, Kuipers H, Van Loon LJC. Whey protein stimulates postprandial muscle protein accretion more effectively than do casein and casein hydrolysate in older men. Am J Clin Nutr. 2011;93(5):997-1005.

27. Bauer J, Biolo G, Cederholm T, Cesari M, A C-J, Morley J, et al. Evidence-based recommendations for optimal dietary protein intake in older people: a position paper from the PROT-AGE study group. J Am Med Dir Assoc. 2013;14(8):542-59.

28. Mcdonald CK, Ankarfeldt MZ, Capra S, Bauer J, Raymond K, Heitmann BL. Lean body mass change over 6 years is associated with dietary leucine intake in an older Danish population. Br J Nutr. 2016;115(9):1556-62.

29. Moore DRD, Robinson MJM, Fry JLJ, Tang JE, Glover EI, Wilkinson SB, et al. Ingested protein dose response of muscle and albumin protein synthesis after resistance exercise in young men. Am J Clin Nutr. 2009;89(1):161-8.

30. Phillips SM. Nutrient-rich meat proteins in offsetting age-related muscle loss. Meat Sci. 2012;92(3):174-8.

31. Yang Y, Breen L, Burd NA, Hector AJ, Churchward-Venne TA, Josse AR, et al. Resistance exercise enhances myofibrillar protein synthesis with graded intakes of whey protein in older men. Br J Nutr. 2012;108(10):1780-8.

32. Phillips SM. A brief review of critical processes in exercise-induced muscular hypertrophy. Sport Med. 2014;44(Suppl.1):71-7.

33. Borack MS, Reidy PT, Husaini SH, Markofski MM, Deer RR, Richison AB, et al. Soy-dairy protein blend or whey protein isolate ingestion induces similar postexercise muscle mechanistic target of rapamycin complex 1 signaling and protein synthesis responses in older men. J Nutr. 2016;146(12):2468-75.

34. Poortmans JR, Carpentier A, Jr AL. Protein turnover, amino acid requirements and recommendations for athletes and active populations. Brazilian J Med Biol Res. 2012;45:875-90.

35. Rogerson D. Vegan diets: practical advice for athletes and exercisers. J Int Soc Sports Nutr. 2017;14(36):1-15.

36. Carr A, Maggini S. Vitamin C and Immune Function. Nutrients. 2017;9(11):1211.

37. Vissers MCM, Carr AC, Pullar JM, Bozonet SM. The Bioavailability of Vitamin C from Kiwifruit. Adv Food Nutr Res. 2013:68:125-47.

38. Bivona J, Patel S, Vajdy M. Induction of cellular and molecular Immunomodulatory pathways by vitamin E and vitamin C. Expert Opin Biol Ther. 2017;17(12):1539-51.

39. Raizel R, Godois AM, Coqueiro AY, Voltarelli FA, Fett CA, Tirapegui J, et al. Pre-season dietary intake of professional soccer players. Nutr Health. 2017;23(4):215-22.

40. Amorim A, Tirapegui J. Minerais na atividade física: cálcio, magnésio, ferro, zinco e cobre. In: Tirapegui J. Nutrição, metabolismo e suplementação na atividade física. 2. ed. São Paulo: Atheneu; 2012.

41. Nakaya Y, Suzuki M, Uehara M, Katsumata S, Suzuki K, Sakai K, et al. Absence of negative feedback on intestinal magnesium absorption on excessive magnesium administration in rats. J Nutr Sci Vitaminol (Tokyo). 2009;55(4):332-7.

42. Schwalfenberg GK, Genuis SJ. The Importance of Magnesium in Clinical Healthcare. Scientifica (Cairo). 2017;2017:4179326.

43. da Rocha Romero AB, da Silva Lima F, Colli C. Mg status in inflammation, insulin resistance, and associated conditions. Nutrire. 2017;42(1):6.

44. Weglicki WB. Hypomagnesemia and inflammation: clinical and basic aspects. Annu Rev Nutr. 2012;32(1):55-71.

45. Harris R. Creatine in health, medicine and sport: an introduction to a meeting held at Downing College, University of Cambridge, July 2010. Amino Acids. 2011;40(5):1267-70.

46. Wallimann T, Tokarska-Schlattner M, Schlattner U. The creatine kinase system and pleiotropic effects of creatine. Amino Acids. 2011;40(5):1271-96.

47. Delanghe J, De Slypere J, De Buyzere M. Normal reference values for creatine, creatinine, and carnitine are lower in vegetarians. Clin Chem. 1989;35:1802-3.

48. Lukaszuk J, Robertson R, Arch J, Moore G, Yaw K, Kelley D, et al. Effect of creatine supplementation and a lacto-ovo-vegetarian diet on muscle creatine concentration. Int J Sport Exerc Metab. 2002;12:336-48.

49. Heaton LE, Davis JK, Rawson ES, Nuccio RP, Witard OC, Stein KW, et al. Selected in-season nutritional strategies to enhance recovery for team sport athletes: a practical overview. Sport Med. 2017;47(11):2201-18.

50. Harris R, Söderlund K, Hultman E. Elevation of creatine in resting and exercised muscle of normal subjects by creatine supplementation. Clin Sci (Lond). 1992;83(3):367-74.

51. Brosnan M, Brosnan J. Renal Arginine Metabolism. J Nutr. 2004;134:2791-5S.

52. Snow R, Murphy R. Factors influencing creatine loading into human skeletal muscle. Exerc Sport Sci Rev. 2003;31(3):154-8.

53. Brosnan J, Brosnan M. Creatine: endogenous metabolite, dietary, and therapeutic supplement. Annu Rev Nutr. 2007;27:241-61.

54. Gastin P. Energy system interaction and relative contribution during maximal exercise. Sport Med. 2001;31(10):725-41.

55. Greenhaff P, Casey A, Short A, Harris R, Soderlund K, Hultman E. Influence of oral creatine supplementation of muscle torque during repeated bouts of maximal voluntary exercise in man. Clin Sci. 1993;84(5):565-71.

56. Birch R, Noble D, Greenhaff P. The influence of dietary creatine supplementation on performance during repeated bouts of maximal isokinetic cycling in man. Eur J Appl Physiol Occup Physiol. 1994;69(3):268-76.

57. Barnett C, Hinds M, Jenkins D. Effects of oral creatine supplementation on multiple sprint cycle performance. Aust J Sci Med Sport. 1996;28(1):35-9.

58. Cooke W, Grandjean P, Barnes W. Effect of oral creatine supplementation on power output and fatigue during bicycle ergometry. J Appl Physiol. 1995;78(2):670-3.

59. Febbraio M, Flanagan T, Snow R, Zhao S, Carey M. Effect of creatine supplementation on intramuscular TCr, metabolism and performance during intermittent, supramaximal exercise in humans. Acta Physiol Scand. 1995;155(4):387-95.

60. Rawson E, Clarkson P. Scientifically debatable: is creatine worth its weight? Gatorade Sport Sci Exch. 2004;16(4):1-6.

61. Spillane M, Schoch R, Cooke M, Harvey T, Greenwood M, Kreider R, et al. The effects of creatine ethyl ester supplementation combined with heavy resistance training on body composition, muscle performance, and serum and muscle creatine levels. J Int Soc Sports Nutr. 2009;6:1-14.

62. McKenna M, Morton J, Selig S, Snow R. Creatine supplementation increases muscle total creatine but not maximal intermittent exercise performance. J Appl Physiol. 1999;87(6):2244-52.

63. Gualano B. Suplementação de Creatina. Barueri: Manole; 2014.

64. Trexler ET, Smith-Ryan AE, Stout JR, Hoffman JR, Wilborn CD, Sale C, et al. International society of sports nutrition position stand: beta-alanine. J Int Soc Sports Nutr. 2015;12(1):30.

65. Harris RC, Tallon MJ, Dunnett M, Boobis L, Coakley J, Kim HJ, et al. The absorption of orally supplied β-alanine and its effect on muscle carnosine synthesis in human vastus lateralis. Amino Acids. 2006;30(3):279-89.

66. Caruso J, Charles J, Unruh K, Giebel R, Learmonth L, Potter W. Ergogenic effects of β-alanine and carnosine: Proposed future research to quantify their efficacy. Nutrients. 2012;4(7):585-601.

67. De Salles Painelli V, Saunders B, Sale C, Harris RC, Solis MY, Roschel H, et al. Influence of training status on high-intensity intermittent performance in response to β-Alanine supplementation. Amino Acids. 2014;46(5):1207-15.

68. Saunders B, De Salles Painelli V, De Oliveira LF, Da Eira Silva V, Da Silva RP, Riani L, et al. Twenty-four weeks of β-alanine supplementation on carnosine content, related genes, and exercise. Med Sci Sports Exerc. 2017;49(5):896-906.

69. Culbertson JY, Kreider RB, Greenwood M, Cooke M. Effects of beta-alanine on muscle carnosine and exercise performance: a review of the current literature. Nutrients. 2010;2(1):75-98.

70. Finsterer J. Biomarkers of peripheral muscle fatigue during exercise. BMC Musculoskelet Disord. 2012;13(1):218.

71. Hobson RM, Saunders B, Ball G, Harris RC, Sale C. Effects of β-alanine supplementation on exercise performance: a meta-analysis. Amino Acids. 2012;43(1):25-37.

72. Jordan T, Lukaszuk J, Misic M, Umoren J. Effect of beta-alanine supplementation on the onset of blood lactate accumulation (OBLA) during treadmill running: Pre/post 2 treatment experimental design. J Int Soc Sports Nutr. 2010;7(1):20.

73. Hill CA, Harris RC, Kim HJ, Harris BD, Sale C, Boobis LH, et al. Influence of β-alanine supplementation on skeletal muscle carnosine concentrations and high intensity cycling capacity. Amino Acids. 2007;32(2):225-33.

74. Baguet A, Reyngoudt H, Pottier A, Everaert I, Callens S, Achten E, et al. Carnosine loading and washout in human skeletal muscles. J Appl Physiol. 2009;106(3):837-42.

75. Mannion AF, Jakeman PM, Dunnett M, Harris RC, Willan PLT. Carnosine and anserine concentrations in the quadriceps femoris muscle of healthy humans. Eur J Appl Physiol Occup Physiol. 1992;64(1):47-50.

76. Everaert I, Mooyaart A, Baguet A, Zutinic A, Baelde H, Achten E, et al. Vegetarianism, female gender and increasing age, but not CNDP1 genotype, are associated with reduced muscle carnosine levels in humans. Amino Acids. 2011;40(4):1221-9.

77. Jäger R, Harris R, Purpura M, Francaux M. Comparison of new forms of creatine in raising plasma creatine levels. J Int Soc Sports Nutr. 2007;4(17).

78. Curi R, Lagranha CJ, Doi SQ, Sellitti DF, Procopio J, Pithon-Curi TC, et al. Molecular mechanisms of glutamine action. J Cell Physiol. 2005;204(2):392-401.

79. Castell L, Poortmans J, Leclercq R, Brasseur M, Duchateau J, Newsholme E. Some aspects of the acute phase response after a marathon race, and the effects of glutamine supplementation. Eur J Appl Physiol. 1997;75:47-53.

80. Raizel R, Leite JSM, Hypólito TM, Coqueiro AY, Newsholme P, Cruzat VF, et al. Determination of the anti-inflammatory and cytoprotective effects of l-glutamine and l-alanine, or dipeptide, supplementation in rats submitted to resistance exercise. Br J Nutr. 2016;116(3).

81. Rogero M, Tirapegui J, Pedrosa R, de Castro I, de Oliveira Pires I. Effect of alanyl-glutamine supplementation on plasma and tissue glutamine concentrations

in rats submitted to exhaustive exercise. Nutrition. 2006;22(5):564-71.

82. Tritto ACC, Amano MT, Cillo ME De, Oliveira VA, Mendes SH, Yoshioka C, et al. Effect of rapid weight loss and glutamine supplementation on immunosuppression of combat athletes: a double-blind, placebo-controlled study. 2018;14(1):83-92.

83. Bassini-Cameron A, Monteiro A, Gomes A, Werneck-de-Castro J, Cameron L. Glutamine protects against increases in blood ammonia in football players in an exercise intensity-dependent way. Br J Sport Med. 2008;42(4):260-6.

84. Coqueiro A, Raizel R, Bonvini A, Hypólito T, Godois A, Pereira J, et al. Effects of Glutamine and Alanine Supplementation on Central Fatigue Markers in Rats Submitted to Resistance Training. Nutrients. 2018;10(2).

85. Bowtell JL, Gelly K, Jackman ML, Patel A, Simeoni M, Rennie MJ, et al. Effect of oral glutamine on whole body carbohydrate storage during recovery from exhaustive exercise. J Appl Physiol. 1999;86(6):1770-7.

86. Varnier M, Leese G, Thompson J, Rennie M. Stimulatory effect of glutamine on glycogen accumulation in human skeletal muscle. Am J Physiol. 1995;269(2):E309-15.

87. Leite J, Raizel R, Hypólito T, Rosa T, Cruzat V, Tirapegui J. L-glutamine and L-alanine supplementation increase glutamine-glutathione axis and muscle HSP-27 in rats trained using a progressive high-intensity resistance exercise. Appl Physiol Nutr Metab. 2016;41(8):842-9.

88. Rossi L, Turapegui J. Aminoácidos de cadeia ramificada e atividade física. In: Tirapegui J. Nutrição, metabolismo e suplementação na atividade física. 2. ed. São Paulo: Atheneu; 2012.

89. Rogero MM, Tirapegui J. Aspectos atuais sobre aminoácidos de cadeia ramificada e exercício físico. Rev Bras Cienc Farm. 2008;44(4):563-75.

90. Torres-Leal FL, Vianna D, Fullin G, Teodoro R, Torres-Leal FL, Tirapegui J. Protein synthesis regulation by leucine Protein synthesis regulation by leucine. Braz J Pharm Sci. 2010;46(November 2015):2-9.

91. Chaouloff F, Laude D, Guezennec Y, Elghozi JL. Motor activity increases tryptophan, 5-hydroxyindoleacetic acid, and homovanillic acid in ventricular cerebrospinal fluid of the conscious rat. J Neurochem. 1986;46(4):1313-6.

92. Chaouloff F, Kennett GA, Serrurrier B, Merino D, Curzon G. Amino acid analysis demonstrates that increased plasma free tryptophan causes the increase of brain tryptophan during exercise in the rat. J Neurochem. 1986;46(5):1647-50.

93. Blomstrand E, Celsing F, Newsholme EA. Changes in plasma concentrations of aromatic and branched - chain amino acids during sustained exercise in man and their possible role in fatigue. Acta Physiol Scand. 1988;133:115-21.

94. Smriga M, Kameishi M, Tanaka T, Kondoh T, Torii K. Preference for a solution of branched-chain amino acids plus glutamine and arginine correlates with free running activity in rats: Involvement of serotonergic-dependent processes of lateral hypothalamus. Nutr Neurosci. 2002;5(3):189-99.

95. Meeusen R, Watson P, Hasegawa H, Roelands B, Piacentini MF. Central fatigue: The serotonin hypothesis and beyond. Sport Med. 2006;36(10):881-909.

96. Cordeiro LMS, Guimarães JB, Wanner SP, La Guardia RB, Miranda RM, Marubayashi U, et al. Inhibition of tryptophan hydroxylase abolishes fatigue induced by central tryptophan in exercising rats. Scand J Med Sci Sport. 2014;24(1):80-8.

97. Blomstrand E, Perrett D, Parry-Billings M, Newsholme EA. Effect of sustained exercise on plasma amino acid concentrations and on 5-hydroxytryptamine metabolism in six different brain regions in the rat. Acta Physiol Scand. 1989;136:473-81.

98. Weicker H, Struder HK. Influence of exercis on serotonergic neuromeodulation in the brain. Amino Acids. 2001;20(1):35-47.

99. Skeie B, Kvetan V, Gil KM, Rothkopf MM, Newsholme EA, Askanazi J. Branch-chain amino acids: their metabolism and clinical utility. Crit Care Med. 1990;18(5):549-71.

100. Blomstrand E, Hassmén P, Ek S, Ekblom B, Newsholme EA. Influence of ingesting a solution of branched-chain amino acids on perceived exertion during exercise. Acta Physiol Scand. 1997;159:41-9.

101. Verger P, Aymard P, Cynobert L, Anton G, Luigi R. Effects of administration of branched-chain amino acids vs. glucose during acute exercise in the rat. Physiol Behav. 1994;55(3):523-6.

102. Blomstrand E, Møller K, Secher N, Nybo L. Effect of carbohydrate ingestion on brain exchange of amino acids during sustained exercise in human subjects. Acta Physiol Scand. 2005;185(3):203-9.

103. Blomstrand E. Amino acids and central fatigue. Amino Acids. 2001;20(1):25-34.

104. Fernstrom JD. Dietary amino acids and brain function. J Am Diet Assoc. 1994;94(1):71-7.

105. Fernstrom JD. Branched-chain amino acids and brain function. J Nutr. 2005;135(6 Suppl):1539S-46S.

106. Newsholme EA, Blomstrand E. Branched-chain amino acids and central fatigue. J Nutr. 2006;136:274S–276S.

107. Chen I-F, Wu H-J, Chen C-Y, Chou K-M, Chang C-K. Branched-chain amino acids, arginine, citrulline alleviate central fatigue after 3 simulated matches in taekwondo athletes: a randomized controlled trial. J Int Soc Sports Nutr. 2016;13(1):28.

108. Chang CK, Chien KMC, Chang JH, Huang MH, Liang YC, Liu TH. Branched-chain amino acids and arginine improve performance in two consecutive days of simulated handball games in male and female athletes: A randomized trial. PLoS One. 2015;10(3):1-13.

109. MacLean DA, Graham TE, Saltin B. Stimulation of muscle ammonia production during exercise following branched-chain amino acid supplementation in humans. J Physiol. 1996;493(Pt 3):909-22.

110. Strüder H, Hollmann W, Platen P, Donike M, Gotzmann A, Weber K. Influence of paroxetine, branched-chain amino acids and tyrosine on neuroendocrine system responses and fatigue in humans. Horm Metab Res. 1998;30(04):188-94.

111. Watson P, Shirreffs SM, Maughan RJ. The effect of acute branched-chain amino acid supplementation on prolonged exercise capacity in a warm environment. Eur J Appl Physiol. 2004;93(3):306-14.

112. Kim D-H, Kim S-H, Jeong W-S, Lee H-Y. Effect of BCAA intake during endurance exercises on fatigue substances, muscle damage substances, and energy metabolism substances. J Exerc Nutr Biochem. 2013;1721(7):169-80.

113. Meeusen R, Thorré K, Chaouloff F, Sarre S, De Meirleir K, Ebinger G, et al. Effects of tryptophan and/or acute running on extracellular 5-HT and 5-HIAA levels in the hippocampus of food-deprived rats. Brain Res. 1996;740(1-2):245-52.

114. Pannier JL, Bouckaert JJ, Lefebvre RA. The antiserotonin agent pizotifen does not increase endurance performance in humans. Eur J Appl Physiol Occup Physiol. 1995;72(1):175-8.

115. Piacentini MF, Meeusen R, Buyse L, de Schutter G, de Meirleir K. No effect of a selective serotonergic/noradrenergic reuptake inhibitor on endurance performance. Eur J Sport Sci. 2002;2(6):37-41.

116. Duchan E, Patel N, Feucht C. Energy drinks: a review of use and safety for athletes. Phys Sport Med. 2010;38:171-9.

117. Goldstein ER, Ziegenfuss T, Kalman D, Kreider R, Campbell B, Wilborn C, et al. International Society of Sports Nutrition position stand: caffeine and performance. J Int Soc Sports Nutr. 2010;7(1):5.

118. Lisko J, Lee G, Kimbrell J, Rybak M, Valentin-Blasini L, Watson C. Caffeine Concentrations in Coffee, Tea, Chocolate, and Energy Drink Flavored E-liquids. Nicotine Tob Res. 2017;19(4):484-92.

119. Vitale K, Getzin A. Nutrition and Supplement Update for the Endurance Athlete: Review and Recommendations. Nutrients. 2019;11(6):1289.

120. Larsen FJ, Ekblom B, Sahlin K, Lundberg JO, Weitzberg E. Effects of Dietary Nitrate on Blood Pressure in Healthy Volunteers. N Engl J Med. 2006;355(26):2792-3.

121. McIlvenna LC, Monaghan C, Liddle L, Fernandez BO, Feelisch M, Muggeridge DJ, et al. Beetroot juice versus chard gel: a pharmacokinetic and pharmacodynamic comparison of nitrate bioavailability. Nitric Oxide. 2017;61-7.

122. Tan R, Cano L, Lago-Rodríguez Á, Domínguez R. The effects of dietary nitrate supplementation on explosive exercise performance: a systematic review. Int J Environ Res Public Health. 2022;19(2):762.

123. Jäger R, Mohr AE, Carpenter KC, Kerksick CM, Purpura M, Moussa A, et al. International Society of Sports Nutrition Position Stand: Probiotics. J Int Soc Sports Nutr. 2019;16(1):62.

124. Marttinen M, Ala-Jaakkola R, Laitila A, Lehtinen MJ. Gut Microbiota, probiotics and physical performance in athletes and physically active individuals. Nutrients. 2020;12(10):2936.

CAPÍTULO 58

Nutrientes e dietas vegetarianas

Neuza Maria Miranda dos Santos
Manuella Conde Pereira Heine

▣ INTRODUÇÃO

A alimentação, para além da necessidade de promoção e manutenção da saúde, configura-se como ato essencialmente político e social, desde que maior alcance e significado tem sido atribuído ao comportamento alimentar, permitindo que uma mera decisão individual possa se tornar um foco contínuo de atenção à saúde pública.[1]

Temas relativos à alimentação, nutrição e saúde encontram-se na ordem do dia, com debates acalorados na imprensa em geral, especializada e nas mídias sociais. Ganha corpo e vulto, atualmente, uma discussão acerca das práticas dietéticas vegetarianas, em seus diversas matizes, alcançando desde abordagens mais estritamente nutricionais até as qualitativas, as quais buscam esclarecer as motivações intrínsecas, as repercussões no espaço social, bem como aspectos psicossociais, motivacionais, psicológicos e psicanalíticos.[1-7]

Desde a década de 1990, a Organização Mundial da Saúde (OMS) já preconizava um maior consumo de alimentos vegetais e, mais recentemente, recomendações dietéticas formuladas para os norte-americanos para o período de 2020-2025 reconhecem o padrão vegetariano saudável como um dos três padrões alimentares saudáveis.[8-10] Diversas associações dietéticas internacionais passaram a emitir posições ofi-

ciais sobre as dietas vegetarianas, a exemplo da Academia de Nutrição e Dietética (a maior organização mundial de profissionais de alimentação e nutrição), endossando que dietas vegetarianas e veganas adequadamente planejadas podem ser consideradas seguras e apropriadas para todas as fases do ciclo de vida, além de reconhecerem para essas dietas papel terapêutico, bem como para a prevenção de doenças crônicas.[9,10]

Foster e Samman[11] e Orlich et al.[12] consideram que há um corpo considerável de relatórios de informações científicas sobre os benefícios à saúde proporcionados pela observância de práticas dietéticas vegetarianas. Diversas posições oficiais das principais associações dietéticas internacionais, como a americana e a canadense,[9,13-16] concordaram que as dietas vegetarianas "planejadas adequadamente" são saudáveis e podem trazer benefícios na prevenção e no tratamento de doenças. Em contrapartida, diversos estudos reconhecem que as dietas baseadas em vegetais contêm menos ácidos graxos saturados e colesterol, e mais folato, fibras e fitoquímicos do que as dietas onívoras.[15] As últimas posições oficiais de associações internacionais acerca do vegetarianismo foram publicadas em 2015[13,14] e em 2016.[9,17]

Mais recentemente, em 2017, um grupo de trabalho da Sociedade Italiana de Nutrição Humana publicou uma posição oficial sobre o vegetarianismo na Itália, concluindo que as dietas vegetarianas bem planejadas, com uma grande variedade de alimentos vegetais e uma fonte confiável de vitamina B12, proporcionariam uma ingestão adequada de nutrientes, demonstrando maior preocupação acerca do *status* dessa vitamina aos adeptos do vegetarianismo, além de evidenciar em todo o documento aspectos importantes relativos à biodisponibilidade de nutrientes, de acordo com cada ciclo de vida.[18]

Emergências de ordem ambiental, em âmbito mundial, criaram disposições para a compreensão dos fenômenos climáticos extremos e para a pesquisa científica voltada para proposições de sistemas alimentares, o que vem repercutindo nas posições oficiais de órgãos de saúde e associações dietéticas nacionais e internacionais, com relação à prática do vegetarianismo, bem como de suas variações, tendo em vista que estudos realizados a partir de práticas dietéticas tradicionais asiáticas e no Mediterrâneo, tendo como base alimentos vegetais, sugerem que essas dietas ancestrais proporcionam inúmeros benefícios à saúde e ao meio ambiente.[19-21]

A Organização das Nações Unidas (ONU) propôs mais recentemente um conceito já conhecido desde a década de 1980, que é a "dieta sustentável", o qual propõe o desenvolvimento de padrões alimentares saudáveis para os consumidores e para o meio ambiente. Nesse conceito enquadram-se os padrões alimentares do Mediterrâneo, reconhecidos pela reduzida ingestão de alimentos de origem animal e por grandes quantidades de vegetais, e, também, os padrões alimentares vegetarianos com participação exclusiva ou quase exclusiva de produtos de origem vegetal. As dietas à base de plantas, em comparação com as dietas ricas em produtos de origem animal, são consideradas mais sustentáveis por provocarem menos impactos ao ambiente, com menores emissões de gases de efeito estufa, consequentemente com menores pegadas ambientais.[22-24]

De acordo com Whorton,[25] o vegetarianismo se desenvolveu sob fortes influências morais e sociais, advindas de seitas e religiões orientais, particularmente no século XIX, firmando-se no século XX. Naquele primeiro período, milhares de jovens estudantes universitários migraram do movimento estudantil e da contracultura e foram atraídos para o aprendizado de estilos de vida alternativos e práticas alimentares não convencionais, de natureza exótica, como foi o caso da macrobiótica, tendo sido denominados "novos vegetarianos", diferenciando-os assim dos vegetarianos tradicionais.[26]

Para fins de sistematização, Rajaram e Sabaté,[27] corroborados por Leitzmann,[20] propuseram a existência de três dimensões atuais para o estudo e compreensão da evolução histórica do vegetarianismo ou dietas baseadas nos vegetais:

1. A primeira e a mais tradicional lida com a adequação nutricional das dietas vegetarianas e o estado de saúde dos adeptos.

2. A segunda dimensão do estudo das dietas vegetarianas é seu papel na prevenção e no tratamento das doenças crônicas não transmissíveis (DCNT), incluindo doenças cardiovasculares, diabetes *mellitus*, obesidade e câncer.

3. A terceira dimensão está relacionada ao aumento da compreensão e da conscientização da população e da comunidade científica a respeito do meio ambiente, no que tange às consequências da produção de alimentos e às implicações das seleções de alimentos sobre as mudanças climáticas.

A American Dietetic Association[13] definiu a nomenclatura associada ao vegetarianismo, conforme as especificações a seguir, para prevenir imprecisões na literatura:

- Vegetariano: indivíduo que subsiste total ou principalmente de sua dieta baseada em alimentos vegetais; pessoa que, em princípio, abstém-se de qualquer forma de alimento animal.

- Onívoro: pessoa que não tem restrição formal ou nenhum constrangimento em consumir qualquer tipo de produto animal, inclusive carne.
- Vegetarianismo: prática dietética de vegetarianos; abstenção do consumo de carnes em geral, incluindo aves, peixes e, em alguns casos, quaisquer outros produtos de origem animal.
- Vegetarianos tradicionais: pessoas que aderem a padrões vegetarianos existentes há muitas gerações. Esse termo também se aplica a pessoas educadas dentro de grupos religiosos ou culturais com costumes de vegetarianismo adotados por várias gerações. A ênfase nesses grupos reside em algum grau de restrição de alimentos de origem animal e, em menor proporção, no uso de alimentos integrais ou naturais. Exemplo desse grupo são os Adventistas do Sétimo Dia.
- Novos vegetarianos: pessoas que adotaram padrões dietéticos vegetarianos, após infância onívora, e passaram a pertencer a grupos filosóficos ou religiosos que surgiram principalmente na década de 1960, influenciados por religiões orientais ou que adotaram dietas alternativas de natureza individualista. A ênfase e a dieta variam gradativamente entre esses grupos, mas aliadas a algum grau de restrição de alimento animal; evita-se o uso de alimentos não considerados "orgânicos", "naturais" e integrais não processados. Alimentos "saudáveis" especiais podem também ser usados. Os macrobióticos são um exemplo típico.

Como pode ser observado, há considerável variação nesses padrões alimentares, e, como consequência, a influência na adequação de nutrientes pode ser observada e, em cada caso, de acordo com o grau de restrições e o tipo de consumo de alimentos, o estado nutricional do adepto pode ser diferente. Assim, como exemplo, os riscos e os benefícios de uma dieta ovolactovegetariana, contendo quantidades generosas de produtos lácteos e ovos, diferem bastante dos de uma dieta vegetariana estrita ou vegana, que não contém nenhum produto de origem animal.

Já se encontram bem descritos os diversos tipos de dietas vegetarianas e o perfil de nutrientes,[28] e muitos autores já destacam a importância das dietas vegetarianas no tratamento das DCNT, apontando para a maior densidade de micronutrientes e fitoquímicos, dentre outros. Esse tema tem despertado grande interesse dos órgãos de saúde, principalmente pelo aumento dos índices de obesidade tanto na população infantil como na adulta. Em geral essas dietas levam à redução do consumo excessivo de calorias e de alimentos com adição de açúcar e gorduras saturadas, associadas ao aumento da ingestão de frutas e legumes.[29-31]

Estudo de revisão sistemática desenvolvido por Parker e Viaveloo[32] concluiu que os vegetarianos geralmente têm dietas com melhor qualidade do que os não vegetarianos; no entanto, aos indivíduos que passam a adotar dietas vegetarianas devem ser sugeridas recomendações dietéticas com a utilização de substituições mais saudáveis (p. ex., produtos à base de vegetais como fontes de proteína, frutas, vegetais e grãos integrais) para produtos de origem animal, tendo em vista que algumas dessas iniciativas, sem a devida orientação nutricional, podem reduzir a qualidade da dieta, como é o caso, por exemplo, da utilização indiscriminada de grãos refinados e outros alimentos processados e ultraprocessados.

Em contrapartida, observam-se atualmente publicações que abordam motivações e aspectos psicológicos envolvidos na adoção desses tipos de dietas.[4,33] Rosenfeld[4] destaca que, assim como variam as definições de vegetarianismo, também variam as motivações das pessoas ao adotarem uma dieta vegetariana. Entre as motivações mais comuns está a preocupação com animais, saúde, meio ambiente e religião.[4,33] Muitos vegetarianos relatam rejeição intrínseca à carne por considerarem-na repugnante. Pesquisas recentes, que classificaram os vegetarianos motivados por razões éticas ou de saúde, revelaram diferenças significativas entre esses dois grupos, de forma que os vegetarianos mais motivados eticamente são aqueles mais propensos a adotar esse tipo de dieta abruptamente, com repulsa à carne e ainda evitando uma gama mais ampla de produtos de origem animal.[4]

Muito embora os indivíduos onívoros exibam atitudes mais positivas em relação à carne do que os vegetarianos, tem-se observado em vários países uma redução na ingestão de carne por motivos similares aos mencionados pelos vegetarianos.[33]

Para os vegetarianos, os dois tipos mais comuns de motivação ética, em ordem de prevalência, incluem a preocupação com os animais (ou seja, direitos ou bem-estar dos animais), engajamento nos movimentos de ativismo em prol da libertação animal e a preocupação com o meio ambiente.[4] Já os adeptos por razões de saúde possuem como motivação de saúde mais comum a promoção do bem-estar e a manutenção do peso.[4] A razão mais frequente para a adesão ao vegetarianismo verificada em nossa pesquisa com estudantes universitários vegetarianos do Instituto Adventista de Ensino em São Paulo foi a promoção da saúde.[34]

Os vegetarianos do tipo vegano apresentam restrições aos adeptos de outras vertentes por considerarem que suas práticas são superiores, além de se coadunarem mais estritamente com as preocupações filosóficas, éticas e ambientais.[35,36]

▣ VEGETARIANISMO AMBIENTAL

A dieta vegetariana existe e é praticada há muitos anos, embora tenha crescido cada vez mais o número de adeptos ao redor do mundo.

Diversas questões impulsionam o indivíduo a seguir essa dieta, desde questões éticas animais, questões de saúde, religiosas ou ambientais.

Entretanto, a crise climática e ambiental que se tem enfrentado traz a necessidade de mudança de sistemas de produção e hábitos alimentares com urgência. Essa crise ambiental é diretamente ampliada pelos hábitos modernos de consumo; sobretudo, os alimentares,[37] e, hoje, as preocupações vão além do tipo de alimento a ser consumido; envolvem também a cadeia produtiva e de consumo.[38]

Mais de 70 bilhões de animais terrestres são abatidos anualmente para o consumo alimentar, além de um montante muito maior de animais aquáticos. Todos esses animais precisam de recursos naturais para manter suas funções vitais; logo, isso pode gerar grandes quantidades de resíduos que vão para o solo, ar e água, e que podem levar a alterações nos ecossistemas.[39]

A ONU reconhece o imenso impacto da pecuária sobre o meio ambiente e a necessidade de urgência para tratar da situação.[39] A matéria orgânica lançada no meio ambiente por bovinos gera uma liberação de grande quantidade de gás carbônico e de outros gases relacionados ao efeito estufa, como o metano, proveniente da digestão desses animais.[37,38]

A pecuária, junto à produção agrícola destinada aos animais, é a maior causa de desmatamento no planeta e é responsável por mais de 90% do consumo global de água.[37] Para produzir 1 kg de carne bovina estima-se que seja necessário de 10 a 20 mil litros de água, e a maior parte dessa água é destinada aos cultivos para alimentação do gado.[40] Mais de 80% do cultivo de milho e soja no Brasil tem esses produtos destinados à indústria de ração animal.[41]

Além do desmatamento e alteração dos ecossistemas gerados para dar lugar às monoculturas que serão utilizadas para ração animal, esse sistema de produção demanda um uso crescente de agrotóxicos.[39,41] O escoamento de agrotóxicos, fertilizantes, outros aditivos usados nas culturas, bem como o grande volume de dejetos das fazendas industriais e abatedouros contaminam solo, águas subterrâneas, rios e lagos com fósforo e nitratos.[37,42,43]

Escolhas alimentares mais conscientes e que consideram toda a cadeia produtiva impactam positivamente não apenas na saúde humana, mas também na sustentabilidade ambiental. Repensar o sistema de produção e reduzir o consumo de alimentos de origem animal é um dos principais passos e pode ser feito por todos, mesmo para aqueles que sejam onívoros.

▣ TIPOS E CLASSIFICAÇÃO DAS PRÁTICAS DIETÉTICAS VEGETARIANAS

Os tipos de vegetarianos são, em geral, descritos pelos padrões específicos quanto ao uso de produtos de origem animal, com destaque para as carnes (Quadro 1).

A redução do consumo de carnes tem impactos importantes tanto para a saúde pública como para o meio ambiente, e, como nem todas as pessoas têm pretensão de eliminá-las

QUADRO 1	Tipos de vegetarianos e características dietéticas de acordo com o tempo de prática		
Tempo de prática dietética	Características		
	Tipos de vegetarianos	Consumo alimentar	Alimentos de origem animal excluídos
Vegetarianos tradicionais	Vegetarianos estritos ou veganos	Vegetais	Todos
	Lactovegetarianos	Vegetais, leite e derivados	Carnes e ovos
	Ovolactovegetarianos	Vegetais, leite e derivados e ovos	Carnes
	Semivegetarianos	Vegetais, leite e derivados e ovos (carnes brancas)	Carnes vermelhas
	Vegetarianos iogues (praticantes de ioga e religiões orientais)	Vegetais, leite e derivados e ovos (ovolactovegetarianos ou lactovegetarianos)	Carnes e/ou ovos
	Hare krishnas (seita hindu)	Vegetais, leite e derivados (lactovegetarianos)	Carne e ovos
Novos vegetarianos	Macrobióticos (filosofia oriental de origem japonesa)	Alimentos integrais, orgânicos, restrição líquida, alimentos orientais (tamari, missô, shoyu, tofu e algas marinhas), chás, algumas raízes, tubérculos e bulbos	Carnes, ovos e laticínios
	Frugívoros ou crudívoros	Frutas suculentas, frutas secas, sementes, mel, vegetais crus	Carnes, ovos e laticínios
	Flexitarianos (similar aos semiveganos)	Vegetais, leite e derivados, ovos (carnes brancas)	Carnes vermelhas
	Reducionistas de carne	Vegetais, leite e derivados e ovos (carnes brancas)	Inclui apenas quantidades limitadas de carne
	Pescovegetarianos	Vegetais, leite e derivados, ovos (peixe e frutos do mar são os únicos tipos de carne)	Carnes vermelhas e aves
	Frangovegetarianos	Vegetais, leite e derivados, ovos (as aves de quintal são os únicos tipos de carne)	Carnes vermelhas, peixes e frutos do mar
Fonte: American Dietetic Association;[13] Academy of Nutrition and Dietetics.[44]			

por completo da alimentação, há um interesse crescente em dietas chamadas "flexitarianas".[4,45] Os indivíduos que adotam esse tipo de dieta têm como base uma alimentação predominantemente vegetariana, mas com consumo de carnes em uma frequência bem reduzida e, por isso são chamados "flexitarianos" (termo derivado da combinação de "flexível" e vegetariano").[46]

Esse termo foi se tornando cada vez mais emergente no cenário científico e público e, no ano de 2014, foi adicionado ao dicionário de inglês Oxford. O flexitariano é semelhante ao que se costumava chamar de "semivegetariano" e, na literatura científica, acabam sendo equivalentes,[47] ou seja, consomem, no máximo, 3 porções de carne por semana,[4,47,48]

O flexitarianismo tem-se mostrado cada vez mais popular, e isso se deve à busca de mais saúde, juntamente com preocupações ambientais e de bem-estar animal.[47] Saindo da dicotomia onívoro x vegetariano, a dieta flexitariana apresenta, segundo revisão de Derbyshire,[47] fortes evidências de benefícios à saúde relacionados à perda ponderal e à melhora em aspectos metabólicos, como a diminuição de risco de diabetes e pressão arterial.

A primeira investigação científica com foco nos flexitarianos brasileiros foi realizada com o objetivo de caracterizar seus perfis socioeconômicos e demográficos, as motivações para a adoção do flexitarianismo, a frequência do consumo de carne de origem animal e os principais substitutos de carne consumidos. Os resultados revelaram que o modelo alimentar flexitariano é adotado principalmente por mulheres, constituindo 76% da amostra (n = 786), sendo que as principais motivações incluem preocupações com o impacto ambiental do consumo de carne (n = 361, 35%), saúde pessoal (n = 344, 33%) e bem-estar animal (n = 219, 21%).[49]

▣ PRÁTICA DIETÉTICA DE VEGETARIANOS

Muitas pessoas estão interessadas na adoção de uma prática dietética vegetariana, mas se mostram inseguras quanto à irrestrita aprovação e substituição de hábitos alimentares convencionais herdados, apesar das vantagens apregoadas do vegetarianismo no estilo de vida e na repercussão do estado de saúde de seus adeptos.

Existe atualmente grande oferta e variedade de produtos alimentícios para atender às demandas desse grupo da população. A indústria de alimentos está atenta a esse novo segmento, amplo e lucrativo, e responde com voracidade e intensidade para atender às necessidades desses consumidores. O uso mais frequente de dietas vegetarianas e veganas tem levado à maior disponibilidade de produtos especiais para vegetarianos e veganos em supermercados e restaurantes e à proliferação de livros, livros de receitas, *blogs* e *sites* dedicados a todas as facetas da vida vegetariana e vegana. A percepção pública das dietas vegetarianas e veganas mudou, pois deixou de ser utilizada apenas por uma pequena minoria de pessoas, por razões de saúde ou religiosas, passando a ter maior aceitação como uma escolha alimentar saudável e popular, mas ainda restrita ao segmento de adolescentes e jovens universitários.[50] Sociedades vegetarianas nacionais, além de especialistas da área de nutrição vegetariana (médicos e nutricionistas), contam com um público atento e receptivo para orientação alimentar e nutricional.[51-55]

De acordo com Mangels, Messina, Messina,[56] o interesse pelo vegetarianismo permanece forte nos EUA, tendo sido evidenciado por uma pesquisa realizada pelo Vegetarian Resource Group, em 2020, com uma prevalência de, aproximadamente, 15,2 milhões de vegetarianos adultos (incluindo veganos), cerca de 6% da população. Aproximadamente metade dos vegetarianos era vegana, cerca de 3% da população adulta dos EUA. Pesquisa semelhante, 25 anos antes, descobriu que aproximadamente 2,5% da população adulta dos EUA, ou 4,8 milhões de adultos, eram vegetarianos; 0,9% eram veganos. O incremento no crescimento da população vegetariana nos EUA foi de 3,16 vezes no período referido.

Inquérito realizado no Canadá, em 2002, mostrou que cerca de 4% dos adultos canadenses são vegetarianos, o que representa uma população estimada em 900 mil pessoas. Cerca de 20 a 25% dos adultos nos EUA afirmam realizar quatro ou mais refeições sem carne por semana, e geralmente mantêm um padrão alimentar vegetariano, sugerindo um grande interesse pelo vegetarianismo.[57]

Em determinados subgrupos da população, como grupos religiosos, a prevalência calculada do vegetarianismo é bem maior. Em nosso já referido estudo com adventistas do sétimo dia, encontramos um percentual de praticantes de 39,5%; destes, 75% eram ovolactovegetarianos.[34,58] O número estimado de budistas em Taiwan é de 4,9 milhões; em todo o mundo, de 300 milhões, e esses adeptos tendem a praticar o vegetarianismo por razões éticas e morais.[59]

O interesse que o vegetarianismo vem suscitando na sociedade de maneira geral é visível. Restaurantes apresentam opções para os adeptos e serviços de bordo em empresas de aviação nacionais e internacionais exibem cardápios alternativos. O interesse profissional pelo assunto vem se modificando por meio da constatação de que esse tipo de prática dietética pode trazer repercussões positivas em doenças típicas do estilo de vida, como obesidade, diabetes *mellitus*, hiperlipidemia, hipertensão, doenças cardiovasculares e câncer. Há um número considerável de evidências epidemiológicas que sugere que, além da dieta, o estilo de vida do adepto vegetariano reduz o risco para essas doenças.[60-72]

Dietas vegetarianas oferecem muitas vantagens, incluindo ingestão mais baixa de gorduras saturadas, colesterol, proteína animal e mais elevadas de carboidratos complexos, fibras, magnésio, boro, folato, antioxidantes, como vitaminas C e E, carotenoides e fitoquímicos. Entretanto, praticantes da dieta vegana podem ter baixa ingestão de vitamina B12, vitamina D, cálcio, ferro, zinco, selênio e, ocasionalmente, riboflavina.[16] Portanto, as práticas dietéticas vegetarianas podem ser mais bem entendidas conhecendo-se os grupos culturais e religiosos aos quais os indivíduos pertencem e analisando-se os diversos fatores que afetam a disponibilidade dos nutrientes.[73]

A avaliação do estado nutricional de cada indivíduo necessita da estimativa da ingestão dietética qualitativa e quantitativa de nutrientes. Se os alimentos consumidos por um indivíduo ou um determinado grupo são identificados, é possível, pela análise da prática dietética, apontar quaisquer inadequações nutricionais e, portanto, formular dietas balanceadas para prevenção e/ou tratamento das carências nutricionais.[74]

O volume de alimentos necessário para suprir as necessidades calóricas e de nutrientes pode ser maior com uma dieta vegetariana que com uma dieta onívora.[75]

Em relação aos transtornos alimentares, os vegetarianos não diferem dos onívoros, independentemente do grau de restrição dietética. A prática do vegetarianismo está associada a atitudes mais saudáveis em relação aos alimentos. Quando comparados aos onívoros, estes são menos neofóbicos e mais abertos a experiências com novos alimentos, sendo que os veganos exibem menos distúrbios alimentares.[4] No entanto, novas evidências sugerem que o comportamento alimentar entre os vegetarianos é desordenado e multifacetado, assim, estes exibem mais comportamentos alimentares ortoréxicos – a fixação e/ou mesmo a obsessão na alimentação saudável – do que os onívoros, mas, de acordo com Barthels et al.,[76] o escore médio de ortorexia entre vegetarianos não excede o ponto de corte do diagnóstico patológico.

◉ HISTÓRICO

Dietas vegetarianas são promovidas e justificadas por seus apologistas, os quais usam argumentos anatomofisiológicos, médicos, políticos, econômicos, experimentais, morais e milenares.[69,77,78]

Sócrates (470-399 a.C.) é frequentemente referido como vegetariano, mas seu discípulo Xerofonte declarou que ele só condenava os excessos. Platão (428-348 a.C.) era favorável à ideia do vegetarianismo. Plutarco de Queroneia (46-120 d.C.) foi o vegetariano mais importante da era cristã.[25,79]

O movimento vegetariano sempre sofreu forte oposição, destacando-se Aristóteles entre os mais antigos opositores (384-322 a.C.). Os estoicos e os epicuristas também eram contrários à ideia.[25,79]

Os ensinamentos da Bíblia influenciaram fortemente a civilização ocidental e possuem orientações alimentares específicas. De acordo com as Escrituras, a dieta humana consistiria em frutas, sementes e nozes (Gênesis 1:29). Com as transgressões da Lei Divina, a dieta original foi modificada e vegetais foram adicionados ao menu (Gênesis 2:18). Uma segunda modificação ocorreu após o dilúvio, quando a vegetação foi destruída e foi dada permissão para o uso de carne como alimento (Gênesis 9:3).

A exclusão de carnes e aves, com ou sem abstenção de peixes, ovos e produtos lácteos, sempre foi o ponto enfatizado nas dietas prescritas por seitas religiosas no Oriente e no Ocidente. No Ocidente, muitos filósofos do período clássico, incluindo Platão, advogaram em favor das dietas vegetarianas. Os essênios, que formavam uma seita judaica iniciada no século II a.C. foram influenciados pela teoria pitagoriana, a qual instruía os seguidores a, para obter saúde espiritual e física, seguir necessariamente uma dieta vegetariana à base de alimentos frescos, utilizar roupas simples e seguir um regime diário regular.[25,79]

Com a queda da cultura antiga, o ideal do vegetarianismo desapareceu, exceto em algumas ordens da igreja católica (beneditinos e trapistas).[79]

Durante os 12 séculos de adormecimento da cultura antiga, o movimento vegetariano também arrefeceu, mas com o advento do renascimento antigos ensinamentos foram reestruturados e novos conceitos desenvolvidos.[25]

O movimento vegetariano no Ocidente nasceu em Manchester, na Inglaterra, em 1809, com os membros da igreja cristã, sob a liderança de William Cowherd, os quais se abstinham do consumo de carnes e de bebidas alcoólicas.[25,79]

Os movimentos vegetarianos foram realizados na maioria dos países europeus durante o século XIX. Em 1847 foi fundada a primeira associação vegetariana na Inglaterra. Eduardo Baltzer criou a primeira sociedade vegetariana alemã em 1867.[25,79]

Em 1850, o reverendo William Metcalfe, inspirado pelo rápido crescimento da sociedade vegetariana inglesa, criou a Sociedade Americana Vegetariana em Nova York.[79]

Nos Estados Unidos, Sylvester Graham, um jovem ministro presbiteriano, deu grande impulso ao movimento vegetariano, com argumentos convincentes em prol da temperança, mas passou a ser mais conhecido por sua luta pelo uso da farinha integral "Graham" na confecção do pão.[25]

Ellen White, fundadora dos adventistas do sétimo dia, expressou suas opiniões sobre o vegetarianismo após sua conversão a essa forma de dieta em 1864. Ela acreditava que o consumo de carnes, além de representar um peso ao sistema digestivo, causava doenças, e seu consumo significava a extinção da vida das criaturas de Deus. Em 1866, os adventistas do sétimo dia criaram, em Michigan, sob administração do Dr. John Harvey Kellogg, uma instituição de saúde e um sanatório, que se tornaram conhecidos sobretudo pelos métodos higiênicos de tratamento e pela utilização de alimentos de indústrias de produtos naturais. Daí se originou a indústria de cereais de desjejum, iniciada pelo Dr. Kellogg e, posteriormente, desenvolvida pelo seu irmão W. K. Kellogg.[79,80]

A abertura de restaurantes vegetarianos em cidades proeminentes dos EUA, no século XIX, foi outro grande fator de avanço do vegetarianismo. Os mais famosos foram instalados em Chicago e Nova York.[79]

A adequação de uma dieta contendo pouca ou nenhuma carne foi avaliada no período das Guerras Mundiais, na Dinamarca (Primeira Guerra Mundial) e na Noruega (1940 a 1945). O efeito favorável da restrição alimentar foi sentido na diminuição da taxa de mortalidade por doenças cardiovasculares.[81] Esse período é frequentemente referido como a era de ouro do vegetarianismo. Durante essa época, o vegetarianismo perdeu muito de seu estigma de ocultismo e avançou com base mais científica.[25,79]

A Universidade de Loma Linda, na Califórnia, EUA, vem pesquisando o estado de saúde e a nutrição dos adventistas do sétimo dia, sobretudo por meio de estudos epidemiológicos, comparando, por exemplo, dados de mortalidade da população adventista com a população em geral.[12,69,82-85]

A literatura científica na área do vegetarianismo assume grande importância no Ocidente, inclusive com a realização de congressos internacionais, com abordagens exclusivas para essa temática. Os profissionais da área de saúde e nutrição buscam capacitação e aperfeiçoamento, para melhor orientação de dúvidas dos adeptos e seus familiares com relação aos aspectos nutricionais e psicossociais do vegetarianismo. Ademais, as dietas vegetarianas vêm sendo utilizadas na prática clínica, com sucesso, na prevenção e tratamento de doenças crônicas não transmissíveis.[12,56,86-89]

BIODISPONIBILIDADE DE NUTRIENTES EM DIETAS VEGETARIANAS

As dietas vegetarianas baseiam-se largamente no consumo de vegetais (cereais, leguminosas, frutas, nozes, castanhas etc.), excluindo as carnes (ver Quadro 1). Esse tipo de padrão alimentar elege como grupo alimentar fundamental os grãos, tais como a soja e seus subprodutos (extrato, "queijo", proteína vegetal texturizada – PVT). Portanto, a maior parte dos estudos conduzidos na área do vegetarianismo aborda as características das dietas, a motivação para a adoção dessa prática e as consequências nutricionais advindas dela.

Uma das formas de avaliar o estado nutricional de uma população é pela análise da composição de alimentos de sua dieta básica. Em geral essa tarefa é realizada com o auxílio de tabelas de composição de alimentos, utilizadas por nutricionistas, que calculam a ingestão dos diferentes nutrientes necessários para o bem-estar fisiológico do organismo, como proteínas, carboidratos, lipídios, fibra alimentar, vitaminas e minerais. Muitos autores criticam essa abordagem por considerá-la limitada, uma vez que não trata da biodisponibilidade dos nutrientes.

Atualmente, na ciência da nutrição, tem-se dado grande importância ao conceito de biodisponibilidade de nutrientes. Esse conceito foi desenvolvido desde 1960, e sua aplicação às dietas vegetarianas é fundamental em virtude das características especiais destas, conhecidas por inibirem a absorção e a utilização de diversos nutrientes. Os nutrientes considerados de maior importância no conceito de biodisponibilidade para as dietas vegetarianas são a proteína; os minerais, ferro, cálcio, zinco e selênio; e as vitaminas, tais como a vitamina D e a B12.

O conceito de biodisponibilidade, amplamente aceito, foi o proposto por Southgate et al.:[90] "a proporção do nutriente realmente utilizada pelo organismo". Esse conceito persistiu até 1997, quando, no Congresso de Biodisponibilidade realizado em Wageningen, na Holanda, foi proposta nova definição conceitual: "biodisponibilidade é a fração de qualquer nutriente ingerido que tem o potencial para suprir demandas fisiológicas em tecidos-alvo".[91]

Proteína

Os vegetarianos em geral obtêm proteínas de fontes de origem vegetal, conhecidas por sua deficiência em aminoácidos essenciais e por possuírem fatores antinutricionais (fibra, fitato, taninos, inibidores enzimáticos), que reduzem sua biodisponibilidade, além de que o processamento de alimentos e o tratamento térmico também influenciam a digestibilidade das proteínas[18] (Quadro 2).

A qualidade nutricional de proteínas é expressa por medidas relativas de eficiência, pelas quais as proteínas são usadas para alcançar as recomendações de aminoácidos e nitrogênio. O valor nutritivo de uma proteína depende de sua composição em aminoácidos e de sua digestibilidade. Portanto, se uma proteína contém quantidade desproporcional de um ou mais aminoácidos, ela não será completamente utilizada, e a quantidade necessária para atender às recomendações será maior que para uma proteína que possua um padrão de aminoácidos balanceado e tenha elevada digestibilidade.[92] Mariotti e Gardner[93] argumentam que, com a exclusão de carnes e a maioria dos outros alimentos de origem animal das dietas vegetarianas, ricos em proteínas, muitos de seus adeptos são inquiridos sobre a possibilidade de satisfação das necessidades proteicas, geralmente com uma indagação do tipo: "De onde você tira sua proteína?"; esse é o tipo de questionamento, o qual ainda é muito comum, feito aos vegetarianos e particularmente aos veganos.

De acordo com Harper e Yoshimura,[92] em populações cuja ingestão média de proteína exceda as recomendações em, pelo menos, 50%, há pequena probabilidade de adultos saudáveis ou crianças maiores não alcançarem suas necessidades de aminoácidos e nitrogênio, mesmo nas dietas com padrões aminoacídicos desbalanceados, a menos que a ingestão energética total seja baixa, fato corroborado por recente revisão de Mariotti e Gardner[93]

QUADRO 2 Fatores que influenciam na biodisponibilidade das proteínas das dietas vegetarianas

Fator dietético	Alimentos implicados	Efeitos na biodisponibilidade
Fibra (hemicelulose, celulose e lignina)	Sementes, farelos, cereais integrais, hortaliças	Aumento da excreção fecal de nitrogênio
Ácido fítico	Sementes, farelos, cereais integrais, leguminosas	Formação de complexo fitato-proteína, inibição de enzimas digestivas
Taninos (polifenólicos)	Chás, chocolates, café, casca de cereais e leguminosas, condimentos, pão, biscoitos, granola	Aumento da excreção fecal de nitrogênio, redução da biodisponibilidade de lisina, metionina e triptofano (aminoácidos essenciais)
Processamento e armazenamento dos alimentos		Perdas de aminoácidos essenciais (reação de Maillard), escurecimento do produto
Tratamento alcalino	PVT – soja, amendoins (destruição de aflatoxina)	Destruição de aminoácidos (treonina, lisina, cisteína e cistina), formação de ligações cruzadas (lisinoalanina), redução da biodisponibilidade da lisina
Rancidez	Alimentos ricos em proteínas e gorduras (nozes, castanhas, amendoins etc.)	Redução da biodisponibilidade de aminoácidos (lisina, metionina, triptofano, cisteína e cistina)
Inibidores enzimáticos da tripsina	Ervilhas, feijões, soja, amendoim (cru)	Redução da biodisponibilidade de aminoácidos (diminui o crescimento em animais e humanos)

Fonte: Acosta et al.;[94] Kies;[95] Martínez Domínguez et al.;[96] Martínez-Valverde.[97]

Vegetarianos usualmente têm dietas que são menos adequadas em proteínas. Como as fontes vegetais contêm menos proteínas que as animais e apresentam aminoácidos limitantes, vegetarianos necessitam consumir mais proteínas.[18] Uma melhor recomendação de proteínas para vegetarianos estritos (excluindo lactovegetarianos e ovolactovegetarianos) é de 1 g de proteína por quilo de peso corporal, comparada a 0,8 g/kg de peso corporal recomendado para não vegetarianos.[98]

Pesquisas indicam que a disponibilidade de alimentos vegetais ingeridos ao longo de um dia pode fornecer todos os aminoácidos essenciais e assegurar a retenção adequada de nitrogênio em adultos saudáveis, de modo que a complementação de proteínas não precisa ser feita na mesma refeição.[99]

Mariotti e Gardner[93] admitem que é errôneo afirmar que a ingestão de aminoácidos pode ser inadequada em dietas vegetarianas, já que as quantidades e proporções de aminoácidos consumidos por vegetarianos e veganos são normalmente mais do que suficientes para satisfazer e exceder as necessidades diárias individuais, desde que seja consumida uma variedade razoável de alimentos e as necessidades de ingestão de energia sejam satisfeitas. Esses mesmos autores são enfáticos ao ressaltarem que o perfil de distribuição de aminoácidos é menos ideal em alimentos vegetais do que em alimentos de origem animal e que a forma pela qual se estrutura a avaliação da qualidade da proteína com foco em proteínas únicas isoladas continua sendo uma abordagem errônea na prática.[93]

Já foi por demais demonstrado que as dietas à base de vegetais fornecem uma quantidade adequada de proteínas e que as preocupações estão mais centradas na qualidade das proteínas vegetais e na forma como isso pode estar relacionado com as necessidades proteicas para aqueles que consomem dietas vegetarianas e veganas,[56] Dessa forma, já é consenso, de acordo com associações dietéticas internacionais, que as dietas vegetarianas e veganas atendem ou excedem a ingestão recomendada de proteínas quando a ingestão de energia é adequada.[9,18]

Vários estudos que avaliaram a adequação da ingestão de proteínas por adultos vegetarianos concluíram que a ingestão de proteínas em adultos veganos e ovolactovegetarianos é geralmente menor do que em onívoros, mas atenderia às recomendações nutricionais.[18] Em contrapartida, já que a digestibilidade e o conteúdo de aminoácidos essenciais das proteínas vegetais são inferiores às das proteínas animais, seria mais apropriado que os vegetarianos consumissem mais proteínas do que o recomendado para a população em geral. Esse aumento poderia ser facilmente alcançado, mesmo em idosos, gestantes/lactantes e crianças, por meio do consumo diário de uma variedade de alimentos vegetais. Portanto, na prática clínica, as recomendações devem partir de conceitos que melhorem a qualidade desse nutriente na dieta. Um exemplo de recomendação é a utilização diária de fontes de leguminosas e cereais. A combinação entre esses grupos alimentares pode suprir as necessidades de aminoácidos essenciais na dieta, uma vez que as leguminosas fornecem quantidades adequadas de lisina, leucina e arginina, e os cereais são boas fontes de triptofano e metionina, melhorando dessa forma o perfil de aminoácidos.[18,56,100,101]

Em relação à adequação da proteína nas dietas vegetarianas, de modo geral, não há diferenças entre as necessidades proteicas para vegetarianos e não vegetarianos para todas as fases do ciclo de vida; dessa forma, as recomendações de proteína para todas as faixas etárias, incluindo atletas, são facilmente alcançadas com uma dieta vegetariana e vegana.[9,101] Em revisão recente, os autores concluíram que pode ocorrer uma ingestão insuficiente de proteínas nas dietas vegetarianas se estas não incluírem alimentos vegetais boas fontes de proteínas, como as leguminosas (a fonte mais tradicional), nozes e sementes e cereais ou quaisquer análogos proteicos que simulam alimentos de origem animal, cuja disponibilidade no mercado aumenta com a cada vez maior adesão às dietas vegetarianas e veganas.[93]

Por último, Mariotti e Gardner[97] propõem que sejam realizados estudos mais aprofundados sobre o *status* das proteínas em dietas vegetarianas, passando ao largo questões ultrapassadas sobre a adequação proteica e enfatizando mais as implicações para a saúde a longo prazo com o consumo de alimentos ricos em proteínas de origem vegetal em comparação aos alimentos ricos em proteínas de origem animal.

Biodisponibilidade de minerais em dietas vegetarianas

A maioria dos estudos de biodisponibilidade de nutrientes em dietas vegetarianas concentra-se na avaliação da biodisponibilidade de minerais; no entanto, são encontrados na literatura alguns relatos de problemas relativos à biodisponibilidade e adequação dietética de vitaminas do complexo B, particularmente a vitamina B12 e a vitamina D. Alguns minerais, como ferro, zinco e cálcio, podem ter sua utilização prejudicada pelas características especiais das dietas vegetarianas e serão aqui analisados. Chouraqui,[102] em recente revisão, avaliou dados atuais sobre o efeito das dietas vegetarianas em crianças, desde o nascimento até os 18 anos de idade, e chegou à conclusão de que, quanto mais restritiva for a dieta e quanto mais nova for a criança, maior será o risco de deficiência nutricional. O autor considerou que os nutrientes mais sensíveis foram a vitamina B12, o ferro, o zinco, o cálcio, proteína e energia, especialmente em gestantes e lactantes, bebês e crianças em idade pré-escolar.

Zinco

As dietas vegetarianas, com consumo reduzido de carnes e mais centradas no consumo de vegetais, elevam a possibilidade de inadequação no estado de nutrição dos indivíduos relativo ao zinco.[103]

Kalpana e Srinivasan[104] afirmam que as dietas predominantemente vegetarianas são compostas por componentes que aumentam como também inibem a biodisponibilidade mineral, sendo esta última situação a mais predominante. Segundo esses autores, práticas culinárias prudentes, além da utilização de combinações ideais de componentes alimentares, podem melhorar significativamente a biodisponibilidade de micronutrientes nas dietas vegetarianas e veganas.

Solomons[105] exemplifica alguns fatores dietéticos e não dietéticos que podem afetar a biodisponibilidade de zinco. Fatores dietéticos são subdivididos em fatores intrínsecos e extrínsecos. Os intrínsecos relacionam-se à natureza química do próprio mineral. Os extrínsecos incluem o ferro não hemínico (ferro do leite, ovo e vegetais), ácido etilenodiamina tetracético (EDTA), fibra dietética, ácido fítico, cálcio, cobre e alimentos específicos, como leite de vaca, queijo, café, ovos, limão e aipo, que diminuem a biodisponibilidade do zinco.

O ácido fítico é um agente quelante que se liga ao zinco formando um composto insolúvel no pH intestinal normal. O fitato prejudica a absorção de zinco da dieta e a reabsorção desse elemento secretado endogenamente.[94,106,107] O ácido fítico é um ácido orgânico que pode alterar o valor nutritivo do alimento no qual está presente e do alimento em que não está, mas que é ingerido concomitantemente na dieta. Ele é encontrado em todas as proteínas de sementes, várias raízes e tubérculos (Quadro 3). Essa substância não é destruída no processamento normal das proteínas (cozimento) nem alterada durante sua passagem pelo trato gastrointestinal.[105]

O cálcio excessivo na dieta, na presença de fitato, produz efeitos adversos sobre a absorção do zinco. Tal fato ocorre com frequência nas dietas ovolactovegetarianas.[103,108]

QUADRO 3 Conteúdo de fitato em alimentos selecionados

Alimentos	Porção (g)	Fitato (g/porção)
Cereais e subprodutos		
Farelo de trigo cru	28	0,8
Gérmen de trigo cru	6 (1 c. sopa)	0,2
All-bran*	28	0,9
Granola	28	0,2
Cereais pré-cozidos	28	0,1
Desjejum		
Pão branco	27 (1 fatia)	0,01
Pão de trigo integral	28 (1 fatia)	0,1
Farinha de aveia crua	28	0,3
Farinha de milho crua	80 (1/2 copo)	0,8
Arroz polido branco cru	25 (1/2 copo)	0,06
Arroz integral cru	25 (1/2 copo)	0,1
Leguminosas e subprodutos		
Feijões cozidos	92 (1/2 copo)	0,3
Feijões-verdes cozidos	124 (1 copo)	0,1
Soja crua	105 (1/2 copo)	2,4
Concentrado de soja	28	0,4
Proteína vegetal de soja texturizada (PVT)	28	0,4
Lentilha crua	95 (1/2 copo)	0,4
Amendoins tostados	28	0,3
Ervilha cozida	85 (1/2 copo)	0,02
Vegetais		
Cenoura crua	81	0,008
Batata com pele	78 (1/2 copo)	0,06
Tomate cru	120 (1/2)	0,008
Maçã	150 (1)	0,09
Pepino cru	92 (1/2 copo)	0,02
Sementes e nozes		
Sementes de abóbora	28	0,5
Sementes de girassol	8 (1 c. sopa)	0,1
Sementes de gergelim	8 (1 c. sopa)	0,1
Castanha do Brasil	70 (1/2 copo)	1,3

Fonte: Harland e Oberleas;[106] Gibson et al.[109]

Desde que fibra, fitato e ferro não hemínico sejam normalmente fornecidos em grandes quantidades em dietas vegetarianas, pressupõe-se que o conteúdo de zinco nessas dietas seja bem menos utilizado que o das dietas onívoras.[103]

No entanto, ainda que o ácido fítico presente nos alimentos de origem vegetal tenha grande influência na biodisponibilidade do zinco, algumas práticas culinárias podem auxiliar na redução do impacto dessa substância, como a fermentação de pães e o remolho de grãos, que ativam a fitase e dessa forma reduzem em parte a concentração dos fitatos.[110]

Erdman Jr. et al.[111] estudaram a biodisponibilidade de zinco em produtos processados de soja e constataram efeitos negativos do ácido fítico e do cálcio. Esses resultados são importantes para dietas vegetarianas, já que os produtos de soja são largamente consumidos pelos adeptos desse tipo de dieta. A interação desses fatores em sistemas alimentares complexos, como a dieta vegetariana, e seu efeito sobre o estado de nutrição em relação ao zinco em humanos, não estão ainda bem entendidos.

Segundo Erdman Jr. et al.,[111] os fatores que afetam a biodisponibilidade de zinco dos produtos de soja são:

- Estado nutricional dos consumidores desses produtos.
- Conteúdo de ácido fítico da dieta.
- Conteúdo de cálcio da dieta.
- Fonte de zinco (intrínseca/extrínseca).
- Operações do processamento de soja:
  - Ajuste do pH.
  - Nível do refinamento.
  - Adição ou remoção de inibidores/promotores.
- Digestibilidade do produto.
- Conteúdo de magnésio, ferro e outros minerais na dieta.
- Estágio de vida.

Diversos autores têm demonstrado que vegetarianos podem apresentar ingestão de zinco significativamente abaixo das recomendações.[109,112-114] Necessidades de zinco para vegetarianos cujas dietas sejam ricas em fitato podem exceder a necessidade dietética recomendada (RDA).[115]

A restrição da ingestão de fontes alimentares ricas em zinco, associada à diminuição na eficiência absortiva do mineral pela presença de grandes quantidades de ácido fítico e fibras, é uma das preocupações que envolvem a dieta vegetariana.[116]

Para dietas de baixa biodisponibilidade de zinco, como é o caso dos vegetarianos estritos, as quais apresentam razões molares de fitato: Zn > 15, as recomendações dietéticas de zinco podem ser até 50% maiores do que as preconizadas para as dietas onívoras.[11] No ano de 2004, o INZGC (International Zinc Nutrition Consultative Group) classificou as dietas mistas e vegetarianas, tomando como base as razões molares fitato:zinco (F:Zn); assim, dietas mistas ou vegetarianas refinadas são caracterizadas por apresentarem as razões molares F:Zn de 4-18 e as dietas à base de cereais integrais com razões molares F:Zn superiores a 18.[11] Os estudos demonstram que as dietas vegetarianas e veganas são classificadas como sendo de biodisponibilidade moderada de zinco, desde que não sejam baseadas principalmente em grãos de cereais integrais, não fermentados e não germinados ou com farinhas obtidas de extração elevada.[11] Conforme alguns estudos internacionais, a ingestão do mineral por vegetarianos variou de 5,8 mg/dia[112] a 17,7 mg/dia para mulheres e de 8,1 a 12,3 mg/dia para homens.[117,118]

Em um estudo nacional,[119] o valor médio da ingestão de zinco encontrado, obtido por meio de registros alimentares, foi de 7,6 mg/dia para os homens e de 5,5 mg/dia para as mulheres. Para ambos os gêneros, os valores obtidos encontram-se abaixo dos valores recomendados pelas necessidades médias estimadas (EAR), que são de 9,4 mg/dia para o sexo masculino e de 6,8 mg/dia para o feminino. Entre todos os participantes do estudo, cerca de 88% não atingiram a ingestão recomendada do nutriente e, quando separados por gêneros, representavam 100% dos homens e 80% das mulheres; portanto, os dados encontrados sobre a ingestão de zinco nessa pesquisa são consistentes em relação às preocupações que envolvem o estado nutricional relativo a esse mineral na população vegetariana. No mesmo estudo foram avaliados os teores de zinco plasmático e eritrocitário em ovolactovegetarianos, nos quais se obtiveram valores médios no plasma de 66,1 mcg/dL (homens, de 71 mcg/dL; mulheres, de 62,5 mcg/dL), e nos eritrócitos de 37,3 mcg/gHb (homens, de 37,1 mcg/gHb; mulheres, de 37,6 mcg/gHb). De acordo com esses resultados, 38,5% dos homens e 76,5% das mulheres não atingiram o valor mínimo de referência para o zinco plasmático, e 70% dos participantes de ambos os sexos não atingiram os valores mínimos de referência para o zinco eritrocitário.[119]

No estudo desenvolvido por Santos e Cozzolino,[58] o estado nutricional relativo ao zinco apresentou-se comprometido em vegetarianos (VEG) quando comparado aos não vegetarianos (NVEG), utilizando-se a saliva e o plasma sanguíneo como parâmetros clínicos. Os resultados evidenciaram que, em média, os VEG tiveram concentrações mais baixas de zinco na fração sobrenadante salivar (24,9 ± 12,9 mg/L) quando comparados aos NVEG (34,1 ± 18,3 mg/L). Também ficou demonstrada a associação negativa significativa entre ingestão de fibra dietética e zinco na saliva em VEG. Esses resultados são condizentes com os encontrados por Freeland-Graves et al.[120]

No estudo de revisão sistemática com metanálise conduzido por Foster et al.[121] os vegetarianos apresentam ingestões dietéticas menores de zinco, com menores concentrações séricas quando comparados aos respectivos grupos controles não vegetarianos.

Para Agnoli et al.,[18] expressando a posição oficial da Sociedade Italiana de Nutrição Humana, é recomendável que os vegetarianos possam consumir mais zinco na dieta do que o sugerido para onívoros, tendo como base a ingestão de população referência, principalmente quando as razões molares fitato:zinco e na dieta sejam elevadas.[11]

Algumas outras sugestões de melhoria da biodisponibilidade do zinco dietético são enfatizadas nas dietas vegetarianas, por exemplo:[18]

- Melhoria da absorção de zinco por meio da adoção de métodos de preparação de alimentos (imersão, germinação, fermentação), para redução dos níveis de fitato em alimentos ricos em zinco.
- Alimentos enriquecidos com zinco, a exemplo dos cereais matinais,
- Alimentos ricos em zinco devem ser consumidos juntamente com alimentos que contenham ácidos orgânicos, como as frutas e vegetais da família das *Brassicaceae*.

Platel e Srinivisam,[122] em uma revisão crítica, descreveram novos compostos com propriedades de intensificadores da bioacessibilidade de micronutrientes, a exemplo de especiarias da espécie Allium, ricas em compostos sulfurados – cebola e alho –, além de propriedades antioxidantes; ainda, vegetais ricos em betacaroteno – cenoura e amaranto – e outras especiarias picantes – pimenta (vermelha e preta) e gengibre. Segundo esses autores, esses compostos bioativos, comprovadamente, melhoram a biodisponibilidade de micronutrientes, sendo ingredientes comuns na culinária indiana e em outros países tropicais.

Em conclusão, com relação ao estado nutricional relativo ao zinco em adeptos do vegetarianismo, Foster e Samman[11] sugeriram que, a despeito da biodisponibilidade reduzida de zinco, dietas à base de vegetais, com grande predominância de fatores inibidores da absorção desse mineral, parece não haver repercussões à saúde em vegetarianos adultos, os quais exibem deficiência de zinco, provavelmente pelo aumento na eficiência da utilização do zinco no organismo daqueles indivíduos adeptos de dietas vegetarianas.

Ferro

A maior ingestão de alimentos de origem vegetal em dieta vegetariana exerce grande efeito no estado nutricional relativo ao ferro dos indivíduos. Tais dietas tendem a ter baixa concentração de ferro hemínico (ferro das carnes) e alta concentração de fibras e fitatos, que inibem a utilização desse elemento. Ademais, sabe-se que as dietas vegetarianas tendem a ter baixa concentração de ferro total. Contudo, estudos controlados em laboratório mostram que os vegetarianos utilizam melhor o ferro de sua dieta que onívoros que consomem a mesma dieta vegetariana.[123]

A absorção de ferro é determinada não só por fatores dietéticos, mas também pelo estado nutricional dos indivíduos em relação a esse elemento. Estudos concluíram que mais ferro é absorvido por indivíduos deficientes nesse mineral.[124-128]

Os principais fatores que influenciam a absorção de ferro da dieta são:[128]

- As quantidades de ferro hemínico e não hemínico.
- O conteúdo dos fatores dietéticos que influenciam a biodisponibilidade do mineral.
- O estado nutricional relativo ao ferro dos indivíduos.

Não é possível predizer a adequação dietética do ferro conhecendo seus teores em alimentos isolados,[124] mas sim avaliando sua biodisponibilidade contida na dieta (Quadro 4).

Estudos realizados com vegetarianos identificaram poucos indivíduos deficientes em ferro; com base nisso, pressupõe-se que fatores encontrados nas dietas expliquem esse resultado, como a vitamina C e o ferro disponível na soja e em outros alimentos, que compensam a pobre absorção de ferro dos alimentos vegetais.[129,130]

Segundo Christoffel,[129] os vegetarianos deveriam estar cientes da necessidade de aumentar a ingestão de alimentos ricos em ferro, já que podem estar em risco de deficiência nesse mineral.

QUADRO 4   Fatores que influenciam a absorção do ferro não hemínico
Substâncias inibidoras da absorção
Fitatos
Polifenólicos
Elevadas quantidades de zinco e outros cátions divalentes da dieta
Proteína da soja
Farelo
Ovos
Leite
Chá e café
Antiácidos ricos em cálcio
Fosfatos
Substâncias estimuladoras da absorção
Ácido ascórbico
Carne, aves e pescado
Ácidos cítrico, málico, láctico, tartárico e outros ácidos orgânicos
Produtos de fermentação da soja
Outros fatores
Reservas de ferro orgânicas reduzidas
Baixo conteúdo de ferro nas refeições
Ferro na forma ferrosa
Fonte: Craig.[130]

Estudo realizado por Brune et al.,[131] para avaliar a absorção de ferro em dieta rica em farelo de trigo (que contém grandes quantidades de fitato), em vegetarianos estritos e não vegetarianos, concluiu que o efeito inibitório do farelo sobre a absorção do ferro não hemínico foi quase idêntico no grupo vegetariano (93%) e no grupo controle (92%), o que sugere que nenhuma adaptação pode ser observada entre os vegetarianos, a despeito de sua elevada ingestão de fitato por cerca de 25 anos.

Kies e McEndree,[132] em um trabalho controlado em laboratório, observaram que os vegetarianos utilizaram melhor o ferro de uma dieta lactovegetariana que os onívoros que consumiram a mesma dieta. Esses resultados sustentam a teoria de que a absorção do ferro é, em parte, mediada pelas necessidades nutricionais do indivíduo e pelo estado de nutrição em relação ao mineral.

Segundo Narasinga Rao e Prabhavathi,[133] a deficiência em ferro é amplamente prevalente na Índia, país com padrão alimentar que varia de lacto a ovolactovegetariano, a despeito de ingestão satisfatória (média de ingestão de 30 mg/dia).

Estudo realizado por D'Souza et al.,[134] com 112 crianças caucasianas, indianas e asiáticas, mostrou que as diferenças na ingestão dietética estavam relacionadas ao maior consumo de fitato e fibra nos grupos étnicos minoritários. Dietas asiáticas diferiram no conteúdo de carne como fonte de ferro, enquanto feijões e chapatis (pão de trigo integral de frigideira) forneceram mais fitato e fibra. Os autores sugeriram que ingestões dietéticas de fitato e fibra são importantes na diminuição das concentrações de ferritina no soro (indicador de reservas de ferro), provavelmente pela absorção reduzida do ferro.

Gillooly et al.[135] mediram a absorção do ferro não hemínico proveniente de uma variedade de refeições com cereais e fibras em mulheres indianas pela medida de utilização do ferro marcado com radioisótopos. A remoção das camadas externas dos grãos de sorgo reduziu o conteúdo de polifenóis e fitato para 96 e 92%, respectivamente. Esse tratamento aumentou de maneira significativa a absorção do ferro de 0,017 para 0,035. Frações da fibra contidas nos cereais (hemicelulose e lignina) reduziram a absorção do ferro.

Estudo realizado na cidade de São Paulo por Santos e Cozzolino[34] com estudantes universitários Adventistas do Sétimo Dia demonstrou que os vegetarianos apresentaram estado nutricional relativo ao ferro comprometido, já que 20% destes estavam anêmicos, contra 7,7% dos não vegetarianos. Entre os vegetarianos, 35% estavam deficientes em ferro, de acordo com

o modelo tri-índice. No modelo de regressão múltipla, o fitato da dieta apresentou correlação inversa significativa com a ferritina no soro e capacidade de fixação do ferro sérico no grupo vegetariano quando comparado ao grupo não vegetariano, o que demonstra o efeito adverso do fitato sobre a biodisponibilidade do ferro não hemínico, em concordância com os resultados obtidos por Brune et al.[131] e Huang et al.[136]

Haider et al.[137] concluíram, em um estudo de revisão sistemática com metanálise, que não apenas os vegetarianos, mas também os não vegetarianos, devem ser aconselhados a monitorar com regularidade o *status* relativo ao ferro, além de melhorar as fontes e a biodisponibilidade do ferro dietético, quando tiverem suas dietas baseadas em vegetais e consumirem menos carne.

Cálcio

A obtenção de cálcio através da alimentação está sempre muito relacionada ao consumo de leite e laticínios no geral, e costuma ser ponto de dúvida para muitos ao iniciar uma dieta vegetariana. A ingestão de cálcio por indivíduos que seguem a dieta ovolactovegetariana tende a ser semelhante à ingestão de cálcio por indivíduos onívoros, enquanto os indivíduos com dieta vegetariana estrita ou vegana tendem a ter menor ingestão de cálcio.[138] Burckhardt,[139] em revisão narrativa, concluiu que, a despeito da baixa ingestão de proteínas e cálcio, a saúde óssea dos vegetarianos e veganos está protegida pelo baixo potencial acidificante dessas dietas; no entanto, para esse mesmo autor, os veganos podem ter uma densidade mineral óssea diminuída além de um risco aumentado de fraturas, sendo essa a maior preocupação para os vegetarianos estritos e veganos que ingerem pequenas quantidades de cálcio através da dieta.

Em dietas vegetarianas com predominância de vegetais e ingestões inadequadas de alimentos de origem animal, os vegetais verdes passam a ser as maiores fontes de cálcio dietético. A biodisponibilidade do cálcio em cereais é menor que no leite e em outros alimentos de origem animal, porque os primeiros contêm baixo teor de proteína e substâncias inibidoras da absorção do cálcio.[139]

Sendo o leite o alimento com maior concentração e biodisponibilidade de cálcio, as dietas vegetarianas serão enquadradas em dois grupos com relação à adequação desse mineral: as que incluem e as que não incluem leite e derivados na dieta; assim sendo, a maior parte do cálcio dos alimentos de origem vegetal está combinada com compostos inibidores de absorção, os quais incluem ácidos oxálico e fítico, fosfato, lactato, ácidos graxos, proteínas, fibras e outros compostos.[140-142] A biodisponibilidade do cálcio e do fósforo nas dietas vegetarianas, teoricamente, é menor.[143,144]

Alimentos ricos em fibras frequentemente são fontes de fitatos ou ácido oxálico, substâncias que interagem com o cálcio; no entanto, estudos sobre o efeito dos oxalatos e fitatos no metabolismo do cálcio em humanos são poucos e os resultados, contraditórios;[145] por exemplo, Heaney et al.[146] compararam a biodisponibilidade do cálcio do extrato líquido "leite" de soja enriquecido com a do leite de vaca, sendo observado que a do primeiro correspondia a apenas 75% da do segundo. Os referidos autores concluíram que, para atingir uma equivalência entre eles, seria necessário que o de soja fosse enriquecido com 500 mg de cálcio/porção e não apenas com as atuais 300 mg/porção referidas pela maioria dos fabricantes.

O ácido fítico (AF) é um importante composto de armazenamento de fósforo da maioria das sementes e grãos de cereais, contribuindo com cerca de 1 a 7% de seu peso seco. Esse composto tem forte capacidade de quelar íons metálicos multivalentes, especialmente zinco, cálcio e ferro.[147] O AF está presente nos alimentos ricos em fibras, sendo um componente que, em altas concentrações, afeta o balanço de cálcio, uma vez que fibras purificadas não

prejudicariam a absorção do elemento. Fontes concentradas de fitatos, tais como farelo de trigo, cereais estruturados ou grão secos integrais, reduzem substancialmente a absorção de cálcio;[148] já os fatores que aumentam a absorção de cálcio incluem ingestão adequada de vitamina D e de proteína.[16]

Em função da redução da absorção do cálcio pelo ácido fítico (fitato), devem ser levadas em consideração técnicas culinárias com o objetivo de reduzir a quantidade do ácido fítico nas leguminosas; assim, podem ser promovidas técnicas como o remolho com descarte da água quando possível. Além disso, outro procedimento muito bom para redução desses compostos é a germinação.[147-150]

O ácido oxálico, presente em alimentos vegetais folhosos verde-escuros e em outros alimentos (Quadro 5), interfere na absorção do cálcio, que, ao se tornar insolúvel, é facilmente excretado.[151]

No estudo *in vitro* de Amaralj e Pius,[152] dentre os sais de cálcio testados com inibidores da absorção de cálcio (ácido oxálico, ácido fítico e ácido tânico), o ácido oxálico foi o que teria diminuído a biodisponibilidade do cálcio em todos os sais de cálcio avaliados.[153]

É importante conhecer a composição de fatores que impactam a biodisponibilidade dos minerais nos alimentos de origem vegetal, levando em conta que a absorção de cálcio é inversamente proporcional ao conteúdo de ácido oxálico nos alimentos.[140,154,155]

Depreende-se, portanto, que o mais importante fator antinutricional que afeta a biodisponibilidade do cálcio é o ácido oxálico (oxalato). Assim, os alimentos com mais alto teor de ácido oxálico (espinafre, acelga, ruibarbo, folhas de beterraba e cacau em pó) devem ser evitados quando houver necessidade de aumentar os níveis de cálcio.[151,156]

Uma boa prática culinária que pode promover em parte a eliminação do ácido oxálico contido nos alimentos é a fervura dos vegetais

QUADRO 5 Teor de ácido oxálico nos alimentos (mg/100 g)	
Alimento	Ácido oxálico
Ruibarbo	257-1.336
Azedinha	270-730
Espinafre	320-1.260
Acelga	300-920
Alface	5-20
Dente-de-leão	5-25
Batata	20-141
Tomate	5-35
Chocolate	500-900
Café	50-150
Chá (folhas)	300-2.000
Chá (infusão)	10,1-18,5
Fonte: Ferrando.[151]	

ricos nessa substância, com o descarte da água de cocção. Entretanto, nem todos os vegetais ricos em ácido oxálico são preparados dessa maneira, portanto a dieta rica em ácido oxálico deve ser compensada com o aumento na ingestão de alimentos ricos ou fortificados adequadamente com cálcio.[151]

A biodisponibilidade de cálcio em dietas vegetarianas foi avaliada em ratos por meio da captação do [45]Ca no fêmur em estudo conduzido por Nickel et al.[157] Não houve diferença significativa na absorção de cálcio de dietas vegetarianas e dieta controle. Isso demonstra que as quantidades de fitato, oxalato e fibra dietética nas dietas vegetarianas não afetaram a absorção do cálcio; assim, dietas vegetarianas e veganas bem balanceadas, que incluam quantidades adequadas de proteínas, cálcio e potássio, afetam positivamente a saúde óssea, reduzindo a excreção urinária de cálcio.[138]

Com relação à boa absorção de cálcio nas dietas vegetarianas, é desejável que se tenha uma microbiota intestinal acidófila no cólon ascendente; e, para manutenção de uma microbiota com essa característica, deve-se ingerir um alto teor de fibras dietéticas, evitar

proteína em excesso e gordura, sobretudo a do tipo saturada.[158,159] Outro fator que aumenta a absorção do cálcio inclui uma ingestão adequada de vitamina D.[16,159]

Outro ponto importante a considerar, além da quantidade de cálcio a ser absorvida, é a manutenção do cálcio corporal. Para isso, é necessário ter consumo moderado de sal de cozinha. O consumo de sal é o fator que mais impacta a perda de cálcio pela urina, já que a cada 2.300 mg de sódio eliminado são eliminados também de 40 a 60 mg de cálcio.[144]

Apesar da tendência à menor ingestão de cálcio, no caso da dieta vegetariana estrita, é possível ainda obter ingestão adequada desse mineral, por exemplo, as maiores concentrações de cálcio em vegetais encontram-se no gergelim, chia, tofu – queijo de soja (desde que seja coagulado com sais de cálcio) –, couve, rúcula, agrião e brócolis. Bebidas vegetais enriquecidas com cálcio são boas fontes, caso haja necessidade de complementação das necessidades do indivíduo.[160] Entretanto, não é o bastante a inclusão na dieta de alimentos que tenham bons teores do micronutriente; é importante, também, levar em consideração a biodisponibilidade em cada um deles.

Selênio

Apesar de o foco inicial no estudo do selênio ter sido a toxicidade, em 1973 foi evidenciada sua importância como componente da glutationa peroxidase (GPx) e, atualmente, como parte importante das iodotironinas deiodinases.[161,162] É também constituinte de outras selenoproteínas, com papéis estruturais e/ou enzimáticos e ação antioxidante. Necessário ainda para o funcionamento apropriado do sistema imune e para a motilidade dos espermatozoides. Uma grande ingestão do mineral pode estar associada ao risco reduzido de câncer.[163]

A ingestão dietética do selênio é variável na dieta vegetariana e depende do conteúdo do mineral no solo; tal fato permite que vegetarianos tenham ingestão desse mineral similar aos onívoros.[123,164]

O mineral pode ser obtido de fontes alimentares, como cereais, leguminosas e outros vegetais, tendo como principal fonte a castanha do Brasil (*Bertholletia excelsa, L.*), mas também está presente em fontes alimentares animais, como ostras e crustáceos, carne suína, aves e carne bovina.[165]

Em seu estudo, Bortoli[119] avaliou o estado nutricional relativo a esse mineral em ovolactovegetarianos, praticantes de ioga na cidade de São Paulo, obtendo valores médios de ingestão de 71,8 e 55,5 mcg de selênio/dia, para homens e mulheres, respectivamente; resultados que se encontram adequados, conforme as recomendações de EAR, ou seja, 45 mcg de selênio/dia para ambos os sexos; no entanto, apenas 40% das participantes do gênero feminino atingiram as recomendações. Na avaliação dos valores sanguíneos do mineral, foram obtidos valores médios de selênio plasmático de 75,4 mcg/L (homens, de 73,5 mcg/L; mulheres, de 77,3 mcg/L), e 47% dos homens e 46% das mulheres não atingiram o valor mínimo de referência para esse parâmetro, que é de 53 mcg/L.[166]

A concentração média do mineral obtida nos eritrócitos foi de 60 mcg/L (homens, de 51,4 mcg/L; mulheres, de 66,9 mcg/L); entretanto, 50% dos participantes não atingiram o valor de referência, que é de 60 mcg/L.[167]

Conforme esses resultados, observou-se que existem riscos com relação ao estado nutricional relativo ao selênio na população vegetariana. Isso pode ser explicado pela ingestão muito variada e inconstante observada nos participantes do estudo e pela ingestão insuficiente do mineral entre as mulheres.

Os resultados alcançados por Klein et al.[168] corroboram os resultados alcançados por Bortoli,[119] anteriormente descritos; dessa forma, o estudo de Avaliação Nutricional (NuEva) (172 participantes) foi iniciado para comparar o estado relativo a elementos-traço de onívoros, flexitarianos, vegetarianos e veganos. Foram determinadas as concentrações séricas de selênio, zinco e cobre e os biomarcadores foram avaliados no início do estudo e durante uma intervenção de 12 meses com planos dietéticos otimizados em energia e nutrientes. O selênio e o zinco foram identificados como nutrientes essenciais, especialmente ao adotar uma dieta vegana, tendo em vista que ao início do estudo os biomarcadores séricos de selênio eram mais baixos em vegetarianos e veganos em comparação com onívoros e flexitarianos. A ingestão de zinco de vegetarianos e veganos foi significativamente menor em comparação com os onívoros, enquanto a pontuação da dieta de ácido fítico foi aumentada. Consequentemente, as concentrações séricas totais de zinco foram reduzidas em veganos, sendo um resultado significativo apenas nas mulheres.

▣ EFEITOS ANTIOXIDANTES DE DIETAS VEGETARIANAS

O efeito benéfico da dieta vegetariana sobre a doença cardiovascular também pode ser decorrente da presença de vitaminas antioxidantes, como vitamina E, vitamina C, betacaroteno e flavonoides, assim como ácido fólico, ácido linolênico e fibras presentes em frutas e vegetais. Como a oxidação do LDL colesterol é um importante passo na patogênese da aterosclerose, vitamina E, vitamina C, betacaroteno e flavonoides previnem essa oxidação.[72] Rauma e Mykkänen[164] demonstraram que os vegetarianos exibem concentrações de antioxidantes teciduais mais elevados quando comparados aos onívoros, avaliados pelo estado nutricional relativo às vitaminas antioxidantes no plasma ou soro (vitamina C, vitamina E, betacaroteno) desses indivíduos. De acordo com esses autores, a adequação de vitaminas antioxidantes é explicada pelo consumo elevado de frutas, vegetais e nozes. É provável que os efeitos benéficos à saúde das frutas e vegetais sejam mediados por meio de muitos componentes dietéticos e vários mecanismos protetores, incluindo a defesa antioxidante.

Além dos hábitos alimentares, outros fatores do estilo de vida, como atividade física, consumo de álcool e fumo, exercem efeitos sobre o estado antioxidante. De acordo com Rauma e Mykkänen,[164] para avaliar o potencial antioxidante de uma dieta vegetariana *versus* o de uma dieta onívora, mais estudos são necessários, nos quais a capacidade antioxidante total seja avaliada mais que a determinação isolada de um único antioxidante. Estudos epidemiológicos indicam que pessoas que consomem quantidades mais elevadas de frutas e vegetais possuem um risco mais baixo de certos tipos de câncer, como o de mama, pulmão, oral, pâncreas, laringe, esôfago, bexiga e estômago. Essa redução no risco de câncer associada com o consumo de frutas e vegetais está relacionada à presença de antioxidantes, como as vitaminas E, C e betacaroteno.[72]

O estudo de Pimentel et al.,[169] conduzido na cidade de São Paulo, demonstrou que os vegetarianos, quando comparados aos onívoros, apresentaram melhor estado nutricional, melhores indicadores de saúde cardiovascular, a exemplo das concentrações significativamente mais elevadas de lipoproteína plasmática de alta densidade, e estilo de vida mais saudável, resultado esse que corrobora outros estudos que são francamente favoráveis ao efeito antioxidante das dietas vegetarianas; assim, por exemplo, a literatura relata que o consumo elevado de carne vermelha e carne processada resulta em aumento do estresse oxidativo, enquanto o consumo mais elevado de frutas, vegetais e grãos integrais é anti-inflamatório e antioxidante, além de aliviar o estresse oxidativo.[170-172]

Cinegaglia et al.,[173] no estudo inédito que envolveu 44 homens onívoros e 44 vegetarianos, pareados por idade e ausência de fatores de risco e doenças cardiovasculares, avaliaram a HO-1 (heme-oxigenase-1). Os resultados indicaram concentrações superiores de HO-1 em onívoros em comparação com vegetarianos. Os dados obtidos permitiram concluir que a indução de HO-1 em onívoros pode indicar um estado pró-oxidativo, já que a HO-1 é ativada sob estresse oxidativo, situação não observada em vegetarianos.

BIODISPONIBILIDADE DE VITAMINAS EM DIETAS VEGETARIANAS

Vitamina D

A função mais conhecida da vitamina D é a manutenção da homeostase corporal do cálcio e do fósforo, mas sua insuficiência tem sido também relacionada ao aumento no risco de doenças autoimunes, hipertensão, diabetes e câncer.[174]

A vitamina D é obtida por meio da exposição da pele à radiação ultravioleta B-UVB (produção endógena) e através da dieta, tendo-se os peixes e seus derivados como principal fonte. Acredita-se, porém, que a vitamina D presente nos peixes é fruto de uma bioacumulação decorrente do consumo de microalgas.[175,176]

Fora do reino animal, observam-se como fontes naturais de vitamina D as microalgas (que contêm vitamina D3 e provitamina D3) e os cogumelos (vitamina D2). Os cogumelos são, em geral, cultivados em locais de baixa luminosidade, e quando não expostos à radiação UV tendem a apresentar uma concentração mais baixa da vitamina.[176]

Cardwell et al.[177] propuseram como estratégia para elevação da concentração de vitamina D nesses tipos de alimentos, o corte dos cogumelos frescos em fatias, a fim de aumentar a superfície de contato, e expor à luz solar do meio-dia por 15 a 120 minutos, gerando assim quantidade significativa de vitamina D, o que ultrapassaria 400 UI/100 g (10 mcg/100 g) em cogumelos que antes tinham menos de 40

UI/100 g (1 mcg/100g). Esse teor corresponde à necessidade diária preconizada em muitos países.[177]

Atualmente a deficiência de vitamina D tem elevada prevalência mundial, e dificilmente se atingem as necessidades diárias dessa vitamina apenas pela dieta, sem que haja suplementação ou presença de alimentos fortificados. A fortificação de alimentos, embora seja uma excelente estratégia, ainda não acontece em muitos países. Leite e margarina são os principais alimentos fortificados com vitamina D, mas também ocorre fortificação de queijos, iogurtes, suco de laranja e pães.[175,176]

A maioria dos estudos apresenta concentrações séricas de vitamina D mais baixas em vegetarianos,[178-180] mas isso não decorre da práticas dietéticas dos vegetarianos, tendo em vista que nem sempre o veículo alimentar utilizado para fortificação com essa vitamina é consumido por vegetarianos estritos.

Na deficiência de vitamina D a absorção do cálcio é reduzida, e, se isso ocorrer em um indivíduo que já tem um baixo consumo de cálcio dietético, tal situação pode levar à deficiência de cálcio.[175]

Vitamina B12

A vitamina B12 desempenha funções importantes no organismo e merece total atenção nas dietas vegetarianas, uma vez que não é encontrada no reino vegetal e necessita ser suplementada. A deficiência da vitamina B12, porém, não é exclusiva dos vegetarianos. Muitos onívoros também apresentam essa deficiência.

A B12 é sintetizada de forma muito complexa por bactérias e por arqueas (espécies procarióticas e unicelulares, geralmente microscópicas).[181]

O processo digestivo da vitamina B12 envolve diversos elementos. Quando esses elementos estão em desequilíbrio, a absorção da B12 é afetada. A vitamina B12 proveniente dos ali-mentos não está em sua forma livre, da mesma forma que não percorre o trato digestivo nem a corrente sanguínea nessa forma.[160] Para que a absorção da vitamina B12 ocorra, esta não necessita apenas do fator intrínseco (FI), mas também da presença de cálcio, bile e pH > 6.[181]

Em posição oficial, do ano de 2017, a Sociedade Italiana de Nutrição Humana[18] afirma que, sob condições fisiológicas dependentes do FI, a absorção da B12 é saturada com 1,5 a 2,5 mcg da vitamina por refeição; portanto, acima dessa quantidade, a biodisponibilidade da B12 diminui de forma considerável. Como são muitas etapas no processo absortivo da B12, diferentes falhas podem acontecer nesse processo, levando a má-absorção e deficiência da vitamina. Dentre essas falhas, baixa produção de ácido estomacal, destruição das células parietais, destruição do FI, alteração na secreção pancreática, hipercrescimento bacteriano, histórico cirúrgico de ressecções gastrointestinais, além da possível baixa ingestão.[160]

Estima-se que 30 a 50% dos casos de deficiência de B12 estão ligados à má-absorção.[183] A deficiência de B12 acomete cerca de 40% da população onívora mundial,[184] e até 86,5% da população vegetariana.[185] A biodisponibilidade da vitamina B12 em ovolactovegetarianos depende da quantidade e dos tipos de derivados animais consumidos (ovos e laticínios), bem como do consumo de alimentos fortificados e suplementos. Para vegetarianos estritos, a única fonte segura de B12 são os alimentos fortificados e a suplementação.[18] A suplementação da vitamina B12 acontece sob as formas de ciano, hidroxi ou metilcobalamina.[160]

Riscos e benefícios de dietas vegetarianas

O Quadro 6 ilustra de forma resumida os possíveis riscos e benefícios advindos da prática dietética vegetariana em diferentes ciclos de vida. A análise do quadro sugere que as dietas

QUADRO 6 Riscos e benefícios de dietas vegetarianas em diferentes ciclos de vida		
Ciclo de vida/tipo de dieta vegetariana	Riscos	Benefícios
Gestação		
Vegetariana	Deficiência em ferro, ácido fólico, zinco e vitamina D	São raros: excesso de peso, fumo, álcool e abuso de drogas
Vegana	Deficiência em energia, ferro, ácido fólico, vitamina D, cálcio, zinco, vitamina B12; e qualidade e quantidade de proteína	
Lactação		
Vegetariana	Deficiência em ferro, ácido fólico, vitamina D e zinco	Longa lactação (amenorreia pós-parto e retorno ao peso pré-gestacional) É rara: obesidade
Vegana	Deficiência em energia, ferro, ácido fólico, vitamina D, cálcio, zinco, vitamina B12; e qualidade e quantidade de proteína	
Infância		
Vegetariana	Deficiência em ferro e vitamina D, se suplementos não forem ministrados	Obesidade é um problema raro em vegetarianos ou veganos
Vegana	Volume da dieta é elevado; deficiência em energia, proteína, ferro, vitamina D, cálcio, zinco e vitamina B12	
Adolescência		
Vegetariana	Deficiência em ferro	São raros: obesidade, abuso de álcool e fumo
Vegana	Deficiência em energia (especialmente na puberdade), ferro, vitamina D, cálcio, vitaminas B2 e B12 e baixa qualidade de proteína	
Jovens, adultos e meia-idade		
Vegetariana	Raros	Ingestão de cálcio satisfatória São raros: obesidade, abuso de álcool, hiperlipidemia, fumo e hipertensão
Vegana	Magreza excessiva, deficiência em ferro, vitamina D, cálcio, zinco e vitamina B12	
Idosos		
Vegetariana	Volume da dieta pode ser excessivo, ingestão de vitamina D pode ser baixa	Idem ao anterior
Vegana	Magreza excessiva, deficiência em ferro, vitamina D, cálcio, zinco e vitamina B12	
Fonte: elaborado com base nas referências.		

vegetarianas *per se* não são necessariamente saudáveis, pois podem incluir quantidades inadequadas de alimentos benéficos e quantidades excessivas de carboidratos refinados, gorduras parcialmente hidrogenadas que contêm ácidos graxos *trans* e que são pobres em ácido alfa-linolênico. Por exemplo, uma versão americana de uma dieta vegetariana selecionada por alguns adolescentes consiste em *pizza*, sorvete e bebidas carbonatadas à base de cola, a qual pode ser considerada inadequada e quase destituída de vegetais. É necessário, portanto, uma informação sistematizada e atualizada para melhor definir as características de dietas vegetarianas saudáveis em valores considerados ótimos.[186]

Recomendações para a otimização da biodisponibilidade de nutrientes em dietas vegetarianas:[116,123,135,187]

1. Enfatizar a variedade na dieta, especialmente de alimentos com densidade elevada de micronutrientes.
2. Incluir grande variedade de leguminosas, inclusive na forma de brotos.
3. Incluir o consumo de alimentos fermentados à base de soja.
4. Selecionar frutas secas para a sobremesa.
5. Enfatizar o consumo de frutas frescas e de vegetais folhosos verdes.
6. Evitar o consumo de alimentos ricos em fitato e em cálcio, como laticínios, na mesma refeição.
7. Evitar consumir alimentos ricos em cálcio e ferro na mesma refeição.
8. Consumir chá e café somente nos intervalos das grandes refeições.
9. Enfatizar o consumo de alimentos ricos em vitamina C com as refeições.
10. Avaliar, regularmente, a ingestão de ferro, zinco, cálcio e fitato com o auxílio de tabela de composição de alimentos.
11. Usar alimentos fortificados com ferro e zinco, se houver recomendação de profissional da área de nutrição.
12. Em caso de dietas veganas, consultar um médico ou nutricionista para discutir a possibilidade do uso de suplementação com vitamina B12, uma vez que esta não estará presente na alimentação.

▣ CONSIDERAÇÕES FINAIS

Sementes, cereais integrais e legumes fornecem grande variedade de fitoquímicos e antioxidantes, que reduzem o risco de doenças cardiovasculares, hipertensão, câncer e diabetes.[188] Esses alimentos são, frequentemente, boas fontes de cálcio, ferro e zinco.[123,187] Estes, entretanto, exibem pobre biodisponibilidade nos vegetais.[64]

Os vegetarianos podem evitar problemas potenciais no estado nutricional com relação aos minerais se limitarem a ingestão de fibra, fitato e oxalato a um grau razoável, sendo isso possível, muitas vezes, com a utilização adequada de técnicas culinárias. Além disso, devem evitar o uso exclusivo de produtos de soja, manter ingestão adequada de energia e consumir alimentos variados com alta densidade de nutrientes.[109,123]

Vegetarianos necessitam, portanto, de planejamento adequado e seleção apropriada dos alimentos que deverão constituir sua dieta habitual.[18,109,123,187,189]

Todos os tipos de dieta, incluindo a vegetariana, estão associados tanto a riscos como a benefícios à saúde. Os nutricionistas e outros profissionais da saúde devem estar atentos aos riscos nutricionais associados às dietas vegetarianas, especialmente as restritivas e/ou desbalanceadas, e sugerir meios de minimizá-los.[18]

Portanto, o papel dos nutricionistas não é o de ditar o que as pessoas devem comer, mas assegurar que, seja qual for o padrão alimentar escolhido pelo indivíduo, haja possibilidade de ajustá-lo para que seja o mais útil possível, com benefícios à saúde.[190]

A dieta vegetariana, quando bem planejada e bem orientada pelos profissionais da nutrição, pode ser considerada saudável e auxiliar na redução do risco de doenças crônicas não transmissíveis, principalmente por seus baixos teores de gordura saturada e colesterol, e por seus valores adequados de carboidratos, fibras, minerais e vitaminas antioxidantes e fitoquímicos.[191] Para tanto, já existem guias alimentares para vegetarianos que servem de ferramenta para a seleção dos tipos e quantidades de grupos de alimentos variados, os quais, combinados, podem promover uma dieta nutricionalmente adequada.[192] Entre esses guias estão os modelos de pirâmides alimentares modificados para vegetarianos, como as propostas por Haddad et al.[193] e por Venti e Johnston.[98]

Relatórios internacionais e documentos provenientes de convenções recentes sugerem que algumas formas de produção de alimentos de origem animal podem ser ambientalmente insustentáveis, e que o consumo atual de alimentos de origem animal deve ser reduzido em favor de alimentos de origem vegetal. Propuseram, recentemente, no que consideraram uma abordagem holística, que os dados de biodisponibilidade de nutrientes possam ser usados conjuntamente com o perfil nutricional, levando em conta a densidade de nutrientes, grupos de alimentos e os ingredientes dietéticos, além de indicadores para avaliação da qualidade da dieta. Dessa forma, em se tratando de padrões alimentares vegetarianos e veganos, deve ser considerada a qualidade nutricional dos alimentos de origem vegetal para a formulação de padrões alimentares considerados mais sustentáveis e acessíveis, levando em conta questões relativas à biodisponibilidade de nutrientes, como evidenciado em diversos segmentos deste capítulo.[194,195]

🔲 REFERÊNCIAS BIBLIOGRÁFICAS

1. Orellana LM, Sepúlveda JA, Denegri M. Psychological meaning of eating meat, vegetarianism and healthy diet in university students: a natural semantic network study. Mex J Eat Disord [México]. 2013;4:15-22.

2. Lima PPF. A construção social da alimentação: o vegetarianismo e o veganismo na perspectiva da psicologia histórico-cultural [tese]. Salvador: Universidade Federal da Bahia; Instituto de Psicologia; 2013.

3. Lira LC. Limites e paradoxos da moralidade vegan: um estudo sobre as bases simbólicas e morais do vegetarianismo [tese]. Recife: Universidade Federal de Pernambuco, Centro de Filosofia e Ciências Humanas; 2018.

4. Rosenfeld DL. The psychology of vegetarianism: recent advances and future directions. Appetite [Amsterdã]. 2018;131(1):125-38.

5. Sariyska R, Markett S, Lachmann Bernd. What does our personality say about our dietary choices? Insights on the associations between dietary habits, primary emotional systems and the dark triad of personality. Front Psychol [Londres]. 2019;10(11):1-11.

6. Nezlek JB. You are what you eat: an introduction to the special issue on the social psychology of vegetarianism and meat restriction: implications of conceptualizing dietary habit as a social identity. J Soc Psychol [Philadelphia].2023;163(3):289-93.

7. Ruby MB, Rothgerber H, Hopwood CJ. The psychology of eating animals and veg*nism. Appetite, Amsterdã. 2023;187(8):1-5.

8. US Department of Health Human Services, U.S. Department of Agriculture. 2020-2025 Dietary guidelines for americans. 9th ed. Health.gov (2020). Disponível em: https://www.dietaryguidelines.gov/resources/2020-2025-dietary-guidelines-online-materials. Acesso em: 12 jan. 2024.

9. Melina V, Craig W, Levin S. Position of the academy of nutrition and dietetics: vegetarian diets. J Acad Nutr Diet [Chicago]. 2016;116(12):1970-80.

10. Hawkins IW, Mangeels AR, Goldman R, Wood RJ. Dietetics program directors in the United States support teaching vegetarian and vegan nutrition and half connect vegetarian and vegan diets to environmental impact. Front Nutr [Londres]. 2019;6(8):1-10.

11. Foster M, Samman S. Vegetarian diets across the lifecycle. Adv Food Nutr Res [Amsterdã]. 2015;74:93-131.

12. Orlich MJ, Chiu THT, Dhillon PK, Key TJ, Fraser GE, et al. Vegetarian epidemiology: review and discussion of findings from geographically diverse cohorts. Adv Nutr [Bethesda]. 2019;10:284S-295S.

13. American Dietetic Association. Position of the American Dietetic Association: vegetarian diets technical support paper. J Am Diet Assoc [Chicago]. 1980;88:352-5.

14. American Dietetic Association. Position of the American Dietetic Association: vegetarian diets. J Am. Diet Assoc [Chicago]. 1997;97(11):1317-21.

15. Craig WJ, Mangels AR. Position of the American Dietetic Association: vegetarian diets. J Am Diet Assoc [Chicago]. 2009;109(7):1266-82.

16. Mangels AR, Messina V, Melina V. Position of the American Dietetic Association and Dietitians of Canada: vegetarian diets. J Am Diet Assoc [Chicago]. 2003;103(6):748-65.

17. Rinaldi S, Cambell EE, Fournier J, O'Connor C, Madill J. 2016. A comprehensive review of the literature supporting recommendations from the Canadian Diabetes Association for the use of a plant-based diet for management of type 2 diabetes. Can J Diabetes. 2016;40(5):471-7.

18. Agnoli C, Baroli L, Bertin I, Ciappellano S, Fabbri A, Papa M, et al. Position paper on vegetarian diets from the working group of the Italian Society of Human Nutrition. Nutr Metab Cardiovasc Dis [Milão]. 2017;27(12):1037-52.

19. Auestad N, Fulgoni VL. What current literature tells us about sustainable diets: emerging research linking dietary patterns, environmental sustainability, and economics. Adv Nutr [Bethesda]. 2015;6(1):19-36.

20. Leitzmann C. Vegetarian nutrition: past, present, future. Am. J. Clin. Nutr [Bethesda]. 2014;100(7):496S-502S.

21. Fresán U, Sabaté J. Vegetarian diets: planetary health and its alignment with human health. Adv Nutr [Bethesda]. 2019;10(4):380S-388S.

22. Sabaté J, Soret S. Sustainability of plant-based diets: back to the future. Am J Clin Nutr [Bethesda]. 2014;100(7):476S-482S.

23. Marinova D, Raphaely T. Impact of vegetarian diets on the environment. In: Craig WJ (ed.). Vegetarian

nutrition and wellness. Boca Raton: Taylor & Francis; 2018. p.13-24.

24. Sabaté J, Jehi T. The sustainability of vegetarian diets. In: Craig WJ (ed.). Vegetarian nutrition and wellness. Boca Raton: Taylor & Francis; 2018. p.25-41.

25. Whorton JC. Historical development of vegetarianism. Am J Clin Nutr [Bethesda]. 1994;59(5):1103S-9S.

26. Brown PT, Bergan JG. The dietary status of "new" vegetarians. J Am Diet Assoc [Chicago]. 1975;67(5):455-9.

27. Rajaram S, Sabaté J. Preface. Am J Clin Nutr [Bethesda]. 2009;89(5):1541S-2S.

28. Rizzo NS, Jaceldo-Siegl K, Sabaté J, Fraser G. E. Nutrient profiles of vegetarian and nonvegetarian dietary patterns. J Acad Nutr Diet [Chicago]. 2013;113(12):1610-9.

29. Dodd JL. Nutrição na idade adulta. In: Mahan LK, Raymond JL (org.). Krause alimentos, nutrição e dietoterapia. 14.ed. Rio de Janeiro: Elsevier; 2018. p.352-66.

30. Farmer B, Larson BT, Fulgon 3rd VL, Rainville AJ, Liepa GU. A vegetarian dietary pattern as a nutrient-dense approach to weight management: an analysis of the National Health and Nutrition Examination Survey 1999-2004. J Am Diet Assoc [Chicago]. 2011;111(6):819-27.

31. Van Horn L. Achieving nutrient density: a vegetarian approach. J Am Diet Assoc [Chicago]. 2011;111(6):799.

32. Parker HW, Vadiveloo MK. Diet quality of vegetarian diets compared with nonvegetarian diets: a systematic review. Nutr Rev. [Nova York]. 2019;0(0):1-19.

33. Ruby MB. Vegetarianism: a blossoming field of study. Appetite [Amsterdã]. 2012:58:141-50.

34. Santos NMM. Avaliação do estado de nutrição em ferro de estudantes universitários vegetarianos do Instituto Adventista de Ensino em São Paulo-SP [dissertação]. São Paulo: Universidade de São Paulo, Faculdade de Ciências Farmacêuticas; 1996.

35. Abonizio J. Conflitos à mesa: vegetarianos, consumo e identidade. Rev Bras Ci Soc [São Paulo]. 2016; 31(90):115-36.

36. Carvalho RC, Moreira JM. Níveis de concordância com regras descritivas sobre comportamentos alimentares entre veg(etari)anos. Psi USF [Bragança Paulista]. 2020;25(3):533-545.

37. Schuck C, Ribeiro R. Comendo o planeta: impactos ambientais da criação e consumo de animais. São Paulo: Vesper AMB; 2015.

38. Food and Agriculture Organization. FAO. 2010. Sustainable diets and biodiversity: biodiversity and sustainable diets against hunger. Rome. 3-5 November.

39. Foley JA, Ramankutty N, Brauman K, Cassidy ES, et al. Solutions for a cultivated planet. Nature [Londres]. 2011;478:337-42.

40. High Level Panel of Experts on Food Security and Nutrition. HLPE. 2015. Water for food security and nutrition. Rome: Food and Agriculture Organization of the UN.

41. Cassidy ES, West P, Gerber J, Foley JA. Redefining agricultural yields: from tonnes to people nourished per hectare. Environ Res Lett. 2013;8(3):034015.

42. Pimentel D, Pimentel M. Sustainability of meat-based and plant-based diets and the environment Am J Clin Nutr [Bethesda]. 2003;78(3):660S-3S.

43. Heinrich Böll Foundation. Atlas da carne: fatos e números sobre os animais que comemos. Rio de Janeiro: Heinrich Böll Foundation; 2015.

44. Academy of Nutrition and Dietetics. Position of the Academy of Nutrition and Dietetics: vegetarian diets. J Acad Nutr Diet [Chicago]. 2015;115(5):801-10.

45. Kemper JA, White S. Young adults' experiences with flexitarianism: the 4Cs. Appetite [Amsterdã]. 2021;160:105073.

46. Rosenfeld DL, Rothgerber H, Tomiyama AJ. From mostly vegetarian to fully vegetarian: meat avoidance and the expression of social identity. Food Qual Pref [Florença]. 2020;85:103963.

47. Derbyshire EJ. Flexitarian diets and health: a review of the evidence-based literature. Front Nutr [Lausanne]. 2017;3:55.

48. De Backer CJ, Hudders L. From meatless Mondays to meatless Sundays: motivations for meat reduction among vegetarians and semi-vegetarians who mildly or significantly reduce their meat intake. Ecol Food Nutr [Londres]. 2014;53(6):639-57.

49. Teixeira CD, Marchioni DM, Mott VWL, Chaves VM, Gomes SM, Jacob MCM. Flexitarians in Brazil: who are they, what do they eat, and why? Appetite [Amsterdã]. 2024;192(1):107093.

50. Mangels R. Vegetarian diets trends in acceptance and perception: What do the dietary guidelines suggest? In: Craig WJ (ed.). Vegetarian nutrition and wellness. Boca Raton: Taylor & Francis; 2018. p.1-9.

51. Dolinsky M. Nutrição de vegetarianos. São Paulo: Payá; 2017.

52. Menezes S. Confesso que comi: minha jornada rumo a uma alimentação vegetariana. São Paulo: Editora Europa; 2015.

53. Navarro JCA. Vegetarianismo e ciência: um ponto de vista médico sobre a alimentação sem carne. São Paulo: Alaúde; 2010.

54. Slywitch E. Virei vegetariano: e agora? São Paulo: Alaúde; 2010.

55. Duarte MSL, Souza ECG, Conceição LL. Alimentação vegetariana: atualidades na abordagem nutricional. Rio de Janeiro: Rubio; 2022.

56. Mangels R, Messina V, Messina M. The dietitian's guide to vegetarian diets: issues and applications. 4.ed. Burlington, Massachusetts: Jones & Bartlett Learning; 2023.

57. National Institute of Nutrition. Tracking Nutrition Trends IV: An update on Canadians' Nutrition-Related attitudes, knowledge and actions, 2001. Disponível em: http://www.nin.ca/public_htmlEN/consumer_trends. html. Acesso em 24 set. 2003.

58. Santos NMM, Cozzolino SMF. Avaliação do estado nutricional com relação ao zinco em estudantes universitários vegetarianos e não vegetarianos do Instituto Adventista de Ensino em São Paulo. In: XIV Congresso

Brasileiro de Ciência e Tecnologia de Alimentos, São Paulo: Resumos; 1994. p.164.

59. Huang YC. Nutrient intakes and iron status of healthy young vegetarians and nonvegetarians. Nutr Res [Nova York]. 1999;19(5):663-74.

60. Appleby PN, Thorogood M, Mann JI, Key TJ. The Oxford vegetarian study: an overview. Am J Clin Nutr [Bethesda]. 1999;70(3):525S-31S.

61. Campbell TC, Chen J. Diet and chronic degenerative diseases: perspectives from China. Am J. Clin Nutr [Bethesda]. 1994;59(5):1153S-61S.

62. Fraser GE. Diet and coronary heart disease: beyond dietary fats and low-density lipoprotein cholesterol. Am J Clin Nutr [Bethesda]. 1994;59(5):1117S-23S.

63. Frentzel-Beyme R, Chang-Claude J. Vegetarians diets and colon cancer: the German experience. Am J Clin Nutr [Bethesda]. 1994;59(5):1143S-52S.

64. Hu FB. Plant-based foods and prevention of cardiovascular disease: an overview. Am J Clin Nutr [Bethesda]. 2003;78(3):544S-51S.

65. Jenkins DJA, Kendall CWC, Marchie A, Jenkins AL, Augustin LSA, Ludwig DS, et al. Type 2 diabetes and the vegetarian diet. Am J. Clin Nutr [Bethesda]. 2003(3):610S-6S.

66. Kerstetter JE, O'Brien KO, Insogna KL. Dietary protein, calcium metabolism, and skeletal homeostasis revisited. Am J Clin Nutr [Bethesda]. 2003;78(3):584S-92S.

67. Key TJA, Appleby PN, Davey GK, Allen NE, Spencer EA, Travis RC, et al. Mortality in British vegetarians: review and preliminary results from EPIC-Oxford. Am J Clin Nutr [Bethesda]. 2003;78(3):533S-8S.

68. Lampe JW. Spicing up a vegetarian diet: chemopreventive effects of phytochemicals. Am J Clin Nutr [Bethesda]. 2003;78(3):579S-83S.

69. Mills PK, Beeson WL, Phillips RL, Fraser GE. Cancer incidence among California Seventh-day Adventists, 1976-1982. Am J Clin Nutr [Bethesda]. 1994;59(5):1136S-42S.

70. Prior RL. Fruits and vegetables in the prevention of cellular oxidative damage. Am J. Clin Nutr [Bethesda]. 2003;78(3):570S-8S.

71. Riboli E, Norat T. Epidemiologic evidence of the protective effect of fruit and vegetables on cancer risk. Am J Clin Nutr [Bethesda]. 2003;78(3):559S-69S.

72. Segasothy M, Philips PA. Vegetarian diet: panacea for modern lifestyle diseases? Q J Med [Oxford]. 1999;92:531-44.

73. Calkins BM. Consumption of fiber in vegetarians and non vegetarians. In: Spiller GA (ed.). CRC handbook of dietary fiber in human nutrition. Boca Raton: CRC Press, 1986. p.407-14.

74. Battistini N, Thorogood M, Mann JI, Key TJ. Food intake in university students: impact on nutritional status. Nutr Res [Nova York]. 1992;12:223-33.

75. Raper NR, Hill MM. Vegetarian diets. Nutr Rev [Nova York]. 1974;32(Suppl):29-33.

76. Barthels F, Meyer F, Pietrowsky R. Orthorexic and restrained eating behaviour in vegans, vegetarians, and individuals on a diet. Eat Weight Disord [Nova York]. 2018;23:159-66.

77. Gussow JD. Ecology and vegetarian considerations: does environmental responsibility demand the elimination of livestock? Am J Clin Nutr [Bethesda]. 1994;59(5):1110S-6S.

78. Lewis S. An opinion on the global impact of meat consumption. Am J Clin Nutr [Bethesda]. 1994;59(5):1055S-102S.

79. Hardinge MG, Crooks H. Non-flesh dietaries II. Scientific literature. J Am Diet Assoc [Chicago]. 1963;43:550-8.

80. Hardinge F. Philosophy of vegetarian dietary practices in the Seventh-day Adventist Church. In: International Congress on Adventist Nutrition. 2. Silver Springs, 1992. Papers Presented, Yakima, Total Health Lifestyle Center; 1992. p.2-19.

81. Hindhege M. The effect of food restriction during war on mortality in Copenhagen. JAMA [Chicago]. 1920;74:381-2.

82. Berkel J, De Ward F. Mortality pattern and life expectancy of Seventh-day Adventists in the Netherlands. Int J Epidemiol [Londres]. 1983;12:455-9.

83. Fonnebo V. The healthy Seventh-day Adventist lifestyle: what is the Norwegian experience? Am J Clin Nutr [Bethesda]. 1994;59(5):1124S-9S.

84. Phillips RL. Role of lifestyle and dietary habits in risk of cancer among Seventh-day adventists. Cancer Res [Baltimore]. 1975;35:3513-22.

85. Snowdon DA. Animal product consumption and mortality because of all causes combined, heart disease, stroke, diabetes, and cancer in Seventh-day Adventists. Am J Clin Nutr [Bethesda]. 1988;48(3):739S-48S.

86. Beilin LJ, Rouse IL, Armstrong BK, Margetts BM, Vandongen R. Vegetarian diet and blood pressure levels: incidental or causal association? Am J Clin Nutr [Bethesda]. 1988;48(3):806S-10S.

87. Burr ML, Butland BK. Health and disease in British vegetarians. Am J Clin Nutr [Bethesda]. 1988;48(3):830S-2S.

88. Margetts BM, Beilin LJ, Armstrong BK, Vandongen R. Vegetarian diet in mild hypertension: effects of fat and fiber. Am J Clin Nutr [Bethesda]. 1988;48(3):801S-5S.

89. Sacks FM, Kass EH. Low blood pressure in vegetarians: effects of specific foods and nutrients. Am J Clin Nutr [Bethesda]. 1988;48(3):795S-800S.

90. Southgate DAT, et al. Nutrient availability: chemical and biological aspects. Norwich, AFRC Institute of Food Research, Special Publication n. 72, 1989.

91. Cozzolino SMF. Biodisponibilidade de minerais. R Nutr PUCCAMP [Campinas]. 1997;10(2):87-98.

92. Harper AE, Yoshimura NN. Protein quality, amino acids balance, utilization, and evaluation of diets containing amino acids as therapeutic agents. Nutrition [Burbank]. 1993;9(5):460-9.

93. Mariotti F, Gardner CD. Dietary protein and amino acids in vegetarian diets: a review. Nutrients [Basel]. 2019;11(11):2661.

94. Acosta PB. Bioavailability of essential aminoacids and nitrogen in vegan diets. Am J Clin Nutr [Bethesda]. 988;48(3):868S-74S.

95. Kies C. Bioavailability: a factor in protein quality. J Agric Food Chem [Washington]. 1981;29:435-40.

96. Martínez Domínguez B, Gómez MVI, León FR. Ácido fítico: aspectos nutricionales e implicaciones analíticas. Arch Latinoam Nutr [Caracas]. 2002;53(3):219-31.

97. Martínez-Valverde I, Periago MJ, Ros G. Significado nutricional de los compuestos fenólicos de la dieta. Arch Latinoam Nutr [Caracas]. 2000;50(1):5-18.

98. Venti CA, Johnston CS. Modified food guide pyramid for lactovegetarians and vegans. J Nutr [Filadélfia]. 2002;132(5):1050-4.

99. Young VR, Pellett PL. Protein intake and requirements with reference to diet and health. Am J Clin Nutr [Bethesda]. 1987;45(5):1323-43.

100. Cozzolino SMF, et al. Grupo dos feijões e oleaginosas. In: Philippi ST. Pirâmide dos alimentos, fundamentos básicos da nutrição. Barueri: Manole; 2008. p.211-39.

101. Craig WJ, Saunders AV. In: Craig WJ (ed.). Critical nutrients in a plant-based diet: vegetarian nutrition and wellness. Boca Raton: Taylor & Francis; 2018.

102. Chouraqui J-P. Vegetarian diets and diets which restrict animal-source foods during childhood in high-income countries. Paed Int Child Health [Londres]. 2023;43(4):57-82.

103. Kies C, et al. Zinc bioavailability from vegetarian diets: influence of dietary fiber ascorbic acid and past dietary practices. In: Inglett GE (ed.). Nutritional bioavailability of zinc. Washington: American Chemical Society; 1983. p.115-26.

104. Kalpana P, Srinivasan K. Bioavailability of micronutrients from plant foods: an update. Crit Rev Food Sci Nutr [Londres]. 2016;56(10):1608-19.

105. Solomons NW. Factors affecting the bioavailability of zinc. J Am Diet Assoc [Chicago]. 1982;80:115-20.

106. Harland BF, Oberleas D. Phytate in foods. Wld Rev Nutr Diet [Nova York]. 1987;52:235-59.

107. Davies NT. Antinutrient factors affecting mineral utilization. Proc Nutr Soc. 1979;38:121-8.

108. Rajalakshmi R, Ramakrishnan CV. Dietary and nutrient allowance for Indians. Plant Foods Hum Nutr [Londres]. 1969;1:163-92.

109. Gibson RS, Donovan UM, Heath AL. Dietary strategies to improve the iron and zinc nutriture of young women following a vegetarian diet. Plant Foods Hum Nutr [Londres]. 1997;51(1):1-16.

110. Antony U, Chanra TS. Antinutrient reduction and enhancement in protein, starch and mineral availability in fermented flour of finger millet. J Agri Food Chem [Washington]. 1998; 46:2578-82.

111. Erdman Jr. W, et al. Zinc bioavailability from processed soybeans products. In: Inglett GE (ed.). Nutritional bioavailability of zinc. Washington: American Chemical Society; 1983. p.173-83.

112. Ball MJ, Ackland ML. Zinc intake and status in Australian vegetarians. Br J Nutr [Londres]. 2000;83(1):27-33.

113. Hunt JR. Moving toward a plant-based diet: are iron and zinc at risk? Nutr ver [Nova York]. 2002;60(5):127-34.

114. Sian L, Mingyan X Miller LV, Tong L, Krebs NF, Hambidge KM. Zinc absorption and intestinal losses of endogenous zinc in young Chinese women with marginal zinc intakes. Am J Clin Nutr [Bethesda]. 1996;63(3):348-53.

115. Trumbo P, et al. Dietary reference intakes: vitamin A, vitamin K, arsenic, boron, chromium, copper, iodine, iron, manganese, molybdenum, nickel, silicon, vanadium, and zinc. J Am Diet Assoc [Chicago]. 2001;101(3):294-300.

116. Hunt JR, Matthys LA, Johnson LK. Zinc absorption, mineral balance, and blood lipids in women consuming controlled lactoovovegetarian and omnivorous diets for 8 wk. Am J Clin Nutr [Bethesda]. 1998;67:421-30.

117. Li D, et al. Selected micronutrient intake and status in men with differing meat intakes, vegetarians and vegans. Asia Pac J Clin Nutr [Melbourne]. 2000;9:18-23.

118. Lightowler HJ, Davies GJ. Non-starch polysaccharide intake in vegans and the relationship with energy distribution and mineral intakes. J Hum Nutr Diet [Oxford]. 2000;13:443-50.

119. Bortoli MC. Avaliação do estado nutricional relativo ao zinco e ao selênio de ovolactovegetarianos, pacientes de ioga, na cidade de São Paulo [dissertação]. São Paulo: Universidade de São Paulo, Faculdade de Ciências Farmacêuticas; 2005.

120. Freeland-Graves JH, Bodzy PW, Eppright MA. Zinc status of vegetarians. J Am Diet Assoc [Chicago]. 1980;77:655-61.

121. Foster M, Chu A, Petocz P, Samman Set al. Effect of vegetarian diets on zinc status: a systematic review and meta-analysis of studies in humans. J Sci Food Agric [Washington]. 2013;93:2362-71.

122. Platel K, Srinivasan, K. Bioavailability of micronutrients from plant foods: an update. Crit Rev Food Sci Nutr [Londres]. 2016;56(10):1608-19.

123. Hunt JR. Bioavailability of iron, zinc, and other trace minerals from vegetarian diets. Am J Clin Nutr [Bethesda]. 2003;78(3):633S-9S.

124. Baynes RD, Bothwell TH. Iron deficiency. Annu Rev Nutr [Palo Alto]. 1990;10:133-48.

125. Cook JD, Baynes RD, Skikne BS. Iron deficiency and the measurement of iron status. Nutr Res Rev [Norwich]. 1992;5:189-202.

126. Finch CA, Cook JD. Iron deficiency. Am J Clin Nutr [Bethesda]. 1984;39:471-7.

127. Hallberg L. Bioavailability of dietary iron in man. Annu Rev Nutr [Palo Alto]. 1981;1:123-47.

128. Monsen ER. Iron nutrition and absorption: dietary factors which impact iron bioavailability. J Am Diet Assoc [Chicago]. 1988;88:786-90.

129. Christoffel KA. Pediatric perspective on vegetarian nutrition. Clin Pediatr [Filadélfia]. 1981;20:632-43.

130. Craig WJ. Iron status of vegetarians. Am J Clin Nutr [Bethesda]. 1994;59(5):1233S-7S.

131. Brune M, Rossander L, Hallberg L, et al. Iron absorption: no intestinal adaptation to a high-phytate diet. Am J Clin Nutr [Bethesda]. 1989;49:542-5.

132. Kies C, Mcendree L. Vegetarianism and the bioavailability of iron. In: Inglett GE (Ed.). Nutritional bioavailability of iron. Washington: American Chemical Society, 1982. p. 183-98.

133. Narasinga Rao BS, Prabhavathi T. Tannin content of foods commonly consumed in India and its influence on ionisable iron. J Sci Food Agric [Washington]. 1982; 33:89-96.

134. D'Souza SW, Lakhani P, Waters HM, Boardman KM, Cinkotai KI. Iron deficiency in ethnic minorities: associations with dietary fibre and phytate. Early Hum Diet [Amsterdã]. 1987;15:103-11.

135. Gillooly M, Bothwell TH, Charlton RW, Torrance JD, Bezwoda WR, MacPhail AP, et al. Factors affecting the absorption of iron cereals. Br J Nutr [Londres]. 1984;51:37-46.

136. Huang YC. Nutrient intakes and iron status of vegetarians. Nutrition, Burbank. 2000;16(2):147-8.

137. Haider LM, Scwhingshackl L, Hoffmann G, Ekmekcioglu G. The effect of vegetarian diets on iron status in adults: a systematic review and meta-analysis. Crit Rev Food Sci Nutr [Londres]. 2018;58(8):1359-74.

138. Burckhardt P. The role of low acid load in vegetarian diet on bone health: a narrative review. Swiss Med Wkly. 2016;146:w14277.

139. Weaver CM, Plawecki KL. Dietary calcium: adequacy of a vegetarian diet. Am J Clin Nutr [Bethesda]. 1994;59(5):1238S-41S.

140. Yang J, Punshon T, Guerinot ML, Hirchi KD. Plant calcium content: ready to remodel. Nutrients [Basel]. 2012;4(8):1120-36.

141. Popova A, Mihaylova D. Antinutrients in plant-based foods: a review. Open Biotechnol J [Bassum]. 2019;13:68-76.

142. Shkembi B, Huppertz T. Calcium absorption from food products: food matrix effects. Nutrients [Basel]. 2022;14:180.

143. Nnakwe N. Calcium and phosphorus utilization from wheat bran by lacto-ovo-vegetarians and omnivores. Nutr Rep Int [Los Altos]. 1989;39:897-906.

144. Weaver C, Proulx WR, Heaney Rl. Choices for achieving adequate dietary calcium with a vegetarian diet. Am J Clin Nutr [Bethesda]. 1999;70(3):543S-8S.

145. Buzinaro EF, Almeida RNA, Mazeto GMFS. Bioavailability of dietary calcium. Arq Bras Endocrinol Metabol [São Paulo]. 2006. 50(5):852-61.

146. Heaney RP, Dowell MS, Rafferty M, Bierman J. Bioavailability of the calcium in fortified soy imitation milk, with some observations on method. Am J Clin Nutr [Bethesda]. 2000;71:1166-9.

147. Zhou JR, Erdman, Jr. JW. Phytic acid in health and disease. Crit Rev Food Sci Nutr [Londres]. 1995; 35(6):495-508.

148. Miller DD. Calcium in the diet: food sources, recommended intakes, and nutritional bioavailability. Adv Food Nutr Res. 1989;33:103-56.

149. Ruel MT, Bouis HE. Plant breeding: a long-term strategy for the control of zinc deficiency in vulnerable populations. Am J Clin Nutr [Bethesda]. 1998;68(2):488S-494S.

150. Vashishth A, Ram S, Beniwal V. Cereal phytases and their importance in improvement of micronutrients bioavailability. 3 Biotech [Berlim]. 2017;7(1):42.

151. Ferrando R. From analysis to reality: bioavailability in nutrition and toxicology: a misunderstood concept. Wld Rev Nutr Diet [Nova York]. 1987;3:28-68.

152. Amalraj A, Pius A. Relative contribution of oxalic acid, phytate and tannic acid on the bioavailability of calcium from various calcium salts: an in vitro study. Int Food Res J [Serdang]. 2017;24(3):1278-85.

153. Heaney RP, Weaver CM. Calcium absorption from kale. Am J Clin Nutr [Bethesda]. 1990;51(4):656-7

154. Prenen JA, Boer P, Dorhout Mees EJ. Absorption kinetics of oxalate from oxalate-rich food in man. Am J Clin Nutr [Bethesda]. 1984;40(5):1007-10.

155. Weaver CM, Martin BR, Ebner JS, Krueger CA. Oxalic acid decreases calcium absorption in rats. J Nutr [Filadélfia]. 1987; 117(11):1903-6.

156. Sandberg AS. Bioavailability of minerals in legumes. Br J Nutr [Londres]. 2002. 88(3):281-285S.

157. Nickel KP, Nielsen SS, Smart DJ, Mitchell CA, Belury MA. Calcium bioavailability of vegetarian diets in rats: potential application in a bioregenerative life-support system. J Food Sci [Chicago]. 1997;62(3):619-21.

158. Bronner F, Pansu D. Nutritional aspects of calcium absorption. J Nutr [Filadélfia]. 1999;129(1):9-12.

159. Cashman K. Prebiotics and calcium bioavailability. Curr Issues Intest Microbiol. 2003;4(1):21-32.

160. Slywitch E. Guia de nutrição vegana para adultos da União Vegetariana Internacional (IVU). Departamento de Medicina e Nutrição. IVU, 2022.

161. Thomassen Y, Lewis SA, Veillon C. Selenium. In: Herber RFM, Stoeppler M (ed.). Trace Element Analysis in Biological Specimens. Amsterdã: Elsevier; 1994.

162. Tinggi U. Essentiality and toxicity of selenium and its status in Australia: a review. Toxicol Lett [Amsterdã]. 2003;137(1/2):103-10.

163. Raymann MP. The importance of selenium to human health. Lancet [Londres]. 2000;356:233-41.

164. Rauma AL, Mykkänen H. Antioxidant status in vegetarians versus omnivores. Nutrition [Burbank]. 2000;16:111-9.

165. Gibson RS. Content and bioavailability of trace elements in vegetarian diets. Am J Clin Nutr [Bethesda]. 1994;59(5):1223S-32S.

166. Alegria A, Barberá R, Clemente G, Farré R, García MJ, Lagarda MJ. Selenium and glutathione peroxidase refe-

rence values in whole blood and plasma of a reference population living in Valencia, Spain. J Trace Elem Med Biol [Jena]. 1996;10:223-8.

167. Ortuño J. Importancia nutricional del selenio. Arch Latinoam Nutr [Caracas]. 1997;47:6-13.

168. Klein L, Dawczynski C, Schwarz M, Maares M, Kipp K, Haase H, et al. Selenium, zinc, and copper status of vegetarians and vegans in comparison to omnivores in the nutritional evaluation (nueva) study. Nutrients [Basel]. 2023;15(16):3538.

169. Pimentel CV de MB, Philippi ST, Simomura VL, Teodorov E. Nutritional status, lifestyle and lipid profile in vegetarians. Int J Cardiovasc Sci [Rio de Janeiro]. 2019;32(6):623-34.

170. Lopez-Garcia E, Schulze MB, Fung TT, Meigs JB, Rifai N, Manson JE, et al. Major dietary patterns are related to plasma concentrations of markers of inflammation and endothelial dysfunction. Am J Clin Nutr [Bethesda]. 2004;80:1029-35.

171. Montonen J, Boeing H, Fritsche E, Joost H-G, Schulze MB, Steffen A, et al. Consumption of red meat and whole-grain bread in relation to biomarkers of obesity, inflammation, glucose metabolism and oxidative stress. Eur J Nutr [Berlim]. 2013;52:337-45.

172. Belinova L, et al. Differential acute postprandial effects of processed meat and isocaloric vegan meals on the gastrointestinal hormone response in subjects suffering from type 2 diabetes and healthy controls: a randomized crossover study. PLoS One [San Francisco]. 2014;9:e107561.

173. Cinegaglia N, Acosta-Navarro J, Rainho C, Antoniazzi L, Mattioli S, Pimentel C, et al. Association of omnivorous and vegetarian diets with antioxidant defense mechanisms in men. J Am Heart Assoc [Bethesda]. 2020;16;9(12):e015576.

174. DeLuca HF. Overview of general physiologic features and functions of vitamin D. Am. J. Clin. Nutr., Bethesda. 2004;80(6):1689S-1696S.

175. Wheeler BJ, Snoody AME, Muns Cr, Simm P, Siararikas A, Jefferies C. A brief history of nutritional rickets. Front. Endocrinol., Lausanne. 2019;10:795.

176. Jäpelt RB, Jakobsen J. Vitamin D in plants: a review of occurrence, analysis, and biosynthesis. Front Plant Sci. 2013;4:136.

177. Cardwell G, Bornman JF, James AP, Black LJ. A review of mushrooms as a potential source of dietary vitamin D. Nutrients [Basel]. 2018;10(10):1498.

178. Xie L, Wang B, Cui X, Tang Q, Cai W, Shen X, et al. Young adult vegetarians in Shanghai have comparable bone health to omnivores despite lower serum 25(OH) vitamin D in vegans: a cross-sectional study. Asia Pac J Clin Nutr [Melbourne]. 2019;28(2):383-8.

179. Ho-Pham LT, Vu BQ, Lai TQ, Nguyen ND, Nguyen TV. Vegetarianism, bone loss, fracture and vitamin D: a longitudinal study in Asian vegans and non-vegans. Eur J Clin Nutr [Londres]. 2012;66(1):75-82.

180. Elorinne A-L, Alfthan G, Erlund I, Kivimaki H, Paju A, Salminen I, et al. Food and nutrient intake and nutritional status of Finnish vegans and non-vegetarians. PLoS One [San Francisco]. 2016;11(2):e0148235.

181. Chittaranjan Y. Vitamin B12: an intergenerational story. Nestlé Nutr Inst. Workshop Ser. 2020;93:91-102.

182. Andrès E, Loukili NH, Noel E, Kaltenbach G, Abdelgheni MB, Perrin AE, et al. Vitamin B12 (cobalamin) deficiency in elderly patients. Can Med Assoc J [Ottawa]. 2004;171(3):251-9.

183. Carmel R. How I treat cobalamin (vitamin B12) deficiency. Blood [Washington]. 2008;112(6):2214-21.

184. Allen LH, Miller JW, Groot L, Rosenberg L, Rosenberg IH, Smith DA, et al. Biomarkers of nutrition for development (BOND): vitamin B-12 review. J Nutr [Filadélfia]. 2018;148(4):1995S-2027S.

185. Pawlak R, Lester SE, Babatunde T. The prevalence of cobalamin deficiency among vegetarians assessed by serum vitamin B12: a review of literature. Eur J Clin Nutr [Londres]. 2016;70(7):866.

186. Willett WC. Convergence of philosophy and science: the Third International Congress on Vegetarian Nutrition. Am J Clin Nutr [Bethesda]. 1999;70(3):434S-8S.

187. Sanders TAB. The nutritional adequacy of plant-based diets. Proc Nutr Soc [Cambridge]. 1999;58(2):265-9.

188. Craig WJ. Phytochemicals: guardians of our health. J Am Diet Assoc [Chicago]. 1997;97(10):199S-204S.

189. Kannan S. Factors in vegetarian diets influencing iron and zinc bioavailability. Vegetarian Nutr [Andrews University Nutrition Department], 2002. Disponível em: http://www.andrews.edu/NUFS/FeZnbioavail. htm. Acesso em: 24 set. 2003.

190. Dwyer JT. Health aspects of vegetarian diets. Am J Clin Nutr [Bethesda]. 1988;48(3):712S-38S.

191. Leitzmann C. Vegetarian diets: what are the advantages? Forum Nutr [Basel]. 2005;57:147-56.

192. Haddad EH. Development of a vegetarian food guide. Am J Clin Nutr [Bethesda]. 1994;59:1248S-54S.

193. Haddad EH, Sabeté J, Whitten CG. Vegetarian food guide pyramid: a conceptual framework. Am Clin Nutr [Bethesda]. 1999;70(3):615S-9S.

194. Dave LA, Hodgkinson SM, Roy NC, Smith NW, McNabb WC. The role of holistic nutritional properties of diets in the assessment of food system and dietary sustainability. Crit Rev Food Sci.Nutr [Londres]. 2023;63(21):5117-37.

195. Beal T, Gardner CD, Herrero M, Iannotti LL, Merbold L, Nordghen S, , et al. Friend or foe? The role of animal-source foods in healthy and environmentally sustainable diets. J Nutr [Filadélfia]. 2023;153(2):409-25.

196. Famularo G, De Simone C, Pandey V, Sahu AR, Minisola G. Probiotic lactobacilli: an innovative tool to correct the malabsorption syndrome of vegetarians? Med Hypotheses. 2005;65(6):1132-5.

197. Food and Agriculture Organization of The United Nation (FAO). 2012. Sustainable diets and biodiversity:

directions and solutions for policy, research and action. Rome. 3-5 November.

198. Nações Unidas Brasil. Objetivos de Desenvolvimento Sustentável da ONU. Disponível em: https://nacoesunidas.org/conheca-os-novos-17-objetivos--de-desenvolvimento-sustentavel-da-onu/. Acesso em: dez. 2023.

199. Roe DA. History of promotion of vegetable cereal diets. J Nutr [Filadélfia]. 1986;116:1355-63.

200. Romeu M, Aranda N, Giralt M, Ribot B, Nogues MR, Arija V. Diet, iron biomarkers and oxidative stress in a representative sample of Mediterranean population. Nutr J [Bethesda]. 2013;12:102.

201. Silva AIDR. Alimentação macrobiótica [trabalho de conclusão de curso]. Porto: Universidade do Porto, Faculdade de Ciências da Nutrição e Alimentação; 2008.

202. Slywitch E. Alimentação sem carne: um guia prático. O primeiro livro brasileiro que ensina como montar sua dieta vegetariana. São Paulo: Alaúde; 2010.

203. Souza R. Vegetarianismo ambiental: estudo das controvérsias na relação entre vegetarianismo e emissões de gases de efeito estufa [dissertação]. São Paulo: Universidade de São Paulo, Instituto de Energia e Ambiente; 2019.

Índice remissivo

α-tocoferol 277

A

Acceptable Macronutrient Distribution Ranges 11
Acidente vascular cerebral 269
Ácido(s)
  4-piridóxico 344
  ascórbico 308
  bórico 587
  clorídrico 423
  deidroascórbico 308, 321
  docosapentaenoico 69
  eicosapentaenoico 69
  fítico 5, 520
  fólico 371, 893
    biodisponibilidade 372
    recomendação e fontes alimentares 372
    toxicidade 379
  gama-aminolevulínico eritroide 347
  glucurônico 298
  glutâmico descarboxilase 347
  graxos 193
    de cadeia curta 197
    de cadeia curta, média e longa 194
    de cadeia longa 198
    de cadeia média 198
    de cadeia ramificada 199
    do tipo ômega 3 914
    monoinsaturados 193
  poli-insaturados 193, 280, 900
  poli-insaturados ômega-3 682
  saturados 193
  lixônico 313
  nicotínico 365
  oxálico 5, 1034
  pantotênico 397
    valores de DRI 398
  pteroilglutâmico 371
  retinoico 234
  tiobarbitúrico 282
Akkermansia muciniphila 91
Álcool 79, 394, 404, 475
Alcoolismo 329, 345, 472
Alergias alimentares 79, 101
Alimentação de atletas 995
Alopecia 250, 531
Alucinações 394
Alumínio 635, 895
  fontes de exposição 635
  ingestões máximas toleráveis 636
  metabolismo 635
  toxicidade 635
Aminoácidos 148
  classificação nutricional 150
  de cadeia ramificada 1008
  hidrofóbicos e hidrofílicos 149
Anemia 312, 483, 500, 513, 611
  hemolítica 305
  megaloblástica 331, 377, 382

perniciosa de Addison 388

Anorexia 394

Apatia 394, 483

Apoplexia 348

Aquocobalamina 382

Arginina 680

  imunidade 681

Arsênio 631

  fontes de exposição 632

  ingestões máximas toleráveis 634

  metabolismo 633

  toxicidade 633

Artrite reumatoide 224

Ascorbato 308, 310

Asma 472

Ataxia 394

Aterosclerose 472

Atividade física 79, 602

B

Balanço nitrogenado 162, 339

Barreira intestinal 93, 94

Beribéri 325

Beta-alanina 1005

Betacaroteno 235, 317, 842

Betaína 406

Bifenilos policlorados 87

Bifidobacterium 91

Bioacessibilidade 124

Bioatividade 4

Biocinética 282

Biodisponibilidade de nutrientes

  aspectos e definições 4

  avaliação 6

  conceitos 2

Biomarcadores de 115

  da função imunológica em humanos 677

  de cobre 136

  de ferro 131

  de selênio 140

  de zinco 126

  nutricionais 408

relacionados à ingestão de alimentos e classes

  de alimentos 69

Biotina 393

  fontes alimentares e biodisponibilidade 395

  valores de DRI 395

Biotinidase 393

Bócio endêmico 559

Boro 587

  absorção e metabolismo 589

  fontes e recomendações nutricionais 590

  funções 587

  toxicidade 591

Bypass gástrico de uma anastomose 746

C

Cádmio 618

  fontes de exposição 619

  ingestão máxima tolerável 621

  metabolismo 618

  toxicidade 619

Café 69

Cafeína 442, 475, 1009

Cãibras 271

Calciferol 257

Cálcio 257, 435, 751, 870, 959, 980, 982, 1032

  absorção 436

  biodisponibilidade 440

  excreção 439

  recomendações de ingestão 447

  toxicidade 448

Cálculos renais 433

Câncer 453

  mama 352

  gastrintestinal 610

Capacidade total de ligação do ferro 135

Carboidratos 168, 957, 998

  classificação 168

  digestão e absorção 177

  má-absorção e intolerância 183

  recomendações nutricionais 189

Carcinogênese 835

  estágios básicos 835

Carcinoma de cólon 96

Carga glicêmica 186

Carotenoides 235, 660

Catarata 285

Cegueira noturna 234

Células

  caliciformes 95

  de Paneth 95

  enteroendócrinas 95

  microdobradas 95

Ceruloplasmina 137

Chicletes 636

Chronic disease risk reduction intake 21

Chumbo 622

  fontes de exposição 623

  ingestão máxima tolerável 625

  metabolismo 622

  toxicidade 624

Cianocobalamina 382

Cirurgia bariátrica 273, 315, 742

Cisteína 518

Cobalamina 968

  sérica 389

Cobalto 148

Cobre 505, 811, 828, 873, 895, 984

  absorção, transporte, armazenamento e
    excreção 505

  biodisponibilidade 510

  fontes dietéticas e recomendações de ingestão
    508

  funções 507

  toxicidade 512

Cobre urinário 138

Colecalciferol 257

Colesterol 576

Colina 402

  doenças cardiovasculares 412

  doenças crônicas 411

  doenças inflamatórias intestinais 413

  fontes e biodisponibilidade 405

  funções e metabolismo 403

  recomendações de ingestão e valores máximos
    toleráveis 407

  valores de DRI 409

Compostos bioativos de alimentos (CBA) 11, 43,
    641, 831

  biodisponibilidade 642

  mecanismos de ação e efeitos biológicos 663

  subdivisão 642

Compostos de Maillard 215

Conjuntivite 394

Conteúdo mineral ósseo 445

Controle glicêmico 783

Covid-19 286, 319

Creatina 1004

Cretinismo endêmico 560

Cromo 596, 780, 985

  fontes e recomendações nutricionais 602

  função 598

  toxicidade 603

Curcumina 839

D

Deficiência em

  ácido pantotênico 397

  biotina 394

  cobre 512

  cromo 601

  folato 376

  fósforo 467

  magnésio na obesidade 728

  manganês 582

  molibdênio 609

  riboflavina 338

  selênio 545, 731

  tiamina 329

  vitamina A 234, 240

  vitamina B6 343, 351

  vitamina B12 388

  vitamina C 311

  vitamina D 264

  vitamina K 304

  zinco 531

Degradação de Strecker 154

Deidroascorbato 310

Demência 378

Densidade mineral óssea 445

Depressão 97, 378, 394
Derivação bileopancreática
   cirurgia de Scopinaro 746
   com duodenal switch (cirurgia de Hess e
      Marceau) 747
Dermatite
   atópica 79
   herpetiforme 701
   perioral 394
   seborreica 344
Desidratação 433
Desnutrição 164, 484, 922
   proteico-energética 164
Diabetes 414
   mellitus 266, 804
Diarreia 271
Dieta 91
   aproteica 163
   cetogênica 104
   enteral caseira *versus* enteral industrializada
      922
   mediterrânea 107
   vegetariana 108, 1016
   vegana 108
      biodisponibilidade de nutrientes 1024
      biodisponibilidade de vitaminas 1036
      efeitos antioxidantes 1035
      riscos e benefícios 1037
Dietary reference intakes 10, 273
Digestão 3
Digestibilidade 4
Disbiose 99, 100
Dislipidemias 283
Distribuição aceitável dos macronutrientes 11
Distúrbios associados ao glúten 694
   classificação 696
   manifestações neurológicas 703
Diuréticos tiazídicos e micronutrientes 948
Doença(s)
   arterial coronariana 269, 282
   cardíaca isquêmica 476
   cardiovascular 825
      biodisponibilidade de minerais 828
   celíaca 96, 388, 695, 697

   diagnóstico 699
   fisiopatologia 698
   crônicas não transmissíveis 10
   de Alzheimer 87, 285, 368, 378, 411, 514, 891
      desequilíbrio de metais no sistema nervoso
         central 896
   de Crohn 273
   de Graves 561
   de Imerslund-Gräsbeck 388
   de Kashin-Beck 546, 590
   de Menkes 513
   de Parkinson 87, 97, 368, 514, 583
   de Huntington 368
   de Wilson 513
   hemorrágica do recém-nascido 304
   hepática gordurosa não alcoólica 97
   inflamatória intestinal 91, 96, 273, 413
   pulmonar obstrutiva crônica 319
   renal crônica (DRC) 270, 367, 378, 869
      anemia 871
      fatores que causam metabolismo anormal de
         zinco na uremia 872
Dores de cabeça 432
Dor ocular neuropática 81

E

Edentulismo e má-nutrição em idosos 990
Efeito
   do envelhecimento no estado nutricional em
      relação aos micronutrientes 976
   Wolff-Chaikoff 560
Elementos químicos tóxicos 615
Encefalia e espinha bífida 377
Encefalopatia de Wernicke 330
Envelhecimento 450, 975
   alterações nas funções do estômago 979
   biodisponibilidade de nutrientes 979
   ingestões dietéticas recomendadas 982
   suplementação 988
Enxaqueca 478
Enxofre 148, 484
Enzima conversora de angiotensina 128, 129
Epigalocatequina-3-galato 841

Epigenômica nutricional 56

Epilepsia 285, 348

Ergocalciferol 257

Escala de Bristol 102

Esclerose

lateral amiotrófica (ELA) 505

múltipla 97

Espectrometria 8

de massa 82, 121

Esquizofrenia 81, 349

Estatinas e micronutrientes 949

Esteato-hepatite não alcoólica 284

Estilo de vida 77, 84

Estimated Energy Requirement 12

Estomatite angular 338

Estresse 602

Estresse oxidativo 77, 340

Eventos epigenéticos e quimioprevenção do
câncer 844

Eventos fisiológicos relacionados à resposta imune
676

Exercício físico 477, 995

alterações gastrintestinais promovidas pelo
exercício físico 996

estratégias de hidratação 1003

fontes de energia durante o exercício físico 996

recomendações de energia 997

recomendações de macronutrientes 998

recomendações de micronutrientes 1001

suplementos alimentares 1004

Expossoma 77

avaliação 80

conceito e categorias 78

doenças não transmissíveis 86

estudos nutricionais 84

F

Fadiga 388, 629

Faecalibacterium prausnitzii 91

False Discovery Rate 68

Fármacos 929

biotransformações enzimáticas 931

envolvidos com alterações no peso corporal
946

inibidores da bomba de prótons e
micronutrientes 947

que alteram o paladar 947

transporte pela corrente sanguínea 933

Ferritina sérica 133

Ferro 148, 321, 483, 749, 818, 828, 871, 895, 960,
983, 1031

distúrbios relacionados 500

funções 484

metabolismo 485

recomendação e fontes alimentares 497

Ferro sérico 134

Fibra alimentar 213, 982

absorção de minerais 222

componentes 214

Fibrose cística 273

Filoquinona 294, 298

Fitato 5, 475

Flip-flop 204

Folato 371, 966

Foodômica 64

Fósforo 148, 258, 458, 870, 980, 982

absorção e excreção 459

biodisponibilidade 462

fontes alimentares 463

funções 458

homeostase 461

ingestão de referência 467

toxicidade 468

Fraqueza 432

Frutanos 224

Frutoligossacarídeos 172

G

Gasto energético total 16

Gastrectomias 224

Gastrite atrófica 388

Gastroplastia

com derivação em Y de Roux (cirurgia de Fobi-
-Capella) 745

vertical com bandagem (cirurgia de Mason) 744

Genisteína 849

Genômica nutricional 43

Gestação 345, 372, 956
  alterações fisiológicas 956
  biodisponibilidade de macronutrientes 957
  biodisponibilidade de minerais 959
  biodisponibilidade de vitaminas 965

Gioblastoma 579

Glândula tireoide 877
  iodo e glândula tireoide 878
  selênio e glândula tireoide 882

Gliceraldeído 149

Glicosilação 648

Glicosinolatos 655

Glossite 338

Glutamina 685, 1007
  e sistema imune 686

Glúten 695
  aspectos bioquímicos 695
  ataxia ao glúten 702
  dieta livre de glúten: atuais recomendações 703

Gomas de mascar 636

Grãos integrais e refinados 105

Gravidez 411

H

Helicobacter pylori 111

Hemoproteínas 485

Hepatomegalia 250

Hepcidina 135

Hidroxiácidos graxos 199

Hidroxiapatita 458

Hidroxicobalamina 382

Hiperbilirrubinemia 305
  neonatal 338

Hipercalcemia 258

Hipercalemia 432

Hiperfosforilação da proteína tau 894

Hiper-homocisteinemia 376, 389

Hiperlipidemia 250

Hiperoxalúria 348

Hiperparatireoidismo 261, 273

Hipertensão arterial 266, 422

Hipocalcemia 261

Hipogeusia 531

Hipogonadismo 224

Hipomagnesemia 446, 477, 785

Hipoparatireoidismo 446

Hipotonia 394

Hipovitaminose C 312

Homocisteína plasmática 354

I

Icterícia 305

Idosos longevos 979

Imprinting genômico 56

Imunidade inata e adquirida 675

Imunomoduladores 924

Índice(s)
  de estado nutricional 313
  de massa corporal (IMC) 78, 262
  de Shannon 106
  glicêmico 184
  HOMA-IR 478
  insulinêmico 188
  de estado nutricional 339
  de Shannon-Weaver e de Simpson 101

Infarto agudo do miocárdio (IAM) 83

Influenza 285

Ingestão
  adequada 12
  de medicamentos com alimentos 935
    medicamentos e íons divalentes 939
    medicamentos e refeição com elevada
      quantidade de fibras alimentares 938
    medicamentos e refeição hiperlipídica 936
    medicamentos e refeição hiperproteica 936
  dietética recomendada 10, 12, 314

Ingestão tolerável 13

Ingestões Dietéticas de Referência
  para macronutrientes e fibras 20
  para minerais 25
  para vitaminas hidrossolúveis 23
  para vitaminas lipossolúveis 22

Insulina 426

Interação selênio *versus* iodo 885

Interações entre nutrientes 15

Interações fármacos-nutrientes 929

   e enzimas de biotransformação 943

   e estado nutricional de pacientes 946

   em sistemas de transporte 942

Intervalos de Distribuição Aceitável dos

       Macronutrientes 16

Inulina 227

Iodeto 554

Iodo 552, 963

   absorção, metabolismo e biodisponibilidade

       554

   distúrbios relacionados 559

   fontes alimentares e recomendações

       nutricionais 562

   funções 553

   quantidade no sal 566

   toxicidade 560

Irritabilidade 483

Isoleucina 326

Isoniazida 345

K

Kwashiorkor 164

L

L-ácido ascórbico 308

Lactobacillus 91

Lactose 444

Leaky gut 93, 96

Leite materno 334

Letargia 394

Leucemia linfoblástica aguda 856

   e estresse oxidativo 857

Leucina 326

Leucócitos 675

Licopeno 844

Limiares 13

Limite superior tolerável de ingestão 12

Linfomas 273

Lipase

   gástrica 195

   lingual 195

Lipídios 958, 1000

Lipidômica 79, 119

Lowest Observed Adverse Effect Level (LOAEL)

     14, 356

M

Magnésio 472, 754, 782, 817, 831, 873, 964, 980,

     982

   absorção, biodisponibilidade, excreção 473

   aterosclerose 478

   diabetes 478

   e obesidade 723

   enxaqueca 478

   exercício físico 477

   fontes alimentares e recomendações 474

   ingestão de referência 480

   osteoporose 477

   toxicidade 479

Manganês 575, 874, 988

   absorção, metabolismo e biodisponibilidade

       575

   fontes e recomendações nutricionais 580

   função 576

   superóxido dismutase 578

   toxicidade 583

Marasmo 164

Marcadores de estado de saúde 69

Medida de risco 13

Memória 583

Menaquinonas 294

Menopausa 443, 978

Mercúrio 626

   fontes de exposição 627

   ingestões máximas toleráveis 630

   inorgânico 627

   metabolismo 626

   orgânico 627

   toxicidade 628

Metaboloma

   alimentar 85

nutricional 64

Metabolômica 55, 79

Metabolomics Standard Initiative 67

Metabonômica 64

Metais pesados 874

Metaloenzimas 436

Metalotioneínas 128, 518, 530

Metformina 951

Metilmercúrio 627

Micelas 278

Microbiota intestinal 91, 97, 902

Micronutrientes 914

Minerais 1002

  e envelhecimento 975

Mineralização óssea 224

Modulação intestinal 104

Molibdênio 607

  absorção, metabolismo e biodisponibilidade
    607

  fontes e recomendações nutricionais 610

  função 608

  toxicidade 611

Molibdoenzimas 607

Mono e dissacarídeos 170

N

Náusea 394, 432

Necessidade Energética Estimada 12

Necessidade média estimada 12

Neuropatia 382

Neurotoxicidade da vitamina B6 356

Niacina 358

  absorção, metabolismo e excreção 361

  recomendações de ingestão 364

  uso farmacológico e toxicidade 365

Nicotina 358

Nicotinamida 367

Níquel 874

Nitratos 1009

Nitrogênio 148, 162

No Observed Adverse Effect Level (NOAEL) 14,
    356

Nucleotídeos 689

Nutrição

  de precisão 123

  e imunocompetência 678

  enteral 918

    biodisponibilidade de nutrientes em pacientes
      desnutridos 922

    biodisponibilidade de nutrientes em pacientes
      inflamados 923

    biodisponibilidade dos nutrientes 920

    classificação das fórmulas 921

    indicação 920

    infusão da fórmula enteral 921

    posição da sonda enteral 920

  personalizada 73

Nutrientes imunomoduladores 679

Nutrigenômica 50, 119

Nutrimetabolômica 64

O

Obesidade 91, 265, 330, 388, 453, 710, 827

Oligofrutose 227

Oligossacarídeos 171

Onívoro 1018

Ornitina aminotransferase 347

Osteocalcina 297

Osteomalacia 449

Osteoporose 294, 305, 426, 450, 468, 472

P

Papilomavírus humano 593

Paratiroidectomia 461

Pectina 223, 521

Pelagra 362

Perfis antropométricos 11

Peroxidação lipídica 282

Peroxissomos 209

Polifenóis 643

Polimorfismo 44, 77, 346

Polissacarídeos 175

  resistentes 222

Potássio 422

Prebióticos 91, 108, 227

Pressão arterial diastólica 268
Prevalência de ingestões inadequadas 38
Probióticos 91, 110, 1010
Proteínas 148, 442, 958, 1000
  biodisponibilidade 151
  composição 150
  digestão 155
  digestibilidade 151
  estrutura 150
  função 150
  metabolismo 156
Proteínas transportadoras de cálcio 257
Proteinúria 426
Proteômica 79, 119
Psicose de Korsakoff 330
Psiquiatria nutricional 912

Q

Queilose 338, 344
Quimioprevenção do câncer 837, 844
  butirato, modificações em histonas 848
  com derivados isoprênicos 842
  com polifenóis 839
  compostos do alho, modificações em histonas 849
  doadores de grupos metila, metilação do DNA 846
  EGCG, quercetina, genisteína e expressão de miRNA 849
  metilação do DNA 845
  modificações em histonas 847
  modulação da expressão de miRNAs por CBA no HCC 849
  retinoides, metilação do DNA 846
  selênio, metilação do DNA 847
  sulforafano, metilação do DNA 847
  sulforafano, modificações em histonas 848
Quinureninase 347
Quitina 213

R

Raios ultravioleta-radiação B 257

Raquitismo 260, 449
Razão cobre-zinco 139
Reação de Maillard 6, 153
Receptor solúvel da transferrina 134
Recommended Dietary Allowance 10
Recommended Nutrient Intakes 10
Resistência à insulina 769
  etiologia 769
Resveratrol 841
Retardo
  mental 387
  no crescimento 611
Retinoides 235
Retinol 238, 337
  activity equivalents 19
Riboflavina 334, 346
  fórmula molecular 335
  recomendações, fontes alimentares e ingestão 336
  toxicidade 342
Roseburia 91

S

Sarcopenia 165
SARS-CoV-2 286
Saturação de transferrina 135
Segurança alimentar 13, 302
Selenato 5
Selênio 535, 754, 786, 815, 829, 858, 871, 877, 898, 987, 1034
  absorção, metabolismo e excreção 538
  biodisponibilidade 538
  e obesidade 727
  fertilidade 544
  fontes alimentares 540
  formas orgânicas e inorgânicas 539
  funções 541
  recomendações de ingestão 544
  toxicidade 545
  urinário 141
Selenito 5
Selenometionina 538
Selenoproteínas 536

Sequenciamento de nova geração 43
Síndrome(s)
  de antidiurese inapropriada 433
  de Cohen 348
  de Down 285
  de Hallervorden-Spatz 400
  de Wernicke-Korsakoff 325, 330
  de Zollinger-Ellison 388
  do intestino
    curto 388
    irritável 96
    permeável 96
  metabólica e doenças cardiovasculares 826
  de má-absorção 270
Síntese proteica 160
Sirtuína 119, 368
Sistema imune 674
  defesas imunes não específicas 676
Slamanghi 2
Sódio 279, 422, 441, 873
Sono 83
Splicing 44
Superóxido dismutase 137
Suplementos alimentares 1004

T

Tabagismo 79
Taninos 5, 153
Tecido adiposo e inflamação 827
Terapia nutricional 918
Teste de sobrecarga
  de metionina 354
  de triptofano 353
Tiamina 325
  absorção e metabolismo 325
  funções metabólicas 326
Tocoferóis 52, 277
Tocotrienóis 284
Toxicidade
  da vitamina E 289
  de vitamina D 271
Transcriptômica 81
Transferrina sérica 134

Transtorno afetivo bipolar 909
  comorbidades associadas 911
  fisiopatologia 910
  padrão alimentar 915
  suplementação de nutrientes e nutracêuticos
    913
  suplementos 914
Triacilgliceróis 280
Triglicerídeos 87
Turnover proteico 159

V

Valina 326
Valor energético total (VET) 16
Vanádio 814
Varfarina 299
Variabilidade interindividual 73
Vegetarianismo 444, 1018
  ambiental 1019
Vírus da imunodeficiência humana (HIV) 332,
  601
Vitaminas 759, 789, 1001
  A 234, 864, 967
    doenças cardiovasculares 240
    fontes 252
    funções metabólicas 239
    ingestão, absorção, biodisponibilidade e
      metabolismo 234
    toxicidade 250
  B1 325
  B2 340
  B3 368
  B6 343
  B6 893
  B7 393
  B9 371
  B12 382, 893, 951, 1037
  C 5, 285, 308, 337, 861, 898
  D 257, 688, 751, 792, 965, 1036
    e doenças autoimunes 689
    e sistema imune 688
  D2 257
  D3 257

E 5, 277, 863, 898
H 393
K 261, 290, 294, 576
K1 304

X

Xantofilas 663
Xenobióticos 84
Xeroftalmia 240
Xilose 313

Z

Zinco 517, 690, 754, 773, 805, 830, 859, 872, 962, 986, 1027
   absorção, metabolismo e excreção 517
   biodisponibilidade 520
   biomarcadores 526
   e glicocorticoides 779
   e insulina 773
   e obesidade 716
   fontes alimentares 523
   funções 519
   recomendações de ingestão 525
   toxicidade 531
   transportadores 530
Zonulina 97